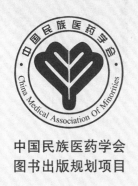

中国民族医药学会
图书出版规划项目

青海道地药材志

QING HAI DAO DI YAO CAI ZHI

海 平　王水潮

——主编——

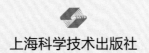

上海科学技术出版社

图书在版编目（ＣＩＰ）数据

青海道地药材志 / 海平，王水潮主编. -- 上海 ：
上海科学技术出版社，2023.11
ISBN 978-7-5478-6415-9

Ⅰ．①青⋯ Ⅱ．①海⋯ ②王⋯ Ⅲ．①中药志－青海
Ⅳ．①R281.444

中国国家版本馆CIP数据核字(2023)第218880号

审图号

青 S〔2023〕020 号
沪 S〔2023〕078 号

支持项目

青海省 2021 年重大科技专项(2021－SF－A4)
青海省 2022 年科技计划创新平台建设专项(2022－ZJ－Y22)
青海省 2022 年第三批科技计划项目(青科发规〔2022〕84 号 1_11)
中国民族医药学会图书出版规划项目

青海道地药材志
海 平　王水潮　主编

上海世纪出版(集团)有限公司
上海科学技术出版社　出版、发行
(上海市闵行区号景路 159 弄 A 座 9F－10F)
邮政编码 201101　www.sstp.cn
苏州工业园区美柯乐制版印务有限责任公司印刷
开本 889×1194　1/16　印张 46
字数：1200 千字
2023 年 11 月第 1 版　2023 年 11 月第 1 次印刷
ISBN 978－7－5478－6415－9/R・2890
定价：498.00 元

内 容 提 要

　　本书是介绍青海省药用植物资源与道地药材品种的志书。编者在总结先前中藏药资源调查研究基础上,结合第四次全国中药资源普查数据与成果,开展道地药材生药学鉴定研究,汇总10多年来青海道地药材使用历史考证、种质资源调研、种植养殖与采收加工、化学与药理综述、品种应用调研等方面的最新研究成果,编写成书。

　　全书主要分为总论、各论两部分。总论论述了青海道地药材形成的自然与人文条件、中藏药发展简史、资源与保护措施、种植与加工关键技术等;各论论述了29种中藏药材的道地沿革、历史成因、品种来源、生态分布、种植技术、生药鉴别、理化指标、质量评价、化学成分、药理作用、功能与主治、临床应用等近20项内容。

　　本书全面介绍了青海道地药材品质优势和文化品牌,可供从事中藏药道地药材种植养殖、生产加工、经营销售、临床应用、科研教学、监督管理等行业参考使用。

编　委　会

— 主持单位 —

青海省药品检验检测院

（国家药品监督管理局中药藏药质量控制重点实验室/青海省中藏药现代化研究重点实验室/青海省青藏高原中藏药材科研科普基地）

— 主要参编人员单位 —

中国科学院西北高原生物研究所

青海民族大学

青海省藏医药研究院

青海省中医院

青海省藏医院

青海大学

青海师范大学

山东大学

上海中医药大学

青海省畜牧兽医科学院

青海省地理空间和自然资源大数据中心

主 编 简 介

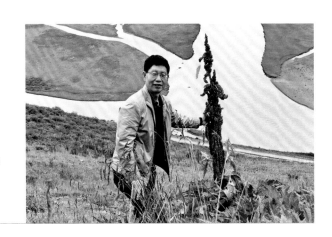

海　平

研究员,青海省优秀专家,青海省医学学科带头人,青海大学硕士研究生导师。

现任青海省药品检验检测院党委书记、院长,国家药品监督管理局中药(藏药)质量控制重点实验室主任,青海省中藏药现代化研究重点实验室主任。兼任国家执业药师工作专家、中国药理学会药检药理专业委员会副主任委员、中国民族医药学会药用资源分会常务理事、中国药学会高级会员、中国药理学会会员、青海省药学会副理事长及药理专业委员会主任委员和学术交流部主任、青海省实验动物协会副理事长、《青海医药杂志》编委等职。从事中藏药药理毒理、药品检验与质量控制等领域研究38年。主持参与国家"八五""十五"重点攻关课题子课题、国家科技重大专项-重大新药创制子课题、青海省重大科技专项、青海省中央引导地方科技发展资金计划项目、青海省重点实验室项目等课题70余项。组织完成药品标准制修订260项。《藏成药整体质量控制与安全风险研究及应用》等7项成果荣获青海省部科技进步奖、青海省医药卫生科技奖,取得省科技成果34项。出版《柴达木枸杞》《黑果枸杞》《青海省藏药材标准》等著作及科普图书15部,获得授权专利33项,发表论文99篇,其中SCI收载及核心期刊论文60篇。

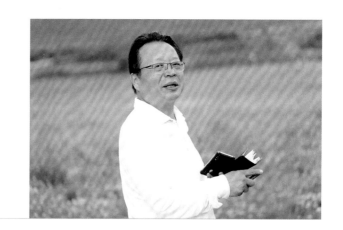

王水潮

生于 1963 年 9 月,陕西大荔人,主任药师。

    1986 年毕业于陕西中医学院(现陕西中医药大学)药学系。曾任青海省药品监督办公室主任、西宁市食品药品监督管理局局长、青海省药品检验所所长等职。为中国药学会会员,药品 GMP、GSP 检查员。在青海高原一直从事药品检验与监督、中藏药资源调查、药品标准研究工作。主持藿香正气水、板蓝根冲剂等产品仿制与塞龙骨胶囊、藏茵陈片等标准科研工作,组织处理了全国性药品有害和不良反应事件 10 余起,完成中藏药检品 2 000 余批次,制作与整理中藏药材标本 3 600 余份。获青海省科技进步奖 2 项、青海省医药卫生科技奖三等奖 2 项、中国药品生物制品鉴定所优秀成果奖 1 项。作为主编先后出版《矿物药历史沿革与演变》《青海省食品药品检验简史》等专著。近几年主要从事青海枸杞道地药材研究与开发工作,并作为主编出版《柴达木枸杞》《黑果枸杞》著作。参与出版《中国藏药》《常用药经验鉴别》等 11 部著作。在各类期刊发表学术论文 27 篇。

序　言

中药资源是保障国计民生的战略性资源,也是中医药和民族医药事业传承与发展的核心。两千多年来,生活在青藏高原的各族人民,在与疾病斗争的漫长历史中摸索出 1 600 余种对抗疾病的药材,收载于《神农本草经》《本草纲目》《四部医典》《晶珠本草》等中藏医药典籍中,成为青海民族医药文化乃至中华传统文化瑰宝,永世流传。青海省通过多民族医学集成发展,也成为中藏医药传承兼收并蓄之地。

青海地处青藏高原,自然环境独特,孕育出品种繁多、种质优良的中藏药材资源。如青海产暗紫贝母是川贝母药材中的佳品;青海产沙棘约占全国总资源量的三分之一,资源优势显著;青海产羌活中 30% 以上是蚕羌,质量最佳;素有"西宁大黄"之称的唐古特大黄享有盛誉,还有冬虫夏草、雪莲、五脉绿绒蒿、烈香杜鹃、桃儿七、独一味、山莨菪,等等,如此例子不胜枚举,也恰恰成为全国中药品种中口碑极佳的青海道地药材代表,成为青海的特色亮丽名片。

道地性是对药材公认的优质品种、优质产地、优质品质的综合评价,青海道地药材在高海拔、高寒、缺氧、温差大、紫外线强的特殊自然环境中孕育而生,临床功效显著,独具特色。青海省药品检验检测院联合省内外多家科研院校、生产企业、农业合作社,通过 80 多名科研人员和一线生产人员的辛苦付出,研究总结并编写完成《青海道地药材志》。书中介绍了青海道地药材 29 种,对每种药材论述了种植养殖技术、产地加工、药材鉴别、品质评价等内容。这些药材在青海药用历史悠久,拥有较成熟的栽培技术和采收加工技术,生产较为集中,具备质量好、品质优、疗效显著等特点,在国内外久负盛名。本书考证历史,调研野外资源和企业生产实际,开展实验研究,并结合第四次全国中药资源普查成果,图文并茂,资料翔实,是一部科学性与实用性兼具的综合性专著,也是一部首次全面论述青海中藏药道地品质和文化品牌的图书,值得同仁参考应用。

"生态兴则文明兴,生态衰则文明衰""人与自然和谐共生",保护好青藏高原生物多样性、保护好三江源生态,是青海人的首要责任。《青海道地药材志》强调有机种植、生态种植养殖对保护中藏药资源的重要性,根据青海濒危中藏药名录提出保护措施,着重探索中藏药资源生态化生产,高度顺应当今发展趋势,是青海中藏药资源可持续利用的有效途径,更是解决今后中藏药发展的头等大事。青海有广阔的土地资源,但目前尚存在规模小、分散不集群、技术不匹配等不足之处,发展生态种植将为青海中藏药资源持续开发利用带来新机遇,有效保护中藏药材优质种质资源,减少经济投资,保证药材质量。

相信该书的出版,将对青海道地药材品质共识与品牌建立、资源合理开发与保护利用、农业产业结构调整、生态种植与野生抚育推广、GAP 基地规范化建设等具有科学指导意义。

我是从事高原生命科学研究的,对该书的出版充满期待,乐为此作序。

中国工程院院士　吴天一

2023 年 3 月

前　言

　　道地药材是指在特定生产区域,使用历史悠久,产量大、品质优、质量稳定、疗效显著,给人们以自信感的一类"好药材"。自古以来,中医药一直讲究药材道地性,汉代《名医别录》中记载了 257 味中药材,可考证当今地名者有 218 个;宋代《图经本草》首次在 553 个药材名前冠有产地,可以考证现代地名有 172 种;《本草品汇精要》专门列出药材产地项,收载的 915 种植物药中,有 268 种列入"道地"范围,注明有"为良""为佳""为胜"的质量评语;《中华人民共和国药典》(2020 年版)一部收载 616 种药材,其中有 200 余种属各省区道地药材。

　　自古以来,医家以疗效和功力评价道地药材。《本草衍义》载:"凡用药必须择州土所宜者,则药力具,用之有据。"《太平圣惠方》"论和合"强调凡合药,务必"辨明州土"。《本草蒙筌》论"出产择地土"中云:"凡诸本草,昆虫,各有相适地产,气味功力。自异寻常,一方风土养万民,是亦一方地土出方药也。用宁夏柴胡,甘肃枸杞,绵黄芪,每擅名因地,故以地冠之,地胜药灵,视斯益信。"在古代本草中记载了产于青海道地药材约 20 种,如甘草(国老)、大黄(将军)或西宁大黄、羌活(护羌使者)、大青盐(戎盐)等。历史证实了这些品种质优效佳,受历代医家重视,被人们信赖为道地药材。

　　青海地处"世界屋脊"和"第三极"之称的青藏高原。山脉纵横,湖泊众多,是世界上高海拔地区生物多样性和遗传多样性最为特殊的区域。多样的生态系统孕育出丰富的药用资源,据第四次全国中药资源普查记录,青海省中藏药植物资源 1636 种,隶属 126 科 554 属,其中菌类 5 种、蕨类 18 种、裸子植物 27 种、被子植物 1535 种,普查到药用动物 154 种、药用矿物 60 种、常用大宗药材 80 余种、种植(养殖)药材 34 种,其中有历史悠久且质量上乘的道地药材近 30 种,资源急剧减少及濒危药材 12 种,以上包括了青藏高原特有种。

　　20 世纪 80 年代,青海中藏药资源研究与开发利用取得可喜成绩,对山莨菪、烈香杜鹃、川西獐牙菜、抱茎獐牙菜、大黄、沙棘、红景天、冬虫夏草、川贝母、麻黄等药材进行化学成分分析,药理毒理和新产品开发研究,研制出 654-1 山莨菪碱国家一类新药及黄花杜鹃油、烈香杜鹃气雾剂、藏茵陈片、乙肝宁、红景天片、复方天棘胶囊等青海地方产品。在地方标准上升国家标准工作中,以道地药材为原料的制剂品种进入现代工业化生产阶段,涌现出 20 多家中藏药生产企业,其 400 多种新产品畅销国内,晶珠、金诃、三江源、宝鉴堂等知名品牌应运而生。2000 年以来,青海省政府大力扶持中藏药发展,道地药材资源调查、种植技术、化学成分、药理研究、品质评价、临床研究等项目硕果累累。当归、秦艽、党参、黑果枸杞、枸杞子、西南手参、桃儿七、五脉绿绒蒿、大黄等药材的研究项目中,获国家级、省级二等奖及以上的项目有 20 余个,包含青海省道地药材种质资源发掘、道地药材驯化与种植技术、藏药安全与质量控制关键技术研究应用等。授权发明专利 39 项,其中麻黄、唐古特大黄、桃儿七、龙胆获专利权最多。青海省中藏药领域至今发表研究论文 1800 余篇,出版中藏药专著 100 余部。青海道地药材的研究与成果转化率相对较高,中藏药产业技术愈加先进,截至 2022 年底,青海省共有 500 余个已注册备案的中藏药制剂品种,相关专利 150 余项,年经济总量达 30 亿元。

　　历史上青海地处中原政权与文化的西部边缘地区,古代中药本草中记载的青海药材甚少,有的青海主产药材多以相邻地区(陇药、川药)集散地名出现,如川贝母、川赤芍、甘松、凉州大黄等。唯见《本草纲目》中有硇砂产青海的记载,《中国道地药材原色图说》(胡世林,1998)首次记载了全国道地药材产区,把青海道地药材列为"西药"和"藏药"产区,其地理范围包括西北和西藏、四川等地域,一直以来,青海道地药材尚未形成公认的统一目录和品牌。1996 年出版的《青海地道地产药材》首次记载了 100 余种青海地产中药和藏药,部分品种为地方习用品种,未列入国家和地方药品标准中。2021 年青海省林业和草原局组织省内 9 个厅局和 20 多位专家推荐认定林下经济优越的18味青海道地药材,称为"十八青药",促进了人们对青海道地药材的认识。

青海省药品检验检测院依托"青海省2021年重大科技专项(2021‐SF‐A4)""青海省2022年科技计划创新平台建设专项(2022‐ZJ‐Y22)""青海省2022年第三批科技计划项目(青科发规〔2022〕84号1_11)",以及"中国民族医药学会图书出版规划项目"支持,以历史有源、标准收载、种植规范、疗效确切、分布量大、经济优良为选择标准,在调研中藏药资源、市场、生产企业、医疗机构,并与省内众多中藏药专家充分交流分析的基础上,确立了青海中藏药道地药材29个品种。结合中药资源普查,特别是第四次全国中药资源普查成果,摸实摸清资源家底,调查整理药材种植养殖及采收加工关键技术,形成技术文本和规范。收集道地药材在集散市场、生产企业、医疗机构的使用数据和省内外经销数据,绘制每味药材全国和青海分布地图,实景拍照原植物、原药材及生产加工过程并进行数字化加工。考证历代本草与地方志中药材品种、功效、产地变化,做到道地有源有据,总结出青海中藏药历史和每味药材的生产历史,形成青海道地药材研究成果,提出质量评价与开发利用前瞻性论述,综合以上形成《青海道地药材志》专著。本书分总论和各论,重点对各品种的高原种植技术与加工、道地品种与品质、资源优先保护与可持续利用进行论述。

编写《青海道地药材志》有三个目的:

第一,阐述青海道地药材的特征与优势。由于青海地域辽阔,自然条件的空间分布复杂多样,植被分布地带规律复杂,具有典型的高寒地带与水平‐垂直分布特征。药用植物基因多样性丰富,道地药材品质优,且高原特有种多,这是青海道地药材形成的内因。青海地区海拔高、日照时间长、昼夜温差大、紫外线强、氧气稀薄,高寒绿色且自然纯净,形成适宜冷凉植物生长的独特气候。同时由于极端的生态因子,造就了药用植物天生具有抗逆性强的生物特征,构成了道地药材形成的外因。上述内外因素,使得药用植物次生代谢产物丰富,较其他一般地区生物而言具有活性强、药用价值高的独特优势。青海道地药材中名贵药材较多,如冬虫夏草、麝香、鹿茸、川贝母、手掌参等;亦有临床疗效显著的药材,如当归、大黄、黄芪、羌活、麻黄、甘草、大青盐、藏茵陈、秦艽及甘松等;另有不可替代的高原特有药材,如雪莲、红景天、桃儿七、烈香杜鹃、山莨菪及五脉绿绒蒿等。

第二,保护青海道地药材资源,发展生态种植。青海药用资源表现出类群多样性、资源不可替代性、功效作用显著性等优势。一方面,多数道地药材资源储藏量大,开发不足,有待进一步研究,使其成为利于国民健康的重要资源。另一方面,部分道地药材属名贵、稀有、疗效显著的药材,由于不合理开发利用正面临濒危,亟须保护。受气候变暖影响,加之过度放牧,草原鼠害和无节制采挖造成黑土滩与沙化,加之高寒缺氧环境下植物生长缓慢,资源再生困难。野生药用资源日渐减少,价格逐年增高,资源供应与产业化发展矛盾凸显。本书阐明生态化种植技术,分享生态化种植成熟品种的经验,为青海中藏药资源可持续高质量高效率利用提供了科学依据。

第三,弘扬青海道地药材民族文化和品牌。道地药材不仅是经济概念,更是文化概念,青海产药材自汉代以来就被收载于《神农本草经》。《千金翼方》有陇右道5种药材记载。唐、元、明、清代中医药古籍均记载有青海主产的大黄、甘草、大青盐、羌活、麝香及鹿茸。唐代时期,文成公主和金城公主两次途经青海进藏,带进藏区大量中医药书籍和药材,促进了中医和藏医交流与发展。成著于青海安多的藏医经典《晶珠本草》记载的2 294种药物中,青海产药材有1 294种,占比达到56.4%,其中植物药1 087种、动物药150种、矿物药57种,有198个品种是国家和青海确定的重点品种,反映了青海道地药材民族属性特征。青海主产的甘松、冬虫夏草、肉苁蓉、锁阳、铁棒锤、红景天等药材都是由青海地区藏医习用药材传入内地被中医临床所借鉴、交流、传播和应用,成为中医常用药材。现代《中华本草》收载青海主产药材50余种,《中国药典》(2020年版)一部收载青海产药材200余种。

本书考证了本草和青海地方志,叙述了每味药材的青海文化元素,创建了青海道地药材质量名片与品牌理念,有助于提升青海中藏药文化自信与软实力。本书出版顺应国家中医药振兴发展重大工程实施规划和国家"一带一路"倡议,将会对规范中藏药种植、提升中藏药整体质量、促进中藏药产业高质量发展具有技术支撑引领作用。同时,随着青海道地药材"品牌"价值的不断提升,必将推动青海省中藏药融入丝绸之路经济和文化合作,助力中藏药传承创新、交流互鉴,为人类健康事业作出新贡献。

付梓之际,诚惶诚恐。因本书是首部论述青海道地药材的著作,融药用历史、生态分布、药材鉴别、品质评价、临床应用、综合开发于一体,守正传承、探索创新,愿为中藏医药研究、教学、医疗、生产、经营、药监、药检工作者参考应用。又难免因著者专业水准所限,研究粗浅,书中谬误和不妥之处诚请读者批评指正。

编　者

2023年3月

编 写 说 明

青海道地药材是祖国传统医药宝库的特色和重要组成部分,是中药(含民族药)产业健康发展的优良物质基础,是涵盖经济、生态、文化的传统医药标志和品牌。编者从阐明青海乃至青藏高原道地药材资源、调研青海道地药材资源利用、开展道地药材品质评价研究、梳理规范化种植技术等角度出发,详细介绍青海省常用29种道地药材,以达到增强道地药材品质意识、促进资源保护与可持续利用、保障青藏高原生物多样性和生态安全性、振兴中藏药产业发展、开创青海道地药材新局面之目的,促进青海道地药材安全有效、可及可控,更好地服务于广大人民群众身体健康和生命安全。

根据中医药"道地"理论和藏医药"生地性"理论,本书编写以青海应用历史悠久、疗效显著、资源丰富、生产集中、种植与采收加工技术成熟为依据,总结前人经验,结合调查研究成果,选择29种道地药材作为本书内容,编写遵照"志"书要求,用述、图、表等体裁汇集而成。全书分总论和各论,总论介绍青海自然与人文、中藏药历史源流、资源概况和生态种植技术等。各论对药材名称、道地沿革、青海开发历史、来源、生态分布、种植(养殖)技术、采收加工、商品规格、药材鉴别、理化指标、品质评价、化学成分、药理作用、资源综合利用、炮制、性味归经、功能与主治、临床与民间应用、附注等近20个方面进行阐述。

一、药材名称 药材正名以《中华人民共和国药典》(以下简称《中国药典》)(2020年版)等国家及地方药材标准所载名称为准。别名包括商品名、习用名和本草中记载的该药材质量概念、商品规格、炮制加工相关的名称。藏药材由于方言发音及音译文字差异产生的不同名称不重复收载。

二、道地沿革 中医药内容主要参考《神农本草经》《名医别录》《本草经集注》《新修本草》《图经本草》《本草品汇精要》《本草纲目》《增订伪药条辨》《药材资料汇编》《本草拾遗》《蜀本草》《开宝本草》《嘉祐本草》《证类本草》《本草衍义》《本草纲目拾遗》《植物名实图考》等,藏医药内容主要参考《四部医典》《月王药诊》《妙音本草》《宇妥本草》《蓝琉璃》《晶珠本草》等,共计70余部经典著作;同时参考了《中国药典》《中国植物志》《中药材手册》《中药志》《中华本草》《中国道地药材》《中国藏药》《藏药志》《藏药晶镜本草》《中国藏药植物资源考订》《中国藏药资源特色物种图鉴》和青海地方志等30余部现代书籍。中医用药材从药效、基原、产地、道地沿革分别考证,以年代先后排序;藏医用药材按古代与现代本草主要记述的药效、产地、基原考证论述。道地性从性状、质地、气味和用药习惯及综合品质等方面汇总优良特点,论述青海道地药材的形成历史与传承发展。

三、青海开发历史 主要介绍每味药材在青海地方志中记载的资源、经营及使用等历史资料,包括明清时期至现代青海省志、州县地方志等;另外对每味药材在青海地方植物志与相关植物学、药学著作中的品种、分布、药用功效等内容进行综合梳理,反映了近80多年来29种道地药材在青海乃至周边地区调查研究的翔实资料;汇总阐述每味药材在青海地区的野生资源概况、生产经营历史、种植(养殖)现状及药材的开发利用及产业发展历史等。

四、来源 优先选择《中国药典》等国家药品标准规定的药用基原品种,也包括个别源自青海道地产区且传统公认的名优地方药材。所选品种在青海及周边地区均有较大的野生资源蕴藏量或种植(养殖)规模,中藏医临床应用历史悠久且疗效确切。药材基原植物种名采用林奈双名制拉丁命名法,即属名、种加词及定名人来规定药材原植物种及变种等。原动、植物形态描述主要参考《中国植物志》《青海植物志》《青海经济植物志》《青海经济动物志》等著作,对部分青海种植(养殖)的植物和动物形态特征进行了调研汇总,梳理记述其形态特征。

五、生态分布　依据第四次全国中药资源普查权威数据,结合最新科研院校专题调研数据及编者多年调研资料,汇总梳理青海药用资源书籍记载情况,综合阐述 29 种道地药材在青海地区资源生态分布情况,整理分析青海道地药材适宜分布区、最佳适宜分布区,绘制 29 种道地药材在全国与青海省资源分布地图,概述青海道地药材自然生态状况和物种资源特点。

六、种植(养殖)技术　青海生态环境特殊,药材种植(养殖)难度相对较大。本书中种植栽培与养殖经验技术基于 10 多年来中藏药人工引种繁育和养殖规范化技术研究的科研成果,源自青海省内林业、农牧各级部门、农业合作社及种植(养殖)户长期实践经验总结,是适用于青海高原生态环境的种植(养殖)技术,体现了高原地域特点。冬虫夏草此项为"人工抚育技术",大青盐不涉及此条目内容。

七、采收加工　中药材的适期采收和合理加工是提高其药用价值、保证药材质量的前提,更是确保道地药材品质优良的关键。采收加工项下记述 29 种药材品种在青海产区采收的适宜年限与采收时间,推荐较为成熟的产地加工技术与保存贮藏方法等。采收方法及产地加工技术等部分内容源于青海省多家科研院校药材规范化种植(养殖)示范研究方面的研究成果和技术规范,也汇总梳理了青海道地药材长期生产实践中提炼的传统经验。

八、商品规格　根据药材商品生产经营实际情况和市场流通传统经验,另外参考《76 种药材商品规格标准》《中药材商品规格等级标准汇编》中的规格和等级划分原则,在各药材项下规定其药材商品规格和等级,并对野生药材和种植品的商品规格予以区分。规格与等级在市场流通中不易区分的药材,其商品等级均列为"统货"。另外,根据青海及周边地区商品流通的实际情况和经验总结,借鉴青海省食品标准规格或等级标准部分地方习用品种补充收载了青海地方习用商品规格等级。

九、药材鉴别　以传统的中药经验鉴定为基础,结合现代生药学鉴定方法与技术,系统研究整理 29 种道地药材品种经验鉴别特征和简要评价方法。经青海省药品检验检测院赴道地产区实地采集植物标本及实验药材,依据《中国药典》等国家和地方药品标准开展实验,详细客观记录道地药材的鉴别方法和特征,拍摄完成原植物、药材性状特征照片和显微鉴别的特征图谱。

十、理化指标　依据《中国药典》等国家药品标准及青海药品标准要求,对 29 种道地药材的限度检查(水分、总灰分、重金属及有害元素等)、浸出物测定(水溶性浸出物、醇溶性浸出物、醚溶性浸出物等)、含量测定(有效成分、指标性成分等)的方法及限度等关键质量控制指标进行汇总,为道地药材的质量控制和评价提供技术依据和判别标准。

十一、品质评价　从用药传统经验、生态品质、遗传多样性、化学成分等方面综合评价道地药材品质。

十二、化学成分、药理作用　汇总各药材品种多年来在化学成分分析和药理作用及作用机制研究方面的关键研究成果,围绕药材物质基础、临床主要功效、现代药理研究应用成果,对道地药材中所含主要化学成分进行分类归纳总结,并对药理作用进行分类综合阐述。

十三、资源综合利用　对各品种在药材资源可持续利用、现代化生产加工、新产品研发、非药用部位综合开发利用等方面的最新研究进展及未来发展建议进行介绍。

十四、炮制、性味与归经、功能与主治　同药材正名和来源要求,优先选择《中国药典》等国家药品标准,国家药品标准未收载的,参考青海省地方药品标准和炮制规范等。

十五、临床与民间应用　介绍各道地药材在国家或地方药品标准中的配伍应用、临床调配以及作为处方主要药味在成方制剂中的应用情况。民间中藏药验方选用第三次与第四次青海省中药资源普查结果和青海省各级医疗机构中含道地药材的制剂处方和单验方,并注明方剂来源。

十六、附注　附注中记载了该种药材的近缘品种和具有开发潜力的地方习用品种在青海省的资源分布、用药状况、开发前景和其他需要说明的问题。

目　录

总　论

各　论

附　　录

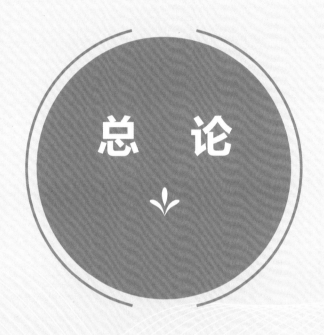

总　论

第一章　青海自然生态与人文

青海省位于中国西部，雄踞世界屋脊青藏高原的东北部，是中国青藏高原上重要的省份之一。因境内有内陆咸水湖——青海湖而得名，简称青。青海又是长江、黄河、澜沧江的发源地，被称为"江河源头"，又称"三江源"。地理位置介于东经 89°35′～103°04′，北纬 31°9′～39°19′之间，全省东西长 1200 多千米，南北宽 800 多千米，总面积 72.10 万平方千米。青海最大的价值在生态，最大的责任在生态，最大的潜力也在生态，习近平总书记为青海打造生态文明高地指明了方向，提供了根本遵循的指南。

一、地形地貌

青海山脉纵横，峰峦重叠，湖泊众多，峡谷、盆地遍布。祁连山、巴颜喀拉山、阿尼玛卿山、唐古拉山等山脉横亘境内。青海湖是我国最大的内陆咸水湖，柴达木盆地以"聚宝盆"著称于世。全省地貌复杂多样，五分之四以上的地区为高原，东部多山，海拔较低，西部为高原和盆地，境内的山脉有东西向、南北向两组，构成了青海的地貌骨架。青海是农区和牧区的分水岭，具有青藏高原、内陆干旱盆地和黄土高原的三种地形地貌，汇聚了大陆季风性气候、内陆干旱气候和青藏高原气候的三种气候形态，这里既有高原的博大、大漠的广袤，也有河谷的富庶和水乡的旖旎。

青海省地势总体呈西高东低、南北高中部低的态势，西部海拔高峻，向东倾斜，呈梯形下降，东部地区为青藏高原向黄土高原过渡地带，地形复杂，地貌多样。各大山脉构成全省地貌的基本骨架。全省平均海拔 3000 m 以上，海拔 3000 m 以下地区面积为 11.1 万平方千米，占全省总面积 15.9%；海拔 3000～5000 m 地区面积为 53.2 万平方千米，占全省总面积 76.3%；海拔 5000 m 以上地区面积为 5.4 万平方千米，占全省总面积 7.8%。青南高原平均海拔超过

4 000 m，面积占全省总面积的一半以上；河湟谷地海拔较低，多在 2 000 m 左右。最高点位于昆仑山的布喀达板峰为海拔 6 851 m，最低点位于海东市民和县马场垣乡境内，海拔 1 644 m。青海省地貌相接的四周，东北和东部与黄土高原、秦岭山地相过渡，北部与甘肃河西走廊相望，西北部通过阿尔金山和新疆塔里木盆地相隔，南与藏北高原相接，东南部通过山地和高原盆地与四川相连。省内平原面积为 19.7 万平方千米，占全省总面积 28.3%；山地面积为 34.1 万平方千米，占全省总面积 48.9%；丘陵面积为 10.2 万平方千米，占全省总面积 14.6%；台地面积为 5.7 万平方千米，占全省总面积 8.2%。

二、气候

青海省深居内陆，远离海洋，地处青藏高原，属于高原大陆性气候。其气候特征是：日照时间长，辐射强；冬季漫长、夏季凉爽；气温日较差大，年较差小；降水量少，地域差异大，东部雨水较多，西部干燥多风，缺氧、寒冷。年平均气温受地形的影响，其总的分布形式是北高南低。青海省境内各地区年平均气温为 -5.1～9.0 ℃，1 月（最冷月）平均气温为 -17.4～-4.7 ℃，其中祁连托勒为最冷的地区；7 月（最热月）平均气温为 5.8～20.2 ℃，民和为最热的地区。年平均气温在 0 ℃以下的祁连山区、青南高原面积占全省面积的 2/3 以上，较暖的东部湟水、黄河谷地，年平均气温为 6～9 ℃。全省年降水量总的分布趋势是由东南向西北逐渐减少，境内绝大部分地区年降水量在 400 mm 以下，祁连山区为 410～520 mm，东南部的久治、班玛一带超过 600 mm，其中久治为降水量最大的地区，年平均降水量达到 745 mm；柴达木盆地年降水量为 17～182 mm，盆地西北部少于 50 mm，其中冷湖为降水最少的地区。无霜期东部农区为

3～5个月,其他地区仅1～2个月,三江源部分地区无绝对无霜期。全省年太阳辐射总量仅次于西藏高原,平均年辐射总量可达586～7400 MJ/m²,年平均日照时数为2336～3341 h,太阳能资源丰富。近年来,青海省气温升高、降水量增加,加之生态建设保护工程的实施,青海省生态环境得到明显改善。

三、土地资源

青海土地类型多样,垂直分异明显,大致以日月山、青南高原北部边缘为界,以西为牧区,以东为农耕区,自西而东,冰川、戈壁、沙漠、草地、水域、林地、耕地梯形分布,东部农业区形成川、浅、脑立体阶地,地块分散,难以连片开发集约利用。东部耕地占全省总耕地面积的90.8%,宜耕后备资源主要分布在柴达木盆地、海南台地、环青海湖地区及东部地区。

四、生态类型

(一)森林生态系统

青海省天然林资源主要分布在长江、黄河、澜沧江、黑河流域高山峡谷地带,以及柴达木盆地东部林区,海拔3000～4300 m,是青藏高原高寒森林生态系统中的重要组成部分,也是"中华水塔"重要的生态安全屏障,发挥着涵养水源、水土保持、防风固沙、调节气候、防灾减灾、维持生物多样性等多种生态功能。天然林树种和林分结构简单,灌木林多,乔木林少。截至2017年,青海林地面积1096.94万公顷,森林面积452万公顷,森林蓄积5010万立方米,森林覆盖率6.3%。森林一般分布在谷地和山地阴坡、半阴坡与局部的半阳坡。且生长茂盛。主要树种以云杉(*Picea* Mast.)、圆柏[*Sabina chinensis*(L.)Ant]、油松(*Pinus tablaeformis* Carr.)为主,分布区域面积大,阔叶林以桦木(*Betula*)、杨为主,分布面积较小。高山灌丛分布于全省东部、东南部和东北部,海拔相对较高,一般可达4300 m,种类以杜鹃(*Rhododendron* L.)、绣线菊(*Spiraea* L.)、金露梅(*Potentilla fruticosa* L.)、锦鸡儿(*Caragana* Fadr.)、山生柳(*Salix oritrepha* Schneid.)为主(见图1-1)。

(二)草原生态系统

主要分布在海拔3500 m以下的祁连山、达坂山、日月山、拉脊山、青沙山与森林相邻的地区和山地阴

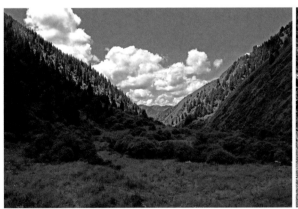

班玛红军沟松树林

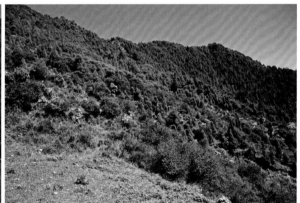

互助高山杜鹃灌丛

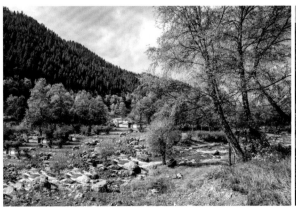

祁连山东段森林

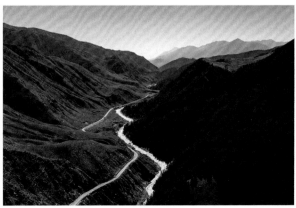

玛可河流域森林

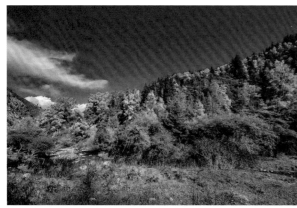 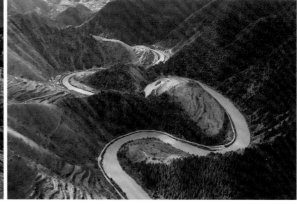

<table>
<tr><td>大通河谷乔木林</td><td>果洛州乔木松木混生林</td></tr>
</table>

图 1-1　青海部分地区森林生态系统

坡、宽谷等地。青海有天然草地面积 4 191.72 万公顷,其中可利用面积 3 864.57 万公顷。在各类草原中,高寒草甸和高寒草原类草场共 3 447.47 万公顷,占青海草原总面积的 82.25%,是青海天然草原的主体。物种以长芒草(*Stipa bangan* Trin.)、针茅(*Stipa* L.)、蒿类(*Artemisia* L.)为主(见图 1-2)。

(三) 湿地生态系统

该生境位于长江、黄河、澜沧江三大江河的源头,以及柴达木盆地中部及青海湖和哈拉湖。降水相对较多,水系发达,河网密集,大小湖泊星罗棋布。青海湿地面积达 814.36 万公顷,占全国湿地总面积的

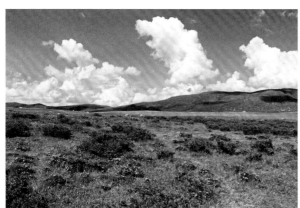 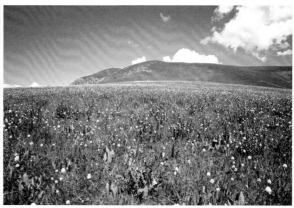

<table>
<tr><td>河南县草原</td><td>玉树巴塘草原</td></tr>
</table>

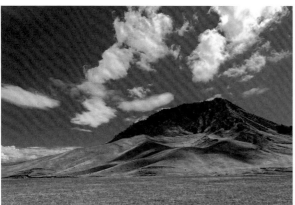 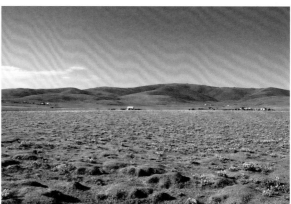

<table>
<tr><td>海西天峻草原</td><td>黑马河草原</td></tr>
</table>

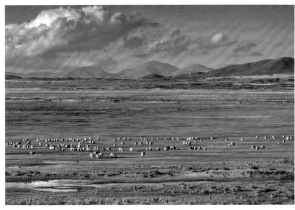

青海湖草原

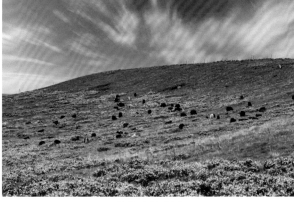

果洛班玛草原

图 1-2　青海部分地区草原生态系统

15.19%,湿地面积居全国第一。青海省境内分布有沼泽、湖泊、河流和人工湿地 4 大类 17 型。其中,沼泽湿地 564.54 万公顷、湖泊湿地 147.03 万公顷、河流湿地 88.53 万公顷、人工湿地 14.26 万公顷。1992年,青海湖鸟岛列入国际重要湿地名录;2005 年,扎陵湖、鄂陵湖列入国际重要湿地名录。青海共有 19处国家湿地公园,总面积达 32.5 万公顷。该生境分布海拔较高,且集中,多为咸水湖,植物相对贫乏(见图 1-3)。

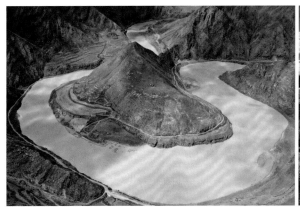

通天河流域湿地

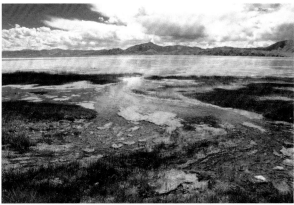

果洛草原湿地

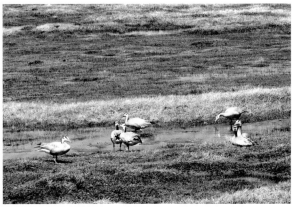

青海湖湿地

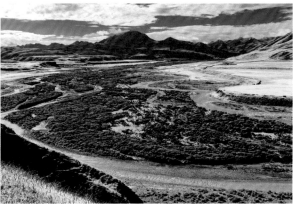

果洛玛沁东倾沟湿地

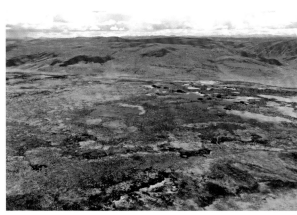
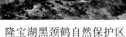

隆宝湖黑颈鹤自然保护区

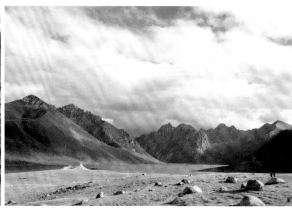

年保玉则湿地

图1-3　青海部分地区湿地生态系统

(四) 草甸生态系统

该生境广布于3 500 m以上的高山地区,占省域面积的60%以上。植被类型以高寒草原和高寒草甸为主,由寒冷旱生的苔草(*Carex* L.)、嵩草(*Carex myosuroides* Villars)及垫状植物为优势而形成的植物群落,是高寒草原、草甸动物群和高地寒漠动物群的主要栖息生境(见图1-4)。

(五) 荒漠与半荒漠生态系统

该生态主要分布在柴达木盆地,共和盆地和玛多黄河源区。荒漠化土地面积为1 913.8万公顷,占青

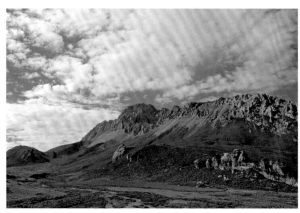

囊谦高寒草甸生态

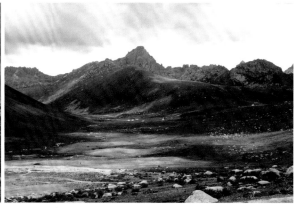

久治高寒草甸生态

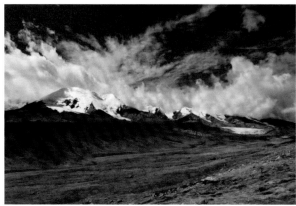

阿尼玛卿雪山草甸

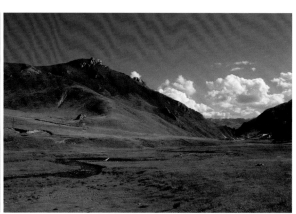

玉树州勒巴沟草甸

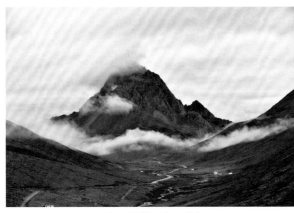 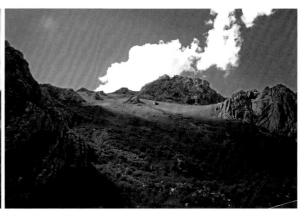

玉树州格拉山高山草甸　　　　　　　　　　果洛州高山草甸

图 1-4　青海部分地区草甸生态系统

海省总面积的 26.7%,占荒漠化监测区面积 2 222.1 万公顷的 86.1%。其中风蚀荒漠化类型土地面积为 1 296.1 万公顷,水蚀荒漠化类型 298.7 万公顷,盐渍化荒渍化类型 184.4 万公顷,冻融荒漠化 134.6 万公顷。该区域光热资源丰富,冷热变化强烈,降水量少,环境条件恶劣,生态系统结构比较简单和脆弱,植物生长稀疏,种类贫乏,发布不均匀,群落覆盖度极小(见图 1-5)。

(六)高山流石滩生态系统

流石滩是位于雪线之下、高山草甸之上的过渡地带,是高山地区特有的生态系统。通常指海拔 4 000 m

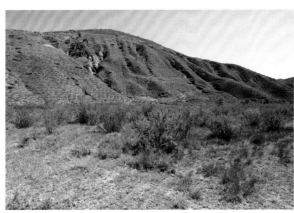 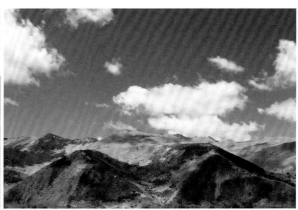

湟中半荒漠生态　　　　　　　　　　　海南州沙漠

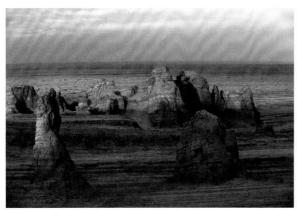 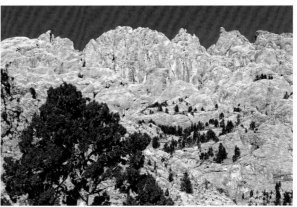

海西雅丹地貌　　　　　　　　　　　德令哈柏树山

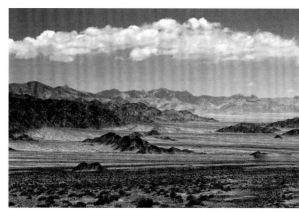
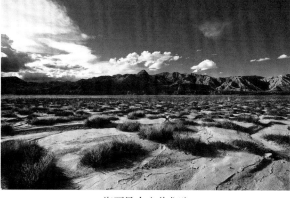

柴达木荒原　　　　　　　　　　　　海西昆仑山前戈壁

图 1-5　青海部分地区荒漠与半荒漠生态系统

以上的砾石、砂石在平坦地带堆积而成的地貌。流石滩是强烈的寒冻风化与物理风化共同作用的结果。高寒地段强烈的紫外线和极大的昼夜温差，产生的寒冻劈碎、热胀冷缩的风化作用，导致了大块的岩石不断崩裂，形成了大大小小的石块。这些岩块与碎石在重力和下部潜流的作用下，沿着山坡缓慢滑动，形成扇形岩屑坡。由于碎石下面是雪线上融化流下的暗流，所以称之为"滩"（见图 1-6）。

此类生态位于除柴达木盆地外青海全境，尤其是南部、西部及北部山地。这里年平均气温在−4℃以下，经常出现霜冻、雪雹和强风。流石滩上植被稀少，植被的形态特征受地理环境的影响和制约，形成了自身的特征，孕育出了红景天、雪莲花、梭砂贝母、乌奴龙胆等极具特色的道地药材。

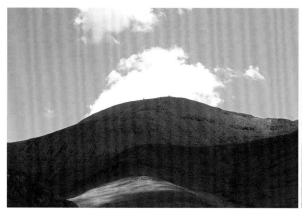
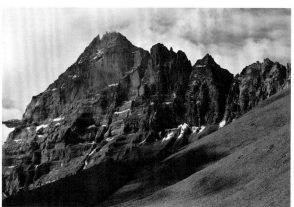

同德县流石滩　　　　　　　　　　　　高山流石滩

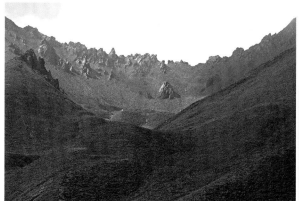
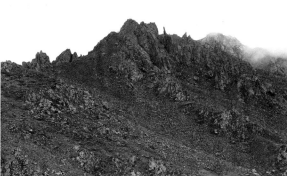

果什则山流石滩　　　　　　　　　　　拉脊山流石滩

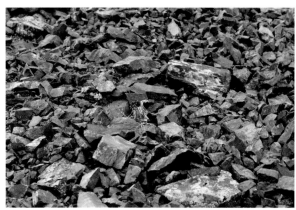 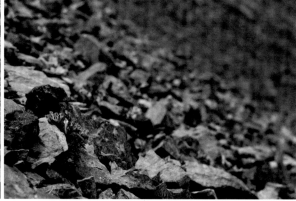

流石滩中的植物　　　　　　　　　　　　　流石滩中的植物

图1-6　青海部分地区高山流石滩生态系统

五、人文历史

青海历史悠久,在这高寒荒漠凄凉之地,约2.3万年前就有"小柴旦人"活动,在黑马河发现距今约1.7万年人类遗址即贵南拉乙亥文化遗址。

先秦时代,青海高原居住着羌戎各部,羌和戎是当时对西部居民的泛称。戎居东而羌偏西,战国以来主要有以无弋爰剑为首的西羌各部活动,河湟一带则是活动的中心地区,由狩猎、畜牧业转向农业。秦代,因地处边外地,"兵不西行,故种人得以繁息"。青海安定的环境使羌人得以较好地繁衍和发展。元狩二年(公元前121年),汉武帝为截断羌人与匈奴之间联系,派骠骑将军霍去病进兵河湟,筑西平亭,设立临羌县和破羌县,移民实边。

公元前61年,西汉将军赵充国平羌安边,实行屯用,设七县,中原大批民众不断迁来农垦,汉羌杂居,促进河湟地区农业的进一步发展。西汉末年,王莽设西海郡(今海晏县三角城),置太守,下设5县。青海东部地区正式纳入中原封建王朝郡县制中。三国时期,魏文帝黄初三年(222年),在原西平亭故城基础上修建西平城。4世纪初,吐谷浑人迁入青海,和当地的汉人、羌人杂居相处,发展经济,繁殖人口,建立了吐谷浑国,其范围东西三千余里,南北千余里。吐谷浑人在青海建立封建割据政权达350多年,开辟丝绸之路南线。即吐谷浑道,为沟通东西交通作出了贡献。

隋唐时期,汉族第二次大量迁入青海。隋文帝时,光化公主嫁吐谷浑王。隋炀帝发动了对吐谷浑的征讨战争,609年灭吐谷浑后设西海郡和河源郡,控制了青海湖东部和南部广大地区。7世纪,松赞干布统一西藏高原后,建立吐蕃王朝,建都逻些(今拉萨),并东进控制了青海境内吐谷浑、乙弗勿诸族部落,统治近200年。唐贞观十五年(641年)唐蕃联姻。文成公主嫁给松赞干布,建立汉藏甥舅关系。唐中宗景龙四年(710年),金成公主嫁给赞普弃隶缩赞。自634年至846年的200多年,唐蕃之间来往频繁,关系十分密切,青海成为当时唐朝国都长安和吐蕃国都逻些之间的交通要道,即唐蕃古道。唐朝先进的农业、畜牧业和手工业技术不断传入青海。

北宋末年,以青唐城(今西宁)为中心的唃厮啰政权统治河湟洮岷等地区近百年,在保持原吐蕃文化传统的同时,也大量接受中原文化,使青海东部地区的经济和文化得到进一步的发展。青唐城成为中原通达西域各国的枢纽,东西方商贾云集于此,茶马互市进一步繁荣和发展。1099—1104年北宋政权控制河湟地区,将鄯州改为西宁州,从此"西宁"一名沿用至今。

13世纪,蒙古族进入河湟地区。1253年在河州(今甘肃临夏循化)设"吐蕃宣慰司都之帅府",管理甘肃、青海一带吐蕃族广大牧区,推行土司制度。湟水流域各县均受制于西宁州,西宁州归设在甘州的甘肃行省管辖。因成吉思汗的大力支持,蒙古王室在青海藏族聚居区推行政教合一制,僧俗并用,使藏传佛教得到空前发展,这一时期,回族大量迁入,撒拉族定居于青海东部循化街子一带。

明代,汉族第三次大批迁入青海。洪武六年(1373年),改西宁州为西宁卫。洪武八年(1375年)后,在柴达木西设安定、阿端、曲先、罕东四卫,安置归附的蒙古人。洪武十九年(1386年),在西宁州旧城的基础上建设新的城垣。茶马互市制度更趋完善,设立茶马司,管理内地茶叶与青海牧区马匹的交换事宜。17世纪,顾始汗控制青海。

清顺治十年(1653年),清朝政府册封五世达赖喇嘛,从此达赖喇嘛地位正式确认,又封固始汗为"遵行文义敏慧顾实汗"。康熙三十六年(1679年),青海蒙古诸台吉在达什巴图尔率领下,归服清朝,被封以亲王、贝勒公爵位。康熙五十二年(1713年),又册封后藏五世班禅喇嘛为"班禅额尔德尼"。雍正初年,清朝政府平定蒙古亲王罗卜藏丹津反清事件后,改西宁卫为西宁府,设立钦差"总理青海蒙古蕃子事务大臣",管理蒙古族、藏族事务。蒙古族划编29旗,藏族聚居区推行千百户制度,划定各部落牧区。东部农业区则设县修城,驻兵置戍。清朝末年,青海穆斯林群众曾经多次举行反清武装斗争。

1911年辛亥革命爆发,推翻清王朝,建立了民国。1912年北洋政府任命马麒为西宁总兵官,从此,马氏家族统治青海近40年。1928年9月25日,南京国民政府决定新建青海省,治设西宁,将原甘肃省西宁道属的西宁、大通、碾伯、循化、巴燕、湟源、贵德等7县及日月山以西的广大牧区划归青海省管辖。1929年1月,青海正式建省,从西宁县析置互助县,从碾伯县析置民和县。随后又将都兰、玉树理事分别改为县,先后增设同仁、门源、共和、囊谦、同德、称多、兴海、海晏等县和祁连设治局,改西宁县为市,析置湟中县。1949年,青海全省辖1市、19县、1设治局。部分牧区仍保持着王公千百户制度。

在中原历史文化中,青海、青海东部、青海部分地区古地名称有:羌、西羌、西戎、护羌校尉、护羌使者、雍州、陇西、河西、金城郡、西海郡、吐谷浑、乙弗、凉州、南凉、西平郡、鄯州、廓州、浇河郡、唃厮啰、青唐城(《青海简史》《青海通史》),松州、吐蕃、松潘、枹罕(《久治县志》《甘德县志》《班玛县志》)等。

六、社会经济现状

青海省辖2个地级市,西宁市(省会)和海东市;6个自治州、海北藏族自治州、海西蒙古族藏族自治州、黄南藏族自治州、海南藏族自治州、果洛藏族自治州、玉树藏族自治州。2023年2月28日统计,全省常住人口595万。其中少数民族人口294.35万,占49.47%;藏族近110万,占全省少数民族人口一半;回族人口近83万,其余人口为土族、撒拉族、蒙古族等。2021年全省完成生产总值3346.63亿元,2022年全省完成生产总值3610.07亿元,比上年同期增长2.3%。分产业看,第一产业增加值380.18亿元,增长4.5%;第二产业增加值1585.69亿元,增长7.9%;第三产业增加值1644.2亿元,下降2.5%。全省固定资产投资同比下降7.6%,第一、二、三产业增加值占生产总值比重分别为10.5%、43.9%、45.6%。人均生产总值为60724元,比上年增长2.1%。质量效益持续改善,居民收入稳步增加。

七、道地药材成因

青海自然生态位于高海拔、日照强烈、昼夜温差大、高寒缺氧的特殊的地理环境中,这就形成了药用动植物繁殖方式特殊、光合作用有效积累高、抗寒抗旱性强等特点,生长的藏药药用性能明显比低海拔地区的代用品或同种药材要高。特别是青藏高原辐射强、紫外线强,空气清新、无污染、日照时间长、光合作用效率高,植物中含有较多的果胶、糖类有效物质,为次生代谢物质形成奠定了基础,植物内含药物的活性成分含量高,故而使生长在青海高原的药材具有独特的不可替代性和更高的药用价值和疗效。加之人口较少,工业污染少,生物多样性丰富,这里被誉为药用植物基因库,生长着1600余种中藏药材,其中有冬虫夏草、大黄、贝母、秦艽、羌活、红景天、雪莲花、大青盐、麝香等29种青海道地药材。

第二章　青海中藏药历史与现状

历史上的青海远离中原,政治经济和文化相对较为落后。自秦汉政权势力进入青海河湟地区后,这一区域就成为匈奴、羌人、吐蕃、吐谷浑和中原政权争夺的焦点,青海在历史上经历了汉、吐谷浑、隋、吐蕃、唃厮啰、蒙古人的交替统治,又由于丝绸之路"青海道"的兴衰,形成了汉、藏、回、蒙等多民族的共聚格局。因此,历代本草典籍对青海药材的记载少而零散,人们对青海道地药材的了解一鳞半爪。记载较为丰富翔实的是本地形成的藏医药古籍,青海部分地区历史上属于甘肃、四川,所以古本草记载多有陇药和川药道地药材的元素,青海中藏药材道地性形成历史和变迁复杂且源远流长。

一、中藏药的历史记载与传承

(一) 秦汉时期

先秦时代《山海经》是一部记载我国上古地理、历史、神话、天文、动物、植物、医学、宗教,以及人类学、民族学、海洋学和科技史等方面的百科全书(王红旗,2012)。在《西次三经》《海内西经》《大荒西经》中都记载了古昆仑山,即"昆仑之丘,是实惟帝之下都,赤水出东南隅,洋水、黑水出西北隅"。据考证(任乃宏,2012),"赤水"即今青海楚玛尔河,"黑水"即今格尔木河,"洋水"即今车尔臣河上游。这三篇经中记载了赤蛇、凤凰、鸾鸟、蜼、豹、蜂、柏树、土蝼、沙棠等动植物。《西次二经》即今祁连山,生长檀木、构树、樟树、蕙兰、棠梨。分析《山海经》所载植物、矿物、动物种类,其分布在青海境内的有玉石、金、熊、豹、葱、三韭菜、蜀葵、草苁蓉、枸杞、构树、无刺枣、秦艽、黄精、蜂等,大部分有药用作用(赵振宇,2020)。《西山经》曰:"翠山其阴多旄牛、羚、麝。"翠山产麝,又产旄(牦)牛,翠山在今青海和西藏一带地域。

《神农本草经》是我国最早的中药学专著,对每一味药材,虽没有详细的产地记载,但对每一味有上品、中品、下品之分,在下品列有戎盐,有"主明目、目痛、益气、坚筋骨、去蛊毒"的功效记载。羌戎指青海西域,戎盐是该著唯一用地方名记载的药材。《神农本草经》记载药材 365 种,收载了青海主产的戎盐、瑙砂、龙骨、菊花、甘草、独活、黄芪、当归、王孙、大黄等药物。

2 世纪,羌族移居青海,古老的羌族人民在长期与疾病的斗争中懂得了"服药可解毒"的道理。西汉时期,中央王朝把青海河湟地区纳入中央政权的郡县制体系内,先后设立陇右郡、陇西郡、金成郡、西海郡等,并实行"军事屯田"和"移民实边"制度,汉人和西北地区少数民族不断移居青海,使青海高原的药用动物、植物和矿物资源逐步得到开发。张骞两次出使西域,相继引来了乌孙、大宛、大夏等国使者,加强了西汉王朝同中亚各地人民的友好关系,促进了经济文化的交流和发展。此后随着"丝绸之路"与"丝绸副路"的开通,商人们把绸缎、布匹、铁器,以及青海所产的鹿茸、麝香、甘草、大黄等药材,贩运到周边国家,中亚和西方国家的商人,也把苜蓿、葡萄、瑙砂、蚕豆、石榴等从西方传入我国。

《吴普本草》又称《吴氏本草》,收载药物 441 种,"讨论药性寒温五味良毒,最为详悉",每味药材列有正品、药性、产地、形态、采药时间、加工炮制、功能主治、配伍禁忌等,是魏晋时期中药学之大成,其中记载产于青海的药材有矾石、硝石、朴硝、戎盐、独活、徐长卿、当归、紫参、黄孙、大黄等(见图 2-1)。

《名医别录》是南北朝梁代陶弘景(452—536 年)撰写的一部医药学著作。《名医别录》共 7 卷,收藏药物 730 种,继承了前人经验,对每一味中药功效进行了详细总结,丰富了药性、主治与功能等内容。例如,在戎盐条下增加了"味咸,寒,无毒,主心腹痛,溺血吐

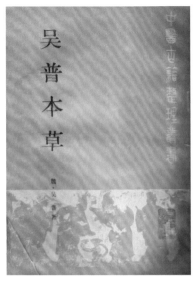

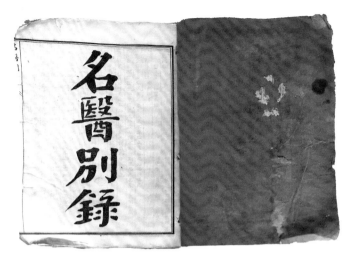

图2-1　《吴普本草》书影及戎盐相关记载

图2-2　《名医别录》书影

血,齿舌血出。一名胡盐,生胡盐山,及西北羌地(今青海)"。该著记载的产于青海的药材有硝石(陇西、西羌)、甘草(河西积沙山)、枸杞(西王母杖)、麝香(雍州山中)、当归(陇西)、独活(雍州)等10多味,并评价天仙子、熊胆、羌活等药材生于"雍州山谷"或"西羌"者疗效最佳(见图2-2)。

《本草经集注》总结魏晋以前名医经验,收载药物730种,补充了新的药用功能和陶弘景本人的注释,对研究药物发展有一定的贡献。该著记载青海主产的药物有麝香、鹿茸、贝母、肉苁蓉、秦艽、独活、戎盐、朴硝、硝石、芒硝等(见图2-3)。

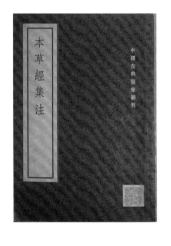

图2-3　《本草经集注》书影及麝香相关记载

569年,隋王朝和青海的吐谷浑首领世伏联姻结好,每岁进宫,年年互市。到唐朝初年,西平府每年还以犀角、羚羊角、大黄、戎盐、麝香、酥油等向皇帝上贡(郭鹏举,1999)。

(二)唐代

唐代时期,青海中藏医药得到了较好的发展,一是源于唐蕃古道的兴盛和丝绸之路的繁荣,二是源于藏汉民族大团结大融合,青海与内地的文化交流逐渐频繁,规模日渐扩大。

《新修本草》又名《唐本草》,659年颁行,是我国第一部由政府编修的药典,也是世界上最早的药典,是在史称第一次全国中药大普查的基础上,政府颁布的里程碑著作。该著集隋唐时代中药之大成,收载药物850种。该书记载了大黄出"西羌"等地的最好,西羌主要指及今青海。《新修本草》中记载青海出产药材的还有瑙砂、甘草、菊花、独活等14种(图2-4)。

《千金翼方》记载有兰州肉苁蓉、鹿角胶、鹿茸、廓

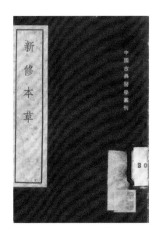

横寸截着石上傅之，一日微煞，乃绳穿晾之，至干为佳。幽、并以北渐细，气力不如蜀中者。今出宕州、凉州、西羌、蜀地皆有。其茎味酸，堪生啖，亦以解热，多食不利人。陶称蜀地者不及陇西，误矣。

图2-4 《新修本草》书影及大黄相关记载

州大黄、凉州大黄等，记载与青海古地名有联系的陇右道、河西道药材有10余种。

7世纪初，松赞干布完成了统一西藏的大业，建立了吐蕃王朝，建都逻些（今拉萨），建立政权后采取了强化政治、发展经济、振兴文化等一系列措施。唐太宗为密切汉藏关系，把文成公主许给了松赞干布。641年，文成公主由陕西出发，途经青海进入西藏，随身带去了大批书籍和大量百工技艺人员，其中有医方百种、诊断法5种、医疗器械6种、医学著作4种，这批医籍由汉族僧医玛哈德瓦和达玛郭嘎等译成藏文，命名《医学大全》。

710年金城公主进藏，再次带去了大批的医籍，这些书由汉医僧医马哈亚纳和藏族翻译家别惹札那译成藏文，并结合藏医药的传统经验和民间验方，于720年前后编著成《药王月诊》（罗达尚，1984）。该著记载药物784种，产地分布十分广泛。包括：①主产青藏高原，具有浓厚的藏药特色，且为藏医专用的其他民族医生不用的药材有200余种，如刺绿绒蒿、五脉绿绒蒿、糙果紫堇、水母雪莲花、烈香杜鹃、穗花大黄、马尿泡、山莨菪、唐古特虎耳草、乌奴龙胆、牛尾蒿等。这些药物生长在海拔3 800～5 200 m的高山地带，至今仍为藏医常用。张传领（2017）研究《药王月诊》中植物特征，整理统计出《药王月诊》中药用种子植物88科、212属、311种，分别占西藏植物总科数、总属数、总种数的51%、19%和5.9%，占青海植物总科数、总属数、总种数的90.7%、35%和13%；在生活型上，草本类最多，有218种，占药用植物总数的70%；属的区系组成以北温带分布类型较多，共有59属，占总属数的27.96%，其他类型均占相应比例，且与西藏及青海属的分布类型和比例有较高的相似性；总而言之，《药王月诊》记载的药用种子植物在植物种

类和生活型上有较好的多样性，在属的分布特征上呈现多样化，以北温带分布类型稍占优势，整体分布类型与西藏和青海的相似程度高。②来自中药的有100多种，如大黄、麻黄、甘草、豆蔻、荜茇、草果、麝香、鹿茸、雄黄、寒水石等。③来自天竺的药物约有30种，如红花、阿魏、羚羊角、鸭嘴花、胡椒、黑种草籽、槟榔、沉香、印度黄檀、白檀香等。

8世纪，藏医学奠基作《四部医典》问世。该书由藏医学家宇妥宁玛•云丹贡布总结传统藏医药理论和治疗经验，同时吸收中医、印度传统医学和阿拉伯医学等精华编著而成，被誉为藏医药百科全书。该书对医药的贡献有两个方面，一方面记载了常用药物360种，药物疗效确切，至今为后世沿用；另一方面详细地描述了18种藏药剂型的制法和作用，其中汤剂、散剂、丸剂、膏剂、药油、灰药、膏药、药酒8种，对后世藏医药学的发展起到了十分重要的影响（牛锐，1990）。《四部医典》荟萃了藏医药精髓，在安多藏族聚居区（今青海大部分地区、四川阿坝州，以及甘肃甘南州、天祝县）有较快的传播，成为安多藏族聚居区的重要医书，传入安多地区后，结合安多的地方病、常见病，用主产于安多的藏药治疗，以《四部医典》为理论指导，使安多地区藏医名著、名医辈出，在安多藏族聚居区广泛应用流传（图2-5）。

（三）宋代

《本草图经》是由苏颂（1020—1101年）组织全国各郡县相关人员并参考各家学说编写而成，是一部承前启后的药学巨著，是宋代最完善、最科学的医书。为编撰此书，由政府诏令全国，征集了全国各地药物标本和药图，当时全国所呈送的药物来自150多个州及郡，这是一次全国性的药物大普查，在世界医药史

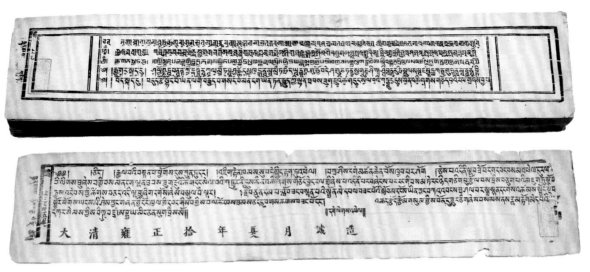

图 2-5 《四部医典》书影

上是一大壮举。全书收载药物 814 种，在其中 642 种药名下绘有 933 幅药图，是我国第一部版刻的药物图谱，对后世本草绘图有很大的影响。在书中收载青海地区出产药物有石胆、朴硝、矾石、绿矾、水银、戎盐、卤碱、光明盐、绿盐、瑙砂、硼砂、菊花、甘草、独活、羌活、肉苁蓉、当归、甘松、红花、大黄、土大黄、虎杖、蒲公英、枸杞、麝香、熊胆、鹿茸、胡蒜、麋脂、白刺等 40 多种（图 2-6）。

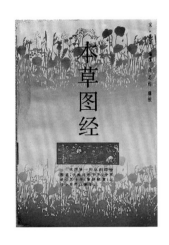

大黄，生河西山谷及陇西，今蜀川、河东、陕西州郡皆有之，以蜀川锦文者佳。其次秦陇来者，谓之土蕃大黄。正月内生青叶，似蓖麻，大者如扇；根如芋，大者如碗，长一、二尺，旁生细根

图 2-6 《本草图经》书影及大黄相关记载

1097—1108 年，北宋唐慎微将《嘉祐本草》《本草图经》两书合一，予以扩充调整编成《经史证类备急本草》，简称《证类本草》。全书收载药材 1700 余种，其中青海地区出产的药材有野驼脂、羖羊角、熊胆、鹿茸、麝香、大黄、秦艽、独活、肉苁蓉、甘草、枸杞、白刺、朴硝等 24 种。

（四）元明时期

13 世纪，青海和欧洲已经有了药材商贸与交流情况。姬庆红（2020）研究考证，旅游家马可·波罗沿着陆上"丝绸之路"来到了中国，并把沿途见闻记于游记中，其中就有青海麝香药材的记载："第 72 章，首先介绍了额里湫国（主要城市凉州）为大汗的属地，隶属于唐古特省（古代青海大部分），然后谈起麝鹿以及麝香的取法，此地有世界上最良之麝香，形如羚羊，蹄尾类羚羊，毛类鹿而较粗，头无角，口有四牙……兽型身美。马可阁下曾将此兽头足带回威尼斯。"研究认为，《马可·波罗游记》三次对中国麝与麝香做了较为精准的记述，不但纠正了此前西方人关于"麝香产自肚脐"的常识性错误，而且所记"麝无角"的特征也修正了伊斯兰文献中"麝有长角"的谬误。从对麝与麝香的关注与记录推知，马可·波罗极有可能到过中国青海，并把青海麝香知识传到了西方，促进了中西医药文化的交流。《本草药品实地之观察》记载了马可·

波罗与青海大黄之事,曰:"按大黄一物,西人之记录最早,在元代之至元年间,约当西纪1290—1307之会,即有意大利人名马可·波罗者,当重译来朝时,尝调查吾国产物,谓Tangut(中央亚细亚)山中之大黄,产量甚富,销售世界各国。"说明元代时期青海、甘肃、四川的大黄久负盛名,享誉国内外。

1552—1578年,明代著名本草学家、医学家、博物学家李时珍在《经史证类备急本草》基础上,进行大量整理、补充,编撰完成《本草纲目》,该书被誉为"东方药学巨典",学术成就举世瞩目。该著收载药材1892种,高度概括并总结了明代以前各医家经验与临床应用。在独活条下记载"独活以羌中来者为良。故有羌活、胡王使者诸称"。明代青海的道地药材已成为中药材质量鉴别的根据。该著记载青海出产的药物有金、银、石胆、矾石、黑矾石、食盐、戎盐、光明盐、朴硝、硝石、芒硝、硇砂、猪牙石、甘草、黄芪、肉苁蓉、锁阳、徐长卿、甘松、大黄、紫参、秦艽、独活、羌活、菊花、甘蓝、庵闾、酸模、紫葳、山莨菪、白刺、枸杞、熊胆、麝香、鹿茸、犷、狼、兔等40余种(见图2-7)。

1624年,明代倪朱谟著成《本草汇言》,该书汇集历代本草书40余种,载药581味,药图530幅,还采

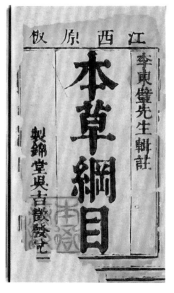

图2-7 《本草纲目》书影及硇砂相关记载

访整理了浙江一带148名明代医药家所得的药论或方剂,同时还摘录了大量的明代医方资料。虽记载北方用药较少,但仍收载青海地区出产的药物,有肉苁蓉、秦艽、独活、羌活、锁阳、赤芍、当归、甘松香、大黄、麝香、鹿茸、戎盐、芒硝、风化硝、金、朴硝、紫参、瑙砂等20余种(见图2-8)。

甘草

味甘,气平,无毒。生用性寒,炙用性温。通入手足十二经。

苏氏曰:生陕西、河东州郡及汶山诸夷处。李时珍曰:春生青苗,高二三尺,叶如槐,微尖而糙涩,似有白毛。七月开紫花,结荚,至熟时荚拆,子扁如小毕豆,极坚,齿啮不破。根长三四尺,粗细不定,皮赤色,上有横梁,梁下皆细根也。此物有数种,以坚实断理者为佳。其轻虚纵理及细韧者不堪用。又蜀汉中及汶山诸夷中来者,其皮赤,断理坚实者,是抱罕草,最佳。抱罕乃西羌地名。凡使用者,去头尾及赤皮,炙用。

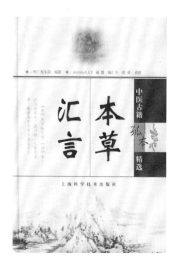

图2-8 《本草汇言》书影及甘草相关记载

(五)清代与近代

1832—1840年,清代植物学家邹澍著成《本经疏证》,全文以《神农本草经》《名医别录》为经,以《伤寒论》《金匮要略》《备急千金要方》《外台秘要》为纬,参之以金元诸家,并兼取经史道佛等有关药物之论,交互参证,逐味详释,原文分析古方应用,阐释药性理论。全书记载药物173种,其中生长在青海地区的有大黄、甘草、芒硝等11种。

1841—1846年,清代植物学家吴其濬著成《植物名实图考》,该书考订植物名实,涉及药用植物甚多,共载植物12类1714种,附图1805幅,介绍药材文献出处、产地、形态、颜色或性味、用途等,其中收载出产于青海地区的药材有当归、甘草、独活、肉苁蓉、锁阳、芍药、白杨、青稞、甘蓝等10余种。

1735年,藏药名著《晶珠本草》由藏族医学家帝

玛尔·丹增彭措撰写而成。作者通过20余年时间,先后在西藏东部、青海东部和东南部、四川西部实地考察,由此编撰著成,系集藏药理论之大成,是国内外有名的藏医药本草专业著作。全书载药物2 294种,根据药物来源、生境、质地、入药部位的不同分为13类。罗达尚(1984)研究该著并总结:①所载药物具有浓厚的民族特色和高原特色。如绿绒蒿、獐牙菜、翼首草、虎耳草、马尿泡、扭连线、山莨菪,为藏医专用而且出产青藏高原;此外,还有一部分药材分布在海拔4 000 m以上,如雪莲花、紫苞风毛菊、乌奴龙胆、短管兔耳草等,至今仍是青海、西藏、甘南、川西等地藏医常用药物。②对药物性味功效具体化。在每种药物中,都阐述了药物性、味、效(六味、八性、十七效)及注意事项。③对药物的加工炮制有了提高。书中记载加工炮制药物82种,其中包括了挑选、筛、刮、刨、洗、漂、切、碾、炒、煅、熬膏、煮汁等一般方法。在剂型方面有膏、丹、丸、散,其中普遍以散剂和丸剂用于临床为多。虽然上述加工炮制较中药粗糙,但在当时的历史条件下可为佳矣(见图2-9)。

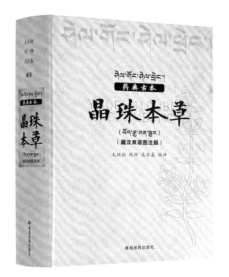
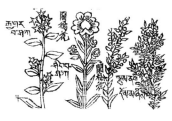
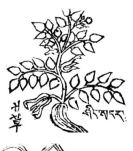
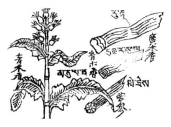
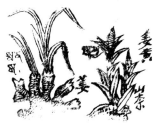

图2-9　《晶珠本草》书影及所载部分药图

"曼巴"是藏语医生的音译,有医学的含意,"扎仓"为学院、学府之意,安多地区一般较大的寺院都设有曼巴扎仓。青海省塔尔寺的曼巴扎仓创建于1711年,1757年正式取名为"塔尔寺医明利他摩尼昌盛洲"(医学院),是其四大扎仓中的第三扎仓。1784年,嘉木样二世在甘南拉卜楞寺创建曼巴扎仓,取名为"拉章扎西琉索柔贤潘林",其本人亲自出任扎仓赤巴。曼巴扎仓体现了藏医药学教育和传承的特色,形成了以《四部医典》为核心的医学理论教育体系;受到寺院教育的影响,采取多种渠道办学是藏医药教育的又一特色,而且藏医药经典也随着这种教育形式在安多地区藏族群众中广泛流传,奠定了良好的发展和群众基础。

1705—1895年,青海茶马互市交易货物较多,西宁、湟源、贵德、循化、大通桥头和玉树结古等地的民间贸易相继兴起。嘉庆和道光年间是青海民族贸易最为兴盛的时期,"丹地商业特盛,青海、西藏番货云集,内地各省客商辐辏"。除了日用百货、粮棉、茶叶外,各种药材、土特产品在省内外和国内外大量营销。

据《甘肃通志稿》载,时青海以西宁为中心,青海地区土产中的皮毛、牛黄、麝香、鹿茸皆汇集于西宁,"每秋冬间,兰州商贾分往收买,以行销于东南"。据《丹噶尔厅志》记载,光绪年间市面上销售的大宗商品以土产及内地贩运至此的物品为主,其中土产中以皮革、羊毛、药材为大宗,多为蒙番运来售卖。当时的湟源、结古、西宁、同仁、大通都成了重要的商品集散地,因周边地区盛产药材,如当归、大黄、甘草、党参等,药材贸易是仅次于皮毛产业外的又一产业。其中,丹噶尔地区(今湟源县)销售的大黄除本境产出外,多由商人雇工出口。青海湖附近采挖所得大黄,每年共计2.5万千克至5万千克不等。其他如茜草、蕨麻、冬虫夏草则由玉树土司地方运来销售,每年1~2次,但具体销售数字难以考稽。青海药材贸易除与天津、上海、北平(今北京)、西安、兰州、汉中、武汉等地进行交流外,还远销西域、波斯、印度和欧洲。

清乾隆十二年(1747年)出版的《西宁府新志》记载了当时西宁府等地的药材38种,包括大黄、益母草、赤芍、芒硝、茵陈、苍耳、麻黄、羌活、贯众、车前子、红花、大蓟、小蓟、骨碎补、荆芥、石膏、紫苏、刺蒺藜、柴胡、升麻、白芥子、葫芦巴、石香、鹿茸、麝香、麋、甘草、大青盐、青木香、五灵脂、夜明砂、恶实子、寒水石、秦艽、蒲公英、马勃、扁蓄、地骨皮。这是关于青海药材的最早的完整记录（诸国本，1975）。

1927—1946 年，青海省建制成立，部分县地陆续从甘肃划入青海，在国民党当局和马步芳的反动统治下，战乱频繁，民不聊生，但人民群众和各地客商借青海药物资源的优势，除与外省外商进行中药材贸易以外，成药的生产和营销活动也悄然兴起，以适应各族群众防病治病的社会需求。抗日战争时期，山西、河南、陕西等地药店，纷纷迁至青海。西宁、大通、民和、乐都、循化、化隆、湟中、湟源都有多个药铺。他们当时多遵循古代医药典籍处方，以"前店后场"的方式，采用传统工艺加工炮制各种中成药，自产自销，供应市场。同时，国内各著名药店的驰名中药也在青海市场销售，如北京同仁堂的安宫牛黄丸、苏合香丸、大活络丹、虎骨酒、乌鸡白凤丸、再造丸等，苏州雷允上药店的六神丸，杭州胡庆药店的胡氏避瘟丹，诸葛行军散，重庆桐君阁药店的黑锡丹磁珠丸，山西广盛号药店的龟苓散等。在少数民族聚居的玉树、果洛、同仁和柴达木盆地，各寺院"曼巴扎仓"也以自制藏药为僧俗众人治疗疾病。

1937 年，赵橘黄创作《本草药品实地之观察》，全书收录药材 136 种，药图 90 余幅。分述本草药（官药）的文献考证、民间药（草药）的实地调查、药物之正名及原植物的考察证明等，着重于生药学研究。本书是我国早期研究中药混乱品种的代表作，全书载青海出产的药物有甘松、冬虫夏草、川贝母、木香、芍药、大黄、升麻等 7 种。

1959 年，卫生部药政管理局主编出版《中药材手册》，组织全国老药工人员编写，汇聚了当代药材鉴别与临床应用的经验，有很大的影响力。全书共载常用中药材 517 种，分根及根茎、种子果实、草、叶、花、皮、藤木、树脂、动物、矿物、加工、其他等 12 类。每药按品名、别名、产地、产季、产地加工、性状鉴别、品质优劣、效用、贮藏等项介绍。这些药材都是各地的大宗道地药材，该著作收载青海产药材有大黄、甘松、甘草、车前子、百合、川贝母、枸杞子、肉苁蓉、龙骨、大青盐、款冬花、羌活、麻黄、马鹿茸、林麝、瑙砂、益母草、龙齿、荆芥等 37 种。

1959 年，中国医学科学院药物研究所主编出版《中药志》，1979 年修订再版，2012 年再次修订出版《新编中药志》。该系列丛书全面反映我国常用中药材现状，不断系统整理和提高，采用现代的科学技术手段，对药材质量真伪优劣进行有效鉴别比较，保证了用药的准确性与有效性。《中药志》（1979—1998 年修订版）全书 6 册，收载药物 758 种，其中记载青海产药材有大黄、赤芍、桃儿七、雪上一枝蒿、青稞子、射干、羊蹄、紫菀、骨碎补、党参、手参、甜地丁、柴胡、甘青青兰、全叶青兰、香青兰、老鹳草、洪连、猪苓、款冬花、无名异、大青盐等 43 种。

二、中藏药的现代发展

（一）中藏药资源

1. 资源普查　第一次全国中药资源普查（1960—1962 年）：1959 年 12 月经全国药政会议讨论，由卫生部制定《卫生部普查野生药源方案》，并于 1960 年 3 月发出《关于普查野生药源的通知》，制定具体计划，充分发动群众，在三年之内基本摸清了全国野生药材资源分布现状，掌握了部分重点产区的中药材品种数量、蕴藏量信息。青海省调查工作是由当时国营药材公司承担，经过这次普查，初步掌握青海有 107 种药材，其中草本类 52 种，木本类 6 种，果实种子类 19 种，动物类 15 种，昆虫类 4 种，菌类 5 种，矿产 6 种。大黄、甘草、羌活、青贝母、黄芪、党参、柴胡、枸杞子、鹿茸、麝香、冬虫夏草、锁阳是青海大宗道地药材，多调外省销售。

第二次全国中药资源普查（1969—1973 年）：1965 年 6 月，毛泽东主席就医药卫生工作作出重要指示，号召把医疗卫生工作的重点放到农村去，这就是著名的"六·二六"指示。第二次全国中药资源普查是一次群众性的中草药运动，各地纷纷举办各类"中草药展览"，并组织编写了一大批普及中医药知识、指导医疗实践的中草药手册。人民群众对当地的中草药，从植物形态到功能主治等进行了一次系统性总结，在普及中草药知识的同时总结了当地的药物资源。青海省医药学工作者也深入广大农村牧区，向农（牧）民学习的同时，采集中草药标本，进行初步整理与鉴定，记载当地群众关于中医及藏医的临床应用与功效。青海省共调查到中草药 710 种，其中农业区 480 种（稀有品种 18 种），牧业区 230 种（稀有品种 18 种）（张瑞贤，2020）。全省各州县编译了一批中草药资料，1970—1972 年青海省革命委员会生产指挥部民卫组编写《青海常用中草药手册》，收集常用中草药 259 种；1972 年西北高原生物研究所编写出版《青藏高原药物图鉴》第一册，收载植物药 153 种，其中大部分是藏药材；1973 年青海省药检所编写出版《青海省中草药植物名录》,收载中草药109科,682种和49个变种,加上动物矿物和其他类药共有800种药物;1978年西北高原生物研究所接续出版《青藏高原药物图鉴》第二册,收载药物200个品种。这些药物以草本植物居多,具有高原植物及动物的特点,是历代的中医本草学著作很少记载的。青海土地辽阔,地形复杂,药物资源不仅品种多,而且分布广、储量大,同时由于中药和藏药互相补充,许多药物增添了新用途,通过此次中草药群众运动,不仅走进了青藏高原这一天然药库,全面填补了青海本草学的历史空白,而且还对延续我国独特的民族医药学作出了积极的贡献。

第三次全国中草药资源普查(1983—1987年):1982年12月国务院第45次常务会议提出对全国中药资源进行系统的调查研究,制定发展规划,决定对全国中草药进行普查,以摸清家底,制定长远发展规划。国家经委于1983年发布了310号文件《关于开展全国中药资源普查的通知》,决定对全国中药资源进行普查,由中国药材公司和中药资源普查办公室具体组织实施。在1983—1987年对全国80%以上的国土面积进行了全面系统调查,内容包括中药资源种类和分布、数量和质量、保护和管理、中药区划、区域开发等,并于1994年出版《中国中药资源丛书》,记录我国药用植物、动物、矿物合计12807种,其中药用植物11146种。青海省成立了以副省长马元彪为组长、

以邹寒雁为主任的中药资源普查组织机构和中药普查办公室,由省卫生厅、财政厅、医药管理局、药检所、医药局、药材公司,以及中科院西北高原生物研究所等单位参加。经这次普查,全省采集植物动物矿物标本3.5万多份,查明中草药品种1660多种,其中植物药1461种,动物药154种,矿物药45种。挖掘搜集单验方近3000首,绘制资源分布和开发利用图100幅,拍摄中草药生态环境、品种等各种照片7000多张,报送科技成果15项。在青海历次普查药用植物史上,第三次普查参加人数最多,规模最大,时间最长,成果最丰富,基本摸清了青海药用植物家底,经整理出版了《青海高原本草概要》《青海中草药区域开发综述》《青海中医单验方选》《青海地道地产药材》等中藏药资源系列丛书。

第四次全国中药资源普查(2011—2020年):为了进一步摸清中药资源家底,为中药资源保护措施和相关产业发展政策制定提供科学依据,2011年8月,国家中医药管理局启动第四次全国中药资源普查,运用了全球卫星定位系统(GPS)、手机个人数字助理(PDA)及轨迹记录设备等现代高科技手段,对31个省(自治区、直辖市)近2800个县开展中药资源调查,获取了200多万条调查记录,汇总了1.3万余种中药资源的种类和分布等信息,发现新物种79种,其中60%以上的物种具有潜在的药用价值(见图2-10和图2-11)。此外,建设了28个中药材种子种苗繁育

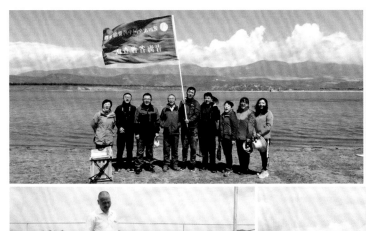
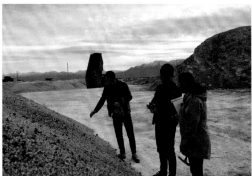
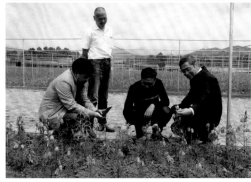
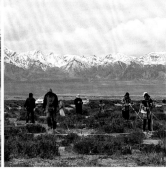
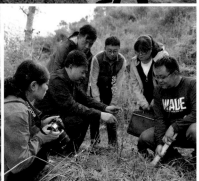

图2-10　第四次全国中药资源普查(青海省中医院)

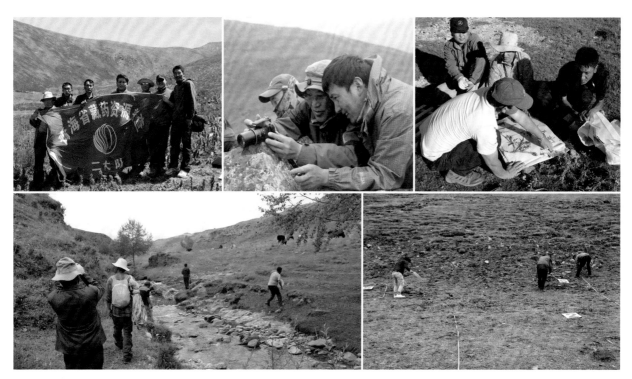

图 2-11　第四次全国中药资源普查(青海省藏医院)

基地和 2 个中药材种质资源库,形成了中药资源保护和可持续利用的长效机制。2020 年,青海省也相继完成了 46 个县(市、区)、403 个乡镇、4 716 个村的中藏药材普查工作,查明药用植物 1585 种、药用矿物 60 种。采集植物标本 1.2 万余份,药材标本 162 种,收集种质资源 1 606 份,调查中药材市场及商户 310 余家,收集传统知识 198 项,调查栽培药用植物 34 个。通过对青海省道地药材的现状、储藏量、动态变化趋势和市场需求调查,制定了青海道地药材发展规划,建成了青海省中藏药资源动态信息监测和服务体系,包括 1 个省级中心、2 个监测站和 46 个县级监测点,实现了青海道地及大宗药材品种、产量、价格、质量常态化监测。出版了《青海省中藏药材种植技术手册》《青海省中药材信息监测和技术服务手册》《羌活生产加工适宜技术》《青海矿物药资源》《青海省中医药传统知识荟萃》等著作(见图 2-12)。

2. 资源调查　自 1962 年开始,中国科学院西北高原生物研究所对青海高原动物植物进行了多年调查,先后在青海省各州县进行了 30 多余次的规模较大的资源调查,内容涉及草场、植被、中草药,如蕨麻、宿根亚麻、唐古特莨菪、大黄等,还对一些资源进行了栽培试验。1983 年青海省科学技术委员会组织编写《青海经济植物志》《青海经济动物志》《藏药志》《青藏药物图鉴》等地方中藏药资源图书。

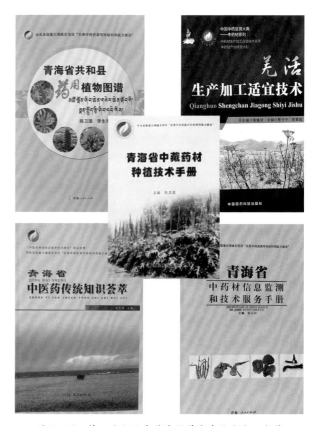

图 2-12　第四次全国中药资源普查青海省出版书籍

1980—1984 年,青海省卫生厅组织了藏药资源考察队,对青海、西藏、甘肃南部、四川西部进行实地调查,在藏族医药人员的密切配合下,克服高原缺氧、风雪严寒、交通不便等困难,跋山涉水、风餐露宿、艰苦工作,终于顺利地完成了考察任务。采集了珍贵标本近2万份,并收集到大量的关于藏医药民间应用第一手资料。在此基础上,为做好中藏医药传承与创新,发掘和保护青藏高原药用资源,在青海省科学技术委员会支持下,青海省卫生厅组织编写了《中国藏药》系列丛书,该丛书收载植物动物矿物药材1200余种,是我国第一部全面系统介绍青藏高原藏药材的专著。

1987—1991年,由国家自然科学基金委员会和国家中国科学院共同支持的"喀喇昆仑山——昆仑山地区综合科学考察研究"项目,采集植物标本8000余件,完成3000种昆仑山系列植物编研,于2014年完成《昆仑植物志》专著。

2004年中国科学院西北高原生物研究所彭敏研究团队完成了青海省科技厅计划项目"青海主要药用野生植物资源分布规律研究",通过3年间全面的调查研究工作,对青海省内50种常用野生药用植物资源的利用现状和保护对策,以及8种药用植物资源种类的分布规律、储量估算、利用现状研究(省内数据)分析、不同产地资源品质分析、应用前景分析等进行了较为系统的深入研究,获得大量调查统计数据,编写了《青海主要药用野生植物资源分布规律及保护利用对策》,对促进青海省野生中藏药资源可持续利用具有科学指导意义。

2015—2019年,中国科学院西北高原生物研究所马世震研究团队长期对青海及其邻省贝母资源进行野外调查。并先后得到国家科技部、青海省科技厅、国家标准委、四川省阿坝州科技局和技术质量监督局、四川省松潘县科技局和技术质量监督局的项目支持,分别在青海省大通县宝库乡、四川省松潘县寒盼村开展了暗紫贝母规范化栽培与技术示范种植,并且对暗紫贝母精细化利用等方面进行了系统的研究,编写了《暗紫贝母引种驯化及开发利用技术研究》,该书详细介绍了青海道地药材暗紫贝母生物特性、野生资源分布特点及人工繁育技术,对贝母药材开发利用与保护,可持续性发展提供了技术支撑。

2018年,中国科学院西北高原生物研究所邢晓方研究团队对青海濒危中藏药材分布、储藏量、人工栽培、采集量、产品、生产能力、产业规模、现状与存在问题等开展调查研究,编写了《青海省濒危中藏药材资源可持续利用研究》为青海濒危野生药用植物保持提供了重要依据。

2020年,中国科学院西北高原生物研究所周玉碧研究团队通过对黄南州药用植物资源进行多年野外调查,并得到了青海省青藏高原药用动植物资源重点实验室和中国科学院藏药研究重点实验室的支持,以及中国科学院、青海省人民政府三江源国家公园联合研究专项"三江源国家公园民生改善模式研发及技术集成"项目的资助,编写了《青海黄南药用植物》,收载黄南州药用植物72科、255属、458种,全面反映了青海黄南州药用植物资源概况。此外,该团队通过野外调查,结合项目组成员前期调查成果与相关文献研究,编写了《青海祁连山区种子植物种类与分布常见植物图谱》,收载植物93科、465属、1551种,成为从事中藏药产业、林业相关人员识别植物的常用工具书籍。

2015—2022年,青海省药品检验检测院海平研究团队,在广泛调研青海省及其邻省枸杞属植物野生分布、种植、生产加工的基础上,开展系列分析研究,编写《柴达木枸杞》《黑果枸杞》两部著作,对枸杞产业的可持续发展与开发利用提供了技术指引。

3. 专项调研 罗达尚等(1984)对藏药绿绒蒿属植物进行研究,整理我国青藏高原绿绒蒿属植物15种(含2变种),藏医归纳为7个药名。

罗达尚等(1985)完成大黄属植物在藏医中的应用研究,调研证实青藏高原大黄属植物有28种,藏医用21种,主产于青海、西藏、四川等地。

刘海青等(1996)完成青海獐牙菜属药用植物资源调研,发现青海药用獐牙菜有10种(含3变种),獐牙菜属植物是治疗肝胆疾病的良药,其中川西獐牙菜和抱茎獐牙菜在青海应用广泛。

吴玉虎等(1997)完成青海蕨类植物分布资源研究,发现青海有蕨类植物14科、20属、49种,其中秦岭槲蕨(骨碎补)、木贼、问荆、银粉背蕨、铁线蕨、华北鳞毛蕨、蕨菜都是中医和藏医常用药材。

吕琴霞等(1999)完成青海毛茛科药用植物资源研究,发现青海有毛茛科药用植物19属、77种,其中小花草、玉梅、白头翁、翠雀为青海分布新记录,芍药、升麻、乌头、铁棒锤、铁线莲等为青海常见。

邢素立等(1999)完成青海紫荆属植物资源研究,紫荆属植物多用于清热解毒、除湿止痛,研究发现青海有紫荆属植物26种,其中中医习用17种,藏医习用20种,以黄南州、果洛州产量较大。

刚建等(1993)对青海黄芪属植物资源进行整理分析,共有64种(含3变种),民间习用7种。

李君山等(1998)对青海风毛菊属药用植物进行整理分析,共有63种(含1变种),分布于青海各地,其中雪莲亚属和雪兔子亚属在藏医多以雪莲花为名入药。

李红旗等(2002)完成青海省海南州药用植物调研,统计表明海南州药用植物有 92 科、615 种,发现有羌活、大黄、黄芪、雪莲花、沙棘、杜鹃花等 40 多个大宗药材,蕴藏量较大。

陈海娟等(2009)完成青海红景天属植物资源调研分析,统计青海产药用红景天共 11 个种,其中狭叶红景天、唐古特红景天、大花红景天为国家或地方药品标准中法定品种。

宋萍等(2008)报道青海有锦鸡儿属植物有 20 种,含 3 变种和 1 变型,常用药材有短叶锦鸡儿、鬼箭锦鸡儿等。

马世鹏等(2014)对青海孟达野生种子植物区系进行调研,发现该保护区种子植物有 79 科、325 属、664 种,温带分布的科属占优势,且药用类植物较丰富。

巩红冬等(2015)完成青海唐松草属植物藏医应用研究,报道全国分布唐松草属植物有 67 种,主产西南部及青海、甘肃等地,藏医习用 29 种,多用于杀虫、止痢、消炎、止痛等。

林茂祥等(2020)完成青海省甘德县中藏药资源调研,整理甘德县药用植物 240 种,其中《中国药典》(2020 年版)收载 12 个品种,其他药材 228 种,其中 8 个重点药材品种为首次发现。

孙海群等(2020)对三江源国家公园开展植物多样性研究,调查发现该区域有种子植物 832 种,分属于 50 科,232 属,有 24 个国家级和省级重点保护植物,其中梭砂贝母、唐古特红景天均属青海道地药材。

胡樱等(2021)完成青海省互助北山药用资源调研,发现该区域有 62 种野生木本药用植物,分属 26 科、39 属,其中藤本占 6.45%、灌木占 80.65%、乔木占 12.9%,以叶入药的占 30.77%,寒性药材占 32.3%、味苦类药材占 44.62%,清热类药材占 18.46%,木本药用植物资源量占优,调查结果可为青海省互助北山国家森林公园野生木本药用植物资源综合开发利用提供参考。

孙冠花等(2021)对祁连山国家公园青海片区中国特有植物多样性研究,发现该区有植物 436 种,隶属 50 科 160 属,药用植物资源丰富。

4. 青海中藏药资源系列著作 在长期的中药资源普查、调查、专项研究中,青海各单位科学工作者在实践中探索研究,发表论文 200 多篇,出版书籍 50 余部(见表 2-1 和图 2-13)。

表 2-1 青海中藏药资源系列著作

著作名称	年代	作 者	出版(编写)单位
青海药材	1958	青海省药材公司	青海人民出版社
主要药材栽培法	1960	青海省农林厅经济作物处	青海人民出版社
青海常用中草药手册(第一册)	1970	青海省革命委员会生产指挥部民卫组	青海省革命委员会生产指挥部民卫组
青海常用中草药手册(第二册)	1972	青海省革命委员会科学技术委员会	青海省革命委员会卫生局
青藏高原药物图鉴(第一册)	1972	青海省生物研究所同仁县隆务诊疗所	青海人民出版社
青海省中草药植物名录	1973	青海省药品管理检验研究所	青海省药品管理检验研究所
青藏高原药物图鉴(第三册)	1975	青海省生物研究所	青海人民出版社
青海省中草药野外辨认手册	1977	青海医学院中医教研组	青海医学院中医教研组
青藏高原药物图鉴(第二册)	1978	青海高原生物研究所植物室	青海人民出版社
青藏药用矿物	1985	邢振国	青海人民出版社
青海植被	1986	周兴民	青海人民出版社
青海民间草药	1987	徐诚愈	青海人民出版社
青海经济植物志	1987	郭本兆	青海人民出版社
青海民间草药	1987	徐诚愈等	青海人民出版社

(续表)

著作名称	年代	作者	出版(编写)单位
藏药志	1991	中国科学院西北高原生物研究所	青海人民出版社
青海高原本草概要	1993	邹寒雁	青海人民出版社
青海中草药区域开发综论	1994	邹寒雁	青海人民出版社
青海地道地产药材	1996	郭鹏举	陕西科学技术出版社
青藏药用动物	1998	叶宝林	陕西科学技术出版社
科学技术发展·中藏药产业化·资源持续利用——2003年青海科技论坛论文集	2004	青海省科学技术协会	青海人民出版社
青海地道地产药材的现代研究	2007	刘红星	陕西科学技术出版社
青海主要药用野生植物资源分布规律及保护利用对策	2007	彭敏	青海人民出版社
青藏红景天	2009	张晓峰	陕西科学技术出版社
海西蒙古族藏族自治州中藏药材资源	2010	海西州农业资源区划大队	青海人民出版社
青海野生药用植物	2012	卢学峰	青海民族出版社
青海草地植物图谱	2012	辛有俊	青海人民出版社
青海互助中藏药彩图简志	2013	许生胜	青海人民出版社
青海药用植物图谱	2015	周青平	江苏凤凰科学技术出版社
青海省中藏药材种植技术手册	2016	陈卫国	青海民族出版社
中藏药材种植技术	2016	《中藏药材种植技术》编委会	青海人民出版社
青海省中医药传统知识荟萃	2016	燕小霞	青海人民出版社
玉树地区特色中藏药材资源筛查与成分分析	2016	胡凤祖等	青海民族出版社
青海冬虫夏草产区药用植物图鉴	2017	李玉玲	青海民族出版社
青海省濒危中藏药材资源可持续利用研究	2019	邢晓方等	青海民族出版社
暗紫贝母引种驯化及开发利用技术研究	2019	马世震等	青海民族出版社
青藏高原东缘野生植物种质资源名录(下册:药用植物)	2020	汤宗孝等	天津科学技术出版社
青海班玛县药用植物图鉴	2020	杨仕兵	青海人民出版社
柴达木枸杞	2020	海平、王水潮	上海科学技术出版社
青海黄南药用植物	2021	周玉碧	青海人民出版社
黑果枸杞	2022	海平、王水潮	上海科学技术出版社

(二) 中藏药研究与开发

1. 研究机构 青海主要从事中藏药资源基础研究的单位有中国科学院西北高原生物研究所、青海省药品检验检测院、青海省藏医药研究院、青海省高原医学科学研究院、青海省中医院中医药研究所等,另外,青海大学、青海师范大学和青海民族大学均设有相关非独立研发机构。

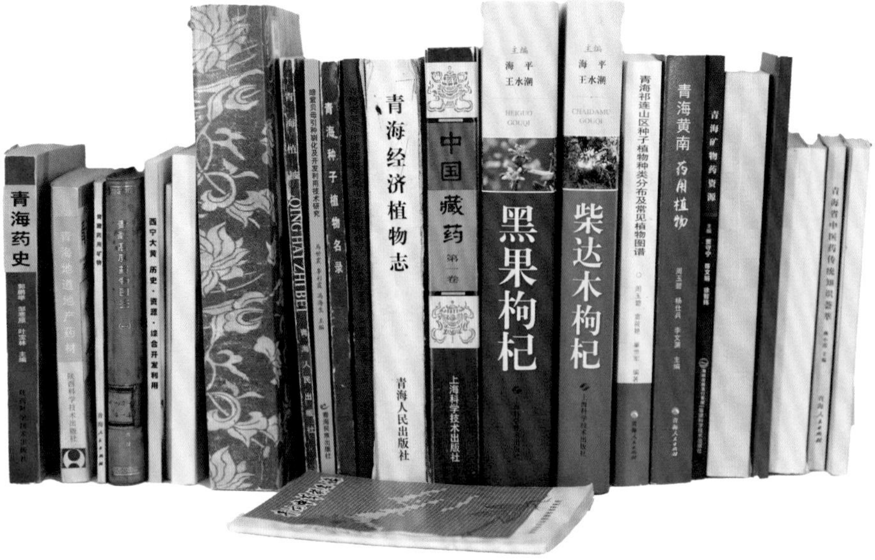

图 2-13　青海中藏药资源部分专著

从事中藏药资源开发利用及现代化工艺研究等的技术中心有青藏高原特色生物资源工程技术研究中心(中国科学院西北高原生物研究所)、青海省现代藏药创制工程技术研究中心(青海民族大学)、青海省传统藏药工程技术研究中心(金诃藏药股份有限公司)、青海省藏药炮制工程技术研究中心(青海久美藏药药业有限公司)、青海省地黄综合开发利用工程技术研究中心(青海央宗药业有限公司)、青海省沙棘资源开发工程技术研究中心(青海康普生物科技股份有限公司)、青海省冬虫夏草菌丝体工程技术研究中心(青海珠峰药业有限公司)、青海柴达木特色生物资源工程技术研究中心(北京同仁堂健康药业青海有限公司)等。

2000 年至今,随着中藏药产业化形成规模,工业化水平不断提升,药品质量监管体系与标准化体系逐步建立完善,中藏药资源研究与可持续利用面临新的机遇和挑战。青海省科研院所和相关机构陆续申请组建中藏药研究领域重点实验室 10 余家,如藏药新药开发国家重点实验室、国家药监局中药藏药质量控制重点实验室、青海省藏药研究重点实验室、青海省中藏药现代化研究重点实验室、青海省藏药药理学和安全性评价研究重点实验室、青海省青藏高原植物化学重点实验室、青海省沙棘资源综合利用重点实验室、青海省青藏高原特色生物资源研究重点实验室、青海省青藏高原药用动植物资源重点实验室、青海省藏药新药开发重点实验室、青海省青藏高原生物多样性形成机制与综合利用重点实验室、青海省特色浆果资源利用质量与安全控制重点实验室等。

2. 产品研发　从 20 世纪 60 年代至 2000 年,青海中藏药产品研发领域主要取得了以下成就。

从青藏高原茄科植物山莨菪[*Anisodus tonguticus*(Maxim.)Pascher]中分离提取活性成分山莨菪碱,1965 年 4 月第一次进入了临床试用,为了纪念这一重大突破,这种生物碱被命名为"654",后将这种天然山莨菪碱称为"654-1";将人工合成品,即消旋山莨菪碱,简称为"654-2"。1974 年由青海制药厂建立天然"654"车间,生产氢溴酸山莨菪碱。山莨菪碱申报了国家新药,获国家发明奖二等奖。山莨菪碱治疗不同类型休克有明显的疗效,它的主要机制是改善微循环障碍,因而有异病同治的功效,用于抢救中毒性痢疾、暴发型流脑和大叶肺炎的危重病儿,可使病死率大大降低,推动了微循环和抗休克的理论研究,开拓了应用山莨菪碱治疗疾病的广阔前景。

70 年代,通过对青海杜鹃属植物黄花杜鹃(*Rhododendron lutescens* Franch.)、百里香杜鹃(*Rhododendron thymifolium* Maxim.)等活性成分与疗效开展研究,研发出一系列治疗慢性气管炎中成药,如黄花杜鹃油胶囊、烈香杜鹃气雾剂等。

70 年代,又从山莨菪中分离出的另一个单体"樟柳碱",申报了国家新药,获国家发明奖三等奖。利用山莨菪[*Anisodus tonguticus*(Maxim.)Pascher]、镰形棘豆(*Oxytropis falcata* Bunge)研制开发新药复方樟柳碱片,主要用于治疗慢性气管炎。

70 年代后期,对青海产龙胆属(*Gentiana* L.)11 种植物进行药理与活性成分研究,开发出藏茵陈针剂、片剂、胶囊剂,以及湿生扁蕾冲剂、乙肝宁片等,发挥龙胆科植物清热解毒、祛湿利胆的功效,对肝胆疾病有显著疗效,一度成为青海中药厂拳头产品,远销省内外。

80年代,利用冬虫夏草菌种中华被毛孢(*Hirsutella sinensis*)进行分离培养,开发出冬虫夏草菌粉,成为虫草人工发酵代替品,并利用菌粉研制出中成药百令胶囊和百令片,具有补肺肾,益精气之功效。

80年代,又利用青海红景天属植物(*Rhodiola* L.)开发出复方天棘胶囊、天力饮料等,是用于抗缺氧、抗疲劳、延缓衰老的药用与食用产品。

80年代末,青海省果洛州首次成功在牦牛体内培植出牛黄,符合药典标准各项规定。

80年代至90年代,利用青海高原鼢鼠(*Myospalax baileyi* Thomas)的干燥全架骨骼,开发出虎骨代用品"塞隆骨",获卫生部一类新药证书。研究结果表明,塞隆骨具有祛风湿、散寒止痛、舒筋活络、强筋健骨、增强机体免疫力的功效。后又研制成塞隆风湿酒,该产品获国家科技进步奖三等奖、中科院科技进步奖一等奖。

90年代,利用青海省冬虫夏草等道地药材资源,开发出虫草精、苍龙如意丸、药王补口服液、央宗三宝等新产品。

2000年以后,国家高度重视中药资源保护,在中医药法律法规及规划中,都将中药资源保护作为首要内容。青海省中藏药研发也主要围绕新资源开发、种植加工、药品和保健品新产品开发、标准体系研究等内容开展。20多年来,中藏药研究及产业化获得了392项科技成果,获得青海省科学技术奖40余项,涉及枸杞子、黑果枸杞、冬虫夏草、沙棘、羌活、手参、蕨麻、藏茵陈等10多个道地药材,为青海中藏药产业高质量发展奠定了良好的技术储备。主要项目有藏药安全与质量控制关键技术研究与应用、藏成要整体质量控制与安全风险研究及应用、中国龙胆科植物的研究、青海野生植物新品种发掘和地道药材驯化技术、冬虫夏草资源高效利用高科技产业化示范工程、柴达木枸杞产业关键技术研发与集成示范、黑果枸杞花青素稳定性技术研究及资源高效利用产业化、沙棘总黄酮技术研究与高技术产品产业化、天然沙棘维生素P的研究开发与产业化等。

3. 科技创新发展成效　近20年来,青海省依托青藏高原特色生物资源,不断优化产业布局结构,持续扩大青海中藏药的产量和知名度,通过加强上下游对接、提升研发能力等手段,加快集群的转型升级,在西宁(国家级)经济技术开发区生物科技产业园打造全省规模最大、产业化水平最高的中藏药生产和保健品生产园区。广泛吸引国内外投资,重点发展中藏药产业、高原生物技术、高科技产业项目。经过20多年的科技研发,成功利用活性成分高、临床药效好的青海道地药材为原料,开发出多种系列产品,不少企业将战略布局扩向全国,其中以治疗心脑血管病、肝胆病、消化系统病、风湿病、妇科病为主要功效的产品约有420个。国家和青海省在多个领域支持中藏药资源开发,多年来持续立项实施基础设施建设、科技研究、产品规模化、企业技术改造升级等重大项目,中藏药资源开发不断取得突破性进展。企业、科研机构以创新为动力,引入新的投入产出机制,互惠互利,相互支持,内外联合,整合资源,强化科技成果产业化,进一步推动了中藏药产业集群的发展,形成了一批实力较强的药品生产企业。从1995年至今建立的48家药品生产企业,如金诃藏药、晶珠藏药、益欣药业、三普药业、久美藏药、帝玛尔藏药、大地药业等,打造出"金诃""晶珠""三江源"等知名品牌。青海制药行业生产能力达到100亿,年产值达到23亿元,实现了规模效益的历史性跨越。实现了产业发展的主要力量由原来的资源要素转向了科技进步因素,但总体规模还需增长,科技进步贡献率尚未达到较高水平。

(三)中藏药产业链

中藏医药产业是带动青海省经济发展的特色产业,青海省委省政府始终把发展中藏医药事业作为维护民族团结、促进民族地区经济社会发展的大事来抓,持续强化顶层设计,出台了《关于扶持和促进中藏医药事业发展的实施意见》,研究部署中藏医药创新发展,极大推动青海省藏医药事业健康发展。在完善中藏医药服务体系、加强基础设施建设、发展预防保健服务、加强标准化建设、加大政策扶持力度、加强人才培养工作及加大新药研发力度等14个方面提出具体要求和任务。首先,充分发挥中藏医药特色和优势,继续挖掘整理研究中藏医药传统技术和方法,在全面继承的基础上,不断总结、创新,提高中藏医药服务能力和普率;发挥中藏医药在公共卫生体系建设中的作用,提高中藏医药对群众健康的贡献。其次,加强农牧区中藏医药工作,完成青海省州县级中藏医医院基础设施建设,完善县、乡、村中藏医药服务网络建设,进一步增强了服务功能。第三,加大中藏药新药研发力度,鼓励中藏医疗机构、科研机构和药品生产企业之间开展全方位合作,共同实施现代中藏药高新技术产业化工作,研发中藏药新品种,促进中藏医药产业发展;扶持中藏药种植养殖产业,鼓励中藏医疗机构研发新制剂,并对新研发的制剂进行注册,广泛用于临床。最后,加大中藏医药人才培养和科研力度,抓紧培养中藏医药管理人才、复合型人才、紧缺人才和临床技术骨干。开展藏医药医疗、制剂和管理技术标准的研究制定,建立完整系统的藏医药临床技术操作标准体系。青海中藏药产业链基本框架已初步建成,并展现出广阔前景。

1. 药材种植专业合作社　据调研,2022年青海省有各种农业合作社1 213家,其中种植生产中藏药材的200多家,且30多家加入了青藏高原道地药材开发与利用国家创新联盟。合作社主要从事道地药材种植与产地初加工,近年种植面积除枸杞子外有10多万亩,产值近4亿元。大通县、互助县有专门的大黄收购加工网点,湟中区有黄芪收购加工网点,海西州有多家枸杞子加工网点,玉树州和果洛州有多家冬虫夏草加工网点。合作社主要有:大通蓝翔种植营销专业合作社(景阳镇)、大通国胜中藏药种植专业合作社(青山乡)、大通浩田种植专业合作社(长宁镇)、湟中县辽援中藏药种植合作社(多巴镇)、湟中县正德农牧科技有限公司(土门乡)、湟中发银种植专业合作社(隆寺干村)、民和众联农产品专业合作社(李二堡镇)、民和志向种植专业合作社(北山乡)、互助晟茂种植公司(互助县)、互助县联农中药材种植农民专业合作社(五峰镇)、共和财鑫中药材种植公司(恰卜恰镇)、共和祥卓中藏药种植专业合作社(恰卜恰镇)、都兰如田枸杞综合开发公司(都兰县)、乌兰鸿盛枸杞种植专业合作社(乌兰县)、海西沐阳生态农业公司(茫崖镇)、格尔木高原峰中藏药开发公司(大格勒乡)、德令哈慧丰种植合作社(怀头他拉乡)、乐都区显财中药材种植专业合作社(瞿昙镇)。

青海省养殖林麝和鹿的企业共有28家,其中养殖的林麝共有882只,鹿共有1 156只(包括白唇鹿922只、马鹿176只、狍鹿58只)。西宁市湟中区有2家公司养殖林麝126只,大通县一家公司养殖白唇鹿62只。海北州4家公司养殖林麝355只,2家公司养殖白唇鹿382只,2家公司养殖马鹿176只、狍鹿58只。海北州是青海唯一养殖马鹿和狍鹿的地区。海东市有8家公司全部养殖林麝155只。海西州1家公司养殖林麝20只。黄南州2家公司养殖林麝125只。果洛州1家公司养殖林麝30只。玉树州4家公司养殖林麝71只,2家公司养殖白唇鹿478只。林麝的养殖全部用于药用,鹿的养殖用于药用、科研及观赏。养殖场主要有:治多县鹿场、祁连县阿柔乡青羊沟森宝麝业养殖专业合作社、祁连县半野生鹿业基地有限公司、祁连县卡力岗伊圣源野牛沟养殖场、大通县种牛场鹿场、湟中上五庄先河养麝场、泽库县麦秀林场养麝场、曲麻莱黄河源良种繁育有限公司、民

和福寿养殖专业合作社、门源县慧通香宝特种养殖专业合作社。

2. 药材集散小市场　青海有近10家小型中藏药材集散市场,从事收购合作社的地产药材和初加工。收购品种有冬虫夏草、雪莲花、大黄、红景天、羌活、当归、赤芍、高乌头、烈香杜鹃、黄芪、党参、山莨菪、藏茵陈、枸杞子、锁阳、红花、款冬花、甘草、贝母、秦艽等约40种中藏药材。冬虫夏草、枸杞子、黑果枸杞、蕨麻等经营数量大,每年交易量约200亿。集散地主要有:西宁市玖鹰虫草市场、西宁市建国路虫草市场、西宁市城东区八一路药材市场、青海省三江源中藏药交易中心、大通县青陇药材交易市场、西宁康美中药城、果洛州虫草交易市场、玉树州虫草交易市场等。

3. 饮片加工厂　20世纪50年代至70年代,青海省有省药材公司饮片加工厂和西宁市饮片加工厂。2000年后青海省相继成立18家中药饮片加工厂,通过了国家GMP认证,加工200～400个品种,供应省内外药企和医疗机构使用。中藏药材炮制在药企和医疗机构自行炮制,炮制品种有400多个。青海饮片企业主要有:青海九康中药饮片有限公司、青海三江源药业有限公司、青海同济药业股份有限公司、青海省通天河中藏药饮片有限公司、青海雪域中藏药材饮片加工有限责任公司、青海金诃饮片有限公司、青海省药材有限公司中药饮片厂、青海晶珠中药饮片有限公司等。

4. 中藏药生产企业　1969年,青海中药制药厂建成投产,利用青海高原中药资源研制生产了虫草精、虫草速溶茶、虫草蜂王浆、小儿止泻灵、复方川贝片、利肺片、再造丸和鹿茸胶等产品,2005年改制为三普药业股份有限公司。1985年,在原省藏医院制剂中心的基础上,建成金诃藏药厂,研发投产藏成药20余个品种。改革开放后,药品生产质量管理规范(GMP)于1988年在我国正式推广实施,实现了从无到有、从点到面、从普及到提高的发展全过程,是我国制药工业快速发展的绚丽画卷中浓墨重彩的一笔,青海省中藏药生产也逐渐脱离依附寺院和作坊形式,走上规模化、规范化之路。

2000年至今,为了加快经济发展,青海省极力发展藏药产业等特色产业,政府在政策、资金、人才、对外宣传等方面给予藏药产业大力支持。目前青海省已经建成了一批地方藏药生产知名企业,初步形成了较为完整的生产体系,青海省现有持有《药品生产许可证》的医药生产企业48家,其中23家为中藏药生产企业,占到全省药品生产企业的55%;除青海柴达木高科技药业有限公司、青海未来格萨尔王藏药制药

有限公司外,其他中藏药生产企业基本集聚在青海省生物科技园区。青海省药品生产企业共有575个注册品种,669个批准文号,其中藏药有245个注册品种,收入国家基本药物目录2个品种,收入青海省基本药物藏成药目录60个品种(规格)。以青海省生物产业园区作为发展平台,一批中藏药生产企业逐步发展壮大,部分企业发展势头良好,如青海金诃藏药股份有限公司、青海晶珠藏药高新技术产业股份有限公司、青海久美藏药药业有限公司等。这些企业充分利用冬虫夏草、大黄、红景天、藏茵陈、麻黄、花锚、麝香、塞隆骨等青藏高原药用资源,在传统藏药方剂和用药经验的基础上,研发藏药新工艺、新产品、新剂型,打造出"金诃""晶珠""三江源"等重点龙头企业和知名品牌,使传统藏药产品走向全国乃至进入国际市场。例如,金诃藏药股份有限公司在继承和发扬传统藏药精华的基础上,集医疗、制药、科研、教育为一体,2009年被国家工商总局评为"中国驰名商标",现如今已发展成为藏医医疗、藏医药研究、藏医药文化、药品生产、藏医药教育、市场营销等互为连动、互为效应的藏药产业链发展体系,成为全国唯一集藏药资源保护、藏医学、藏药生产、藏医药学科研和教育为一体的高新技术企业,并在省内率先通过药品GMP、GSP和ISO9001、ISO14000四大质量管理体系认证。金诃藏药如今每年的销售额在4亿元左右,2008年达到7.5亿元。晶珠藏药集团是我国较大的现代民族医药产业集团之一,下设青海省、吉林省、山西省3家制药厂,1家饮片加工厂,1家现代医药物流基地,2家珍稀药材引种驯化培育繁育基地,3家医药研究院(青海省晶珠中藏医药研究院、吉林晶珠中藏医药研究院、北京市东城区中藏医药研究院),1家干细胞生物工程研究院,1家药研所,1家省级科研中心,和地处北京市东城区天坛北门的北京晶珠医院,形成了"七院两所一中心四厂两基地"的医药全产业链。集团总资产达59亿元,有200多种药品和保健品,15个独家专利医药产品,14个品种已进入国家医保目录和国家基本用药目录。

青海省作为藏医药重要的发源地和传播地,依托优势资源,大力推动藏医药产业发展,开创了中藏药产业发展的"青海模式",青海省年销售过亿品种有安儿宁颗粒、如意珍宝丸、丹珍头痛胶囊、百令片等,销量较大品种有藏降脂胶囊、复方手参丸、七十味珍珠丸、仁青常觉、仁青芒觉、手参肾宝胶囊、坐珠达西、六味地黄丸、山莨菪麝香膏、虫草清肺胶囊、十味乳香胶囊、脑康泰胶囊、鹿精培元胶囊、石榴健胃胶囊等。

在藏医药全产业链中,种植作为基础环节,确定

了青海省在全国藏医药产业的地位。青海省中藏药材种植范围从最初的东部农业区已扩大到全省各市、州,已建成唐古特大黄、羌活、秦艽、枸杞子、甘草等多个规范化种植基地。正是依托藏医药资源优势,青海省大力培育龙头企业,积极打造优质品牌,搭建研发创新平台,加大人才培养力度,健全完善产业链条。青海藏药已销往国内多个省(区、市),藏药企业也与日本、俄罗斯、韩国等国家进行深入业务洽谈,引领和带动了中藏医药事业发展。

5. 经营企业　自1949年以来,我国医药流通行业经历了"完全的计划经济""计划市场经济兼有""市场经济"三种经济体制下的变革,市场格局由垄断向开放竞争转变,市场活力得以释放,市场提供的产品和服务也日益丰富。

1949—1983年,由于经济水平低下,医用物资匮乏,我国医药流通行业实行完全的计划经济体制管理。全国医药商品产销由中国医药公司(现中国医药集团总公司)统购统销,统一规划,分级(三级)批发,层层调拨。青海省药材公司始建于1955年,是负责全省中药材、中成药、中药饮片及化学药品批发,道地中药材生产加工以及药品省内外调拨的国有企业。在市场经济转轨和激烈的同行业市场竞争中,自20世纪90年代初经济效益开始逐年下滑,2001年5月企业改制重组。1956年西宁市医药公司成立了中药部,20世纪70年代初西宁市药材公司及饮片加工厂成立,全省药品经营仍以两大国营公司运营为主。

20世纪90年代后期,国家经济贸易委员会按照产权多元化和经营方式现代化的思路,对医药流通行业的经营格局进行了深层次的变革。自此,混合、民营和外资等多种所有制形式的医药流通企业先后开始涌现,从而打破了国营企业垄断的格局,充分激发了市场活力。私营经济加入医药行业,青海医药经营也由两大国营公司发展到近百家私人企业经营的局面。粗略统计其中经营中药材、中药饮片、中成药企业有64家。

截至2021年11月末,青海省共有药品经营企业2 205家,其中法人批发企业86家,零售连锁总部34家,零售连锁门店1 304个,零售单体门店781个。

6. 医疗机构　青海省中医院是一所集医疗、科研、教学、预防、保健、康复为一体,具有鲜明中医药特色优势的现代化综合性三级甲等中医医院。医院创建于1958年,是青海省最早创办的国立中医医院。青海省中医院内设青海省中医药研究院。研究院长期坚持"以应用研究为主,立足高原,面向临床,医药结合,突出高原中医药特色,积极引进先进技术,为开

拓青海省中医药事业而努力做贡献"的研究方向,重点围绕青海省道地药材保护开发和高原病防治开展科研工作。在道地药材保护开发方面,主要对红景天、大黄、秦艽、羌活等青海省道地药材的化学成分、药理作用进行了较为系统的研究。基于青海省第四次中药资源普查成果转化,单位研究团队将研究重心转移到高原特色药用植物的资源保护利用与开发上,开展运用高效液相色谱仪、质谱仪、液质联用等现代检测技术对高原特色药材进行品质评价、药用活性化合物筛选、揭示药效成分等相关实验性研究工作。目前,该研究团队被授予"青海省中藏药资源保护与利用研究创业创新团队"。

青海省藏医院创建于 1983 年,现为集藏医药医疗、教学、科研、药物临床试验、药物研发、预防保健、国际交流为一体的三级甲等藏医院。医院秉承藏医药传统理论,充分发挥藏医药特色优势,建院 40 年来,始终立足藏医药特色优势,为各族群众健康保驾护航,各项事业取得全面发展。2017 年新建成的制剂厂房能生产丸剂、散剂等 12 种藏药剂型,年生产量 200 吨以上。藏医药浴疗法和放血疗法被列入国家非物质文化遗产名录,主持编写《藏医药文献经典丛书》《藏医疾病诊断疗效标准》《藏医病案规范》《藏医护理》《曼唐详解》等全国藏医药临床标准和规范,参与整理出版了我国迄今规模最大的藏医药文献《藏医药大典》。

目前,青海全省有医疗机构制剂室有 32 家,医疗机构制剂注册文号 806 个。其中,藏药医疗机构制剂室 29 家,藏药制剂注册文号 543 个,中药制剂注册文号 222 个,化药制剂注册文号 41 个。可以说,民族药医疗机构制剂是各族群众寻医问药的首选,在挖掘传承民族药经典验方、降低次均医疗费用等方面发挥了独特作用。为扶持促进民族药医疗机构制剂高质量发展,2019 年,青海省药品监督管理局制定出台了《青海省医疗机构应用传统工艺配制中药民族药制剂备案实施细则(试行)》,并全面试行医疗机构应用传统工艺配制中药民族药制剂备案管理。同时会同青海省卫生健康委联合制定出台了"支持中藏医药发展调整完善医疗机构制剂调剂使用"相关政策,调整下放医疗机构制剂调剂审批权限,延长调剂期限等举措,力促民族药医疗机构制剂更广泛地惠及各族群众健康。截至 2022 年,青海省民族药医疗机构制剂备案信息达到 5 400 多条。

7. 中藏药社会团体 青海省中藏药行业相关社会团体包括:青海省中藏药产业发展协会、青海省藏医药协会、青海省枸杞协会、青海省有机枸杞产业发展协会、青海省枸杞科学种植协会、海西州柴达木枸杞产业协会、青海省冬虫夏草协会、青藏高原道地药材开发利用国家创新联盟等。

中藏药行业社会团体的成立和广泛交流,对大力推动基层藏医药学术研讨,加大人才培养力度,积极开展科技研究和推广,全面推动中藏医药事业跨越发展有积极意义。同时有利于调查研究青海省中藏药行业重大问题、市场动态和趋势,为政府制定规划、政策、法规等提供咨询和建议,整合行业资源,弘扬中藏药传统文化,协助制定全省中藏药材产业规范,建立行业自律机制,营造行业内部良好的竞争环境等。

(四)中藏药标准体系

中藏医药作为我国古代科学的瑰宝,在临床治疗中发挥着不可或缺的重要作用。中藏医药全产业链目前迎来最好发展时机,与此同时,中藏医药标准体系建设也需不断破局,《"十四五"中医药发展规划》指出,强化中药标准管理,进一步完善国家药品标准形成机制,不断优化以《中国药典》为核心的国家药品标准体系。对中医药标准化建设提出了明确要求,医药标准体系基本建立,标准化水平大幅提高。但中医药标准体系仍不够完善,推广应用相对比较薄弱。在持续加强中藏医药标准化制度建设、完善中藏医药标准体系、提升中藏药标准质量方面需进一步明确实施路径,一是重点加强道地药材生产技术标准体系、中藏药饮片标准体系、疗效评价方法和技术标准、中医中药国际标准等制修订工作;二是规范、引导和监督中藏药团体标准;三是强化中医药标准推广应用和评价。

全国临床常用中藏药材有 800 余种,其中中药材 500 余种,藏药材 300 余种。青海省各生产企业拥有 410 余个中藏药批准文号,产品执行《中国药典》及其他国家药品标准,药品质量能够得到基本有效控制。

藏药材及成方制剂涉及的国家标准有:《藏药标准》(西藏、青海、四川、甘肃、云南、新疆卫生局,1979 年版),收载药材 174 种、成方制剂 290 种,系我国第一部藏药标准;《中华人民共和国卫生部药品标准·藏药》(第一册)(1995 年版),收载药材 136 种、成方制剂 200 种;《中国药典》(2020 年版),收载中药材及饮片 616 种、中成药 1 607 种,其中中藏交叉药材 121 种、藏药材 8 种、藏成药 18 种。此外,藏成药涉及的国家药品标准还包括《中华人民共和国卫生部药品标准》(中药成方制剂 1~21 册)、《国家食品药品监督管理局国家药品标准》(新药转正标准 1~88 册)、《国家药品监督管理局国家中成药标准汇编》（地方标准上升国家标准），以及国家药品监督管理局颁发给各生产企业的注册标准等。

藏药材及成方制剂涉及的青海省地方标准有：《青海省药品标准》（1992年版），收载药材28种、成方制剂73种；《青海省藏药标准》（1992年版），收载药材150种、成方制剂170种；《青海藏药炮制规范》（2010年版），收载常用藏药244种，包括矿物药54种、动物药44种、植物药146种；《青海省藏药材标准》（2019版），收载药材22种；《青海省藏药材标准》（2022版），收载药材21种；《青海省医疗机构制剂规范》（第一册 藏药制剂），收载医院制剂55种。

青海省藏医药事业相比中药产业发展起步晚、起点低、底子薄，部分藏药材存在研究基础薄弱、语言翻译造成同名异物及一物多名现象严重、处方组成药材炮制方法不统一、缺少标准物质研究等诸多问题，不管从标准的质量（完整性、可控性），还是标准收载的品种等方面均无法满足目前产业发展的需要，甚至有的藏药材至今仍无标准可依，藏药标准中对照品、对照药材的研究和供应尚不能满足需要。因此藏药标准有待提升空间较大，研究任务任重道远。

"药品标准是人民用药安全有效的重要保障，是药品监管的重要依据"。中藏药标准体系建设应特别加强对药材的品种与基原的调查、考证和整理，做到传统和现代相结合，求同存异，把争议品种纳入地方标准；同时应加强化学成分等物质基础及民族医药理论等方面的基础研究；其次，基于民族地区在科研条件、人才及研究工作积累等方面相对不足的现状，在标准化研究的方法上应参考中药的研究方法，但不能照搬中药标准，要考虑到民族发展的整体水平以及人们的执行能力，通过研究既促进质量标准的提高，同时也有利于民族地区医药科技人才队伍的建设，最终不断完善以中藏药临床为导向的中藏药质量标准体系，进一步加强中藏药整体质量控制，积极推进中藏药标准的提升和完善。

（五）中藏药文化

20世纪70年代以来，青海省药学工作者多次组织专家访问著名老藏医、搜集藏医药资料、采集植物标本，经过数代青海人的艰辛劳动，目前，建成了较多的植物种质资源标本馆。

1. 中国科学院西北高原生物研究所标本馆　中科院西北高原生物研究所收集蜡叶、实物等标本40余万份，覆盖了青藏高原的多数生物物种（见图2-14）。

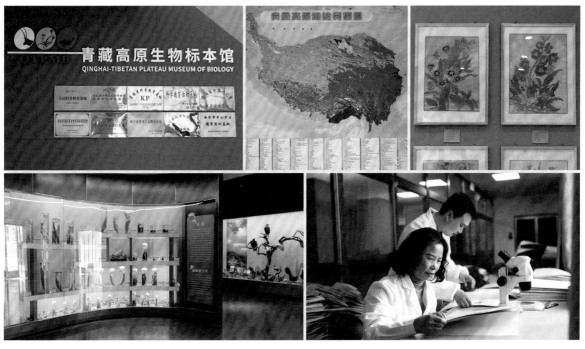

图2-14　中国科学院西北高原生物研究所标本馆

2. 青海药品检验检测院标本馆　青海省药品检验检测院在1980—2022年间收集蜡叶标本20 100份，涉及191科、682属、2 085种。根据检验和科研的需要，成立了中藏药标本陈列室，陈列常用中藏药材290余种，原植物标本140种，为制定藏药标准、检验分析对照、科研提供了第一手的参考资料（见图2-15）。

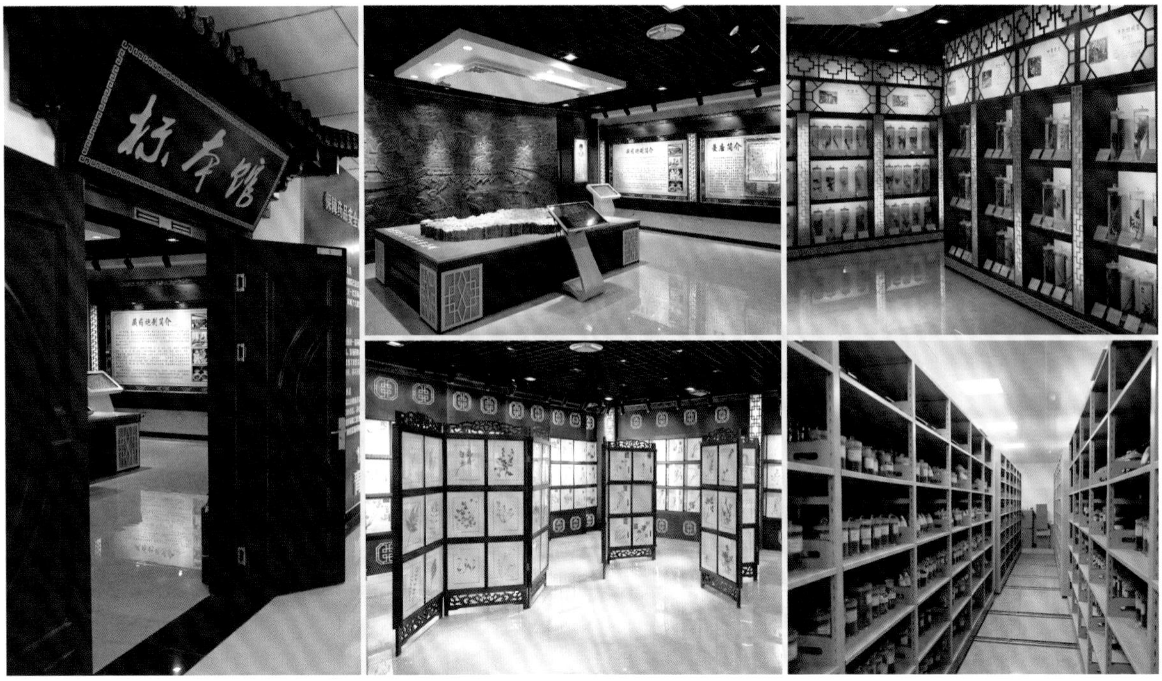

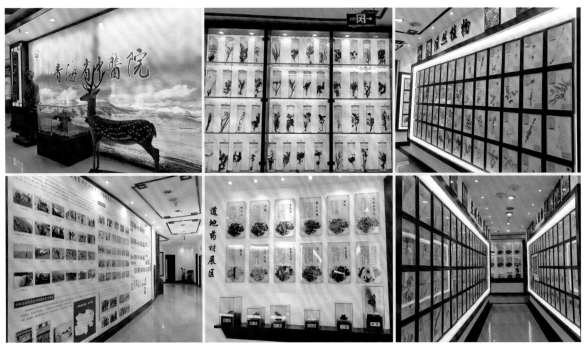

图 2-15 青海省药品检验检测院标本馆

3. 青海第四次中药普查标本展(省中医院) 青海省中医院中药标本馆,占地 900 ㎡,设立 6 个展区,主要保存青海第四次中藏药资源普查采集的标本,共有 1 168 种 2 500 多份蜡叶标本、浸制标本和药材标本(见图 2-16)。

图 2-16 青海第四次中药普查标本展(省中医院)

4. 青海省藏医药文化博物馆 青海藏医药文化博物馆,是世界上唯一一座反映藏医药文化的综合性场馆。设有藏医史、曼唐器械、古籍文献、藏药标本,展有 28 位著名藏医药家生平事迹;藏医药历史上绝无仅有的 80 幅唐卡;千百年来藏医临床使用过的医疗器械;陈列《月王药珍》《祖先口述》等 1 000 多函典籍和 300 多部现代藏医药书籍;2 000 多种动物、植物、矿物药材。展现了藏医药文化博大精深的丰富内涵(图 2-17)。

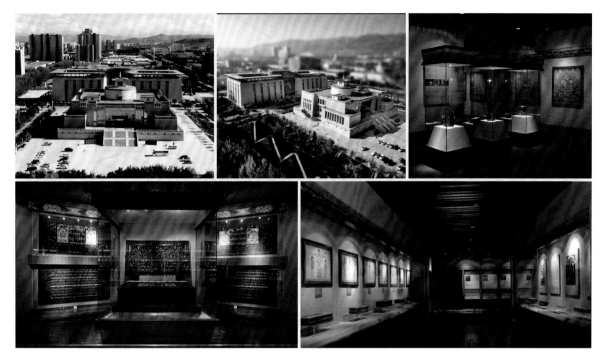

图2-17 青海省藏医药文化博物馆

5. 青海卫生职业技术学院药材标本馆 本馆建筑面积500 m²,馆藏标本800余种,分7个展区,即中药饮片真伪对比标本区、常用中药饮片标本区、药用植物浸制标本区、中药蜡叶标本区、中药固化标本区、药用动物标本柜及民族药标本区,馆藏资源丰富、特色鲜明,为日常教学和中医药知识社会科普提供资源平台(见图2-18)。

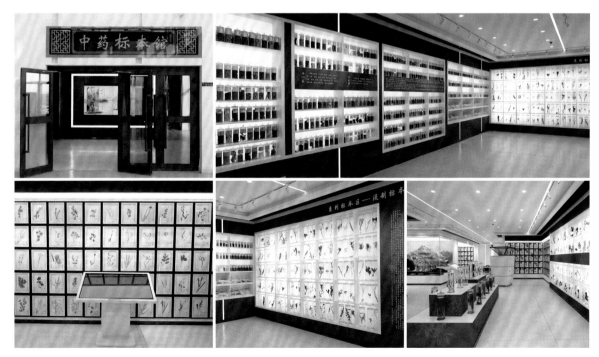

图2-18 青海卫生职业技术学院药材标本馆

6. 藏医药古籍整理 青海省藏医药研究院等单位开展藏医药古籍的翻译整理,翻译出版了《晶珠本草》《四部医典》《月王药珍》等100余部(册)古典医药典籍。

第三章 青海药用资源

青海位于青藏高原东北部,地理位置和自然条件十分特殊,具有独特和多样化的生态系统,孕育着种类繁多、绿色、无污染、名贵稀有、疗效显著、构成多元化的药用资源。被称之为高原中藏药材植物的宝库。

一、药用资源种类简介

青海省第四次中药资源普查是在省中藏医药管理局领导下,以青海省中医院和青海省藏医院为技术依托单位完成的。普查历时 10 年,共普查到药用植物 1500 余种。在全国重点普查 350 种(涉及原植物 447 种)药材中,青海普查到 80 多种(物种 104 种)。2018 年中国中医科学院设立矿物药调查专项,青海省共发现 60 种矿物药(贾守宁,2022)。第四次全国普查中青海省发现藏药有 1 600 多种(完玛仁青,2017)。

以往中藏药普查中,资源物种数量较为接近,分布的重点品种也较为一致,只是储藏量变化较大。青海野生药用资源以东南部黄河上游地区较多,蕴藏量大,主要分布在海南州、黄南州、果洛州,栽培种植多集中于东部农业区和海西州。谢热桑沫(2010)报道青海省野生、引种及人工种植的药用资源 1660 种,其中药用植物 1461 种、药用动物 154 种、药用矿物 45 种,在第三次全国中药普查的 363 个品种中,青海有 151 种。植物药有 1461 种,隶属 114 科 457 属,其中真菌 6 科 10 属 15 种,地衣 2 科 2 属 2 种,苔藓 4 科 4 属 4 种,蕨类植物 7 科 11 属 18 种,裸子植物 5 科 6 属 26 种,被子植物 90 科 424 属 1396 属。在被子植物中,双子叶植物有 75 科 368 属 1258 种,单子叶植物有 15 科 56 属 138 种。

青海中藏药资源不仅地质优良,具有治疗心血管、肝胆、消化系统、风湿及妇科疾病的特点,而且在其适宜生长环境中,形成了较高的分布密度或盖度,

有较高的资源储存量。20 世纪 80 年代调查,151 种重点品种的蕴藏量为:①植物药 131 种,1.01×10^8 kg,其中野生植物药 1.009×10^8 kg,人工栽培药 19.5×10^4 kg。②动物药 11 种,5.9×10^4 kg,其中野生动物药 5.88×10^4 kg,家养动物药 1 500 kg。③矿物药 9 种,236×10^8 kg(郭鹏举,1999)。至 2022 年,青海省中藏药材资源总储量预计可达到 4.38×10^7 kg,可利用储量预计达 2.46×10^7 kg。青海省中藏药材资源预计收购量为 1.91×10^6 kg,分别占总储量、可利用量的 4.37%、7.76%。青海省中藏药材资源预计使用量为 1.62×10^5 kg,分别占收购量、总储量、可利用储量的 8.48%、0.37%、0.66%(邢晓方,2019)。

青海省有中医临床常用中药材 450~500 种,藏医临床常用藏药材约 320 种。道地中药材约 30 种。中藏医习用药材 37 种,列入青海地方标准 6 种。列为国家保护类药材濒危药材 27 种,常见的 11 种列入青海省保护范围。种植养殖类药材 34 种。

二、药用植物区系

青海常用中藏药植物有 1 545 种,隶属 141 科 549 属,其中裸子植物 6 科 12 属 47 种。被子植物 135 科 525 属 1498 种。这些植物区系共分 7 个类型(左振常,1986)。

(一) 世界分布

世界分布区类型主要指遍布各大洲而没有特殊分布中心的属。藏药植物属于这一类型的约有 33 属 26 科。这一类型在本区显示的特点,它们大多数是中生的草本或灌木,而且分布很普遍,如龙胆属 *Gentiana*、蓼属 *Polygonum*、远志属 *Polyala*、千里光属 *Seneio*、毛茛属 *Ranunculus*,其次,是一些耐干旱的属,主要分布于干旱地区或盐化的生境上,如藜属

Chenopodium、猪毛菜属 *Salsola*、黄芪属 *Astagulus* 等。

(二) 热带至亚热带

热带与亚热带这一类型,在这里所指较广,将凡是带有热带成分的统归于一起,如泛热带分布、热带分布、热带与亚热带分布、亚热带分布、热带与温带分布、亚热带与温带分布,以及美洲热带、新西兰和中南美洲分布等,共有 156 属,如无患子属 *Sapindus*、泽兰属 *Eupatorium*、天麻属 *Gastrodia*、羊曲蒜属 *Liparis*、紫茉莉属 *Mirabilis*、山蚂蝗属 *Desmodium* 等,隶属 69 科,占藏药植物总数 30.7%,占中国热带植物总数 10.6%。其中豆科 15 属居首位,菊科 13 属次之,兰科 11 属和禾本科 8 属紧随其后;占 1～3 属的有 65 科,其中少型属有 8 属,如鳢肠属 *Eclipta*、牛膝菊属 *Galinsoga*、筍兰属 *Thunia*、紫萍属 *Spirodela*,这些较古老的种类,不仅显示了热带地区的特征,而且给藏药植物增添了色彩和古老的成分,是值得进一步探索的课题。

(三) 旧大陆温带

为了使用上的方便及其性质相近的一些类型,如温带亚洲、地中海、西亚至中亚及中亚成分等,统合并于旧大陆温带成分之内。藏药植物在这一成分中共占有 129 属,占总属数 25.4%,较为常见的如柴胡属 *Bupleurum*、驴蹄草属 *Caltha*、水柏枝属 *Myricaria*、柽柳属 *Tamarix*、石竹属 *Dianthus*、泡囊草属 *Physochlaina*、牛至属 *Origanum*、丝石竹属 *Gypsophila*、橐吾属 *Ligularia* 等,隶属 42 科。

(四) 北温带

北温带成分由于与旧大陆温带起源相近,且其交错甚大,将北温带寒带、北温带热带高山、亚洲东北部、北极至热带高山、北亚、极地和惠马拉雅等地区归入本类型一并叙述(指具体药用的属)。其中能被藏药应用的约有 144 属,占藏药总属的 28.4%。如睡菜属 *Menyanthes*、山蓼属 *Oxyria*、黄水枝属 *Tiarella*、人参属 *Panax*、红毛七属 *Caulophyllum*、葎草属 *Humulus*、常青藤属 *Hedera* 等。含乔木或灌木的属比较丰富,整个北温带约有 50 属,而在藏药中,有 24 属,占北温带总数 16.7%,占本项藏药属的 48%,如落叶松属 *Larix*、云杉属 *Picea*、冷杉属 *Abies*、刺柏属 *Juniperus*、圆柏属 *Sabina*、桦木属 *Betula*、柳属 *Salis*、榆属 *Ulmus*、花楸属 *Sorbus* 等。草本植物也较丰富,如漆姑草属 *Sagina*、类叶升麻属 *Actaea*、蝇子草属 *Silene*、耧斗菜属 *Aquilegia*、芍药

属 *Paeonia*、金梅草属 *Trollium*、淫泽藿属 *Epimedium*、扁蕾属 *Gentianopsis*、蓟属 *Cirsinum*、菊蒿属 *Tanacetum* 等。分布较为普遍。

(五) 东亚-北美

东亚-北美这一类型,所含的种类,藏药使用较少,据查对,目前被藏药使用的该类型的种类,仅有 14 属,如蝙蝠葛属 *Menispermum*、粗榧属 *Torreya*、香根芹属 *Osmorhiza*、糖条儿菜属 *Aletris*、七筋茹属 *Clintonia*、刺槐属 *Robinia* 等,归入 10 科。

(六) 东亚

藏药植物在东亚成分中约有 49 属,占藏药总数的 9.7%,主要包括:喜马拉雅、喜马拉雅至日本、喜马拉雅至东亚和我国西北、西南,以及其秦岭以南等地区。其中主要的乔灌木属有三尖杉属 *Cephalotaxus*、木通属 *Akebia*、扁核木属 *Prinsepia*、肖菝葜属 *Heterosmilax*,以及东亚特有和典型分布的枇杷属 *Eriobotrya*、旌节花属 *Stachyurus*、莸属 *Caryopteris* 和木本古老的多种属,如黄花木属 *Fiptanthus* 等。在草本属中绝大多数是高山草本,如蓝钟花属 *Cyananthus*、矮泽芹属 *Chamaesium*、山莨菪属 *Anisodus*、垂头菊属 *Cremanthodium*、绢毛菊属 *Soroseris* 等,在高原分布甚广。此外,属于东亚类型可入藏药的单型与少型属约有 31 个,占本节属的 63.3%,此点既又一次印证了东亚类型的特征,又说明了藏药用药的悠久历史,大多数单型属是西藏和西南的高山草本,有些种分布较广,少数北界可分布到我国东北及朝鲜,如迷果芹属 *Sphallerocarpus*、绵参属 *Eriophyton*、独一味属 *Lamiophlomis* 等,又如蕺菜属 *Houttuynia*、天葵属 *Semiaquilegia*、吉祥草属 *Reineckea*、星叶草属 *Circaeaster*、侧柏属 *Platycladus* 等广布西北、西南及秦岭以南,其中侧柏属向北可分布到东北及朝鲜。有些为草本属,如肉果草属 *Lancea*、草苁蓉属 *Boschniakia*、铁破锣属 *Beesia*、紫苏属 *Perilla*、山莨菪属 *Anisodus*、甘松属 *Nardostachys*、大百合属 *Cardiocirnum*、射干属 *Belamcandnda*、白及属 *Bletilla*、鬼灯檠属 *Rodgersia* 等,以上可见于青藏高原的林下、高山草地及湖泊草地。

(七) 中国特有属

我国幅员辽阔,自然条件复杂,因而特有植物丰富,但分布至高原又可供藏药使用的属,据粗略统计有 16 属,占藏药属的 3.2%,除川木香属 *Vladimiria*、无茎芥属 *Pegaeophyton*、八角莲属 *Dysosma* 外,均为单

型属,如黄三七属 *Souliea*、马蹄黄属 *Spenceria*、羌活属 *Notopterygium*、马尿脬属 *Przewalskia*、金铁锁属 *Psammosilene*、羽叶点地梅属 *Pomatosace* 等,归入12科。

三、药用资源区划分布

根据地域分异规律和青藏高原地理、气候等自然条件的差异,青海中药资源区划分为四区(见图3-1)。

(一)东部黄土高原野生兼家种植物药材区(Ⅰ)

该地区包括民和、乐都、循化、化隆、互助、大通、湟中、湟源、西宁、平安、贵德、尖扎、同仁、门源等14个县和57个农、林、牧场。这一区域地形地貌复杂,水热条件较为优越,中草药资源丰富,品种达1200种左右,是国家与青海中药普查重点物种的主产区。应采取加强野生药源保护和发展家种家养并重的方针,大力提倡中药材的生产和开发工作,使其逐渐形成重点品种的生产基地。主要药材有赤芍、当归、黄芪、羌活、贝母、沙棘、山茛菪、烈香杜鹃、中麻黄、小蓟、红花、款冬花等。

(二)青海湖环湖野生兼家种家养动植物药材生产区(Ⅱ)

该地区有包括共和、兴海、贵南、同德、海晏、祁连、刚察、天峻等8个县,土地面积10万多平方千米,占全省总面积的13.78%。有高山、丘陵、盆地、滩地、谷地、沙漠、湖泊,地形复杂、水热条件悬殊,是野生药用动植物的重要产区。应重点发展马鹿、白唇鹿、梅花鹿、黑熊、棕熊、林麝、马麝、野牛、野驴、岩羊、藏羚羊、野豹等药用动物和植物药甘草、麻黄、锁阳、羌活、秦艽、大黄、甘松、黄芪、贝母、雪莲、北柴胡、地肤子、蛇床子等。

(三)柴达木盆地野生兼家种药用植物区(Ⅲ)

该地区包括乌兰、都兰、格尔木、德令哈、大柴旦、冷湖、茫崖等市县。土地面积25万多平方千米,占全省总面积的34.5%。该区四周环山,水系闭流,戈壁、沙漠、盐沼相间,属高寒、干旱荒漠区域,植物稀少,生态脆弱。中草药品种虽有200种左右,唯大宗

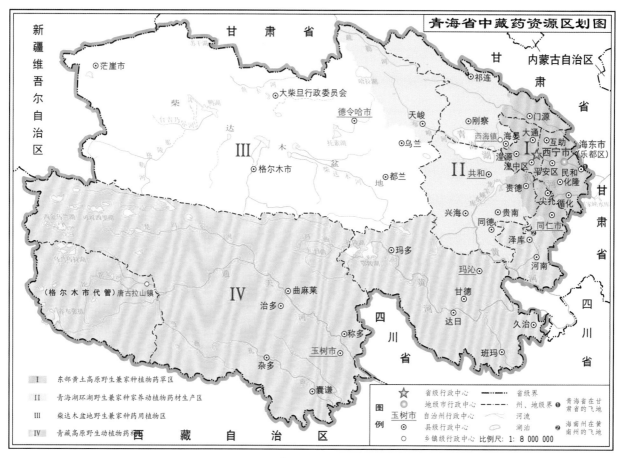

图 3-1 青海省中藏药资源区划

野生和家种的重点药材如枸杞子、沙棘、麻黄、罗布麻、锁阳、鹿角、五灵脂、秦艽、羌活、大黄、蒲黄、雪莲，以及矿物药如硼砂、芒硝、石膏、大青盐等，有较大的发展前景，应在保护植被的前提下，科学合理地进行开发。

（四）青藏高原野生动植物药材区（Ⅳ）

该地区包括玉树、果洛两州和黄南州的河南、泽库两县，土地面积 336 624 平方千米，占全省面积的 46.36%，草原面积辽阔，大面积的原始森林，药用动、植物资源丰富。这一地区中药资源，占全省蕴藏量的 1/3，珍稀动物如雪豹、马鹿、林麝、黑熊等也较其他各州为多，是青海省名贵珍稀药材的集中产区。这一区域，要在保护资源再生和维护动、植物生态平衡的原则下，适当、合理地开发冬虫夏草、贝母、黄芪、鹿茸、藏茵陈、羌活、龙胆、大黄、党参、甘松、秦艽、五灵脂、马勃、贯众、黄精等药材，并把它建成重点药材的生产基地。

四、药用资源垂直分布

青海省山脉连绵，地势高耸，高低悬殊，气候多样。药材的垂直分布是青海高原药用资源的重要特征之一，在不同地理位置表现出了明显的垂直分布规律（见图3-2）。

（1）在海拔 1 650～2 700 m，为河谷地带，气候温暖，年降水量较青海其他地方多，植被有农作物、牧草，条件较好。土壤多为灌淤土、栗钙土。药材多生长于田间地埂、渠边、道路旁、荒山荒坡和河滩沟壑，常见的药材有款冬花、草红花、葫芦巴、菊花、甘草、益母草、黄芪、紫菀、麻黄、蒲公英、防风、败酱草、防风、紫菀、棘豆、茵陈、扁蕾、荆芥、蒲公英、刺蒺藜、杏仁等。家种品种也主要分布在这一地区，如黄芪、当归、芍药、大黄、羌活、高乌头、赤芍等。

（2）在海拔 2 800～3 500 m，为中山亚高山地带，土壤多为黑钙土、山地草甸土、山地灌丛草甸土和高山灌丛草甸土，植被以乔灌混交林、疏林、灌丛草甸和山地草甸为主。大部分野生药材与林草共生，是青海省中药的集中产区，药材有冬虫夏草、羌活、秦艽、党参、黄芪、唐古特大黄、升麻、赤芍、柴胡等。家种药材有芸苔子、莱菔子、芫荽、小茴香等。动物药材有熊胆、熊掌、熊骨、鹿茸、牛黄等。

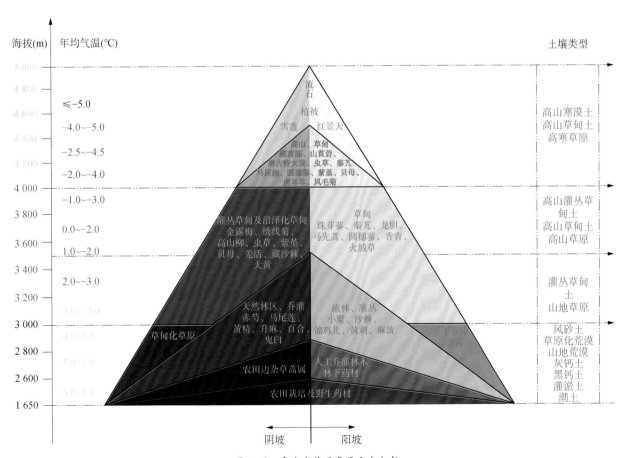

图 3-2　青海省药用资源垂直分布

（3）在海拔 3 600~4 000 m，为高山地带，年均温度在 0 ℃左右，年降水量 600 mm 左右，土壤属高山灌丛草甸土、高山草甸土、高山草原土，热量条件较差，主要药材有铁棒锤、蕨麻、毛茛、唐古特莨菪、马先蒿、绥草、唐古特大黄、冬虫夏草、马尿泡、头花蓼、湿生扁蕾等，动物药材有麝香、鹿茸等。

（4）在海拔 4 000 m 以上，为高山草甸土、高山寒漠土、高寒草甸土、高寒草原、流石植被。常见的药材有红景天、水母雪莲、圆穗蓼、贝母、风毛菊、虎耳草、虫草等。

青海药用植物垂直地带分布规律，在相同地理位置上也表现得十分明显，如黄河、湟水流域各个林区的植被类型因海拔不同而表现出明显的差异，在海拔 1 800~2 000 m 处以草本植物为主，主要药用植物有毛茛、地蔷薇、马先蒿、水杨梅、扁蕾等。在海拔 2 000~3 000 m 是针阔混交林带，常见药用植物有唐古特大黄、唐古特瑞香、山梅花、山楂、紫丁香、何首乌，等等，在海拔 3 000~3 500 m 为圆柏-杜鹃灌丛带，主要药材有高山点地梅、锦鸡儿、杜鹃、虎耳草等。

五、药用资源种属结构特点

在普查数据统计与文献整理中，药用植物资源在中藏药利用中各科属使用种类、品种呈现一定特点。在种属结构上，以菊科、豆科、蔷薇科、伞形科、毛茛科、唇形科、龙胆科、蓼科、小檗科、十字花科、玄参科、罂粟科、虎耳草科等的种类较多。基于藏医药学的民族特点和高原生态环境的特殊性，藏药品种有 70%~80% 产自青藏高原，其中不乏在全国占有重要地位的大宗常用中药材和贵重、特有品种，如冬虫夏草、雪莲花、洪连、独一味、藏茵陈、小叶莲、绿绒蒿、金莲花、马尿泡等都是高原特产或藏医学使用的特色药物，冬虫夏草、大黄、甘松、川贝母、秦艽、羌活、川木香、桃仁、鹿茸等品种在蕴藏量和产量上都具有明显的优势。但与中药同名的藏药，在来源和使用部位上也常有不同，如大黄、龙胆、秦艽、黄芪等。

六、药用资源功能类别

青海产中藏医常用药材 320~500 种，按临床功能与主治可划分为 10 大类，即：①清热解毒，用于感冒、流感疾病的药材有粉枝莓、毛翠雀花、乌奴龙胆、红花桂竹香、迭裂黄堇、紫菀、翼首草、铁棒锤等 70 余种。②清肝热、胆热、肺热的药物有獐牙菜、椭叶花

锚、虎耳草、金腰子、唐古特乌头、船形乌头、尼泊尔垂头菊、唐古特青兰、矮风毛菊、沙生风毛菊等 100 余种。③用于气管炎的药物有杜鹃叶（叶背被腺鳞者）、牛尾蒿、大籽蒿、高山龙胆、青藏龙胆及小龙胆组的多种植物。④用于肺结核、肺脓疡的药物有扭连钱属多种植物，以及黑虎耳草、五脉叶绿绒蒿、高山辣根菜、红景天、草莓、瑞香等 30 余种。⑤祛风除湿，用于风湿性关节炎的药物有灰枸子果、川藏沙参、圆柏果、黄花木、野豌豆、群虎草、独行菜、黄花杜鹃、水柏枝、祖师麻、杨树皮等 40 余种。⑥镇静止痛类药物有山莨菪、东莨菪、天仙子、洋金花、马尿泡等。⑦降压药物有红花绿绒蒿、全缘叶绿绒蒿、密生波罗花、短管兔耳草、盘花垂头菊、蚤缀等 20 余种。⑧活血散瘀，用于跌打损伤、骨折等的药物有独一味、迟熟萝蒂、刺绿绒蒿、总状绿绒蒿、镰形棘豆、轮叶棘豆、星状风毛菊、川西小黄菊、川西锦鸡儿等 30 余种。⑨调经活血，用于妇科病的药物有水母雪莲花、棉毛风毛菊、羽叶点地梅、长叶无尾果、鬼臼根及花、荆豆角柱花等 40 余种。⑩此外，尚有小叶假楼斗菜、水母雪莲、紫苞风毛菊、独一味、唐古特瑞香、鬼臼果、槲蕨等（藏医用于早期引产、下死胎或胎衣不下等疾病治疗）。

青海产常用药材以治疗心血管疾病、肝胆与消化系统疾病、风湿病、妇科疾病为主流。青海中藏药企业产品中都以这些类疾病治疗为主，如龙胆科獐牙菜属治疗肝胆疾病的疗效让世人瞩目。在全国市场上，冬虫夏草、蕨麻（又名人参果）、枸杞、沙棘、青贝、西宁大黄等呈现青海魅力。

七、地标品种与习用品种

历史上的青海处于中原文化和中原政权边缘，地理位置偏僻，交通不便，又是少数民族聚居地，语言交流不便，形成了封闭的生活环境。在中医应用药物方面，常出现使用品种与中原中医临床不同的情况，正品和地方习用品相互应用的情况由来已久。在中医药古典文献中，药物产地很少有"青海"的名称，青海主产的大黄、贝母、冬虫夏草、羌活、秦艽都是以河西、陇右、羌、戎、凉州、松潘等古地名所记载。在长期的中医临床应用中，青海出现了许多疗效确切收入地方标准的"地标品"和长期民间习惯使用的"习用品"，如高原丹参、黑柴胡等。在第四次全国中药普查中贾守宁等（2016）在调查青海中药材市场、医院药房、乡医和村医诊室（所）发现，青海省地方标准品种 6 种，习惯应用品种 37 种，这些品种与药典收载的正品名称基本一致或相似，但所用物种不同。这 40 余种药材

在青海有较长的历史,部分药材的化学成分、药理作用与正品相似,部分药材经中医临床验证具有一定的疗效,所以不能千篇一律按伪品对待,应积极研究其生物特性、化学成分、药理作用,探讨习用的科学依据,为寻找新的药源做基础性研究,并开发其资源。

(一)地标品种

青海地方药品标准收载的与《中国药典》收载的正品有相同或类似的药材名称的品种,现多在青海使用,处方名与正品类似或相同,但按规定不应和正品名称一致。青海有6种(见表3-1)。

表3-1　青海省中药材地标品一览

序号	药材名	正品		地标品	
		来源	功效	来源	功效
1	黄芪	豆科植物蒙古黄芪 *Astragalus membranaceus* var. *mongholicus*（Bunge）P. K. Hsiao 或膜荚黄芪 *A. membranaceus*（Fisch.）Bunge 的干燥根	补气升阳,固表止汗,利水消肿,生津养血,行滞通痹,托毒排脓,敛疮生肌	豆科植物甘青黄芪 *A. tanguticus* Batalin 的干燥根	补气升阳,益气固表,托毒生肌,利水退肿
				豆科植物多花黄芪 *Astragalus floridus* Benth. ex Bunge 的干燥根	益气升阳
				豆科植物金翼黄芪 *A. chrysopterus* Bunge 的干燥根	补气固表
2	秦艽	龙胆科植物秦艽 *Gentiana macrophylla* Pall.、麻花秦艽 *G. straminea* Maxim.、粗茎秦艽 *G. crassicaulis* Duthie ex Burk. 或小秦艽 *G. dahurica* Fisch. 的干燥根	清热燥湿,收涩止痢,止带,明目	龙胆科植物管花秦艽 *G. siphonantha* Maxim. ex Kusnez 的干燥根	清热泻火
3	黄柏	芸香科植物黄皮树 *Phellodendron chinense* Schneid. 的干燥树皮	清热燥湿,泻火除蒸,解毒疗疮	小檗科植物直穗小檗 *Berberis dasystachya* Maxim. 的干燥根皮和茎皮	清热燥湿,泻火解毒
				小檗科植物秦岭小檗 *B. circumserrata*（Schneid.）Schneid. 的干燥根皮和茎皮	解毒,抗菌,消炎
				小檗科植物细叶小檗 *B. poiretii* Schneid. 的干燥根皮和茎皮	清热,燥湿,泻火解毒
4	丹参	唇形科植物丹参 *Salvia miltiorrhiza* Bge. 的干燥根和根茎	活血祛瘀,通经止痛,清心除烦,凉血消痈	唇形科植物甘西鼠尾草 *S. przewalskii* Maxim. 的干燥根	活血祛瘀
5	党参	桔梗科植物党参 *Codonopsis pilosula*（Franch.）Nannf.、素花党参 *C. sispilosula* var. *modesta*（Nannf.）L. T. Shen 或川党参 *C. tangshen* Oliv. 的干燥根	健脾益肺,养血生津	桔梗科植物绿花党参 *C. viridiflora* Maxim. 的干燥根	健脾益肺
6	柴胡	伞形科植物柴胡 *Bupleurum chinense* DC.、狭叶柴胡 *B. scorzonerifolium* Willd. 的干燥根	疏散退热,疏肝解郁,升举阳气	伞形科植物黑柴胡 *B. smithii* Wolff、线叶柴胡 *B. angustissimum*（Franch.）Kitag.、小叶黑柴胡 *B. smithii* var. *parvifolium* Shan et Y. Li 的干燥根	疏散风热

（二）习用品种

青海中医临床上习惯使用的药材，其疗效、用法 与《中国药典》药材名称一致，功效相似的一类药材称青海中药习用品，共有 37 种（见表 3 - 2）。

表 3 - 2　青海省中药材习用品一览

序号	药材名	正品		地标品	
		来源	功效	来源	功效
1	龙胆	龙胆科植物条叶龙胆 *Gentiana manshurica* Kitag.、龙胆 *G. scabra* Bge.、三花龙胆 *G. triflora* Pall.、坚龙胆 *G. rigescens* Franch. 的干燥根和根茎	清热解毒，利湿消肿	龙胆科植物偏翅龙胆 *G. pudica* Maxim. 的干燥全草	泻肺清热
2	老鹳草	牻牛儿苗科植物牻牛儿苗 *Erodium stephanianum* Willd.、老鹳草 *Geranium wilfordii* Maxim.、野老鹳 *G. caroliniaum* L. 的干燥地上部分	祛风湿，通经络，止泻痢	牻牛儿苗科植物甘青老鹳草 *G. pylzowianum* Maxim. 的干燥全草	清热解毒
3	红景天	景天科植物大花红景天 *Rhodiola crenulate*（Hook. f. et Thoms.）H. Ohba 的干燥根和根茎	益气活血，通脉平喘	景天科植物小丛红景天 *R. dumulosa*（Franch.）S. H. Fu 的干燥根和根茎	补肾，养心安神，调经活血，明目
				景天科植物唐古红景天 *R. algida* var. *tangutica*（Maxim.）S. H. Fu 的干燥根和根茎	利肺，退热
				景天科植物狭叶红景天 *R. kirilowii*（Regel）Maxim. 的干燥根和根茎	止血，止痛，破坚，消积，止泻
4	委陵菜	蔷薇科植物委陵菜 *Potentilla chinensis* Ser. 的干燥全草	清热解毒，凉血止痢	蔷薇科植物朝天委陵菜 *P. supina* L. 的干燥全草	清热解毒，凉血止痢
				蔷薇科植物多茎委陵菜 *P. multicaulis* Bge. 的干燥全草	止血，杀虫，祛湿热
				蔷薇科植物二裂委陵菜 *P. bifurca* L. 的干燥全草	止血
5	千里光	菊科植物千里光 *Senecio scandens* Buch.-Ham. ex D. Don 的干燥地上部分	清热解毒，明目，利湿	菊科植物额河千里光 *S. argunensis* Turcz.、天山千里光 *S. thianshanicus* Regel et Schmalh.、北千里光 *S. dubitabilis* C. Jeffrey et Y. L. Chen 的干燥地上部分	清热解毒
6	荆芥	唇形科植物荆芥 *Nepeta cataria* L. 的干燥地上部分	解表散风，透疹，消疮	唇形科植物高原香薷 *Elsholtzia feddei* Lévl. 的干燥全草	解表祛风
				唇形科植物裂叶荆芥 *Schizonepeta tenuifolia*（Benth.）Briq. 的干燥全草	清热利湿

(续表)

序号	药材名	正品		地标品	
		来源	功效	来源	功效
7	黄精	百合科植物滇黄精 *Polygonatum kingianum* Coll. et Hems.、黄精 *P. sibiricum* Red.、多花黄精 *P. cyrtonema* Hua 的干燥根茎	补气养阴,健脾,润肺,益肾	百合科植物卷叶黄精 *P. cirrhifolium*(Wall.)Royle、轮叶黄精 *P. verticillatum* (L.)All. 的干燥根茎	滋阴
8	葶苈子	十花科植物播娘蒿 *Descurainia sophia*(L.)Webb. ex Prantl、独行菜 *Lepidium apetalum* Willd. 的干燥成熟种子	泻肺平喘,行水消肿	十字花科植物宽叶独行菜 *L. latifolium* L. 的干燥成熟种子	清热燥湿
9	麻黄	麻黄科植物草麻黄 *Ephedra sinica* Stapf、中麻黄 *E. intermedia* Schrenk et C. A. Mey.、木贼麻黄 *E. equisetina* Bge. 的干燥草质茎	发汗散寒,宣肺平喘,利水消肿	麻黄科植物矮麻黄 *E. minuta* Florin、单子麻黄 *E. monosperma* Gmel. ex Mey. 的干燥草质茎	解表散寒,宣肺平喘
10	肉苁蓉	列当科植物肉苁蓉 *Cistanche deserticola* Y. C. Ma、管花肉苁蓉 *C. tubulosa*(Schenk)Wight 的干燥带鳞叶的肉质茎	补肾阳,益精血,润肠通便	列当科植物盐生肉苁蓉 *C. salsa*(C. A. Mey.)G. Beck 的干燥带鳞叶的肉质茎	温肾壮阳,润肠通便,补血
11	藁本	伞形科植物藁本 *Ligusticum sinense* Oliv.、辽藁本 *L. jeholense* Nakai et Kitag. 的干燥根和根茎	祛风,散寒,除湿,止痛	伞形科植物长茎藁本 *L. thomsonii* C. B. Clarke 的干燥根和根茎	解表散寒
12	远志	远志科植物远志 *Polygala tenuifolia* Willd.、卵叶远志 *P. sibirica* L. 的干燥根	安神益智,交通心肾,祛痰,消肿	远志科植物卵叶远志 *P. sibirica* L. 的干燥根	益智安神
13	紫菀	菊科植物紫菀 *Aster tataricus* L. f. 的干燥根和根茎	润肺下气,消痰止咳	菊科植物阿尔泰狗娃花 *Heteropappus altaicus*(Willd.)Novopokr 的干燥根和根茎	清热解毒,排脓
14	亚麻子	亚麻科植物亚麻 *Linum usitatissimum* L. 的干燥成熟种子	润燥、祛风	亚麻科植物宿根亚麻 *L. perenne* L. 的干燥成熟种子	通络活血
15	川乌	毛茛科植物乌头 *Aconitum carmichaelii* Debx. 的干燥母根	祛风除湿,温经止痛	毛茛科植物铁棒锤 *A. pendulum* Busch 的干燥块根	活血化瘀,祛风除湿,止痛消肿
				毛茛科植物高乌头 *A. sinomontanum* Nakai 的干燥块根	散寒止痛
16	土木香	菊科植物土木香 *Inula helenium* L. 的干燥根	健脾和胃,行气止痛,安胎	菊科植物总状土木香 *I. racemose* Hook. f. 的干燥根	健脾和胃,调气解郁,止痛安胎
17	筋骨草	唇形科植物筋骨草 *Ajuga decumbens* Thunb. 的干燥全草	清热解毒,凉血消肿	唇形科植物白苞筋骨草 *A. lupulina* Maxim. 的干燥全草	解热消炎,活血消肿
18	蓍草	菊科植物高山蓍 *Achillea alpina* L. 的干燥地上部分	解毒利湿,活血止痛	菊科植物蓍 *A. amillefolium* L. 的干燥全草	发汗,祛风

（续表）

序号	药材名	正品		地标品	
		来源	功效	来源	功效
19	鹤虱	菊科植物天名精 *Carpesium abrotanoides* L. 的干燥成熟果实	杀虫消积	菊科植物高原天名精 *C. lipskyi* Winkl. 的干燥成熟果实	消肿止痛
20	大蓟	菊科植物蓟 *Cirsium japonicum* Fisch. ex DC. 的干燥地上部分	凉血止血，散瘀解毒，消痈	菊科植物蝟菊 *Olgaea lomonosowii*（Trautv.）Iljin 的干燥地上部分	清热解毒，凉血止血
21	益母草	唇形科植物益母草 *Leonurus japonicus* Houtt. 的新鲜或干燥地上部分	活血调经，利尿消肿，清热解毒	唇形科植物细叶益母草 *L. sibiricus* L. 的干燥地上部分	活血调经，清热解毒
22	艾	菊科植物艾 *Artemisia argyi* Lévl. et Van. 的干燥叶	温经止血，散寒止痛	菊科植物野艾蒿 *A. lavandulaefolia* DC. 的干燥全草	散寒，祛湿，温经，止血
23	淡竹叶	禾本科植物淡竹叶 *Lophatherum gracile* Brongn. 的干燥茎叶	清热泻火，除烦止渴，利尿通淋	禾本科植物箭竹 *Fargesia spathacea* Franch. 的干燥叶	清热除烦，利尿
24	绵马贯众	鳞毛蕨科植物粗茎鳞毛蕨 *Dryopteris crassirhizoma* Nakai 的干燥根茎和叶柄残基	清热解毒，驱虫	鳞毛蕨科植物近多鳞鳞毛蕨 *D. komarovii* Kosshinsky 的干燥根茎	清热解毒
25	洋金花	茄科植物白花曼陀罗 *Datura metel* L. 的干燥花	平喘止咳，解痉定痛	茄科植物曼陀罗 *D. stramonium* L. 的干燥花	镇痉，镇静，镇痛
26	骨碎补	槲蕨科植物槲蕨 *Drynaria fortunei*（Kunze）J. Sm. 的干燥根茎	疗伤止痛，补肾强骨	槲蕨科植物秦岭槲蕨 *D. sinica* Diels 的干燥根茎	补肾强骨，活血止痛
27	泽泻	泽泻科植物泽泻 *Alisma plantago-aquatica* L. 的干燥块茎	利水渗湿，泄热，化浊降脂	泽泻科植物东方泽泻 *A. orientale*（Samuel.）Juz. 的干燥块茎	清热利湿
28	罗布麻叶	夹竹桃科植物罗布麻 *Apocynum venetum* L. 的干燥叶	平肝安神，清热利水	夹竹桃科植物大叶白麻 *Poacynum hendersonii*（Hook. f.）Woods. 的干燥叶	平肝降压
29	狼毒	大戟科植物月腺大戟 *Euphorbia ebracteolata* Hayata.、狼毒大戟 *E. fischeriana* Steud. 的干燥根	散结，杀虫	瑞香科植物狼毒 *Stellera chamaejasme* L. 的干燥根	祛痰，消积，止痛
30	白头翁	毛茛科植物白头翁 *Pulsatilla chinensis*（Bge.）Regel 的干燥根	清热解毒，凉血止痢	蔷薇科植物委陵菜 *Potentilla Chinensis* Ser. 的干燥根	清热解毒
				毛茛科植物野棉花 *Anemone vitifolia* Buch.-Ham. 干燥根状茎	清热解毒，止痢
31	木通	木通科植物木通 *Akebia quinate*（Thunb.）Decne.、三叶木通 *A. trifoliata*（Thunb.）Koidz.、白木通 *A. trifoliata* var. *australis*（Diels）Rehd. 的干燥藤茎	利尿通淋，清心除烦，通经下乳	毛茛科植物粉绿铁线莲 *Clematis glauca* Willd. 的干燥藤茎	祛风湿，止痒
				毛茛科植物甘青铁线莲 *C. tangutica*（Maxim.）Korsh. 的干燥藤茎	健胃，消食

(续表)

序号	药材名	正品		地标品	
		来源	功效	来源	功效
32	薤白	百合科植物小根蒜 Allium macrostemon Bge.、薤 A. chinense G. Don 的干燥鳞茎	通阳散结,行气导滞	百合科植物唐古韭 A. tanguticum Regel 的干燥鳞茎	温补肝肾
33	茵陈	菊科植物滨蒿 Artemisia scoparia Waldst. et Kit.、茵陈蒿 A. capillaris Thunb. 的干燥地上部分	清利湿热,利胆退黄	龙胆科植物抱茎獐牙菜 Swertia franchetiana H. Smith 的干燥全草	清肝利胆,健胃
34	漏芦	菊科植物祁州漏芦 Rhaponticum uniflorum (L.) DC. 的干燥根	清热解毒,消痈,下乳,舒筋通脉	菊科植物缢苞麻花头 Serratula strangulata Iljin 的干燥根	清热解毒
35	枸杞子	茄科植物宁夏枸杞 Lycium barbarum L. 的干燥成熟果实	滋补肝肾,益精明目	茄科植物新疆枸杞 L. dasystemum Pojurk.、枸杞 L. chinense Mill. 的干燥成熟果实	滋补肝肾,益精明目
36	连翘	木犀科植物连翘 Forsythia suspensa (Thunb.) Vahl 的干燥果实	清热解毒,消肿散结,疏散风热	木犀科植物金钟花 F. viridissima Lindl. 的干燥果实	清热,解毒,散结
37	大黄	蓼科植物掌叶大黄 Rheum palmatum L.、药用大黄 R. oficinale Baill.、唐古特大黄 R. tanguticum Maxim. ex Balf. 的干燥根和根茎	泻下攻积,清热泻火,凉血解毒,逐瘀通经,利湿退黄	蓼科植物穗序大黄 R. spiciforme Royle 的干燥根	燥湿解毒,健胃化积

八、濒危中藏药资源保护

青海地处高原,寒冷干旱气候条件下繁育了许多特色药材资源,但是由于资源生长周期长、繁育技术和人工种植推广相对落后,药材资源远远不能满足产业发展的需求,在经济活动超强度干扰的影响下,资源枯竭、濒危,造成储量和分布面积的急剧萎缩,严重影响了特色中藏药产业的发展。由于受到全球气候变化、人为经济活动以及超强度开发的影响,青海省中藏药材资源日益锐减,造成许多中藏药材资源的濒危,藏药桃儿七列入《濒危动植物种国际贸易公约》Ⅱ级保护植物,藏药甘松列入《世界自然保护联盟濒危物种红色目录》极危保护植物。历史时期青海省的大宗出口创汇的著名药材品种唐古特大黄、羌活、暗紫贝母等已经成为濒危药材品种。常见的濒危品种见表3-3,表3-3所列的27个品种基本涵盖了青海省境内不同生态环境类型内生长发育的濒危药材品种。

表3-3　青海省濒危药材一览

序号	药材名	来源	濒危藏药材名录	国家重点保护野生动物名录	国家重点保护野生植物名录	青海珍稀植物名录	青海省重点保护野生动物名录	国家重点保护野生药材名录	青海珍稀濒危中藏药种类
1	红景天	景天科植物大花红景天 Rhodiola crenulata (Hook. f. et Thoms.) H. Ohba 的干燥根和根茎		Ⅰ级	Ⅱ级	√			
2	雪莲花	菊科植物水母雪莲 Saussurea medusa Maxim. 的干燥全草		Ⅰ级	Ⅱ级				√
		菊科植物绵头雪莲 Saussurea laniceps Hand.-Mazz. 的干燥全草		Ⅰ级	Ⅱ级				√

（续表）

序号	药材名	来　源	濒危藏药材名录	国家重点保护野生动物名录	国家重点保护野生植物名录	青海珍稀植物名录	青海省重点保护野生动物名录	国家重点保护野生药材名录	青海珍稀濒危中藏药种类
3	冬虫夏草	麦角菌科真菌冬虫夏草菌 *Cordyceps sinensis*（Berk.）Sacc. 寄生在蝙蝠蛾科昆虫幼虫上的子座和幼虫尸体的干燥复合体	Ⅰ级			√			
4	麝香	鹿科动物林麝 *Moschus berezovskii* Flerov 成熟雄体香囊中的干燥分泌物	Ⅰ级	Ⅰ级				Ⅱ级	
		鹿科动物马麝 *Moschus sifanicus* Przewalski 成熟雄体香囊中的干燥分泌物	Ⅰ级	Ⅰ级				Ⅱ级	
5	贝母	百合科植物暗紫贝母 *Fritillaria unibracteata* Hsiao et K. C. Hsia 的干燥鳞茎						Ⅲ级	√
		百合科植物甘肃贝母 *Fritillaria przewalskii* Maxim. 的干燥鳞茎						Ⅲ级	
		百合科植物梭砂贝母 *Fritillaria delavayi* Franch. 的干燥鳞茎	Ⅰ级					Ⅲ级	
		百合科植物川贝母 *Fritillaria cirrhosa* D. Don 的干燥鳞茎						Ⅲ级	
6	鹿茸	鹿科动物梅花鹿 *Cervus nippon* Temminck 的雄鹿未骨化密生茸毛的幼角		Ⅰ级				Ⅰ级	
		鹿科动物马鹿 *Cervus elaphus* L. 的雄鹿未骨化密生茸毛的幼角	Ⅲ级	Ⅱ级				Ⅱ级	
		鹿科动物白唇鹿 *Cervus albirostris* Przewalski 的雄鹿未骨化密生茸毛的幼角		Ⅰ级					
7	大黄	蓼科植物掌叶大黄 *Rheum palmatum* L. 的干燥根和根茎					√		√
		蓼科植物唐古特大黄 *Rheum tanguticum* Maxim. ex Balf. 的干燥根和根茎					√		
8	花锚	龙胆科植物椭圆叶花锚 *Halenia elliptica* D. Don 的全草	Ⅲ级				√		
9	绿绒蒿	罂粟科植物红花绿绒蒿 *Meconopsis punicea* Maxim. 的全草			Ⅱ级				

（续表）

序号	药材名	来源	濒危藏药材名录	国家重点保护野生动物名录	国家重点保护野生植物名录	青海珍稀植物名录	青海省重点保护野生动物名录	国家重点保护野生药材名录	青海珍稀濒危中藏药种类
10	赤芍	毛茛科植物川赤芍 *Paeonia veitchii* Lynch 的干燥根			Ⅱ级				
		毛茛科植物赤芍 *Paeonia lactiflora* Pall. 的干燥根			Ⅱ级				
11	锁阳	锁阳科植物锁阳 *Cynomorium songaricum* Rupr. 的干燥肉质茎			Ⅱ级	√			
12	黑果枸杞	茄科植物黑果枸杞 *Lycium ruthenicum* Murr. 的成熟果实			Ⅱ级				
13	甘草	豆科植物甘草 *Glycyrrhiza uralensis* Fisch. 的干燥根和根茎	Ⅰ级		Ⅱ级			Ⅱ级	
		豆科植物胀果甘草 *Glycyrrhiza inflata* Bat. 的干燥根和根茎			Ⅱ级			Ⅱ级	
		豆科植物光果甘草 *Glycyrrhiza glabra* L. 的干燥根和根茎						Ⅱ级	
14	甘松	败酱科植物甘松 *Nardostachys jatamansi* DC. 的干燥根及根茎	Ⅱ级						
15	羌活	伞形科植物羌活 *Notopterygium incisum* Ting ex H. T. Chang 的干燥根茎和根	Ⅱ级			√		Ⅲ级	√
		伞形科植物宽叶羌活 *Notopterygium franchetii* H. de Boiss. 的干燥根茎和根				√		Ⅲ级	
16	麻黄	麻黄科植物中麻黄 *Ephedra intermedia* Schrenk et C. A. Mey. 的干燥草质茎	Ⅱ级						√
17	桃儿七	小檗科植物桃儿七 *Sinopodophyllum* hexandrum（Royle）Ying 的干燥成熟果实	Ⅱ级		Ⅱ级	√			√
18	手掌参	兰科植物西南手参 *Gymnadenia orchidis* Lindl. 的干燥块茎	Ⅲ级		Ⅱ级	√			
		兰科植物手掌参 *Gymnadenia conopsea*（L.）R. Br. 的干燥块茎			Ⅱ级				
19	黄芪	豆科植物膜荚黄芪 *Astragalus membranaceus*（Fisch.）Bge. 的干燥根				√			
20	马尿泡	茄科植物马尿脬 *Przewalskia tangutica* Maxim. 的干燥根							√

（续表）

序号	药材名	来源	濒危藏药材名录	国家重点保护野生动物名录	国家重点保护野生植物名录	青海珍稀植物名录	青海省重点保护野生动物名录	国家重点保护野生药材名录	青海珍稀濒危中藏药种类
21	乌奴龙胆	龙胆科植物乌奴龙胆 *Gentiana urnula* H. Smith 的全草							√
22	裸茎金腰	虎耳草科植物裸茎金腰 *Chrysosplenium nudicaule* Bge. 的全草							√
23	肉苁蓉	列当科植物肉苁蓉 *Cistanche deserticola* Y. C. Ma 的干燥带鳞叶的肉质茎			Ⅱ级			Ⅲ级	
24	当归	伞形科植物当归 *Angelica sinensis* (Oliv.) Diels 的干燥根				√			
25	山莨菪	茄科植物山莨菪 *Anisodus tanguticus* (Maxim.) Pascher 的根				√			
26	秦艽	龙胆科植物麻花秦艽 *Gentiana straminea* Maxim. 的干燥根					√	Ⅲ级	√
27	藏茵陈	龙胆科植物川西獐牙菜 *Swertia mussotii* Franch. 的全草					√		√

注："√"为未划等级濒危保护。

从资源分布和资源储量的调查分析结果看，青海省野生中藏药材资源呈现资源分布区面积缩减、资源储量下降的整体发展态势，例如唐古特大黄目前的资源储量仅有 1.88×10^6 kg（干重），仅占历史时期的最大资源收购量的 1/5 左右，分布面积也从 20 世纪 70 年代的资源分布基本涵盖青海省全境，萎缩到目前仅存在于祁连山地、青海高原和上述两地区的毗邻地区（关晓燕，2017）。

从资源的开发利用现状分析，青海省野生中藏药材资源整体存在开发利用超越资源自然繁育的生长速度，例如羌活、暗紫贝母、冬虫夏草、水母雪莲等，长此以往，资源的濒危和枯竭将是必然趋势。应加强青海濒危药材资源保护与野生抚育，开展濒危中藏药材良种繁育和规范化种植，提升产业化利用技术等手段保护资源，持续高效利用资源。

九、中藏药资源现状分析与对策

青海中藏药资源由于受生态条件影响，资源品种丰富，药材活性成分含量高，道地优质评价较好。但近年来，由于对资源保护效果不明显，保护不力，且人工栽培规模小、开发利用率低、技术积累少等原因造成资源退化现象日益严重。

（一）药用植物资源存在固有的脆弱性

青海省海拔高，降雨量少，气候寒冷，空气干燥，这种环境不利于大多数动植物的生长和繁衍，因此阻碍了动植物种群的更新和增殖。而且中藏药药材大部分来源于多年生植物，其特点是生长慢和自然更新缓慢，因此，药材资源极易遭到破坏，造成表土暴露，易于荒漠化和沙漠化，自然生态环境难以恢复。而生态环境一旦遭到破坏和污染，那么药用植物资源便失去了正常的生存和依赖环境，影响自身的再生能力，从而造成了资源的下降和枯竭。另外，由于气候变暖，冰川萎缩，荒漠化扩大，草原退化，草地沙化和黑土滩形成，植被破坏，中藏药资源锐减且濒危。

（二）生物多样性衰退

生物多样性是指一定范围内多种多样活的有机体（动物、植物、微生物）有规律地结合所构成稳定的生态综合体。这种多样包括动物、植物、微生物的物种多样性，物种的遗传与变异的多样性及生态系统的多样性。在生物多样性这一概念中,通常包括遗传多样性、物种多样性和生态系统多样性三个组成部分,其中物种的多样性是生物多样性的关键。而物种必然存在于一定的区域内,如果某物种所生存和依赖的区域环境遭到破坏,必然会导致该物种的减少甚至消亡。目前,由于过度放牧、乱砍滥伐等人为因素,青海省的草场、森林资源破坏日益严重,水土流失、土地荒漠化严重,这些都导致很多物种赖以生存的生态环境失调、恶化,很多藏药药用动植物资源的生存环境遭到破坏,种类日渐减少。单一的高原各类药用资源生境与其低下的恢复能力在自然和人为的破坏下,生物多样性衰退之势愈加猛烈(谢热桑沫,2010)。

(三) 各种药用资源的需求量增加,形成过度采挖、盗猎

随着中藏药产业的迅猛发展,在经济利益的驱动下,企业和厂家对各种中藏药资源进行过度采挖、盗猎,这加剧了藏药各类药材资源短缺的局面,如川贝母这一青藏高原上特有的名贵中药材,对于止咳化痰有独到的疗效,因此药用需求量大,而长期过度地采集导致其野生资源量的急剧下降,由此造成了价格的大幅上升,而价格上升又更进一步地刺激了掠夺性开采,导致野生资源日益稀少,处于濒危状态。这种恶性循环使得一些大宗、常用的中藏药材濒临灭绝,近年来药用开发价值较大的羌活、红景天、藏茵陈等植物资源急剧减少,减少了此类原料的后续供给。

(四) 各种药用资源的分布状况和储量家底不明

藏药的各类药用资源是藏药产业得以生存和发展的重要基础和根本保证,因此对藏药资源进行调查研究也是保证藏药产业健康发展的关键环节之一。由于青海省土地辽阔,各种药用资源的分布并不集中,不同种类的资源分布在特定的生态区域,从低海拔地带到高海拔地带,从山地到雪山,从森林到草场,而且大部分区域高寒缺氧,因此对藏药资源的分布状况和储量系统进行研究需要耗费很大的人力、物力和财力。虽然目前也有部分藏药生产企业以及藏医药学家对藏药资源进行实地调查,然而由于资金、人力等客观原因,这些调查通常都是采用抽样调查和访问,无法全面系统地深入研究并掌握藏药资源的分布和储量状况。由于这方面研究的欠缺,进而导致很多藏药生产企业和厂家,以及广大民众对藏药各类药用资源濒危状况并不了解,对天然野生药材资源缺乏有效的保护措施,在各类药材产区仍然存在有多少挖多

少、乱捕滥杀野生药用动物的现象。

青海受全球气候变暖影响,更为明显表现出暖干化趋势,冰川萎缩,荒漠化扩展,青海生态类型和分布范围也发生了较大变化。以草地退化为例,20世纪80年代第一次普查的751万公顷扩大到2010年3131.04万公顷,比例由19.4%增加至74.07%(邢小芳,2019)。草原沙化和黑土地形成,造成了植被退化,药材资源大幅度减少,加之2010年后药材交通市场私有化多元发展,分散贸易等特点,较难统计药材的生产量、销售量。第三次全国资源普查的道地药材、大宗药材的分布面积和储量数据已经发生了根本性变化。第四次普查分布面积和储量数据较少,缺少资源分布与储藏量研究,青海的中藏药资源仍没有一个十分科学的、全面的、准确的官方数据,对青海的中藏药资源可持续性利用带来困惑。

(五) 资源供足能力缺乏,资源与产业化矛盾突出

青海省中藏药材年需求量为$(20\sim25)\times10^6$ kg,但年收购量不足1×10^6 kg,市场供需矛盾日益突出,有的药材因产量大大减少,根本无法满足需求,不得不从外省收购,有些甚至需要进口(邢晓芳,2019)。另外,对资源的开发水平较低,多数资源以原材料形式面向市场,资源的深加工产品较少,附加值较低。受经费和人才技术影响,中藏药材产品开发能力低下。缺少拳头产品,缺乏市场竞争力。中藏药产业工艺和剂型均落后单一,企业规模小效益低,资源与产业化矛盾亟待扭转。

根据以上存在的问题,必须采取以下保护措施,将青海中藏药资源特别是长期使用的药材列为濒危资源,使其能够科学合理,持续永久开发利用。

(六) 加强野生资源保护

根据青海高原生物系统的多样性和脆弱性特点,结合不同地区的实际情况,坚持保护优先的原则,组织相关力量,科学调查与规划实施濒危中藏药资源保护范围。有重点地保护濒危中藏药材资源,控制野生资源开发量;设立专项,研究濒危中藏药植物的发展变化和品质评价;结合国家实施的生态环境保护项目,保护高原森林生态系统、高原草地生态系统、灌丛植被生态系统、荒漠生态系统。有效控制生态环境恶化扩大,增加资源分布区域与蕴藏量。主要措施有:①实施退耕还林还草,因地制宜保护生态。②资源利用有效协调,优势互补,走可持续发展之路。③加大政府管理,立法管制,严厉打击非法采集行为。④加

大宣传力度,增强人们保护生态意识。⑤加快科研,寻找珍稀和濒危药材代替品,以期达到中藏药资源为人类健康持续利用之目的。

(七)加强种质资源保护与种植产业发展

在适宜野生区,建立野生濒危中藏药植物种质资源保护基地和药材生产基地,开展濒危野生药用植物的驯化和优良品种选育工作和GAP基地建设。参加国家的大型药用植物种质基因库收藏,实现异地资源种质保护。在生态环境较好的地区,建立青海高原濒危中藏药植物种质资源人工繁育基地。

加强中藏药资源紧缺与常用药材人工种植,建立规范化GAP种植基地,减轻野生资源的使用压力,以种植资源代替野生资源,以保证大规模工业化原料达到可持续利用的需求。

(八)提升中藏药产业效益

大力促进特色中藏药产业新兴发展,传统改造升级,高效利用资源,提高产业产品附加值。青海是中藏药资源的大省,加快科技发展,在资源可持续利用方面缩小与发达地区的差距,是一项长期的战略任务。要立足资源的保护与合理开发利用,大力发展高新技术、实用技术,为中藏药资源可持续利用提供强有力的科技支撑。要以项目为依托,聚集科技资源,大力推进技术创新,加快成果转化产业化,不断提升产业的竞争力。支持采用先进的方法,重点开展资源高值化利用的应用研究,兼顾基础性研究,把中藏药植物保护及深加工等方面的研究提高到一个新水平。要抓好人才队伍建设,培养中藏药种植培育人才、企业管理人才、技术人才,改变科技基础条件薄弱、匹配性不强的问题。研发新产品、新剂型、新工艺,解决青海省中藏药产品结构不合理、附加值和市场占有率低的问题。扩大企业规模,发展知名品牌,提升资源的精准利用,提高中藏药产业核心竞争力。

第四章　青海道地药材概述

道地药材是在一定的历史条件下,特定的地理条件和生长环境因子,如土壤、气候、海拔及人为因子等因素下形成的,始终以质优效佳为标志,择优而立为准则。青海地处青藏高原东北部,年温差小,日温差大,光照丰富,紫外线辐射较强。暖季短促,冷季漫长,这种独特的环境因子孕育了丰富的动植物资源,也是我国特有的动植物汇集地之一,长期以来形成了中医临床上疗效显著、品种较优、品质又好、产量较大、生产加工技术较成熟的约有 30 种道地药材,颇受医家和商家广泛赞誉。

一、道地药材

道地药材是原产地的、真实的、纯粹的、无瑕的、高质量的、符合标准要求的、权威医家认可并且喜欢应用的一类中药材。我国古人就有道地药材理念的记载。例如,《神农本草经》中就有"土地所出,真伪新陈,并各有法"的记述;两晋南北朝时期的陶弘景在《神农本草经集注》中记述"江东以来,小小杂药,多出近道,气力性理,不及本帮";明代的陈嘉谟在《本草蒙筌·出产择地土》篇中指出"凡诸草木、昆虫,各有相宜地产。气味功力,自异寻常"。至于具体药味地道产地的记述则体现得更为具体。如李时珍在《本草纲目》中记述地黄时云"今人惟以怀庆地黄为上",记述麦冬时云"浙中来者甚良"等,不可胜数。通过上述记述可以看出,"道地药材"备受历代医药学家的重视。

道地药材是疗效确切优质的中药材代名词,是地理概念和质量概念的统一,也是经济概念和文化概念的融合。道地药材概念在《中华人民共和国中医药法》规定:"道地中药材,是指经过中医临床长期应用优选出来的,产在特定地域,与其他地区所产同种中药材相比,品质和疗效更好,且质量稳定,具有较高知名度的中药材。"千百年来,道地药材的形成始终以药

材"道地产区"为条件,"择优而立"为准则,"质优效佳"为标志,"技术规范"为保障,"中华人文"为特色。"质优效佳"是道地药材的主要标志,疗效是判断和评价道地药材的核心指标。

青海省人民政府一贯重视中藏药道地药材保护与发展,《青海省中医药条例》指出:"加强本省道地中药材品种选育和产地保护,支持道地中药材品种申报地理标志产品,培育和保护青海中药材知名品牌。坚持中藏药产业持续发展与耕地保护、生态环境保护相协调,结合地域优势,支持建立中藏药材种植养殖示范基地,扶持中药材生产基地建设,推动中藏药材规范化、标准化、生态化种植养殖,保障药品质量,提高药材资源综合利用水平。鼓励中藏药生产企业参与中药材生产基地建设,培育具有区域特色的中药材品牌。"为传承和弘扬中藏医药,保障产业发展提供了政策支持。

二、青海道地药材品种

(一)优势与特征

青海道地药材生长于青藏高原,该区域具有独特的冷凉气候资源,青海高原光照充足,非常有利于植物生长。据第三次全国国土调查,截至 2019 年,青海省有耕地面积 846.3 万亩,林地面积 6 905.3 万亩,草地面积 59 206.2 万亩,湿地面积 7 651.8 万亩。青海省因其特殊的自然环境,决定了高原药用植物抗恶劣环境的生长习性,植物体内有效成分和生物活性物质普遍高于其他地区的同类植物,并且这些种类繁多的药用植物,分布面广、资源蕴藏量大,例如,藏茵陈(含花锚)、唐古特大黄、冬虫夏草、贝母、甘草、麻黄、枸杞、羌活、红景天、雪莲、秦艽和唐古特莨菪等都是青藏高原特有的中藏药材,这些药材纯天然无污染,具有疗效好等特征,深受历代医者患者称誉。从汉代中

医药古籍《神农本草经》《名医别录》就有戎盐（大青盐）、陇西大黄、羌活的记载。明代《本草纲目》在硇砂条有"产青海"的记载。也有廓州（今循化和尖扎一带）麝香朝贡的记载。青海道地药材具有鲜明的地域性、生态性与经济性，同时富有民族性。青海是少数民族聚居地，有些主产青海的药材，是藏蒙医药临床验证十分有效的药材，从青海传播到中原汉中医文化当中的如羌活、冬虫夏草、甘松等，到现代时期的雪莲、红景天、蕨麻、黑果枸杞、雪菊等，都是藏医药与中医药广泛交流的成果，使这些药材藏医局部药用发展到更大范围的多民族医药保健中应用。有的药材中医和藏医交叉共同使用，也有相同药材使用不同部位的，如秦艽、麻花艽、小叶莲等，有的药材生长于青海，专供藏医应用如山莨菪、雪莲、马尿泡、五脉绿绒蒿等。

（二）大宗药材

第三次全国中药资源普查，青海省共调查出药用植物 1461 种，药用动物 154 种，矿物药 45 种。国家指定调查的 363 个重点品种，青海共查出有 151 种，绝大部分是《中国药典》收载品种。在此基础上，全国中药普查办指定青海调查大黄、冬虫夏草、麝香、鹿茸、甘草、甘松、羌活、龙骨、贝母等 9 个品种。青海省普查办根据省内中医、藏医应用情况，增订了 47 个重点普查品种。

第四次全国中药资源普查，青海省共调查出药用植物 1500 余种，矿物药 60 种。国家指定重点调查的 350 种药材，涉及基原物种 447 个，青海共调查出 80 多种药材，约 104 个基原物种。

以上野外重点调查的药材构成了青海中藏医临床使用的大宗药材品种，包括了当归、白芍、菊花、党参、泽泻、红花、丹皮、枸杞子、紫菀、三七、荆芥、贝母、黄芪、大黄、丹参、百合、牛蒡子、甜杏仁、桃仁、天仙子、苦杏仁、款冬花、白附子、佛手参、秦艽、山楂、槐米、青川椒、紫花地丁、薄荷、刺五加、旋复花、白头翁、萱草根、瞿麦、淫羊藿、罗布麻、白前、远志、鹿衔草、赤芍、葶苈子、南沙参、甘草、玉竹、黄精、前胡、银柴胡、香附、羌活、独活、雪上一枝蒿、蒲黄、松花粉、五加皮、木通、锁阳、肉苁蓉、王不留行、苍耳子、麻黄、透骨草、老鹳草、萹蓄、蛤蟆草、翻白草、山川柳、马勃、覆盆子、艾叶、草乌、龙胆、天南星、冬葵子、桑白皮、柏子仁、续断、升麻、茜草、九节菖蒲、狗脊、骨碎补、甘松、地榆、石韦、贯众、薤白、葫芦巴、仙鹤草、急性子、狼毒、益母草、野菊花、猪苓、黄芩、北柴胡、天门冬、瓦松、蛇床子、青葙子、秦皮、香薷、冬虫夏草、夜交藤、侧柏叶、茺蔚子、板蓝根、马尾莲、刀豆、川芎、鹳虱、马鞭草、地肤

子、漏芦、槐角、鹿茸、麝香、全蝎、蜈蚣、五灵脂、露蜂房、土鳖虫、大青盐、石燕、石膏、朱砂、赭石、炉甘石、寒水石、雄黄、禹粮石、滑石等。

从 20 世纪 90 年代开始，青海中藏药野生资源只开发不保护，只采挖，不驯化，资源量呈现断崖式下滑，部分药材供应量下降 50%～90%，导致价格急剧上涨，个别原料药材收不到货，导致出现个别生产药厂停产的现象。珍稀药材越挖越少，越少越贵，采挖速度超出了种群更新速度，导致分布区缩小，给中藏药资源供给安全带来巨大风险。长期不合理开发，药材质量下降，采挖海拔不断攀升，造成成本高，多数野生药材都面临这种情况。

（三）道地药材品种

《中国中药区划》记载川青藏高山峡谷区野生中药资源蕴藏量在 1×10^6 kg 以上者，有川赤芍、独活、狭叶柴胡、乌奴龙胆、党参等；储量在 $1 \times 10^5 \sim 1 \times 10^6$ kg 的有百合、天南星、玉竹、紫菀；资源量在 1×10^5 kg 以下的，有远志、天麻、川木香、薄荷、藁本、山莨菪、独一味、铁棒锤、西南手参、猪苓。青南高原和横断山脉是野生药用植物主要分布区，有藏医专用药材约 600 种，如麻黄、藏茴香、短穗兔耳草、藏茵陈、麻花艽、杜鹃、花锚、牛尾蒿等。该区域主要药材品种如冬虫夏草，野生量 32.5×10^4 kg，正常年收购量 1.5×10^4 kg；川贝母蕴藏量 7×10^5 kg，正常年收购 1×10^5 kg；大黄蕴藏量 2×10^6 kg，正常年产量 9.5×10^4 kg；羌活蕴藏量 3×10^7 kg，正常年收购 2×10^6 kg；甘松蕴藏量 9×10^6 kg，正常年收购 22×10^4 kg；秦艽蕴藏量 1×10^7 kg；黄芪蕴藏量 6×10^6 kg。这些疗效显著、储藏量大的药材，构成了青海道地药材的主流商品。

《中国道地药材》和《中国道地药材论丛》高度评价青海道地药材——"阿井之水，胶誉天下。秦艽之药，经久不衰"。并将青海道地药材列为西药产区，该区指丝绸之路的西安以西广大地区，包括西北 5 省区及内蒙古。青海道地药材有麝香、马鹿茸、冬虫夏草、川贝母、肉苁蓉等 5 种。亦将青海道地药材列为藏药产区，品种有川贝母、冬虫夏草、麝香、鹿茸、熊胆、牛黄、大黄、天麻、秦艽、羌活、雪上一枝蒿、甘松。虫草、雪莲、炉贝母、西红花，俗称"四大藏药"。高原特产道地药材有雪莲花、白刺、洪莲、小叶莲、绵参、藏茵陈等。

《中华道地药材》（彭成，2011）列青藏高原道地产区，产麝香、冬虫夏草、独一味、绿绒蒿、红景天、川木香、川贝母等。

青海省林业和草原局联合组织科技、市场、药监等 9 个部门，为推动青海省中藏药材资源依法科学利

用,由青海省林草局牵头,组织开展了 18 种青海省主要道地中藏药材暨"十八青药"的认定工作,经相关部门、科研单位和专家推荐、评审,认定冬虫夏草、枸杞、唐古特大黄、青贝母、秦艽、羌活、麝香、锁阳、沙棘、獐牙菜(藏茵陈)、黄芪、红景天、甘松、当归、水母雪莲、铁棒锤、川赤芍、西南手参等 18 种中藏药材为青海省主要道地中藏药材("十八青药")。

笔者以道地药材理念为根据,以历史有源、标准收载、种植规范、疗效显著、分布量大、经济优良为选择标准,研究青海药史、调研中藏药种植、生产、医疗等环节实际情况,查阅中药标本馆植物标本,汇总近20 年青海中藏药基础研究项目,形成了青海省道地药材名录(见表 4 - 1),总计 29 种道地药材。从历史、医疗、产业、市场、开发与利用等角度总结道地药材在青海的形成过程,从道地性、经济性、民族文化理念上阐述青海中藏药道地药材,助力其建立身份证和品牌。

表 4 - 1　青海省道地药材名录简表

序号	药材名	来　源	较适宜分布区	药品标准和道地药材著作收载、地理标志保护与评价
1	大黄	本品为蓼科植物掌叶大黄 *Rheum palmatum* L.、唐古特大黄 *Rheum tanguticum* Maxim. ex Balf. 的干燥根和根茎	果洛州、黄南州	《中国药典》 《中国道地药材》《中华道地药材》《道地药材图典》 "十八青药" 西宁大黄
2	川贝母	本品为百合科植物川贝母 *Fritillaria cirrhosa* D. Don、暗紫贝母 *Fritillaria unibracteata* Hsiao et K. C. Hsia、甘肃贝母 *Fritillaria przewalskii* Maxim.、梭砂贝母 *Fritillaria delavayi* Franch. 的干燥鳞茎	久治县、班玛县	《中国药典》 《中华道地药材》 久治贝母(地理标志证明商标)、"十八青药" 松贝(怀中抱月)、青贝
3	甘松	本品为败酱科植物甘松 *Nardostachys jatamansi* DC. 的干燥根及根茎	久治县、称多县	《中国药典》 "十八青药"
4	冬虫夏草	本品为麦角菌科真菌冬虫夏草菌 *Cordyceps sinensis* (Berk.) Sacc. 寄生在蝙蝠蛾科昆虫幼虫上的子座和幼虫尸体的干燥复合体	玉树州	《中国药典》 《中华道地药材》《道地药材图典》 青海冬虫夏草(国家地理标志)、"十八青药" 玉树虫草
5	红景天	本品为景天科植物大花红景天 *Rhodiola crenulata* (Hook. f. et Thoms.) H. Ohba、狭叶红景天 *Rhodiola kirilowii* (Regel) Maxim. 或唐古红景天 *Rhodiola algida* var. *tangutica* (Maxim.) S. H. Fu 的干燥根和根茎	祁连县、门源县、河南县、玛沁县、玛多县	《中国药典》 《中华道地药材》 "十八青药"
6	当归	本品为伞形科植物当归 *Angelica sinensis* (Oliv.) Diels 的干燥根	海东市	《中国药典》 《中国道地药材》 互助当归(全国农产品地理标志)、"十八青药"
7	羌活	本品为伞形科植物羌活 *Notopterygium incisum* Ting ex H. T. Chang 或宽叶羌活 *Notopterygium franchetii* H. de Boiss. 的干燥根茎和根	湟中区、海东市	《中国药典》 《中国道地药材》 "十八青药" 蚕羌
8	沙棘	本品为胡颓子科植物沙棘 *Hippophae rhamnoides* L. 的干燥成熟果实	海东市	《中国药典》 "十八青药"
9	秦艽	本品为龙胆科植物麻花秦艽 *Gentiana straminea* Maxim.、粗茎秦艽 *Gentiana crassicaulis* Duthie ex Burk. 或小秦艽 *Gentiana dahurica* Fisch. 的干燥根	门源县、乐都区、共和县、兴海县、泽库县	《中国药典》 《中国道地药材》 黄南秦艽(全国农产品地理标志)、"十八青药" 左拧根

（续表）

序号	药材名	来　源	较适宜分布区	药品标准和道地药材著作收载、地理标志保护与评价
10	雪莲花	本品为菊科植物水母雪莲 *Saussurea medusa* Maxim. 的干燥全草	玉树州	《卫生部藏药标准》(1995 版)、《青海省藏药标准》(1992 版)
11	锁阳	本品为锁阳科植物锁阳 *Cynomorium songaricum* Rupr. 的干燥肉质茎	柴达木盆地	《中国药典》"十八青药"
12	铁棒锤	本品为毛茛科植物伏毛铁棒锤 *Aconitum flavum* Hand.-Mazz. 或铁棒锤 *Aconitum pendulum* Busch. 的干燥块根	门源县、互助县、大通县、泽库县、久治县	《卫生部药品标准》(1995 版)"十八青药"
13	山莨菪	本品为茄科植物山莨菪 *Anisodus tanguticus* (Maxim.) Pascher 的根	玉树州、门源县、互助县、共和县、贵德县	《中国药典》
14	甘草	本品为豆科植物甘草 *Glycyrrhiza uralensis* Fisch. 和光果甘草 *Glycyrrhiza glabra* L. 的干燥根和根茎	共和盆地	《中国药典》《中国道地药材》西甘草
15	独一味	本品为唇形科植物独一味 *Lamiophlomis rotata* (Benth. ex Hook. f.) Kudo. 的干燥地上部分	玉树州、黄南州、玛沁县	《中国药典》《中国道地药材》
16	小叶莲（桃儿七）	本品为小檗科植物桃儿七 *Sinopodophyllum hexandrum* (Royle) Ying. 的干燥或成熟果实	大通县、班玛县、玉树州江西林场、果洛州玛可河	《中国药典》
17	麻黄	本品为麻黄科植物中麻黄 *Ephedra intermedia* Schrenk et C. A. Mey. 的干燥草质茎	贵德县、共和盆地	《中国药典》《中国道地药材》
18	蕨麻	本品为蔷薇科植物鹅绒委陵菜 *Potentilla anserine* L. 的干燥块根	玉树州、果洛州、海北州	《青海省药品标准》(1992 版)玉树蕨麻(全国农产品地理标志)人参果
19	赤芍	本品为毛茛科植物川赤芍 *Paeonia veitchii* Lynch 的干燥根	西宁市、海东市	《中国药典》"十八青药"
20	藏茵陈	本品为龙胆科植物抱茎獐牙菜 *Swertia franchetiana* H. Smith、川西獐牙菜 *Swertia mussotii* Franch. 或椭叶花锚 *Halenia elliptica* D. Don 的全草	玉树州、果洛州	《青海省藏药材标准》《卫生部药品标准-藏药分册》"十八青药"
21	黄芪	本品为豆科植物膜荚黄芪 *Astragalus membranaceus* (Fisch.) Bge. 或蒙古黄芪 *Astragalus membranaceus* var. *mongholicus* (Bge.) P. K. Hsiao 的干燥根	海东市	《中国药典》黄南黄芪(个全国农产品地理标志)、"十八青药"
22	黑果枸杞	本品为茄科植物黑果枸杞 *Lycium ruthenicum* Murr. 的成熟果实	格尔木、诺木洪	《青海省藏药材标准》(2019 版)软黄金
23	枸杞子	本品为茄科植物宁夏枸杞 *Lycium barbarum* L. 的干燥成熟果实	诺木洪	《中国药典》《中国道地药材》柴达木枸杞(国家地理标志)、"十八青药"
24	大青盐	本品为氯化物类石盐族矿物石盐(湖盐结晶)，主含氯化钠(NaCl)	茶卡	《中国药典》《道地药材图典》茶卡盐(国家地理标志)

（续表）

序号	药材名	来　源	较适宜分布区	药品标准和道地药材著作收载、地理标志保护与评价
25	手参	本品为兰科植物西南手参 *Gymnadenia orchidis* Lindl. 或绶草 *Spiranthes sinensis* (Pers.) Ames 的干燥块茎。 附：① 凹舌兰 *Coeloglossum viride* (L.) Hartm 的块茎；② 掌裂兰 *Dactylorhiza hatagirea* (D. Don) Soó 的块茎；③ 宽叶红门兰 *Orchis latifolia* L. 的块茎	玉树州	《青海省藏药材标准》"十八青药"
26	麝香	本品为鹿科动物林麝 *Moschus berezovskii* Flerov 或马麝 *Moschus sifanicus* Przewalski 成熟雄体香囊中的干燥分泌物	玉树州、果洛州、祁连县	《中国药典》《中华道地药材》"十八青药"
27	鹿茸	本品为鹿科动物马鹿 *Cervus elaphus* L. 或梅花鹿 *Cervus nippon* Temminck 的雄鹿未骨化密生茸毛的幼角。 附：白唇鹿 *Cervus albirostris* Przewalski	祁连县、门源县、互助县	《中国药典》《青海省藏药材标准》（2019 版）
28	烈香杜鹃	本品为杜鹃花科植物烈香杜鹃 *Rhododendyon anthopogonoidis* Maxim. 的干燥花叶	门源县、大通县、互助县、泽库县	《卫生部药品标准-藏药分册》
29	五脉绿绒蒿	本品为罂粟科植物五脉绿绒蒿 *Meconopsis quintuplinervia* Regel 的干燥全草或花	玛沁县、达日县、久治县、黄南州	《卫生部药品标准-藏药分册》

青海道地药材优势在于受环境影响，抗旱耐寒、无污染，这种道地区域与"生地性"生长的药材疗效好、品质佳。珍贵类药材较多，如麝香、鹿茸、大黄、冬虫夏草、川贝母、党参、藏茵陈、山莨菪等。青海中藏药种植产业技术发展滞后，道地药材结构以野生为主，占比 80％以上，品味品质真实无讹，是被同行认可的好药材。

青海的道地药材弱势在于受自然环境影响，生物多样性脆弱；由于气温低，生物生长慢，药材受量限制，品种虽丰富，但生物总量不够，特别是林区产品。由于森林覆盖度仅为 2.6％，其中乔木覆盖度仅为 0.35％，类似党参、羌活、黄芪等药材生长受到限制。沙漠植物如甘草、麻黄、枸杞、黑果枸杞、白刺、锁阳等由于采挖过度，资源难以恢复。所以应尽快对青海中藏药道地药材建立保护体系，加强濒危品种管理，发展种植业，扩大种植资源利用，才能使青海道地药材保护、开发、综合利用得以可持续发展。

三、青海道地药材种植

青海药材种植始于 20 世纪 60 至 70 年代，经过多年的培育发展，青海逐步成为全国大宗药材种植区域之一。由于自然条件适合根茎类药材的生长发育和药用成分的积累，同时有利于果实类中药材生长，青海种植的大黄、枸杞、党参、川贝、赤芍等药材受到全国中药材市场的青睐。

（一）种植面积与品种

据调研与统计，青海省中藏药材种植和野生抚育面积有 300 多万亩，在西宁市的大通、湟中、湟源，以及海东农业区的互助、平安、乐都、民和、化隆等县种植面积较大。在海北州、海南州、海西州、果洛州都有中药材种植，按照青海省委政府"东部沙棘、西部枸杞"的林业生态思路，全省沙棘野生驯化与种植面积达到 223 万亩，占到全国沙棘总量的 10％。其中，可供中藏医药采用的达到 100 万亩。枸杞种植面积达 70 多万亩，其中有 18 万亩为有机枸杞生产基地，是全世界有机枸杞第一基地。青海省枸杞种植面积超过了宁夏产区，成为全国第一产地。其余药材种植在海东地区约有 42 万亩。2021 年，政府下发《青海省防止耕地"非粮化"稳定粮食生产工作方案》的文件后，海东地区各县药材种植受到较大影响，中藏药材种植面积仅约 12 万亩。由于青海地理位置与自然条件特殊，在第四次全国中药资源普查中，青海调查到种植品种 34 个,所种植生产的川贝母、羌活、大黄、秦艽、当归、黄芪、甘草、锁阳、枸杞、沙棘、蕨麻、党参、藏木香、藏茵陈、桃儿七、甘松、柴胡、高乌头、赤芍等 20味中药材,质量优良,在全国药材市场上有举足轻重的地位。

(二)育种研究

近 15 年来,青海省农林科学院从柴达木盆地野生枸杞与宁杞 7 号杂交选育了青杞 1 号、青杞 2 号品种。青海省海西州农业科学研究所培育了柴杞 1 号、柴杞 2 号、柴杞 3 号新品种。5 个新品系都有抗逆性强、丰产、稳产、果粒大、生长旺盛等特征。

近 10 年来,青海民族大学青藏高原蕨麻研究中心从野生蕨麻生态种中分别选育出"青海蕨麻 1 号""青海蕨麻 2 号""青海蕨麻 3 号"共 3 个新品种。其中,青海蕨麻 1 号品种已实现产业化种植,产生了良好的经济和社会效益。此外,还编制"蕨麻"国家标准1 项、地方标准及规范多项,申请发明专利 2 项;承担国家自然科学基金支持的多个科研项目,且多项科研成果达到国际水平。

近 5 年来,青海省农林科学院樊光辉研究团队选育出了黑果枸杞"诺黑"种源和"青黑杞 1 号",其优势在于比野生黑果枸杞含花青素量高,抗逆性较强。

(三)种植技术

中藏药材种植是富民扶贫的途径之一,从 20 世纪 90 年代以来,国家对中藏药发展重视起来,青海省政府加大了扶持中藏药发展力度,药材种植迎来较好的发展机遇。中藏药材种植不仅是企业生产原材料,满足临床应用需要,更重要的是保护生态环境,保护生物多样性(国家战略)的需要。在青海防沙、固沙、治沙,以及治理小河流域和黑土滩、盐碱地的行动中,勤劳勇敢的广大农牧民顽强坚韧,不怕苦不怕累,在落实禁采禁伐、戒畜禁牧、封山育林工作的同时,种植沙棘、枸杞、黑果枸杞、梭梭、白刺、锁阳、肉苁蓉等中药材,取得了很大的生态效应,也获得并总结出了一定的经验。青海省创建了园区＋龙头企业发展群集化种植、公司＋合作社＋农户种植的发展模式,在实践中总结出了许多药材种植经验、技术,并编制了相关标准办法。如 T/QHNX-2022《川赤芍播种育苗技术规程(团体标准 2021)》、DB63/T 1895-2021《唐古特大黄栽培技术规程》、T/QHNX-2021《当归种子生产技术规程(团体标准)》、青林改〔2021〕183 号《青海省有机枸杞基地认定管理暂行办法》、DB63/T

1951-2021《桃儿七育苗及栽培技术规程》、DB63/T 1668-2018《甘松种植技术规程(青海省地方标准)》、T/QHNX-2020《暗紫贝母种子生产技术规程》、T/QHNX002-2020《高寒地区藏红花日光温室种植技术规程(团体标准)》、Y/T 3092-2019《木麻黄栽培技术规程》、DB63/T 1701-2018《黑果枸杞经济林栽培技术规程》、DB63/T 1531-2017《当归种植技术规程》、DB63/T 1532-2017《党参种苗繁育及栽培技术规程》、DB63/T 1532-2017《蒙古黄芪种苗繁育及栽培技术规程》、DB63/T 1557-2017《青海省蕨麻 2 号栽培技术规范》、DB63/T 1229-2013《中国沙棘种子育苗技术规程》、DB63/T 1133-2012《柴达木绿色枸杞质量生产控制规范》、DB63/T 1132-2012《柴达木绿色枸杞生产技术规程》、DB63/T 1017-2011《麻花秦艽仿野生栽培技术规程》、DB63/T 1015-2011《青海省蕨麻 1 号栽培技术规范》、DB63/T 883-2010《羌活(青海省标准规范)》、DB63/T 853-2009《大果沙棘种植技术规范》、DB63/T 555.3-2005《秦艽生产操作规程》、DB63/T 829-2009《柴达木地区枸杞生态经济林基地建设技术规程》等。其中红枸杞共有 16 个标准,黑果枸杞共有 5 个标准。

对于道地药材种植技术,本书各论中对每味药材都有详细介绍。除各论收载的药材外,青海尚有藏木香、高乌头、藁本、芍药、独活、西红花、肉苁蓉、玛卡、柴胡、党参、草红花等常见药材种植(见图 4-1)。

纵观历史发展,青海的药材种植经历了传统农业种植、化学农业种植,目前正向着绿色、有机、生态种植方向发展。以枸杞为例,生产中曾一度追求产量、数量,轻视质量,农药残留和重金属超标,硫磺熏制现象也较严重,致使枸杞产业发展停滞不前。2010 年后青海省政府重视发展绿色有机枸杞,重视打造柴杞品牌,绿色化、生态化发展成为枸杞产业发展的主调。通过建基地、扩规模,枸杞绿色、有机生产得到快速发展。2014 年农业部批准诺木洪农场为全国绿色枸杞标准化生产基地,基地规模为 4 500 公顷,成为青海省实施和推进农牧业标准化的典型。枸杞主产区海西州为加强枸杞产品质量安全管理,强化政府市场监管和公共服务职能,先后制定了 20 多个枸杞系列标准,要求自 2015 年起全面禁止使用"焦亚硫酸钠"食品添加剂。2016 年国家认监委将枸杞产品正式列入国家《有机产品认证目录》,并启动国内有机枸杞认证试点,青海通过欧盟认证的有机枸杞种植面积达 5 400公顷,居全国之首。2017 年青海省政府出台《关于加快有机枸杞产业发展的实施意见》。截至 2018 年,青海省有机枸杞认证面积达到 4 700 公顷,29 家企业获

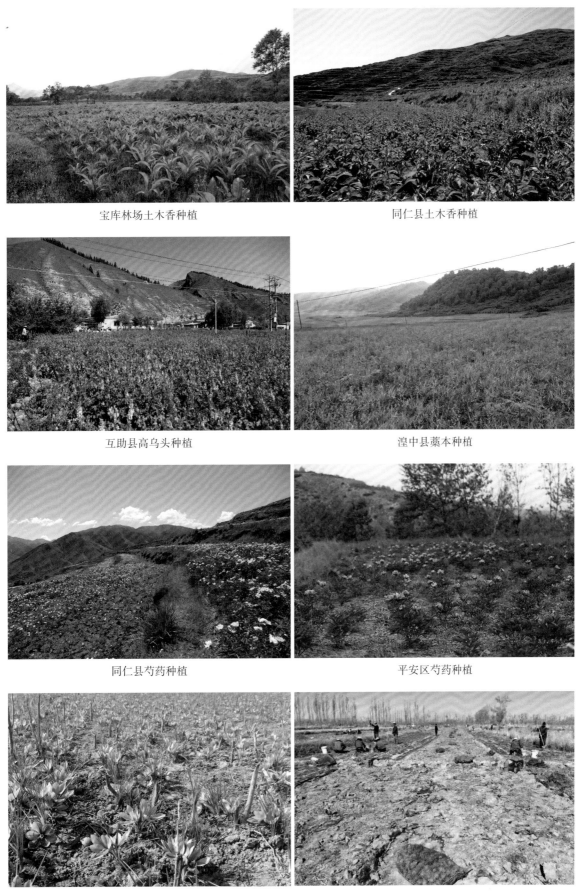

宝库林场土木香种植　　　　　　　　同仁县土木香种植

互助县高乌头种植　　　　　　　　　湟中县藁本种植

同仁县芍药种植　　　　　　　　　　平安区芍药种植

乐都西红花种植　　　　　　　　　　玛卡种植

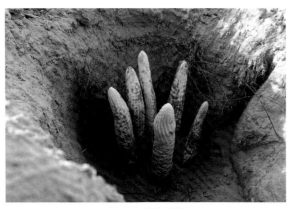
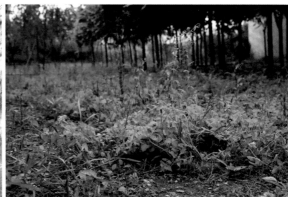

海西肉苁蓉种植 西宁党参种植

图 4-1 青海省常见药材种植

国际有机认证,生产规模、市场竞争力稳步提升。2021 年青海省政府出台《关于推进枸杞产业高质量发展意见》,坚持生态优先、绿色发展,计划建设 30 万亩有机枸杞基地,实现青海枸杞亩数过百万、产值达百亿的目标。

从 2015 年至今,国家陆续下发了《中药材保护和发展规划》《中药材产业扶贫行动计划》《全国道地药材生产基地建设规划》《关于促进中医药传承创新发展意见》《青海省中医药条例》等文件,明确强调要大力推动中药质量提升和产业高质量发展,促进道地药材发展。青海药材种植业也脱离了滥施农药、过度依赖化肥的时代,进入到提升品质、保护环境的生态种植时代。

(四) 生态种植

中药原生态种植是模拟野生的环境,比如区域、气候、与草共生等特点,开展中药原生态种植,以确保中药的品质,也叫中药仿生种植、生态种植等。草木有本心,生态出良药,中国工程院院士黄璐琦和郭兰萍研究员几年前就提出了"中药资源生态学"的概念。随后,他们把"3S"技术引入到中药材种植中,实现了基于质量的中药材生态适宜性区划,提出了"逆境效应"和"拟境栽培"理论,提出了"不向农田抢地,不与草虫为敌,不惧山高林密,不负山青水绿"的中药生态农业宣言。郭兰萍研究团队发现,道地药材很多生长在交通不发达、经济落后的贫困地区,生长在山高林密、潮湿、荒坡野地、土壤贫瘠、气候极端的恶劣环境中。所谓适者生存,对于这种环境,植物体内有一个对抗各种逆境胁迫的缓冲体系,为了适应逆境,植物增加了体内次生代谢物的积累。这就是道地药材成分含量高、疗效好的根本原因所在。

近年来,青海中藏药生态种植发展较好,青海土地资源丰富,发展生态种植有广阔的前景。青海大学段晓明教授研发团队一直致力于中藏药生态种植研究,开展了中药材林下种植、农作物套种、草原黑土滩药草混合种植等技术研究与示范。

1. 林下种植 近年来,青海省各级林业部门抢抓机遇,充分发挥财政扶持资金的导向作用,在重点扶持项目的示范带动下,以林地资源为依托,利用林下自然条件,大力发展林下中藏药种植,提高林业产值,取得了较好成绩。2015 年湟中县、大通县、互助县利用休闲地、林缘空地种植药材 1 万公顷。其中,种植黄芪的年纯收入为 3 万~9 万元/公顷。药材收益的增加使当地土地流转费快速增长,与此同时,留守的老人和妇女还可以利用冬闲时间加工药材以增加收入。互助县五峰乡平峰村某村民 2015 年试种当归 0.07 公顷,产量达 15 750 kg/公顷,收入达 12 万元/公顷,2016 年扩大种植到 0.67 公顷。2017 年湟中县李家山镇汉水村种植当归 4.8 公顷,收获药材 400 吨,价值近 40 万元。据《海东时报》(2017 年 11 月 23 日)报道,互助县种植的 4 000 公顷中藏药材喜获丰收,为农民增收 2.4 亿元。湟中区五庄国营林场成功在冷凉山区林下套种羌活,在野生和半野生情况下羌活生长良好,其药材性状为条粗、皱纹少、断面色黄白、粉性足、味甘,品质很好(见图 4-2)。

2. 脑山撂荒地与高山区 青海有 90 多万公顷宜林荒山荒坡,青海东部有 270 多万亩的脑山地区,这些地区自然条件差,气温较低,无霜期短,依赖碳水化合物的农作物难以成活,但具次生代谢物质的各种药材能够抗逆境而成活,是生态种植药材的适宜地区。羌活、黄芪、赤芍、当归都适宜在此条件下生长。由于青海土地资源丰富,在脑山撂荒地种植中草药是今后发展中藏药材种植的方向,既保护了生态,又能获得经济效益(见图 4-3)。

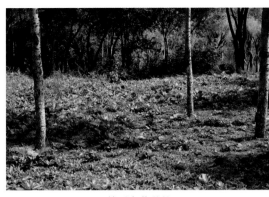
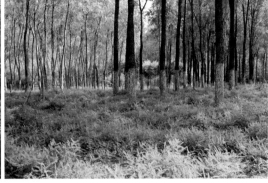

林下大黄种植　　　　　　　　　　　　林下黄芪种植

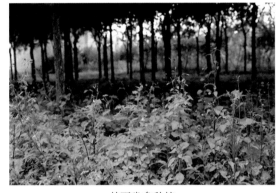
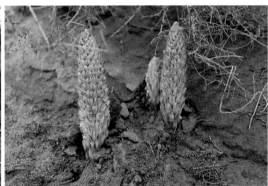

林下党参种植　　　　　　　　　　　　林下肉苁蓉种植

图 4-2　青海中草药林下种植

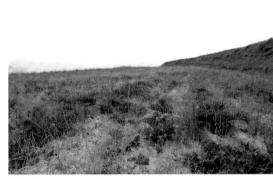
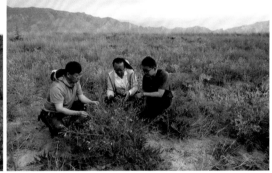

尖扎县脑山地区黄芪种植

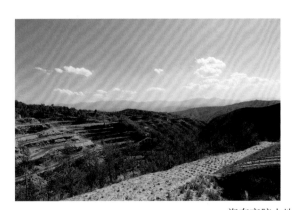
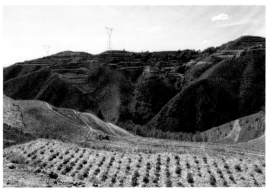

海东市脑山地区大黄种植

图 4-3　青海脑山撂荒地中草药种植

3. 药材与农作物套种　青海省的药材与农作物套种主要有海东市脑山地区燕麦与大黄套种、海东市脑山地区豆类作物与大黄套种、尖扎县蚕豆与川赤芍套种等（见图4-4）。

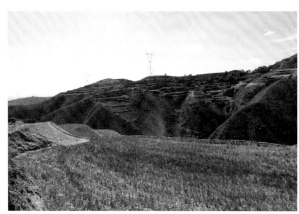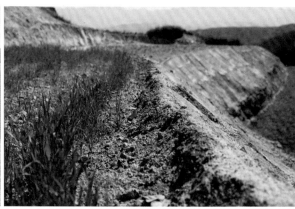

海东市脑山地区燕麦与大黄套种

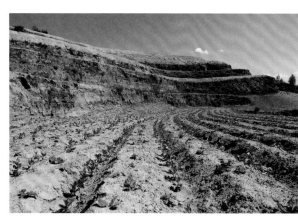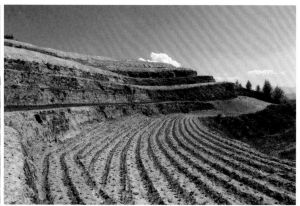

海东市脑山地区豆类作物与大黄套种

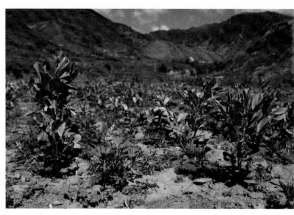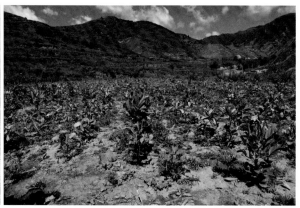

尖扎县蚕豆与川赤芍套种

图4-4　青海药材与农作物套种

4. 草原黑土滩"草药间作"　黑土滩是草原因为全球气候变暖，气温升高，植物染色体发生改变，导致大面积死亡而形成。因为草原鼠害较多，过度放牧造成草原牧草大面积死亡，带给牧民的是无法放牧，难以生计，还会造成水土流失，形成新的沙尘源，也是形成黑土滩的原因。全省仅果洛州被黑土滩和中华鼠侵蚀的草场达1130万亩，黑土滩治理一直是政府为民办事的政治任务。用单一草种、复合草种进行多次整治，最终选择了让唐古特大黄重返果洛家园。唐古特大黄根系发达，有吸纳和保持水分的作用，有利于禾本科牧草在草原上长久成活,又能让许多动物繁衍生息,使植物物种增多。大黄周边的植物和唐古特大黄一样,属于果洛州原生物种,在此基础上又引种了山莨菪,果洛的黑土地治理取得了生态与经济效益双丰收(见图4-5)。

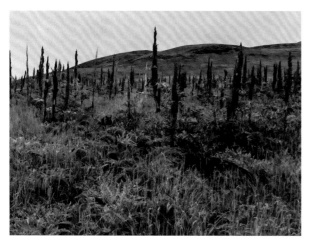

图4-5　甘德县大黄与草间作

四、青海道地药材发展思考

青海中药材规模化种植起步晚,产业发展没有形成合力,扶持项目少,在种子种苗引进、种植技术、采后初加工、产品开发、销售渠道等产业链存在问题较多,成为制约中藏药产业发展的瓶颈。

(一)存在问题

(1)组织化程度低,产业发展具有盲目性。由于药材产区专业合作社等合作组织数量少,农民的分散经营很难应对千变万化的大市场,且带动力弱。药农在生产交易中,由于不掌握市场行情,经常会出现盲目种植、价格下跌、影响收益和互相压级压价、相互倾销等问题。

(2)良种选育基础薄弱,种植技术不够规范。良种和新品种选育滞后,品种混杂。绿色、有机、标准化种植基地比重小,标准化水平低,种养技术水平参差不齐,影响中药材质量和临床疗效。

(3)中药材产业链条短,产地初加工水平低,产后精深加工程度较低。中药材种植产品加工工业产值和农业总产值之比为1.29 : 1,而青海省大部分中药材以初级原料出售,产品附加值不高。

(4)行业监管日趋严格,发展面临新挑战。《中国药典》(2020年版)对药材生产中的投入品、农残等方面做出更严格的限制要求,减少中药饮片(配方颗粒)在辅助用药和医保目录使用比例,强化中药饮片流通环节的监督。

(5)中药材产业面临以量取胜转为质优发展的新挑战。

(二)机遇与挑战

(1)坚持习近平生态文明思想,结合退耕还林、修木还草、治理黑土滩等项目政策措施,支持政府防止耕地"非粮化"的土地政策,在青海积极开展生态化种植中藏药材。充分利用青海土地的优势资源和自然地理条件,在保护好野生资源的前提下,扩大野生抚育、半野生拟境种植,利用宜林荒坡山地,大力推动中藏药种植产业。按照《青海省中藏药种植基地建设规划》,各地要立足自然条件、资源禀赋和群众意愿,科学编制中藏药基地建设实施方案,优先发展中藏药材林下种植,科学选定适生中藏药材品种,突出区域特色。在适宜地区大力发展当归、黄芪、党参、羌活、暗紫贝母、秦艽、唐古特大黄、柴胡、沙棘等大宗药材种植。

(2)建立规范化的中藏药材GAP生产基地。建立公司+农户的产销管理模式,从源头做起,用科学方法指导种植生产,加强从种苗选优、土壤选择、田间管理、病虫害防治、采收、加工、仓储管理、市场研发、品牌塑造等环节加强管理,逐步形成可持续发展的GAP基地。提供技术培训、人才培训、信息畅通渠道,充分发挥农业药材专业合作社的作用,降低盲目生产、价格不稳等各种风险,做好道地文章,打造高原绿色有机品牌,促进青海道地药材产业健康有序发展。

(3)提高产地初加工水平。产地初加工是保障药材质量的关键环节,在产区及时除去药材水分、杂质泥沙,加工成符合标准的形状,减除药材毒性等,把守好药材质量的第一关。目前,青海地产药材的初加工只有简单的晾晒、净制,缺少初加工技术和设备,如黄芪、当归、大黄等药材,在田地挖出后直接让来自甘肃等地的内地商户拉走,价格只能卖地头价,与邻省对应药材商品相比低了50%或更多的价格。《中国药典》(2020年版)规定了69种药材的产地趁鲜加工,青海道地药材中只有大黄和锁阳在列,其他品种无章可循。新的GAP版本为产地加工提供了法规支持,在产地初加工与药材炮制趋于一体化的形势下,青海省借鉴甘肃、山东的经验,将更多的道地药材品种,如当归、甘松、黄芪、甘草、赤芍等纳入产地加工名录当中,从源头保证药材质量,保持商品形状,便于包装、销售,从地头做起,才能使药材好、饮片好、成药好、疗效好。

（4）打造中藏药信息服务平台。加强市场建设，健全流通网络，为中藏药材种植户提供方便快捷的市场信息和技术服务，鼓励企业、专业合作社、小型药材市场主体开展收购、初加工、精加工业务，促进中藏药材流通模式多元化。扶持企业开办电商交易平台，利用网络平台宣传虫草、大黄、贝母、蕨麻、红景天等道地药材，提升品牌效应。

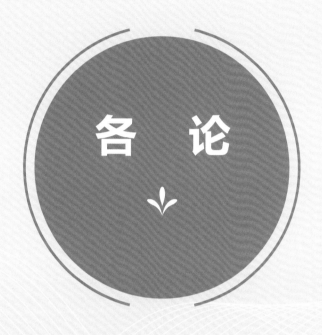

各 论

第五章　冬虫夏草

Dong chong xia cao

CORDYCEPS

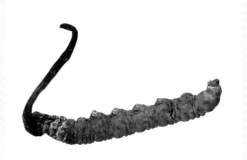

别　名

冬虫草、夏草冬虫、虫草、玉树冬虫夏草、春虫夏草、牙什杂更布(藏名)。

道地沿革

(一) 基原考证

对冬虫夏草的形态,《藏医千万舍利》有"夏季变为草,冬季地下部分变为虫"的描述。《本草备要》有"冬虫夏草……冬在土中,形如老蚕,有毛能动,至夏则毛出土上,连身俱化为草"的阐述。之后基本沿用"冬为虫,夏为草,一物竟能兼动植"一说,其形态特征描述则变得更为具体,如《青藜馀照》云:"根如蚕形,有毛能动,夏月其顶生苗,长数寸,至冬苗抵,但存其根。"(芦笛,2015)《樗散轩丛谈》曰:"嘉庆八年冬,余叔由四川秀县旋里,带归一物,其形似蚕,长经寸,尾生草,长二寸许。"(李皓翔,2020)《中国药典》(2020年版)认为冬虫夏草为冬虫夏草菌寄生于蝙蝠蛾科昆虫幼虫形成的药材,虫体与子座相连。上述本草论述的冬虫夏草形态与药典记载一致。

《中国药典》(2020 年版)记载冬虫夏草为"麦角菌科真菌冬虫夏草菌 *Cordyceps sinensis*(Berk.)Sacc. 寄生在蝙蝠蛾科昆虫幼虫上的子座和幼虫尸体的干燥复合体"。其模式标本收藏于英国邱园。1723 年法国传教士巴多明将冬虫夏草寄回巴黎,1903 年日本《新农报》记述黄檗宗僧人河口慧海从西藏带回冬虫夏草标本。对冬虫夏草其上真菌的鉴定工作始

于英国昆虫学家韦斯特伍德,1841 年将其鉴定为 *Clavaria entomorhiza*;英国真菌学家贝克莱分别在 1843 年和 1856 年将其定名为 *Sphaeria sinensis* 和 *Cordyceps sinensis*;在 1883 年由意大利植物学家萨卡多正式定种,定名为 *Cordyceps sinensis*(Berk.)Sacc.,隶属于虫草属,收录于《迄今为止已知真菌汇编·卷二》,其后为学界广泛使用并沿用至今(芦笛,2014)。《中药材手册》《中药鉴定学》《中药学》《中药大辞典》《中华本草》《中国药材学》等都采用同样基原学名。2007 年 Sung 等根据形态和基因序列信息,将虫草属拆分,冬虫夏草菌被归于线虫草属,更名为 *Ophiocordyceps sinensis*(Berk.)G. H. Sung, J. M. Sung, Hywel-Jones & Spatafora。

古代本草中也存在对冬虫夏草不一致的记载,如《植物名实图考》中冬虫夏草按语条记载:"此草两广多有之,根如蚕,叶似初生茅草,羊城中采为馔,云:鲜美。"在附加的配图中显示冬虫夏草子座中间二分叉,与今正品形状不一致。此外《本草问答》记载冬虫夏草"及夏至时,虫忽不见,皆入于土,头上生苗,渐长到秋分后,则苗(子座)长三寸,居然为草也",其中"苗长三寸(约 10 cm)"显然与今正品冬虫夏草不符。《柑园小识》中记载"冬虫夏草夏则头上生苗形较蚕差小,如三眠状,有口眼,足十有二,宛如蚕形,苗不过三四叶",其中"苗不过三四叶"显然与今冬虫夏草不符。对以上与今正品冬虫夏草性状不一致的品种,李皓翔等(2020)进行专题考证,根据其地理分布与形态学特征,认定生长于两广地区者是亚香棒虫草,为麦角菌科真菌亚香棒虫草菌 *Cordyceps hawkesii* 寄生在鳞翅目幼虫上所形成的地方性习用药材亚香棒虫草。《本草问答》中"苗长三寸"与凉山冬虫夏草子座 10～

30 cm 相似，为麦角菌科真菌凉山虫草菌 *Cordyceps liangshanensis* 寄生于鳞翅目幼虫上所形成的地方习用药材凉山虫草。"菌不过三四叶"的特征与今麦角菌科真菌戴氏虫草菌 *Cordyceps taii* 寄生在鳞翅目昆虫幼虫上所形成的的药材戴氏虫草较为一致。在明清时期，中医药临床就有了冬虫夏草、亚香棒虫草、凉山虫草、戴氏虫草等多个品种的应用情况。

现代冬虫夏草是生物学分类中一个大的概念，只要是真菌感染虫体(以鳞翅目、鞘翅目昆虫为多数)并能够长出子座的复合体都能够称为"冬虫夏草"，不同真菌感染不同的昆虫就形成不同的冬虫夏草(见图 5-1)。目前已知的冬虫夏草有近 500 多种，大部分冬虫夏草不能食用，甚至有毒，只有极少种类能食用和药用。只有冬虫夏草菌 *Cordyceps Sinensis*（Berk.）Sacc. 寄生在蝙蝠蛾科幼虫体内生成的冬虫夏草得到医学认可，在疾病治疗和保健方面得到了广泛的应用。也被列入《中国药典》，得到了国家的权威认可。

《中国药典》中的冬虫夏草是一种昆虫和真菌的复合体，"虫"(寄主)是鳞翅目蝙蝠蛾科昆虫的幼虫，"草"是寄生的真菌——冬虫夏草菌 *Cordyceps Sinensis*（Berk.）Sacc.，这个真菌属于真菌门、子囊菌

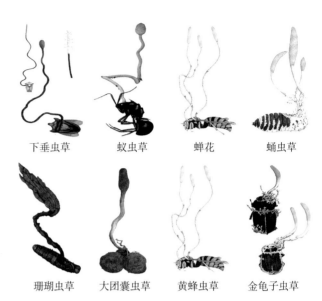

下垂虫草　　蚁虫草　　蝉花　　蛹虫草

珊瑚虫草　　大团囊虫草　　黄蜂虫草　　金龟子虫草

图 5-1　不同种类的冬虫夏草

纲、肉座菌目、麦角菌科、虫草属。由于海拔、温度、湿度、坡向、植被等生态因子的不同，真菌在各产地寄生不同种类的蝙蝠蛾。目前我国共发现并鉴定的冬虫夏草寄主蝙蝠蛾科昆虫有 50 多种，主要分布在四川、云南、青海、西藏等地。具体类型见表 5-1。

表 5-1　冬虫夏草寄主昆虫在各产区生境的生态条件

产地	产区	寄主种类代表	主产区海拔(m)	适宜生长温度(℃)	适宜生长湿度(%)	年日照时数(h)	坡向与坡度	植被与土壤
青海	玉树、果洛、刚察、门源、黄南、贵德、循化等地	玉树蝙蛾、条纹蝙蛾、门源蝙蛾、杂多蝙蛾、拉脊蝙蛾	3 200～4 800	3～10	40～60	2 500以上	多分布在向阳的坡地及浑圆的山脊之上，一般在 15°～60°的向阳坡地，其中以 15°～25° 坡地尤多，主要生长在迎风面的山腰和山脊	植被：高山灌丛草甸、高山草甸以及复层林带，如亮叶杜鹃、圆穗蓼、蓼科植物和菊科植物。土壤：沙土壤和轻土壤，pH 为 4～6，呈细粒状而不板结，腐殖层较厚，通透性和排水性较好，有机质含量为 8%～20%
西藏	拉萨、那曲地、昌都、山南、林芝等地	比如蝙蛾、芒康蝙蛾、暗色蝙蛾、甲郎蝙蛾、当雄蝙蛾	4 000～4 800	5～15	30～40			
四川	绵竹、平武、乐山、雅安、凉山、康定、德格等地	四川蝙蛾、理塘蝙蛾、贡嘎蝙蛾、康定蝙蛾	3 000～5 000	5～7.5	40～50			
云南	德钦、丽江、香格里拉、云龙、大理、贡山等地	美丽蝙蛾、白马蝙蛾、双带蝙蛾、异翅蝙蛾、草地蝙蛾	3 600～5 080	7.5～18.5	40～50			
甘肃	碌曲、夏河、文县、天祝等地	碌曲蝙蛾、玛曲蝙蛾、白带蝙蛾	3 500～4 200	5～10	70			

冬虫夏草菌 *Cordyceps Sinensis* (Berk.) Sacc. 的无性型为中国被毛孢 *Hirsutella sinensis* X. J. Liu, Y. L. Guo, Y. X. Yu & W. Zeng，实际上，只有中国被毛孢这个菌种侵染蝙蝠蛾科昆虫幼虫才能生成冬虫夏草。同时，中国被毛孢菌种在培养基上也能形成子座，并且中国被毛孢与野生冬虫夏草的基因相似度高达97％。2005年10月29日中国菌物学会在北京召开了"冬虫夏草菌及其无性型研讨会"，一致认定冬虫夏草菌无性型是中国被毛孢（蝙蝠蛾被毛孢）。也有不同的学术观点提出中国被毛孢是形成冬虫夏草的优良真菌，但在冬虫夏草形成过程中还可能有其他真菌的辅助作用。

（二）药效考证

1. 唐代　冬虫夏草是青藏高原独有的珍贵药材，起源于藏族居住之地，其最早见于藏医典籍《月王药诊》（710年），书中将其叫作"雅扎贡布"，意为"长角的虫子"，并认为其可治肺部疾病（李皓翔，2020）。

藏族著名翻译家白若杂纳的藏医典籍《妙音本草》（8世纪）中，记载其名为"亚西根松"，意为"夏死冬活"。

藏医典籍《藏本草》记载冬虫夏草"补肾，润肺"。

2. 明代　宿喀·年姆尼多吉编著的藏族医学典籍《藏医千万舍利》（15世纪）中，称其为"夏虫冬草（ དབྱར་རྩྭ་དགུན་འབུ །）"，记载其功效为"清隆及赤巴病，补精液"。

3. 清代　最早记载"冬虫夏草"名称的中医本草为《本草备要》（1694年），记载其"性味甘平，归肺经，有补肾益肺，止血化痰，止劳咳的功效"（李皓翔，2020）。

《四川通志》记载冬虫夏草"补精益髓"。

《柑园小识》记载冬虫夏草"治腰膝间痛，有益肾之功"。

《本草从新》记载冬虫夏草"保肺益肾，补精髓，化血止咳，已劳咳，治膈症皆良"。

《本草纲目拾遗》记载："夏为草冬为虫。功与人参同。夏草冬虫，乃感阴阳二气而生，夏至一阴生，故静而为草。冬至一阳生，故动而为虫。辗转循运，非若腐草为萤，陈麦化蝶，感湿热之气者可比，入药故能治诸虚百损，以其得阴阳之气全也。然必冬取其虫，而夏不取其草，亦以其有一阳生发之气可用。张子润云：夏草冬虫，若取其夏草服之，能绝孕无子。犹黄精钩吻子相反，殆亦物理之奥云。周兼士云：性温，治蛊胀，近日种子丹用之。炖老鸭法用夏草冬虫三五枚，老雄鸭一只，去肚杂，将鸭头劈开，纳药于中，仍以线扎好，酱油酒如常蒸烂食之。其药气能从头中直贯鸭全身，无不透浃。凡病后虚损人，每服一鸭可抵人参一两。"该著引用了多人关于冬虫夏草的记载，提出冬虫夏草效用同于人参、冬虫夏草炖鸭补益病后虚损者的观点。

《药性切用》记载冬虫夏草"滋肾保肺，功专止血化痰，能已劳咳"。

《卫藏图识》记载冬虫夏草"补精益髓"。

《脉药联珠药性食物考》记载冬虫夏草"秘精益气，专补命门"。

《金汁甘露宝瓶札记》记载冬虫夏草"滋补肾阴、润肺、治肺病、培根病"。

《本草分经》记载冬虫夏草"补肺肾，止血化痰，治劳嗽"。

《康輶纪行》记载冬虫夏草"补精益髓"。

《植物名实图考》记载冬虫夏草"保肺益肾、补精髓、止血化痰、已劳咳、治膈证皆良"。

4. 近现代　《本草用法研究》记载冬虫夏草"保肺益肾、止血化痰，治虚劳久咳"。

《中国药物学》记载冬虫夏草"甘平补肺，止血，化痰，治诸虚百损"。

《中华本草》记载冬虫夏草"保肺气，实腠理，补肾益精"。

《中药大辞典》记载冬虫夏草"补肺固表，补肾益精"。

《中国药典》（2020年版）记载冬虫夏草"甘，平。归肺肾经。补肾益肺，止血化痰。用于肾虚精亏，阳痿遗精，腰膝酸痛，久咳虚喘，劳嗽咯血"。

随着历史的发展，冬虫夏草药用功效不断发现，由治疗肺部疾病发展为补肺益肾、强精化痰，也在补肺益肾的基础上用于治疗脾胃疾病等。冬虫夏草"秘精益气，专补命门"（《药性考》），"治肾阳不充，效果必巨"（《本草正义》），"调经种子有专能"（《重庆堂随笔》），适用于肾阳不足、精血亏虚所致的腰膝酸痛、阳痿遗精、不孕不育。冬虫夏草性味甘平，保肺益肾、止血化痰，为平补肺肾之品，"凡阴虚阳亢而为喘逆痰嗽者，投之悉效"（《重庆堂随笔》），适用于肺虚或肺肾两虚之久咳虚喘，劳嗽痰血。此外，冬虫夏草温和平补之性，能治诸虚百损，尚可用于病后体虚不复、自汗畏寒、头晕乏力者，有补虚扶弱、促进机体功能恢复之功（周祯祥，2018）。

综上，冬虫夏草是传统的名贵药材，具有"强肾、润肺、益精气""理诸虚百损""止血化痰"的功效，用于久咳虚喘、劳嗽咯血、阳痿遗精、腰膝酸痛。

(三) 道地沿革与特征

1. 产地考证　自古以来,青藏高原及西南地区一直是我国野生冬虫夏草的主产区。

青藏高原是古籍记载的最早的冬虫夏草分布区。《藏医千万舍利》记载其"生于高寒山区草丛",正是青藏高原产冬虫夏草的区域,应当包括青海、西藏一带。《本草纲目拾遗》记载冬虫夏草"出四川江油化林坪,夏为草冬为虫。羌俗采为上药",羌即指西藏、青海、川西一带。

《本草问答》记载:"冬虫夏草,《本草》不载,今考其物,真为灵品。此物冬至生虫,自春及夏,虫长寸余,粗如小指;当夏至前一时犹然虫也;及夏至时,虫忽不见,皆入于土,头上生苗,渐长到秋分后,则苗长三寸,居然草也。此物生于西番草地(今青海、西藏、川西、甘南),遍地皆草,莫可识别。秋分后即微雪,采冬虫夏草者,看雪中有数寸无雪处,一锄掘起,而冬虫夏草即在其中。观其能化雪,则气性纯阳,盖虫为动物,自是阳性,生于冬至,盛阳气也。夏至入土,阳入阴也;其生苗者,则是阳入阴出之象,至灵之品也。故补下焦之阳则用根,若益上焦之阴则兼用苗,总显其冬夏二令之气化而已。"《书隐丛谈》记载:"昔友饷余一物,名曰夏草冬虫,出陕西边地(今甘肃、青海、四川)。在夏则为草,在冬则为虫,故以是名焉。余所见者仅草根之枯者,然前后截形状颜色各别。半青者仅作草形,半黑者略粗大,具有蠕蠕欲动之意。"

同时,也有古籍记载虫草为四川出产,如《秦武域闻见便香录》记载:"冬虫夏草出四川嘉州(今四川乐山)、打箭炉(今四川康定)等处。夏则绿叶攒生,冬则其根蠕蠕欲动……亦有阴干束为把,以馈遗者。"《散轩丛读》记载:"嘉庆八年冬,余叔由四川秀县旋里,带归一物,其形类蚕。长经寸,尾生草,长二寸许。问何物?曰:此小金川(今四川阿坝州金川县)所产,名冬虫夏草。虫性忍寒,故冬月则到处蜿蜒,夏日则缩身入土。虫腹精液即化绿草,而从尾出。该草长一二寸,虫乃死。"

关于冬虫夏草出产四川一说,笔者认为,一是四川西部分布冬虫夏草,所以方志和本草多记载四川产冬虫夏草。二是四川阿坝松潘一带是明清时代茶马互市的主要集市,也就是成为冬虫夏草、大黄、贝母、羌活是名贵药材的集散地,这就有了川药原产于青海(川赤芍、川贝母)的称谓,其实部分药材都是邻毗地区的名胜产品,这一说法在青海《班玛县志》《久治县志》中得到了引证。青海《班玛县志》记载:"班玛毗邻四川省,地理位置特殊,商品主要通过四川省阿坝、金川、色达、甘孜、松潘等地和拉卜楞交换中心购入,经商者较少。货物交换多系以物易物,交换活动大都是由牧主、头人自行组织商队,收集部落剩余的农牧副产品,如羊毛、皮张、酥油、曲拉,以及麝香、鹿茸、贝母、冬虫夏草、旱獭皮等多种珍贵药材,驮运到阿坝等地换取茶叶、粮食、布匹、糖果、瓷碗、铜锅、铁锅等生活必需品。"青海《久治县志》记载:"唐贞观五年(631年),久治地区纳入唐朝版图,隶于松州都督府(今四川松潘县)下辖的羁縻州。清康熙六十年(1721年),为四川成绵龙茂道松潘漳腊辖地。"班玛、久治、玉树都是主产冬虫夏草的道地区域,古代本草记载的冬虫夏草川产地域也包括了青海东部东南部这些地域。

实际上,云南和贵州的古籍中也有冬虫夏草的记载。纪晓岚的《姑妄听之》和徐琨的《柳崖外编》均载有"滇南有冬虫夏草。一物也,冬则为虫,夏则为草。虫形似蚕,色微黄,草形似韭叶较细,入夏,虫以头入地,尾自成草,杂错于蔓草薄露间,不知其为虫也。交冬,草渐萎黄,虫乃出地,蠕蠕而动,其尾犹簌簌然,带草而出。盖随气化转移,理有然者"。《黔囊》记载:"夏草冬虫出乌蒙塞外。暑苗土为草,冬蛰土为虫。"乌蒙城在今云南昭通。《本草从新》云:"该草产云贵。冬则在土中,身活如老蚕,有毛可取。至夏则毛出土上,连身俱化为草。若不取,至冬复化为虫。"

此外,《吾庐笔谈》中有"冬虫夏草乃夏植生而冬蠕动,今闽广尚有之"云云。《文房肆考》竟谓"迩来苏州亦有之"。

近现代,《中药材手册》记载"冬虫夏草主产于四川松潘、理汶县、茂县,青海玉树、同德、同仁、化隆……贵州、甘肃亦产"。《陕甘宁青中草药选》记载冬虫夏草"甘肃、青海有分布"。《中华本草》记载"冬虫夏草(Cordyceps)主产于四川、青海、西藏、云南。以四川产量最大"。《中药大辞典》有同样的产地记载。

王海兵等(2022)研究清至民国青藏高原东缘冬虫夏草的商品化与贸易流通历史,考证发现冬虫夏草采挖与贸易,已成为近代青藏高原藏族群众重要的辅助性生计手段,青海高原冬虫夏草近代销售市场主要集中在我国与东南亚部分地区,有"小成都"之称的打箭炉,成为冬虫夏草等药材集散地,输到关外的主要是茶叶、哈达、针、线、布匹,输到关内的是主产于西藏、川西、青海的鹿茸、麝香、羊皮、冬虫夏草、贝母、藏红花、藏香等大宗商品。在松潘,这些药材交易量较大,以商品划分有茶帮、麝香帮、药材帮,藏商(西藏、青海玉树果洛)运来的货物以冬虫夏草、贝母、麝香、大黄为主,交给商号向关内输送,也有云南的江街面上的货品，大多售卖西康、西藏、青海的毛织品、冬虫夏草、酥油、麝香、皮草等。

《四川通志》记载的"冬虫夏草出里塘拔浪山，性温暖，补精益髓"，据《新华本草纲要》考证为凉山虫草，为川西及滇东北一带所用的冬虫夏草代用品。四川分布的冬虫夏草品种较多，但青藏高原东缘高寒山区、西番区域（宋代以后指甘青一带藏族聚居区）冬虫夏草菌及其寄生蝙蝠蛾科昆虫的复合体才是传统正品的药用冬虫夏草。

纵观冬虫夏草本草记述与贸易发展变化，该药材道地产区由四川向青海、西藏变化。其品种有冬虫夏草、凉山虫草、亚香棒虫草、戴氏虫草。

2. 道地特征　《中药材商品规格等级标准汇编》记载："四川嘉定府所产者最佳，云南、贵州所出者次之。"《中华本草》记载："以虫体色泽黄亮、丰满肥大、断面黄白色、子座短小者为佳。"《道地药材图典》记载："以身干、条粗、虫体色黄、丰满肥壮、断面类白色、子座断、气香者为佳。"《金世元中药材传统鉴别经验》记载："以虫体肥大、色黄亮、断面黄白色、无空心、子座短小者为佳。"

各地冬虫夏草均以虫体条大、饱满肥壮、完整、洁净、身干、色金黄、子座短者为佳。但青海玉树冬虫夏草和西藏冬虫夏草被认为是道地冬虫夏草，以完整、虫体丰满肥大、外色亮黄、内色白者质优。

青海开发历史

（一）地方志

冬虫夏草是青藏高原特有物种，起源于西藏南部及云南，青海是最稳定的种群，早在900万年前冬虫夏草菌与寄主昆虫就存在于此。

《中国土特产大全》记载："青海省产冬虫夏草生长在海拔3500m以上至5000m的高山草甸上。每年5月中旬至6月上旬，这里的冰雪消融，'草色远看近却无'，就是采挖冬虫夏草的最好时节。当地牧民和到草原上采药的农民，身背竹篓，手拿铁铲，寻觅到冬虫夏草的植株后，掘地10～20cm，就可以得到完整的冬虫夏草了。他们小心翼翼地剥去泥土，刷净晾干，即可药用。一个熟练的采药人，一天最多可挖到冬虫夏草1000枚，约1斤左右。据有关部门统计，青海省冬虫夏草的产量约占全国的70%左右，除自销外，还出口海外。青海辽阔的草原上几乎处处都有冬虫夏草，主产地在玉树、果洛藏族自治州境内的高山草原。"

《青海省志·特产志》记载："冬虫夏草，因冬在土中，身活如老蚕，有毛能动，至夏则毛出土，连身俱化为草而得名，藏语称野儿扎根布。系麦角菌科植物，冬虫夏草分布在全省，一般生长在海拔3000～5000m之间的山地阴坡、半阳坡的灌丛和草甸之中。以玉树、果洛州的资源量最大。青海冬虫夏草以完整、个大、色亮、质优蜚声国内外。"《青海省志·高原生物志》记载："冬虫夏草是由冬虫夏草寄生在蝙蝠蛾幼虫体内生长而成，含冬虫夏草酸，供药用，性味甘、温，能补虚损、益精气、止咳化痰；治痰饮喘咳，咯血、自汗、盗汗、阳痿遗精、腰膝酸痛，病后久虚不复等。"

《青海风俗简志》记载："玉树药材资源丰富，约200余种，农牧民挖的药材主要有冬虫夏草、大黄、贝母等。"

青海地方志中有关于冬虫夏草分布、采挖与商贸的记载涉及十几个地区，如《班玛县志》《久治县志》《民和县志》《门源县志》《泽库县志》《同仁县志》《循化县志》《祁连县志》《玛沁县志》《湟中县志》《湟源县志》《化隆县志》《河南县志》《甘德县志》《玉树藏族自治州概况》《果洛藏族自治州概况》《黄南藏族自治州概况》《海南藏族自治州概况》等。冬虫夏草在青海东部、东南部广为分布，是传统的道地药材，在古代丝绸之路的南路、河南道、唐潘古道声誉日隆。早在明代，冬虫夏草已经销往日本，成为海内外名贵的滋补药品，据日本医学家丹波元简记述，1460～1465年间，"吴舶载来冬虫夏草"（马成广，1986）。

（二）青海植物志与药学著作

《青海经济植物志》记载："冬虫夏草产贵南、玉树、果洛、海南等州，生于海拔3600～4000m的高山草甸和灌丛中。含冬虫夏草酸，供药用，强壮滋补，治肺结核，老人衰弱之咳嗽，神经性胃痛，食欲不振，筋骨疼痛等症。"

《青海高原本草概要》收载有冬虫夏草（藏名译音：牙什扎更布）*Cordyceps sinensis*（Berk.）Sacc.，记载："主产于玉树、果洛、黄南、海南、海北州，海东各县均有少量分布。虫体与从虫头部长出的真菌子座入药。含生物碱、蛋白质、脂肪、糖类、20多种氨基酸、甘露醇、麦角甾醇、有机酸、多种维生素和20多种无机元素等。甘，温。补肺益肾，止血化痰。治久咳虚喘、劳嗽咯血、阳痿遗精、腰膝酸痛。"

《青海地道地产药材》记载："青海省是全国冬虫夏草主产区之一，以玉树、果洛州的资源量最大，品质优良，分布于海南、黄南及东部农业区各县，一般生长于海拔3000～5000m之间的山地阴坡、半阳坡的灌丛和草甸中,是青海省传统的大宗药材,著名的地道药材之一,以完整、虫体丰满肥大、外色亮黄、内色白、质优,著称于海内外。一般称'藏草',比'川草'个大质优。性平,味甘。有补肺益肾,止血化痰的功效。用于久咳虚喘,劳咳咯血,阳痿遗精,腰膝酸痛等症。"

(三)生产历史

1. 青海冬虫夏草产量与品质

(1)青海冬虫夏草世界占比:冬虫夏草在世界的分布地有中国、不丹、印度、尼泊尔。其中中国占98%(见图5-2),分布于青海、西藏、四川、甘肃、云南。在中国冬虫夏草产量中青海占60%以上(见图5-3),核心产区在三江源地区。

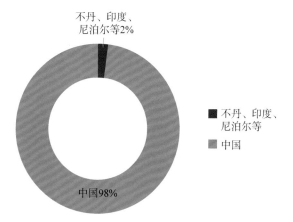

图5-2 2020年全球冬虫夏草产量区域分布情况

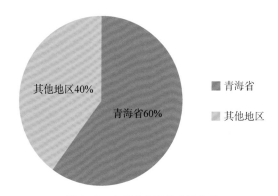

图5-3 中国冬虫夏草产区构成

(2)青海冬虫夏草在全国占比:2014～2020年,全国冬虫夏草市场除2015年突破140吨外,其他年份都为90～100吨,比较平稳。2017年,青海冬虫夏草以1588万美元出口额创全国第一;2018～2019年四川居第1位,西藏占全国第3位;2020年青海以686.4万美元的出口额反超四川。近10年青海成为全国冬虫夏草主产区,2021年产量占全国60%,四川西南和其他地区占40%。青海成为全世界冬虫夏草

集散地,民间有"中国冬虫夏草看青海,青海冬虫夏草看玉树"之说。2017～2020年,四川及青海冬虫夏草出口量稳居全国前两位,其中2020年青海以590 kg出口量超过四川,西藏出口占比份额也在不断提升。(见图5-4和图5-5)

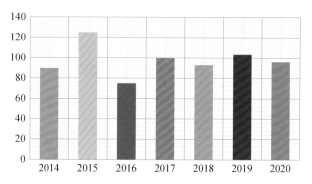

图5-4 2014～2020年中国冬虫夏草产量变化趋势(单位:吨)

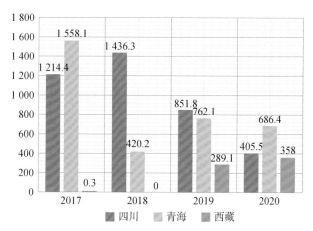

图5-5 2017～2020年中国三大地区冬虫夏草产品出口额变化趋势(单位:万美元)

(3)青海冬虫夏草储量:据1993年青海省中药资源普查资料显示,冬虫夏草主要分布在玉树、果洛两地,占到青海省天然冬虫夏草产量的85%以上。在20世纪50年代以前全国年产量达到100吨,60年代为5 080吨,到90年代仅有5～15吨。20世纪90年代青海年收购量只有3.3吨,由于草地生态环境受到严重破坏,青海冬虫夏草分布区域逐渐缩小,20世纪60年代初,冬虫夏草产区3 500 m以上的大部分地区均有冬虫夏草分布,而今,有的只有4 500 m以上的地区有局部分布(李玉玲,2007)。

因玉树、果洛冬虫夏草品质好,每年来自青海、甘肃、四川的大量人员组成"挖草大军"涌向玉树、果洛,破坏了当地寄主昆虫和冬虫夏草的繁育生长,使得资源量大幅减少。

青海冬虫夏草蕴藏量专题研究发现,近年来青海

是冬虫夏草主产区,年产量为 80～100 吨,占全国 70%,其中玉树、果洛两地占全青海 85% 以上。1997～2012 年冬虫夏草价格持续以 20% 速度增长,高品质冬虫夏草价格约为黄金的 3 倍,当地农牧民 60% 以上收入源于挖冬虫夏草。冬虫夏草收入对三江源地区四分之三的农牧户家庭收入有贡献,对牧户总收入增长贡献率高达 84.98%,对生态移民户的总收入增长贡献率高达 107.28%。青海冬虫夏草年产值约 200 亿,是主产区州、县的主要收入来源之一。

青海冬虫夏草普查专题研究发现,青海省冬虫夏草集中分布在玉树州、果洛州、黄南州和海南州,这 4

个州的冬虫夏草分布面积分别为 175.5 万公顷、153.2 万公顷、40.1 万公顷和 32.5 万公顷,分别占全省分布面积的 41.04%、35.82%、9.40% 和 7.61%。此外,冬虫夏草在海北州、海东市和西宁市也有分布(见图 5-6)。玉树州作为青海省冬虫夏草的主产区和核心产区,其境内冬虫夏草分布面积最大的地区为杂多县、玉树市和曲麻莱县,面积分别为 83.8 万公顷、41.3 万公顷、32.6 万公顷和 16.4 万公顷,分别占全省分布面积的 19.60%、9.68%、7.62% 和 3.84%。此外,称多县和治多县分布仅占全省分布面积的 0.18% 和 0.12%。

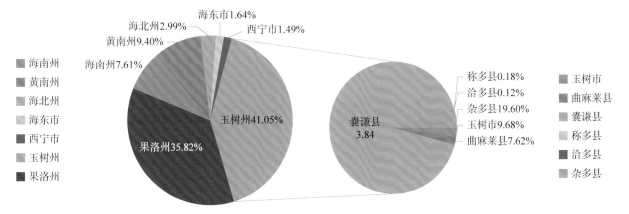

图 5-6 青海冬虫夏草分布面积

青海省冬虫夏草年蕴藏量为 2.08 亿～63.99 亿根,平均为 22.32 亿根(见图 5-7),按照新鲜冬虫夏草 15～35 元/根的价格计算,青海省冬虫夏草年均潜在经济价值为 31.20 亿～2 239.74 亿元,平均为

558.05 亿元。调查发现,目前青海省冬虫夏草的年采挖量约为 5 亿根,年交易额约为 200 亿元(青海省冬虫夏草协会提供),该采挖量和交易额与冬虫夏草蕴藏量之间差距较大。

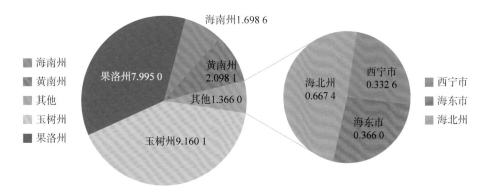

图 5-7 青海冬虫夏草蕴藏量(单位:亿根)

2. 青海冬虫夏草寄主种类与道地特征 李秀璋等(2020)研究证实,约有 91 种蝙蝠蛾幼虫与冬虫夏草的形成有关,这些蝙蝠蛾来自蝙蝠蛾总科的 13 个属。其中 57 种的蝙蝠蛾被认为是冬虫夏草菌的潜在寄主,8 种是非确定寄主,26 种可能是非寄主。青海

省主要分布的 13 种蝙蝠蛾幼虫被认为是冬虫夏草菌的潜在寄主(见表 5-2),其中分布最广的为冬虫夏草蝙蝠蛾(*Hepialus anomopterus*),其在青海省全境均有分布。门源蝙蝠蛾(*Hepialus menyuanicus*)主要分布在海东市化隆县、海北州门源县和黄南州同仁县,玉

树蝠蛾（*Hepialus yushuensis*）主要分布在玉树州的玉树市、称多县和杂多县，其他种类的蝠蛾分布相对较为狭窄。

表5-2　青海省冬虫夏草寄主蝠蛾的多样性

物种名	中文名	地理分布	海拔(m)
Hepialus ganna	条纹蝠蛾	玉树州杂多县	3 900
Hepialus gangcaensis	刚察蝠蛾	海北州刚察县	3 195
Hepialus guidera	贵德蝠蛾	海南州贵德县	3 400～3 600
Hepialus lagii	拉脊蝠蛾	海南州贵德县	3 400～3 600
Hepialus zadoiensis	杂多蝠蛾	玉树州杂多县	3 900
Hepialus anomopterus	冬虫夏草蝠蛾	青海省全境均有分布	3 600～5 000
Hepialus menyuanicus	门源蝠蛾	海东市化隆县，海北州门源县，黄南州同仁县	—
Hepialus nebulosus	暗色蝠蛾	玉树州玉树市	4 500
Hepialus obilfurcus	斜脉蝠蛾	玉树州玉树市	4 000～4 500
Hepialus xunhuaensis	循化蝠蛾	海东市循化县	3 800
Hepialus yushuensis	玉树蝠蛾	玉树州玉树市，称多县，杂多县	3 900
Magnificus jiuzhiensis	久治丽蝠蛾	果洛州久治县	3 800～3 900
Magnificus zhiduoensis	治多丽蝠蛾	玉树州治多县	4 400～4 600

刚察蝠蛾（*Hepialus gangchaensis*）、贵德蝠蛾（*Hepialus guidera*）、拉脊蝠蛾（*Hepialus lajii*）、杂多蝠蛾（*Hepialus zadoiensis*）、循化蝠蛾（*Hepialus xunhuaensis*）、久治丽蝠蛾（*Magnificus jiuzhiensis*）及治多丽蝠蛾（*Magnificus zhiduoensis*）等7个种是青海省特有的冬虫夏草菌的寄主。作为青海冬虫夏草主产区的玉树州和果洛州主要分布有蝠蛾有条纹蝠蛾、杂多蝠蛾、冬虫夏草蝠蛾、暗色蝠蛾、斜脉蝠

蛾、玉树蝠蛾、久治丽蝠蛾和治多丽蝠蛾，该地区的冬虫夏草常被认为质量上乘、商品性状极佳的主要原因之一就是这些特殊寄主蝠蛾的分布。

青海冬虫夏草已认定为地理标志保护产品，DB63/T 890-2010《地理标志产品　青海冬虫夏草》规定："青海冬虫夏草 Qinhai cordyceps sinensis 是指在青海地区采挖的，由中华被毛孢侵染鳞翅目玉树蝠蛾、门源蝠蛾、斜脉蝠蛾、暗色蝠蛾、循化蝠蛾、碌曲蝠蛾、拉脊蝠蛾及贵德蝠蛾等幼虫后，发育而成的真菌子座和充满菌丝的僵死幼虫的复合体。"地理标志保护产品范围为介于东经 $89°35'～103°4'$、北纬 $31°39'～39°19'$ 之间的青海省现辖行政区域。此外，玉树冬虫夏草和杂多冬虫夏草已被认定为地理标志证明商标。

由于极端天气出现频率增加、气候变暖、无序的过度采挖，蝠蛾寄主生境中植物群落组成遭到破坏，幼虫虫口密度下降，玉树果洛牧场虫口密度由 1996 年 9.29 条/m² 变成 2020 年 5.26 条/m²，化隆县马阴山虫口密度由 1996 年 6 条/m² 变成 2020 年 1.83 条/m²，青海天然冬虫夏草资源呈下降趋势（李秀璋，2020）。

青海冬虫夏草道地特征：①以身干、虫身色黄发亮、丰满肥壮、断面类白色、幼苗（子座）短小、味香者为佳。②玉树冬虫夏草以色泽褐黄、内质肥厚、菌麻短而粗壮而出名。在虫体部分顶端的复眼是黄褐色的，称为黄眼冬虫夏草（注：西藏那曲的冬虫夏草是棕黄色复眼，四川、甘肃及青海环湖低海拔的冬虫夏草是深褐色略微发红色复眼）。

3. 青海冬虫夏草产业研发

（1）冬虫夏草菌的产业化进程：1980 年，青海省畜牧兽医科学院从青海海拔 4 500 m 高原的天然冬虫夏草中分离出中国被毛孢 CS-C-Q80，后经中国科学院微生物所证实该菌株是天然冬虫夏草菌的无性型。1983 年，完成冬虫夏草菌种的生物学鉴定。

1988 年，"青海冬虫夏草菌粉"获得卫生部正式生产批件，并命名为"发酵冬虫夏草菌粉 CS-C-Q80"。1993 年，杭州第二制药厂转化"青海冬虫夏草菌粉"科技成果，产业化冬虫夏草菌粉上市。

2001 年，"中国冬虫夏草真菌的发酵生产方式"获得国家专利授权（专利号：971104484）。2005 年完成冬虫夏草菌种的基因鉴定。

2008 年，青海珠峰冬虫夏草药业的"百令片"获得国家颁发的药品注册批件（国药准字 Z20080187）。2010 年，青海珠峰冬虫夏草药业生产的"发酵冬虫夏

草菌粉"获得国家颁发的原料药注册批件（Z201003052），发酵冬虫夏草菌粉及制剂"百令片"产品相继上市（见图5-8）。

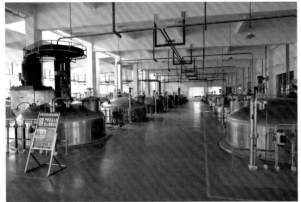

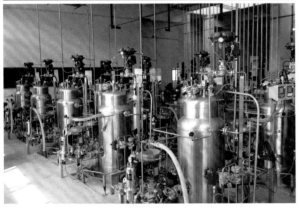

图5-8 青海珠峰冬虫夏草药业冬虫夏草菌发酵生产线

2022年，笔者调研9家青海生产企业，分别为青海恒寿堂高原药材有限公司、青海晶珠藏药高新技术产业股份有限公司、青海久美藏药药业有限公司、青海绿色药业有限公司、青海三江源有限公司、三普药业有限公司、青海同济药业股份有限公司、青海央宗药业有限公司、青海普兰特药业有限公司。9家企业的冬虫夏草使用量共计为1 008.9 kg/年。使用产品为冬虫夏草（饮片）、六味壮骨颗粒（国药准字Z20025232）、景天冬虫夏草含片（国药准字Z20027081）、诃子丸（青药制字Z20211098000）、利肺片（国药准字Z20013185）、鹿精培元胶囊（国药准字Z20026818）、鹿精培元酒（国药准字B20130002）、地骨降糖丸（国药准字Z20090497）和虫草清肺胶囊（国药准字Z20025121）。

冬虫夏草在青海省的年使用总量约为1 000 kg，近5年价格区间为35 000～180 000元/kg，年采购/销售总价为10 000万元。其中使用量最大的为青海三江源有限公司，所用冬虫夏草来源为青海玉树州，其次为三普药业有限公司和青海普兰特药业有限公司。

（2）冬虫夏草人工培育：2000年，青海省畜牧兽医科学院完成了寄主昆虫的人工饲养全过程，形成了冬虫夏草寄主昆虫人工饲养技术研究规范，并在实验室内成功获得了全人工培养的冬虫夏草僵虫并长出了有子座的个体，也是最早公开报道的青海省人工室内培养获得的冬虫夏草。

2019年，北京同仁堂健康药业（青海）有限公司仿照天然冬虫夏草形成机制，用中华被毛孢对玉树杂多县蝙蝠蛾进行侵染形成体内菌丝，生态抚育人工冬虫夏草（见图5-9）。

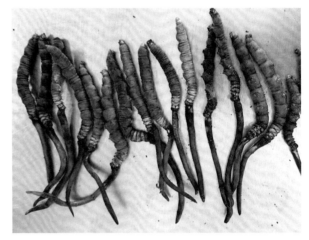

图5-9 同仁堂冬虫夏草人工培育

"十三五"时期，青海全省共登记冬虫夏草方向科技成果19项，其中国际领先水平1项，国际先进水平3项，国内领先水平5项，建成了"青藏高原冬虫夏草培育研发国家地方联合工程研究中心"和"青海省冬虫夏草菌丝体工程技术研究中心"，促进青海冬虫夏草产业不断创新，向高技术产业转移。

青海省拥有城北冬虫夏草市场、久玖冬虫夏草市场、玉树冬虫夏草市场等6个冬虫夏草专业市场（见图5-10至图5-14），共有30家冬虫夏草加工企业，生产药品、保健品、食品等冬虫夏草产品，利肺片、复方手参丸、景天虫草含片、复方虫草口服液等46种药品深受青睐，创造了"三江源""三普""春天"等中国驰名商标，形成了以天然冬虫夏草为主体，以冬虫夏草药品、冬虫夏草菌丝体及产品、人工冬虫夏草为代表的产业结构，年产值可达200亿以上，成为青海大产业之一。

（3）青海冬虫夏草菌粉：20世纪80年代，青海牧科院从天然冬虫夏草中分离获得冬虫夏草菌株，经液体培养研制出青海冬虫夏草菌粉，经研究表明冬虫夏草菌粉与天然冬虫夏草均无毒性，均对中枢神经有镇静作用，对动物的内分泌系统有增强作用，对动物的

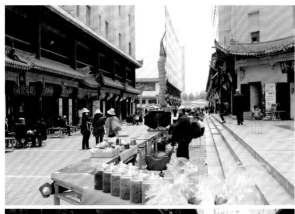

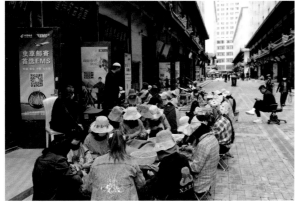

图 5-10　西宁玖鹰冬虫夏草市场

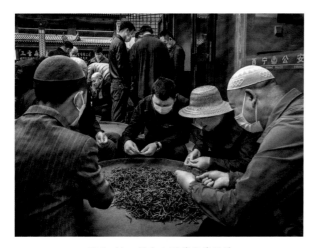

图 5-11　鲜冬虫夏草交易场景

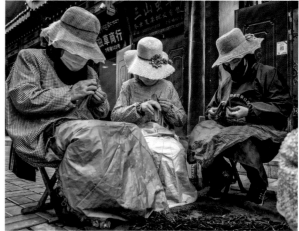

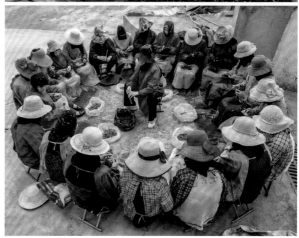

图 5-12　冬虫夏草市场内的初加工场景

免疫功能有调节作用,对动物肺气肿模型有一定防治作用。两者均具有提高白细胞数量、降低胆固醇、抗肿瘤和抗疲劳作用。两者的化学成分鉴别分析证明,其生物碱、甾醇、矿物质元素、脂肪酸、甘露醇、氨基酸含量和百分比例均基本一致(沈南英等,1986)。研究表明冬虫夏草菌粉与天然冬虫夏草有相似的化学成分和药理作用(赵鹏,2020)。青海冬虫夏草菌粉可以作为天然冬虫夏草的代用品。青海珠峰冬虫夏草药业冬虫夏草菌粉生产原理与工艺:

冬虫夏草是昆虫幼虫感染冬虫夏草真菌后,形成的虫菌复合体。冬虫夏草菌可以脱离虫体,在人工配置的培养基上生长。发酵冬虫夏草菌粉的生产(见图5-15),是从新鲜天然冬虫夏草中分离出中国被毛孢菌种,再经过多次的分离纯化,并经过权威部门认定之后,进行发酵性能测定,再利用人工深层液体发酵的方式得到的冬虫夏草菌丝体及其制成品。菌种采集需要在每年5月中下旬(青海玉树、果洛海拔4 800 m左右)冬虫夏草刚刚破土而出的时候进行。

发酵冬虫夏草菌粉以玉米粉、蚕蛹粉等农副产品为主要原料制作培养基,进行低温深层生物发酵培养,扩大菌体量,培养结束后将菌体和培养液过滤分离、烘干粉碎得到发酵冬虫夏草菌粉(见图5-16至图5-18)。

来　源

本品为麦角菌科真菌冬虫夏草菌 *Cordyceps sinensis*(Berk.)Sacc.寄生在蝙蝠蛾科昆虫幼虫上的子座和幼虫尸体的干燥复合体。

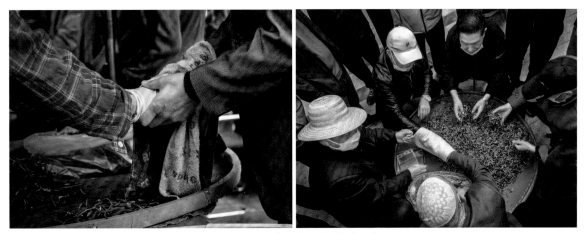

图 5-13 独特的冬虫夏草交易方式

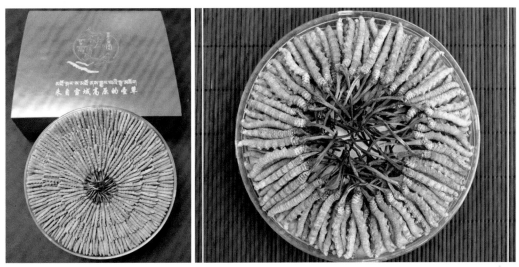

图 5-14 包装好的冬虫夏草药材

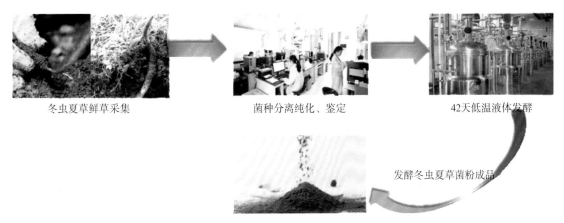

冬虫夏草鲜草采集　　　　菌种分离纯化、鉴定　　　　42天低温液体发酵

发酵冬虫夏草菌粉成品

图 5-15 发酵冬虫夏草菌粉的制备流程

试管斜面 $\xrightarrow{18\,℃\pm1\,℃,\ 30\sim45日}$ 茄瓶斜面 $\xrightarrow{2\sim8\,℃的冰箱保存}$ 种子摇瓶培养 $\xrightarrow{培养8\sim10日\ 18\,℃,\ 120\ rpm}$ 一级种子罐 $\xrightarrow{18\,℃\pm1\,℃,\ 培养8日}$ 二级种子罐 $\xrightarrow{18\,℃\pm1\,℃,\ 培养8日}$

三级种子罐 $\xrightarrow{18\,℃\pm1\,℃,\ 培养8日}$ 发酵罐 $\xrightarrow{18\,℃\pm1\,℃,\ 培养8\sim10日}$ 离心 $\xrightarrow{提取两次}$ 取出片状菌丝 $\xrightarrow{远红外烘干机\ 110\,℃}$ 粉碎 $\xrightarrow{过筛}$ 灭菌\包装

$\xrightarrow{射线照射}$ 发酵冬虫夏草菌粉

图 5-16 冬虫夏草菌粉产品工艺

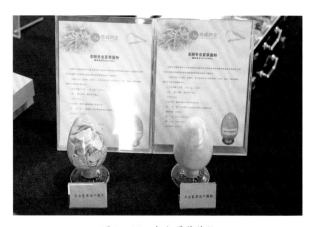

图 5-17 冬虫夏草菌粉

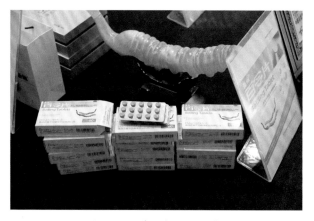

图 5-18 菌粉产品(百令片)

1. 冬虫夏草菌　寄主为鳞翅目昆虫绿蝙蝠蛾。冬季菌丝侵入蛰居土中之幼虫体内,吸取其养分,致使幼虫体内充满菌丝而死。夏季自虫体头部生出子座,露出土外;子座单生,细长如棒球棍状,长 4～11 cm,表面深棕色,断面白色,其基部留在土中与虫体头部相连。虫体深黄色,细长圆柱状,长 3～5 cm,形状似蚕(见图 5-19)。

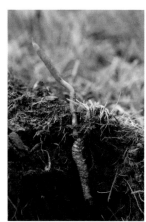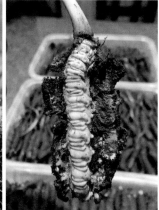

图 5-19 冬虫夏草菌

2. 蝙蝠蛾幼虫　蝙蝠蛾是完全变态昆虫,全变态生活周期为 4 年左右,整个生活史分卵、幼虫、蛹、成虫四个虫态,幼虫土栖,世代重叠。土壤中的真菌是在秋天感染了活动在地表层 15～20 cm 的蝙蝠蛾幼虫,并侵入虫体内,把虫体当成生长发育的营养剂、培养基,进而生长,此时幼虫被中国被毛孢菌入侵并无性繁殖,缓慢僵化。

没有被侵染的幼虫此时化成蛹,来年春天时变成蝙蝠蛾并交配产卵在草上,卵经过 30 多日发育成幼虫,幼虫期最长,幼虫经过 5～6 次脱皮,至少需经历 2 年时间才能成熟化蛹,因此蝙蛾幼虫一年四季可在土壤中找到,幼虫需要 1～6(～8)龄 4 年的生长,继续完成蝙蝠蛾的世代交替(见图 5-20)。

3. 冬虫夏草的形成　每年 8～9 月份,未采挖的冬虫夏草子座上形成子囊壳,当子囊壳破裂,子囊壳里的子囊孢散落至土壤,并黏附在蛰居土壤中的蝙蝠蛾幼虫外壳上。在适宜的条件下,孢子萌发出芽管,经蝙蝠蛾幼虫的口腔、气孔或几丁质外骨骼侵入幼虫体腔内,并迅速形成菌丝侵染蝙蝠蛾幼虫(4～5 龄期感染率最高)。

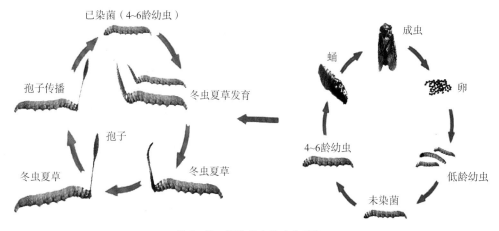

图 5-20 蝙蛾幼虫的生命周期

菌丝一方面利用幼虫虫体的有机物质作为能源进行营养生长，另一方面开始向幼虫体内迅速蔓延，于是蝙蝠蛾幼虫便被冬虫夏草真菌感染，菌丝不断分枝、交错成菌丝体。这时虽然蝙蝠蛾幼虫被感染，但仍有活动能力，尚能缓慢爬行，保持着"虫"的特性。

10月染病幼虫死亡或成为僵虫，冬虫夏草菌则从其头部长出子座，11月至次年2月，气温低，子座缓慢生长甚至停止生长，4～5月化冻后的土壤温湿度适合真菌生长，子座以每日3～4 mm的速度长出地面，一般在长出20～50 mm时不再长高。到6月下旬，随着气温升高，子座继续发育生长，最终在顶端形成膨大部分。7月下旬子囊孢子长成，8～9月子囊孢子逐渐成熟，从子囊壳中散发出来，弹射入土再感染虫体，进入下一个世代（见图5-21）。

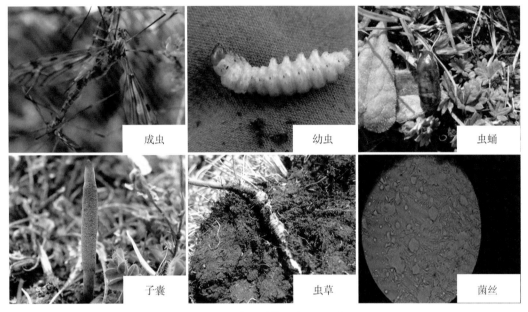

成虫　　　幼虫　　　虫蛹

子囊　　　虫草　　　菌丝

图5-21　冬虫夏草原植物的形成

生态分布

青海省冬虫夏草分布在境内6州2市的33个县、181个乡镇、529个村，海拔3 800～5 000 m的高山草甸地带，总产量达80吨左右，产量及品质居全国之首，其中平均海拔最高的三江源地区，冬虫夏草分布最多，产量最高，属于冬虫夏草主产区，约占青海总产量的80%，居全省之首；海南州（不含兴海、同德两县）、黄南州（不含河南、泽库两县）及海西州天峻县等环湖地区属于一般产区，约占青海总产量的15%；海东和西宁有零星分布区，约占青海总产量的5%。玉树州及果洛州三江源地区为青海省冬虫夏草最佳适生区（见图5-22）。

青海高原自然条件特殊，生态环境多样，适宜于冬虫夏草的繁衍生息。在海拔3 000～5 000 m的山地阴坡、半阴坡的灌丛和草甸，地表平均温度4.4～9 ℃，土壤肥沃、疏松，土层深厚，土壤湿度40%～60%，坡度15°～30°，分布较多。

冬夏草主要分布在土壤比较疏松的普通高山草甸和高山灌丛草甸之上。普通高山草甸主要分布在阴坡山地，其上发育着矮生嵩草草甸和线叶嵩草草甸，生草过程明显，淋溶作用强，pH为5.8～7，质地多为轻壤或沙壤。高山灌丛草甸主要在海拔3 200～4 500 m山地阴坡，其上发育着山生柳灌丛和金露梅灌丛，有美丽风毛菊、高山唐松草、高山紫菀、鸢尾等50余种伴生植物。

我国冬虫夏草除青海有分布外，西藏、四川、云南、甘肃亦有分布。此外，喜马拉雅山南麓的不丹、尼泊尔和印度北阿肯德邦部分区域也有冬虫夏草适生分布区。冬虫夏草最西可分布至东经73°41'，最北可分布至北纬38°06'，最东可分布至东经103°55'，最南可分布至北纬27°01'。其中，一般适生度分布面积达到439 163.19 km²；其次是低适生度分布面积，达395 502.35 km²；高适生度分布面积较小，为110 955.26 km²。最暖月最高温是冬虫夏草生长、分布最主要的限制因子。我国西藏那曲地区南部、西藏林芝地区北部、青海环青海湖地区、川西地区、滇西北地区，以及印度北阿肯德邦，冬虫夏草的适生度和遗传多样性均较高，适宜作为冬虫夏草原地保护区（见图5-23）。

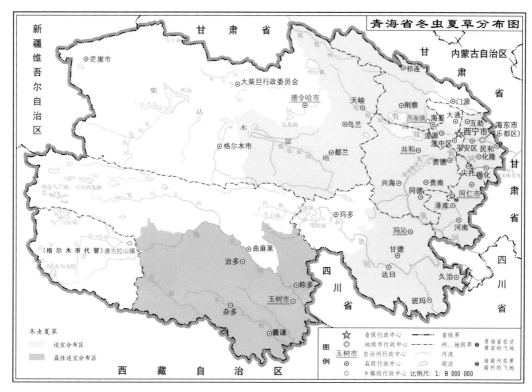

图 5 - 22　青海省冬虫夏草分布

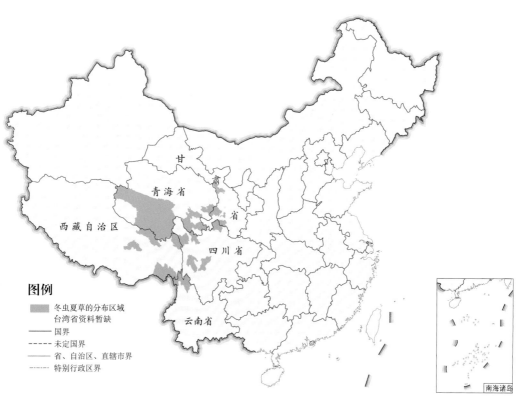

图 5 - 23　全国冬虫夏草分布

人工抚育技术

冬虫夏草作为青藏高原的珍稀药用资源,多年来处于供不应求状态,各种因素综合作用下,野生冬虫夏草资源量下滑是个大趋势。为了更好保护野生资源、促进冬虫夏草产业升级,工业和信息化部、发改委等六部委于2016年联合印发《医药工业发展规划指南》,其中提到"重点发展濒危稀缺药材人工繁育技术,推动麝香、沉香、冬虫夏草等产品野生变种植养殖;提升大宗道地药材标准化生产和产地加工技术,从源头提升中药质量水平"。据此,开展人工抚育冬虫夏草以补充并保护野生冬虫夏草资源。

(一)人工生态抚育

冬虫夏草是冬虫夏草菌侵染蝙蝠蛾幼虫后发育出的子实体,是一种虫菌复合体。在适宜环境下,人工促使蝙蝠蛾成虫交配,在受精雌蛾产卵后,收集虫卵,待到卵孵化成低龄幼虫后,将幼虫放入生态基质中,并向幼虫投喂其喜食食物。在抚育幼虫期间,仿照天然冬虫夏草形成机制,用中华被毛孢对蝙蝠蛾幼虫进行侵染,然后继续抚育其至老熟幼虫。感菌幼虫体内的中华被毛孢虫菌体将会形成菌丝,大量繁殖,消耗幼虫体内所有营养和器官,最终形成保留幼虫外壳的菌核(僵虫)。随后,将僵虫移栽到野外,便于子座原基形成并从僵死幼虫头部长出,形成3 cm以上的子座(中华被毛孢子实体),最终形成完整的僵虫和子座的复合体(见图5-24)。

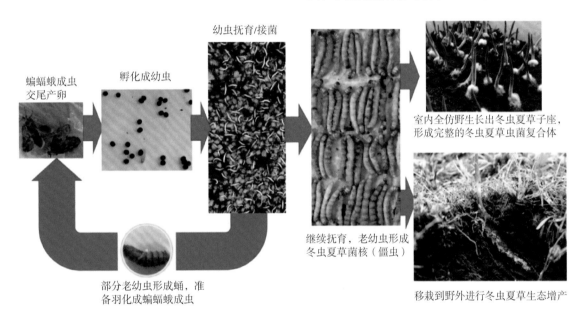

幼虫抚育/接菌

蝙蝠蛾成虫交尾产卵　　孵化成幼虫

室内全仿野生长出冬虫夏草子座,形成完整的冬虫夏草虫菌复合体

继续抚育,老幼虫形成冬虫夏草菌核(僵虫)

部分老幼虫形成蛹,准备羽化成蝙蝠蛾成虫

移栽到野外进行冬虫夏草生态增产

图5-24　生态抚育冬虫夏草技术(同仁堂青海分公司提供)

(二)虫源与菌种

抚育虫源主要是玉树杂多县扎青乡的蝙蝠蛾幼虫。2017~2018年,同仁堂通过人工捕捉获得百余对交尾蝙蝠蛾成虫,后经多年驯化繁育形成稳定的品系(见图5-25)。基于以上种源,2020年总共获得超过百万条一龄幼虫,部分用于接菌出草,部分用于继续繁育。

本着当地虫配套当地菌种的原则,对上述品系的侵染菌源,采用了当地采购的新鲜野生冬虫夏草,从中分离出中华被毛孢,通过不同条件下的液体发酵工艺,形成不同形态的侵染用菌。

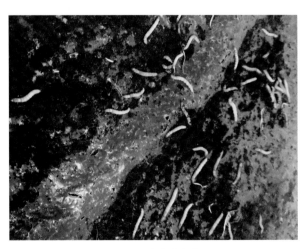

图5-25　同仁堂生态抚育用虫源

(三)蝙蝠蛾生活史

每年 4～6 月,老熟幼虫开始发育成虫蛹,经过 30 日左右蛹期,羽化成蝙蝠蛾(成虫),成虫存活时间一般为 4 日,其间人工控制适当的雌雄比例,以提高雌蛾交尾率。交尾后控制室温和湿度,受精卵在 40 日左右孵化,成为一龄幼虫。在室内温湿度、基质、食物等保障下,一龄幼虫在 6～10 个月内完成成熟幼虫的发育,随后即形成菌核,并在后续 2 个月内进一步形成子实体,成为完整的虫菌复合体,即冬虫夏草。未被侵染的活老熟幼虫则化蛹并大部分完成羽化。由此,绝大部分蝙蝠蛾幼虫每代到子代的完整周期在 12 个月以内,比野生条件下寄主幼虫生长发育大大加快。

(四)土壤、室内培育及移栽

考虑到可持续性,对幼虫生长需要的土壤,使用生态基质替代,主要是树糠和草炭土掺杂少部分沙土,幼虫的存活率和发育状况均与在土壤中类似。

幼虫在低龄阶段可以群居,因此孵化后可集中饲养,但随着虫龄增加,幼虫出现互噬性,集中饲养死亡率大大增加,且随着虫龄进一步增加,开始爆发具有较强毒性的真菌感染,如白僵菌、粉拟青霉等,如不控制则易形成大规模交叉感染,导致大量幼虫死亡,因此,在后期适宜单独饲养,具体包括分格饲养、单瓶饲养等。

根据青海省各地气候差异,在海拔相对低的冬虫夏草产区,一般在 4 月中旬白天土壤表面解冻时进行移栽。移栽时选取菌核已经长出圆基的虫菌复合体。在海拔较高地域,以白天土壤表面是否解冻为标准,一般在 5 月中旬到 8 月下旬进行移栽。在地域选择方面,原则上以土壤湿度不低于 25% 为宜(若有人工辅助喷灌设施的,可以适当放宽)(见图 5-26)。野生

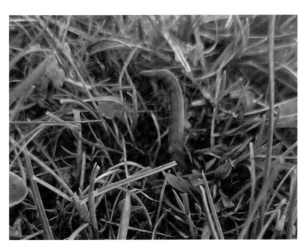

图 5-26 同仁堂生态抚育冬虫夏草

冬虫夏草作为一个生态标志物,其原生态环境是相对比较适合植被生长的,因此移栽地优选有冬虫夏草产出记录,但冬虫夏草减产的地区。

与野生冬虫夏草的区别主要是,野生冬虫夏草寄主幼虫直接生长在野外,生长周期较长,与冬虫夏草菌接触概率较低,因此冬虫夏草形成非常不易。移栽冬虫夏草通过前期的高存活率、高接菌率,形成菌核大概率大大增加,结合育种制种不断成熟,未来有希望成为产区农牧民自有基地上冬虫夏草增收的利器。

采收加工

每年的 5～6 月是冬虫夏草的采挖季节,采挖出来后,规格有大有小,颜色有好的也有差的,草头有长有短,有饱满的也有瘪的,有完好的也有挖断的,一般要经过一定加工才会拿到市场上出售,正常加工方法如下。

1. 去泥 把冬虫夏草身上带的泥沙刷净。刚采挖出来的冬虫夏草要及时清除泥沙,如果风干了就不利于清除(见图 5-27)。

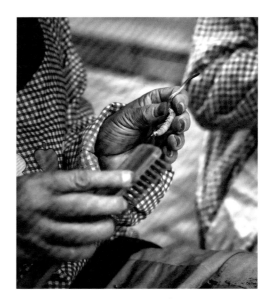

图 5-27 冬虫夏草去泥

2. 晾干 将采挖的冬虫夏草晾晒干,使之干度达到 90% 以上。

3. 筛选 将规格颜色不统一的冬虫夏草进行挑选分类,将瘪草、断条、穿条挑出,使之符合统一标准,即规格大小一致、品相相近(见图 5-28)。

4. 净制 筛选后再去泥、去水分;将冬虫夏草的干度与干净度进一步提高,如将干度不到 95% 的冬

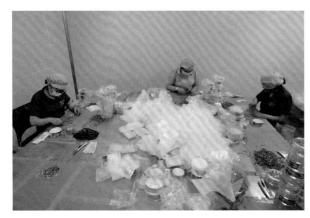

图 5 - 28　冬虫夏草筛选

虫夏草提高到 95% 甚至更高,把冬虫夏草草头与眼睛部位残余的泥土、菌膜刷掉,使其干净(见图 5 - 29)。

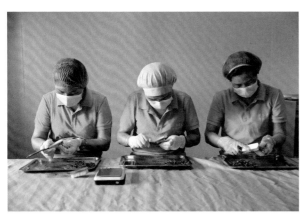

图 5 - 29　冬虫夏草净制

商品规格

依据《中药材商品规格等级标准汇编》(黄璐琦,2019)中对青海冬虫夏草规格等级划分要求。青海冬虫夏草根据每千克所含的条数进行等级划分。不同等级的性状特点见图 5 - 30。

1. 选货

一等:本品由虫体与从虫头部长出的真菌子座相连而成。虫体似蚕,长 3～5 cm,直径 0.3～0.8 cm;表面深黄色至黄棕色,有环纹 20～30 个,近头部的环纹较细;头部红棕色足 8 对,中部 4 对较明显;质脆,易折断,断面略平坦、淡黄白色。子座细长圆柱形,长 4～7 cm,直径约 0.3 cm;表面深棕色至棕褐色,有细纵皱纹,上部稍膨大;质柔韧,断面类白。气微腥,味微苦。每千克≤1 500 条,无断草、无穿条、无瘪草、无死草、无黑草。

二等:详见一等。与一等不一样的是:每千克 1 500～2 000 条,无断草、无穿条、无瘪草、无死草、无黑草。

三等:详见一等。与一等不一样的是:每千克 2 000～2 500 条,无断草、无穿条、无瘪草、无死草、无黑草。

四等:详见一等。与一等不一样的是:每千克 2 500～3 000 条,无断草、无穿条。

五等:详见一等。与一等不一样的是:每千克 3 000～3 500 条,无断草、无穿条。

六等:详见一等。与一等不一样的是:每千克 3 500～4 000 条,无断草、无穿条。

七等:详见一等。与一等不一样的是:每千克 4 000～4 500 条,无断草、无穿条。

2. 统货　详见选货一等。与其不一样的是:不限条数,无断草、无穿条。

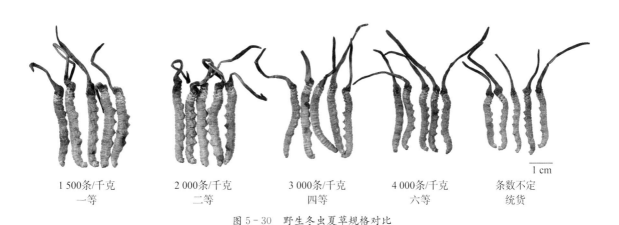

| 1 500条/千克
一等 | 2 000条/千克
二等 | 3 000条/千克
四等 | 4 000条/千克
六等 | 条数不定
统货 |

1 cm

图 5 - 30　野生冬虫夏草规格对比

药材鉴别

(一) 性状鉴别

1. 野生品 由虫体与从头部长出的真菌子座相连而成。

(1) 子座:单生,稀2～3个,从头顶近中央部位生出。呈细长圆柱形,基部略粗,稍扭曲,长4.0～7.0 cm,粗2.0～4.0 mm,表面棕褐色至深褐色,略带纵纹。有的子座上端稍膨大,呈短柱状,表面粗糙,放大镜下可见颗粒状突起密布;顶部具圆锥状的不孕端,不孕端长3.0～6.0 mm。子座下端常具细纵纹,基部略粗。质柔韧,易折断,横断面边缘棕褐色,中心类白色;膨大部位横断面边缘可见单层卵圆形的子囊壳部分埋于子座内,纵切面可见子囊壳呈卵圆形,垂直埋生(见图5-31)。

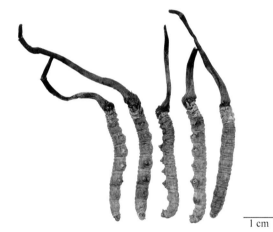

1 cm

图5-31 野生冬虫夏草药材性状

(2) 虫体:似蚕,近圆柱形,略弯曲,长3.0～5.0 cm,粗3.0～8.0 mm 表面深黄色至黄棕色,分为头部、胸节和腹节。头部较小,宽2.8～4.5 mm,常被子座基部菌膜所包裹,除去菌膜,表面黄棕色至红棕色,多紧密皱缩,顶端中央有子座从缝间"挤"出。胸节长3.5～7.3 mm,淡黄色至黄色,背侧环纹细密,近头端略显骨化;胸节腹侧具残存胸足3对,呈棕黄色节钩状。腹节长2.0～4.0 cm,深黄色至黄棕色,分10节,1～7腹节背侧环纹明显,依次呈弧形排列,将每腹节分为4小节,第1小节宽阔,第2小节狭短,第3、4小节狭长;近尾部小节渐少或分节不明显。腹节腹侧具乳头状隆起的腹足4对,分别位于第3～6腹节的第1小节,腹足顶面类圆形,边缘黄白色,内部深黄色;末节略呈钩状回弯,具扁平臀足1对,形态与腹

足相近。各腹节前两小节可见刚毛脱落后的残留毛片多数,尤以背侧的两对较为明显,毛片略突起,呈类圆形点状,淡黄色,有光泽。虫体两体侧下缘各具黑褐色椭圆环状气门9个,近头部1个,较大;1～8腹节各具1个,分别位于各腹节第1小节上。质脆,易折断,断面充实略平坦,白色或发黄,可见残留内脏痕迹。具"菇"样香气,味微苦(康帅,2013)(见图5-32)。

2. 人工抚育品 人工抚育冬虫夏草经DNA条形码鉴定,与野生冬虫夏草并不存在差异,都属于冬虫夏草。

培育冬虫夏草由虫体与从虫头部长出的真菌子座相连而成。虫体似蚕,长3～4 cm,直径0.4～0.6 cm;表面深黄色至黄棕色,有环纹20～30个,近头部的环纹较细;头部红棕色;足8对,中部4对较明显;质脆,易折断,断面略平坦,淡黄白色。子座细长圆柱形,长4～7 cm,直径0.25～0.35 cm;表面深棕色至棕褐色,有细纵纹,上部稍尖;质柔韧,断面类白色。气微腥,味微苦。

外观上,人工抚育冬虫夏与野生冬虫夏草非常接近,一般很难辨认,根据经验来看,在子座顶部稍微有些差别:野生冬虫夏草子座上下部分粗细度较为均匀,而培育冬虫夏草则是上部分稍尖。抚育冬虫夏草外观颜色由于加工方式不同,呈亮黄色偏淡,消化腺较野生天然冬虫夏草颜色相对较浅(见图5-33)。

(二) 传统鉴别术语

"三窄一宽":冬虫夏草虫体从头部开始前3对足,每对占1个环节,之后是3个窄环节,1个宽环节,这样的3窄1宽重复约7次,习称"三窄一宽"(见图5-34)。

"羊肚子":冬虫夏草药材的子实体顶端膨大部分,微凸形同肚子状。

(三) 显微鉴别

1. 横切面显微

(1) 子座横切面:子座先端膨大部位横切面近圆形,外侧表面为子囊壳层,内为致密菌丝。子囊壳近表生或半埋生,子囊壳间由致密菌丝相连,内有多数子囊。子囊圆柱形,自基部成束生出,顶端具明显增厚的子囊帽。子囊内可见子囊孢子呈卵圆形或长条形。子座中下端横切面呈近圆形,无子囊,表面为不规则颗粒状凸起和缝隙,内为致密菌丝(见图5-35和图5-36)。

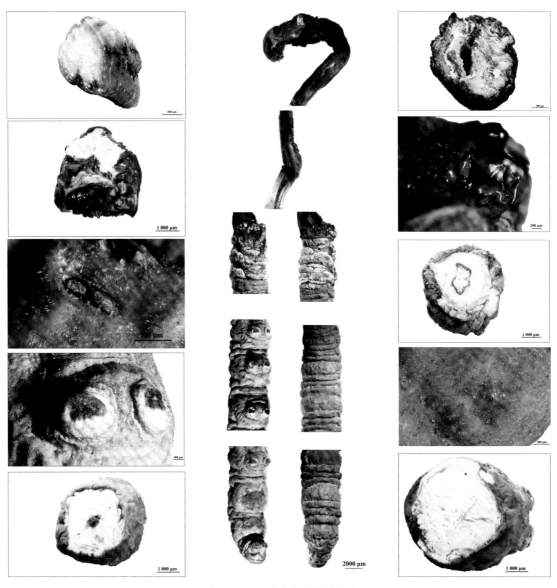

图 5-32　野生冬虫夏草微性状

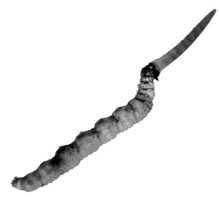

图 5-33　人工抚育冬虫夏草

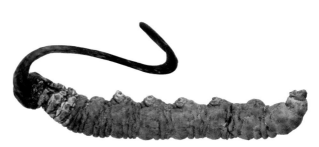

图 5-34　冬虫夏草"三窄一宽"

（2）虫体横切面：虫体横切面近圆形或不规则形，表面多褶皱，褶皱内充满菌丝。体壁表面具长短不一的刚毛，内为大量的菌丝。气门位于虫体侧面，开口较大，内生棕黄色颗粒状过滤结构，气门内密被菌丝。虫体残留肌肉组织散在，多为对称排列，中间有近"V"形或不规则形的肠腔，虫体内存有部分空腔和裂隙。腹足趾部多平截，其上均匀地长有棕黄色趾钩（见图5-37和图5-38）。

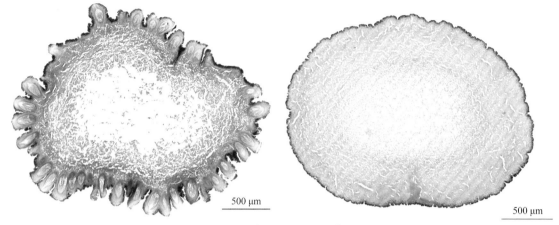

图5-35　冬虫夏草子座横切面（正常光）（50×）

1.子座先端膨大部位；2.子座中下端

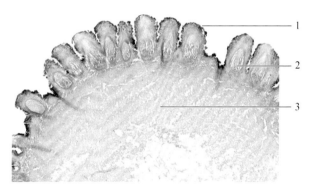

图5-36　冬虫夏草子座膨大部位局部横切面（正常光）（50×）

1.子囊壳；2.子囊及孢子；3.菌丝

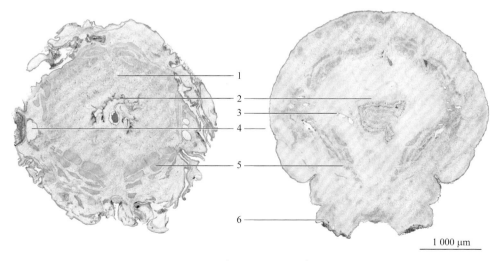

图5-37　冬虫夏草虫体横切面（正常光）（50×）

1.菌丝；2.肠腔；3.裂隙；4.气门；5.肌肉组织；6.腹足

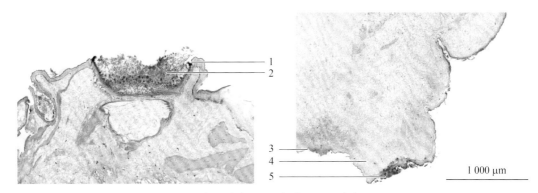

图 5-38　冬虫夏草虫体局部横切面（正常光）（50×）

1.气门；2.菌丝；3.刚毛；4.腹足；5.趾钩

2. 粉末显微　虫体粉末中可见具丛生刺毛状的体壁碎片，毛顶端尖细；菌丝为无色或浅棕色，细长，多不具分支；长刚毛多破碎，黄棕色，顶端颜色较浅，髓部可见；足底刚毛为黄棕色至红棕色，顶端钝圆，部分呈钩状；毛窝为黄棕色，圆形，直径 50～110 μm；气门碎片呈椭圆形环状；子座粉末中子囊壳间由致密菌丝相连，内有多数孢子，存在于菌丝顶端或侧面（见图 5-39）。

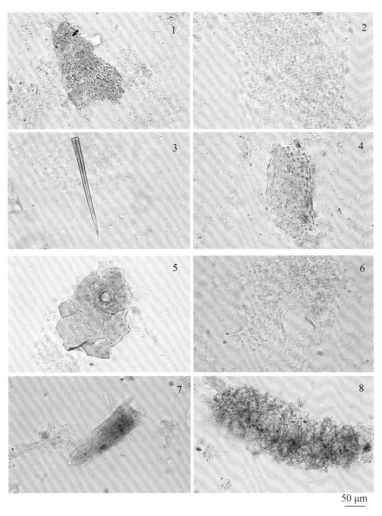

图 5-39　冬虫夏草粉末显微特征（400×）

1.体壁碎片；2.菌丝团块；3.刚毛；4.足底刚毛；5.毛窝；6.气门碎片；7.子座菌丝；8.网格菌丝

理化指标

《中国药典》(2020 年版)规定：冬虫夏草重金属与有害元素中铅不得超过 5 mg/kg，镉不得超过 1 mg/kg，汞不得超过 0.2 mg/kg，铜不得超过 20 mg/kg，含腺苷($C_{10}H_{13}N_5O_4$)不得少于 0.010%。

品质评价

(一) 传统品质评价

该品以虫体肥壮、完整、坚实，外表亮黄色、内玉白，子座短者为佳(张贵君,1993)。

(二) 现代品质研究

对青海、四川、西藏、云南各地冬虫夏草样品进行性状、显微特征鉴定，发现其头部、胸部、腹部、足、毛片和气门等结构与标准一致。不同产地样品子座的 ITS 序列与 GenBank 中冬虫夏草菌的 ITS 序列相似度达到 98% 以上，样品虫体的 Cytb 序列与 GenBank 中蝙蝠蛾的 Cytb 序列相似度达到 98% 以上。综上所述，青海、四川、西藏和云南采集的样品冬虫夏草均为药典品种。

在冬虫夏草中，冬虫夏草酸和多糖含量较高，其次是麦角甾醇，肌苷和腺苷的含量较少。不同产地冬虫夏草中，腺苷、肌苷、麦角甾醇、冬虫夏草酸和多糖的含量均存在显著性差异。各产地冬虫夏草酸和多糖含量从大到小依次是青海、西藏和云南、四川，麦角甾醇含量从大到小依次是青海和西藏、四川和云南；肌苷含量从大到小依次是云南、青海和西藏、四川；腺苷含量从大到小依次是云南、青海、四川、西藏。从测定的活性成分含量来看，云南和青海冬虫夏草的各指标含量综合较高，四川冬虫夏草的含量偏低(孙超，2015)。从活性论，青海冬虫夏草质量较好。

化学成分

冬虫夏草含有核苷、氨基酸、有机酸、维生素、矿物质元素、多糖类、醇类等物质(刘高强，2007)。其中，有效成分包括冬虫夏草酸、冬虫夏草素、冬虫夏草多糖、腺苷、麦角甾醇、氨基酸和多种维生素、矿质元素等，主要化学成分如下。

1. 核苷类　主要包括核苷、核苷酸和碱基。目前已从冬虫夏草中鉴定了 32 个核苷类化合物(见图 5-40)(钱正明，2014a；肖远灿，2014；Zhao H Q，2013；Zhao J，2014)，其中包括 7 个碱基(腺嘌呤、鸟嘌呤、次黄嘌呤、尿嘧啶、胸腺嘧啶、胞嘧啶、黄嘌呤)，20 个核苷(腺苷、尿苷、鸟苷、肌苷、胸苷、胞苷、冬虫夏草素、2'-脱氧腺苷、双脱氧腺苷、2'-甲氧基腺苷、N_6-羟乙基腺苷、3'-氨基-3'-脱氧腺苷、N_6-甲基腺苷、3'-高瓜氨酰-氨基-3'-脱氧腺苷、N_6-[β-(乙酰胺甲基)氧乙基]-腺苷、2'-脱氧尿苷、3'-脱氧尿苷、3'-甲氧基尿苷、脱氧鸟苷、乙酰冬虫夏草素)和 5 个核苷酸(单磷酸鸟苷、单磷酸尿苷、单磷酸腺苷、单磷酸胞苷、单磷酸胸苷)。通过对核苷类成分含量测定结果分析发现，尿苷、鸟苷、肌苷和腺苷为冬虫夏草的主要核苷类成分，其含量占总核苷量的 50% 以上(肖远灿等，2014；Zhao H Q，2013)。

冬虫夏草中核苷类物质含量最高的为尿苷，最低的为腺嘌呤；水溶性核苷成分主要聚集在子座部分，其中冬虫夏草素可抑制癌细胞的增殖，具有抗菌抗病毒、抗肿瘤、预防心脑血管疾病等作用(蔡友华，2007)。腺苷具有抗凝血、抗心律不齐、抑制中枢神经

腺嘌呤 Adenine	鸟嘌呤 Guanine	次黄嘌呤 Hypoxanthine	尿嘧啶 Uracil	胸腺嘧啶 Thymine	胞嘧啶 Cytosine	黄嘌呤 Xanthine

腺苷 Adenosine	2'-脱氧腺苷 2'-deoxyadenosine	虫草素 Cordycepin	乙酰虫草素 Acetyl cordycepin	3'-氨基-3'-脱氧腺苷 3'-amino-3'-deoxyadenosine

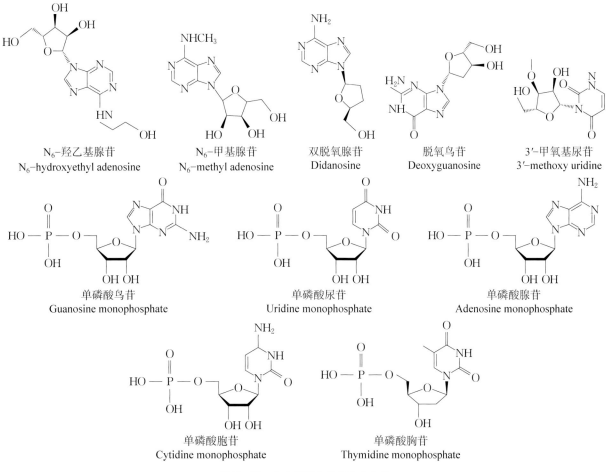

图 5-40 冬虫夏草中核苷类化合物

及扩张冠状动脉等明显的药理作用（Yoshikawa N，2008），作为冬虫夏草的质量控制指标，其含量不得少于0.01%（李绍平，2001；吕瑞绵，1981；徐文豪，1988）。

2. 氨基酸和肽类　天然冬虫夏草含有29.1%～33.0%的蛋白质，主要包括丙氨酸 Ala、精氨酸 Arg、天门冬氨酸 Asp、半胱氨酸 Cys、谷氨酸 Glu、甘氨酸 Gly、组氨酸 His、异亮氨酸 Ile、亮氨酸 Leu、赖氨酸 Lys、甲硫氨酸 Met、苯丙氨酸 Phe、脯氨酸 Pro、丝氨酸 Ser、苏氨酸 Thr、色氨酸 Trp、酪氨酸 Tyr、缬氨酸 Val 等18种氨基酸（张士善，1991）。其中含量较高的有精氨酸、天门冬氨酸、谷氨酸、亮氨酸，其主要药理成分为色氨酸、精氨酸、谷氨酸、酪氨酸，可能与临床上的补益、抗菌、辅助治疗消化及神经系统疾病、增强免疫力等功效有关联。从冬虫夏草分离到的一种环状缩羧肽具有免疫抑制作用和抗真菌作用（Yoshikawa N，2008），此外还有2种非核糖体肽（cicadpeptins Ⅰ、Ⅱ）具有抗真菌和细菌活性（Russell R，2008）。

冬虫夏草氨基酸分析色谱图表明培植冬虫夏草与野生冬虫夏草的氨基酸组成基本一致，其中赖氨酸、苯丙氨酸、甲硫氨酸、苏氨酸、异亮氨酸、亮氨酸、缬氨酸为必需氨基酸（钱正明，2016）。

3. 多糖类　多糖是冬虫夏草中含量最为丰富的活性成分，药理试验及临床研究表明其有提高人体免疫力、抗肿瘤等药理作用。Kiho T 等（1986）测定分离自冬虫夏草的半乳甘露聚糖（CT-4N）主要由 D-甘露糖和 D-半乳糖组成，并测定了其摩尔比和分子量。冬虫夏草中多糖种类有20多种，占冬虫夏草干质量的3%～8%（苏颖，2008）。袁建国等（2005）从冬虫夏草中分离到2种粗多糖 PCAI、PCBI，可提高小鼠单核巨噬细胞的吞噬能力；Methacanon P 等（2005）和 Zhang W Y 等（2008）从冬虫夏草中分离到一种表多糖 EPS，可抑制小鼠 H_{22} 肿瘤细胞的转移和增殖。

4. 甘露醇、甾醇类　甘露醇、甾醇类成分存在于冬虫夏草子座及虫体中，包括 D-甘露醇（冬虫夏草酸）、蕈糖、麦角甾醇及其过氧化物、胡萝卜苷、胆甾醇、谷甾醇等（Kiho T，1986；郦皆秀，2003；肖永庆，1983）。其中 D-甘露醇是冬虫夏草一个重要的质量控制指标，具有止咳、平喘、祛痰等作用，含量为5%～9%，云南产冬虫夏草的含量可高达14.71%，与生态环境、寄主物种及生长周期等有关（杨跃雄，1988）；麦角甾醇具有抗癌、减毒、延缓衰老等作用（Yuan J P，2007），子座和虫体中的含量经 HELP 法

分析分别为0.360%和0.134%，其含量相对稳定，常作为质量控制指标之一（龚范，1999）。另据报道，冬虫夏草中有一种甾醇（H1-A）具有免疫抑制作用（朱喜艳，2006）。冬虫夏草甾醇检测色谱图中各组分通过与对照品、标准谱库检索（NIST）及甾醇裂解规律核对质谱数据（缪妙，2008），表明4个样品中均发现7种成分，鉴定了其中6种成分，包括胆甾醇、麦角甾醇、菜油甾醇、豆甾醇、真菌甾醇、谷甾醇，另一成分根据甾醇裂解规律，推测其为甾醇类化合物（钱正明，2016）。

5. 维生素类　冬虫夏草含有多种维生素，如视黄醇、硫胺素、核黄素、烟酸、维生素 B_{12}、抗坏血酸、维生素 E 和烟酰胺等（纪莎，1999；赵余庆，1999）。

6. 无机元素　冬虫夏草含有37种无机元素。仲伟鉴等（2004）测定结果显示，冬虫夏草中的 P、K、Ca、Mg、Fe 含量较高，As、Cd、Sb、Hg、Y、Yb、Pt、Rb、Br 含量较低。

7. 其他　朱昌烈等（1993）从冬虫夏草中分离鉴定出软脂酸、硬脂酸、油酸、亚油酸和十七烷酸等12种有机酸；黄起鹏等（1991）报道冬虫夏草含有8种脂肪酸、4种烷烃、1个三烷基取代苯酚、1个烯醇和1个烯醛，并含有硫及硫磺；许益民等（1992）报道冬虫夏草中存在磷脂酰胆碱；Hsu T H 等（2002）报道冬虫夏草中还有腐胺、精胺、精咪、尸胺等多胺类物质及超氧化物歧化酶（SOD）；严冬等（2013）报道冬虫夏草含有粗纤维素18.55%、水分10.84%、灰分4.1%，以及磷脂酰胆碱（phosphatidylcholine）、咖啡因（caffeine）等成分。

药理作用

1. 对免疫系统的调节作用　冬虫夏草兼有细胞免疫和体液免疫调节作用，通过调节既可减轻或制止细胞免疫功能紊乱状态，又可降低 IgG1/IgG3 比值，制止由以上两种因素引起的免疫复合物形成。冬虫夏草还可以抑制免疫细胞分泌机制，抑制活化肺泡巨噬细胞释放中性粒细胞趋化因子，通过细胞免疫调节，减少变态反应过程中纤维蛋白、肺泡巨噬细胞源性生长因子、血小板衍生生长因子的产生，削弱活化型 T4 淋巴细胞分泌单核细胞趋化因子，延缓中性粒细胞分泌胶原酶，及延缓弹性硬蛋白酶的释放。冬虫夏草多糖能明显提高巨噬细胞的吞噬功能，可通过增强脾脏 DNA 生物合成显著促进 T、B 淋巴细胞增殖及溶血素抗体的生成，多角度、多环节、多方位减轻或制止细胞免疫功能紊乱状态，增强机体免疫力及抗病

力。冬虫夏草子实体及菌丝体能使动物脾重增加,网状内皮系统功能增强,增强小鼠腹腔巨噬细胞吞噬能力,提高机体免疫功能(胡敏等,2008;黄雪峰等,2015)。

2. 对肾脏的影响

(1)肾保护:冬虫夏草可显著改善缺血再灌注大鼠的肾小管损伤情况,从而发挥肾脏保护作用(余洪磊等,2012)。另有研究报道,冬虫夏草可减轻肾小管细胞溶酶体毒性损伤,保护细胞膜 Na^+-K^+-ATP 酶和减少细胞脂质过氧化反应,对氨基糖苷类诱发的急性肾损伤具有保护作用;对肾大部分切除大鼠肾脏的保护作用机制则依赖于冬虫夏草对氧化应激的抑制以及对线粒体的保护作用(郑丰等,1992;张明辉等,2016)。冬虫夏草菌丝体可促进抗凋亡基因 Bcl-2 表达,抑制 BAX 与 Caspase-9,缓解顺铂诱导的小鼠肾小管上皮细胞凋亡;同时降低 TNF-α 和 Toll 样受体 4 表达,减轻炎症,改善顺铂诱导的肾小管上皮细胞损伤情况(公伟等,2016)。

(2)减轻肾纤维化:Pan 等(2013)发现冬虫夏草可通过调节 TGF-β1/Smad 通路抑制上皮-间质转化,从而减轻肾小管间质纤维化。顾刘宝等(2014年)通过建立小鼠单侧输尿管结扎肾间质纤维化模型以观察冬虫夏草素对小鼠肾间纤维化的影响。实验结果表明冬虫夏草素可抑制胶原Ⅰ、胶原Ⅳ,纤维连接蛋白及 α-SMA 表达;促进肾小管上皮细胞真核翻译起始因子 2α 磷酸化;抑制 TGF-β 诱导的 Smad2/3 蛋白表达而发挥作用。

(3)在肾移植中的作用:Ding 等(2011)临床观察了 182 例肾移植患者在长期治疗过程中加用冬虫夏草的效果,Zhang 等(2011)临床观察了冬虫夏草对231 例慢性肾移植肾病患者肾功能的疗效,均发现服用冬虫夏草后体内 BUN、SCr 明显降低,尿酸、24 h 尿蛋白排泄量显著下降,谷丙转氨酶、谷草转氨酶、总胆红素及直接胆红素亦显著下降。冬虫夏草可促进机体蛋白合成,纠正代谢紊乱,减少环孢素 A 的使用剂量及肾毒性,提高肾移植患者的存活率和生活质量。

3. 抗肿瘤、抗菌、抗病毒作用 冬虫夏草多糖、腺苷结构与肿瘤细胞生长所需腺苷相似,通过识别错误参与肿瘤细胞繁殖,使 P53 基因表达发生改变达到抑制肿瘤细胞生长的效果(Nakamu RA K 等,1999)。冬虫夏草水提物对小鼠皮下移植 Lewis 肿瘤的生长和转移均有明显作用(Xu C D,2006);冬虫夏草多糖可有效抑制 U937 细胞增殖并诱发其分化成具有吞噬功能的巨噬细胞。此外,冬虫夏草中 D-甘露醇糖

及多糖物质是非特异性免疫增强、调节剂,通过激活免疫活性细胞(T 淋巴细胞、淋巴因子、巨噬细胞系统)攻击癌细胞,抑制肿瘤细胞(张书超等,2008)。冬虫夏草素对革兰阳性及阴性菌、芽孢菌和非芽孢菌、链霉菌有明显抑制作用。冬虫夏草提取物能抑制幼鸭体内的鸭乙肝病毒(DHBV)的感染。冬虫夏草水提物可有效抑制人巨细胞病毒蛋白的表达(黄雪峰等,2015)。

4. 抗氧化、延缓衰老、降血糖作用 冬虫夏草真菌中含超氧化物歧化酶(SOD),可显著提高肾脏器官中抗氧化酶活力(口如琴等,1995)。冬虫夏草脂质体口服液对组织中过氧化物脂质的生成有明显的对抗作用,具有良好的抗氧化作用(路海东等,2002)。冬虫夏草也可明显减轻缺氧再给氧时细胞内脂质过氧化作用,且呈良好的量-效关系(俞宙,1988)。冬虫夏草提取物可提高与年龄有关的酶(如 SOD、GSH-Px、过氧化氢酶)活性,降低衰老小鼠的脂质过氧化和单胺氧化酶的活性水平(Ji D B 等,2009),还能增强大脑功能及 D-半乳糖诱导的衰老小鼠的抗氧化酶的活性。冬虫夏草的类固醇激素合成的诱导与延缓衰老功能相关。冬虫夏草素能通过激活磷酸化一磷酸腺苷激活蛋白激酶及提高胰岛素的敏感性来预防高脂血症。口服冬虫夏草后,小鼠脾脏和胰腺淋巴结调节性 T 细胞与 Th17 细胞的比例增加,使糖尿病发病率降低,冬虫夏草提取物能降低 STZ 诱导糖尿病大鼠的血糖,改善糖尿病大鼠体内异常的氧化应激水平,降低血清一氧化氮含量。冬虫夏草的抗糖尿病功能也可能与抗脂肪形成和抗高血脂活性有关,能阻止脂肪生成和脂质积聚,冬虫夏草可通过降低胰岛素耐受性进而达到治疗糖尿病的作用。也有研究发现,冬虫夏草对糖尿病肾病大鼠的肾小管上皮细胞转分化具有调节作用,能延缓糖尿病肾病肾小球系膜细胞的增殖(王林萍等,2014)。

5. 其他作用 冬虫夏草可以使慢性阻塞性肺病大鼠模型的支气管肺泡灌洗液中白细胞总数及基质金属蛋白酶-9 的水平明显降低,气道阻力显著下降,而肺顺应性上升,从而降低大鼠气道炎症反应,起到保护肺功能的作用(管彩虹等,2013)。此外,中国科学院西北高原生物研究所研究员魏立新团队通过网络药理学技术对冬虫夏草抗肺腺癌的靶点和通路进行了探索,并采用肺癌小鼠模型进行体内药效验证,证实了冬虫夏草对肿瘤的体积和重量均有显著的抑制作用,而且抑制了 BRCA1 和 CCNE1 的表达,从而发挥体内抗肺腺癌的作用。这为冬虫夏草应用于肺腺癌的临床治疗提供了科学依据。

冬虫夏草有负性心率、降低心肌耗氧量、增加心输出血量和冠脉血量、改善心肌缺血、抗血小板聚集、抗心律失常、降低血压、扩张血管的功能（Chiou WF 等,2000）。冬虫夏草有雄性激素作用,用含有/不含有人绒毛膜促性腺激素的不同浓度冬虫夏草加入睾丸间质细胞中,用放射免疫法测甾类物的产生,结果显示,冬虫夏草刺激小鼠睾丸间质细胞分泌甾类物具有剂量依赖性（胡敏等,2008）。

资源综合利用

（一）科学利用野生虫草资源

（1）依托青海道地冬虫夏草资源优势,走保护天然资源,创新开发冬虫夏草保鲜加工、药品、保健品、食品、美容化妆品深加工产业链条之路,促进产业向绿色、高值、可持续的方向转型升级。一是建立野生资源保障核心区,青海省玉树州、果洛州、黄南州的同仁县、河南县,海南州的兴海县、贵德县等地,所产冬虫夏草占全省80%以上,其玉树冬虫夏草俗称藏草,品质最佳,有"寸草寸金"称誉。由于禁控过大,资源减少被评为易危物种并入选红色名录,应按照青海省地方标准《冬虫夏草采挖技术规程》（2009年版）合理开发资源,保证可持续利用,对该区域要重点建设冬虫夏草野生抚育与种质资源保护。二是以市场需求为导向,提升天然冬虫夏草原草加工技术水平和丰富新药物品种,重点发展冬虫夏草新药物研发和生产,研发治疗呼吸系统、泌尿系统、消化系统、免疫系统和心血管系统疾病的药物,研发冬虫夏草多糖、核苷类及碱基、氨基酸、甾醇类、糖醇类等组分的中成药。在天然冬虫夏草原草加工方面,重点发展保鲜冬虫夏草和冻干冬虫夏草产品,提升保鲜冬虫夏草和冻干冬虫夏草产品品质,提升鲜草和冻干冬虫夏草在原草产品中的比例,提高产品附加值。

（2）借鉴国内外研究成果开发抗癌新药。Ruma I等（2014）的实验证明冬虫夏草提取物可以诱导凋亡细胞死亡（补充凋亡细胞系）,进而抑制人黑色素瘤细胞的生长,冬虫夏草可能是一种抗实体肿瘤的有效草药。Niwa Y等（2013）在研究自然疗法可以延长肝癌细胞的生存期项目中,发现用冬虫夏草治疗肝癌患者,可以延长患者的生存期且没有毒副作用。德国学者Hahne J C等（2014）的研究证明冬虫夏草提取物对子宫内膜癌细胞活力和增殖都有抑制作用,冬虫夏草提取物可用作子宫内膜癌治疗的辅助药物。Park S J等（2018）揭示了冬虫夏草具有新的抗癌功能,冬虫夏草提取物参与调控 NF－κB 信号通路,并剂量依赖性地抑制肿瘤坏死因子－α（TNF－α）诱导的 TK－10 人肾细胞癌 NF－κB 激活,进而上调 MKK7－JNK 信号通路,诱导 TK－10 细胞凋亡。以上研究提示今后冬虫夏草可用于抗癌新药开发,并有广阔前景。

（二）加强对虫草替代品中国被毛孢的开发利用

中国被毛孢 Hirsutella sinensis 又称中华被毛孢、蝙蝠蛾被毛孢,是1983年首次从青海野生冬虫夏草中首次分离获得,近20年来科研工作者不断研究发现,中国被毛孢为冬虫夏草无性型生长阶段,中国被毛孢和冬虫夏草之间有96%的相似率,以中国被毛孢菌丝体为原料制备的百令胶囊（片、颗粒）是治疗肺肾两虚引起的咳嗽、气喘、咳血、腰酸背痛、慢性支气管炎和肾功能不全的良药（杨孟孟,2023）。研究发现中国被毛孢化学成分主要包括核苷类、多糖类、甾醇类、蛋白质和氨基酸、脂肪酸、脂质类、维生素以及矿物元素等,其中中国被毛孢含尿苷和鸟苷的含量与野生冬虫夏草接近,而腺苷和胞苷含量远高于野生冬虫夏草。中国被毛孢具有抗肿瘤、免疫调节、抗纤维化、抗氧化和保护肝肾等多种生物活性,其保肺护肝肾作用显著,对改善糖尿病患者肾脏糖脂代谢紊乱、肾脏过量的代谢和核苷酸代谢可调至正常水平。中华被毛孢开发利用具有明显的经济、社会和生态效益,以其为原料制备更多的医用保健品及相关产品,有利于人类健康,也有利于野生冬虫夏草资源过度采挖而导致枯竭风险,有利于资源可持续利用（杨孟孟,2023）。今后应系统开发冬虫夏草菌丝体饮料、冬虫夏草菌丝体饼干、冬虫夏草菌生丝口服液等功能食品,开发冬虫夏草菌丝体洗护产品、美容护理等日化产品。开发高端保健品、特殊医学用途配方食品、开发中老年妇女、儿童、慢病患者适宜的冬虫夏草补品,使其广泛成为冬虫夏草代用品,从而保护野生虫草资源并保护三江源生态。

（三）开展虫草人工繁育技术研发与应用

开展人工繁育品产业创新,构建以青海产蝙蝠蛾种类为主体的饲养、菌种培育,僵虫生产组成的人工繁育冬虫夏草生产线,在保护青海天然冬虫夏草寄主的前提下,前瞻性布局人工冬虫夏草的生产及加工产品生产,为青海冬虫夏草产业发展创建新型增长点。

经以上途径实现冬虫夏草加工向绿色产业转型,实现青海千亿冬虫夏草产值。

炮　　制

1. 鲜冬虫夏草　取刚出土的冬虫夏草鲜品,淋洗,除去似纤维状的附着物及杂质,摊晾2 h,装入玻璃瓶中,密封(见图5-41)。

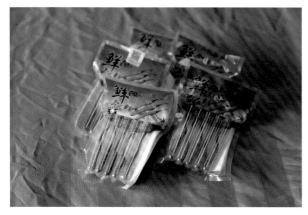

图5-41　鲜冬虫夏草

2. 冬虫夏草(净制)　取冬虫夏草药材,除去杂质,筛去碎屑,即得。

性味与归经

甘,平。归肺、肾经。

功能与主治

补肺益肾,止血化痰。用于久咳虚喘,劳嗽咯血,阳痿遗精,腰膝酸痛。

临床与民间应用

(一) 国家标准成方制剂应用

国家标准中含冬虫夏草的成方制剂约50多首,其中《中国药典》2首、《卫生部药品标准》13首、《国家中成药标准》汇编24首,其他标准10余首。含冬虫夏草的成方制剂类型主要为丸剂、片剂、胶囊剂等。常见成药有利肺片、益髓冲剂、蛤蚧治劳丸、风痛丸、灭澳灵片、宁心宝胶囊、至灵胶囊、固本强身胶囊、人参鹿茸丸、白凤饮、地骨降糖胶囊、冬虫夏草金钱龟口服液、鹿精培元胶囊、复方虫草口服液、景天虫草含片、虫草清肺胶囊、虫草川贝止咳膏(茶)、复方手参丸等。还有发酵冬虫夏草菌粉(原料)药、百令片等药

品与保健食品。涉及110多种药味,常配伍的有人参、鹿茸、当归、枸杞、黄芪、党参、手参、川贝母等,其功效主治为滋肾补肺、益气补血、固精作用,现代临床多用于治疗呼吸系统、肝脏、心血管、肿瘤方面的疾病。

冬虫夏草在《中国药典》《国家中成药标准汇编》《卫生部药品标准》、新药转正标准、注册标准及国家药品颁布件中共计查询到52个组方品种,搭配组方的药材数量为250余种。组方品种功能主治主要体现在消化道及代谢(21种)、呼吸系统(7种)、泌尿生殖系统(6种)三个方面;配方多搭配黄芪、枸杞子、当归、人参、鹿茸等药味(见图5-42)。

(二) 临床配伍

1. 补益肺肾,纳气平喘

冬虫夏草配人参:补益肺肾,纳气平喘。用于肺肾两虚,摄纳无权,久咳虚喘。

冬虫夏草配核桃仁:补肾壮阳,纳气定喘。用于肾阳不足,阳痿遗精,肺肾两虚,摄纳无权,久咳虚喘等。

2. 补肾壮阳　冬虫夏草配杜仲:补肾壮阳。用于肾阳不足的阳痿遗精、遗尿、腰膝酸软等。

3. 补肺止血　冬虫夏草配阿胶:温肾补肺,养血止血。用于气阴不足,劳嗽咯血等。

此外,冬虫夏草、冬虫夏草菌丝体、冬虫夏草为天然产物,冬虫夏草菌丝体为冬虫夏草菌通过人工发酵得的药用产物,后者在化学成分和药理作用方面与前者相似。目前已成为冬虫夏草替代品在临床上应用。

(三) 经典处方与研究

1. 利肺片

处方:冬虫夏草、百部、百合、五味子、枇杷叶、白及、牡蛎、甘草、蛤蚧。

功能:祛痨补肺,镇咳化痰。

主治:肺痨咳嗽、咯痰、咯血、气虚哮喘、慢性气管炎。

用法用量:口服,一次2片,一日3次。

方解:方中冬虫夏草补肺益肾,蛤蚧助肾阳,益精血,两者共用起到平喘止咳、补肾作用;百合滋阴润肺,百部润肺止咳,枇杷叶可清热化痰,三者共用可止咳化痰、清热养肺;五味子上敛肺气,下收肾气,白及清热止咳,牡蛎则能平肝阳及软坚散结,三者共用加强主药收敛、止喘作用;上述诸药可达到止咳化痰、补肺益肾作用(陈生,2019)。

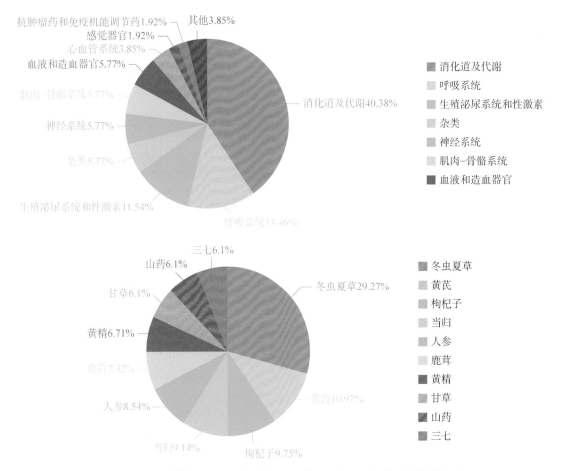

图 5-42　冬虫夏草成方制剂品种分布及组方前十的药味统计(来源:药智数据库)

现代研究:利肺片的组成研究表明,冬虫夏草具有增强机体免疫力、抗炎、抗缺氧及止咳化痰和舒张肺支气管等作用,能有效抑制慢性阻塞性肺病模型大鼠炎性细胞在气道腔中募集和激活,减轻气道炎症,抑制气道重构和气道阻塞的发生。蛤蚧补肺气、助肾阳、定喘咳、益精血,与冬虫夏草配伍共奏补肺益肾、纳气平喘之功。五味子味酸,能上敛肺气下收肾气,与主药相合加强敛气下降、止咳喘之功,白及亦有收敛之性。百部、百合能润肺止咳、清心安神。枇杷叶、白及性偏寒,具有清热化痰止咳作用。牡蛎既能平肝阳而起到安神之功,又能软坚散结。甘草润肺止咳,调和诸药等功效。诸药相合共奏补肺益肾、化痰止咳平喘之功,可谓补虚不忘邪实,虚实兼顾,正合慢性支气管炎缓解期以虚为主、兼夹痰瘀的病机特点。实验证明,利肺片能抑制小鼠咳嗽起镇咳作用,能稀释痰液而起到祛痰的效果,还能对抗乙酰胆碱-组胺等引起的支气管收缩。因此,利肺片具有镇咳、祛痰和平喘作用(梦玲洁,2013)。

2. 温肾全鹿丸

处方:冬虫夏草1.5 g,人参240 g,鹿角胶60 g,补骨脂(盐炒)48 g,黄柏96 g,巴戟天(制)48 g,锁阳72 g,川牛膝60 g,五味子(醋炙)30 g,小茴香(盐炒)36 g,老鹳草膏30 g,鹿茸120 g,菟丝子48 g,杜仲(炭)96 g,黄芪(蜜炙)192 g,香附(醋炙)144 g,牛乳48 g,大青叶30,龙眼肉720 g,秋石48 g,楮实子30 g,鹿角88 g,茯苓240 g,葫芦巴(炒)48 g,鹿鞭22.5 g,天冬48 g,麦冬48 g,柴狗肾1 g,熟地黄96 g,甘草48 g,牛膝48 g,琥珀48 g,鲜鹿肉(带骨)960 g,没药(醋炙)益母草膏48 g,枸杞子96 g,远志肉(甘草水炙)24 g,鹿尾4 g,肉苁蓉(酒炙)24 g,花椒12 g,覆盆子30 g,紫河车3.5 g,川芎48 g,白术(麸炒)78 g,当归96 g,陈皮432 g,沉香96 g,红花30 g,地黄78 g,木香48 g,砂仁384 g,续断48 g,黄芩96 g,山药48 g,木瓜48 g,酸枣仁(炒)50 g,桑白皮(蜜炙)30 g。

功能:温肾固精,益气养血。

主治:肾阳虚弱、气血亏损引起的头晕健忘、目暗耳鸣、腰膝酸软、倦怠嗜卧、阳痿滑精、宫寒带下、滑胎小产。

用法用量:口服。一次1丸,一日2次。

3. 百令片

处方:发酵冬虫夏草菌粉(C-C-080)333 g。

功能:补肺肾,益精气。

主治:用于肺肾两虚引起的咳嗽、气喘、咯血、腰酸背痛等症及慢性支气管炎的辅助治疗。

用法与用量:口服。一次3~9片,一日3次。

现代研究:百令胶囊(片)是肾内科常用的中成药,具有减少24 h蛋白尿含量,提高肾功能的作用(窦敬芳,2006),从而提高临床治疗慢性肾炎总有效率(吴峰,2014)。百令胶囊(片)的主要作用机制:①抑制肾小球免疫复合物的形成。②减少肾小管上皮细胞空泡变性、坏死和间质炎性细胞浸润。③促进肾小管的修复,从而减少蛋白尿和延迟肾衰的发生(周岳琴,2019)。《肾内科学》中关于药物性肾损害提到百令胶囊对器官组织纤维化有明显的拮抗作用;2015年版《临床用药须知》中提到百令胶囊可以治疗肺肾两虚所致的气短乏力,多尿,尿液清长,泡沫尿,腰膝酸软,面目水肿,舌淡苔白,尺脉弱、沉或细等表现;《中华人民共和国药典临床用药须知》《中成药临床应用指南——肾与膀胱疾病分册》《中医内科常见病诊疗指南——西医疾病部分》等书籍均有记录推荐使用百令胶囊治疗肾脏病。

百令片可作为有效的抗结核辅助治疗药物。选取100例继发性结核患者,随机均分为对照组和观察组各50例。对照组予2HRZE/4HR方案治疗,观察组患者在此基础上联合应用百令片治疗。比较两组的临床疗效。结果:治疗后,观察组临床症状改善率、痰菌阴转率、病灶吸收率、空洞缩小率均显优于对照组($p<0.05$)。结果表明百令片合抗结核药物治疗继发性肺结核可改善临床症状,加快痰菌的阴转,促进肺部病灶吸收及空洞闭合,不良反应少,值得临床推广应用(韩火平,2016)。

(四)青海中医单验方

(1)冬虫夏草酒。

组方:冬虫夏草、红参、枸杞子、桂圆肉等药味。

用法:口服。一次30~50 mL,一日1次,晚餐时服用。

主治:滋阴壮阳,补气养血。用于年老体弱,久病虚损,抵抗力差而易患病者。

来源:《青海省藏药标准》(1992年版)。

(2)鹿精培元胶囊。

组方:冬虫夏草、烈香杜鹃、黄精、迷果芹、天冬、蒺藜、喜马拉雅紫茉莉、枸杞子、鹿茸。

用法:口服。一次1~2粒,一日2次。

主治:滋补肝肾,益精培元。用于精血亏虚所致的疲劳综合征、腰膝酸痛、畏寒肢冷、心悸烦热、头痛失眠消渴、夜尿频。

来源:(《国家中成药标准汇编》)。

(3)组方:冬虫夏草50 g,花椒10 g,麻雀肉(制)50 g,诃子(去核)40 g,绵羊奶30 g,烈香杜鹃25 g,黑蕊虎耳草25 g,居岗10 g,红花20 g,丁香10 g,肉豆蔻10 g,草豆蔻10 g,草果10 g,人工牛黄5 g,熊胆粉0.7 g,马尿泡(制)10 g,天仙子10 g,雪蛙(制)10 g,蜂蜜10 g。

制法:以上20味,除冬虫夏草、熊胆粉、人工牛黄、蜂蜜外,诃子用绵羊奶者后备用与其他药材粉碎成细粉,过筛,加入冬虫夏草、熊胆粉和人工牛黄细粉,混匀,蜂蜜加适量水制丸,干燥,即可。

主治:滋补和血,用于肾病体虚无力等。

来源:青海省藏医院。

附　注

在青海市场上有人工冬虫夏草销售,其形状和野生冬虫夏草性状极其相似,但两者价格悬殊较大。

人工繁育品:由虫体与从虫头部长出的子座连接而成。虫体形态虫体略呈扁圆柱形,略弯曲,长2.0~4.8 cm,直径0.2~0.6 cm,依次分头部、胸节和腹节。虫体头部较小,略皱缩表面黄棕色至红棕色。虫体胸节长0.6~0.7 cm,表面淡黄色,背侧环纹清晰,放大镜下可见深黄色斑状毛片散在,腹侧可见残存的节钩状胸足。虫体腹节长2.0~4.0 cm,表面深黄色至黄棕色,放大镜下可见黄色类圆形点状毛片规律散布,背侧环纹清晰,呈现明显的"一宽三窄"的规律,腹侧中部可见峰状隆起的腹足4对,末端具臀足1对。虫体体侧虫两体侧下缘具黑褐色椭圆环状气门9个(见图5-43)。

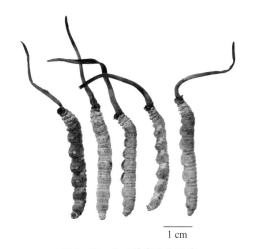

1 cm

图5-43　人工繁育冬虫夏草

子座膨大部位：较成熟个体的子座上部稍膨大，顶端具有圆锥状不孕端，膨大部位表面密布类球形颗粒状突起。子座形态子座单生，从虫体头部近中央部分长出，细长圆柱形，多顺直，部分弯曲，长 1～4 cm，直径约 0.1～0.3 cm；表面深棕色至棕褐色，有细纵皱纹。虫体质地与断面质脆，易折断，断面充实略平坦，白色或发黄，可见残留内脏痕迹。子座质地质脆，易折断，断面边缘棕褐色，中心类白色。气微，味微苦（康帅，2020）（见图 5 - 44）。

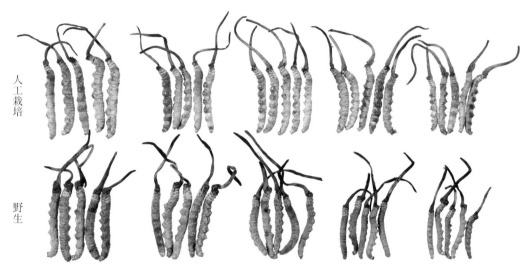

图 5 - 44　人工栽培和野生冬虫夏草对比

第六章 大 黄

Da huang

RHEI RADIX ET RHIZOMA

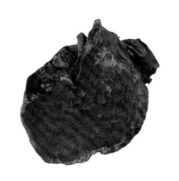

道地沿革

(一) 基原考证

1. 魏代 《吴普本草》记载:"大黄,一名黄良,久火参,一名肤如,神农、雷公:苦,有毒。扁鹊:苦,无毒。为中将军。二月卷生,生黄赤叶,四四相当,黄茎,高三尺许,五月实黑,三四月采根,根有黄汁,切,阴干。"该著较早记载了大黄植物形态,其中叶黄色或红色、叶片多枚轮生、黄色茎高3尺(约为1 m)、四月花黄、六月结实的特征,接近于蓼科植物药用大黄 *Rheum officinale* Baill.。

2. 唐代 《新修本草》记载:"大黄,性湿润而易坏蛀,火干乃佳。二月、八月日不烈,恐不时燥,即不堪矣。叶、子、茎并似羊蹄,但粗长而厚,其根细者,亦似宿羊蹄,大者乃如碗,长二尺。作时烧石使热,横寸截,著石上爆之,一日微燥,乃绳穿眼之,至干为佳。幽、并已北渐细,气力不如蜀中者。今出宕州、凉州、西羌、蜀地皆有。其茎味酸,堪生啖。亦以解热,多食不利人。陶称蜀地者不及陇西,误矣。"此外,《蜀本草》还提到大黄"叶似蓖麻,根如大芋,旁生细根如牛蒡"。该著描述的大黄原植物叶茎粗长且厚,叶与蓖麻接近,根大如芋头,推测为蓼科大黄属波叶组植物华北大黄 *Rheum rhabarbarum* L. 或河套大黄 *Rheum*

hotaoense C. Y. Cheng et Kao 等。苏敬认为大黄四川产者不亚于甘肃所产,与陶弘景观点有所不同。其提及大黄"叶似蓖麻",而蓖麻叶常掌状分裂至叶片的一半以下,可见当时所用的可能为深裂的掌叶大黄 *Rheum palmatum* L. 或全裂的唐古特大黄 *Rheum tanguticum* Maxim. ex Balf.,其提到的"绳穿眼之"干燥方式一直被沿用。

3. 宋代 《本草图经》记载:"大黄,生河西山谷及陇西,今蜀川、河东、陕西州郡皆有之,以蜀川锦文者佳。其次秦陇来者,谓之土蕃大黄。正月内生青叶,似蓖麻,大者如扇;根如芋,大者如碗,长一二尺,旁生细根如牛蒡,小者亦如芋;四月开黄花,亦有青红似荞麦花者;茎青紫色,形如竹。二、八月采根,去黑皮,火干。江淮出者曰土大黄,二月开黄花,结细实。又鼎州出一种羊蹄大黄,疗疥瘙甚效。初生苗叶如羊蹄,累年长大,即叶似商陆而狭尖;四月内于抽条上出穗,五、七茎相合,花叶同色;结实如荞麦而轻小,五月熟即黄色,亦呼为金荞麦。三月采苗,五月收实,并阴干;九月采根,破之亦有锦文。日干之,亦呼为土大黄。"该著认为锦纹大黄优于吐蕃大黄,宋代对大黄已经开始辨别应用。山西、陕西所产为药用大黄 *Rheum officinale* Baill. 或华北大黄 *Rheum rhabarbarum* L.,土大黄、羊蹄大黄与药用大黄植株均有似荞麦的花,但功效各异。

4. 明代 《本草纲目》记载:"宋祁益州方物图,言蜀大山中多有之,赤茎大叶,根若巨碗,药市以大者为枕,紫地锦纹也。今人以庄浪出者为最,庄浪即古泾原陇西地,与《别录》相合。""庄浪"指今甘肃平凉,李时珍认为此处所产大黄最佳。"赤茎大叶""根若大碗""紫地锦纹"等性状接近掌叶大黄 *Rheum*

palmatum L.。该书中【正误】条提出："苏说即老羊蹄根也,因其似大黄,故谓之羊蹄大黄,实非一类。又一种酸模,乃山大黄也。状似羊蹄而生山上,所谓土大黄或指此,非羊蹄也。"指出《本草图经》中所提到的"羊蹄大黄"实非蓼科植物羊蹄 *Rumex patientia* L.,而是酸模类,指出羊蹄与酸模为两类不同植物,这与近代植物分类学的划分趋同,可见李时珍观察较为仔细,发现两者存在差异。

《本草原始·卷之三》记载："大黄,块大难干,乃以树枝条或绳穿眼,系之至干,故大黄有穿眼也。"记载了大黄的加工方法,其中"块根大难干""穿眼"与今掌叶大黄 *Rheum palmatum* L. 药材形态与加工方式相似。

5. 清代 《植物名实图考》记载了大黄的疗效,并附有大黄原植物图,该图叶宽椭圆形,羽裂成小裂片,叶形先端窄渐尖,形似掌叶大黄 *Rheum palmatum* L.,与翁倩倩等(2021)考证一致。

6. 近现代 《中药大辞典》收载大黄,基原为蓼科大黄属植物掌叶大黄 *Rheum palmatum* L.、唐古特大黄 *Rheum tanguticum* Maxim. ex Balf. 或药用大黄 *Rheum officinale* Baill. 的根茎及根。《中华本草》也有相同的记载。

1953 年版《中国药典》将大黄基原植物定为药用大黄 *Rheum officinale* Baill. 或其变种;1963 年版《中国药典》明确不同大黄产区存在药用大黄 *Rheum officinale* Baill.、掌叶大黄 *Rheum palmatum* L. 及其变种唐古特大黄 *Rheum palmatum* var. *tanguticum* Maxim. ex Regel 之分,均主产于甘肃、青海、四川;1977 年版《中国药典》将唐古特大黄 *Rheum tanguticum* Maxim. ex Balf. 与掌叶大黄并列为种;2005 年版至 2020 年版《中国药典》把蓼科植物掌叶大黄 *Rheum palmatum* L.、唐古特大黄 *Rheum tanguticum* Maxim. ex Balf.、药用大黄 *Rheum officinale* Baill. 定为正品大黄基原,以其根及根茎入药,药材名为大黄。

综上所述,大黄基原在传统中医药文献记载中多以掌叶组大黄植物为主流,唐宋时期出现了华北大黄、河套大黄、蓼科酸模属羊蹄等混用品,但历代医家能够分类区分。目前,仍以 2020 年版《中国药典》中的 3 个基原为正品大黄药材的来源植物。

(二)药效考证

大黄是我国较为传统的药材之一,药用历史悠久,临床应用广泛,历代医家对大黄功效认识与临床应用有卓越见解,记载较为详尽,但名称、药性、产地、采收仍有异常。

1. 秦汉时期 大黄首载于《神农本草经》,描述其"味苦,主下瘀血,血闭,寒热,破癥瘕积聚,留饮宿食,荡涤肠胃,推陈致新,通利水谷,调中化食,安和五脏"。记载的功效涉及大黄泻下和祛瘀的作用。

汉代时期,大黄的应用已经广泛,汉代名医华佗及弟子的著作《中藏经》《华佗方》中,收藏的方剂有 62 首,应用了大黄的方剂有 15 首,约占总遗方的 24%,涉及多种疾病,体现出大黄广泛的应用范围。张仲景所著的《伤寒论》《金匮要略》中,结合丰富的临床实践经验,收录应用大黄的方剂 89 首,占全书总方剂的 25%;并首次收录了大黄复方,约有 31 首,其中沿用至今的有大承气汤、小承气汤、厚朴大黄汤、大黄附子汤、大黄牡丹皮汤、茵陈蒿汤等(《西宁大黄》)。张仲景在使用大黄这味药时,既有单味方,又有复方,复方中各味药剂组合多样且变化灵活,有这样的记载:既可以主下瘀血,又可以行气分消胀满,既可用它下肠胃之宿食,又可利肝胆之湿热,既可止血热之吐衄,又可化无形之痞满。

2. 魏晋南北朝 《名医别录》记载大黄:"平胃,下气,除痰实,肠间结热,心腹胀满,女子寒血闭胀,小腹痛,诸老血留结,一名黄良。"根据记载可以看出,大黄功效有了新的扩展,除了泻下和祛瘀,新增了祛痰的功效。

《雷公炮炙论》记载:"凡使细切,内文如水旋斑,紧重,到,蒸,从巳至未,晒干。又洒腊水蒸,从未至亥,如此蒸七度,晒干。却洒薄蜜水,再蒸一伏时,其大黄,擘,如乌膏样,于日中晒干,用之为妙。"首次记载了生、熟、酒大黄的炮制方法,说明不同炮制品临床有不同效用。

3. 隋唐时期 《新修本草》记载:"大黄,将军,味苦,寒、大寒,无毒。主下瘀血,血闭,寒热,破癥瘕积聚,留饮宿食,荡涤肠胃,推陈致新,通利水谷,调中化食,安和五脏。平胃下气,除痰实,肠间结热,心腹胀满,女子寒血闭胀,小腹痛,诸老血留结,一名黄良。生河西山谷及陇西。二月、八月采根,火干。得芍药、黄芩、牡蛎、细辛、茯苓疗惊恚怒,心下悸气。得硝石、紫石英、桃仁疗女子血闭、黄芩为之使。"

《蜀本草》收载与《新修本草》较为一致,仅增加了"无所畏"禁忌。该书记载大黄功效为泻下、祛瘀、祛痰,又补充了佐使药味,对大黄功效与应用有了新的认识。

《备急千金要方》中首次提出大黄治疗冷积便秘,如温脾汤:大黄五两,当归三两,干姜三两,附子二两,人参二两,芒硝二两,甘草二两,上七味,以水八升,煮取二升半,分服,一日三次(临熟下大黄),功效为温补脾阳,攻下冷积。临床上主要用于便秘腹痛、得温则快,倦怠少气、手足欠温、苔白、脉沉弦等为主要表现者。孙思邈《千金要方》在前人药方基础上,创造性扩大了大黄治病的范围,有单方、二味方,还有由大黄等50味药物组成的方剂,并大黄炮制后功效亦提出了新的见解。另外,王焘《外台秘要》也收载了不少有关大黄的方剂。

4. 宋代　《本草衍义》记载:"大黄损益,前书已具。仲景治心气不足,吐血衄血,泻心汤用大黄、黄芩、黄连,或曰心气既不足矣,而不用补心汤,更用泻心汤何也! 答曰:若心气独不足,则不当须吐衄也,此乃邪热,因不足而客之。故吐衄以苦泻其热,就以苦补其心,盖两全之有是证者用之无不效,是虚实用药。"首次论述"止血"功效。

《日华子本草》记载:"通宣一切气,调血脉,利关节,泄壅带水气,四肢冷热不调,温瘴热候,利大小便,并敷一切疮疖痈毒。"首次提出大黄"补心"的功效。在这一时期的《太平圣惠方》《圣济总录》《和剂局方》收集运用大黄的方剂颇多,如《和剂局方》中的三黄丸。

5. 金元时期　《本草衍义补遗》载:"大黄属水属火,苦寒而善泄,仲景用之以心气不足而吐衄者,名曰泻心汤,正是因少阴经不足,本经之阳亢甚无辅,以致血妄行飞越,故用大黄泄去亢甚之火,使之平和,则血归经而自安。夫心之阴气不足,非一日矣⋯⋯"进一步说明了《本草衍义》中止血的原理,实则泄热。

《卫生宝鉴》中的如神散,首次提出了"大黄治疗冻疮"的功效。这一时期名医辈出,对大黄的应用也更加广泛,如刘完素创造的名方"防风通圣散",使大黄的应用由单治里证扩展到了表里双解,《卫生宝鉴》中的即济解毒汤,使大黄的应用由苦寒泻下,扩展到了上热下寒之证。

《汤液本草》载:"味苦寒,阴中之阴药,泄满,推陈致新,去陈垢而安五脏,谓如戡定祸乱以致太平无异,所以有将军之名。入手足阳明以酒引之,上至高巅,以舟楫载之,胸中可浮。以苦泄之性,峻至于下。以酒将之可行至高之分,若物在巅,人迹不及必射以取之也。故太阳阳明、正阳阳明承气汤中,俱用酒浸,惟少阳阳明为下经,故小承气汤中不用酒浸也。杂方有生用者,有面裹蒸熟者,其制不等。"收载了酒大黄与生大黄区别,生熟大黄及酒大黄不同功效。

6. 明代　《本草纲目》载:"主治下痢赤白,里急腹痛,小便淋沥,实热燥结,潮热谵语,黄疸,诸火疮。"对大黄的应用进行了总结和创新,并提出了大黄治疗瘟疫阳狂、斑黄谵语的新功效。《本草纲目》记载大黄炮制功效:"大黄苦峻下走,用之于下必生用,若邪气在上,非酒不至,必用酒浸引上至高之分,驱热而下。"大黄的临床应用也有进一步发展,如《伤寒六书》的黄龙汤,使大黄的应用由清热泻下,扩展到了扶正攻下,《古今医鉴》中的消瘀饮,《证治准绳》中的大黄汤,使大黄不仅为攻下,清热泻火解毒之要药,并在祛瘀血方面得到了广泛应用。

7. 清代　《得配本草》:"荡涤肠胃之邪结,祛除经络之瘀血,滚顽痰,散热毒,痘初起血中热毒盛者宜之。"

《医学衷中参西录》记载:"味苦,气香,性凉。能入血分,破一切瘀血。性虽趋下而又善清在上之热,故目疼齿疼,用之皆为要药。又善解疮疡热毒,以治疔毒尤为特效之药。其性能降胃热,并能引胃气下行,故善止吐衄。"这一时期,增加了大黄止吐衄之功,并在该著中的秘红丹等方剂得到充分应用(杨世雷,2018)。

《本经疏证》记载:"大黄之心,人概知其能启脾滞,通闭塞,荡秋聚而已⋯⋯是在胃肠之病,无不荡涤而尽。"

《本草求真》记载:"大黄,大苦大寒。性沉不降,用走不守。尚入阳明胃府大肠,大泻阴邪内结,宿食不消⋯⋯一切癥瘕血燥,血秘实热等症,用此皆能推陈致新,定乱致治,故昔人云有将军之号。"

纵观清代以前大黄的考证,《名医别录》充实了《神农本草经》效用,《药性论》《日华子本草》保留了主流功用,新增了利水肿,消热毒,清时疾温瘴,通关节功用。宋《本草衍义》正式记载了大黄止血、泻热功效。《本草纲目》增加了"治下痢赤白,里急腹痛,小便淋沥,实热燥结、黄疸、诸火疮"功效,从汉代到清代,功效基本和《本经》范围类同,基本功用为"清热泻火,清热利湿、清热解毒,泻下攻积,活血化瘀,消痞散满,利水消肿,止痛、止血,消食导消,宁神定狂之效"(梁茂新,2021)。

8. 近现代　《中药材手册》记载:"泄实热,下积滞,通燥结,利二便。"较1999年出版《中华本草》记载功效范围较窄。

《中国药典》(2020年版)记载:"大黄泻下攻积,清热泻火,凉血解毒,逐瘀通经,利湿退黄。用于实热积滞便秘,血热吐衄,目赤咽肿,痈肿疔疮,肠痈腹痛,瘀血经闭,产后瘀阻,跌打损伤,湿热痢疾,黄疸尿赤,淋证,水肿;外治烧烫伤。酒大黄善清上焦血分热毒,用于目赤咽肿,齿龈肿痛。熟大黄泻下力缓、泻火解毒,用于火毒疮疡。大黄炭凉血化瘀止血,用于血热有瘀出血症。"

总之,大黄苦寒沉降,既能直折上炎之火,又能导热下行。适用于目赤、咽喉肿痛,舌口生疮等上部火热病证。凡"一切上病治下,釜底抽薪,法用之得当,亦其效如神"(《药小品》)。无论有无便秘皆宜,内外用均可。"又善解疮疡热毒"(《医中参西录》)。适用于痈肿疔疮,肠痈腹痛等外疡内痈,热毒壅盛者。若单用,或配地榆粉,用麻油调敷,也可治水火烫伤。大黄入血分,既"大泻血分实热"(《要药分剂》),又"破一切瘀血"(《医学衷中参西录》),有凉血止血、通利血脉之用。"止血而不留瘀,尤为妙药"(《血证论》),可用于体内外多种出血。因其"止血顺降,不伤于迅,颇有捷效"(《脏腑药式补正》)。故尤宜于吐血、衄血等上部血热出血。行血而不伤正,故为治疗瘀血证的常用药物。凡瘀血经闭,产后瘀阻,跌打损伤等血滞诸疾,无论新瘀、宿瘀皆宜。大黄苦寒,沉而不浮,直达下焦,"兼利小便"(《医学衷中参西录》),"可从小便以导湿热"(《本草正》),有退黄、通淋、消肿之效。适用于湿热黄疸、淋证、水肿等(周祯祥,2018)。《中国药典》记载其功效"泻下攻积,清热泻火,凉血解毒,逐瘀通经,利湿退黄"基本与上述历史记载相符。

(三)道地沿革与特征

1. 产地考证 魏晋《名医别录》记载:"大黄生河西山谷及陇西。"按今人解释,河西包括了甘肃、宁夏、青海部分地区,即古代陇右地区,西凉边陲,河西概念不单纯指河西走廊。

《吴普本草》记载:"大黄或生蜀郡北部或陇西"。文中所述蜀郡辖今四川阿坝州东南部及成都地区,陇西郡辖今甘南、定西、临夏及青海贵德、尖扎、循化地区(王岩,2013),青海这些地区均为大黄主产区。

南北朝《本草经集注》记载:"今采益州北部汶山及西山者,虽非河西、陇西,好者犹作紫地锦色,味甚苦涩,色至浓黑……将军之号,当取其骏快矣。"陶弘景较详细地记载了大黄的产地,如河西(辖今青海、甘肃交界处黄河以西)及陇西、四川汶山郡(辖今四川阿坝州东南部)和西山(辖今岷山、邛崃山、鹧鸪山)等,并注意到不同产地的大黄在药材性状上的差异,提出"紫地锦色,味甚苦涩,色至浓黑"为药材质优的鉴定标准。

唐代《千金翼方》记载:"陇右道廓州,河西道凉州,剑南道茂州产大黄。"廓州指今青海贵德、同仁、化隆西部一带。凉州辖甘肃武威、古浪、天祝和青海门源一带(谭其骧,1982),茂州指四川汶川、北川、茂县,同于前人所说的大黄产河西、陇西及蜀郡北部。

《新修本草》记载:"今采益州北部汶山及西山者,虽非河西、陇西,好者犹作紫地锦色,味甚苦涩,色至浓黑,四川阴干者胜。"文中益州指四川成都、河西陇西指青海甘肃一带。"幽、并以北渐细,气力不如蜀中者,今出宕州、凉州、西羌、蜀地皆有。"幽指河北、并指山西,苏敬对各地大黄疗效差异提出了见解。五代《日华子本草》(尚志钧辑释,2005)记载:"大黄,廓州马蹄峡中者次。"廓州指青海贵德、同仁、尖扎、化隆一带。

金元时期《马可·波罗游记》记载:"肃州,如是诸州之山中并产大黄甚富,商人来此购买,贩卖世界。肃州及其运至世界各处的大黄叫唐古特大黄,盛产最优质大黄。"唐古多地区为元代甘肃行省,辖今新疆东部、内蒙古西部、青海北部及西宁地区,甘肃黄河以西及宁夏西北部,唐古多是蒙古语,实则称唐古特,说明青海东部,甘肃等地唐古特大黄成为主要的出口药材之一(王岩,2013)。

明代《本草品汇精要》记载:"大黄道地:蜀州、陕西、凉州。"指青海北部门源和青海、甘肃交界处。《本草纲目》记载:"今人以庄浪出者为最。"庄浪指泾原。

从以上古医典记载主流可知,大黄药材都以青海、甘肃、四川交界地域为主要产区,四川南部、陕西、山西、河北亦是产区之一,与现代商品生产趋势形成的"西大黄""南大黄"较为一致。

现代中医药典籍对大黄基原与产地记载详细,如《中药材手册》记载:"大黄主产于甘肃舟曲、文县、岷县(以上为家种地区),武威(凉州)、卓尼、夏河、永昌、临夏、张掖。青海湟源、民和、大通、互助、化隆。四川阿坝、甘孜、雅安、凉山。此外,陕西、湖北、贵州、云南、新疆等地亦产。"《中药大辞典》中掌叶大黄和唐古特大黄均记载生于四川、甘肃、青海等地。药用大黄记载生于河南、湖北、四川、贵州、云南、陕西等地,形成了"西大黄""南大黄"两大道地产区。古代河西与蜀郡北部,即青海、四川、甘肃三省交界区域为唐古特大黄、掌叶大黄道地产区,也是大黄药材历史与现代时期来源主要产区。

2. 道地特征 《本草经集注》以"紫地锦色,味甚苦涩,色至浓黑"为道地特点和优质标准。《新修本草》以"当取河西锦文佳"为特点,还有《本草图经》"以蜀川锦文为佳"。《药物出产辩》以"如有红筋起,色鲜黄者为锦黄,最上等"。《本草拾遗》记载:"若取和厚深沉,能攻病者,可用蜀中似牛舌片紧硬者;若取泻泄骏快,推陈去热,当取河西锦纹者。凡有蒸、有生、有熟,不得一概用之"。牛舌片指药用大黄,作用较弱,不及河西锦纹大黄。总之大黄质量均以有"锦纹,色黄味苦"特征为优。

一般认为大黄生长海拔越高,质量越好,唐古特大黄品质最优,掌叶大黄次之,而药用大黄不及前二者。对于大黄道地评价,《中药材手册》:"以身干,质坚实,断面显锦纹,稍有油性,气清香,味苦而不涩者为佳。"《常用中药鉴定大全》:"均以外表黄棕色,锦纹明显,质坚实,气清香,味苦而微涩,嚼之粘牙者为佳。"《中华本草》有同样记载。

青海开发历史

(一) 地方志

青海是最古老的大黄道地产地,"河西""陇右郡""西羌""廓州","蜀郡西北部","凉州"这些青海古地都有大黄分布并绵延久远。

《丹噶尔厅志》记载:"大黄由本境商人领票,往青海一带采挖,每年出4万~5万斤至10余万斤不等。若无人采办,即无斤两可产,每斤以一钱估价,共银一万两。"

《中国土特产大全》记载:"据有关史籍记载,我国在公元前270年已使用大黄这种药材。公元前114年,大黄开始运往国外。中国大黄享誉海外,尤以青海省所产大黄量多质优而独占鳌头。西宁是青海大黄的集散地,故称'西宁大黄'……青海的果洛、玉树藏族自治州和同仁、同德县等地,均有野生。西宁及青海东部农业区有小面积的人工栽培。西宁大黄主要有两个品种。一种叫掌叶大黄,叶片呈手掌形状;茎高有1.5~3 m,夏季开绿白色小花,排列形成圆锥形花序。另一种叫鸡爪大黄,叶片深裂,呈鸡爪形。花淡黄色,又名叫唐古特大黄。青海出产的西宁大黄,分箱黄与包黄两种规格。箱黄主销欧洲、东南亚、日本和港澳地区。包黄销国内各省。大黄过去一直供不应求。七十年代,我国北方各省引种西宁大黄,已有收成。因此,目前市场上大黄供应趋向缓和。但从质量上说,各地引种的大黄,均不如青海的地道货好。"

《青海省志·特产志》记载:"西宁大黄因个大色黄,从西宁销往外地而得名,又称大(dai)黄、将军、川军、锦纹等,藏语称君木扎。为多年生高大蓼科植物,属种较多,我国就有37种。青海产的大黄主要是掌叶大黄和唐古特大黄。主要集散于西宁,其质坚实,色泽好,油性大,加工手段独特。根据普查资料,青海的大黄资源量约有10 000吨,其中果洛占全省的63%,是青海大黄的主要产区。种植大黄可以带来很好的经济效益,青海果洛、海东各县的一些阴坡地,都

适宜种植大黄,可以建立生产基地。大黄不仅具有药用价值,还有保健价值,现已开发出大黄茶、大黄饮料和大黄酒等新产品。"《青海省志·高原生物志》记载:"大黄产囊谦、久治、玛沁等县。生于海拔3 700~4 300 m的山地林缘、灌丛、草坡,亦常见庭院栽培。大黄根为泻下药,有健胃之效,并可治腹痛、便秘、黄疸及胸腹胀满、伤寒发热和中毒等症。工业上可做黄色涂料,且根含鞣质,可提制烤胶。有的欧洲国家用其酿酒,以治肥胖病,减肥效果显著。"大黄是我国闻名的特产药材之一,其中以青海产的"西宁大黄"最著名。在一些志书中也有关于大黄产地及药农通过官方办理手续,经批准后"领票(即发给许可证)出口外(指牧区),采挖大黄、商人收购"等记载。

《久治县志》记载:"大黄主产白玉,康赛等高山坡灌丛地,年产量较高,适宜在8~9月份采挖。"

《班玛县志》记载:"中药材大黄等,主要通过达卡、吉卡、马可河、班前四个乡的基层收购网点收购,1954年按国家计划收购大黄77.65万公斤(干黄)。1990后价格暴跌,收购点放弃经营收购大黄,1990~1995年共收购大黄75.70公斤(干黄)。"

《化隆县志》记载:"野生的有鸡爪大黄。生长于藩丛。分布于塔加,金源,雄光等乡。《泽库县志》记载:"大黄年均收购712担,最高年达3 239担。"

《贵德县志》记载:"贵德地处农牧区接壤地带,是青南地区重要的畜产品集散地,明洪武七年(1374年),河州设茶马市以茶易马,贵德地区藏族群众以马等物换取茶等生活用品……民国三年(1914年),收购羊毛75万公斤,大黄1.5万余公斤,均由商行运至宁、兰、津、沪、陕等地销售。"

《果洛藏族自治州概况》记载:"果洛州沿黄河两岸的河谷地带许多地方都盛产大黄、贝母、冬虫夏草、熊胆等,大黄、虫草、麝香、雪鸡特别著名……1954年生产大黄三万多斤。"

《黄南藏族自治州概况》记载:"黄南地区野生植物资源很丰富,现已发现植物药材300余种,主要有冬虫夏草、马勃、黄连、大黄等名贵药材,其中驰名中外的西宁大黄主要产于同仁。"

另外,青海地方志有《海北藏族自治州概况》《青海风俗简志》《同德县志》《互助县志》《都兰县志》《乐都县志》《民和县志》《同仁县志》《循化县志》《祁连县志》《玛沁县志》《湟中县志》《河南县志》都记载了本地区出产大黄的概况。

(二) 青海植物志与药学著作

《青海经济植物志》记载唐古特大黄 R. tanguticum

Maxim. ex Balf. 在黄南、海北、果洛、玉树等州,生于海拔1700~3900 m的山地林缘、灌丛、草坡。常见于栽培。根入药,泻热攻下,破积滞、行瘀血。主治实热便秘、食积痞满、里急后重、湿热黄疸、血瘀经闭、痈肿疔毒、跌打损伤、吐血、衄血。外用治烫火伤。根含鞣质,可提制栲胶。青海省还栽培一种掌叶大黄 Rheum palmatum L. 形态与本种近似,唯其叶为掌状浅裂至半裂,裂片多呈较窄的三角形,全缘或具粗锯齿或浅裂片,可以区别;性味功用与上种同。

《青海高原本草概要》记载掌叶大黄,别名西宁大黄、葵叶大黄。分布于循化、化隆、达日、湟中、湟源、都兰、海晏、贵德、泽库、平安、同仁、玛沁、兴海、玉树、囊谦、称多、班玛、大通、乌兰、同德县。根、根茎入药。苦,寒。泻热通肠,凉血解毒,逐淤通经。治实热便秘、谵语发狂、食积痞满、腹痛或泻痢里急后重、头痛、目赤牙龈肿痛、口舌生疮、吐血、瘀血、经闭、黄疸、热淋、跌打损伤等。唐古特大黄,分布于湟中、贵德、循化、海北、化隆、达日、玉树、平安、共和、玛沁、同仁、泽库、久治、兴海、大通、同德等,根基根茎入药,同掌叶大黄功效。同时收载的还有卵叶大黄、小大黄、网脉大黄、青海大黄、穗序大黄的根基根茎作药用。

《青海地道地产药材》记载青海产大黄主要是蓼科植物掌叶大黄和唐古特大黄的根和根茎。过去青海大黄主要集散于西宁,故有"西宁大黄"之称,商品除供应全国外,还常出口国外,是青海的地道药材,也是青海大宗药材之一,以其质地坚实、色泽好、油性大,加工手段独特而驰名中外。青海省是全国大黄的主要产区,其分布面广,蕴藏量大,资源量约1 200万kg,其中果洛州的资源量占全省资源量的63%,是青海大黄的集中产区。

(三)生产历史

1. 产量与品质　据青海省药材公司药材资源收购的统计数据,1955~1985年,青海省大黄资源的年平均收购量均为 3.7×10^5 kg,最多达到 9.1×10^5 kg,居全国首位。此外,唐古特大黄也是青海省传统出口创汇的主要资源种类之一,1987年省内的大黄资源出口量达到 1.4×10^5 kg。长期以来,青海省大黄药材的生产主要依赖于野生植物资源的采收,但对天然资源及其采收过程缺乏科学、规范的有效保护措施。

由于唐古特大黄资源本身的优良品质和较高的商品价值,对天然野生唐古特大黄的超强度采挖现象十分明显,不仅造成青海省内野生唐古特大黄资源储量的锐减,而且对野生唐古特大黄资源分布区的生态环境造成一定程度的破坏,使野生资源的再生繁育能力明显下降,从而导致青海省内唐古特大黄的天然分布范围不断缩小、整体资源品质和优质品比例明显下降、资源储量明显减少。据了解,青海省全省1996年的大黄资源收购量约为 4.75×10^5 kg,仅为1955~1988年间平均年收购量的12.8%。其中虽有药材经营机构体制变革的影响,但也从另一侧面显示出资源量的锐减情况。青海省唐古特大黄重点产区之一的门源回族自治县,1975年以前的年资源收购量在 1.2×10^5 kg左右,而1980~1986年间的年均资源收购量仅为1 000 kg左右,野生资源目前已难以寻获。20世纪80年代初期,在青海省果洛自治州班玛县、达日县、甘德县(属于省内的唐古特大黄主产区之一)境内,许多海拔3 800 m左右的地段随处可见天然分布的唐古特大黄,具有较为丰富的资源蕴藏量。但现存野生唐古特大黄资源的主要分布区域多数已上升到海城4 100~4 200 m的地段上(彭敏,2007)。过去,青海省曾是大黄资源的销售大省,但甘肃省的人工栽培大黄超出青海省的市场数量上的主导地位。应加强野生唐古特大黄资源的保护,努力实现资源的可持续利用。

青海大黄是唐古特大黄,明清代唐古特多地区所产,马可·波罗等欧洲人对西宁大黄都有赞誉。《药材资料汇编》记载:"西宁大黄:正品产于青海贵德、湟源、湟中等县,系少数民族地区(黄河流域)山地野生,挖掘后,加工阴晾使干,均向西宁集散,故名西宁大黄,品质优良,体重质结,内色呈槟榔纹朱砂斑点,又名锦纹,其只形多圆形,削成蛋形,亦名'蛋吉',为大黄中之最优良者。"《本草述钩元》记载:"出河西山谷(青海湟水河域与甘肃)及陇西者为胜,益州北部汶山西山者次之。"《新修本草》记载:"今出宕州(宕昌)、凉州(含青海门源)、西羌(西藏、青海玉树、果洛、黄南)、蜀地者皆佳。"

以上皆是对"西宁大黄"品质赞美皆有口碑,其原因是唐古特大黄种质与所处生境,现时以青海为最适道地产量,甘肃以产量取胜。

青海大黄种植品种多为唐古特大黄,始于20世纪60年代,1989年有6万亩,到2003年约有3万亩,以黄南、同仁、泽库较多。青海主产唐古特大黄,由于品质好,在中医药临床与生产使用频率较高,应用范围也广泛,西宁大黄驰名中外。青海省唐古特大黄可利用储藏量 1.88×10^6 kg干重(彭敏,2007),2002年全省唐古特大黄收购量55 411 kg,2004年收购量63 396 kg。2013年对青海省野生大黄储藏量进行了调研分析,青海省唐古特大黄储藏量约为4656.4吨,种植可产548吨,野生以玛沁县面积最广,达日县单位面积蕴藏量最大(李莉,2014)。至2021年约有1500亩至2000亩,青海产量约有800~1000吨。过去青海省曾是大黄资源的销售大省,但甘肃省的人工栽培大黄生产量大严重威胁到青海省的市场主导地位。因此,加强野生唐古特大黄资源的保护和努力实现资源的可持续利用,已经成为需要引起各有关方面高度重视的重要战略问题。

2022年调研青海省企业使用大黄开发新药情况,有青海省格拉丹东药业有限公司、青海宝鉴堂国药有限公司、青海鲁抗大地药业有限公司、青海绿色药业有限公司、青海九康中药饮片有限公司、青海益欣药业有限责任公司13家。使用的药材基原为蓼科植物掌叶大黄、唐古特大黄或药用大黄,13家企业共计年使用量为151425.22 kg/年。使用产品为中药饮片、十一味能消胶囊(国药准字Z20025231)、六味能消胶囊(国药准字Z63020263)、藏降脂胶囊(国药准字Z20026250)、二十九味能消散(国药准字Z63020075)、六味安消散(国药准字Z63020052)、牛黄解毒片(国药准字Z63020129)、大活络丸(国药准字Z63020200)、复方蒂达胶囊(国药准字Z20026344)、排毒清脂胶囊(国药准字Z20026425)、复方蒂达胶囊(国药准字Z20026344)、排毒清脂胶囊(国药准字Z20026426)、复方蒂达胶囊(国药准字Z20026344)、排毒清脂胶囊(国药准字Z20026427)、四味雪莲花颗粒(国药准字Z20026253)、降脂化浊胶囊(国药准字Z20025364)、三味大黄汤丸(青药制字Z20210954000)、大黄通便颗粒(国药准字Z20026558)痛风舒胶囊(国药准字Z20025414)、益心康泰胶囊(国药准字Z20025113)、金黄利胆胶囊(国药准字Z20026458)等20多种成药产品。大黄在青海省的年使用总量约为151000 kg,近五年价格区间为18~35元/kg,年采购/销售总价为200万元。其中使用量最大的为青海绿色药业有限公司,使用品种为青海产大黄,其次为青海益欣药业有限责任公司和青海省格拉丹东药业有限公司,三家企业的使用量占到了青海省总体使用量的90%以上。

2. 西宁大黄外贸史　青海出产的西宁大黄,同蘑菇、虫草、鹿茸等特产远销海内外,历史悠久。以大黄为例,大黄早在西汉时期通过丝绸之路达到西域各国,从布哈拉再经里海或沿印度河到达古代的巴尔巴瑞克港运送到欧洲。宋时,西宁多巴贸易繁盛,《秦边纪略》记载:多巴是各民族买卖的地方,那里土屋连着土屋,很多商人在这里做生意。这里还设立了专门的

官员,来管理市场。据悉,当时多巴商贾咸集,年交易额以千万计。作为当时贸易的重要商品之一,大黄成了茶马古道上的重要物资,到达尼泊尔、印度等地。元朝时,意大利探险家马可·波罗游历中国时,曾记载湟中各地产大黄甚丰。《青海风物志》记载:明朝时,英国所用的大黄很多都是产自青海的西宁大黄,这些大黄经印度运出,到达英国。明朝自从俄国探险队来到青海多巴,发现多巴是中亚贸易中心所在地,发现了大黄这一特产,便有了大黄出口俄国,引发后期乾隆关闭皮毛、大黄贸易的"大黄制夷"外贸政策,俄国人购买青海大黄,有药用、解鱼毒、做染料用途,从西宁购买后进入河西走廊,到内蒙古,直到恰克图。清朝时期,西宁大黄最大的出口地成了俄国,俄国直接从青海购买,然后转口出售到俄国。1842年,《南京条约》签订后,我国几个海港开放,西宁大黄则改由广州等地直接运送到欧洲。

松筠在《绥服纪略》记载:俄国人派了许多商人来青海专门购买大黄。"俄商购买大黄独有一家,系青海商人,俄罗斯最为信服,他商贩此勿能售也"。意思是俄罗斯商人只购买青海商人销售的本地大黄,其他地区商贩的大黄不会购买。"大黄制夷"这场贸易战直到1727年《恰克图条约》签订后,清政府才开放大黄与茶叶出口,1987年西宁大黄出口量有$1.4×10^5$ kg,之后再无统计,但多年以来青海大黄一直出口,远销东南亚各国、日本、美国、德国、意大利、荷兰和加拿大等国家,出口量趋于稳定且逐年上升。

来　源

本品为蓼科植物唐古特大黄 *Rheum tanguticum* Maxim. ex Balf. 和掌叶大黄 *Rheum palmatum* L. 的干燥根和根茎。

1. 唐古特大黄　多年生宿根高大草本,植株高大粗壮,高1.5~2 m。根及根茎圆锥状或圆柱状,肉质肥厚,长25~50 cm,径6~12 cm,不分枝或分枝(栽培者分枝甚多),表面棕褐色或黄褐色,有横皱纹。茎粗壮,单一,直立,高1.5~2 m,中空,有节,节膨大。基生叶多数,叶片宽卵形、宽心形或近圆形,基部心形,长30~60 cm,长宽近相等,掌状5~7深裂,裂片再作二至三回羽状深裂,小裂片狭披针形或狭长条形,基出脉5条,顶端渐尖,上面深绿色,疏生小乳头状突起,下面淡绿色,沿脉被短柔毛;叶柄长30~40 cm,粗壮,肉质,半圆形或类圆形;茎生叶互生,较小,叶柄亦短,向上递减;托叶稍大型,膜质,黄褐色、棕褐色或棕红色,密被短柔毛。圆锥花序顶生,大型,分枝繁

多,小枝挺直,花序轴密被乳头状毛;花小而多,排列紧密,花梗纤细,中下部有关节;花冠淡黄色至淡紫色,花被片6枚,两轮排列,外轮3片稍大,长约1.2 mm,长倒卵形或长椭圆形;雄蕊9枚,花丝纤细,花药卵形,黄白色,露于花被片外;子房上位,三棱形,花柱3,向下弯曲,柱头头状呈"V"字形。瘦果椭圆状三棱形,长0.8~1.0 cm,宽0.6~0.8 cm具翅,顶端圆形或微凹,基部心形,紫褐色或黄褐色。花期6~7月,果期7~9月(见图6-1)。

2. 掌叶大黄　植株与唐古特大黄相似,唯不同者是:叶片宽卵形或近圆形,径30~40 cm掌状分裂,裂深至叶片的1/2左右,裂片5~7枚,宽三角形,有时裂片再作羽状分裂或有粗齿,基部略呈心形。花紫红色或带红晕的紫色,开展后呈淡黄色。瘦果长方状椭圆形,沿棱生翅,长1 cm左右,宽7~9 mm。花期6~7月,果期7~8月(见图6-2)。

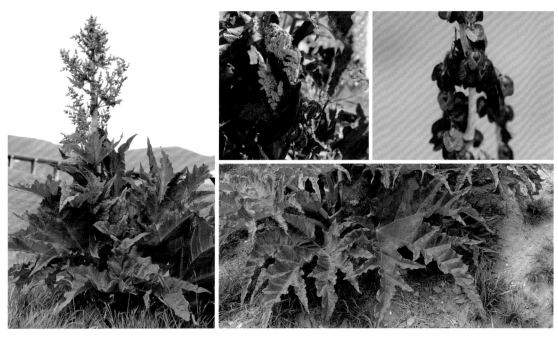

图6-1　唐古特大黄植物

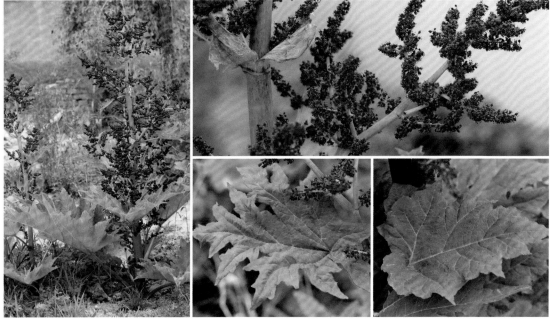

图6-2　掌叶大黄植物

大黄近缘植物检索表

1. 叶浅裂到半裂,裂片成较窄三角形;花较小,紫红色或带红色,花蕾倒金字塔形;果枝聚拢……………………1. 掌叶大黄(*Rheum palmatum* L.)

2. 植株高大,高1.5～2 m,茎光滑无毛或上部的节处具粗糙短毛,髓腔空心较大;花序多分枝……………………2. 唐古特大黄(*Rheum tanguticum* Maxim. ex Balf.)

3. 叶浅裂,裂片大齿形或宽三角形;花较大,白色,花蕾椭圆形;果枝开展………3. 药用大黄(*Rheum officinale* Baill.)

生态分布

大黄药材来源植物生长于青海果洛州、玉树州、黄南州、海北州、海南州各地,在西宁地区、海东地区部分县域包括海西州大柴旦、乌兰县、都兰县、天俊、格尔木、德令哈均有分布。果洛州和黄南州为大黄药材最佳适生区,在兴海、门源、西宁地区有人工栽培(见图6-3)。其中唐古特大黄主要集中分布于青海东南部,地理范围在北纬32°31′～39°05′,东经97°49′～103°04′,海拔以3 000～3 600 m和3 800～4 200 m两个高度区段为主。喜冷凉,喜阳,耐寒,忌高温与水涝,土壤富含腐殖质,属中性或弱碱性壤土,石灰质土壤,黑钙土,高原草甸土,在青海可分成三种生态类型:

1. 暗针叶林和针阔混交林区 主要在海拔2 000～3 600 m的班玛、玛沁、同德、同仁麦秀林区和河南县南部的黄河谷地等多山地带。多生长于以云杉(*Picea asperata* Mast.)、祁连圆柏(*Sabina przewalskii* Kom.)为优势种的针叶林和针阔混交林中。生境植被相对稀疏,留存较大的阳光直射空间,形成既阴凉湿润,光照又充足的生长环境。

2. 山地灌丛区 在山地灌丛区则是生长于以金露梅(*Potentilla fruticosa* L.)、山生柳(*Saliz oritrepha*)、杜鹃(*Rhododendron* spp.)、窄叶鲜卑木(*Sibiraea angustata*)、忍冬(*Lonicera* spp.)、锦鸡儿(*Caragana* spp.)、蔷薇(*Rosa* spp.)、高山绣线菊(*Spiraea alpina*)、具鳞水柏枝(*Myricaria squamosa*)等灌木为优势种组成的植被类型中。此种类型主要是在祁连山地区、拉脊山地区、河南县南部山地、同德-玛沁军功、拉加地区以及布尔汗不达山东部的河谷灌丛和山地灌丛中。分布海拔在2 800～3 600 m之间。

3. 草甸和退化草甸区 在草甸和退化草甸区的

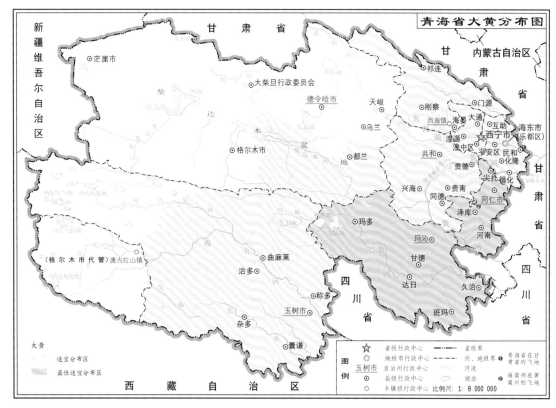

图6-3 青海省大黄分布

唐古特大黄生长于以嵩草（*Kobresia* spp.）、针茅（*Stipa* spp.）、苔草（*Carex* spp.）等草本植物为优势种的高寒草甸和草原化草甸中，或以鸢尾（*Iris* spp）、白花刺参（*Morinaalba*）、红花岩生忍冬（*Lonicera rupicola* var. *syringantha*）、铺散亚菊（*Ajania khartensis*）、乳白香青（*Anaphalis lactea*）、密花角蒿（*Incarvillea compacta*）、青海茄参（*Mandragora chinghaiensis*）、马尿泡（*Przewalskia tangutica*）等物种形成的退化高寒草甸中。主要分布于班玛县的达卡和吉卡地区、达日县的下大武-县城附近、达日县下红科地区、同德县西倾山地区、玛多县阿尼玛卿山西部的昌马河地区的草甸和退化草甸中，分布海拔在

3 400～4 500 m 之间。其中，个别地段，大黄可发育成群落中的优势种群。

掌叶大黄分布于青海黄南同仁县，海南州及海东农业区的林缘和草地半潮湿处，海拔 2 300～4 400 m，喜阴坡、半阴坡草地，在温凉湿润、土壤疏松的生境中多见。具广泛的生态适应幅。

除青海分布外，四川西部及西北部、甘肃南部、西兰东部、东西跨经度约 22°，南北跨纬度约 10°，从祁连山脉经川西高原到雅鲁藏布江河谷地带，是优质大黄主产区（谢宗强，1999），陕西、云南亦有分布（见图 6-4）。

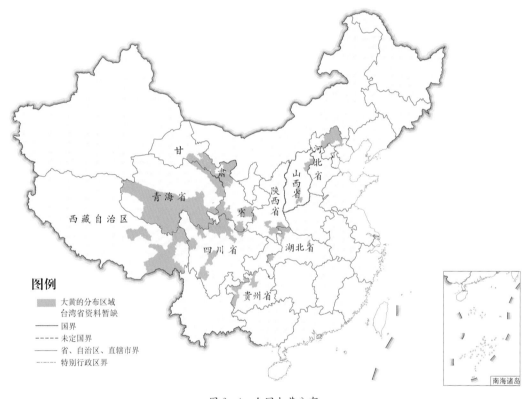

图 6-4　全国大黄分布

种植技术

（一）选地整地

1. 选地　唐古特大黄是大黄商品中的优良品种，是典型青藏高原东缘集群度高的优质道地药材。喜凉爽，耐严寒，怕高温，在青海人工种植大黄对土壤的要求较高，应选择土层深厚、富含腐殖质、排水良好、疏松肥沃的砂质壤土，最佳栽培土壤为海拔 2 500～3 500 m 的草甸土，土壤 pH 为 6.5～7.5，有机

质含量 3.5% 以上。优质唐古特大黄种植基地应当符合国家最新标准，如《环境空气质量标准》、GB 15618-2018《土壤环境质量农用地土壤风险管控标准（试行）》和 GB 5084-92《农田灌溉水质标准》，一般果洛州和玉树州农田灌溉管理方便的阴滩地带均为最佳种植选址，忌连作，5 年以上轮作。

2. 整地　在农田正常性精耕细作的同时，注意控制土壤湿度。一般土壤田间持水量保持在 50% 左右。大黄种植前每公顷用腐熟农家肥 4 000 kg，过磷酸钙 50～80 kg，均匀施于地表后马上进行深翻整地。

（二）繁殖移栽

1. 种子繁殖　大黄主要用种子繁殖,种子的发芽率随年限的增长,会逐年降低,因此,不要使用陈种子繁殖。种子繁殖包括直播和育苗移栽两种方法。

（1）种子直播:果洛和玉树地区 4 月底 5 月初播种为宜。按行株距 70 cm×50 cm 穴播,穴深 3 cm 左右,每穴播种 5～6 粒,覆土厚 2 cm 左右。

条播:在畦上横向开沟,沟距 20 cm、播幅 10 cm、深 5 cm,播种间距 2 cm 左右,撒播均匀,覆土厚 2～3 cm。

撒播:将种子均匀撒于畦面,间距 2～3 cm,再均匀地撒上细土,以看不见种子为宜。为了保持土壤湿润,可以在畦面上覆盖一层长松针或稻草,并经常浇水保湿。

（2）育苗移栽:春天在 4 月底至 5 月初移栽,秋天在 8 月底至 9 月初移栽,一般应选择土质疏松、不易积水、向阳背风的畦地。将阳畦地做成宽 1.3～1.5 m、高 10～15 cm、畦间距 30 cm,四周挖好排水沟。

2. 子芽繁殖　在大黄采收时,选择产量较高、生长旺盛、无病虫害的植株,切下母株周围的根茎,每个切割的根茎上带有 3～4 个芽眼,将草木灰涂抹在芽眼或者分离的子芽上,然后种植在苗床上。子芽繁殖较适合于小面积栽培。

（三）田间管理

1. 苗期管理　直播大田刚出土的幼苗既怕霜冻,又怕干旱,应加强幼苗防护工作。出苗后长到第 6 片叶子时进行第 1 次人工除草,7 月份进行第 2 次除草,同时做好以"去病留健,去弱留强"为原则的培育壮苗工作,8 月底进行第 3 次除草。第 2 年返青后除草定苗,株行距应保持在 30 cm×30 cm。为确保道地大黄质量,应尽量避免使用除草剂。大田移栽大黄

出苗扎根后根据实际情况进行 2～3 次除草。第 2 年返青前进行培土。若出现苗抽薹,要采取先打薹后培土的措施(见图 6-5)。

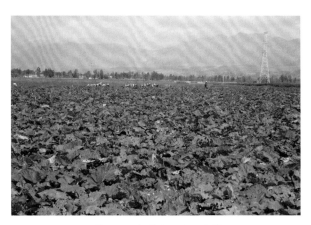

图 6-5　大黄大田人工除草

2. 水肥管理　大黄生长期田间土壤持水量应保持在 50% 左右,不宜过旱、过涝。第 2 年返青后结合除草灌水,每公顷追肥磷酸二铵 10～15 kg。第 3～4 年根据具体情况除草及水肥管理(见图 6-6 和图 6-7)。

（四）病虫害防治

大黄常见的病害有轮纹病、炭疽病和根腐病。常见的虫害有蚜虫、斜纹夜蛾、拟守瓜等。

1. 病害防治　病害以预防和发病初期防治为主,根据病情轻重程度和发病次数,适量、轮换使用杀菌剂。

轮纹病、炭疽病和霜霉病发病初期可喷施 50% 溶菌灵可湿性粉剂 500 倍液或 50% 甲基托布津可湿性粉剂 600 倍液,并将病叶病株拔出集中销毁,可减轻发病;轮纹病较严重时可采用 10% 苯醚甲环唑水分散粒剂 800 倍液进行防治;霜霉病较严重时可采用

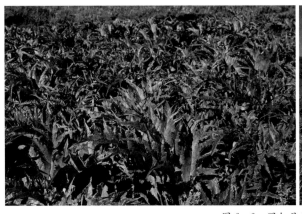
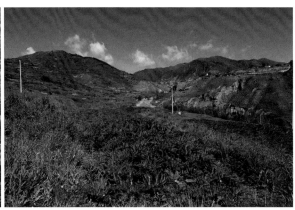

图 6-6　同仁县唐古特大黄种植

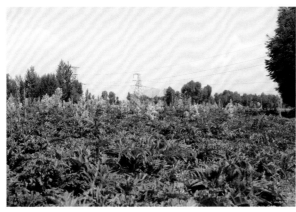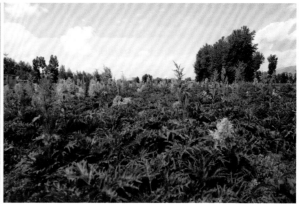

图 6-7　大通县唐古特大黄种植

40％霜脲·烯酰吗啉悬浮剂 1000 倍液进行防治。

炭疽病发病初期可采用 30％咪鲜胺可湿性粉剂 1200～1500 倍液或 10％世高水分散粒剂 1500 倍液进行防治,药剂防治间隔 5～7 日喷 1 次,连喷 2～3 次。

对于根腐病,当田间发现病株时应及时清理,将病株带出田外集中烧毁或深埋处理,并用生石灰覆埋病株周围,或采用 70％代森锰锌可湿性粉剂 800～1000 倍液喷洒病株周围。

2. 虫害防治　蚜虫出现初期,可使用 10％吡虫啉可湿性粉剂 1000 倍液或 10％高效氯氰菊酯乳油 2000 倍液或 25％噻虫嗪水分散粒剂 6000 倍液等喷雾防治。

斜纹夜蛾出现初期,可采用 5％氯虫苯甲酰胺悬浮剂 1500 倍液或 15％茚虫威悬浮剂 3500 倍液或 5％氟虫脲 2000～3000 倍液等喷雾防治。注意化学药剂交替使用,防止产生抗药性。

拟守瓜出现初期,可采用 2.5％溴氰菊酯 3000 倍液,或甲胺基阿维菌素苯甲酸盐 1％乳油加水 2000～4000 倍液喷雾防治(戴维,2021)。

采收加工

大黄种植 2～3 年之后或 3～5 年之后的秋季,当地上部分开始枯萎时便可收获。割去地上部分,挖出根茎和根,刮去根及根茎泥土,刮去粗皮,切成小段 6～8 cm,晾干或烘干。

1. 烘干　大黄常用烘房烘干,先将大黄晾晒至切口处收缩并有黄白色油状物滴落,单层摆放,厚度大约 10 cm,送入烘房烘干。一般应该连续烘干 7～10 日,每天翻动 1 次,温度调至 45～50 ℃。待大黄切口处无油状物流出,再将温度升高至 55～58 ℃,烘制

20～30 日即可成为干品。切记烘房内温度不能超过 60 ℃,烘烤到表皮显干时,要适量降温使其发汗回潮之后才能继续烘干,这样反复操作直至大黄全干为止(见图 6-8 和图 6-9)。

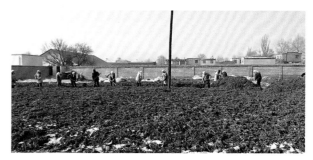

图 6-8　大黄个子室外晾晒

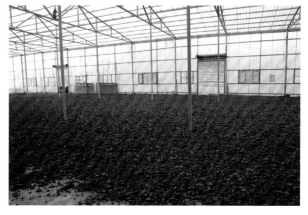

图 6-9　大黄切片烘干房烘干

2. 去粗皮　大黄全干之后,将其转入装药设备或者木箱中用力冲撞,直至粗皮被撞去露出黄色为止。大黄干燥之后外表为黄棕色、坚实,纵纹上有明显的星点,有油性,味微苦、不涩,有清香气味。大黄储藏应该放置于干燥通风处,用木箱包装完整,防止虫蛀和霉变(肖启银,2016)(见图 6-10)。

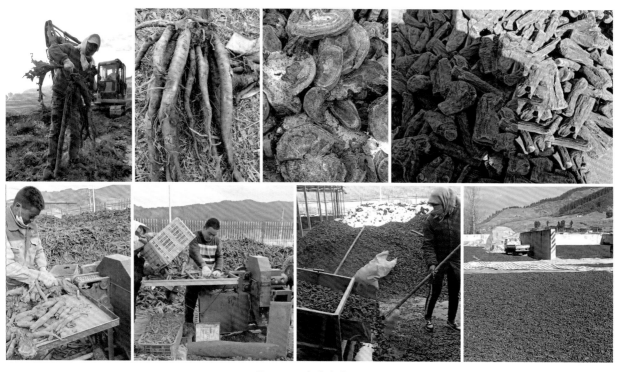

图 6-10 大黄采收加工

商品规格

(一) 野生西大黄

统货 干货。去粗皮或未去粗皮,纵切或横向联合切成瓣段或块片,大小不分。质坚实,表面黄褐色或黄色,断面黄褐色或间有淡红色颗粒。横断面具放射状纹理或环纹。髓部有星点或散在颗粒。气清香,味苦微涩。无杂质、虫蛀、霉变。

(二) 栽培西大黄

栽培品应在产品包装上注明产地、基原、生长年限、生产日期等信息(见图 6-11 和图 6-12)。

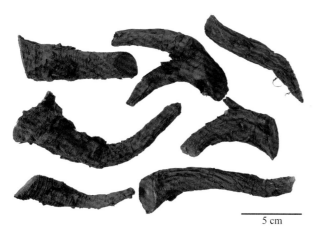

5 cm

图 6-11 栽培西大黄统货(未去皮)

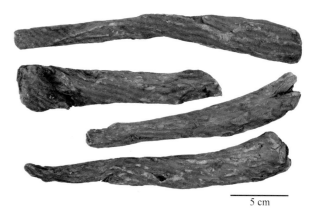

5 cm

图 6-12 栽培西大黄统货(去皮)

药材鉴别

(一) 性状鉴别

1. 药材 本品呈类圆柱形、圆锥形、卵圆形或不规则块片状,长 3～17 cm,直径 3～10 cm。除尽外皮者表面黄棕色至红棕色,有的可见类白色网状纹理及星点(异型维管束)散在,残留的外皮棕褐色,多具绳孔及粗皱纹。质坚实,有的中心稍松软,断面淡红棕色或黄棕色,颗粒性;根茎髓部宽广,有星点环列或散在;根木部发达,具放射状纹理,形成层环明显,无星点。气清香,味苦而微涩,嚼之黏牙有沙粒感(见图 6-13 和图 6-14)。

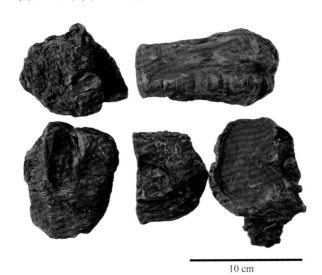

10 cm

图 6-13 大黄药材性状

(1) 掌叶大黄根及根茎:多加工成圆锥形或腰鼓形,习称"蛋吉",长 4～8 cm,直径 2～4 cm,锦纹明显。质坚实,断面黄棕至红棕色,微有放射状褐色星点(根茎),紧密排列,并有棕黄色或棕红色弯曲线纹。

(2) 唐古特大黄根及根茎:形状不一,一般多以长形切成段,粗者切对开块,质地较上种为松,内色亦淡,锦纹不明显,余同前(见图 6-15)。

2. 饮片 本品呈不规则类圆形厚片或块,大小不等。外表皮黄棕色或棕褐色,有纵皱纹及疙瘩状隆起。切面黄棕色至淡红棕色,较平坦有明显的散在或排列成环星点,有空隙(见图 6-16)。

(二) 传统鉴别术语

"高粱渣":指掌叶大黄的断面呈红白相间颗粒状的现象。

"香结":大黄的商品规格,将具有香气且质佳的西宁大黄加工成一定形状者。

"槟榔纹":指大黄断面红棕色或黄棕色、外围具放射状纹理及明显环纹,其纹理似槟榔断面,故曰槟榔纹。

"锦纹":特指唐古特大黄的断面红黄白相间的如丝状纹理的现象。

"水根":指大黄药材初加工时剪去的侧根支根。相对细小、断面网纹及星点少见。

"中吉":传统上大黄的一种加工规格。即长形大黄切成段,个体较大。

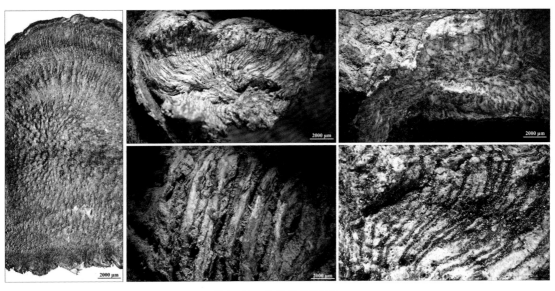

图 6-14 大黄断面微性状

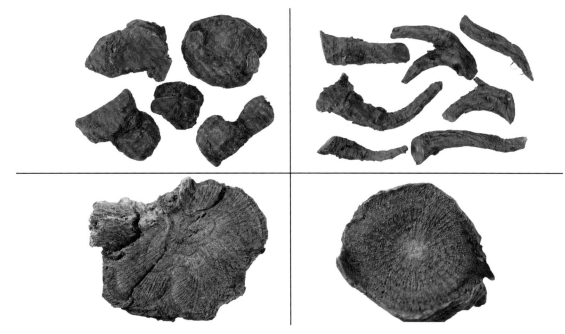

图 6-15　唐古特大黄根及根茎

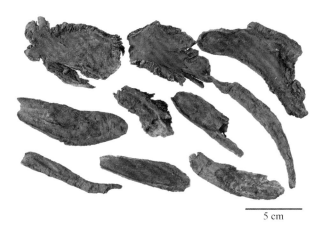

图 6-16　大黄饮片

"片吉"：也称蛋片吉，传统上西大黄的一种加工规格。即大黄纵切成片状。

"苏吉"：传统上西大黄的一种加工规格。即体形较小的西大黄切成状。

（三）显微鉴别

1.横切面显微　根木栓层和栓内层大多已除去。韧皮部筛管群明显；薄壁组织发达。形成层成环。木质部射线较密，宽2～4列细胞，内含棕色物；导管非木化，常1至数个相聚，稀疏排列。薄壁细胞含草酸钙簇晶，并含多数淀粉粒（见图6-17至图6-20）。

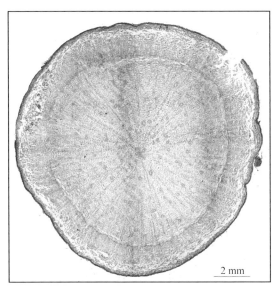

图 6-17　大黄根横切面（正常光）

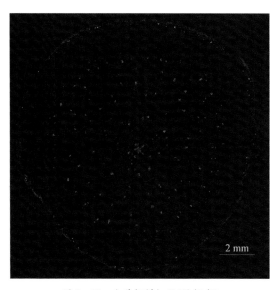

图 6-18　大黄根横切面（偏振光）

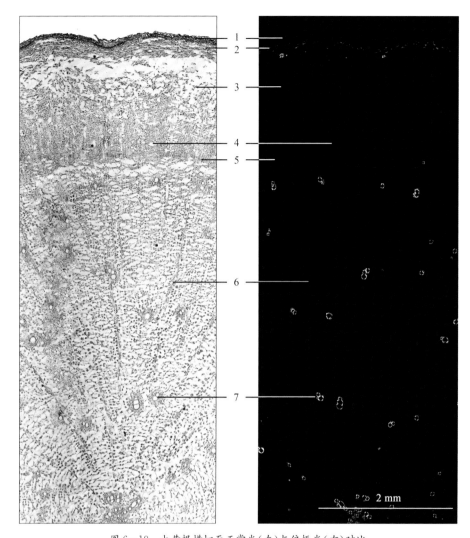

图 6-19 大黄根横切面正常光(左)与偏振光(右)对比

1. 木栓层;2. 栓内层;3. 皮层;4. 韧皮部;5. 形成层;6. 射线;7. 导管

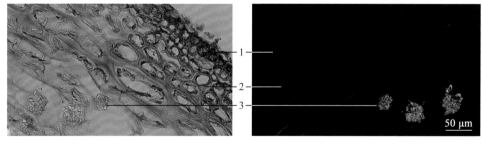

图 6-20 大黄根横切面木栓层正常光(左)与偏振光(右)对比

1. 木栓层;2. 栓内层;3. 草酸钙簇晶

2. 粉末显微 粉末黄棕色。草酸钙簇晶直径 20~160 μm,有的至 190 μm。具缘纹孔导管、网纹导管、螺纹导管及环纹导管非木化。淀粉粒甚多,单粒类球形或多角形,直径 3~45 μm,脐点星状;复粒由 2~8 分粒组成(见图 6-21)。

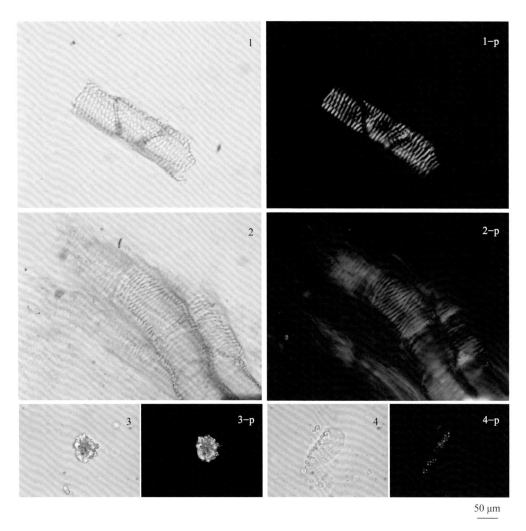

50 μm

图6-21　大黄粉末显微特征(X-p代表偏振光)

1.具缘纹孔导管;2.网纹导管;3.草酸钙簇晶;4.淀粉粒

理化指标

按照《中国药典》(2020年版)规定:大黄不得含有土大黄苷。水分不得超过15.0%,总灰分不得超过10.0%,浸出物不得少于25.0%。本品按干燥品计算,含总蒽醌以芦荟大黄素($C_{15}H_{10}O_5$)、大黄酸($C_{15}H_8O_6$)、大黄素($C_{15}H_{10}O_5$)、大黄酚($C_{15}H_{10}O_4$)和大黄素甲醚($C_{16}H_{12}O_5$)的总量计,不得少于1.5%;含游离蒽醌以芦荟大黄素($C_{15}H_{10}O_5$)、大黄酸($C_{15}H_8O_6$)、大黄素($C_{15}H_{10}O_5$)、大黄酚($C_{15}H_{10}O_4$)和大黄素甲醚($C_{16}H_{12}O_5$)的总量计,不得少于0.20%。

饮片类含量同药材。酒大黄与熟大黄、大黄炭,

游离蒽醌不得少于0.50%。大黄炭总蒽醌不得少于0.90%。

品质评价

(一)传统品质评价

《本草述钩元》记载:"出河西山谷(青海湟水河域与甘肃)及陇西者为胜,益州北部汶山西山者次之。"《新修本草》记载:"今出宕州(今宕昌)、凉州(今青海门源)、西羌(今西藏,青海玉树、果洛、黄南)、蜀地者皆佳。"对西宁大黄品质赞美皆有口碑,其原因是唐古特大黄种质与所处生境相关,现以青海为最佳道地产区质量最好,甘肃以其产量大占市场优势。本

品以气清香,味苦而微涩,嚼有黏牙,有沙粒感,黄色至黄棕色,体重质坚,大黄特殊香气浓重为佳(肖小河,2016)。

(二)现代品质研究

通过对市售及主产区 34 批大黄总蒽醌、5 种蒽醌单体含量测定,结果证明产于青海及甘肃的大黄药材蒽醌含量普遍较高,其中产于青海的 3 批大黄药材蒽醌单体含量均大于 4%,产于甘肃礼县的 6 批栽培大黄药材含量大于 3%;产于川西及西藏的大黄药材含量也较高,其中有 6 份野生大黄药材含量在 3.3%~5.3% 之间;而产于贵州、云南、重庆等地的药材样品含量相对较低。古代按产地将商品划分为西大黄、南大黄、雅黄等不同规格;西大黄主要产于青海、甘肃等地,雅黄主要产于四川雅安及周边地区,南大黄主要指云南、湖北、陕西等地出产的大黄;一般认为西大黄质量较优,青海西宁大黄体重质坚有"锦纹"者上佳,甘肃铨水大黄与西宁大黄相似而锦纹较不甚明显,质量亦佳。因此,传统对大黄道地药材产地的记载具有一定的科学性(张学儒,2010)。

根据大黄药材中所含大黄酸或大黄酚的多少,将其区分为大黄酸型和大黄酚型 2 种化学类型。现代研究表明,大黄酸和大黄酚的药效作用强度以及药代动力学性质有较大差异,如大黄酸及其糖苷的泻下活性明显强于大黄酚,结合型大黄酸的含量与泻下效价相关性较强,大黄酸对大黄药材整体的贡献显著大于大黄酚,而且大黄酸的口服吸收达峰时间、最大血药浓度以及生物利用度均优于大黄酚。从大黄产地进行分析发现,大黄酸型药材多产于青海、西藏、川西、甘肃等传统道地产区,这在某种程度上也提示大黄酸型药材可能是优质大黄药材。因此,传统产区大黄酸型药材可能是优质大黄药材(张学儒,2010)。

通过用泻下药效模型和生物热力学两种方法对不同商品规格等级大黄药材的生物活性进行了比较,结果证明大黄不同商品规格等级之间生物效价差别较大,效价分布较宽。但是效价的高低与等级并没有相关性。产于青海、甘肃的西大黄生物效价较高,该结果与传统记载优质大黄的道地产区一致。建议尽快建立大黄标准化种植基地,保障质量稳定、优质大黄药材供给(张学儒,2010)。

西北高原生物研究所周国英研究团队实验测定青藏高原唐古特大黄地上地下生物量为 282.97 g 和 811.81 g,总生物量与海拔呈正相关关系,与温度负相关,与降水量没有显著相关关系,生物量与土壤全氮含量负相关。通过长期测定总蒽醌成分、总番泻苷、总鞣质平均含量分别为 2.45%、1.01%、3.69%,均超出《中国前典》(2020 年版)规定,总蒽醌类成分含量呈现出一定的地理差异,不同产地差异较大。唐古特大黄品质影响因素有气候因子、土壤因子与地理因子,影响大小为气候因子>土壤因子>地理因子,植株大小与水汽压和多数的温度因子负相关,与辐射量和多数降水因子正相关,土壤有机碳和全氮含量影响最显著,与大黄素甲醚、大黄素、大黄酚等含量正相关,全钾含量对大黄含量指标影响也较大,大黄酸对土壤因子的响应呈负相关,海拔与多数植株性状正相关,与多数含量负相关,纬度与多数含量指标正相关,经度与儿茶素、大黄素、大黄酚正相关,与其他负相关。

生长在树冠下和开放环境下的唐古特大黄会发育成形态和代谢差异明显的两种生态型,在冠层生境下培育的形态较小的唐古特大黄植株具有较高水平的代谢产物,31 种代谢产物中有 22 种为较高水平的代谢产物,其中包括 5 种黄酮类化合物、4 种异黄酮类化合物和 3 种蒽醌。另一方面,开放的生长环境下生长的唐古特大黄植物也具有较高水平的代谢物 31 种代谢产物中有 9 种为较高水平的代谢产物,包括 4 种黄酮类化合物。树冠下和开放环境下的大黄,其作用靶点不同,可能具有不同的药用价值。根据目标代谢组学的研究,树冠下的生长环境可能会长出更好品质的大黄(《美国医学委员会植物生物学》*BMC Plant Biology*)。

唐古特大黄生态适宜分布区为高度 9.24×10^3 km², 0.34%;中度:6.40×10^4 km², 2.36%;低度:1.54×10^5 km², 5.68%。主要在青藏高原东部,多分布于青海、甘肃、四川及西藏交界处。在青藏高原东部很大一部分适生区内总蒽醌含量都高于《中国药典》(2020 年版)1.5% 的规定,多在青海与甘肃交界附近,最高测定含量在祁连山附近。

(三)遗传多样性研究

吴艳等(2008)用简单重复序列区间(ISSR)分子标记对产自不同海拔唐古特大黄的遗传多样性进行了分析,用筛选出的 14 个 ISSR 引物共扩增出了 213 个位点,其中多态性位点 208 个,多态位点百分率(PPB)为 97.7%;观测等位基因数(Na)1.976 5;有效等位基因数(Ne)1.533 5,Nei 的基因多样性(He)32.0%,Shannon 指数(I)0.487 5。得出唐古特大黄的遗传多样性随海拔升高而上升的结论。Wang XM 等(2012)用 ISSR 分子标记对掌叶大黄和唐古特大黄 30 个居群的 574 个个体遗传变异情况进行分析,结果显示扩增得到的 175 个片段中 173(98.86%)个具有多态性,Nei 的基因多样性(He)和 Shannon 多样性指数(I)在掌叶大黄分别为 0.310 7 和 0.467 7,在唐古特大黄中分别为 0.284 8 和 0.433 3;两者在物种水平都具有较高的遗传多样性,从居群水平上来说,两物种在居群间遗传分化均较高,在居群内遗传分化均较低。两物种间的分子方差分析表明它们有一个共同的祖先,且这两个物种可能不是优良种。Hu Y 等(2010;2014)用 ISSR 分子标记分别对野生和栽培唐古特大黄进行了遗传多样性分析,前者研究结果表明野生唐古特大黄具有较高的遗传多样性,且居群内的遗传分化相对比居群间高,同时,唐古特大黄的遗传多样性与海拔和年均降水量成正相关关系,与纬度和年均气温成反比,后者研究结果表明栽培唐古特大黄也有高水平的遗传多样性,且遗传分化主要存在于居群内部,居群间遗传和地理距离没有明显的相关性,无过多人为干扰的简短驯化史可能是维持和保存野生唐古特大黄基因库的一种有效方式。

李莉(2014)采用三段扩增法进行 matk 基因 PCR 扩增,分析青海、甘肃等地 431 份大黄药材质量特征形成的分子谱系机制,结果掌叶大黄和唐古特大黄的种内变异极其丰富,26 个产区共计 431 份大黄样品共获得 23 种基因型,其中掌叶大黄 9 种,唐古特大黄(包括绿花唐古特大黄)14 种。青海久治县和四川阿坝州唐克乡的基因型种类最多,均含有 4 种基因型,青海祁连,青海玛沁,四川小金,四川新龙,四川炉霍,四川丹巴,甘肃岷县,甘肃宕昌等产地均含有 2 种基因型,其余产地均只含有 1 种基因型。此外,甘肃岷县,甘肃宕昌,四川小金,四川君坝,四川新龙以及四川丹巴等产地的基因型完全一致,为基因型 RB,宁夏隆德,陕西陇县,甘肃礼县等产地的基因型完全一致,为基因型 RC,青海达日,青海玛沁,青海祁连等产地具有完全一致的基因型,为基因型 TA,陕西太白,甘肃卓尼,甘肃舟曲等产地也具有完全一致的基因型,为基因型 TE。不同产区大黄遗传距离,四川丹巴的掌叶大黄产区内遗传距离最大,为 0.002 642,其次为青海祁连唐古特大黄,为 0.002 519,这些地区样本之间基因型变化较大,其他为 0。

在大黄基因系统发育树中,掌叶大黄和唐古特大黄的基因型没有分别聚为两支,而是分散的排列在一起,证明掌叶大黄和唐古特大黄之间存在基因交流现象。大黄基因型之间的系统发育树与所有道地产区之间的系统发育树具有一定的一致性,例如青海同德、贵德、祁连等产地在基因型聚类树上,其产地对应的基因型也相应地聚为一支,陕西、宁夏、甘肃等聚为一支的产地在基因型系统发育树中同样聚为同一支,表明各基因型之间也存在一定的以产地为单位聚集在一起的趋势。

从网状进化树看出西宁大黄中久治居群有四种单倍型,贵德、同德、班玛居群都只有一种单倍型,玛沁和祁连有两种单倍型;雅黄中唐克居群的单倍型最为丰富,具有 4 种单倍型,河州大黄具有三种单倍型;根据单倍型的分布情况,可进一步推测 TC 是唐古特大黄祖先单倍型,青海久治和四川唐克等居群有可能是唐古特大黄的发源地。

化学成分

大黄的化学成分主要为鞣质类、蒽衍生物类、二苯乙烯类、类衍生物、苯丁酮类、萘衍生物类,还含有蛋白质、氨基酸、淀粉、微量元素、挥发油、植物甾醇、糖类和有机酸等(郑俊华,2007)。

1. 蒽醌类 蒽醌是一种分子内含有醌式结构的多环化合物,天然蒽醌类化合物以 9,10 -蒽醌最为常见。蒽醌类是大黄中含量最多的活性成分,总质量分数为 3%~5%,分为游离型与结合型两种形式(傅兴圣等,2011)。

游离型蒽醌类成分包含有大黄素、大黄酸、大黄酚、芦荟大黄素、1,3,8 -三羟基蒽醌、大黄素甲醚、异大黄素等抗菌成分(黄泰康,1994)。结合型蒽醌类成分有大黄酸苷、大黄酸苷 A、大黄酸苷 B、大黄酸苷 C、大黄酸苷 D、大黄酸葡萄糖苷、大黄素甲醚葡萄糖苷、芦荟大黄素葡萄糖苷、大黄素葡萄糖苷、大黄酚葡萄糖苷等成分(Matsuda H,2001)。

截至目前,已从大黄中分离鉴定出 34 种蒽醌类化合物,结构见图 6-22,化合物名称及取代基见表 6-1(王玉等,2019)。

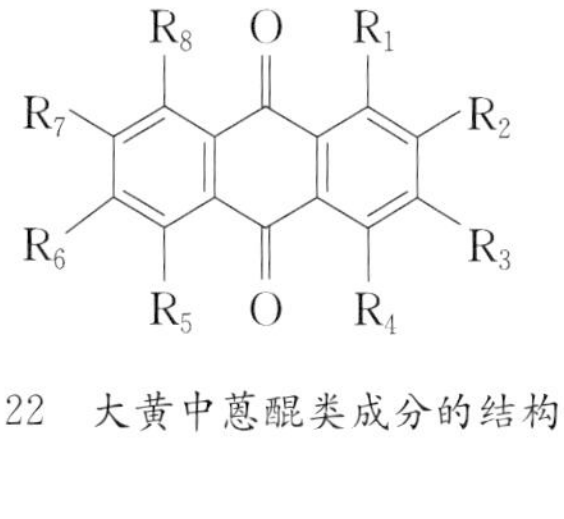

图 6-22 大黄中蒽醌类成分的结构骨架

表 6 - 1　大黄中蒽醌类成分

序号	化合物	取代基	文献
1	大黄酸	$R_1=R_3=R_6=R_7=R_8=H, R_2=COOH, R_4=R_5=OH$	
2	大黄素	$R_1=R_3=R_6=R_8=H, R_2=R_4=R_5=OH, R_7=CH_3$	
3	大黄酚	$R_1=R_3=R_6=R_7=R_8=H, R_2=CH_3, R_4=R_5=OH$	
4	大黄素甲醚	$R_1=R_3=R_6=R_8=H, R_2=CH_3, R_4=R_5=OH, R_7=OCH_3$	
5	芦荟大黄素	$R_1=R_3=R_6=R_7=R_8=H, R_2=CH_2OH, R_4=R_5=OH$	
6	土大黄素	$R_1=R_2=R_5=R_8=H, R_7=CH_3, R_3=R_4=R_5=OH$	
7	异大黄素	$R_1=R_4=R_6=R_7=H, R_3=CH_3, R_2=R_5=R_8=OH$	
8	虫漆酸 D	$R_4=R_5=R_7=R_8=H, R_1=CH_3, R_2=COOH, R_3=R_6=OH$	
9	羟基大黄素	$R_1=R_3=R_6=R_8=H, R_2=CH_2OH, R_4=R_5=R_7=OH$	
10	8 - O - 甲基大黄酚	$R_1=R_3=R_6=R_7=R_8=H, R_2=CH_3, R_4=OH, R_5=OCH_3$	
11	大黄素 - 6 - O - β - D - 葡萄糖苷	$R_1=R_3=R_6=R_8=H, R_2=OGlc, R_4=R_5=OH, R_7=CH_3$	
12	大黄酚 - 1 - O - β - D - 葡萄糖苷	$R_1=OGlc, R_3=CH_3, R_8=OH, R_2=R_4=R_5=R_6=R_7=H$	
13	大黄酚 - 8 - O - β - D - 葡萄糖苷	$R_1=R_8=OH, R_3=CH_3, R_2=R_4=R_5=R_6=R_7=H$	
14	大黄酚二葡萄糖苷	$R_1=R_3=R_6=R_7=R_8=H, R_2=CH_3, R_4=R_5=OGlc$	
15	大黄素 - 1 - O - β - D - 葡萄糖苷	$R_1=OGlc, R_3=R_8=OH, R_6=CH_3, R_2=R_4=R_5=R_7=H$	
16	大黄素 - 8 - O - β - D - 葡萄糖苷	$R_1=R_3=OH, R_6=CH_3, R_8=OGlc, R_2=R_4=R_5=R_7=H$	
17	大黄素 - 8 - O - β - D - 吡喃葡萄糖苷	$R_1=R_6=OH, R_3=CH_3, R_8=OGlc, R_2=R_4=R_5=R_7=H$	（丁镇，2007）
18	大黄酸 - 8 - O - β - D - 葡萄糖苷	$R_1=OH, R_3=COOH, R_8=OGlc, R_2=R_4=R_5=R_6=R_7=H$	
19	大黄酸二葡萄糖苷	$R_1=R_3=R_6=R_7=R_8=H, R_2=COOH, R_4=R_5=OGlc$	
20	芦荟大黄素 - 8 - O - β - D - 葡萄糖苷	$R_1=OH, R_3=CH_2OH, R_8=OGlc, R_2=R_4=R_5=R_6=R_7=H$	
21	芦荟大黄素二葡萄糖苷	$R_1=R_2=R_3=R_6=R_8=H, R_7=CH_2OH, R_4=R_5=OGlc$	
22	大黄素甲醚 - 8 - O - β - D - 葡萄糖苷	$R_1=OH, R_3=OCH_3, R_6=CH_3, R_8=OGlc, R_2=R_4=R_5=R_7=H$	
23	大黄素甲醚 - 8 - O - β - D - 龙胆二糖苷	$R_1=OH, R_3=OCH_3, R_6=CH_3, R_2=R_4=R_5=R_7=H, R_8=OGlc-(6→1)-Glc$	
24	大黄酚 - 8 - O - β - D - (6'-O - 没食子酰基)二葡萄糖苷	$R_1=OH, R_3=CH_3, R_2=R_4=R_5=R_6=R_7=H, R_8=OGlc-(6→6)-Glc$	
25	芦荟大黄素 - 1 - O - β - D - 葡萄糖苷	$R_1=OGlc, R_3=CH_2OH, R_8=OH, R_2=R_4=R_5=R_6=R_7=H$	
26	芦荟大黄素 - ω - O - β - D - 葡萄糖苷	$R_1=R_8=OH, R_3=CH_2OGlc, R_2=R_4=R_5=R_6=R_7=H$	
27	6 - 甲基 - 大黄酸	$R_1=R_8=OH, R_3=COOH, R_6=CH_3, R_2=R_4=R_5=R_7=H$	
28	6 - 甲基 - 芦荟大黄素	$R_1=R_8=OH, R_3=CH_2OH, R_6=CH_3, R_2=R_4=R_5=R_7=H$	
29	大黄酚 - 8 - O - 葡萄糖苷	$R_1=OH, R_2=R_4=R_5=R_6=R_7=H, R_3=CH_3, R_8=OGlc-(6→6)-Glc$	

(续表)

序号	化合物	取代基	文献
30	大黄素甲醚-8-O-β-D-(6′-乙酰基)-葡萄糖苷	$R_1=OH, R_3=OCH_3, R_6=CH_3, R_2=R_4=R_5=R_7=H, R_8=OGlc-(6\rightarrow)-A$	
31	芦荟大黄素-8-O-(6′-O-乙酰基)-葡萄糖苷	$R_1=OH, R_3=CH_2OH, R_2=R_4=R_5=R_6=R_7=H, R_8=OGlc-(6\rightarrow6)-Glc$	(Ye M, 2007)
32	大黄酚-1-O-(6′-O-乙酰基)-葡萄糖苷	$R_1=OH, R_6=COOH, R_2=R_3=R_4=R_5=R_7=H, R_8=OGlc-(6\rightarrow6)-Glc$	
33	大黄素-8-O-(6′-O-乙酰基)-葡萄糖苷	$R_1=R_6=OH, R_3=CH_3, R_2=R_4=R_5=R_7=H, R_8=OGlc-(6\rightarrow6)-Glc$	
34	大黄酚-8-O-(6′-乙酰基)-吡喃葡萄糖苷	$R_1=OH, R_3=CH_3, R_2=R_4=R_5=R_6=R_7=H, R_8=OGlc-(6\rightarrow)-A$	
35	大黄酚-8-O-(6′-O-丙二酰)-葡萄糖苷	$R_1=OH, R_3=CH_3, R_2=R_4=R_5=R_6=R_7=H, R_8=OGlc-(6\rightarrow)-M$	(符江, 2015)
36	大黄素-8-O-(6′-O-丙二酰)-葡萄糖苷	$R_1=R_6=OH, R_2=R_3=R_4=R_5=R_7=H, R_8=OGlc-(6\rightarrow6)-Glc$	

注:A 为 $COCH_3$；M 为 $COCH_2COOH$。

2. 蒽酮类 分为游离型和结合型,是大黄的特征性成分之一。目前已发现 27 种蒽酮类成分(高亮亮,2012)。游离型主要有大黄二蒽酮 A、B、C 和掌叶二蒽酮 A、B、C,结合型为番泻苷 A、B、C、D、E、F 等(傅兴圣等,2011),系大黄主要的泻下成分。王玉等(2019)从大黄中发现 20 余种蒽酮类成分,其中主要包括大黄二蒽酮 A-C、掌叶二蒽酮 A-C 和番泻苷 A-F、大黄酸苷 A-D、番泻苷元 A-C 及大黄素二蒽酮等,结构骨架见图 6-23,化合物名称及取代基见表 6-2。

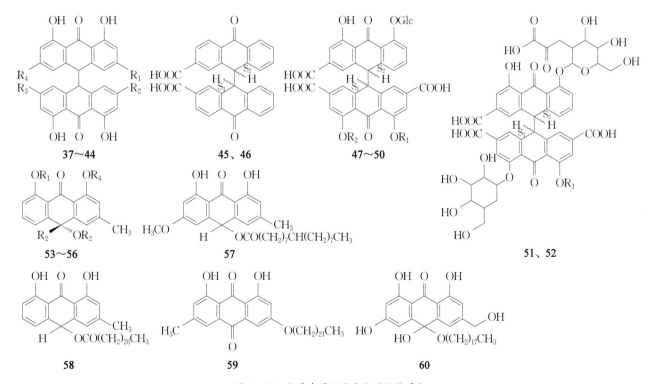

图 6-23 大黄中蒽酮类成分的结构骨架

表 6-2　大黄中蒽酮类成分

序号	化合物	取代基	文献
37	掌叶大黄二蒽酮 A	$R_1=CH_3$, $R_2=CH_2OH$, $R_3=H$, $R_4=OH$	
38	掌叶大黄二蒽酮 B	$R_1=CH_3$, $R_2=CH_2OH$, $R_3=R_4=H$	
39	掌叶大黄二蒽酮 C	$R_1=R_2=CH_3$, $R_3=H$, $R_4=OH$	
40	大黄二蒽酮 A	$R_1=CH_3$, $R_2=COOH$, $R_3=H$, $R_4=OH$	
41	大黄二蒽酮 B	$R_1=CH_3$, $R_2=COOH$, $R_3=R_4=OH$	
42	大黄二蒽酮 C	$R_1=CH_3$, $R_2=COOH$, $R_3=H$, $R_4=OCH_3$	
43	大黄素二蒽酮 B	$R_1=R_2=OH$, $R_3=R_4=CH_3$	
44	番泻苷元 C	$R_1=CH_2OH$, $R_2=R_4=H$, $R_3=COOH$	（咸婧等，2017）
45	番泻苷元 A	$S_1=$ ◀, $S_2=$ ⫶⫶⫶	
46	番泻苷元 B	$S_1=$ ◀, $S_2=$ ⫶⫶⫶	
47	番泻苷 A	$R_1=H$, $R_2=Glc$, $S_1=$ ◀, $S_2=$ ⫶⫶⫶	
48	番泻苷 B	$R_1=H$, $R_2=Glc$, $S_1=$ ◀, $S_2=$ ⫶⫶⫶	
49	番泻苷 C	$R_1=Glc$, $R_2=H$, $S_1=$ ◀, $S_2=$ ⫶⫶⫶	
50	番泻苷 D	$R_1=Glc$, $R_2=H$, $S_1=$ ◀, $S_2=$ ⫶⫶⫶	
51	番泻苷 E	$S_1=$ ◀, $S_2=$ ⫶⫶⫶	
52	番泻苷 F	$S_1=$ ◀, $S_2=$ ⫶⫶⫶	
53	大黄酸苷 A	$R_1=R_2=Glc$, $R_3=OH$, $R_4=H$	
54	大黄酸苷 B	$R_1=R_3=Glc$, $R_2=OH$, $R_4=H$	（咸婧等，2017；Yamagishi T，1987）
55	大黄酸苷 C	$R_1=R_2=Glc$, $R_3=R_4=H$	
56	大黄酸苷 D	$R_1=R_3=Glc$, $R_2=R_4=H$	
57	revandchinone-1	—	
58	revandchinone-2	—	（Saresh B K，2003）
59	revandchinone-3	—	
60	revandchinone-4	—	

　　3. 二苯乙烯类　大黄中含有多种二苯乙烯类化合物，即芪类化合物，主要有丹叶大黄素、去氧丹叶大黄素、大黄苷、白皮杉醇及其衍生物，结构骨架见图 6-24，其名称及取代基见表 6-3（王玉等，2019）。

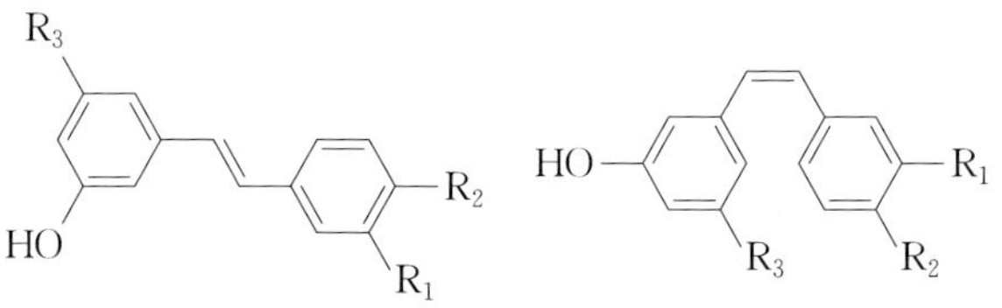

61~76　　　　　77~81

图 6-24　大黄中二苯乙烯类成分的结构骨架

表 6-3　大黄中二苯乙烯类成分

序号	化合物	取代基	文献
61	丹叶大黄素	$R_1=R_3=OH$, $R_2=OCH_3$	
62	丹叶大黄素-3'-O-β-D-葡萄糖苷	$R_1=OGlc$, $R_2=OCH_3$, $R_3=OH$	（向兰，2005）
63	异丹叶大黄素	$R_1=OCH_3$, $R_2=R_3=OH$	
64	土大黄苷	$R_1=OH$, $R_2=OCH_3$, $R_3=OGlc$	

（续表）

序号	化合物	取代基	文献
65	土大黄苷-2″-O-没食子酸酯	$R_1=OH,R_2=OCH_3,R_3=OGlc$-$(2\rightarrow2)$-Glc	
66	土大黄苷-6″-O-没食子酸酯	$R_1=OH,R_2=OCH_3,R_3=OGlc$-$(6\rightarrow6)$-Glc	
67	异土大黄苷	$R_1=OCH_3,R_2=OH,R_3=OGlc$	
68	去氧丹叶大黄素	$R_1=H,R_2=OCH_3,R_3=OH$	
69	去氧土大黄苷	$R_1=H,R_2=OCH_3,R_3=OGlc$	
70	去氧土大黄苷-6″-O-没食子酸酯	$R_1=H,R_2=OCH_3,R_3=OGlc$-$(6\rightarrow6)$-Glc	
71	白皮杉醇	$R_1=R_2=R_3=OH$	
72	白皮杉醇-4′-O-β-D-(6″-O-没食子酰)-吡喃葡萄糖苷	$R_1=R_3=OH,R_2=OGlc$-$(6\rightarrow6)$-Glc	
73	白藜芦醇	$R_1=H,R_2=R_3=OH$	（Matsuda H, 2000）
74	白藜芦醇 3-O-β-D-吡喃葡萄糖苷	$R_1=H,R_2=OH,R_3=OGlc$	
75	白藜芦醇-4′-O-β-D-吡喃葡萄糖苷	$R_1=H,R_2=OGlc,R_3=OH$	
76	白藜芦醇-4′-O-β-D-(6″-O-没食子酰)-葡萄糖苷	$R_1=H,R_2=OGlc$-$(6\rightarrow6)$-Glc,$R_3=OH$	（Kashiwada Y, 1984;敏德,1998）
77	顺式-3,5,3′-三羟基-4′-甲氧基芪	$R_1=R_3=OH,R_2=OCH_3$	（敏德,1998）
78	顺式-3,5,3′-三羟基-4′-甲氧基芪-3-O-β-D-吡喃葡萄糖苷	$R_1=OH,R_2=OCH_3,R_3=OGlc$	（Kashiwada Y, 1988）
79	顺式-3,5-二羟基-4′-甲氧基芪-3-O-β-D-吡喃葡萄糖苷	$R_1=H,R_2=OCH_3,R_3=OGlc$	（Aburjai T A, 2000）
80	顺式-3,5,3′-三羟基-4′-甲氧基芪-3-O-β-D-(2″-O-没食子酰)吡喃葡萄糖苷	$R_1=OH,R_2=OCH_3,R_3=OGlc$-$(2\rightarrow2)$-Glc	
81	顺式-3,5,3′-三羟基-4′-甲氧基芪-3-O-β-D-(6″-O-没食子酰)吡喃葡萄糖苷	$R_1=OH,R_2=OCH_3,R_3=OGlc$-$(6\rightarrow6)$-Glc	（Nonaka G I, 1981）

4. 苯丁酮类　目前,已从大黄中分离鉴定出 6 种苯丁酮类化合物,其结构骨架见图 6-25,化合物名称及取代基见表 6-4(王玉等,2019)。

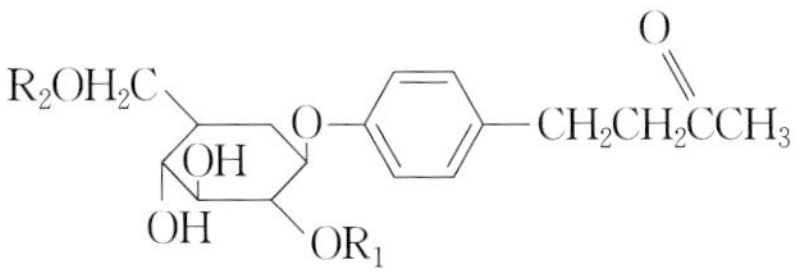

图 6-25　大黄中苯丁酮类成分的结构骨架

表 6-4　大黄中苯丁酮类成分

序号	化合物	取代基	文献
82	莲花掌苷	$R_1=H,R_2=G$	（Nonaka G I, 1981）
83	异莲花掌苷	$R_1=G,R_2=H$	
84	4-(4′-羟基苯基)-2-丁酮-4′-O-β-D-吡喃葡萄糖苷	$R_1=R_2=H$	

（续表）

序号	化合物	取代基	文献
85	4-(4′-羟基苯基)-2-丁酮-4′-O-β-D-(2″,6″-O-桂皮酰基)-吡喃葡萄糖苷	$R_1 = R_2 = G$	
86	4-(4′-羟基苯基)-2-丁酮-4′-O-β-D-(2″-O-没食子酰基-6″-O-桂皮酰基)-吡喃葡萄糖苷	$R_1 = G, R_2 = cin$	（Kashiwada Y，1984；高亮亮，2012）
87	4-(4′-羟基苯基)-2-丁酮-4′-O-β-D-(2″-O-没食子酰基-6″-O-p-香豆酰基)-吡喃葡萄糖苷	$R_1 = G, R_2 = p - coum$	

5. 色原酮类　迄今已从大黄中分离得到 8 种色原酮类化合物，具体结构骨架见图 6-26，化合物名称及其取代基见表 6-5。

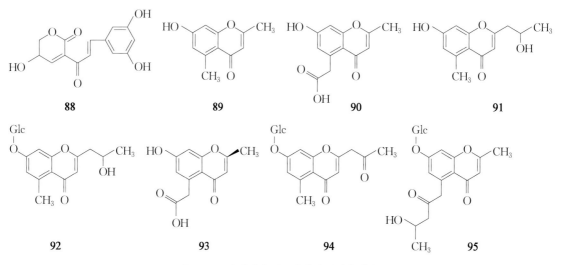

图 6-26　大黄中色原酮类成分的结构骨架

表 6-5　大黄中色原酮类成分

序号	化合物	文献
88	2,5-二甲基-7-羟基色原酮	
89	2-甲基-5-丙酮-7-羟基色原酮	
90	2-甲基-5-羧甲基-7-羟基色原酮	
91	2-(2′-羟丙基)-5-甲基-7-羟基色原酮	（Kashiwada Y，1984；徐文峰，2013）
92	2-(2′-羟丙基)-5-甲基-7-羟基色原酮-7-O-β-D-葡萄糖苷	
93	2,5-二甲基-7-甲氧基色原酮	
94	aloesone-7-O-β-D-吡喃葡萄糖苷	
95	2-甲基-5-(2′-oxo-4′-羟丁基)-7-羟基色原酮-7-O-β-D-葡萄糖苷	

6. 有机酸类　有机酸是指一些具有酸性的有机化合物。在中草药的叶、根尤其是果实中广泛存在。相关分析发现，大黄中有机酸主要包括棕榈酸、亚油酸、十二酸等相对低分子质量有机酸为主。此外还有 gallic acid 3-O-β-D-glucopyranoside、gallic acid 4-O-β-D-glucopyranoside、gallic acid（Lin C C，2006）等有机酸类成分。

7. 鞣质类　鞣质是一类结构比较复杂的多元酚类化合物，广泛存在于植物体内。大黄四聚素、没食子酸和 D-儿茶素是大黄的主要鞣质。大黄四聚素能够水解成没食子酸、肉桂酸和大黄明。

8. 多糖类　赵海宁（2011）通过 DEAE-52 纤维

素柱色谱、Sephacryl 5-200 凝胶柱色谱等方法对大黄粗多糖进行分离纯化,得到均一多糖 RP-1 及酸性杂多糖 RP-2 和 RP-3,相对分子质量分别为 1.1×10^4、2.0×10^4、6.9×10^4,3 种多糖主要含有半乳糖醛酸、葡糖醛酸、鼠李糖、阿拉伯糖、木糖、甘露糖、葡萄糖、半乳糖。倪受东等(2007)采用水提醇沉法结合苯酚-硫酸比色法对掌叶大黄中多糖成分进行提取和含量检测,提纯的大黄多糖为浅棕色粉末,质量分数为 6.54%。张思巨等(1993)采用 Sephadex G-150 凝胶柱色谱结合硫酸-苯酚法分离纯化并测定掌叶大黄中多糖的含量,得到 2 种酸性杂多糖 DHP-1 和 DHP-2,2 种多糖均含有半乳糖醛酸、葡萄糖醛酸、半乳糖、葡萄糖、阿拉伯糖、来苏糖、鼠李糖和木糖。

9. 其他　大黄中还发现其他化学成分,如萘苷类成分决明酮-8-O-β-D-葡萄糖苷、决明酮-8-O-β-D-(6-O-草酰基)-葡萄糖苷、6-羟基酸模素-8-O-葡萄糖苷等(南海江等,2009);挥发性成分如棕榈酸、亚油酸及十二酸等;有机酸类如柠檬酸、桂皮酸、琥珀酸、没食子酸、羟基桂皮酸及对羟基苯甲酸等(张璐等,2019);酰基糖苷类如 6′-O-gallovlsucrose、4′-O-gallovlsucrose、1-O-galloyl-6-O-cinnamoyl-β-D-glucose 等(Kashiwada Y,1988);酯类成分如邻苯二甲酸二丁酯、对羟基苯乙酸甲酯及咖啡酸甲酯(张璐等,2019)。此外,大黄中还含有不同的微量元素,如钾、钙、锌、镍、镁、铁、锰、钴、铜等。

药理作用

1. 对消化系统的影响

(1) 对胃肠道功能的影响:《神农本草经》记载大黄具有"荡涤肠胃,推陈致新,通利水谷,调中化食"之功效。大黄对胃肠道具有兴奋和抑制的双重作用。大黄中的蒽醌类衍生物为起致泻作用的主要成分,原理是通过增加肠道黏膜蠕动,抑制肠内水分吸收,从而促进排便。大黄中的鞣质为止泻作用的有效成分,用于治疗湿热泻痢时,为中医的"通因通用"之法,而达到止泻的作用(金丽霞,2020)。

(2) 对胰腺功能的影响:大黄中的大黄素可升高胰液碳酸氢根含量,明显降低胰液淀粉酶活性,恢复受损的胰腺血流,同时通过保护肠道免疫屏障,减轻全身炎症反应综合征的发生,明显改善急性出血性胰腺炎大鼠的胰腺病理损伤(薛平,2005;刘晓红,2004;楼恺娴,2001)。其作用机制可能与大黄素诱导细胞因子 TGF-β1 基因表达增强,调控细胞增殖和分化

相关,通过增加胰腺组织 DNA 合成及蛋白含量,促使细胞外基质成分合成增多,而起到胰腺细胞修复的作用。

(3) 对肝功能的影响:大黄可通过降低血清中 TNF-α、一氧化氮及内毒素含量,减少平滑肌肌动蛋白及胶原蛋白的基因表达,缓解机体炎性高动力状态,而减轻肝细胞炎性坏死,促使肝细胞的修复再生,改善肝纤维化(Jin H Y,2005)。大黄素可降低急性肝衰竭大鼠血清中 ALT、AST 及内毒素水平,明显减少炎症因子的释放,可减轻肝细胞变性坏死(王凤玲,2011)。

2. 对心脑血管的影响　大黄能够有效抗动脉粥样硬化。其抗动脉粥样硬化作用与降血脂、清除自由基及抗血栓等作用有关。大黄成分中的大黄素和大黄酸能够清除氧自由基,通过抑制 LIGHT 的单核细胞的转移而发挥抗动脉粥样硬化作用(Heo S K,2010)。大黄成分中的没食子酰葡萄糖苷及没食子酰原花青素能有效抑制这种酶的活性,从而起到降血脂作用(Abe I,2000)。以熟大黄为君药的大黄制剂脂复康胶囊能显著减少高脂饲料喂养的家兔动脉粥样硬化斑块的面积及厚度,明显降低其动脉硬化指数(陈俊荣,2008)。

3. 对肾功能的影响　大黄应用于慢性肾功能衰竭早中期的热毒、湿浊和瘀血之证可有效控制疾病的进展,疗效确切(徐翠娇,2008)。大黄水煎液能够降低慢性肾功能衰竭大鼠血清肌酐、尿素氮水平,纠正电解质紊乱和酸中毒,调节机体蛋白质代谢,改善肾性贫血症状,对肾脏代偿性增生有一定的保护作用(王平,2010)。大黄素的抗凝、抗血栓形成及改善微循环等作用能够有效调节肾组织血流动力学,从而起到肾功能保护作用(顾刘宝,2003)。大黄能降低尿酸型性病大鼠 BUN、SCr 及 UA 的血清浓度水平,通过减少肾小管中炎性细胞浸润及肾小管中的尿酸盐沉积,从而起到保护肾功能的目的(李俊,2010)。

4. 对血液循环系统的影响

(1) 止血作用:大黄为"止血而不留瘀"的圣药。大黄全成分的止血机制为活血止血。大黄有效部位的止血机理为局部血管收缩及缩短出血时间,还能抑制胃蛋白酶的活性,因此有利于胃黏膜屏障的建立而控制出血。大黄止血单体如大黄中的没食子酸和 D-儿茶素类成分的止血机制为两个成分都能使血小板的聚集性及黏附力增高,促进了血小板的黏附和聚集功能从而有利于血小板血栓的形成,并能使抗凝血酶Ⅲ活力减低而促进血液凝固。同时止血单体没食子酸还能增高 α_2-巨球蛋白的含量,进而降低纤溶活性

以促进血液凝固。根据中药"烧炭存性"的原理,将大黄制成大黄炭,使其泻下作用减弱而止血增强,实验研究发现微米大黄炭对家兔胃组织局部止血作用明显,表明微米大黄炭除了大黄本身有效成分的止血作用外,大黄粉剂更能覆盖于受损黏膜表面,能在受损黏膜上形成一层薄膜起到屏障作用,利于止血(朱友光 2008)。

(2)活血作用:《神农本草经》有言,大黄有"下瘀血,血闭,破癥瘕积聚"之功效,为活血化瘀之中重剂。大黄可使血浆渗透压升高,促使组织间液向血管内转移,血容量增加,血液黏滞度降低,可改善微循环障碍(杜怡雯,2018)。

5. 其他作用 大黄素可抑制肝癌细胞的生长,诱导乳腺癌细胞、宫颈癌细胞等的凋亡。同时,大黄素能够抑制肿瘤迁移侵袭,联合多种抗肿瘤药物,增强抗肿瘤药物效果及减轻其副作用,发挥协同作用(Subramaniam,2013;Li W Y,2014;张晶,2015)。大黄对金黄色葡萄球菌、大肠杆菌、铜绿假单胞菌及伤寒杆菌等均具有抑制作用。对急性角膜炎、胰腺炎、急性肺损伤、胆囊炎、心肌炎和关节炎等多种急慢性炎性疾病治疗效果明显。此外,大黄对人体还具有免疫调节的作用,能增强 NK 细胞靶细胞的杀伤能力,增强红细胞自然免疫作用,同时能促进特异性免疫、非特异性免疫功能(Sun L,2006)。

资源综合利用

中国有大黄属植物 37 种,2 个变种,1 个变型,青海省分布 24 种,以唐古特大黄和掌叶大黄为主流。

2012～2022 年调查显示,由于青海大黄药材采挖不合理,资源量萎缩,个别地区资源趋于枯竭。经调研 1 棵大黄会造成裸地 1 m²,每年挖 700 吨大黄会造成 66.67 公顷土壤资源破坏,加上修补不及时,造成了大黄野生资源急剧下降,并对江河源地区生态带来损失。合理开发大黄资源是当务之急。

(一)提升生态强省,强化环保意识高度,保护唐古特大黄野生资源

大黄适宜高海拔山地、林缘潮湿冷凉山草地生长,具备蓼科植物特性。根叶粗壮,繁殖力强、繁殖系数高,生长快,生物量大,个体高大。在脆弱的生态系统中,维护生物多样性,群落稳定和系统平衡中角色十分重要。所以,呼吁政府、社会各界、企业建立相关法规政策,遏制大黄资源日益枯竭和生态逐渐衰退的现状,合理采挖,平衡协同利用,持续发展大黄资源。

并在各主产区和主要生态类型区建立大黄原产地保护区和种质资源库,使其成为大黄良好的栖息地,建立起中国最优良的唐古特大黄种质基因库和原位保护基地。

(二)发展唐古特大黄种植,解决产业资源危机

野生资源的逐渐匮乏,人工栽培技术的不成熟,必然会影响大黄产业的大力发展和应用,更可能导致市场供不应求,价格攀升,大批依赖大黄原料的医药产品成本增加,一些投机商趁机出售劣质原材料,使得产品质量下降,最终损害了消费者的利益。开展优质、高产的人工大黄栽培技术,是满足市场日益增加的需求量、稳定市场价格的重要途径。

大黄每年全国需 5 000 吨左右,青海供给不足 20%,况且唐古特大黄绝大部分出口于国际市场,国内市场多以甘肃等地种植 2～3 年大黄应用,多数学者认为疗效欠佳,在道地产区青海、甘南发展唐古特大黄种植是解决国内外优质大黄的主要途径,不仅可以缓解供求矛盾,而且有助于减缓生态压力。建立符合 GAP,GMP 大黄生产基地(目前果洛州约有 1 000 亩),减少对野生资源采挖强度,促进大黄野生资源快速恢复。

(三)开发大黄药材地上部分,充分利用资源

我国使用大黄属植物地上部分叶、叶柄历史悠久,藏医药典籍《四部医典》《妙音本草》《晶珠本草》早有解渴、除翳,治培根病,可泻一切疾病的记载。我国华北地区已有波叶大黄、华北大黄的食用历史。研究发现唐古特大黄叶柄含有丰富的营养成分,青海已有唐古特大黄食药产品"大黄酒""大黄茶"及降血脂方面的减肥产品和保健品等,唐古特大黄叶柄有较强的清除羟基自由基功能,所以地上地下综合开发,充分利用了资源,节约了资源,同时为人类创新发展了医疗保健产品,造福后代意义重大。

中国科学院西北高原生物研究所周国英研究团队发现唐古特大黄植物叶柄营养成分丰富,其中蛋白质、灰分和粗纤维分别可达 5.84%、14.44%和 14.86%,与蔬菜水果相似,含氨基酸、有机酸较高,可食用,可用于保健品药品开发,做果酱、蜜饯、罐头、饮料、果酒等。唐古特大黄茶在高血脂的防治方面有价值,可将其开发为保健药用产品。唐古特大黄叶柄存在止血的特殊成分,可将其开发为止血类药物的替代治疗剂。唐古特大黄花富含花色素物质,且体外抗氧化活性较强,可做化妆品、口红、洁面乳等日化产品。地上部分因含纤维素及营养成分多,可用于造纸,制备纤

维素酶、工业乙醇、生物炭和饲料添加剂。大黄种子含大黄素,且高于根部,含总蒽醌含量比超《中国药典》(2020年版)规定的1.5%,而且可溶性蛋白高达9.88 mg/g,具有较好的抗氧化能力,可将其开发为新的药材或开发药品、保健品等。另外大黄碎渣及药渣还可利用于畜禽饲料、有机肥和活性炭领域,优化后的大黄药渣培养基可明显提高毛云芝菌产酶能力及漆酶活性。还可利用热化学转化及生化转化等新型技术提取有效成分,作为生物油、燃料、生物炭、重金属吸附剂、有机肥替代品、替抗饲用产品、化学药品等原料。

(四) 有效利用大黄活性物质,开发新疗效药品

近年来在大黄的传统疗效基础上,发现许多新的功效,特别是对广谱抗菌、抗病毒、抗肿瘤、延缓衰老等特殊功效,体现了大黄的价值。游离蒽醌衍生物中的大黄素、大黄酸、芦荟大黄素对葡萄球菌、链球菌及多种杆菌,一些常见致病性真菌和流感病毒均有较好的抑制作用,并能明显抑制P388癌细胞DNA、RNA和蛋白质的生物合成,延长P388白血病小鼠存活期,大黄素对人肺癌A-549细胞的分裂有明显的抑制作用;发现大黄素、大黄酸、芦荟大黄素可抑制细菌胶原酶的活性作用,这对类风湿关节炎、角膜炎等疾病的治疗带来了希望。大黄中的莲花掌苷(lindleyin)具有与阿司匹林相似的抗炎、镇痛作用,且因其毒性极低,可望发展成较好的消炎镇痛药。大黄酚则有较好的利胆作用。大黄鞣质中分离的前花青素低聚物(proanthocyanidin oligomer)可降低血清尿素氮(BUN),改善尿毒症,延缓慢肾衰的进程。大黄中的rhatannin(结构式未定)能抑制蛋白质分解及使谷酰胺合成而引起亢进作用十分引人注目,可望成为治疗Duchenne型肌营养障碍的有效药物(薛国菊,1993)。没食子酰基糖苷类和二苯乙烯苷类成分,在改善肾功能、胃肠道保护、降脂等方面有较好的药效。当前对其价值的开发利用很欠缺,如果能从大黄有效物质中提取出一种或多种成分真正用于医疗实践中去,将会对提高大黄带来的经济效益和社会效益起到重要的推动作用(李莉,2014)。

周国英研究总结大黄中各类化合物200多个,发现了许多新的药用成分,蒽醌类有抗菌、抗病毒、抗肿瘤的作用;芪类有扩张血管、降血压作用;鞣质类有止血、抗氧化、抗病毒、促进氮代谢、改善肾功能、治疗精神病作用;苯丁酮类具抗炎镇痛作用。大黄中大精酸对2型糖尿病有明显的降血糖和降血脂药效,能逆转胰岛素抵抗,对重症糖尿病并发症有效控制,对多种并发症有治疗作用。这些相关信息能为开发新药提供技术支持和应用。

(五) 借鉴国外经验开发抗癌制剂

新加坡学者Shrimali D等(2013)总结了大黄素的抗炎(胰腺炎、关节炎、哮喘、动脉粥样硬化和肾小球肾炎)和抗癌(肝细胞癌、胰腺癌、乳腺癌、结肠直肠癌、白血病和肺癌)作用,并强调了大黄素在炎性疾病和癌症治疗中潜在的治疗作用。韩国研究者Nho K J等(2015)评估了大黄乙醇提取物对高转移性人MDA-MB-231乳腺癌细胞的体外作用,大黄乙醇提取物下调了细胞外基质降解相关蛋白的水平,并上调了PAI-1表达,说明其具有潜在的抗转移活性,值得进一步研究。波兰学者Trybus W等(2019)发现大黄素通过有丝分裂突变诱导人宫颈癌细胞死亡,随着大黄素浓度的增加,细胞有丝分裂活性受到抑制,有丝分裂指数下降。韩国研究者Kim J等(2015)研究了大黄素对原代培养的胶质瘤干细胞的影响,发现大黄素可以在体外抑制胶质瘤干细胞的自我更新,并可部分诱导细胞凋亡、降低细胞侵袭能力,揭示大黄素可能是一种有效的靶向胶质瘤干细胞的治疗辅助剂。

Lydia Co., Ltd.公司生产的药品"YOBISIN"于2019年在美国上市,其中大黄是其主要活性成分(NDC编号:72988001201)。Chunwoo Pharmaceutical Co., Ltd.公司生产的药品"Goryeodyo Goyak"于2019年在美国上市,其中含有大黄活性成分(NDC编号:72850000301)。OASIS TRADING公司生产的药品"BYUN RAK"于2018年在美国上市,其中含有活性成分大黄(NDC编号:72689004301)。Seroyal USA公司生产的药品"Unda 203"于2016年在美国上市,其中含有大黄活性成分(NDC编号:62106115308)。近年来国内外新研究的有效成分将对今后新药发展有重要作用。

炮　制

1. 大黄　取原药材,分开大小,除去杂质,洗净,闷润至软后,切厚片或块,晾干。

2. 熟大黄(制大黄)　取大黄原药材,净制成片或块状,用黄酒拌匀,置适宜的容器内密闭,隔水炖或蒸至大黄内外呈黑褐色时,取出干燥(0.3 kg黄酒/10 kg大黄)(见图6-27)。

3. 酒大黄(酒军)　取大黄片或块,用黄酒喷淋拌匀,闷润吸尽,置炒制容器内,用文火加热炒制,待色泽变深时取出放凉(1 kg黄酒/10 kg大黄)(见图6-28)。

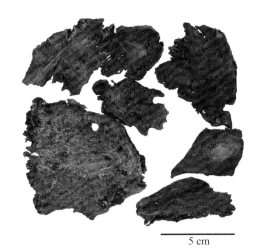

图 6-27 熟大黄

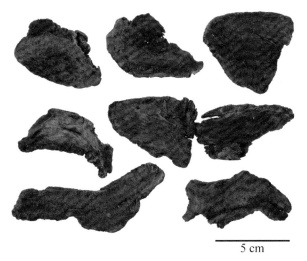

图 6-28 酒大黄

4. 大黄炭 取大黄片或块,置炒制容器内,用武火加热炒至外表呈焦黑色,内部焦褐色取出放凉(见图 6-29)。

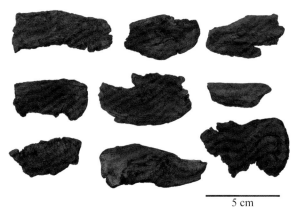

图 6-29 大黄炭

5. 醋大黄 取大黄片或块,用米醋淋匀闷拌,用文火炒至醋干,放凉(15 kg 米醋/10 kg 大黄)(见图 6-30)。

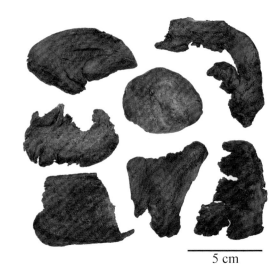

图 6-30 醋大黄

性味与归经

苦,寒。归脾、胃、大肠、肝、心包经。

功能与主治

泻下攻积,清热泻火,利湿退黄,凉血解毒,逐瘀通经。用于实热便秘,积滞腹痛,泻痢不爽,湿热黄疸,血热吐衄,目赤,咽肿,肠痈腹痛,痈肿疔疮,瘀血经闭,跌打损伤,外治水火烫伤,上消化道出血。

酒大黄善清上焦血分热毒,用于目赤咽肿,齿龈肿痛。熟大黄泻下力缓,泻火解毒,用于火毒疮疡。大黄炭凉血化瘀止血,用于血热有瘀出血症。

临床与民间应用

(一) 国家标准成方制剂中大黄的应用

《中国药典》(2020 年版)约有 150 个成方制剂含有大黄,占到全部收载中药制剂的 10% 以上。以丸剂、片剂、胶囊剂为主。国家部颁标准含有大黄的成方制剂 404 个。通过对含有大黄的国家标准成方制剂进行分析,大黄在积滞、跌打损伤、便秘、喉痹、口疮、牙痛、眩晕、惊风、腹胀等 29 种疾病使用频率较高。在方剂中与甘草、当归、黄芩、赤芍、木香等 26 味药物使用频次最高。含有大黄的方剂证候中热毒炽盛、伤损筋骨、食积证、风寒湿凝滞筋骨证、瘀滞筋骨证、中焦气滞等 14 个证候频次较高。

研究显示大黄的临床应用较为广泛,涵盖了 150 种中医疾病,其组成的方剂涉及 715 味中药,常与清热、行气活血等药物联用,如黄芩、栀子、当归。使用频次较高的"大黄-当归、大黄-黄芩、大黄-肉桂"3 对组合,大黄在不同的药对中,其作用方向各有不同。"大黄-黄芩"常配合清热泻火解毒之品如栀子,以清火热,解热毒;而"大黄-当归"和"大黄-肉桂"多配伍诸风药和活血化瘀药,如防风、白芷、乳香、赤芍等,其

旨在于活血化瘀、祛风止痛,多用于跌打损伤、风寒湿痹等经脉不通的病证。可见,药物大黄在不同的药对中,其发挥功效的作用偏向不同。

大黄在《中国药典》《国家中成药标准汇编》《卫生部药品标准》、新药转正标准、注册标准中共计查询到 789 个组方品种,搭配组方的药材数量为 1 122 种。组方品种功能主治主要体现在消化道及代谢(224 种)、呼吸系统(104 种)、肌肉-骨骼系统(89 种)三方面;配方多搭配甘草、黄芩、当归、冰片、栀子等药味。详见图 6 - 31。

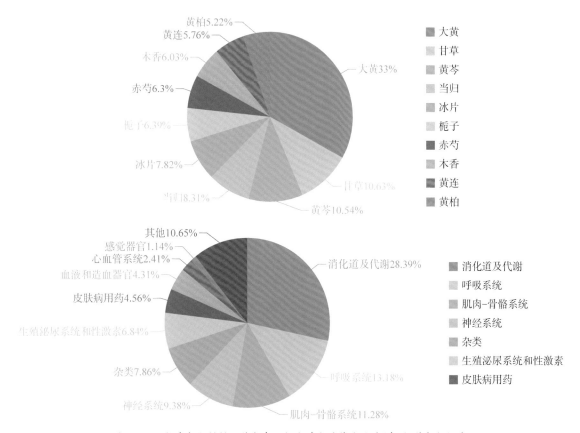

图 6 - 31 大黄成方制剂品种分布及组方前十的药味统计(来源:药智数据库)

(二)临床配伍应用

1. 生大黄 气味重浊,直达下焦,以"泻"为主。

热积便秘:常与芒硝、枳实、厚朴同用,能增强攻积导滞,泻热通便的作用,如大承气汤(《伤寒论》)。

热毒肠痈:常与牡丹皮、桃仁、冬瓜仁等同用,具有解毒消痈的作用,如大黄牡丹皮汤(《金匮要略》)。

阳水水肿:常与牵牛子、甘遂、芫花等同用,具有行水消肿的作用,如舟车丸(《丹溪心法》)。

疮疡肿毒:常与黄柏、甘草、天花粉等共研细末,油调敷患处,具有解毒医疮的作用,如金黄散(《医宗

金鉴》)。

湿热黄疸:常与茵陈、栀子同用,具有利湿退黄的作用,如茵陈蒿汤(《伤寒论》)。

2. 熟大黄 以"活"为主。

脘腹痞满:常与枳实、白术、神曲等同用,具有消积散痞的作用,如枳实导滞丸(《内外伤辨惑论》)。

产后腹痛:常与桃仁、䗪虫同用,能增强活血化瘀的作用,如下瘀血汤(《金匮要略》)。

月经停闭:常与桃仁、干漆、虻虫等同用,能增强祛瘀通经的作用,如大黄䗪虫丸(《金匮要略》)。

3. 酒大黄 引药上行,以"清"为主。

蓄血发狂:常与水蛭、虻虫、桃仁同用,具有攻逐蓄血的作用。可用于瘀血蓄积,发狂,喜忘,少腹硬满,小便自利,大便色黑;亦治妇女瘀血经闭,少腹疼痛拒按者,如抵当汤(《伤寒论》)。

跌仆损伤:常与红花、当归、桃仁等同用,能增强活血祛瘀的作用。可用于跌仆损伤,瘀血停滞,胸胁疼痛,如复元活血汤(《医学发明》)。

上焦热盛:常与酒黄连、酒黄柏、酒黄芩等同用,具有清上焦实热的作用。用于上焦热盛,口舌生疮,及热毒痈疽,如泻心汤(《金匮要略》)。

4. 大黄炭　无力泻下,以"止"为主。

呕血、咯血:常与侧柏叶、茜草、棕榈炭等同用,具有涩血止血的作用。可用于热邪伤络,血不循经,呕血、咯血,如十灰散(《十药神书》)。

下利腹痛:常与山楂、枳壳、神曲等同用,具有化滞止血的作用。可用于饮食停滞,化而未尽,胃脘痞闷,下利腹痛,脓血相兼等。

5. 醋大黄　以"化"为主。醋炙后泻下之力减弱,以消积化瘀为主。

食积痞满或产后瘀停:常与实、香附、郁金等同用,具有消积化的作用。可用于食积痞满产后瘀停,或妇人气滞血结,经闭不通等症,如三棱煎丸(《卫生宝鉴》)。

(三)经典处方与研究

1. 大承气汤

处方:大黄酒洗四两(12 g),厚朴去皮炙半斤(24 g),枳实炙五枚(12 g),芒硝三合(9 g)。

方解:本方证为伤寒邪传阳明之腑,入里化热,并与肠中燥屎结滞,腑气不通所致。方中大黄苦寒泄热,攻积通便,荡涤肠胃邪热积滞,用为君药。芒硝咸苦而寒,泻热通便,润燥软坚,协大黄则峻下热结之力尤增,以为臣药。芒硝、大黄合用,既可苦寒泻下,又能软坚润燥,泻热推荡之力颇峻。积滞内阻,致使腑气不通,则内结之实热积滞,恐难速下,故本方重用厚朴亦为君药,行气消胀除满,即柯琴《伤寒来苏集》所谓:"由于气之不顺,故攻积之剂必用行气之药以主之……厚朴配大黄,是气药为君,名大承气。"臣以枳实下气开痞散结,助厚朴行气而除痞满。两者与大黄、芒硝相伍,泻热破气,推荡积滞,以成速泻热结之功。诚如方有执《伤寒论条辩》所云:"枳实,泄满也;厚朴,导滞也;芒硝,软坚也;大黄,荡热也。"四药合用,使塞者通,闭者畅,热得泄,阴得存,阳明腑实之证可愈。全方峻下行气,通导大便,以承顺胃气下行之特点而名曰"承气"。

功能:峻下热结。

主治:①阳明腑实证:大便不通,脘腹痞满,腹痛拒按,按之硬,甚或潮热谵语,手足濈然汗出,舌苔黄燥起刺,或焦黑燥裂,脉沉实。②热结旁流证:下利清水,色纯青,其气臭秽,脐腹疼痛,按之坚硬有块,口舌干燥,脉滑实。③里实热证:见热厥、痉病、发狂者。现代用于急性单纯性肠梗阻、粘连性肠梗阻、蛔虫性肠梗阻、急性胆囊炎、急性胰腺炎、幽门梗阻,以及某些热性病过程中出现高热、神昏、谵语、惊厥、发狂而见大便不通,苔黄脉实者。

用法用量:水煎服。先煎枳实、厚朴,后下大黄,溶服芒硝。

现代研究:①大承气汤,汤剂能增强兔子的胃肠蠕动,促进食物排入十二指肠。大承气汤使胃底平滑肌张力升高,升高率约为小承气汤2.07倍,为多潘立酮5.82倍。②保护器官。大承气汤能明显降低MODS大鼠的肺湿/干比值。降低 ALT、AST、Cr、BUN 水平,减轻多器官功能损伤,对多器官功能障碍大鼠的器官有保护作用。大承气汤干预肠源性内毒素血症,明显活化大鼠肝组织中核因子 κB(NF-κB)及 CD14,减少对肝脏的损伤,具有阻断急性肝损伤大鼠肠源性内毒素血症生物学效应,从而保护肝损伤。大承气汤保护肠黏膜作用是通过下调 iNOS 表达,减少 NO 产生,进而使 ONOO¯ 产生减少,抑制肠 I/R 黏膜组织;iNOS-NO-ONOO¯ 通路激活,从而减轻或逆转 I/R 后肠损伤达到保护目的。除此之外,还有保护胰腺和肺组织作用。③抑菌作用。体外致病厌氧菌大肠杆菌抑菌实验证明,大承气微米制剂、大承气传统汤剂大黄微粉、大黄饮片 4 种样品均有抑菌作用,样品溶液浓度在 0.5～2.0 g/mL 时,抑菌作用呈增强趋势,在 2.0 g/mL 浓度时有最大抑菌作用,且大承气汤微米制剂的抑菌作用优于其传统汤剂,大黄微粉的抑菌作用优于大黄饮片(祁友松,2017)。

2. 大黄附子汤

处方:大黄9 g(三两),附子12 g(炮三枚),细辛6 g(二两)。

功能:温里散寒,通便止痛。

主治:寒积实证。症见腹痛便秘、胁下偏痛、发热、手足厥逆、脉紧弦。

用法用量:水煎服(原方三味,以水五升,煮取二升,分温三服。若强人煮取二升半分温三服,服后如人行四五里,进一服)。

方解:本方寒实内结则阳气不通,故腹痛或胁下偏痛,手足厥逆;舌苔白腻,寒积阻于肠道,传化失职,故大便秘结不通。根据"寒者热之""结者散之""留者攻之"(《素问·至真要大论》)的原则,治宜温散寒凝而开闭结,通下大便以除积滞,用附子辛热以温里散寒,治心腹冷痛,大黄荡除积结,共为主药;细辛辛温宣通,散寒止痛,协助附子以增强散寒作用,为辅佐药。大黄性味虽属苦寒,但配伍附子、细辛之辛散大热之品,则制其寒性而存其走泄之性。三味协力,共成温散寒凝、苦辛通降之剂。寒实积滞所致的便秘,在非温不能散其寒,非下不能去其实的情况下,使用本方,最为恰当。

现代研究:①拮抗炎症反应。大黄附子汤能显著降低重症急性胰腺炎模型大鼠血清淀粉酶,剂量达50 mg/L即能抑制脂多糖(LPS)诱导 NO 的生成。当剂量达 100 mg/L 时能降低 MDA 含量,增强 SOD 活力,并能显著抑制肿瘤坏死因子 α(TNF-α)、白细胞介素6(IL-6)与 IL-1β 等细胞因子的合成。减轻胰腺炎细胞浸润及组织损伤,降低大鼠炎症反应及胰腺信号转导与转录激活因子(STAT3)。p-STAT3 蛋白表达,减轻胰腺过度的炎症反应,从而发挥保护胰腺作用。大黄附子汤还可降低重症急性胰腺炎并急性肺损伤(SAP-ALI)模型白猪的 TNF-α 及 IL-1β 表达,上调 IL-4 表达,拮抗炎症反应,减轻 SAP-ALI 的程度。②抗缺氧作用。研究表明,大黄附子汤水醇法提取液可明显延长常压下致小鼠整体缺氧和结扎颈部动脉致小鼠脑峡血缺氧的存活时间,对氰化钾和亚硝酸钠中毒致实验动物细胞缺氧有保护作用,亦可对抗异丙肾上腺素致小鼠缺氧。③调节体温作用。用大黄附子汤水煎液在温度 10 ℃的条件下,按0.2 mL/10 g 灌胃于寒积便秘模型小鼠,分别在给药前及给药后 1 h 测小鼠的足趾和肛门温度。结果显示,大黄附子汤对小鼠的足趾温度下降有显著的对抗作用,提示大黄附子汤对小鼠体温具有一定调节作用。

另外,大黄附子汤对阳虚、便秘小鼠模型具有明显的通便和镇痛作用,其通便作用与促进动物肠肌运动有关。大黄附子汤有明确的拮抗垂体后叶素引起家兔心肌缺血和心率减慢作用,而对正常心电图无影响,这为临床上治疗缺血性心脏病和缓慢型心律失常提供了参考(祁友松,2017)。

3. 温脾汤

处方:大黄 15 g,当归、干姜各 9 g,附子、人参、芒硝、甘草各 6 g。

方解:方中附子配大黄为君,用附子之大辛大热温壮脾阳,解散寒凝,配大黄泻下已成之冷积。芒硝润肠软坚,助大黄泻下攻积,干姜温中助阳,助附子温中散寒,均为臣药。人参、当归益气养血,使下不伤正,为佐。甘草既助人参益气,又可调和诸药为使。诸药协力,使寒邪去,积滞行,脾阳复。全方合用,温

通、泻下与补益三法兼备,寓温补于攻下之中,具有温阳以祛寒、攻下不伤正之特点。

功能:攻下冷积,温补脾阳。

主治:阳虚寒积证。症见腹痛便秘、脐下绞结、绕脐不止、手足不温、苔白不渴、脉沉弦而迟。

用法:上七味,咬咀,以升七,煮取三升,分服,一日三次。

现代研究:①改善肾功能。研究发现,温脾汤能降低肾纤维化模型大鼠的肾重与体重比,抑制残余肾脏的代偿性肥大,减轻肾小球硬化及肾间质纤维化程度,具有保护肾功能作用。温脾汤含药血清对大鼠肾小球系膜细胞周期实验研究发现,可增加系膜细胞 G_1 期细胞百分数,降低 S 期细胞百分数,使细胞分裂停滞在 S 期,明显抑制脂多糖(LPS)诱导的大鼠肾小球系膜细胞增殖,抑制肾纤维化。研究还发现,温脾汤通过增加抗氧化酶活性、减少脂质过氧化、清除氧自由基,抑制炎症细胞浸润,改善肾组织固有细胞的过氧化损伤,抑制间质纤维性组织增生,延缓肾脏纤维化的病程进程,具有保护肾组织作用。②改善血液流变学。温脾汤对慢性肾功能衰竭(CRF)者全血黏度、血浆黏度、红细胞聚集指数、红细胞电泳均显著降低,改善体内"黏、聚、集、凝"状态,达到改善 CRF 患者高黏血症的作用。③改善记忆功能。采用反复结扎双侧颈总动脉制备小鼠脑缺血再灌损伤模型。利用跳台和避暗实验,测试温脾汤提取物对正常和脑缺血再灌模型小鼠记忆行为的影响,并检测小鼠脑内SOD 活性和 MDA 含量。结果显示,跳台实验中,与生理盐水组相比,温脾汤水提物和醇提物各剂量组能延长模型小鼠的潜伏期、减少错误次数,高剂量作用最明显。温脾汤水提物高、中剂量小鼠脑内 SOD 活性较模型组明显增强,MDA 的含量与模型组相比明显降低。提示温脾汤提取物可提高正常小鼠的记忆功能,改善脑缺血再灌模型小鼠记忆功能,其机制可能与恢复脑组织 SOD 活力及减少 MDA 含量有关。

(四)青海中医单验方

(1)组方:大黄粉 100 g,雄黄粉 15 g。

用法:陈醋拌匀外用。

主治:急性腮腺炎、颌下腺炎。

来源:同仁县区划办。

(2)组方:大黄 9 g,朱砂 3 g,生石膏 9 g。

用法:将朱砂、石膏共研细粉,用大黄煎汤冲服,一日三次,小儿酌减。

主治:痢疾、高热。

来源:大通县多林卫生院。

第七章　川贝母

Chuan bei mu

FRITILLARIAE CIRRHOSAE BULBUS

道地沿革

（一）基原考证

1. 秦汉时期　《名医别录》最早记载了贝母产地"生晋地"（山西、陕西、河南交界处）。后汉时期陆玑所著《毛诗草木鸟兽虫鱼疏》最早对贝母的植物形态进行了描述："虻，今药草贝母也，其叶如栝楼而细小，其子在根下如芋子，正白，四方连累相着，有分解也。""叶如栝楼"显然是今葫芦科植物的特征，且从《神农本草经》与《金匮要略》所记载的清热散结为主的功效看，亦与今葫芦科土贝母 Bolbostemma paniculatum 基本一致。东晋郭璞注《尔雅》提到："茵根如小贝，圆而白华，叶似韭。"其描述的形态特点与百合科郁金香属的植物老鸦瓣 Tulipa edulis 相似，百合科贝母属植物花被多呈色彩而较少纯白，因此恐非贝母属植物（魏梦佳，2020）。

《本草经集注》记载"今出近道，形似象贝子，断谷服之不饥。"按该书序记载："隐居先生在平茅山岩岭之上。"近道应指江苏南京附近，但此处不生长葫芦科土贝母 B. pamicnlatum，但"根形似聚贝子"的特征，与葫芦科土贝母接近，百合科贝母此特征不明显。从《神农本草经》《金匮要略》《名医别录》功效描述对照《新编中药志》载葫芦科土贝母 B. paniculatum 有清热解毒、散结消肿的功能，用于乳痈、乳岩、瘰疬、痰核、疮疡肿毒及蛇虫毒；外用治外伤出血（肖培根，2002）。因此葫芦科植物土贝母 B. paniculatum 更符合《神农本草经》中对贝母的记载。

《名医别录》记载："生晋地，十月采根。"分析可得，山西、陕西、河南交界的晋地一带符合葫芦科土贝母植物在 10 月份枯萎的生长特性。因各地气候不同贝母产季也不一致，一般野生者多于积雪融化、野草未长时采收。长江中下游一带的贝母花期在 3—4 月，果期 5 月，5 月中下旬果实成熟后植株迅速枯萎、倒苗，后进入休眠期。《名医别录》有："咳嗽上气，止烦热渴、出汗。"似与今所用贝母属植物的功效相近，可能也有贝母属植物药用情况。

2. 南北朝时期　《雷公炮炙论》："雷公云：凡使，先于柳木灰中炮令黄，擘破，去内口鼻上有米许大者心一小颗。后拌糯米于鏊上同炒，待米黄熟，然后去米，取出。其中有独颗团，不作两片无皱者，号曰丹龙精。"可见当时所用可能已为百合科贝母属植物，"内口鼻上有米许大者心一小颗"实指贝母的芯芽，其后诸多本草、方书均延续此说，认为需要"去心"，然究竟为何要去心则并不清晰。此外，当时就有伪品存在，从其所述的中毒症状与解毒药物看，与百合科郁金香属的植物老鸦瓣 T. edulis 相似，即光慈菇，其性状呈卵圆形或圆锥形，表面黄白色、光滑，质硬而脆，横断面黄白色、粉质，味淡，独颗团，与"不作两片无皱者"的丹龙精十分相似，因其含有秋水仙碱等多种生物碱，误用易中毒（阎傅华，2010）。

综上所述，笔者认为《神农本草经》所载的贝母主流应为葫芦科土贝母 B. paniculatum，但贝母属植物亦有可能已作药用。这与尚志钧（1995）考证"陆氏《诗疏》中贝母显然是葫芦科植物土贝母 B.

paniculatum（Maxim.）Franguet"结论一致。尚志钧考证亦认为《名医别录》记载的贝母应是浙贝母和土贝母两种。

3. 唐宋时期 贝母基原物种向百合科植物扩大。《新修本草》记载："味辛、苦、平、微寒，无毒……四月蒜熟时，采良。若十月苗枯，根亦不佳也。出润州、荆州、襄州者最佳，江南诸州亦有。"文中所言"润州（今江苏镇江）""江南诸州"，系言长江以南各地，当属浙贝母可能性较大。荆州（今湖北恩施）、襄州（今湖北襄阳），所载应为湖北贝母 *Fritillaria hupehensis* Hsiao et K. C. Hsia。在湖北恩施当地人还将其称为"板贝、窑贝、奉贝"，临床上一直使用（阎博华，2009）。根据《新修本草》描述，魏梦佳（2020）考证产润州、江南等地的可能为百合科植物浙贝母 *F. thunbergii*，产于荆州、襄州的更似湖北贝母 *F. hupehensis*。长江中下游其他贝母属天目贝母 *F. monantha* Migo、安徽贝母 *F. anhuiensis* S. C. Chen et S. P. Yin 也有可能，尚不能排除。

《本草图经》记载贝母："生晋地（今山西），今河中（今山西永济）、江陵府（今湖北）、郢（今武汉）、寿（今安徽凤台）、随（今湖北随州）、郑（今郑州）、蔡（今河南汝南）、润（今镇江）、滁州皆有之。根有瓣子，黄白色，如聚贝子，故名贝母。二月生苗，茎细，青色；叶亦青，似荞麦叶，随苗出；七月开花，碧绿色，形如鼓子花。八月采根，晒干。"按以上"根有瓣子，黄白色，如聚贝子"所述显然是百合科贝母属植物。根据产地，并观察书中"贝母"附图，认为河中所产之贝母，应是葫芦科土贝母。产于"江陵府、郢、随"的贝母，应皆是湖北贝母，产"郑、蔡"之贝母，可能是午阳贝母 *F. wuyangensis*，产"寿、滁州、润"者，是浙贝母 *Fritillaria thunbergii* Miq.（阎博华，2009）。

文字描述中提及产自"寿州""滁州"者亦有可能为安徽境内分布的安徽贝母 *F. anhuiensis*。此外，有学者考证认为"叶亦青，似荞麦叶，随苗出；七月开花，碧绿色，形如鼓子花"的特征与荞麦叶大百合 *Cardiocrinum cathayanum*（Wilson）Stearn 植物特征相符，荞麦叶大百合又称荞麦叶贝母（魏梦佳，2020）。

五代《日华子本草》记载："消痰，润心肺。末和沙糖为丸，含止嗽。烧灰，油调，敷人畜恶疮。"与今百合科植物浙贝母 *F. thunbergii* 止咳化痰、清热散结的功效基本相同（魏梦佳，2020）。

唐宋时代长江中下游人口增加，农业较为发达，贝母资源得到了充分利用，药用贝母较多地使用浙江贝母 *F. thanbergii*、湖北贝母 *F. hupehensis*，亦有荞麦叶大百合 *C. cathagyanum* 混作贝母使用。这与尚

志钧（1995）的观点一致。

4. 元明清代 《本草品汇精要》内容大多引自《证类本草》，但做了取舍。"【地】《图经》曰：生晋地及河中、江陵府，郢、寿、随、郑、蔡、润、滁州皆有之。《唐本》注云：荆襄产者佳，江南诸州亦有。【地道】峡州、越州。【时】生：二月生苗。采：四月、八月取根。【收】暴干。【用】根圆白不僵者佳。【质】类半夏而有瓣。【色】黄白"（刘文泰，2013）。从文中可以看出，明代早期已将湖北与浙江两地作为贝母道地产区，且描述药材性状时认同的是外观形似半夏而有瓣、颜色黄白，该性状符合百合科贝母属植物根茎的特点。从记载的产地和采收时间，质地分析，贝母入药开始以百合科贝母属植物为主，少见土贝母。

《本草蒙筌》记载："黄白轻松者为良，油黑重硬者勿用，去心咀片，入肺行经……多愁郁者殊功。"从去心切片特征即指百合科贝母属植物。

《本草纲目》亦未对贝母作不同品种区分，文字上并无增补，但有附图，其茎直立，不分枝，叶对生或互生，不卷曲，基部半抱茎。由上述特点可知，应是百合科贝母属植物无疑。李时珍在附方中新增补或引用多个经验方，多强调"去心"处理。

《本草原始》在贝母条下将贝母分为西贝母、南贝母两类，且附有药图，"凡用以黄白轻松者为良，油黑重硬者为劣。西者、南者俱宜入剂，而西者尤良。贝母中独颗圆，不作两瓣者，号曰丹龙精，误服令人筋脉不收。今出近道者（土贝母），叶如栝楼而细小，其子在根下如芋子，正白，四方连累相着，有分解也，入药无能，堪医马而已。近有无耻小人，以制过半夏削成两瓣，内入须心，合为一颗，仿佛西贝母形状欺人，深为可恨。买者宜细辨之"。文中提及西南产区尤良，南贝母应广泛指长江中下游，附图的文字注："色白、两瓣成一颗有心。"图注另有："西贝母色白、体轻、双瓣。"可能为陕西等地所产的贝母。图中所绘的贝母顶端不开裂，与今松贝相似；而顶端开裂的则与青贝相似。文中提及的南贝母结合图注文字描述"南贝母，色青白，体重单粒"与今浙贝母 *F. thunbergii* 十分吻合，且记载了当时用半夏伪造的现象。

《本草汇言》汇总了前人关于贝母的多种植物形态描述，并首次明确了"贝母"的产区为浙江金华和宁波象山等地，与今浙贝母 *F. thunbergii* 产区完全一致。此外，还首次提出川贝母"至于润肺消痰，止嗽定喘，则虚劳火结之证，贝母专司首剂……以上修用，必以川者为妙。若解痈毒，破癥结，消实痰，傅恶疮，又以土者（浙贝母）为佳。然川者味淡性优，土者味苦性劣，二者宜分别用"。根据疗效浙贝母与川贝母予以

区分,但此处川贝母指何物,魏梦佳(2020)认为是葫芦科土贝母,文中土贝母则指浙贝母 F. thunbergii。但尚志钧考证认为《本草汇言》从疗效区别川贝母,当时所用川贝很可能就是现今《中国药典》记载的暗紫贝母 F. unibracteara Hsiao et K. C. Hsia 和川贝母 F. ctrrhosa D. Don,因为这两种贝母明显较其他川产贝母分布范围广,繁殖能力强,应用历史也较为悠久。

明清代贝母的使用基原开始分化并载入了川产贝母,逐步形成川贝、浙贝、土贝、伊贝、平贝、湖贝系列药材及分别使用的局面。

《本草汇笺》记载:"历考诸本贝母产地甚多而不及川,今人多尚川贝母。别有象山贝大如龙眼,诸本亦未见而味加苦且厚,无川产清和之气。然用之亦效,疮科更宜。凡用去心,糯米拌炒,米黄为度。"可见明代晚期已经较为推崇川产贝母。

《本草述》首次以浙贝母做正名,曰:"川贝母小而尖白者良,浙贝母极大而圆色黄,不堪入药。"川贝母、浙贝母由此开始以产地冠名划分开来。并成为直至今日药用贝母的主要两类药材。

《握灵本草》记载:"贝母蜀中出者良。大者出象山,亦可用。去心,同糯米炒。"

《本草从新》记载:"川产开瓣,圆正底平者良。浙产形大,亦能化痰散结解毒。并去心,糯米炒黄捣用。"

《本草求真》记载:"贝母大者如为土贝母,大苦大寒,如浙江贝母之类,清解之功居多。小者川贝母,味甘微寒,滋润胜于清解,不可不辨。川产开瓣者良。"

《本草纲目拾遗》记载了浙贝母、土贝和贝母。在浙贝母条下记载:"今名象贝,去心炒。《百草镜》云:浙贝出象山,俗呼象贝母。皮糙味苦,独颗无解,顶圆心斜,入药选圆白而小者佳。叶闇斋云:宁波象山所出者,亦分两瓣,味苦而不甜,其顶平面而不尖,不能如川贝之象荷花蕊也。土人于象贝中拣出一二与川贝形似者,以水浸去苦味,晒干,充川贝卖,但川贝与象贝性各不同。象贝苦寒,解毒利痰,开宣肺气。凡肺家挟风火有痰者宜此。川贝味甘而补肺矣,不若用象贝治风火痰嗽为佳,若虚寒咳嗽,以川贝为宜。"有学者认为此时所述的川贝母、浙贝母的生药形态与现时所用的川贝母 F. cirrhosa、浙贝母 F. thunbergii 均甚吻合,其中"荷花蕊"与今所描述的"罗汉肚"或"观音坐莲"异曲同工,属松贝的一类。即今鉴别松贝的特征"怀中抱月"。在土贝条下记载:"一名大贝母。《百草镜》云:土贝形大如钱,独瓣不分,与川产迥别,各处皆产,有出安徽六安之安山者;有出江南宜兴之

章注者;有出宁国府之孙字埠者,浙江惟宁波鄞县之樟村及象山有之。入药选白大而燥皮细者良。"此段所言的当为葫芦科土贝母 B. paniculatum。"在贝母条下记载:"忆庚子春有友自川中归,贻予贝母,大如钱,皮细白而带黄斑,味甘。云此种出龙安,乃川贝中第一,不可多得。信是,则川中之甜贝母亦有大者,不特金川子独甜也,并附以俟考。"此种产于今四川绵阳平武一带,且大如钱、带黄斑、味甘的可能为川贝类型中的一种,从今平武地区所分布的该属植物看,不排除为暗紫贝母 F. unibracteata 生长年限较长者,此外该地亦有同属近缘物种瓦布贝母 F. unibracteata var. wabuensis 分布。可见此时浙贝母、川贝母、土贝母 3 类划分已较为清晰。

5. 近现代 《增订伪药条辨》明确描述了川贝母不同产地的品质评价,曰:"川贝,四川灌县产者,底平头尖,肉白光洁而坚,味微苦兼甘,为最佳。平藩县产者,粒团质略松,头微尖,肉色白而无神,味亦微苦兼甘,亦佳。叙富产者,颗大面扁。肉白黄色,质松味淡,为次。鲁京州大白山、松盘等处产者,曰鲁京川,黄白色,头尖,亦次。湖北荆州、巴东县产者,皮色带黑,性硬面光,头尖。肉带白色,味苦,更次。陕西新开山产者,曰西贝,或名尖贝,颗扁,头尖,味甚苦,更不道地。郑君所云,或指此种,然非山慈菇伪充。所云珠贝者,即小象贝也。"书中所记载的产地较多,从所述的形状及味看,川蜀所产,内心外瓣,其色带白如聚贝子应该是川贝母 F. cirrhosa、暗紫贝母 F. unibracteata、瓦 布 贝 母 F. unibracteata var. wabuensis;湖北荆州、巴东县所产为湖北贝母 F. hupehensis;平藩县、陕西新开山所产可能为太白贝母 F. taipaiensis;浙贝则可能为浙贝母 F. thunbergii。

《本草药品实地之观察》对 1937 年所见的贝母作了十分细致的总结。通过实地调查,赵燏黄将贝母分为川贝母、浙贝母、土贝母 3 类:川贝母"是为四川西北部松潘、雅安等县培植品,至野生者,虽亦有之,只因产量不丰,供不应求尔,而尤以松潘产者最佳。当地市场分 6 种:一曰真松贝,如罗汉肚状,如观音坐莲,平项闭口者称最优;二曰冲松贝,尖项开口,出产地呼桄杠子;三曰熟贝,因炕时火大致熟,带油黄色;四曰黄贝,因火大炕黄;五曰提贝,自平贝中选出较大者;六曰平贝,粒最小。(青贝)雅安产者,计分两种:一曰青贝,取圆熟而掺入松贝者,北岸货佳;二曰炉贝,颗粒不大,产打箭炉,又名苍珠子。有大小之别,大者系北路货,名观音坐莲台,色白较佳。以上贝母,占四川出口药材价值之第六位……"书中记载了多种根据品相划分的商品规格,对部分因加工不当所致的

品质差异进行区分,如"炕时火大致熟,带油黄色""因火大炕黄"等。从所载产地来分析,产自四川松潘、雅安可能是川贝母 F. cirrhasa、暗紫贝母 F. unibracteata、瓦布贝母 F. unibracteata var. teabuensis;产自打箭炉的炉贝应为梭砂贝母 F. delanavi。

综上考证可知,贝母早期主流为葫芦科土贝母 B. paniculotum,南北朝时期便有百合科贝母属植物入药的情况;唐宋以来则较为明确,当时主流品种为浙贝母 F. thunbergii、湖北贝母 F. hupehensis 以及同属近缘物种;明代贝母类药材分化出川贝母,主流基原品种为川贝母 F. cirrhosa、暗紫贝母 F. unibracteata 亦包括太白贝母 F. taipaiensis 等多种同属近缘植物;清代贝母药材来源又增加梭砂贝母 F. delavayi,明清时期多将浙贝母 F. thunbergii 称为土贝母;而清代以来将葫芦科土贝母 B. paniculatum 定名为土贝母,因此形成川贝母、浙贝母、土贝母 3 类,并延续至今。

经上述考证,《本草原始》中南贝母和西贝母的记载,其中西贝母"色白、体轻、双瓣、质尤良"应指产于我国西南和西北的川贝母(川贝母 F. cirrhvsa,暗紫贝母 F. unibracteosta,甘肃贝母 F. przewalskii 和梭砂贝母 F. delavoyi),也包括新疆产贝母。《本草言汇》总结了浙贝母与川贝母不同,以"川者为妙,川者味淡性优……二者以分别用"。《百草镜》:"如川贝象荷花蕊。"荷花蕊即今天所说的"怀中抱月"特征。

中华人民共和国成立后至今,川贝母的植物来源也经历了发展变化的过程(见表 7-1)。1953 年版《中国药典》没有收载川贝母;1963 年版《中国药典》收录川贝母来源于罗氏贝母 F. royle 或卷叶贝母 F. cirrhosa;1977 年版《中国药典》收载川贝母来源于川贝母、暗紫贝母、甘肃贝母和梭砂贝母;1985～2005 年版《中国药典》收载川贝母来源与 1977 年版《中国药典》相同;2010 年版《中国药典》增添了太白贝母和瓦布贝母作为川贝母的药用植物来源。2020 年版《中国药典》继承了 2010 年版品种。

(二)药效考证

1. 秦汉时期 贝母的疗效始载于《诗经》(朱熹,1987),"言采其虻,女子善懷,亦各有行",即贝母能够缓解女性的郁结之气,这与本草中土贝母的疗效颇为相似(马里千,1992)。阜阳汉简之《万物》抄写于西汉初,编纂于战国时期,记载"贝母已寒热也",是对贝母药性的最早记录(周一谋,1990)。

《神农本草经读》记载贝母,列为中品其"味辛、平。无毒,主伤寒烦热、淋沥邪气、疝瘕、喉痹、乳难、金创、风痉"。其中疝瘕,《素问》解释"弗治,脾传之肾……少腹烦热疼痛,出白"即少腹烦热疼、尿白浑浊等症。

《名医别录》记载:"贝母,主治腹中结实,心下满,洗洗恶风寒,目眩,项直,咳嗽上气,止烦热渴,出汗,安五脏,利骨髓。"其功效增加了"咳嗽上气",这些贝母的药性与主治,与现代中医用贝母、土贝母、老鸭瓣相似。

2. 魏晋南北朝 《雷公炮炙论》记载:"若误服令人筋、脉永不收,用黄精、小盐汁合服,立愈。"

《本草经集注》记载:"形似聚贝子,故名贝母。断谷服之不饥。"该著药性记载,味辛、苦、平。对药材形态做了形象描述,其余记载传承了汉代功效。

3. 唐宋时期 《新修本草》记载:"味辛苦,平,微寒,无毒。主伤寒烦热,淋沥邪气,疝瘕,喉痹乳难,金疮风痉。疗腹中结实,心下满,洗洗恶风寒,目眩,项直,咳嗽上气,止烦热渴,出汗,安五脏,利骨髓。"以国家药典形式记述功效,内容相同于《神农本草经》和《名医别录》。《千金翼方校释》与上述记载一致,将贝母列为咳逆止气药品当中。《本草图经》记载:"此药亦治恶疮。唐人记其事云:江左尝有商人,左膊上有疮,如人面,亦无它苦。商人戏滴酒口中,其面亦赤色。以物食之,亦能食,食多则觉膊内肉胀起。或不食之,则一臂痹。有善医者,教其历试诸药,金石草木之类,悉试之无苦。至贝母,其疮乃聚眉闭口。"《证类本草》对宋代前期历代本草进行了罗列总结,转抄了前人的功效。

五代《日华子本草》记载:"贝母,消痰,润心

表 7-1 历版药典收载的川贝母植物来源

药典与著作	川贝母植物来源
1953 年版《中国药典》	无
1963 年版《中国药典》	罗氏贝母 F. royle 和卷叶贝母 F. cirrhosa
1977 年版《中国药典》	川贝母、暗紫贝母、甘肃贝母和梭砂贝母
1985～2005 年版《中国药典》;《中华本草》	暗紫贝母、卷叶贝母、梭砂贝母、甘肃贝母、康定贝母
《中药大辞典》	川贝母、暗紫贝母、梭砂贝母、甘肃贝母
2010 年版《中国药典》	川贝母、暗紫贝母、梭砂贝母、甘肃贝母、太白贝母和瓦布贝母
2020 年版《中国药典》	川贝母、暗紫贝母、梭砂贝母、甘肃贝母、太白贝母和瓦布贝母

肺。末和砂糖为丸,含,止嗽。烧灰,油调,傅人畜恶疮。"

《药性论》记载:"臣,微寒。治虚热,主难产,兼胞衣不下。末,点眼去肤翳,主胸胁逆气,疗时疫,黄疸等。"

唐宋时代贝母的功效和秦汉记载较为一致,并未增添新的贝母药用功效。这一时期贝母功效为土贝母功效,属于葫芦科植物。《名医别录》中"咳嗽上气"及《日华子本草》中"消痰"是浙贝母功效(谢志民,2001),说明这一历史阶段贝母的商品主流为土贝母,百合科浙贝母也在使用。土贝母主流功效是,味辛苦,性平微寒。散寒解郁,止渴除烦,利尿通淋,催生通乳,散结消肿和解毒敛疮的功效。多用于伤寒烦热,虚热口渴,胸闷痞满,黄疸,乳闭难产,鼻喉疼,目眩等症,与当今川贝母功效差距较远。

4. 元明清时代　元代《汤液本草》记载:"气平,微寒,味辛、苦,无毒""本草云:主伤寒烦热,淋沥、邪气,疝瘕,喉痹,乳难,金疮,风痉。疗腹中结实,心下满,洗洗恶风寒,目眩项直,咳嗽上气。止烦渴,出汗,安五脏,利骨髓。仲景:寒实结胸,外无热证者,三物小陷胸汤主之,白散亦可,以其内有贝母也。贝母能散胸中郁结之气,殊有功。本草又云:浓朴、白薇为之使,恶桃花,畏秦艽、莽草,反乌头。海藏祖方,下乳三母散:牡蛎、知母、贝母三物为细末,猪蹄汤调下。象山贝母,去时感风痰,俱去心。土贝母外科用治痰毒。"该著首次提到"象山贝母"治痰疾病(马世震,2019)。

《增广和剂局方药性总论》记载:"贝母,味辛苦,平、微寒,无毒。主伤寒烦热,淋沥、邪气疝瘕,喉痹乳难、金疮风痉,腹中结实,心下满,恶风寒,目眩,项直,咳逆上气。止烦热渴,出汗,安五脏,利骨髓。《药性论》云臣。治虚热,主难产,胞衣不下,点眼去肤翳,主胸胁逆气,疗时疾黄疸,与连翘同主项下瘿瘤。《日华子》云:消痰,润心肺,止嗽。烧灰油敷人畜恶疮。浓朴、白薇为使。恶桃花。畏秦艽、矾石、莽草。反乌头。"

明代李时珍著《本草纲目》记载贝母"(根)辛、平、无毒。主治胸膈郁积,化痰降气,止咳解郁,小儿百咳,乳汁不下,目昏,流冷泪,目生弩肉,吐血,鼻血不止,小儿鹅口,满口白烂,乳痈,紫白癜"(李时珍著,王育杰整理,1999)。该书明确记载了许多贝母给药治疗咳嗽的医方,至今仍然沿用,如"化痰降气,止咳解郁",当"用贝母(去心)一两……开水送下";"小儿百日咳"当"用贝母五钱……每次以米汤化服一丸"。

以上说明从南北朝到明代中后期,本草记载主流

多为浙贝母功效,也有湖北贝母一起应用(谢志民,2001)。浙贝母味苦、微辛,性寒,具有清热解表,开郁散结,化痰止咳,泻火解毒,消肿敛疮的功效,可用于外感风热,咳嗽痰多,胸闷,头晕咳嗽,咯血吐血等症。

川贝母之名最早见于云南嵩明人兰茂所著的《滇南本草》,在枇杷条下收载可治"喉喘咳嗽、喉有痰声"的"奇方"。组成为:枇杷叶五钱(去毛)、川贝母一钱半(去心)、杏仁二钱、陈皮二钱。明末后期有了浙贝母与川贝母一起应用的记载。

《本草汇言》载:"贝母专司……若解痈毒,破癥结,消实痰,敷恶疮,又以土者为佳。然川者味淡性优,土者味苦性劣,二者宜分别用。"认为"土者"是浙贝,且川贝母与其他产地贝母的功能主治有差别。该著首次从功效上区分川贝母与浙贝母,为两种贝母的分类应用奠定了基础。

《药鉴》记载:"气寒,味苦辛,辛能散郁,苦能降火,故凡心中不和,而生诸疾者,皆当用之。治喉痹,消痈肿,止咳嗽,疗金疮,消痰润肺之要药也。人多用之代半夏,误矣。盖贝母本手太阴之剂,而半夏乃足太阴阳之药也。但烦渴热极诸失血,及痰中带血,阴虚火动而咳嗽者,禁用半夏,为其燥也。此皆以贝母为佐使者宜矣。若脾胃之津液不能营运,因而成痰者,非半夏何以燥之。"

《本草蒙筌》记载:"贝母味辛,苦,气平、微寒,无毒。荆襄多生,苗茎青色。叶如大麦叶,花类鼓子花。近冬采根,曝干听用。有瓣如聚贝子,故人以贝母名。黄白轻松者为良,油黑重硬者勿用。去心咀片,入肺行经。消膈上稠痰,久咳嗽者立效;散心中逆气,多愁郁者殊功。仲景治寒实结胸,刺小陷胸汤,以栝蒌子黄连辅斯作主(因味辛散苦泻,故能下气,今方改用半夏误也)。海藏疗产后无乳,立三母散,用牡蛎知母尊此为君(煮猪蹄汤调服)。足生人面恶疮,烧灰油敷收口。产难胞衣不出,研末酒服离怀。时疾黄疸能驱,赤眼肤翳堪点。除疝瘕喉痹,止消渴热烦。又丹龙睛系独颗瓣无分拆,倘误煎服,令遍身筋不收持。蓝汁黄精,合饮即解。"

《本草乘雅半偈》记载:"贝母根形如贝,色白味辛,以金为用,肝之肺药,肺之肝药也。以太阴肺主开,厥阴肝主阖,靡不取决于少阳胆主枢者。"

《本草正》云:"贝母,味苦,气平,微寒。气味俱轻,功力颇缓……降胸中因热结胸,及乳痈流痰结核。土贝母,味大苦,性寒。阴也,降也,乃手太阴、少阳、足阳明、厥阴之药……大治肺痈肺痿,性味俱浓,较之川贝母,清降之功不啻数倍。"对川贝母和浙贝母的药

效进一步进行了详细的区分。

清代《本草撮要》记载:"贝母,味甘,入手太阴经,功专润肺化痰。得桔梗下气,得白芷消便痈。去心、糯米拌炒黄捣用。以生末涂人面疮神效。浓朴、白薇为使,畏秦艽,反乌头。"

《药性切用》记载:"川贝母,味甘微寒,凉心散郁,清肺而化热痰。象贝,形坚味苦,泻热功胜,不能解郁也。形大味苦,泻热解毒,外科专药。俱去心用之。"对川贝与浙贝功效重点进行评价。

《得配本草》记载:"川贝母,浓朴、白薇为之使,畏秦艽、莽草、矾石、恶桃花,反乌头。辛、苦、微寒。入手太阴经气分。开心胸郁结之气,降肺火咳逆之痰。治淋疝乳难,消喉痹瘰,解小肠邪热,疗肺痿咯血。得浓朴,化痰降气。配白芷,消便痈肿痛。配苦参、当归,治妊娠尿难。配连翘,治瘿瘤。配栝蒌,开结痰,导热下行,痰气自利。配桔梗,下气止嗽。川中平藩者味甘最佳,象山者味苦。去时感火痰,去心糯米拌炒,米熟为度,去米用。胃寒者姜汁炒。贝母中有独颗不作两片无皱者,号曰丹龙精,不入药,误服令人筋脉不收。惟以黄精、小蓝汁服之立解……"介绍了川贝母配伍应用。

《本草易读》记载:"去心拌糯米炒用。白薇为使,畏秦艽,莽草,反乌头。苦、辛、微寒,无毒。散结泻热,润肺清心。治痰嗽热嗽,止吐血咯血。乳闭产难最良,喉痹目眩亦效。散心下郁满之气,疗腹中结实之,平瘿瘤而敛疮口,除淋沥而点目赤。为消痰止嗽之神剂,乃清热除痰之良药。虚嗽无火者勿用。生晋地。"

《本草新编》记载:"贝母,味苦,气平、微寒,无毒。入肺、胃、脾、心四经。消热痰最利,止久嗽宜用,心中逆气多愁郁者可解,并治伤寒结胸之症,疗人面疮能效。难产与胞衣不下,调服于人参汤中最神。黄瘅赤眼,消渴除烦,喉痹,疝瘕,皆可佐使,但少用足以成功,多用或以取败。宜于阴虚火盛,不宜于阳旺湿痰。世人不知贝母与半夏,性各不同,惧半夏之毒,每改用贝母。不知贝母消热痰,而不能消寒痰,半夏消寒痰,而不能消热痰也。故贝母逢寒痰,则愈增其寒;半夏逢热痰,则大添其热。二品泾渭各殊,勿可代用。前人辨贝母入肺,而不入胃,半夏入脾胃,而不入肺经,尚不知贝母之深也。盖贝母入肺、胃、脾、心四经,岂有不入脾、胃之理哉。正寒热之不相宜,故不可代用也。"

《本草经解》记载:"贝母,气平、味辛、无毒,主伤寒烦热、淋沥邪气、疝瘕、喉痹、乳难、金疮、风痉(去心糯米炒)。"

《本草崇原》记载:"贝母,《尔雅》名,《国风》名蝱。河中、荆襄、江南皆有,唯川蜀出者为佳,其子在根下,内心外瓣,其色黄白,如聚贝子,故名贝母。"

《本草便读》记载:"甘寒润肺可消痰,当求川种,解郁宽胸且散结,言采其蝱,象贝之功,治咳还能解表。浙中所种,疏痰并可消痈,为肺燥之神丹,清心涤热,乃脾湿之禁剂,微苦兼辛(贝母川产野生者良,性味甘寒微苦,色白而润,专入心肺,善解胸中郁结之气。盖郁则生热,热则生痰。故贝母治火痰燥痰有功,亦郁解则热退,热退则痰除。而肺咳自宁耳,今浙中所种者,形亦相象而较大。味兼苦劣,用亦稍异耳。又贝母以其有解郁散结化痰除热之功。故一切外证疮疡用之而效者,亦此意也。所谓毒者,即火结气郁所致,火解气舒,又何毒之有哉)。"

《药笼小品》记载:"川产为佳。泻心火,散肺郁,化燥痰,功专散结除热。汪机曰:贝母凉润,主肺家燥痰,半夏温燥,主脾家湿痰。故凡风寒湿滞之痰,贝母非所宜也。"

《本草分经》记载:"贝母,辛甘微寒,泻心火散肺郁,入肺经气分,润心肺,化燥痰。象贝母味苦,去风痰。土贝母大苦,外科治痰毒。"

《本草从新》记载:"贝母,甘,微寒,泻心火,辛散肺郁。润心肺,化燥痰,治虚劳烦热、咳嗽上气、吐血咯血、肺痿肺痈、喉痹目眩、淋沥(小肠邪热、心与小肠相为表里、肺为气化之源)、瘿瘤、闭乳、产难。功专散结除热、敷恶疮、敛疮口(火降邪散,疮口自敛,非贝母性敛也)。能入肺治燥,非脾家所喜。汪机曰:俗以半夏燥毒,代以贝母,不知贝母寒润,主肺家燥痰,半夏温燥,主脾家湿痰,何可代也。故凡风寒湿热诸痰,贝母非所宜也,宜用半夏南星。川产最佳,圆正底平,开瓣味甘,象山贝母,体坚味苦,去时感风痰。土贝母,形大味苦。治外科证痰毒,俱去心捣用。浓朴、白薇为使,畏秦艽,反乌头、白头翁。"(马世震,2019)

清代《本草述》曰:"润肺清心,开郁结,和中气,除邪气烦热、心下实满、胸胁逆气,涤热消痰。疗喘嗽红痰,治产难及胞衣不下,下乳汁。凡疗肿瘤疡,可以托里护心,收敛解毒。"

《本草纲目拾遗》记载:"但川贝与象贝性各不同,象贝苦寒,解毒利痰,开宣肺气。凡肺家挟风火有痰者宜此。川贝味甘而补肺,不若用象贝治风火痰嗽为佳。若虚寒咳嗽,以川贝为宜。"这说明自明代后期开始,医者普遍认同川贝、西贝(伊贝母)与象贝(浙贝母)存在功效差别。《本草从新》进一步完善不同贝类的功效,对贝母"甘微寒,泻心火,辛散肺郁,润心肺,化燥痰,治虚劳烦热,咳嗽上气,吐血咯血,川产最佳。"有了更深刻的认识,川贝强于润肺消痰,浙贝强于解毒化痰,区别认识各种贝母功效,并以川产者为妙。在传统医学中,贝母作为药用,甘微寒,用作散心胸郁结之气,用于化痰降气,止咳解郁;润肺清心,开郁结及散乳痈、流痰、结核;还能安五脏,利骨髓。这与贝母的现代药理活性——镇咳、祛痰、平喘、镇痛与抗肿瘤等作用相吻合。

明末至清代,商品主流用川贝母。川贝母性平,微寒,具有开郁化痰,润肺止咳,降气平喘,滋阴泻火的功效,可用于胸闷烦热,虚劳咳嗽,肺热燥嗽,咯血、吐血等症。

5. 近现代 《中华本草》记载:"川贝母清热润肺,化痰止咳,散结消肿。主治肺虚久咳,虚劳咳嗽,燥热咳嗽,肺痈,瘰疬、痈肿、乳痈。"

《中国药典》(2020 年版)记载:"川贝母清热润肺,化痰止咳,散结消痈。用于肺热燥咳,干咳少痰,阴虚劳嗽,痰中带血、瘰疬、乳痈、肺痈。"

总结贝母功效历史,贝母是常用药材,本经列为中品,古代使用多种贝母,魏晋朝代以前药用的是土贝母(葫芦科),南北朝时期开始使用浙贝母,也有湖北贝母,直到明代以后。开始大量使用浙江贝母和川贝母。清代川贝母、浙贝母、湖北贝母分开使用。对贝母的功效因品种变迁发生了三次变化,直到今天另立药名分开应用的情况。川贝母苦寒清热,主入肺经,能"泄肺凉金,降浊消痰,其力非小,然清金而不败胃气,甚可嘉焉","为消痰止嗽之神剂,乃清热除痰之良药"。又味甘质润,能润肺燥。故"治火痰燥痰有功",凡痰热、燥热咳嗽皆宜。因其"寒润,乃太阴肺经之药。肺为燥金,性喜润,故其治也,专主肺家燥痰"。"有解郁散结,化痰除热之功,故一切外证疮疡用之而效者,亦此意也",适用于痰火郁结之瘰疬,热毒壅结之乳痈、肺痈等(周郑祥,2018)。在传统医学中,川贝母作为药用,甘,微寒,用作散心胸郁结之气,用于化痰降气,止咳解郁;润肺清心,开郁结及散乳痈、流痰、结核;还能安五脏,利骨髓。这与川贝母的现代药理活性作用镇咳、祛痰,平喘镇痛与抗肿瘤等作用相吻合,也与《中国药典》记载的"清热润肺,化痰止咳,散结消痈"的功效相符。

(三)道地沿革与特征

从以上考证得知,贝母类药材品种较多,有"生晋地""出近道","山南东道襄州、江南东道润州""峡州""越州"等产地,古人在几千年中总结出"川产者为妙"的经验,川贝母的道地产地见表 7-2。

表 7-2 川贝母道地性变迁

历史时期	本草出处	产地与品质记述	古今地名区域
明代	《本草汇言》	生蜀中,及晋地,又出润州、荆州、襄州者亦佳。必以川者为妙	
	《本草述》	川贝母小而尖白者良	
清代	《本草纲目拾遗》	川贝:巴东。浙贝:象山。土贝母:安徽六安,与川产迥别,各处皆产;湖北巴东。西贝:陕西。象贝治风火咳嗽为佳,若虚寒咳嗽以川贝为宜	巴东:今湖北巴东
	《增订伪药条辨》	川贝:四川灌县、平藩县、叙富。鲁京川:鲁京州大白山、松盘;湖北荆州、巴东县。西贝:陕西新开山。贝母惟川蜀出者为佳。川贝:四川灌县产者地平头尖肉白光洁而坚,味微苦兼甘,最佳	灌县:今都江堰。平藩县:今甘肃永登。叙富:今四川宜宾。鲁京州:今山东
民国	《药物出产辨》	川贝母:四川打箭炉、松潘县等为正地道。西贝:山西、陕西。川贝母:一产四川打箭炉、松潘县等为正地道	打箭炉:今康定。奉天新立屯:今辽宁黑山北部
	《本草药品实地之观察》	川贝母:四川西北松潘、雅安;浙贝母:浙之象山;土贝母:与川产(川贝)迥别,各处皆产,又曰浙江惟宁波鄞县之章村及象山有之。川贝母:尤以松潘者为佳。真松贝如罗汉肚状,如观音坐莲,平顶闭口者称最优。川贝应认为贝母之正品,浙贝应认为川贝之代用品	

《现代药材资料汇编》收载青贝,主要来源是卷叶贝母和甘肃贝母,其中以甘肃贝母为主,产青藏高原,旧西康雪山草原上,和青海玉树地区,有北路、南路之分。产高原北部,以青海玉树,旧西康甘孜、德格为中心,称"北路青庄",其颗粒多中小形,质结体重,色白有光泽,多闭口,仅次于正松贝,产量亦大,过去集散在康定。

《中药材手册》收载知贝又名炉贝,主产四川、青海、云南一带,产量极大。青贝,主产青海玉树、云南德钦、贡山、新疆伊犁、巫山、岷县。以身干、整齐不碎、体重、粉性足、色洁白、无黄水锈者为佳。

《常用中药鉴定大全》收载甘肃贝母主产于甘肃南部,青海东部和南部,四川等地。梭砂贝母主产四川、云南、青海玉树、西藏。川贝母主产四川、西藏、云南。暗紫贝母主产四川阿坝,青海果洛。一般均以质坚实、粉性足、色白者为佳。

《中国药材学》记载暗紫贝母分布四川、青海。甘肃贝母分布甘肃、青海、四川。卷叶贝母分布西藏、云南、四川、青海。梭砂贝母分布于青海、四川、云南等。

根据文献记载,中国数字标本馆标本核实,第四次全国中药资源调查数据及野外专项调查,《中国药典》(2020年版)川贝母药材基原植物主要分布于西藏东南部、青海东南部、甘肃南部、四川西北部,云南西北部,在宁夏、陕西、山西有零星分布(马艳珠、2021)。川贝母以鳞茎完整、均匀、色白、有粉性者为道地特征。

青海开发历史

(一) 地方志

川贝母药材开发始于明清时代,是传统的中医用名贵药材。青海是川贝母资源分布的道地产区之一。一方面川贝母代表品种暗紫贝母、梭砂贝母主要分布于玉树、果洛等地,属于古代"川地",另一方面四川松番、阿坝等地自古都是药材集散地,青海产贝母、大黄、麝香等药材大部分经销于四川此地,所以,川贝母在青海的分布资源占比较高。

《青海省志·特产志》记载:川贝母系百合科植物,多年生草本。青海产贝母为川贝母、暗紫贝母、甘肃贝母即藏语称"聂娃"和梭砂贝母即藏语称"阿皮卡"的干燥鳞茎等。按药用商品,前三种按其形状不同分别称松贝、青贝,后一种称炉贝,统冠于"青贝母"名下。贝母鳞茎入药,具有清热润肺、化痰止咳的作用。主治肺热咳嗽。虽然青海的贝母蕴藏量大,但由

于贝母的用量越来越大,供需矛盾日趋突出,在合理采集利用野生资源的同时,有条件的地区可发展人工栽培,是解决供需矛盾的最好途径。

《久治县志》记载:久治县东南与四川阿坝县毗邻,东北与甘肃玛曲县接壤……唐贞观五年(631年),久治地区纳入唐朝版图,隶于松州都督府(治今四川松潘县)下辖的羁縻州。唐咸亨元年(670年)至宋代,属吐蕃辖地。南宋景定元年(1260年),隶于吐蕃等处宣慰使司节制。清康熙六十年(1721年),为四川成绵龙茂道松潘漳腊营辖地。清乾隆至道光年间,逐步形成了康干、康赛和哇赛三大部落。民国18年(1929),隶属青海省……久治县拥有丰富的野生动植物资源,川贝母、大黄、黄芪、雪莲、秦艽、甘松、佛手参、冬虫夏草、羌活等名贵药材,极具经济开发价值,尤其是贝母、佛手参和大黄,更以品质优良而驰名于省内外……久治县处于四川省贝母分布地带,故所产的贝母又叫川贝母。久治贝母根据颗粒大小分为珍珠贝母和草贝两种。珍珠贝母最为名贵,其鳞茎小,呈卵圆形,光滑,形如粒粒闪亮的小珍珠;草贝颗粒较大,其外观和药性都不如珍珠贝母。全县都有分布,但康赛、哇赛、哇尔依贮量较多。药性味甘、苦、平,有清热润肺、止咳化痰、补血的功效。治肺燥干咳、肺热喘咳、气管炎、感冒。叶也可入药,可治头痛、高烧引起的神经症状。一般七、八、九月采集。

《班玛县志》记载:"班玛地区没有成型的商品贸易和集市,由于班玛毗邻四川,主要通过阿坝、金川、色达、甘孜、松潘货物交换,收集部落剩余的羊毛皮张、酥油、曲拉、麝香、贝母、鹿茸多种药材,驮运到阿坝等地换取茶叶、粮食、布匹等生活必需品……最常见的交换标准是20米白布、银元10元,换麝香1个;50米布和70斤大包茶一包或银元72元,换鹿茸一对;旱獭皮一张换龙碗2个;5~6斤贝母换铜锅一口;一头驮牛换白布20~30米;一包茯茶换4只母羊;0.5公斤酥油换2盒火柴或2包仁丹;2碗曲拉换1根针;1张羔皮换1把小刀,0.5公斤酥油换50克红糖或50克烟叶等。"说明明清茶马互市青海贝母、麝香、鹿茸在四川集散地交易,而且价格较贵,称之名贵商品之类。

《玉树藏族自治州概况》记载:"玉树位于青川藏三省边境,这个独特自然环境,既使之成为三省间交通要道,又使之成为三省间的贸易集散地。四川的西康大茶要先运至玉树的结古镇,然后再分运至西藏拉萨或青海湖南部的蒙、藏民族聚居区。由西藏进口的洋货,要经过结古再运回西康或西宁。玉树地区的土特产品和畜产品,或运往西藏然后出口,或经西宁再

转运天津出口,或卖给西康商人运出。因之活跃在玉树市场的商人,在历史上既有西藏拉萨的商人,又有川西霍巴的商人,有青海西宁的商人,也有山、陕、豫、甘的外省商人,玉树本地的商人也不少。当时市场上除了玉树出产的虫草、贝母、大黄、鹿茸、麝香等名贵药材和羊毛、牛皮、羊皮、酥油等畜产品为本地产品外,日用百货都是由康定和西宁运进的国货,或由西藏拉萨运进的洋货……玉树的贝母,从生态上讲分两种,一种是茎高1~2 m,叶互生、披针形、花六瓣、呈钟状,地下茎为鳞状贝子,系多年生百合科贝母属植物,生长在高山顶部裸露的砾石秃岭,称雪山贝。另一种茎高只有10 cm,叶四片,呈卵圆形,花青黄色,六瓣,地下茎亦为鳞状贝子,生长在灌丛草场中,过去一般误称为知母,实为雪子贝,均为清热利肺、下乳、止咳、化痰的中药。玉树各县均有生长,每年八月前后采撷,年产量亦甚可观。玉树产的贝母,因销售路线的不同,而其称谓也互歧,凡经四川而售出者,跟着称川贝,凡经西宁售出者,跟着称青贝,也畅销东南亚各国。”说明玉树曾经是贸易四川、青海西藏交界地的集散中心,优质的贝母由此进入四川并以川贝母销售的历史见证。

《化隆县志》记载:“青贝母,生长在海拔3 200 m左右的高山草灌丛内,分布于初麻、石大仓、扎巴、查甫等乡。”

《中国土特产大全》记载:“贝母是多年生草本植物,属百合科。中国出产贝母的地方较多,其中著名的是四川的川贝、青海的青贝和浙江的浙贝……青贝生长在海拔2 000~4 000 m的高山草地和湿润的灌木丛中。茎直立,叶子长形,下端对生,上端三叶轮生。花黄绿色,像一只小小的钟,倒挂在茎的顶端。7~8月,花谢叶黄,即可采挖,刨出一个圆锥形或扁球形的洁白鳞茎。故有诗说‘采得青贝似玉珠’。青贝母全是采挖野生的,生产难度大。青贝母是青海省传统出口药材之一,国内外市场一直紧俏缺货。”

青海是川贝母药材植物主要分布区,许多地方志都有记载,如《青海风俗简志》《果洛藏族自治州概况》《黄南藏族自治州概况》《泽库县志》《贵德县志》《同德县志》《互助县志》《乐都县志》《民和县志》《循化县志》《玛沁县志》《湟中县志》《甘德县志》《河南县志》都记录有本地区野生中药材资源有贝母的生产营销历史。

(二)青海植物志与药学著作

《青海经济植物志》记载:“康定贝母 *Fritillaria cirrhosa*,产玉树,鳞茎入药,为‘川贝’之一,作镇咳祛痰药。梭砂贝母 *F. delavayi*,产治多、称多、杂多、玉树、囊谦等县,鳞茎入药称‘炉贝’。甘肃贝母 *F. przewalskii*,产青海东部农业区及黄南、海北、玉树、果洛等州,鳞茎药用。暗紫贝母 *F. unibracteata*,产青海兴海。河南、玛沁、班玛、久治等县,为药材‘川贝’主要来源。”

《青海地道地产药材》记载:青海产贝母与《中国药典》收载品种一致,为百合科植物川贝母、暗紫贝母、甘肃贝母及梭砂贝母的干燥鳞茎。前三者按其性状不同,分别称“松贝”“青贝”,后者习称“炉贝”。青海习称“知贝”。川贝母分布于玉树州,生长于海拔4 400 m的山地阴坡和湿润草地;暗紫贝母分布于兴海、河南、玛沁、班玛、久治等县,生长于海拔3 200~4 500 m的高山草甸和灌丛中;甘肃贝母,藏医称“聂娃”,分布于海东地区及黄南、海北、玉树、果洛等州,生长于海拔2 700~4 000 m的山坡草丛或灌丛中;梭砂贝母,藏医称“阿皮卡”,分布于治多、称多、杂多、玉树、囊谦等县,生长于海拔4 000~4 700 m的山坡顶部砾石处。川贝母是青海省大宗外销药材之一,尤其是“青贝”驰名全国,是青海地道药材之一。药典收载的川贝母在青海都有分布,青海主产暗紫贝母和梭砂贝母,不同基原川贝母中,暗紫贝母和梭砂贝母止咳化痰功效最好,暗紫贝母止咳化痰有优于梭砂贝母趋势,暗紫贝母代表“川贝丹”止咳特点可能性较大(阎博华,2009)。所以川贝母道地产地主要在青海东部、东南部地区。

(三)生产历史

果洛是青海川贝母主产区,1954年该州收购川贝母597 kg,1958年为616 kg,1962~1977年(“文革”期间未能统计)计2 977 kg,1978~1982年3×10⁴ kg。果洛州久治贝母是获得地理标志证明商标产品。青海暗紫贝母是川贝母的优质品种,2002年,药材经营、生产与医疗机构收购量88 kg,2003年57 kg,2004年125 kg,由于使用量大,野生资源有限,不合理采挖造成资源量下降,虽有小的增长,但总资源呈下降趋势。

青海省从1955~1985年川贝母年均收购量达$1.9×10^4$ kg,最高年份达$3×10^4$ kg。根据资源储量样方调查,暗紫贝母的平均单位面积生物量为鲜重12.18 kg/km²,干重46.2 kg/km²,折干率为0.38。经计算青海省内暗紫贝母的资源储量为干重5 020.1 kg和鲜重13 234.8 kg。其中适宜分布区内的资源储量为干重3 157.6 kg和鲜重8 324.6 kg,占总资源储量的62.9%。依据给定的暗紫贝母可利用资源比率系数,估算出青海省内暗紫贝母的可利用资源储量约为干重2510.1kg和鲜重6617.4kg(彭敏,2007)。在青海省开发的含川贝母的产品有蛇胆川贝液、十八味党参丸、仁青常觉丸等。

2017年,青海绿康生物开发公司先后在大通牛场,互助县林川镇开始种植川贝母,在互助建立起全国最大的川贝母种植基地和种质资源圃,在海拔2500m以上山区,开发种植贝母650多亩,按照公司＋技术＋农户＋基地发展模式,建立了大型的川贝母规模化种植基地。搭育苗育种棚400多个,成为现代化川贝母种植基地,每年收1000kg以上,供应京都念慈菴生产所需原料。为当地农民创造200多个就业岗位,成为拉动地方经济、农民致富的大产业。

青海省使用川贝母企业有青海省格拉丹东药业有限公司。使用的药材基原为暗紫川贝母,年使用量为73.3kg/年。使用产品为健脾润肺丸(国药准字Z20025862)(见图7-1)。

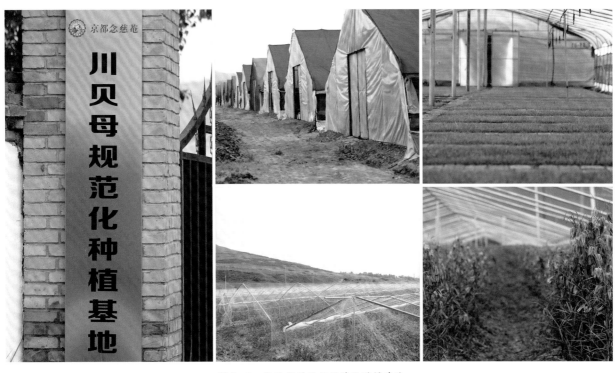

图7-1 互助县川贝母规范化种植基地

川贝母在青海省的年使用总量约为730kg,近5年价格区间为2400~2600元/kg,年采购/销售总价为18万元。

来　源

本品为百合科植物暗紫贝母 *Fritillaria unibracteata* Hsiao et K. C. Hsia、甘肃贝母 *Fritillaria przewalskii* Maxim.、梭砂贝母 *Fritillaria delavayi* Franch. 和川贝母 *Fritillaria cirrhosa* D. Don 的干燥鳞茎。暗紫贝母是川贝母商品的主要来源,与甘肃贝母均为川贝中"松贝""青贝"商品规格,梭砂贝母为川贝中"炉贝"商品规格。

1. 暗紫贝母　多年生草本,高10~35cm。鳞茎有2~4枚鳞片组成。直径6~10mm,茎直立,具紫斑,光滑。下部叶对生,上部叶互生,条形或条状披针形,长1.5~4.5cm,宽2~6mm,先端钝,不卷曲。花单生,深紫色,有黄褐色小方格;叶状苞片1枚,先端不卷曲;花被片长圆形或卵状长圆形,内层者较外层宽,长1.6~2.2cm,宽约1.1cm;雄蕊长约为花被片的一半,花药基着,花丝具乳突或无;柱头裂片极短,长不逾1mm。蒴果长约1.5cm,直径约1cm。花果期6~9月(见图7-2)。

2. 甘肃贝母　多年生草本,高20~50cm。鳞茎圆形或卵圆形,由2枚鳞片组成,直径5~10(15)mm。下部叶对生,上部叶互生,条形,长3~10cm,宽3~12mm,先端钝或渐尖,不卷曲或最上部的先端卷曲;叶状苞片1枚,狭而长,先端尾状渐尖,卷曲或不卷曲。花单生,偶有2朵,浅黄色或红黄色,有黑紫色或紫褐色斑点;花被片长圆形或长圆状倒卵形,长2~3.2cm,宽7~11mm,先端钝或有小尖,内层较外层的宽;雄蕊长为花被片的一半,花丝有乳突;柱头裂片

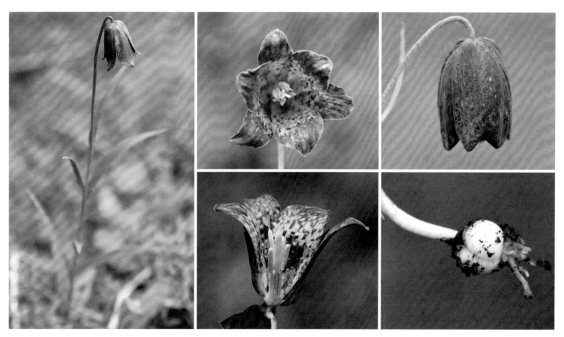

图7-2 暗紫贝母植物

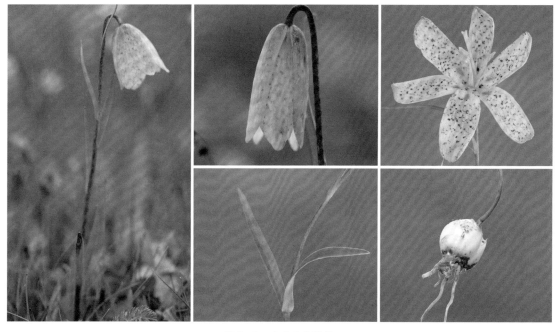

图7-3 甘肃贝母植物

短,长不逾 1 mm。蒴果长宽近相等,直径 1~1.3 cm。花果期 6~8 月(见图 7-3)。

3. 梭砂贝母 多年生草本,高 5~25 cm。鳞茎卵形,由 2~3 枚鳞片组成,直径 1.5~2 cm。叶 3~5枚,集生于茎中部,对生或互生,卵形或卵状椭圆形,长 2~6 cm,宽约 2.5 cm,先端钝或尖,不弯曲。花单生,浅黄色或灰黄色,具紫色或红褐色斑点,花被片长

圆形或椭圆形,长 3~4.2 cm,宽约 2 cm,先端钝圆,内3 片稍宽,脉纹清晰;雄蕊长约为花被片的一半;花药基着;花柱裂片长不及 1 mm。蒴果短棱柱形,长约3 cm,宽约 2 cm,棱上具狭翅,宿存花被包被蒴果。花果期 7~9 月(见图 7-4)。

4. 卷叶贝母 多年生草本,高 15~50 cm。地上茎直立,圆柱形,直径约 5 mm,光滑无毛,与鳞茎相接

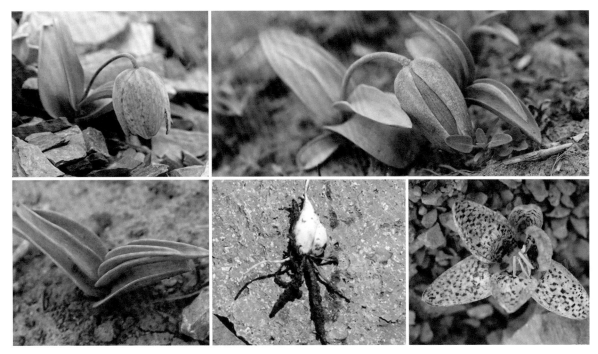

图 7-4 梭砂贝母植物

的一段细瘦。鳞茎由 2 枚鳞片组成,直径 1~1.5 cm。叶通常对生,少数在中部兼有散生或 3~4 枚轮生,条形至条状披针形,长 4~12 cm,宽 3~5 mm,先端稍卷曲或不卷曲。花通常单朵,极少 2~3 朵,紫色至黄绿色,通常有小方格网状,少数具有斑点或条纹;每花有 3 枚叶状苞片,苞片狭长,宽 2~4 mm;花被片长 3~4 cm,外 3 片宽 1~1.4 cm,内 3 片宽可达 1.8 cm,蜜腺窝在背面明显凸出;雄蕊长约为花被片的 3/5,花药近基着,花丝稍具或不具小乳突;柱头裂片长 3~5 mm。蒴果长宽均约 1.6 cm,棱上有宽 1~1.5 mm 的狭翅。花期 5~7 月,果期 8~10 月(见图 7-5)。

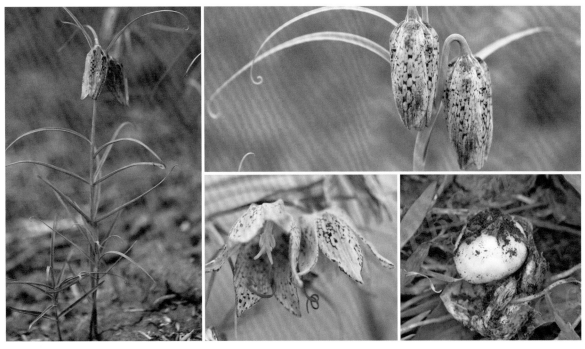

图 7-5 卷叶贝母植物

川贝母近缘植物检索表

1. 鳞茎呈圆锥形或卵圆形,顶端稍尖或钝圆,表面淡黄白色,光滑,外层 2 枚鳞叶形状大小近似 ……………1. 川贝母(*Fritillaria cirrhosa* D. Don)

2. 外层鳞叶 2 瓣,大小悬殊,大瓣紧抱小瓣,未抱部分呈新月形,习称"怀中抱月"。顶部闭合,内有心芽和小鳞叶 1~2 枚;中心有 1 灰褐色的鳞茎盘,偶有残存须根……………2. 暗紫贝母(*Fritillaria unibracteata* Hsiao et K. C. Hsia)

3. 外层鳞叶 2 瓣,大小相近,相对抱合,顶部开裂,内有心芽和小鳞叶 2~3 枚及细圆柱形的残茎……………………3. 甘肃贝母(*Fritillaria przewalskii* Maxim.)

4. 外层鳞叶 2 瓣,大小相近,顶部开裂而略尖,基部稍尖或较钝……………4. 梭砂贝母(*Fritillaria delavayi* Franch.)

5. 外层鳞叶 2 瓣,大小相近,顶部多开裂而较平……………5. 太白贝母(*Fritillaria taipaiensis* P. Y. Li)

生态分布

川贝母药材来源植物生长于青海玉树的杂多、称多、治多、囊谦。果洛州的玛沁、班玛、久治、玛多、甘德。青海东部大通、化隆、循化、互助(见图 7-6)。海南州的贵德、同德、兴海、贵南、共和,海西州乌兰、天峻、大柴旦、海北州祁连、刚察、海晏、门源。川贝母植物喜光照、喜湿润、喜养分丰富的土壤。喜冷凉气候,耐寒,怕高温。喜荫蔽。以草甸和砂质轻黏性栗钙土为最好适生地。其中川贝母生于海拔 3 200~4 600 m 的高山草甸地带,主要分布于久治、囊谦、玉树、班玛等县。暗紫贝母生长于海拔 3 200~4 500 m 的灌丛草甸中,主要分布于玛沁、久治、河南县、兴海、同德、玉树等县。甘肃贝母生长于海拔 2 800~4 400 m 的灌丛或草地中,主要分布于玉树州、果洛州、海东各县、海南州及黄南州各地,在青海省分布范围较广。梭砂贝母生长于海拔 3 800~5 600 m 的砂石地或流沙岩石缝中,主要分布于果洛和玉树两地区。在青海大通、互助、玉树、班玛、玛沁、贵德等县,种植川贝母、暗紫贝母和甘肃贝母。玉树和果洛两地为青海川贝母最佳适宜分布区域。

在青海暗紫贝母为商品松贝之主流品种,马世震(2019)研究暗紫贝母生于灌丛草甸、常绿暗针叶林边缘、河滩灌丛、圆柏林下阴湿处,海拔 3 200~4 500 m。在灌丛中以阴性山坡为主,阳性山坡灌丛数量极少,或生于多石岩壁阴处。根据野外实地调查,暗紫贝母主要分布在以金露梅(*Potentilla fruticosa*)、山生柳(*Salix oritrepha*)、高山绣线菊(*Spiraea alpina*)、窄叶鲜卑花(*Sibiraea angustata*)、杜鹃(*Rhododendron*

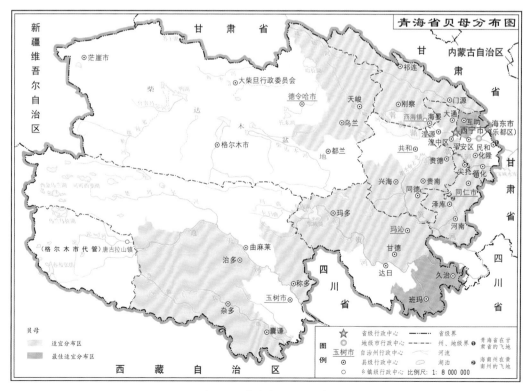

图 7-6　青海省川贝母分布

spp.)鬼箭锦鸡儿(*Caragana jubata*)、具鳞水柏枝(*Myricaria squamosa*)等灌木种类为主要优势种的高寒灌丛中。分布以海拔 3 200～3 800 m 的地段为主。在此适当海拔范围内的山坡灌丛中、下部和河滩灌丛草地中暗紫贝母的分布数量相对较多,有随海拔升高而数量相对减少的趋势。主要分布区内的土壤类型主要为高山灌丛草甸土和亚高山灌丛草甸土,土质疏松,腐殖层较厚,苔藓层发育良好。此外,在班玛地区的常绿暗针叶林区、黄河干、支流圆柏疏林下也有分布,居群数量明显少于灌丛地带。暗紫贝母在黄河干、支流地区可与甘肃贝母(*Fritillaria przewalskii*)的分布区重叠,可能会因基因交流而产生变异。其分布区是青海省高等植物最丰富的地区之一。主要栖息植被类型中的伴生种类有小檗(*Berberis* spp.)、金露梅、短叶锦鸡儿(*Caragan brevifolia*)、沙棘(*Hippophae rhamnoides*)、绣线菊(*Spiraea* spp.)、密穗香薷(*Elsholtzia densa*)、羊茅(*Festuca* spp.)、赖草(*Leymus* spp.)、臭草(*Melica* spp.)、早熟禾(*Poa* spp.)、鹅观草(*Roegneria* spp.)、

苔草(*Carex* spp.)、韭(*Allium* spp.)、龙胆(*Gentiana* spp.)、蒿(*Ariemisia* spp.)、风毛菊(*Saussurea* spp.)、顶冰花(*Gagea* spp.)、卷叶黄精(*Polygonatum cirrhifolium*)、梅花草(*Parnassia* spp.)、茶薦子(*Ribes* spp.)、枸子(*Cotoneaster* spp.)、黄芪(*Astragalus* spp.)、棘豆(*Oxytropis* spp.)、老鹳草(*Geraniumpratense* spp.)、具鳞水柏枝(*Myricaria squamosa*)、沼生柳叶菜(*Epilobium palustre*)、蓼(*Polygonum* spp.)、银莲花(*Anemone* spp.)、铁线莲(*Clematis* spp.)、甘肃贝母、唐古特大黄、狭叶红景天、五脉绿绒蒿等。

全国川贝母药材商品的来源植物主要分布于青藏高原东部地区,东经 95°～107°北纬 28°～36°,地处川西交原和横断山脉北翼,在海拔上有一定重叠,高山灌丛或草地,地势高亢,气候干冷,横跨青藏高原、横断山脉、云贵高原等几大地貌单元,地理环境复杂,包括了青海、川西、甘南、西藏东部、云南西北部,是川贝母药材主要产区。川贝母在陕西、山西、宁夏、河南亦有分布(见图 7 - 7)。

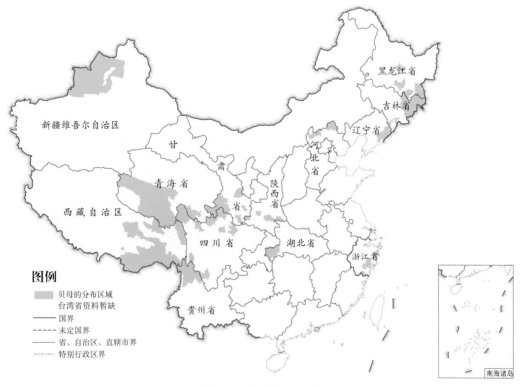

图 7 - 7　全国川贝母分布

种植技术

中国科学院西北高原生物研究所马世震(2019)

研究团队依据暗紫贝母生长的气候与土壤条件,制定了暗紫贝母规范化栽培技术规程,适合在青海和相邻省区 2 800～4 500 m 的海拔区域人工种植。

(一) 繁育方法

1. 暗紫贝母种源繁殖材料　包括：种子(有性繁育)和鳞茎(无性繁育)。

2. 选种　种子应选择健康无病害，高度大于15 cm，蒴果直径大于1 cm植株作为种源。采种时应当选择蒴果颜色呈黄褐色并微开裂为采种对象。野生种子采种顺序按照海拔由低向高逐步采种。采种密度控制在50%以内。人工生产种子在优质种源地中采选。

鳞茎种源应当选择健康无病害，直径不小于0.6 cm，二年生以上作为种源。

3. 采集　种子和鳞茎种球采集在每年8～9月进行。当蒴果变黄褐色，顶端开裂，种子呈浅褐色时，分期分批人工进行采收种，将荚果放置在通风处阴干后进行脱粒，除去杂物，装入布袋或纸箱中，在干燥通风处贮藏。选择的种子应籽粒饱满，无褐变、无虫蛀，千粒重不小于0.84 g。鳞茎种球色泽鲜亮、籽粒饱满，无褐变、无虫蛀和病斑。

(二) 育苗

1. 选地、整地　平地栽培选择地势高、排水良好、疏松而肥沃的沙壤土；山区选择土层深厚、排水好、背风的缓坡地种植。

整地前，施用底肥(有机肥，其有机质含量大于30%，速效氮、磷、钾含量分别大于28%、27%和18%)，施肥量37 500～45 000 kg/公顷，或根据土壤养分含量进行科学增减，保障土壤有机质含量应当达到20%以上。施肥后耕翻，耕深30～45 cm，然后耙细整平，作畦或厢面。小畦或厢面宽1.2～1.5 m，畦高或厢深15 cm左右，长度视地形而定。然后在畦或厢面上间距7～10 cm开沟，开沟深度8～10 cm，待播种。

2. 播种、施肥　暗紫贝母种子播种可以按照秋季播种和春季播种两种方式，首选秋季播种。春播时间为4月中下旬，土壤温度大于零度后即可开展春播。秋播时间为9月中下旬至10月初(土壤冻结前)，播种前种子按照体积1：3.5的比例拌细沙，拌匀后均匀播撒在沟内。播种量控制在12.75～15.00 kg/公顷。播种后将地抹平并镇压(种子覆土深度达到5 cm以上)。播后应在床面上均匀覆草帘或麦草，或利用遮阳网遮阳(见图7-8)。

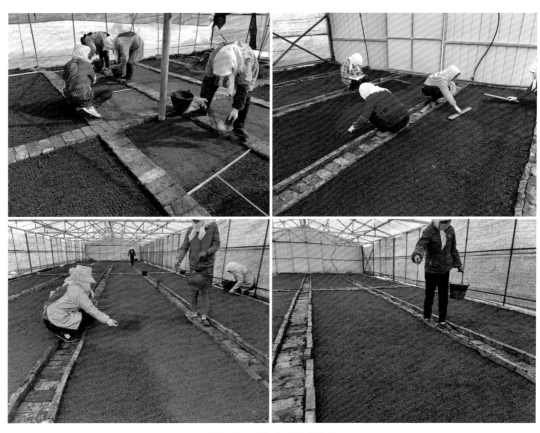

图7-8　暗紫贝母种子播种

种子田施肥应当按照其生长发育规律开展。一至二年生的实生苗期,不宜施用肥料,以免伤苗。第3年开春后施用一次有机肥,施肥量为45 000～60 000 kg/公顷(有机质含量不小于30%,速效氮、磷、钾含量分别不小于28%、27%和18%),施肥方式:将肥料均匀撒播在小畦上,然后覆盖土壤3～5 cm。

3. 除草、追肥　暗紫贝母苗期应随时拔除杂草,前期不宜用机械和工具除草,以免损坏幼苗。在幼苗破土后应每间隔5日左右除草一次,保留10%左右的禾本科等单子叶杂草(创造阴湿环境)。拔除杂草过程中易带出幼苗,应及时补栽。5月下旬和6月中旬应进行中耕锄草,随后每间隔10日左右进行一次除草,8月下旬再进行大规模除草。二年生种苗田除草方式与一年生相同,第3年以后,暗紫贝母苗逐步健壮,除草主要集中在春季萌芽破土前后进行(可采用机械和工具除草),结合追肥将地面杂草全部清除干净后施肥。

4. 鳞茎栽培　按照秋季播种和春季播种两种方式。秋季播种时间为9月中下旬至10月初,春季播种时间为4月中下旬,首选秋季播种。

选择二年生以上健壮无病虫害、无伤残鳞茎,放入0.1%～0.3%高锰酸钾溶液浸泡1～3 min,灭菌处理后及时播种。播种方式:在小畦或厢面上开深8～10 cm沟,按照株距8～10 cm播种。播种量播种鳞茎种球1 620万～1 800万粒/公顷,折合300～900 kg/公顷。

5. 鳞茎种球起苗　在育苗地,当年的9月中下旬或翌年春季4月中下旬均可起苗,起苗时要深挖细拣,挖出的鳞茎种球利用0.1%～0.3%。高锰酸钾溶液浸泡1～3 min灭菌处理后堆放阴凉处,及时栽种。若不能及时栽种则应当放置阴凉处利用细沙或过筛细土,一层细沙或细土,一层种球,并洒水保湿堆存,鳞茎种球堆存时间不宜超过15日。

(三) 种子质量

暗紫贝母种子质量符合表7-3要求

表7-3　暗紫贝母种子质量要求

作物种类	种子类别	品种纯度不低于(%)	净度(净种子)(%)	发芽率不低于(%)	水分不高于(%)
暗紫贝母	原种	98.0	85.0	80	12.0
	大田用种	99.9	95.0	88	12.0

(四) 田间管理

1. 选种、整地和播种　同种子田生产技术规范。

2. 定植　暗紫贝母定植宜在秋季9月下旬(白露前后)进行,主要是针对高密度苗床进行定植。

3. 合理密植　种子播种密度控制在12.75～15 kg/公顷,保苗数120万～150万株/公顷。鳞茎栽培播种量450～750 kg/公顷。一年生种苗不需要间苗,高密度鳞茎种源地在栽培的第2年秋季起苗后移栽(见图7-9)。

4. 科学施肥　施肥采取早施、深施、秋施的方法,施足底肥,巧施追肥。生长期使用有机肥(有机质含量不小于30%,速效氮、磷、钾含量分别不小于28%、27%和18%),施肥量为82 500～105 000 kg/公顷。其中2/3作底肥,1/3作追肥,在第3年出苗前和盛花期按相关规定各追肥一次。

5. 田间管理　暗紫贝母实生苗期(一至二年生)以拔除杂草为主,要做到地里无双子叶杂草,禾本科杂草盖度不得超过10%。锄草、松土要同时进行,以利于地下部分生长。三年生种苗期可采用锄具除草和

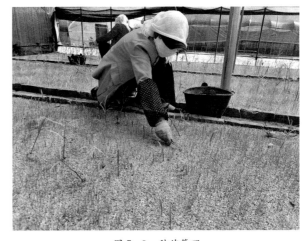

图7-9　种苗管理

松土,4月初结合除草进行一次施肥,施用15 000 kg/公顷左右有机肥,施肥后覆土3～5 cm。第4年6月结合行间杂草清除,开沟施用20 000 kg/公顷左右有机肥,施肥后覆土3～5 cm并踩压(见图7-10)。

6. 灌溉　灌溉集中在春季种苗萌发期,根据当地降水情况适时灌溉,灌水定额为4 500～7 500 m³/公顷,其余时段也要视降水情况适时灌溉。

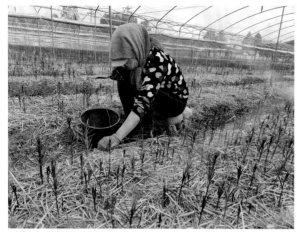

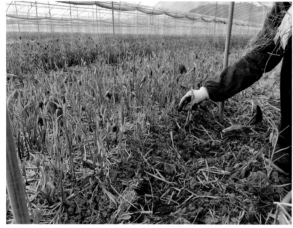

图 7-10　田间管理

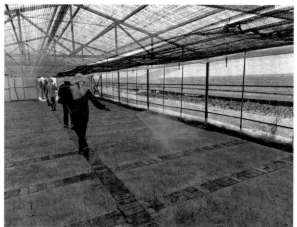

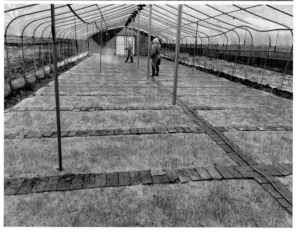

图 7-11　病害防治

(五) 病虫害防治

1. 病害防治　暗紫贝母常见的病害主要有锈病、白腐病、立枯病。

锈病防治：发病初期用 25％ 粉锈灵可湿性粉剂稀释 500 倍液每 10 日喷施 1 次，连续 3 次。白腐病防治：多发于鳞茎，使用多菌灵 500 倍液在鳞茎栽植前浸泡灭菌，发病初期用 5％ 石灰水浇灌病区。

立枯病防治：发病初期在病株周围喷施 1％ 波尔多液，或通过间苗剔除病株，对剔除的病株统一堆放，焚烧后填埋（见图 7-11）。

2. 虫害防治　暗紫贝母虫害发生较少。常见危害贝母的虫害主要是地下害虫：老母虫、金针虫、地老虎等。

防治措施：除农业综合防治外，在整地时用啶虫脒 800 倍液 1 000 mL/公顷拌细土 750 kg 与肥料同时撒在地表，然后耕翻后整地。也可采取人工捕杀，毒饵诱杀及生物方法防治。

在苗期常遭金针虫危害，用啶虫脒 800 倍液喷雾，连续喷雾 3～5 天防治。

3. 鼠害防治　按照害鼠种类种的不同，采取不同的措施。鼢鼠主要采用弓箭灭杀防治，同时在田块四周开挖 0.6 m 深、0.5 m 宽防鼠沟防止害鼠入侵。田间褐鼠等采用 C 型肉毒梭菌素按 1 mL 拌 1 kg 诱饵（炒熟青稞或小麦）拌饵，将毒饵投入鼠洞内灭鼠。同时在田块四周开挖 0.6 m 深、0.5 m 宽防鼠沟，并在沟内放置涵道式投饵器，器内置毒饵诱杀。

4. 疫情和病虫鼠害检测　暗紫贝母病虫害检测采用定期和不定期实时检测方法，定期检测周期按照暗紫贝母的不同发育时期，采用不同的检测频率。实生苗期每 3 日检测一次，三年生及以上每 2 日检测一次，不定期检测，每月不得低于 5 次。病、虫、鼠害预警预报标准为病、虫、鼠害发生率达到 1％ 时，为预警预报限值标准，当病虫鼠害发生率达到 1％ 以上即达到全面防治标准。防治效果标准：病、虫、鼠害防治效果达到 60％ 以上为防治初步效果，防治效果达到 98％ 以上则为达到全面控制防治效果（见图 7-12 至图 7-14）。

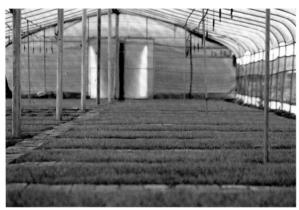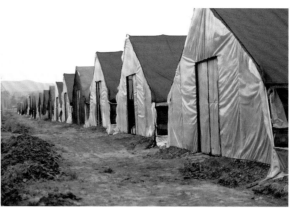

图 7 - 12　川贝母育苗大棚

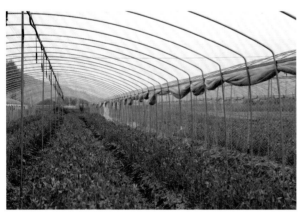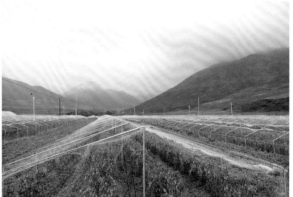

图 7 - 13　川贝母大田种植

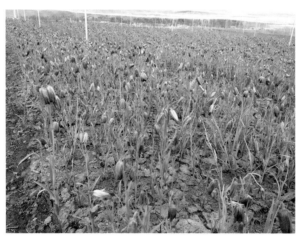

图 7 - 14　暗紫贝母大田

采收加工

　　暗紫贝母药材采收在第 3 年开始(出口药材产品以第 3 年采收为宜),第 4 年采收为主。9 月底霜降后采收。采收前应当彻底清除杂草,然后按照播行开沟,仔细挑拣。拣收时尽量现场分级。若现场不便分级,则应当在采收后,立即清洁泥土并过筛分级,粒径小于 0.3 cm 的不宜作为药材采收,应当作为鳞茎种球保存并重新播种(见图 7 - 15)。

　　暗紫贝母药材产品的干燥采用自然阴干法。将收获的鳞茎直径按 0.3~0.6 cm 和 0.6 cm 以上两个等级分级(直径 0.3 cm 以下,不作为药材采收,作为鳞茎种球保存并重新播种)。按照不同等级平铺在阴

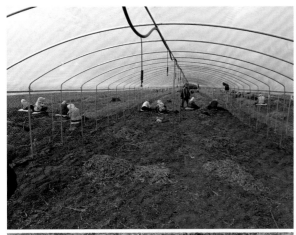

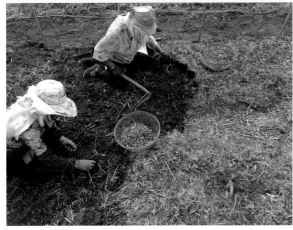

图 7-15 川贝母人工采挖

干床阴干。阴干床采用不锈钢支架,床面以不锈钢网筛或竹席、芦苇席为材料(竹席或芦苇席应当进行灭菌处理),床深 5 cm,可间隔 20~30 cm 分层,一般分 10~20 层。阴干床置放在通风遮阳处(严禁强光直射造成油变)。阴干期间,每隔 24 h 翻动一次。以不锈钢尺或经过灭菌处理的木质或其他材料尺具进行翻动,翻动动作要轻,翻动后要将药材铺设均匀。阴干 20~30 日,经过水分检测合格后,收集到纸箱内,放置在通风、干燥、闭光的库房内待加工包装。

另外,对于野生川贝母药材采收,将野生川贝母采挖后连同少量泥土装入箩筐,选晴天进行进一步干燥加工。栽培川贝母采收时须选择晴天,采收前先将畦面清理干净,然后沿畦的一端用小齿耙、鸟喙状狭锄或竹刀仔细地将鳞茎挖出,摘除残茎、叶、残根后放入箩筐或摊放在晒席上,待下一步加工。整个采挖过程严格避免对川贝母表面造成损伤。

传统加工法:将带泥上的川贝母置于孔径在 0.2 cm 以下的筛子中,戴纯棉手套揉搓后筛去泥土,拣除有病虫斑的,平摊在毛毯或其他蓬松的织物上,在日光烘房中或直接置于阳光下晾晒,切忌在石坝、

水泥地、三合土或铁器上晾晒,晒干过程中切勿翻动,严禁用手直接接触。晒至表面呈粉白色,折断后断面可见内外干燥均匀即可。

人工干燥法:遇到阴雨天时,可在筛去泥土之后置于烘箱中 60 ℃ 烘烤 24 h,即可达到干燥要求。

干燥过程禁止使用硫磺、磷化铝熏蒸。

商品规格

1. 松贝

一等干货:呈类圆锥形或近球形,鳞瓣二,大瓣紧抱小瓣,未抱部分呈新月形,顶端闭口,基部底平。表面白色,体结实,质细腻。断面粉白色。

二等干货:呈类圆锥形或近球形,鳞瓣二,大瓣紧抱小瓣,未抱部分呈新月形,顶端闭口或开口,基部平底或近似平底。表面白色,体结实,质细腻。断面粉白色。味甘微苦。每 50 g 在 240 粒以内。间有黄贝、油贝、碎贝、破贝、无杂质、虫蛀、霉变。味甘微苦。每 50 g 在 240 粒以外,无黄贝、油贝、碎贝、破贝、杂质、虫蛀、霉变。

2. 青贝

一等干货:呈扁球形或类圆形,两鳞片大小相似。顶端闭口或微开口,基部较平或圆形。表面白色,细腻、体结。面粉白色。味淡微苦。每 50 g 在 190 粒以外,对开瓣不超过 20%。无黄贝、油贝、碎贝、杂质、虫蛀、霉变。

二等干货:呈扁球形或类圆形,两鳞片大小相似。顶端闭口或开口,基部较平或圆形。表面白色,细腻、体结。断面粉白色。味淡微苦。每 50 g 在 130 粒以外,对开瓣不超过 25%。间有花油贝、花黄贝,不超过 5%。无全黄贝、油贝、碎贝、杂质、虫蛀、霉变。

三等干货:呈扁球形或类圆形,两鳞片大小相似。顶端闭口或开口,基部较平或圆形。表面白色,细腻、体结。断面粉白色。味甘微苦。每 50 g 在 100 粒以外,对开瓣不超过 30%。间有油贝、碎贝、黄贝不超过 5%。无杂质、虫蛀、霉变。

四等干货:呈扁球形或类圆形,两鳞片大小相似。顶端闭口或开口较多,基部较平或圆形。表面牙白色或黄白色,断面粉白色。味甘微苦。大小粒不分。兼有油粒、碎贝、黄贝。无杂质、虫蛀、霉变。

3. 炉贝

一等干货:呈长锥形,贝瓣略似马牙。表面白色。体结。断面粉白色。味苦。大小粒不分。间有油贝及白色破瓣。无杂质、虫蛀、霉变。

二等干货:呈长锥形,贝瓣略似马牙。表面黄白色或淡棕黄色,有的具有棕色斑点。断面粉白色。味

苦。大小粒不分。间有油贝、破瓣。无杂质、虫蛀、霉变(肖小河,2016)。

药材鉴别

(一)性状鉴别

1. 药材

(1)松贝:有尖贝、珍珠贝之称,如亚如珠,似米形。呈类圆锥形或近球形,高 0.3～0.8 cm,直径 0.3～0.9 cm。表面类白色。外层鳞叶 2 瓣,大小悬殊,大瓣紧抱小瓣,习称"观音合掌",未抱部分呈新月形,习称"怀中抱月",顶部闭合,内有类圆柱形、顶端稍尖的心芽和小鳞叶 1～2 枚;先端钝圆或稍尖,底部平,微凹入,中心有 1 灰褐色的鳞茎盘,偶有残存须根。质硬而脆,断面白色,富粉性。气微,味微苦(见图 7-16)。

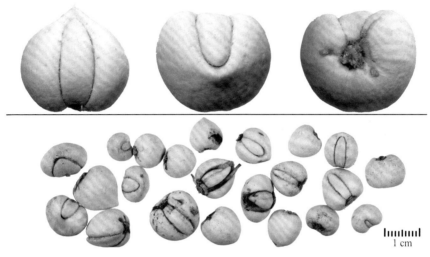

图 7-16　松贝药材性状

(2)青贝:呈类扁球形,高 0.4～1.4 cm,直径 0.4～1.6 cm。外层鳞叶 2,大小相近。相对抱合,顶端开裂,内有心芽和小鳞叶 2～3 枚及细圆柱形的残茎。质地较松贝略疏松,断面粉白(见图 7-17)。

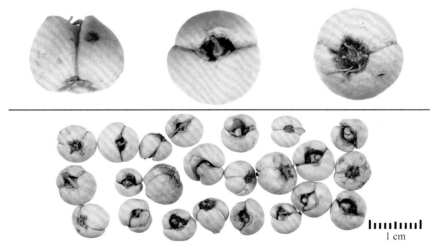

图 7-17　青贝药材性状

(3)炉贝:呈长圆锥形,高 0.7～2.5 cm,直径 0.5～2.5 cm,表面类白色或浅棕黄色,有的具棕色斑点,习称"虎皮斑"外层鳞叶 2 瓣,大小相近,顶端开裂而略尖,开口称"马牙嘴"露出内部细小的鳞叶及心芽。基部稍尖或较钝。有南北二路之分,产青海玉树省者称白炉贝,形似马齿(见图 7-18)。

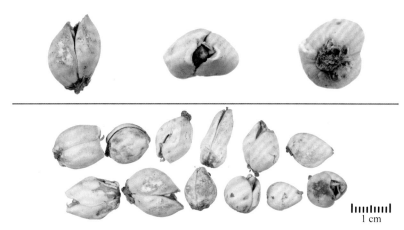

图 7-18 炉贝药材性状

（4）栽培品（卷叶贝母）：呈类扁球形或短圆柱形，高 0.5～2 cm，直径 1～2.5 cm。表面类白色或浅棕黄色，稍粗糙，有的具浅黄色斑点。外层鳞叶 2 瓣，大小相近，顶部多开裂而较平（见图 7-19 和图 7-20）。

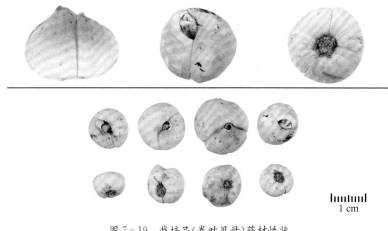

图 7-19 栽培品（卷叶贝母）药材性状

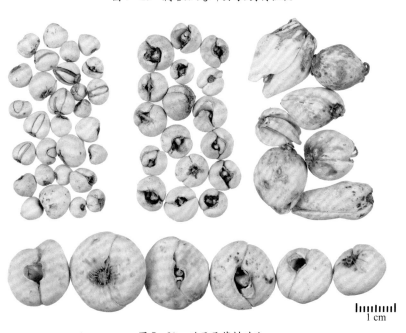

图 7-20 川贝母药材对比
左:松贝;中:青贝;右:炉贝;下:卷叶贝母（种植）

均以质坚实、粉性足、色白者为佳。一般均以质坚实，粉性足，色白者佳。

2. 饮片 ①本品饮片净制后，同原药材性状。②本品饮片亦有细粉状，亦有捣碎成颗粒状。

（二）传统鉴别术语

"观音坐莲"：指松贝底部平，微凹入，平放能端正坐稳，颗粒圆整而均，粒粒含芽苞，因置桌面上而不倒，形似观音坐莲台而得名。

"怀中抱月"：指松贝的外层2瓣鳞叶，一大一小，大小悬殊，大瓣紧抱小瓣，未抱部分呈新月形，似怀中抱月。

"缕衣黑笃"：指松贝药材基部稍凹入，间见黑斑，留有须根痕。

"尖贝"：指松贝中顶端较尖者。

"新月形"：指松贝中的小鳞叶形似初月的形状。

（三）显微鉴别

淀粉粒甚多，广卵形、长圆形或不规则圆形，有的边缘不平整或略作分枝状，脐点短缝状、点状、人字状或马蹄状，层纹隐约可见。导管为螺纹导管（见图7-21）。

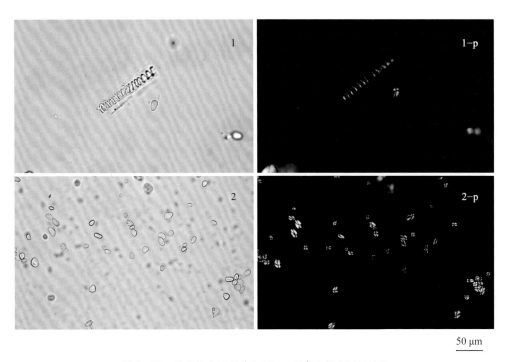

图7-21 贝母粉末显微特征(X-p代表偏振光)(400×)

1.螺纹导管;2.淀粉粒

理化指标

《中国药典》(2020年版)规定，本品水分不得超过15.0%，总灰分不得超过5.0%，醇溶性浸出物不得少于9.0%。本品按干燥品计算，含总生物碱以西贝母碱($C_{27}H_{43}NO_3$)计不得少于0.050%。

品质评价

（一）性状品质

《本草汇言》首次提及"贝母生蜀中"。1977年版

《中国药典》确定本品为百合科植物川贝母、暗紫贝母、甘肃贝母或梭砂贝母的干燥鳞茎。前三者按性状不同分别习称"松贝"和"青贝"，后者习称"炉贝"，均以质坚实、粉性足、色白者为佳。该描述确立了川贝母的基原品质要求并一直使用至今。《中药材产销》收载松贝，以粒小而匀、色白粉性、质坚体重、味微苦甜者为佳，强调了"匀"。《金世元中药材传统鉴别经验》收载川贝母，以鳞茎完整、均匀、色白、有粉性者为佳。川贝母的产地主要集中在四川、青海、西藏、云南、甘肃等高原地区。历代对于川贝母的质量评价主要依据大小、质地、颜色、气味、均匀度等指标，如松贝、青贝以完整、粒小而匀、色白粉性、质坚体重、味微苦甜者为佳，炉贝以白者为佳。

(二) 化学品质

川贝母的主要成分为异甾体类生物碱和生物碱。卷叶贝母生物碱成分有川贝碱、西贝素。青贝中有青贝碱、白炉贝中有白炉贝素、黄炉贝中有炉贝碱白、松贝中有松贝碱、甘肃贝母中有岷贝碱、梭砂贝母中有新贝甲素、代拉文、西贝素、贝母辛、琼贝酮、代位文酮、代拉夫林、暗紫贝母中有松贝辛、瓦布贝母中有西贝素、贝母辛、鄂贝乙素、异浙贝甲素、西贝素-β 氮氧化物、华西贝母中有华贝辛和华贝亭。川贝母是贝母中品质最佳的品种,其生物碱含量按理应较高,而实际的测定结果却表明,《中国药典》(2020 年版)收载的四种川贝母的生物碱含量一般高于 0.1%。这一结果意味着,能代表川贝母药效特色不仅有生物碱类成分,而且可能是其他成分类型,与总生物碱含量分布规律相反。川贝母的总皂苷含量均高于伊贝母、浙贝母和平贝母:川贝母中总皂苷含量为 20%～40%,其他贝母中总皂苷含量一般为 1.0%～20%。因此皂苷类是否更能代表川贝母的药效特色,进而在选择川贝母"指标成分"时加以足够的重视,都是值得考虑的。

川贝母的化学成分十分复杂,分离与鉴定有效化学成分是研究川贝母药效学的基础和重要依据,不仅有利于探索发现哪一种或哪几种化学成分是代表川贝母功效的确切成分,更利于制定川贝母合理质量标准以更好地维护其川产道地药材的地位(阎博华,2010)。

(三) 遗传多样性

龚伯奇(2010)采用随机扩增多态性 DNA (RAPD)技术对青海产 23 批暗紫贝母材料进行遗传多样性分析。通过正交试验设计构建出适合暗紫贝母 RAPD 分析的最佳反应体系和扩增程序,在 20 μL 体系中,模板 DNA 1.09～1.44 μL,引物 1.6 μL,dNTPs 0.4 μL,Mg^{2+} 1.2 μL,Taq 酶 1.6 μL,Buffer (无 Mg^{2+})2 μL,ddH_2O 13.20～13.55 μL;扩增程序为:95℃ 预变性 5 min,94℃ 变性 45 S,37℃ 退火 1 min,72℃ 延伸 2 min 40 个循环,72℃ 延伸 5 min,4℃ 终止反应。对 60 个 S 系列引物进行筛选得到 10 个适合暗紫贝母扩增的特异性引物,10 条引物共扩增出 95 条带,其中多态性带 67 条,占总扩增条带的 70.5%,每个引物可扩增出 5～12 个多态性条带,平均 6.7 条。根据引物 S23 对 23 个暗紫贝母样品的扩增结果构建 0/1 矩阵,在 NTsys2.10 软件上计算出各品种间的相似系数,品种间的相似系数决定了品种间的亲缘关系,相似系数越大,亲缘关系越近。23 个暗紫贝母样品间的相似系数介于 0.333 3～0.916 7 之间,平均相似系数为 0.625,其中青海久治县的两个样号植株相似系数最大为 0.917 6,表明两者亲缘关系最近。聚类分析结果表明:4 个样地的 23 个样品,每个样地的样品均聚在一类,表明相似系数与样品的地理位置密切相关。该研究对青海暗紫贝母优良品种选育、种质光源保护、评估与利用提供了依据。

化学成分

到目前为止,研究人员已从川贝母中分离并鉴定出生物碱、有机酸及其酯、核苷、甾醇及其苷、多糖、挥发油、皂苷、萜及微量元素等多种化学成分。

1. 生物碱类 生物碱类成分是川贝母中的主要活性成分。目前已从川贝母中分离出多种甾体类生物碱,按照甾核的骨架结构,甾体类生物碱可分为异甾体类、甾体类和其他类。异甾体类生物碱根据杂环的结构类型分为瑟文型(cevanine group,A1)、黎芦胺型(veratramine group,A2)和介黎芦型(jervine group,A3),甾体类生物碱根据杂环的结构类型分为茄碱型(solanidine group,B1)和裂环茄碱型(secosolanidine group,B2),化学结构见图 7-22(崔治家,2021)。

川贝母中有机酸及其酯类化合物有贝母素甲(peimine)、贝母素乙(peiminine)、异浙贝甲素(isoverticine)、异浙贝甲素氮氧化物(isoverticine-β-N-oxide)、西贝素氮氧化物(imperialine-β-N-oxide)、西贝素(imperialine)、鄂贝定碱(ebeiedine)、去氢鄂贝定碱(ebeiedinone)、梭砂贝母芬碱(delafrine)、梭砂贝母芬酮碱(delafrinone)、西贝素-3-O-β-D-葡萄糖苷(imperialine-3-O-β-D-glucoside)、delavine-3-O-β-D-glucoside、delavinone-3-O-β-D-glucoside、蒲贝酮碱(puqiedinone)、贝母新碱(forticine)、异贝母新碱(isoforticine)、展瓣贝母定(petilidine)、异梭砂贝母碱(isodelavine)、川贝酮碱(chuanbeinone)、梭砂贝母碱(delavine)、梭砂贝母酮碱(delavinone)、伊贝母碱苷 A(yibeinoside A)、伊贝母碱苷 B(yibeinoside B)、裕贝碱苷(yubeiside)、西贝嗪(imperiazine)、浙贝酮(zhebeinone)、松贝甲素(songbeinine)、松贝乙素(songbeinone)、蒲贝酮碱-3-O-β-D-吡喃葡萄糖苷(puqiedinone-3-O-β-D-glucopyranoside)、西贝母碱苷(sipeimine-3-O-β-D-glucoside)、贝母辛(peimisine)、贝母辛 O-β-D-吡喃葡萄糖苷(peimisine-3-O-β-D-glucopyranoside)、松贝辛(songbeisine)、垂茄次碱(demissidine)、垂茄次碱苷〔demissidine-3-O-β-

D-glucopyranosyl(1→5) glucopyranoside]、茄碱-3-O-α-L-吡喃鼠李糖基-(1→2)-β-D-吡喃葡萄糖基-(1→4)-β-D-吡喃葡萄糖苷[solanidine-3-O-α-L-rhamnopyranosyl-(1→2)-β-D-glucopyranosyl-(1→4)-β-D-glucopyranoside]、川贝碱甲(cirrhosinine A)、川

贝碱乙(cirrhosinine B)、蒲贝素 B(puqienine B)、梭砂贝母啶碱(delavidine)、环-(脯氨酸-亮氨酸)[cyclo-(pro-leu)]、咖啡碱(caffeine)、2-甲基-2H-苯并三唑(2-methyl-2H-benzotriazole)(崔治家,2021)。

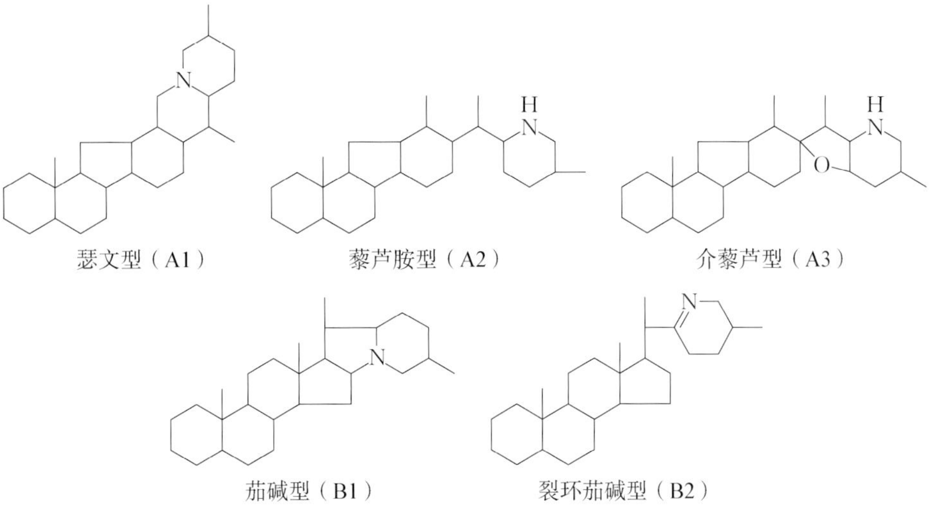

图 7-22 川贝母中异甾体类生物碱和甾体类生物碱基本骨架结构

2. 有机酸及其酯类 川贝母中有机酸及其酯类化合物有反式-肉桂酸(E-cinnamic acid)、反式-3,4,5-三甲氧基肉桂酸(E-3,4,5-trimethoxycinnamic acid)、反式-对-甲氧基肉桂酸(E-p-methoxycinnamic acid)、反式-对-羟基肉桂酸(E-p-hydroxycinnamic acid)、阿魏酸(ferulic acid)、咖啡酸(caffeic acid)、反式-对-羟基肉桂酸甲酯(E-p-hydroxycinnamic acid methyl ester)、单棕榈酸甘油酯(2-monopalmitin)、1-O-阿魏酰甘油(1-O-feruloylglycerol)、硬脂酸/十八烷酸(octadecanoic acid)、硬脂酸甘油酯(glyceryl monostearate)、DL-泛酰内酯(DL-pantolactone)、1-亚油酸甘油酯(1-monolinolein)、亚麻酸(linolenic acid)、硬脂酸甲酯(methyl stearate)、衣康酸酐、邻苯二甲酸二异丁酯(phthalic acid, bis-iso-butyl ester)、2-羟基-1-(羟甲基)乙基十六烷酸酯[2-hydroxy-1-(hydroxymethyl)ethyl hexadecanoic acid ester]、己二酸二辛酯(dioctyl adipate)、油酸(oleic acid)、对香豆酸(p-coumaric acid)、豆蔻酸/十四烷酸(myristic acid)、亚油酸(linoleic acid)、丁酸(butyric acid)、软脂酸/十六烷酸/棕榈酸(hexadecanoic acid)(崔治家,2021)。川贝母中含有多种重要的有机酸及其酯类化合物,这些化合物具有抗菌、抗肿瘤、抗氧化等作用(Dong Q, 2018),具有较高的研究价值。

3. 核苷类 目前从川贝母中分离鉴定出 13 个核苷类化合物,分别为胞嘧啶(cytosine)、尿嘧啶(uracil)、胸腺嘧啶(thymine)、次黄嘌呤(hypoxanthine)、腺嘌呤(adenine)、鸟嘌呤(guanine)、2'-脱氧腺苷(2'-deoxyadenosine)、胞苷(cytidine)、鸟苷(guanosine)、肌苷(inosine)、腺苷(adenosine)、胸苷(thymidine)、尿苷(uridine)(崔治家,2021)。川贝母中所含的核苷类化合物大多为水溶性成分,具有抗炎、抑制血小板凝集、降压、松弛平滑肌等作用(Kang D G, 2004)。

4. 甾醇及其苷类 川贝母中甾醇及其苷类化合物有 β-谷甾醇(β-sitosterol)、胡萝卜苷(daucosterol)、大蕉苷 I(sitoindoside I)、β-谷甾醇-3-O-β-D-吡喃葡萄糖苷(β-sitosterol-3-O-β-D-glucoside)、5α,8α-表二氧-(22E,24R)-麦角甾-6,22-二烯-3β-醇[5α,8α-epidioxy-(22E,24R)-ergosta-6,22-dien-3β-ol]、菜油甾醇(campesterol)、菜籽甾醇(brassicasterol)、谷甾烷醇(stigmastanol)(崔治家,2021)。甾醇类化合物具有抗癌、抗炎、抗流感病毒、促进血小板凝聚、免疫抑制等方面活性作用(陈阳,2004)。

5. 多糖类 川贝母中多糖类化合物有蔗糖(D-sucrose)、β-D-吡喃葡萄糖基-(4→1)-β-D 吡喃半乳糖苷[β-D-glu-(4→1)-β-D-gal]、D-吡喃葡萄糖(D-galactose)、D-甘露糖(D-mannose)、半乳糖(D-galactose)、木糖(D-xylose)、L-鼠李糖—水合物(L-rhamnose monohydrate)、葡萄糖(glucose)(崔治

家,2021)。多糖类化合物是由单糖组成的一类天然高分子化合物,是中药中重要的活性成分之一(李娜,2019)。研究表明,多糖类成分具有延缓衰老、抗肿瘤、抗炎、降血脂、增强免疫等作用(郭浩杰,2015)。

6. 挥发油类 挥发油是植物组织经水蒸气蒸馏得到的与水不相混溶的挥发性油状成分的总称。川贝母中挥发油成分含量较低,但其种类较多,常见的有 4,7 -二甲基苯并呋喃(4,7-dimethyl-benzofuran)、3 -甲基- 4 -苯基丁烯酮(3-methyl-4-phenylbut-3-en-2-one)、1 -苯基,2 -环戊烯 - 1 -醇(2-cyclopenten-1-ol)、棕榈醇/十六醇(1-hexadecanol)、花生醇(1-eicosanol)、1 -十二烯(1-dodecene)、1 -十八烯(1-octadecene)、十六烷基 - 环氧乙烷(1,2-epoxyhexadecane)、9 -炔十八酸甲酯(stearolic acid methyl ester)、1 -二十醇(1-eicosanol)等(李玉美,2008;Wang X J, 2013)。药理实验表明,中药挥发油具有抗炎、抗过敏、抗癌、抗微生物、驱虫、抗氧化等作用(王雅琪,2018)。

7. 其他 其他化合物有苍术内酯Ⅲ(atractylenolide Ⅲ)、香草醛(delta-undecalactone)、对羟基苯甲醛(4-hydroxy benzaldehyde)、7 -酮基谷甾醇(7-ketositosterol)、5 -甲基 - 2 -呋喃甲醇[(5-methyl-2-furyl)methanol]、苯乙醛(phenylacetaldehyde)、2,3 -二氢 - 5 -羟基 - 6 -甲基 - 4H -吡喃 - 4 -酮(2,3-dihydro-5-hydroxy-6-methyl-4H-pyran-4-one)、1,6 -己内酰胺(caprolactam)、2,4 -二叔丁基苯酚(2,4-di-tert-butylphenol)、芥酸酰胺(cis-13-docosenoamide)、薯蓣皂苷元(diosgenin)(崔治家,2021)。川贝母中除含有上述成分外,还分离得到苍术内酯Ⅲ、香草醛、对羟基苯甲醛、7 -酮基谷甾醇(7-ketositosterol)、5 -甲基 - 2 -呋喃甲醇、苯乙醛、2,3 -二氢 - 5 -羟基 - 6 -甲基 - 4H -吡喃 - 4 -酮(2,3-dihydro-5-hydroxy-6-methyl-4H-pyran-4-one)、1,6 -己内酰胺、2,4 -二叔丁基苯酚、芥酸酰胺、薯蓣皂苷元等。此外川贝母中还含有 Na、Mg、Al、Si、K、Ca、Cr、Mn、Fe、Co、Ni、Cu、Zn、Sr、Pb、Ba、Ti 等微量元素(张良,2008;王虹,2009)。

药理成分

1. 对呼吸系统的作用

(1)镇咳:川贝母主要通过抑制咳嗽中枢而非呼吸中枢镇咳,对治疗慢性支气管炎并发肺气肿咳嗽者疗效优(汪丽燕,1993)。川贝母中的贝母素甲、贝母素乙、西贝素、西贝素氮氧化物、川贝酮碱、异浙贝甲素、异浙贝甲素氮氧化物等生物碱类成分能有效延长小鼠咳嗽潜伏期,减少小鼠咳嗽次数(黄雅彬,2018;Wang, 2011; Xu Y, 2019)。

(2)祛痰:川贝母提取物能修复动物损伤的支气管黏膜上皮细胞,增加黏膜内杯状细胞密度,增多气管腺体组织分泌量,降低气管黏膜血管的通透性及痰液浓度,从而排出痰液(Wang, 2011; Lin B Q, 2008)。李萍等(1993)发现 11 种商品基原贝母的总皂苷成分均能使小鼠呼吸道中的酚红排泌量显著增加,且总皂苷的祛痰效果强于醇提取物及总生物碱成分的祛痰效果。

(3)平喘:川贝母通过降低哮喘模型小鼠中一氧化氮、肿瘤坏死因子 - α、丙二醛、白细胞介素 - 1、白细胞介素 - 6、白细胞介素 - 8、核转录因子、基质金属蛋白酶 - 2、基质金属蛋白酶 - 9、基质金属蛋白酶组织抑制剂 - 1 水平,升高超氧化物歧化酶活力,抑制哮喘模型小鼠血管内皮生长因子、缺氧诱导因子 - 1α、Notch2 蛋白的表达,减少哮喘小鼠支气管黏膜上皮细胞的脱落,减轻肺组织的炎性细胞浸润,降低哮喘小鼠的气道高反应,来发挥平喘作用(崔治家,2021)。

2. 镇痛、镇静、抗炎作用 贝母素甲能够阻断 Nav1.7 及其他钠离子通道以达到镇痛效果(崔治家,2021)。钱伯初等(1985)通过观察发现 2.0 mg/kg 的剂量下,贝母素甲和贝母素乙能减少小鼠的自发活动及咖啡因引起的活动次数,延长小鼠睡眠时间,提高睡眠率,以达到镇静功效。川贝母中生物碱类成分具有良好的抗炎作用,它主要是通过抑制炎症反应信号通路中 MAPKs 的磷酸化活性,下调炎症介质水平,降低核转录因子 NF - κB 转录强度而发挥抗炎功效(Ling T, 2020; Lv H, 2020)。贝母素乙可有效抑制 IL-1 诱导的小鼠关节软骨细胞炎症反应,改善小鼠骨关节炎(Luo Z C, 2019)。

3. 抗肿瘤、降血糖作用 川贝母的生物碱成分在许多人类肿瘤细胞系中具有抗细胞增殖和凋亡的作用,并且可以逆转某些耐药细胞系(如乳腺癌、白血病、肺癌和胃癌细胞)的多药耐药性(Yin Z H, 2019)。它主要是通过调节血液黏度,加快血液流动,减少中性粒细胞脱落及血管生成,降低癌细胞转移率,抑制肿瘤细胞增殖而诱导其凋亡(Yin Z H, 2019;李娜,2017)。川贝母总生物碱及其生物碱中含有的单体化合物均可有效抑制真核生物肿瘤细胞增殖(王曙,2012)。贝母素乙主要通过影响结肠癌 HCT - 116 细胞中的氟尿嘧啶代谢通路来抑制其细胞增殖及诱导其凋亡(张喆,2016)。贝母素乙可不同程度地增强人食管癌 Eca-109 细胞、人乳腺癌 MCF-7 细胞、人肺小细胞肺癌 A549 细胞、人肝癌 HepG2 细胞、人宫颈癌 HeLa 细胞对多柔比星的敏感性,有望成为新型化疗增敏剂(唐倩倩,2017)。二肽激肽酶-4 主要是通过提高内源性胰高血糖素样肽-1(GLP-1)的浓度来刺激胰岛素分泌,抑制胰高血糖素的分泌,改善 2 型糖尿病,且不存在低血糖风险(Gallwitz B,2019)。研究表明,贝母辛具有 DPP-4 抑制剂活性,在治疗糖尿病方面有显著疗效;且另一生物碱贝母素乙也可通过调控 β-TC6 胰腺细胞和 C2C12 骨骼肌细胞来达到体外的抗糖尿病作用(Gu L H,2019)。

4. 其他作用　川贝母可有效抑制大肠杆菌、铜绿假单胞菌、金黄色葡萄球菌、白念珠菌、克雷伯氏肺炎杆菌及卡他球菌的生长。川贝母提取物可通过抑制血管紧张素转换酶的活性,释放 NO/cGMP,增强血管中 NO 的供应及血浆中 NO 的代谢浓度,通过改善肾功能来发挥降压作用。此外,川贝母可通过保护机体内抗氧化酶活性,清除自由基,抑制体内的脂质过氧化反应,促进亚铁离子螯合等方式提高机体的抗氧化和抗膈肌疲劳能力(崔治家,2021)。

资源综合利用

川贝母野生资源主要分布在四川、青海、西藏、甘肃和云南等地区的高海拔山区或高原草地,区域内贝母属植物形态式样复杂、物种分类界限难以确定。近年来,由于环境等外部因素影响,青藏高原及其毗邻地区贝母属植物的生境遭到破坏,野生资源锐减。此外,由于川贝母药材需求量较大,人为过度采挖,影响种群数量,加之川贝母的人工栽培技术还存在滞后不能满足市场需求,导致川贝母类药材资源濒临灭绝。目前除栽培品太白贝母、瓦布贝母外,其余 4 种川贝母类药材基原植物均已列入《国家重点保护野生药材物种名录》(国家林业和草原局,2020),所以合理开发贝母类药材意义重大。

(一) 保护野生资源,发展种植业,开展贝母地上部位利用

在现行标准中川贝母地上部分属非药用部位,谢运飞(2011)研究表明川贝母的地上部分和鳞茎药用部位均含有一致的有效成分,且含量可观这为稀缺的贝母资源开发利用提供了技术依据。川贝母植株中果皮部位总生物量比鳞茎含量高 57.14%,鳞芯、花、茎秆低于鳞茎,但鳞茎总皂苷含量略高于贝母植株其他部位。无论是川贝母还是浙贝母,其地下与地上部

位总生物碱和总皂苷都具有许多一致性,且地上部位有效成分的含量也较多,甚至还有一些化学成分是地上部分所特有的。通过对传统非药用部位的深入研究,拓宽贝母资源的开发利用,缓解市场供应紧缺的矛盾,为价格高昂的贝母鳞茎寻找替代入药部位。因此,开发利用贝母植株地上部位作为新药源是科学可行的(谢运飞 2011)。另外,开展野生抚育和人工繁育种植也是保护资源的有力补充,解决种子发芽率低的问题,解决野生与种植品种质量等同性问题是今后发展需要突破的一个瓶颈。

(二) 开展呼吸系统新药与保健品研发

据国家卫生健康委员会统计数据显示,全国每年约有 9 200 万人患有各种呼吸系统疾病,季节性咳嗽、哮喘、慢性阻塞性肺病、流行性感冒和急性鼻咽炎 5 大类疾病占整个呼吸系统疾病的 80% 以上,其中咳嗽患者多达 5 000 万,可见我国止咳化痰类药物具有较大的市场容量《2018~2023 年中国中成药行业市场需求与投资预测分析报告》显示,2017 年我国止咳化痰类药物销售金额达到 330 亿,止咳化痰用药市场份额前 3 位均为中成药(谢俊杰,2022)。因此,基于川贝母的中药新药研究力度应进一步加强,特别是加强将含有川贝母的经典名方以及名老中医的经验方开发成为医院制剂、中药创新药、中药改良型新药等方面的基础研究。目前已上市的含川贝母中成药主要是基于川贝母的清热润肺、化痰止咳功效开发而成,此外应当重视川贝母的散结消痈功效,研发针对肺部良性囊肿、纤维化等病症的中药新药。目前以川贝母为原材料的保健产品有 38 个已获得批准,保健功能集中在清咽和免疫调节,缓解咽部痛、干、痒等方面,如枇杷膏、糖果片、冲剂等。可以依据川贝母的一些保健功能,结合谷物类材料,开发具有保健作用的饼干、面条、面包等产品;结合果蔬类材料,可以制备成饮料类产品,起到缓解咽部不适、滋润肺部等保健作用。此外,川贝母还具有抗炎、抑菌等作用,可与日化产品结合,开发具有消炎、清喉保健功能的牙膏等产品。

国外研究中、韩国学者 Yun Y G 等(2008)研究了贝母素乙对人口腔角质细胞和原发口腔癌细胞的生长和凋亡的影响,结果表明贝母素乙可能通过线粒体损伤介导的 caspase 通路诱导人口腔角质细胞和口腔癌细胞的凋亡。美国学者 Kavandi L(2015)和 Bokhari 等(2015)研究发现贝母作用于 NFκB 靶标,可以抑制卵巢癌、子宫内膜癌细胞的增殖。伊朗学者 Zarei O 等(2017)评估了贝母乙醇提取物对人肝癌细

胞和乳腺癌细胞的毒性作用,结果表明贝母提取物对两种癌细胞具有细胞毒性,能够抑制细胞生长和促进肿瘤细胞凋亡。因此可借鉴这些成果研发治疗口腔癌、子宫癌、卵巢癌新药。

(三)强化对药渣综合利用技术开发

制药企业或大型医院通常会将川贝母以一定溶媒提取后所剩余药渣作为废弃物丢弃,这样会污染环境,又会造成资源浪费。川贝母提取后的药渣尚含氨基酸、无机元素、大量的多糖类成分和生物碱等,因此,应对药渣综合技术开发以提高其附加值。刘博文(2020)研究认为川贝母药渣可以进行生物富集再利用,制备肥料或饲料添加剂和营养补充剂。

炮 制

(1)取原药材,净制,捣碎,或碾成粗粒与粉状。

(2)取原药材,净制,用水稍泡,捞出,闷润后掰瓣,去心。

性味与归经

苦、甘,微寒。归肺、心经。

功能与主治

清热润肺、化痰止咳,散结消痈,用于肺热燥咳,干咳少痰,阴虚劳嗽,痰中带血、瘰疬、乳痈、肺痈等症。

临床与民间应用

(一)国家标准成方制剂中应用

《中国药典》(2020 年版)收载川贝母的处方制剂有 41 个,以丸药剂型占比较大,主要用于呼吸系统疾病。适应人群明确可用于儿童的处方制剂较多,约有一半以上适用于儿童用药。川贝为清泄肺之品,为肺热燥咳及虚劳咳嗽之要药。

该品种在《中国药典》《国家中成药标准汇编》《卫生部药品标准》新药转正标准、注册标准中共计查询到 238 个组方品种,搭配组方的药材数量为 388 种。组方品种功能主治主要体现在呼吸系统(160 种)、消化道及代谢(21 种)、神经系统(11 种)三方面;配方多搭配甘草、桔梗、麦冬、苦杏仁及冰片等药味。详见图 7-23。

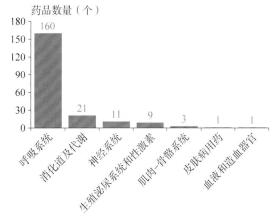

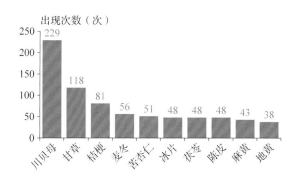

图 7-23　川贝母成方制剂品种分布及组方前十的药味统计

(二)临床配伍应用

1. 化痰止咳平喘

川贝母配苦杏仁:润肺兼能清肺,化痰止咳平喘。用于阴虚燥咳、痰少咽干或肺热咳喘、咳黄痰。如贝母汤(《圣济总录》)。

川贝母配瓜蒌:清热化痰。用于痰热咳嗽、咳痰不利、咽喉干燥。如贝母瓜蒌散(《医学心悟》)。

川贝母配知母:清肺润燥,化痰止咳。用于肺热、肺燥咳嗽。如二母丸(《急救仙方》)。

川贝母配黄芩:清肺化痰止咳。用于痰热郁肺、咳嗽痰黄。如羚角知母汤(《千家妙方》)。

川贝母配陈皮:化痰止咳。用于痰热阻肺、咳嗽气急、痰多不爽或湿痰咳嗽,痰多胸脘痞闷之证。如贝母瓜蒌散(《医学心悟》)。

川贝母配百合:养阴润肺,化痰止咳。用于阴虚肺燥有热之干咳少痰、咯血或咽干音哑等。如百合固金汤(《慎斋遗书》)。

川贝母配竹茹:清热化痰。适用于肺热壅盛、咳嗽痰黄。如羚角钩藤汤(《通俗伤寒论》)。

2. 化痰散结消肿

川贝母配鱼腥草、冬瓜子:清肺化痰,消痈排脓。用于肺痈初起。

川贝母配厚朴、郁金:化痰行气,解郁散结。用于痰气壅滞之咳嗽咳痰、胸脘胀闷者。

川贝母配竹沥、石菖蒲:用于脑卒中痰热闭窍、神志昏迷者。

(三) 经典处方与研究

1. 定痫丸

处方:天麻、川贝母、半夏(姜汁炒)、茯苓(蒸)、茯神(去木,蒸),各一两(各30 g),胆南星(九制者)、石菖蒲(杵碎,取粉)、全蝎(去尾)、甘草(水洗)、僵蚕(甘草水洗,去咀,炒)、真琥珀(腐煮,灯草研),各五钱(各15 g),陈皮(洗,去白)、远志(去心,甘草水泡),各七钱(各20 g),丹参(酒蒸)、麦冬(去心),各二两(各60 g),辰砂(细研,水飞)三钱(9 g)。

功能:涤痰息风,清热定痫。

主治:痰热痫证。症见忽然发作,眩仆倒地,不省高下,目斜口㖞,甚则抽搐,痰涎直流,叫喊作声,舌苔白腻微黄,脉弦滑略数。亦用于癫狂。

用法用量:用竹沥一小碗,姜汁一杯,再用甘草四两熬膏,和药为丸,如弹子大,辰砂为衣,每服一丸。现代用法:共为细末,用甘草120 g熬膏,加竹沥100 mL,姜汁50 mL,和匀调药为小丸,每服6 g,早晚各一次,温开水送下。

方解:本方主治痫证系因肝风挟痰、蔽阻心窍所致。中竹沥善于清热化痰,定惊利窍;配伍胆南星性凉味苦,清热化痰,息风止痉,合竹沥则豁痰利窍之功倍增,共为君药。天麻功善平肝息风;半夏燥湿化痰,与天麻相配,则增化痰息风之效,助君药以治风痰,为臣药。石菖蒲芳香化浊,除痰开窍;远志开心窍,安心神,两药助君药增强祛痰通窍醒神之力,亦为臣药。佐以陈皮燥湿化痰,使气顺则痰消;茯苓健脾渗湿,以杜生痰之源;川贝母化痰散结而清热;全蝎、僵蚕熄风止痉,化痰散结,以定肝风之内动;丹参、麦冬清心除烦;辰砂、琥珀、茯神安神定惊;又以姜汁化痰涎,且助竹沥化痰而行经络。使以甘草调和诸药,补虚缓急。诸药相伍,共奏涤痰息风、清热定痫之功。

现代研究:本方可用于癫痫病发作期,证属风痰蕴热者。定痫丸提取液能明显提高点燃鼠后放电阈值,其有效时间在用药后第4日开始。持续到第7日,其中20只动物停药次日后放电阈值逐渐降低,2日后恢复到原有基线。实验中部分动物出现动作减少、嗜睡、便溏、体重下降,显示定痫丸提取液抗痫作用安全、有效。定痫丸还能明显减轻青霉素的致痫作用,减少模型大鼠癫痫发作的频率,显著升高模型大鼠脑组织中SOD活性超氧化物歧化酶,降低MDA含量,显著升高脑组织中环磷酸腺苷(cAMP)含量降低环磷酸鸟苷(cGMP)含量。提示定痫丸抗癫痫作用机制与其抑制自由基引起的脂质过氧化反应,增加自由基的清除,调节脑内cAMP、cGMP含量变化有关。定痫丸可对抗戊四唑致大鼠癫痫的作用,作用机理与降低脑内神经递质谷氨酸含量,升高氨基丁酸含量,以及阻断脑内海马c-fos蛋白的表达有关(祁友松,2017)。

2. 贝母瓜蒌散

处方:贝母一钱五分(9 g),瓜蒌一钱(6 g),天花粉、茯苓、橘、桔梗各八分(各5 g)。

功能:润肺清热,理气化痰。

主治:燥痰咳嗽。症见咳嗽痰少,咯痰不爽,涩而难出,咽喉干燥,苔白而干。

用法用量:水煎服。

方解:本证乃因燥热伤肺,灼津成痰,燥痰阻肺,肺失清肃而致。方中贝母甘而性微寒,主入肺经,清热化痰,润肺止咳,为君药。瓜蒌功善清热涤痰,利气润燥,与贝母相须为用,增强清润化痰止咳之力,为臣药。佐以天花粉清肺生津,润燥化痰。张锡纯谓:"天花粉为其能生津止渴,故能润肺,化肺中燥痰,宁肺止嗽。"(《医学衷中参西录》)茯苓健脾渗湿以祛痰,橘红理气化痰,使气顺痰消;桔梗宣利肺气,化痰止咳,使肺宣降有权,亦为佐药。诸药相伍,使肺得清润而燥痰自化,宣降有权而咳逆自平。重用甘寒,清润化痰而不伤津。本方为治疗燥痰证之常用方。以咳嗽痰少,咯痰不爽,咽喉干燥,苔白而干为辨证要点。

现代研究:本方用于肺炎、肺结核和慢性咽炎等症状。谭少瑜(2013)应用贝母瓜蒌散加减,对162例慢性咽炎患者用中药与西药对比治疗,治疗组有效率达90.7%,对照组有效率76.32%,两者差异显著,贝母瓜蒌散治疗慢性咽炎临床疗效较好。方中川贝含贝母皂苷可止咳祛痰;桔梗中含有桔梗皂苷,可抗炎、祛痰止咳。麦冬可增强免疫功能,提高耐缺氧能力;丹皮中的牡丹酚具有抗菌、抗炎的抗变态反应作用,还有解热、镇痛、镇静和抗惊厥等作用;甘草中的甘草甜素具有祛痰镇咳、解毒、抗炎、抗病毒、解痉功效,还具有肾上腺皮质激素样作用。慢性咽炎全身症状均不明显,以局部症状为主;中医通过辨证施治治疗慢性咽炎繁多的临床症状,用药灵活,效果明显;避免了应用抗生素和激素所带来的副作用。贝母瓜蒌散临床上值得推广应用。

(四) 青海中医单验方

(1) 组方:贝母 9 g(捣碎),甜杏仁 15 g(搞碎),冬瓜子 120 g,冰糖适量。

用法:将冬瓜子水熬煎成半汤状,加入川贝母和甜杏仁粉加冰糖适应,口服 3 次。

主治:气管炎。

来源:平安区中医医院。

(2) 组方:川贝母 12 g,知母 9 g,黄芩 9 g。

用法:水煎服,同时吞服杜鹃油胶囊 2 粒(每粒含杜鹃油 20 mg)。

主治:气管炎。

来源:湟源县中普办。

第八章 羌 活

Qiang huo

NOTOPTERYGII RHIZOMA ET RADIX

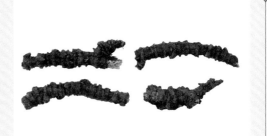

别 名

羌青、护羌使者、追风使者、蚕羌。

道地沿革

(一) 基原考证

1. 宋代 《本草图经》首次记载了羌活的植物形态,"春生苗,叶如青麻,六月开花作丛,或黄或紫,今人以紫色而节密者为羌活"。这是蚕羌的特征,该品种应为伞形科植物羌活 Notopterygium incisum,"今蜀中乃有大独活,类桔梗而大,气味不与羌活相类,用之微寒而少效。今又有独活亦自蜀中来,形类羌活,微黄而极大,收时寸解干之,气味亦芳烈,小类羌活……而市人或择羌活之大者为独活,殊未为当"。在该著中附有文州独活和宁化军羌活两幅图,宁化军羌活与陶弘景所述"紫色而节密者"蚕羌一致。另外药图中文州羌活与今之羌活类似,但是根茎偏大,可能为今之大头羌类,即伞形科植物宽叶羌活 N. forbesii。

2. 明代 《本草品汇精要》将独活羌活分开单独描述,[苗]、[地]、[时收]等皆同于《本草图经》,[质]记述"类川大黄而有节"。此形态描述与今宽叶羌活 N. forbesii 类似。这些考证与单锋(2014)考证结论一致。

《本草纲目》载:"弘景曰,羌活形细而多节软润,气息极猛烈……按王观易简方云:羌活须用紫色有蚕头鞭节者。独活是极大羌活有臼如鬼眼者。"其中"多

节""紫色""蚕头""气息极猛烈"皆为羌活 N. incisum 特征。"独活是极大羌活"说明两者特征相似,大小有别。"鬼眼"指根茎上不规则的结节状,顶部有多个茎基,凹陷的茎基叫鬼眼,这与宽叶羌活 N. forbesii 一致。

3. 近现代 《药物图考》(杨华亭,1935)中附有羌活图,明显为今之"蚕羌"。

《中国药学大辞典》所附药物标本图影中所拍羌活药材亦为"蚕羌"。

《中药志》(中国医学科学院药物研究所,1959)根据实际调查情况弄清了羌活的植物来源,分别为福氏羌活 N. incisum 和宽叶羌活 N. forbesii。1982 年版《中药志》沿用这一情况,仅将福氏羌活更正为羌活。

1963 年版《中国药典》规定羌活为伞形科植物羌活 Notopterygium sp. 的干燥地下根状茎及根。1977 版至 2020 版《中国药典》皆规定羌活药材基原为羌活 N. incisum 和宽叶羌活 N. forbesii。《中药大辞典》羌活基原为伞形科植物羌活 N. incisum 和宽叶羌活 N. forbesii 的干燥地下根茎和根。《中国药材学》《常用中药鉴定大全》《新编中国药材学》均为同样的基原记载。

(二) 药效考证

1. 秦汉时期 秦汉《神农本草经》记载:"独活,味苦,平。主风寒所击,金疮,止痛;贲豚;痫痓;女子疝瘕。久服轻身耐老。一名羌活,一名羌青,一名护羌使者。生川谷。"这是羌活首次以别名出现在本草中,在[按语]条:"独活……一名羌活。"据此可知,《本经》未将羌活,独活分开而混用。

南北朝《名医别录》记载:"独活味甘,微温,无毒,

主治诸贼风,百节痛风无久新者。一名胡王使者,一名独摇草。此草得风不摇,无风自动,生雍州或陇西南安。二、八月采根,暴干。蠡实为之使。"增补了独活功效。

《本草经集注》综合记述《神农本草经》和《名医别录》中独活的功效,并记载"此州郡县并是羌活。羌活形细而多节,软润,气息极猛烈。出益州北部,西川为独活,色微白,形虚大,为用亦相似,而小不如。其一茎直上,不畏风摇,故名独活。至易蛀,宜密器藏之"。该著明确独活和羌活性状,气味,产地各不相同,是两种药材。

2. 唐宋时期　唐代《新修本草》在独活项下记载了羌活,内容同《本草经集注》一致,但对独活和羌活临床疗效差异进一步区分。在【谨案】条记载:"疗风宜用独活,煎水宜用羌活。"

《千金要方》中则出现了以独活为主的独活寄生汤、独活汤和羌活为主的羌活汤、羌活补髓汤。

《药性论》已将两者并列叙述:"独活,主中诸冷湿,奔喘逆气,皮肌苦痒,血癞,手足挛痛、劳损,主风毒齿痛;羌活,治贼风失音不语,多痒,手足不遂,口面歪斜,遍身癞痹。"明确了两者临床上的区别。说明唐朝时期,临床上独活、羌活分开使用,主症不同。

宋代《图经本草》记载:"独活……而市人或择羌活之大者为独活,殊未为当。大抵此物有两种,西川者黄色香如蜜,陇西者紫色,秦陇人呼为山前独活。古方但用独活,今方既用独活,而又用羌活,兹为谬矣!《篋中方》疗中风才觉,不问轻重,便须吐延,然后次第治之,吐法:用羌活五大两,以水一大斗,煎取五升,去滓,更以好酒半升和之,以牛蒡子半升,炒下筛令极细。以煎汤酒斟酌调服,取吐。如已昏眩,即灌之,更不可用下药及缪针灸,但用补治汤饵,自差。"该著作首次在独活条下将独活和羌活共同论述,并记述羌活治疗中风方剂。

3. 元明清时期　元代《汤液本草》记载:"羌活,气微温。味苦甘平,味辛,气味俱轻,阳也,无毒。足太阳经、厥阴经药。太阳经本草药。君药也,非无为之主,乃却乱反正之主。太阳经头痛,肢节痛,一身尽痛,非此不治。是治足太阳、厥阴、少阴药也。与独活不分二种,后人用羌活多用鞭节者,用独活多用鬼眼者。羌活则气雄,独活则气细,故雄者入足太阳,细者入足少阴也。"叙述独活与羌活入经不同,羌活治疗风寒夹湿、全身疼痛有特效。

明代《本草品汇精要》记载:"羌活主遍身百节疼痛,肌表风贼邪除新旧风湿,排腐肉,疽疮,亦去湿温风一身尽痛,非此不能除。谨按旧本羌独不分混而为

一,然其形色动用不同,表里行经亦异,故分为二,则各异其用也。主肢节疼痛,行足太阳经厥阴经。治除风兼水,贼风失音不语,多痒,血癞,手足不遂,口面斜,遍身痹痛。"该著作首次把羌活从独活中分列而单独列入本草,羌活成为单独的一味药材列入后世本草中。

《本草纲目》在独活条下记载:"羌活以羌中来者良,故有羌活。诸名,乃一物二种也,后人以为二物者,非矣,独活羌活乃一类二种,以他地者为独活,而羌地者为羌活。"李时珍又将羌活收载于独活条内,这对后世一度造成了混乱,在[发明]条记载功效:羌活、独活皆能逐风胜湿,透关利节,但气有刚劣不同尔。《素问》云:从下上者,引而去之。二味苦辛而温,味之薄者,阴中之阳,故能引气上升,通达周身,而散风胜湿。

《本草原始》再次将两者明显区分且分开论述。该书是本草史上第一部绘制药材图谱的著作,其描述详细,绘图逼真,记述称:"羌活《本经》上品,今人多用鞭节,南羌活节少,西羌活节多。南、西羌活并苍紫色,气味芳烈。"结合所附图"南羌活"及"西羌活",显然分别为"蚕羌"及"竹节羌"类型。其在独活条中云"独活,其根黄白虚大,气香如蜜",附有2种形态的独活,其中一幅块大稍有分支,与今天的独活正品"川独活"十分相似。

清代《本草求真》记载:"羌活,辛苦性温。味薄气雄,功专上升。凡病因于太阳膀胱而见风游于头。发为头痛,并循经脊强而厥,发为则痉柔痓,光当用此调治。且能兼于足少阴肾足厥阴肝。而使肌表入风之邪,并周身风湿相搏百节之痛。皆能却乱反正。而治无不愈者也。盖羌活独活虽皆治风之品,而此专治太阳之邪上攻于头,旁及周身肌表,不似独活。去理下焦风湿。病在足少阴肾气分,而不连及太阳经也。但羌活性雄,力非柔懦,凡血虚头痛及遍身肢节痛者,皆非所宜。"记述了羌活功效特点与独活应用的区别。

《本经逢源》记载:"羌活苦、辛,温,无毒。香而色紫者良。羌活生于羌胡,雍州、陇西、西川皆有之。治足太阳风湿相搏,一身尽痛,头痛,肢节痛,目赤,肤痒,乃却乱反正之主帅。督脉为病,脊强而厥者,非此不能除。甄权以羌活治贼风,失音不语,多痒,手足不遂,口面喎斜,群痹血癞,皆风中血脉之病也。苏恭曰:疗风宜用独活,兼水宜用羌活,风能胜湿,故羌活能治水湿。与芎劳同用,治太阳、厥阴头痛,发汗散表,透关利节,非时感冒之仙药也。"强调羌活治疗感冒的显著疗效。

《本草备药》记载:"羌活宣,搜风,发表,胜湿。

辛,苦,性温。气雄而散,味薄上升。入足太阳膀胱以理游风,兼入足少阴、厥阴肾肝气分。泻肝气,搜肝风。小无不入,大无不通。治风湿相搏,本经头痛。同川芎,治太阳、少阴头痛。凡头痛多用风药者,以巅顶之上,唯风药可到也。督脉为病。"论述羌活疏通经络,疏散风热的功效。

周祯祥(2018)总结了前人羌活功效,"本品辛温苦燥",另"雄而善散,可发表邪"(《雷公炮制药性解》),解表散寒力强。"能入诸经,太阳为最"(《本草正》),主散太阳经风邪及寒湿之邪,为"非时感冒之仙药"(《本经逢原》)。若"非其时而有伤寒之气者,可以代麻黄发表解热"(《本草汇》)。又善能止痛,"主遍身百节疼痛"(《本草品汇精要》)。"太阳经头痛、肢节痛、一身尽痛,非此不治"(《汤液本草》)。故对风寒夹湿之感冒,兼见头痛项强、肢体酸楚疼痛者尤宜。

4. 近现代 《中药大辞典》记载"羌活散表寒,祛风湿,利关节,止痛。主治外感风寒,头痛无汗,风寒湿痹,风水浮肿,多痒血癞,手足不遂,口面㖞邪,遍身痛痹"。

《中华本草》记载:"散表寒,祛风湿,利关节,止痛。主治外感风寒,头痛无汗,风寒湿痹,风水浮肿,疮疡肿痛"。

《中国药典》(2020年版)记载:"解表散寒,祛风除湿,止痛。用于风寒感冒,头痛项强,风湿痹痛,肩背酸痛。"

综上论述,在汉代中医独活、羌活不分类。羌活始于《神农本草经》"独活"的别名。南北朝时期对羌活、独活有了功效上的区分。唐宋时期两者临床应用有了区别。明清时代羌活有别于独活在本草中单独记载收录。羌活的主要功效汇总有解表散寒,祛风除湿,止痛,同时兼有透邪消痈,通络活血,升阳举陷,疏肝宣肺功能。经过两千多年总结,羌活辛能祛风,温能散寒,苦能燥湿,药效特点为善治上半身之风湿痹痛,尤以肩背肢节疼痛者为佳。药典对羌活功效提炼总结最为确切精准。

(三) 道地沿革与特征

1. 产地沿革 《神农本草经》在独活项下列"一名羌活,一名羌青,一名护羌使者",在历史较长的一段时间,羌活作为独活一个别名和特殊产地首载于秦汉本草中。因羌域得名。

《名医别录》载:"生雍州或陇西南安。"

《吴普本草》载:"一名胡王使者。"

《本草经集注》载:"一名胡王使者……此州郡县并是羌活,羌活形细而多节,软润,气息极猛烈。"

《新修本草》载:"一名胡王使者。"

《千金翼·药出州土》载:"宕州出独活,茂州产羌活。"《新唐书·地理志》(欧阳修,1986)记载土贡羌活的产地茂州、翼州、维州、松州、当州、悉州、静州、柘州、恭州均在剑南道,即今天川西一带。

《图经本草》载:"独活羌活,今处蜀汉者为佳。"

《本草蒙筌》载:"羌活外层表皮紫色,节较密。"

《本草纲目》载:"独活以羌中来者为良,故有羌活,胡王使者诸名。"

《本草崇原》记载:"羌活始出雍州川谷及陇西南安,今以蜀汉、西羌所出者为佳……羌活色紫赤,节密轻虚。羌活之中复分优劣,西蜀产者性优。江淮近道产者性劣。"

《本草逢原》载:"生于羌胡、雍州、陇西、西川皆有之。"

古代本草记述羌活产地有羌、西羌、胡地、雍州、陇西等地。羌为我国古代少数民族,原住在以今青海为中心,南至四川,北至新疆,东汉移居今甘肃一带;胡指中国古代北边的或西域的民族住地。所以古代羌活的生长地在今青海、四川、甘肃一带。雍州为今陕西、甘肃、青海东北部及宁夏,《书禹贡》载"黑水西河惟雍州","黑水,或渭即大通河(青海)";茂州为今四川西北;西蜀蜀汉为今四川、贵川、陕西南部;松州为今四川西北,含青海果洛部分地区;陇西州今辖境含甘肃;抱罕县今指青海河湟地区。

《中药材手册》记载:"羌活主产于四川松潘、茂县、理县、懋功,甘肃天祝藏族自治州,成县、岷县、宕昌、永登等地。此外,青海、山西、陕西及云南各地亦产。"[产地加工]条:"四川、青海及云南烘干或晒干。甘肃及山西静置、堆积、发汗、晒干。"[品质优劣]条下"以条粗长,外皮棕黑色,有环纹,断面紧密,紫红色,朱砂点多,气味纯正者为佳"。

《药材资料汇编》记载:羌活有川羌、西羌两种。川羌产于松潘属小金州、茂县、汶川、理县等地,向灌县集散叫灌羌,品质优良……西羌产在甘肃临夏、天水专区(岷洮一带)、武威,青海西宁、民和、湟中等地所产,市上统称西羌,又叫"牛尾羌"。体松、气味浊而带膻,在江、浙诸省,过去认为该路货品质不道地,不入药,多作香料用,但华南及出口,却有大宗销量。

《中国药典》1963年版首次以法定形式记载了"羌活主产于四川、甘肃、青海等地"。

《中药大辞典》记载,羌活生于海拔2 000～4 200 m林缘、灌丛下、沟谷草丛中。分布于四川、甘肃、青海、西藏、陕西等地。宽叶羌活,生于海拔1 700～4 500 m,林缘及灌丛中,分布于青海、宁夏、四川、甘肃、陕西、湖北、山西,内蒙古等地。

《中国药材学》羌活分布于陕西、甘肃、青海、四川、云南等地。主产四川称川羌,并以蚕羌为多。产于西北地区称西羌,并以大头羌和竹节羌为多。川羌和西羌销全国并出口。

现代研究证明,羌活属为中国特有属。我国有4种(宽叶羌活、羌活、羽苞羌活、澜沧羌活)1变种(卵叶羌活)。羌活的主要产区在阿坝藏族羌族自治州以及邻近的甘孜藏族自治州丹巴县等少数民族集聚的高山山区,以及青海果洛州各县。羌活的水平分布范围为北纬24°～41°,东经95°～113°,垂直分布在海拔1700～5000 m的中山或高山荫蔽潮湿的林下或林缘、灌木丛、高山草甸中。在高海拔3500～5500 m和黄土高原地区如西藏、青海、甘肃、云南、四川等地,羌活分布广,产量高,这些地区有些共同的特点:气候冷凉,降水量不是特别多,海拔高而且寒冷,是羌活道地产区。黄河以西及陇中地区将羌活作为重要的药用植物,羌活在此地区沿纬度或经度呈带状的有规律性的分布。

2. 道地特征　羌活的道地特征以条粗长、表面色棕褐、断面菊花纹和朱砂点多、气香浓者为佳;质松、节间长、表面黑褐色、断面朱砂点少、香气淡者质次。

青海开发历史

(一)地方志

羌活自秦汉以来,历代医学家均应用青海羌活。《中国土特产大全》(马成广,1986)记载:"西羌活。东汉时,中国西北有一个强盛的少数民族——羌族。他们在今甘肃、青海、四川北部等广大地区游牧。汉朝中央政权为管理羌族等少数民族事务,曾专门设置了'护羌校尉'这一官职。在我国的中药材里,有一种名叫'护羌使者'的药,这就是当年羌族人民用以治病的重要药材。人们凡有头痛脑热,感冒伤风或关节疼痛,都要用这种药—羌活。我国羌活的主要产区是青海、四川和甘肃省。青海省的羌活被称之为西羌活,四川产的称川羌活。西羌活产量高,质量好,内销、出口居全国之冠。出口主销东南亚和我国港澳地区。青海省西羌活主产地是玉树、果洛、海北和黄南等四个藏族自治州。它耐寒耐阴,喜欢凉爽湿润的气候,生长在高山灌丛富有腐殖质的土壤中。青海羌活以根茎药用部分的不同形态可分为三种:一种叫蚕羌,形如春蚕;一种叫竹节羌;分段生有环节、如竹节;还

有一种叫疙瘩羌,形如团块。一般习惯认为蚕羌质量最好。"

《青海省志·高原生物志》记载:"宽叶羌活产于班玛、同仁、泽库、河南、湟源、湟中、乐都、互助、门源等地。生于海拔3200～3400 m的林间和林缘灌丛。根状茎入药,可表邪寒热,身痛无汗;治风寒感冒,风湿性关节炎,太阳穴痛和鼻窦炎等。还有一种亦称蚕羌(因药用部分的根状茎节密,形状似蚕),其主要区别是小叶边缘有缺陷刻状裂片至羽状深裂;花白色。青海产的羌活名冠全国,尤以蚕羌最著名。其中尖扎所产的蚕羌质量最佳,为地道的中药材,行销全国,供不应求,唯近数十年产量急剧下降,药源远不如宽叶羌活。"

《泽库县志》记载:"县境地域辽阔,有种子植物1000余种,主要有羌活,柴胡,贯众,党参……羌活年平均收购193担,最高达438担。"《祁连县志》记载:"祁连羌活亦称西羌,1957年始收购,因价格极低,采集量甚少。1966年收购0.35万公斤。此后多为个体收购外流,国家年均收购2250～2750公斤。1985年收购2741公斤。"

《化隆县志》记载:"羌活有细叶羌活和宽叶羌活(福义羌活),生长在海拔3000 m左右的草山灌丛中,分布于塔加、金源、德加、扎巴、八节、雄先等乡的脑山地区。"

羌活主产于青海,宽叶羌活分布较多,在《乐都县志》《平安县志》《乌兰县志》《贵德县志》《民和县志》《甘德县志》《同仁县志》《互助县志》《循化县志》《湟中县志》《都兰县志》《湟源县志》《门源县志》《同德县志》《班玛县志》《久治县志》《共和县志》《河南县志》《大通县志》《碾伯所志》《西宁府新志》中都有记载。《青海风俗简质》记载了茶马互市,明清代就有大黄、羌活、独活、枸杞、麝香等青海运出省的农畜产品货物名单,羌活在青海生产加工与应用历史悠久。

(二)植物志与药学著作

《青海经济植物志》记载:"羌活根及根茎入药,表散风寒,通痹止痛,治风寒感冒,风湿性关节疼痛等。"

《青海黄南药用植物》收载了羌活属宽叶羌活和羌活,药材产于同仁县、泽库县、河南县,生于海拔2300～4200 m的高山草甸、高山灌丛、林下林缘。

《青海高原本草概要》收载了羌活和宽叶羌活,药材资源分布于西宁市及东部农业区,如玉树、果洛、海南、海北、黄南州。干燥根及根茎入药,辛、苦、温,祛风胜湿,散寒止痛,治风寒感冒,头痛,身痛,风湿痹痛。

《青海种子植物名录》收载宽叶羌活和羌活，"全省（除海西外）都有分布"。

《青海地道地产药材》记载："羌活青海产多为蚕羌、竹节羌，少数为大头羌、条羌。为伞形科植物羌活和宽叶羌活的根及根茎，系药典收载品种，分布于海东各县及海南、海北、果洛、玉树、黄南等州，多生长于海拔2300～4000 m林缘、灌丛或潮湿的高山草甸中，全省分布面广，野生资源量约5800吨，以海南州的产量最大，占全省总量70%以上，系青海省大宗地道药材之一。"

（三）生产历史

青海、四川、甘肃是传统的羌活3大主产区，羌活在青海开发利用历史较长。20世纪50年代，年均收购量在40～60吨之间，1959年青海省计划经济收购羌活药材向全国供应。60年代至70年代年均收购量300吨左右，进入80年代，年均收购量在40～170吨之间。1978～1982年果洛州产羌活14 000 kg，秦艽36 000 kg，大黄1 017 500 kg等。50年代，羌活野生资源处于初步开发阶段，收购量较少，60年代和70年代，羌活收购量处于高峰时期，进入80年代，收购量逐步下降。目前，由于采挖过多，乱砍滥伐灌木林以及其他因素，使羌活生态环境遭到破坏，分布面积逐年缩小，资源蕴藏量逐年减少，局部地区的资源已濒临枯竭（邹寒雁，1990）。

由于过度采挖，野生羌活分布面积不断缩小，资源蕴藏量急剧下降。1987年列入国家野生药材资源保护条例中。

1996年至2002年青海省海东、黄南出现多地种植宽叶羌活（羌活种植较少）。

2004至2005年，彭敏（2007）研究团队样方调查数据显示，羌活的平均单位面积生物量为鲜重1 851 kg/km²，干重691.3 kg/km²。青海省内羌活的资源储藏量为干重2 109.5 kg和鲜重5 648.2 kg，其中适宜分布区的资源储量为干重985.5 kg和鲜重2 638.8 kg，占总资源储量46.71%，依据比率系数估算出青海省内羌活的可利用储量为干重1 054.7 kg和鲜重2 824.1 kg。

以羌活为原料的制剂较多，九味羌活丸，感冒解热颗粒，大活络丹等200多种，从2002～2004年青海羌活的收购量与销量持续回升增加，青海本省用量较少，大部分资源外销国内市场，2002～2004收购量依次为644 kg、756 kg、8 402 kg；销售量依次为620 kg、735 kg、8 265 kg，羌活资源的收购量和销售量呈明显上升趋势。

2022年调研羌活在青海省使用企业有4家，青海宝鉴堂国药有限公司、青海久美藏药药业有限公司、青海九康中药饮片有限公司、青海省药材公司中药饮片厂。使用的药材基原为羌活。共计使用量为6 090 kg/年。使用产品为九味羌活丸（国药准字Z63020278）、大活络丸（国药准字Z63020200）、二十九味羌活丸（青药制字Z20211095000）及中药饮片。

羌活在青海省的年使用总量约为6 100 kg，近5年价格区间为123～340元/kg，年采购/销售总价为98万元。使用量最大的为青海九康中药饮片有限公司，约占到总体使用量的70%，其次为青海宝鉴堂国药有限公司、青海久美藏药药业有限公司。品种来源为从青海省海西州、海北州等地收购的青海产羌活。

羌活按产地分为川羌（四川）与西羌（青海、甘肃），按性状不同又分为蚕羌、条羌和大头羌。蚕羌品质最佳，20世纪50年代人们认为川羌质优，但从多年的调研分析，羌活是青海省传统的道地药材之一，与分布于甘肃四川羌活相比，青海省则是羌活资源最为重要的产区之一，其商品中蚕羌占比高，适宜该物种生存繁衍，适生区广泛，属于高品质羌活主产区，在全国市场上形成了历史较长较为明显的市场优势。虽然目前资源实际利用数量不大，但其优异品质有较好市场信誉，使其具备了极好的开发潜力，在青海保护野生，抚育野生，开展种植，将有望成为羌活最大的道地产区。

来 源

本品为伞形科植物羌活 *Notopterygium incisum* Ting ex H. T. Chang 或宽叶羌活 *Notopterygium franchetii* H. de Boiss. 的干燥根茎和根。

1. **羌活** 多年生草本，高0.5～1.5 m。根状茎发达，常呈竹节状。茎少分枝，茎直立。三回羽状复叶；总叶柄基部具鞘，疏生乳突；小叶三角状卵形至狭卵形，长1.2～3.3 cm，宽0.7～2.6 cm，羽状深裂，末回裂片卵形至狭卵形，边缘和脉上具乳突；茎生叶向上则简化。复伞形花序；总苞片1～3，线形，长0.9～1.6 cm，上部边缘具乳突，下部膜质且扩大呈鞘状；伞辐11～16 cm，长0.5～4 cm；小伞形花序具25～33花；小总苞片4～5，线形，长1～8 mm，先端锐尖；萼齿小；花瓣黄白色，狭卵形，长1.6 mm，先端渐尖，内折；花柱基扁盘形。果椭圆形，长约5 mm；果瓣具5翅状棱，每棱槽油管2～3，合生面6。花果期7～9月（见图8-1）。

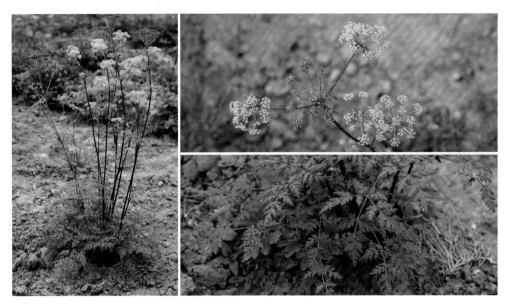

图 8-1　羌活植物

2. 宽叶羌活　多年生草本,高 0.6～1.8 m。根粗壮。根状茎发达。茎直立带紫色,少分枝。基生叶和茎下部叶大,为三回羽状复叶;总叶柄基部具鞘,具乳突;小叶 3 全裂至羽状全裂,裂片狭卵形、披针形至椭圆形,长 1.3～7 cm,宽 0.7～3.2 cm,先端急尖,边缘具锯齿且与脉上均有乳突。复伞形花序;总苞片无或 1,狭披针形,长 9 mm,宽 2 mm,上部具齿,疏生乳突;伞辐 10～20 cm,长 0.8～4.5 cm;小伞形花序具 12～22 花;小总苞片 2～4,线形,长 2～3.5 mm,宽 0.2～0.6 mm,先端尾状;萼齿三角状卵形;花瓣淡黄色,狭卵形,长 1.5 mm,先端渐尖而内折成小舌片;花柱基扁盘形。果近圆形,长约 5 mm;果瓣具 5 翅状棱,每棱槽油管 3～4,合生面油管 4。花果期 7～9 月(见图 8-2)。

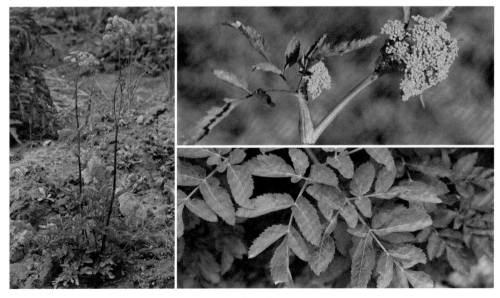

图 8-2　宽叶羌活植物

羌活近缘植物检索表
1. 小叶边缘有缺刻状裂片至羽状深裂……羌活 Notopterygium incisum
1. 小叶边缘仅有锯齿……2
2. 基部叶的末回裂片卵状披针形,顶端渐尖;伞辐 10～17 cm……宽叶羌活 N. franchetii

2. 基部叶的末回裂片卵形至长圆状卵形,顶端钝;伞辐 8~9 cm…… 卵叶羌活 *N. oviforme*

生态分布

羌活药材基原植物生长于青海省玉树州、果洛州、海南州、黄南州、海西州的乌兰、都兰,海北州的祁连、门源,西宁大通、湟中,海东地区化隆、循化、民和、平安、互助等地区(见图 8-3)。分布于高山灌丛草甸,亚高山针叶林下,林缘灌丛,河谷石壁阴湿处,海拔在 2 500~4 200 m 之间。主要植被类型为山地灌丛、亚高山针叶林、林缘灌丛等 3 种植被类型,是青海省种子植物种类最丰富的植被类型(彭敏,2007)。在羌活分布的生境中,常见的物种有风毛菊属、虎耳草属、红景天属、龙胆属、忍冬属、卷耳属等 50 多属植物类群,几乎占青海省高等植物属 70% 的类群,以及青海省高等植物属的分布区类型的 90% 族。羌活较宽叶羌活分布海拔高,两者在 3 000~3 500 m 海拔间有重叠分布。羌活在青海海东地区有栽培种植,称多县西部,曲麻莱县西部与治多县相邻处,唐古拉山口镇东部是最佳适生区。

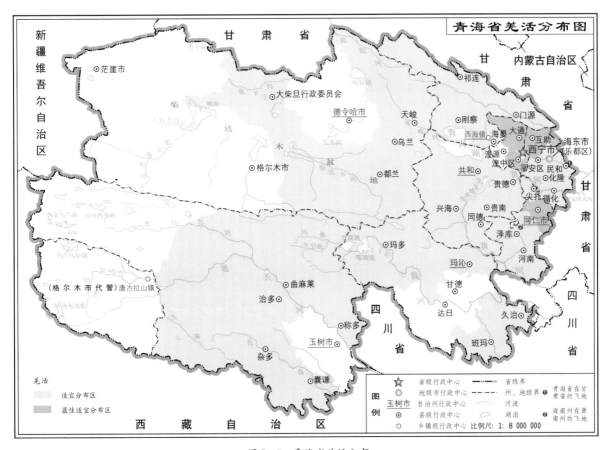

图 8-3 青海省羌活分布

青海、四川、甘肃是羌活三大传统主产区。从物种的自然地理分布来看,羌活主要分布于甘肃、青海、陕西、四川、西藏等地区的丛林边缘及灌木丛内,海拔范围在 1 600~5 000 m(*Flora of China*);宽叶羌活主要生长在海拔 1 700~4 800 m 的丛林边缘及灌木丛中,分布较为广泛,从青藏高原东南部的云南地区一直向东南延伸到湖北的房县、长阳一带,向北到达内蒙古的凉城地区,在甘肃、青海、陕西、湖北、内蒙古、山西、四川和云南地区均有分布。羌活药材道地产区在青藏高原东缘青海东南部,川西、甘南、藏东交界区域(见图 8-4)。

种植技术

青海是羌活道地优质产区,较适宜人工种植宽叶羌活,较羌活而言,宽叶羌活生长区域海拔较低,生长

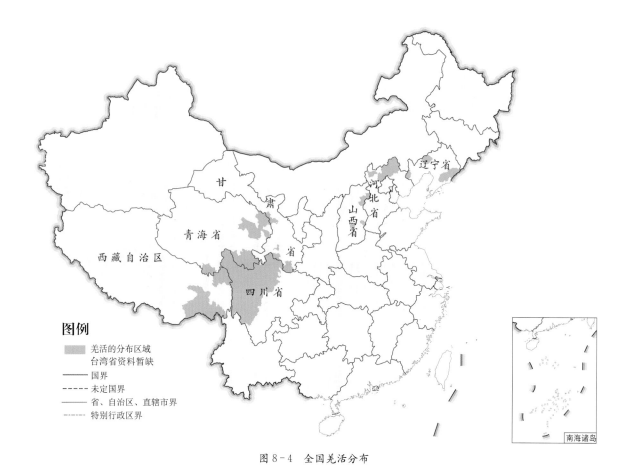

图 8-4　全国羌活分布

快,株型大,产量效益较好。李永平等(2013)调查研究总结了宽叶羌活栽培技术。

(一) 选地

栽培研究结果表明,青海境内栽培宽叶羌活海拔应在 1650~3800 m 范围内,地势为坡度小于 15° 的耕地(见图 8-5 和图 8-6)。土壤要求土层深厚、通透性良好、疏松肥沃的轻壤、中壤或沙壤土。年平均气温≥-1℃,年降水量>500 mm 或有灌溉条件。自然光照>21000 Lx。

大气质量要符合 GB3095 环境空气质量标准的一级至二级标准,土壤中各项重金属含量和农药残留量指标应符合 GB15618 土壤质量标准二级标准,灌溉水质应符合 GB5084 农田灌溉水质标准。

(二) 整地

1. 前茬与整地　选择种植过麦类、油料、豆类、薯类等作物或闲耕地作为前茬,忌连作,实行 2~3 年轮作。

前茬作物收获后及时耕翻,耕深 20~25 cm,耙

平,拣拾田内杂草及石块。候均温降至 3℃ 适时进行冬灌,灌足,灌透。次年 1~2 月镇压土地。

2. 施肥与土壤处理　播前施腐熟有机肥每亩 3000 kg,每亩用绿僵菌 5~10 kg,均匀撒在土壤表面,而后耕翻,耙糖平整。

(三) 播种

1. 播种期　春播:3~5 月,以土壤解冻,气温稳定通过 3℃ 为宜,与农作物套种。秋播:一般在 9~10 月份,不晚于土壤封冻前。

2. 播种量　4~6 kg/亩。

3. 种子处理　精选种子,除去杂质。种子质量应达到种子分级标准(见表 8-1),种子采收晾晒干后即用植物生长调节剂处理,赤霉素 25 mL+20% 萘乙酸 5 g,用 75% 乙醇 10 mL 或热水充分溶解,加水 50 kg 搅匀,放入 50~60 kg 干种子,浸泡 40 h,然后按种子和细河沙 1:5(体积)比例搅拌均匀,堆放于室外阴凉处。每周翻 1 次,直至气温下降至开始结冰时为止,堆放至次年开春摊开,晾散,待播。秋播时种子处理同上,待种子晾干后即行播种。

表 8-1 羌活种子分级质量指标

羌活种子	纯度(%)	千粒重(g)	筛选孔径(mm)	生活力(%)	发芽率(%)	净度(%)	含水量(%)
原种种子	≥98	≥3.9	2.2 筛上粒	≥25	≥19	≥90	≥13
一级种子	≥95	≥3.8	2.0 筛上粒	≥22	≥15	≥85	≥13
二级种子	≥95	≥3.6	1.8 筛上粒	≥20	≥11	≥80	≥13

4. 播种方法　羌活播种当年不出苗(播种当年也称为待苗期)。待苗期可与农作物套种,选择农作物种类可为油菜、蚕豆、小麦、青稞等。需要中耕培土的根茎类作物(如马铃薯、胡萝卜等)不能与羌活套种,套种作物播种、田间管理及收获与单种农作物相同,无特殊要求。

羌活常采用条插和撒播两种播种方法。条播:套种作物播种后,按行距 30 cm、深 1～2 cm 将种子带沙均匀条播入沟内。撒播:套种作物播种后,撒羌活种子于地表,耱地,镇压。

(四)田间管理

1. 待苗期　按套种农作物的要求实施田间浇水、追肥、除草、防治病虫草鼠害。候均温降至 3 ℃时冬灌,灌足、灌透,冬季耱地镇压。

2. 营养生长期

(1)间苗定苗:出苗后按株距 5 cm 间苗 1 次,缺苗地段移栽补苗。苗高≥5 cm,有 4～5 片真叶时,按行株距 30 cm×20 cm 定苗。密度 1.0 万株～1.5 万株/亩。

(2)除草:视田间杂草情况及时人工除草。

(3)浇水与追肥:定苗前适时浇水,并追施磷酸二铵 0.15～0.23 吨/公顷(10～15 kg/亩)。

(4)根外追肥:生长旺盛期(7～8 月)喷施磷酸二氢钾 0.2%～0.3%溶液 30～50 kg/亩,重复 2～3 次,间隔 10～15 日。

(五)病虫鼠害防治

羌活一般病虫害危害较少,目前,发现的主要病虫害是根腐病、叶斑病和根蚜虫病。

1. 病害　根腐病用 40%药材病菌灵或 70%甲基托布津可湿性粉剂 800～1000 倍液灌根,根系土壤湿润为止;叶斑病用 40%药材多菌灵或 70%甲基托布津可湿性粉剂 800～1000 倍液 15 kg/亩喷雾防治。

2. 虫害　蚜虫用杀灭菊酯 3 支/亩兑水 50 kg 喷雾防治。

3. 鼠害　鼠害采用人工弓箭法和 D 型肉毒素生物灭鼠制剂制成毒饵进行防治(见图 8-5 和图 8-6)。

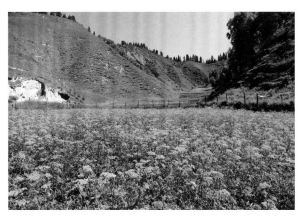

图 8-5　海东宽叶羌活种植

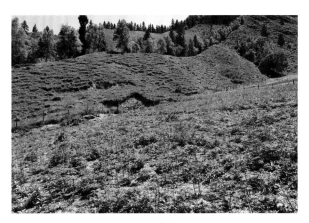

图 8-6　海东羌活种植

采收加工

野生羌活一般 3～5 年可采收,栽培羌活 3 年收获时产量与品质好。在生产基地晾开,通风干燥,注意遮光,用刀割去羌叶,留芦头 1 cm 左右,用手剥去残存叶柄,用清水喷淋冲洗泥沙,水淋不超过 5 min,晾晒至半干,搓去须根再晾晒至完全干燥,按规定包装。

商品规格

根据生长模式的不同将羌活药材分为"野生羌活""栽培羌活""栽培宽叶羌活"三大规格。野生药材按市场交易习惯划分为"选货"和"统货"在"选货"项下,根据药材质量差异进行等级划分;栽培药材不划分等级分为栽培羌活和栽培宽叶羌活。

(一)野生药材

1. 选货

一等(蚕羌):呈圆柱形的根茎,全体环节紧密,似蚕状。多数顶端具茎痕。长≥3.5 cm 顶端直径≥1 cm。表面黑褐色,皮部棕黄色木质部和髓呈棕黄色和棕褐色。质硬脆,易折断。断面不平整,呈棕、紫、黄白色相间的纹理。多裂隙,皮部油润有棕色油点,射线明显。气芳香而浓郁,味微苦而辛(见图8-7)。

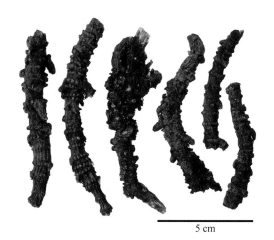

图8-7 野生一等(蚕羌)

二等(大头羌):呈瘤状突起的粗大根茎,不规则结节状,顶端有数个茎基,大小不分。表面棕褐色。皮部棕褐色,木质部黄白色,髓呈黄棕色。质硬,不易折断。断面不整齐,具棕黄色相间的纹理。皮部油润,有棕色油点。相邻根茎组织相接。气清香,味微苦而辛(见图8-8)。

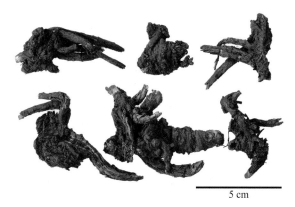

图8-8 野生二等(大头羌)

三等(条羌):呈长条状根茎或根,长短不一。主根形如牛尾状,习称牛尾羌(见图8-9);根茎形如竹节,节间细长,习称竹节羌(见图8-10)。表面灰褐色,多纵纹。皮部棕黄色,木质部和髓呈黄白色。质松脆,体轻,易折断。断面略平坦,皮部有多数裂隙,木部,射线明星。竹节羌皮部与木部常分离中心髓常空心;牛尾羌木部中心为实心。气香气较淡,味微苦而辛。

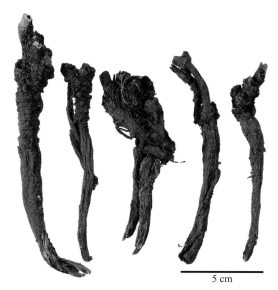

图8-9 野生羌活三等(牛尾羌)

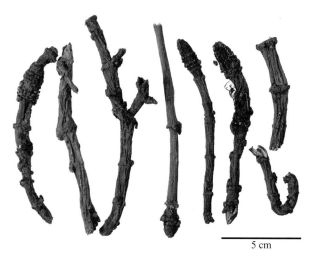

图8-10 野生羌活三等(竹节羌)

2. 统货

统货是圆柱状、条状或不规则结节状的根茎或根,表面棕褐色至黑褐色,香气浓郁而特异,味苦辛。不分形状大小。

（二）种植药材

1. 栽培羌活

统货：根及根茎呈不规则结节状，主根不明显，其周围着生多数圆柱状不定根，具纵皱纹，有较密集的皮孔和瘤状突起。三年生以上，不分大小。表面深褐色或褐色，表皮脱落处呈灰橙色，皮部呈浅棕色，木部呈灰黄色。体轻质脆、易折断。断面不平整，皮部有多数裂隙，木部射线明显。皮部较油润，棕色油点明显。气芳香，味微苦而辛（见图8-11）。

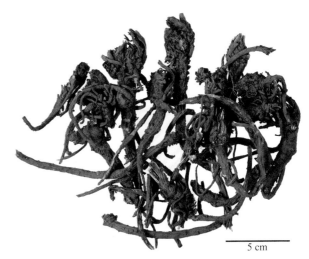

图8-12 栽培宽叶羌活统货

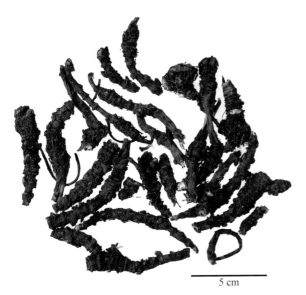

图8-11 栽培羌活统货

2. 栽培宽叶羌活

统货：根及根茎呈不规则结节状，主根较明显，类圆锥状，其周围着生少数或多数圆柱状不定根，主根中下部具多数细圆柱状侧根，有稀疏的皮孔和纵皱纹。三年生以上，不分大小。表面呈棕色或浅褐色，表皮脱落处呈灰白色与灰黄色相间，皮部呈灰白色偶有褐色，木部呈灰黄色。体轻质脆、易折断。断面不平整，皮部有多数裂隙，木部射线明显。油点呈黄棕色或浅棕色。气香气较淡，味微苦而辛（见图8-12）。

药材鉴别

（一）性状鉴别

1. 药材

（1）羌活：为圆柱形略弯曲的根茎，长4~13 cm，直径0.6~2.5 cm。顶端具茎痕。表面棕褐色至黑褐色，外皮脱落处呈黄色。节间缩短，呈紧密隆起的环状，形似蚕（习称蚕羌）；或节间延长，形如竹节状（习称竹节羌）。节上有多数点状或瘤状突起的根痕及棕色破碎鳞片。体轻，质脆，易折断。断面不平整，有多数裂隙，皮部黄棕色至暗棕色，油润，有棕色油点，木部黄白色，射线明显，髓部黄色至黄棕色。气香，味微苦而辛（见图8-13和图8-14）。

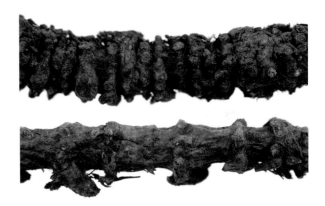

图8-13 蚕羌（上）、竹节羌（下）表面观

（2）宽叶羌活：根茎类圆柱形，顶端具茎及叶鞘残基，根类圆锥形、有纵皱纹及皮孔；表面棕褐色，近根茎处有较密的环纹，长8~15 cm，直径1~3 cm（习称条羌）。有的根茎粗大，不规则结节状，顶部具数个茎基，根较细（习称大头羌）。质松脆，易折断。断面较平坦，皮部浅棕色，木部黄白色。气味较淡。以条粗长，表面色棕褐，断面菊花纹和朱砂点多，香气浓者为佳（见图8-15）。

2. 饮片 本品呈类圆形、不规则形横切或斜切片，表皮棕褐色至黑褐色，切面外侧棕褐色，木部黄白色，有的可见放射状纹理。体轻，质脆。气香，味微苦而辛（见图8-16）。

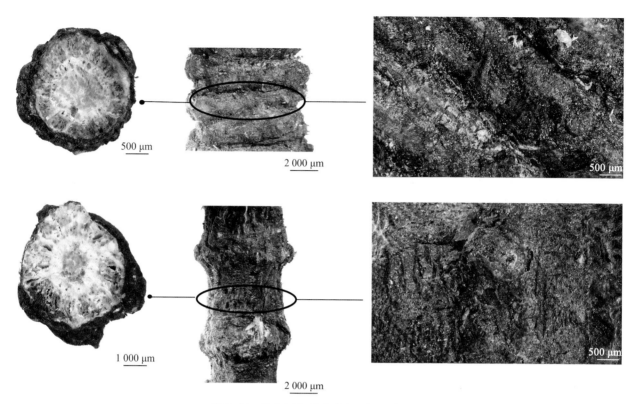

图 8-14 蚕羌(上)、竹节羌(下)断面、表面观

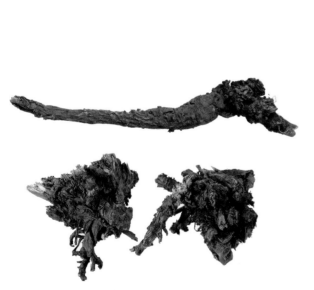

图 8-15 条羌(上)、大头羌(下)表面观

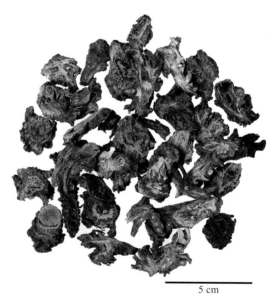

图 8-16 羌活饮片

（二）传统鉴别术语

"菊花纹"：指羌活的横切面纹理似刚盛开的菊花状。呈菊花纹理者品质较优。

"条羌"：指羌活药材中的一个等级。类圆柱形，粗细尚匀的条状者。

"蚕羌"：指羌活药材中根茎节间缩短，呈紧密隆起的环状，形似蚕者。

"竹节羌"：指羌活药材中根茎节间延长，形成竹节状者根。

"大头羌":指宽叶羌活药材中根茎粗大,不规则结节状,顶部具数茎基,根较细者。

(三) 显微鉴别

1. 横切面显微

(1) 蚕羌:木栓层为10余列木栓细胞。皮层菲薄。韧皮部多裂隙。形成层成环。木质部导管较多。韧皮部、髓和射线中均有多数油室,圆形或不规则长圆形,直径至200 μm,内含黄棕色油状物。

(2) 条羌:与蚕羌类同,但导管少,导管束中有成片的木纤维群。髓部更宽大。油室直径至180 μm

(见图8-17至图8-22)。

2. 粉末显微 粉末棕黄色。导管主为网纹导管,网孔较密,有的纹孔梭形而大,导管分子较短;螺纹导管直径7～23 μm,有的螺纹加厚壁连接呈网状螺纹导管。薄壁细胞纵长条形,常含淡黄色分泌物或油滴。块状分泌物,黄棕色,大小不等。分泌道多碎断。分泌细胞大多狭长,壁薄或稍厚,内有淡黄色分泌物及淀粉粒溶化后的痕迹,并常见金黄色或黄棕色条状分泌物。木栓细胞内充满黄棕色或棕色物(见图8-23)。

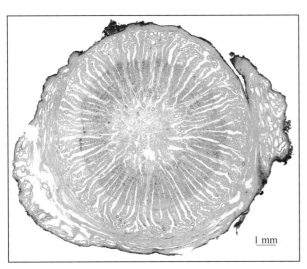

图8-17 羌活根茎(条羌)横切面(正常光)

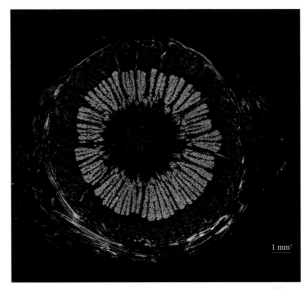

图8-18 羌活根茎(条羌)横切面(偏振光)

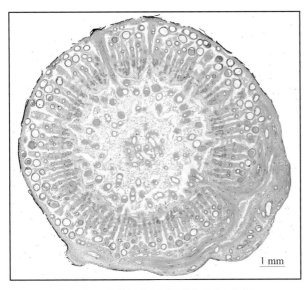

图8-19 羌活根茎(蚕羌)横切面(正常光)

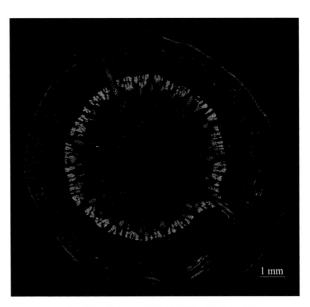

图8-20 羌活根茎(蚕羌)横切面(偏振光)

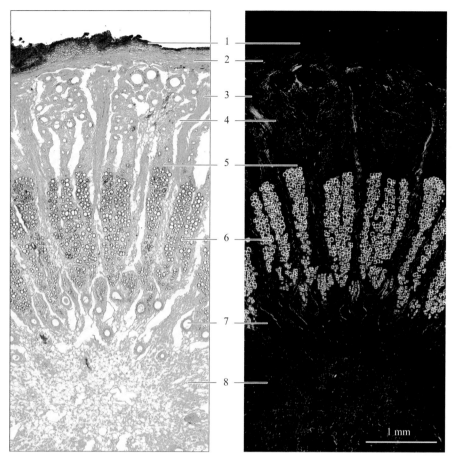

图 8 - 21　羌活(条羌)根茎横切面正常光(左)与偏振光(右)对比

1. 木栓层;2.皮层;3.韧皮部;4.裂隙;5.形成层;6.木质部;7.油室;8.髓部

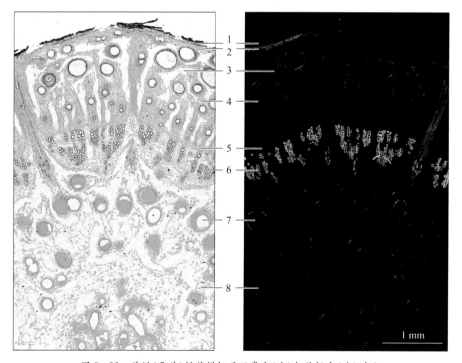

图 8 - 22　羌活(蚕羌)根茎横切面正常光(左)与偏振光(右)对比

1. 木栓层;2.皮层;3.裂隙;4.韧皮部;5.木质部;6.导管;7.油室;8.髓部

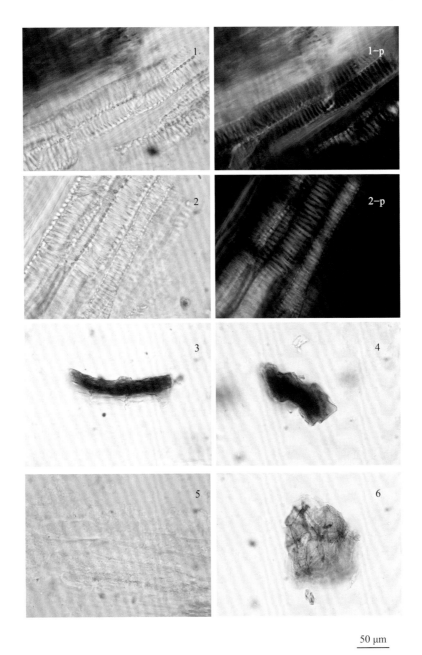

图 8-23 羌活粉末显微特征(X-p 代表偏振光)

1. 网纹导管；2. 螺纹导管；3. 分泌道碎片；4. 分泌物；5. 薄壁细胞；6. 木栓细胞

理化指标

《中国药典》(2020 年版)规定：本品总灰分不得超过 8.0%，酸不溶性灰分不得超过 3.0%。本品按干燥品计算，含羌活醇($C_{21}H_{22}O_5$)和异欧前胡素($C_{16}H_{14}O_4$)的总量不得少于 0.40%。本品饮片水分不得过 9.0%，其余项目同药材。

品质评价

(一) 传统品质评价

羌活主要集中分布于四川、青海、甘肃等地。历代本草主要依据羌活产地，药材颜色，形状及气味等进行药材品质评价。"今蜀汉出者佳"，"羌活之中复分优劣,西蜀产者,性优",视"色紫节密"和"气息猛烈"者为羌活特征,且品质最佳。

《中国药典》1963 年版:"以条粗壮、有隆起曲折环纹,断面质紧密、朱砂点多、香气浓郁者为佳。条细长,环节稀疏、质松脆、断面朱砂点不明显者质次。"

《中国药典》1977 年版:"按性状不同分为'蚕羌''条羌'等。""均以条粗、表面色棕褐。断面朱砂点多、香气浓者为佳。"

《七十六种药材商品规格标准》(1983 年):"羌活分为川羌和西羌两种,川羌系指四川的阿坝、甘孜等地所产的羌活。西羌系指甘肃,青海所产的羌活。其他各地所产的龙活,可根据以上两种羌活的品质、形态,近于那种即按那种分等。"川羌规格标准分一等(蚕羌)、二等(条羌);西羌规格标准分一等(蚕羌)、二等(大头羌)、三等(条羌)。

《中国常用中药材》(1995 年,中国药材公司):"一般认为蚕羌的品质最优,有竹节差的较次,大头羌、条羌更次。"

(二)化学品质

对不同规格羌活挥发油作 GC - MS 成分分析,来源于羌活的各商品规格含有的共有成分有 34 种,其中相对含量在 1% 以上的成分有 9 种,蚕羌各成分相对含量均较高,其次是疙瘩头,最低的是尾羌;来源于宽叶羌活的各规格共有成分有 36 种,相对含量在 1% 以上的成分有 13 种,其中化学成分相对含量较高的是竹节羌,蚕羌和大头羌含量相差不大;羌活和宽叶羌活挥发油中各规格含有的共有化学成分较多,但各成分相对含量差异较大,羌活中各规格所含 α-蒎烯、β-蒎烯、邻异丙基甲苯、柠檬烯等成分的相对含量明显高于宽叶羌活,宽叶羌活中各规格所含 2-茨醇、左旋乙酸龙脑酯、(+)-花侧柏烯、β-桉叶醇等成分的相对含量明显高于羌活。故用 GC - MS 作羌活挥发油的成分分析不仅可以鉴定出羌活和宽叶羌活两种来源,也能区分各规格的羌活。对各商品规格羌活进行醇溶性浸出物含量测定,发现各规格羌活醇溶性浸出物差异较大,含量较高的是蚕羌和栽培羌,尾羌含量最低,其余各商品规格浸出物含量相近。对各商品规格羌活进行了挥发油含量测定,发现 41 批羌活挥发油含量均高于 1.4%,符合《中国药典》2015 年版一部羌活项下的要求;其中挥发油中含量最高的是蚕羌,含量最低的是条羌,而疙瘩头挥发油含量明显高于竹节羌、尾羌、大头羌和栽培羌,后三者挥发油含量相近。采用 HPLC 法,对各规格羌活的主要成分羌活醇和异欧前胡素的含量进行了测定,各规格羌活中羌活醇和异欧前胡素含量总和都在 0.4% 以上,符合《中国药典》2015 年版一部羌活项下的要求,各规格羌活中两者总含量最高的是蚕羌,最低的是条羌,其余各商品规格含量差异不明显。综上实验结果,各规格羌活综合质量顺序为:蚕羌>大头羌>竹节羌>尾羌>栽培羌活>条羌(陈宏宇,2016)。

羌活品质及区别的定量法研究,将羌活中主成分羌活醇与异欧前胡素空间预测含量分布均可以划分三个区段,即高含量区段、中含量区段和低含量区段。羌活醇高含量区段主要分布在四川省的阿坝州和甘孜州,中含量区段分布主要在青海省境内,低度含量区段分布在甘肃陇南地区、西藏昌都,以及川、青和藏三地交界处;异欧前胡素高含量区段分布在甘肃陇南地区,中含量区段多分布在青海省境内,低含量区段则集中分布四川的阿坝州和甘孜州及西藏的昌都市。历史上以产自甘肃、青海及西藏等地的羌活称之为西羌,产自四川阿坝、甘孜等地的羌活为川羌,且以出自四川的羌活(川羌)品质为佳(孙洪兵,2016)。

(三)生态品质

对羌活属植物在不同海拔引种的生态适宜性研究表明,不同海拔梯度对羌活的生长状况,有效成分含量等品质都有影响。从羌活与宽叶羌活在不同海拔移栽后成活率、株高和生物量等指标来看,羌活在海拔梯度上的生态的适应范围是 2 600~4 100 m,其中最适应的海拔是 3 200 m 左右,低于 2 600 m 羌活植株人工栽培难以成活;宽叶羌活生态适应海拔是 1 700~3 600 m,低于 1 700 m 或者高于 3 600 m 均有成活,但是经济产量积累很低。由此看来,羌活与宽叶羌活在海拔上生态位虽然有重叠,但是有分化的,宽叶羌活生态位更宽,能够适应较低海拔的环境,而羌活更加适应高海拔环境,对低海拔生境难以适应。

地下部位的化学成分分析来看,羌活属植株的化学成分含量(紫花前胡苷、异欧前胡素和羌活醇)均随着海拔的升高呈现先增加后减少的趋势,在海拔为 3 000~3 300 m 时达到峰值,由此说明羌活属植株品质最佳生长区域为 3 000~3 300 m。

从药用部位有效成分含量与总量来看,羌活有效成分含量较高的海拔范围为 2 600~3 600 m,总量的趋势与此相同;对于宽叶羌活,有效成分含量较高的范围是 1 700~3 600 m,总量趋势与此相同。尽管海拔越低,土地资源更加充足好,人工成本更低,生产条件更好,但是生态适应指标与药材质量需要进行综合考虑,这从经济与生态的角度提出了羌活和宽叶羌活人工栽培的最适范围(蒋舜媛,2017)。

(四) 遗传多样性

杨旻(2013)采用改良 CTAB 法提取植物基因组DNA,首次使用 SCoT 分子标记技术对 3 个不同来源的羌活居群共 38 份材料进行种质资源的遗传多样性分析。每个引物能扩增出的多态性条带为 5~12 条不等,10 条 SCoT 引物共扩增出 107 个 DNA 片段,扩增产物长度多集中于 750~2 000 bp。其中,具有多态性的 DNA 扩增片段为 72 个,所占总扩增条带数的67.29%。平均每个引物可扩增出 7.2 个多态性条带。聚类分析表明,利用 SCoT 分子标记技术完全可以将不同来源的羌活材料区分开来,供试材料的相似性系数分布于 0.400~0.914 之间,说明不同地理来源的羌活之间存在较大的遗传差异;在相似系数0.67 处将 38 份羌活材料聚为 5 大类。在该相似系数处 3 大居群被分开,表明不同羌活居群之间存在较为丰富的遗传变异。

化学成分

中外学者对羌活的化学成分进行了大量研究,从其根、根茎等部位中分离得到了多种类型化合物,主要包括萜类、挥发油类、香豆素类、有机酸类、酚类等。

1. 香豆素类 羌活的根、根茎和种子中均含有香豆素类成分,是一种非挥发性成分,也是发现最早最多的化学成分,羌活中的香豆素可分为简单香豆素、角型呋喃香豆素、补骨脂型香豆素和紫花前胡内酯型香豆素。近几年对羌活的研究较多,并在其中分离到了一些新的香豆素类化合物,如 notoptetherins A-F (Zheng X, 2018)和 1′R-(2″-甲基-1″,3″-丁二烯基)别异欧前胡素(Xiao L, 2018),同时,研究表明化合物 7-羟基-6-甲氧基香豆素也存在于宽叶羌活中(Li Y H, 2006)(见图 8-24 和表 8-2);另外,刘

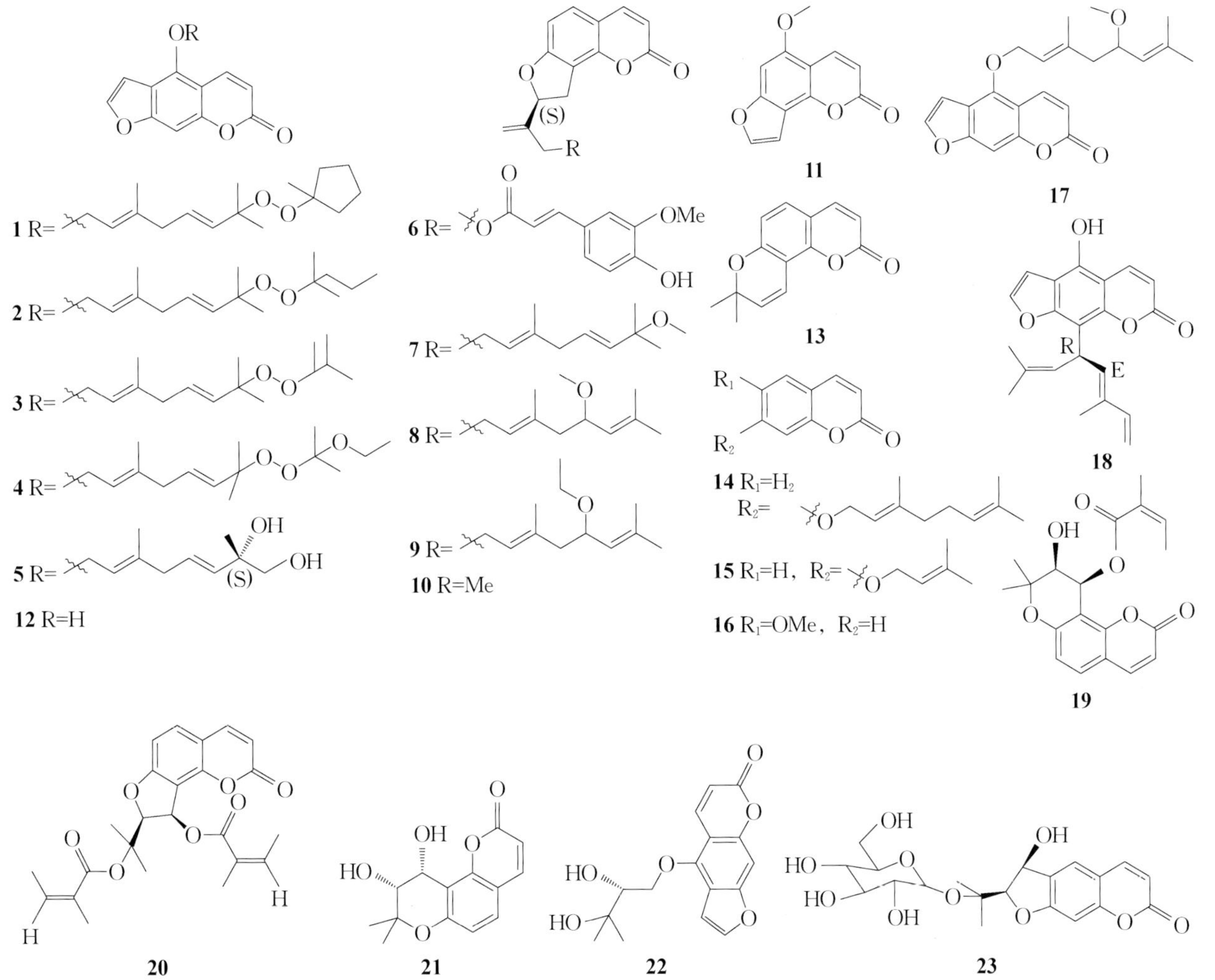

图 8-24 羌活中的香豆素类化合物结构

表8-2 羌活中的香豆素类化合物

序号	中文名	英文名	文献
1	—	notoptetherin A	
2	—	notoptetherin B	
3	—	notoptetherin C	
4	—	notoptetherin D	
5	—	notoptetherin E	
6	—	notoptetherin F	
7	甲基羌活酚	methylnotoptol	
8	甲基羌活醇	methylnotopterol	(Zheng X, 2018)
9	乙基羌活醇	ethylnotopterol	
10	佛手柑内酯	bergapten	
11	异佛手柑内酯	isobergapten	
12	(S)-川白芷素	(S)-angenomalin	
13	—	seselin	
14	葡萄内酯	aurapten	
15	7-(异戊烯基氧基)香豆素	7-O-prenylumbeliferone	
16	7-羟基-6-甲氧基香豆素	scopoletin	(Zheng X, 2018; Xiao L, 2018)
17	O-甲基羌活醇	O-methyl-notopterol	
18	1′R-(2″-甲基-1″,3″-丁二烯基)别异欧前胡素	1′R-(2″-methyl-1″,3″-butadienyl) alloisoimperatorin	(Li Y H, 2006)
19	中甸前胡素	D-laserpitin	
20	拱当归素	archangelicin	
21	(+)-cis-khellactone	(+)-cis-khellactone	(刘文武,2019)
22	水合氧化前胡素	oxypeucedanin hydrate	
23	1′-O-β-D-吡喃葡萄糖基(2R,3S)-3-羟诺丁酮	1′-O-β-D-glucopyranosyl(2R,3S)-3-hydroxynodaknetin	(Atanasov A G, 2013)

文武等(2019)从羌活中首次发现了化合物中甸前胡素和拱当归素(马丽梅,2021)。

2. 挥发油类 杨仕兵等(2006)采用石油醚提取法提取青海产羌活挥发油测得挥发油的质量分数为3.2%,以毛细管气相色谱-质谱联用技术对其进行分离、鉴定,分离出50余个峰,鉴定了41种化学成分,结果表明:以单环萜烯酮、亚油酸、乙酸谷甾烯醇酯、杜松二烯醇、十六烷酸为其挥发油的主要成分。青海野生羌活挥发油中含量丰富的脂肪酸成分(亚油酸、十六烷酸、硬脂酸等)可明显抑制冠心病和高血压的

发生(刘奇志等,2003);D-柠檬烯具有显著的镇咳、祛痰和抗菌作用(陈丽,1998)。

3. 聚炔类 羌活中含有大量的聚烯炔类化合物,其中聚炔类化合物一般每个结构中均有2个炔键(Atanasov A G, 2013),主要来源于羌活的根及根茎等地下部分。Liu X等(2014)从羌活的根茎中发现了11个新聚炔类化合物,分别为notoethers A~C、E~H和notoincisols A~C,见图8-25和表8-3(马丽梅,2021)。

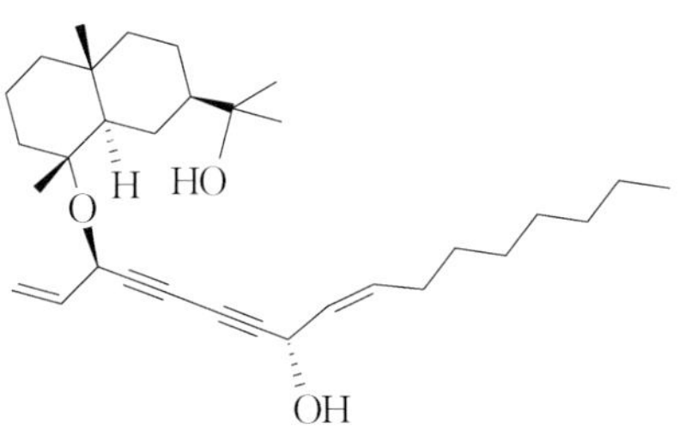

24

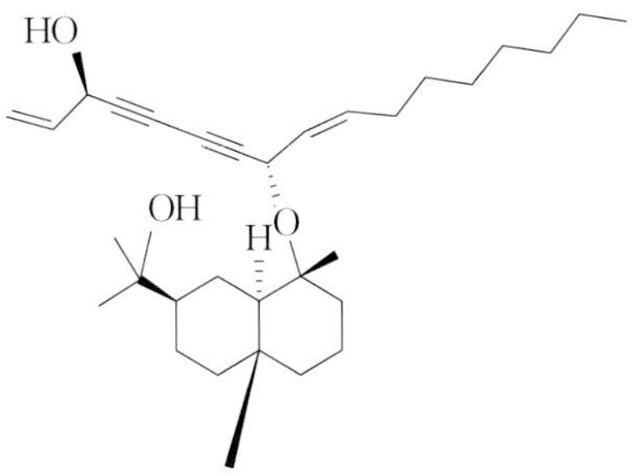

25

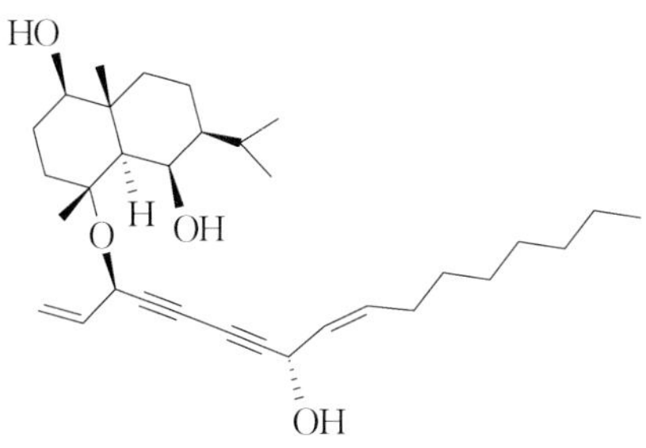

26

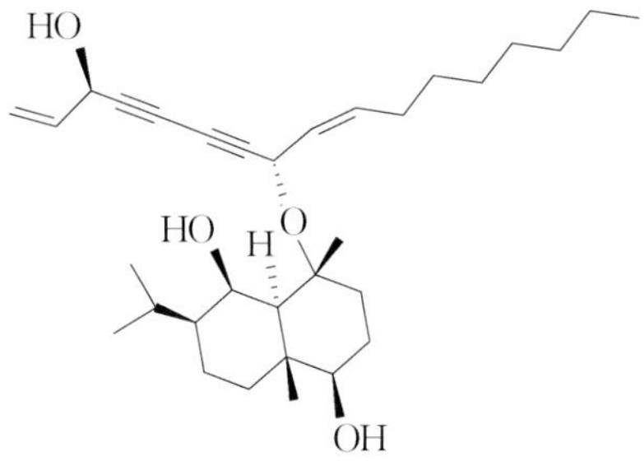

27

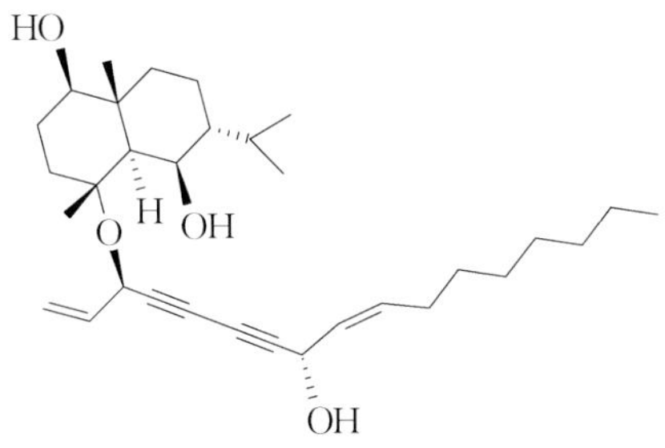

28

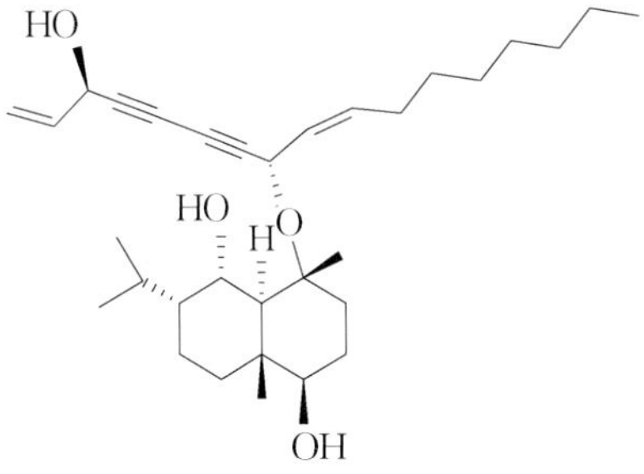

29

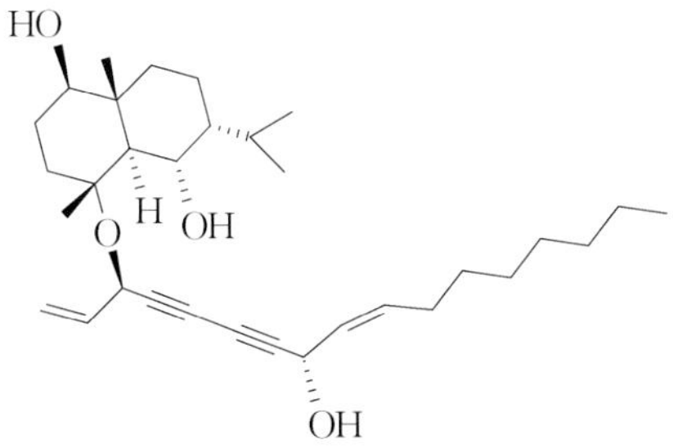

30

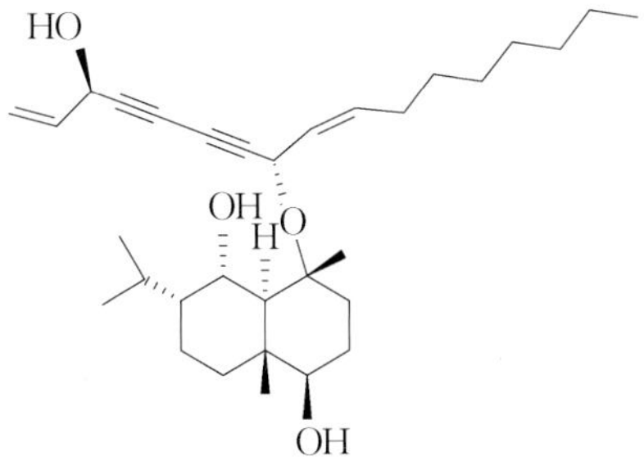

31

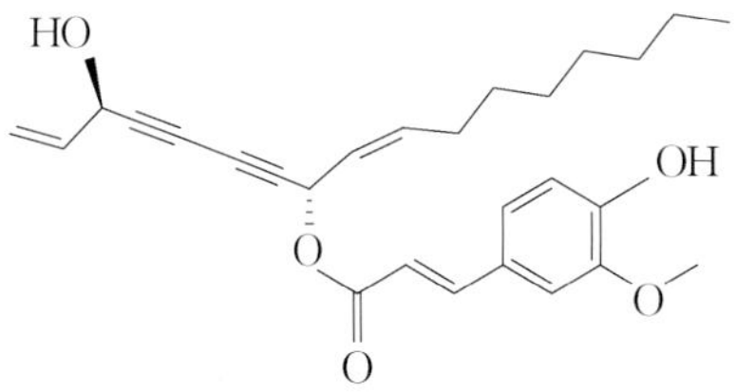

32

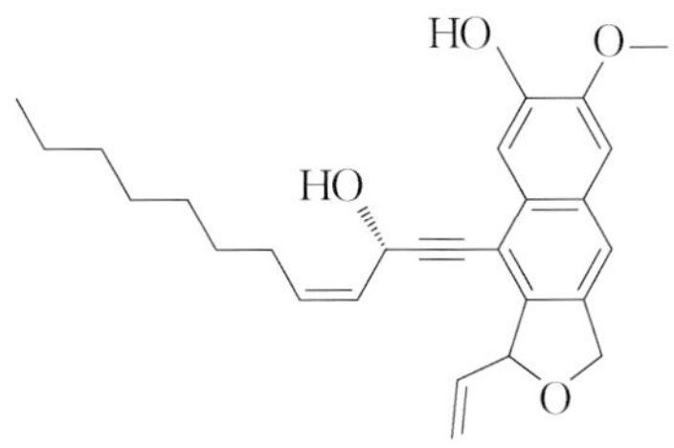

33

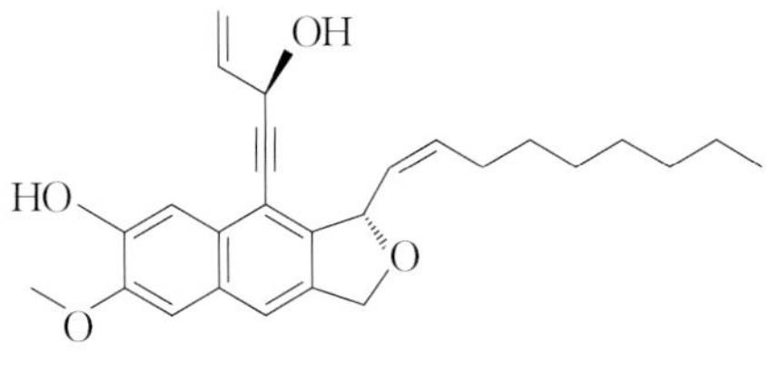

34

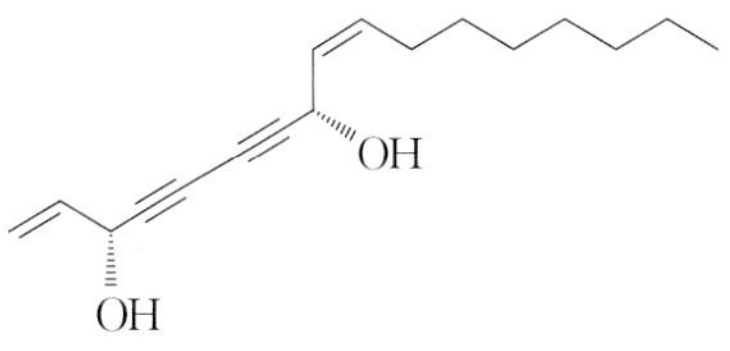

35

图 8-25　羌活中的聚炔类化合物结构

表 8-3　中药羌活中的聚炔类化合物

序号	中文名	英文名	文献
24	—	notoethers A	
25	—	notoethers B	(Liu X, 2014)
26	—	notoethers C	
27	(S)-6-O-甲基甲糖皮质激素	(S)-6-O-methylscorzo creticin	(Zheng X, 2018)

（续表）

序号	中文名	英文名	文献
28	—	notoethers E	
29	—	notoethers F	
30	—	notoethers G	
31	—	notoethers H	(Liu X, 2014)
32	—	notoincisols A	
33	—	notoincisols B	
34	—	notoincisols C	
35	(3R,8S)-法卡林二醇	(3R,8S)-falcarindiol	(Xiao L, 2018)

4. 酚酸类 羌活中的氨基酚酸类化合物具有广泛的生物活性且在自然界中普遍存在,在羌活和宽叶羌活中均有报道。Wu X W 等(2017)从羌活根茎的甲醇提取物中分离了一种新的阿魏酸酯 4-methyl-3-trans-hexenyl ferulate(36)和 8 种已知的酚酸酯,同时,化合物 phenethylferulate(44)、alaschanioside C(46)也存在于宽叶羌活中(Tang S Y, 2009;张艳侠, 2012);另外,也从宽叶羌活中报道了新化合物 51 和 52(Yu C, 2015),具体结构见图 8-26 和表 8-4(马丽梅,2021)。

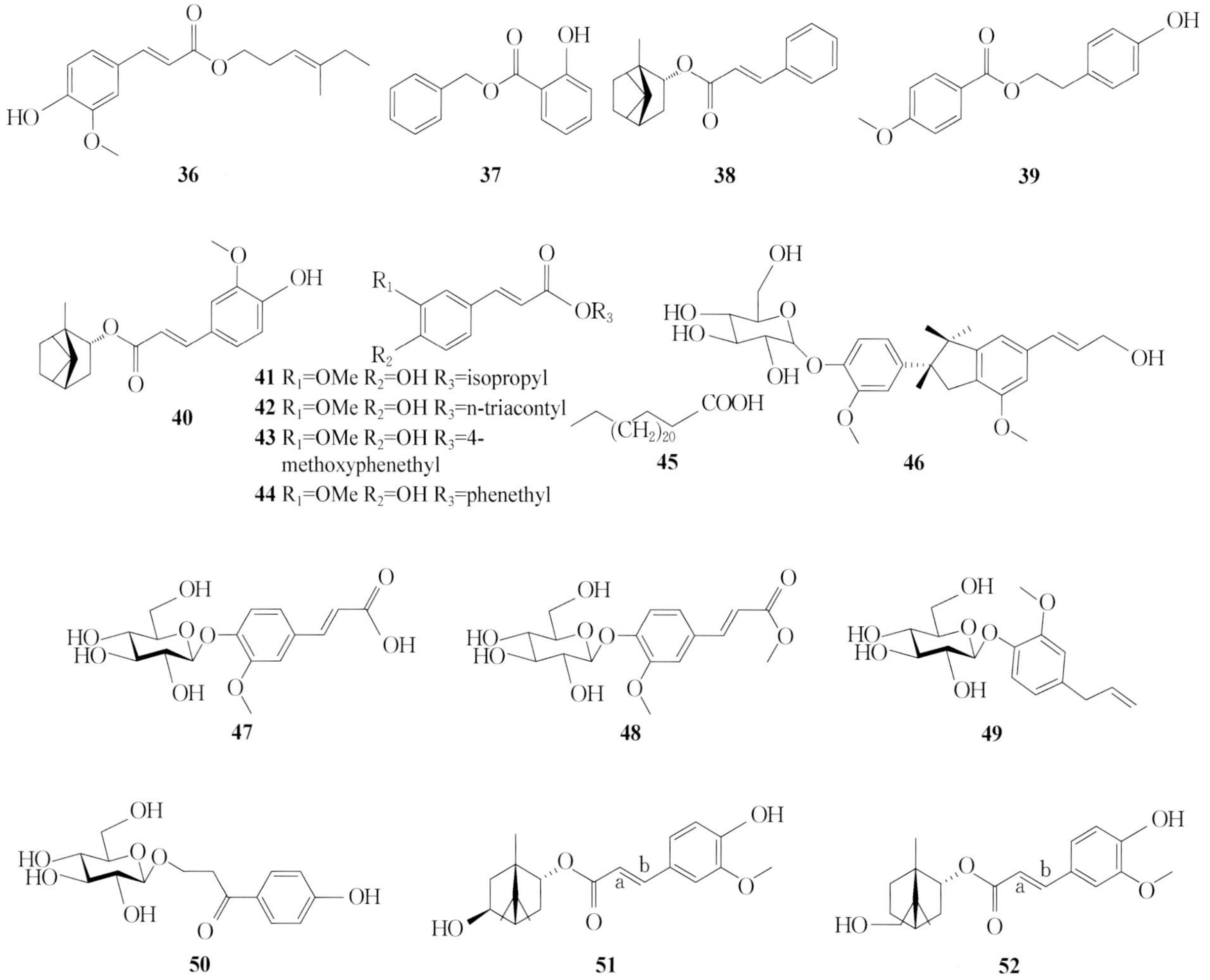

图 8-26 羌活中的酚酸类化合物结构

表 8-4 羌活中的酚酸类化合物

序号	中文名	英文名	文献
36	4-甲基-3-反己烯基阿魏酸酯	4-methyl-3-trans-hexenylferulate	
37	水杨酸苄酯	benzylsalicylate	（Wu X W，2017）
38	肉桂酸肉桂酯	bornylcinnamate	
39	对羟基苯乙基茴香酸酯	p-hydroxyphenethyl anisate	（Xiao L，2018；Wu X W，2017）
40	(−)-降冰片基阿魏酸酯	(−)-bornylferulate	
41	阿魏酸异丙酯	isopropylferulate	
42	反式-三烷基-4-羟基-3-甲氧基肉桂酸酯	*trans*-triacontyl-4-hydroxy-3-methoxycinnamate	（Wu X W，2017）
43	阿魏酸 4-甲氧基苯乙酯	4-methoxyphenethylferulate	
44	阿魏酸苯乙酯	phenethylferulate	（Wu X W，2017；Tang S Y，2009）
45	二十五碳酸	pentacosanoic acid	（Yu C，2015）
46	阿拉善苷 C	alaschanioside C	（张艳侠，2012）
47	反式-4-O-β-D-吡喃葡萄糖基阿魏酸	*trans*-4-O-β-D-glucopyranosyl ferulic acid	
48	葡萄糖基阿魏酸酯	glucosyl methyl ferulate	
49	丁香酚四乙酰基葡萄糖苷	eugenol tetracetyl glucoside	（郭培，2019）
50	3,4′-二羟基苯乙酮-3-β-D-吡喃葡萄糖苷	3,4′-dihydroxy-propiophenone-3-β-D-glucopyranoside	
51	—	—	（张艳侠，2012）
52	—	—	

5. 生物碱类　生物碱类化合物是中草药中的有效成分之一，结构复杂，且具有显著的生物活性。Xu K 等（2012）报道了羌活种子的 3 种新生物碱，分别是 N-hexacosanoylanthranilic acid（53）、N-octacosanoylanthranilic acid（54）和 N-eicosanoyltyramine（55），具体见图 8-27 和表 8-5（马丽梅，2021）。

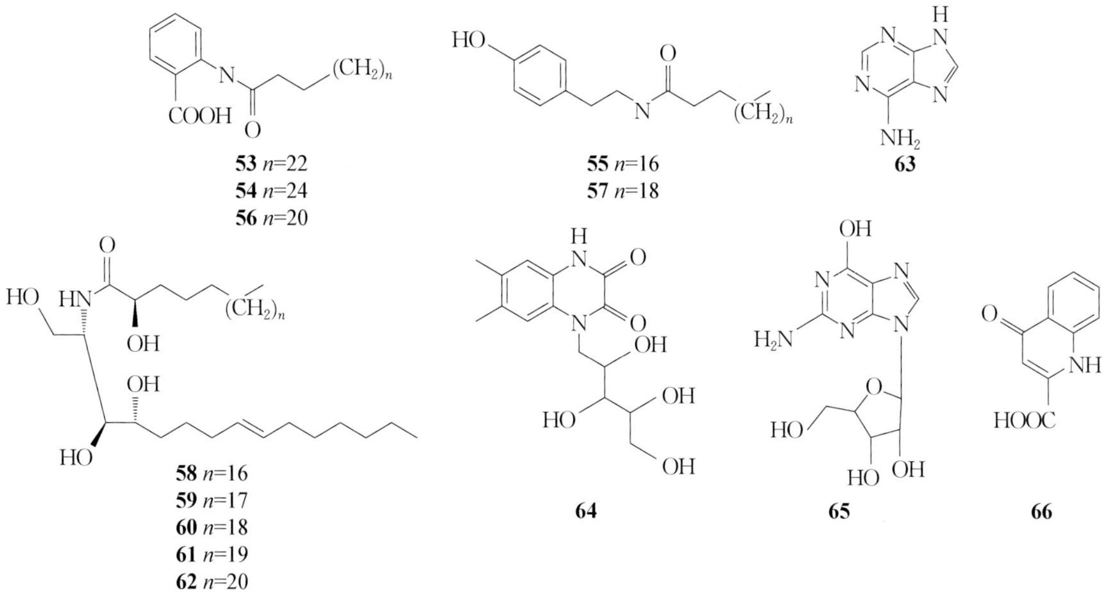

图 8-27 羌活中的生物碱类化合物结构

表 8-5 羌活中的生物碱类化合物

序号	中文名	英文名	文献
53	N-己基二十二烷基氨基苯甲酸	N-hexacosanoylanthranilic acid	
54	N-辛基三七氨基邻氨基苯甲酸	N-octacosanoylanthranilic acid	
55	N-二十烷基酰基酪胺	N-eicosanoyltyramine	
56	N-四十四烷氰基邻氨基苯甲酸	N-tetracosanoylanthranilic acid	
57	N-二十二碳酰酪胺	N-docosanoyltyramine	
58	(2 S,3 S,4 R,8 E)-2-[(2′R)-2′-羟基二十二碳六烯基氨基]-十八碳烯-1,3,4-三醇	(2 S, 3 S, 4 R, 8 E)-2-[(2′ R)-2′-hydroxydocosanosylamino]-octadecene-1,3,4-triol	
59	(2 S,3 S,4 R,8 E)-2-[(2′R)-2′-羟基三烷糖基氨基]-十八烯-1,3,4-三醇	(2 S, 3 S, 4 R, 8 E)-2-[(2′ R)-2′-hydroxytricosanosylamino]-octadecene-1,3,4-triol	
60	(2 S,3 S,4 R,8 E)-2-[(2′R)-2′-羟基十四烷糖基氨基]-十八碳烯-1,3,4-三醇	(2 S, 3 S, 4 R, 8 E)-2-[(2′ R)-2′-hydroxy-tetracosanosylamino]-octadecene-1,3,4-triol	(Yu C,2015)
61	(2 S,3 S,4 R,8 E)-2-[(2′R)-2′-羟基对-羟基二十烷基-氨基]-十八碳烯-1,3,4-三醇	(2 S, 3 S, 4 R, 8 E)-2-[(2′ R)-2′-hydroxypentacosanosy-lamino]-octadecene-1,3,4-triol	
62	(2 S,3 S,4 R,8 E)-2-[(2′R)-2′-羟基六二十烷糖基氨基]-十八碳烯-1,3,4-三醇	(2 S, 3 S, 4 R, 8 E)-2-[(2′ R)-2′-hydroxyhexacosanosylamino]-octadecene-1,3,4-triol	
63	腺嘌呤	adenine	
64	N-(1′-D-脱氧木糖醇基)-6,7-二甲基-1,4-二氢-2,3-喹喔啉二酮	N-(1′-D-deoxyxlitolyl)-6,7-dimethyl-1,4-dihydro-2,3-quinoxaliynedione	
65	鸟嘌呤核苷	guanosine	
66	4-喹啉-2-羧酸	4-quinolone-2-carboxilic acid	

6. 氨基酸 羌活中的氨基酸类成分主要包括赖氨酸、精氨酸、苯丙氨酸、γ-氨基丁酸、天门冬氨酸、亮氨酸、组氨酸、苏氨酸、丝氨酸、谷氨酸、脯氨酸、甘氨酸、丙氨酸、半胱氨酸、缬氨酸蛋氨酸、异亮氨酸、酪氨酸(樊菊芬等,1986)。

7. 金属元素类 羌活中含有的金属元素主要有Cu、Mn、Zn、Ca、Mg、Fe、K、Na、Al 等(李春丽等,2011)。

药理作用

1. 消炎、镇痛、解热作用 羌活水提液能抑制大鼠蛋清性足肿胀,抑制小鼠二甲苯所致耳肿胀,抑制纸片所致小鼠炎性增生,抑制小鼠胸腔毛细血管的通透性的增加,抑制弗氏完全佐剂所致大鼠足肿胀的Ⅰ、Ⅱ期炎症肿胀,抗炎作用明显。羌活挥发油经灌胃和胸腔注射给药均能不同程度地抑制小鼠二苯耳水肿,对大鼠角叉菜胶、右旋糖酐足肿胀也有一定的抑制作用,其抗炎作用可能与垂体—肾上腺皮质系统有关。羌活 75% 醇提物对角叉菜胶性小鼠足跖肿胀,二甲苯性小鼠耳肿和乙酸提高的小鼠腹腔毛细管

通透性增高有抑制倾向,表现出弱镇痛抗炎作用。羌活水提物、乙酸乙酯提取部分及正丁醇提取部分均能抑制醋酸引起的小鼠扭体次数,而乙酸乙酯提取部分的镇痛作用略强于正丁醇提取部分。羌活中的单体成分紫花前胡苷具有明显的镇痛作用。此外,经醋酸扭体实验表明,羌活醇也是中药羌活的止痛成分。另,羌活挥发油能使致热性大鼠体温明显降低,具有显著的解热作用(李云霞,2004)。张淼(2013)用九味羌活汤对 60 例感冒患者进行治疗,结果显示,治疗后患者发热、头痛等症状基本消失,说明羌活具有良好的解热、镇痛作用。

2. 对消化系统的作用 羌活具有促进肠道蠕动及改善肠胃功能等作用。研究表明,用羌活、白术水煎剂对脾虚型腹泻患者和肠鸣患者进行治疗,用药3~5 日后其腹泻症状可明显改善,其肠鸣症状可基本消失,再用药 2~3 日可进一步巩固其疗效(李鸿昌,2019)。俞企望等(2005)用以羌活为主要成分的升阳益胃汤对 39 例接受胃癌手术后并发消化不良的患者进行治疗,用药 2 周后其治疗的总有效率高达94.9%。同时,羌活水提物和醇提物对番泻叶、蓖麻油引起的渗出性腹泻的止泻效果显著;羌活不同提

取物对蓖麻油所致腹泻的止泻效果无论是从发挥作用的快慢程度，还是维持时间的长短来说均强于番泻叶，且羌活水提物止泻效果明显强于醇提物。其抗腹泻的机制主要是修复损伤的小肠黏膜细胞、抑制炎症介质合成和释放、降低结肠水和电解质净分泌及减轻大肠内容物输送而引起的炎症反应（巩子汉，2019）。

3. 对心脑血管系统的作用 羌活在治疗心脑血管疾病中的功效，以抗心律失常最为显著，其中发挥作用的主要是羌活的水溶性部分。羌活提取物可通过延迟乌头碱致大鼠心律失常的出现时间，降低大鼠缺血再灌注诱发的室早、室速和室颤的发生率及提高哇巴因致豚鼠室颤和心搏停止的用量来实现抗心律失常的作用（巩子汉，2019）。羌活中的挥发油和香豆素具有促进冠状动脉扩张及增加冠状动脉血流量的作用。用浓度为 2.5% 的羌活挥发油为心肌缺血小鼠灌胃，可明显提高其心肌对 86Rb 的摄取率，增加其心肌的血流量，改善其心肌缺血的症状（秦彩玲等，1987；秦彩玲，1982；李智勇，2003）。除此之外，羌活还有增加脑血流量、抗急性心肌缺血、抑制血小板聚集及抗血栓的作用。人们在筛选防治冠心病的中药时，发现羌活中存在着治疗心血管疾病的活性物质，进一步研究发现，此种活性物质为羌活挥发油，主要通过增加营养性血流量来对抗垂体后叶素所引起的急性心肌缺血（巩子汉，2019）。

4. 治疗妇科疾病 带下之病，责之于湿。羌活具有祛风胜湿、调达肝气之功效，可用于治疗因肝经湿热引起的外阴肿痛、带下病等。羌活具有辛散、窜透、动气等特性，可发挥活血化瘀的功效，用于治疗血瘀气滞型痛经。另外，羌活对卵巢功能低下、卵泡发育不良、外阴瘙痒等妇科疾病均有一定的治疗效果（李鸿昌，2019）。汤娟等（2014）分别用妈富隆与复方九味羌活汤对对照组患者与治疗组患者进行 3 个月的治疗。结果显示，妈富隆与复方九味羌活汤治疗湿热型子宫异常出血的疗效相当。金志春等（1999）研究发现，用羌活治疗霉菌性阴道炎的效果甚佳。

5. 抑菌作用 羌活中含有发卡二醇，发卡二醇可抑制金黄色葡萄球菌的活性（佐藤规子，2002）。羌活提取物防治流感病毒性肺炎实验显示中药羌活具有对流感病毒肺炎小鼠的死亡保护作用及对小鼠流感病毒的防治作用。5% 的羌活水提物可抑制部分浅部真菌（王昊，1997）。羌活注射液的稀释度为 0.002 mL/mL 时，对弗氏痢疾杆菌、大肠杆菌、伤寒杆菌等部分细菌有抑制作用。

资源综合利用

（一）开发羌活地上茎叶

提升对羌活及宽叶羌活的茎叶含有羌活醇、异欧前胡素、绿原酸等化合物、佛手柑内酯等香豆素类成分、香叶木苷等黄酮类成分和绿原酸等有机酸类成分具有较高的药用价值（陈定巧，2018）。目前药材标准规定羌活药材只利用根及根茎，茎叶没有被充分利用起来，茎叶廉价易得，便于储存，地上生物量又大，因此探寻茎叶中有效成分，代替根入药基础上，扩大用药部位，增加羌活药材利用率是今后开发的方向之一。

（二）加大加快羌活野生抚育与种植

目前羌活药材商品主要来源于野生资源，一方面野生资源量不断减少，采挖海拔越来越高，生境更加脆弱，价格不断上涨，采挖量每年下降 20%～30%，另一方面，野生资源生长 4～6 年才能达到药用标准要求，资源再生能力弱。所以加强对野生资源人工抚育，对保护资源与生态意义重大。自然状态下羌活以有性繁殖为主，羌活种子具有双重休眠特征，休眠期为 8～10 个月。提高种子发芽率或根茎繁殖，组织培养等繁育技术是提升羌活药材质量数量，保持资源可持续利用的最佳途径。

（三）积极开发有效部位新药

羌活中主要活性成分为挥发油及香豆素类化合物。郭曼华（2002）报道在羌活 SFE - CO$_2$ 提取物的药理学研究中发现，羌活对病毒性肺炎有较好的防治作用，提示我们利用现代化学手段分离提取有效部位成分，开发抗新冠肺炎、抗流感病毒的新药切实可行。

炮 制

除去杂质，洗净，润透，切厚片，干燥。

性味与归经

辛、苦，温。归膀胱、肾经。

功能与主治

解表散寒，祛风除湿，止痛。用于风寒感冒，头痛项强,风湿痹痛,肩背酸痛。

临床与民间应用

(一) 国家标准成方制剂羌活应用

《中国药典》收载含羌活制剂53个,涉及处方43个,收载的处方与羌活配对出现次数较多的中药有川芎、防风、白芷等。成方功效以祛风、解表、止痛、活血为主,与羌活的临床功效一致。通过对48首古代经典方剂分析,含有羌活的古代经典方剂中与羌活配对出现次数较多的中药有甘草、防风、川芎、当归、独活等,其主要功效为祛风止痛、解表散寒。羌活药力作

用偏上偏表,为中医界临床治疗风寒表证、风寒湿痹常见要药(张东佳,2020)。方剂中药味数以11~15味居多,6~10味次之,药味6~15方剂数占总数83%,平均方剂用药味数为13种。九味羌活丸、川芎茶调散、芎菊上清丸、连翘败毒丸进入了国家基本药物目录,极大促进了此类含羌活成药临床应用。

羌活在《中国药典》《国家中成药标准汇编》《卫生部药品标准》、新药转正标准、注册标准中共计查询到366个组方品种,搭配组方的药材数量为812种。组方品种功能主治主要体现在肌肉-骨骼系统(146种)、呼吸系统(69种)、神经系统(36种)三个方面;配方多搭配防风、当归、川芎、甘草及白芷等药味。详见图8-28。

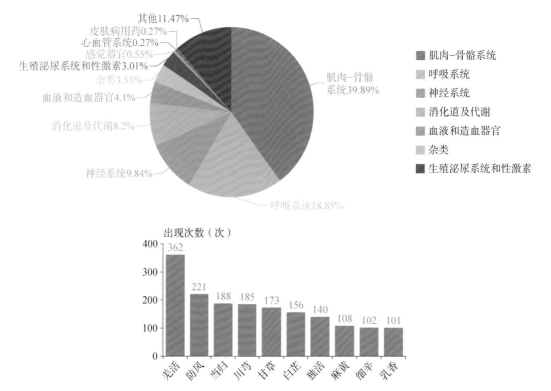

图8-28 羌活成方制剂品种分布及组方前十的药味统计(来源:药智数据库)

(二) 临床配伍应用

1. 解表散寒

羌活配细辛、苍术:解表散寒,祛湿止痛。用于外感风寒夹湿,恶寒发热,肌表无汗,头痛项强,肢体酸痛较重者。如九味羌活汤(《此事难知》)。

2. 祛风胜湿止痛

羌活配独活、川芎:发散风寒,除湿通痹,活络止痛。用于风寒湿痹,头痛身痛等。如羌活胜湿汤(《内外伤辨惑论》)。

羌活配威灵仙:祛风湿,通经络,止痹痛。用于风寒湿痹,尤以上半身痹痛最宜。

羌活配当归、姜黄:活血祛风,胜湿止痛。用于风寒湿痹,肩背肢体疼痛,腿脚沉重。如蠲痹汤(《是斋百一选方》)。

羌活配川芎、藁本:祛风湿,通瘀滞,止痹痛。用于风寒湿邪侵袭肌表,凝阻脉络之偏正头痛,或一身肢节疼痛、重着酸楚。如羌活芎藁汤(《审视瑶函》)。

3. 用于全身风寒湿痹

羌活配独活:两者皆有祛风胜湿、止痛作用。但

羌活性较燥烈,发散力强,长于发散肌表风寒,及偏上半身之风寒湿邪,且可通利关节而止痛,故常用于治疗风寒或风湿在表之头痛、身痛及上半身之风湿痹痛。独活性较和缓,发散力较羌活弱,而胜湿通痹止痛作用较羌活为强,且长于祛下半身风湿,故治疗风湿痹痛而以腰以下为甚者及少阴头痛则用独活为佳。若风寒湿痹,一身尽痛,两者常相须为用(祁公任,2018)。

(三)经典处方与研究

1. 羌活胜湿汤

处方:羌活、独活各6g,藁本、防风、甘草(炙)各3g,蔓荆子2g,川芎1.5g。

方解:方中羌活、独活皆可祛风除湿、通利关节。其中羌活善祛上部风湿,独活善祛下部风湿,两药相合,散一身之风湿,通利关节而止痹痛为君药。臣以防风、藁本,祛风胜湿,善止头痛。佐以川芎活血行气,祛风止痛,蔓荆子祛风止痛。使以炙甘草调和诸药。综合全方,共奏祛风胜湿之效,使客于肌表之风湿随汗而解。

功能:祛风,胜湿,止痛。

主治:风湿在表之痹证。症见肩背痛不可回顾,头痛身重,或腰脊疼痛,难以转侧,苔白,脉浮。

现代研究:①方药毒理(性)。研究羌活胜湿汤急性毒性实验,单煎、合煎最大耐受量为139.2g/kg,相当人用量的278.4倍。结果无死亡及各体征改变,提示本方具有抗炎镇痛作用,且安全。②解热作用。羌活胜湿汤解热作用的机制可能与其抑制三方面的影响有关,本方含药血清对伤寒副伤寒内毒素诱导兔单核细胞DNA合成有一定抑制作用。对伤寒副伤寒内毒素诱导兔单核细胞蛋白质合成率的量效关系呈递增性抑制作用。对伤寒副伤寒内毒素诱导兔单核细胞Ca^{2+}内流有抑制作用,呈量效递增关系。③抗炎镇痛作用。羌活胜湿汤单煎与合煎高、中、低剂量组对蛋清、琼脂所致大鼠足肿胀有明显的抑制作用,其中以合煎高剂量组作用最明显。单煎与合煎高、中剂量组对醋酸所致小鼠腹腔毛细血管通透性增高有明显的抑制作用。热板实验结果,本方单煎与合高剂量组对小鼠有明显的镇痛作用。

2. 九味羌活汤

处方:羌活、防风、苍术各6g,细辛2g,川芎、白芷、生地黄、黄芩、甘草各3g。

功能:发汗祛湿,兼清里热。

主治:外感风寒湿邪。症见恶寒发热、无汗头痛、肢体疫疼、口苦微渴、舌苔白、脉浮。

方解:本方证为外感风寒湿邪,内有蕴热所致。风寒湿邪,束于肌表,故恶寒发热、无汗头痛;寒湿相搏,邪着经络,气血运行不畅,故肢体酸楚疼痛;口苦微渴者,是里有蕴热之象。治宜散风寒,祛湿邪为主,兼清泄里热。方中羌活发散风寒,祛风胜湿,宣痹止痛,为主药;防风、苍术协助羌活以散寒、胜湿、止痛,为辅药;细辛、川芎、白芷散寒祛风,并能行气活血,宜痹以止头身之痛;生姜、葱白助主药以散风寒,生地黄、黄芩清泄里热。并防诸辛温香燥之药伤津,均为佐药;甘草调和诸药以为使。诸药配伍,共成发汗祛湿、兼清里热之剂。①本方辛温解表、发汗祛湿,为四时感冒风寒湿邪的常用方剂。以恶寒发热、寒多热少、头痛无汗、肢体疫楚疼痛、口苦微渴为辨证要点。如湿邪较轻,肢体疫疼不甚者,可去苍术、细辛,以减温燥之性;如肢体疫楚疼痛剧者,则可倍用羌活以加强通痹止痛之力;如湿重胸满,可去滋腻之生地黄,加枳壳、厚朴以行气化湿宽胸;如无口苦微渴,生地黄、黄芩又当裁减。②流行性感冒、风湿性关节炎等属于风寒湿邪在表而有里热者,可用本方加减治疗。

现代研究:古人设此方以治外感风湿头痛为主。目前动物实验证实该方具有镇痛、镇静、解热的作用,且具有抗炎、抑菌和促抗体产生的作用。在临床应用方面,不局限于外感风寒湿所致疾病的治疗,已拓展运用于多古人设此方以治外感风湿头痛为主。目前动物实验证实该方具有镇痛、镇静、解热的作用,且具有抗炎、抑菌和促抗体产生的作用。在临床应用方面,不局限于外感风寒湿所致疾病的治疗,已拓展运用于多科杂病,随着对该方不深入研究,将更多地用于指导临床多科杂病,随着对该方不深入研究,将更多地用于指导临床(张宝国,2007)。

(四)青海中医单验方

(1)组方:羌活、独活、防风、西河柳、五加皮、地骨皮、老鹤草、鹿蹄草各9g。

主治:风湿性关节炎。

用法:水煎服。

来源:湟源县中普办。

(2)组方:羌活6g,防风9g,秦艽9g。

主治:关节炎。

用法:混合煎服。

来源:平安区防疫站。

第九章 秦 艽

Qin jiao

GENTIANAE MACROPHYLLAE RADIX

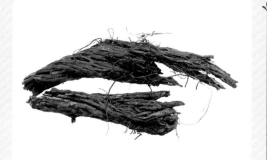

道地沿革

(一) 基原考证

1. 南北朝 《本草经集注》记载秦艽:"今出洛州、鄜州、岐州者良……根皆作罗文相交,中多衔土等。"记载了地理位置与性状。王圆梦(2021)考证认为,汉代秦艽药材主要为秦艽 *Gentiana macrophylla* Pall. 和麻花秦艽 *G. straminea* Maxim. 。

2. 宋代 《本草图经》记载:"秦艽,生于乌山谷,今河陕州军多有之,根土黄色,而相交纠,长一尺已来,粗细不等;枝干高五六寸:叶婆娑连茎梗,俱青色,如莴苣叶,六月中开花紫色,似葛花,当月结子,每于春秋采根,阴干。"并附图。王圆梦(2021)考证认为:所绘秦州秦艽、石州秦艽符合龙胆科秦艽组植物特征;所绘齐州秦艽、宁化军秦艽均无明显的龙胆科秦艽组植物特征,疑为地方习用品;河州(今甘肃临夏市)所产应为管花秦艽 *G. siphonantha* Maxim. ex Kusnez. ,陕州(今河南陕州区)所产应为秦艽 *G. macrophy* Pall. 。

3. 明代 《本草蒙荃》记载:"甘松龙洞及河陕诸州。长大黄白色为优,新好罗纹者尤妙。"《本草品汇精要》记载:"秦艽〔质〕形如防风而粗虚,〔色〕土褐。"从药材描述分析符合现在秦艽的特征。《本草纲目》收载图中可见其叶对生、根扭曲等秦艽特征存在。

《本草汇言》综合了《本草纲目》《本草图经》记载并附图,所附图片主要以《本草图经》所附秦州秦艽为蓝本。这一时期,秦艽出秦中(今陕西宝鸡及甘肃天水一带)这一记载在本草著作中多有沿用。《本草原始》除整合了各个时期关于秦艽的本草记载外,还首次附有秦艽药材绘图,基本符合现在秦艽的特征。此外,《滇南草本》有记载秦艽作为处方配伍使用,据聂燕琼(2012)推测其所使用的秦艽主要是粗茎秦艽 *G. crassicaulis* Duthie ex Burk. 。

4. 清代 《植物名实图考》记载:"秦艽叶如莴苣,梗叶皆青……"附图比较符合龙胆科龙胆属的秦艽原植物的性状,可能为秦艽 *G. macrophylla* Pall. 或管花秦艽 *G. siphonantha* Maxim. ex Kusnez. 。这一时期"左旋者为佳"等性状描述在本草中开始多次出现。

5. 近现代 《中国植物志》收载秦艽组植物16种2变种,可做药用的有12种,较常用6种在古代本草中有记载,植物特征见表9-1,其中麻花艽、小秦艽、管花秦艽可能是古代本草认定的左拧秦艽。

《中药志》(1959年版)收载小秦艽 *G. dahurica* Fisch. 、秦艽 *G. macrophylla* Pall. 和五台秦艽 *G. wutaiensis* Marq. (现学名规范为大花秦艽 *G. macrophylla* var. *fetissowii*)为秦艽药材原植物。相较以往,1959年版《中药志》编纂前均进行过实地调查,并在历史上首次将各基原名称确定了下来。

20世纪60年代《中药材品种论述》收载秦艽有13个品种。①大花秦艽 *Gentiana macrophylla*,甘肃青海称西大艽、西秦艽、左拧根。②兴安秦艽 *G. dahurica*,北方习惯称小秦艽。③粗茎秦艽 *G. crassicaulis*,主产区西南称川秦艽。④麻花艽 *G.*

表 9-1　6 种秦艽植物特征

基原	花色	花序	根部特征	根长(cm)	株高(cm)
秦艽 G. macrophylla Pall.	花冠筒部黄绿色,冠澹蓝色或蓝紫色	多花簇生	扭结或黏结成一个圆柱形的根	10~30	30~60
粗茎秦艽 G. crassicaulis Duthie ex Burk.	花冠筒部黄白色,冠檐蓝紫色或深蓝色	多花簇生	扭结或黏结成一个粗的根	12~20	30~40
麻花艽 G. straminea Maxim.	花冠黄绿色	花序疏松	扭结成一个粗大、圆锥形的根	8~18	10~35
黄管秦艽 G. officinalis H. Smith	花冠黄绿色	多花簇生	黏结成一个较细瘦,圆柱形的根	8~19	15~35
小秦艽 G. dahurica Fisch.	花冠深蓝色	花序疏松	向左扭结成一个圆锥形的根	8~20	10~25
管花秦艽 G. siphonantha Maxim. ex Kusbez.	萼筒常带紫红色,花冠深蓝色	多花簇生	向左扭结成一个圆柱形的根	7~12	10~35

straminea,甘肃、青海、四川称麻花艽、纽丝艽。⑤甘南秦艽 G. gannanensis,在甘南及青海民和地方习用。⑥大花秦艽 G. macrophylla var. fetissowi,为大叶秦艽变种。⑦西藏秦艽 G. tibetica,在西藏称藏秦艽。⑧细梗秦艽 G. daharica.,称小秦艽。⑨网根秦艽 G. walujewii,称新疆秦艽。⑩狭翅秦艽 G. kaufamanniana 和天山秦艽 Gtianschanica 均产新疆,其根亦统称新疆秦艽。⑪太白秦艽 G. wutaiensis,产于陕西太白和山西五台,西北地区作秦艽用。⑫管花秦艽 G. siphonantha,甘肃、青海、宁夏、四川地区有以此作秦艽者。⑬斜升秦艽 G. decumbens,西北地区新疆和内蒙古以其根作小秦艽用。《中药材品种论述》通过各地使用秦艽物种的实地调查情况,明确全国主流秦艽商品还是大花秦艽、麻花艽、小秦艽等。

1963 年版《中国药典》规定秦艽基原有秦艽、粗茎秦艽、小秦艽。1977 年版《中国药典》补充了麻花秦艽,自后历版《中国药典》和《新华本草纲要》《新编中药志》《中华本草》《中国药材学》《500 味中药鉴定》等权威性著作将秦艽来源均确立为龙胆科植物秦艽 Gentiana macrophylla、粗茎秦艽 G. crassicauis、麻花艽 G. straminea、小秦艽 G. dahurica 的根。其中广布种、主要基原种为大叶秦艽 G. macrophylla。

(二) 药效考证

1. 秦汉时期　《神农本草经》将秦艽列为中品,曰:"秦艽,味苦,平。主寒热邪气;寒湿风痹,肢节痛,下水,利小便。"这是最早期的秦艽功效记载。《名医别录》记载:"秦艽味辛,微温,无毒。治风无问久新,

通身挛急。"药性出现辛、温描述。《本草经集注》记载:"秦艽味苦、辛,平、微湿,无毒。主治寒热邪气,寒湿风痹,肢节痛,下水,利小便。"在《本经》与《别录》基础上丰富了秦艽功效。

2. 唐宋时期　《新修本草》记载秦艽功效与《本草经集注》内容相同。《日华子本草》记载:"秦艽,味苦冷。主传尸骨蒸,治疳及时气。"增加了秦艽治疗慢性传染病、低热和小儿疳积、消瘦用途。并引《药性论》云:"治五种黄病。"引《四声本草》云:"世人以疗酒黄,黄疸大效。"《图经本草》记载秦艽引《正元广利方》云:"疗黄,心烦热,口干,皮肉皆黄……"又引《集验方》云:"凡发背疑似者,须便服秦艽牛乳煎……又治黄方,用秦艽一大两,细锉,作两贴子……"增加了治发背,清黄疸功效。

3. 金元时期　《法象》补"治口噤及肠风泻血"。《珍珠囊》则去"阳明经风湿痹,口疮毒"。《医学启源》云:"养血荣筋,中风手足不遂者用之,去手足阳明下牙痛,以去本经风湿。"秦艽功效又有增益,其中"养血荣筋"首次明确了秦艽具有补益功能。

4. 明清时期　《本草蒙荃》继承《神农本草经》《名医别录》之说,认为秦艽"气平,微温"。而《本草正》则称"性沉寒,沉中有浮,手足阳明清火药也","清黄疸,解温疫、热毒",治"虚劳骨蒸发热,潮热烦渴,及妇人胎热,小儿疳热瘦弱等证"。《本草纲目》以其"治胃热,虚劳发热"。《药鉴》称:"气微温,味苦、辛。无毒。可升可降,阴中微阳。手阳明经药也。治口噤歪斜不正,主口噤、肠风下血、下牙肿痛、口内疮毒。养血荣筋,除风痹肢节俱痛;通便利水,去遍身黄疸如金。又能去本经风湿,以菖蒲为使。"《冯氏锦囊秘录》

所言"秦艽风药中之润剂,散药中之补剂,故养血有功",为后世医家所认可。《本草逢原》用治"妇人带疾"。《本草求真》则称"除肠胃湿热,兼除肝胆风邪,止痹除痛"。《分经》谓"燥湿散风,活血"。至此,秦艽功用已臻完备。对秦艽的药性认识仍有寒温之别,但对其功用的记载仍有一定出入。

综合清以前(梁茂新,2021)本草文献,概括秦艽功用有祛风除湿、疏散风邪、清热利湿、清热泻火、清虚热、止痛、清热解毒、平肝息风、利尿、补虚、通便、止血、止痉、活血、消疳15种。

5. 近现代 《药材资料汇编》记载"秦艽味苦辛,性平无毒,散风湿,治痹痛,疗黄疸,解酒精毒"。《中药学》记载:"秦艽性平,味苦、辛。祛风除湿,退虚热,舒筋,止痛。"《中药大辞典》记载:"秦艽祛风湿,清虚热,退黄。主治风湿痹痛,筋骨拘挛,手足不遂,骨蒸潮热,小儿疳热,湿热黄疸。"《中华本草》记载:"秦艽祛风湿,舒筋络,清虚热,利湿退黄。主治风湿痹痛,筋骨拘挛,手足不遂,骨蒸潮热,小儿疳热,湿热黄疸。"《新编中国药材学》记载:"秦艽祛风湿,清湿热,止痹痛,退虚热。用于风湿痹痛,骨蒸潮热,中风半身不遂,筋骨拘挛,骨节酸痛,湿热黄疸,小儿疳积发热"。《中国药典》(2020年版)记载:"秦艽祛风湿,清湿热,止痹痛,退虚热,用于风湿痹痛,中风半身不遂,筋骨拘挛,骨节酸痛,湿热黄疸,骨蒸潮热,小儿疳积发热。"

总观古今秦艽功效,概括有三:①秦艽辛能散风,苦能燥湿,为通达关节,流通脉络,为治风湿湿痹之要药。质润不燥,能退虚热而无损阴津,为治虚热证之要药(周祯祥,2018)。②秦艽古代功效"祛头风,疏散风邪;平肝息风,清热泻头;止血,止咳"与现代记载功效有差异,这些潜在功效已被现代实验研究证实疗效确切(梁茂新,2021),待后开发应用。③秦艽古今功效一致性。《中国药典》确定秦艽有"祛风湿,清湿热,止痹痛,退虚热功能",与历代本草学和古代方剂文献提炼出来的祛风除湿、清热利湿、清虚热、止痛等功效基本相符。《中国药典》确定秦艽主治"风湿痹痛,中风半身不遂,筋络拘挛,骨节酸痛,湿热黄疸,骨蒸潮热,小儿疳积发热",与古代方剂文献中含秦艽复方所治痹病、中风、痉病、黄疸、骨蒸、疳积等亦相符合。

(三)道地沿革与特征

南北朝《本草经集注》载:"生飞鸟山谷。今出甘松、龙洞、蚕陵,长大黄白色为佳,根皆作罗文相交,中多衔土"。甘松(今四川松潘,青海班玛、久治、同德一带,甘肃迭部,川、青、甘三地交界处)、龙洞(宁强)、蚕陵(茂县)。

唐代《新修本草》载:"今出洛州(今陕西洛川)、鄜州(陕西富县)、岐州陕西(凤翔)长大黄白色为佳……用之熟破处去"。

南朝刘宋时期《雷公炮炙论》载:"凡使秦艽,须于脚文处认取,左文列为秦,治疾;右文列为艽,即发脚气。"首次以药材扭曲为评价品质特征,后人均以"左纹者良"为依据选优药材。

宋代《本草图经》载:"今河陕州均多有之,根土黄色而相交纠,长一尺已来,粗细不等,枝干高五六寸,叶婆娑连茎梗,俱青色,如莴苣叶,六月中开花紫色,似葛花,当月结子。"河州,包括今甘肃临夏、青海民和、循化的青甘交界处一带,也是古代枹罕县所在地。陕州指河南陕州区。

明代《本草纲目》载:"秦艽出秦中(今陕西宝鸡及甘肃天水一带),秦艽但以左文者为良。"

《本草蒙荃》载:"出甘松(叫松番及果洛羌人、潘人住区)、龙洞(宁强县)及河陕诸州(临夏、循化、民和甘青交界处)。长大黄白色为优,新好罗纹尤妙。"

《本草乘雅半偈》载:"生飞鸟山谷及甘松、龙洞(同上)、洛州(洛川)、鄜州(富县)、岐州(岐山、凤翔)者良。枝秆高五六寸,叶婆娑如莴苣叶,连茎梗俱青色,六月中开花紫色似葛花,当月结子。根黄色,长尺许,作罗文交斜,其纹左列者佳,右列者不堪入药,令人发脚气病也。"

《本草述钩元》载:"秦艽产于陕中(今宝鸡天水一带),根长尺余,粗细不等,土黄色而相交纠,故名。春秋采根,阴干用,右列者不堪入药。令人发脚气病也。"

清代《植物名实图考》载:"今山西五台山所产,形状正同,叶如蒿苣,梗叶皆青。"《本草求真》《本草丛新》《本草利害》《本草崇原集说》均有秦艽出秦中、洛州、鄜州、岐州,河陕郡皆有,形作罗纹相交,长大黄白左纹者良的一致记载。

民国《药物出产辨》载:"秦艽以陕西省汉中府产者为正,名曰西秦艽。其次云南产者为多。四川产者少,总其名曰川秦艽,气味不及西艽佳也。"《增订伪药条辨》载:"秦艽出秦中。今泾州、都州、岐州、河陕诸郡皆有。曹炳章按:秦艽,陕西宁夏府出者,色黄,肥大,芦少,左旋者佳。山西五台山亦出,皮色路黑,肉黄白色,夯佳。以上皆名西秦艽。湖北产者,条细质松,毛屑较多,名汉秦艽,为次。"

现代《中药材手册》载:"我国西北地区多有生产。主产于甘肃夏河、卓尼,青海化隆回族自治县、湟源,陕西太白区、枸邑,此外,内蒙古、四川、云南、湖北、河北、山西等地亦产以条粗、质实、肉厚、色黄不带黑皮者为佳。"《中国药材学》载："秦艽分布于西北、华北、东北及川西北部,生于草原、丘陵、沙质地带稀疏丛林湿地。麻花艽分布于四川、青海、甘肃、西藏,生长于高山草地。粗茎秦艽分布于西南地方(云南),生于山坡草地或高山草地。小秦艽分布于华北、西北及四川。生于山坡、草原。接产区分西秦艽、川秦艽、山秦艽。西秦艽产于甘肃、青海、陕西;川秦艽产四川、云南;山秦艽产于山西、内蒙古、河北。"

综上所述,秦艽道地产区整体上经历了四川中部(汉魏)、四川西北、青海东部、东南部边缘(南北朝)、陕西、甘肃黄土高原(唐初)、甘肃西南、陕西东南部(北宋)、陕西宝鸡周边(明清)、陕西北部、西南部(民国末)的产地变迁。结合基原考证南北朝时期以四川北部和青海、甘肃所产麻花秦艽 G. straminea、秦艽 G. macrophylla 为最佳;唐代初期以陕甘交界六盘山一带所产秦艽 G. macrophylla 为主流;北宋时期,逐渐形成以管花秦艽 G.siphonuntha 为主的甘肃临夏祁连山一带和以秦艽 G. macrophylla 为主的陕西东部2个新产区;明清时期,随着人口增加,药材需求量也有了新要求,包括陕西、甘肃、宁夏、山西、湖北、四川、云南均有秦艽药材产出,但就其品质仍以西北为主流。

青藏高原是秦艽的起源中心(程庭峰等,2019;张西玲等,2003),查阅近20余年秦艽起源调查研究成果与论文,报道《中国药典》秦艽基原的分布情况,4种基原均以甘肃、青海、云南、四川、西藏青藏高原省际交界处较多,成为野生秦艽药材商品主要源流、成为新的道地产区。道地品质均以粗长、断面黄白色、根部扭曲黏结者为佳,西北以左纹为道地,青海称之为左拧根(吴兴海等,2002;李焘等,2006;王园梦等,2021)。

青海开发历史

(一) 地方志

秦艽是青海大宗药材之一,青海产秦艽并有商品流通有200余年历史。

《青海省志·特产志》记载："秦艽为龙胆科植物,多年生草本,多数根向左拧,俗称左拧根。根粗壮,肉质。种类较多,有麻花秦艽、管花秦艽、小秦艽等。秦艽分布在全省各地,据普查全省资源量约20万吨,以黄南、果洛、海南等藏族自治州最为丰富。秦艽根入药,具有散风除湿,通络舒筋的作用。治风湿痹痛,骨蒸劳热,小儿疳积等症。秦艽是常用中藏药材之一,

市场需求量大,近年由于盲目采挖,造成资源破坏,急需加强资源保护,有目的、有重点地开发利用。"在《青海省志·高原生物志》又记载："黄管秦艽,藏名叫解吉那保。其特点是花黄绿色,花冠外面具蓝色条纹,内面无斑点。产于青海省东部地区。生于海拔2300~4200 m 的高山草甸、灌丛。"

《大通县志》记载："秦艽,案《钦定续通志》:本名秦乣。俗作秦艽。出秦中,以根作罗文交纠者佳,故名。萧炳谓之秦爪。"

《久治县志》记载秦艽："在县境内均有分布,尤其以门堂产的'萝卜艽'最优。"

《祁连县志》记载："秦艽,亦称大艽,左拧根,又名大叶龙胆……根部成轮状,向左拧连,中医以根入药,性平、味苦辛,祛风湿、退虚弱、潮热骨蒸、痔疮等症,含多种生物碱,有消炎止痛作用。"

《化隆县志》记载："秦艽(左拧草,炮仗花根),有小秦艽、管花秦艽、麻花艽三种。生于高山草甸,分布于马阴山一带。"

《果洛藏族自治州概况》记载："果洛州沿黄河两岸的河谷地带许多地方盛产大黄、党参、秦艽十多种药材,其中不少药材产量丰富,质地优良。"

在《西宁府新志》《碾伯所志》《乐都县志》《河南县志》《甘德县志》《玛沁县志》《同德县志》《泽库县志》《湟源县志》《门源县志》《都兰县志》《湟中县志》《循化县志》《互助县志》《同仁县志》《民和县志》《共和县志》《班玛县志》《海南藏族自治州概况》《玉树藏族自治州概况》《黄南藏族自治州概况》等地方志中均有记载,青海、甘肃、四川三省交界各地方志也均有记载,印证了秦艽主产青藏高原东缘的"松州""河州"的古代本草记载。

(二) 青海植物志与药学著作

《青海中草药名录》记载："秦艽 G. macrophylla Pall.、麻花艽 G. straminta Maxin.,根入药,用于风湿性关节炎,虚热。"

《青海种子植物名录》记载："秦艽 G. macrophylla Pall.,分布于海拔4200 m,高山草甸,潮湿林缘,水沟边。产于玉树、果洛、河南、刚察、同德、祁连、门源、海晏、民和、互助、湟源、平安、湟中、化隆;麻花艽 G. straminea Maxim.,分布于海拔5000 m,草甸、河滩、灌丛、林下。产于大通河、西宁、玉树、玛多、达日、久治、玛沁、祁连、河南、兴海、门源、海晏、平安、化隆、湟中、民和;粗茎龙胆 G. crassicaulis Duthie ex Burk.,分布于海拔4200 m 的高山阳坡草地。产于玉树、久治。达乌里龙胆 G. dahurica Fisch.,分布于海

拔 4 400 m,河谷山坡草地。产于玉树、果洛、门源、同德、河南、乌兰、平安、化隆、湟中、民和。"

《青海高原本草概要》记载:"粗茎秦艽(大龙胆)Gentiana crassicauils 分布于黄南、果洛、玉树州。达乌里秦艽 Gentiana Straminea Maxim. 分布于海东地区、海南、黄南、玉树、果洛、海西州及大通。以上三种药物根(秦艽)入药,苦、辛、寒。祛风除湿,退虚热、止血。治风湿性关节炎、肺炎、黄疸等症。"另外还记载:"黄管秦艽 G. officinalis H. Smith. 分布东部农业区及黄南州,全草入药。功效同秦艽。管花秦艽 G. siphonantha Maxim. ex Kusnez.,分布于全省各地。根入药,辛、苦、平。祛风除湿,清热利尿,治风湿关节炎,结核病潮热,黄疸等症。"

《青海地道地产药材》记载:"秦艽是青海省中药商品的优势资源之一,系龙胆科植物麻花秦艽、小秦艽、管花秦艽的根。以黄南、果洛,海南州的野生资源量最为丰富。秦艽为青海省地道药材之一,市场需求量大,省内消耗量只占全省资源量 1/20,大部分销于省外。"

(三) 生产历史

秦艽是青海野生药材商品出口创汇较大的品种之一,20 世纪 90 年代青海每年收购秦艽 $2 \times 10^5 \sim 4 \times 10^5$ kg,本地自销不足 10 000 kg,几乎全部外销,供不应求(王秀玲等,1998)。历史上青海野生秦艽蕴藏量和产销量曾居全国之首。青海省主要有达乌里秦艽、粗茎秦艽、黄管秦艽、管花秦艽、麻秦艽等。青海六州一地均有产出,主要分布在海拔 2 000~4 000 m 的高山草甸、草原、山地草原、滩地、灌丛地带上,蕴藏量 186.59×10^4 kg(马倩云等,2002)。但由于长期盲目采挖,生态环境遭受严重影响,资源日趋减少,面临枯竭。从 2001 年青海各地开展了野生秦艽人工驯化,大面积规范化种植共 10 余万亩,缓解了野生资源再生和供需矛盾,并建立了《青海省秦艽生产操作规范》,2005 在全青海组织实施。青海栽培秦艽有秦艽、麻花秦艽、粗茎秦艽和黄管秦艽,张得钧等(2011)研究认为青海栽培黄管秦艽遗传多样性高,有利于培育品质较好的秦艽替代品。李向阳等(2005)分析青海省野生与栽培秦艽中龙胆苦苷含量,结果栽培品龙胆苦苷含量高于野生品,青海栽培秦艽的质量优于野生秦艽。秦艽人工种植加快了农业产业结构调整与农村脱贫致富步伐。

2022 年调研青海省使用秦艽的企业有 5 家,分别为金诃藏药股份有限公司、青海晶珠藏药高新技术产业股份有限公司、青海久美藏药药业有限公司、青海绿色药业有限公司、青海九康中药饮片有限公司。使用的药材基原主要为麻花秦艽干燥根。5 家企业的共计使用量为 3 580 kg/年。使用产品为二十五味儿茶丸(国药准字 Z63020191)、十三味榜嘎散(国药准字 Z63020054)、塞雪风湿胶囊(国药准字 Z20025145)、七十味松石丸(国药准字 Z20026822)、中药饮片。

秦艽在青海省的年使用总量约为 3 600 kg,近五年价格区间为 25~160 元/kg,年采购/销售总价为 31.2 万元。其中使用量大的为青海九康中药饮片有限公司,占到了总体使用量的 50% 以上,品种来源为从青海省海西州、海北州等地收购的青海产秦艽,其次为青海晶珠藏药高新技术产业股份有限公司和青海久美藏药药业有限公司。

来 源

本品为龙胆科植物麻花艽 Gentiana straminea Maxim. 、粗茎秦艽 Gentiana crassicaulis Duthie ex Burk. 、达乌里秦艽(小秦艽)Gentiana dahurica Fisch. 的干燥根。

1. 麻花艽 多年生草本,高 10~35 cm。全株光滑,基部被枯存的纤维状叶鞘包裹。须根多数,扭结成一个圆锥形根。花枝多数,斜升。莲座丛叶宽披针形或卵状椭圆形,长 6~20 cm,宽 0.8~4 cm,两端渐狭,叶脉 3~5 条,叶柄宽,膜质,长 0.5~2.5 cm。聚伞花序顶生及腋生,排列成疏散的花序;花梗斜伸,不等长,小花梗长达 4 cm,总花梗长达 9 cm;花萼膜质,长 1.5~2.8 cm,一侧开裂,萼齿 2~5,钻形,长至 1 mm;花冠黄绿色,喉部具绿色斑点,漏斗形,长 3~4.5 cm,裂片卵形,长 5~6 mm,褶偏斜,三角形,长 2~3 mm;雄蕊整齐。蒴果内藏;种子褐色,表面有细网纹。花果期 7~9 月(见图 9-1)。

2. 粗茎秦艽 多年生草本,高约 40 cm。基部被枯叶鞘纤维。须根黏结成圆柱形根。枝粗壮,径约 8 mm,少数,斜生。莲座丛叶宽椭圆形或椭圆形,稀卵状椭圆形,长 11~30 cm,宽至 9.5 cm,先端急尖,叶柄宽,长达 8 cm;径生叶卵形或卵状椭圆形,长至 11 cm,宽达 5 cm,最上部叶苞叶状,包被花序。花多数,无梗,簇生枝顶呈头状,或腋生作轮状;花萼膜质,长 6~8 mm,一侧开裂,顶端平截或圆形,萼齿极不明显;花冠壶形,下部黄白色,上部蓝紫色,有斑点,长约 2 cm,裂片 5,卵状三角形,长约 3 mm,先端钝,褶偏斜,三角形,边缘有齿;雄蕊着生于冠筒中部。蒴果内藏;种子表面具细网纹。花果期 7~8 月(见图 9-2)。

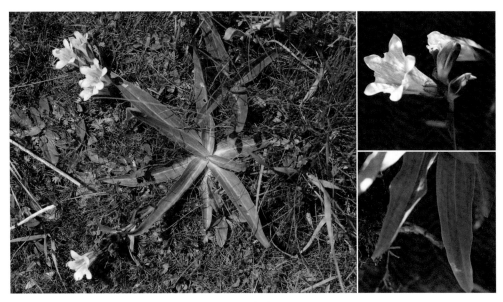

图 9-1 麻花艽植物

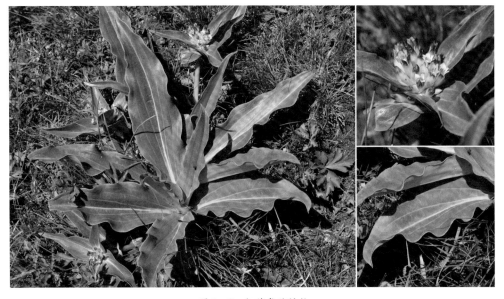

图 9-2 粗茎秦艽植物

3. 达乌里秦艽(小秦艽) 多年生草本,高 5~20 cm。基部被枯存的纤维状叶鞘。须根黏结成左拧的圆柱形根,枝多数,斜升,常紫红色,光滑。莲座丛叶披针形或线状椭圆形,长 5~12 cm,宽至 1.5 cm,先端渐尖,叶柄膜质,鞘状,长至 4 cm;茎生叶少,线性至线状披针形,长至 4 cm,鞘长至 1 cm。花少数,顶生和腋生,组成疏松的聚伞花序;花梗不等长,长至2.5 cm;花萼筒膜质,黄绿色,筒状,不裂,稀一侧浅裂,长 7~15 mm,萼齿 5,不整齐,线形,长 1~6 mm,弯缺平截或近圆形;花冠深蓝紫色,有时喉部有多数黄色斑点,筒状或漏斗形,长 3.5~4.5 cm,或侧花稍

短,裂片 5,卵形或卵状椭圆形,长 5~7 mm,先端钝或圆形,稀稍有尖头,褶小,三角形,雄蕊着生冠筒中下部。蒴果内藏;种子表面有细网纹。花果期 7~9月(见图 9-3)。

秦艽近缘植物检索表

1. 根呈类圆柱形,上粗下细,扭曲不直,表面黄棕色或灰黄色,有纵向或扭曲的纵皱纹,顶端有残存茎基及纤维状叶鞘。质硬而脆,易折断,断面略显油性,皮部黄色或棕黄色,木部黄色。……………………
1. 秦艽(*Gentiana macrophylla* Pall.)

2. 全株光滑无毛,根呈类圆锥形,多由数个小根

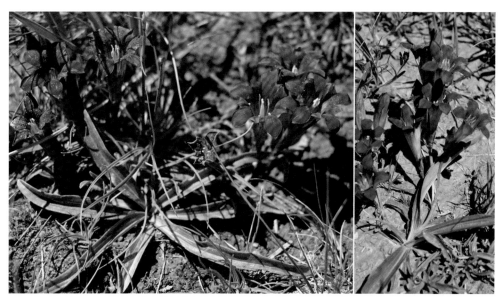

图 9-3　达乌里秦艽植物

纠聚而膨大。表面棕褐色,粗糙,有裂隙呈网状孔纹。质松脆,易折断,断面多呈枯朽状。⋯⋯⋯⋯⋯⋯⋯⋯⋯⋯⋯2. 麻花秦艽(*Gentiana straminea* Maxim.)

3. 呈类圆锥形或类圆柱形。表面棕黄色。主根通常1个,残存的茎基有纤维状叶鞘,下部多分枝。断面黄白色。⋯⋯⋯⋯⋯⋯⋯⋯⋯3. 小秦艽(*Gentiana dahurica* Fisch.)

4. 多为独根,稍粗大,根头部有小段干枯的茎叶残基,须根多条,扭结或黏结成一个粗的根。外皮较松泡,具稍粗的粗沟纹。枝少数丛生,粗壮。茎生叶卵状椭圆形至卵状披针形⋯⋯⋯⋯⋯⋯⋯4. 粗茎秦艽(*Gentiana crassicaulis* Duthie ex Burk.)

生态分布

秦艽药材来源植物在青海分布广泛,除海西州、天峻、乌兰格尔木以西、玉树唐古拉山乡、果洛州甘德、达日以外,几乎全省均有分布。麻花秦艽在青海主要生长在玛多、玛沁、久治、同仁、泽库、河南、兴海、共和、贵德、门源、祁连、化隆、湟源、湟中、大通、乐都、互助等地境内海拔在2100~4500 m的山坡草地、河滩、灌丛、林缘、草原地区,其中在海拔2500~3500 m地区分布较为广泛(张程等,2009)。生长土壤微碱性,以高山草甸腐殖土、荒漠及沙质壤土为主。类型为始成土、黑钙土、灰化土、黑土、石灰性冲积土、石灰性栗钙土、冰冻有机土。常于短蒿草草甸、杂草类草地、小蒿草草甸、金露梅灌丛等群落伴生,伴生植物主要有双叉细柄茅、垂穗坡碱草、扁蕾、高山唐松草等。达乌里秦艽生长于果洛州的玛多、玛沁,黄南的同仁、泽库,海西州德令哈、乌兰,海南州的共和、贵德,海东地区湟源、湟中、乐都、海北州刚察、祁连、门源;生长于海拔1300~3900 m。粗茎秦艽生长于果洛州的班玛和黄南州河南县,分布在海拔2000~4000 m处,土壤类型为始成土、冲积土、潜育土、薄层土、淋溶土、黑土、灰化土、黑铲土、栗钙土等。

秦艽主要分布于青海东部,海拔900~3500 m,粗茎秦艽生长环境有零星分布。秦艽商品植物主要以麻花艽为主。青海省东部共和、兴海、泽库、门源、乐都、循化为最佳适宜分布区,在海东多个县域有种植(见图9-4)。

秦艽喜生长于潮湿、冷凉气候环境,耐寒,忌强光、怕积水,在疏松肥沃的腐殖土和沙质壤土中生长良好。秦艽药材4种来源植物均位于青海东部,在甘肃西南、四川西部、西藏东部也有较好的生态适宜区。全国秦艽药材主要集中甘肃中部及南部,青海东部,宁夏南部、陕西、山西、四川全省、西藏东部和云南北部(卢有媛等,2016)(见图9-5)。

种植技术

为了达到秦艽药材生产"优质、安全有效、稳定、可控"的目的,生产全过程灌水、土壤质量、空气质量以及农药、肥料的施用必须符合国家有关标准和规定要求。

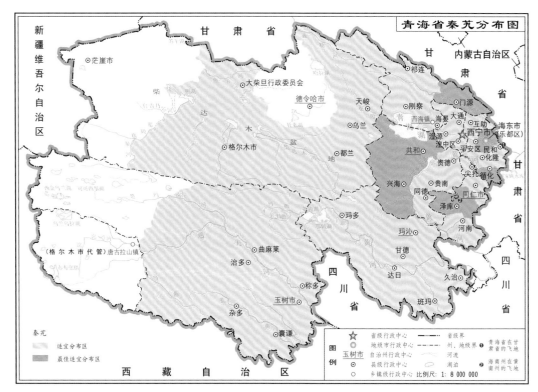

图 9-4 青海省秦艽分布

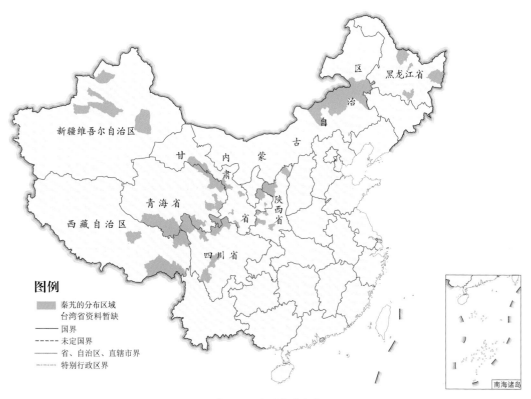

图 9-5 全国秦艽分布

（一）产区生态环境

地势海拔一般在 1 500～3 500 m 范围内，地势平坦的耕地、朝向西或北偏西的坡耕地、梯田基地及其周围不得有大气污染源，基地距公路主干线 50 m 以上。土层深厚，土壤肥沃疏散，土质轻壤、中壤或沙壤土为佳。土壤中各项重金属含量和农药残留量应符合国标 GB 15618 - 1995 土壤标准二级标准。有灌溉条件，可供渠灌或喷灌。

灌溉用水符合 GB 5084 - 1992 标准。温度年平均气温≥12 ℃，日平均气温≥0 ℃，积温≥1 600 ℃，降水量≥360 mm。空气质量符合 GB 3095 - 1996 一级至二级标准。

（二）播种

1. 品种选择　选择品种为麻花秦艽、大叶秦艽、粗茎秦艽和达乌里秦艽。种子的纯度、净度、含水量、发芽率应符合质量标准，可使用贮藏不超过三年的干燥种子。

2. 施足底肥　播前施足底肥，每公顷施优质有机肥 2 000～3 000 kg，磷酸二铵 15～20 kg 或尿素 10～15 kg 加过磷酸钙 80～100 kg，土壤用 0.5％辛硫磷处理后立即耕翻，耕糖平整。

3. 播种时间　播种期春播以土壤解冻为宜，秋播一般 10 月份，不晚于土壤封冻，每公顷用种量 400～500 g，种子用赤霉素处理。播种方法条播、撒播均可，但必须与 50 kg 干燥细河砂拌匀，播种深度不超过 1 cm。播后应及时镇压保墒。

4. 播后管理　播种后用长麦草覆盖，厚 1～2 cm，然后及时浇水，每 10～15 日浇一次，保持覆草和土壤湿润。待齐苗后分 2～3 次揭去麦草。

（三）田间管理

播种后 50～60 日陆续出苗，第 1 年生长量小，应加强水肥管理和防治病虫草鼠害。套种田应兼顾农作物和秦艽。

1. 水肥管理　齐苗后不宜过多浇水，视天气情况，酌情灌溉，并结合施磷酸二铵 10 kg 左右，生长旺盛期喷施磷酸二氢钾 0.2％～0.3％溶液 30～50 kg，药材丰产王 45 g 兑水 45 kg，两种根外施肥可交替施用也可混合喷施 2～3 次。

2. 病虫草鼠害防治　田间除草是第一要事，必须早锄勤锄，揭去覆草后在行间松土并锄草。苗期生长期结合中耕（松土）锄草 3～4 次。锄草要干净并拣拾草根。注意事项不得使用化学除草剂。病害

有叶斑病、锈病、黄叶病，可用代森锰锌 70％可湿性粉剂 175～225 g 的 300～500 倍防治叶斑病。用粉锈宁 25％可湿性粉剂 30 g 兑水 30 kg 防治锈病，重复 2～3 次，间隔 10～15 日。虫害有地下虫害播前用绿僵菌菊酯类杀虫剂喷于地表，立即耕翻，耙糖平整。田间发现鼠害，人工捕杀，必须收集死鼠并深埋。

3. 越冬管理　冬前 11 月中旬至 12 月上旬灌足冬水，地面麻黄时镇压，三九天再次碾地镇压，填平地面裂缝，以利保墒。

（四）第 2 年管理

（1）秦艽返青后适时浇水，并适施磷酸二铵 15～20 kg/公顷。

（2）返青后按株距 5 cm 间苗一次，缺苗地段移栽补苗，第 1 次浇水后再按株距 10～20 cm 定苗，田间密度达到 3 万～4 万株/公顷。

（3）生长盛期（7～8 月）喷施磷酸二氢钾 0.2％～0.3％溶液 30～50 kg/公顷。

（4）其他管理事项参照第 1 年。

（五）第 3 年管理

（1）秦艽生长第 3 年开始会陆续开花，为使药材生长量大，质量好，应分期分批摘除花蕾和花茎。

（2）水肥管理及病虫草害防治参照第 1 年。

（3）待地上植株枯黄后采收药材。

（六）移栽苗生产管理

1. 建立育苗田　为移栽田准备足够的种苗，按 1∶4 比例设育苗田，育苗田播种经赤霉素处理的种子 700～800 g，播后用长麦草覆盖，并立即喷灌和洒水。有条件的可建主网棚育苗，棚上盖遮阳网，每 5～10 日喷洒一次水，保持地面湿润，以利苗齐苗全，根据当地气候条件，育苗 1～2 年后起苗移栽。

2. 移栽　育苗田中返青并有 4 片左右真叶时，即可起苗移栽，近距离移栽的可随挖随栽，远距离移栽的先用潮湿土假植，一般在 5 日以内栽完，假植苗不可洒水。移栽密度以行距 15～30 cm，株距 10～20 cm 密度达 3 万～4 万株为宜。移栽按行距要求开沟，深 15～20 cm，放置种苗的一侧铲成 30～45 ℃的斜面，叶片及生长点露出地面，根系要自然舒展不可弯曲，摆好种苗立即覆土，稍加镇压。栽好的地块当天即要灌足水，但不可长时间积水。

3. 大田间管理　移栽苗缓苗恢复生长后，结合浇水追施磷酸二铵 15 kg，及时松土除草，生长旺盛期

可根外追肥,喷施磷酸二氢钾或药材丰产王。发现有黄叶现象时,喷施复绿灵 50 g 兑水 15 kg。当植株抽出花茎并形成花蕾时,及时摘除花茎。其他管理参照直播生产的内容(王祖训等,2006)。

采收加工

秦艽生长缓慢,生长 2 年后或 3 年左右于秋季 10 月下旬至 11 月上旬植株地上部分开始枯黄时割去茎叶,后熟 10～15 日再进行机械或人工采挖,起挖深度以深于根 2 cm 为宜,注意勿铲伤或铲断秦艽根。挖出后打碎土块抖净泥土,拣出药材,然后用清水洗干净、使根呈乳白色,再放在专用场地或架子上晾晒,晾至须根完全干燥、主根基本干燥、稍带柔韧性时,继续堆放 3～7 日发汗至颜色呈灰黄色或黄色时,再摊开将根晾至完全干燥即可(见图 9 - 6)。

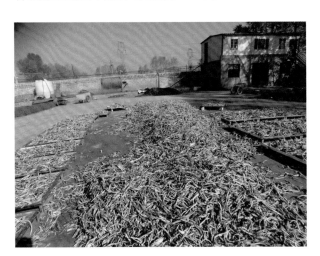

图 9 - 6 秦艽药材晾晒

商品规格

根据市场流通情况,按照基原与生长模式不同,将秦艽药材分为"野生萝卜艽(粗茎秦艽,下同)""野生麻花艽""野生小秦艽""栽培萝卜艽""栽培麻花艽""栽培小秦艽"6 个规格。在规格项下,根据芦下直径划分等级,"野生麻花艽""野生小秦艽""栽培萝卜艽""栽培麻花艽"与"栽培小秦艽"规格项下均分为"一等"和"二等";"野生萝卜艽"规格为统货。不同规格等级的秦艽性状特点:

(一) 野生秦艽

1. 野生萝卜艽

统货:本品呈圆锥形或圆柱形,有纵向皱纹。主根明显,多有弯曲,根下有细小分枝。表面灰黄色或黄棕色。质坚而脆。断面皮部棕黄色,中心土黄色,断面黄白色。气特殊,味苦涩(见图 9 - 7)。

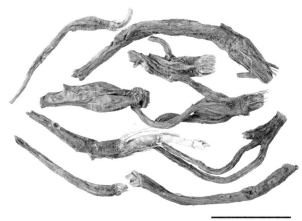

图 9 - 7 萝卜艽(野生)

2. 野生麻花艽 见图 9 - 8。

一等:本品常有数个小根聚集交错缠绕,多向左扭曲,下端几个小根逐渐合生。表面棕褐色或黄棕色,粗糙,有裂隙呈网状纹,体轻而疏松。断面常有腐朽的空心。气特殊味苦涩。芦下直径≥1.0 cm。

二等:详见一等。与一等不一样的是:芦下直径 0.3～1.0 cm。

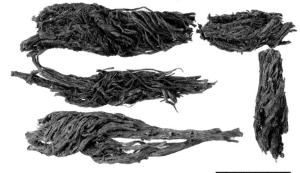

图 9 - 8 麻花艽(野生)

3. 野生小秦艽 见图 9 - 9。

一等:本品呈细长圆锥形或圆柱形,牛尾状,常有数个小根纠合在一起,扭曲,有纵沟,下端小根逐渐合生。芦头下彭大不明显。表面黄褐色或黑褐色,体轻疏松,断面黄白色或黄棕色气特殊,味苦。芦下直径≥0.8 cm。

二等:详见一等。与一等不一样的是:芦下直径 0.2～0.8 cm。

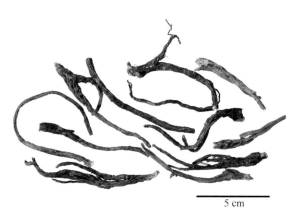

图9-9 小秦艽(野生)

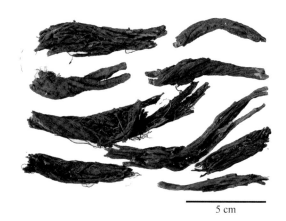

图9-11 麻花艽(栽培)

(二) 栽培秦艽

1. 栽培萝卜艽 见图9-10。

一等:本品呈细长圆锥形或圆柱形,有纵向或略向左扭的皱纹,主根粗大似鸡腿、萝卜,末端有多数分枝。表面灰黄色或黄棕色质坚而脆。断面皮部棕黄色或棕红色,中心土黄色,气特殊,味苦涩。芦下直径≥1.8 cm。

二等:详见一等。与一等不一样的是:芦下直径1.0~1.8 cm。

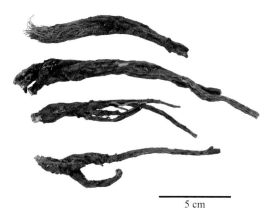

图9-10 萝卜艽(栽培)

2. 栽培麻花艽 见图9-11。

一等:本品常由数个小根聚集交错缠绕呈辫状或麻花状,有显著向左扭曲的皱纹。表面棕褐色或黄褐色、粗糙。有裂隙呈网纹状,体轻而疏松。断面常有腐朽的空心,气特殊,味苦涩。芦下直径≥1.8 cm。

二等:详见一等。与一等不一样的是:芦下直径0.5~1.8 cm。

3. 栽培小秦艽

一等:本品呈细长圆锥形或圆柱形,芦头下多有球形膨大,黄白色小突起较多,多纵向排列于凹槽。

表面黄色或黄白色,体轻质疏松。断面黄白色或黄棕色。气特殊,味苦涩。芦下直径≥1.0 cm。

二等:详见一等。与一等不一样的是:芦下直径0.2~1.0 cm。

药材鉴别

(一) 性状鉴别

1. 药材

(1) 麻花艽:根呈类圆锥形,根上部明显膨大,为数个残留根茎,根由5~20条小根相互缠绕交错扭转而成,形成麻花状或发辫状;独根者在根下部多分枝或分离后又相互联合。长10~25 cm,直径2~7 cm。表面棕褐色,粗糙,有多数旋转扭曲的纹理或深网状裂隙。质地松脆,易折断,断面多呈枯朽状。气特异,味苦,微涩(见图9-12)。

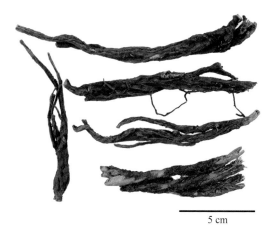

图9-12 麻花艽药材

(2) 粗茎秦艽:根呈圆柱形,上粗下细,扭曲不直,长12~30 cm,直径1~3.5 cm。表面黄棕色或暗棕色,有纵向沟状皱纹顶端残留质硬而脆,断面棕黄色,木质部与韧皮部有棕色环。根头有淡黄色叶柄残基及纤维状的叶鞘,气特异,味苦、微涩(见图9-13)。

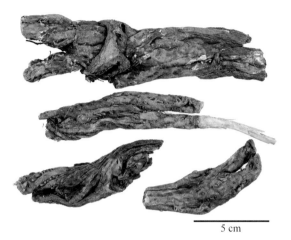

图9-13 粗茎秦艽药材

(3)小秦艽:呈类圆锥形或细长圆柱形,主根通常单一,残存茎基有纤维叶鞘,下部分枝。长6～20cm,直径0.2～1cm。表面棕黄色、棕褐色,除去栓皮后呈浅黄色或黄白色,有纵向或扭曲沟纹,顶端有淡黄白色的叶柄残基。质轻脆。易折断,断面黄白色。气特异,味苦、微涩(见图9-14)。

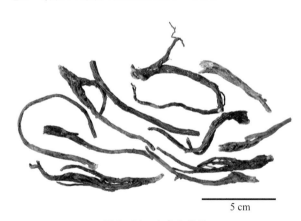

图9-14 小秦艽药材

(4)栽培品:呈圆柱形,主根单一,有的中下部多支根。表面黄白色、浅黄色。均以质实、色棕黄、气味浓厚者为佳(见图9-15)。

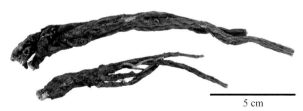

图9-15 麻花艽(栽培)药材

2.饮片 呈类圆形的厚片。外表皮黄棕色、灰黄色或棕褐色,粗糙,有扭曲纵纹或网状孔纹。切面皮部黄色或棕黄色,木部黄色,有的中心呈枯朽状。气特异,味苦、微涩(见图9-16)。

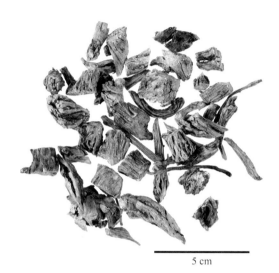

图9-16 秦艽饮片

(二)传统鉴别术语

金钱眼:指秦艽(粗茎秦艽和小秦艽)上部断面的环状纹理中央有微凹的四方形裂隙,似古代钱币之方孔,故名。其残基脱落处也有此现象,统称金钱眼。

(三)显微鉴别

1.横切面显微 外部细胞多颓废或破碎,近内皮层处有众多层呈不规则增厚的厚壁组织。内皮层明显。韧皮部宽广,有韧皮束散在,形成层明显。木质部呈放射状排列。导管单个散在或2～3个成群(见图9-17至图9-20)。

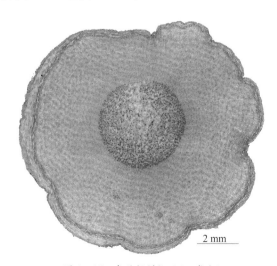

图9-17 秦艽根横切面(正常光)

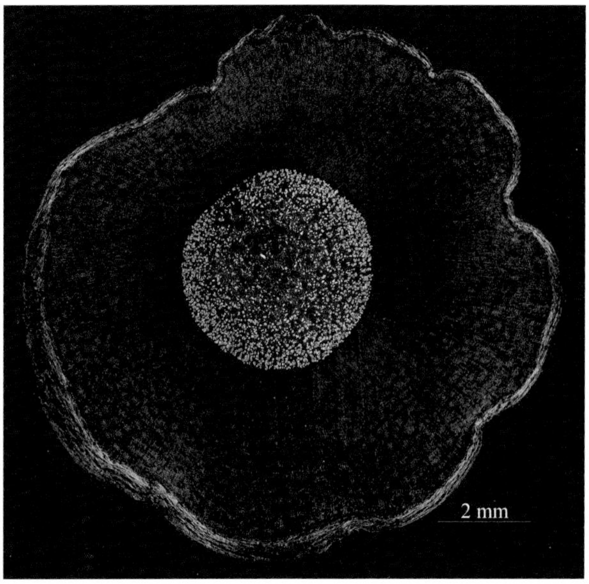

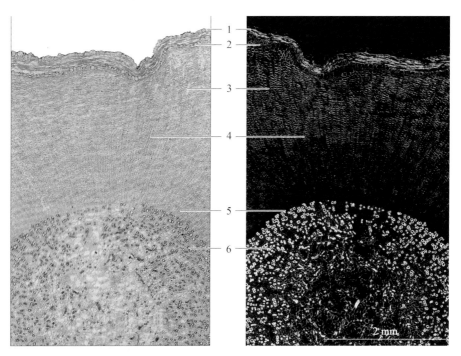

图 9-18　秦艽根横切面(偏振光)

图 9-19　秦艽根横切面正常光(左)与偏振光(右)对比

1.外皮层;2.内皮层;3.裂隙;4.韧皮部;5.形成层;6.木质部

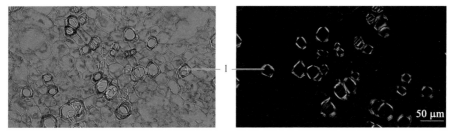

图 9-20　秦艽根横切面正常光(左)与偏振光(右)对比

1.导管

2. 粉末显微　粉末黄棕色。木栓化细胞成片，淡黄棕色或无色。表面观呈类多角形、类长方体或不规则形，直径 20～166 μm，壁薄，略弯曲，平周壁有横向微细纹理，胞腔内有油滴状物，每个细胞不规则地分隔成 2～12 个小细胞，分隔壁隐约可见。草酸钙针晶细小，散在于薄壁细胞中。内皮层细胞巨大，无色或淡黄色。螺纹及网纹导管，直径 8～67 μm（见图 9-21）。

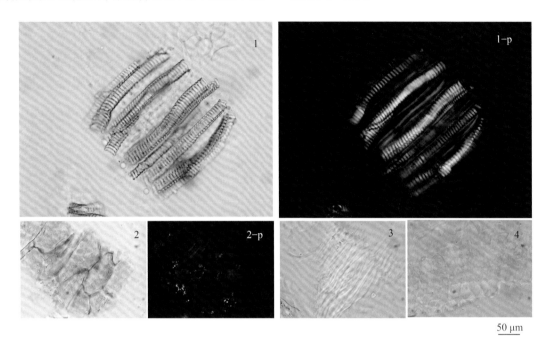

50 μm

图 9-21　秦艽粉末显微特征（X-p 代表偏振光）

1. 螺纹导管；2. 草酸钙针晶；3. 内皮层细胞；4. 栓化细胞

理化指标

《中国药典》2020 版规定：本品水分不得过 9.0%，总灰分不得过 8.0%，酸不溶灰分不得过 3.0%，浸出物不得少于 24.0%。本品按干燥品计算，含龙胆苦甘（$C_{16}H_{20}O_9$）和马钱苷酸（$C_{16}H_{24}O_{10}$）的总量不得少于 2.5%。饮片浸出物不得少于 20.0%，其余同药材。

品质评价

（一）传统品质评价

古人以秦艽作罗纹相交、长大黄白、左纹者为良。现人以粗长、断面黄白、根部扭曲黏结者为佳，古今评价较为一致。

（二）化学评价

林鹏程等（2006）测定青海不同地区麻花艽中环烯醚萜苷类成分番木鳖酸和龙胆苦苷含量，按《中国药典》含量测定规定两个成分之和不少于 2.5% 计，16 个不同产地麻花艽中 2 种环烯醚萜苷类有效成分之和均超过药典规定，多数样品达到 2～3 倍的含量，青海麻花艽质量较优。

吴立宏等（2009）采用反相高效液相色谱（RP-HPLC）方法对不同产地的秦艽药材中龙胆苦苷的含量分析表明，产于甘肃、内蒙古、青海的秦艽的组分含量差异很大，在 1.97%～13.93%，以青海、河南产的为最高，茎叶含量在 1.47%～2.52%；产于内蒙古、甘肃、山西的小秦艽的含量在 1.42%～3.74%，茎叶的含量较低，为 0.38% 左右；产于四川、青海、甘肃的麻花秦艽含量在 0.34%～6.44%，茎叶含量为 1.54%（甘肃）。按品种含量排序为：秦艽＞麻花秦艽＞小秦艽。马潇等（2003；2009）也报道了甘肃秦艽的獐牙菜苦苷含量（高效液相色谱法），麻花秦艽的根含量在 8.3%～12.4%，花含量在 1.2%～3.0%，茎叶含量在 0.8%～2.2%，秦艽的根含量在 7.3%～11.6%，花含量在 1.7%～3.8%，茎叶含量在 1.5%～2.6%，小秦艽的根含量在 4.7%～9.1%，花含量在 1.4%～3.9%，茎叶含量在 1.5%～2.4%。张兴旺（2009）研究秦艽药材不同部位的獐牙菜苦苷含量也有所差别,比如麻花秦艽根、茎、叶、花、果实中獐牙菜苦苷含量分别为 0.43%、0.15%、0.51%、0.38%、0.26%(张兴旺,2009)王妍妍等(2009)研究表明 13 个不同产地的粗茎秦艽 HPLC 指纹图谱主峰群的整体图貌基本一致,但特征指纹峰的相对峰面积积分比值有较大差别,这表明不同产地,不同部位,不同品种的秦艽药材品质差异明显。这种差异在其他成分方面也有所体现,比如曹晓燕等(2009)研究表明秦艽中微量元素含量具有产地差异,秦艽的钙镁、钾、锌、锰等 5 种元素的含量高于其他 3 种,但各种元素在这 4 种龙胆属植物中的含量高低具有一致性。孙菁等(2009)研究表明,不同居群无机元素含量水平显示出地理分布差异特点,且各元素之间有一定的协调促进或拮抗作用。

(三)生物评价

依据李懋学植物核型标准(1985)对秦艽组的核型进行了细致研究,认为其基本染色体数目为 13,核型属于"1A"和"2A"型。刘丽莎等(2009)对秦艽和小秦艽的染色体进行核型分析,发现秦艽属于"2B"型,小秦艽属于"1A"型。王岚等(2010)对麻花艽核型进行分析,发现其属于"1A"型,并与秦艽、小秦艽核型进行比较,发现 3 者在进化关系上秦艽最为进化,麻花艽次之,小秦艽最为原始。而沙伟等(1993)采用相同的分类标准对大叶龙胆即秦艽的核型进行分析,却认为其核型应属于"2A"型。这可能与一些染色体极为相似很难区分有关力(YUanYM,1993)。李小娟等(2010)利用 RAPD 分子标记技术确定青海省曲麻莱地区发现的过渡类群属于麻花艽和管花秦艽 *Gentiana siphonantha* Maxim. ex Kusnez. 的自然杂交后代。徐红等(2008)通过 RAPD 技术对甘肃产秦艽、麻花艽和小秦艽进行了有效区分,同时发现秦艽与小秦艽亲缘关系更近。吴玉泓等(2011)通过该技术对甘肃、青海两地秦艽的遗传多样性进行研究,发现青海湟中地区秦艽更近,种群的遗传多样性更高。石张燕等(2010)利用 RAPD 技术对陕西产秦艽进行分析发现不同产区的秦艽药材质量与遗传多样性之间相关性并不明显,表明环境对秦艽药材质量的影响更大。Li 等(2008)利用 RAPD 技术对青藏高原地区 7 个种群的麻花艽进行分析,发现其物种水平遗传多样性较高,但居群水平偏低,通过对遗传分化系数进一步分析认为其属于混合交配类型。侯茜等(2013)利用 RAPD 技术对 11 个秦艽种的遗传多样性进行检测,获得 59 条多态性条带,通过聚类分析可将秦艽的 11 个种群聚为两类,四川和陕西两省 4 个种群聚为一类;甘肃、宁夏和青海省 7 个种群聚为一类。认为甘肃省环县种群、子午岭种群和华亭种群应作为秦艽的重要种群加以优先重点保护。

化学成分

秦艽中含有多种化学成分,主要有环烯醚萜类、木脂素类、黄酮类、三萜类、生物碱类等成分,还有甾体、多糖及微量元素等化合物。

1. 环烯醚萜类 根据环烯醚萜母核中环戊烷环的 C7 - C8 键是否发生断裂又可以将环烯醚萜类分为裂环环烯醚萜类和环烯醚萜类。

(1)裂环环烯醚萜类:裂环环烯醚萜苷元的结构特点为 C - 7 和 C - 8 处断键成裂环状态,C - 7 断裂后还可与 C - 11 形成六元内酯结构。其主要分布于龙胆属植物中,且药理活性较强。吴靳荣等(2014)采用 HPLC 法测定了秦艽中獐牙菜苦苷、獐牙菜苷及 6'-O-β-D-glucopyranosylgentiopicroside 的量,发现其在秦艽中的量较高。He 等(2015)首次从粗茎秦艽中分得 6'-O-β-D-xylopyranosylgentio picroside、gentiananoside A~D,并通过核磁共振氢谱确定其化学结构。He 等(2015)相继从秦艽中分离得到 olivieroside C、scabran G3、scabran G4、(R)-gentiolacton、6β-hydroxy-swertia japoside A、swerimilegenin H 与 swerimilegenin I。Lv 等(2012)从粗茎秦艽中分离得到秦艽苷 A,B 和 4'-O-β-D-glucopyranosylgentiopicroside,发现秦艽苷 A 抗炎活性较好(IC_{50} 为 0.05 μmol/L)。Fan 等(2010)首次从小秦艽中分离得到龙胆苦苷乙酰基取代物 6'-O-acetylgentiopicroside 与 3'-O-acetylgentiopicroside,并通过核磁共振氢谱确定其化学结构。Wei 等(2012)采用 LC - UV - ESI - MS 法从麻花秦艽中分离鉴定出 7(S)-n-butyl-morroniside、7(R)-nbutyl-morroniside、2'-O-(2,3-hydroxyl-benzoyl)-sweroside、6'-O-(2-hydroxyl-3-O-β-D-glucopyranosyl-benzoyl)-sweroside。Tan 等(1996)首次从秦艽中分离得到紫药苦苷、三花苷、rindoside、大叶苷 A、大叶苷 B。Jiang 等(2010)首次从秦艽中分离得到 (Z)-5-ethylidene-3,4,5,6-tetrahydro-cis-6,8-dimethoxy-1H,8H-pyrano[3,4-c]pyran-1-one 与 gentimacroside。Xu 等(2009)采用反柱色谱法从麻花秦艽中分离得到了 3 个新的环烯醚萜苷类成分,即 secologanic acid、gentiastraminoside A 和 gentiastraminoside B。

(2)环烯醚萜类:环烯醚萜苷元碳架部分由 10 个碳组成,C - 4 位多连甲基或羧基、羧酸甲酯、羟甲基,又称为 C - 4 位有取代基的环烯醚萜苷。Lv 等

(2012)从粗茎秦艽中分离得到新的环烯醚萜苷类化合物秦艽苷C,并运用核磁共振氢谱解析其结构,此外,还分离得到了马钱苷酸及其葡萄糖基取代物 6'-O-β-Dglucopyranosyl loganic acid。Wang等(2013)从小秦艽中分离得到环烯醚萜苷类化合物 loganin、epi-kingiside、kingiside,并发现其抗炎作用并不显著。Chen等(2009)用柱色谱法从秦艽中分离得到哈巴苷。Pan等(2016)从麻花秦艽中发现了 11-O-β-D-gluucopyranosyl loganoate。Zeng等(2015)从秦艽中分离得到山栀苷甲酯。

2. 木脂素类　木脂素类(lignans)是一类由 2 分子苯丙素(C6－C3)衍生物以不同方式连接聚合而成的天然化合物。木脂素结构类型多样,致使其在多方面均具有显著的生物活性。Lv等(2012)从粗茎秦艽中分离得到木脂素 berchemol-4'-O-β-D-glucoside。Wang等(2013)从小秦艽中分离得到 liriodendrin、7S,8R,8R'-(－)-lariciresinol-4-O-β-D-glucopyranosy-4'-O-(2-O-β-D-glucopyranosy)-β-D-glucopyranoside、syringaresinol-β-D-glucopyranoside、laricresinol-4'-β-D-glucopyranoside、dehydrodiconiferyl alcohol-4,γ'-di-O-β-D-glucopyranoside,发现它们的抗炎作用并不显著。

3. 黄酮类　黄酮类化合物(flavonoids)是指 2 个苯环(A 环和 B 环)通过中间 3 个碳原子相互连接而成的一类自然界中广泛存在的化合物,因其生物活性多种多样而引起研究者的高度重视,研究进展迅速。Tan等(1996)首次从秦艽中分离得到黄酮类化合物苦参酮与苦参新醇,Liang等(2013)微波提取辅助高速逆流色谱法从粗茎秦艽中分离得到异红草苷。

4. 三萜类　三萜类(triterpenoids)化合物是一类母核有 30 个碳原子、基本碳骨架数由 6 个异戊二烯单位组成的化合物。根据碳链骨架的不同,可以分为乌苏烷型(ursane)、齐墩果烷型(oleanane)、达玛烷型(dammarane)和羽扇豆烷型(lupane)。齐墩果烷型和乌苏烷型三萜在秦艽整个植株均有分布。达玛烷型和羽扇豆烷型三萜主要分布于秦艽根茎中(Pan Y,2016)。Fan等(2010)首次从小秦艽中分离出三萜类化合物 1β,2α,3α,24-tetrahydroxyursa-12,20(30)-dien-28-oic acid、1α,2α,3β,24-tetrahydroxyursa-12,20(30)-dien-28-oic acid、1β,2α,3α,24-tetrahydroxyurs-12-en-28-oic acid、1β,2α,3α,24-tetrahydroxyolean-12-en-28-oic acid、2α,3β,24-trihydroxyurs-12-en-28-oic acid、2α-hydroxyursolic acid、maslinic acid、3β,24-dihydroxyurs-12-en-28-oic acid。Wang等(2013)从小秦艽中分离得到栎瘿酸、2α,3α,24-trihydroxyolean-12-en-28-oic acid、ajugasterone C、20-hydroxyecdysone、20-hydroxyecdysone-3-acetate。Jiang等(2010)首次从秦艽中分离得到熊果酸。

5. 生物碱类　生物碱类化合物(alkaloids)是生物体中一类含氮化合物,大多为碱性。目前,已有学者从秦艽中分离鉴定出 8 种不同活性的生物碱,分别为秦艽碱甲(gentianine)、秦艽碱乙(gentianidine)、秦艽碱丙(gentianal)、龙胆胺(gentianamine)、天山龙胆碱(gentianaine)、西藏龙胆碱(gentiatibetine)、粗茎龙胆碱甲(gentiocrasine)、粗茎龙胆碱乙(gentiocrasidine)(傅丰永,1958;陈亮桦,2003;韦欣,2005)。

6. 其他　梁永欣等(2004)对麻花秦艽中的多糖进行测定,并对其多糖的提取方法进行优化,发现其具有较好的抗氧化、抗凝血及免疫调节活性。秦艽中还富含铜、锌、铁、锰、镍等多种微量元素,但不同产地、不同种类及不同药用部位中含量各有差异(吴靳荣,2010;孙菁,2007;孙菁,2009)。此外,Kondo等(1993)首次从大叶秦艽中分离得到具有多样生物活性的甾体化合物,主要为 β-谷甾醇、胡萝卜苷。

药理作用

1. 抗炎、镇痛作用　秦艽根、秦艽花具有抗炎镇痛作用,其发挥抗炎镇痛作用的有效成分主要为环烯醚萜苷,如龙胆苦苷、獐牙菜苦苷、马钱苷酸等。大叶秦艽花、麻花秦艽花醇提可显著减少二甲苯所致小鼠耳肿胀的体积以及大鼠角叉菜胶足趾肿胀率;同时可以提高热板法引起小鼠的痛阈值,延长光电甩尾法所致的潜伏期,还能明显减少醋酸引起的扭体次数;麻花秦艽花水提物和 70% 乙醇提取物中、高剂量均对二甲苯所致的小鼠腹部毛细管通透性增加具有显著的抑制作用,且呈剂量效应关系,表明具有较好的抗炎镇痛作用。并且大叶秦艽花与麻花秦艽花的抗炎镇痛作用与 NF-κB 信号的抑制有关,可抑制脂多糖(LPS)诱导的 p65、p50 核转位和 NF-κB 转录活性,从而发挥抗炎镇痛作用。秦艽花中环烯醚萜苷成分还可降低胶原诱导性关节炎动物模型血清中白细胞介素-1β(IL-1β)、白细胞介素-6(IL-6)和肿瘤坏死因子-α(TNF-α)水平,下调 iNOS 和 COX-2 水平,并进一步抑制关节滑膜中 MMP1 和 MMP3 的表达水平,从而减轻软骨损伤,发挥抗类风湿关节炎的疗效(彭美晨,2021)。Zhou W N(2018)通过研究发现富含龙胆苦苷的管花秦艽正丁醇部位体外和豚鼠在体皮肤癣菌病模型中均表现出良好的抗皮肤真菌活性。管花秦艽正丁醇部位的主要成分龙胆苦苷、獐牙菜苦苷及獐牙菜苷,能够抑制 p38、ERK 和 JNK 的磷酸化,同时能够抑制 NF-κB p65 的磷酸化水平,减少多种细胞内炎症因子(IL-1、TNF-α、IL-6)和促炎介质(MMPs、iNOS、PGE2、PPARc 和 COX-2)的释放;并能显著提高抗炎因子(IL-10、IL-4)的水平,推测龙胆苦苷的抗皮肤癣菌活性与其直接杀菌作用和抗炎活性相关。

2. 保肝护肝作用 秦艽水提物可对抗 ip 10% CCl₄ 花生油溶液所诱导的小鼠急性肝损伤模型,保护肝脏组织病理变化,使肝组织中超氧化物歧化酶活性恢复、丙二醛量明显下降,从而抑制自由基和脂质过氧化物的产生,发挥保肝作用(康宏杰,2012)。秦艽醇提物可以通过降低肝组织丙二醛含量、提高超氧化物歧化酶活性来保护 ig 50%乙醇所诱导的小鼠酒精性肝损伤,对抗肝脏组织病理变化(张鹏,2014)。张霞等(2014)以 CCl₄ 诱导的肝损伤大鼠模型血清丙氨酸转氨酶、天冬氨酸转氨酶为评价指标,对秦艽乙醇提取物 4 个萃取部位进行了抗肝损伤活性筛选,结果显示水溶性部位抗肝损伤活性显著。苏晓聆等(2010)研究了大叶秦艽与麻花秦艽水煎液对 CCl₄ 致小鼠急性肝损伤的保护机制,结果显示大叶秦艽和麻花秦艽水煎液均可显著降低血清 TNF-α 水平,升高 IL-10 的水平,增强 CCl4 损伤肝组织中 IL-10 的表达,而 IL-10 是介导秦艽保肝效应的重要细胞因子,进而发挥保肝护肝作用。

3. 抗病毒、抗肿瘤、免疫抑制作用 秦艽水提物和醇提物均可显著延长 50 μL 病毒尿囊液滴鼻感染的甲型流感病毒小鼠的存活率、存活天数,还可显著抑制甲型流感病毒感染小鼠的肺指数的升高(李福安等,2007)。秦艽和黄芪混合提取液有明显的抗 50 μL 病毒尿囊液滴鼻感染的甲型流感病毒作用,其作用机制可能为膜稳定作用增强抵抗能力,直接的抗病毒物质诱导干扰素合成,增强 NK 细胞活性,从而杀灭部分病毒,减轻对心肌细胞的损害(张传杰,2010)。长梗秦艽酮和秦艽总苷均有较强的抗肿瘤活性(Nogva,2003)。秦艽总苷对人肝癌 SMMC~7721 细胞和淋巴癌 U937 细胞有抑制增殖和诱导凋亡的作用(汪海英等,2010)。长梗秦艽酮能通过调节蛋白激酶 B 和细胞外调节蛋白激酶 1/2 通路诱导肿瘤细胞周期阻滞,从而抑制肿瘤细胞生长(章漳等,2010)。因此,对人肝癌 BEL-7402 细胞、人胰腺导管上皮癌 PANC-1 细胞、人原位胰腺癌 BXPC-3 细胞和人宫颈癌 HeLa 细胞 4 种肿瘤细胞的生长均有显著抑制作用,其中对 BEL-7402 细胞的抑制作用最强。大叶秦艽正丁醇提取部位对调节免疫具有显著作用。

秦艽醇提物还可抑制小公牛主动脉内皮细胞模型中环氧合酶-1(COX-1)和 COX-2 的活性,推测秦艽发挥抗类风湿关节炎作用可能主要是通过抑制体液免疫介导,部分是通过体液免疫机制(杨飞霞等,2020)。

4. 其他作用 家兔耳缘静脉注射给予秦艽水煎醇沉液(2 g/kg)可以显著降低 0.01%肾上腺素(0.1 mL/kg)引起的高血压。秦艽可以通过上调家兔全脑缺血再灌注损伤模型双侧海马 CA 区 HSP70 的表达,达到对脑损伤的保护作用(刘建红等,2008)。刘颖等(2013)观察了秦艽 50%醇提物对模型大鼠血尿酸水平的影响,结果显示,秦艽醇提物可显著降低血清尿酸水平。免疫组化和 Western blotting 分析结果提示其作用机制可能与调节模型组大鼠阴离子转运蛋白 URAT1、OAT1、OAT3 表达水平及增加尿酸排泄量有关。中医认为"苦能泻下",即苦味的寒凉中药多有泻下的作用。研究表明秦艽地上部分龙胆总苷(含 58.1%龙胆苦苷)可促进胃排空及小肠推进活动、胃液分泌,增加胃蛋白酶活性及排出量,提示秦艽花润肠通便作用的药效物质基础主要为龙胆苦苷等苦味成分(候洁文,2007)。周文娜等(2018)通过研究表明管花秦艽环烯醚萜类化合物能够不同程度上降低细菌脂多糖(LPS)诱导的 H9c2 心肌细胞内 p-JNK、p-ERK1/2、p-38 的表达水平,同时能够抑制 NF-κB p65 和 IkBa 的磷酸化水平,下调促炎性介质(COX-2)和促炎细胞因子(TNF-α 和 IL-6)的释放,通过抑制 IκBa/NF-κB 和 MAPKs 信号通路对 LPS 诱导的 H9c2 心肌细胞具有抗炎活性,从而保护心肌细胞。贾娜等(2011)研究秦艽花可显著改善地芬诺酯引起的小鼠便秘,明显增强小鼠胃肠蠕动功能,具有良好的润肠通便作用。

资源综合利用

秦艽属植物药用历史悠久,多基原多元地道性强,2005 版《中国植物志》记载药用秦艽 12 种,《中国药典》(2020 年版)收载 4 种基原植物。秦艽药用需求量大,国家标准含有秦艽的中成药有 118 个,随着秦艽产品的陆续开发,市场需求过大,秦艽资源出现供不应求的情况,对其开发利用应考虑长远利益需求。

(一)加强野生资源保护

对西北野生秦艽要严格控制乱采乱挖的行为,特别要注意采挖方法、采收季节和采收量。边用边挖边育,挖大留小,挖密留疏,同时保证种子成熟期后采挖,保证种子散落,控制资源再生和永续利用。

(二) 加大人工种植力度

目前秦艽药材主要靠野生采挖利用,种子繁殖率低,资源一直处于紧缺,价格连年上涨状况。人工种植虽有20年历史,但技术尚不成熟,商品整齐度低,品质不稳,影响种植农户积极性。故开展品种改良,筛选稳定优质栽培品种,建立优质种苗繁育基地,推广规范化人工种植基地是提升秦艽产量的一条出路。另外,随海拔升高,秦艽根中龙胆苦苷含量随之增加、选择青海高海拔生态区栽培秦艽,是生产优质秦艽的重要途径。可以提高种植药材品质以解决资源供求现状(陈垣,2007)。

(三) 开发利用地上部分

从蒙医藏医利用秦艽地上部分和花作药用得到提示,秦艽除根入药外,其地上部分同样具有药用食用价值。梁向平(2022)研究青海三种野生秦艽地上部分含有丰富的化学成分,其中麻花艽地上部分有68个成分,其中42个成分首次报道。有效提取活性成分,开发新的药品,保健品有广阔前景,同时利用地上部分开发高营养饲料或配方饲料,也具有经济和生态效应。

(四) 寻找秦艽药材替代品

秦艽组药用植物亲缘关系相近,除药典规定的4种外,各地区习用药材较多。李佩佩等(2019)研究青海产麻花艽、小秦艽、粗茎秦艽、秦艽和黄管秦艽,5种秦艽组植物近红外一维全光谱谱图较相似表明其和化学物质基础相似。黄管秦艽(*G. oficinalis* H. Smith.)为龙胆科龙胆属秦艽组多年生草本,与粗茎秦艽种源关系较近,株高15~35 cm,花冠黄绿色,生于高山草甸、灌丛及河滩等地,海拔2 300~4 200 m。黄管秦艽与药典收载秦艽品种主要化学成分均为龙胆苦苷、马钱苷酸等环烯醚萜苷类,在青海、甘肃等地有一定的用药历史,研究报道表明,黄管秦艽有治疗骨关节炎的作用,应予深度开发利用。王园梦(2021)建议将管花秦艽 *Gentiana siphonantha* Maxim. ex Kusnez. 收入《中国药典》法定标准中。还有斜升秦艽 *G. decumbens* L. f.、西藏秦艽 *G. tibetica* King ex Hook. f.、天山秦艽 *G. tianschanica* Rupr.、黄管秦艽 *G. officinalls* H. Smith. 等,其化学成分与药理研究结论证明,都可作为秦艽替代品应用。

炮 制

1. **秦艽** 取原药材,除去杂质,大小个分开,洗净,润透,切厚片,干燥。筛去碎屑。

2. **炒秦艽** 取净秦艽片,置炒制容器内,用文火加热,炒至表面黄色,略见焦斑时,取出,放凉。筛去碎屑。

3. **酒秦艽** 取净秦艽片,加入定量黄酒拌匀,待黄酒被吸尽闷润至透后,置炒制容器内,用文火加热,炒至表面黄色,略见焦斑时,取出,晾凉,筛去碎屑。秦艽每100 kg加黄酒20 kg。

性味与归经

辛、苦,平。归胃、肝、胆经。

功能与主治

祛风湿,清湿热,止痹痛,退虚热。用于风湿痹痛,中风半身不遂,筋脉拘挛,骨节烦痛,潮热,小儿疳积发热。

临床与民间应用

(一) 国家标准中秦艽应用

秦艽主要以方剂入药,配以其他药材组方成药。经典组方有秦艽汤、秦艽鳖甲散、秦艽天麻汤、秦艽升麻汤等。检索中成药处方数据库,含有秦艽的中成药有118种。其中《中国药典》(2020年版)收录的有3种,寄生追风酒、豨莶通栓丸和豨莶通栓胶囊。卫生部药品标准中成药成方制剂收录有70种,其中包括独活寄生丸、疏风活络丸、风湿寒痛片、鸿茅药酒等多种经典中成药。卫生部药品标准藏药第一册中收录有十二味奇效汤散,卫生部药品标准蒙药分册中收载调元大补二十五味汤散和麦冬十三味丸两种中成药。近年来,许多含有秦艽的新药和秦艽产品也陆续得到认证,如新药转正标准就收录了龙胆总苷(秦艽干燥根中提取得到的总苷)、金利油软胶囊、复方紫荆消伤巴布膏、秦归活络口服液等13种有关秦艽的新产品。这些成药都具有祛风湿,清湿热,止痹痛的功效,临床上多用于病毒性疾病、神经性疾病、呼吸道疾病、心脑血管疾病及其他疾病治疗的首物。

秦艽在《中国药典》《国家中成药标准汇编》《卫生

部药品标准》、新药转正标准、注册标准中共计查询到
120 个组方品种,搭配组方的药材数量为 537 种。组
方品种功能主治主要体现在肌肉-骨骼系统(74 种)、

消化道及代谢(16 种)、神经系统(7 种)三方面,配方
多搭配当归、川芎、红花、防风及独活等药味。详见图
9-22。

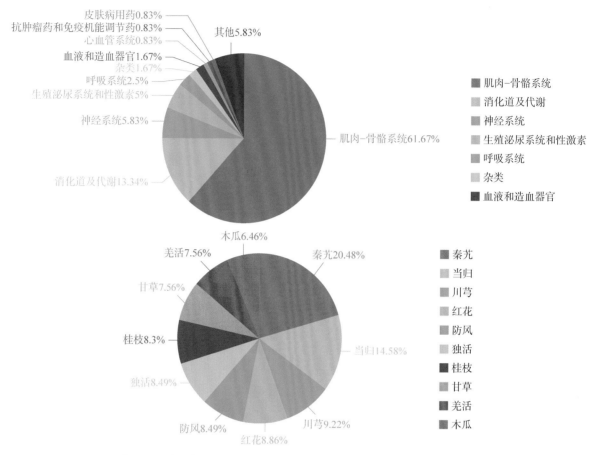

图 9-22　秦艽成方制剂品种分布及组方前十的药味统计(来源:药智数据库)

(二)临床配伍应用

秦艽生品味极苦,性平偏寒,偏重于祛风湿,清湿
热,退虚热,用于风湿痹痛,周身关节拘挛,手足不遂,
或关节红肿热痛,阴虚骨蒸潮热,湿热黄疸等证。炒
制后苦味减弱,便于服用,功同生品,且无致呕的副作
用。酒制后,性平,苦味和寒性减弱,增强了祛风湿、
舒筋络的作用,用于风湿痹痛不问新久,或偏寒偏热,
均可配伍应用。

1. 祛风湿,通络止痛

秦艽配防己:疏泄湿热,舒筋通络。用于风寒湿
邪为患,腰腿肌肉拘挛疼痛,关节肿胀不利,或兼发
热,或兼小便不利等湿热痹证;湿热黄疸之湿偏盛者
(《中药药对大全》)。

秦艽配海桐皮:祛风除湿,通络止痛。用于风湿
外侵,闭阻经络,以致腰腿肢节疼痛、周身肌肉酸痛;
小儿脊髓灰质炎后遗症(《中药药对大全》)。

秦艽配天麻、羌活:祛风除湿,通络止痛。用于风
寒湿痹,肢节疼痛发凉,遇寒即发。如秦艽天麻汤
(《医学心悟》)。

秦艽配升麻、葛根:疏风通络。用于老年脑卒中,
口眼歪斜,恶风恶寒。如秦艽升麻汤(《卫生宝鉴》)。

2. 退虚热

秦艽配鳖甲:滋阴退虚热。用于风劳骨蒸。如秦
艽鳖甲散(《卫生宝鉴》)。

秦艽配薄荷、甘草:清热除蒸。用于小儿低热,形
体消瘦,食欲减退。如秦艽散(《小儿药证直诀》)。

3. 清湿热　秦艽配茵陈:清热利湿退黄。用于
湿热黄疸(祁公任,2018)。

(三)经典处方与研究

1. 大秦艽汤

处方:秦艽 9 g,甘草、川芎、川独活、当归、白芍
药、石膏各 6 g,川羌活、防风、白芷、黄芩、白术、白茯

芩、生地黄、熟地黄各 3g,细辛 1.5g。

功能:祛风清热,养血活血。

主治:风邪初中经络证。症见口眼歪斜,舌强不能言语,手足不能运动,风邪散见,不拘一经者。

方解:中风有真中与类中之别,有中脏腑与中经络之异。本证系由风邪初中,病在经络。方中重用秦艽为君"祛一身之风"(《医方集解·祛风之剂》)。辅以羌活、独活、防风、白芷、细辛等辛温之品,祛风散邪,俱为臣药。因风药多燥,易伤阴血,且口渴舌强者,多为血虚不能养筋,故配伍熟地、当归、白芍、川芎以养血活血,补血养筋,络通则风易散,寓有"治风先治血,血行风自灭"之意,并制诸风药之温燥;脾为气血生化之源,故用白术、茯苓、甘草益气健脾,以化生气血;生地、石膏、黄芩清热,是为风邪郁而化热者设,均为佐药。甘草调和诸药,亦兼使药。诸药相配,疏养结合,邪正兼顾,共奏祛风清热,养血通络之功。

现代研究:①抗凝作用。大秦艽汤明显延长脑缺血模型大鼠的凝血酶原时间、活化部分凝血活酶时间及凝血酶时间,显著减少纤维蛋白原,降低血小板黏附率和聚集率,具有抗凝血、抗血小板黏附和聚集作用。②改善微循环作用。大秦艽汤能明显降低正常及肾上腺素致血瘀模型大鼠全血黏度红细胞压积,显著改善小鼠耳郭微循环,具有改善微循环与血液流变性作用。③抗炎作用。大秦艽汤显著降低大鼠佐剂性关节炎指数(AI),抑制关节滑膜细胞及纤维组织增生、抑制炎症细胞浸润,具有抗炎作用(祁友松,2017)。

2. 身痛逐瘀汤

处方:秦艽、羌活、香附各 3g,当归、牛膝、桃仁、红花各 9g,川芎、灵脂(炒)、没药、地龙(去土)、甘草各 6g。

方解:方中秦艽、羌活祛风除湿;桃仁、红花、当归、川芎活血祛瘀;没药、灵脂、香附活血化瘀,行气止痛;牛膝、地龙疏通经络,以利关节;甘草调和诸药。全方具有活血祛瘀,通痹止痛功效。

功能:活血祛瘀,祛风除湿,通痹止痛。

主治:瘀血夹风湿,经络痹阻,肩痛、臂痛、腰腿痛,或周身疼痛,经久不愈者。

现代研究:祁友松(2017)对身痛逐瘀汤进行小鼠的热板法、醋酸扭体和热水甩尾镇痛实验,结果显示,该药有显著镇痛作用。在骨肿瘤模型小鼠的患侧肢体出现进行性的热痛觉过敏,相应的脊髓节段星形胶质细胞增生和肥大,模型小鼠热痛缩足潜伏期(PWTL)缩短和星形胶质细胞的特征性标记物胶质细胞纤维酸性蛋白(GFAP)mRNA 和蛋白表达显著增加,表明骨肿瘤模型小鼠的脊髓星形胶质细胞呈明显激活状态。身痛逐瘀汤灌胃可减轻骨癌痛小鼠热痛觉过敏,下调相应脊髓节段 GFAPmRNA 和蛋白的表达。本药低剂量(常用剂量的 1/3)无明显镇痛效果,对 GFAP 表达也无明显影响而中剂量和高剂量(常用剂量的 3 倍)具有较好的镇痛作用,能下调相应脊髓节段 GFAPMRNA 和蛋白的表达。提示身痛逐瘀汤能剂量依赖性地抑制星形胶质细胞的激活,阻断由此引起的痛觉敏化而起到抗癌痛作用。本研究为临床应用身痛逐瘀汤治疗骨癌痛提供科学依据。

(四)青海中医单验方

(1)组方:麻花艽 250g,兰石草 20g,白糖 25g。

主治:咳嗽,吐浓痰。

用法:共为细末,用麻黄汤冲服,每服 3g。

来源:玛沁县中普办。

(2)组方:秦艽 10g,防风 6g,党参 6g,红花 6g。

主治:风湿性关节炎,关节僵硬,屈伸不利。

用法:水煎服。

来源:河南县中普办。

第十章　当　归

Dang gui

ANGELICAE SINENSIS RADIX

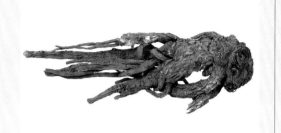

道地沿革

(一) 基原考证

1. 南北朝　《本草经集注》记载:"今陇西叭阳黑水当归,多肉少枝,气香,名马尾当归,稍难得。西川北部当归,多根枝而细。历阳所出,色白而气味薄,不相似,呼为草当归,缺少时乃用之。方家有云真当归,正谓此,有好恶故也。俗用甚多,道方时须尔。"其中提及 3 种当归,"陇西叭阳黑水"所产的马尾当归品质最佳,但较难得,"西川北部"所产多根枝且细,而"历阳"所出草当归仅是备用品。该著最早提到当归药材性状,谢宗万(2008)考证历阳当归实际为产安徽的伞形科植物前胡 Angelica decursiva (Miq.) Franch. et Sav. 翁倩倩(2021)考证唐代叭阳黑水当归为马尾当归,质佳难得,是否为正品 A. sinensis 未做判定。西川北部当归有可能是青海当归 A. nitida、阿坝当归 A. apaensis、四川当归 A. setchuensis、松潘当归 A. songpanensis 等。

2. 唐代　《新修本草》首次记载当归的植物形态:"当归苗,有二种于内:一种似大叶芎䓖,一种似细叶芎䓖,唯茎叶卑下于芎䓖也。今出当州、宕州、翼州、松州,宕州最胜。细叶者名蚕头当归。大叶者名马尾当归。今用多是马尾当归,蚕头者不如此,不复用。陶称历阳者,是蚕头当归也。"可见,在唐代将形

态似大叶川芎的作为"马尾当归",即陶弘景所言的品质较好的当归,且唐代作为主流药用,在唐代,甘肃等地均为唐管辖范围,大叶川芎应为正品当归 A. sinensis。而形态似细叶川芎的则为"蚕头当归",且将陶弘景所提及的历阳草当归也划入蚕头当归内,认为品质较差,应为藁本属植物 Ligusticum spp.。

3. 宋代　《本草图经》对当归的原植物作了进一步详细的描述:"当归,生陇西川谷,今川蜀、陕西诸郡及江宁府、滁州皆有之,以蜀中者为胜。春生苗,绿叶有三瓣,七、八月开花似时罗,浅紫色。根黑黄色。二、八月采根,阴干。然苗有二种,都类芎䓖,而叶有大小为异,茎梗比芎䓖甚卑下。根亦二种,大叶名马尾当归,细叶名蚕头当归。大抵以肉浓而不枯者为胜。"该著所载的植物形态及花期"春生苗,绿叶有三瓣,七、八月开花似时罗,浅紫色。根黑黄色"与《中国植物志》所载当归 A. sinensis "叶三出式二至三回羽状分裂、花白色、花期 6～7 月"的描述不符,而更接近紫花前胡"一回三全裂或一至二回羽状分裂、花深紫色、花期 8～9 月"。从附图来看,滁州当归显然是紫花前胡 A. decursiva(翁倩倩,2021)。

《本草衍义》记载:"当归则今川蜀皆以平地作畦种,尤肥好多脂肉。不以平地、山中为等差,但肥润不枯燥者佳。今医家用此一种为胜。市人又以薄酒洒使肥润,不可不察也。"可见当归很早便已经人工栽培,且因栽培措施得当,所得药材"肥润不枯燥",种植当归品质不亚于野生。

《本草原始》记载:"马尾当归:头圆尾多,色紫,气香肥润者,名马尾当归,最胜他处当归。蚕头当归:头大尾粗,色白坚枯者,为蚕头当归,止宜入发散药尔。"从所附的图来看,"马尾当归"其产地、药材性状均与

今当归 A. sinensis 一致,而"蚕头当归"则与之较为相似,可能为不同产区的当归或其同属近缘物种。

4. 清代 诸多本草基本延续前朝,记述了当归品质,如《本草从新》记载:"川产力刚善攻,秦产力柔善补。以秦产头圆尾多,肥润气香,里白不油者为良,名马尾当归。尾粗坚枯者,名头当归,只宜发散用,宜酒制。治吐血,宜醋炒。"《本草求真》亦有一致的记载。

5. 近现代 《中国药物标本图影》所附当归药材图为今药典当归 A. sinensis 植物种。

20世纪 60 年代(1957 年)因当归产量所限,供不应求,曾从保加利亚引入欧当归 Levisticum officinale Koch (Ligusticum levisticum L.)作为当归,后被淘汰,然目前仍有少量种植,为当归伪品。另日本主要使用东当归 A. acutiloba (Sieb. et Zucc.)Kitag.,又名大和当归,我国吉林延边等地有栽培,韩国药典记载朝鲜当归 A. gigas Nakai 在我国辽宁省、吉林省、黑龙江省等地有野生,分布较广。

《中国药典》1963 年版收载当归为伞形科植物当归 Angelica sinensis (Oliv.)Diels 的干燥根。从《中国药典》1977 年版后,历届药典都确定该种为当归药材的法定品种。《中药大辞典》《中华本草》《中国药材学》《常用中药鉴定大全》和药典记载一致。

当归属最早由瑞典植物学家 Linnaeus 于 1753 年提出已有两百多年,现代研究该属植物全球约 90 余种,分布于北美和东亚两个中心。东西尤以中国最为丰富,约 45 种,其中西南四川最为广泛,其中川西当归、黑水当归、青海当归、藏汶当归、阿坝当归、松潘当归都与当归 A. sinensis 交叉分布于甘南、川西、青海东缘等。

经调查,除在《中国药典》中收载的 4 种传统当归基原,即当归、重齿当归、白芷、紫花前胡外,青海当归、金山当归、大叶当归等因具有类似当归的疗效,在当地民间常被作为当归的代用品使用。重齿当归、疏叶当归等种类一般都作为独活类中药,紫花前胡作为前胡类入药。在青海、四川民间的部分地区,就有以青海当归、大叶当归的根代替当归入药;在吉林省的延边朝鲜族自治州以东当归栽培作"当归"使用已有长久历史。在日本、朝鲜、韩国也以本种称当归栽培入药,功效与我国产当归类似。因此对本属进行系统分类研究,也能为当归属植物的充分合理开发利用提供科学依据,为正确鉴定药用当归原植物提供基础资料(陈薇薇,2007)。

综观本草历代记载,古时当归就有马尾当归、历阳当归、蚕头当归、西川北部当归的记载,当归应用有

A. sinensis 及近缘植物 10 余种之多,当归为血家圣药,"十方九归",用量较大,仅甘肃陇西当归用量实不够临床所需,加之古代交通不便,出现了以上地方品种。当归主流品种后由《中国药典》法定为当归 A. sinensis,已用近 60 年,该种现少见野生,西北西南多种植应用。

(二)药效考证

1. 秦汉南北朝时期 当归的名称来源于《尔雅》,有"薜"一物,然其有多种释名,如"庚草""牡(赞)""山麻""山蕲""白蕲",其中的"山蕲"和"白蕲"后世均释为当归。如《广雅》记载:"山蕲,当归。"当归今似蕲而粗大。邢昺疏:"即今药草当归。"

亦有人认为当归的名称与产地有关,《古今韵会》记载:"唐置当州,本羌地。"因"烧当羌"而名之曰"当",故曰"当州",当州所产蕲为道地品,故名当归(郑金生,2007)。

当归之名大多源于其功用,在历史医药著作中有"妇人漏下""子归""能使气血各有所归""古人娶妻为续嗣,有思夫之意,望夫当归之名"。

当归入药始载于《神农本草经》,列为正品,书中记载:"味甘,温。主治咳逆上气,温疟寒热,洗在皮肤中。妇人漏下绝子,诸恶疮疡,金创,煮饮之。"该著偏重驱邪治病,与后世补血理血略有不同。

《名医别录》记载:"味辛,大温,无毒。主温中,止痛,除客血内塞,中风至,汗不出,湿痹,中恶,客气虚冷,补五藏,生肌肉。"该著在《本经》的基础上增补了上述内容,充实了补益功能,对当归的性味归经、功能主治进行了记载。南北朝时《本草经集注》记载与《名医别录》较为一致。

2. 唐宋时期 《新修本草》记载:"当归,味甘、辛,温,大温,无毒。主咳逆上气,温疟寒热洗洗在皮肤中,妇人漏下绝子,诸恶疮疡,金疮,煮饮之。温中止痛,除客血内塞,中风痉,汗不出,湿痹,中恶,客气虚冷,补五脏,生肌肉。一名干归,恶茴茹,畏菖蒲、海藻、牡蒙。"以国家药典形式传承了前人记载的功效。

《药性论》记载:"当归止呕逆,虚劳寒热,破宿血,主女子崩中,下肠胃冷,补诸不足,止痢腹痛……治温疟,主女人沥血腰痛,疗齿疼痛不可忍。"这一时期记载充实了当归活血止血作用,并可止腹、腰、齿部诸痛。补充了"破宿血""主女人沥血腰痛"的功效。

宋代《日华子本草》记载:"治一切风,一切血,补一切劳,去恶血,养新血,及主癥癖。"强调"治一切血病",进而当归活血功能得以确立。

《开宝本草》曰:"味甘、辛,大温,无毒。温中止

痛,除客血内塞,中风痓,汗不出,湿痹,中恶,客气虚冷,补五脏,生肌肉。"新增了当归补虚生肌肉功效。

3. 元代 《汤液本草》记载:"当归气温。味辛甘而大温。气味俱轻,阳也。甘辛,阳中微阴。无毒。入手少阴经,足太阴经、厥阴经。"记述了当归入经理论。

《本草衍义补遗》记载:"当归,气温味辛,气味俱轻扬也。又阳中微阴,大能和血补血,治血证通用。"

《本草发挥》记载:"当归破恶血,润燥,主治癥癖,产后恶血上冲,疮疡肿结,金疮恶血。"

《药鉴》记载:"当归气温,味辛、甘。气味俱轻,可升可降,阳也。多用大益于血家,诸血证皆用之,但流通而无定,由其味带辛、甘而气畅也,随所引导而各至焉。人手少阴,以其心主血也;入足太阴,以其脾裹血也;入足厥阴,以其肝藏血也……入和血药则血和,入敛血药则血敛,入凉血药则血凉,入行血药则血行,入败血药则血败,入生血药则血生,各有所归也,故名当归。"

元时,当归功效全面增加,诸家从攻补两个方面增益当归之用,当归能养营养血,补气生精,安五脏,强形体,凡有形虚损者,无所不宜。且祛痛通便,利筋骨,治拘挛。

4. 明代 明代记载或增加的当归功效主治见于《滇南本草》《本草原始》等著作。《滇南本草》载止腹痛,排脓定痛,治面寒、背寒、痛疽。《本草集要》载功效:妇人产后备急,男子补虚速效,主治:酒蒸治头痛。《本草约言》载功效:散血、补血、养血。《药性粗评》载主治:阴血不足,妇女血气诸病。《本草蒙筌》载主治:跌打血凝,热痢,中风挛蜷,中恶昏乱,崩带湛漏,燥涩焦枯。《本草纂要》载主治:血亏:吐血、衄血、溺血、便血或经漏失血或产崩损血;血少:阴虚不足、精神困倦或惊悸怔忡、健忘恍惚;血聚:疮疡日痛、痈疽肿毒,或跌扑伤损,经闭淋沥。《本草纲目》载功效:润肠胃筋骨皮肤,主治:痿癖嗜卧,足下热而痛。冲脉为病,气逆里急。带脉为病,腹痛,腰溶溶如坐水中。《新锲药性会元》载功效:止汗、明目、养心、安胎、润肠通便,主治:头风痛,胎前产后恶血上冲,脐腹急痛,癥瘕,胎动,大便燥结,产后诸症。《本草原始》载功效:治一切风,补一切劳,治一切气(赵翔凤,2020)。

《雷公炮制药性解》记载:"当归,味甘、辛,性温,无毒,入心、肝、肺三经。头,止血而上行。身,养血而中守。梢,破血而下流。全,活血而不走。气血昏乱,服之而定,各归所当归,故名。"首次将当归身、梢、全体个子功效分列记述,单使功效者炒,对后人临床用药指导意义重大。

5. 清代 清代本草对于当归入药的记载也较多。《本草经疏》记载:"当归禀土之甘味,天之温气,《别录》兼辛,大温无毒。甘以缓之,辛以散之润之,温以通之畅之。入手少阴,足厥阴,亦入足太阴。活血补血之要药。故主咳逆上气也。温疟寒热洗洗在皮肤中者,邪在厥阴也,行血则厥阴之邪自解,故寒热洗洗随愈也。妇人以血为主,漏下绝子,血枯故也。诸恶疮疡,其已溃者温补内塞,则补血而生肌肉也。金疮以活血补血为要,破伤风亦然。并煮饮之。内虚则中寒,甘温益血,故能温中。血凝则痛,活血故痛自止。血溢出膜外,或在肠胃,曰客血,得温得辛则客血自散也。内塞者,甘温益血之效也。中风痓,痓即角弓反张也。汗不出者,风邪乘虚客血分也。得辛温则血行而和,故痓自柔而汗自出也。痹者,血分为邪所客,故拘挛而痛也。风寒湿三者合而成痹,血行则邪不能客,故痹自除也。中恶者,内虚故猝中于邪也。客气者,外来之寒气也,温中则寒气自散矣。虚冷者内虚血不荣于肉分故冷冷,加而用之。"总结叙述了当归活血补血的重要作用。

《本草备要》载:"补血,润燥,滑肠。甘温和血,辛温散内寒,苦温助心散寒,入心、肝、脾,为血中之气药。治虚劳寒热,咳逆上气,温疟,澼痢,头痛腰痛,心腹诸痛,风痉无汗,痿痹癥瘕,痈疽疮疡,冲脉为病,气逆里急;带脉为病,腹痛腰溶溶如坐水中,及妇人诸不足,一切血证,阴虚而阳无所附者,润肠胃,泽皮肤,养血生肌,排脓止痛。然滑大肠,泻者忌用。使气血各有所归,故名。"叙述了当归血中气药治疗虚症的作用。

《得配本草》除对当归的性味功效进行记载外,对其临床用药、配伍禁忌进行了详细记载,曰:"畏菖蒲、生姜、海藻、牡蒙、制雄黄。性温,味甘辛。入手少阴、足厥阴、太阳经血分。血中气药:行血和血,养营调气,去风散寒,疗疟痢痘疹,痈疽疮疡,止头痛、心腹、腰脊、肢节、筋骨诸痛:皆活血之功。当归,言血之当归经络也,正使血之有余者,不至泛溢于外。如血虚而用之,则虚虚矣。惟得生地、白芍以为之佐,亦有活血之功。"这些临床用药经验对后世用药指导意义重大。

6. 近现代 《中药材手册》(卫生部药政局,1959)记载:"当归补血和血,润枯燥,破瘀生新,调经止病。治血亏虚劳寒热,金疮瘀血,痈疽肿痛,妇人一切血症、月经不调、崩漏。"

《中药大辞典》记载:"归补血活血,调经止痛,润燥滑肠,主活血虚诸证,月经不调,经闭,痛经,癥瘕结聚,崩漏,虚寒腹痛,痿痹,肌肤麻木,肠燥便难,赤疾后重,痈疽疮疡,跌扑损伤。"

《中华本草》记载:"当归,补血,活血,调经止痛,润燥滑肠。主治血虚诸证,月经不调,经闭,痛经,癥瘕结聚,崩漏,虚寒腹痛,痿痹,肌肤麻木,肠燥便难,赤痢后重,痈疽疮疡,跌扑损伤。"

《中国药典》(2020年版)记载:"当归,补血活血,调经止痛,润肠通便。用于血虚萎黄,眩晕心悸,月经不调,经闭痛经,虚寒腹痛,风湿痹痛,跌扑损伤,痈疽疮疡,肠燥便秘。酒当归活血通经。用于经闭痛经,风湿痹痛,跌扑损伤。"

周祯祥(2018)总结了当归药效特点:本品味甘质润,入心肝经,功擅补血。凡"补心血之缺欠无有过于当归","实为养血之要品"。凡面色萎黄,眩晕心悸等血虚诸证无不用之,且以此为主药。本品"味甘而重,故专能补血;其气轻而辛,故又能行血,补中有动,行中有补","既不虑其过散,复不虑其过缓",为"活血补血之要药"。可广泛用于经闭痛经、风湿痹痛、跌打伤痛等血虚不荣,或血滞不通诸证。尤善调经止痛,故又为妇科之要药。本品性动质润,"极善滑肠","用于燥结之病宜也"。凡"大便燥结,非君之以当归,则硬粪不能下"。常用于年老体弱、妇女产后血虚津枯之肠燥便秘。总之,本品"其要在动、滑两字"。凡"血结滞而能散,血不足而能补,血枯燥能而润,血散乱而能抚"。为"治血通用"之药。梁茂新(2021)分析当归古今功效之差异,古代含当归复方大量用于痈疽疮疡、恶露不绝、月经不调、痹病、跌仆损伤、虚损、便秘病症,遵循了本草学确定的功用。比较《中国药典》收录当归功用"补血活血,调经止痛,润肠通便",用于"血虚萎黄,眩晕心悸,月经不调,经闭痛经,虚寒腹痛,肠燥便秘,风湿痹痛,跌仆损伤,痈疽疮疡",酒当归"活血通经",基本延续了历代本草所述和古代方剂配伍所用,体现了古今功能的一致性和继承性。但

是,古本草记载的平肝息风、止痉止血、止痢止泻、消痞散满、养心安神古代习用的功能未能传承下来。综合历代本草所述,当归功效可概述为养血补血,养血和血,止血止痛,平肝息风,止痉,止咳,祛风除湿,解毒消肿,补益,通便,安神,截疟,透疹,温中散寒等。用于妇科、内科、外科、儿科,功能十分广泛,借鉴难得其要,尚需聚焦确立基本功能。现代实验和临床研究进一步证明,当归和当归复方具有息风止痉、止血、止泻、宁心安神等功能,为当今临床扩大应用到相关病症提供了比较充分的文献、理论、实验或临床依据,今后应积极传承挖掘这些潜在功效,丰富临床应用。

(三)道地沿革与特征

笔者整理了秦汉至明清时代的当归产地与其质量评价描述,见表10-1。根据记载,当归生川谷(生境)、羌胡地(四川、青海、甘肃)、陇西(秦汉包括今青海东部地区,兰州、定西、天水)、当州、松州、川蜀、西川北部(川西北,包括青海久治一带)、秦州(天水、宝鸡)。据《久治县志》载:"康熙六十年(1721年)班玛隶属四川成锦龙茂道松潘漳腊营。"《玛沁县志》载:"神爵二年(公元前60年),在今贵德县河西镇设河关县,初属凉州金城郡管辖。汉光武帝建武九年(公元33年)划归凉州陇西郡管辖。河关县西南部为阿尼玛卿山地区。"阿尼玛卿山在玛沁县境内,亦称大积石山。《民和县志》载:"秦汉以前属西羌都落驻牧地……三国时期仍属金城郡……北周将龙支县改属枹罕郡(今临夏),今民和地区属枹罕郡龙支县辖地。"以上史料所载地域均为陇西,陇右郡的枹罕,四川西北的康定和阿坝地区的古代地名松潘州辖管地区,由于古时没有青海地名,多以羌地或以上地名记载,这一区域正好是今青海东部和东南部,也是当归药材分布的边缘区域。

表 10 - 1　历代当归产地与品质记载

朝代	本草古籍	产地与道地品质
秦汉	《神农本草经》	生川谷
东汉至魏	《吴普本草》	或生羌胡地(今青海)
东汉至魏	《名医别录》	生陇、西川谷(今甘肃、青海、四川西部)
东汉至魏	《本草经集注》	今陇西叨阳黑水当归,多肉少枝气香,名马尾当归
唐	《新修本草》	今出当州、宕州、翼州、松州,宕州最良。细茎者名蚕头当归,大叶者名马尾当归。今用多是马尾当归,蚕头者不如此,不复用。陶称历阳者,是蚕头当归也
宋	《本草图经》	当归生陇西川谷,今川蜀、陕西诸郡及江宁府、滁州皆有之,以蜀中者为胜。根亦二种,大叶名马尾当归,细叶名蚕头当归,大抵以肉厚而不枯者为胜。当归芹类也,在平地者名芹,生山中而粗大者,名当归也

（续表）

朝代	本草古籍	产地与道地品质
宋	《证类本草》	今陇西叨阳黑水当归,多肉少枝气香,名马尾当归。西川北部当归,多根枝而细,历阳所出,色白而气味薄,不相似,呼为草当归,缺少时乃用之。今出当州、宕州、翼州、松州,宕州最胜。细叶者名蚕头当归,大叶者名马尾当归,今用多是马尾当归,蚕头者不如此,陶称历阳者,是蚕头当归也
宋	《本草衍义》	当归,芹类也,在平地者名芹,生山中粗大者名当归
明	《本草乘雅半偈》	生陇西川谷,今当州、宕州、翼州、松州、秦州、汶州多种莳矣。根黑黄色,肉浓不枯者为胜。秦州者,头圆尾多,色紫气香,肥润多脂,名马尾归,此种最佳。他处者头大尾粗,色白枯燥,名镶头归,不堪用也。大都川产者力刚而善攻,秦州者力柔而善补
明	《本草纲目》	当归本非芹类,特以花叶似芹,故得芹名,在平地者名芹,生山中粗大者,名当归也
明	《本草蒙筌》	生秦蜀两邦(秦今属陕西,蜀今属四川),有大小二种。大叶者名马尾当归,黄白气香肥润(此为上品,市多以低假酒晒润充卖,不可不察);小叶者名蚕头当归,质黑气薄坚枯(此为下品,不堪入药)
明	《滇南本草》	别名秦归,云归本品为伞形科植物当归,味辛、微苦,性温
明	《本草崇原》	当归始出陇西川谷及四阳黑水,今川蜀、陕西诸郡皆有。其根黑黄色,今以外黄黑,内黄白,气香肥壮者为佳。花红根黑,气味苦温
清	《本草备要》	川产力刚善攻,秦产力柔善补。以秦产头圆尾多肥润气香者良,名马尾当归;尾粗坚枯者,名镶头当归,只宜发散用
清	《本草从新》	川产力刚善攻,秦产力柔善补,以秦产头圆尾多。肥润气香,里白不油者为良,名马尾当归。尾粗坚枯者,名镶头当归
清	《本草害利》	二月采根阴干,头尾圆多紫色,肥润气香,里白不油者良,以秦产马尾归最胜,力柔善补,川产力刚善攻
清	《本草求真》	秦产(秦州、汶州所出)头圆尾多,色紫气香肥润,名马尾当归,其性力柔善补。川产尾粗坚枯,名镶头当归,其性力刚善攻
清	《本草述钩元》	陕蜀秦汶诸州多栽莳为货,以秦产头尾圆色紫气香肥润者,为马尾归,最胜他处。尾大头粗色白坚枯者,为镶头归。二、八月采根。川产者力刚而善攻,秦产者力柔而善补
清	《本草易读》	生陇西川谷。二、八月采取。今蜀川、陕西、江宁、滁州皆有之,以蜀中者为胜。春生苗,绿叶三瓣。七、八月开花似蒔萝,浅紫色。根黑黄,以肉浓不枯者为胜
清	《本经疏证》	一名干归,生陇西川谷,二月、八月采根,阴干。当归春生苗,绿叶有三瓣,七、八月开花似蒔萝,浅紫色,根黑黄色,以肉厚而不枯者为胜
清	《药征》(日本)	当归,江州所产,其味辛,同汉土所产。而和州所产味甘,此以粪土培养之者也,不可用矣。蚕头当归等,其有苗两种皆似芎䓖,大叶者名马尾当归,多肉少枝气香色紫、肥润多脂品质最优;细叶者名蚕头当归,色白气薄质黑坚枯,多根枝而细为下品,西川北部历阳所产蚕头当归为草当归,此为缺时代替品;头大尾粗、色白枯燥者名镶头当归,只宜发散用

从以上本草记载分布,当归生陇西川谷,其产地广泛,川蜀、陕西诸郡及江宁府、滁州、叨阳、黑水、西川北部、历阳、当州、宕州、翼州、松州、秦州、汶州等地皆有出产,以上产地大多集中于现今甘肃、云南、四川、青海东缘。以上产地中以叨阳、黑水、宕州所产为最优,经考证叨阳即今首阳山之南、黑水即四川九寨沟县的黑河、宕州(古宕昌国核心区域)即现今甘肃省甘南藏族自治州舟曲县附近。当归按品质可分马尾当归、草当归、镶头当归。

现代资源普查应用了GIS等先进的科学技术,对当归资源分布研究更为细致。陈微微(2007)通过野外调查并查阅大量的标本馆记录资料,首次较为全面地对中国当归属植物的地理分布进行了研究,探讨了当归属物种分布与演化,结果认为横断山脉地区是我国当归属分布及分化中心。中国是当归属植物世界分布中心之一,在四川和东北形成两个多度中心,另外在甘肃、青海、云南、湖北、新疆、浙江,内蒙古也有少数种分布。

《中国药材产地生态适宜性区划》(陈士林,2011)记载:"当归 A. sinensis. 分布于甘肃、云南、四川、湖北、青海、陕西、宁夏、贵州、山西等省区,栽培于土质疏松肥沃的砂质壤土。"生态适宜性分布,当归生态相似度95%~100%主要区域,四川面积254 098 km²、西藏208 099 km²、甘肃141 360 km²、青海115 655 km²、云南78 313 km²,青海主要分布囊谦、玉树、共和、兴海、久治。

《当归生产加工适宜技术》(黄璐琦,2018)记载:"我国当归资源主要分布在甘肃、青海、云南、四圳、陕西、贵州及西藏等省区……青海省种植当归种源主要来自甘肃,分布于湟中县、民和县、乐都县、化隆、互助、大通、班玛、达日、久治、平安、同仁等县地区。"

当归作为大宗药材,其品质与产地历代本草都有重点记载。当归产地包括了青海东部各县、东南各县,为产区最西边缘,向东甘肃陇西、甘南岷县、四川黑水县、茂县、松潘县、南方地区安徽和县、江苏南京、安徽滁州都为主产区,多以甘肃岷县、四川当归为道地品种,青海东部东南部、甘肃南部、四川西北部是当归 A. sinensis 交叉分布的重要区域,海拔在1 750~3 500 m之间,是当归生态适宜性区域,与岷县接壤,其气候湿润凉爽,海拔适中,极适宜当归生长,是当归的道地种植产区。该区域所产当归主根粗壮,圆柱形或圆锥形,分枝多条,断面有菊花心,气香特异,味甘稍苦。品质以主根粗长,支根少,粗壮,表面黄褐色,断面粉白色或淡黄白色为佳。青海种植当归与甘肃、四川相比,个头大,粗壮,分枝较少,质量品质同为上乘。

青海开发历史

(一) 地方志

《果洛藏族自治州概况》记载:"果洛州沿黄河两岸的河谷地带许多地方都有盛产大黄、贝母、当归、雪鸡、熊胆等,其中不少药材产量丰富,质地优良。"

在《河南县志》《共和县志》《泽库县志》《同仁县志》《贵德县志》《民和县志》都记载了在本辖区有当归资源分布。

(二) 青海植物志与药学著作

《青海药材》(青海省药材公司,1958)收载:当归,伞形科,多年生草本,自生于山野,或培植,根分枝,有多数细根……全草有特异之香气,根供药用。分为家种与野生两种,均以身干、肥大、外皮灰褐色和赤褐色、内部黄白色、香气完全者佳。味甘辛苦,有特异芳香性。(苦温)为镇静调经药,对贫血、行血不畅有效;又为温性强壮药,治妇人子宫病,可使血液循环,改善身体温暖,对妇女月经困难有特效。产于兴海、同德、果洛等地,四川的北部,甘肃南部,陕西的西部亦产,以甘肃岷县西南部产量较多,质量最佳。

《青海高原本草概要》(邹寒雁,1993)收载:当归 Angelica sinensis(Oliv.)Diels,东部农业区各县及贵德、尖扎县栽培;甘、辛、温,补血活血调经止痛,润燥滑肠。治月经不调,经期腹痛等症。青海当归 A. chinghaiensis Shan 分布久治、泽库、玛沁,根入药,代当归治贫血,血虚易惊,产后腹病,恶露不下或经久不净,胎下不下等症。

《青海种子植物名录》(郭本北,1989)记载:中国当归 A. sinensis(Oliv.)Diels 在海东和尖扎、贵德等地栽培。

(三) 生产历史

1972年计划经济时期,青海省药材公司先后在互助、民和、贵德、尖扎等县建设药材生产基地,开办养鹿场,在泽库河南修建药材晾晒场,支持农民个体利用山坡、地边引种栽培党参、当归、大黄种植工作,并无偿技术指导。

1982年第三次全国中药普查中,青海省当归年蕴藏量14 860 kg,其中大通城关桥头1 350 kg,海东地区上五庄、李家山、大才乡、道帷乡4 005 kg,贵德9 500 kg,河南县930 kg。

随着当归市场需要的快速增长,其当归种植面积逐渐增加,截至2017年底,中药材种植面积为62.72万亩(4.18万公顷),产量为16.75万吨,除去枸杞,其他中药材种植面积为12.15万亩。其中,当归种植达6.7万亩,全省更是以当归、黄芪为主的中藏药材种植区域从最初的农业区个别县(区),辐射到西宁、海东、海南、海北、黄南5个市州15个县(区),且已成为全国第二大当归、黄芪集中种植区,互助、湟源等地种植的当归成为市场上抢手的"当归头",据调查,2020年仅互助县当归种植面积达到5万亩。近几年,因本地当归抽薹率高、病虫草害严重、产量低、质量差等原因,青海省引入甘肃优质岷归进行人工栽培,以期得到更加高产稳定及质量安全有保证的适合当地种植的当归规范化种植模式(刘莉莉,2021)。

2021年调研全省当归种植情况,由于受国家"非粮化"土地限制使用政策影响,当归面积比2020年下降40%,约有5万亩,种植户反映,青海种植的当归药用成分含量较高,由于温度较低,天气凉爽,比甘肃岷县当归有优势,农药使用量较少,抽薹率不高,每亩纯收入约有 3 000～4 000 元,比种植土豆、大豆多好几倍的收成。但不足的是种植历史较短,田间地头加工手段落后,赶不上甘肃岷县农户加工水平,只有等到采挖时,甘肃来人收鲜货拉到甘肃加工,以"岷县当归"出售全国各大市场,产出效益低而急需改变。

今后,青海当归产业应改变中药材种植粗放模式,改进传统当归栽培方式,应规范化、科学化种植,充分利用生态适宜区面积大、气候清凉、海拔适中的特点,不断推进规模化种植,真正成为继甘肃之后当归第二大产区。

2022 年调研青海省使用当归企业有青海省格拉丹东药业有限公司、金诃藏药股份有限、青海宝鉴堂国药有限公司、青海晶珠藏药高新技术产业股份有限公司、青海益欣药业有限责任公司、青海省药材公司中药饮片厂 12 家。使用的药材基原为当归的干燥根,共计使用量为 59 339.99 kg/年。使用产品为消肿片(国药准字 Z63020182)、九味沉香胶囊(国药准字 Z20026240)、双参龙胶囊(国药准字 Z20025241)、复方手参益智胶囊(国药准字 Z20026454)、甘露消渴胶囊(国药准字 Z63020187)、健脾润肺丸(国药准字 Z20025862)、丹葛颈舒胶囊(国药准字 Z20025778)、调经祛斑胶囊(国药准字 Z20026002)、白癜风丸(国药准字 Z63020234)、七十味珍珠丸(国药准字 Z63020062)、当归南枣颗粒(国药准字 Z20054432)、大活络丸(国药准字 Z63020200)、天王补心丸(国药准字 Z63020147)、景天祛斑胶囊(国药准字 Z20025516)、双红活血胶囊(国药准字 Z20025397)、中药饮片、白柏胶囊(国药准字 Z20025640)化瘀散结灌肠液(国药准字 Z20025840)、虫草参芪膏(国药准字 B20020874)、消淤康胶囊(国药准字 Z20026074)。

当归在青海省的年使用总量约为 60 000 kg,近五年价格区间为 32～126 元/kg,年采购/销售总价为 80.7 万元。其中使用量最大的为青海益欣药业有限责任公司,占到总体使用量的 60%,其次为青海九康中药饮片有限公司和青海晶珠藏药高新技术产业股份有限公司,其中青海九康中药饮片有限公司,占到总体使用量的 17%。所用品种为青海商品,量不足时从甘肃调货补充。

来　源

本品为伞形科植物当归 Angelica sinensis (Oliv.)Diels 的干燥根。

多年生草本,高 0.4～1 m。茎直立,带紫色,有明显的纵直槽纹,无毛。叶为 2～3 回奇数羽状复叶,叶柄长 3～11 cm,叶鞘膨大;叶片卵形,小叶 3 对,近叶柄的一对小叶柄长 5～15 mm,近顶端的一对无柄,呈 1～2 回分裂,裂片边缘有缺刻。复伞形花序,顶生,伞梗 10～14 枚,长短不等,基部有 2 枚线形总苞片或缺;小总苞片 2～4 枚,线形;每一小伞形花序有花 12～36 朵,小伞梗长 3～15 mm,密被细柔毛;萼齿 5,细卵形,花瓣 5,白色,长卵形,先端狭尖略向内折;雄蕊 5,花丝向内弯;子房下位,花柱短,花柱基部圆锥形。双悬果椭圆形,长 4～6 mm,宽 3～4 mm,成熟后易从合生面分开;分果有果棱 5 条,背棱线形隆起,侧棱发展成宽而薄的翅,翅边缘淡紫色,背部扁平,每棱槽有 1 个油管,接合面 2 个油管。花期 7 月,果期 8～9 月(见图 10-1)。

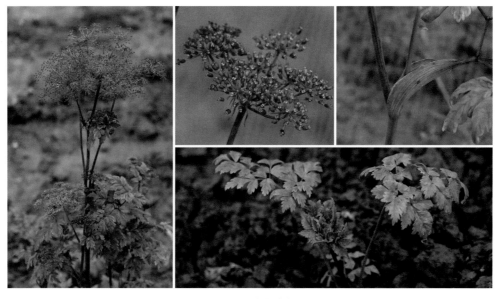

图 10-1　当归植物

生态分布

当归在青海西宁地区,大通、湟中、湟源、海东农业各县,海南、贵德、同德、兴海、黄南、尖扎、海北、祁连、门源、海西州天峻有大面积栽培。野生当归生于青海海拔 1 800～2 500 m 高寒阴湿地方(青海省药检所,1996)。在久治、泽库、玛沁县有青海当归分布(见图 10-2)。当归喜气候凉爽湿润环境,对低温和日照具有较强的耐性,生长于青海海拔 2 400～3 000 m之间高原凉爽地带,西宁、大通及海东各县为最佳产区。

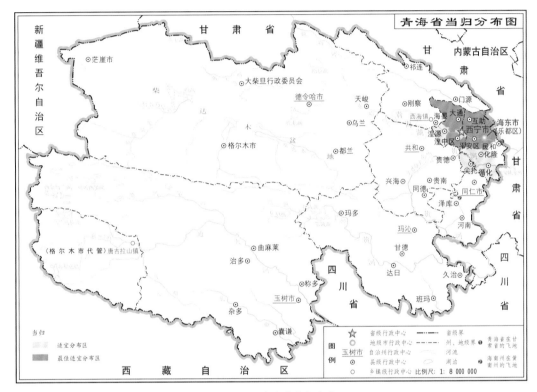

图 10-2 青海省当归分布

全国当归主产于甘肃东南部,以岷县为道地产区。甘肃、四川、西藏少有野生,引种栽培区域以四川、青海、西藏、甘肃及云南一带为宜(见图 10-3)。当归产于高寒山区,属低温日照植物。喜湿润冷凉气候,怕干旱和高原。较适合以上地区生长繁育,为全国当归主产区。

栽培技术

当归在青海高寒地区种植已有 50 多年历史,总量成为全国第二生产大省,当地群众与技术管理人员景丽春(2016)、杨建梅(2018)、高陈勇(2020)、景慧(2017)从土地整理、育苗、田间管理、病虫害防治、抽薹预防总结了一套种植经验,非常适合青海地区当归种植,值得推广借鉴。

(一) 育苗

种子繁殖过程中,要以纯度、净度、含水量等作为基本指标来控制种子质量,并观察种子外观,确保其状态优良。在规范处理当归种子后,温水浸泡种子并搅拌,此时沉底的种子均为饱满种子,之后催芽,露白后播种。苗龄 90～110 日左右采挖(见图 10-4)。

(二) 移栽

当归苗最佳移栽期为 4 月上中旬,移栽过程中需找准行株距,保证穴位错开并将穴深控制为 20 cm。移栽的当归苗根茎不可低于 0.3 cm,排列栽苗后及时覆土压紧,覆土位置达到穴深一半后,向上提苗,此举目的在于满足根系舒展需求。在满穴盖土后,以土杂肥或者火土灰作为主肥料进行施加,并将适量细土覆盖于当归苗各根茎 2 cm 部位(见图 10-5 和图 10-6)。

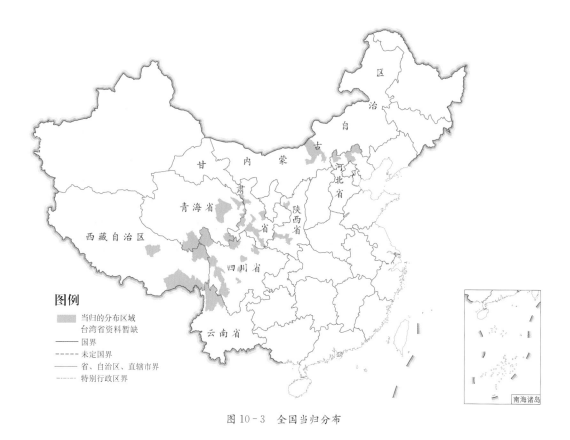

图 10-3　全国当归分布

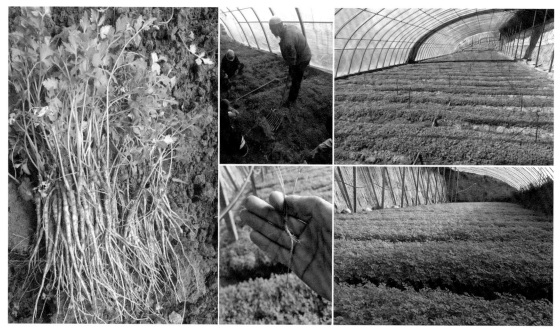

图 10-4　当归育苗

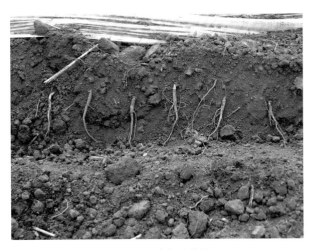

图 10-5 当归苗种植

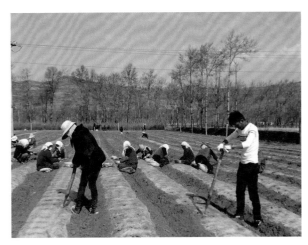

图 10-6 当归地膜种植

(三) 田间管理

1. 中耕除草 一般情况下保持每年 3~4 次的除草频率,苗高 3 cm 时进行第 1 次除草,苗高 6 cm 时第 2 次除草,定苗后第 3 次除草,苗高 20~25 cm 时第 4 次除草,前两次除草需结合间苗,第 3 次除草需加深中耕程度,最后一次应深锄并封行(见图 10-7)。

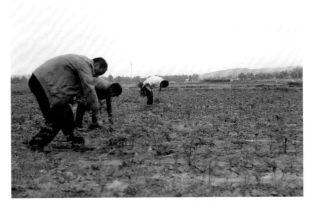

图 10-7 当归大田中耕

2. 施肥 幼苗期必须控制好氮肥施用量,避免幼苗早熟。人畜粪水及堆肥等一般施加于当归苗生长中后期。在条件允许的情况下,可将饼肥、过磷酸钙等进行堆沤,之后采取行间开沟的方式,保证肥量施加的适宜性,之后覆土,以满足当归苗根部生长需求。

3. 浇水 在排灌水生长前期,一般需控制浇水量,只有在干旱状态下方可浇水。若气候条件特殊且降雨过多,则应及时排水,以免田间积水导致当归烂根。

(四) 病虫害防治

1. 麻口病 麻口病是当归在生长发育的过程中经常遇见的病害,主要发生在根部区域且是在当归生长的第 2 年,直接影响当归的产量。病情表现为根部的表皮出现褐色纵裂纹路,而且当归的头部出现腐烂,发病的主要原因是由马铃薯茎线虫造成的。麻口病的防治方法为在种植前对地下土壤进行整治,对当归生长的苗床土壤进行处理,提高土壤的抗病性。

2. 根腐病 根腐病主要发生在当归生长的初期,主要的表现有叶片枯死,根部出现湿腐现象,导致当归死亡。根腐病的发生使得当归只剩下纤维空壳,毫无药用价值。而且生长土壤中的积水更是加剧了根腐病的病发。根腐病的防治主要有以下几点,在种植之前及时剔除患有病症的植株,在植物生长的过程中如果发现病发,需要拔除染病的植物。使用草木灰以及生石灰进行杀菌、消毒工作。还可以使用药剂进行疾病的防治,主要使用的是根腐宁以及药材病菌灵药剂。

3. 白粉病 白粉病的主要发病部位是叶、茎,顾名思义该病症的主要表现是在茎叶处出现白色的霉斑,如果不能及时治理就会枯死。白粉病是由白粉真菌引起的,该疾病会跟随气流进行传播,尤其是在湿润的环境下更要利于病菌生活,其能够存活半年之久,而且病原菌会在病残体上度过冬季。白粉病的防治需要应用福尔马林浸泡种子,在发现病株后集中烧毁,每隔 10 日左右喷洒 50% 甲基托布津液 1 000 倍液或 65% 代森锌 500 倍液进行防治,连续 3~4 次。

4. 褐斑病 褐斑病主要的症状就是在叶片上出现褐色斑点,不及时治理斑点会逐渐扩大,最后导致当归死亡。该疾病是当归生长过程中的常发疾病,能够通过昆虫、土壤等传染,现阶段采取的防治方法为进行土地轮作,在种植前对种植以及壮苗进行药物处理,提高其抗病能力。发病初期及时摘除病叶,并喷1:1:150波尔多液或65%代森锌500倍液或50%甲基托布津800~1 000倍液进行防治,每隔10日左右喷1次,连续3~4次。

5. 螨类疾病 主要的虫害为红蜘蛛,对当归的茎叶生长造成威胁,针对螨类虫害主要的方法有加强栽培管理,及时清除田地中的杂草以及虫叶。因为该虫害能够越冬,而且虫口基数直接对第2年的虫口密度产生影响,可以通过集中烧毁,喷杀虫剂的方法消灭。

6. 蛴螬病 蛴螬病虫害属于地下虫害,其成虫就是我们熟知的金龟子,幼虫主要生长的当归根部,成虫会对当归的茎叶产生影响,导致当归死亡。防治方法为冬季进行土地深翻,清除杂草,以杀死虫卵在土壤的处理上可以使用药材绝杀浇筑土壤进行消除。

(五)抽薹预防

1. 造成早期抽薹的主要原因

遗传因素:早期抽薹当归所结种子俗称火药籽、花籽或火籽。火药籽所育成的当归苗早期抽薹率会高达70%~90%,且抽薹期比正常苗提前10~15日,这与植物的遗传性有关。另外,三年留种株主薹所结种子、过熟种子、陈年种子所育种苗早期抽薹率也在85%以上。春化阶段与光照阶段质变的速度加快,所以抽薹率相对较高。

种苗营养条件:植株必须满足一定的营养物质水平才可能通过春化,因此一些大苗和壮苗移栽定植易抽薹,相同苗龄的当归苗,苗重越大,抽薹进程越快,抽薹时间越早,而且抽薹率明显增高。根直径≥0.86 cm的种苗移栽后抽薹率最高,达到94.7%,≤0.35 cm的种苗抽薹率则只有1.6%;根直径0.46~0.55 cm的种苗达到68 398株/公顷,产量也最高,因此生产上应选择根直径在0.46~0.65 cm的小苗进行移栽。

生态因素:干旱、缺肥、低山、平地栽植、早栽、虫病害严重环境易提前抽薹。

田间管理不善:移栽过早、施肥品种、移栽密度等。

2. 防治早期抽薹的措施

地块选择:气候凉爽,高寒多雨的山区地块栽培。

种子选择和种苗营养控制:种植户要从正规、可靠渠道购买种子或种苗,避免购买抽薹当归所结种子或者其所育成的苗子。如自己留种,在留种株现薹初期摘去主茎,促使基生侧枝大量发育,形成多数长势均等的茎秆,以缩小种子间的个体差异,使种子发育程度比较适中一致,控制种子的成熟度,要用分期采收中等熟的种子留种。育苗时要通过有效控制施肥、播种密度和苗期,将苗子直径控制在0.3~0.5 cm,百苗重40~70 g,苗龄控制在90日以内为最佳。

控制质变:只要控制春化阶段或光照阶段的任何一个阶段质变的正常进行,都可起到控制营养生长向生殖生长的转变,起到防止提前抽薹的作用。生产上控制春化阶段远比控制光照阶段容易。头年冬季贮苗时将湿度控制在60%~65%,温度控制在-7~-10 ℃,可降低抽薹率,也可以在移栽后通过遮光等措施来降低抽薹率,青海省乐都等地有将当归与麻类、油菜等套种,即这个原因。

植物生长调节剂调控:植物生长调节剂叶面喷施和灌根处理当归,发现抽薹率依次为植物健生素<乙烯利<矮壮素。在增叶期叶面喷洒不同浓度的B9、PP333CCC后,当归早期抽薹都受到抑制。浸苗时加入或者增叶期喷施植物生长调节剂对防治当归早期抽薹有显著效应,尤其是先浸苗定植,出苗后再喷施抑薹灵1号、2号或者矮壮素抑制抽薹效果比较明显。

改善种植方式:合理搭配氮磷钾肥和有机肥料、合理密植、适期移栽、地膜栽培等措施可以有效防止当归早期抽薹。如于秋冬或春季日光温室育苗后直接移植,不通过冬贮存这个环节也可有效防止当归提前抽薹(见图10-8)。

防治病虫鼠害:防治当归麻口病、根腐病、蛴螬、鼠害等有助于减少或推迟早期抽薹的发生。

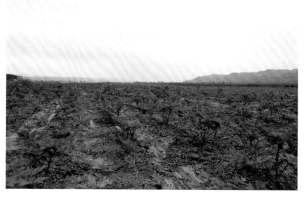

图10-8 互助当归种植

采收加工

当归生长达3年后可人工采收,一般在10月中旬开始采收,如果种植在较高海拔地区,采收要提前至10月上旬,此时茎叶开始变黄、萎蔫,甚至枯死,最适宜采收,在土壤冻结前一定要采挖完毕,留种籽的除外。采收后,及时将残膜清理,以免污染土壤。采收后当归放在净洁场地自然晒干,禁用硫喷熏干,从源头确保质量(见图10-9至图10-13)。

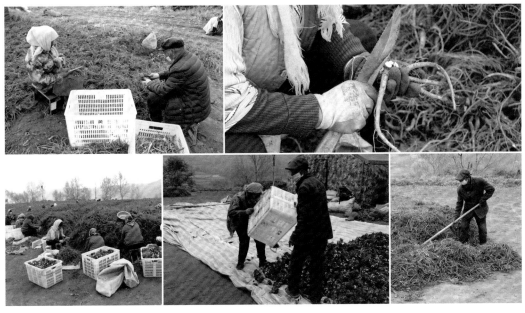

图10-9 当归采收加工

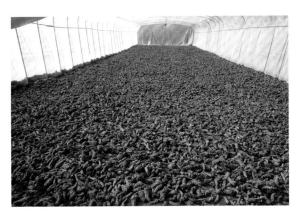

图10-10 当归烘干房晾晒

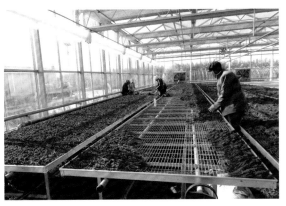

图10-11 当归捏把晾晒

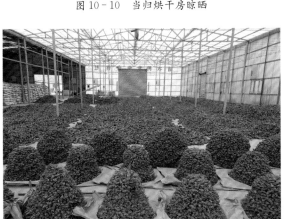

图10-12 当归挑选分级

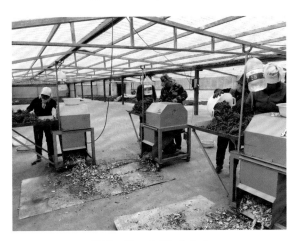

图10-13 当归切片加工

商品规格

根据当归根和根茎加工后的部位,将当归药材分为"全归""归头""归尾"三个规格,在规格项下,"全归"分为一、二、三、四、五等及统货 6 个等级,"归头"分为一、二、三、四等及统货 5 个等级,"归尾"分为一、二等及统货 3 个等级。

1. 全归 见图 10 - 14。

一等:上部主根圆柱形,或具数个明显突出的根茎痕,下部有多条支根,直径 0.3～1 cm。表面棕黄色或黄褐色,具纵皱纹,皮孔样突起,不明显或无;质地柔韧,断面黄白色或淡黄棕色,木部色较淡具油性,皮部有多数棕色点状分泌腔,形成层环黄棕色。有浓郁的香气,味甘、辛微苦。每千克支数≤15,单支重≥60 g;根头上端圆钝或有明显突出的根茎痕。

二等:详见一等。与一等不一样的是:"每千克支数 15～40,单支重 25～60 g;根头上端圆钝或有明显突出的根茎痕"。

三等:详见一等。与一等不一样的是:"每千克支数 40～70,单支重 15～25 g;根头上端圆钝或有明显突出的根茎痕"。

四等:详见一等。与一等不一样的是:"每千克支数 70～110,单支重 10～15 g;根头上端圆钝或有明显突出的根茎痕"。

五等:详见一等。与一等不一样的是:"每千克支数>110,单支重<10 g;根茎痕有或无;主根或有部分支根,但主根数量占 30% 以上,腿渣占 70% 以下"。

统货:详见一等。与一等不一样的是:"每千克支数 10～120,单支重 5～70 g;根头上端圆钝或有明显突出的根茎痕"。

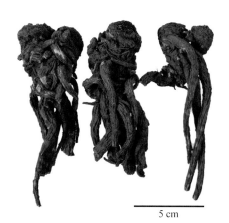

5 cm

图 10 - 14　当归(全归)

2. 归头 见图 10 - 15。

一等:纯主根,长圆柱形或拳状表面棕黄色或黄褐色,或撞去粗皮,微露白色至全白色。皮孔样突起不明显或无;根头上端圆钝或有明显突出的根茎痕;质地稍硬,断面黄白色或淡黄棕色,木部色较淡,具油性,皮部有多数棕色点状分泌腔,形成层环黄棕色,有浓郁的香气,味甘、辛、微苦。每千克支数≤20,单支重≥50 g。

二等:详见一等。与一等不一样的是:"每千克支数 20～40,单支重 25～50 g"。

三等:详见一等。与一等不一样的是:"每千克支数 40～80,单支重 15～25 g"。

四等:详见一等。与一等不一样的是:"每千克支数 n>80,单支重<15 g"。

统货:详见一等。与一等不一样的是:"每千克支数 10～90,单支重 10～60 g"。

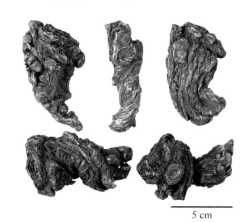

5 cm

图 10 - 15　当归(归头)

3. 归尾 见图 10 - 16。

一等:纯支根。长圆柱形,上粗下细,表面棕黄色或黄褐色皮孔样突起,不明显或无;质地稍硬脆,断面黄白色或淡黄棕色,木部色较淡,具油性,皮部有多数

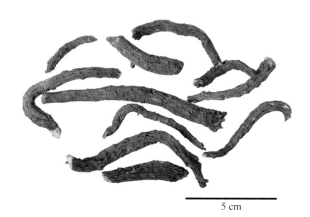

5 cm

图 10 - 16　当归(归尾)

棕色点状分泌腔,形成层环黄棕色。有浓郁的香气,味甘、辛微苦。纯支根,直径大于 0.7 cm。

二等:详见一等。与一等不一样的是:"纯支根,直径大于 0.3 cm,小于 0.7 cm"。

统货:详见一等。与一等不一样的是:"纯支根,直径大于 0.3 cm"。

药材鉴别

(一)性状鉴别

1. 药材 本品略呈圆柱形,下部有支根 3～5 条或更多,长 15～25 cm。表面浅棕色至棕褐色,具纵皱纹和横长皮孔样突起。根头(归头)直径 1.5～4 cm,具环纹,上端圆钝,或具数个明显突出的根茎痕,有紫色或黄绿色的茎和叶鞘的残基;主根(归身)表面凹凸不平;支根(归尾)直径 0.3～1 cm,上粗下细,多扭曲,有少数须根痕。质柔韧,断面黄白色或淡黄棕色,皮部厚,有裂隙和多数棕色点状分泌腔,木部色较淡,形成层环黄棕色。有浓郁的香气,味甘、辛、微苦。柴性大,干枯无油性或断面呈绿褐色者不可药用(见图 10-17)。

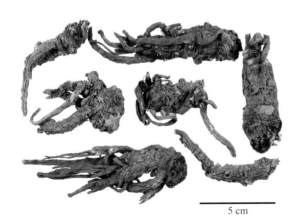

图 10-17 当归药材(全归)

2. 饮片 呈类圆形、椭圆形或不规则薄片。外表皮浅棕色至棕褐色。切面浅棕黄色或黄白色,平坦,有裂隙,中间有浅棕色的形成层环,并有多数棕色的油点,香气浓郁,味甘、辛、微苦(见图 10-18)。

(二)传统鉴别术语

"全归":当归全体,又名"原枝归"。

"归头":当归的根头部(短缩的根茎和根的上端),又名"葫首"。

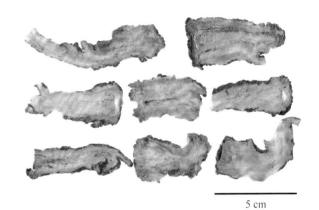

图 10-18 当归片

"归身":当归的主根。

"归尾":当归的侧根(支根)和须根。

"马尾归":当归的主根粗短,下支根众多呈须毛状者,似马尾。

"油性":当归横切面显油润,手握柔软,常带棕黄色油点和芳香气味,习称"油性"。

(三)显微鉴别

1. 横切面显微 木栓层为数列细胞。栓内层窄,有少数油室。韧皮部宽广,多裂隙,油室和油管类圆形,直径 25～160 μm,外侧较大,向内渐小,周围分泌细胞 6～9 个。形成层成环。木质部射线宽 3～5 列细胞;导管单个散在或 2～3 个相聚,呈放射状排列;薄壁细胞含淀粉粒(见图 10-19 至图 10-23)。

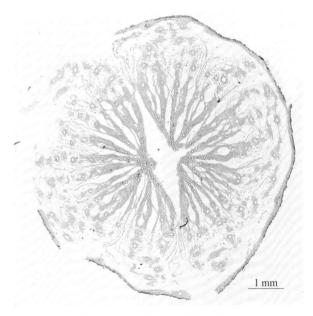

图 10-19 当归根横切面(正常光)(40×)

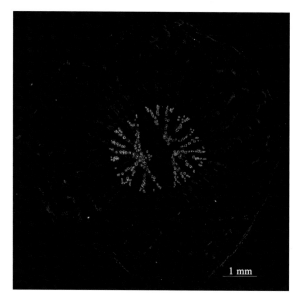

图 10-20　当归根横切面(偏振光)(40×)

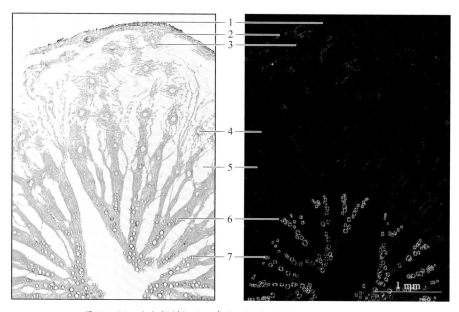

图 10-21　当归根横切面正常光(左)与偏振光(右)对比(40×)

1. 木栓层;2. 皮层;3 韧皮部;4. 油室;5. 裂隙;6. 形成层;7. 木质部

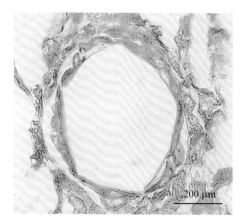

图 10-22　当归根横切面油室(40×)

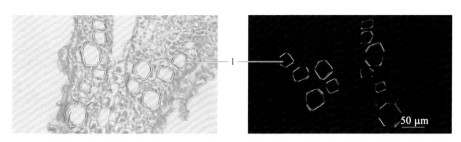

图 10-23 当归根横切面导管(40×)

1. 导管

2. **粉末显微** 粉末淡黄棕色。韧皮薄壁细胞纺锤形,壁略厚,表面有极微细的斜向交错纹理,有时可见菲薄的横隔。木栓细胞多角形或类长方形,无色或淡棕色。梯纹导管和网纹导管多见,直径约至 80 μm。有时可见油室碎片(见图 10-24)。

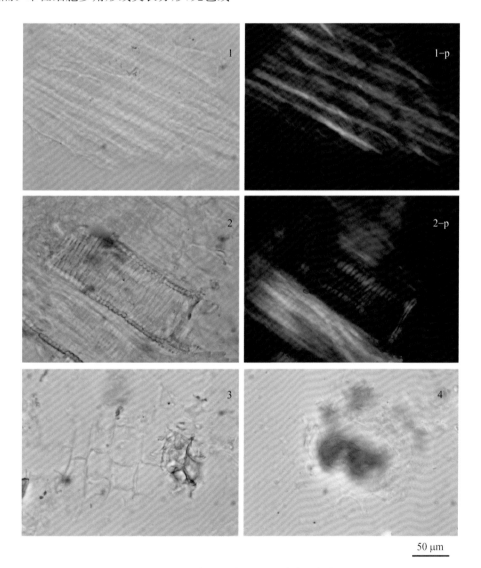

50 μm

图 10-24 当归粉末显微特征(X-p 代表偏振光)(40×)

1. 薄壁细胞;2. 导管;3. 木栓细胞;4. 油室

理化指标

《中国药典》(2020年版)规定,本品水分不得超过15.0%,总灰分不得超过7.0%,酸不溶性灰分不得超过2.0%。铅不得超过5 mg/kg,镉不得超过1 mg/kg,砷不得超过2 mg/kg,汞不得超过0.2 mg/kg,铜不得超过20 mg/kg。浸出物不得少于45.0%。本品挥发油不得少于0.4%。本品按干燥品计算,含阿魏酸($C_{10}H_{10}O_4$)不得少于0.050%。饮片水分不得超过10.0%,浸出物不得少于50.0%,其余同药材。

品质评价

(一)传统性状品质

明代《本草乘雅半偈》载:"根黑黄色,肉浓不枯者为胜。秦州者,头圆尾多,色紫气香,肥润多脂,名马尾归,此种最佳。他处者头大尾粗。色白枯燥,名头归。不堪用也。"

《中药大辞典》载当归:"干燥的根,可分为3部:根头部称'归头',主根称'归身',支根及支根梢部称'归尾',以主根大、身长、支根少、断面黄白色、气味浓厚者为佳。"主根短小、支根多,气味较弱及断面变红棕色者质次。

总之,当归是典型的生态主导型道地药材,历代对于当归的规格等级划分强调产地质量,特有的自然生态环境是影响其药材品质的重要因素,基于长期的实践应用,逐渐形成不同的当归药材规格等级。在此基础上结合性状,如当归的大小、根的粗细、气味的浓郁、断面颜色等进行评价。

(二)分子生物学鉴定

近年来,随着分子标记技术在药用植物资源研究中的广泛应用,为当归分子遗传多态性、药材的鉴定提供了科技支持。Zhao K J 等(2003)利用白三烯类(LTS)技术研究证实来自中国的当归 A. sinensis、日本的东当归 A. acutiloba、韩国的朝鲜当归可以通过5S rRNA 基因间隔区区别。张宏意等(2014)通过ITS 序列差异分析,建立了当归与习用品的东当归、牡丹叶当归 A. paeoniifolia 分子鉴别方法。越来越多的研究表明,ITS 序列可以用于当归药材及其混伪品的鉴别。

Lu Y Y 等(2015)用微卫星标记(SSR,Simple sequence repeats)技术对野生当归6个居群成功分离出18个多态位点,有助于当归的分子鉴定及遗传研究。严明春等(2014)采用 ISSR - PCR 研究不同当归栽培品种(系)的遗传关系,认为栽培当归在物种水平上遗传多样性较高,而不同当归栽培品种(系)间的遗传差异性较大。朱田等(2015)用 ISSR 分子标记技术对甘肃省41个居群 M 的栽培当归样本进行分析,得出同样结论。Meial Z 等(2015)采用一种改进的随机扩增多态性 DNA(RAPD)对栽培当归及近缘种的DNA 扩增技术和材料,结果发现具有高度的多态性(96%)。简单重复序列(ISSR)证实不同品种间的相似系数较高,不同种间的相似系数较低。张宏意等(2014)采用扩增片段长度多态性(AFLP)技术研究对12个当归居群117个个体进行遗传多样性研究,认为野生种质和栽培种质当归以及不同表型当归各自聚类。AFLP 分了标记表明当归遗传多样性比较丰富,不同种群分化较大,紫茎和绿茎两种表型当归可能具不同基因型。在当归药材鉴定方面,Choi H Y 等(2004)采用限制性片段长度多态性(RFLP)方法和扩增片段长度多态性(AFLP)方法,可以作为鉴别生药如朝鲜当归,东当归和中国当归的有效方法。罗沛宜等(2015)利用叶绿体 trnL - F 和 rpoC1 序列基因进行当归及其混伪品的分子鉴别,发现 trmL - F 序列能较好地反映当归药材与混伪品间的差别。

(三)生态品质

青海当归种植的生态条件与甘肃岷县类同,海拔在2 500~3 100 m 间,气候凉阴,积温、日照、相对湿度,年均气温,降水量都适宜种植当归,从甘肃岷县引种当归约有50余年历史,近几年一直用岷县当归苗移载,当归采挖后直接由甘肃岷县商户鲜药材运至甘南加工,青海种植当归以岷县商牌销售国内药材市场,个子普遍较大,主根发达,侧根较少,质地柔韧,断面黄白色,香气浓柳,属"岷归"系列药材,况且青海省海东各县当归亩产量比甘肃、四川等种植区都较高,集中栽培面积大,商品性状好,深受各市场商户信赖与满足。

化学成分

当归主要含有挥发油、有机酸类、多糖、氨基酸和核苷类等成分(李伟霞,2022)。

1. 挥发油类 挥发油是当归的重要组成成分,主要由苯酞类、萜烯类、酚类和烷烃类等化合物组成。苯酞类化合物具有苯酞母核结构,又称内酯类化合物,是当归挥发油的主要活性成分(姚楠,2019),其结构特征为γ-内酯(A环)与苯(B环)的双环融合,是γ-羟基羧酸失去1分子水而形成的内酯。苯酞类化合物在体内的代谢方式主要为:烷基苯酞类化合物在肝脏经氧化、还原和水解反应代谢生成羟基苯酞类化合物,随后与谷胱甘肽、半胱氨酸、葡糖醛酸和硫酸等发生结合反应(李海刚,2018),根据苯酞母核五元内酯环上的C-3和苯环上的取代基以及化合物的聚集状态,可将苯酞化合物主要分成简单苯酞类和苯酞二聚体类(刘露丝,2015)。

(1)简单苯酞类化合物:简单苯酞类化合物的结构特点是根据侧链及苯环具有不同的取代情况和氧化程度,产生一系列结构多样的苯酞类化合物。在当归中常见的有Z-藁本内酯(Z-ligustilide)、洋川芎内酯A(Senkyunolide A)、洋川芎内酯D(Senkyunolide D)、洋川芎内酯H(Senkyunolide H)、洋川芎内酯I(Senkyunolide I)、Z-丁烯基苯酞(Z-butylidenephthalide)、新蛇床内酯(Sedanolide)、3-亚丁基-7-羟基苯酞(3-bu-tylidene-7-hydroxyphthalide)、正丁基苯酞(N-bu-tylphthalide)、Austalide M、Austalide N等(李曦,2013;刘露丝,2015)(其代表性化合物结构见图10-25),其中含量较高的是Z-藁本内酯(杨晶,2014)。

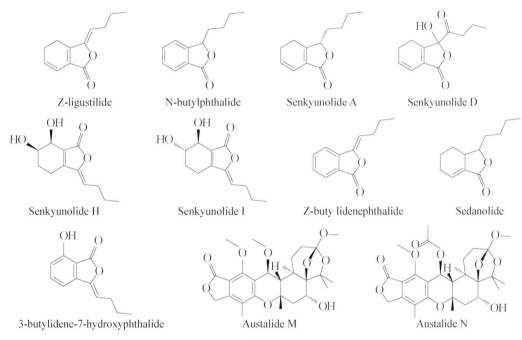

图10-25 当归简单苯酞类化合物结构

(2)苯酞二聚体类化合物:苯酞二聚体是由简单C-3取代苯酞发生Diels-Alde反应或经其他环化加成反应形成的一种苯酞二聚体结构。常见的有藁本内酯二聚物、新当归内酯(Angelicide)、Levistolide A、Tokinolide B、Sinaspirolide、E, E'-3.3',8.8'-diligustilide等(张来宾,2016;宫文霞,2016)(其代表性化合物结构见图10-26)。

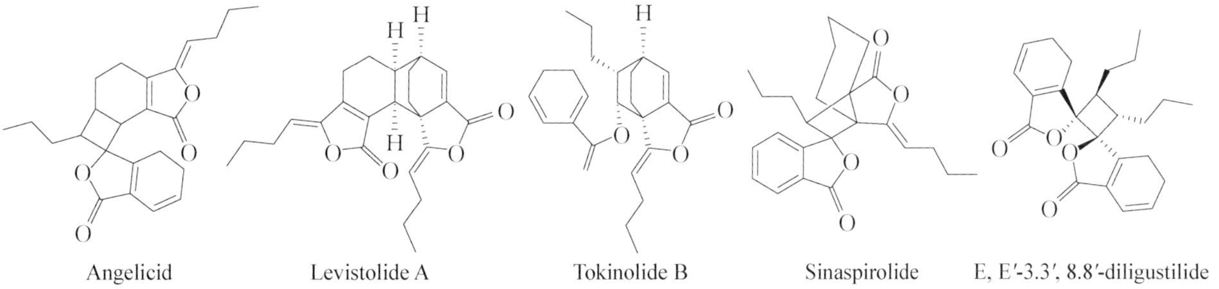

图10-26 当归苯酞二聚体类化合物结构

（3）其他挥发油成分：此外，当归挥发油中还含有 α-蒎烯（α-pinene）、α-菖蒲二烯（α-acoradiene）、β-月桂烯（β-myrcene）等萜类化合物；香荆芥酚（Isothymol）、2-甲氧基-4-乙烯基苯酚（2-methoxy-4-vinylphenol）等酚类化合物；5-十二炔（5-dodecyne）、罗汉柏烯（Thujopsene）、十甲基四硅氧烷（Decamethyl tetrasiloxane）、三甲基氢醌（Trimethyl-hyd-roquinone）、4-甲氧基丁酸甲酯（Methyl 4-methoxybutyrate）等烷烃类化合物（杨晶，2014；裴媛，2010）（其化学结构见图 10-27）。在萜类化合物中 3-香烯、甲草胺、11-二烯、α-硒烯和二萜醇等含量较高（Ma J H，2019）。

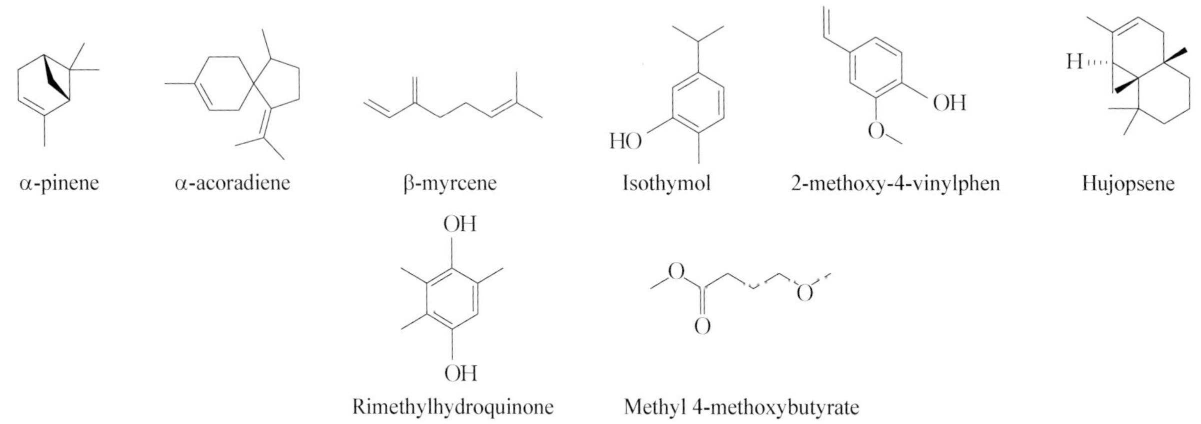

图 10-27　当归其他挥发油化合物的结构

2. 有机酸类　当归中的有机酸类主要包括阿魏酸（Ferulic acid）、咖啡酸（Caffeic acid）、绿原酸（Chlorogenic acid）、烟酸（Nicotinic acid）、邻苯二甲酸（Phthalic acid）、樟脑酸（Camphoric acid）、肉桂酸（Cinnamic acid）、香草酸（Vanillic acid）、阿魏酸松柏酯（Coniferyl ferulate）、亚油酸（Linoleic acid）等（李曦，2013；宫文霞，2016；黄红泓，2019）。目前当归中有机酸的研究主要集中在阿魏酸、咖啡酸和绿原酸。秦书芝等（2014）采用高效液相色谱法（HPLC）测定当归不同部位中阿魏酸的含量，发现当归尾中阿魏酸含量最高，当归身中最低。咖啡酸属于羟基苯丙烯酸类化合物，由苯丙氨酸经过脱氨形成桂皮酸，再由桂皮酸衍生而来（包伊凡，2018），可通过甲基化代谢途径生成阿魏酸。管西芹等（2018）发现碱水溶液提取当归时，阿魏酸与咖啡酸的含量最高。绿原酸是一种缩酚酸，通过水解反应生成咖啡酸和奎尼酸，咖啡酸经甲基化代谢可生成阿魏酸和异阿魏酸（聂雪凌，2013）。

药理作用

1. 对血液和造血系统的影响　当归多糖能够促进造血细胞的分化和增殖，对造血微环境形成刺激促进其释放造血生长因子，最终促进造血细胞生成（毛宇，2015），素有"补血要药"之称。当归可有效促凝，因当归中的阿魏酸能够对胶原、血小板聚集产生有效抑制作用，并有效降低人体多高血黏度，进而降低血栓发生率；当归在临床应用中可发挥抗溶血作用，当归中阿魏酸能够抑制丙二醛、羟基（-OH）的产生，进而减少其造成的溶血情况，以降低人体溶血的发生率（牛莉，2018）。

2. 利胆、保肝、强肾作用　当归挥发油、阿魏酸钠、水提物对胆汁分泌促进明显（韩四九，2019）。当归发挥保肝强肾药理作用主要表现在 3 个方面（赵静，2020）：①当归中的有效成分能够降低转氨酶水平，从而抑制机体糖原量下降，并且还能够保护体内 ATP 酶的活性，因此发挥良好的保护人体肝脏的作用。②当归中的化学成分，例如阿魏酸钠等将其注入大鼠体内，不仅能够有效缓解肾炎症状，而且还能够改善丙二醛和血浆。③当归中的化学成分还能够促进机体核酸代谢，增加形成的蛋白质的量。

3. 对心脑血管的影响　当归能较好地预防和治疗高血脂、高血压和动脉粥样硬化等疾病。当归具有补血活血的功效，对于脑梗及动脉粥样硬化也有一定的疗效。当归中的阿魏酸和多糖能够抑制血小板的凝聚，具有抗动脉粥样硬化的功效，并且对诱导性心律失常的大鼠有较好的预防保护作用（刘雪东，2010）。当归根甲醇提取物可有效改善缺血性脑卒中脑损伤（Lee S E，2021）。当归挥发油可以明显使血压降低，冠脉、脑和外周血流量增加，血管阻力降低，心排出量稍增加,总外周阻力降低,心肌氧消耗量减少(周远鹏,1979)。当归挥发油还能够有效调节血脂和抗动脉粥样硬化,降低血清胆固醇和低密度脂蛋白胆固醇,对于高血脂和动脉粥样硬化的患者具有肯定的效果(吴国泰,2018)。当归注射液可以对心肌细胞有重要的保护作用(许进军,2007)。

4. 调节胃肠平滑肌和子宫平滑肌作用 当归中的挥发油均具有促使兔离体的十二指肠、胃体、胃底以及回肠平滑肌舒张的功能,并且舒张作用和挥发油成分的浓度成正比关系,证实当归挥发油能够实现兔离体胃肠平滑肌舒张的作用(王瑞琼,2010)。当归可以对子宫的平滑肌产生双向性的调节,既可以抑制子宫平滑肌痉挛,也可以对子宫起到一定的兴奋作用。当归挥发油可以抑制生理或病理性的子宫平滑肌痉挛,并且可以恢复催产素所导致的子宫平滑肌剧烈收缩。当归中的水提取物对子宫有着兴奋的作用,而挥发油中的酸性部位与酚性部位可以对子宫有双向的作用,只是在剂量上的不同而发挥相反的作用,酸性部位在 0～160 mg/L 浓度和酚性部位在≤10 mg/L 浓度时呈现兴奋作用;酸性部位仅在 320 mg/L 浓度和酚性部位在≥20 mg/L 浓度时呈现抑制作用(马艳春,2022)。

5. 增强免疫,抗炎,抗肿瘤作用 当归对人体免疫力增强作用,主要体现在:①当归多糖可对干扰素活性进行诱导,进而增强人体免疫力。②当归在临床应用中能够有效吞噬毒性因子,增强巨噬细胞作用,进而提升巨噬细胞吞噬能力。③在临床应用中,当归可发挥活化人体 T 淋巴细胞的作用,加速脾细胞分裂,使得人体 T 细胞功能得到增强。④当归的应用可加速白介素-2 的产生,促进人体淋巴细胞增殖(牛莉,2018)。当归中的有效化学成分在抑制微炎症和慢性肾小球肾炎方面的效果明显。其有效化学成分能够抑制肾小球毛细血管中的红细胞淤积和肾脏系膜细胞增生、减少肾小管损失,降低尿白蛋白含量的功能,从而达到维护足细胞裂孔膜结构完整性的目的。当归除具备改善肾炎的作用,其含有的阿魏酸等化学成分还能够抑制前列腺增生(魏明刚,2012)。当归中的丙酮提取物、香豆素、挥发油以及多糖类等化学成分均具有一定程度的抗肿瘤药理作用(孙玉敏,2006;邢利鹏,2013;叶依依,2013)。

6. 其他作用 《神农本草经》中写道当归作为补血活血的要药,主咳逆上气也。研究发现(王志旺,2013),当归中的挥发油成分不仅具有解痉平喘,提高环一磷酸腺苷与环磷鸟嘌呤核苷的比值,实现支气管平滑肌的松弛;而且还具有抗炎平喘,降低支气管上皮细胞的脱落,缓解支气管壁充血水肿和炎症细胞浸润的作用。此外,当归具有抗抑郁作用,当归发挥抗抑郁的药理作用主要是通过增加神经脑源性营养因子的量,增强神经脑源性营养因子作用在神经递质系统的 5-HT7 受体靶点上的作用。另外,当归中含有的一些化学成分也具有抗抑郁的功效,其主要能够对神经生长因子予以上调,从而达到保护神经的目的。

资源综合利用

(一) 科学化规模化发展当归种植产业

青海当归种植历史较长,由于长期依赖于甘肃岷县种源,导致种植面积、产量、地域都不稳定,田间栽培良莠混杂,管理困难,制约着青海当归品质提升。农户外购种苗多,或自繁自育,没有稳定的育苗基地,苗子存在"散、乱、杂"现象严重。缺少专门从事当归种植的技术人员,对农药使用多以化学防治较多,农残问题严重,抽薹防控较弱。青海地区应积极开展育种,多学科密切结合开展组培育种、自然变异育种、杂交选育等技术手段。培育青海适生当归种苗,加强本地当归种源收集、鉴定和评价工作,建立本地区种苗基地。改变目前种植的传统模式,充分利用自然条件优势,大规模专业化种植,倡导无公害种植,建立GAP 当归基地,打造绿色品牌效应,打造青海成为中国全国当归生产第二大基地。

(二) 充分挖掘古代本草记载,开发当归新药

近年来,随着制药生产工艺的不断改进,当归类产品在药用领域推出了一批新产品,如解痉止痛的当归腹宁滴丸、治疗冠脉循化功能不全、脑动脉硬化等症的当归滴丸等新药;当归止痛膏、归麻止痛膏和消肿止痛膏等透皮吸收的橡皮膏剂;当归注射液、当归静脉注射液、当归精油注射液;当归软胶囊、复方当归冻干粉针剂、当归养血口服液、阿胶当归保健液、纳米当归调经制剂药物,当归黑麻片等一批新药投放市场后,取得了良好的社会效益和经济效益。目前药典当归项下收载的功效并没有全面收载古人用药的经验,在平肝息风,止痉消痞散满,养心安神等方面虽有复方应用,但这些功效发挥不够。现代临床研究也证实了这些疗效确实有效,应充分挖掘当归古方应用,挖掘当归潜在功效,守正创新,开发含当归主药的新药。

另外借鉴国外研究成果,如韩国学者 Kim Y J 等(2018)评估了当归水提取物对脂多糖诱导的小鼠巨

噬细胞的抗炎作用,证明当归水提取物具有显著的抗炎作用。巴基斯坦学者 Younas F 等(2017)评估了当归多糖对贫血的造血作用,单独服用当归多糖对血液学参数如血红蛋白和红细胞有增强作用。韩国学者 Choi T J 等(2022)发现当归中的一种香豆素具有抗炎活性,在开发治疗炎症性疾病时可优先考虑。朝鲜学者 Kim M H 等(2014)发现当归 70% 乙醇提取物具有毛发再生作用,通过抑制细胞凋亡信号通路诱导头发再生。因此当归可用于开发研制治疗抗炎类,贫血类新的药物,扩大当归的临床应用。

(三)发挥当归资源价值开发多种经济产品

当归不同部位功效有区别,当归头补血,全当归和血,当归尾活血。此外,当归还具有调节免疫、降血脂、降血压、降血糖、抗疲劳、延缓衰老、改善肠胃功能、改善睡眠、改善学习记忆、对化学性肝损伤有保护作用、抗辐射、促进泌乳和美容等保健作用。当归开发保健品,营养价值很高。因此,自古以来以当归为原料的健身食品很多。有当归酒、当归茶、归参鸡、归姜羊肉汤、当归粥等几十种之多。应对当归进行深度开发,除了传统的药膳外,尚可开发多种剂型的当归保健食品。如用于泡茶的当归饮片,用于食用香精,用于酒类、香烟、饮料、冰制品及糖果香料;用于美白嫩肤、防止脱发的当归粉;用于滋补强身的当归胶囊和当归口服液等,从而满足亚健康人群需要。

利用先进的分离纯化手段,结合生物工程新技术,从当归中提取天然活性物质,应用于功能型化妆品的开发研究。开发当归美容去皱润肤增白膏剂霜剂,当归祛斑霜、护发素、柔肤水、环保香水、防晒霜、丰胸胶囊等一系列产品,将当归资源开发推向一个更高的科学水平,为研究开发更科学的天然无毒副作用的美容化妆品提供了一种新的绿色原料。

积极开发地上部分,当归地下根部挥发油中分离鉴定 39 种化合物,当归地上部分挥发油中分离鉴定了 35 种化合物,两者挥发油成分有差异。其中相同的成分有:正丁烯基肽内酯、萜品烯、榄香烯、法尼烯、匙叶桉油烯醇等。不同的化学成分主要有:葎草烯、小豆蔻烯、石竹萜烯、朱栾倍半萜等。当归地上部分含有传统药用根部挥发油的主要成分,只是含量上存在差异。同时地上部分含有一些药用根部所不含有的化学成分,该实验结果为当归地上部分的进一步开发利用提供了基础。应开发当归叶、茎、果等部位,提取芳香性精油,可作为调味剂用于食品生产,生产食疗性产品,还可以用于制糖业和制酒业,制备保健饮

料等多个经济产品。

开发文化产品,当归为女子要药,有思夫之意,有向往美好生活的寓意,具有深厚的文化内涵。当归作为工艺品的用途有很多,利用当归制作药枕,既是工艺品,又具有保健的作用,深受人们喜爱。当归亦是三大西藏传统手工产品之一的藏香的原材料之一,当归油是一种天然香料,可用于多种日用香精中,有良好的定香作用。当归花可以做成干花工艺品,色彩艳丽、便于携带。此外,当归还可用于制作盆景,点缀家居,陶冶性情,增加家庭生活的乐趣。

(四)开发青海当归新资源

青海当归 A. nitida wolff 产西藏,生于海拔 4 300 m 左右的高原沟谷山坡湿草地。产青海班玛、久治,生于海拔 3 600～4 000 m 的高山灌丛草甸、山谷及山坡草地。主要分布于我国青海东南部,甘肃南部(岷县西部兆河流域)、西藏、四川北部(吴玉虎,2015)。该种与岷县当归 A. sinensis 分布地理位置高度重叠,20 世纪 60～80 年代一直以当归代用入药。青海当归与当归在青海交叉使用,各地医药公司有经营历史,以久治、泽库、玛沁等地产量高,主要用青海当归(王水潮,1991)。研究表明,青海当归在第三纪上新纪开始出现,其所在的青藏世系演化过程与青藏高原的近代抬升有关(张雪梅 2013),是青藏高原东缘古老品种。从青海当归根中分离得到 9 种化合物,分别鉴定为:异欧前胡素(Ⅰ)、欧前胡素(Ⅱ)、cnidilin(Ⅱ)β-谷甾醇(Ⅳ)、异茴芹内酯(Ⅴ)、珊瑚菜内酯(Ⅴ)、新白当归脑(Ⅵ)、(3S)-2,2-dimethyl-3,5-dihydroxy-8-hydraxylmethyl-3,4-dihydro-2H,6H-benzo[1,2-b:5,4-b]dipyran-6-one(Ⅶ)、比克白芷素(Ⅸ)(宋萍萍,2014),所以,青海当归具有很好的开发前景,可以作为当归的新资源,有待于深入进行药理药效实验研究,申报食药两用资源。

炮　　制

1. 生当归片　取原药材,除去杂质,洗净,透润,切薄片,晒干或低温干燥。

2. 当归头　取净当归,洗净,稍润,将当归头部切 4～6 片,晒干或低温干燥。

3. 当归身　取切去当归头、尾的当归,切薄片,晒干或低温干燥。

4. 当归尾片　取净当归尾,切薄片,晒干或低温干燥。

5. 酒当归　取当归片,用黄酒拌匀,闷透,置锅

内,用文火加热,炒干,取出放凉。每 100 kg 归片,用黄酒 10 kg(见图 10-28)。

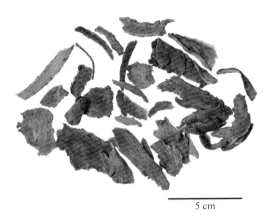

图 10-28 酒当归

6. 土炒当归 取当归片,用伏龙肝细粉炒至表面挂土色,筛去土粉,取出放凉。每 100 kg 当归片,用伏龙肝细粉 20 kg。

7. 当归炭 取当归片置锅内用中火加热,炒至焦褐色,喷淋清水少许,灭尽火星取出,凉透。

性味与归经

甘、辛,温。归肝、心、脾经。

功能与主治

补血活血,调经止痛,润肠通便。用于血虚萎黄,眩晕心悸,月经不调,经闭痛经,虚寒腹痛,肠燥便秘,风湿痹痛,跌扑损伤,痈疽疮疡。酒当归活血通经。用于经闭痛经,风湿痹痛,跌扑损伤。

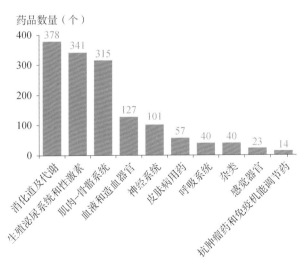

临床与民间应用

(一)国家标准成方制剂应用

《中国药典》收载含当归的成方制剂约 286 个,成方制剂含 6~10 种味数占比较高,生品当归使用频率较高,酒炒当归使用频次较少。复方珍珠暗疮片选用了当归尾,大七厘散选用酒制当归尾,补脾益肠丸选用土炒当归。成方制剂剂型以丸剂、片剂、胶囊剂较多,占比依次为 39.5%、17.5%、15.7%。成方制剂生产中直接粉碎入药占比 50%,经过提取后入药占比 40%。成方制剂功效主要集中在补虚养血,活血化瘀止痛,调经,润肠通便方面(何春慧,2019)。

国家标准中药成方制剂收载含当归的方剂约 883 首,主治疾病共 208 种,频次较高(720)的有 25 种。主要有弊病,月经不调,眩晕,跌打损伤等,涉及妇科病、肢体经络、虚损类疾病。与《神农本草经》记载"主治咳逆上气,温疟寒热,妇人漏下,绝子,诸恶疮疡"和《名医别录》记载"补五脏,生肌肉"相吻合。883 首处方中涉及 166 种症候,主要用于气血凝滞,和气血亏虚证,涉及中药 949 种,常与补气补血之品如川芎、白芍、茯苓、白术、地黄、党参、木香、牡丹皮联用,以达补益气血,理气活血之功。常与羌活、独活、威灵仙、木瓜、杜仲联用以达祛风湿、通经络,补肝肾功效(申丹,2014;杨洪军,2014)。

当归《中国药典》《国家中成药标准汇编》《卫生部药品标准》、新药转正标准、注册标准中共计查询到 1612 个组方品种,搭配组方的药材数量为 1398 种。组方品种功能主治主要体现在消化道及代谢(378 种)、泌尿生殖系统和性激素(341 种)、肌肉-骨骼系统(315 种)三方面;配方多搭配川芎、甘草、白芍、黄芪及茯苓等药味。详见图 10-29。

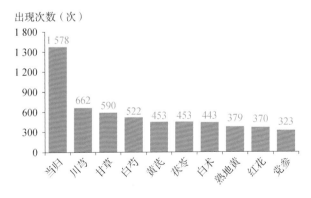

图 10-29 当归成方制剂品种分布及组方前十的药味统计

（二）临床配伍应用

1. 生当归、酒当归、当归炭　生当归质润,长于补血、调经、润肠通便,多用于血虚便秘、血亏、痈疽疮疡等。酒当归功善活血补血调经,多用于血瘀经闭、痛经、月经不调、风湿痹痛。当归炭以止血和血为主,多用于崩中漏下、月经过多、血虚出血。

2. 当归头、当归身、当归尾、全当归　当归可分头、身、尾三个部位入药,但又可不分而合用之,称全当归。古人认为"归头补血,归身养血,归尾破血,全当归养血活血",但目前药店大多不分,而以全当归统装饮片供应之。不同炮制品应用不同(祁公任,2018)。

3. 当归

血虚便秘:常与桃仁、生地、火麻仁同用,具有润肠通便的作用。可用于血少不能润泽、肠中枯燥,大便秘结,如润肠丸(《沈氏尊生书》)。对老年肾虚血亏之肠燥便秘,还可与肉苁蓉、枳壳、川牛膝等同用,如济川煎(《景岳全书》)。

痈疽肿毒:常与金银花、连翘、黄芩等同用,具有排毒消肿的作用。可用于疮疡肿毒、血滞肿痛,痈疽发背,如当归连翘散(《证治准绳》)。若用于疮疡久溃不敛或气血弱之痈疽不溃,常与黄芪、人参、天花粉等同用,具有托里排脓之效,如托里透脓(《医宗金鉴》)。

血虚体亏:常与黄芪同用,具有补气生血作用,可用于心脾血虚,心悸,失眠,健忘,面色无华,神疲体倦,如当归补血汤(《内外伤辨惑论》)。亦可与黄芪、白术、龙眼肉等同用,具有补血益气,健脾养心的作用,如归脾汤(《济生方》)。若血虚兼热者可与生地黄、牡丹皮、黄芩等同用,如芩连四物汤(《杂病源流犀烛》)。

4. 酒当归

血瘀经闭:常与川芎、桃仁、地黄同用,具有补血调经作用。可用于血虚血滞所致的月经不调,痛经以及一切血虚证,如桃红四物汤(《医宗金鉴》)。

跌打损伤:常与穿山甲、大黄、桃仁等同用,具有祛瘀疗伤的作用。可用于跌打损伤,瘀血内塞,局部红肿或青暗,痛不可忍,如复元活血汤(《医学发明》)。亦可与丹参、乳香、没药同用,治瘀血凝滞腹痛和遍身血瘀气滞疼痛,如活络效灵丹(《医学衷中参西录》)。

产后抽搐:常与黄芪、阿胶、川芎等同用,具有养血止搐作用。可用于产后虚弱,风邪客于血分,筋失煦濡,拘挛而痛,如和血熄风汤(《医学衷中参西录》)。

风湿痹痛:常与羌活、桂枝、秦艽等同用,具有活血通痹的作用。可用于风寒湿邪痹阻筋络,关节痹痛,手足冷痹,脚腿沉重,肌肤麻木,如蠲痹汤(《百一选方》)。

5. 土炒当归

血虚便溏:常与芍药、生姜、炙甘草等同用,具有补血和中的作用。可用于产后血虚便溏,腹中时痛,或少腹拘急,痛引腰背,如当归建中汤(《千金翼方》)。

中寒血凝:常与生姜、羊肉同用,具有温中止痛的作用。可用于中焦虚寒,气血凝滞,脉络不和之腹痛,以及关节痹痛,如当归生姜羊肉汤(《金匮要略》)。

6. 当归炭

崩中漏下:常与棕榈炭、龙骨、香附同用,能增强和血止血的作用。可用于冲任不固,崩中漏下,亦治月经过多,如当归散(《儒门事亲》)。

吐血衄血:常与丹参、生地黄炭、川牛膝等同用,具有和血止血的作用。可用于过度劳伤的吐血、衄血,如丹参归脾汤(《揣摩有得集》)。

（三）经典处方与研究

1. 当归四逆汤

处方:当归9g,桂枝去皮9g,芍药9g,细辛3g,甘草炙6g,通草6g,大枣8枚。

功能:温经散寒,养血通脉。

主治:血虚寒厥证。症见手足厥寒,或腰、股、腿、足、肩臂疼痛,口不渴,舌淡苔白,脉沉细或细而欲绝。现代主要用于血栓闭塞性脉管炎、雷诺病及冻疮,还可用于痛经、慢性风湿性关节炎等,证属血虚寒凝者。

方解:本方证系由营血虚弱,寒凝经脉,血行不利所致。本方由桂枝汤去生姜,焙大枣,加当归、通草、细辛组成。方中当归甘温,主入肝经,养血和血以补虚;桂枝辛温,温经散寒以通脉,共为君药。细辛温经散寒,增桂枝温通之力;白芍养血和营,既助当归补益营血,又配桂枝以和阴阳,共为臣药。通草通利经脉以畅血行;大枣、甘草,益气健脾,养血补虚,皆为佐药。重用大枣,既合归、芍以补营血,又防桂枝、细辛燥烈太过,伤及阴血。甘草兼调药而为使药之用。全方共奏温经散寒,养血通脉之功。

现代研究:①本方桂枝所含桂皮油有中枢性及末梢性扩张血管作用,能调整血液循环,使血液流向体表;白芍亦有扩张肢体血管的作用;通草煎剂可增强动物离体心脏的收缩。三药合用,则能增进血液循环,尤长于改善四肢循环障碍。当归和细辛亦有一定的扩张血管作用;当归含维生素 B_{12}、烟酸及叶酸等而有补血效能,两者与以上三药配合,不仅使改善末梢循环障碍的作用增强,而且兼能补血,故可共收温经通络,养血通脉之功。细辛含细辛挥发油等成分,有镇静及镇痛作用;白芍能抑制中枢神经系统;桂枝、当归亦有镇静、镇痛效能;细辛、甘草对实验性关节炎均有抑制作用。诸药配合,故可共奏通痹止痛之效。②桂枝所含桂皮油对胃肠有温和的刺激作用,能增强消化功能,排除肠道积气,并能缓解胃肠痉挛性疼痛;白芍亦能缓解胃肠平滑肌痉挛,并能弛缓子宫平滑肌,与甘草并用,则作用更为明显;当归尤长于调节子宫平滑肌张力。四药配合,可共收缓急止痛之功效。实验证明,细辛挥发油对蛙、小鼠及兔等均使中枢神经系统先呈兴奋,随后转入抑制,进而随意运动及呼吸减慢,反射消失;最后因呼吸麻痹而死。可见本品毒性较大,故有"细辛不过钱"之说。根据病情需要,虽可适当增大剂量,但宜慎重为妥。③本方其调整血液循环,改善末梢循环障碍的作用最为突出;镇静、镇痛及抗实验性关节炎作用亦较显著;并有促进消化功能,缓解胃肠痉挛,以及调节子宫功能,缓解子宫挛痛等多种作用(黄福忠,2021)。

2. 养精种玉汤

处方:大熟地(酒蒸)30 g,当归(酒洗)、白芍(酒炒)、山萸肉(蒸熟)各15 g。

方解:方中大熟地、当归补肾壮水,养血填精;山萸肉温而不燥,补而不峻,阴中阳药,能固阴补精;白芍味酸,入肝脾二经,养血敛阴,补而不腻。全方共奏益肾养血,补肝填精之功。

功能:补肾养血。

主治:肾亏血虚,身体瘦弱,久不受孕。

现代研究:改善卵巢功能,促进卵泡发育。养精种玉汤对母体高雄激素环境建立的子代实验性多囊卵巢综合征(PCOS)模型大鼠血清雌二醇(E₂)、睾酮(T)、17-羟孕酮(17-OHP)水平及卵巢内促卵泡激素受体(FSHR)、胰岛素样生长因子1(IGF-1)、类固醇激素急性调节蛋白(StAR mRNA)表达的影响进行研究。结果显示,PCOS模型大鼠组血清T、17-OHP显著升高,E₂显著降低,卵巢组织FSHR、IGF-1、StARmRNA的表达显著降低。与模型组比较,养精种玉汤高剂量组显著降低T与17-OHP水平,升高E₂含量。养精种玉汤低、中、高剂量组FSHR、

IGF-1、StAR mRNA的表达均有所上升,尤其是高剂量组的升高最为明显,提示养精种玉汤可改善PCOS大鼠的高雄激素血症,并能促进卵巢FSHR、IGF-1、StARmRNA的表达,改善卵巢的功能,促进卵泡发育。研究已证明,胰岛素抵抗(IR)在卵巢雄激素过多导致卵泡发育异常和排卵障碍的发病过程中起着关键作用。因此,改善卵巢局部IR,可以有效地降低卵巢局部过多雄激素水平,从而恢复卵泡正常的发育及排卵。实验还发现,卵泡产生IR时,其卵泡胰岛素受体底物1(IRS-1)和葡萄糖转运体4(GluT4)蛋白表达量较正常组明显下降,卵泡培养液上清的残糖量较正常组明显升高,而养精种玉汤作用IR卵泡48 h后,RS-1与GluT4蛋白表达量较抵抗组分别升高2.5倍,卵泡培养液上清的残糖量较抗组明显下降。这些结果表明,养精种玉汤可以改善卵泡胰岛素受体后信号传导通路蛋白受损状态,恢复其正常功能,增强卵泡对葡萄糖的转运能力及增加卵泡对葡萄糖的摄取和利用能力,从而改善卵泡IR。因此,养精种玉汤改善卵泡IR的机制可能是通过恢复IRS-1与GluT4蛋白表达量,从而促进卵泡对葡萄糖的摄取和利用能力。还有研究发现,卵巢产生IR时,卵泡膜细胞(TC)增殖能力和17-羟化酶合成能力增加,从而增强卵巢合成雄激素。由此可以认为,通过改善TC的IR能够降低卵巢合成雄激素的能力,进而恢复患者卵泡正常发育与排卵(祁友松,2017)。

(四)青海中医单验方

(1)组方:当归、黄精各200 g。

主治:各种贫血。

用法:蒸后晒干,研末炼蜜为丸,丸重10 g,早晚各服一丸。

来源:循化县中普办。

(2)组方:当归60 g,柴胡5 g,黄芩3 g,甘草2 g,升麻1.5 g,大黄1 g。

主治:内外痔。

用法:水煎服。

来源:平安区中医医院。

第十一章 黄 芪

Huang qi

ASTRAGALI RADIX

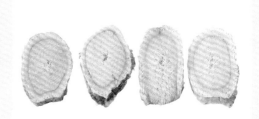

道地沿革

(一) 基原考证

《本草经集注》对黄芪生境有了详细记载,该著记载:"黄耆……第一出陇西、洮阳,色黄白甜美,今亦难得。次用黑水宕昌者,色白肌肤粗,新者,亦甘温补;又有蚕陵、白水者,色理胜蜀中者而冷补;又有赤色者,可作膏贴用,消痈肿,方家多用,道家不须。"文中陇西即指陇西郡,包括了青海东部湟水流域、甘肃兰州地区、定西以西等,文中地域既包括川西和甘肃南部,也包括青海湟水流域。这时期黄芪使用品质优劣不同,色者,色赤者较多,这是因地理环境造成的差异,结合该区域中药黄芪原植物分布情况,大致推断药用黄芪有膜荚黄芪 Astragalus membranaceus 及其变种蒙古黄芪 A. membranaceus var. mongholicus、东俄洛黄耆 A. tongolensis、多花黄芪 A. floridus、金翼黄芪 A. chrysopterus 等,这一区域还分布青海黄芪 A. tanguticus、直立黄芪 A. aclsurgens、马河山黄芪 A. mahoschanicus,目前在地方标准《青海省藏药材标准》《四川省中药材标准》及《甘肃中药材商品志》中均有收载。

《新修本草》最先提及黄芪原植物形态,曰:"此物,叶似羊齿,或如蒺藜,独茎或作丛生。今出原州及华原者最良,蜀汉不复采用之。"后世《蜀本草》对黄芪

植物形态有类似的记载,按其所述茎、叶,明显为豆科黄芪属植物。萧炳的《四声本草》指出"出原州、华原谷子山,花黄",符合膜荚黄芪 A. membranaceus 及其变种蒙古黄芪 A. membranaceus var. mongholicus 花冠黄色至浅黄色的植物形态。原州即今宁夏南部固原一带,华原即今陕西省铜川市耀州区。其中"蜀郡"所分布的黄芪属植物除了上述四川习用的黄芪外,在四川、甘肃、宁夏等地分布的乌拉特黄耆 A. hoantchy、东俄洛黄耆 A. tongolensis 等植物在早期亦可作黄芪入药。该时期黄芪的产区整体向北方向移动,早期蜀郡、汉中等地黄芪已不再采用。可能是此时医家通过临床疗效比较,发现蜀汉一带所产黄芪属近缘植物较多,且品质不及西北所产者佳,而宁夏南部、陕西中部黄芪基原较为单一,质量稳定可控,结合产地分布看,主流为膜荚黄芪 A. membranaceus 的变种蒙古黄芪 A. membranaceus var. mongholicus(赵佳琛,2021)。

《药性论》中记载:"黄耆,一名王孙。治发背,内补,主虚喘,肾衰,耳聋,疗寒热。生陇西者下,补五藏。蜀白水赤皮者,微寒,此治客热用之。"甄权将蜀川、白水所产赤皮者单独列出,认为其药性主治与传统黄耆略有不同,就其产地、性状而言,赤皮芪应为产于甘肃南部、四川西北部(青海东南相邻处)等地的多序岩黄芪 Hedysarum polybotrys,即现在的"红芪",陇西产者,过去又称西芪。1977 年版《中国药典》将红芪列为黄芪正品来源之一,至 1985 年版《中国药典》才将红芪单列为一味中药。

《救荒本草》载黄芪:"生蜀郡山谷及白水、汉中、河东、陕西。出绵上呼为绵黄耆。今处处有之。根长二三尺,独茎丛生枝幹,其叶作扶踈作羊齿状,似槐叶微尖小;又似蒺藜叶,阔大而青白色;开黄紫花,如槐

花大,结小尖角,长寸许。"该著对黄芪原植物形态描述得更为细致,与今正品黄芪基原膜荚黄芪 A. membranaceus 和蒙古黄芪 A. membranaceus var. mongholicus 基本一致。

《本草纲目》记载:"黄耆,叶似槐叶而微尖小,又似蒺藜叶而微阔大,青白色。开黄紫花,大如槐花。结小尖角,长寸许。根长二三尺,以紧实如箭竿者为良。嫩苗亦可炸淘茹食。其子收之,十月下种,如种菜法亦可。"李时珍对黄芪形态的描述与《救荒本草》雷同。"其子收之,十月下种,如种菜法亦可",可知黄芪的栽培至少始于明代。

《药物出产辩》中也记载了黄芪的多个产区及商品名称,曰:"正芪产区分三处。一关东,二宁古塔,三卜奎。产东三省,伊犁、吉林、三姓地方。清明后收成,入山采掘至六七月间乃上市。"产东北三省者被视为"正品黄耆","主产于黑龙江省,以齐齐哈尔为中心所产的卜奎芪和以宁安、牡丹江为中心所产的宁古塔芪最为道地。"因其外表面浅黑或香灰色而统称东北黄芪为"黑皮芪",以野生膜荚黄芪 A. membranaceus 为主,小部分为蒙古黄芪 A. membranaceus var. mongholicus。民国以前未有黑皮芪的记载,可能是早期东三省的黑皮芪未被开发成一定规模,清代黄芪道地产区虽北移至内蒙古一带,但由于满人视东三省为发祥地,且为保护清廷对人参、东珠、黄金等资源的垄断,对东北实行封禁,黑皮芪在民间少有流传,也因此未有知名度。直至民国时期,东三省全面开禁,相关本草文献才开始收录东北黄耆的产出情况。"冲口芪产区亦广,产于山西省浑源州,近阳高县高山一带,收获在于秋后冬前。择出匀滑直壮者,先制粉芪、绵芪。专消三江一带。次下者,乃制冲口芪,染成黑皮而来。珲春芪、牛庄芪即此芪制剩原来生芪而来,是以不黑皮。"山西浑源所产黄芪,选出性状品质最佳者,作为粉芪、绵芪出售。各地次等品质的黄芪用染料染成黑色,以冒充东北黑芪,称"冲口芪"。"又有一种名晋芪,实为川芪,原产四川碧江、汶县、灌县、江油县等处。又有一种名禹州芪,乃由口外运至禹州,扎把而来。原色白皮,亦是生芪,非产禹州。粉芪原出陕西岷州、大同、宣化等处。晋芪、川芪可能为多花黄芪 A. floridus、金翼黄芪 A. chrysopterus 等川产黄芪属植物,因其柴性大,粉性差,而品质不佳(赵佳琛,2021)。

《中药鉴定学》收载:"黄芪来源为亚科植物蒙古黄芪 Astragalus membranaceus Bge. var. mongholicus (Bge.) Hsiao(A. mongholicus Bge.)及膜荚黄芪 Astragelus membranaceus (Fisch.) Bge. 的干燥根。"

《中国药材学》记载:"黄芪来源为豆科植物膜荚黄芪 Astragalus membranaceus (Fisch.) Bunge 或蒙古黄芪 A. membranaceus (Fisch.) Bunge var. mongholicus (Bunge) Hsiao 的根。"

《中国药典》(1963 年版)记载:"黄芪来源于亚科植物黄芪 Astragalus membranaceus Bge. 或蒙古黄芪 Astragalus monghlicus Bge. 的干燥根。"

《中国药典》(1977 年版)收载黄芪为豆科植物膜荚黄芪 Astragalus membranaceus (Fisch.) Bge.、蒙古黄芪 Astragalus membranaceus Bge. var. mongholicus (Bge.) Hsiao 或多序岩黄芪 Hedysarum polybotrys Hand.-Mazz. 的干燥根。前二者习称"黄芪",后者习称"红芪"。

《中国药典》(2005 年版)收载黄芪基原为膜荚黄芪 Astragalus membranaceus (Fisch.) Bge. 和蒙古黄芪 Astragalus membranaceus Bge. var. mongholicus (Bge.) Hsiao,至 2020 年版《中国药典》基原一直没有变化。

从基原考证得知,黄芪在唐代以前在四川、甘肃、青海东部一带,其基原品种可推测为膜荚黄芪 A. membranaceus 及其紫花变型。这一区域黄芪属资源丰富,现时地方习用品较多,膜荚黄芪及变型品种为黄芪药材的原始道地品种。宋代以后道地产区和品种向东向北方向转移,黄芪的主流基原为蒙古黄芪 A. membranaceus var. mongholicus 或膜荚黄芪 A. membranaceus 的干燥根,但也有乌拉特黄耆 A. hoantchy、多花黄芪 A. floridus、金翼黄芪 A. chrysopterus、梭果黄芪 A. emestii 等黄芪属其他植物作黄芪使用的现象。现代主流商品基原基本与 2020 年版《中国药典》一致。

(二) 药效考证

1. 秦汉时期 黄芪之芪,原为耆,耆文释为老者,长者之意。黄耆色黄,为补虚药之长,故名。《五十二病方》记载:"黄芪治疗疽病,肉疽则倍用。"该著是目前最早发现记载黄芪功能的典籍。

《神农本草经》记载:"味甘微温,主痈疽,久败创,排脓止痛,大风,痢疾,五痔,鼠瘘,补虚,小儿百病。"该著记载功效侧重于外科功效,又提到补虚,为后人应用奠定了基础。

《名医别录》在原《神农本草经》基础上补充记载:"主治妇人子藏风邪气,腹痛泄利,逐五脏间恶血,补丈夫虚损,五劳羸瘦,止渴,益气,利阴气。"进一步丰富了黄芪功效。《本草经集注》有相同的记载。

2. 唐宋时期 《新修本草》记载:"味甘,微温,无毒。主痈疽，久败疮，排脓止痛，大风癞疾，五痔鼠瘘，补虚，小儿百病。妇人子藏风邪气，逐脏间恶血，补丈夫虚损，五劳羸瘦，止渴，腹痛泄利，益气，利阴气。生白水者冷，补。其茎、叶疗渴及筋挛，痈肿，疽疮。"《蜀本草》收载内容与《新修本草》相一致，药用部位根、茎、叶都有治疗痈肿的疗效，继承了陶弘景的经验。

《药性论》增补"治发背，内补，主虚喘，肾衰，耳聋，疗寒热"。

《本草拾遗》记载："虚而客热，用白水黄耆；虚而客冷，用陇西黄耆。"

《日华子诸家本草》增补"助气壮筋骨，长肉，补血，破症癖……（治）瘰疬瘿赘，肠风，血崩，带下，赤白痢，产前后一切病，月候不匀，消渴，痰嗽，并治头风，热毒赤目"。

《开宝本草》增补"妇人子藏风邪气，逐五脏间恶血，补丈夫虚损，五劳羸瘦，止渴，腹痛泄痢，益气，利阴气"。

唐宋时期，中医药本草继承了前代本草记载的黄芪功效。且增补的功效较多，有主虚喘、疗寒热、治发背、耳聋、补血、肠风、血崩带下、妇女月候不均、治头风热毒赤目，可谓黄芪功效最为成熟时期，特别是妇科病尤为突出，首次论述"补血"功能，对后世黄芪应用影响较大。

3. 金元时期 《医学启源》记载："《药类法象》治虚劳自汗，补肺气，入皮毛，泻肺中火。如脉弦自汗，脾胃虚弱，疮疡血脉不行，内托阴证疮疡，必用之。"《用药心法》记载："补五脏诸虚不足，而泻阴火、去虚热，无汗则发之，有汗则止之。"《珍珠囊》记载："益胃气，去肌热，诸痛用之。"

《汤液本草》记载："黄芪治气虚盗汗并自汗，即皮表之药，又治肤痛，则表药可知。又治咯血，柔脾胃，是为中州药也。又治伤寒尺脉不至，又补肾脏元气，为里药。是上中下内外三焦之药。"

《本草发挥》记载："治虚劳自汗，补肺气，实皮毛，泻肺中火，脉弦，自汗，善治脾胃虚弱，疮疡，血脉不行。内托阴证疮疡，必用之药也。"

《药性赋白话解》记载："抑又闻补虚弱，排疮脓，莫若黄芪。"该著中附有当归黄芪补血汤，补阳还五汤，用于补气活血通络，主治气虚血瘀之中风。

金元以来，黄芪功用进入归纳总结阶段，间或发现并推出一些新功能。《法象》新增"治虚劳自汗，补肺气，实皮毛，泻肺中火，如脉弦自汗，善治脾胃虚弱，疮疡，血脉不行"。《药性赋》归纳其用有四，即"温分肉而实腠理，益元气而补三焦，内托阴证之疮疡，外固表虚之盗汗"（梁茂新，2021）。这一时期传统医药快

速发展，百家争鸣，对黄芪药理多加论述，总结了黄芪"上中下，内外，三焦药也。"并提出了黄芪治疗脾胃虚弱，补三焦，实卫气，治咯血的观点。

4. 明清时期 《本草蒙筌》记载："黄芪生用治痈疽，蜜炙补虚损……主丈夫小儿五劳七伤，骨蒸体瘦，消渴腹痛，泻痢肠风；治女子妇人月候不匀，血崩带下，胎前产后，气耗血虚。益元阳，泻阴火，……温分肉而充皮肤，肥腠理以司开阖。固盗汗自汗，无汗则发，有汗则止；托阴疮癞疮，排脓止痛，长肉生肌。外行皮毛，中补脾胃。下治伤寒，尺脉下至。是上中下、内外、三焦药也。"叙述生黄芪与炙黄芪不同疗效。

《本草纲目》记载：黄芪治疗"小便不通，酒疸黄疾，白浊，萎黄焦渴，老人便秘，血淋，少淋，吐血，咳脓咳血，咽干，肺痈，甲疽，胎动不安，阴汗湿痒"。

《神农本草经疏》记载："能解毒。阳能达表，故能运毒走表。甘能益血，脾主肌肉，故主久败疮，排脓止痛……性能实表，则能逐邪驱风，故主大风癞疾，五痔鼠瘘，补虚，兼主小儿天行痘疮之在阳分，表虚气不足者，小儿胎毒生疮疖……补丈夫虚损，五劳羸瘦者，通指因劳阳气乏绝所生病也……气旺则津液生，故止渴。血虚则腹痛，中焦不治亦腹痛，脾胃之气不足则邪客之而泻痢，补中气则诸证自除矣。益气利阴气者，阳生阴长也。"

《景岳全书·本草正》记载："补元气，充腠理，治劳伤，长肌肉。气虚而难汗者可发，表疏而多汗者可止。其所以止血崩血淋者，以气固而自止也；故曰血脱益气。其所以治泻痢带浊者，以气固而陷自除也，故曰陷者举之。"

《药鉴》记载："温分肉而实腠理，益元气而补三焦，内托阴症之疮痍，外固表虚之盗汗。如痈疽已溃者多用，从里托毒而出。又能生肌收口，补表故也……蜜炙用之，大能止汗，生用又能发汗。用之于痘家。"

《本草乘雅半偈》记载："如卫气出目行头，自上而下，从外而内，百骸百脉，咸卫外而固矣。"

《本草汇言》记载："补肺健脾，实卫敛汗，驱风运毒之药也。故阳虚之人，自汗频来，乃表虚而腠理不密也，黄芪可以实卫而敛汗；伤寒之证，行发表而邪汗不出，乃里虚而正气内乏也，黄芪可以济津以助汗；贼风之疴，偏中血脉而手足不随者，黄芪可以荣筋骨；痈疡之证，脓血内溃，阳气虚而不敛者，黄芪可以生肌肉，又阴疮不能起发，阳气虚而不愈者，黄芪可以生肌肉，托疮毒。"

《药品化义》记载："黄芪性温能升阳，味甘淡，用蜜炒又能温中，主健脾……主补肺，故表疏卫虚……

诸毒溃后,收口生肌,及痘疮贯脓,痈疽久不愈者,从骨托毒而出,必须盐炒。痘科虚不发者,在表助气为先,又宜生用。"

《本草备要》记载:"补气,固表,泻火生用固表,无汗能发,有汗能止。温分肉,实腠理,泻阴火,解肌热。炙用补中,益元气,温三焦,壮脾胃。生血生肌,排脓内托,疮痈圣药。痘症不起,阳虚无热者宜之。"

《本草崇原》载:"主治肌肉之痈,经脉之疽也……夫癞疾、五痔、鼠瘘,乃邪在经脉,而证见于肌肉皮肤。黄芪内资经脉,外资肌肉,是以三证咸宜。又曰补虚者,乃补正气之虚,而经脉调和,肌肉充足也。小儿经脉未盛,肌肉未盈,血气皆微,故治小儿百病。"

《本经逢原》记载:"黄芪入肺而固表虚自汗,入脾而托已溃痈疽……性虽温补,而能通调血脉,流行经络,可无碍于及壅滞也。其治气虚盗汗自汗,及皮肤痛,是肌表之药。治咯血柔脾胃,是中州之药。治伤寒尺脉不至,补肾脏元气不足,及婴儿易感风邪,发热自汗诸病,皆用炙者,以实卫气之虚,乃上中下内外三焦药,即《本经》补虚之谓。"

《本草经解》记载:"主痈疽久败疮,排脓生肌也……补益血气,故治癞疾也。甘温益脾,脾健运,则肠癖行而痔愈也。鼠瘘者,瘰疬也,乃少阳经风热郁毒,黄芪入胆与三焦,甘能解毒,温能散郁,所以主之。黄芪气味甘温,温之以气,所以补形之不足也;补之以味,所以益精之不足也……概主小儿百病也。"

《神农本草经百种录》记载:"黄芪主痈疽,久败疮,排脓止痛,除肌肉中之热毒。大风癞疾,去肌肉中之风毒。五痔,鼠瘘,去肌肉中之湿毒。补虚,补脾胃之虚。小儿百病。小儿当补后天……故其功专补脾胃。味又微辛,故能驱脾胃中诸邪。其皮最厚,故亦能补皮肉,为外科生肌长肉之圣药也。"

《得配本草》记载:"黄芪助气补血,固腠理,益脾胃,托疮疡,止盗汗,固气之功。"

《神农本草经读》记载:"黄芪主痈疽者,甘能解毒也……黄芪入胆而助中正之气,俾神明不为风所乱;入三焦而助决渎之用,俾窍道不为风所壅;入脾而救受克之伤;入肺而制风木之动,所以主之。癞疾,又名大麻风,即风毒之盛也。五痔者,五种之痔疮,乃少阳与太阴之火陷于下,而此能举其陷。鼠瘘者,瘰疬之别名,乃胆经与三焦之火郁于上,而此能散其郁也。其曰补虚者,是总结上文,诸证久而致虚,此能补之,非泛言补益之品也。"

《本经疏证》载:"直入中土而行三焦,故能内补中气……能中行营气,则《本经》所谓主痈疽、久败疮,排脓止痛,大风癞疾,《名医别录》所谓逐五脏间恶血也;

能下行卫气,则《本经》所谓五痔鼠瘘《名医别录》所谓妇人子脏风邪气,腹痛泄利也。"

《本草便读》记载:"黄芪之补,善达表益卫,温分肉,肥腠理,使阳气和利,充满流行,自然生津生血,故为外科家圣药,以营卫气血太和,自无瘀滞耳。"

《本草正义》记载:"补益中土,温养脾胃,凡中气不振,脾土虚弱,清气下陷者最宜。其皮味浓质厚,力量皆在皮中,故能直达人之肤表肌肉,固护卫阳,充实表分,是其专长,所以表虚诸病,最为神剂。甘能益津液,温和则润泽,而芪秉升举之胜,助其脾胃津液,斯口渴自止。"

顾志荣等(2018)考证认为,现存古代本草以明、清时期尤多,对黄芪功能主治的论述也是以此时期为最,并提出了黄芪治疗"酒疸黄疾""老人便秘""阴汗湿痒""生肌收口""大能止汗,生用又能发汗"等。研究发现,历代本草以清代尤多,对黄芪药性及功能主治的论述最广,但均少见对黄芪功效主治提出新的临床应用,其对黄芪药性的深入挖掘、辨析、勘误是这一时期的最大特色。

5. 近现代　《本草思辨录》(周岩,1982)记载:"黄芪营气始手太阴而出于中焦,卫气始足太阳而出于下焦。营奉胃中水谷之精气以行于经隧。卫奉胃中水谷之悍气以行于肌表。"

《本草新编》(陈士铎著,刘璇校,2011)记载:专补气……而其独效者,尤在补血……

《医学衷中参西录》记载:"能补气,兼能升气,善治胸中大气下陷……谓主痈疽、久败疮者,以其补益之力能生肌肉,其溃脓自排出也。表虚自汗者,可用之以固外表气虚。小便不利而肿胀者,可用之以利小便。妇女气虚下陷而崩带者,可用之以固崩带。"

《中药学》记载:"黄芪甘,微湿。归脾、肺经。补气升阳,益卫固表,托毒生肌,利水退肿。用于气虚所致倦怠乏力,短气多汗,便溏腹泻,以及中气下陷,脱肛,子宫脱垂等。也用于虚汗症和气血不足,气虚脾弱,水肿,小便不利。"

《中华本草》记载:"黄芪有补气固表、利尿、托毒排脓、生肌的功能。用于气短心悸,乏力、虚脱、自汗盗汗,体虚浮肿、慢性肾炎、久泻、脱肛、子宫脱垂、痈疽难溃、疮口不愈。"

《中药大辞典》记载:"黄芪补气固表,托毒排脓、利尿、生肌。用于气虚乏力、久泻脱肛、自汗、水肿、子宫脱垂、慢性肾炎蛋白尿、糖尿病、疮口久不愈合。"

《全国中草药汇编》记载:"黄芪补气固表、托疮生肌。主治体虚自汗、久泻、脱肛、子宫脱垂、慢性肾炎、体虚浮肿、慢性溃疡、疮口久不愈合。"

《中国药典》(2020年版)载:"黄芪补气升阳、固表止汗、利水消肿、生津养血、行滞通痹、托毒排脓、敛疮生肌。用于气虚乏力、食少便溏、中气下陷、久泻脱肛、便血崩漏、表虚自汗、气虚水肿、内热消渴、血虚萎黄、半身不遂、痹痛麻木、痈疽难溃、久溃不敛。"

总之本草记载黄芪的功效,秦汉时代古人对黄芪功效认识包括了外科、内科、妇科功用,为后人继承发展奠定了基础,唐元以来,黄芪功效全面扩大,至清代挖掘、概括较为全面。周祯祥(2018)总结:"黄芪甘温,主入脾经,乃补气之圣药,兼能升气,有补气升阳之功。长于补益肺气,固护肤表,又能内托阴证之疮疡,功擅补气,适用于气虚不运,水湿停聚之水肿,小便不利。"是对黄芪古代应用的全面概述。

现代本草学和《中国药典》记载了历史黄芪应用中主流功效,也有增补功效。梁茂新(2021)分析黄芪古今功用一致性与差异性,通过历代本草文献的研究,可以确认黄芪的传统功能至少包括补虚益气、固表止汗、利水消肿、生津止渴、托疮生肌、活血化瘀、止泻止痢等。由此看来,《中国药典》确定的黄芪功能更能体现历代本草的主流认识。另一方面,古代含黄芪复方用于痈疽疮疡、多汗、泄痢、出血、月水不调、水肿、消渴、诸痹、脾胃虚弱等,借助《中国药典》"用于气虚乏力,食少便溏,中气下陷,久泻脱肛,便血崩漏,表虚自汗,气虚水肿,内热消渴,血虚萎黄,半身不遂,痹痛麻木,痈疽难溃,久溃不敛",得到比较充分地体现。《中国药典》对的黄芪功能与主治描述更具完整性、真实性和继承性。另外,古代本草中一些功效未能被现代本草和《中国药典》传承下来,如止血、止咳平喘、止痛,消食健脾,还有含黄芪复方制剂中平肝息风,安神定悸作用这些潜在功能等,这些功效一部分已得到药效研究和临床实践证实,有待于今后不断挖掘。

(三)道地沿革与特征

1. 产地考证　考证古代本草,首次提到西部陇西的本草著作是《本草经集注》,有"第一出陇西、兆阳"至清代《本草崇原》有"黄芪生西北"记载,按此论述,黄芪第一道地产区应是"陇西",指陇西郡,始建于公元前273年,因在陇山(六盘山)西得名,是汉朝政府最西辖地。《青海通志》载:"汉昭帝始元六年(公元前81年),以边塞阔远,取天水、陇西张掖郡各二县置金城郡,按《汉书·地理志》金城郡共辖十三县,允街(今甘肃永登)、允吾(今青海民和)、浩门(今永登县河桥驿)、破羌(今青海乐都)、安夷(今青海平安)、临羌(今青海湟源)、河关(今甘肃积石县)等……建武十二年(36年),'省金城郡属陇西',原金城郡属下各县划归陇西郡领有,1957年青海民和县中川出土的东汉'陇西中部督邮印'说明青海东部一带曾一度归陇西郡管辖。"史记说明秦汉时代青海东部早已纳入中央王朝的郡县体系允吾(今青海民和)曾为陇西郡(金城郡)政治中心。"诚如顾祖禹在《读史方舆纪要》中说:自汉以来,河西雄关、金城为最……居嗓喉之地、河西、陇右安危之机,常以此为消息哉。"秦汉至唐以来史书中的陇西或陇右包括了今青海东部湟水河流域。

《本草经集注》《新修本草》《药性论》《蜀本草》记载的陇西及其他古地名包括了青海湟水河流域,甘肃南部、四川北部等区域,甘肃陇地(今青海部分地区)是黄芪的最早产区。《本草图经》《汤液本草》《本草蒙筌》《本草求真》等记载山西道地绵黄芪概况,明清时期《植物名实考》《药物出产辩》记载了道地产区向北迁移,发展到了内蒙古、东北主要道地产区的过程(见表11-1)。

表11-1　黄芪道地性变迁

历史时期	本草出处	产地与品质记述	古今地名区域
魏晋	《名医别录》	生蜀郡山谷、白水、汉中	蜀郡:今四川成都地区。 白水:今四川北部红原县的白河或今甘肃省陇南市文县白水江一带。 汉中:今陕西省汉中市。 陇西:今甘肃和青海部分地区
	《本草经集注》	第一出陇西、洮阳,色黄白甜美,今亦难得。次用黑水宕昌者,色白肌肤粗,新者,亦甘温补:又有蚕陵、白水者,色理胜蜀中者而冷补	洮阳:今甘肃省临洮县和卓尼县洮河一带。 黑水:今四川北部黑水县一带。 宕昌:今甘肃南部宕昌县。 蚕陵:今四川茂汶西北

（续表）

历史时期	本草出处	产地与品质记述	古今地名区域
唐代	《新修本草》	今出原州及华原者最良，蜀汉不复采用之。宜州、宁州者亦佳	原州：今宁夏南部固原一带。华原：今陕西省铜川市耀州区。宁州：今甘肃省庆阳市宁县
	《四声本草》	出原州华原谷子山，花黄	陇西：今甘肃、青海
	《药性论》	生陇西者下，补五藏。蜀白水赤皮者，微寒，此治客热用之	
五代	《蜀本草》	今原州者好，宜州、宁州亦佳	
宋代	《本草图经》	生蜀郡山谷，白水汉中，今河东、陕西州郡多有之……然有数种，有白水芪，有赤水芪，有木芪，功用并同，而力不及白水芪	河东：今黄河以东，即山西省
	《本草别说》	黄耆本出绵上为良，故名绵黄耆。今《图经》所绘宪水者即绵上，地相邻尔	绵上：今山西介休市绵山
元代	《汤液本草》	生蜀郡山谷、白水、汉中，今河东陕西州郡多有之。今《本草图经》只言河东者，沁州绵上是也，故谓之绵芪	
	《救荒本草》	生蜀郡山谷及白水、汉中，河东、陕西。出绵上呼为绵黄耆，处处有之	
明代	《本草品汇精要》	【地】（道地）宪州、原州、华原、宜州、宁州。【用】根折之如绵者为好	宪州：今山西静乐县。宁州：今甘肃宁县
	《本草蒙筌》	木耆茎短理横，功力殊劣：此为下品。《本经》不载州土，必出黄耆处并有之，如稊破秽之贱，自产谷田，凶年多收，亦可代粮也。水耆生白水、赤水二乡，俱属陇西。白水颇胜。此为中品。绵耆出山西沁州绵上，乡名有巡检司，此品极佳，此为上品。务选单股不歧，直如箭干，皮色褐润，肉白心黄，折柔软类绵，嚼甘甜近蜜	沁州：今山西沁源县
	《本草原始》	生赤水乡，名赤水耆；生白水乡，名白水耆；生山西沁州绵上，名绵耆，一云折之如绵，故谓之绵黄耆	
	《本草述钩元》	本出蜀郡汉中。今惟白水原州华原山谷者最胜。宜宁二州者亦佳……别说出绵上者为良。盖以地产言也。若以柔韧为绵，则伪者亦柔韧。但当以坚脆而味苦者为别耳	
清代	《本草崇原》	黄芪生于西北，得水泽之精，其色黄白，紧实如箭竿，折之柔韧如绵，以出山西之绵上者为良，故世俗谓之绵黄芪，或者只以坚韧如绵解之，非是	甘肃、青海、陕西、宁夏、山西
	《植物名实图考》	山西、蒙古产者佳	
	《药材资料汇编》	商品黄芪，主要分为三大类： （1）黑皮芪、卜奎芪、宁古塔芪、正口芪等皆为此种（正口芪产内蒙古中东部地区，又可据地名分红蓝芪、黑石滩芪等，以往多经独石口进关，因此统称口芪），外表浅黑色或像灰色，皮松肉紧，内心深黄，有菊花纹。黑皮芪自民国以来一直被认作上品黄芪，然而一直有将他地所产白皮黄芪染黑充做黑芪贩卖的现象，且野生黑芪资源逐渐减少，现已淘汰不用。 （2）白皮芪。山西、陕西各地所产均为此种，历代主流黄芪亦为白皮芪，外表浅黄至黄土色，皮肉紧贴，断面中央芪心鲜黄色，外圈浅黄色，称"金井玉栏"。 （3）红芪。又称西芪、川芪、晋芪，外表红棕色，内色粉白，质坚硬，粉质特多	内蒙古、山西、陕西、四川

（续表）

历史时期	本草出处	产地与品质记述	古今地名区域
	《药物产出辩》	正芪产区分三处。一关东,二宁古塔,三卜奎。产东三省,伊黎、吉林、三姓地方。冲口芪产区亦广,产于山西省浑源州,近阳高县高山一带,收获在于秋后冬前。择出匀滑直壮者,先制粉芪、绵芪	内蒙古、山西
	《中华本草》	蒙古黄芪主产于山西、内蒙古、吉林、河北等地;膜荚黄芪主产于黑龙江、内蒙古、山西、青海、甘肃	东北、华北、西北
	《中药大辞典》	内蒙古黄芪生于山坡、沟旁或疏林下。分布于河北、山西、内蒙古、辽宁、吉林、黑龙江、西藏、新疆等地。在东北、河北、山西、内蒙古等地有栽培	东北、华北、西北
		膜荚黄芪生于向阳山坡或灌丛边缘,或见于河边砂质地。分布于北京、天津、河北、山西、内蒙古、辽宁、吉林、黑龙江、山东、四川、西藏、陕西、甘肃、青海、宁夏等地。在东北、内蒙古、河北、山西等地有栽培	
	《中国药材学》	膜荚黄芪分布于东北及河北、山东、山西、内蒙古、陕西、甘肃、宁夏、青海、新疆、四川、云南、西藏等地。生于山坡草丛、灌丛、林缘;有栽培。蒙古黄芪分布于黑龙江、吉林、河北、山西、内蒙古的草地,山坡;有栽培。以内蒙古黄芪产量大、质量佳、销全国,并出口。膜荚黄芪质稍次,多自产自销	
	《黄芪生产加工适宜技术》	野生膜荚黄芪分布于黑龙江、吉林、辽宁、青海、山西、内蒙古、陕西	

2. 道地特征　黄芪的道地品质在基于临床实践,对其形状、质地、颜色、气味判断优劣,辩状论质提炼总结出来的。彭华胜(2017)论其道地特征有形"直如箭杆"、质"柔软如绵"、色"金井玉栏"。明代开始黄芪以"直如箭杆"或"坚实如箭杆"论优佳。质柔如绵一是指质地"柔软如绵"佳,二是指山西绵上"绵黄芪"质佳,明代多用绵黄芪。清代以"金井玉栏"辨别黄芪优质,其切片"外白中黄,金井玉栏""其根中央黄,次层白,外层褐,井然三层,界书分明"。后来,黄芪形成了"形质色味气"综合论质经验,味甘,具豆腥气,细皮皱纹都成为优质黄芪的道地特征。黄芪不论哪一品别,均以条粗而不空心,皮细质绵软而不硬,切面皮部白色,木部鲜黄色,"金盏银盘"菊花心的断面特征明显,味甜而有豆腥味者为佳。

青海开发历史

（一）地方志

《青海省志·高原生物志》记载:"黄芪是青海省的'八大药材'之一,量多质佳,行销全国。"

《丹噶尔厅志》记载:"黄芪,一名王孙,根据本草,长三尺,折之如绵,谓之绵黄芪,本境所产,不能如本草所云,备名而已。"

《都兰县志》载:"黄芪生于境内海拔 3 000～3 500 m 田埂、河岸和草地上,亚科多年生草本植物,叶椭圆形,在柄上对生,蝶状花序,花紫色或黄,茎部呈匍匐状,根部入药,有补气益血等功能。"

《祁连县志》载:"分布在境内各地,又作黄耆。豆科,多年生草本,属青海黄芪,生长于砂质草地及林区边缘湿润处。根长,茎结羽状复叶 25～37 片,夏季开花为黄色,呈蝶形花冠。根可入药,性温味甘,属滋补药类,主治表虚自汗,气虚内伤,脾虚泄泻,浮肿及痈疽等。1956 年始收购,年采集量 1 万～1.25 万公斤。"

《久治县志》记载黄芪:"为豆科植物黄芪的全草,多年生草本,生长于干旱砾石山坡,县境内康赛、哇尔依、索乎日麻、哇赛贮量较多,根入药。性苦、寒,有利尿、消肿之功效。除主治水肿外,还可治胃痛。外用可治创伤。6～7 月采全草。"

青海地方志中记载黄芪分布的还有《贵德县志》《互助县志》《同仁县志》《泽库县志》《河南县志》《民和县志》《乐都县志》《平安县志》《湟中县志》《班玛县志》《湟源县志》《循化县志》。在《玉树藏族自治州概况》《海北藏族自治州概况》《果洛藏族自治州概况》中,都有黄芪药材分布和收购情况,青海黄芪为药典收载的野生荚膜黄芪较多,蒙古黄芪多为栽培。

(二) 青海植物志和药学著作

《青海植物志》记载:"膜荚黄芪(原变种,var. *membranaceus*)产大通、湟中、循化、泽库、同德、班玛,生于山坡及沟谷林间草地、林缘灌丛及河滩草甸,海拔2400~3400 m,蒙古黄芪[变种,var. *mongholicus* (Bunge)Hsiao]在西宁、门源有栽培。"

《昆仑植物志》记载:"膜荚黄芪 *Astragalus membranaceus* 产青海班玛马柯林场,生于海拔3400~3600 m 的山坡及沟各林间草地、山地林缘灌丛、河滩草甸"。

《青海种子植物名录》收载青海产黄芪属植物53种,其中药典品种记载:"膜荚黄芪生于海拔4100 m沟谷草丛、灌丛、流石坡,黄南、海南、海北、海东、海西、玉树、囊谦有分布。蒙古黄芪原产内蒙古等地,海东栽培。"该记载产地与《中国药材产地生态适宜性区划》(陈士林,2011)黄芪药材生态相似度95%~100%主要区域图一致,说明青海也是黄芪适宜生长产区之一。

《青海高原本草概要》收载黄芪属植物23种,其中药典品种记载:"内蒙古黄芪 *Astragalus mongolicus* Bunge,农业区各县均有栽培。根入药。甘,微温。补气固表,利尿托疮。治表虚自汗、脾虚泄泻、脱肛、中气下陷、痈疽久不收口等症。膜荚黄芪 *Astragalus membranaceus* (Fisch.)Bunge,分布于东部农业区,黄南、玉树、海南、海北州。干燥根入药。甘,温。补气固表,利尿托毒,排胀,敛疮生肌。治体虚自汗、久泻、脱肛、子宫脱垂、血虚萎黄、内热消渴、便血崩漏、食少便溏、慢性肾炎、体虚浮肿、慢性溃疡、疮疡不愈合。"

《青海草地资源》(青海省草原总站,1988)收载黄芪属植物23种,其中有药典品种膜荚黄芪 *A. membranaceus*(Fisch.)Bunge,尚有青海黄芪、塘沽耳黄芪、多花黄芪等地方习用品。

《青海药材》记载:"黄芪,为豆科多年生草本,自生于山野,叶为奇数羽状,小叶卵形,有毛茸,秋日开淡黄色小蝶形花,果实为荚果,地下根供药用。产于青海民和、乐都、大通、互助、化隆等地均产,山西、东北等地亦产,以山西浑源产者较佳。春季和秋季挖出后,去净苗槎,剥去疙瘩头,晒干后成捆保存。品质以身干、粉足、肥大而柔软如绵者为绵芪,最好。功效:缓和强壮药、有止盗汗、自汗和利尿作用,并有排出痘疮等毒素之功用,还能治糖尿等症。"

《青海地道地产药材》记载:"青海以膜荚黄芪、多花黄芪和青海黄芪资源蕴藏量大……野生资源量为350万吨,膜荚黄芪分布于东部农业区及黄南、玉树、海南、海西州,生于海拔2000~3000 m 的山地阳坡、草地和灌丛。"

《青海地道地产药材的现状研究》收载了蒙古黄芪和膜荚黄芪,记载了有"对机体免疫调节作用、抑菌及抑制病毒作用、对内分泌的调节及抗衰老作用、抗疲劳作用、抑瘤作用"等。

(三) 生产历史

青海省在20世纪50年代有黄芪收购生产历史,在祁连县年采集$(1\sim1.25)\times10^4$ kg。20世纪80年代西宁地区和海东各县年产量1800 kg,其他州县1200 kg,黄芪的生产县有25个,生产区乡有110多个,青海黄芪资源量大,生产范围广,从20世纪70年代就有蒙古黄芪种植历史。

20世纪90年代,青海黄芪商品来源丰富,刚建(1993)报道了药用概况,药材主要品种有:①花生芪、大山芪、豆叶芪、豌豆芪等品种,其原植物主要以多花黄芪为主,根条细长(30~50×0.8~1.5 cm),表面黄白至灰棕色,带有扭曲和分枝,质硬皮紧,味带苦涩。在西宁、循化和同仁等地分布较多。②胡豆芪、白大芪、马芪、臭芪等原植物主要是东俄洛黄芪(唐谷耳黄芪)及其变种无毛东俄洛黄芪或近缘种茂纹黄芪,少数是多花黄芪或金翼黄芪,根头粗大,尾部细长,表面多有明显皱缩,嚼之味淡。在本省黄南州、果洛州等地分布较多。③白芪,原植物是金翼黄芪或膜荚黄芪,质硬粉性较足,断面皮部白色,木心淡黄。本省的同仁县隆务峡山坡,海拔2000~2200 m,乐都区高庙镇山地,海拔1900 m 处发现少量的贺兰山黄芪(乌拉尔黄芪),该种商品药材中尚未发现,但据采集的标本发现,这个种的根部药材性状颇好,主根粗而长(40~60)cm×(1~2.5)cm,少分枝,皮层厚、色黄,质地柔软,味甜且有相当浓重的豆腥味,晾晒干燥后,表皮皱缩不明显,质地坚实且柔韧。以上黄芪在本省都有采收、加工、应用历史,除中医应用外,部分藏医院有自采自收加工的历史。

近十年来,青海省调整产业结构,帮助农民脱贫增收,种"致富药"大黄、当归、黄芪等,种植面积25万亩,产量每年达11万吨,创造价值8.25亿元。在海东、西宁三县,种植黄芪产量可观,每亩地创收3000~4000元,是种植小麦、油菜籽5~6倍。

在西宁市湟中区土门关乡年坝村,农民为适应青海黄芪种植加工需求,建立起蒙古黄芪溯源种植点。

成立了青海正德农牧开发有限公司,专门从事黄芪、当归药材田间种植,采收加工,筛选清洗、加工粗饮片,该企业劳务人员全是年坝村和邻近村民,助力乡村振兴。2016 年该公司与杭州振德中药饮片公司合作,对口帮扶,专业开展种植,野生收购、粗加工、年加工黄芪 900 吨,当归 330 吨,成为本地黄芪种植加工"领跑基地"。黄芪在青海近几年发展,已成为全国黄芪重要产区(见图 11-1)。

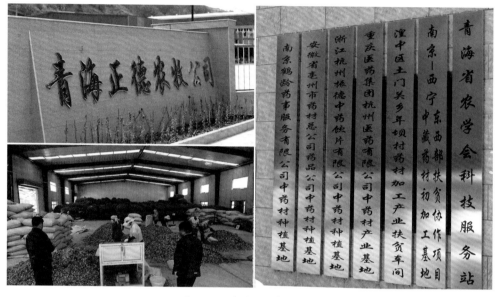

图 11-1 青海正德农牧公司

2022 年调研青海省使用黄芪生产企业有青海省格拉丹东药业有限公司、青海宝鉴堂国药有限公司、青海鲁抗大地药业有限公司、青海晶珠藏药高新技术产业股份有限公司、青海九康中药饮片有限公司、三普药业有限公司、青海益欣药业有限责任公司共 11 家。使用的药材基原为豆科植物蒙古黄芪、膜荚黄芪的干燥根。11 家企业的共计使用量为 96 369.106 kg/年。使用产品为白癜风丸(国药准字 Z63020234)、双参龙胶囊(国药准字 Z20025241)、九味沉香胶囊(国药准字 Z20026240)、五淋化石丸(国药准字 Z63020238)、复方手参益智胶囊(国药准字 Z20026454)、甘露消渴胶囊(国药准字 Z63020187)、健脾润肺丸(国药准字 Z20025862)、丹葛颈舒胶囊(国药准字 Z20025778)、调经祛斑胶囊(国药准字 Z20026002)、枸杞消渴胶(国药准字 Z20025981)、玉屏风口服液(国药准字 Z63020138)、降糖通脉胶囊(国药准字 Z20025125)、肝泰舒胶囊(国药准字 Z20025143)、景天祛斑胶囊(国药准字 Z20025516)、前列癃闭通胶囊(国药准字 Z20025304)、景天虫草含片(国药准字 Z20027081)、舒心安神口服液(国药准字 Z20025295)、双红活血胶囊(国药准字 Z20025397)、紫丹银屑胶囊(国药准字 Z20025354)、消栓口服液(国药准字 Z20053897)、白柏胶囊(国药准字 Z20025640)、虫草参芪膏(国药准字 B20020874)、益心康泰胶囊(国药准字 Z20025113)。

黄芪在青海省的年使用总量约为 97 000 kg,近五年价格区间为 14~44 元/kg,年采购/销售总价为 63.2 万元。其中使用量最大的为青海益欣药业有限责任公司,占到总体使用量的约 40%;其次为青海晶珠藏药高新技术产业股份有限公司和三普药业有限公司,使用商品产自青海和甘肃。

来 源

本品为豆科植物膜荚黄芪 *Astragalus membranaceus*(Fisch.)Bge. 或蒙古黄芪 *Astragalus membranaceus*(Fisch.)Bge. var. *mongholicus*(Bge.)Hsiao 的干燥根。

1. 膜荚黄芪 多年生草本,高 0.4~1.5 m。主根粗长,木质,圆柱形,直径 1~3 cm,外皮淡棕黄色至深棕色,有侧根。茎直立,半边常是紫色,疏被白色长柔毛。托叶离生,卵形,披针形至线状披针形,长 5~30 mm,宽 4~10 mm,有缘毛;奇数羽状复叶,长 5~10 cm;小叶 13~23,椭圆形、矩圆形或卵状披针形,长 5~20 mm,宽 3~9 mm,先端圆形或微凹,基部圆形,两面被白色贴伏柔毛。总状花序腋生,长于叶,具多花;苞片长 2~4 mm,被毛;花梗被黑色毛;花萼斜钟状,长 4~5 mm,被白色或黑色柔毛,萼齿短,不等长;花冠黄色或淡黄色;旗瓣矩圆状倒卵形,长约 13 mm,先端微凹,爪短;翼瓣和龙骨瓣均长约 12 mm,均具长

爪和短耳;子房有柄,被微毛,花柱无毛。荚果半椭圆形,膜质,膨胀,长 20~35 mm,宽 8~12 mm,顶端具喙,被黑色或白色短伏毛,含种子 3~8 枚。种子棕褐色,肾形。花期 6~8 月,果期 7~9 月(见图 11-2)。

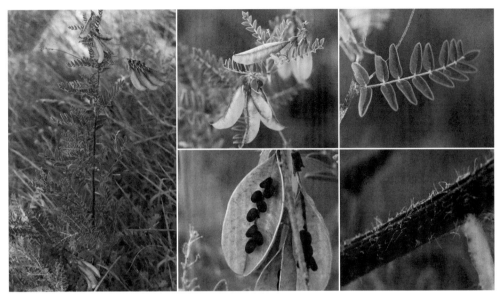

图 11-2 膜荚黄芪植物

2. 蒙古黄芪 本变种与原变种膜荚黄芪的区别在于:子房及荚果无毛;小叶 21~33,长 4~10 mm,宽 3~6 mm;旗瓣长 19 mm;翼瓣同龙骨瓣长 17.5 mm;荚果长 20~30 mm,宽 12~15 mm(见图 11-3)。

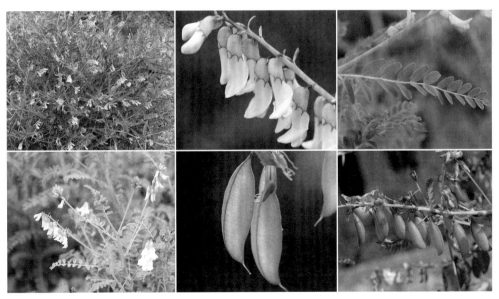

图 11-3 蒙古黄芪植物

黄芪近缘植物检索表

1. 主根深长而粗壮,棒状,稍带木质。茎直立,上部多分枝,被长柔毛。单数羽状复叶互生;两面密生白色长柔毛;托叶披针形。药材质地较软,韧性好,断面粉性,纤维性弱,形成层不明显⋯⋯⋯⋯⋯⋯⋯⋯

1. 蒙古黄芪(*Astragalus membranaceus* var. *mongholicus*)

2. 主根肥厚,木质,常分枝,灰白色。茎直立,上部多分枝,有细棱,被白色柔毛。羽状复叶;托叶离

生,卵形;小叶椭圆形或长圆状卵形。药材根头部有残茎,质地坚硬且有韧性,不易折断,断面纤维性,形成层明显 ·· 2. 膜荚黄芪(*Astragalus membranaceus*)

生态分布

黄芪药材来源植物生长于青海西宁地区、海东地区、海南州共和、贵德、贵南、兴海、海北州门源、祁连、刚察、海晏、海西州都兰、黄南州各县、玉树州和果洛州各县,分布于海拔 2 400～4 100 m 的山坡及沟谷林间草地,林缘灌丛及河滩草甸。野生膜荚黄芪野生较多,蒙古黄芪在西宁及海东各县多栽培(见图 11-4)。大通、循化、同仁是黄芪的最佳适生区。黄芪生于向阳处,喜冷凉干燥气候,适宜沙壤土或砂砾土,忌阴湿黏重土壤。黄芪在青海分布与《中国药材产地生态适宜性区划》(陈士林,2011)黄芪药材生态相似度 95%～100%主要区域一致,说明青海也是黄芪适宜生长产区之一。

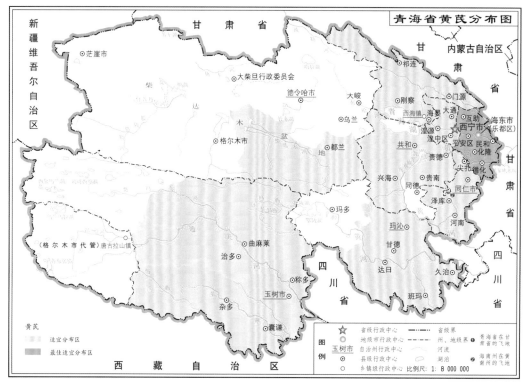

图 11-4　青海省黄芪分布

除青海外全国黄芪主要产于东北、内蒙古、甘肃、四川、山西、陕西等地,形成一个由东北到西南的带状分布,黄芪主产区还是以甘肃、山西、内蒙古、东北等夏季平均温度相对较低且冬季寒冷的地区为主(见图 11-5),占总调查数量的 87.50%;在高海拔偏西南的四川及其周边地区甘南、青海东部、东南部亦产,占总调查数量的 6.25%;其他地区占总数量的 6.25%。根据黄芪的分布带的这种气候特征,可以推测黄芪是适宜于生长在夏季凉爽、春季较为干旱的地区。

种植技术

蒙古黄芪在西宁地区和海东农业各县种植较多,茎细柔软、叶片多、无苦味、口感好,含粗蛋白质高,粗纤维低,成为全国优质黄芪生产基地。黄晓辉(2020)总结了黄芪种植技术,适合青海各地应用。

(一) 优质种苗繁育技术

针对黄芪种子的硬实现象,可采用机械擦破种皮的方法,在播种前进行种子处理,以促使其发芽,提高出苗率。

1. 苗床准备　黄芪幼苗生长要求土壤湿润,但忌水涝,成株后较耐旱,怕高温干旱,喜冷凉湿润气候。土壤含水量在 18%～20%时种子出苗情况较好。种子吸水膨胀后,一般在地温为 9 ℃左右时就能发芽,在 19 ℃时发芽最快。要求育苗地土壤疏松,腐

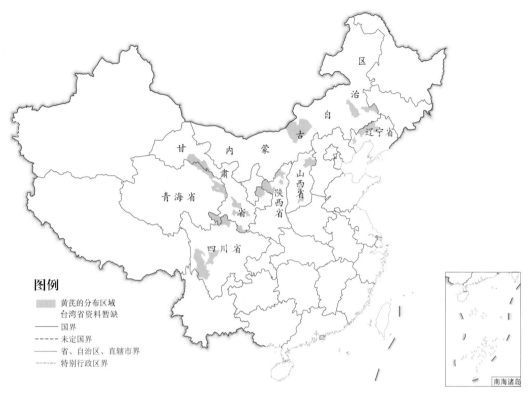

图 11-5 全国黄芪分布

殖质含量高,肥力状况好,酸碱度 pH 为 7～8,通气和透水性好的种植地为宜。

前茬收获后,立土晒垡,熟化土壤,结合秋季最后一次深耕翻,施农家肥 3 000 kg/亩,磷酸二铵 15 kg/亩,复合肥 45 kg/亩作基肥,翻耕平整土地。水浇地在土壤上冻之前灌水,为春季播种做好准备工作,要求基肥充足,土壤墒情良好。避免与豆科作物轮作,忌连茬重作。

2. 精选种子与处理　播种前必须精选种子。应以籽粒饱满,无霉变,无虫蛀的新种子为好。切忌在太阳下尤其在水泥地上曝晒。黄芪种子的种皮较硬,透水性较差,吸水力弱,因此发芽较困难,播前需进行种子处理。

传统种子处理主要采用以下几种方法。

(1) 机械处理:用机械快速打一遍,一般以起刺毛即划破种皮不伤胚为度,以利于吸水膨胀。或者将种子与粗沙按 1∶1 比例混匀,用碾子压至划破种皮为好。

(2) 沸水催芽:将选好的种子放入开水中,快速搅拌 1～2 min,然后立即加入冷水冷却,待水温降至 40 ℃后再浸种 2～4 h,将膨胀的种子捞出,加覆盖物闷种 12 h,待种子膨胀后,抢墒播种,亦可将种子捞出拌入细沙或稍晾后马上播种。

(3) 沙藏处理:在 10 月上旬,将翌年播种用的种子与细河沙以 1∶5 比例混匀,要求沙子含水量 13% 为宜,将处理的种子堆积在冷凉处越冬,翌年春季进行播种。

(4) 采用在种子抛光机抛光辊轮上缠绕金属清洁球擦破种皮的方法。较传统方法速度快,效果好。经试验芽率可提高 15% 以上。

3. 播种　在适播期,边铲土边撒土盖种。具体方法是用平头铁锨沿着地面铲起 2 cm 厚的土放置旁边,将种子撒在铲过土的苗床上,播种量 20 kg/亩。然后紧挨着该行又用铁铲铲土,再次铲起 2 cm 左右的土,将后一次铲起的土均匀地覆盖在前一次撒播的黄芪种子上。依次按该法操作和播种,直至到全田播种结束为止。将种子撒在地表,用细土覆盖种子,或用草帘覆盖,及时观察,出苗时取走覆盖物。

4. 水分管理　为使苗齐苗全,播前应一次性灌足底墒,苗期应少灌水,自然降雨充足年份可不再灌水,若有节水条件栽培可减轻病虫为害。

5. 中耕除草　黄芪的幼苗生长缓慢,若不及时除草,容易草荒,当苗高 4～6 cm 时,即出现 5 片以上真叶时,应及时进行中耕和除草。如果缺苗,应催芽补种。苗高 7～8 cm 时,进行第 2 次中耕除草。苗后期进行第 3 次浅中耕结合除草,以拔除为主,以防伤苗。

(二) 规范化栽培技术

1. 选地与整地　黄芪为深根性植物,植株有较强的抗寒抗旱能力,适应性强,喜阳、喜凉爽气候,但忌热、怕涝。宜在土层深厚、疏松肥沃、排水良好的砂质土壤栽培。选好地块,深翻30～40 cm,碎土耙平。结合整地施足底肥。

2. 科学施肥　深耕并施厩肥或堆肥每亩2 500 kg,过磷酸钙25～30 kg。整地时作基肥一次施入。追肥可在5月中旬左右追硫酸铵,每亩5～15 kg,6月中旬左右追尿素,每亩7～10 kg,7月中旬左右追过磷酸钙,每亩50 kg(见图11-6)。

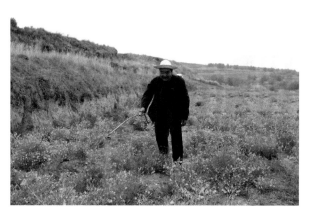

图11-6　黄芪喷施叶面肥

3. 育苗移栽　四月中旬,对培育的一年生黄芪苗换床移植,株行距一般为15 cm×30 cm,植苗量1.5万株/亩。移栽时将苗根平放(或斜放)于深挖7～10 cm左右的沟内,再覆土、整平、镇压、保墒,也可采用机械种植(见图11-7)。

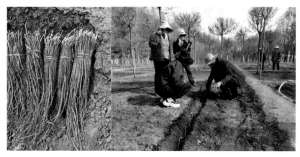

图11-7　黄芪苗平栽

4. 田间管理

除草:采用人工除草,生长期内除草2～3次。

打尖:以采根药为目的的栽培,在生长旺季,将植株花、枝梢剪去,减少营养消耗。采种的无需剪花枝。

排灌:雨季注意排水。天旱时,苗期、返青期适当灌水(见图11-8至图11-10)。

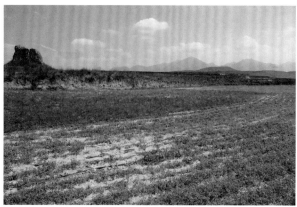

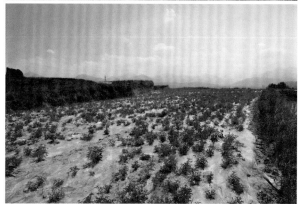

图11-8　黄芪苗大田

5. 病虫害防治

白粉病:主要危害叶片,其表面如覆白粉,后期病斑上出现多数黑点,造成早期落叶或枯萎。防治方法:发病前或初期,用50％甲基托布津800～1 000倍液喷雾,7～10日1次。

紫纹羽病:主要表现为烂根。烂根的表面有紫色菌丝交织成膜和菌核。植株自下而上萎蔫。防治方法:收获时除掉病株,集中烧毁;拔除病株烧掉,用石

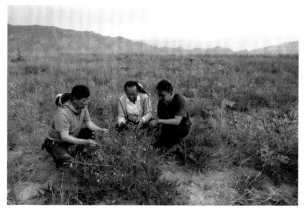

图11-9　尖扎黄芪种植

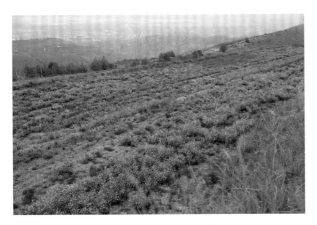

图 11-10 平安浅山地区黄芪种植

灰消毒病穴;与禾本科作物轮作 3～4 年。

虫害有实心虫、蚜虫等。用菊酯类杀虫剂防治。

采收加工

1. 采收 以二年生植株开始采收,以三年生植株为最佳采收期,于秋季黄芪茎叶枯萎后进行采收。采收器械锹、镐或小型机械等应保持洁净、无污染,并应存放在干燥、无虫鼠和家畜的场所。小心刨挖全根,避免碰伤外皮和断根。采挖后,抖去泥土。按根长度、粗度等分选,趁鲜切去芦头,去须根,置太阳下暴晒或烘至半干,将根顺直,捆成小把,再晒或烘至全干(见图 11-11 至图 11-14)。

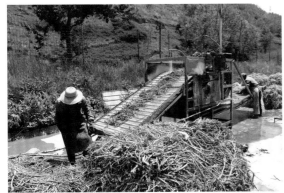

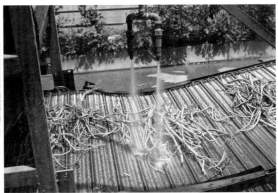

图 11-11 黄芪原药材清洗

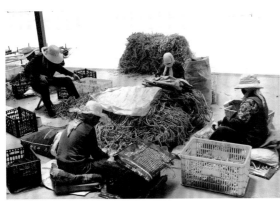

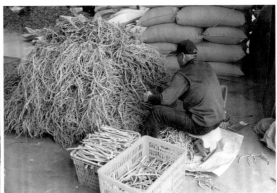

图 11-12 黄芪原药材整枝

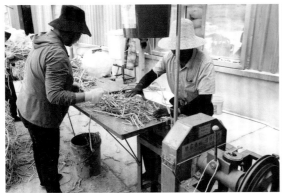

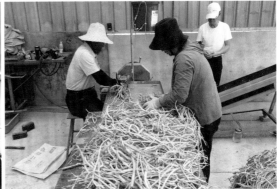

图 11-13 黄芪原药材切片

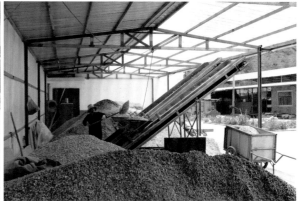

图 11-14 黄芪片晾晒和拣选

2. 包装运输和贮藏 每千克捆成小捆,每箱装 10~15 捆。包装前应再次检查,清除劣质品及异物,分清等级。包装并注明品名(药材名)、批号、规格、质量、产地、等级、生产日期。仓库储存应通风、干燥、避风,最好有空调及除湿设备,地面为混凝土或可冲洗的地面,并具有防鼠防虫措施。仓库可采取国家食品、粮仓贮法中允许的药剂消毒;如用有毒药剂熏蒸应经药品监督部门审核批准。药材包装应存放在架上,与墙壁保持 50 cm 距离,并定期抽查,防止虫蛀、霉变、腐烂等现象。在应用传统贮藏方法的同时,应注意吸收现代贮藏保管新技术、新设备,如冷冻气调、辐射法。

商品规格

根据栽培方式不同,将黄芪药材分为栽培黄芪与仿野生黄芪两个规格:在规格项下,根据长度、斩口下 3.5 cm 处直径不同进行等级划分。

(一) 栽培黄芪

1. 大选 呈圆柱形,有的有分枝,上端较粗,表画淡棕黄色或棕褐色,有不整齐的纵皱纹或纵沟。质硬而韧,不易折断,断面纤维性强,并显粉性,皮部黄白色,有放射状纹理。气微,味微甜,嚼之有豆腥味。外皮平滑,根皮较柔韧,断面致密,木心中央黄白色,质地坚实。长≥30 cm,头部斩口下 3.5 cm 处直径≥1.4 cm(见图 11-15)。

2. 小选 详见大选。与大选不一样的是:长≥30 cm,头部斩口下 3.5 cm 处直径≥1.1 cm(见图 11-15)。

3. 统货 详见大选。与大选不一样的是:长短不分,粗细不均匀,头部斩口下 3.5 cm 处直径≥

1.0 cm(见图 11-16)。

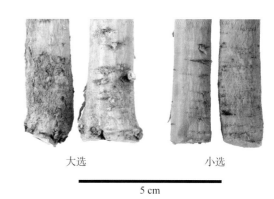

大选　　　　　　小选

5 cm

图 11-15 栽培黄芪大选和小选

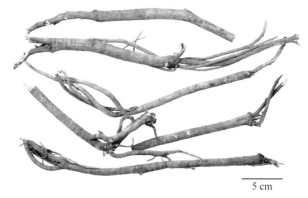

5 cm

图 11-16 栽培黄芪统货

(二) 仿野生黄芪

1. 特等 呈圆柱形,有的有分枝,上端较粗,表画淡棕黄色或棕褐色,有不整齐的纵皱纹或纵沟。质硬而韧,不易折断,断面纤维性强,并显粉性,皮部黄白色,有放射状纹理。气微,味微甜,嚼之有豆腥味。外皮粗糙,断面皮部有裂隙,木心黄,质地松泡,老根中心有的呈枯朽状,黑褐色或呈空洞。长≥40 cm,头部斩口下 3.5 cm 处直径≥1.8 cm(见图 11-17)。

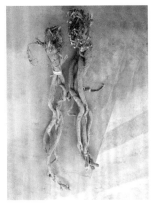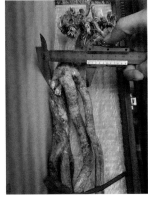

图 11-17　仿野生黄芪特等

2. 一等　详见特等。与特等不一样的是:长≥45 cm,头部斩口下 3.5 cm 处直径 1.4～1.7 cm。

3. 二等　详见特等。与特等不一样的是:长≥45 cm,头部斩口下 3.5 cm 处直径 1.2～1.4 cm。

4. 三等　详见特等。与特等不一样的是:长≥30 cm,头部斩口下 3.5 cm 处直径 1.0～1.2 cm。

药材鉴别

(一) 性状鉴别

1. 药材　本品呈圆柱形,极少有分枝,上粗下细,长 30～90 cm,直径 1～3.5 cm。表面淡棕黄色或淡棕褐色,有纵皱纹或纵沟。栓皮剥落后,露出黄白色皮部,有时可见黄白色网状纤维束。质硬而韧,不易折断,断面纤维性强,并显粉性,皮部黄白色,木部淡黄色,具放射状纹理及裂隙,呈菊花心状。老根中心偶呈枯朽状、黑褐色或呈空洞状。气微,味微甜,嚼之有豆腥味。以条粗长、断面色黄白、味甜、有粉性者为佳(见图 11-18)。

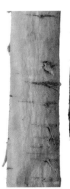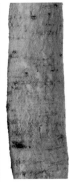

图 11-18　黄芪(栽培)药材性状

2. 饮片　本品为呈类圆形或椭圆形的厚片。外表皮黄白色至淡棕褐色,可见纵皱纹或纵沟。切面皮部黄白色,木部淡黄色,有放射状纹理及裂隙,有的中心偶有枯朽状,黑褐色或呈空洞。气微,味微甜,嚼之有豆腥味(见图 11-19 至图 11-21)。

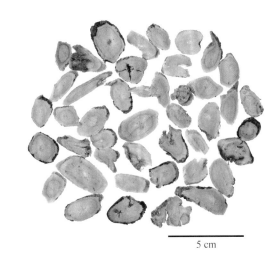

5 cm

图 11-19　黄芪(栽培)饮片性状

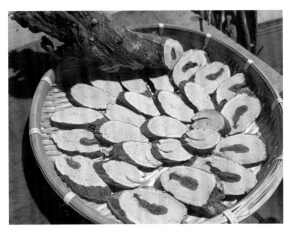

图 11-20　黄芪(仿野生)饮片性状

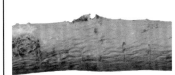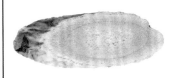

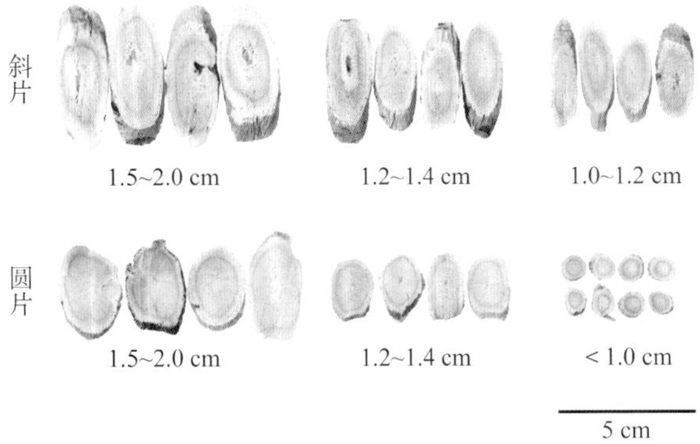

斜片　1.5～2.0 cm　1.2～1.4 cm　1.0～1.2 cm

圆片　1.5～2.0 cm　1.2～1.4 cm　<1.0 cm

5 cm

图 11-21　黄芪(栽培)饮片规格

3. 炙黄芪　本品为呈圆形或椭圆形的厚片,直径 0.8~3.5 cm,厚 0.1~0.4 cm,外表皮淡棕黄色或棕褐色,略有光泽,可见纵皱纹或纵沟,切面皮部黄色,木部淡黄色。具蜜香气,味甜,略带黏性,豆腥味弱(见图 11-22)。

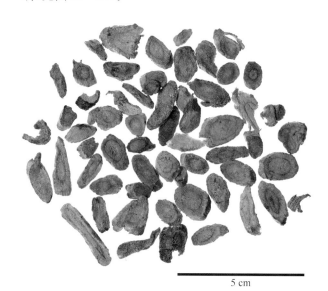

图 11-22　炙黄芪性状

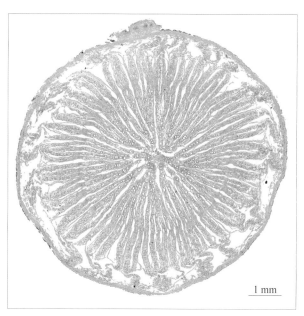

图 11-23　黄芪根横切面(正常光)

2. 粉末显微　粉末黄白色。纤维成束或散离,直径 8~30 μm,壁厚,表面有纵裂纹,初生壁常与次生壁分离,两端常断裂成须状,或较平截。具缘纹孔导管无色或橙黄色,具缘纹孔排列紧密。网纹导管较细。木栓细胞表面观呈多角形或类方形,垂周壁薄,

（二）传统鉴别术语

"炮台芪":指黄芪挑大小适中、粗细均匀、质地柔嫩者,切去头尾,经沸水焯过,使其条干柔润,用板搓直,然后扎成炮台形,故名。其绵性大,质地松,气味浓,传统认为质量优佳。

"金井玉栏":黄芪药材的横切面,木部呈黄色,皮部呈白色,恰似金玉相映,习称"金井玉栏",又称"金盏银盘"。

"皮松肉紧":黄芪药材,横切面的皮部疏松,木部较结实,习称"皮松肉紧"。

"空头":野生黄芪老根的芦茎切口,中央枯空呈黑褐色洞,习称"空头"或"胡椒眼"。

（三）显微鉴别

1. 横切面显微　木栓细胞多列,栓内层为 3~5 列厚角细胞。韧皮部射线外侧常弯曲,有裂隙。纤维成束,壁厚,木化或微木化,与筛管群交互排列。近栓内层处有时可见石细胞。形成层成环。木质部导管单个散在或 2~3 个相聚;导管间有木纤维;射线中有时可见单个或 2~4 个成群的石细胞。薄壁细胞含淀粉粒(见图 11-23 至图 11-26)。

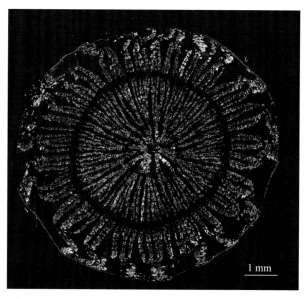

图 11-24　黄芪根横切面(偏振光)

有的细波状弯曲。淀粉粒较多(见图 11-27)。

理化指标

《中国药典》(2020 年版)规定:本品水分不得超

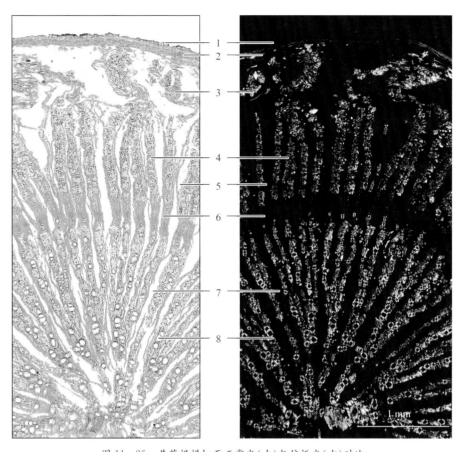

图 11-25　黄芪根横切面正常光(左)与偏振光(右)对比

1. 木栓层；2. 栓内层；3. 韧皮部；4. 纤维束；5. 裂隙；6. 形成层；7. 木射线；8. 木质部

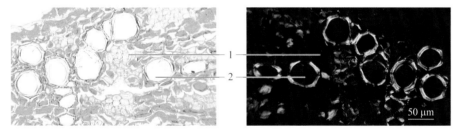

图 11-26　黄芪根横切面木质部正常光(左)与偏振光(右)对比

1. 石细胞；2. 导管

过 10.0%。总灰分不得超过 5.0%。重金属及有害元素含铅不得超过 $5\,mg/kg$、镉不得超过 $1\,mg/kg$、砷不得超过 $2\,mg/kg$、汞不得超过 $0.2\,mg/kg$、铜不得超过 $20\,mg/kg$、五氯硝基苯不得超过 $0.1\,mg/kg$。浸出物不得少于 17.0%。本品按干燥品计算，含黄芪甲苷($C_{41}H_{68}O_{14}$)不得少于 0.080%，含毛蕊异黄酮葡萄糖苷($C_{22}H_{22}O_{10}$)不得少于 0.020%。黄芪饮片同药材。

品质评价

(一) 传统性状品质

南北朝时期，黄芪产区开始向北扩展，新增加了陇西、洮阳、宕昌等地，同时对黄芪品质的认识较之前朝有了明显的进步，如"第一出陇西、洮阳，色黄白，甜

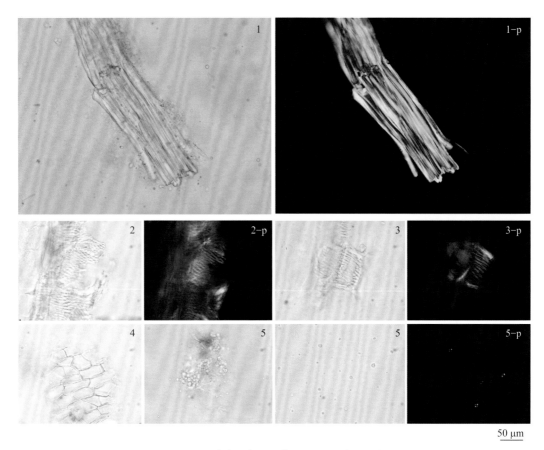

图 11-27 黄芪粉末显微特征（X-p代表偏振光）

1. 纤维束；2. 具缘纹孔导管；3. 网纹导管；4. 木栓细胞；5. 淀粉粒

美",这是最早通过外观性状颜色及口感来进行不同产地黄芪品质优劣的评价的记载。

宋代《本草别说》记载："黄芪都出绵上为良,故名绵黄芪。以谓柔韧如绵,即谓之绵黄芪。"《重广补注神农本草并图经》记载："黄芪本出绵上(今山西介休东南)为良,故名绵黄芪。"宋代本草首次提出以产自山西绵上的绵黄芪质量最佳,山西产绵黄芪自此被后世所推崇,一直影响至今。

金元时期的王好古对山西绵黄芪进行了详细的解说,认为其是因产地而得名,并非性状,原因是非此地的亦柔,同时也确实认为绵黄芪味甘如蜜。兼体骨柔软如绵,从而进一步强化了绵黄芪的优质性,并被后世所认可。

明代本草关于黄芪的道地产区有个最为显著的特点是较为一致地认为黄芪以产于绵上者为佳。至此黄芪的道地产区稳定在山西。以内蒙黄芪为佳。至此黄芪的道地产区稳定在北方。以体骨柔软、味甘为佳。

综上所述,黄芪以色黄白、质柔韧、味甜美为佳。

(二) 生态品质

黄芪质量对光照、温度、水分、土壤等生态因子有着重要的关系。

1. 光照 孙海(2019)研究认为:野生蒙古黄芪的形态特征与环境因子之间存在一定的相关性,黄芪的黄酮类成分及黄芪甲苷在不同黄芪根形态中高低顺序为鞭杆芪＞直根芪＞二叉芪＞鸡爪芪,而造成黄芪形态差异的主要原因是其土壤环境条件差异所致。此外,在野生蒙古黄芪形态特征变量与气象因子之间的相关性分析中,形态特征仅与5个气象因子中的年日照时数有相关关系,其中年日照时数对冠幅、一级分枝的解释程度分别为74.3%和88.7%,同时方差分析均达到显著水平($p < 0.05$),进一步说明了光照对黄芪根形态建成及品质形成(次生代谢产物)的重要性。

2. 温度 黄芪中甲苷、皂苷和黄酮类物质合成受到温度影响。黄芪甲苷、黄芪皂苷Ⅰ和黄芪皂苷Ⅱ的化学结构母核都是环阿屯烷型的三萜皂苷,但后两种是糖上的乙酰基取代的,在碱性条件下可转化为黄芪甲苷。年平均温度可能是影响环阿屯烷型皂苷母核生物合成的关键因子,而年平均无霜期是影响乙酰化酶母体的关键因素。黄芪皂苷类和黄酮类与年均温等温度类因子呈负相关,毛蕊异黄酮葡萄糖苷与年日照时数呈正相关,紫外线的 B 波段显著诱导异黄酮。

3. 水分　研究发现干旱胁迫能够促进黄芪毛蕊异黄酮葡萄糖苷的积累,叶片相对含水量40％左右时含量达到峰值。轻度水分胁迫能有效启动黄芪体内抗氧化酶系统和次生代谢,它们相互协作降低胁迫对细胞产生的伤害,通过降低地上部分的生长,将营养物质优先运往根部,促进根产量及药材质量的提高。相比于膜荚黄芪,蒙古黄芪对干旱的适应性更强,适于在我国干旱和非干旱地区种植;主根长与年均降水量呈显著负相关,降雨量越大越不利于根的伸长生长,适度干旱有助于根的生长及干物质积累。

4. 土壤因子　土壤因子对黄芪的产量和品质的影响主要是由土壤类型、质地、无机和有机养分含量所决定的。适宜黄芪生长的土壤类型为黄壤,质地较轻,偏酸性。土壤全氮、有效磷、速效钾含量表层总体为肥力Ⅰ级,下层为Ⅱ、Ⅲ级,且高的有机质含量和偏砂的土壤质地保证了地道黄芪能够均衡吸收土壤养分;疏松多孔,通透性较好,有利于黄芪根系下扎,保证了根部的粗度,如五六年生半野生黄芪多为优质鞭杆芪。

刘风波(2013)研究环境因素对蒙古黄芪表型性状和药材生物活性成分含量具有显著影响,不同环境因素影响的表型性状和药材生物活性成分指标不尽相同。蒙古黄芪表型性状和生物活性成分含量在不同环境下具有差异显著。对蒙古黄芪表型性状影响较大的地理气候因子主要为日照时数、年降雨量、纬度。地径和主根长主要受日照时数的影响,株幅主要受年降雨量的影响,株高主要受纬度的影响。对蒙古黄芪生物活性成分含量影响较大的地理气候因子主要为相对湿度、纬度、经度、日照时数和年均温。黄芪甲苷含量主要受经度的影响;毛蕊异黄酮葡萄糖苷含量主要受纬度和经度的影响;毛蕊异黄酮含量主要受日照时数、相对湿度和经度的影响;芒柄花苷含量主要受年均温、相对湿度和经度的影响;芒柄花素含量主要受相对湿度的影响;总黄酮含量主要受相对湿度和纬度的影响,研究得出以下结论:①不同基原黄芪中各生物活性成分含量特点各异。正品黄芪中黄芪甲苷含量较高,而多序岩黄芪中没有检测到黄芪甲

苷;正品黄芪中总皂苷、毛蕊异黄酮葡萄糖苷及毛蕊异黄酮含量较多序岩黄芪均高;而多序岩黄芪中芒柄花苷、芒柄花素和总黄酮含量均较高。另外,正品黄芪中毛蕊异黄酮葡萄糖苷含量较芒柄花苷高,毛蕊异黄酮含量较芒柄花素高;而多序岩黄芪与此相反,多序岩黄芪中芒柄花苷含量较毛蕊异黄酮葡萄糖苷高,芒柄花素含量较毛蕊异黄酮高。多序岩黄芪、东俄洛黄芪中黄芪甲苷含量均未达到检测限,但多序岩黄芪中芒柄花苷、芒柄花素、总黄酮含量均较高。单蕊黄芪中黄芪甲苷、总皂苷含量相对较高,其他成分含量较低,多花黄芪和东俄洛黄芪中皂苷类成分和黄酮类成分含量均较低。②野生与栽培黄芪中各生物活性成分含量特点不同。野生蒙古黄芪中总皂苷、毛蕊异黄酮葡萄糖苷、毛蕊异黄酮、芒柄花苷含量相对于栽培蒙古黄芪较高,但栽培蒙古黄芪中黄芪甲苷含量较高,野生与栽培蒙古黄芪中芒柄花素和总黄酮含量无显著差异。野生膜荚黄芪中黄芪甲苷、总皂苷、毛蕊异黄酮葡萄糖苷、毛蕊异黄酮含量相对于栽培膜荚黄芪均高,野生与栽培膜荚黄芪中芒柄花苷、芒柄花素及总黄酮含量之间无显著差异。这一研究与刘增辉(2014)报道一致。③不同产地黄芪药材中生物活性成分含量具有显著差异。不同产地野生、栽培蒙古黄芪和膜荚黄芪中黄芪甲苷平均含量最高的为栽培膜荚黄芪(0.72 mg/g)。总皂苷、毛蕊异黄酮葡萄糖苷、毛蕊异黄酮、芒柄花苷、总黄酮平均含量最高的均为野生蒙古黄芪(分别为 26.51 mg/g、0.72 mg/g、0.31 mg/g、0.30 mg/g、6.40 mg/g)。芒柄花素平均含量最高的为栽培蒙古黄芪(0.08 mg/g)。不同产地黄芪中异黄酮类单体成分含量多呈显著性正相关($p<0.05$),经纬度对不同产地黄芪中生物活性成分含量具有一定的影响,但海拔对不同产地黄芪中生物活性成分含量影响很小。

(三) 遗传品质

我国黄芪资源具有较丰富的遗传多样性。同种内不同居群间遗传分化较大,产地相距越远,群体间相似程度越低。王含彦等(2010)选取 15 份来自 4 个不同省份的栽培黄芪为样本,通过 RAPD 技术对 12 条引物共扩增出 85 个等位变异位点,多态性位点占78.16％。计算 Neiäs 遗传距离,发现地理位置接近的省份,黄芪遗传相似度高。金钟范(2008)利用RAPD 技术探索野生和栽培膜荚黄芪进行亲缘关系,两者的平均遗传距离为 0.702 6,亲缘关系较远。16份不同来源的膜荚黄芪遗传距离分布在 0.059 和0.608 之间,可见黄芪的遗传多样性比较丰富。

周业庆(2009)利用扩增片段长度多态性(AFLP)分子标记黄芪主产区的17个栽培黄芪种群和5个野生膜荚黄芪种群进行遗传多样性研究。利用引物组合 M32 - E37 的 11 对引物扩增出 85 个多态性位点。结果显示,蒙古黄芪各个地域差异不太明显,而膜荚黄芪的差异十分显著,由此推断,两个品种之间存在着明显差异。张茹(2014)应用 ISSR 分子标记法对山西、内蒙古、宁夏等 10 个地区 26 个样品进行遗传多样性评价。利用 25 条引物在 183 个样本中共扩增出 273 个条带。来源于山西的黄芪多态性条带最多,达 203 个,多态性比率为 95.16%,可见山西黄芪遗传变异信息含量较丰富。内蒙古次之,多态等位基因变异率为 92.02%。辽宁的等位基因变异率为 43.19%,居末位。另外发现,野生品各项遗传多样性指数均低于栽培品,表明野生品居群的遗传多样性水平低于栽培品居群。

化学成分

黄芪属植物广泛的生物活性推动了对其化学成分的研究,蒙古黄芪和膜荚黄芪的化学成分研究始于 20 世纪 50 年代初,其主要化学成分为黄酮类化合物、皂苷类化合物、多糖类化合物和氨基酸类化合物。此外,黄芪还含有生物碱类、木脂素类、甾醇类和微量元素等。其中,黄酮类化合物作为黄芪中重要的次生代谢产物,是历版《中国药典》收载评价黄芪质量的指标性成分之一(胡妮娜,2021)。

1. 多糖类　黄芪多糖(astragalus polysaccharide, APS)可以作用于人体多个系统,可作为免疫促进剂或调节剂,具有增强免疫系统功能,延缓衰老和降血糖等作用(吴梅,2013),主要由葡聚糖(水溶性葡聚糖和水不溶性葡聚糖)和杂多糖(多为水溶性酸性杂糖)组成(张霞,2013)。如:黄乔书等(1982)从蒙古黄芪的水提液中分离得到的水溶性多糖[α-(1→4)(1→6)葡聚糖]和水不溶性多糖[α-(1→4)葡聚糖]。且有研究证实一年、两年、三年生黄芪中多糖分别为 32.12 mg/g,23.42 mg/g,16.68 mg/g,可见不同生长年限黄芪中主要成分含量差异较大,随着生长年限的增加,黄芪中的多糖含量则降低(张善玉,2005)。

2. 皂苷类　皂苷类为黄芪中重要的有效成分,用于调节体内血糖,增强机体免疫力,促进生长,提高机体抗氧化能力。可分为酰基黄芪皂苷、大豆皂苷、异黄芪皂苷,其中大多数为均以 9,19-环羊脂烷型的四环三萜皂苷类为苷元。

目前从黄芪及其同属近缘植物中已分离出 40 多种皂苷,主要有毛蕊异黄酮(calycosin)、3-羟基-9,10-二甲氧基紫檀烷,还含黄芪皂苷 Ⅰ、Ⅴ、Ⅲ(astragaloside Ⅰ、Ⅴ、Ⅲ)。王青虎等(2014)从蒙古黄芪中分离得到 4′-羟基二氢黄酮-7-O-β-D-葡萄糖苷、2′-羟基-3′,4′-二甲氧基异黄烷-7-O-β-D-葡萄糖苷、3,2′-二羟基-3′,4′-二甲氧基异黄烷-7-O-β-D-葡萄糖苷。黄芪皂苷是黄芪中主要的有效成分。黄芪皂苷类成分主要有黄芪皂苷 Ⅰ~Ⅷ、异黄芪皂苷 Ⅰ、Ⅱ 和 Ⅳ、乙酰黄芪皂苷,环黄芪苷 E、F、G,黄芪甲苷 Ⅰ~Ⅳ 和大豆皂苷 Ⅰ 等(张淑娟,2022;郭怡祯,2015)。

3. 黄酮类　黄酮类成分也是黄芪中的物质基础,多达 30 余种,主要有槲皮素、山奈黄素、异鼠李素、鼠李异柠檬素、羟基异黄酮、异黄烷、芦丁、芒柄花素、毛蕊异黄酮等。具有清除自由基、调节免疫、抗病毒、抑制血管内皮单层通透性增加等作用。张亚洲等(2012)从蒙古黄芪根 70%乙醇提取物中分离得到 14 个异黄酮类化合物,分别鉴定为芒柄花素、芒柄花苷、毛蕊异黄酮、毛蕊异黄酮-7-O-β-D-葡萄糖苷、(6aR,11aR)-3-羟基-9,10-二甲氧基紫檀烷、(6aR,11ar)-3-hydroxy-9, 10-dimethoxy-pteritane-3-O-β-D-glucoside、(3R)-7, 2′-dihydroxy-3′, 4′-dimethoxy-isoflavone、(3R)-7, 2′-dihydroxy-3′, 4′-dimethoxy-isoflavone-7-o-β-D-glucoside、6″-O-acetylformono-side、6″-O-acetyl-(3R)-7, 2′-dihydroxy-3′, 4′-dimethoxyisoflavone-7-O-β-D-glucoside、6″-O-acetyl-(6aR, 11ar)-3-hydroxy-9, 10-dimethoxypteran-3-O-β-D-glucoside、trifolin、5, 7-Dihydroxy-4′-methoxyisoflavone-7-O-β-D-glucoside、5, 7, 4′-trihydroxy-3′-me-thoxy-isoflavone。

王青虎等(2014)从蒙古黄芪中分离得到 4,4′-二甲基-6′-羟基查尔酮、4-甲氧-4′,6′-二羟基查尔酮、7,4′-二羟基二氢黄酮、4,4′,6′-三羟基查尔酮。

4. 氨基酸类　黄芪中共含有 25 种氨基酸,包括天门冬氨酸、苏氨酸等(张霞,2013)。王瑞明等(1999)采用高效液相色谱仪从黄芪的地上部分(茎、叶)中发现 18 种氨基酸,其中以天门冬氨酸含量最高,其次为脯氨酸、赖氨酸、精氨酸、缬氨酸。

5. 其他　黄芪中还含有微量元素、甾醇类物质、叶酸、亚麻酸、核黄素、亚油酸、甜菜碱、胆碱、香豆素、咖啡酸、尼克酸、维生素等。还含有 3β-羟基-5α,8α-桥二氧麦角甾-6,22E-二烯、β胡萝卜苷、二十八醇等成分(黄振元,2014)。此外还有蔗糖、腺嘌呤核苷、十六烷酸单甘油酯、十六烷酸(温宇寒,2010)。

药理作用

1. 增强免疫、抗肿瘤作用 从黄芪中提取出的多糖类物质,可以帮助人体进行免疫系统的调节,更好地帮助人体吞噬细菌、病毒和其他致病微生物。黄芪多糖还可以通过增强人体的细胞免疫,从而帮助抵制细胞内感染的发生。除此之外,多糖还能够帮助提高淋巴细胞的活性,帮助促进淋巴细胞的转化,增加机体的抗病毒能力(张如春,2020)。黄芪的补气固表功效提示了其调节免疫对抗肿瘤的重要性。黄芪黄酮组分可以提高 Lewis 细胞所致的脾指数和胸腺指数下降,同时可调控 XBP1 介导的内质网应激反应调节免疫和抑制肿瘤生长。黄芪甲苷可以增强巨噬细胞杀伤肿瘤细胞的能力,直接对抗肿瘤细胞,也可以增加巨噬细胞 STAT1 的磷酸化水平,启动 iNOS、I-1B 等靶基因转录促进 M1 型巨噬细胞极化发挥抗肿瘤的作用。黄芪多糖通过平衡细胞促炎/抗炎也实现了 MI 型巨噬细胞极化,进一步抑制肿瘤增长(张瑞华等,2021)。

2. 对心脑血管的影响

(1)保护心肌细胞:黄芪甲苷和黄芪多糖均能不同程度地改善心肌能量代谢,保护心肌功能的正常稳定,黄芪甲苷能抑制心肌细胞凋亡蛋白的表达。黄芪多糖可激活 AMPK 的相关通路,促进心肌摄取利用游离脂肪酸,改善了心肌代谢底物结构(马艳春等,2022)。

(2)双向调节血压:黄芪对血压具有正负双向调节作用。黄芪注射液能改善高血压引起的血管壁肌层增厚,并能通过调节 ERS 保护性因子和促凋亡因子,改善模型大鼠 VSMC 凋亡,减轻血管重构(顾静等,2019)。黄芪的降压机制与其能降低血浆中内皮素(ET)血管紧张素(AngI)的水平密切相关(郑彩云,2010)。

(3)促血管生成:黄芪甲苷可增加自噬蛋白的表达,激活自噬通路,促进新血管生成(卢飞艳等,2019)。黄芪甲苷还能够促进内皮祖细胞(EPCS)分泌释放血管新生所必需的 VEGFa、VEGFb、VEGFC、Ang-1 和 FGF(王禹萌,2020)。

3. 保护内脏作用

(1)保护肝脏:黄芪可通过调控肝纤维化大鼠肝脏中 p38MAPK 信号传导通路上下游相关蛋白的表达,进而抑制致纤维化因子的表达,达到对肝脏纤维化的抑制作用(雷玲,2020)。

(2)保护肾脏:黄芪甲苷可通过降低细胞趋化因子受体 S(CCR5)和磷酸化的细胞外调节蛋白激酶(P-ERK)的表达,提高抗氧化能力,对脓毒血症引起的急性肾损伤有保护作用(Zhou W 等,2017)。

(3)对肺的保护:黄芪甲苷对大鼠肺缺血后再灌注后导致的肺损伤有保护作用。不同剂量的黄芪甲苷均能不同程度地降低肺毛细血管的扩张,能使肺泡腔内无水肿液及漏出的红细胞,并能减少肺Ⅰ型上皮细胞脱颗粒(熊平等,2010)。

4. 抗炎、抗氧化、延缓衰老作用 黄芪总黄酮可抑制 MAPKs 通路关键蛋白 p38 和 JNK 过度磷酸化以及 iNOS 和 COX-2 表达,进而抑制炎症生成(周鸿缘等,2020)。黄芪甲苷能减少星形胶质细胞激活释放更多的促炎分子,促进已激活的星形胶质细胞分泌保护因子,改善细胞炎性微环境抑制 AD、PD 引起的炎症因子释放。抗氧化、延缓衰老方面,黄芪甲苷减少 AD 小鼠脑内 ROS、MDA 含量,增加 NADPH 氧化酶亚基 gp91phox 和 p47phox 蛋白表达,升高 SOD,GSH-Px 活力保护神经元(赵启跃等,2018)。线粒体功能失调会使 ROS 增多,黄花不仅直接减少 ROS,还可以调节线粒体相关蛋白平衡性,稳定线粒体进而减轻 ROS 造成的氧化损伤。通过增强抗氧化酶活性、减少氧化代谢产物改善氧化应激,发挥延缓衰老作用。

5. 其他作用 黄芪甲苷对高浓度皮质酮导致的神经细胞损伤具有保护作用,可以不同程度地提高损伤细胞的成活率,并且能上调学习记忆相关蛋白 SYN1 和 GCR 的表达(郑静等,2016)。黄芪提取物可通过抑制炎症反应,改善能量代谢,抗氧化,清除氧自由基,抑制细胞凋亡,保护血脑屏障及缓解细胞内钙超载等多种机制起到对缺血性脑卒中神经保护作用(杜澍金等,2021)。黄芪还可通过调节内质网应激(ERS)、减轻炎症反应、减少细胞凋亡、抑制肾的纤维化进程等机制来发挥对糖尿病肾病的治疗作用(倪慧明等,2021)。黄芪同时还具有腹膜保护作用、抗辐射、保护视网膜神经节细胞、胰岛素增敏及防治糖尿病血管并发症等作用(胡妮娜等,2021)。

资源综合利用

(一)开发青海黄芪属资源

青海高原黄芪属植物资源极其丰富,除有药典收载的膜荚黄芪(野生)、内蒙古黄芪(栽培)外,在青海省 1 市 45 县有黄芪属植物约 76 种,包括 16 个变种和变型。载入《青海省藏药材标准》有多花黄芪、东俄洛黄芪、甘青黄芪、直立黄芪、金翼黄芪及马河山黄芪。青海黄芪属新分类群有贵南黄芪、都兰黄芪、白花松潘黄芪、大花多枝黄芪、长苞东俄洛黄芪、少毛格尔木黄芪、多毛多花黄芪、白花丛生黄芪，种质资源较为广泛，且储藏量较大（杨文莲，1998；吴玉虎，1997；刚健，1993）。首先，保护好《中国药典》和青海地方标准收载的品种，做好野生资源管理，从长远利益出发，严禁滥采乱挖，开展野生抚育，保证其野生单株分布数量，保持蕴藏量在一定的水平范围，保证药材供应。其次，扩大人工栽培面积，近十几年青海种植黄芪有了一定的规模，种植的蒙古黄芪品质较好，但种植技术还较传统落后，种苗资源乱，种子成熟度和质量难以统一，田间性状良莠不齐。所以，在今后种植生产中，要进行品种选育，利用青海自然条件适宜性，大面积开展人工种植。再者，挖掘其他黄芪种质资源，做好植物化学，药理研究，开发医院制剂，保健品、食品。另外这些种可作为绿肥和牲畜饲料综合利用资源，多层面开发经济产品。

（二）开发黄芪新的潜在的药用功效

黄芪是药食同源产品，也是传统药膳及滋补食品的重要配料，在黄芪本草功效考证中，主流功效被现代本草及《中国药典》记载外，尚有止血、健脾消食、定悸安神、平肝息风，治疗虚喘等。已被前人临床应用证实而被现代本草记载有差异的功效，这些功效部分得到药效研究和临床实践验证，尚有部分功能等待验证，应不断开展潜在功能验证、总结、确立新功效，扩大黄芪应用范围。

现代药理学和现代营养学研究表明，黄芪能对抗自由基损伤和脂质过氧化作用，增强细胞的抵抗力和生命力，对体液免疫和细胞免疫有促进作用，这些都与延缓衰老有密切关系。其具有排毒、生肌、抗氧化、清除自由基、维持皮肤正常组织形态等功能，因而可达到保养皮肤、延缓衰老的作用。国内外医药与营养学者对黄芪的保健价值十分重视，应努力开发黄芪康养系列产品，保健食品，化妆品等，生产以黄芪为主要原料的保健饮料，保健啤酒、保健酒、黄芪多糖咀嚼片等。

（三）借鉴国内外研究开发治疗慢性肾病新药

新加坡学者 Huang J 等（2019）发现黄芪中含有一种富含半胱氨酸的肽可以减少小鼠胰腺 β 细胞的胰岛素分泌，有可能干扰葡萄糖的体内稳态。日本学者 Kajiwara K 等（2021）的研究表明服用黄芪可能会改善慢性肾病的进展，减少急性肾损伤的发生，持续

使用黄芪在延长老年肾脏的活动方面发挥着关键作用。泰国学者 Phacharapiyangkul N 等（2019）发现黄芪提取物可诱导连接蛋白 43 的表达，降低吲哚胺 2，3-双加氧酶的表达并扩大化疗药物的分布，联合治疗可显著抑制肿瘤的生长，能够延长患者的生存期。意大利学者 Adesso S 等（2018）评估了黄芪提取物对肠上皮细胞的炎症模型作用，发现黄芪提取物减少了由大肠杆菌和干扰素诱导的炎症反应，降低了肿瘤坏死因子-α 的释放，降低了环氧合酶和氧化氮合酶的表达，结果有助于阐明黄芪提取物减少炎症的机制，并强调了黄芪提取物可作为肠道疾病抗炎的选择。韩国学者 Hwang J 等（2021）研究发现黄芪多糖可用作局部黏膜佐剂，可以增强免疫检查点抑制剂的抗癌作用。以此为依据研发治疗慢性肾病、糖尿病、癌症新药。

（四）开发黄芪地上部位

传统黄芪应用只重视其根部的药用价值，其茎叶部分视为废物，十分可惜。为了充分利用黄芪资源，张艳等（2016）对黄芪茎叶的药物成分及营养成分进行测定。结果显示黄芪茎叶中含有多量皂苷、多糖、黄酮、营养物质及微量元素，有些成分甚至高于根部。黄芪茎叶中含有动物所需的铜、铁、镁、锰和锌等微量元素，且镁和铁的含量较高。与塞东（1993）的研究结果进行比较发现，与黄芪根部相比，其茎叶中微量元素含量相差不多，且有免疫增强剂的良好潜质，所以传统的只取根部应用弃掉茎叶造成了大量浪费，将茎叶作为饲料饲喂奶牛是一个可行的方法。黄芪茎叶不但具有药物与营养的双重价值，而且还具有资源丰富、价格低廉、无农药残留等优势，将其作为饲料饲喂动物，可起到预防保健的功效。

黄芪是传统且临床应用量较大的品种，全国各地种植面积不断增加。在青海栽培过程中，为了控制黄芪植株生长，限制植株过高过大，减少地上部分养分消耗，增加根部养分，对黄芪除留种田外，都要摘花打顶，黄芪花会作为废弃物，形成资源浪费。李园等（2018）研究了黄芪花化学成分组成，结果黄芪花中含有多糖类（47.02 mg/g）、水溶性蛋白质（470.66 mg/g）、果糖（45.46 mg/g）、葡萄糖（8.71 mg/g）、蔗糖（1.05 mg/g）等营养物质，检测出黄芪花中 32 种挥发性成分，其中以含氧衍生物为其主要组成成分，6 种核苷类和 15 种游离氨基酸类资源性化学成分，总量分别达 2.77 mg/g 和 6.52 mg/g。在黄芪花中还检测出 8 种脂肪酸类成分，其中肉豆蔻酸、棕榈酸和油酸为其主要组成成分。该研究阐明了黄芪花中各类

营养成分的组成及含量,为黄芪花的系统利用与精细化开发提供了科学依据。所以利用黄芪花提取相关成分,制备功能性食品、甜味剂、营养补充剂,对延长黄芪资源产业链条、节约资源、促进产业提质增效大有益处。

炮　制

1. 黄芪　取原药材,除净杂质,除去残茎及空心部分,洗净,闷透,切厚片,干燥。

2. 蜜黄芪　取炼蜜,加少量的开水稀释后,淋于净黄芪片中拌匀,稍闷,用文火炒至深黄色,透香气、不粘手时,取出放凉(黄芪 10 kg,用炼蜜 2.5 kg)。

性味与归经

甘,微温。归肺、脾经。

功能与主治

升气补阳,固汗止表,利水消肿,生津养血,行滞通痹,托毒排脓。用于气虚乏力,食少便溏,中气下陷,久泻脱肛,便血崩漏,表虚自汗,气虚水肿,痈疽难溃,久溃不敛,血虚痿黄,内热消渴。蜜制黄芪益气补

中,用于气虚乏力,食少便溏。

临床与民间应用

(一)国家标准成方制剂中黄芪应用

国家药品标准中有 446 个含黄芪成方制剂,涉及 134 种中医病症,主要有虚劳、眩晕、不麻、心悸、健忘、遗精、月经不调等 18 种。其组方涉及 655 味中药,常与补益药如当归、党参、白术、枸杞子、菟丝子联用。从含黄芪的核心药物组合中选取使用频次较高的“黄芪-当归”“黄芪-党参”“黄芪-白术”3 对组合进行分析,纵横比较分析药物组合的用药规律。支持度分别为 20%、30%、40%时;3 对组合核心用药规律高度相似,均以十全大补汤为底方加减,说明黄芪同党参、白术、当归三者共同搭配使用,四者相须为用,共奏气血双补之功(杨洪军,2014)。

黄芪在《中国药典》《国家中成药标准汇编》《卫生部药品标准》新药转正标准、注册标准中共计查询到 1 061 个组方品种,搭配组方的药材数量为 1 018 种。组方品种功能主治主要体现在消化道及代谢(357 种)、泌尿生殖系统和性激素(148 种)、肌肉-骨骼系统(76 种)三方面;配方多搭配当归、党参、白术、甘草及茯苓等药味。详见图 11-28。

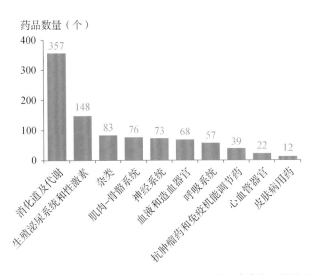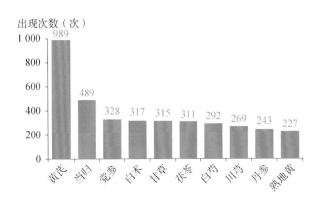

图 11-28　黄芪成方制剂品种分布及组方前十的药味统计

(二)临床配伍应用

生黄芪清除人体自由基能力优于蜜黄芪,蜜黄芪对人体受损伤红细胞变形能力保护强于生黄芪,效用有别。黄芪生品用于生肌固表,蜜黄芪用于补中益气

(祁公任,2018)。

1. 黄芪生品

黄芪配伍牡蛎、浮小麦、麻黄根:能增强固表止汗的作用。可用于表卫虚弱,腠理不固,自汗时作或兼盗汗,如牡蛎散(《太平惠民和剂局方》)。

黄芪配伍白术、防风:能增强固表御邪的作用。可用于素体虚弱,表卫不固,常患感冒,如玉屏风散(《世医得效方》)。

黄芪配伍防己、白术、甘草:具有行水消肿的作用。可用于阳气不透的虚性水肿,面目四肢浮肿,小便不利,如防己黄芪汤(《金匮要略》)。

黄芪配伍桂枝、芍药、生姜等:具有养血通痹的作用。可用于气虚血行不利,经络为风邪所袭,不能宜通,周身关节疼痛,或麻木不仁,如黄芪桂枝五物汤(《金匮要略》)。

黄芪配伍金银花、皂角刺、当归等:具有托脓生肌的作用。可用于痈疽疮疡,气血亏耗,肿而不红,日久不溃,或溃久无力排脓,以及痘症不起,如黄芪内托散(《医宗金鉴》)。亦可与当归、穿山甲、川芎等同用,具有托毒溃脓的作用,如治疗痈疡肿痛的透脓散(《外科正宗》)。

2. 蜜黄芪

黄芪配伍党参甘草当归等:具有益气强身的作用。可用于体虚劳倦、劳累过度、脾气受伤、肢体倦怠,面色萎黄,声低懒言,食少便溏等症,如补气运脾汤(《统旨方》)。亦可与白术、酸枣仁、制远志等同用,具有健脾养心的作用,如治疗心脾两虚的归脾汤(《成方切用》)。

黄芪配伍党参、升麻、白术等:具有补中益气,升阳举陷的作用。可用于中气不足,清阳下陷之证,如懒言少食,宫下垂,肛门外脱,少腹重垂,如补中益气汤(《脾胃论》)。

黄芪配伍当归、党参、海螵蛸等:具有益气摄血的作用。可用于脾气虚弱,不能摄血而致的崩中漏下,亦治心脾两虚,呕血便血,如止血归脾汤(《症状辨证与治疗》)。

黄芪配伍五味子、紫菀、人参等:具有补肺,润燥,祛痰的作用。可用于肺气虚弱,气短咳喘,面色淡白,如补肺汤(《永类钤方》)。

黄芪配伍火麻仁、白蜜、陈皮:具有益肺气,润大肠的作用。可用于年老体弱,气虚便秘,大便艰难,如黄芪汤(《太平惠民和剂局方》)。

(三) 经典处方与研究

1. 安冲汤

处方:白术(炒)、生黄芪、生龙骨(捣细)、生牡蛎(捣细)、生地各18g,杭芍、茜草各9g,海螵蛸(捣细)、川续断各12g。

方解:方中白术、生芪补气升提、固冲摄血;海螵蛸、生龙骨、生牡蛎、川续断固冲收敛止血;茜草止血而不留瘀;杭芍、生地凉血敛阴。全方合用可先天后天同治,标本兼顾,具有补气提升,固冲止血功效。

功能:补气养血,固涩安冲。

主治:治妇女经水量多,色淡红,质清稀,过期不止或不时漏下,可伴有神疲体倦,短气懒言,小腹空坠,面色㿠白,舌淡,苔薄,脉缓弱。

现代研究:调经止血作用。安冲汤能降低育龄期未孕雌性大鼠子宫内膜毛细血管的通透性,促进受损毛细血管端回缩而止血。安冲汤还可使大鼠子宫内膜血管内皮生长因子(VEGF)、血管内皮生长因子受体(FIk-1)的表达降低,从而抑制子宫内膜血管通透性,促进血液固,起到调经止血作用。安冲汤中剂量组与止血芳酸阳性对照组两组组织型纤溶酶原激活物(t-PA)和纤溶酶原激活剂抑制物1(PAI-1)两项指标比较无显著性差异,提示安冲汤抑制子宫内膜纤溶系统的活性,促进血液凝固,起到调经止血的作用。研究还发现,安冲汤可降低大鼠子宫内膜基质金属蛋白酶-1(MMP-1)的表达,增大基质金属蛋白酶抑制因子1(TIMP-1)的表达,使 MMP-1/TIMP-1 的表达减弱,从而抑制细胞外基质的降解,使子宫内膜的降解和脱落减少,起到调经止血作用。

2. 牡蛎散

处方:煅牡蛎30g,黄芪30g,麻黄根30g,小麦15g。

方解:方中煅牡蛎咸涩微寒,敛阴潜阳,固涩止汗,为君药。黄芪味甘微温,益气实卫,固表止汗,为臣药。君臣相配,是为益气固表、敛阴潜阳的常用组合。麻黄根甘平,功专收敛止汗,为佐药。小麦甘凉,专入心经,养气阴,退虚热,为佐使药。合而成方,补敛并用:兼潜心阳,共奏益气固表,敛阴止汗之功,可使气得复,汗出自止。《医方集解》将牡蛎散的小麦改为浮小麦,则止汗之力更强,但养心之功稍逊。

功能:敛阴止汗,益气固表。

主治:体虚自汗、盗汗证。症见常自汗出,夜卧更甚,心悸惊惕,短气烦倦,舌淡红,脉细数。

现代研究:免疫抑制作用。用卵核蛋白(1:20)作为抗原给正常小鼠腹股沟皮下注射作为基础免疫后,实验组从当日起每日灌服中药煎剂牡蛎散,对照组当日起每日灌服5%葡萄糖液体。7日后再用卵核蛋白(1:100)作为抗原进行加强免疫,再7日后用酶标仪测定相应吸光度(OD值),观察相应抗体生成水平。实验结果,实验组和对照组抗体 OD 值经秩和检验后,实验组与对照组相比较抗体明显减少,差别有统计学意义。提示牡蛎散能抑制小鼠对异种抗原产生特异性抗体,对小鼠免疫功能具有抑制作用(祁友松,2017)。

(四) 青海中医单验方

(1) 组方:黄芪 30 g,花粉 120 g,泽泻 15 g。

主治:肾炎、膀胱炎。

用法:水煎服。

来源:湟源县中普办。

(2) 组方:生黄芪 30 g,川芎 21 g,赤芍 15 g,地龙 12 g。

主治:高原血管性头痛。

用法:水煎服。

来源:青海省中医院经验方。

第十二章 锁 阳

Suo yang

CYNOMORII HERBA

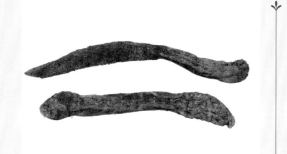

别 名

绣铁棒、不老药、地毛球、锁严子、黄骨狼、锁燕。

道地沿革

(一) 药效考证

1. 元明时期 《本草衍义补遗》记载："味甘可啖，煮粥弥佳。补阴气，治虚而大便燥结者用，虚而大便不燥结者勿用，亦可代苁蓉用也。"明确记载锁阳是补阴药。

明代《本草蒙筌》在肉苁蓉项下附有锁阳，记载功效："润大便燥结，补阴血虚羸。兴阳固精，强阴固髓。"

《本草纲目》对锁阳功能主治的记载又增加了"润燥养筋，治痿弱"。

《雷公炮制药性解》记载："锁阳，味甘、咸，性温，无毒，入肾经。补阴虚，固髓，润大便燥结。宜酥炙用。按：锁阳咸温，宜入少阴。《本经》不载，丹溪续补，以其固精，固有锁阳之名。主用与苁蓉相似，老人枯闭（精血衰而失润泽），最为要药。大便不实者，忌之。"

2. 清代 《本草备要》记载锁阳能"补阴益精兴阳，润燥养筋。强筋故能兴阳。治痿弱，润大便"。

《玉楸药解》记载："补血滋阴，润肠润燥。锁阳滋肝养血，润大肠枯燥，荣筋起痿，最助阳事，性与肉苁蓉同。"

《得配本草》记载："益精兴阳，润肠壮筋。佐虎骨胶，治痿弱。"

《本草求真》对锁阳的功效记载："补阴润燥，功同肉苁蓉。锁阳专入肾，兼入大肠。本与苁蓉同为一类，甘咸性温，润燥养筋。凡阴气虚损，精气衰败，大便燥结，治可用此以啖，并代苁蓉煮粥弥佳。则知其性虽温，其体乃润，未可云为命门火衰必用之药也。故书有载大便不燥结者勿用。益知性属阴类，即有云可补阳，亦不过云其补阴而阳自兴之意，岂真性等附桂，而为燥热之药哉。"

《本草分经》记载："补阴，益精兴阳，润燥滑肠。"

《本草逢原》记载："肉苁蓉与锁阳总是一类，味厚性降、命门相火不足者宜之。峻补精血，骤用反动大便滑泄。"

《本草明览》记载："味甘。可啖，煮粥弥佳。可代苁蓉之用。润大便燥结，补阴血虚羸。兴阳固精，强阴益髓。"

周祯祥（2018）对古代锁阳药效进行总结概述，曰："锁阳与肉苁蓉总是一类。能补肾阳，益精血。因性偏温燥，偏于补阳，最助阳事。适用于肾虚阳痿。本品甘温质润，能润燥滑肠。善治虚而大便燥结，老人津枯者最宜，适用于老人肠燥便秘，肾阳不足，精血亏虚者。"

3. 近现代 《药材资料汇编》记载："锁阳、甘温无毒、大补阴气，益精血，润肠通便。备注本品在无人收购时，或收价太低，农民常当做菜食用。"

《中药学》（全国中等卫生学校试用教材，1979）记载："锁阳补肾益精，润肠通便。用于肾虚阳痿，遗精早泄，女子不孕，以及肝肾不足所致筋骨痿弱，腰膝冷痛。用于肠燥便秘。有与肉苁蓉相似的功效，常互相配伍。"

《中华本草》记载："锁阳,补肾壮阳,益精血,润肠通便。治疗肾虚阳痿,遗精早泄,下肢痿软,虚人便秘。"《中药大辞典》记载功效与其一致。

1963 年版《中国药典》记载："锁阳甘温。主治阳痿,血枯便秘,腰膝痿弱。"1977 年版《中国药典》记载"锁阳,甘温。补肾阳,益精,润肠。用于腰膝痿软,阳痿,滑精,肠燥便秘。"2020 年版《中国药典》记载："锁阳甘,温。归肝、肾、大肠经。补肾好,益精血,润肠通便。用于肾阳不足,精血亏虚,腰膝痿软,阳痿滑精,肠燥便秘。"

综上,从元明清至今,锁阳功效基本呈"补阳、益精、润肠",古今认识基本一致。现代药理也证实,锁阳具有滋补强壮,增强免疫力、延缓衰老、抗应激、清除自由基、抑制血小板凝集等作用,是传统的名贵补益中药材。

(二) 道地沿革与特征

《南村辍耕录》载有："锁阳,鞑靼田地野马或与蛟龙交,遗精入地,久之,发起如笋,上丰下俭,鳞次栉比,筋脉联络,其形绝类男阴,名曰锁阳。"后续历代医药学家对锁阳的产地、来源、生长习性、性状特征、加工及功效屡有记载。

明代李时珍的《本草纲目》记载："锁阳出肃州……土人掘取洗涤,去皮薄切晒干,以充药货,功力百倍于苁蓉也。"

清代杨时泰的《本草述钩元》记述锁阳"产肃州及陕西"。

《本草汇言》记载："气温,无毒。李濒湖曰:出肃州或陕西,及西夷鞑靼地面。其形如笋,上丰下俭,鳞甲栉比,筋脉联络,绝类男阳,即肉从苁蓉之类。土人掘取洗净,去皮,薄切晒干,功力十倍于苁蓉。"

《本草易读》记载："锁阳,功同肉苁蓉,而功力过之,出肃州。乃野马与蛟龙遗精所生,发起如笋,上丰下俭,鳞甲栉比,筋脉联络,绝类男阳,里之淫妇,就而合之,一得阴气,勃然怒长。又曰此自有种类。"形态描述与今锁阳 Cynomorium songaricum Rupr. 较为一致。

《植物名实图考》记载："锁阳,本草补遗始著录,见《辍耕录》,生鞑靼田地,补阳气、益精血、润燥、治痿。"

《药材资料汇编》收载锁阳为苁蓉之一种。其形如笋,上丰下俭,鳞甲栉比,筋脉连络,其作用能壮阳固精,故名。产于内蒙古自治区鄂尔多斯市各旗,河西、阿拉善旗、临河等皆产,但其质以鄂尔多斯市各旗产者佳,陕北榆林,青海等亦有产。

《中药志》收载锁阳 Cynomorium songaricum Rupr. ,分布于内蒙古、宁夏、新疆、青海等地区。《中华本草》《中药大辞典》《中国药材学》《新编中国药材学》《中国药材产销》都有较一致的记载,锁阳 C. songaricum 道地产地为内蒙古、甘肃、青海、新疆、宁夏,以河西走廊、内蒙古阿拉善盟、青海柴达木较为集中。

《中国药材产地生态适宜性区划》对全国锁阳生态适宜性进行分析,锁阳生态相似度 95%～100% 区域在新疆、内蒙古、甘肃、青海、陕西、宁夏,青海适生面积 101 154.0 km² 比新疆 846 709.6 km² 小,居全国第四。

1963 年版《中国药典》收载来源于锁阳 Cynomorium coccineum L. 的干燥肉质茎。1977～2020 年版《中国药典》收载来源为锁阳 C. songaricum 的干燥肉质茎。

综上,锁阳道地产区在"鞑靼田地""河西",按今行政区域分布于内蒙古、甘肃、青海、新疆、宁夏西北地区。鞑靼,中国古代北方游牧民族名称,唐代突厥文指内蒙古呼伦贝尔盟,即东蒙古民族,唐后期许多部落西迁,分布于蒙古高原各地,宋金时代将蒙古族人泛称鞑靼,明代将东蒙古后裔称为鞑靼。《青海简史》记载："据藏文《佑宁寺创建记》载,成吉思汗所部蒙古兵进入青海东部后留居今互助县一带……正德年间,东蒙古进入青海。东蒙鞑靼部,驻牧于西海(青海湖)一带。"对锁阳产于鞑靼野地"马精落地而生"显属臆测,但锁阳产于鞑靼、荒漠偏远地区是一个不争的事实。据今内蒙古西部、青海柴达木地区生长锁阳,内蒙古与青海柴达木分布锁阳,其品质因条粗壮、体较重、坚实、色棕色、断面粉性、不显筋脉被称质量最佳,青海和内蒙古是锁阳药材重要道地产区。

青海开发历史

(一) 地方志

《青海省志·特产志》记载："锁阳主要分布在青海省海西州及海南州共和县等地,以都兰、格尔木最为集中。常寄生在蒺藜科植物白刺等植物的根部。据普查,青海野生资源量约有 1 万吨。锁阳的干燥肉质茎入药,具有补肾壮阳、固精、润肠的作用,主治阳痿、早泄、便秘,女子不孕等症。"《青海省志·高原生物志》又记载："锁阳粗壮多汁的肉质茎,充满淀粉和糖类营养物质。刮去外皮,肉白嫩具荸荠味,稍甜而略带涩味,可做糕点或切成丝掺面蒸熟拌油,食时清香可口。"

《都兰县志》载:"锁阳分布于境内荒漠沙土地带。属锁阳科肉质寄生草本,体长 10～100 cm,暗红色,无叶绿素,呈圆柱形,寄生于白刺根部。肉质茎中含丰富的淀粉,可供食用,入药可治疗肾虚阳痿等症。"

在《民和县志》《乌兰县志》《海南藏族自治州概况》中都有关于锁阳的分布与药材生产的记载。

(二) 青海植物志与药学著作

《青海植物志》收载锁阳 Cynomorium songaricum Rupr.,产于格尔木、乌兰。在白刺沙丘和田边,寄生于白刺根部,海拔约 2 700 m。

《青海经济植物志》收载锁阳 Cynomorium songaricum Rupr.,产于海西和海南。生于海拔 2 700～2 900 m 的荒漠、沙地,常寄生于白刺的根部。茎入药,兴精益阳,润燥滑肠,治阳痿、筋骨痿弱、老人及虚弱者便秘。花序可作紫色染料。《青海种子植物名录》与该著有相同的记载。

《青海高原本草概要》收载锁阳 C. songaricum,产于循化、贵德、平安、乐都及海西、海南州。补肾壮阳,润肠通便。治遗尿、遗精、阳痿、尿频、劳伤消瘦、老年气虚、肠燥津枯、便秘等症。

《青海药材》收载锁阳为肉苁蓉的一种,其形如笋,上丰下俭,鳞甲栉比,筋脉联路,因其作用能壮阳,故名锁阳。产于共和、兴海县。以身干、肥大、色赤褐者为佳。

《青海地道地产药材》记载:"锁阳始载于《本草衍义补遗》,因其可补肾阳而著之。青海产锁阳系药典收载品种,为锁阳科植物锁阳的干燥肉质茎,又名锁燕、地毛珠。分布于海西的都兰、格尔木最为集中,多生于海拔 2 500 m 以上的半干旱山区、沙漠或干旱盐碱的沙地。常寄生于蔾藜科植物白刺等植物根部。全省野生资源量约 1 万吨,是青海的地道药材之一。"

《青海地道地产药材的现代研究》收载锁阳有增强免疫系统防御功能作用、清除自由基作用、耐缺氧抗应激作用、对糖皮质激素的影响作用、通便作用等9 项药理作用。

(三) 生产历史

20 世纪 70 年代,青海锁阳就有收购经销历史,青海省药材加工厂每年锁阳盈利平均 2 万余元。80 年代对其蕴藏量统计,格尔木东部锁阳蕴藏量 1 266 吨,格尔木西部,包括乌图美仁地区锁阳蕴藏量 132.85 吨,乌兰县 26.5 吨,都兰县 798.4 吨,天峻县 3 吨,共和县 134.85 吨,贵德县约 1 吨,同德县 0.1 吨。青海省企业生产的含锁阳的中成药益心康泰胶囊、杞鹿温肾胶囊、复方锁阳口服液都是温阳补肾的产品。

21 世纪初,青海锁阳食品开发也迅速发展了起来,生产有锁阳提取液保健饮料、锁阳口服液、锁阳保健酒、锁阳啤酒、锁阳片剂和胶囊。

2005 年由于人类活动频繁,白刺资源严重破坏,人们以枝杆、根、茎作燃料,大量砍挖,加之过度放牧,至少有 33 000 公顷白刺遭到破坏,白刺实际面积有 6 700 公顷,年实际产量为 10 万吨～15 万吨,锁阳受其影响,年产量 1 000～2 000 吨。

近几年青海省白刺资源得到了有效保护,白刺开发也有了一定规模和效益,锁阳的产量逐年增长。中国科学院西北高原生物研究所周玉碧研发团队成功实验了锁阳驯化和白刺林下栽培技术,使青海锁阳数量与质量较快增长,实现经济社会生态效益共同发展。中科院西北高原生物研究所和青海道康农牧科技公司,采用"公司＋研发中心＋基地＋合作社＋农牧民"的模式,大力发展青藏高原优质沙生中药材,在青海都兰县巴隆滩开展锁阳种植技术研究,开发 4.5 万亩现代生态沙产业示范基地,2021 年完成白刺育苗 300 多万株,梭梭育苗 500 多万株,生态绿化 1 万多亩,发展林下种植锁阳、肉苁蓉取得巨大成功。已经种植肉苁蓉 2 万亩、锁阳 8 000 亩,开发出系列锁阳和肉苁蓉产品,年产值达千万元以上。开发了生态种植、绿色加工、特色商业于一体的沙漠生态产业链,带动周边 5 个村社,300 多户农牧民共同致富。锁阳产区群众称"既是药,又是粮,有病用它治,饿时充饥肠",锁阳成为"青海八宝"之一。

2022 年调研青海省锁阳使用企业有青海省格拉丹东药业有限公司、金诃藏药股份有限公司、青海九康中药饮片有限公司、青海益欣药业有限责任公司 4 家。使用的药材基原为锁阳科锁阳的干燥肉质茎。共计使用量为 6 410.68 kg/年。使用产品为杞鹿温肾胶囊(国药准字 Z20026337)、复方手参丸(国药准字 Z20026527)、中药饮片、益心康泰胶囊(国药准字 Z20025113)。锁阳在青海省的年使用总量约为 6 500 kg,近五年价格区间为 28～100 元/kg,年采购/销售总价为 18.9 万元。4 家企业中使用量最大的为青海益欣药业有限责任公司,占到总体使用量的 50% 以上,使用品种来源为青海产,其次为青海省格拉丹东药业有限公司、青海九康中药饮片有限公司及金诃藏药股份有限公司,使用品种涉及青海及新疆。

来 源

　　本品为锁阳科植物锁阳 *Cynomorium songaricum* Rupr. 的干燥肉质茎。

　　多年生肉质寄生草本,高 28～39 cm。地下茎短粗,具瘤突状吸收根。茎棕红色,圆柱形,基部粗壮,直径 1.4～2.7 cm,大部埋于沙中,上部仅数厘米露出地面。叶互生,鳞片状,阔卵形、三角状卵形至三角形,长 3～8 mm,宽 2.6～11 mm,先端急尖,无毛,具弧曲脉。总状花序棒状,长 8～15.5 cm,直径 1.3～

5 cm;花序轴肉质肥厚;小苞片线性,肉质,长 4～4.5 mm,被微乳突;花梗长 1～1.3 mm,与花被片及子房外面均被微乳突;花杂性,同株。雄花:花被片 3～4,线形,长约 3.5 mm;雄蕊 1,长 4～5 mm,花药椭圆形,背着;退化雌蕊 1,白色,长 2.5～3 mm,先端截形而具细齿。雌花:花被片(1～)3～4,线形至倒披针形,长 1.3～1.5 mm;子房半下位,椭圆形至球形,长约 1 mm,1 室,具下垂胚珠 1 枚,花柱棒状,长约 2 mm。两性花与雌花的不同是:其花被片与花柱间具雄蕊 1 枚。坚果球形,外面被微乳突。花果期 6～7 月(见图 12 - 1)。

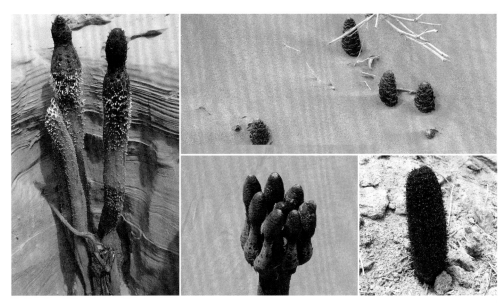

图 12 - 1 锁阳植物

生态分布

　　锁阳生长于青海海西州柴达木盆地、海南州贵德等县、海东循化、平安、乐都等地,生于海拔 2 700～2 900 m 的荒漠沙地,常寄生于白刺根部(见图 12 - 2)。海西州柴达木为锁阳最佳适生分布区。土壤为荒漠风沙土、淡棕钙土、棕钙土、草原风沙土、盐土等。以白刺为优势的灌木层中,还有柽柳、枸杞、芦苇、苇草、碱蓬、芨芨草伴生。

　　除青海外,主要分布于我国西北干旱地区的新疆、内蒙古、甘肃、宁夏地区,面积达 1 077 215 km²,其中与野生集中分布区相似系数≥90%的区域从东到西呈现带状绵延分布在(内蒙古)阴山山脉南北侧、鄂尔多斯高原、贺兰山、阿拉善高原、(甘肃)祁连山、北山、河西走廊、(新疆)昆仑山脉北支阿尔金山北侧、昆仑山北侧、喀喇昆仑山北麓、天山山脉、天山南脉、帕

米尔高原和阿尔泰山南缘,面积达 438 719.29 km²,内蒙古与新疆分布面积较大,其次是青海,青海柴达木盆地是全国锁阳药材的主要产区之一(见图 12 - 3)。

种植技术

　　为解决青海锁阳资源贫乏困境,提高白刺寄主的繁育能力,西北高原生物研究所周玉碧研究团队开展了高品质锁阳种植技术集成与示范研究,总结出青海锁阳的林下种植技术,解决了青海锁阳资源开发利用与可持续发展瓶颈问题。

(一) 种子的采集

　　1. 采集　锁阳于 4 月中旬初开始顶土裂缝,5 月初陆续出土,到 5 月中下旬开始大批量开花授粉,7～8 月种子成熟,果穗色泽由鲜粉红色变为紫黑色。在种子采收时,待锁阳植株养分消耗殆尽后,采收果穗

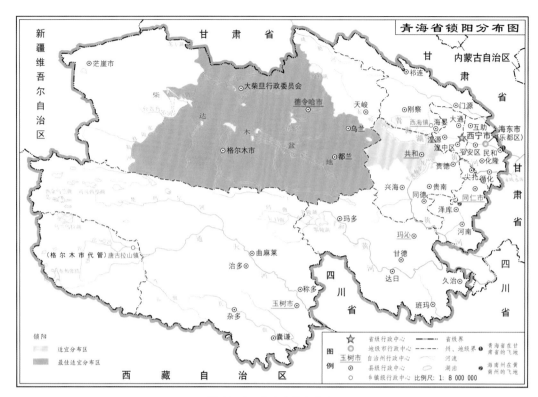

图 12-2　青海省锁阳分布

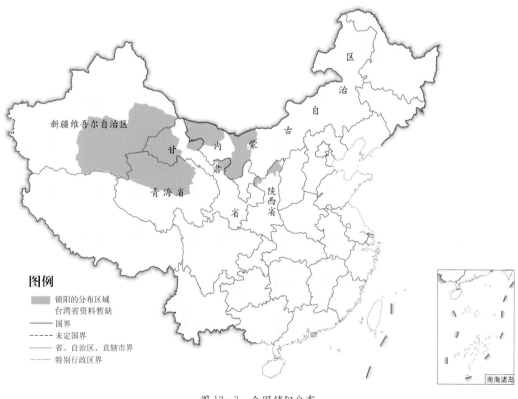

图 12-3　全国锁阳分布

并放至干燥通风处晾晒,待茎部位营养成分消耗殆尽后,进行脱籽处理,得到锁阳毛种。

将采集的锁阳毛种,用不同孔径的网筛除杂(锁阳鳞片等)后,再用 0.45 孔径的网筛将沙粒和不完全熟的小粒种子除去,即得成品种子。生产出的种子,千粒重为 0.73 g,净度为 95%。

根据生产需要,将锁阳种子分为两个等级。Ⅰ级种子:净度达到 95% 以上(含 95%),用 0.5 孔径筛选,千粒重达到 0.8 g 以上为Ⅰ级种子。Ⅱ级种子:净度达到 95% 以上(含 95%),用 0.45 孔径筛子筛选,千粒重达到 0.7~0.8 g 为Ⅱ级种子(见图 12-4)。

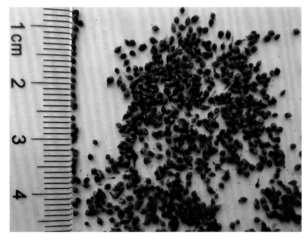

图 12-4 锁阳种子

2. 种子的管理 锁阳种子在采收后,需进行全天晾晒,并持续通风 15 日以上。将晾晒好的种子盛于布袋中,置于干燥通风处室温保存或置于 4℃的冰箱中恒温中保存。

3. 接种前种子处理

常规方法:将储藏的种子,盛到玻璃器皿中每日 9~16 时在室外晾晒 7~15 日,促使种子打破休眠期后再播种。

白刺根茎液浸泡:通常用白刺根、茎、锁阳种子按比例混合放于玻璃器皿加水进行浸泡,将器皿放置于冰箱中,在 0~5℃条件下浸泡 1~2 个月,在播种时将种子捞出晒干后进行播种。

化学制剂处理:采用不同的化学制剂品按不同的浓度、时间,对种子进行处理后播种。如用萘乙酸液浸泡种子 24 h,或者用 APT 生根粉液浸泡 1~2 h 后再播种。

(二)接种技术

1. 寄主选择 通常选择植被盖度在 20%~30% 且白刺生长良好的天然林(见图 12-5)。

2. 接种时间 在白刺的整个营养生长季节均可接种,但 5~6 月为最佳接种期。

3. 立地条件选择 以地下水位较高(0.5~2 m),

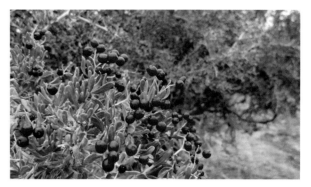

图 12-5 寄主

地势平缓,地表覆沙较厚(1 m 以上)的固定、半固定白刺林地为宜。

4. 播种量 锁阳种子千粒重为 0.73 g,1 g 种子约 1370 粒,成熟种子约占 70%。每穴播种 150~200 粒,如果种子充足,可达每穴 300~400 粒,1 g 种子种 5~10 穴,1 亩 50 穴,用种 5~10 g。

5. 种植穴(沟)的选择 种植穴可在地势平缓的白刺林顶部穹形地选择;丘形陡坡白刺林可以围绕沙丘离地 1~1.5 m 的茎部选择。穴的位置选择好后开始挖长 50~60 cm、宽 30 cm、深 50~80 cm 的种植穴,撒施少量腐熟的牛羊粪,再覆盖 3~5 cm 的沙土,将种子均匀铺撒至底部,覆沙土至穴深的 1/2 处,浇水 5~10 kg,待水完全渗透后,覆沙土踩实,做好标记即可。

6. 接种方法 锁阳接种都是通过切断白刺的根后,在再生新根上实现接种。常用的方法有:

穴状法:通过人工挖短沟(长 50~60 cm,宽 30 cm,深 40~60 cm),或机用机械带 45 cm 的钻头打穴(穴的直径 60 cm,深 50~80 cm),或用人工机械带 15 cm 钻头打穴(穴的直径为 20~25 cm,深 40~50 cm),其中,人工挖短沟效果最佳。

沟状法:在地势平缓的白刺林地内,用挖掘机按一定的距离开出沟,沟的宽度约 40 cm,深度 50 cm,长度根据地势情况而定。这种方法省工省时,接种效果也比较理想,但对白刺林破坏性大,一般不提倡使用。

(三)管护

接种后对白刺林要拉设网围栏进行保护,防止牲畜破坏,同时要经常巡护,防止外来人员乱挖滥采。

采收加工

一年采收一季,于 5 月中上旬开始采挖,以锁阳刚顶土裂缝时采挖的品质为最佳,因锁阳出土开花后,植株从营养生长转变为生殖生长,严重影响锁阳品质。采挖时,防止铲断寄主根及芽体,并及时填埋采挖坑,可保持连年生产采挖(见图12-6)。采挖的锁阳用以下方法保存。

传统晾晒法:将采挖的锁阳放置于平坦的沙地上自然晾晒,并不定期翻动;或放置在晾晒床上直至晒干;或除去泥土杂质后,切片(1~2 cm)晒干,用布袋封装,置于通风干燥处,该法适合大批量储存。

冰藏法:将采挖的新鲜锁阳,置于零下3~5 ℃的冰箱中低温保存,该法一般适于小批量、短期储藏。

保鲜法:将新鲜锁阳清洗干净,整体或切片后盛入密封袋内,用真空或低温保存,适用于小批量、短期保存。

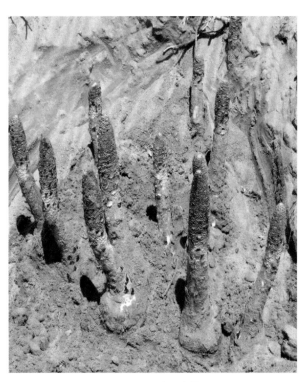

图 12-6 锁阳采挖

商品规格

根据市场流通情况,将锁阳药材商品分成"选货"和"统货"两个等级;在"选货"项下按照肉质茎长度、直径和每千克个数等进行等级划分。不同规格等级的锁阳性状特点:

1. 选货

一等:除去花序,肉质茎呈扁圆柱形,微弯曲,具明显纵沟和不规则凹陷,有的残存三角形的黑棕色鳞片。体重,质硬,难折断,断面浅棕色或棕褐色,有黄色三角状维管束。气微,味甘而涩。根肉质茎条形整齐、粗壮。肉质茎长度≥20 cm,直径≥2.5 cm。每千克3~12根。

二等:详见一等。与一等不一样的是:根肉质茎条形整齐性差。肉质茎长度≥5 cm,直径≥1.5~2.5 cm。每千克≥10根。

2. 统货 除去花序,肉质茎长度≥5 cm,直径≥1.5 cm,个体大小粗细不等,条形整齐性差。具明显纵沟和不规则凹陷,有的残存三角形的黑棕色鳞片。质硬,断面浅棕色或棕褐色,有黄色三角状维管束。气微,味甘而涩。

药材鉴别

(一) 性状鉴别

1. 药材 呈扁圆柱形,一端略细,微弯曲,长5~24 cm,直径2~4.5 cm,表面棕色或棕褐色,粗糙,具明显纵沟及不规则凹陷,有的残存三角形黑棕色鳞片,体重,肥大,质坚实,难折断,断面浅棕色或棕褐色,柔润略具颗粒性,可见黄色三角状维管束,气微,味甘而涩。以条粗肥、色红棕、断面肉质性为佳。

2. 饮片 为不规则形或类圆形的片。外表皮棕色或棕褐色,粗糙,具明显纵沟及不规则凹陷。切面浅棕色或棕褐色,散在黄色三角状维管束。气微,味甘而涩。

(二) 传统鉴别术语

"蜡烛头":指锁阳顶部留存较嫩的花序,其顶端较尖,中部加大,形似蜡烛点燃的火苗,故名。按药典标准,当去除,属非药用部位,但习惯认为,幼嫩而呈蜡烛头的锁阳质佳。其切片成蜡样半透明状(见图12-7)。

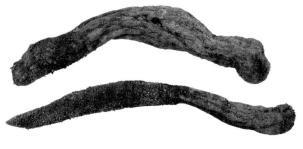

5 cm

图 12-7 锁阳药材性状(蜡烛头)

（三）显微鉴别

1. **横切面显微**　茎表皮多脱落，偶有残存。皮层狭窄，细胞中含棕色物质。维管束众多，异型，不规则散在，单个维管束多为外韧型，类三角形，向内维管束渐大，多为 2～4 个并列。导管木化，薄壁细胞内含有多数淀粉粒（见图 12-8 和图 12-9）。

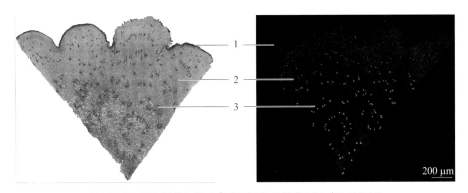

图 12-8　锁阳根横切面正常光（左）与偏振光（右）对比（100×）

1. 皮层；2. 薄壁组织；3. 木质部

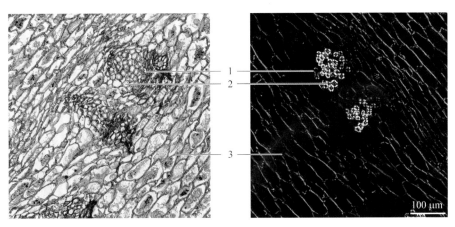

图 12-9　锁阳茎横切面维管束正常光（左）与偏振光（右）对比（200×）

1. 韧皮部；2. 木质部；3. 薄壁细胞

2. **粉末显微**　淀粉粒极多，常存在于含棕色物的薄壁细胞中，或包埋于棕色块中；单粒类球形或椭圆形，直径 4～32 μm，脐点十字状、裂缝状或点状，大粒层纹隐约可见。栓内层细胞淡棕色，表面观呈类方形或类长方形，壁多细波状弯曲，有的表面有纹理。导管黄棕色或近无色，主为网纹导管，也有螺纹导管，有的导管含淡棕色物。棕色块形状不一，略透明，常可见圆孔状腔隙（见图 12-10）。

理化指标

按《中国药典》（2020 年版）规定，本品杂质不得超过 2.0%，水分不得超过 12.0%，总灰分不得超过 14.0%，浸出物不得少于 14.0%，本品饮片总灰分不得过 9.0%，浸出物不得少于 12.0%。

品质评价

（一）传统性状品质

"锁阳三九者佳。入春尚可用，入夏可以饲马，质老而味苦"。强调了采收时间为品质好坏的主要因素。老药工以茎块肥大、体重坚实、断面有粉性、不显露脉者为佳。青海产区一般以"九头阳"最佳，即九株锁阳寄生在一株白刺灌木根上，九个根串连在一起最好。

（二）化学品质

中国科学院西北高原生物研究所周玉碧研发团队 2021 年对青海产地锁阳品质特征进行研究，项目

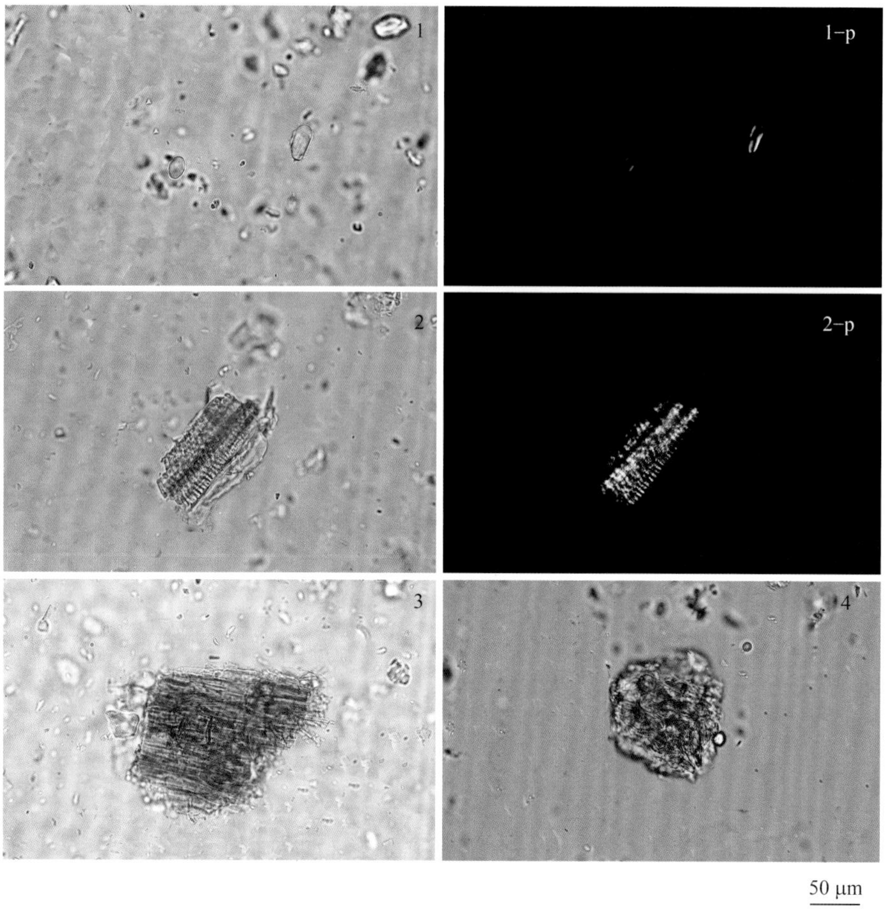

50 μm

图 12-10　锁阳粉末显微特征(X-p代表偏振光显微镜下拍摄)(400×)

1. 淀粉粒；2. 导管；3. 栓内层细胞；4. 棕色块

采用了 GC-MS 超临界萃取法对其脂溶性成分进行分析。结果表明：①锁阳中脂溶性成分主要是脂肪酸类成分，其次为酯类和正构烷烃类及其他成分；锁阳籽油成分主要是脂肪酸成分，主要以不饱和酸、甲氧基酸、羰基酸等为主。②比较分析了青海、甘肃、新疆和内蒙古 4 个产地锁阳中多种成分，发现青海产地的总糖、多糖、黄酮、鞣质、儿茶素含量最高。③对傅里叶变换红外光谱测定锁阳的相关条件进行了优化；建立了青海产地锁阳茎部位、花序部位的中红外指纹图谱和锁阳不同部位的中、近红外辨别模型。④通过聚类分析发现，青海产区的锁阳可分为两类，一类为柴达木盆地居群，另一类为共和盆地居群。⑤不同产地锁阳的差异表现在糖类物质的组成和结构上。该研究为青海道地药材锁阳评价及相关产品开发有科学指导意义。

廖慧君等(2021)对 4 地区 10 批次锁阳进行含量测定研究，并完善《中国药典》(2020 年版)方法，按照2020 年版《中国药典》相关通则对杂质、水分、总灰分、酸不溶性灰分、重金属、黄曲霉毒素、水和醇溶性浸出物含量进行了测定，以期提高锁阳药材的质量标准。不仅优化了锁阳中脯氨酸、熊果酸定性鉴别方法，而且采用高效液相色谱法建立儿茶素含量测定方法，补充了儿茶素含量、酸不溶性灰分、水溶性浸出物及醇溶性浸出物(70%乙醇)的限量建议标准。所建立的分析方法简单方便、准确、可靠，可作为评价锁阳药材的质量。马天翔等(2020)对不同产地的锁阳 Cynomorium songaricum 药材进行产地鉴别与综合评价，为锁阳药材质量评价与产地适宜性的确定提供参考。收集全国 5 省(区)的 40 批样品，测定锁阳中没食子酸、原儿茶酸、儿茶素、总多糖、总黄酮、Na、K、Ca、Mg、Fe、Zn、Mn、Co、Sr、Ni、Ag、Ba、Ti、Cu、Pb、Cr、Cd、As、Hg 含量，运用正交偏最小二乘法判别分析法(OPLS-DA)和熵权 TOPSIS 法对反映药材质量的数据进行分析。结果表明，锁阳中儿茶素、原儿茶酸、总黄酮、Mn、Zn、Co、Pb、Cr、Ca、Ti、Mg 和 Cu 的含量差异可用于不同产地的区分；5 个省(区)中内蒙古地区的锁阳药材质量最优,其次为甘肃、宁夏、新疆、青海。OPLS-DA 结合熵权 TOPSIS 分析法结果合理、客观、有效,可应用于锁阳药材质量的多指标综合评价。

(三) 遗传品质

任梦云等(2018),以甘肃省河西走廊地区及青海省共 18 个居群的分析显示,锁阳 ITS 序列总长度为 687 bp,含有 7 个变异位点,定义 9 个单倍型,整体单倍型多态性 Hd=0.294 20,核苷酸多样性 II=0.000 49。在整个单倍型 H1 位于中心位置,并在所有的居群中均有分布,为核心的古老单倍型。分子方差分析显示,锁阳种群变异主要来源于种群内。根据 ITS 序列得到的群体间遗传分化系数以及 Mantel 检验结果,锁阳种群间的遗传距离与地理距离之间不存在相关性,表明现存的锁阳居群是相对近期发生生境片段化的产物。中性检验结果表明,锁阳拒绝中性进化。该研究为锁阳的系统分类、资源鉴定以及保护措施的制定提供了分子证据。

陈贵林等(2011)对不同居群锁阳遗传多样性与化学成分多样性的关系进行了深入的研究。分析中国西部 5 个省(区)、16 个居群锁阳化学成分类型与遗传多样性的关系。用筛选出的 7 条引物对 16 个不同居群的锁阳进行 ISSR 信息指数为 0.391 3,遗传相似系数变化范围 0.194 2～0.514 1,说明锁阳不同居群间具有较高的遗传多样性。采用 HPLC-DAD 指纹图谱聚类分析的方法,分析 16 个居群的锁阳样本,从指纹图谱得的 30 个共有峰中,选取了 14 个峰作为化学类型代表并以此进行聚类分析。发现遗传聚类和指纹图谱聚类在图谱上并不吻合,其中遗传多样性聚类与居群与地理位置关系紧密相关。

与此同时,研究人员也开展了对寄生植物锁阳和寄主白刺水平基因转移现象的研究。锁阳属有 2 个种,Cynomorium coccineum[《中国药典》(1963 年版)收载]和锁阳,Cynomorium coccineum 分布于非洲西部和地中海地区,寄主非无患子目;锁阳主要分布于亚洲东部,在中国,它单一地寄生于无患子目的白刺上。分别扩增并测定锁阳和白刺的 atpl 基因、coxl 基因、MatR 基因、18SrDNA 基因的序列,与 Cynomorium coccineum 和其他植物相对应的基因序列做对比分析。根据 atpl 基因序列,Cynomorium coccineum、锁阳和白刺与无患子目植物聚为一类;根据 coxl 基因、matR 基因、18SrDNA 基因的序列,Cynomorium coccineum、锁阳和白刺不能聚为一类。证明锁阳和 Cynomorium coccineum 的共同祖先可能与无患子目植物的共同祖先之间存在着水平基因转移的现象。同时发现锁阳的 atpl 基因具有 chimerism 特征,其中 720 bp 的片段显示了与白刺较近而与 Cynomorium coccineum 较远的亲缘关系。表明锁阳和 Cynomorium coccineum 分化后,锁阳同白刺之间仍然进行着水平基因转移。该研究成果为锁阳资源保护和开发奠定理论基础并提供技术支持。

(四) 生态品质

生态环境是锁阳品质形成的重要原因,其中光照、温度、水分、海拔对其成分含量影响最大,张锐等(2020)收集甘肃、青海、内蒙古、新疆、宁夏主产区 95 批锁阳样本,分析研究锁阳有效成分含量的产地差异及与环境因子(如海拔、经纬度、气候类型、年平均天霜期、年降雨量、全年日照时数、年平均温度、年平均蒸发量)的相关性。研究采用高效液相色谱法(HPLC)测定锁阳中没食子酸、原儿茶酸、儿茶素等 3 种主要成分含量,优化并建立化学成分含量与各环境因子的相关性数学模型。皮尔逊(Pearson)相关性分析表明,锁阳中原儿茶酸含量随海拔升高而降低。沉余分析(RDA)结果表明,年平均无霜期、年平均蒸发量、全年日照时数及海拔对锁阳有效成分含量的影响较大。曲线拟合表明,锁阳的最佳生长海拔为 800～2 000 m,最佳年平均无霜期为 80～110 日,最佳年降雨量为 110～300 mm,最佳全年日照时数为 2 400～3 000 h,最佳年平均气温为 2.2～8.8 ℃,最佳年平均蒸发量为 1 700～2 500 mm。锁阳有效成分含量具有显著的产地差异,对环境因子具有明确的响应规律,其适宜生长及栽培引种的地区为海拔高、平均无霜期短、年降雨量少、平均蒸发量大、全年日照时数长、年平均气温低的区域。

化学成分

锁阳具有多种生物活性成分,其中包括三萜类、甾体类、黄酮类、糖苷类、鞣质类、有机酸,以及多种挥发性成分。

1. **黄酮类**　黄酮类化合物是锁阳的有效化合物之一。张倩等(2007)从新疆锁阳花序 95％的乙醇浸膏中分离得到 5 个黄酮类化合物:(+)-儿茶素[(+)-catechin]、(−)-表儿茶素-3-O-没食子酸酯[(−)-epicatechin-3-O-gallate]、芸香苷(rutin)、异槲皮苷(isoquercetin)、南酸枣苷(choerospondin)。张思巨等(2007)从锁阳茎 50％的乙醇浸膏中分离得到表儿茶素[(−)-epicatechin]、柚皮素(naringenin)。

Jiang Z H 等(2001)从锁阳茎提取浸膏的水萃取部分中分离得到根皮苷(phloridzin)、(-)-儿茶素[(-)-catechin]。马超美等(1999)从锁阳全草中分离得到化合物木犀草素-7-O-葡萄糖苷[luteolin-7-O-glucoside]。

2. 萜类 马超美等(1993)从锁阳全草的氯仿提取物中分离得到乌苏烷-12-烯-28-酸、3β-丙二酸单酯(ursolic acid hydrogen malonate)、熊果酸(ursolic acid)、乙酰熊果酸(3-O-acetyl ursolic acid)。之后又从锁阳全草中分离得到化合物齐墩果酸丙二酸半酯(malonyl oleanolic acid hemiester)、齐墩果酸(oleanolic acid)、桦木酸(betulinic acid)(马超美,1999)。张思巨等(2007)从锁阳全草50%的乙醇浸膏中也分离得到熊果酸(ursolic acid)和乙酰熊果酸(3-O-acetyl ursolic acid)2个萜类化合物。

3. 甾体类 徐秀芝等(1996)从锁阳全草的乙酸乙酯提取物中分离得到2个甾体类化合物:5α-豆甾-9(11)-烯-3β-醇[5α-stigmast-9(11)-en-3β-ol]和5α-豆甾-9(11)-烯-3β-醇-二十四碳三烯酸酯[5α-stigmast-9(11)-en-3β-ol-tetracosantrienoic acid ester]。β-谷甾醇油酸酯(β-sitosteryl oleate)、β-sitosteryl glucoside 6′-O-aliphatate 被马超美等(1999)从锁阳全草的二氯甲烷提取物中分离得到。马超美等(1993)又从锁阳全草的氯仿提取物中分离得到β-谷甾醇棕榈酸酯(β-sitosterol palmitate)。张思巨等(2007)从锁阳茎50%的乙醇浸膏中分离得到β-谷甾醇(β-sitosterol)和胡萝卜苷(daucosterol)。

4. 有机酸类 陈贵林等(2007)从锁阳茎中分离得到没食子酸(gallic acid)和原儿茶酸(protocatechuic acid)两种有机酸。王晓梅(2011)从锁阳全草中分离得到了香草酸(vanillic acid)、没食子酸(gallic acid)、对羟基苯甲酸(p-hydroxybenzoic acid)。从锁阳茎提取浸膏的水萃取部分中分离得到(Jiang Z H,2001)。马超美等(1999)从锁阳全草中分离得到对羟基肉桂酸(p-hydroxycinnamic acid)。陶晶等(1999)从锁阳茎的乙酸乙酯提取浸膏中分离得到琥珀酸(succinic acid)。

5. 糖和糖苷类 Jiang Z H 等(2001)从锁阳茎提取浸膏的水萃取部分中分离得到(-)-异落叶松树脂醇-4-O-β-D-吡喃葡糖苷[(-)-isolariciresinol-4-O-β-D-glucopyranoside]和(7S,8R)脱氢双松柏醇-9′-β-吡喃葡萄糖苷[(7S,8R)-dehydrodiconiferyl alcohol-9′-β-glucopyranoside]两个糖苷。曲淑慧等(1991)从锁阳全草的乙酸乙酯提取浸膏中分离得到n-丁基-α-D-呋喃果糖苷(n-butyl-α-D-fructo-

furanoside)、n-丁基-β-D-呋喃果糖苷(n-butyl-β-D-fructofuranoside)。以及 Shin 等(2000)之前鉴定过的n-丁基-β-D-furctopyranoside (n-butyl-β-D-fructopyranoside)。马超美等(1993;1999)从锁阳全草及其氯仿提取物中分离得到松柏糖苷(coniferin)、异松柏糖苷(isoconiferin)、白藜芦醇苷(piceid)和蔗糖。张思巨等(2001)用95%乙醇提取脱脂,有机溶剂洗涤后经鞣酸液和 Sevag 法去蛋白,再经脱色、透析、洗涤后的多糖 SYP,再经凝胶柱色谱分离后得到酸性杂多糖 SYP-A 和 SYP-B,同时从锁阳全草50%的乙醇浸膏中分离得到葡萄糖。

6. 挥发性成分 张思巨等(1990)采用薄层层析、气质联用方法,分离鉴定出棕榈酸等23种挥发性成分,占总挥发性成分的63%。薛敦渊等(1987)采用毛细管气相色谱-质谱法对锁阳全草中的挥发油进行了分离与鉴定,分离出2-呋喃甲醇等28种挥发性成分。结果发现锁阳全草中挥发性成分与普通典型的中草药中挥发油含的成分不同,锁阳全草挥发油以直链羧酸为主要成分。黄霄檬等(2009)经毛细管色谱分离出肉豆蔻酸等12个挥发性化合物,并应用气相色谱面积归一化法测定了各成分的相对百分含量,其中亚油酸和亚麻酸含量较高。

7. 鞣质 张百舜等(1991)采用多项反应测试方法,鉴定出锁阳茎中的鞣质类型为单纯缩合型的儿茶素类鞣质。黄学文等(1997)在对锁阳茎化学成分研究的同时,对其中的鞣质进行了定性研究和含量测定分析,通过定性实验发现水解鞣质和缩合鞣质两者皆有,根据沉淀量比较,缩合鞣质的量多于水解鞣质,并且根据含量测定发现,在开花期含量最高。林燕等(2000)研究表明野生锁阳中鞣质含量高于栽培锁阳。常艳旭等(2005)发现锁阳鞣质含量在不同生长期呈现规律性变化,以出土期含量较高,约在3.42%~6.64%范围内。

8. 木脂素类 木质素类主要有(-)-落叶脂素(谢石安,2012)、(-)-异落叶松脂素-4-O-β-D-吡喃葡糖苷、(7S,8R)去氢双松柏醇及9′-13-吡喃葡糖苷等(Jiang Z H,2001)。

9. 氨基酸类 符波等(1997)从锁阳水提液鉴定出17种氨基酸,总氨基酸含量1.25%,其中天门冬氨酸和谷氨酸含量较高,尤其天门冬氨酸占氨基酸含量的61.61%。林燕等(2000)研究表明栽培锁阳和野生锁阳所含氨基酸量基本接近,栽培品中脯氨酸含量高于野生品,而天门冬氨酸,谷氨酸含量低于野生品。通过对锁阳中的氨基酸成分定性、定量分析后,结果表明锁阳全草中含有20种氨基酸,包括天门冬氨酸、苏氨酸、色氨酸等（黄学文，1997；姚健，2001）。

10. 其他　从新疆锁阳花序 95％的乙醇浸膏中分离得到香草内酯（capilliplactone）（张倩，2007）。从锁阳茎中分离得到原花青素 B3（procyanidin B3）、原花青素 B1（procyanidin B1）、原花青素 B6（procyanidin B6）和腺苷（adenosine）（马超美，1999；陈贵林，2007）。Jiang Z H 等（2001）从锁阳茎提取浸膏的水萃取部分中分离得到一个生物碱：Nicoloside。

药理作用

1. 对生殖系统的影响　锁阳对生殖系统的功能主要通过其"补肾益精"作用来体现。锁阳可增加大鼠的精子数目及存活率，降低精子 DNA 碎片化指数，改善精子活力，增加血清睾酮含量，促进性成熟及精子发生过程；促进垂体卵泡刺激素分泌；继而促进精原干细胞增殖和睾丸组织中 Thy1、GFRα PLZF 基因表达；使未成熟大鼠睾丸重量显著增加，睾丸中生精小管的直径和细胞层数明显增加，对曲细精管具有直接生精作用，可发挥类似睾酮的作用（毛小文，2022）。锁阳各提取物可显著抵抗注射氢化可的松 7 日后引起的肾阳虚小鼠模型体重下降和肾上腺萎缩，连续给予 Wistar 雄性大鼠锁阳提取物 56 日，可有效提高其性功能。将锁阳水煎液作用于丙酸睾酮诱导的前列腺增生大鼠模型，结果显示大鼠的前列腺湿重和前列腺指数均明显下降，表明锁阳具有抑制前列腺增生的作用（程丹，2018）。

2. 抗氧化、延缓衰老作用　鲁艺等（2012）比较锁阳不同提取物体外抗氧化活性及对次黄嘌呤/黄嘌呤氧化酶诱导细胞损伤的保护作用，结果显示锁阳乙酸乙酯和甲醇提取物均能显著地清除自由基，并对细胞氧化损伤模型显示明显的保护作用，可显著提高细胞存活率。张伟刚等（2014）研究发现锁阳多糖具有明显的还原能力，对超氧阴离子自由基、DPPH 自由基、羟基自由基等均表现出良好的清除能力。锁阳乙酸乙酯提取物通过增强超氧化物歧化酶活性，减少 MDA 的产生，加强清除超氧自由基而减少氧化应激的发生（曹俊彦，2018）。延缓衰老作用方面，锁阳多糖通过增强雄性衰老小鼠生殖细胞端粒酶活性，促进小鼠端粒体逆转录酶的转录过程，抑制染色体末端端粒长度的缩短，从而延缓组织细胞的衰老进程（马丽杰，2009）。

3. 抗缺氧、抗疲劳作用　锁阳水煎剂具有良好的常压抗缺氧作用和抗急性脑缺血缺氧的作用（胡艳丽，2005）。锁阳成分中的甾体、糖、苷类均能不同程度地延长小鼠在正常环境下的耐缺氧能力，延长小鼠尾静脉注射空气后的存活时间及缺氧存活时间，减轻小鼠脑水肿症状，增加心肌功能（罗军德，2007）。熊正英等（2001）研究发现锁阳多糖能够减轻大鼠氧化损伤程度，维护线粒体膜、骨骼肌、心脏、肝脏和肾脏细胞的正常结构及生理功能，进而提高大鼠的运动能力。赵永青等（2001）给耐力训练大鼠灌胃 0.1 g 锁阳煎剂，发现锁阳能明显改善小脑 Purkinye 氏细胞线粒体的损伤，进而提高细胞能量代谢水平，提高机体抗疲劳能力。俞发荣等（2008；2009）在锁阳黄酮（GSF）对大鼠运动耐力的影响及机制的研究中发现，游泳力竭后小鼠血液中 GSF 给药组单胺氧化酶显著降低，谷胱甘肽过氧化物酶显著增加，表明锁阳黄酮具有增强运动耐力，提高机体抗疲劳作用。

4. 增强免疫、抗骨质疏松、神经保护作用　锁阳对细胞免疫和体液免疫均有一定的调节功能，可以通过提升巨噬细胞的吞噬活性和血清溶血素含量，在一定浓度范围内对巨噬细胞中的 RAW264.7 细胞起到良好的免疫调节作用，对四氯化碳诱导的肝纤维化大鼠外周血 T 淋巴细胞亚群的活化具有促进作用，在一定程度上拮抗免疫功能低下（毛小文，2022）。锁阳 80％乙醇提取物可以显著提高去卵巢大鼠骨密度，改善骨质疏松大鼠的骨小梁形态结构，显著升高血清中钙和磷的量，抑制血清中骨吸收指标酒石酸碱性磷酸酶活性及氧化应激反应，提高骨形成指标碱性磷酸酶活力（张霞，2017）。锁阳多糖同样具有抗骨质疏松的作用。锁阳多糖可降低去卵巢后骨质疏松的大鼠破骨细胞活性，抑制骨转换率，刺激骨细胞形成，促进成骨细胞的活性和骨生成。恢复大鼠骨形成和骨吸收之间的平衡，增加骨密度及提高胫骨生物力学性能，降低大鼠骨脆性及骨折风险（史平，2015）。锁阳发挥神经保护作用的活性部位主要是其脂溶性成分，锁阳乙酸乙酯提取物具有雌激素作用，可以促进细胞再生，使神经突触增长并改善记忆功能，可通过上调突触素的表达来促进学习记忆能力（郑俊超，2016）。因此，锁阳在防治阿尔茨海默病等神经退行性疾病方面具有较好的开发潜力。

5. 其他作用　锁阳中无机离子可以增强肠蠕动，润肠通便（林佳，2003）。锁阳多糖对人肺泡腺癌基底上皮细胞（A549）、人肝癌细胞 HepG2 的生长均有抑制作用（毛小文，2022）。此外，锁阳还具有降血糖（Wang J L，2010）、护肝（李荣华，2016）、促进乙酸烧灼所致大鼠胃溃疡的修复与愈合等作用（杨永生，2012）。

资源综合利用

(一)打造白刺和锁阳互生生产基地

白刺是柴达木盆地生态治理先锋树种,是经过长期的自然选择而形成的抗逆性强,适用范围广的灌木树种。锁阳是寄生于白刺根上的药用植物,锁阳资源的大力发展必须依赖于白刺的生长发育,两者唇齿相依。在青海以生态建设为第一要务的地区,该区域生态对国家生态布局十分敏感,也是关系国内外气候的放大器。所以在柴达木地区发展白刺和锁阳大面积繁育生产基地是生态建设必须的大事。建议利用现有的大面积白刺群落和锁阳野生资源,集中力量建立连片的白刺-锁阳植物群落,保护且驯化野生资源,并建立规范化锁阳 GAP 基地,实现人工栽培和野生抚相结合共同发展,以实现对沙地和荒漠治理以及白刺-锁阳营养与药效成分并行利用的双赢。

(二)优选寄主培育高品质药材

锁阳是一种根部全寄生草本植物,主要寄存于白刺根部,广泛分布于青海、新疆、内蒙古等西北干旱沙漠和盐碱地区。Wang(2022)对寄主大白刺和小果白刺进行了鉴定,结果表明大白刺的鲜重、可溶性糖含量和抗氧化能力分别比小果白刺提高了 3.3 倍、3.0倍和 2.1 倍。大白刺和小果白刺的茎部生长特征存在显著差异,大白刺的总茎粗度、每茎粗度、茎长和直径分别比小果白刺增加了 5.1 倍、3.3 倍、1.4 倍和1.3 倍。大白刺和小果白刺在可溶性糖含量存在显著差异,大白刺茎的可溶性糖含量比小果白刺高。大白刺的碳水化合物转运能力强于小果白刺,锁阳的茎生物量和多糖积累量在大白刺中显著大于小果白刺。锁阳多糖的生物合成具有寄主依赖性。Wang(2022)研究测定了锁阳 4 个不同生长阶段[发芽期(GS)、营养生长期(VGS)、早花期(EFS)和开花期(FS)]的生理特征(茎鲜重、可溶性糖和类黄酮含量以及抗氧化能力),结果表明,与发芽期、营养生长期和开花期相比,早花期的茎生物量、可溶性糖和总黄酮含量以及抗氧化能力均最高。以上研究对今后保护锁阳野生资源,选择锁阳优良寄主,培育高品质锁阳提供了科学依据。今后开发利用方向应为大量扩造大白刺林,科学选择采收时节,培育优质道地锁阳药材。

(三)加强锁阳系列产品的研究发展

随着经济发展和人民生活水平提高,防治疾病的药品和用于健康的保健品日益受到人们重视,不仅需求日益增加,消费群体近几年也在逐步增长,以锁阳为主成分的药品,壮肾阳,益精血,需求量越来越大,以锁阳为主成分的保健品消费增长也很快,深受人们喜爱。应倡导利用现代化的提取分离手段,精提有效活性成分,研制疗效显著的壮阳补肾、延缓衰老抗氧化保健品,以满足更大范围的人群需求,进而达到促进青海锁阳产业快速发展的目标。

国外研究中,韩国学者 Yoo D Y 等(2014)研究了锁阳提取物对小鼠新物体识别、细胞增殖和神经母细胞分化的影响,通过降低血清皮质酮的水平和提高脑源性神经营养因子的水平,促进细胞增殖和神经母细胞分化。加拿大学者 Sdiri M 等(2018)研究发现锁阳水提取物和醇提取物在降低癌细胞活力方面具有非常高的能力,提取物通过诱导细胞死亡途径发挥抗增殖活性,认为锁阳是新的抗肿瘤化合物的来源。据此可以研发抗肿瘤新药。

炮　　制

1. 锁阳　取原药材,洗净,润透,切薄片,干燥。
2. 酒锁阳　取净锁阳,用黄酒拌匀,闷透后蒸,个大者泡 10 h 后再蒸,蒸熟后切片,干燥(每 10 kg 锁阳片,用黄酒 1.2 kg)。

性味与归经

甘,温。归肝、肾、大肠经。

功能与主治

补肾阳,益精血,润肠通便。用于肾阳不足,精血亏虚,腰膝痿软,阳痿滑精,肠燥便秘。

临床与民间应用

(一)国家标准中应用

锁阳在《中国药典》《国家中成药标准汇编》《卫生部药品标准》、新药转正标准、注册标注及国家药品颁布件中共计查询到 97 个组方品种,搭配组方的药材数量为 363 种。组方品种功能主治主要体现在消化道及代谢(39 种)、泌尿生殖系统和性激素(22 种)、肌肉-骨骼系统(18 种)三方面;配方多搭配枸杞子、菟丝子、淫羊藿、熟地黄及补骨脂等药味。详见图 12-11。

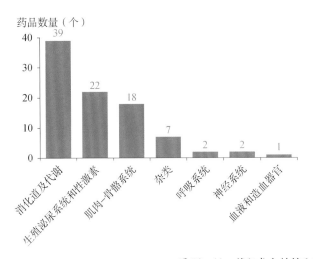
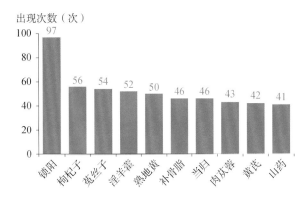

图 12-11　锁阳成方制剂品种分布及组方前十的药味统计

(二) 临床配伍应用

1. 生品　以补肾阳、益精血、润肠通便为主。

锁阳配伍与黄芪、人参、枸杞子等：具有大补元气、壮阳固精作用，可用于元阳虚惫、精气不固、梦寐遗精、夜多盗汗等，如固本锁精丹《古今医鉴》。

锁阳配伍与龟甲、知母、熟地黄等：具有滋阴降火、强壮筋骨作用，用于腰膝酸软、筋骨痿弱、腿足消瘦、步履乏力，或眩晕、耳鸣、遗精、遗尿等，如虎潜丸《丹溪心法》。

2. 酒炙品　减少滑肠作用，增强了温肾助阳之效。以补肾壮阳为主。

锁阳配伍与龟甲、知母、黄柏：具有滋阴清热、强筋骨作用。用于膏粱之人、湿热伤肾、脚膝痿弱，如神龟滋阴丸《医学纲目》。

锁阳配伍与全鹿干、党参、牛膝等：具有补肾填精、益气培元作用。用于老年人阳虚、腰膝酸软、畏寒肢冷、肾虚尿频、妇女血亏、带下，如全鹿丸《中国药典》。

(三) 经典处方与研究

1. 锁阳固精丸

处方：锁阳 20 g，肉苁蓉(蒸)25 g，巴戟天(制)30 g，补骨脂(盐炒)25 g，菟丝子20 g，杜仲(炭)25 g，八角茴香 25 g，韭菜子20 g，芡实(炒)20 g，莲子 20 g，莲须 25 g，牡蛎(煅)20 g，龙骨(煅)20 g，鹿角霜 20 g，熟地黄 56 g，山茱萸(制)17 g，牡丹皮 11 g，山药 56 g，茯苓 11 g，泽泻11 g，知母 4 g，黄柏 4 g，牛膝 20 g，大青盐 25 g。

功能：温肾固精。

主治：肾虚滑精、腰膝酸软、眩晕耳鸣、四肢无力。

用法用量：口服，水蜜丸一次 6 g，大蜜丸一次 1丸，一日 2 次。

2. 全鹿丸

处方：全鹿干 80 g，锁阳(酒炒)40 g，地黄 40 g，党参 40 g，牛膝 40 g，熟地黄 40 g，楮实子 40 g，菟丝子40 g，山药 40 g，盐补骨脂 40 g，枸杞子(盐水炒)40 g，川芎(酒炒)40 g，肉苁蓉 40 g，酒当归 40 g，巴戟天40 g，炙甘草 40 g，天冬 40 g，五味子(蒸)40 g，麦冬40 g，炒白术 40 g，覆盆子 40 g，盐杜仲 40 g，芡实40 g，花椒 20 g，茯苓 40 g，陈皮 40 g，炙黄芪 40 g，小茴香(酒炒)20 g，盐续断 40 g，青盐 20 g，胡芦巴(酒炒)40 g，沉香 20 g。

功能：补肾填精，健脾益气。

主治：用于脾肾两亏所致的老年腰膝酸软、神疲乏力、畏寒肢冷、尿次频数、崩漏带下。

用法用量：口服。一次 6~9 g，一日 2 次。

现代研究：李长潮(1992)以同量长春宝丸作为对照组，研究全鹿丸的药理作用。结果表明全鹿丸能明显提高老年小鼠巨噬细胞吞噬能力；延长家兔凝血时间，增加离体兔心的冠脉流量；延长戊巴比妥钠对小鼠的睡眠时间。但对小鼠的记忆力、耐缺氧能力、耐疲劳能力未见明显增强作用。

(四) 青海中医单验方

组方：锁阳、龙骨、肉苁蓉、茯苓等。

主治：阳痿、遗精。

用法：共研细末，炼蜜丸。每服 10 g，早晚分服。

来源：循化县中普办。

第十三章　川赤芍

Chuan chi shao

PAEONIAE RADIX RUBRA

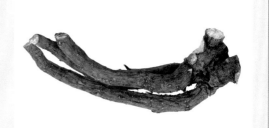

道地沿革

(一) 基原考证

《神农本草经》记载:"生川谷及丘陵。"此处虽无原植物描述,但根据所载药物性效分析,该书所指芍药似是现今毛茛科芍药属(*Paeonia*)植物。其品种除了芍药(*Paeonia lactiflora* Pall.)外,至少还应包括草芍药(*P. obovata* Maxim.)及其变种。

《名医别录》:"芍药,生中岳及丘陵。"文中岳即今河南嵩山。按芍药植物的地理分布看,该著记载的芍药显然是草芍药(*P. obovata* Maxim.)或其变种。

《本草经集注》记载:"芍药,今出白山、蒋山、茅山最好,白而长大,余处亦有而多赤,赤者小利……"此处的白山系指今江苏南京江宁,蒋山指今南京紫金山,茅山在今江苏句容。根据记录的产地和"余处亦有而多赤"的植物特征,对照《中国植物志》记载的芍药种类、花瓣颜色、分布区域,可认定陶弘景所言的芍药,应然是现今之草芍药 *P. obovata* Maxim.(刘晓龙,1993)。

宋金元时期本草著作中明确指出芍药有赤者和白者两种,植物形态及功效方面不同,花色有红白两色,赤芍与白芍的鉴别方法主要是根据根、花的颜色。《开宝本草》中记载:"此芍药有两种,其花亦有赤白二色。"《本草图经》中记载:"芍药,生中岳川谷及丘陵,

今处处有之,淮南者胜。春生红芽作丛,茎上三枝五叶,似牡丹而狭长,高一二尺。夏开花,有红、白、紫数种,子似牡丹子而小。秋时采根,根亦有赤白二色……金芍药色白多脂肉,木芍药色紫瘦多脉。"其进一步从芍药的根的形状,将芍药区分白芍和赤芍。在宋金元时期,开始对芍药有了比较详细的植株形态的描述。根据"茎上三枝五叶,似牡丹而狭长,夏开花,有红、白"来判断,该书描写的应该是芍药 *Paeonia lactiflora* Pall.。

明代《本草品汇精要》记载:"谨按芍药所重在根须,以花红而丹药者由其花不繁则根气宝也,然后赤白二种色既不同于白者所治必异,故后人用白补,赤泻。以其色在西方,故补色在南方,故泻也。"《本草蒙筌》中记载:"芍药近道俱生,淮南独胜,开花虽颜色五品,入药惟赤白二根。"主要从根和花的颜色区分赤芍,认为根和花红色者为赤芍,并且指出药用宜用单叶之根。

清代《本草崇原》:"开赤花者为赤芍,开白花者为白芍。"《本草从新》更明确指出两者的不同:"赤白各随花色,单瓣者入药。"这说明到了清代,医家对栽培芍药与野生芍药的区分更加明确,单瓣者是指野生的或是药用的,重瓣花多为栽培观赏芍药。《本草述钩元》曰:"白根固白,赤根亦白,每根切取一片,各以法记,火酒润之,覆盖过宿,白根转白,赤根转赤矣。"可见在清末,赤芍与白芍的来源应该一致,只是在炮制工序上略有差别。

《中国药学大辞典》(陈存仁,1956)已经用现代科、属、种名表示中药基原。但该书认为赤芍"乃芍药之赤色者",基原为"属毛茛科,赤芍之根"。在该书的白芍项下的种类中提到:"白花者名白芍,即金芍药;

赤花者名赤芍,即木芍药。"但没有明确到现在的物种名称。《本草药品实地之观察》(赵燏黄,1937)中记载:"芍药,其原植物为毛茛科之 *Paeonia lactifora* Pall.。"。此时,赤芍与白芍的基原已明确,赤芍为芍药 *Paeonia lactifora* Pall. 的野生干燥品;白芍为芍药 *Paeonia lactifora* Pall. 的栽培加工品。

1963 年版《中国药典》收载赤芍的来源为毛茛科 Ranunculaceae 植物芍药 *Paeonia lactifora* Pall. 或草芍药 *Paeonia obovata* Marim. 的干燥根部,多系野生;1977 年版《中国药典》赤芍的来源在 1963 年版的基础上增加了川赤芍 *Paeonia veitchii* Lynch;1985 年版《中国药典》赤芍的来源去掉了草芍药 *Paeonia obovata* Marim.,只保留了芍药 *Paeonia lactifora* Pall. 和川赤芍 *Paeonia veitchii* Lynch 两个种。1985～2020 年版药典的赤芍来源均相同。

谢宗万在《中药材品种论述》中提到:"现时商品白芍多是栽培的芍药,而商品赤芍的品种较为复杂,主要为野生的芍药根,有芍药、川赤芍、草芍药三种。"这与 1977 年版《中国药典》保持一致,后续版本《中国药典》赤芍的基原则均未收录草芍药。同时,谢宗万指出,白芍和赤芍不是以花色来区分,主要是加工方法不同而影响根的色泽,经过去皮、水煮的,其根色白,称白芍,不经刮皮而直接晒干者,其根色暗褐,称赤芍。

综上所述,历史上芍药由不分白芍、赤芍,到南北朝,根据花颜色的白、赤和根颜色的白、赤分为白芍和赤芍,一直到清末民初,根据野生与栽培、生用与加工方式不同分为赤芍与白芍,但植物来源一直没有变化,根据形态描述和历代本草中附图基本可以确定古时的赤芍和白芍均为芍药 *Paeonia lactiflora* Pall.。1985 年以后历版《中国药典》赤芍的基原均为芍药 *Paeonia lactiflora* Pall. 和川赤芍 *Paeonia veitchii* Lynch(杨祎辰,2019)。

(二) 药效考证

1. 秦汉时代 《五十二病方》记载芍药,见于 3 个方剂,应用于 2 种疾病。其一,乌喙中毒,"屑勺药,以半杯,以三指大撮,饮之"。其二,疽病,"治白蔹、黄芪、芍药、桂、姜、椒、茱萸,凡七物。骨疽倍白蔹,肉疽倍黄芪,肾疽倍芍药,其余各一,并以三指大撮一人杯酒中,日五六饮之,须已"。因此,先秦时期,虽然没有在本草专著中流传下来,但已有应用芍药治疗内科乌喙中毒、外科疽病的临床记载,可见芍药作为药物应用的历史悠久。

《神农本草经》记载:"芍药,味苦,平。治邪气腹痛,除血痹,破坚积,寒热,疝瘕,止痛,利小便,益气。生川谷及丘陵。"此乃芍药最初性味功效主治的文献记载,奠定了后世芍药临床应用的基础。

《伤寒杂病论》是东汉末年张仲景所著,书中共载药 215 种,其中,经常使用芍药配伍组方,分析其使用频率,全书高达 56 次,前 5 位的药物使用频率排序依次为甘草、桂枝、生姜、大枣、芍药。芍药在经方中的主治功效有敛阴和营、缓急止痛、清热止利、柔肝调气、养血活血、通血脉、安胎止漏、去水饮、利小便、苦泄通便、养阴助阳、敛阴和阳,此处的芍药包括白芍与赤芍为两种药物功效的总和(朱文浩,2005;刘玉莹,2016)。

《名医别录》记载:"芍药,味酸,微寒,有小毒。主通顺血脉,缓中,散恶血,逐贼血,去水气,利膀胱大小肠,消痈肿,时行寒热,中恶,腹痛,腰痛。一名白术,一名余容,一名犁食,一名解仓,一名铤。生中岳及丘陵。二月、八月采根,暴干。须丸为之使,恶石斛、芒硝,畏消石、鳖甲、小蓟,反藜芦。"此书增补了芍药的功效、别名、主要产地、采集时间、炮制方法,以及七情配伍的使、恶、畏、反等内容,进一步丰富了本草著作中有关芍药的记述。

《吴普本草》记载:"芍药,一名其积,一名解仓,一名诞,一名余容,一名白术。神农:苦。桐君:甘,无毒。岐伯:咸。李氏:小寒。雷公:酸。二月、三月生。"增加了芍药的别名、生长时月、性味等记载。

《本草经集注》记载:"芍药,今出白山、蒋山、茅山最好,白而长大,余处亦有而多赤,赤者小利。俗方以止痛,乃不减当归。道家亦服食之。又煮石用之。"说明陶弘景已经注意到当时临床应用的芍药有赤、白之分。白芍药以白山、蒋山、茅山出产的最好,即今江苏南京江宁、紫金山、句容。赤芍药功效与白芍药有差别,赤芍药有利下作用。该著是目前认为最早提及芍药有赤白之分的本草著作。因此,此时期的医学著作已经认识到赤芍与白芍的不同,但对赤、白芍的区别没有详细的记载。

2. 隋唐五代时期 《日华子本草》约成书于五代十国吴越天宝年间,原书早佚,佚文保存在后世本草著作中。唐代《重修政和经史证类备用本草》引《日华子本草》中对芍药的记载:"治风补劳,主女人一切病并产前后诸疾。通月水,退热除烦,益气,天行热疾,瘟瘴,惊狂,妇人血运及肠风泻血,痔瘘,发背疮疖,头痛,明目,目赤胬肉。赤色者多补气,白者治血。此便是芍药花根。海盐、杭越俱好。"叙述了赤芍与白芍功效区别。

3. 宋金元时期 《开宝本草》记载:"芍药此有两

种,赤者利小便,下气,白者止痛散血。其花亦有红白两色。"

《经史证类备急本草》芍药下记载:"味苦、酸、平、微寒,有小毒。主邪气腹痛,除血痹,破坚积,寒热疝瘕,止痛,利小便,益气,通顺血脉,缓中,散恶血,逐贼血,去水气,利膀胱、大小肠,消痈肿,时行寒热,中恶,腹痛、腰痛。"元代时期各医家对芍药的认识基本延续元代以前的观点。

因此,宋金元时期本草著作中明确指出芍药有赤者和白者两种,植物形态及功效方面不同,花色有红白两色,赤芍与白芍的鉴别方法主要是根据根、花的颜色。此时期的本草著作中已经在药物有了性状与药效区别,但尚未将芍药分列为白芍与赤芍。

4. 明代 明代《滇南本草》最早将芍药分为白芍与赤芍进行论述:"白芍味酸,微甘,性微寒,主泻脾热,止腹痛,止水泄,收肝气逆痛,调养心肝脾经血,舒肝降气,止肝气痛。""赤芍味酸,微辛,性寒,泄脾火,降气行血,破瘀血,散血块,止腹痛,散血热,攻痈疽,治疥癞疮。"使临床使用芍药有了白、赤之分。虽经考订两者系同一植物,只是加工方法不同,但两者主治应用也不尽相同。

《本草品汇精要》书中明确将芍药分为白芍药、赤芍药两种,每种药名下先记述《神农本草经》和《名医别录》原文,然后又分名、苗、地、时、收、用、质、色、味、性、气、臭、主、行、助、反、制、治、合治、禁20项详细论述,附有彩色药图是书中一大特色,其中芍药图2幅,赤芍药开红花,白芍药开白花。

《本草蒙筌》中记载芍药:"味苦、酸,气平、微寒。"有赤芍与白芍之分述:"赤芍药色应南方,能泻能散,生用正宜;白芍药色应西方,能补能收,酒炒才妙……赤利小便去热,消痈肿破积坚,主火盛眼疼要药;白和血脉缓中,固腠理止泻痢,为血虚腹痛捷方。"明确区分了白芍与赤芍的主治功效。

《本草纲目》中记载药名及内容仅为芍药一种,其气味"苦,平,无毒",但在论述芍药时说到"白芍药益脾,能于土中泻木,赤芍药散邪,能行血中之滞",也是肯定了芍药有赤、白之分的观点。

《药鉴》中记载芍药:"气微寒,味酸苦,气薄味浓,有小毒,可升可降,阴也。人手足太阴二经。生用则降,酒浸可升。其用有赤白之异,赤者泻热,白者补虚,赤者能泻肝家火,故暴赤眼洗与服同。"因此,明代时期对芍药的认识有了一次质的飞跃,使临床真正将赤芍和白芍区分开(刘萍,2018)。

5. 清代 《本草备要》记载:"白芍补血泻肝涩敛阴,苦酸微寒,入肝脾血分,为手、足太阴(肺脾)行经药。泻肝火,安脾肺,固腠理,和血脉,收阴气,敛逆气,散恶血,利小便,缓中止痛,益气除烦,敛汗安胎,补劳退热。""赤芍药主治略同,尤能泻肝火,散恶血,治腹痛坚积,血痹疝瘕,经闭肠风,痈肿目赤。白补而收,赤散而泻。白益脾,能于土中泻木;赤散邪,能行血中之滞。产后俱忌用。赤白各随花色,单瓣者入药。"书中虽然分别论述了白芍药和赤芍药,但在性味上并没有论述两者有无差异,在白芍药条下称"苦,酸,微寒",在赤芍药条下只是称其主治略同,进而论述了赤芍的功用特点。

《本草求真》单列了赤芍,记载:"赤芍专入肝,与白芍主治略同,但白则有敛阴益营之力,赤则止有散邪行血之意。白则能于土中泻木,赤则能于血中活滞。"

《医学衷中参西录》记载:"芍药原有白、赤二种,以白者为良,故方书多用白芍。至于化瘀血,赤者较优,故治疮疡者多用之,为其能化毒热之瘀血不使溃脓也。白芍出于南方,杭州产者最佳,其色白而微红,其皮则红色又微重。为其色红白相兼,故调和气血之力独优。"

清代医学家对芍药和赤芍有了明确认知,白芍消湿止泻,治泻痢后重,补血益脾,缓中止痛,除烦敛汗,养血和血,除痢安胎。可以养肝脾真阴,收摄脾气之散乱,肝气之恐横,止肝气痛,胁痛,安胎热不宁。赤芍凉血,泻肝火,专行恶血,破积泄降。治腹痛、胁痛、坚积、血痹、疝瘕、经闭、肠风痈肿、目赤。白芍能于土中泻木,赤芍散邪,能行血中之。

6. 近现代 《中药材手册》记载:"赤芍破瘀血,除肝热,调止痛,治疮疡肿毒,头痛烦热,目赤。妇人经闭腹痛。"

《中药学》(全国中等卫生学校试用教材,1979)记载:"赤芍,苦,微寒,归肝经。清热凉血,祛瘀止痛。用于温热病热入营血,发热,舌绛,身发斑疹,或血热妄行,吐血衄血等。均常与生地、牡丹皮配伍。用于血瘀经闭、跌打损伤或疮痈红肿疼痛、目赤肿痛症。"

《中药大辞典》记载:"赤芍清热凉血,活血祛瘀。主治温毒发斑,吐血衄血,肠风下血,目赤肿痛,痈肿疮疡,闭经,痛经,崩带淋浊,瘀滞胁痛,疝瘕积聚,跌扑损伤。"

《中国药典》(2020年版)记载:"清热凉血,散瘀止痛。用于热入营血,温毒发斑,吐血衄血,目赤肿痛,肝郁胁痛,经闭痛经,癥瘕腹痛,跌扑损伤,痈肿疮疡。"

总观赤芍药效,唐代前古人记载功效芍药赤芍混合一起记述,宋代以后白芍赤芍功效单列记述,清末后期功效记述与今相近,《中国药典》以法典形式予以固化。赤芍的药效特征周祯祥(2018)总结如下:赤芍苦寒清热,善走血分。用此清热凉血,治疗温热病热入营血,斑疹紫暗,血热吐血衄血等。赤芍主通利,专入肝家血分,善行血中之滞,适用于肝郁胁痛、经闭痛经、癥瘕腹痛、跌扑损伤及痈疽疮疡等。因其能凉血逐瘀,故一切血热血滞者,皆可用之,对血热瘀滞之证尤为适宜,专泻肝火,能除热明眼目,大凡暴赤眼者,或洗或服,皆当用赤芍,适用于肝热目赤肿痛、羞明多眵或目生翳瞙。

(三) 道地沿革与特征

赵佳琛等(2019)考证古代芍药的产地与品质。《太平御览》:芍药出三辅(今陕西汉中)。《名医别录》:生中岳(今河南嵩山)及丘陵。《本草经集注》:今出白山(今江宁)、蒋山(今南京)、茅山(今句容)最好,白而长大。《日华子本草》:海盐、杭越(今浙江)俱好。《本草图经》:生中岳川谷及丘陵(今河南),淮南(今安徽淮南)者胜。《医学衷中参西录》:白芍出南方……赤芍出于北方关东三省。《本草药品实地之视察》:赤芍即为西北(今甘肃、青海、川西)一带山中野生者……《药材资料汇编》:赤芍按产地区为内蒙古赤芍(多伦赤芍)、华北赤芍(品质中等)、京赤芍三类。

《本草衍义》评价:野生花红而单瓣者为佳。其根赤色味苦,或色白粗肥为好。《医学衷中参西录》评价:赤芍东三省所产,皮肉皆赤而质粗糙。《本草药品实地之观察》评价:西北一带(今青海、甘肃)野生者,细长而直,色褐紫而显纤维性,皮部易脱离,木部呈放射状。

《中药材手册》记载:"赤芍主产于内蒙古多伦,河北围场及东北等地,此外山西、青海、甘肃亦产。品度优劣以支条粗长,质松,俗称'糟皮粉碴'者为佳。"

《常用中药鉴定大全》记载:"川赤芍生产于四川、青海、甘肃、陕西、云南等地,以内蒙古多伦所产质量最佳,奉为道地药材。以支条粗壮,内碴黄白色者为佳。"

《中药大辞典》记载:"川赤芍分布于四川、西藏、陕西、甘肃、青海等地。"

《中国药材学》(徐国钧,1996)记载:"川赤芍分布于西藏、青海、四川、甘肃、陕西等地。生于山坡林下、草丛及路旁,本品以根长,外皮易脱落,断面白色,粉性大,俗称'糟皮粉渣'者为佳。"

《新编中国药材学》记载:"川赤芍生于山坡疏林及林边。分布于陕西、青海、四川、甘肃等地。"

综上论述,古代芍药在2000多年医疗实践中逐步分出白芍与赤芍,其中赤芍在古代产地产自江苏、浙江和内蒙古,以其根赤、色味苦,或色白粗肥为佳。近代赤芍产地向西北迁移,自《本草药品实地之观察》记载并评价"西北一带"野生赤芍后,较多的权威著作都记述了甘肃、青海、四川、西藏、陕西的赤芍和川赤芍品质较好,青海、四川成为川赤芍的道地产区。赤芍以条粗长、外皮易脱落、断面粉白色、菊花心明显、粉性强、具"糟皮粉碴"者为质量上乘,青海、四川产的川赤芍具有这些优良特征。

青海开发历史

(一) 地方志

《丹噶尔厅志》记载:"芍药,生植比牡丹颇难。能开花者仅数丛而已。赤芍,花似龙爪而无斑点。其白者谓之白芍。野芍药,似芍药而小。牧者或采其花以售于市。"

《大通县志》记载:"赤芍案《小利志》曰:此有赤白二种,其花亦有赤、白二色。《尔雅·翼言》曰:制食之毒,莫良于芍,故得药名亦通。"

《湟中县志》记载草药类有赤芍(臭牡丹)。《化隆县志》记载:"川赤芍(赤芍、臭牡丹),生长于山地林边、灌丛、草地,脑山地区均有分布,塔加地区最多。"

另外《西宁府新志》《碾伯所志》《民和县志》《湟源县志》《循化县志》《贵德县志》《互助县志》都记载了本区域生长分布川赤芍(臭牡丹)的情况,与该物种生境分布相吻合,川赤芍(P. veitchii)在青海的应用有悠久历史。

(二) 青海植物志与药学著作

《青海经济植物志》收载了川赤芍 Paeonia veitchii Lynch,产海北、海南、果洛州及东部农业区,生于海拔2500~3600 m的林下或灌丛中。邻省区西藏东部、四川西部、甘肃及陕西南部有分布。

《青海种子植物名录》(荀新京,1990)收载了"川赤芍 Paeonia veitchii Lynch,生于3 700 m山坡、灌丛、林下。分布于果洛、黄南、海南、海北、海东。臭牡丹 P. veithiflora Pall. 生于2800 m山坡、林下、林缘。分布在大通河林区、互助、民和"。

《青海地道地产药材》(郭鹏举,1996)记载:"青海产赤芍为毛茛科植物川赤芍的根,系药典收载品种之一,又名臭牡丹根……全省野生资源量约900吨,年收购量达 105 吨,调出达 93 吨,为青海省大宗商品之一。"

《青海地道地产药材的现代研究》(刘红星,2007)记载:"赤芍,来源于毛茛科植物芍药 *Paeonia lactiflora* Pall. 或川赤芍 *Paeonia veitchii* Lynch 干燥根。"

《青省黄南药用植物》(周玉碧,2021)收载川赤芍川赤 *Paeonia veitchii* Lynch 根,产同仁、泽库,生于海拔 2 500～3 700 m 林下林缘灌丛中。芍药 *P. lactiflora* Pall. 根,产同仁,分布于海拔 2 000～2 800 m 的山坡草地;有栽培。

(三) 生产历史

20 世纪 80 年代,川赤芍是青海重点收购药材之一,平均年收购量达 100 吨以上,大部分调往外省。是全国中药资源普查重点品种,资源蕴藏量大于1 000 吨,在全国 151 个重点普种品种中,与甘草、草乌、南沙参、黄精、羌活、贯众、北柴胡、香薷 8 个品种蕴藏量相当,是青海大宗道地商品之一。

川赤芍过度开采野生药资源的现象十分严重,导致野生赤芍资源遭到毁灭性的破坏。由于野生赤芍的优良品质和显著的临床效果,市场收购价格飙升,再加上川赤芍种子萌发率低,生长周期长,加上部分地区掠夺性地采挖,导致其野生资源急剧减少,进一步导致价格大幅上涨,价格上涨又进一步刺激了掠夺性采挖,如此恶性循环,导致其野生资源变得越来越稀缺,并处于萎缩和枯竭的状态。目前川赤芍野生资源极度稀缺。而开采赤芍留下的沙坑在旱季容易沙化,对植被尤其是草原的破坏相当严重,挖一棵川赤芍会留下一个直径约 1.5 m 的坑,这会给草原带来巨大的灾难。

第四次全国中药资源普查与调查发现,野生川赤芍分布范围没有改变,但种群密度发生了变化,原分布成片的地方现呈零星分布。姚旭东等(2021)对西宁地区野生川赤芍资源调查,西宁城区、大通县、湟源县及湟中县的野生川赤芍资源蕴藏量分别约为 1.8吨、7 974.5 吨、6 462.2 吨、5 762.6 吨,西宁城区(含三县)的资源蕴藏量累计约为 2.02 万吨,总分布面积大约为 3 125 公顷。西宁地区的大通、湟源、湟中和海东各县有种植川赤芍约 20 公顷。现阶段正在开展人工抚育、筛选良种,深入研究栽培技术与产地加工技术,扩大人工种植规模。

西北川赤芍品种较好,青藏高原东缘部是最佳适生区,青海川赤芍正好生于这一主要区域。野生川赤芍主要分布海拔 2 300～3 200 m 的林下、林缘地带及

带有灌木丛的阴面田埂旁、阴坡草丛,主要是灌木和矮小乔木及草本植物组成的群落。如果生长在灌木丛旁,土壤多数为腐殖土,透气性好,空气相对湿度适中,生长在该环境条件下的川赤芍长势良好,密度和盖度较大。如果生长在高大乔木下,并且海拔较高,其群落类型为乔木型和灌木型,再加上草本植物群落,空气相对湿度很高,生长在该环境的川赤芍植株细弱矮小,根系也小,种群密度和盖度均较小。所以选择不同生境种植川赤芍对产量、品质相当重要。

赤芍在青海省使用企业有青海省格拉丹东药业有限公司、青海九康中药饮片有限公司、青海瑞成药业有限公司、青海益欣药业有限责任公司。使用的药材基原为赤芍或者川赤芍,共计使用量为 8 689.91 kg/年。使用产品为复方手参益智胶囊(国药准字Z20026454)、丹葛颈舒胶囊(国药准字 Z20025778)、中药饮片、化瘀散结灌肠液(国药准字 Z20025840)、消淤康胶囊(国药准字 Z20026074)。赤芍在青海省的年使用总量约为 9 000 kg,近五年价格区间为 22～77 元/kg,年采购/销售总价为 35.1 万元。其中青海九康中药饮片有限公司使用为川赤芍,占总体使用量的 33%,使用品种为青海产,其余企业使用品种为赤芍。

来　源

本品为毛茛科植物川赤芍 *Paeonia veitchii* Lynch 的干燥根。

多年生草本,高 30～60 cm。根圆柱形,单一或分枝,长达 31 cm,直径 1～2 cm,外皮深褐色。茎粗壮,具棱。叶为二回三出复叶,长 7～20 cm;小叶羽状分裂,裂片窄披针形至披针形,宽 0.4～1.5 cm,顶端渐尖,全缘,表面深绿色,沿脉疏生短柔毛或无毛,背面淡绿色,无毛;叶片长 3～10 cm。花 1～2 朵,生于顶端及叶腋,直径 4～9 cm;苞片 2～3,分裂或不分裂;萼片宽卵形,长 1～1.5 cm,宽 1～1.3 cm;花瓣 6～9,倒卵形,长 2.2～4 cm,宽 1.5～2.5 cm,紫红色或粉红色;花丝长 5～10 mm,花药黄色;花盘肉质,包于心皮基部;心皮 2～3,密被黄色绒毛。蓇葖果长 1～2 cm,密被黄色绒毛。花期 6～7 月,果期 8～9 月(见图13-1 至图 13-4)。

赤芍近缘植物检索表

1. 根圆柱形,稍弯曲。表面褐色或黑棕色,粗糙,有粗而略扭曲的纵皱纹及横向突起的皮孔;外皮易脱落。质硬脆,易折断,断面平坦,粉白色或黄白色,有时具裂隙⋯⋯芍药(*Paeonia lactiflora* Pall.)

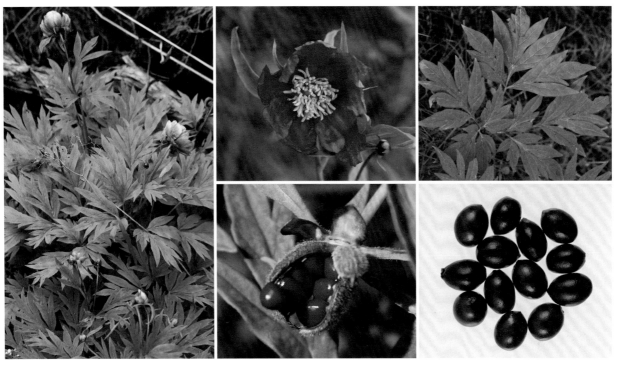

图 13-1　川赤芍植物(1)

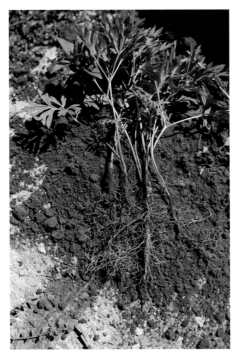

图 13-2　川赤芍植物(2)

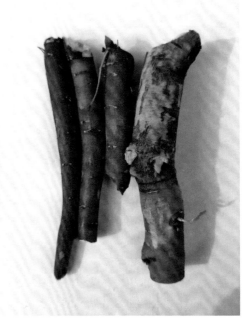

图 13-3　川赤芍鲜根

2. 根表面棕褐色,粗糙,有纵沟和皱纹,并有须根痕和横长的皮孔样突起 ……… 川赤芍(Paeonia veitchii Lynch)

3. 根粗壮,长圆柱形,茎无毛,基部生数枚鞘状鳞片。茎下部叶为二回三出复叶;顶生小叶倒卵形或宽椭圆形,密生长柔毛或绒毛。………………………………………… 毛叶草芍药[Paeonia obovata var. willmottiae (Stapf) Stern]

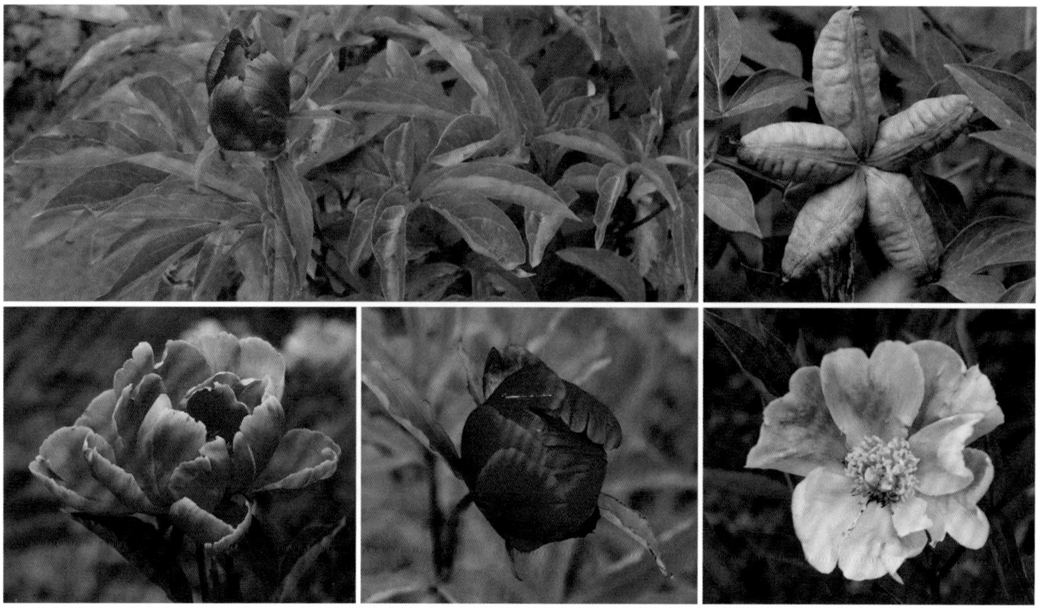

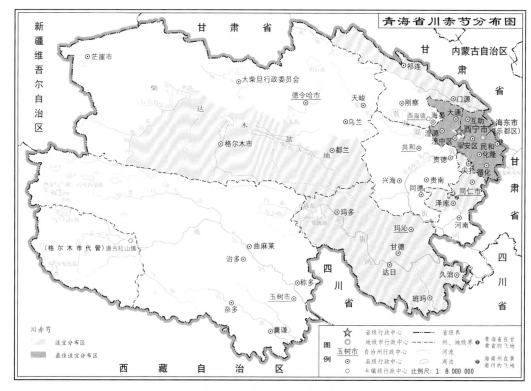

图 13-4　芍药植物

生态分布

川赤芍生长于青海湟中、湟源、大通、互助、平安、乐都、民和、化隆、循化、都兰、格尔木、同仁、泽库、尖扎、祁连、门源及果洛州各县,青海当地群众称为臭牡丹,海东部分地区有栽培(见图 13-5)。川赤芍植株较矮小,有较强抗寒和抗旱能力,在全光或侧方遮阴

图 13-5　青海省川赤芍分布

条件下生长良好,花开繁茂,在过于荫蔽地方成花率有所下降。在分布区零星分布,西宁地区、海东地区、尖扎、门源为最佳适生区。

野生川赤芍主要分布于海拔2 500～3 600 m的林下、林缘地带及带有灌木丛的阴面田埂旁、阴坡草丛,主要是灌木和矮小乔木及草本植物组成的群落,作为伴生种出现在以金露梅、银露梅、山生柳、小檗、青海杜鹃为建群种的高山灌丛,或出现在以青海云杉或桦树为建群种的林缘。混生的草本植物有高乌头、沙棘、东方草莓、蕨麻、大戟、芨芨草等,川赤芍在群落中的盖度为2％～3％,在分布区域内是零星分布。

除青海外,川赤芍分布在甘肃中部和南部、宁夏南部(六盘山)、陕西南部(秦岭)、山西北部(五台山)、四川西部、西藏东部及云南,生于海拔1 800～3 900 m的山坡林下、草丛中及路旁(见图13-6)。

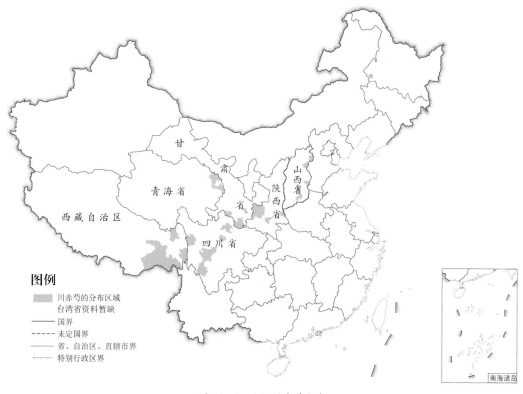

图 13-6　全国川赤芍分布

种植技术

(一)整地施肥

川赤芍为肉质深根花卉,宜选土层深厚、肥沃、排水良好的沙壤土种植。每亩施有机肥2 500 kg左右,过磷酸钙25 kg。8月中旬至9月下旬栽植。一年追肥3次,出土展叶后施速效肥、花后肥及入冬前的长效肥。冬季－10 ℃可堆土防寒,土厚20 cm。

(二)繁育技术

1. 种子繁育

(1)春季育苗:手工挑选籽粒饱满,无虫蛀的种子。将种子用80 ℃的温水浸泡30 min,再倒入适量洗洁精,用力揉搓5 min,将种子用清水反复清洗3遍,再用常温条件下的水浸泡10日,每日换水一次,保持水洁净,最后将种子捞出后倒入配好的浓度为300 mg/L的赤霉素溶液中浸泡12 h,出苗率可达88.5％。

(2)夏秋季育苗:采收新鲜种子,种子不能在太阳下暴晒。在7月收获后立即播种,播种时间越早,出苗率越高。试验中7月20日播种采用出苗率达78.9％。以上相比春季育苗出苗率高,但当年只长出根,第2年才出苗,生长周期2年,2年时间苗才能出圃;采用收获的新种马上育苗,当年下胚轴就可长出根,第2年就可苗成出苗。采取夏秋季育苗的方法,这样可以提高土地的利用率,取得较好的经济效益。

（3）播种量：大田采用每亩 45 kg 的播种量，每亩保苗数可达 10.87 万株，随着播种量增大，苗数不断增加，表现出随着密度增加苗逐渐变小的趋势（见图 13 - 7）。

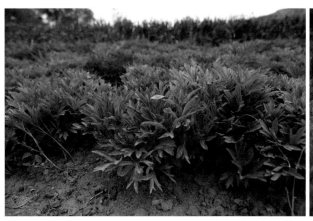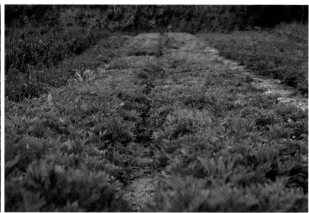

图 13 - 7 川赤芍苗圃

2. 根繁育技术

（1）根段繁育：采用根径大于 1 cm、长度在 10 cm 的根段进行根段繁育效果最佳，采用秋季栽植，2 年后出苗率可以达到 87.6%。在一定长度内，根段越长越有利于川赤芍的生根和出苗，当根段达到一定长度时，这种作用就会变小，生产上应采取合理的长度，能更好地利用有限的根段资源。其余的根段，可以加工成药材。

（2）根芽（芽头）繁育：有主根和侧根、须根的情况下，保留 3 个头，赤芍经过 2 年的生长，平均茎数可以达到 7.3 个，高度 31.3 cm，冠幅 123.8 cm，开花数 4.7 朵，出苗率 98.0%，凡是出苗的全部开花，开花 100%。

以上根段、根芽（芽头）繁育方式，在有足够资源的情况下，建议采取芽头繁育，两者相比，采取芽头繁育具有出苗率高、生长快的特点（段晓明，2019）（见图 13 - 8 和图 13 - 9）。

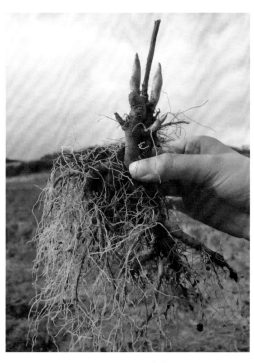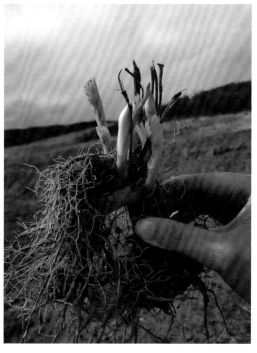

图 13 - 8 一个芽繁殖　　　　　　　图 13 - 9 三个芽繁殖

3. 分株繁育　在处暑至秋分进行，3～5 芽为一丛，顺自然纹理切开，晾干伤口，结软疤时蘸硫黄粉后栽植。

(三) 田间管理

1. 中耕除草　川赤芍最怕草荒,尤其在栽后的第 2 年,由于株行距宽,每株发出的苗不多,杂草容易滋生,若不及时除草,便会妨碍川赤芍生长。因此栽种后幼苗萌发出土时,即应中耕除草,以后约隔 1 个月进行一次,务必达到土松、无草的要求。每次中耕,只能浅松表土 3～5 cm,以免伤根,并注意勿将苗芽弄断,如果弄断,当年就不再萌发,影响生长(见图 13 - 10)。

2. 追肥　川赤芍当年栽种后,不必追肥。第 2 年与第 3 年追肥 4 次。第 1 次在 4 月份中耕除草后,第 2、第 3 次在 5～7 月,第 4 次在 10～11 月。第 4 年春季根据川赤芍生长情况可以追肥 1～2 次,每次追肥均应在株旁开穴或开环状浅沟施入,施后覆土,以免肥料流失。

3. 灌溉排水　川赤芍较耐旱,但若久晴过干,对生长不利,故旱时仍须灌溉,川赤芍又怕积水,常因积水而引起病害,故更应注意排水。

4. 摘蕾　在 6 月中旬现蕾时,选晴天将其花蕾全部摘去,以利集中养分,促进根的生长,提高产量和质量,摘蕾不宜过迟(陈卫国,2016)。

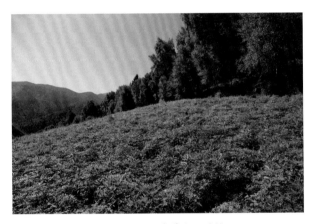

图 13 - 10　川赤芍大田种植

(四) 病虫害防治

(1) 根腐病:可采用枯草芽孢杆菌 300 倍液在发病初期进行灌根,5% 大蒜素微乳剂 500 ml/公顷稀释后灌根处理。

(2) 立枯病:采用 1:1:100 的波尔多液在生长初期进行喷雾预防,每周 1 次,哈茨木霉 500 g/公顷兑水 25 kg,苗床上淋喷。

(3) 褐斑病:采用 1×109 CFU/g 多粘类芽孢杆菌 500～1 000 倍液叶面喷雾。

(4) 金针叶、蝼蛄、蛴螬:采用绿僵菌 2×10^8 孢子/g 颗粒剂土壤处理,结合施肥,每亩施 3 kg。

采收加工

人工栽培的川赤芍生长 3～4 年,这一时间段采收为宜,5 年以上根系老化干枯,品质下降,收获季节以 8 月上旬至 9 月中旬为宜。选择晴天,割去茎叶,挖出全根,抖去泥土,除去根茎及须根,洗净,刮去粗皮,除留芽头做种外,地下粗根加工成药材(见图 13 - 11)。

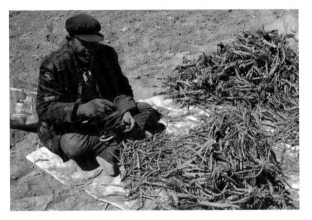

图 13 - 11　产地加工

商品规格

根据市场流通情况,对川赤芍药材进行规格划分,根据中部直径和长度,各规格下分为"统货""一等"和"二等"三个等级。

1. 统货　本品不分粗细长短,条匀,紫褐色,有纵沟及皱纹,断面粉红白色。

2. 一等　本品呈圆柱形,稍弯曲,外表纵沟或皱纹,皮较粗糙,有须根痕和横长皮孔样突起。表面暗棕色或紫褐色,质硬面脆。断面粉白色或粉红色,中间有放射状纹理,有粉性,气微香。味微苦、酸涩,无空心。粉性足,两端粗细均匀,中部直径≥1.2 cm,长度≥16 cm。

3. 二等　同一等性状。与一等区别是:粉性差,中部直径 0.8～1.2 cm,长度<16 cm。

药材鉴别

(一) 性状鉴别

1. 药材　呈圆柱形或长圆锥形,长 10～25 cm,

直径 1~4 cm。表皮棕色或棕褐色,有纵顺皱纹及横向皮孔。质坚实,断面显粉性、黄白色或带紫色,显射线纹理。气微香,味微苦。以支条粗壮、内碴黄白色者为佳(见图 13-12)。

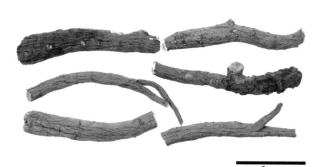

5 cm

图 13-12 川赤芍药材性状

2. 饮片 为类圆形薄片或斜片。表面粉白色或粉红色,中心有放射状纹理,皮部窄,有的有裂隙。周边灰褐色。质硬而脆。气微香,味微苦,酸涩(见图 13-13)。

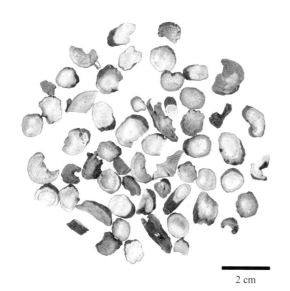

2 cm

图 13-13 川赤芍饮片

(二)传统鉴别术语

"糟皮粉碴":指赤芍外皮薄,疏松易剥落;断面白色泛红,呈粉性。

"京涩川甜":是对赤芍和川赤芍的口感描述。赤芍(京)气微香,味微苦、酸涩,而川赤芍则香气浓,味先甜后回苦,故名。

(三)显微鉴别

1. 横切面显微 木栓层为数列棕色细胞。栓内

层薄壁细胞切向延长。韧皮部较窄。形成层成环。木质部射线较宽,导管群作放射状排列,导管旁有木纤维。薄壁细胞含草酸钙簇晶,并含淀粉粒(见图 13-14 至图 13-18)。

2. 粉末显微 粉末黄白色。淀粉粒团块甚多。草酸钙簇晶直径 20~40 μm,存在于薄壁细胞中,常排列成行,或一个细胞中含数个簇晶。木栓组织碎片细胞呈多角形、长方形或不规则形,壁厚(见图 13-19)。

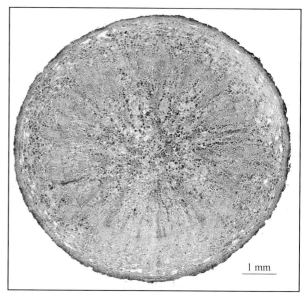

1 mm

图 13-14 川赤芍根横切面(正常光)(40×)

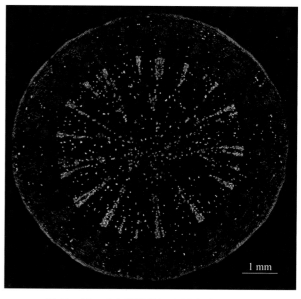

1 mm

图 13-15 川赤芍根横切面(偏振光)(40×)

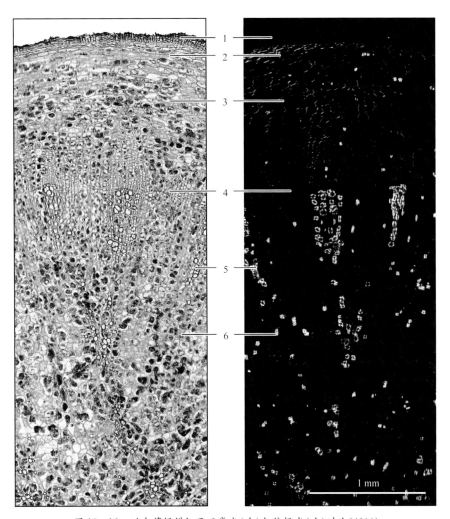

图 13-16 川赤芍根横切面正常光(左)与偏振光(右)对比(40×)

1. 木栓层;2. 皮层;3. 韧皮部;4. 形成层;5. 木质部;6. 草酸钙簇晶

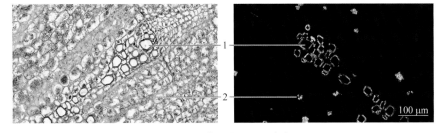

图 13-17 川赤芍根横切面维管束(40×)

1. 导管;2. 草酸钙簇晶

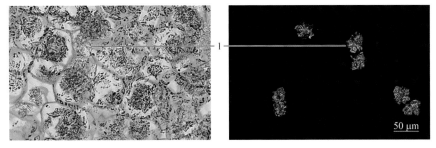

图 13-18 川赤芍根横切面簇晶(40×)

1. 薄壁组织中有大量草酸钙簇晶

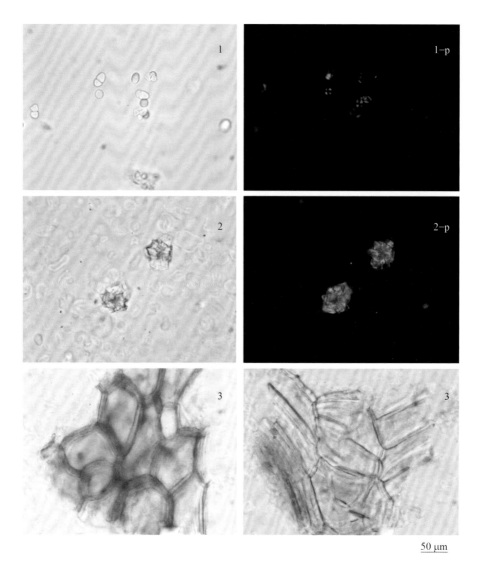

图 13-19　川赤芍粉末显微特征(X-p代表偏振光)(40×)

1. 淀粉粒;2. 草酸钙簇晶;3. 木栓细胞

理化指标

《中国药典》(2020年版)规定:本品原药材含芍药苷($C_{23}H_{28}O_{11}$)不得少于1.8%。本品饮片含芍药苷($C_{23}H_{28}O_{11}$)不得少于1.5%。

品质评价

(一) 传统性状品质

《本草经集注》记载:"今出白山、蒋山、茅山最好,白而长大,余处亦有而多赤,赤者小利。"

《现代中药材商品通鉴》以内蒙古多伦所产川赤芍的质量为最佳,称"多伦赤芍",奉为地道药材。芍药根:以支条粗长、质较轻松、糟皮粉碴者为佳。川赤芍:以支条粗壮、内碴黄白色者为佳。

《金世元中药材传统鉴别经验》:本品以条粗长、外皮易脱落、断面粉白色、具"糟皮粉碴"者为佳。赤芍以内蒙古多伦野生品为佳。其根条粗长、质松,具有"糟皮粉碴"的特点。

川赤芍在民国时期才有记载,主产于四川西北部(包含青海、甘肃)。古时以产地评价药材的优劣,现在以产地结合药材的性状特征评价赤芍药材的质量优劣,现认为条粗长、外皮易脱落、质较轻松、断面白色粉性大、具"糟皮粉碴"者为佳。

（二）化学品质

王秋玲（2012）通过对比不同环境下，野生和栽培芍药化学成分含量之间的差异表明，两者不论是同一环境，还是不同环境下，总体间都存在部分化学成分指标的显著差异（$p<0.05$）。总体表现为野生芍药中儿茶素（CA）、芍药苷（PF）的含量显著（$p<0.05$）高于栽培芍药，而栽培芍药中芍药内酯苷（AS）含量显著（$p<0.05$）高于野生芍药。实验表明通过芍药内酯苷峰相对于芍药苷峰的高度比例可以初步判断该样品是来自野生或是栽培。

杨昌林（2011）寻找栽培芍药作赤芍药用依据，对芍药栽培品与野生品进行成分研究，结果芍药栽培品与野生芍药主要化学成分相同，且各成分含量也存在交叉。由于中药材的个体差异、采收期不同、气候类型的多样性以及复杂的自然条件等对中药材含量的影响，中药材个体差异明显，因此还不能单从化学成分的类型及含量的角度来评价芍药栽培品与芍药野生品之间的关系，实验研究通过非参数检验分析（Mann-Whitney U 检验）表明，23 批芍药栽培品与 12 批芍药野生品之间芍药苷（PAE）、赤芍总苷（TPG）、1，2，3，4，6-五没食子酰葡萄糖（PGG）、总酚、鞣质及苯甲酸的含量都有显著性差异（$p<0.05$），且从各成分的平均含量来看，除 PAE 及 PGG 外，芍药栽培品中赤芍总苷、鞣质、总酚及苯甲酸的含量远高于芍药野生品。由此可见，芍药栽培品与芍药野生品之间也存在一定差异，验证了栽培芍药替代野生资源的可行性。同时建立了芍药药材指纹图谱检测方法，最后，对所生成的标准色谱图进行相似度评价，结果发现野生芍药标准指纹图谱与栽培芍药标准指纹图谱间相似度为 0.885＜0.9，表明栽培芍药与野生芍药品质之间存在一定差异，运用指纹图谱技术能较好地鉴别栽培芍药与野生芍药的质量。

（三）川赤芍居群表型多样性

川赤芍为中国特有的芍药属野生植物，同时也是广布种，在四川、青海、甘肃、宁夏和陕西均可生长分布，生境条件差异较大，林缘、林下、灌丛和草原均可生长，分布广泛及生境多样化是川赤芍居群间表型变异大的主要原因之一。杨勇等（2017）对四川西部川赤芍 6 个野生居群株高、茎粗、叶片和花部性状进行比较，结果四川西部川赤芍 6 个居群 15 个表型性状的变异系数（CV）、离散系数（R'）和 Shannon-Weaver 遗传多样性指数（H'）均表现出较大差异，说明川赤芍不同居群具有较丰富的表型多样性。主成分分析结果显示，川赤芍叶片形态及花部特征对其表型变异的贡献最大。推测原因为环境因子对于植物叶片的生长发育影响明显，郁闭度高，植株接受的光照较少，植株为获得更多光能，叶面积增大，但因接受的光能有限，植株通过光合作用合成的产物较少，对生殖生长也产生较为明显的影响，造成正常发育的果实数量减少，结实率下降。川赤芍 6 个居群的聚类结果显示：甘孜州炉霍县充古乡（P6）居群的生境及植株表型特征与其他 5 个居群差异较大。P6 居群位于调查的 6 个居群的最西端，海拔最高（3 474 m），生境为高寒草甸，居群周围无大型灌木及乔木，光照充足；其他 5 个居群的生境较类似，为林缘、林窗或林下。研究结果显示，供试川赤芍 6 个居群的聚类结果与地理距离并未表现出明显的相关性，而是生境较相似的居群更早地聚在一起，说明川赤芍的表型性状变异受到遗传因子和环境因子的共同影响。其中四川西部川赤芍居群表现出较高的表型多样性，且表型变异主要体现在不同居群间。

化学成分

川赤芍含有多种化学成分，主要包括萜类及其苷、黄酮及其苷、鞣质类、挥发油类、酚酸及其苷等，此外还有多糖类、醇类、酚类、生物碱、微量元素等成分（陆小华，2015）。

1. 萜类及其苷　赤芍中苷类的总称为赤芍总苷（total paeony glucosides，TPG），是其主要有效成分。其中单萜及其苷类化合物主要分为具蒎烷结构和具内酯结构的单萜及其苷。目前，赤芍中具蒎烷结构的单萜及其苷类成分有 17 个，见表 13-1；具内酯结构的单萜及其苷类成分有 7 个，分别为 palbinone、paeonilactone A、paeonilactone B、paeonilactone C、lactinolide、pailactone B、6-O-β-D-gluecopyranosyllactinolid（薛辉，2008），代表性的化学结构见图 13-20；三萜及其苷类成分有 13 个，分别为 11α，12α-epoxy-3β，23-dihydroxy-30-norolean-20-en-28，13β-olide、friedelin、epifriedelanol、23β-hydroxyolean-12-en-28-al、betulinic acid、11α，12α-epoxy-3β，23-dihydroxyolean-28，13β-olide、3β-hydroxy-11α，12α-epoxy-olean-28，13β-olide、3β-hydroxy-11-oxo-olean-12-en-28-oic acid、oleanolic acid、hederagenin、23-hydroxy betulinic acid、30-norhederagenin、3β-hydroxyolean-12-en-28-al（薛辉，2008；卜璟，2013）。

表 13-1 赤芍中具蒎烷结构的单萜及其苷

序号	化合物名称	文献	序号	化合物名称	文献
1	paeonflorin	4-6	10	galloylpaeoniflorin	8
2	oxypaeoniflorin	4-6	11	9-ethyl-neopaeoniaflorin A	8
3	benzoylpaeoniflorin	4-6	12	4-ethyl-paeoniflorin	9
4	benzoyloxypaeoniflorin	4	13	4-ethyl-benzoyl-paeoniflorin	10
5	albiflorin	5-6	14	epi-4-ethyl-benzoyl-paeoniflorin	10
6	paeoniflorigenone	7	15	(1S,2S,4R)-trans-2-hydroxy-1,8-cineole-β-D-glucopyranoside	11
7	paeonilactinone	7			
8	(Z)-(1S,5R)-β-pinen-10-yl-β-vicianoside	7	16	1-O-β-D-gluecopyranosyl-paeonisuffrone	12
9	(1R,2S,4R)-trans-1,8-cineole-2-O-β-D glucopyranoside	8	17	6′-O-benzoyl-4″-hydroxy-3″-methoxypae-oniflorin	13

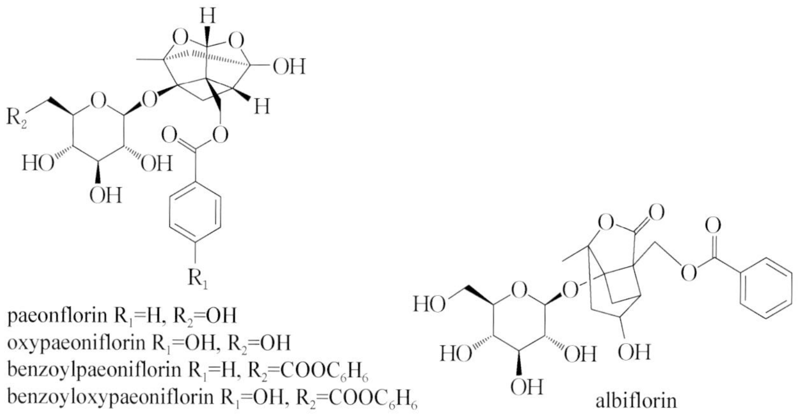

paeonflorin R₁=H, R₂=OH
oxypaeoniflorin R₁=OH, R₂=OH
benzoylpaeoniflorin R₁=H, R₂=COOC₆H₆
benzoyloxypaeoniflorin R₁=OH, R₂=COOC₆H₆

albiflorin

图 13-20 赤芍中代表性成分的化学结构

2. 鞣质类 姚杰等(2020)通过对 16 个地区赤芍成分鉴定得知,赤芍中没食子酸的质量分数约 0.05%。此外,亦有研究鉴定得知,赤芍中还含有没食子酰葡萄糖类化合物,而通过质谱亦得知其为双电荷离子$[M-2H]^{2-}$,且共性表现在丢失一系列的没食子酰基和没食子酸(周海玲,2018)。在赤芍中还鉴定出如没食子鞣质、3-3′-O-dimethylellagicacid、butylgallate、methylgallate、ellagitannin 等鞣质类化合物(何泽源,2020;陆小华,2015)。

3. 黄酮类 杨健峰等(2017)通过实验确定赤芍总黄酮最佳提取工艺,并指出此方法的总黄酮得率为 1.82%。王鑫等(2019)则通过超声波辅助提取法在赤芍中提取到高达 5.11%黄酮类物质。而姚杰等(2020)还在赤芍中鉴定出 D-儿茶精,并指出这是在白芍中没有检测出的成分。除此以外,在赤芍中还鉴定出如二氢芹菜素、naringenin、kaempferol-3-O-β-D-giucoside、dihy-drokaemferol 等黄酮类化合物。

4. 挥发油类 黄兰芳等(2013)采用水蒸气蒸馏法从川赤芍中提取挥发油,采用 GC-MS 检测,测得其主要成分为苯甲酸、牡丹酚和邻甲基苯酚;李国辉等(2007)采用同样的提取和检测方法测得的挥发油的主要成分为 n-十六烷酸、(Z,Z)-9,12-十八碳烯酸、油酸、十五烷酸、[1S-(1α,2α,5α)]-6,6-二甲基-二环[3.1.1]庚烷-2-甲醇、十六烷酸乙酯、Z-β-松油基苯甲酸脂、(R)-1-甲烯基-3-(1-甲基-乙烯基)环己烷等。此外,还含有量较少的物质如丁香油酚、麝香草酚、芳樟醇等。川赤芍根挥发性成分中主要成分为 2-羟基苯甲醛 20.24%、苯甲酸 21.64%、十六酸 6.84%、油酸 8.76%、水杨酸甲酯 1.22%、糠醛 2.49%、苯酚 1.53%、2,2-二甲基-3-辛烯 2.22%、丁香酚类、烯类及烷烃等;川赤芍根半挥发性成分中主要成分为 3,4,5-三羟基苯甲酸 29.22%、连苯三酚 14.00%、苯甲酸 21.11%、3-甲氧基-4-羟基苯甲酸 3.18%、4-羟基苯乙醇 1.74%、1-(4-羟基-3-甲氧基苯基)乙酮 5.91%、5-羟甲基呋喃甲醛 3.09%、水杨醇 2.04%、水杨酸 0.6%、(Z,Z)-9,12-十八二烯酸 3.82%（吕金顺，2009）。

5. 其他　赤芍中含有腺苷类（王彦志，2006）、棕榈酸类（孙荣斌，2010）、氨基酸（杨媛媛，2011）等其他成分。赤芍中亦含有 n-十六烷酸、油酸、十五烷酸、丹皮酚、棕榈酸等挥发油类物质，此外还被鉴定出含有多糖类、醇类、有机酸、微量元素等化学物质（周海玲，2018；何泽源，2020）。钟万超等（2020）通过正相硅胶、凝胶以及反相 HPLC 等多种色谱技术、波谱学方法在赤芍中鉴定出结构为（+）-肉豆蔻素 A2 - 4 - O - β - D-吡喃葡萄糖苷的 1 个新木脂素苷类化合物。

药理作用

1. 对心血管系统的影响

（1）抗动脉粥样硬化：芍药苷具有抑制氧化应激和炎性反应的作用，可以抑制巨噬细胞浸润、新生内膜形成及Ⅰ型胶原增生，进而减轻血管狭窄程度（吴玲芳，2021）。

（2）降低肺动脉高压：赤芍能抑制血细胞的聚集，使心搏出量和排出量增多进而降低肺动脉高压（马秀凤，1988）。也可通过抗氧化、抑制血栓素的生成和扩张肺血管来疏通微循环，进而降低肺动脉高压（黄志勇，1986）。

（3）保护心肌细胞：芍药总苷（TPG）可通过调节多种心肌酶、脂质氧化产物 MDA、超氧化物歧化酶（SOD）水平而发挥心肌保护作用。TPG 还可延长凝血酶原时间和活化部分凝血酶原时间等。其次，TPG 可抑制 bax 及其蛋白的表达，促进 bcl-2 及其蛋白的表达。TPG 亦可明显改善心血管系统功能，降低 NOX2 和 NOX4 的表达和 NOX 的活性，从而减少氧化应激而达到保护心肌细胞的作用（陆小华，2015）。

2. 对消化系统的影响

（1）保肝：赤芍保肝作用的主要作用机制为：①抗氧化损伤。②抑制炎性因子释放，改善肝脏微循环。③降低肝脏总一氧化氮合酶（NOS）/诱导型一氧化氮合酶（iNOS）的活性及 NO 的量，阻断 NO 对肝脏的损伤作用以及调控对肝脏基因表达等（陆小华，2015）。

（2）抗胃溃疡：赤芍总苷能够减少胃液量，降低胃液总酸度，抑制胃蛋白酶的活性，降低血清 MDA 浓度，升高 SOD 活性，从而使大鼠平滑肌运动加快且接近于正常体征，使胃黏膜的缺血情况得到改善，可用于治疗胃溃疡（林彦君，2010）。

3. 对神经系统的影响

（1）改善脑缺血及脑缺血再灌注：赤芍总苷能够改善大脑中动脉闭塞大鼠的行为学障碍，显著增高其局部脑血流量，降低梗死面积与脑中含水量（马仁强，2006）。赤芍中的没食子酸能降低脑细胞内 ROS 水平，使脑细胞内 Ca^{2+} 减少，抑制含半胱氨酸的天冬氨酸蛋白水解酶通路的激活，进而抑制细胞凋亡，保护受损的神经细胞（郭春燕，2013）。

（2）延缓衰老，改善记忆力：赤芍提取物可改善大鼠的血液流变学与微循环，抑制血小板聚集，扩充脑血流量，使缺氧情况下的能量代谢趋于完善，同时，还可减少脑耗氧量从而改善小鼠记忆障碍（Zheng Y Q，2007）。此外，赤芍总苷还可通过降低糖基化-氧化应激反应、抑制醛糖还原酶活性和氧化非酶糖基化来减缓细胞和机体衰老，间接提高学习记忆能力（王修银，2011）。

（3）抗抑郁：赤芍归肝经，常见于治疗肝郁胁痛、郁证等疾病的处方中，且疗效良好。赤芍总苷可以缩短抑郁小鼠运动停滞时间并降低大脑长期储存某一信息的关键部位海马体中的 β-肾上腺素受体和大脑皮层血清素受体的密度，具有一定抗抑郁作用（吴芳，2005）。

4. 抗血栓及稳定微循环作用

（1）调节红细胞变形性：赤芍可以增加红细胞变形性，使血液易于通过血管狭隘处，流动速度加快（莫恭晓，2016）。

（2）抑制血小板聚集：赤芍能抑制肾上腺素二磷酸腺苷和花生四烯酸诱导的血小板凝集；临床试验也显示，赤芍能够抑制冠心病患者血小板的黏附聚集能力（李次芬，1986）。

（3）稳定微循环：赤芍可以通过抑制细动脉的收缩、减少细静脉白细胞贴壁数量及抑制红细胞聚集等作用稳定微循环（吴玲芳，2021）。

5. 其他作用

赤芍可通过抑制肿瘤细胞增殖、诱导肿瘤细胞凋亡及抑制肿瘤细胞迁移和侵袭等发挥抗肿瘤作用。赤芍总苷（TPG）可通过线粒体途径诱导肿瘤细胞死亡。其一方面提高细胞内的钙离子浓度，诱导肿瘤细胞的凋亡；另一方面引起线粒体的膜电位下降，并释放细胞色素 C 到细胞液中。此外，TPG 可抑制 bcl-2、bcl-xL、C-myc mRNA 的表达而上调 bax、p16 的表达。在免疫系统方面，TPG 能够使荷瘤鼠的胸腺指数和脾指数均增加，降低 IL-10、TGF-β1 分泌而增加 IL-12 分泌，纠正荷瘤机体的 Th1/Th2 漂移现象，调节荷瘤鼠的免疫功能；TPG 还可提高小鼠腹腔巨噬细胞吞噬指数，增强 B 细胞产生抗体的能力和 T 淋巴细胞增殖能力，调节 CD_4^+/CD_8^+ 细胞的比例，逆转化疗后小鼠免疫的抑制状态。

此外，TPG 可抑制人黑色素瘤的增殖，并推测与上调 p21、p27、p53 表达和下调增殖细胞核抗原（PCNA）、cyclin D 表达有关；而 TPG 影响黑色素瘤细胞迁移和侵袭，则与下调金属蛋白酶-2（MMP-2）、MMP-9 及上调基质金属蛋白酶组织抑制因子2（TIMP-2）水平有关，使 MMP-TIMP 达到平衡，还可下调细胞多药耐药基因1（MDR1）、生存素、拓扑异构酶Ⅱ同工酶、多药耐药相关蛋白1（MRP1）mRMA 及其蛋白的表达水平。赤芍中的没食子酸和川芎的没食子酸可通过两者的协同作用，诱导 LTB4DH 抑癌基因的表达（陆小华，2015）。此外，赤芍还具有抗炎、抗辐射、抗病毒等方面的作用（吴玲芳，2021）。

资源综合利用

川赤芍最适宜分布区域包括了青海东部及东南部和甘南、川西、西藏东北部。魏全嘉（1997）报道称：青海赤芍属川赤芍的范围，分布广泛贮藏量大。除青海省应用外，历年都有大量调运内地。近几年来赤芍资源在青海锐减，究其原因，一是无序采挖，原始生境遭受破坏，资源濒临枯竭。二是青海的生长环境有效积温低，该品种生长缓慢。再者，生长周期4年，至4年才挖一次药用，种子又具双休眠特征，繁殖系数低。故可从以下几方面入手，提升资源充分利用。

（一）建立川赤芍野生保护区

在果洛州、海南州、黄南州、海东地区等川赤芍蕴藏量较大区域建立保护范围和界限，划界标识，明确缓冲区和隔离带，建立预警系统，做好有害生物和生态环境监测，保护好区域内赤芍资源分布、种群数量与种群结构。同时轮采抚育更新，仿野生栽培，人工补种，抚育更新，边育边采，划片轮采，在野生赤芍分布的原生环境或相似天然环境中，以人工种植方式培育和繁殖川赤芍种群。

（二）开展林下林缘生态种植

青海芍药和川赤芍在林缘、林下、灌丛、草原均可生长，近几年在互助北山、乐都扎隆沟、同仁县、湟中县都有大面积种植，这是赤芍发展的较好的途径。

今后应开展赤芍优良品种选育研究，应筛选出适合青海品质较好、产量高、抗逆性强的赤芍优良品种或品系，提高种植效益。积极响应国家退耕还林、林地产权、"非粮化"土地政策，探索赤芍种植"林-草-药""林-药-蜂"模式，在青海脑山地区，林下林缘扩大种植规模，取得经济效益与生态效益双丰收。

（三）挖掘芍药文化，开展乡村旅游产业

芍药花香沁人心脾，而且香气远溢，观赏性强。古时候关于芍药的传说故事较多，而赤芍的罗马文原意是乳香花，在我国北方曾有姑娘未嫁时，家中庭院栽种一丛赤芍花的习俗。赤芍花的艳丽芬芳，使之诗意盎然——折赠佳人花一枝，手边尚余香半日。赤芍花的美化价值还体现在，它与花中皇后牡丹（P. suffruticosa）同属毛茛科芍药属植物，所以北方繁殖牡丹有用赤芍为砧的做法。如此，对赤芍的产品开发，不仅包括药材，也得对准绿化、美化市场。在适生区建立规范化的 GAP 芍药基地，建立生态芍药公园，结合青海民族独特餐饮业，开发旅游项目，在公路两侧、村庄道路种植赤芍，绿化环境，建立艳丽花香的农村生态园，不仅使芍药发挥了观赏效应，又提高了药材产量。

（四）继续挖掘赤芍药理作用

现代研究发现，赤芍具有明显的扩张血管壁、增加冠脉血流量、改善心肌氧供应、抗血栓形成、抗血小板聚集、降血脂和抗动脉硬化、保护心血管系统、抗肿瘤、保肝、镇静、镇痛、增进食欲促消化、降血压、抗溃疡等作用。动物实验证明赤芍的水煎剂明显增加冠脉血流量和心肌营养性血流量。赤芍的水提醇沉或乙醇提取物可增加机体对缺氧的耐受力。赤芍的水提醇沉制剂及芍药苷均对诱导的血小板聚集有不同程度的抑制作用，也有较强的延长特异性血栓形成时间的功能。所以，在开发治疗心脑血管疾病和抗癌药方面前景广阔，应深入细致研究化学药理新成果，挖掘新的保护心血管、抗肿瘤药物，服务人类健康。

国外研究也取得一些新成果，韩国学者 Park H R（2021）、Park K S（2022）、Kim M J 等（2021）对芍药提取物或其主要活性成分芍药苷进行了研究，Park H R 等发现芍药苷在米非司酮诱导的着床失败小鼠模型中，芍药苷显著提高了胚胎着床率，芍药苷可能为治疗子宫内膜着床失败的有效候选药物；Park K S 等的研究表明芍药苷通过抑制功能失调的线粒体生物合成来预防绝经后妇女的骨骼肌萎缩；Kim M J 等研究了芍药提取物抗动脉粥样硬化的作用，在体外可抑制脂多糖诱导的活性氧产生，其在体内可改善肿瘤坏死因子诱导的巨噬细胞对血管内皮的浸润和血管细胞黏附分子的表达，可降低早期动脉粥样硬化。日本学者 Hino H 等（2012）发现芍药苷通过防止代谢型谷氨酸受体5依赖钙离子浓度升高发挥抗惊厥作用，是治疗儿童热性惊厥的可能候选药物。

炮　制

1. 赤芍　取原药材,大小分档,洗净,浸泡,切薄片,干燥。

2. 酒赤芍　取净赤芍片,用酒润透,置炒制容器内,用文火炒至微黄色时取出(每10kg赤芍,用酒1.2kg)。

3. 炒赤芍　取赤芍片,置炒制容器内,用文火炒至颜色加深,取出晾凉(见图13-21)。

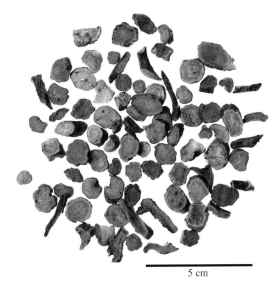

5 cm

图13-21　炒赤芍

性味与归经

苦,微寒。归肝经。

功能与主治

清热凉血,散瘀止痛。用于热入营血,温毒发斑,吐血衄血,目赤肿痛,肝郁胁痛,经闭痛经,癥瘕腹痛,跌扑损伤,痈肿疮疡。

临床与民间应用

(一)国家标准中应用

国家标准中含赤芍的成方制剂有238个,使用较高的主要有痹病、跌打损伤、疮疡、风痱、月经不调和感冒,其主治疾病主要涉及心系、妇科及肢体经络病。恰与《本草经疏》记载"赤芍药,主破散,主通利,专入肝家血分,故主邪气腹痛。其主除血痹,破坚积者,疝瘕除"相吻合。在238首方剂中,共涉及5990味中药,使用频率较高的有当归、甘草、大黄、川芎、白芷、防风、黄芩、羌活等28味,常与这些养血活血、理气、祛风散寒之品联用。这些方剂涉及90种证候,主要有伤损筋骨证、风寒湿凝滞筋骨证、热毒炽盛证、气滞血瘀证等。赤芍最主要用于各种血瘀疾病,如瘀阻胞宫证和痰瘀痹阻脑络证等。

该品种在《中国药典》《国家中成药标准汇编》《卫生部药品标准》、新药转正标准、注册标准中共计查询到508个组方品种,搭配组方的药材数量为758种。组方品种功能主治主要体现在泌尿生殖系统和性激素(90种)、肌肉-骨骼系统(84种)、消化道及代谢(77种)三方面;配方多搭配当归、川芎、红花、甘草、大黄等药味。详见图13-22。

(二)临床配伍应用

赤芍与白芍在《神农本草经》中不分赤白,宋代开始分列。赤芍功偏泻、散,以凉血活血、散瘀止痛为主。白芍功偏补、收,以养血敛血、缓急止痛为主。赤芍各炮制品效力也有别,应鉴别应用。

1. 生品赤芍　以清热凉血为主。

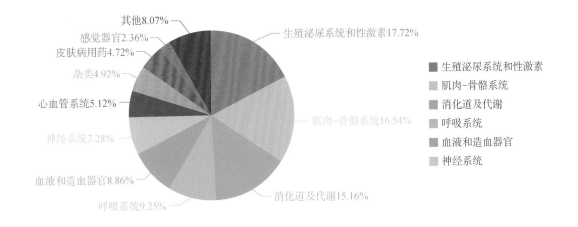

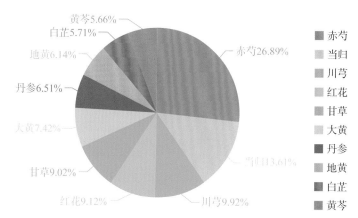

图 13-22 赤芍成方制剂品种分布及组方前十的药味统计（来源：药智数据库）

赤芍配牡丹皮、生地黄、水牛角粉：具有清热消斑的作用。可用于温邪深入血分，或火邪逼迫心营，迫血妄行而致的发斑，如犀角地黄汤（《备急千金要方》）。

赤芍配香附：具有凉血止血的作用。可用于血热衄血不止、血崩带下，如如神散（《妇人良方》）。

赤芍配菊花、防风、牛蒡子等：具有泻肝明目的作用。可用于肝火上犯，或风热外邪侵犯目窍的目赤肿痛、畏光流泪等，如酒煎散（《张氏医通》）。

赤芍配丹参、白芷：具有解毒消痈的作用。可用于疮疡初起、乳痈、乳肿、赤肿疼痛，如丹参膏（《太平惠民和剂局方》），又如用于疮疡肿毒的仙方活命饮（《妇人良方》）。

2. 酒赤芍　以活血散瘀止痛为主。

赤芍配牡丹皮、白芷、当归等：具有活血通经的作用。可用于气血郁阻、经闭发热，或经来腹痛、量少色暗，如赤芍散（《证治准绳》）。

赤芍配当归、自然铜、乳香等：具有活血通络、散瘀止痛的作用。可用于跌打损伤、瘀血阻滞、局部疼痛或瘀肿等症。

赤芍配红花、降香、三七等：能增强活血祛瘀、行气止痛的作用。可用于心血瘀阻、胸胁疼痛或绞痛，以及癥瘕坚积；或胃脘痛、便泻不畅，如赤芍药丸（《太平圣惠方》）。

3. 炒赤芍　以活血止痛为主。

赤芍配川芎、红花、桃仁等：具有散瘀止痛的作用。可用于瘀血阻于头面所致的头晕头痛、耳聋等症。

(三) 经典处方与研究

通窍活血汤（《医林改错》）

处方：赤芍 3 g，川芎 6 g，桃仁 1 g，鲜姜 9 g，红花 9 g，老葱 3 根，切碎红枣 7 个，去核麝香五厘（0.25 g），黄酒半斤（250 mL）。

功能：行气活血通窍。

主治：伤寒、瘟病后头发脱落，暴发火眼（眼疼白珠红），糟鼻子，耳聋年久，白癜风，紫癜风，紫印脸（脸如打伤血印，色紫成片，或满脸皆紫），青记脸如墨，牙疳，出气臭，妇女干劳（血三四月不见，或五六月不见，咳嗽急喘，饮食减少，四肢无力，午后发烧，至晚尤甚），男子劳病，交节病作，小儿疳证。

方解：方中赤芍、川芎行血活血，桃仁、红花活血通络，葱、姜通阳，麝香开窍，黄酒通络，佐以大枣缓和芳香辛窜药物之性。其中麝香味辛性温，功专开窍通闭，解毒活血，因而用为主药；与姜、葱、黄酒配伍更能通络开窍，通利气血运行的道路，从而使赤芍、川芎、桃仁、红花更能发挥其活血通络的作用。

现代研究：①通窍活血汤对中风、脑缺血、脑梗死、脑出血、蛛网膜下腔出血、痴呆有治疗作用。对眩晕、带状疱疹后遗神经痛、三叉神经痛、痹证、米枯力兹病有治疗作用。②抗脑血管痉挛作用。通窍活血汤能有效预防猕猴开右侧大脑中动脉（MCA）近端旁置微透析管后自体动脉血覆盖复制蛛网膜下腔出血（SAH）模型后迟发性脑血管痉挛（DCV），并降低 SAH 后血管周边氧合血红蛋白含量，具有对抗迟发性脑血管痉挛作用。③保护心肌作用。研究发现，大鼠心肌缺血时，心肌 ET-1mRNA 表达明显增高。研究结果显示通窍活血汤能明显抑制大鼠缺血心肌 ET-1mRNA 的过量表达，使缺血心肌的 ET-1mRNA 的表达趋于正常。提示本方具有抗心肌缺血、保护心肌组织作用。

(四) 青海中医单验方

（1）组方：当归 10 g，赤芍 12 g，白芷 12 g，丹皮

10 g,生地 15 g,鸡血藤 15 g,丹参 15 g,白鲜皮 15 g,地肤子 15 g,僵蚕 10 g,刺蒺藜 12 g。

主治:瘙痒性皮肤病症见皮肤干燥脱屑、瘙痒剧烈等。

用法:水煎服,每日 1 剂,分 2 次口服。

来源:青海省中医院。

（2）组方:地龙 9 g,全蝎 9 g,赤芍 12 g,红花 9 g,怀牛膝 12 g。

主治:中风半身不遂。

用法:水煎服,每日 1 剂。

来源:循化县中普办。

第十四章 甘 草

Gan cao

GLYCYRRHIZAE RADIX RHIZOWA

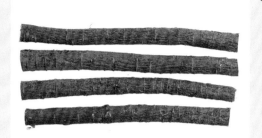

别 名

美草、红皮甘草、蜜甘、黑根草、灵通、粉草、甜草、甜根子。

道地沿革

(一)基原考证

最早记载甘草药材性状是《本草经集注》,收载了不同产地甘草性状差异,"赤皮断理,看之坚实者,是抱罕草,最佳。抱罕,羌地名……又有如鲤鱼肠者,被刀破,不复好。青州间亦有,不如。又有紫甘草,细而实,乏时可用"。其药材性状为"赤皮断理"者,结合所述产区"抱罕"羌地(今甘肃省临夏、青海一带),与今之甘草 *Glycyrrhiza uralensis* Fisch. 最为接近。

宋代《本草图经》对当时的甘草植物形态记载"春生青苗,高一二尺,叶如槐叶,七月开紫花似柰,冬结实作角子如毕豆。根长者三四尺,粗细不定,皮赤,上有横梁,梁下皆细根也。"据文字描述可得,当时的甘草原植物高度约 30~60 cm,叶、花、果均为豆科植物特征,根较长,外皮赤色。观其所附药图,茎直立,小叶 5~17 枚,卵形、长卵形或近圆形,总状花序腋生,具多数花,其形态与今之甘草 *G. uralensis* 相符。

明代《本草品汇精要》对药材的描述为"【质】类黄耆,皮粗而赤。【色】皮赤,肉黄。【味】甘",亦与今之甘草 *G. uralensis* 药材性状相符。

民国《本草药品实地之观察》记载:查各处药肆之

优良甘草,以大同、张家口、包头、绥远等处为集散地而输出之,其形体粗大,味甜,淀粉多而纤维少,故又称西粉草,即包头一处每年出口达 500 万斤(250 万千克)。原植物为豆科甘草 *Glycyrrhiza uralensis* Fisch. 及光果甘草 *G. glandulifera* Waldst. et Kit. ……土人呼此为甜根草,但其根比较瘦小,纤维多而疏松,不及山西等处产者之佳良,为另一种甘草,即 *G. echinata* L.,其荚果有小刺,上端不甚弯曲,产量亦甚丰富,从性状描述与产区看与刺果甘草 *G. palidiflora* Maxim. 最为相近。

《中药大辞典》记载甘草为豆科甘草属植物甘草 *Glycyrrhiza uralensis* Fisch.、光果甘草 *G. glabra* L.、胀果甘草 *G. inflata* Batal. 的根及茎。

《中药材品种论述》记载:我国甘草的来源除乌拉尔甘草、光果甘草和胀果甘草之外,尚有黄甘草 *G. erycarpa* P. C. Li,云南甘草 *Glycyrrhiza yunnanensis*、粗毛甘草 *Glycyrrhiza aspera* Pall.、刺果甘草 *Glycyrrhiza pallidiflora* Maxim. 等用作甘草的民间代用药材使用。

在药材市场上尚有云南甘草和粗毛甘草混用,东北辽宁、吉林个别地区亦有以刺果甘草充当甘草用。山西地区常用甘草为豆科植物腺毛甘草 *Glycyrrhiza glabra* L. 的根及根茎,其基原植物形态和功效与豆科植物甘草 *Glycyrrhiza uralensis* Fisch. 相似。河北部分地区发现有以豆科植物圆果甘草 *G. squamulosa* Franch. 作甘草药材应用。广西少数民族自治区则有"虾须豆"和"小牛力"两种代用品,通称为"土甘草",经考证,两者分别为豆科植物福特木 *Fordia cauliflora* Hemsl. 和豆科植物疏叶美花崖豆藤 *Millettia pulchra* Kurz var. *typica* Dunn,植物形态、功效等方面均与常用甘草不同,属甘草伪品。在药材商品中还有一种苦甘草,其来源为豆科植物苦豆子 *Soproa alopecuyoides* L. 的干燥根,形态与甘草基本相同,分布于内蒙古、甘肃、新疆等地(史磊,2020)。

综上所述,甘草基原品种较多,《中国植物志》收载我国 8 个品种,各地都有应用历史。宋代以来诸本草对甘草的特征描述基本沿用《本草图经》的记载,甘草的主流基原为 *G. uralensis*(赵佳琛,2020)。自民国常用光果甘草与胀果甘草,这些植物特征主要为“枝叶悉如槐,花紫色,角如相思”的形态。一直视为正品。我国的第 1 版药典即《中国药典》(1953 年版)记载甘草为豆科植物甘草 *G. glabra* Linne. var. *glandulifera* Regel et Herder 或甘草属 *Glycyrrhiza* Linn. 其他植物的干燥根茎与根,此时被纳入药典标准的甘草物种仅有乌拉尔甘草。《中国药典》1963 年版记载甘草为豆科植物甘草 *G. uralensis* Fisch. 的干燥根及地下根状茎,均系野生,产于我国华北、东北和西北等地。《中国药典》(1977 年版)规定甘草药材的来源为甘草 *G. uralensis*、光果甘草 *G. glabra* 与胀果甘草 *G. inflata* 的根及根茎。之后历届药典品种相同。除此之外《中国百科全书·中医学》《全国中成药炮制规范》《中国药材学》《中华本草》等书中记载的中药饮片所使用的甘草均系乌拉尔甘草、光果甘草与胀果甘草,基本统一。

(二)药效考证

1. 秦汉时期 《五十二病方》记载了 240 余种药物,最早记载了甘草配方用于诸外伤及痈疽等症,散见 5 个方剂中。如“□膏、甘草各二,桂、姜(薑)、椒……毁一音(杯)酒中,饮之,曰(壹)饮”;又如“睢(疽),以白敛、黄耆、芍药、甘草四物者(煮)”;“治黄黔(芩)、甘草相半,即以毚膏财足以煎之”。

《神农本草经》首次记载甘草功效:“甘,平。主五脏六腑寒垫邪气,坚筋骨,长肌肉,倍力;金疮尰(肿);解毒。久服轻身延年,生川谷。”将甘草列为上品。

张仲景《伤寒论》记载组方 112 首,含甘草的方剂 75 首,占方剂总数的 36.6%。《金匮要略》记载组方 205 首,含甘草 75 首。张仲景对甘草的应用呈现“用量范围宽,常用剂量大”的特点。运用甘草,不仅使用频率高,而且用量大,其功效主要体现于 5 个方面:①补脾益气。如甘草泻心汤、小柴胡汤、橘皮竹茹汤等。②止咳平喘。如治疗寒饮咳嗽的苓甘五味姜辛汤;治疗痰热咳嗽的麻杏石甘汤。③缓急止痛。如芍药甘草汤、小建中汤、桂枝汤。④清热利咽。如甘草

配伍半夏、桂枝以治疗少阴病,咽中痛;甘草配伍桔梗治疗少阴病的咽痛,后世治疗风热上攻所致之咽痛,即多以桔梗汤为基础化裁。⑤调和诸药。如麻黄升麻汤等(刘萍,2020)。这一时期含甘草的方剂应运而生,如阳和汤、温脾汤、补中益气汤、四君子汤、保元汤等。

2. 魏晋隋唐时期 《名医别录》记载:“甘草无毒。主温中,下气,烦满,短气,伤脏,咳嗽,止渴,通经脉,利血气,解百药毒。”补充了甘草温中下气,烦满短气,伤脏咳嗽,止渴,通经脉,利血气,解百药毒的功效。

《本草经集注》总结《神农本草经》和《名医别录》的功效,提出“此草最为众药之主,经方少不用者,犹如香中有沉香也。国老即帝师之称,虽非君,为君所宗,是以能安和草石而解诸毒也”。说明陶弘景非常重视甘草的临床功效,称之为“国老”。《新修本草》是收载内容与《本草经集注》类同。

《药性论》补充甘草功用:“主腹中冷痛,治惊痫,补益五脏,制诸药毒,除腹胀满,养肾气内伤令人阴痿,主妇人血沥腰痛,虚而多热,加而用之。”

《日华子本草》补充甘草功用:“甘草,安魂定魄。补五劳七伤,一切虚损,惊悸烦闷,健忘。通九窍,利百脉,益精养气,壮筋骨,解冷热。”

魏晋隋唐时代,医家对甘草应用较为成熟,应用范围较为广泛,有“国老”之功评语。

3. 宋元时期 《汤液本草》记载:“甘草,气平。味甘。阳也。无毒。人足厥阴经、太阴经、少阴经。(象)云:生用大泻热火,炙之则温,能补上焦、中焦、下焦元气。和诸药相协而不争,性缓善解诸急,故名国老,去皮用。甘草梢子生用为君,去茎中痛,或加苦楝酒煮,玄胡索为主,尤妙。”首次提出入经理论。提出生甘草与炙甘草不同功效。

《珍珠囊补遗药性赋》记载:“脾虚者甘草、大枣之类补之。甘草,味甘平,无毒。生之则寒,炙之则温,生则分身梢而挥火。炙则健脾胃而和中。解百毒而有效,协诸药而无争,以其甘能缓急,故有国老之称……温中解毒性平和,无如国老。”描述了生甘草与炙甘草药性区别和临床不同应用。

宋元时代医家对甘草有了生熟不同功效认识,生甘草清热解毒,炙甘草偏于补益脾气。

4. 明清时期 《药鉴》记载:“甘草,气平,味甘。生用则寒,炙之则温;生用泻火,炙则温中。能补上中下三焦元气。梢子生用,去茎中之痛。胸中积热,非梢子不能除。节治肿毒,大有奇功。养血补胃,身实良方。除邪热,利咽痛,理中气;坚筋骨,长肌肉;通经

脉,利血气;止咳嗽,润肺道。反甘遂、大戟、芫花、海藻"。首次提出甘草根、茎节、茎稍分别使用,各有特点,功效略有偏重。

《本草蒙筌》记载:"甘草,味甘,气平。生寒炙温,可升可降,阴中阳也。无毒……生泻火,炙温中。梢去尿管涩痛,节消痈疽肿,子除胸热,三者宜生。身选壮大横纹,刮皮生炙随用。悬痈单服即散,咽痛旋噙能除。同桔梗,治肺痿脓血齐来;同生姜,止下痢亦白杂至。"提出"生寒炙温"药性和甘草根、茎结、茎梢、种子不同功效。

李时珍《本草纲目》对甘草的名称、产地、炮制、性味、主治、功效、附方做了全面记载,总结了秦汉到元明时期甘草功效的发展,增加了"解小儿胎毒惊痫、降火止痛"功效。

明清时期甘草功效较为系统全面,这一阶段本草未见新的功能记载,多有对前朝记述的甘草功效与临床经验进行系统性总结、考证注释等。

《本草汇言》记载:"甘草为药中国老,诸方配用极多,甘草生泻火,炙补中……故治虚劳内伤,脾气虚弱,元阳不足。肺气衰弱,其甘温平补,效与参、芪并也。"提出甘草的补益作用与人参、黄芪一致。

《本草备要》中提出甘草"味甘。生用气平,补脾胃不足而泻心火;炙用气温,补三焦元气而散表寒。入和剂则补益,入汗剂则解肌,入凉剂则泻邪热,入峻剂则缓正气,入润剂则养阴血。能协和诸药,使之不争。生肌止痛,通行十二经,解百药毒,故有国老之称"。清代陈士铎在《本草新编》中强调了甘草缓急止痛之功,"尤善止诸痛,除阴虚火热,止渴生津。但其性又缓,凡急病最宜用之"。对甘草功效进行全面总结并强调其调和诸药作用。

《本草经解》中记载甘草:"生用清火,炙用补中。甘草气平,禀天秋凉之金气,入手太阴肺经;味甘无毒,禀地和平之土味,入足太阴脾经。气降味升,阳也。肺主气,脾统血,肺为五脏之长,脾为万物之母;味甘可以解寒,气平可以清热;甘草甘平,入肺入脾,所以主五脏六腑寒热邪气也。肝主筋,肾主骨,肝肾热而筋骨软;气平入肺,平肝生肾,筋骨自坚矣。脾主肌肉,味甘益脾,肌肉自长;肺主周身之气,气平益肺,肺益则气力自倍也。金疮热则膜,气平则清,所以治膜;味甘缓急,气平清热,故又解毒。久服肺气清,所以轻身;脾气和,所以延年也。"从入经理论角度解释甘草的效用。

通过对清代以前历代本草学著作甘草的功用进行汇总发现,甘草有补虚(补益五脏、温中、养血滋阴、生津、扶正祛邪)、清热、解毒、下气、止咳、和中、生肌、

通经脉、利血气、缓急止痛、缓和药力、调和诸药等功用,可治疗内、外、妇、儿等科的多种疾患,如金疮肿痛、烦满、短气、伤脏咳嗽、腹痛、惊痫、诸药毒食毒、一切虚损、健忘、妇人血沥、腰痛、虚热、咽痛等(刘萍,2020)。

5. 近现代 《中药大辞典》记载:"甘草,和中缓急,润肺,解毒,调和诸药。炙用治脾胃虚弱,倦怠食少,腹痛便溏,四肢挛急疼痛,心悸,脏躁,肺痿咳嗽;生用治咽喉肿痛,痈疮肿毒,小儿胎毒,及药物、食物中毒。"该著将甘草头、甘草梢、甘草节及甘草分别收载,功效略有偏重,这种做法传承了古人的经验。

《中国药材学》记载"甘草性平。入心,肺,脾,胃经。补脾益气,润肺止咳,缓急止痛,解毒"。用于①脾虚食少便溏:配茯苓、党参等。②咳嗽气喘:配麻黄、杏仁、桔梗等。③脘腹痛:配桂枝、白芍、饴糖等。④四肢挛急作痛:配芍药。⑤痈疽疮毒:配金银花、蒲公英等。⑥食物或药物中毒:配绿豆或单味煎服。此外,还有缓和药性、调和百药的功效。

《中药学》教材记载:"甘草补脾益气,祛痰止咳,缓急止痛,清热解毒,调和诸药。用于心气不足,脉结代,心动悸,脾气虚证,咳喘;脘腹、四肢挛急疼痛,热毒疮疡,咽喉肿痛,食物中毒,调和药性。"历版《中国药典》甘草功能主治与《中药学》较为一致。

纵观甘草功效历史发展,我们发现甘草补脾益气,清热解毒,调和诸药。自秦汉以来一直广为流传,是主流权威著作记载的内容。甘草的生肌、温中、养血补阴生津功效有古存今失的情况,但也有鲜见于《外台秘要》《本草蒙筌》《本草约言》《本草正义》等著作里。从本草记载分析,甘草的功效包括了生甘草、炙甘草等炮制品功能。历史上甘草炮制有切制、炒制、酒制、蜜制、醋制、煨制、炙制等方法,生甘草性凉,味甘,有清热解毒,缓急止痛之效。炒甘草味甘,性燥,入脾经,有补中益气,养正和中,顾护胃气,调和诸药之效。脾脏喜燥而恶润,炒甘草则可以入脾经燥湿健脾,以助脾胃运化水谷;生成气血津液,从而补中益气、养正和中。蜜制甘草润肺止咳,源于甘草味甘,可缓急;蜜制后加强甘缓的药性,且蜂蜜亦可以润肺止咳,两者相使而用,用于止咳。临床上生甘草应用少,炙甘草、蜜制甘草成为临床主流(徐雅莉,2020)。甘草的生肌、温中、养阴补血历史失传功能,可通过现代先进的药理学和临床学研究手段,进一步筛选和论证,丰富其临床功效应用。

(三)道地沿革与特征

魏晋时代的《名医别录》最早记载甘草产地:"生

河西川谷,积沙山及上郡。二月、八月采根,暴干,十日成"。南北朝《本草经集注》记载:"河西、上郡不复通市。今出蜀汉中,悉从汶山诸夷中来。赤皮、断理,看之坚实者,是枹罕草,最佳。枹罕乃,羌地名……"唐代《新修本草》中甘草产地延续了《名医别录》及《本草经集注》中的记载。

《左传·文公十三年》载"秦伯师于河西",汉唐时代河西指甘肃、青海东及东南部黄河以西地域,即河西走廊与湟水流域。河西春秋指山西和陕西交界,汉唐指青海和甘肃交界黄河以西(黄璐琦,2017)。

枹罕,《青海通史》记载:"枹罕郡,北周置,治今甘肃临夏,领县四,其中地在今青海境内者一。"隋唐时枹罕郡沿北周旧置,从考证得出甘草"生河西川谷,积沙山","枹罕草最佳"实指生长于现在甘肃、青海、四川交界处地区甘草的生境与品质。这与冯毓秀(1993)考证的古代甘草的主产地是山西、陕西、内蒙古、甘肃、青海、四川等省区,与现今乌拉尔甘草 G. uralensis 的主要分布区相一致。也与张晨(2021)考证古代"陕西、甘肃、四川、山西、山东、内蒙古、青海等地均产甘草"结论相同。积沙山,冯毓秀(1993)考为积石山,大积石山指青海阿尼玛卿山,积石山指青海东南部延伸至甘肃南部边境的积石山,在甘肃临夏与青海循化、贵德一带交界处。(黄璐琦,2017)。

从宋代至清代收载甘草"生河西川谷积沙山","枹罕草最佳"的本草还有:《本草图经》:"生河西川谷积沙山及上郡,今陕西河东州郡皆有之……今甘草有数种,以坚实断理者为佳。其轻虚纵理及细韧者不堪。"《本草品汇精要》:"以坚实断理者为胜。其轻虚纵理及细韧者不堪……河西川谷积沙山及上郡。今陕西、河东州郡皆有之。陶隐居云:河西上郡及蜀汉诸夷中者佳……【用】根坚实有粉而肥者为好。"

《本草纲目》记载:"今人惟以大径寸而结紧断纹者为佳,谓之粉草。其轻虚细小者,皆不及之。"

《本草原始》记载:"生河西川谷积沙山及上郡……其坚实断理粗大者佳,其轻虚纵理及细韧者不堪。"

《本草汇言》记载:"又蜀汉中及汶山诸夷中来者,其皮赤,断理坚实者,是枹罕草,最佳。枹罕乃西羌(甘肃临夏、青海循化一带)地名。"

《本草崇原》记载:"始出河西川谷积沙山(青海)及上郡,今陕西河东州郡皆有之……以坚实断理者为佳。"

《植物名实图考》记载:"陶隐居亦云:河西上郡,今不复通市。今从蜀汉中来。坚实者是枹罕草,最

佳……亦与《图经》相肖,尝之味甘,人无识者、隐居所谓青州亦有而不好者,殆其类也。"

另外,甘草产地与品质也记载了山西、内蒙古的情况。宋代所著《图经本草》中有关于甘草产地的记载"今陕西、河东周郡皆有之……采得去芦头及赤皮,阴干用。"河东地区指山西地区。宋代《本草衍义》中也记载甘草"今出河东西界"。明朝《本草品汇精要》中提到甘草"山西隆庆州者最胜",清代《本草从新》记载甘草"大而结者良,出大同名粉草,弹之有粉出,细者名统草"。大同即今天的山西省大同市。清代《植物名实图考》记载"余以五月按兵塞外(旧时指长城以北,包括今内蒙古自治区及甘肃省和宁夏回族自治区的北部,河北省外,长城以北的地区),道傍辙中皆甘草也……闻甘凉诸郡(甘州今甘肃张掖,凉州今甘肃武威、民勤一带)尤肥壮,或有以为杖者"。较细的统草也可能为不同物种甘草。《中药材手册》记载:"甘草为干燥的根茎和根。原植物系豆科多年生草本植物,均为野生。过去商品分为皮草与粉草两大类,每类又按产地及大小的不同分为数十种等级。习惯上以内蒙古梁外、巴盟的阿拉善族王爷地所产品贸最佳,内蒙古五原,陕西及山西所产次之,河北及东北所产的俗称'哈达草'的品质为最次。目前皮草按产地主要分为西草和东草两类,西草是蒙古西部及陕西、甘肃、青海、新疆等地所产。东草指蒙古东部及东北、河北、山西等地所产。皮草去皮成粉草,浪费较大,同时对质量亦无补益,今后内销可取消粉草的加工。甘草在处方中应用最为普遍,因其性缓和,能协调诸药或解毒,故有'国老'之称。我国华北、西北、东北等地均有生产。其中尤以内蒙古产量大而品质高。主产于内蒙古伊克昭盟的杭锦旗(梁外)、准格尔旗及达拉特旗、鄂托克旗(西镇)、巴盟的阿拉善旗、五原,甘肃民勤、庆阳、镇原,陕西定边、靖边,山西阳高、天镇、大宁等地。此外辽宁建平、北票、阜新蒙古族自治县,吉林白城专区,黑龙江肇州、安达,河北张家口专区及青海、新疆等地亦有产。品质以身干,质坚,体重,粉性大者为佳。"

《中华本草》记载:"甘草 *Glycyrrhizae uralensis* Fisch. 主产于内蒙古、甘肃、新疆,此外东北及陕西、青海、宁夏、河北、山西等地亦产。以内蒙古、甘肃、宁夏的质量最佳。新疆产量最大,内蒙古次之。销全国,并出口。以皮细紧,色红棕,质坚实,断面色黄白,粉性足者为佳。"

《常用中药鉴定大全》记载:"甘草主产于西北、东北和华北地区。产于内蒙古西部及陕西、甘肃、宁夏、青海、新疆等地者为优质草,习称'西草'。尤以内蒙

古伊盟、巴盟产者为地道药材。产于内蒙古东部及东北三省、河北、山西等地者(包括新疆部分产品),习称'东草'。以外皮细紧,有皱沟,红棕色,质坚实,粉性足,断面黄白色味甜者为佳。"

《甘草生产加工适宜技术》(黄璐琦,2017)记载:"乌拉尔甘草在我国分布最广,广泛分布在我国西北干旱区域的温带荒漠区域和温带草原区域,随着气候带的延伸,呈东西长、南北较窄的带状分布,是一个从75.95E 到 125.98E,纬度从 35.5°N 到 48.08°N 的狭长地带,跨越了我国新疆、内蒙古、甘肃、宁夏、青海、陕西、山西、河北、辽宁、吉林、黑龙江等 11 个省市自治区的 255 个县市。"

总观道地产地与品质考证,甘草主流基原甘草 G. uralensis 是一个广布种,占据中国地图北部,其"赤皮断理"道地品质从汉至现代一直延续。道地产地最初以甘肃、青海、陕西为优,唐代演变到山西、陕西、内蒙古,明清时期道地产地北移,至现代形成了内蒙古、甘肃、宁夏三大生产区,青海甘草品质与之邻省甘肃甘草生产环境较为相似,品质近似,均以赤皮、质坚、粉性足、味甜为优。

青海开发历史

(一) 地方志

青海产甘草在《名医别录》中称之为"枹罕草",属西草范围,质优。

《青海省志·高原生物志》记载:"甘草(Glycyrrhiza uralensis)在青海省多半生长于海拔 1800~2500 m 的荒漠草原、河岸沙质土上或农田边。主要产于海南、海西、黄南各州和海东地区。甘草的生产和利用也有较长的历史,青海的甘草除供本省药用外,可销售至全国其他地区。20 世纪 70 年代末期,青海省从单纯的采挖甘草而发展到加工甘草膏,并在生产甘草膏的基础上进一步生产甘草精制成品,由省外贸部门转销至国内外。甘草在国内的用量亦很大,产品供不应求"。

《西宁府新志·地理志、物产卷》中记载:"甘草大橡,诸卫皆有。"且在《康熙碾伯所志》《丹喝尔厅志》等中均有一致记述。

《民和县志》记载:"北魏废晋兴,左南、白土、允吾等建置,在龙支城(含青海民和县古鄯)设北金城郡……北周将龙支县改属枹罕郡(临夏),今民和地区属枹罕郡辖地。"枹罕古也包括了青海民和、循化。化隆一带,这一区域都是甘草分布区。《民和县志》记载

的药用植物草本类 51 种药材包括了甘草。

《化隆县志》记载:"甘草生长在海拔 1900 m 左右的黄河沿岸沙滩地带,分布于群科、甘都、德恒隆等乡镇。"黄河沿岸沙滩正是古代本草记载的"河西"古地。青海甘草主产地在海南州。

《海南藏族自治州概况》(海南藏族自治州概况编写组,1984)记载:"甘草药用价值大,历年来调出数量很大,共和县 1982 年就收购 97 万斤,社员增加收入 14.9 万元。"

《丹噶尔厅志》记载:"甘草多生山中,以能调和诸药,故无药不用。乡人来之以售于市,其所产足敷本境之用。"

《大通县志》记载:"甘草案《本草纲目》:一名蜜甘,一名美草……"《九域志》载:"兰州贡甘草。大通杨家寨一带有之。"按大通原属甘肃省辖(1937 年归辖青海省),大通产甘草属贡品上奉明清朝廷。

《西宁府新志》《碾伯所志》《乐都县志》《湟中县志》《循化县志》《共和县志》《互助县志》《平安县志》《贵德县志》《祁连县志》等都收载了青海本地域分布并收购甘草药材的史料。

宋《元丰九域志》记载甘草的土贡产地有秦州(天水)、平凉郡(镇原县、环县)、宁州及青海(兰州金城郡即今青海民和)、山西省(宋平顺,2016)。自本草记载以来,青海是甘草的道地产区延续至今,虽明清时期甘草道地东移北偏出现,但以上地方志记载的甘草质量仍保存着"枹罕草"质坚、粉性强的道地特征。

(二) 青海植物志与药学著作

《青海经济植物志》记载:"甘草 Glycyrrhiza uralensis Fisch. 产海南、海东和海西,生于海拔 2300~2800 m 的沙质土壤上。根茎供药用,为镇咳去痰药,润肺止咳,祛痰平喘……其浸膏可作食品、饮料、烟草香精的原料,亦可用于化妆品"。

《青海常用中草药手册》记载乌拉尔甘草 Glycyrrhiza uralensis Fisch.,产于柴达木。生长在荒地、路边或戈壁滩上。春秋两季均可采挖,以秋季生产者好。挖出后,切去两端,除去须根及幼芽,洗净,晒半干,切成 2~3 mm 厚的斜片,晒干。性味功能甘平。泻火解毒,祛痰平喘,补血益脾,和胃止痛。光果甘草 Glycyrrhiza glabra L.,产于青海东部农业区。生长在农田。采集加工、性味功能、应用、一般用量等同原植物乌拉尔甘草。

《青海药材》记载甘草产于青海省共和、海西、民和等地,内蒙古、山西、甘肃等省区亦产,以甘肃王爷庙产者质量最佳。

《青海地道地产药材》收载甘草为乌拉甘草 *G. uralensis* Fisch. 和胀果甘草 *G. inflata* Bat. 记载:"青海省生产经营甘草历史悠久,是青海'拳头产品'之一,青海产甘草与《中国药典》收载品种一致,主要分布于民和、乐都、平安、循化、化隆等县及海南州共和、贵南县,以共和县分布最为集中,胀果甘草主要分布于柴达木准格尔木地区。多生长于海拔 2 300～2 800 m 沙质土壤区,是青海省大宗药材之一,远销于国内外。"

(三)生产历史

1957 年国家把青海产 11 种药材列入统购品种之中,主要有大黄、甘草、虫草、秦艽,由青海省药材公司按国家计划收购,并按商品流通计划向全国调拨,一直延续至 20 世纪 80 年代中期,当时甘草主产区共和盆地年收购约 4.5×10^5 kg,成为全国甘草主产区之一。在 20 世纪 80 年代,共和县野生甘草蕴藏量约 963×10^4 kg,平均每公顷产 7.96 kg,是当地中藏药材的传统优势产品。该县从 20 世纪 50 年代初就开始收购野生甘草,由于药材品质地道,社会需求量大,在 1978～1987 年的十年中,野生甘草的收购量从 21×10^4 kg 减少到 18.3×10^4 kg,平均每年递增 29.19%。无节制的过度采挖又不注意采收与抚育结合,使野生甘草蕴藏量急剧下降,到 90 年代初可采挖的数量已经很少了;当地制药厂家因收购不到原料就不再生产有关甘草原料的中药制品。据 2001 年全省野生中藏药材资源调查,甘草分布区总面积 166.7 万～233.0 万公顷,现有资源蕴藏总量约 148×10^4 kg,平均每公顷草地可产野生甘草 0.6～0.8 kg,年适宜采集量 30×10^4 kg。重点分布区在共和县龙羊峡库区附近、贵德县河西和河东两乡、贵南县茫拉、沙沟、格尔木河东平原等地。

甘草种植面积较小,2002 年约有 67.8 km²,2022 年调研约有 1 000 亩。地方仅有一家药厂生产的"复方甘草片"镇咳止喘,疗效十分好。青海是甘草的传统道地产区,在青海湖周围、柴达木盆地和东部农区推广种植具有广阔前景。

2022 年调研获知,青海省使用甘草的企业有青海琦鹰汉藏生物制药股份有限公司、青海绿色药业有限公司、青海九康中药饮片有限公司、三普药业有限公司、青海益欣药业有限责任公司、青海省药材公司中药饮片厂、青海湖药业有限公司等 15 家。使用的药材来源为甘草或光果甘草的干燥根及根茎。共计使用量为 399 069.04 kg/年。使用产品为五淋化石丸（国药准字 Z63020238）、丹葛颈舒胶囊（国药准字 Z20025778）、回生甘露丸（国药准字 Z63020266）、健脾润肺丸（国药准字 Z20025862）、抗栓胶囊（国药准字 Z63020181）、安儿宁颗粒（国药准字 Z20025878）、二十五味肺病胶囊（国药准字 Z20027421）、益肝活血明目丸（国药准字 Z20026820）、银翘解毒丸（国药准字 Z63020136）、润肺止咳胶囊（国药准字 Z20025140）、润肺止咳胶囊（国药准字 Z20025141）、润肺止咳胶囊（国药准字 Z20025142）、景天清肺胶囊（国药准字 Z20026252）、六味丁香片（国药准字 Z20090514）、十五味萝蒂明目片（国药准字 Z20080614）、甘草提取物等 50 多种国药准字产品。

甘草在青海省的年使用总量约为 400 000 kg,近五年价格区间为 8～40 元/kg,年采购/销售总价为 420 万元。其中使用量最大的为青海湖药业有限公司,占到总体使用量的 75%。其次为青海益欣药业有限责任公司和青海鲁抗大地药业有限公司,使用药材来源有青海、新疆和甘肃的野生与栽培药材。

来 源

本品为豆科植物甘草 *Glycyrrhiza uralensis* Fisch. 和光果甘草 *Glycyrrhiza glabra* L. 的干燥根和根茎。

1. 甘草 多年生草本,高 0.4～1 m。根及根茎横卧,圆柱形,长 1～2 m 以上,直径 0.5～3 cm,表皮棕红色或暗棕色。里面黄色。茎直立,木质化,被白色纤毛、鳞片状腺体和腺状刺,小枝具棱。奇数羽状复叶,具 7～11 小叶;小叶卵形、卵圆形、倒卵形或近圆形,长 1.5～3 cm,宽 1～2 cm,先端急尖,基部圆形,两面被腺状鳞片及白纤毛,背面尤密;小叶柄长 1～3 mm,密被白毛。总状花序,腋生,具多数密集的花,长 5～7 cm;花萼钟形,长 7～8 mm,被纤毛及鳞片,萼齿 5,披针形;花冠蓝紫色,长约 1.5 cm,旗瓣卵圆形或倒卵形,先端微凹,翼瓣长为旗瓣的 4/5,具爪与耳,龙骨瓣短于翼瓣,具长爪,耳三角形;子房无柄,密被腺状鳞片。荚果长圆形,扁平,弯曲成镰刀状或半环形,密被褐色刺状腺毛,具 2～8 种子。种子扁圆形或肾形,黑色光滑。花期 6～7 月,果期 8～9 月(见图 14-1)。

2. 光果甘草 与上种主要区别:小叶 11～17 枚,卵状长圆形、长圆状披针形、椭圆形、顶端圆或微凹,具短尖,基部近圆形,叶缘平整或微波状,总花梗短于叶或叶等长,果后延伸,果序长 18～23 cm,荚果圆柱

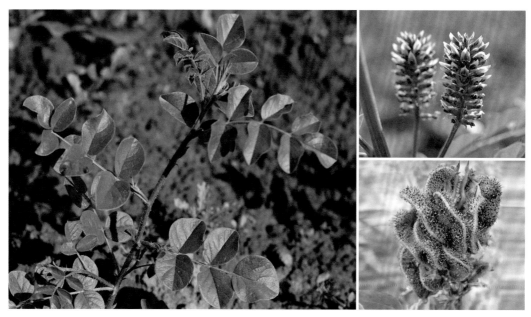

图 14 - 1 乌拉尔甘草植物

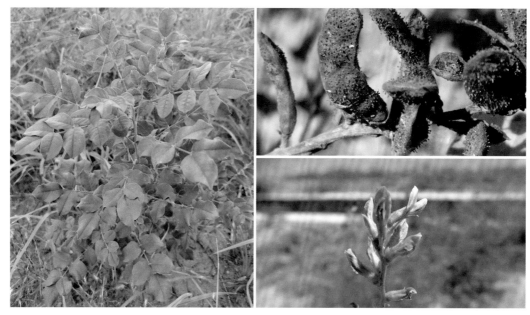

图 14 - 2 光果甘草植物

形,长 1.7～3.5 cm,宽 4.5～7 cm,微作镰形弯,无毛或疏被毛,有时被或疏或密的刺毛状腺体(见图14-2)。

甘草近缘植物检索表

1. 根与根状茎木质粗壮,多分枝,外皮粗糙,呈灰棕色或灰褐色,被黄色鳞片状腺体,茎直立。质坚硬,木质纤维多,粉性小。根茎不定芽多而粗大 ……1.胀果甘草(*Glycyrrhiza inflata* Bat.)

2. 根与根状茎质地较坚实,多分枝,外皮不粗糙,多灰棕色,皮孔细而不明显。茎直立,基部带木质,密被淡黄色鳞片状腺点和白色柔毛…………………………………………2.光果甘草(*Glycyrrhiza glabra* L.)

3. 根呈圆柱形,外皮松紧不一。表面红棕色或灰棕色,具显著的纵皱纹、沟纹、皮孔及稀疏的细根痕。质坚实。根茎呈圆柱形,表面有芽痕,断面中部有髓 …………………3.甘草(乌拉尔甘草)(*Glycyrrhiza uralensis* Fisch.)

生态分布

　　甘草药材来源植物生长于西宁地区、海东地区及海南、海北、海西州柴达木盆地北部,海拔在 1 800～3 200 m 的河谷、山地、干草原、荒漠、半荒漠草原上。

以乌拉尔甘草为主,由柴达木盆地北部至东部,分布至甘肃河西、宁夏、内蒙古,是全国甘草适宜生态分布区的边缘,光果甘草生长于青海西宁,扎尖、贵德、民和、乐都等地。青海共和盆地是甘草药材最佳适宜分布区(见图 14-3)。

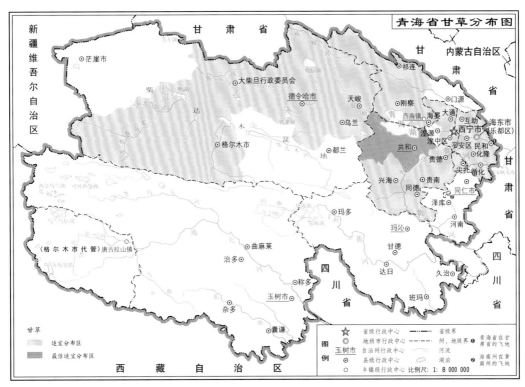

图 14-3　青海省甘草分布

　　甘草喜光照充足、昼夜温差大的生态环境,具有耐旱、耐盐碱和耐寒的特性;分布干旱沙地、河岸沙质地、山坡草地等排水良好、地下水位低的、弱碱性沙质土及轻盐渍土区。在年均温 3～6 ℃、无霜期 130 日相对湿度 30％、强光少雨、pH 7.8～8 的条件下生长发育良好;在酸性土壤生长不良,当土壤 pH>9、含盐量>1.2％时,影响生长甚至死亡。甘草具直根和水平根茎,根系的深浅依土壤条件及地下水的深浅而异,一般在 1.5 m 以下,深者可达 8～9 m 甚至 10 m 以下的也有,发达的根系是甘草能在干旱荒漠得以生存的重要特性,野生甘草常与罗布麻、白刺、芦苇、沙蒿及麻黄等组成植物群落。栽培品种的种子在常温下保存 4 年不降低生命力,13 年仍有 60％的发芽率。

　　除青海分布外,甘草主要分布宁夏中部、甘肃东北部、内蒙古中部及东部,新疆北部及西南部,黑龙江、吉林、辽宁、陕西、山西也有分布(见图 14-4)。

种植技术

　　青海省草原总站文香(2007)在柴达木盆地实施退化草地植被恢复技术研究时,总结了青海荒漠地带甘草种植技术,较适合在青海高原、甘肃甘南、新疆等地应用推广(见图 14-5 和图 14-6)。

(一) 选地整地

　　种植地应选择土质疏松、排水良好、中性或微碱性的砂质土,忌在涝洼、地下水位高的地段种植;土壤黏重时,可按 1∶1 的比例掺入细沙。翻耕宜在秋季进行,耕前施农家肥 3 750 kg/hm² 做基肥,一般耕深 30～40 cm 耕翻整平后进行秋灌。

(二) 种子处理

　　甘草种子千粒重 7.0～12.1 g 栽培用的种子净度

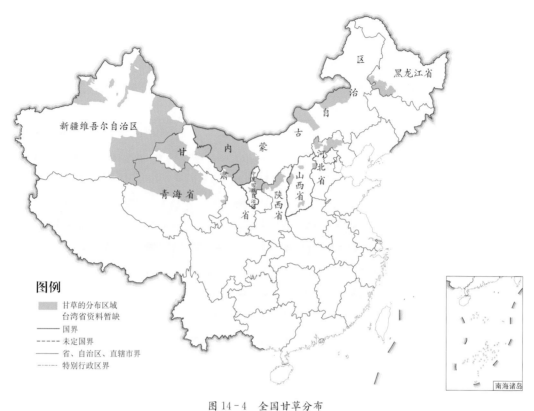

图 14-4 全国甘草分布

图例
甘草的分布区域
台湾省资料暂缺
—— 国界
----- 未定国界
—— 省、自治区、直辖市界
------ 特别行政区界

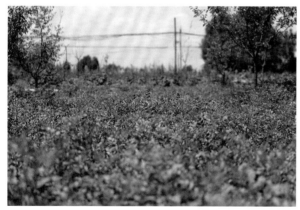

图 14-5 乌拉尔甘草种植

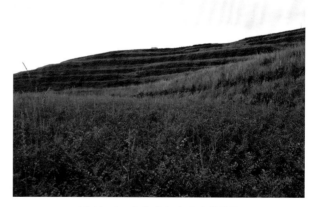

图 14-6 尖扎浅山地区甘草种植

要求达 85% 以上。甘草种子的种皮硬而厚,透性差,播后不易萌发,出苗率低造成缺苗现象。可采用碾压和温水浸泡处理:将种子在碾盘上铺 3 cm 厚,随碾随翻动,注意种子的变化,到种皮发白色时即可;再将种子放入 40℃清水中浸泡 2~4 h 晾干备用。处理后种子的发芽率可提高到 90% 以上,大田播种出苗率可达到 85%;未经处理的种子发芽率在 25% 左右,大田播种出苗率仅有 20%。

（三）播种

在青海地区以春播为好,当 4~5 月的平均气温达到 5℃ 时即可播种。

种子直播时,播种量可根据收获年限而定。2 年收获根茎的,密度要大一些,一般 37.5 kg/公顷;若 3~4 年收获,密度可适当减少,播量 22.5~30 kg/公顷;撒播后轻耙覆土,使种子与土壤紧密接触;采用条播时,播种深度 2~3 cm 播后适当镇压。撒播比条播效果要好。撒播的出苗率和成苗率都要比条播的高 5 个百分点。播种后 10 日左右出齐苗,花期 6～7 月,果期 7～9 月。

育苗移栽,进行育苗移栽时,育苗床播量为 270 kg/公顷。育苗后的第二年春季进行移栽。先开 30 cm 深的沟,将甘草苗按 45°斜放沟中,再覆土镇压。这样有利于根茎的生长发育和采挖方便。一般保持有苗 18 万～22.5 万株/公顷,直播行距为 30 cm 时,则定苗株距保持 18.5～20 cm 即可。

(四) 灌溉

甘草在出苗前后要经常保持土壤湿润,以利出苗和幼苗生长。具体灌溉应视土壤类型和盐碱度而定,沙性无盐耐或微盐碱土壤,播种后即可灌水;土壤黏重或盐碱较重。应在播种前浇水,抢墒播种。播后不灌水,以免土壤板结和盐碱度上升。栽培甘草的关键是保苗,一般植株长成后不再浇水。

(五) 追肥、除草

在出苗的当年,尤其在幼苗期要及时除草。从第 2 年起甘草根开始分蘖,杂草很难与其竞争。不再需要中耕除草,当甘草长出 4～6 片叶时,追施磷肥、尿素各 150～225 kg/公顷;第二年返青后,追施磷肥 150 kg/公顷,促进根茎生长,不再使用氮肥防止植株徒长。

(六) 病虫害及其防治

甘草的病害主要是白粉病和锈病,但在柴达木地区发病不多。如发现带病植株,应及时拔除,并用 25% 的粉锈宁油稀释 1000 倍后喷洒 1～3 次。

虫害主要为红蜘蛛和蚜虫。红蜘蛛多在 8 月发生,9 月份危害严重,多藏在叶片背面,蚕食叶片和花序,可用波美度石硫合剂原液 0.2～0.3 kg 加 15 kg 清水,每 7～10 日喷洒 1 次,连喷 2～3 次;蚜虫防治可采用释放天地进行生物防治,也可采用菊酯类或阿维菌素杀虫剂。

采收加工

甘草属于草本植物,可当年收获,但以三年生为最佳,甘草收获一般于春秋季节进行,观察甘草茎叶状态,待其黄萎时进行采掘,为保证甘草收获品质,必须小心采掘,以免出现断根情况。采掘后的甘草,以质地、重量等作为评价指标,将泥土去除后,将其芦头与须根去掉,晒大半干,之后按照条形顺直绑扎,晒至全干后即可收获。

商品规格

(一) 野生甘草

1. 条草

一等:呈圆柱形,单枝顺直。表面红棕色、棕黄色或灰棕色,皮拉紧,有纵纹,斩去头尾,口面整齐。质坚实、体重。断面黄白色,粉性足。味甜。长 25～50 cm,顶端直径 1.5 cm 以上。间有黑心。

二等:呈圆柱形,单枝顺直。表面红棕色、棕黄色或灰棕色,皮细紧,有纵纹,斩去头尾,口面整齐。质坚实、体重。断面黄白色,粉性足。味甜。长 25～50 cm,顶端直径 1 cm 以上,间有黑心(见图 14 - 7)。

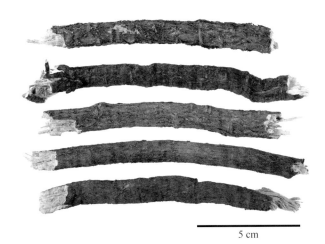

5 cm

图 14 - 7 甘草(野生)二等

三等:呈圆柱形,单枝顺直。表面红棕色、棕黄色或灰褐色,皮细紧,有纵纹,斩去头尾,口面整齐。质坚实、体重。断面黄白色,粉性足。味甜。长 25～50 cm,顶端直径 0.7 cm 以上。

统一质量要求:干货,无须根、杂质、虫蛀、霉变。其他要达到药用标准。

2. 毛草(须子)
呈圆柱形弯曲的小草,去净残茎,不分长短。表面红棕色、棕黄色或灰棕色。断面黄白色,味甜。顶端直径 0.6 cm 以上(《中国药典》甘草性状描述为直径 0.6～3.5 cm,所以直径最低 0.6 cm)。干货,无杂质、虫蛀、霉变。

3. 统货
不分长短,大小,颜色,产地等,达到药用标准者,干货,无杂质、虫蛀、霉变。

(二) 栽培甘草

1. 条草
一等:通常生长年限 3 年或以上,顺直,表面红棕色、棕黄色或灰棕色,纵纹明显,皮紧纹细,质地较坚实,斩去头尾,口面整齐。断面黄白色,长 25～50 cm,顶端直径 1.5 cm 以上。

二等:通常生长年限 3 年或以上,顺直表面红棕色、棕黄色或灰棕色,纵纹明显,皮紧纹细,质地较坚实,斩去头尾,口面整齐。长 25～50 cm,顶端直径 1 cm 以上(见图 14-8)。

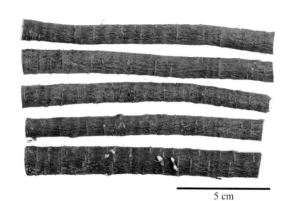

图 14-8　栽培甘草(二等)

三等:通常生长年限 3 年或以上,顺直表面红棕色、棕黄色或灰棕色,纵纹明显,皮紧纹细,质地较坚实,斩去头尾,口面整齐。长 25～50 cm,顶端直径 0.7 cm 以上。

2. 甘草浮草　生长 1～2 年,细小根或根茎,表面纵纹明显。

3. 统货　不分长短、大小、产地,达药用标准者。干货,无杂质、虫蛀、霉变(肖小河,2016)。

(三) 光果甘草

1. 条草　统货:呈圆柱形,单枝顺直。表面灰棕色,皮孔细而不明显,斩去头尾,口面整齐。质地较坚实,体重。断面黄白色,粉性一般,味甜。间有黑心。长度 25～100 cm,口径>0.6 cm,尾径>0.3 cm。

2. 毛草　统货:详见条草统货,与条草统货不同形状特点是毛草统货口径<0.6 cm,长度、尾径没有定论。

药材鉴别

(一) 性状鉴别

1. 药材

(1) 甘草:呈圆柱形,长 25～100 cm,直径 0.6～3.5 cm。外皮松紧不一,红棕色或灰棕色,有明显的纵皱纹、沟纹、皮孔及稀疏的细根痕。质坚实,断面略显

纤维性,黄白色,有粉性,具明显的形成层环纹及放射状纹理,有的有裂隙。根茎呈圆柱形,表面有芽痕,断面中央有髓。气微,味甜而特殊(见图 14-9 和图 14-10)。

以外皮细紧、色红棕、质坚实、体重、断面黄白色、粉性足、味甜者为佳。习称红皮甘草。

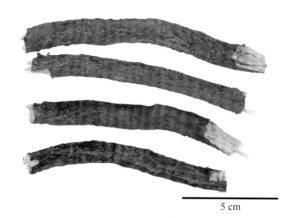

图 14-9　甘草药材

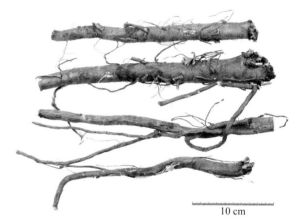

图 14-10　甘草药材(鲜)

(2) 胀果甘草:根和根茎粗壮,木质性强,有的分枝,表面灰棕色或灰褐色,粗糙。质坚硬,木纤维多,粉性小。根茎不定芽多而粗大(见图 14-11 和图 14-12)。

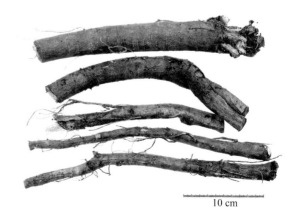

图 14-11　胀果甘草药材(鲜)

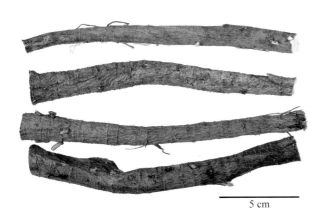

图 14-12 胀果甘草药材

2. 饮片 呈类圆形或椭圆形的厚片。外表皮红棕色或灰棕色,具纵皱纹。切面略显纤维性,中心黄白色,有明显放射状纹理及形成层环。质坚实,具粉性。气微,味甜而特殊(见图 14-13)。

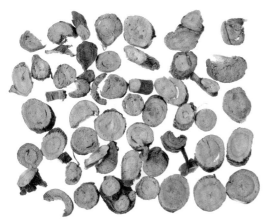

图 14-13 甘草片

(二)传统鉴别术语

"胡椒眼":甘草药材切口顶端,中间凹陷成小坑,如胡椒眼大小,习称"胡椒眼"或"缩顶"。

"菊花心":甘草药材断面,因木射线或木薄壁细胞干枯皱缩形成裂隙。在木质部中的放射状花纹,习称"菊花心"。

"丝瓜楞":甘草药材表面的沟纹,形如"丝瓜楞"。

"抽沟洼隆":指甘草经干燥后,药材表面形成的明显纵皱和沟,又称"丝瓜楞"。

(三)显微鉴别

1. 横切面显微 木栓层为数列棕色细胞,栓内层较窄。韧皮部射线宽广,多弯曲,常现裂隙;纤维多

成束,非木化或微木化,周围薄壁细胞常含草酸钙方晶。木质部射线宽 3~5 列细胞;导管较多,直径约至 160 μm;木纤维成束,周围薄壁细胞亦含草酸钙方晶(见图 14-14 至图 14-19)。

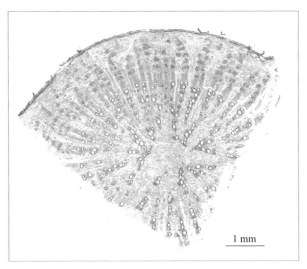

图 14-14 甘草根横切面(正常光)(4×)

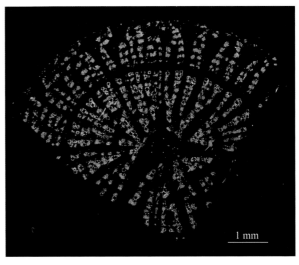

图 14-15 甘草根横切面(偏振光)(4×)

2. 粉末显微 粉末淡棕黄色。纤维成束,直径 8~14 μm,壁厚,微木化,周围薄壁细胞含草酸钙方晶,形成晶纤维。具缘纹孔导管较大,稀有网纹导管(见图 14-20)。

理化指标

《中国药典》(2020年版)规定:本品水分不得超过 12.0%,总灰分不得超过 7.0%,酸不溶性成分不得超过 2.0%,重金属及有害元素属铅不得超过 5 mg/kg;

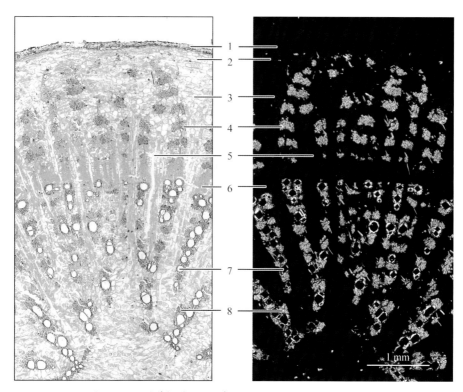

图 14-16 甘草根横切面正常光(左)与偏振光(右)对比(4×)

1.木栓层;2.皮层;3.韧皮部;4.韧皮纤维;5.射线;6.形成层;7.导管;8.木纤维

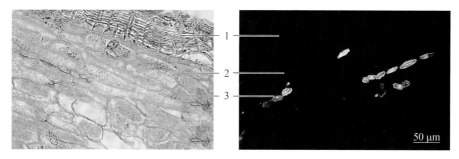

图 14-17 甘草根横切面草酸钙正常光(左)与偏振光(右)对比(40×)

1.木栓层;2.皮层;3.草酸钙方晶

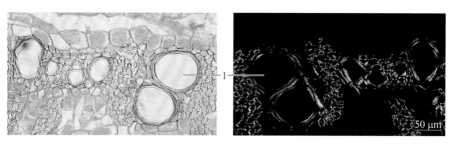

图 14-18 甘草根横切面导管正常光(左)与偏振光(右)对比(40×)

1.导管

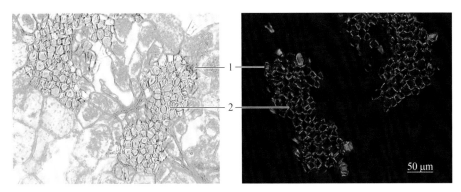

图 14-19　甘草根横切面晶鞘纤维正常光(左)与偏振光(右)对比(40×)

1. 木纤维;2. 导管

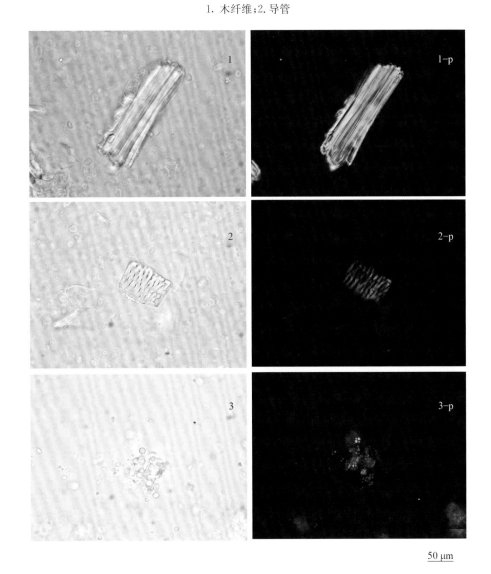

50 μm

图 14-20　甘草粉末显微特征(X-p 代表偏振光)(20×)

1. 晶鞘纤维;2. 网纹导管;3. 淀粉粒

镉不得超过 1 mg/kg,砷不得超过 2 mg/kg,汞不得超过 0.2 mg/kg,铜不得超过 20 mg/kg,其他有机氯类农残留量含五氯硝基苯不得超过 0.1 mg/kg。本品按干燥品计算,含甘草苷($C_{21}H_{22}O_9$)不得少于 0.50%,甘草酸($C_{42}H_{62}O_{16}$)不得少于 2.0%。本品饮片总灰分不得超过 5.0%,含甘草苷($C_{21}H_{22}O_9$)不得少于

0.45%,甘草酸($C_{42}H_{62}O_{16}$)不得少于1.8%。其余指标同药材。

品质评价

(一) 传统性状品质

对甘草质量评价记载较多,《本草经集注》"赤皮断理,看之坚实者,是枹罕草,最佳……赤有火炙干者,理多虚疏。又有如鲤鱼肠者,被刀破,不复好……又有紫甘草,细而实。乏时亦可用"。对甘草的外皮颜色、断面特征、形状特征做出了详细的描述,《本草图经》略加补充,"今甘草有数种,以坚实断理者为佳。其轻虚纵理及细韧者不堪,为货汤家用之"。认为轻虚细韧的甘草品质不好,仅用于家用煲汤。

明清时代诸多本草著作对甘草的质量评价近乎一致,如《本草纲目》载"今人惟以大径寸而节紧断纹者为佳,谓之粉草。其轻虚细小者,皆不及之"。《得配本草》曰"大而节紧断纹者为佳,谓之粉草"。《本草原始》载"今甘草有数种,其坚实断理,粗大者佳。其轻虚纵理及细韧者不堪"。提出甘草以粗壮、表面紧致、断面有纹理、质地坚实者质量为佳,这与当今从性状方面判断甘草质量优劣一致。从"赤皮断理"和"紫干草"来推断古代所用甘草皆为乌拉甘草。

(二) 化学评价

甘草中的活性成分主要是以甘草苷为代表的黄酮类和以甘草酸为代表的三萜类。其活性成分的化学组成和含量差异是由功能基因和环境作用的共同结果。王程成(2020)对不同产地和不同生态型甘草的32种初生及次生活性代谢产物进行综合评价。然后对甘草幼苗进行不同程度盐胁迫处理,以揭示甘草品质形成机制。①利用超快速液相色谱-三重四级杆/线性离子阱质谱(UFLC-QTRAP-MS/MS)分析方法测定不同甘草含量。含量聚类结果表明内蒙古野生甘草和宁夏栽培甘草相距最远,处于两端。宁夏野生甘草与栽培品差异较大,与内蒙古野生品种较为接近,总的来说,多数野生甘草与栽培甘草分界明显,说明不同生态型对甘草活性成分的含量影响较大。②选取宁夏盐池产地,对野生和栽培甘草的主根上、中、下、侧根和根茎五个部位活性成分含量分布情况进一步研究。从外形上看,野生甘草根茎粗壮,分支较少。其活性成分总量与栽培甘草根茎的差异最大。主根上、中、下部位活性成分的含量波动趋势在两种生态型甘草中类似,而根茎和侧根中的活性成分

含量积累趋势则明显不同。总的来看,即使被分为不同部位,野生与栽培甘草仍各自聚为一类。此外,不论是初生还是次生代谢产物,野生甘草中的活性成分整体含量比栽培中的更高。超过五分之三的活性成分含量水平在野生甘草中显著高于栽培甘草。其中包括甘草酸、甘草苷、异甘草苷、芹糖甘草苷、芹糖异甘草苷、新甘草苷、甘草查尔酮A和4′,7-二羟基黄酮。相反,甘草素,刺甘草查尔酮,芒柄花素和甘草查尔酮B的含量在栽培甘草中更高。总的来说,虽然黄酮苷元在野生甘草中含量低于栽培品,但黄酮糖苷类成分在野生品中更高。③通过非靶向代谢组方法,根据各化合物的一级和二级质谱数据,推导鉴定了野生栽培甘草中63种甘草化学成分,包括三萜皂苷、黄酮、黄烷酮、查尔酮、黄烷酮、异黄酮、异黄烷、异黄烷酮及其糖苷。通过主成分分析(PCA)和偏最小二乘判别分析(PLS-DA)分析,结果表明甘草酸、licorice-saponin J2/G2、glyasperin D 和 dehydroglyasperin D 可被视为区分野生和栽培甘草的化学标记物。④低盐胁迫能使甘草活性成分呈上升趋势,表明环境对甘草活性成分动态积累有较大影响,低盐胁迫是甘草生长的最佳条件。其次干旱胁迫也可以提高甘草活性成分,尤其是甘草酸含量,进而提高甘草药材质量。

有研究者通过分析比较乌拉尔甘草和光果甘草中的化学成分,发现只有乌拉尔甘草中含有槲皮素(Liao W C, 2012)。通过对3种基原甘草中151种化学成分进行检测分析,发现甘草黄酮醇、光甘草定、欧甘草素A与Glicoricone等27种化学成分的含量在3种甘草中显著不同,乌拉尔甘草中甘草西定的含量是光果甘草(或胀果甘草)4倍左右;胀果甘草中甘草查尔酮A的含量是乌拉尔甘草(或光果甘草)4倍左右(Song W, 2017)。甘草中的主要成分为黄酮类与三萜类,乌拉尔甘草中黄酮类成分的含量最高,约为胀果甘草6.33倍以上;光果甘草中三萜类成分的含量最高,比胀果甘草高65.63%以上,药材多基原现象是因药材资源紧张和历史上交通不便而导致就地取材的历史产物,多基原就意味着有劣质药材应用临床,故应重点发展乌拉尔甘草与光果甘草(樊建,2022)。

(三) 生态评价

王汉卿等(2016)以甘草活性成分含量,综合气候地形等相关因子研究全国甘草品质区别,结果显示影响乌拉尔甘草适宜性分布的主要生态因子为7月平均气温,土壤亚类,12月降水量,植被类型和温度季节性变化的标准差等5个生态因子,这与甘草喜光照充足、降雨量少、夏季酷热、昼夜温差大、适宜于分布

在北温带的平原、山区的生活习性基本一致。

根据 2020 年版《中国药典》含量测定项对甘草苷、甘草酸含量的规定,结合生态和品质区划结果可知,适宜甘草药材生长且甘草苷含量较高的分布区集中在宁夏全境、甘肃东南部、陕西北部、山西北部、青海中东部及内蒙古中部地区。甘草酸含量较高的分布区集中在宁夏全境、甘肃东南部、陕西北部、新疆西部、山西北部、辽宁北部地区。总黄酮含量较高的分布区集中在宁夏南部、甘肃东南部、新疆西北部、辽宁北部、吉林中部、黑龙江南部地区。综上,甘草分布适宜度较高的区域在宁夏中部、甘肃东北部、内蒙古中部及东部、新疆北部及西南部的相关州县。黑龙江、吉林、辽宁、陕西、山西、青海等地也有部分区域较为适宜。以宁夏中南部、甘肃东南部、陕西北部、山西北部甘草药材综合品质较好。

(四) 分子鉴定

崔秀婷等(2021)利用 ITS2 和 psbA - trnH 序列对 20 份药用甘草的变异位点和亲缘关系进行分析,从 DNA 水平对 3 种药用甘草进行种类鉴定,为胀果光果杂种甘草的亲缘偏向提供分子生物学依据。研究收集乌拉尔甘草、光果甘草、胀果甘草及其胀果光果杂种甘草共 20 份材料,结果表明,ITS2 序列长度为 223 bp,共检测到变异位点 6 个,保守位点 217 个。GC 含量为 52.02%~53.36%,乌拉尔甘草与其他 2 种药用甘草及胀果光果杂种甘草的种间遗传距离为 0.01145~0.01180,明显大于其种内遗传距离 0.0036;系统发育树结果显示,乌拉尔甘草单独为一支,其余材料聚为一支。psbA - trnH 序列长度为 384~407 bp,共检测到变异位点 184 个,保守位点 216 个。GC 含量为 27.5%~35.9%;胀果光果杂种甘草与胀果甘草的种间遗传距离为 0.1108,系统发育树得出,乌拉尔甘草与光果甘草聚为一支,胀果光果杂种甘草与胀果甘草聚为一支。ITS2 可鉴别乌拉尔甘草,psbA - trnH 序列可进一步区分光果甘草和胀果甘草,胀果光果杂种甘草与胀果甘草的亲缘关系最近。

化学成分

甘草的化学成分以三萜皂苷类和黄酮类为主,还有香豆素、生物碱、氨基酸、挥发性成分和多糖等(孙琛,2020;韩维维,2022)。

1. 三萜皂苷类 目前已从甘草属植物中经鉴定到 60 余种成分,其中苷元 40 多个,三萜类化合物中最主要的是有甜味的皂苷甘草甜素,亦称甘草酸

(GL)。甘草酸为五环三萜类,是甘草中最重要活性成分之一(苑可武,2002)。GL 由苷元上的 C_3 - OH 和吡喃糖醛酸的端基碳原子进行缩合而成的酸性皂苷,常见的有 β 和 α 两种同分异构体(陈红,2007),其结构式如图 14 - 21 所示,甘草酸水解为 1 分子甘草次酸和 2 分子葡糖醛酸,甘草酸含量的多少是决定甘草质量的重要参数(田武生,2012)。郑云枫等(郑云枫,2021)通过聚酰胺-大孔树脂柱色谱、ODS 中压柱色谱以及半制备液相色谱分离技术对甘草的化学成分进行了分离,鉴定出 uralsaponin C、22β-acetoxyl-glycyrrhizin、licorice-saponin G2/P2 及 licorice-saponin A3 等 10 种三萜皂苷类化合物,并新鉴定出 licorice-saponin R3 和 licorice-saponin S3 两个新的三萜皂苷类化合物。文旺等(2020)通过 UPLCQ - TOF - MSE 技术研究表明,甘草中含有三萜类成分 11 -脱氧- 18β -甘草亭酸,并进一步指出受热过程中可能会使化学成分发生脱羧反应,致使其在甘草中的含量降低。

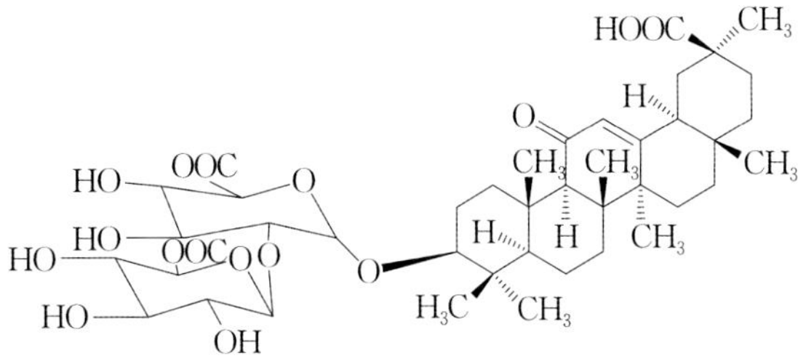

18α-甘草酸

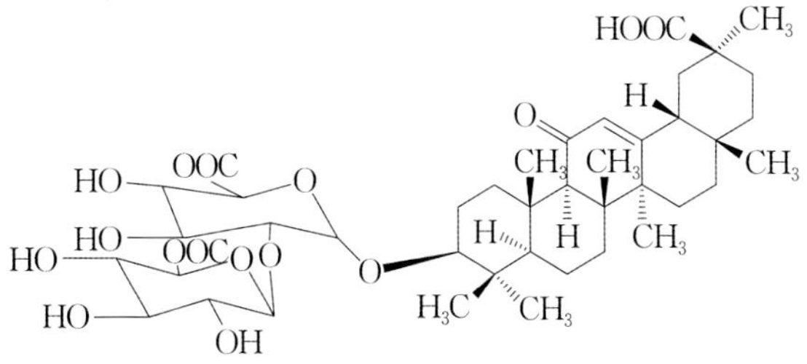

18β-甘草酸

图 14 - 21 甘草酸的结构式

2. 黄酮类 甘草查尔酮甲(licochalcone, LH)、甘草苷(liquiritin, LN)和异甘草苷(Isoliquiritin, ILN)等为甘草中的黄酮类成分,结构式如图 14 - 22 所示。据现有的资料报道,目前国内外已经从甘草中分离鉴定出 300 多个黄酮类化合物,其中 150 多个已给出化合物的结构和名称(Wei L, 2000;刑国秀, 2003)。甘草中黄酮类化合物常具备 C6 - C3 - C6 的基本骨架,王丽瑶(2020)经研究指出,甘草中含有甘草宁 A、B、C、D、E、G、L、M、N、H、O、Q,大豆素、葡糖苷、槲皮素- 3 -甲醚、甘草异黄酮甲/乙、山奈酚- 3 -

O-β-D-葡萄糖苷等黄酮类化合物。申美伦等(2021)则通过溶剂或超声、微波辅助的方法,以及聚酰胺柱色谱法、硅胶柱层析法等方式对甘草黄酮成分进行提取、分离,并指出药渣中的黄酮有待进一步开发利用。董庄庄等(2020)亦指出,现如今已由甘草中分离鉴定到黄酮类、异黄酮类、黄酮醇类及查尔酮类等近300多种黄酮类化合物,且甘草总黄酮能够从甘草的其他有效成分中分离出来,并可进一步分离出成分相对单一的各类黄酮。

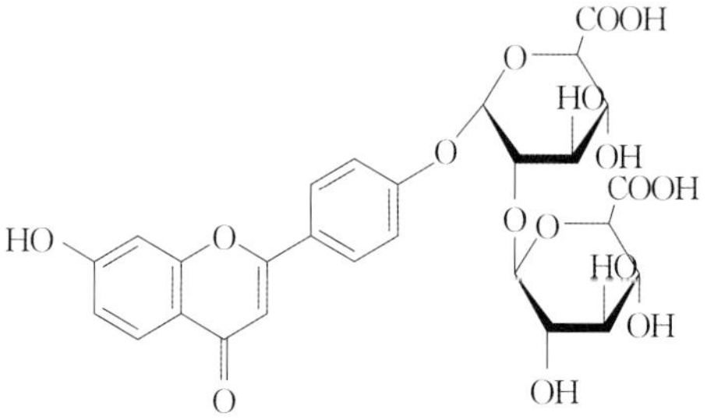

图14-22 黄酮类化合物的结构式

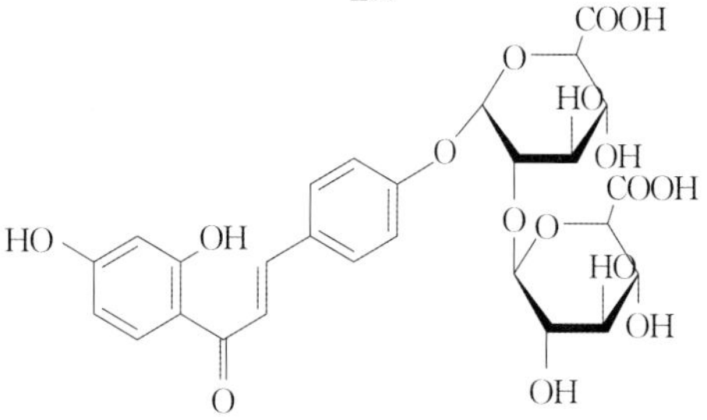

3. 香豆素类 田武生(2012)研究发现甘草中含有甘草香豆素(Glycycoumarin)、甘草芳香豆素(Licoarylcoumarin)、7,2′,4′-三羟基-5-甲氧基-3-芳香豆素、甘草瑞酮(Glicoricone)等化合物。甘草中的香豆素类化合物常为苯骈α-吡喃酮母核基本骨架,王丽瑶(2020)亦总结指出甘草中含有甘草醇、异甘草醇、东莨菪素以及甘草香豆素等香豆素类化合物。路静静等(2015)在甘草废渣75%乙醇提取物中分离得到3-羰基甘草次酸、3β-O-对羟基-反-肉桂酰-齐墩果酸及3β,18-O-异丙叉-7,15-异右松脂烷二烯等香豆素类化合物,并鉴定出新的香豆素类化合物槐香豆素C。Zhang等(2020)研究指出,甘草香豆素是从甘草中分离得到的一种重要的香豆素类化合物,且具有良好的生物利用度。

4. 生物碱类 甘草中的生物碱类成分大多为四羟喹啉类化合物,如5,6,7,8-四羟基-2,4-二甲基喹啉、3-甲基-6,7,8-三氢吡咯并[1,2-α]吡啶-3-

酮等(Han H Y, 2008)。

5. 其他 甘草中亦含有谷氨酸、丝氨酸、亮氨酸等至少18种氨基酸类化合物(王丽瑶,2020;丁原全,2020),此外还含有柠檬烯、β-石竹烯、β-香叶烯等挥发油类物质(王丽瑶,2020;周倩,2017)。陈佳等(2020)采用HPLC指纹图谱以分析甘草中所含的多糖、粗蛋白、粗纤维、脂肪等其他化学成分。

药理作用

1. 抗肿瘤作用

(1) 抗肝癌:甘草苷可通过活性氧介导的MAPK/Akt/NF-κB信号通路诱导肝癌细胞周期阻滞和凋亡。同时,甘草素可通过活性氧介导的MAPK/STAT3/NF-κB信号通路诱导肝癌细胞凋亡,两者具有协同作用。甘草定能抑制BRAF/MEK通路,减少MEK1/2的磷酸化及其下游分子细胞外调节蛋白激酶1/2、转录激活因子1和环磷腺苷效应元件结合蛋白的磷酸化水平,同时通过下调细胞周期蛋白D3、周期蛋白依赖性激酶2和4,使细胞周期阻滞在G1期,抑制肝癌HepG2细胞的增殖(李葆林,2021)。Cai等(2019)发现甘草酸可作用于c-Jun氨基末端激酶1,抑制肝癌干细胞特性,诱导分化。

(2) 抗妇科癌症:异甘草素可诱导细胞周期阻滞于亚G1期或G2/M期,激活细胞外信号调节激酶信号通路,促进天冬氨酸特异性半胱氨酸蛋白酶-7/LC3BII蛋白的表达,诱导小鼠子宫内膜癌细胞凋亡、自噬(Wu, 2016);异甘草素还能够通过抑制卵巢癌SKOV3、OVCAR5细胞的间充质特征,抑制上皮细胞-间充质转化,阻断癌细胞腹腔内移,延长了荷瘤小鼠的生存时间(Chen, 2019)。此外,甘草苷可通过激活天冬氨酸特异性半胱氨酸蛋白酶-3和多聚二磷酸腺苷-核糖聚合酶,诱导宫颈癌细胞凋亡,抑制宫颈癌细胞的迁移、侵袭和克隆能力(He, 2017)。

(3) 抗胃癌:甘草苷可通过下调细胞周期蛋白D1、细胞周期蛋白A和细胞周期蛋白依赖性激酶4水平,促进p53、p21基因表达,抑制胃癌细胞增殖和迁移,进而诱导凋亡和自噬(Wei, 2017)。

(4) 抗其他癌症方面:异甘草素可通过抑制miR-301b/LRIG1信号通路来抑制黑色素瘤细胞的增殖(Xiang, 2018);异甘草素可通过产生活性氧诱导Caki细胞凋亡,减少p53的表达,抑制STAT3信号通路从而显著降低人肾癌Caki细胞的存活率并诱导其凋亡(Kim, 2017);甘草多糖可能通过影响肠道菌群组成而发挥抗肿瘤作用(Zhang, 2018)。此外,甘草中的黄酮成分对鳞状细胞癌也有治疗作用（Hou, 2017；Kwak, 2020）。

2. 抗炎、抗病毒、调节免疫作用

（1）广谱抗炎：甘草活性成分通过作用于内源性代谢物质，如亚油酸、鞘氨醇、色胺、皮质酮和白三烯B4等，影响到机体内花生四烯酸代谢、鞘脂、色氨酸和脂肪酸的代谢以及磷脂的合成等多种途径，表现出广泛的抗炎作用（李葆林，2021）。

（2）抗病毒：乌拉尔甘草根及其氯仿组分的甲醇提取物具有抗丙型肝炎病毒活性（Adianti, 2014）。乌拉尔甘草酸可阻断肠道病毒71和柯萨奇病毒A16的病毒复制，呈剂量相关性（Wang, 2013）。甘草甜素在体内外实验中单独使用或与鸭肝炎疫苗联合使用，均对鸭肝炎病毒感染表现出良好的免疫刺激和抗病毒作用（Soufy, 2012）。甘草酸苷可明显减少甲型流感病毒感染的人肺细胞数量，并使细胞培养半数感染量滴度降低90%，表明甘草酸苷的抗病毒活性是通过与细胞膜的相互作用介导的，可以导致细胞内吞活性降低，从而减少病毒的摄取（Wolker, 2009）。此外，也有研究报道甘草酸二铵还具有抑制冠状病毒、猪蓝耳病毒、2型人副流感病毒、病毒性肝炎、人类免疫缺陷病毒和疱疹病毒等（王波，2022）。

（3）调节免疫：甘草酸通过调节过敏相关免疫细胞，对IgE介导的变态反应具有抗过敏作用（Han, 2017）。甘草多糖能够剂量依赖性地促进人外周血γδT细胞增殖、增加干扰素-γ（IFN-γ）和TNF-α的分泌，进而增强免疫活性。甘草水提物中微小核糖核酸能够显著下调c-JUN和c-FOS、NF-κB、p53和STAT1水平，可显著调节人免疫细胞的基因表达。甘草甜素、甘草多糖和光甘草定可以增强巨噬细胞的吞噬能力，促进IL-1β、IL-6、IL-12和TNF-α分泌以及阻止IL-4、IL-10和TGF-β分泌（邓桃妹，2021）。

3. 对神经系统的影响

（1）神经保护：异甘草素可通过磷酸化降低糖原合成酶激酶-3β活性，增强核因子E2相关因子2表达，降低NF-κB响应，抑制神经炎症，对认知损伤和神经元损伤进行保护（Zhu, 2019）。甘草苷可作用于ERK和AKT/GSK-3β通路，增强细胞外信号调节激酶AKT和GSK3β的磷酸化水平，使谷氨酸诱导的大鼠嗜铬细胞瘤PC12细胞的存活率显著提高（Teng, 2014）。甘草酸可通过维持线粒体功能，促进能量代谢和线粒体生物合成，发挥其细胞保护作用（Rashedinia, 2019）。

（2）抗抑郁：抑郁症生理变化主要表现为机体内5-羟色胺或去甲肾上腺素分泌减少。Wang等(2008)通过试验发现，甘草苷和异甘草苷均能显著增加海马、下丘脑和皮层中主要神经递质5-羟色胺和去甲肾上腺素的浓度，具有明显的抗抑郁作用。Su等(2016)对甘草素减轻脂多糖诱导的小鼠抑郁样行为进行了研究，结果发现，甘草素能有效降低促炎细胞因子水平，降低NF-κB/p-p65和p-IκBα表达，上调海马脑源性神经营养因子和酪氨酸激酶受体B的含量。Tao等（2016）发现甘草素可通过PI3K/Akt/mTOR介导的BDNF/TrkB通路治疗慢性抑郁症，具有明显改善抑郁症状。

4. 抗氧化、延缓衰老、抗哮喘作用

（1）抗氧化、延缓衰老：甘草水提物通过上调半胱氨酸双加氧酶Ⅰ型、半胱氨酸亚磺酸脱羧酶的水平以调节牛磺酸代谢途径增加牛磺酸的含量，进而延缓衰老。异甘草素处理顺铂诱导的大鼠肾小管上皮细胞后，致使衰老细胞、IL-1β、IL-6以及细胞内活性氧表达下降，提示异甘草素可能会抑制顺铂引发的肾细胞衰老。甘草苷降低丙二醛含量，增加超氧化物歧化酶、谷胱甘肽过氧化酶含量，与抑制脑内脂质过氧化和清除脑内氧自由基机制有关，以缓解衰老、提高抗氧化活性（邓桃妹，2021）。

（2）抗哮喘：甘草水提物、醇提物、甘草苷和甘草芹糖苷镇咳祛痰作用明显。甘草次酸可通过促进T淋巴细胞凋亡，抑制淋巴细胞和嗜酸性粒细胞增生，减少IgE、IL-4、IL-13、TNF-α表达，另一方面能够调控Bax、caspase-3和Bcl-2的mRNA和蛋白表达，从而发挥平喘作用（Kuangy, 2018；陈伟，2015；2016；林香花，2016）。甘草黄酮类成分7,4'-二羟基黄酮可抑制气道黏蛋白的表达和分泌，通过阻止NF-κB和STAT6的活化，以及增加组蛋白去乙酰化酶2的表达，可用于哮喘等疾病的治疗（Liu C D, 2015）。此外，7,4'-二羟基黄酮抑制嗜酸性粒细胞趋化因子的产生，阻止糖皮质激素地塞米松诱导的嗜酸性粒细胞生成素的增加，从而改善糖皮质激素抗哮喘的缺陷（Liu, 2017）。

5. 其他作用

（1）肝脏保护：甘草中黄酮、二苯乙烯、游离酚类化合物，可参与到体内代谢之中，改善肝组织病理表征，调节总胆固醇、总三酰甘油、高密度脂蛋白胆固醇和低密度脂蛋白胆固醇，具有肝脏保护活性（李葆林，2021）。

（2）抗糖尿病：光甘草定可通过调节骨骼肌细胞内的一磷酸腺苷活化蛋白激酶途径刺激L6肌管摄取葡萄糖，对糖尿病、高血糖等代谢紊乱有一定的治疗作用（Sawada, 2014）。

（3）解毒：传统方药中，甘草常作为解毒良方与部分毒性中药，如草乌、附子、雷公藤、牛黄等配伍使用，其机制可能与调节 P 糖蛋白、乳腺癌耐药蛋白和多药耐药相关蛋白 2 等外排转运蛋白的表达，抑制肠道吸收，促进外排转运有关（Xu W F，2019；He Y，2019；Li N，2019）。

（4）抗骨质疏松：光甘草定可通过改善线粒体功能，保护成骨细胞免受抗霉素 A 诱导影响，减少骨细胞衰老过程中引起的线粒体功能障碍，防止成骨细胞损伤（Choi E M，2011）。甘草素同时具有促进成骨细胞分化和抑制破骨细胞分化的双重作用，可用于进一步开发治疗和预防骨质疏松症的新药研究（Uchino，2015）。

（5）保护心脑血管系统作用：甘草次酸可与 11β-羟基类固醇脱氢酶-2 相互作用，具有显著的降压作用。同时，甘草甜素和甘草次酸可作为凝血因子 Xa 和凝血酶抑制剂，具有抗血栓作用（李葆林，2021）。

资源综合利用

甘草是我国二级保护野生药材资源，也是重要的草地生态资源，甘草的用途极其广泛，不仅可以作为中药材，还是家畜采食的一种优良牧草。除此之外，甘草还具有巨大的生态价值，具有耐热、耐旱的特性，因此多生长在干旱、半干旱的荒漠草原、沙漠边缘和黄土丘陵地带，为干旱、半干旱区的自然资源之一。应在注重资源开发的同时兼顾生态保护，科学合理利用甘草植物。

（一）合理控制采挖放牧

盲目扩大甘草的种植采挖，会造成大量土地裸露，造成甘草分布地区生态脆弱，影响生物多样性。要严格按照国家政策限制滥挖。由于甘草利用根茎多，生长恢复慢，所以在同一区域采挖要有一定时间间隔规定，给其足够时间和空间进行生长恢复和巩固。挖过甘草后及时覆土，以免裸露。及时对甘草野生居群进行抚育、补种、播种，适时围栏封禁，有序放牧。同时积极推行人工种植，减少对野生资源的过度采挖，以达到合理保护甘草资源的目的。

（二）充分利用资源开发新药

甘草有传统的疗效，也有抗氧化、抑菌、治胃及十二指肠溃疡，甘草的化合物可以有效地抑制艾滋病病毒（HIV）的增殖。复方甘草酸苷是甘草酸及其加工产物，其中的甘草酸苷具有抗炎的作用，可以保护肝细胞膜，也可以用于慢乙肝患者的降酶治疗，利用甘草活性成分研制新的疗效用药前景广阔。

国外研究成果有韩国学者 Choi Y J（2021）、Lee C M（2022）、Ju S M（2017）与 Lee H K（2012）对甘草提取物及其活性成分进行了研究，Choi Y J 等发现甘草中的 6,8-Diprenylorobol 成分通过激活细胞内活性氧和 p53 诱导人结肠癌细胞凋亡。Lee C M 等（2022）发现甘草中的 6,8-Diprenylorobol 成分通过激活 FOXO3 和抑制 CYP2J2 诱导人肝癌细胞凋亡。Ju S M 等（2017）发现甘草提取物和甘草酸通过减少活性氧介导的 p53 活化和促进肾小管上皮细胞中 p21 表达来改善顺铂诱导的细胞凋亡。Lee H K 等（2012）研究发现甘草的乙醇提取物具有神经保护作用，可能对预防阿尔茨海默病等神经退行性疾病的进展具有治疗作用。借鉴这些研究可开发治疗癌类新药。

（三）开发甘草新食品与功能性食品

甘草根基根状茎含有甘草酸、还原糖、淀粉等多种物质，添加于啤酒、饮料、糕点、糖果、酱油、冰淇淋、大豆等食品中，可以作调味剂。香烟中加入甘草及其提取物，可以缓解香烟中的毒素。口香糖、巧克力糖中加入甘草及其提取物，可以增加其中的甜味、香味，并且具有杀菌抑菌的功能。啤酒中加入甘草及其提取物，可以使啤酒中的泡沫增多。酱油中加入甘草甜素，可以增加其中的香味。在面包等糕点中加入甘草甜素可以使制成的面包更加柔软。甘草及其提取物还可用作含油脂食品的抗氧剂。

（四）开发甘草日用化工品

甘草及其提取物可作为化妆品中抗敏剂和抗炎剂。甘草的提取物甘草甜素可以配置成护肤霜、祛斑霜、沐浴露等，既能美容养颜、护肤保湿、美白、淡化黑色素，还有消炎、治疗皮肤病等作用。甘草还具有止痒、生发护发等功能。市场调查发现，目前许多美白、祛斑产品中都添加了天然美白成分，使用最多的天然美白成分就是甘草提取物。因此，甘草提取物是目前化妆品工业中使用较多，在化妆品市场中有着广阔的应用前景。同时生产甘草膏后的废渣，经处理可制造灭火器里的稳定剂和杀虫剂里的黏着剂，也可作蘑菇培养基使用（马驰，2019）。

（五）开发茎叶新药用食用部位

研究者对甘草茎叶进行了营养成分分析，发现营养期甘草茎叶的各种营养成分含量（风干基础）分别为：干物质92.64％、粗蛋白13.17％、粗脂肪4.80％、粗纤维17.19％、无氮出物50.53％、粗灰分6.95％、钙0.60％和磷0.20％；结籽期甘草茎叶的各种营养成分含量(风干基础)分别为干物质95.06％、粗蛋白13.07％、粗脂肪4.88％、粗纤维16.54％、无氮浸出物44.01％、粗灰分16.57％、钙1.13％和磷0.22％；营养期甘草茎叶对羊的可消化粗蛋白为干物质的77.40 g/kg,消化能为干物质的2.94 Mcal/kg,代谢能为干物质的2.41 Mcal/kg,粗蛋白和粗纤维分别为干物质的18.56％和14.22％；结籽期甘草茎叶的可消化粗蛋白为干物质的123.78 g/kg,消化能为干物质的3.39 Mcal/kg,代谢能为干物质的2.78 Mcal/kg,粗蛋白为干物质的13.75％和粗纤维为干物质的17.40％(薛正芬,2004)。

甘草属植物地上部分茎叶能分离得到59个黄酮化合物和7个酚类成分(贾国惠,1998)。甘草地上部分成分含量较高,合理开发尤为必要,可提取甘草酸、黄酮成分作新药制剂、开发功能性食品,也可以作羊、牛等饲用养料。

炮 制

1. 甘草 取原药材,除去杂质,洗净,润透,切厚片,干燥。

2. 蜜甘草 取开水稀释过的炼蜜,与甘草拌匀,闷润,用文火炒至老黄色,不粘手时取出(每10 kg甘草片,用炼蜜2.5 kg)(见图14-23)。

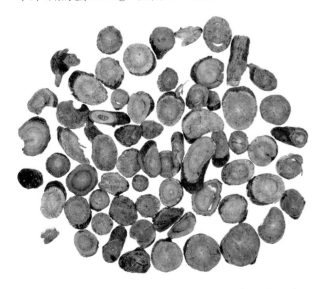

10 cm

图14-23 蜜甘草

性味与归经

甘,平。归心、肺、脾、胃经。

功能与主治

补脾益气,清热解毒,祛痰止咳,缓急止痛,调和诸药。用于脾胃虚弱,倦怠乏力,心悸气短,咳嗽痰多,脘腹和四肢挛急疼痛,痈肿疮毒,缓解药物毒性和烈性。

临床与民间应用

(一) 国家标准成方制剂中甘草应用

国家标准中含甘草的成方制剂有1 254个,其中包含了227种疾病的治疗,在19种疾病中甘草使用频率较高,咳嗽、感冒、眩晕、痹症、积滞、腹泻、月经不调等,主要涉及肺系病、妇科病。脾胃病、肢体经络病。验证了《神农本草经》记载的“主治五脏六腑寒热邪气……解百药之毒”的科学总结。在1 254首方剂中,共涉及1 020味中药,使用频率较高(频次≥160)的中药有茯苓、当归、陈皮、白术、芍药、桔梗、川芎、黄芪、党参等有23味,以治疗气血两虚、风寒湿凝、风热表证等为主。常见主要配伍药对有甘草-苦杏仁、甘草-桔梗、甘草-陈皮组成不同疗效的方剂,甘草被世代中医称为“国老”。

甘草在《中国药典》《国家中成药标准汇编》《卫生部药品标准》、新药转正标准、注册标准中共计查询到2 368个组方品种,搭配组方的药材数量为1 723种。组方品种功能主治主要体现在呼吸系统(660种)、消化道及代谢(636种)、泌尿生殖系统和性激素(223种)三个方面;配方多搭配茯苓、当归、陈皮、白芍、白术,详见图14-24。

(二) 临床配伍应用

1. 生品甘草 偏凉泻火解毒,祛痰止咳

甘草配金银花、野菊花、蒲公英等:具有解毒疗疮的作用。可治疗疮疡肿毒,红肿疼痛,以及小儿胎毒。亦可单味熬膏应用,如国老膏(《普济方》)。亦可与当归、金银花、玄参等同用,具有清热解毒的作用,如治脱疽的四妙勇安汤(《验方新编》)。

甘草配桔梗:具有清肺利咽的作用。可治疗咽喉

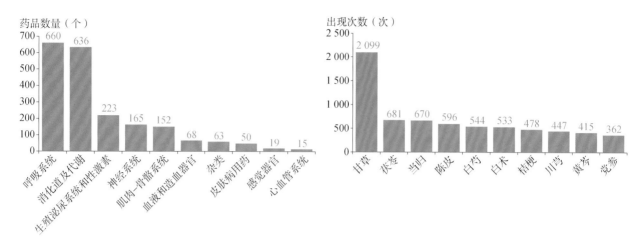

图 14-24 甘草成方制剂品种分布及组方前十的药味统计

红肿疼痛,如桔梗汤(《伤寒论》)。若为风热所致者,可加薄荷、牛蒡子;若为阴虚火旺者,可加玄参、麦冬,如玄麦甘桔汤(《中成药制剂手册》)。

甘草配前胡、贝母、鱼腥草等:具有润肺的作用。可治疗痰热阻肺,咳嗽痰黄。若肺热咳血,则与鼠粘根、桔梗同用,如甘草鼠粘汤(《沈氏尊生书》)。

2. 炙品甘草 甘温,补中益气,止痛。

甘草配人参、白术、茯苓:具有补脾止泻的作用。可治疗脾胃虚弱,肠鸣泄泻,腹胀食少,四肢倦怠,如四君子汤(《太平惠民和剂局方》)。

甘草配人参、桂枝、生地黄等:具有益气复脉的作用。可治疗气虚血少,脉结代,心动悸,如炙甘草汤(《伤寒论》)。

甘草配白芍:具有缓急止痛的作用。可用于腹中或小腿挛急疼痛,如芍药甘草汤(《伤寒论》)。若妇人脏躁反胀者,可加小麦、大枣、紫石英,如加味甘麦大枣汤(《沈氏女科辑》)。

甘草配黄连、干姜、半夏等:具有益胃消痞的作用。可用于胃气虚弱,气结成痞,而见纳谷不化,腹中雷鸣下利,心下痞硬而满,如甘草泻心汤(《伤寒论》)。

另外临床有甘草、甘草梢及炒甘草之分,甘草梢主要用于茎中疼痛及淋浊,炒甘草是防过甘壅滞之性。如四物附子汤(《备急千金要方》)。

(三) 经典处方与研究

甘草附子汤

处方:甘草6g(炙),附子12g(炮,去皮,破),白术6g,桂枝12g(去皮)。

功能:温经散寒,祛风除湿。

主治:风湿相搏,骨节疼烦,掣痛不得屈伸,近之则痛剧,汗出短气,小便不利,恶风不欲去衣,或身微肿。

方解:风寒湿侵入筋骨关节,营卫不利,气血凝涩,以筋骨剧痛拒按,不得屈伸为特征,以甘草附子汤温阳散寒,祛湿止痛。方中桂附同用,既可散寒止痛,又可固表止汗。附子用量较桂枝附子汤为轻,原因是桂枝附子汤证为风湿留着肌表,利于速去,故附子用量较大;本证是风湿留着关节,病情更深一层,难以速去,故减附子用量,意在缓行。术附同用,则健脾燥湿,温阳化气。桂甘同用,振奋心阳,治短气、小便不利。药仅四味,实为疗风湿之良。

现代研究:李宝丽(2002)采用生物化学、免疫组织化学激光镜、电镜等手段,以 II 型胶原诱导关节炎大鼠为模型。通过血清 SA、血清和滑膜中相关细胞因子的表达水平及滑膜中淋巴细胞亚群等指标的检测,观察甘草附子汤对 CIA 大鼠的抗炎及免疫调节作用,从细胞生物学、组织病理学及免疫病理学等多层次、多角度进行综合研究和探讨。结果表明:II 型胶原诱导关节炎大鼠模型表现明显的关节肿胀,滑膜衬里层细胞增生,滑膜下层淋巴细胞浸润,血管翳形成及软骨破坏等病理改变,是较为理想的实验性关节炎模型。甘草附子汤可明显抑制 CIA 大鼠关节肿胀度,并下调血清 SA 的水平,而显示其抗炎作用。甘草附子汤可下调滑膜中 CD_4^+ T 细胞的表达,甘草附子汤还同时上调滑膜中 CD_8^+ 细胞的水平,调节 CIA 大鼠的细胞免疫反应。组织病理学观察显示,甘草附子汤和痛痹方可明显减少 CIA 大鼠滑膜中新生血管的生成,抑制滑膜细胞的增殖,表现对滑膜和软骨组织的保护作用,其作用机制可能与中药调节滑膜中相关细胞因子,如 FGF 表达水平相关。

（四）青海中医单验方

（1）组方：生姜 9 g，甘草 15 g。

主治：胃痛。

用法：水煎服。

来源：大通县多林卫生院。

（2）组方：炙甘草 15 g，党参 30 g，炙黄芪 30 g，桂枝 10 g，附片 10 g。

主治：心律不齐。

用法：水煎服。

来源：平安区中医医院。

第十五章 麻 黄

Ma huang

EPHEDRAE HERBA

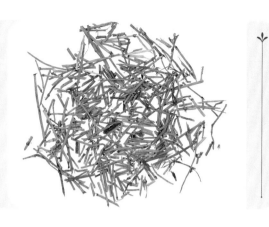

别 名

龙沙、卑相、卑盐、狗骨(根)。

道地沿革

(一) 基原考证

李恒阳等(2022)对麻黄品种基原考证,认为《酉阳杂俎》是唐代的较早记载麻黄植物形态的书籍,《酉阳杂俎》载:"麻黄茎端开花,花小而黄,簇生。子如覆盆子,可食。至冬枯死如草,及春却青。"首次记载了麻黄的植物形态,与《中国植物志》中草麻黄 Ephedra sinica 的植物形态描述相似,即雄球花多成复穗状,雌球花单生,在幼枝上顶生,"子如覆盆子,可食"与《中国植物志》中"雌球花成熟时肉质红色,种子通常2粒,包于苞片内,不露出或与苞片等长,黑红色或灰褐色,三角状卵四形或宽卵圆形,表面具细皱纹"相对应,即肉质假种皮包被的种子与覆盆子特征类似;《中国植物志》记载中麻黄和木贼麻黄都为"节上开花",与《酉阳杂俎》"茎端开花"的描述明显不符;《中国植物志》记载草麻黄"雌球花单生,在幼枝上顶生"与《酉阳杂俎》"茎端开花"的描述一致,由此可见当时所用的主流品种为草麻黄 Ephedra sinica。

宋元时期的《本草图经》载:"苗春生,至夏五月则长及一尺以来,梢上有黄花……俗说有雌雄二种:雌者于三月、四月内开花,六月内结子;雄者无花,不结子",并附有茂州麻黄和同州麻黄植物形态图,其中记载的植物形态及附图与麻黄属植物相似。《本草图

经》载:"至夏五月则长及一尺以来",根据植株高度判断只有藏麻黄 E. saxatilis 和草麻黄 E. sinica 符合,"雌者于三月、四月内开花,六月内结子"的描述与《中国植物志》草麻黄花期无异,但"雄者无花,不结子"与麻黄属植物不符,由此推测当时可能是将木贼科节节草 Equisetum ramosissimum 当作麻黄雄株。通过茂州麻黄图可看出其木质茎呈匍匐状,小枝直伸,与《中国植物志》的草麻黄的描述"木质茎短或呈匍匐状,小枝直伸或微曲"无异;由同州麻黄图可看出其根茎直立,且分枝多集中于主枝的下部,呈簇生状,花或果实全部顶生,与《中国植物志》中节节草的描述"根茎直立,主枝多在下部分枝,常形成簇生状,孢子囊顶生"相符,而草麻黄雌球花在幼枝顶生,在老枝腋生。综上可知,《本草图经》描述的雌株麻黄及所附茂州麻黄图为麻黄科草麻黄 Ephedra sinica,其中所描述的雄株麻黄及所附同州麻黄图为木贼科节节草 Equisetum ramosissimum;说明当时所用的主要基原为草麻黄,另有将木贼科节节草混作麻黄基原的情况。

明清时期的《本草品汇精要》载:"《图经》曰:春生苗,至夏五月则长及一尺许,梢上有黄花结实如百合瓣而小又似皂荚子……雄者无花而不结子。质:似小草而有节。色:青(根)、黄、赤。"《本草蒙筌》载:"青州、彭州(并属山东)俱生,荥阳、中牟(并属河南)独胜",并附有茂州麻黄、同州麻黄图。《本草纲目》载:"其根皮色黄赤,长者近尺。其形中空"并附有一图,收录了前代各书关于麻黄植物形态的描述,结合所附图可知其木质茎稍呈匍匐状,小枝较直,幼枝顶端开花,与《中国植物志》草麻黄的描述"木质茎短或呈匍匐状,小枝直伸或微曲""雌球花单生,在幼枝上顶生,

在老枝腋生"相符,确系其为麻黄科草麻黄。

《本草述钩元》载:"二月生苗,纤细劲直,外黄内赤,中空作节如竹,五月梢头开黄色花,结实如百合瓣而紧小,又似皂荚子而味甜,外皮红果仁子黑,根赤紫色",与麻黄科草麻黄特征相符。《植物名实图考》载:"今江西南安亦有之,土人皆以为木贼,与麻黄同形、同性,故亦能发汗、解肌",并附有一图,通过附图观察可得其有节,枝端有棒状或椭圆体形且顶端稍尖之物,与《中国植物志》中节节草的描述相符,应为木贼科节节草。综上分析,明清时期麻黄主要基原为麻黄科草麻黄 *Ephedra sinica*,清代少数地区可能有将木贼科节节草 *Equisetum ramosissimum* 混作麻黄基原的情况。

《中药志》(1982 年版)记载麻黄基原为草麻黄 *Ephedra sinica*、中麻黄 *E. intermedia* 和木贼麻黄 *E. equisetina*,商品 3 种混用,以草麻黄产量最大。1960 年《中国药用植物图鉴》(第二军医大学药学系,1960)将麻黄基原记载为木贼麻黄 *E. equisetina*、中麻黄 *E. intermedia*、麻黄 *E. sinica*,并对麻黄进行了详细描述:"麻黄,别名:草麻黄、华麻黄、草本麻黄;形态:草本状常缘小灌木……种子黑褐色,长卵形,一侧扁平,一侧三角状突出,外包膜质或多浆的苞。"自此,历版《中国药典》及《中药志》(1982 年版)、《中华本草》《新编中药志》《全国中草药汇编》(1996)等现代书籍大多以草麻黄、木贼麻黄和中麻黄作为正品基原。现代研究显示,除 2020 年版《中国药典》规定的 3 种基原外,我国仍有丽江麻黄 *E. likiangensis*、膜果麻黄 *E. przewalskii*、藏麻黄 *E. saxatilis* 和单子麻黄 *E. monosperma* 在少许地区使用,其药用和应用价值仍需进一步研究探讨。

(二) 药效考证

1. 秦汉至唐时期 《神农本草经》首次记载麻黄并列为中品,其载有"味苦、温,主中风,伤寒头痛温疟,发表,出汗,去邪热气,止咳逆上气,出寒热,破癥坚积聚"的性味功效。

《名医别录》记载:"微温,无毒,主五脏邪气缓急,风胁痛,字乳余疾。止好唾,通腠理,疏伤寒头疼,解肌,泄邪恶气,消赤黑斑毒。"与《神农本草经》相比,有很多内容是相似的,如多出的"五脏邪气缓急",可以理解为邪气侵入五脏所致疼痛,少了的"温疟",可以理解为邪气不能自出所致,消赤黑斑毒可以理解为破癥坚积聚的具体化。不同的部分是少了原有可归为苦味的止咳逆上气,多出了字乳(现代指生育)余疾,止好唾。

《本草经集注》记载功效是《神农本草经》与《名医别录》的综合。只是多了"不可多服,令人虚"的效用。

《药性论》记载:"味甘,治身上毒风顽痹,皮肉不仁。主壮热,解肌发汗,温疟,治温疫。"这里很突出的多出主壮热、治瘟疫。这里壮热应该指伤寒表实之意,而不是古代以白虎汤所治之壮热;瘟疫争议较多,此处应该是外邪所致之温病。

可以看出这一时期,虽然麻黄多被定义味苦,然而其药效主治与辛味更为匹配。此时期并没有出现系统的归经理论。

2. 两宋金元时期(含五代) 《日华子本草》记载:"通九窍,调血脉,开毛孔皮肤,逐风,破癥癖积聚,逐五脏邪气,退热,御山岚瘴气。"文中通九窍指寒邪束表,九窍不通,肺气不宣喘咳。调血脉指麻黄能温通血脉。开毛孔皮肤指开皮肤汗孔,使之出汗。

《本草衍义》增补"治病疮疱倒靥黑者"的功效。

《珍珠囊》记载:"泄卫中实,去营中寒,发太阳、少阴之汗。"此书涉及营卫层面,也开始有了归经的记载。

《汤液本草》增补入经、性味,记载:"气温,味苦甘而辛,入足太阳、手少阴,能泄卫实发汗,及伤寒无汗,咳嗽。"

两宋金元时期较之前,麻黄药效并没有多大变化,但是药性已经有了麻黄味辛的说法,并且可以看出,麻黄的功效落实到营卫层面上了,众所周知,卫实乃表实证,其治疗是来自麻黄之辛散发表,而古籍记载为泄卫实,难免容易让人们从表面上理解为苦泄而致,这表明中医理论并不是仅仅局限于表面意义,更重要的是了解病因、病机,才能准确的将功效主治与药性结合起来。随着金元时期,归经理论的诞生与发展,古籍中相继出现关于麻黄归肺经的记载。

3. 明代 《本草纲目》记载:"苦,温。无毒。散赤目肿痛,并主风热,治疗咽痛,风肿,水肿,产后血滞。"增补散赤目肿痛、风肿、水肿、产后血滞功效。这里首次记述了麻黄利水消肿的功效,产后血滞应该是以前"字乳余疾"的具体化病症。

《本草蒙筌》记载:"味甘、辛,气温。气味俱薄,轻消而浮,升也,阳也,无毒……恶细辛、石韦,宜陈久年深。凡欲用之,须依法制全根节,单煮数沸,倾上沫用火焙干。任合丸散煎汤,方不令人烦闷,以厚朴为使,入于足四经。手太阳经本经之药,阳明经荣卫之药,而又入足太阳经、手少阴经也。发汗解表,治冬月正伤寒如神,驱风散邪,理春初真瘟疫果胜。泄卫实消黑斑赤疹,去荣寒除身热头疼。春末温疟勿加,夏秋寒疫切禁。破积聚癥坚,更劫咳逆痰痹。山岚瘴气,亦可御之。若蜜炒煎汤,主小儿疮疱。"此书记载已经涉及麻黄的炮制与禁忌。

《本草汇言》记载："味苦、辛、气温、无毒。主伤寒，有大发散之功。专入太阳之经，散而不止，能大发汗。非若紫苏、前、葛之轻扬，不过能散表而已也。所以东垣云：净肌表，泄卫中之实邪；达玄府，去营中之寒郁。凡六淫有余之邪，客于阳分皮毛之间，腠理闭拒，营卫不通，其病为实。麻黄，其形中空，轻清成象，入足太阳寒水之经，以泄皮毛气分，直彻营分之寒邪，无麻黄寒邪不能尽出也。若瘾疹之隐见不明，恶疮之内陷不透，哮喘之壅闭不通，产乳之阻滞不行等证，悉用麻黄，累累获效。但此药禀阳刚清烈之气，味大辛，性太热，体轻善散，故专治风寒之邪在表，为入肺之要药，而发表最速也。若发热不因寒邪所郁而标阳自盛之证，或温疟不因寒湿瘴气而风暑虚热之证，或虚人伤风、虚人发喘，阴虚火炎，血虚头痛，以致眩晕，中风瘫痪；或肺虚发热，多痰咳嗽，以致鼻塞疮疱，及平素阳虚腠理不密之人，悉皆禁用。误用则汗多亡阳，损人元气，戒之慎之！"此书强调麻黄有大发散之功，专入太阳之经，能大发汗。甚至过分认为麻黄阳刚清烈，谓之味大辛、性太热。书中产乳之阻滞不行也是以前书载"字乳余疾"的具体化。

麻黄疗效机理主要都是与麻黄药性之辛、温、归肺经和膀胱经相联系，表意上将"泄卫实"的疗效，归在麻黄味苦药性里，其实在明代亦可以清晰用麻黄辛味药性来阐释其治疗机理。明代起麻黄功效主治多出了利水消肿这一项，并且从药性理论上解释药效机理变得更为详细。有些主治疾病也落实得更为具体，例如最初时期的"字乳（现代指生育）余疾"到明代的"产后血滞"和"产乳之阻滞不行"，"治鼻窍鼻塞不通、香臭不闻"。而且到了明代，人们更加地重视了麻黄的应用禁忌。

4. 清代 《长沙药解》记载："入肺家而行气分。开毛孔而达皮部，善泄卫实，专发寒邪，治风湿之身痛，疗寒湿之脚肿。风水可驱，溢饮能散。消咳逆肺胀。解惊悸心忡，伤寒。"

《本草求真》记载："辛温、微苦。麻黄专入膀胱、兼入肺。辛温微苦，中空而浮，入足太阳膀胱，足太阳为六经外藩，总经络而统营卫，其经之脉起目背，上脑下项，循肩挟脊抵腰，行于身后。故凡寒入是经，其证必见头痛，发热恶寒，腰脊卒强，无汗、脉则尺寸俱紧，是为伤寒。仲景用此以治寒入太阳无汗兼入手太阴肺。麻黄空虚似肺，故亦兼入肺经。散肺经火郁之邪。其意甚深，盖缘津液为汗，汗即血也。在营则为血，在卫则为汗，寒伤营，营血内涩，不能外通于卫，卫气固密，津液不行，故无汗发热而恶寒轻可去实。"

《本草备要》记载："辛温微苦。入足太阳，膀胱。兼走手少阴、阳明、心、大肠。而为肺专药。发汗解肌，去营中寒邪、卫中风热。调血脉，通九窍，开毛孔。治中风伤寒，头痛温疟，风寒郁于肺经所致咳逆上气。赤黑斑毒，毒风疹痹，皮肉不仁，目赤肿痛，水肿风肿。"此书基本为前人的概括总结，也与现代麻黄相似。

清代，麻黄的功用主治与其相关药性，基本与现代达成一致。

秦汉至清代，麻黄三大功效中的发汗解表、止咳平喘在《神农本草经》就有相关记载，利水消肿则是在明代才有了明确的药效记载，麻黄的其他功效，是由笼统到具体发展变化的，如《神农本草经》中的"破癥坚积聚"，而后发展到消赤黑斑毒，毒风顽痹，皮肉不仁，到如今的风邪顽痹，皮肤不仁，风疹瘙痒，如阳和汤。麻黄辛、温药性，大多数是共同发挥作用，这体现了五味与四气有密切的联系，共同影响药物疗效。自归经理论出现后，麻黄归经由最初的"发太阳、少阴之汗"发展到明代"手太阴之剂，入足太阳经，走手太阴阳阴经药也"而后又"专入太阳之经"说等法，虽然不同时期麻黄归经有少许偏离，但是麻黄一直没有改变的是入足太阳膀胱经，直到清代《本草求真》认为麻黄入足太阳膀胱经，兼入手太阴肺经。与现代普遍认可的基本一致。

5. 近现代 《药材资料汇编》记载："麻黄微有敛性，触舌带麻，中医为发汗药，适应气喘、利小便、止痢、镇咳、祛痰，并可治急性气管炎。"

《中药学》记载："辛、微苦，温。归肺、膀胱经。发汗解表，宣肺平喘，利水。"蜜炙后发汗功效减弱，略有润肺的功效。可用于感冒风寒，表实无汗的证候；用于风寒外闭，肺气不宣的喘咳，也可与干姜、细辛、半夏等温肺散寒；用于水肿有表证。

《中药大辞典》记载："麻黄辛、微苦，温。归肺、膀胱经。发汗解表，宣肺平喘，利水消肿。主治风寒表实证，咳嗽气喘，风水，小便不利，风湿痹痛，肌肤不仁，风疹瘙痒，阴疽痰核。"

《中华本草》记载："麻黄，味辛、微苦，性温。归肺、膀胱经。发汗解表，宣肺平喘，利水消肿。主治风寒表实证，恶汗发热，无汗，头痛身疼；邪壅于肺，肺气不宣，咳嗽气喘；风水肿，小便不利；风湿痹痛，肌肤不仁以及风疹瘙痒、阴疽痰核。"

《新编中国药材学》记载："麻黄，辛、苦、温，发汗，平喘。伤寒表实，发热恶寒无汗，骨节疼痛，咳逆上气，水肿，风肿。"

1977年版《中国药典》记载："辛、苦、温。发汗，散寒，平喘，利水。用于风寒感冒，咳嗽，支气管哮喘，支气管炎,水肿。"

2020年版《中国药典》收载麻黄:辛、微苦、温。归肺、膀胱经。发汗散寒,宣肺平喘,利水消肿。用于风寒感冒,胸闷喘咳,风水浮肿。蜜麻黄润肺止咳。多用于表证已解,气喘咳嗽。

麻黄古今考证,皆以发汗解表,止咳平喘,利水消肿为主流功效,周祯祥(2018)《药征》认为麻黄辛能发散,温可去寒,主入肺经,"遍彻皮毛,故专于发汗而寒邪散","凡风寒之在表者,无所不治,以能驱其邪,使皆从汗出也"。因其发汗力强,素有"发散第一药"和"治感第一要药"之称。"惟在表,真有寒邪者,宜用汗之","所主皆系无汗之症"。适用于恶寒发热、无汗、头身疼痛、脉浮紧等风寒表实证。辛散苦降,外可开皮毛之郁闭以宣畅肺气,内可泄上逆之肺气以复其肃降,能宣降肺气而平喘止咳。若"肺气郁窒,治节无权,即当借其经扬,以开痹着"。"乃肺经专药,故治肺病多用之",大凡喘咳,无论属寒属热,皆可配伍使用。因其性温,"凡寒邪入肺,失于表散者,经年咳嗽,百药无功,自非麻黄,终难搜逐"。故以治风寒外束,肺气内壅之喘咳最为适宜。本品"性善利小便,不但走太阳之经,兼能入太阳之府"。功能开泄腠理,发汗祛邪,可使肌肤之水湿从毛窍外散;又能宣通肺气,下输膀胱,可使尿量增加而达退肿利水之效。凡"肺气闭塞,肌肤浮肿者,亦宜以此通肺气而调水道"。故对水肿、小便不利兼有表证之风水水肿最为适宜。

麻黄功效考证包括了发散风寒、透疹、止咳平喘、利水消肿、止痛、截疟、退热、宣痹通络、活血消癥9种,梁茂新(2021)总结含麻黄复方治疗病症,共有24种病症,前5位病症顺序为中风>咳嗽>伤寒>痉病>诸痛、瘟疫。《中国药典》及现代本草确定的功能主治和古本草。古方剂记载功效基本吻合,但在止痛、退热、宣痹通络、活血消癥方面存有差异,值得探究。

(三)道地沿革与特征

1. 古产地变迁

秦汉《神农本草经》《名医别录》谓:"麻黄生晋地(山西境内)及河东(河北境内),立秋采茎,阴干令青"。《范子计然》云:"出汉中三辅。"其地在山西、河北、河南、陕西一带。陶弘景云:"出青州(今山东益都)、彭城(今江苏铜山)、荥阳(今河南荥阳一带)、中牟(今河南中牟、汤阴)者胜,色青而多沫;蜀中亦有,不好,用之折除节,节止汗故也。"唐代《新修本草》云:"郑州鹿台及关中沙苑河傍沙洲上太多,其青、徐者亦不复用,同州沙苑最多也。"可见初唐麻黄产地集中在河南、陕西两处。《通典》云:"荥阳郡贡麻黄二十

斤。今郑州。"宋代则以河南开封府麻黄最为上品,《开宝本草》云:"今用中牟者为胜,开封府岁贡焉。"《本草图经》谓:"今近京(指开封)多有之,以荥阳、中牟者为胜。"《本草衍义》云:"麻黄出郑州者佳。"明代《本草蒙筌》言:"麻黄,青州、彭城俱生,荥阳、中牟独胜。"《山堂肆考》卷十六云:"狗脊山在开封府中牟县治后,上产麻黄。"《明一统志》开封府土产麻黄,小注"中牟县出",皆重视河南所产。《本草品汇精要》载:"茂州(四川茂汶)、同州(陕西大荔)、荥阳、中牟者为胜。"《三因方》云:"盖中牟之地生麻黄处,雪为之不积者数尺,故治寒病最得其宜。"据清代所修方志,产出麻黄的省份除河南外,尚有山东、陕西、云南、北京、内蒙古。民国《伪药条辨》云:"麻黄,始出晋地,今荥阳、汴州、彭城诸处皆有之。"曹炳章增订云:"麻黄,九十月出新。山西大同府、代州、边城出者肥大,外青黄而内赤色为道地,太原陵县及五台山出者次之,陕西出者较细,四川滑州出者黄嫩,皆略次,山东、河南出者亦次。惟关东出者,细硬芦多不入药。"又据民国二十九年(1940)陕西西京市(西安市)国药商业同业公会《药材行规》之麻黄、麻黄根条产地项皆言:"西北各省,大同产佳。"至此,山西完全取代了河南的位置,成为麻黄道地产区(杨继荣,2010)。综上所述秦汉魏晋麻黄产地以山西为主,唐及五代向陕西迁移,产量较大。宋朝至明清以河南品质较佳,民国时期,又以山西产出为质量最佳。

2. 现代产地变化与特征

《集验简易良方》(中国文化研究会,1999)记载:"蔗麻黄,出西北地方,即麻黄。"西北包括了新疆、青海、甘肃、陕西、宁夏,新疆、青海属中原政府辖区最西边,所以在古本草中无地名记载,但考古学家在新疆小河墓地出土文物中发现了大量的麻黄,从实物遗存看有直立木质茎,节间较长,基部有分枝,与中麻黄 E. intermedia 较为相似,说明早在公元3 800年前,西北地区就有麻黄草药用的史实佐证。

近代的《本草钩沉》记载:"麻黄分布我国东北、河北……新疆、内蒙古产量最多。"

现代的《中药大辞典》记载麻黄产西北各地。

《药材资料汇编》记载:"麻黄产地,以冀、晋两省,长城以外山地为主产地。内蒙古、山西、陕西、甘肃,其他如东北、青海、新疆亦有少量出产。本品销售全国出口尤为大宗。以根净条粗,外色淡绿,内色淡黄,用两手折断似有粉末射出,中有红心一点(俗称朱砂点)者为佳;如条干细软,不易折断,或色萎黄者为次。"

《昆仑植物志》(第一卷)收载中麻黄分布于我国新疆、青海、甘肃、宁夏、陕西、西藏、山西、河北、内蒙

古、辽宁、山东等地。产于青海格尔木、都兰、诺木洪、英德尔羊场东沟、香日德、兴海、称多，生于海拔2800～3960 m的干草原、荒漠、砂砾、河滩、沙丘、山顶岩缝。

《500味常用中药材的经验鉴别》收载：麻黄商品主要来源于野生资源，草麻黄分布于东北、华北、西北地区；木贼麻黄主要分布于西北、华北地区。麻黄商品生产于青海共和、同德、贵南、贵德、海晏、都兰、兴海、门源、化隆、乐都；山东龙口、垦利；四川木里、盐源、茂县、冕宁、金川、理县、马尔康、彭州等地。通常于8～9月割取地上绿色草质茎，以茎心充实，髓内呈黄棕色或棕红色，有黄色粉状物者为佳。

《中华本草》收载：①草麻黄 Herba Ephedrae Sinicae 生产于河北、山西、新疆、内蒙古。销全国，并出口。②木贼麻黄 Herba Equisetinae 生产于河北、山西、甘肃、陕西、内蒙古、宁夏、新疆等地。多自产自销。③中麻黄 Herba Ephedrae Intermediae 主要产于甘肃、青海、内蒙古及新疆。销全国并出口。均以色淡绿或黄绿，内心色红棕，手拉不脱节，味苦涩者为佳。

《新编中国药材学》收载：草麻黄生产于河北、山西、新疆、内蒙古。中麻黄生产于甘肃、青海、内蒙古及新疆。木贼麻黄生产于新疆。

现在麻黄产地向新疆、青海扩大范围，西部是中麻黄的主要产区，古代考证的"同州麻黄"即为中麻黄，西北是中麻黄的道地产区，其品质以干燥、茎粗、木质色淡绿或黄绿、内心色红棕、味苦涩者为佳。

青海开发历史

（一）地方志

《丹噶尔志》记载："麻黄，山野路旁生者极多。解表出汗之品，以主发散，不常用也，农夫、牧子皆识其名。"

《贵德县志稿》记载："麻黄叶片皆有专司冬令寒邪，为发散第一要药。"

《都兰县志》记载："麻黄，即麻黄草，麻黄科多年生草本植物，植株丛生，鳞片形叶在枝杆上对生，花单性、卵形穗状花序，药用有平喘、利尿、发汗、解表、止咳等功能。资源量约为4000万公斤。"

《化隆县志》记载："中麻黄，生长于海拔2000 m左右的沙滩或崖边。分布于黑城、牙什尕、沙连堡、群科等乡镇。"

《乐都县志》记载："麻黄，产地分布于干旱高地、草原沙地、沟岔。"

在青海地方志中记载麻黄药材有《黄南藏族自治州概况》《西宁府新志》《碾伯所志》《大通县志》《共和县志》《门源县志》《湟中县志》《互助县志》《民和县志》《贵德县志》《乌兰县志》等。从地方志收载麻黄药材情况分析，麻黄资源主要分布于青海海西和海东地区，约有200年生产经营历史。

（二）青海植物志与药学著作

《青海植物志》收载中麻黄 Ephedra intermedia，产于同仁、泽库、格尔木、德令哈、大柴旦、都兰、兴海、贵德、西宁、循化、平安、民和，生于海拔1650～3800 m山坡、干山坡、干河谷、岩石缝中、戈壁、荒漠、盐渍地、草原。草麻黄 Ephedra sinica，产尖扎、同仁、泽库、河南、乌兰、贵德、民和，生于海拔2300～3400 m山坡、河滩、沙斤。木贼麻黄 Ephedra equisetina，产贵德、大通、循化，生于海拔2300～2500 m干旱崎、岩石缝隙。除收载药典品种外，青海还有膜果麻黄、矮麻黄、岭麻黄、单子麻黄分布。

《青海经济植物志》收载木贼麻黄 Ephedra equisetina，全株及根供药用，是制成麻黄碱的重要原料。中麻黄 Ephedra intermedia，供药用。草麻黄 Ephedra sinica，供药用。除收载药典品种外，还记载了膜果麻黄，有固沙作用，全草可入药。单子麻黄，可供药用。矮麻黄，用于支气管性气喘，并用于枯草热、休克等。山岭麻黄，可供药用。

《青海高原本草概要》收载了木贼麻黄、山岭麻黄、中麻黄、单子麻黄、膜果麻黄、草麻黄，其药效类同药典功效。

《青海常用中草药手册》记载："中麻黄产同仁县、尖扎县、民和县等地干旱山坡，夏末秋初割去绿色细枝，晒干。辛苦温。发汗解表，宣肺平喘，利尿消肿。曲枝麻黄产柴达木盆地戈壁滩，功效与应用同中麻黄。中麻黄和曲枝麻黄根甘平，止汗。"

《青海药材》记载："麻黄，我省民和、乐都、互助、大通、共和等地均产，全国各地亦产。秋季，采其全草，去净根，暴日晒干，保持其绿色，成捆保存。麻黄根：采其根，晒干保存。身干、色绿、尝之舌上有麻痹之感者佳。效用为发汗、利尿、镇咳、祛痰药，对百日咳、气管炎、喘息、关节疼痛等症有效。麻黄根：有相反作用，对止汗有效，并用于自汗、盗汗、产后虚汗等症。"

《青海地道地药材》记载："青海产麻黄与药典品种一致，为麻黄科植物木贼麻黄、草麻黄、中麻黄。另据调查资料表明：尚有膜果麻黄、矮麻黄、山岭麻黄、单子麻黄等。野生资源量大，分布面广，有的地区呈片状分布，是青海省的地道药材之一。也是大宗外销药材之一。"

《青海地道地产药材的现代研究》记载麻黄有发汗作用、平喘作用、利尿作用、抗过敏、升高血压、中枢神经系统作用。应用于呼吸系统哮喘、肺炎、肺综合征、感冒,以及消化系统疾病、心血管系统疾病、肾脏疾病、神经系统疾病、戒毒、抢救氯丙嗪中毒、煤气中毒等。

(三)生产历史

青海省麻黄开发历史悠久,生产规模较小,20 世纪 70 年代,年收购量约占野生资源总蕴藏量 0.005%。80 年代麻黄有一定规模的开发,麻黄由青海省、县多家公司收购加工、销售。青海省医保公司药材加工部从 1986～1996 一直从事加工生产,仅麻黄 1990 年、1992 年、1993 年、1994 年、1996 年分别盈利 2 万、6 万、17.4 万、10.5 万、10.1 万元。1987 年把开发共和盆地麻黄素项目列入青海省星火计划,在海南州建设了年产 30 吨的麻黄素车间,生产麻黄素碱、麻黄素浸膏,给国家创汇 140 万美元,编者当时参与了这一项目建设,当时收购中麻黄约 2 万余吨,药垛堆成如山势,厂方 24 h 提取麻黄素,农牧民只顾眼前利益,不按政府要求采收,乱采盗挖,致使海南州麻黄资源遭受致命破坏,其影响至今难以往返。第 3 次中药资源普查证实,共和县麻黄资源蕴藏量 4 500×10^4 kg,分布地区在塔拉、湖东、二郎剑、曲沟、江西沟。1987 年前,全县麻黄资源面积 56 536 公顷,蕴藏量 4 019.8×10^4 kg,其中分布面积最大的拉干峡、黄河西岸、二、三塔拉湾至吾雷地区,有 45 642 公顷,3 633.1×10^4 kg,分别占总面积和总蕴藏量的 80.73%、90.38%。自 1987 年以来,全县麻黄资源由于受人类活动影响,特别是 80 年代后期大规模掠夺式、毁灭性连根采挖活动,导致麻黄资源锐减,留存面积仅 6 036 公顷,占原面积的 13.23%,蕴藏量 248.1×10^4 kg,占原有量的 6.83%,与 1987 年前相比分别减少了 50 500 公顷和 3 771.7×10^4 kg。其中铁盖乡的麻黄资源面积减少了 42 566 公顷,蕴藏量减少了 3 477.5×10^4 kg,面积和蕴藏分别下降了 93.26% 和 95.72%。铁盖乡现存麻黄资源的 60%～70% 分布在黄河沿岸的陡峭山壁上,坡陡沟深,难以刈割利用(索南才郎,1998)。

2002 年麻黄野生资源调研显示,麻黄属植物约有草麻黄、中麻黄等 7 种,蕴藏量 6 260.29×10^4 kg,年适宜控量 626.03×10^4 kg,2001 年种植 745.3 公顷,主要为草麻黄,少量为中麻黄。共和县从 1983 年至 1987 年,麻黄收购从 22.4×10^4 kg 增加到 36.4×10^4 kg,但到 90 年代制药企业收不到原料,到 1995 年

蕴藏量为 24.81×10^4 kg。共和县境内的青海湖制药厂 1990 至 1998 年加工量在(50～65)×10^4 kg 之间,1999 年因麻黄收不到而停产,全省海南州、海西州、海北州麻黄草贮量急剧下降,只有从新疆调运(马倩,2002)。

2016 年麻黄资源调研麻黄面积显示,西宁地区 330.2 公顷、海东地区 3 133.0 公顷、海南州 83 337.7 公顷、海北州 24 477.4 公顷、玉树 97.9 公顷、果洛 121.2 公顷、黄南州 2 368.4 公顷、海西州 613 867.2 公顷,青海省共计麻黄分布面积约 727 733 公顷。

青海省麻黄总储量鲜质量 2 196 463 吨,干质量 1 859.086 吨,可利用储量鲜质量 658.939 吨,干质量 557.723 吨。近十年,青海省政府禁止采集和销售麻黄,国家对含麻黄碱的药品实行统购统销、监督管理生产经营企业,公安部门禁毒条例又禁止销售,给麻黄种植、收购、生产都带来制约,产业举步维艰。麻黄作为治疗感冒,是治疗新冠感染的疗效确切的药材,将寻求新机更好地被人们利用。

2022 年调研青海省麻黄使用企业有 6 家,金诃藏药股份有限公司、青海宝鉴堂国药有限公司、青海晶珠藏药高新技术产业股份有限公司、青海久美藏药药业有限公司、青海绿色药业有限公司、青海九康中药饮片有限公司。使用的药材基原为麻黄科植物草麻黄、中麻黄或木贼麻黄的干燥草质茎。共计使用量为 5 743.3 kg/年。使用产品为五味甘露药浴颗粒(国药准字 Z20027426)、五味甘露药浴洗剂(国药准字 Z20027424)、五味甘露汤散(国药准字 Z63020194)、大活络丸(国药准字 Z63020200)、五味甘露药浴汤散(国药准字 Z63020226)、五味甘露药浴颗粒(国药准字 Z20027427)、中药饮片。麻黄在青海省的年使用总量约为 6 000 kg,近 5 年价格区间为 13～65 元/kg,年采购/销售总价为 13.6 万元。使用量较大的为金诃藏药股份有限公司,占总体使用量的 50% 以上,青海晶珠藏药高新技术产业股份有限公司、青海久美藏药药业有限公司、青海绿色药业有限公司、青海九康中药饮片有限公司 4 家生产企业使用量约为总量的 42%,使用货源均为青海产,也有少量来源于河北。

来　源

本品为麻黄科植物中麻黄 *Ephedra intermedia* Schrenk ex C. A. Mey. 草麻黄 *Ephedra sinica* Stapf 及木贼麻黄 *Ephedra equisetina* Bge. 的干燥草质或木质茎。

1. 中麻黄　灌木,高 20～80 cm。茎直立或匍匐

斜上,小枝绿色被白粉,直径1~2 mm,节间长2~6 cm,纵槽纹细浅。叶3裂及2裂混生,长4~5 mm,下部2/3合生,上部裂片钝三角形至锐三角形,白色或淡黄褐色,薄膜质,叶基淡褐色。雄球花无梗或具梗,数个簇生在节上成团状,稀2~3个对生或轮生于节上,具5~7轮(每轮3片)或5~7对交叉对生苞片。苞片卵圆形,成熟后褐色,厚膜质,雄蕊6~8枚,花丝合生,花药无梗;雌球花单生,对生或2~3簇生于节上,无梗或有短梗,苞片3~4轮,最上一轮苞片内有2~3雌花,珠被管长2~3 mm,呈螺旋状弯曲;雌球花成熟时肉质红色,长卵圆形或近球形,长8~10 mm,宽5~8 mm。种子在苞片内,不外露,2~3粒,卵圆形或长卵圆形,长4~5 mm,宽1~3 mm。花期5~6月,种子成熟期7~8月(见图15-1)。

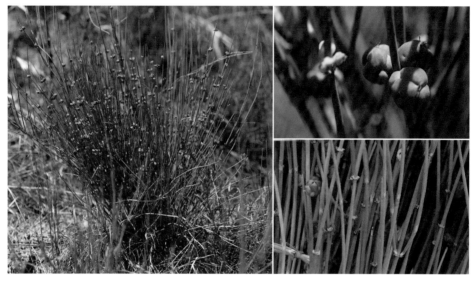

图 15-1 中麻黄植物

2. 草麻黄 草本状灌木,高20~40 cm。木质茎短,常似根茎,匍匐地上或横卧土中;小枝直伸或微曲,绿色,长圆柱形,细纵槽纹常不明显,节明显,节间长2.5~5.5 cm,径1.5~2 mm。鳞叶膜质鞘状,长3~4 mm,下部约1/2合生,上部2裂,裂片锐三角形,先端急尖,常向外反曲。花成鳞球花序,通常雌雄异株;雄球花多成复穗状,常具总梗;雌球花单生,有梗,成熟时苞片增大,肉质,红色,成浆果状。种子2,包于苞片内,不露出,黑红色或灰褐色,三角状卵圆形或宽卵圆形,长4.5~6 mm,直径约4 mm,表面有细皱纹。花期5~6月,种子成熟期7~8月(见图15-2)。

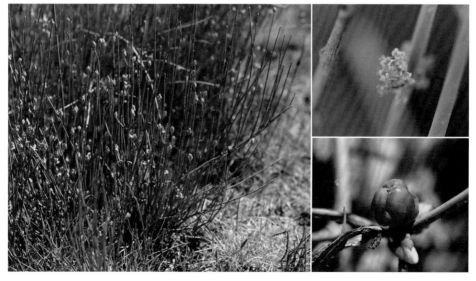

图 15-2 草麻黄植物

3. 木贼麻黄 直立小灌木，高 70～100 cm。木质茎粗长，直立，基径 1～1.5 cm；小枝细圆柱形，对生或轮生的分枝较多，节间较短，通常长 1.5～2.5 cm，直径 1～1.5 mm，纵槽纹细浅不明显，被白粉，呈蓝绿色或灰绿色。鳞叶膜质鞘状，下部约 2/3 合生，常呈棕色。上部 2 裂，裂片钝三角形，长 1.5～2 mm。雄球花单生或 3～4 个集生于节上，无梗或有短梗；雌球花单生，常在节上成对，无柄。雌球花成熟时苞片肉质，红色，成浆果状，长卵形或卵圆形。种子通常 1，窄长卵形，长 5～7 mm，直径 2～3 mm，多有明显的纵纹。花期 6～7 月；种子成熟期 8～9 月（见图 15-3）。

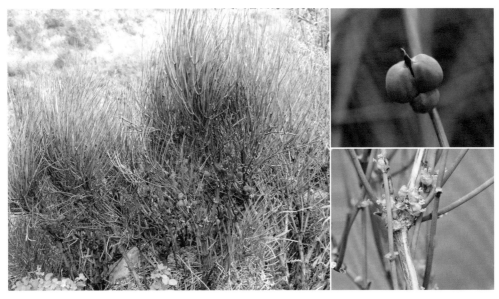

图 15-3 木贼麻黄植物

麻黄近缘植物检索表

1. 雌球花成熟时苞片增大呈半透明的薄膜质；种子常 3 粒……1.膜果麻黄 E. przewalskii

1. 雌球花成熟时花片变为肥厚的肉质；种子 1～2 粒，稀 3 粒。植株高大，高 30～100 cm 以上；叶 2 裂或 3 裂。

2. 雌花的胚珠具长而曲折的珠被管；种子常 3 粒……2.中麻黄 E. intermedia

2. 雌花的珠被管短而直，稀长而微曲；种子 1～2 粒。

3. 小枝节间长 3～5 cm，雌球花常顶生或侧生具梗；种子 2 粒……3.草麻黄 E. sinica

3. 小枝节间长 1.5～3 cm，雌球花对生于节上，具短梗；种子 1 粒……4.木贼麻黄 E. equisetina

生态分布

1. 中麻黄 植物生长于青海湟中、湟源、大通、海东、门源、海晏、贵德、同德、兴海、共和、海西州各县、果洛州和黄南州（见图 15-4）。分布于海拔 1700～4500 m 的半干旱草原、荒漠、半荒草原、山坡石缝或树木稀少的干燥地区。中麻黄是盐渍化草甸、耐干旱与瘠薄土壤，在风沙土、棕漠土、栗钙土、戈壁上常与蒿属、锦鸡儿属、白刺属、合头草、紫菀木、针茅、膜果麻黄、红砂等伴生形成群落。青海省海南州共和、贵德是中麻黄最佳适生区。

2. 草麻黄 生长于黄南州、海东地区、久治、贵德，分布于海拔 2300～3400 m 山坡、河滩、沙丘。

3. 木贼麻黄 生长于海西州、贵德、海东循化，分布于海拔 2500～3900 m 干旱山坡或石缝中。麻黄为超旱生常绿灌木，砾质戈壁荒漠的典型植物，具有喜光、耐干旱、耐盐碱、抗严寒的特征，适应性较强（见图 15-5）。

除青海分布外，全国麻黄主要在内蒙古与宁夏两省区交界处分布，在甘肃西部、新疆西北部、西藏东北部亦有分布（见图 15-6）。

种植技术

（一）育苗

1. 种子选择 用于育苗的种子应为新采，有光泽、鲜亮、饱满，无病虫，无霉变，并经过精选使其纯度在 98％以上，净度在 95％以上，发芽率达 65％以上的

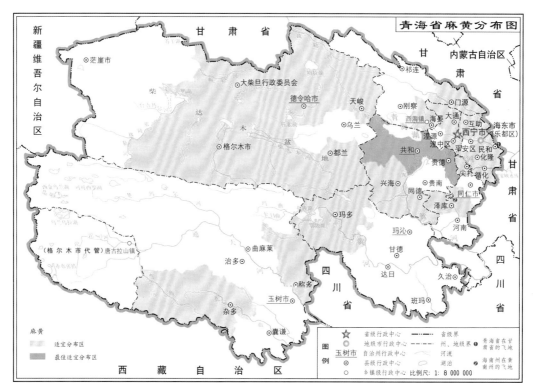

图 15-4　青海省麻黄分布

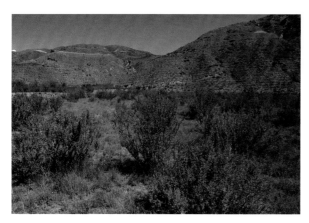

图 15-5　麻黄野外分布生态

优质种子。

2. 种子处理　麻黄种子出苗不整齐且易受杂菌感染,为提高种子保苗率和促进种子出苗整齐,采用种子处理措施、方法:先用 0.20% 的高锰酸钾溶液浸种,时间 25～30 min,溶液量以浸没种子为宜,可起到提高发芽率和消毒杀菌作用,然后用清水漂洗干净晾干,播种时再按种子量的 0.20% 绿亨一号等杀菌剂拌种。

3. 土壤处理　一般土壤均可选用,但须排水良好,以疏松、肥沃的沙壤土为好。每亩施 1 吨农家肥作基肥施后翻耕,细耙,整平,做苗床,苗床大小以管理方便为主。灌足底水,待地皮干后播种。

4. 播种　温度稳定在 10～15℃ 以上时播种。播前用 45～50℃ 温水浸种一昼夜。每亩播种量 5 kg,保证每亩出苗 35 万株左右。种子混沙撒播,播后覆沙,厚度 1.5～2.0 cm。覆地膜,地膜周围压在畦埂上,使之与床面保持一定空隙。麻黄种子较小,出苗时间较长,育苗时覆土深度和墒情是提高出苗率的关键因素。

播种后 4～5 日开始出苗,10 日左右出苗可达 70% 以上,条件适宜还可陆续出苗,时间长达 1 个月左右。苗出齐后撤掉地膜立即浇水。此后每 7～10 天浇水 1 次。待苗长到 10 cm 后,每月浇 1 次水,每公顷可适量追施氮、磷、钾肥 4～5 kg,全年浇水 5～6 次,锄草防虫。

播种前用氟乐灵等进行土地封闭处理。一年生种苗不宜使用化学除草剂,需人工除草。

(二) 移栽

1. 选地及整地　选择地势平坦的沙壤土或轻壤土,土壤呈中性或微碱性,也可利用便于灌溉,平整脱盐的弃耕地或荒地。选择好适宜的土地后先将土地平整后耕翻深度 25 cm 以上。再经耙耱平整后,视土壤平整度做畦移栽畦大小不定,以畦内平整,灌水时均匀上水为好,上水全面、不积水为宜。

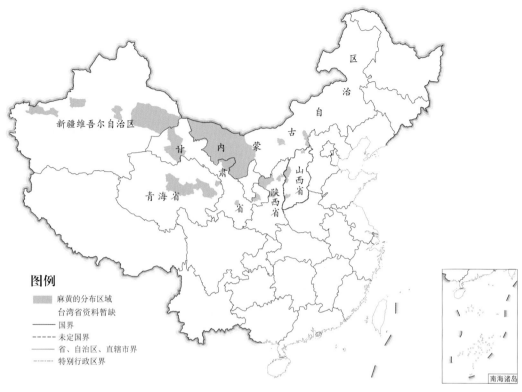

图 15-6　全国麻黄分布

2. 移栽时间及密度　根据气候条件及生长时间,青海省共和、贵德等地区一般在 4～5 月中下旬移栽较好,选用 1～2 年生出圃苗,移栽密度应根据土壤肥力而定,肥力差的地块密度适当加大。

3. 移栽方法　采用插扦法。将苗子根部插入土内,以不露出根茎芦头为宜。具体方法是:用行距 21～25 cm 的划印器(根据密度而定),在畦田内横竖划印,确定株、行距,在株行交叉点上摆上苗子,再用事先做好的小型钢叉按住苗根尾部 1/3 处,用力插入土内,拔出钢叉即可。

（三）田间管理

麻黄草根属直立主根,基本无侧根,毛细根较发达,每年开春主要以根茎结合部的休眠芽发枝条。后期每年浇水 4 次,分别在 4 月中旬、5 月中下旬、6 月下旬和 11 月上旬。结合第 2 次灌水追肥 1 次,每公顷施尿素 15 kg 左右。浇水适量,不旱水,不积水,封冻灌好灌足越冬水,以不结冰为宜。

可采用人工除草 4 次左右。种植后,为了保证全苗,查苗补苗。

（四）病虫害防治

为防止种子带菌,引种后先进行种子处理。可先用温水加 1‰高锰酸钾溶液浸泡 2 h,捞出后用 0.3%甲霜灵拌种。苗期立枯病:主要危害栽培麻黄可在苗后喷施福美双、多菌灵等菌剂防治。根部腐烂:调整灌溉方法和次数,用绿亨 1 号或赤霉素进行灌溉。麻黄枯萎病:一般在 4 月初发病,7 月底结束。病菌最初由根部伤口侵入,造成植株长势减弱,后期停止生长逐渐萎缩,以至整株干枯。采收时选择锋利的采割工具,避免根系被砍伤或拉伤,防止病菌侵染。在感病初期用 750 倍杀毒矾 M8,500 倍敌克松或杜邦克露等杀菌剂浇病株。感病死亡的病株全部拔掉,集中烧毁。

危害麻黄的害虫较少,主要有蚜虫、蛴螬等。冬季野生动物的啃食危害严重,可用多功能防啃剂防止家禽、野兔啃食。地下害虫蝼蛄、蛴螬危害幼苗,用腐熟的厩肥撒在田间,引诱害虫出来,喷药杀死;播前土壤表面撒施 5%辛硫磷颗粒剂或用辛硫磷拌成毒沙撒施。蚜虫可用释放天敌生物防治,也可用菊酯类或阿维菌素进行喷雾防治。

采收加工

人工栽植麻黄生长到第 3 年麻黄碱含量最高,再生的第 2 年最高。人工栽植的在第 1 次采割后,作为工业原料可以每年割 1 次,其成分含量不变。因此,采收时间应在 9 月至次年 4 月间但春季麻黄碱含量比秋季高。采收部位以不伤害根茎部不定芽萌发区为宜,同时避免伤害根系。

采用人工镰割方法,用镰刀将麻黄草地上茎部割下,要求割麻黄草的镰刀必须锋利,以防麻黄根茎组织受伤。麻黄适宜的刈割高度应为麻黄的根茎以上1～2 cm,一般情况下相当于齐地面以上 3 cm 左右。刈割留茬过高,会造成麻黄产量降低,而刈割留茬过低,会损伤麻黄的根茎,降低麻黄的品质,同时还会影响麻黄下一年的再生能力。

收获后的麻黄草,要经过清选,一般用风力选净杂草和泥土,用人工拣去高大杂草,收获时不要让阳光直接曝晒,应放在通风阴凉处,以防曝晒颜色变黄白,影响商品质量与药效。

商品规格

统货。

药材鉴别

(一) 性状鉴别

1. 药材

(1) 草麻黄:呈细长圆柱形,少分枝,直径 1～2 mm。有的带少量棕色木质茎。表面淡绿色至黄绿色,有细纵脊线,触之微有粗糙感。节明显,节间长 2～6 cm。节上有膜质鳞叶,长 3～4 mm;裂片 2(稀3),锐三角形,先端灰白色,反曲,基部联合成筒状,红棕色。体轻,质脆,易折断,断面略呈纤维性,周边黄绿色,髓部红棕色,近圆形。气微香,味涩、微苦(见图15-7)。

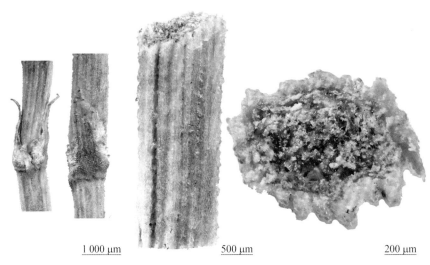

1 000 μm   500 μm   200 μm

图 15-7 草麻黄性状

(2) 中麻黄:多分枝,直径 1.5～3 mm。有粗糙感。节间长 2～6 cm,膜质鳞叶长 2～3 mm;裂片 3(稀 2),先端锐尖,断面髓部呈三角状圆形。

(3) 木贼麻黄:较多分枝,直径 1～1.5 mm。无粗糙感。节间长 1.5～3 cm,膜质鳞叶长 1～2 mm。裂片 2(稀 3),上部为短三角形,灰白色,先端多不反曲,基部棕红色至棕黑色。均以干燥、茎粗、淡绿色、内心充实、味苦涩者为佳。

2. 饮片 呈圆柱形的段。表面淡黄绿色至黄绿色,粗糙,有细纵脊线,节上有细小鳞叶。切面中心显红黄色。气微香,味涩、微苦(见图 15-8)。

(二) 传统鉴别术语

"玫瑰心":指麻黄的心(髓部)呈红棕色或棕红色

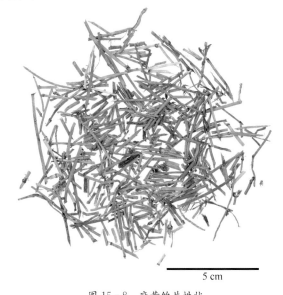

5 cm

图 15-8 麻黄饮片性状

的现象,为麻黄的重要特征。其生物碱主要分布于此。

(三) 显微鉴别

1. 横切面显微

(1) 草麻黄:表皮下包外被厚的角质层;脊线较密,有蜡质疣状突起,两脊线间有下陷气孔。下皮纤维束位于脊线处,壁厚,非木化。皮层较宽,纤维成束散在,中柱鞘纤维束新月形,维管束外韧型,8~10个。形成层类圆形,木质部呈三角状。髓部薄壁细胞含棕色块;偶有环髓纤维。表皮细胞外壁、皮层薄壁细胞及纤维均有多数微小草酸钙砂晶或方晶(见图15-9至图15-11)。

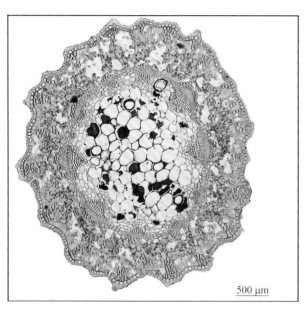

图 15-9　草麻黄茎横切面(正常光)(40×)

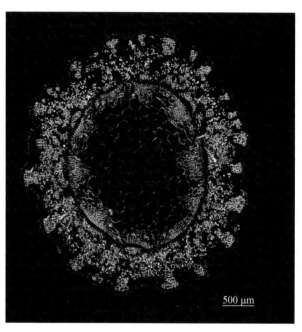

图 15-10　草麻黄茎横切面(偏振光)(4×)

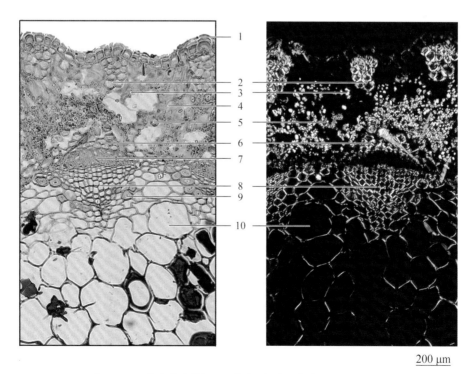

图 15-11　草麻黄茎横切面正常光(左)与偏振光(右)对比(4×)

1. 表皮;2. 下皮纤维束;3. 草酸钙砂晶;4. 皮层;5. 皮层纤维;6. 中柱鞘纤维束;7. 形成层;8. 木质部;9. 环髓纤维;10. 髓

（2）中麻黄：表皮下包外被厚的角质层；脊线较密，有蜡质疣状突起，两脊线间有下陷气孔。下皮纤维束位于脊线处，壁厚，非木化。皮层较宽，纤维成束散在，中柱鞘纤维束新月形，维管束12～15个。形成层类三角形，木质部呈三角状。髓部薄壁细胞含棕色块；环髓纤维成束或单个散在。表皮细胞外壁、皮层薄壁细胞及纤维均有多数微小草酸钙砂晶或方晶（见图15-12至图15-14）。

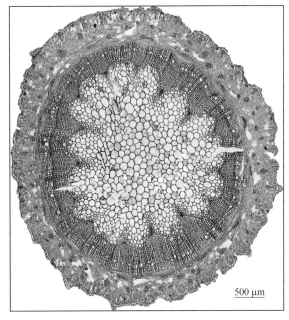

图15-12　中麻黄茎横切面(正常光)(40×)

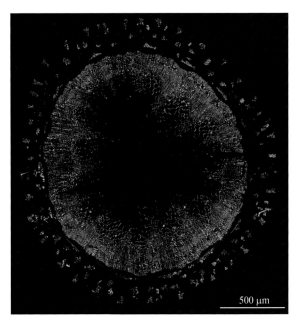

图15-13　中麻黄茎横切面(偏振光)(4×)

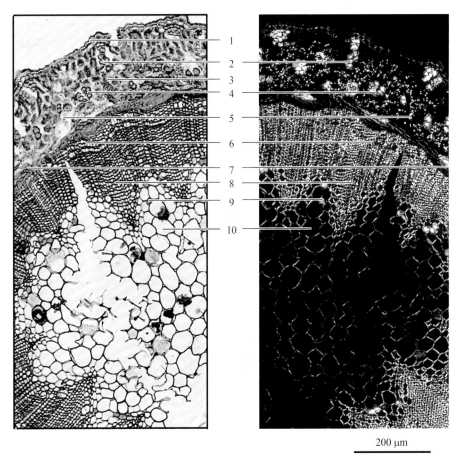

图15-14　草麻黄茎横切面正常光(左)与偏振光(右)对比(4×)

1.表皮；2.下皮纤维束；3.皮层；4.皮层纤维束；5.草酸钙砂晶；6.形成层；7.中柱鞘纤维束；8.木质部；9.环髓纤维；10.髓

2. 粉末显微

（1）草麻黄：表皮碎片表面观细胞呈长方形，外壁布满微小颗粒状草酸钙结晶；角质层极厚，约 18 μm，呈脊状突起，常破碎成不规则条状片块；气孔多见，为特异的内陷气孔，长圆形，侧面观保卫细胞似电话筒状，两端特厚；韧皮纤维细长，壁极厚，非木化或木化，初生壁上布满微小类方形结晶，形成嵌晶纤维，胞腔线形；木纤维大多成束，少数散离，较长，末端尖或较平截，直径 8～12 μm，壁增厚，木化，斜纹孔明显；导管大多成束，为螺纹、具缘纹孔及网状具缘纹孔，细小，直径 10～15 μm；皮层薄壁细胞呈类圆形，细胞间隙较大，壁薄，非木化，含多数细小颗粒状结晶，亦有细小方晶及簇晶；色素块散在，棕色或红棕色，形状不规则；髓部薄壁细胞大小不一，以大型者为多，壁增厚，木化或非木化，孔沟明显，胞腔内常含大块红棕色物；石细胞较少见，常数个成群或成行排列，呈类圆形或长椭圆形，直径 18～64 μm，壁甚厚，孔沟短，有的表面有多数细小颗粒状结晶（见图 15-15）。

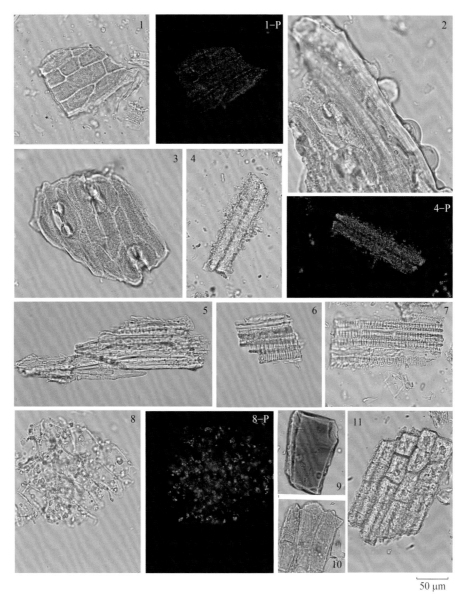

50 μm

图 15-15　草麻黄粉末显微特征（X-p 代表偏振光）（400×）

1. 表皮碎片；2. 角质层；3. 气孔；4. 韧皮纤维；5. 木纤维；6、7. 导管；8. 皮层薄壁细胞；9. 棕色块；10. 髓部薄壁细胞；11. 石细胞

（2）中麻黄：表皮碎片表面观细胞呈长方形，外壁布满微小颗粒状草酸钙结晶；角质层极厚，约 18 μm，呈脊状突起，常破碎成不规则条状片块；气孔多见，为特异的内陷气孔，长圆形，侧面观保卫细胞似电话筒

状,两端特厚;韧皮纤维细长,壁极厚,非木化或木化,初生壁上布满微小类方形结晶,形成嵌晶纤维,胞腔线形;木纤维大多成束,少数散离,较长,末端尖或较平截,直径 8～12 μm,壁增厚,木化,斜纹孔明显;导管大多成束,为螺纹、具缘纹孔及网状具缘纹孔,细小,直径 10～15 μm;皮层薄壁细胞呈类圆形,细胞间隙较大,壁薄,非木化,含多数细小颗粒状结晶,亦有细小方晶及簇晶;石细胞较少见,常数个成群或成行排列,呈类圆形或长椭圆形,直径 18～64 μm,壁甚厚,孔沟短,有的表面有多数细小颗粒状结晶;色素块散在,棕色或红棕色,形状不规则;髓部薄壁细胞大小不一,以大型者为多,壁增厚,木化或非木化,孔沟明显,胞腔内常含大块红棕色物(见图 15-16)。

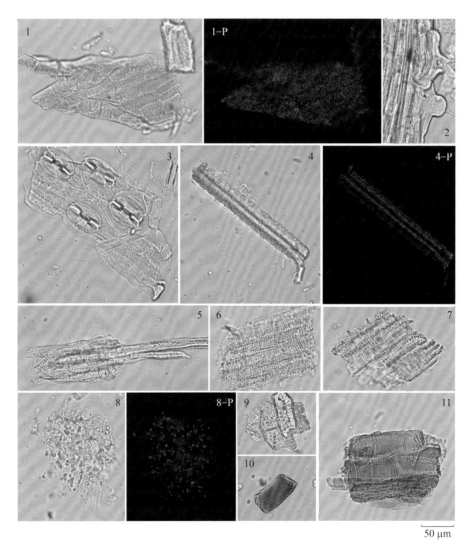

图 15-16 草麻黄粉末显微特征(X-p 代表偏振光)(400×)

1. 表皮碎片;2. 角质层;3. 气孔;4. 韧皮纤维;5. 木纤维;6、7. 导管;8. 皮层薄壁细胞;9. 石细胞;10. 棕色块;11. 髓部薄壁细胞

0.80%。

理化指标

《中国药典》规定:本品杂质不得超过 5%,水分不得超过 9.0%,总灰分不得超过 10.0%。本品按干燥品计算,含盐酸麻黄碱($C_{10}H_{15}NO \cdot HCl$)和盐酸伪麻黄碱($C_{10}H_{15}NO \cdot HCl$)的含量不得少于

品质评价

(一) 传统性状品质

总观本草记载对麻黄品质评价较少,多以产地评

论质量,依据外观粗略判断,"折断有粉尘射出,有红心一点(朱砂点)为上品。麻黄根以去净须根及残茎,粗壮质坚为佳"。近代有"四川产麻黄不佳"。"以内蒙古、华北所产为佳。""习惯以山西产者质量最佳"等描述。

(二) 化学品质

对草麻黄和木贼麻黄中的总生物碱进行了薄层比较分析,并测定了两者中的总生物碱、麻黄碱和2,3,5,6-四甲基吡嗪的含量,结果草麻黄和木贼麻黄中的含量分别为 0.874%、0.480%、0.062 4% 和 0.989%、0.560%、0.072 0%。两种麻黄生物碱的薄层色谱图有明显差异,草麻黄能显出 5 个红棕色生物碱斑点,而木贼麻黄则能显示出 7 个生物碱点,同时发现两种麻黄中的总生物碱、麻黄碱和2,3,5,6-四甲基吡嗪的含量亦不相同,三者在木贼麻黄中的含量均程度不同地高于草麻黄(贾元印,1992)。

有日本学者对中国(甘肃、青海、陕西、山西、河北、内蒙古、四川)、巴基斯坦、俄罗斯的 340 批次出口麻黄进行实验研究,反相 HPLC 法对去甲基麻黄碱(NE)、麻黄碱(E)、伪麻黄碱(PE)、甲基麻黄碱(ME)进行了定量分析。得到以下结果,总含量为 0.32%～4.93%,在各种市售品中有很大的变动。比较 E 与 PE 在总含量中所占比例,发现河北、黑龙江、巴基斯坦的麻黄中 E 的含量高;陕西、山西、内蒙古、辽宁、吉林、四川、新疆的麻黄中 E 的含量大致相同,但其中一部分的 PE 含量高,甘肃、青海的 PE 的含量均高,占 70%～100%,俄罗斯的麻黄也存在同样的倾向。几乎所有的麻黄 NE 在 10% 以下,ME 在 22% 以下。未见到变动较大的地域差异,但也有 NE(48%)、ME(36%、71%)等比 E 或 PE 含量高的麻黄。综合认为 PE 含量高的麻黄多集中在甘肃、青海进口品中,有其地域性。同时不能忽视也有 NE 及 ME 含量低的麻黄(田中俊弘,1996)。

研究比较野生与人工栽培的麻黄不同部位成分差别,以 50% 甲醇为溶剂,用加热回流法分别提取野生与人工栽培麻黄的茎与根部,再以 HPLC 测定各个提取液中的麻黄碱的量。采用水蒸气蒸馏法提取麻黄挥发油,用 GC-MS 测定野生与栽培的麻黄挥发油中的成分。HPLC 测定野生麻黄的茎与根的提取液中分别含麻黄碱 0.55% 和 0.000 57%,人工栽培麻黄的茎与根的提取液中分别含麻黄碱 0.26% 和 0.007%。用 GC-MS 确定了麻黄挥发油中的 45 种物质,其中野生和栽培品共有成分 13 种。野生麻黄茎中含麻黄碱的量约是人工栽培的 2 倍,而在两种麻黄的根中麻黄碱的量都非常低。在麻黄挥发油中未发现麻黄碱(吴海,2007)。

分析比较麻黄及蜜麻黄超临界萃取物的化学成分。徐必达等(2004)采用超临界 CO_2 萃取技术(SFE-CO_2 法)从麻黄及蜜麻黄中提取挥发油,并用气相色谱-质谱联用(GC-MS)技术分离、鉴定,比较两者化学组成不同。结果生麻黄中硫酸二乙酯等 20 种成分在蜜麻黄中没有检出,而在蜜麻黄中检测到羟甲基糠醛等 12 种不同成分。挥发油得率:麻黄 2.1%,蜜麻黄 1.0%。麻黄与蜜麻黄超临界萃取物的化学成分有明显的差异,蜜麻黄比麻黄挥发油得率低,组分又少,可能因蜜制加热,一部分低沸点单萜成分挥发散去有关,这也与蜜制麻黄炮制后药性缓和,发汗力减弱利于临床应用有密切联系。

(三) 遗传品质

在青藏高原采集了藏麻黄、山岭麻黄、单子麻黄、草麻黄、中麻黄 16 个居群 141 个植物个体的 DNA 样本,用于代谢组分析,采用试剂盒提取方法进行 DNA 的提取,用 ITS2 和 trnT-trnF 序列合成引物,扩增 DNA 产物并测序;用 NJ 法、ML 法构建麻黄系统进化树,并基于 K2P 模型计算麻黄的种内和种间遗传距离。结果显示 ITS2 和 trnT-trnF 序列的扩增成功率分别为 70.21%、93.62%;根据聚类分析结果显示这两种分子标记能使单子麻黄和草麻黄与其他种麻黄分开,但藏麻黄和山岭麻黄分不开;用这两种分子标记得到的序列进行遗传距离分析,结果山岭麻黄与单子麻黄种间遗传距离最小中麻花与单子麻黄的种间遗传距离最大。得出 ITS2 与 trnT-trnF 序列可用于麻黄属种的鉴定,且对中麻黄、单子麻黄有较好的鉴定结果(何文佳,2020)。

化学成分

到目前为止,人们已从 3 种法定基原的麻黄中发现了 8 类(生物碱类、挥发油、黄酮类、多糖类、简单苯丙素类、缩合鞣质类、有机酸类、甾醇类)约 300 种成分(田楠楠,2022)。

1. 生物碱类　麻黄的生物碱类成分(alkaloids)包括苯丙胺类(phenylalkylamines)、恶唑烷类(oxazolidines)、喹啉类(quinolines)及其他生物碱。其中苯丙胺类成分是麻黄主要的生物碱类成分,这类成分包括 L-麻黄碱(L-ephedrine)和 D-伪麻黄碱(D-pseudoephedrine),此外还有 L-甲基麻黄碱(L-methylephedrine)、D-甲基伪麻黄碱(D-methylpseudo-

ephedrine)、L-去甲麻黄碱(Lnorephedrine)、D-去甲伪麻黄碱(D-norpseudoephedrine)等。麻黄的苯丙胺类成分相对分子质量较小,由 1 个苯环和 1 个乙胺侧链构成。与其他苯乙胺类(phenylethylamines)拟交感神经药的结构相比,麻黄苯丙胺类成分的苯环上没有邻位酚羟基(即儿茶酚/catechol结构),在 α-碳上有甲基取代,在 β-碳上有羟基取代,末端氨基可为伯胺、仲胺或叔胺结构(田楠楠,2022)。5 个喹啉类生物碱又相继从麻黄中被分离出:4-羟基-7-甲氧基-2-喹啉羧酸(ephedralone)(Nawwar M A M,1985)、4-羟基-6-甲氧基-2-喹啉羧酸(6-methoxy-kynurenic acid)(Starratt A N,1996)、4,6-二羟基-2-喹啉羧酸(6-hydroxykynurenic acid)、4-羟基-2-喹啉羧酸(kynurenic acid)和具有抑菌活性的 transto-rine(Al-Khalil S,1998)。

2. 挥发油类 麻黄含有挥发油,其中主要是单萜类成分(monoterpenoids),报道较多的有 L-α-松油醇(L-α-terpineol)、γ-桉叶醇(γ-eudesmol)、1,4-桉叶素(1,4-cineole)、1,8-桉叶素(1,8-cineole)、4-蒈烯(4-carene)、柠檬烯(limonene)等(吉力,1997;陈康,2005;Zhong L Y,2010)。麻黄挥发油中还含有一些芳香族成分(aromatic compounds),报道较多的有萘(naphthalene)、对-聚伞花素(p-cymene)和邻苯二甲酸二丁酯(di-butyl-phthalate)等。此外,麻黄也含有少量脂肪族成分(aliphatic compounds),据报道十六烷酸(hexadecanoic acid)和亚麻酸(linolenic acid)是在木贼麻黄中含量较高的脂肪族挥发油成分。麻黄中挥发油类含量不高,约占 0.15%,其中草麻黄挥发油成分中含量相对较高的有 1-α-萜品烯醇(1-α-terpineol)(Taraskina K V,1966;吉力,1997)、β-萜品烯醇(β-terpineol)、2,3,5,6-四甲基吡嗪(2,3,5,6-tetramethyl-pyrazine)、α,α,4-三甲基-3-环己烯-甲醇(α,α,2-trimethyl-3-cyclohexen-1-methanol)、对孟-2-烯-7-醇(p-menth-2-en-7-ol)等成分。十六烷酸(hexadecanoie acid)是中麻黄挥发油中主要成分,约占总量 12.8%(吉力,1997)。

3. 黄酮类 麻黄的黄酮类成分(flavonoids)主要包括黄酮醇类[flavonols,茶花粉黄酮(pollenitin)、草棉黄素(herbacetin)、山奈酚(kaempferol)及槲皮素(queraetin)的苷和苷元,苷类成分多接 O-葡萄糖、也有接 O-鼠李糖或 O-芸香糖]、黄酮类[flavones,芹菜素(apigenin)、木犀草素(luteolin)、金圣草黄素(chrysoeriol)及小麦黄素(tricin)的苷和苷元,部分成分为 C-葡萄糖苷,有的接有 O-鼠李糖或 O-葡萄糖]、黄烷醇类[flavanols,该类成分以黄烷-3-醇

(flavan-3-ol)居多、也有黄烷-3,4-二醇(flavan-3,4-diol),除个别成分外一般不接糖基]及二氢黄酮类(dihydroflavone)等。麻黄中报道较多的黄酮类成分(flavonoids)包括茶花粉黄酮-3-O-β-D-葡萄糖苷(pollenitin-3-O-β-D-glucoside/pollenitin B)、茶花粉黄酮-3-O-β-D-甘露糖苷(pollenitin-3-O-β-D-mannoside/ephedroside B)、草棉黄素-7-O-β-D-葡萄糖苷(herbacetin-7-O-β-D-glucoside)、草棉黄素-3-O-α-L-鼠李糖基-8-O-β-D-葡萄糖苷(herbacetin-3-O-α-L-rhamnosyl-8-O-β-D-glucoside)、山奈酚-4'-O-β-D-葡萄糖苷(kaempferol-4'-O-β-D-glucoside)、异牡荆素-2"-O-α-L-鼠李糖苷(isovitexin-2"-O-α-L-rhamnoside)、牡荆素(apigenin-8-C-glucoside/vitexin)及白天竺葵苷元(leucopelar-gonidin)等(Duan K F,2021;左雪,2015)。

4. 多糖类 麻黄含有多糖类成分,匡海学团队等从草麻黄中发现了 10 多种水溶性麻黄多糖组分,包括酸性多糖(如 ESP-A3、ESP-A4、ESP-B2、ESP-B3 及 ESP-B4)和中性多糖(如 ESPA1、ESP-A2 及 ESP-B1)(Xia Y G,2010;Xia Y G,2011;Kuang H X,2011)。麻黄多糖为杂多糖,由多种单糖组成,包括阿拉伯糖(L-arabinose)、半乳糖醛酸(D-galacturonic acid)、半乳糖(D-galactose)、葡萄糖(D-glucose)、鼠李糖(L-rhamnose)、木糖(D-xylose)、甘露糖(D-mannose)和葡糖醛酸(D-glucuronic acid)等。在麻黄多糖中,目前发现 ESP-B4 具有最强的免疫抑制、抗炎等药效活性,该多糖组分的相对分子质量为 2.37×10^7,其单糖组成的物质的量比为 1.5:6.8:1.5:3.0:1.5:8.3:2.3:75.2(木糖-阿拉伯糖-葡萄糖-李糖-甘露糖-半乳糖-葡糖醛酸-半乳糖醛酸)(Liang S,2018)。

5. 有机酸类 有机酸是指具有酸性的化合物,目前报道(Lee C H,2009;Chumbalov T K,1977;陶华明,2010)从麻黄中得到 14 种有机酸类成分,如下:苯甲酸(benzoic acid)、对羟基苯甲酸(P-hydroxybenzoic acid)、原儿茶酸(protocatechuic acid)、香草酸(vanillic acid)、肉桂酸(cinnamic acid)、反式肉桂酸(trans-cinnamic acid)、阿魏酸(ferulie acid)、异阿魏酸(iso-ferulic acid)、2-羟基-5-甲氧基苯甲酸(2-hydroxyl-5-methoxybenzoic acid)、对羟基苯乙酸(phydroxyphenyl-acefin acid)、咖啡酸(eaffeic acid)、喹纳酸(quinaldic acid)、绿原酸(chlorogenic acid)和 5-(hydroxyl-isopropyl)-cyclohexene-carboxyHc acid 等。

6. 氨基酸类 氨基酸在麻黄中含量低、种类不

多,目前已发现(2S,3S,4R)-(carboxycyclopropyl) gly-cine、(2S,3S,4R)-2-(carboxycyclopropyl) glycine、(2S,3S,4S)-(carboxycyclopropyl) glycine 和 cis-3,4-methanoproline 等氨基酸。并且发现麻黄果实中氨基酸种类相对较多,除必需氨基酸外,还含有较高含量的半必需氨基酸和非必需氨基酸(丁丽丽,2006)。

7. 其他　除上述成分外,麻黄被报道含有苯丙素类(phenylpropanoids)、缩合鞣质类(condensed tannins)、甾醇类(sterols)。麻黄的苯丙素结构主要为简单苯丙素类,是由 1 个 C6—C3 单位组成的苯丙烷类衍生物,主要为苯丙酸类(phenylpropionic acid)等。麻黄的缩合鞣质类成分主要是黄烷-3-醇通过 2,7,2,5(C－O－C)、4,6,4,8(C－C)缩合而成,主要为三聚体,兼有少数四聚体。麻黄甾醇类成分的基本结构是环戊烷骈多氢菲,在其 C-17 位上具有 8~10 个碳的烷基取代(田楠楠,2022)。

药理作用

1. 解热发汗作用　麻黄起发汗作用的有效成分是挥发油。发汗能使肺气宣泄,通调水道。研究认为,麻黄具有"开腠发汗"的特点(卓小玉,2021)。麻黄不同炮制品,不同活性成分发汗作用强度不同,生麻黄、清炒麻黄、蜜麻黄的发汗作用由强至弱;生麻黄挥发油组分的发汗作用最强,其次为醇提组分、水提组分和生物碱组分(廖芳,2015)。麻黄中发挥解热作用的物质基础为生物碱组分、挥发油组分及酚酸组分,但作用较缓慢且微弱。麻黄产生强烈的发汗作用,需超常剂量并与桂枝、葛根等发汗解表药配伍应用或温饮覆盖以助药力(王艳宏,2011)。麻黄-桂枝药对水煎液解热作用明显,两者有一定的协同作用,作用机制与抑制脑组织中的前列腺素,生成及释放环磷酸腺苷有关(徐文杰,2013)。

2. 止咳平喘作用　麻黄发挥平喘作用的主要有效成分为总生物碱—麻黄碱,伪为麻黄碱,当麻黄碱及伪麻黄碱处于低浓度时,均能起到扩张支气管的效果,其机制与下述环节相关:①作用于支气管平滑肌 β 受体,起到兴奋的作用,对平滑肌具有一定的松弛效果。②作用于支气管黏膜血管平滑肌 α 受体,起到收缩血管、降低血管壁通透性的作用。③作用于肾上腺素能神经末梢和肾上腺髓质嗜铬细胞,可促进细胞释放递质,从而发挥拟肾上腺素作用。④对过敏介质的释放起到抑制作用。⑤抑制抗体产生(卓小玉,2021)。

3. 利尿、降血糖作用　李苗等(2017)研究麻黄

水煎液及各拆分组分(生物碱组分、非生物碱组分、醇沉组分、挥发油组分)对肾阳虚水肿模型大鼠的影响得出,麻黄水煎液和生物碱组分能够显著增加大鼠 24 h 尿量,降低尿蛋白,具有显著的利水消肿功效。陈彭月等(2020)通过研究推测麻黄发挥利尿作用的机制有可能是由于肾脏血管壁的迅速扩张,肾脏的血管血液回流速度大大加快,肾小球滤过效果显著;或者可能是抑制了肾小管对钠离子的重吸收(刘艳,2021)。麻黄中具有降血糖作用的有效物质是麻黄多糖(庄爱爱,2018)。从麻黄中分离出 5 种多糖:EphedransA、B、C、D、E。在 5 种多糖中,EphedransA、C 具有更强的降血糖活性。

4. 对血压的影响　麻黄碱和伪麻黄碱均具有升高血压的作用。麻黄碱具有兴奋肾上腺素能神经的功能,使心跳反应加快,心肌收缩力加强,心输出量增加,从而达到升高血压、收缩血管的作用。麻黄碱的 3 种异构体都具有升压作用,升压作用最强的是左旋麻黄碱,最弱的是右旋伪麻黄碱,其强度是左旋麻黄碱的一半左右(王鑫,2020)。王雪芙(2019)通过常规颈动脉插管术记录动脉血压的实验,发现麻黄多糖降低家兔血压的效果显著,推测作用机制是通过 M 受体,兴奋副交感神经,起到了降低血压的作用。

5. 镇痛、抗炎抗菌、免疫抑制作用　麻黄在不同的痛证及方药配伍中可以多靶向发挥止痛功效,上可发汗透邪以止痛,下可利尿排泄以止痛,中可通调血脉祛瘀滞止痛,为寒痛、痹痛、络病疼痛、瘀血疼痛及风火疼痛等止痛要药(陶方泽,2015;2016)。草麻黄补体抑制成分能够减轻大鼠脊髓损伤后的免疫炎症反应,在继发性脊髓损伤中起到重要作用(李良满,2012)。对缺血性脑损伤者,草麻黄水提物能显著抑制补体 C3 活性,阻止脑组织谷胱甘肽过氧化物酶、丙二醛、羟自由基的产生,降低脑水肿的严重程度,从而减轻炎性反应(唐政恒,2015)。麻黄水提物雾化吸入还能减轻哮喘小鼠气道炎症,抑制支气管肺组织中 IL-13、Eotaxin 蛋白的表达(王娇,2013)。从而治疗支气管哮喘。

抑菌作用方面,麻黄生物碱对金黄色葡萄球菌有抑制作用;挥发油对流感嗜血杆菌、甲型链球菌、肺炎球菌、奈瑟双球菌、枯草杆菌、大肠杆菌、白念珠菌等有不同程度的抑制作用(彭成,2012)。免疫抑制方面,麻黄多糖对免疫系统具有抑制作用,推测其作用机制主要是麻黄对肝脾细胞增殖起到抑制作用,并且具有治疗自身免疫病和特应性变态反应的潜力(马雪梅,2018)。

6. 其他作用　麻黄具有抗肿瘤作用,据实验研

究(黄玲,2018),麻黄水溶性组分能体外抑制人脐静脉内皮细胞的196血管生成及B16F10黑色素瘤细胞侵入基质膜;抑制接种B16F10黑色素瘤细胞的DBF1小鼠肿瘤生长。在麻黄的复方剂中,阳和汤具有破癥坚、积聚之功的作用,对治疗瘀血等症状效果显著。麻黄水煎液能有效改善大鼠的正常血液量和流动性,降低血液黏度。其可能是通过内、外源凝血两条途径影响血液凝固过程,从而具有活血抗凝的药理作用(曹瑞珍,2019)。此外,麻黄碱具有松弛胃肠道平滑肌和排空胃肠道内容物的作用。麻黄碱可有效增强位于膀胱三角肌及膀胱括约肌的张力,减少膀胱尿量,在治疗儿童遗尿症方面效果显著(卓小玉,2021)。

资源综合利用

(一)充分利用麻黄保护生态

据调研,青海麻黄属植物分布广泛,除药典收载的三个品种外,还有膜果麻黄、单子麻黄、矮麻黄等,大多生长于荒漠、戈壁滩、干山坡、干河谷,具有良好的防治固沙特性。

麻黄草为多年生小半灌木,具有耐寒、耐旱、耐贫瘠、耐沙埋等特性。麻黄草根系发达、分蘖能力强、根幅宽,地上部分可以增加地表覆盖度,具有防风固沙、涵养水源、改善生态环境等作用。有研究表明有麻黄分布的沙丘地段,植被总覆盖可提高32%;同时,麻黄也是珍贵的水土保持植物,在28°的坡地上,麻黄群落比禾草群落生长的地段径流量减少47%,冲刷量减少60%(孙爱玲,2004)。

充分发挥麻黄荒漠旱性特点,在保护好野生资源前提下,大规模驯化麻黄属野生资源,特别对青海省海南州、海西州这些地域,采用野生驯育、种植的办法,恢复麻黄野生资源,为青海生态高地保护做贡献。

(二)扩大药源与新药研发

青海麻黄属植物约有10余种,其中7种被当地民间验证有药用价值,在资源紧缺的当下,应开发药典收载基原以外其他品种,如膜果麻黄等,挖掘新的药效,挖掘藏医药疗效,开发新的药品。麻黄在中国应用有2000多年历史,科学家研究发现,麻黄的有效成分L-麻黄碱作为支气管扩张药被全世界医学界应用,可作为支气管舒张剂和鼻腔血管收缩剂。亦可作为针对心血管系统的升压剂和抗休克剂、中枢兴奋剂疗效确切。D-伪麻黄碱可作为一种拟交感神经药,

其作用以间接促进去甲肾上腺素释放为主。D-伪麻黄碱舒张血管与L-麻黄碱相似,都是治疗感冒的高效药(田楠楠,2022)。在积极取得国家政策允许下,对麻黄属植物进行有效成分提取,研发心血管疾病、精神系统疾病新药,也可以与国内外企业合作,进行麻黄碱、伪麻黄碱、甲基麻黄碱、甲基伪麻黄碱、麻黄定碱等提取物原料,高效率发展青海麻黄产业,充分利用青藏高原自然条件,扩大繁育资源量,成为全国麻黄道地产区。

约旦学者Hajleh M N A等(2022)发现麻黄水提物对糖尿病大鼠血糖水平、血脂、肝和肾功能有显著改善,可以保护糖尿病大鼠免受氧化应激并改善血液参数。巴基斯坦学者Yaseen H S等(2020)发现麻黄的甲醇提取物通过下调TNF-α具有伤口愈合和抗炎的能力。突尼斯研究者Sioud F等(2020)发现麻黄的甲醇提取物通过减少氧化应激和遗传毒性来改善顺铂诱导的肾毒性和肝毒性。韩国学者Lee S E等(2019)评估了麻黄甲醇提取物对高脂血症小鼠的影响和分子靶点,通过降低高脂血症小鼠的总血脂和甘油三酯水平来调节高脂血症,对高脂血症具有预防作用。因此可以借鉴国外研究开发治疗糖尿病新药。

(三)开发麻黄营养饲料

麻黄在青海分布较多,也是放牧食料之一,麻黄具有一定的饲用价值,其所含粗脂肪和粗蛋白属于中等牧草类型。经测定未提取的麻黄草营养成分中粗蛋白和粗脂肪含量分别为8.34%和3.2%;提取麻黄素后的麻黄草渣成分中粗蛋白和粗脂肪含量分别为1.98%和3.58%。麻黄植物属于灌木类型,地上芽冬天枝条绿色,植物体保持良好状态,可为牲畜冬季采食的主要牧草。由于麻黄草生长在荒漠、半荒漠草场上,常与蒿子、假木贼、琵琶柴、裸果木、木旋花、红柳等植物构成春秋草场,是春、秋季节牲畜转场的主要放牧草场(崔国盈,2000)。另外,工厂中提取过麻黄素碱的草渣,在冬春季节牧草青黄不接时,也可以和其他饲料混用,增加饲料来源。

炮　　制

1. 麻黄　取原药材,除去木质茎、残根及杂质,切段。或洗净后闷润,切段,干燥。

2. 蜜麻黄　取炼蜜加入少量开水稀释后,淋于麻黄段中拌匀,稍闷,用文火炒至不粘手时,取出放凉(见图15-17)。每100 kg麻黄,用炼蜜20 kg。

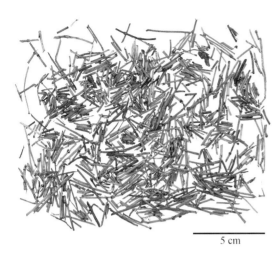

5 cm
图 15-17 蜜麻黄

3. 麻黄绒 取麻黄饮片,碾成绒,筛去粉末。

4. 炙麻黄绒 取炼蜜加少量开水稀释后,淋于麻黄绒中拌匀,稍闷,用文火炒至深黄色、不粘手时,取出放凉。每100 kg麻黄绒,用炼蜜20～30 kg。

本品为细短节段,表面显黄绿色,粗糙。质轻,有初性,断面中心显红黄色,粉性,微有香气,味苦湿。蜜头麻黄显深黄色,略有光泽,质黏,味甜。麻黄绒为绒团,显黄绿色,体轻。蜜炙麻黄绒显深黄色,带黏性,味微甜。

性味与归经

辛、微苦,温。归肺,膀胱经。

功能与主治

发汗解表,宣肺平喘,利水消肿。用于外感风寒,咳嗽气喘,风水浮肿,小便不利。蜜麻黄润肺止咳,多用于表证已解,气喘咳嗽。

临床与民间应用

(一)国家标准中应用

在《中国药典》(2020年版)收载的74个含麻黄的口服中药复方制剂中,仅有26个制剂规定了L-麻黄碱加D-伪麻黄碱的总含量(其中含5个小儿制剂)、8个制剂仅规定了L-麻黄碱的含量(其中含1个小儿制剂),有40个制剂未有任何麻黄成分的质量分析和质量标准。

中药麻黄临床运用有3个特点。其一,个性鲜明,一方面麻黄的药效作用突出,是中医发汗解表的要药,也是宣肺平喘的要药,利水消肿作用明确。另一方面麻黄的毒副作用也比较突出,因此临床用药的安全有效取决于能否"用之得当"。其二,除老年慢性疾病等外,像新型冠状病毒肺炎这样的重大突发传染性疾病是当代危害我国国民健康和社会稳定的主要疾病,上千年来麻黄一直是中医抗击瘟疫的一味关键中药,不同时期的疫病虽有不同,但使用含麻黄的方药始终传承。其三,麻黄的2种成分L-麻黄碱和D-伪麻黄碱也被开发成药物,这2种药物明确的临床定位和作用机制反映了麻黄突出的药效作用;同时,L-麻黄碱和D-伪麻黄碱2种药物在临床使用中产生了许多不良反应,含麻黄制品在美国作为膳食补充剂也产生了许多不良反应,西方使用麻黄成分和麻黄制品的经验和教训值得借鉴(田楠楠,2022)。上述三大特点说明麻黄是一味值得重视,也是迫切需要深入研究的中药。

《国家成方制剂》中含麻黄成分制剂284首,常用药物频次在284首方剂涉及589味中药,与麻黄配伍频率较高的有8味中药频次>70。其中,麻黄常与止咳化痰药、祛风除湿药等联用,如甘草、苦杏仁、防风、桔梗、当归、白术、薏苡仁、射干、羌活等中药进行临床配伍使用。含麻黄的284首方剂主治疾病症候多与寒邪咳喘、肺热咳喘、风寒湿痹等相关。而与麻黄联用使用频率较高的中药药味,也多数具有化痰止咳、祛风解表、平喘利水、活血通络的功效。其中以化痰止咳药居多,麻黄对咳嗽哮喘、痹病的治疗颇具特色,使用频次较高的药对有:麻黄-甘草-苦杏仁,麻黄-桔梗,说明临床使用麻黄的中成药中最多的是采用麻黄的止咳化痰功效针对肺系疾病进行治疗(高越,2019)。

麻黄在《中国药典》《国家中成药标准汇编》《卫生部药品标准》、新药转正标准、注册标准中共计查询到4 493个组方品种,搭配组方的药材数量862种。组方品种功能主治主要体现在呼吸系统(262种)、肌肉-骨骼系统(104种)、消化道及代谢系统(23种)三方面;配方多搭配甘草、苦杏仁、桔梗、防风、当归等药味。详见图15-18。

(二)临床配伍使用

本品生麻黄、蜜炙麻黄、麻黄绒,在临床用法不同,生麻黄发散力强,多用于风寒表实证及风水水肿。蜜炙麻黄发散力弱,兼有润肺作用,多用于咳喘证。麻黄绒其发散之力缓于生麻黄,适用于体虚及老弱患者而外感风寒者。

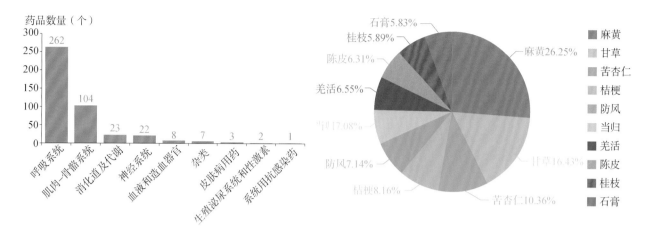

图 15-18 桃儿七成方制剂品种分布及组方前十的药味统计(来源:药智数据库)

1. 用于发汗解表

麻黄配桂枝:发汗散寒。用于风寒表实证,症见恶寒、发热、头痛无汗、脉浮紧等,如麻黄汤(《伤寒论》)。

麻黄配薏苡仁:解表祛湿。用于风湿在表证,症见一身尽痛、发热日晡加剧等,如麻杏薏甘汤(《金匮要略》)。

麻黄配葛根:升散发汗,解表祛邪。用于风寒客于肌表,卫气被外邪郁闭所致的发热、无汗、项背强直不适等,如葛根汤(《伤寒论》)。

麻黄配羌活、独活:祛风解表、除湿止痛。用于外感风寒表实证之身痛无汗及风湿痹痛。

2. 用于宣肺平喘

麻黄配杏仁:宣肺解表,止咳平喘。用于感冒风邪,症见鼻塞声重,语音不出,咳嗽胸闷等,如三拗汤(《太平惠民和剂局方》)。

麻黄配生石膏:清肺平喘。用于表邪未解,肺热咳喘,症见发热、喘急、苔黄、脉数等,如麻杏石甘汤(《伤寒论》)。

麻黄配细辛:温肺,化痰止咳。用于寒痰停饮,症见咳嗽气喘,痰多清稀,如小青龙汤(《伤寒论》)。

麻黄配射干:宣肺降气,消痰平喘。用于风寒束表、肺失宣降、痰饮上逆之喘咳气急等症,如射干麻黄汤(《伤寒论》)。

3. 用于利水消肿

麻黄配赤芍:利水消肿,凉血活血。用于血热夹瘀之小便不利、水肿、尿血,血热所致的衄血、吐血等(《施今墨对药》)。

麻黄配白术:发汗解表,散寒祛湿。用于风寒袭表,肺失宣降,水道不通所致的头面眼睑水肿之风水证,如越婢加术汤(《金匮要略》)。

麻黄配浮萍:发表宣肺,利水消肿。用于水肿,小便不利兼风热表证。

麻黄配车前子:利水消肿,平喘止咳。用于外邪袭肺,肺气郁闭,水道不通所致的发热恶风,头面四肢水肿兼有胸闷气喘、咳嗽痰。

(三)经典处方与研究

1. 新冠感染方(《国家卫健委新冠肺炎诊疗方案试行第八版》)

(1)轻型:寒湿郁肺证,症见发热,乏力,周身酸痛,咳嗽,咯痰,胸紧憋气,纳呆,恶心,呕吐,大便黏腻不爽。舌质淡胖齿痕或淡红,苔白厚腐腻或白腻,脉濡或滑。

推荐处方:寒湿疫方,组成为生麻黄 6 g,生石膏 15 g,杏仁 9 g,羌活 15 g,葶苈子 15 g,贯众 9 g,地龙 15 g,徐长卿 15 g,藿香 15 g,佩兰 9 g,苍术 15 g,茯苓 45 g,生白术 30 g,焦三仙各 9 g,厚朴 15 g,焦槟榔 9 g,煨草果 9 g,生姜 15 g。

用法用量:每日 1 剂,水煎 600 mL,分 3 次服用,早中晚各 1 次。

(2)普通型:湿毒郁肺证,症见发热,咳嗽痰少,或有黄痰,憋闷气促,腹胀,便秘不畅。舌质暗红,舌体胖,苔黄腻或黄燥,脉滑数或弦滑。

推荐处方:宣肺败毒方,组成为生麻黄 6 g,苦杏仁 15 g,生石膏 30 g,生薏苡仁 30 g,茅苍术 10 g,广藿香 15 g,青蒿草 12 g,虎杖 20 g,马鞭草 30 g,干芦根 30 g,葶苈子 15 g,化橘红 15 g,生甘草 10 g。

用法用量:每日 1 剂,水煎 400 mL,分 2 次服用,早晚各 1 次。

(3)重型:疫毒闭肺证,症见发热面红,咳嗽,痰黄黏少,或痰中带血,喘憋气促,疲乏倦怠,口干苦黏,恶心不食,大便不畅,小便短赤。舌红,苔黄腻,脉滑数。

推荐处方:化湿败毒方,组成为生麻黄 6 g,杏仁 9 g,生石膏 15 g,甘草 3 g,藿香 10 g(后下),厚朴 10 g,苍术 15 g,草果 10 g,法半夏 9 g,茯苓 15 g,生大黄 5 g(后下),生黄芪 10 g,葶苈子 10 g,赤芍 10 g。

用法用量:每日 1～2 剂,水煎服,每次 100～200 mL,一日 2～4 次,口服。

2. 麻黄汤(《伤寒论》)

处方:麻黄(去节)9 g,桂枝 6 g,杏仁 9 g,甘草(炙)3 g。

主治:外感风寒表实证。症见恶寒发热、头痛身疼、无汗而喘、舌苔薄白、脉浮紧。

方解:《伤寒论》以本方治太阳伤寒者。所谓太阳伤寒,实为外感风寒表实证。寒邪束表,正邪相争,故恶寒发热、头痛身疼;肺主气,合皮毛,由于皮毛闭塞,肺气不宣,故无汗而喘。治宜发汗宣肺之法,以解除在表之寒邪,开泄闭郁之肺气,使表邪解散,肺气宣通,自然邪去而喘平。方中麻黄发汗解表以散风寒,宣利肺气以平喘咳,为主药;辅以桂枝发汗解肌、温经散寒,既助麻黄发汗解表,又除肢体疼痛;杏仁宣畅肺气,助麻黄平喘,为佐药;炙甘草调和诸药,为使。四药配伍,共奏发汗散寒、宣肺平喘之效。

现代研究:①发汗解热作用:麻黄汤可增加小鼠腋窝部皮肤汗腺导管的内径,麻黄桂枝配伍发汗作用最强发汗作用与激动受体有关,过神经途径,影响下丘脑的体温调节中枢,使下丘的体温调定点下降,增加汗腺分泌引起发汗,增加散热而降温。实验表明:麻黄汤在半小时,发汗最为明显;麻黄汤能使耳、舌下温度显著下降。对鲜酵母致热大鼠模型的解热作用强度依次为麻黄汤>桂枝汤>银翘散>桑菊饮。对相当于临床等效剂量时的解热作用强度分析,依次为麻黄汤>桑菊饮>银翘散>桂枝汤。②平喘作用:麻黄汤可改善哮喘小鼠的支气管炎症作用,调节外周血中辅助 T 细胞亚群(Th1、Th2)比例,明显降低白介素4(IL-4)阳性细胞数,增加干扰素(IFN-Y)阳性细胞数,升高 IFN-y/IL-4 比值。其平喘作用是通过调节 cAMP/cGMP 的失衡,使 cAMP 含量回升,cGMP 含量下降,cAMP/cGMP 比值升高,从而使支气管平滑肌松弛,并抑制介质释放而发挥其平喘作用。③抗过敏作用:采用卵清蛋白为过敏原,Al(OH)为免疫佐剂,对小鼠腹腔内注射和滴鼻致敏。致敏前后分别给麻黄汤,观察卵清蛋白和组胺滴鼻后小鼠的鼻症状及组胺阈值。结果显示,麻黄汤明显提高小鼠组胺的阈值。④抗病毒作用:麻黄汤具有

抑制呼吸道合胞病毒(RSV)增殖的作用。⑤兴奋中枢神经作用:麻黄汤能显著升高大鼠额叶兴奋性氨基酸的水平,有增加小鼠自主活动的作用。量效关系表明,本方使健康大鼠兴奋性神经递质水平升高是有限度的。其中抑制性氨基酸水平升高可能是健康动物一种自我调节和自我保护的应激反应。本方使兴奋性氨基酸神经递质水平升高,是其兴奋中枢的机制之一。⑥抑制肿瘤作用:麻黄汤具有抑制小鼠高转移性骨肉瘤细胞(FBJ-LL)的运动能力,本方抑制癌细胞运动能力的作用与生药的产地没有关系。给予不影响癌细胞增殖的低浓度(100 ug/mL)时,麻黄汤可抑制 FBJ-LL 的运动能力,研究结果表明,麻黄汤可作为新的癌转移抑制剂。⑦调节血压、心率作用:麻黄汤低剂量对血压、心率无明显影响;高剂量组在给药120 min 以后各时间点收缩压、舒张压、平均压均高于正常组大鼠。麻黄碱在给药后 180 min 升压作用显著,且能增加心率,而麻黄汤高剂量组对麻醉大鼠心率无明显作用。

3. 三拗汤(《太平惠民和剂局方》)

处方:甘草、麻黄、杏仁各等份(30 g)。

方解:方用麻黄发汗散寒,宣肺平喘,其不去根节,为发中有收,使不过于发汗;用杏仁宣降肺气,止咳化痰,以不去皮尖,为散中有涩,使不过于宣;甘草不炙,乃取其清热解毒,协同麻、杏利气祛痰。三药相配,共奏疏风宣肺,止咳平喘之功。

功能:宣肺解表。

主治:外感风寒,肺气不宣证,症如鼻塞。

现代研究:宣肺平喘。建立大鼠哮喘模型,观察模型组大鼠血液中嗜酸性粒细胞数、BALF 中白细胞总数、嗜酸性粒细胞、淋巴细胞及中性粒细胞数均显著升高。病理观察肺内细小支气管管壁周围及支气管上皮内可见较多的嗜酸性粒细胞、中性粒细胞、淋巴细胞浸润。少量支气管上皮细胞变性坏死脱落,支气管管腔内可见大量嗜酸性粒细胞、单核细胞、淋巴细胞等炎性渗出物,部分病变的细小支气管周围部分肺组织实变,肺泡腔及肺泡壁大量嗜酸性粒细胞、单核细胞、淋巴细胞浸润。三拗汤组大鼠血液中 EOS 明显降低,BALF 中白细胞总数及嗜酸性粒细胞含量下降的作用更为明显,同时 BALF 中淋巴细胞、中性粒细胞及 EOS 含量明显下降,IL-4 水平明显降低,IFN-Y 水平升高,IL-4/IFN-较哮喘组明显减小。肺组织病理观察各给药组大鼠肺内细小支气管管壁周围及支气管上皮内嗜酸性粒细胞、中性粒细胞及淋巴细胞浸润明显减少。细小支气管周围部分肺组织实变显著减轻,肺泡腔及肺泡壁嗜酸性粒细胞、单核

细胞及淋巴细胞浸润明显减少。提示三拗汤通过对哮喘大鼠Th1/Th2细胞转录因子等调节作用,达到抑制哮喘大鼠气道炎症反应,发挥宣肺平喘作用(祁友松,2017)。

(四)青海民间单方验方

(1)组方:麻黄9 g,防风15 g,川贝母6 g,紫菀15 g。

主治:气管炎。

用法:水煎服。

来源:湟源县中普办。

(2)组方:麻黄10 g,石灰华16 g,杏仁6 g,甘草6 g。

主治:气管炎、肺炎。

用法:研末,分10包,日服2次,一次1包。

来源:同仁县区划办。

附 注

麻黄根 ma huang gen

EPHEDRAE RADIX ET RHIZOMA

1. 来源 本品为麻黄科植物草麻黄 *Ephedra sinica* Stapf 或中麻黄 *Ephedra intermedia* Schrenk et C. A. Mey. 的干燥根和根茎。秋末采挖,除去残茎、须根和泥沙,干燥。

2. 性状 本品呈圆柱形,略弯曲,长8~25 cm,直径0.5~1.5 cm。表面红棕色或灰棕色,有纵皱纹和支根痕。外皮粗糙,易成片状剥落。根茎具节,节间长0.7~2 cm,表面有横长突起的皮孔。体轻、质硬而脆,断面皮部黄白色,木部淡黄色或黄色,射线放射状,中心有髓。气微,味微苦。

3. 性味功效 甘、涩、平。归心、肺经。固表止汗,用于自汗盗汗。

4. 现代研究 麻黄和麻黄根的成分有差异,虽然《中国药典》(2020年版)将麻黄根作为一味中药材收载,并规定了其功效,但是未规定麻黄根的成分质量标准,也未定义麻黄根与麻黄两味中药之间的成分差异。麻黄解表发汗、升高血压,麻黄根固表止汗、降低血压;两味中药在生物碱类和黄酮类成分上存在明显差异。张尊建、许风国团队较系统地比较了麻黄与麻黄根的成分差异。在生物碱类方面,麻黄含较高水平的苯丙胺类生物碱和四甲基吡嗪(tetramethylpyrazine),这些生物碱成分在麻黄根中的含量很低,麻黄根所含的生物碱类成分主要是大环精胺类生物碱 macrocyclic spermines,如麻黄根碱A(ephedradine A)、麻黄根碱B(ephedradine B)、麻黄根碱C(ephedradine C)、麻黄根碱D(ephedradine D)、阿魏酰组胺(feruloyhistamine)及酪氨酸甜菜碱(maokomine)。在挥发油成分方面,两味中药所含的成分种类差异明显,麻黄主要含单萜类成分 monoterpenoids,如 L-α-松油醇(L-α-terpineol)等,这类挥发性成分在麻黄根中的含量极低,麻黄根所含的挥发油成分有4-丙基甲苯(4-propyltoluene)、三甲基十二烷(trimethyldodecane)及二甲基十二烷(methyldodecane)。在黄酮类成分方面,麻黄主要含黄酮醇类(flavonols)、黄酮类(flavones)、黄烷醇类(flavanols)成分,这些黄酮类成分在麻黄根中的含量极低,麻黄根所含的黄酮成分主要是双黄酮类成分(biflavones),如麻黄宁A~K(mahuannin A~K)及麻黄酚A、B(ephedrannins A、B)。此外,匡海学团队分析发现麻黄和麻黄根在多糖组分方面也存在明显差异(田楠楠,2022)。

第十六章　枸杞子

Gou qi zi

LYCII FRUCTUS

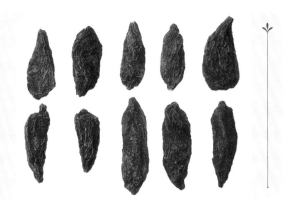

道地沿革

(一) 药效考证

1. **秦汉时期**　《五十二病方》中始有枸杞植物入药的记载："毒乌(喙)者,一,取杞本长尺,大如指削,(舂)木臼中,煮以酒。"杞本即考证为枸杞根(周兴华,2009)。

《神农本草经》首次记载了枸杞的药用功效,记载:"枸杞味苦寒。主五内邪气,热中,消渴,固痹。久服,坚筋骨,轻身不老。一名杞根,一名地骨,一名枸忌,一名地辅。生平泽。"将枸杞列为主养命以应天,无毒,多服久服不伤人,欲轻身益气不老延年者之木类药品中的上品。说明当时人们已摸索出枸杞补肝肾之功。南朝齐梁时代的《神农本草经》版本,记载了上述功效,还增加"耐寒暑,下胸肾气,客热,头疼,补内伤,大劳嘘吸,强阴,利大小肠,补精气诸不足,易颜色,变白,明目定神,令人长寿"的功效(陈润东,2014)。

《名医别录》记载:"枸杞根大寒,子微寒,无毒。主治风湿,下胸肋气,客热头痛,补内伤,大劳,嘘吸,坚筋骨,强阴,利大小肠。久服耐寒暑。一名羊乳,一名却署,一名仙人仗,一名西王母仗。"

2. **隋唐时期**　《药性论》记载:"枸杞,子叶同说,味甘,平。能补益精诸不足,易颜色,变白,明目,安神,令人长寿。叶和羊肉做羹,益人,甚除风,明目。若渴,可煮作饮代茶饮之。发热诸毒,烦闷,可单煮汁解之,能消热解毒。又根皮细锉,面拌,煮熟吞之,主治肾家风,良,主患眼风障,赤膜昏痛,取叶捣之注眼中妙。"明确记载了枸杞药性甘平,和枸杞叶汁滴治赤眼病的药效。

《千金翼方》记载:"枸杞味苦寒,根大寒,子微寒,无毒。主五内邪气,热中消渴,周痹风湿,下胸肋气,客热头疼,补内伤,大劳嘘吸,坚筋骨,强阴,利大小肠,久服坚筋骨,轻身不老,耐寒暑。一名杞根,一名地骨,一名枸忌,一名地辅,一名羊乳,一名却署,一名仙人杖,一名西王母杖。生常山平泽及诸丘陵阪岸,冬采根,春夏采叶,秋采茎实,阴干。"

3. **两宋时期**　《宝庆本草折衷》记载"枸杞秋采茎皮,阴干,味苦,寒,无毒。冬采根,去心,阴干,味苦,甘,寒,无毒。主肾家风。秋采实,日干,味甘平,微寒,无毒。补益诸精不足,易颜变白,明目安神。枸杞叶春夏采,味甘,平。除风明目,去眼中风痒赤膜,捣汁点眼"。

《本草衍句》记载:枸杞子性滋而补,甘平而润坚肾,滋肝益气,润肺生精,助阳去风,明目强筋骨而补虚劳。治咽干而疗心痛,肾病,消中(渴而饮水),二便能利(能利大小肠)。得生地,治带下,脉数;得青盐、川椒,治肝虚目暗)。虚劳客热,枸杞根为末,白汤调服,痼疾人勿服。肝虚下泣,枸杞子浸酒饮之。肾虚腰痛,枸杞子、杜仲、草薢,酒煎服。首次收载了"治咽干而疗心痛……得生地,治带下功效"。

《证类本草》(《经史政类备急本草》)对枸杞记载有以下特点:①收载了北宋以前本草对枸杞的性味、

功效、产地、采收、加工详细内容,并附有注文,是该时期记载枸杞内容最丰富,是最权威的一部书,曾被后期明代李时珍评价为"使诸家本草及各药单方,垂之千古,不致论没者,皆其功也"。②开创了本草学增设附方先例,收载枸杞处方约十四种,大大方便了枸杞的临床应用。③收载了《雷公炮炙论》有关枸杞的炮制方法,用甘草汁浸泡枸杞根皮。明确了根皮及其炮制方法。④明确了枸杞叶和子的功效与根不同。春食叶、夏食子,秋冬食根并子。

4. 金元时期 《饮膳正要》中详细记载了枸杞茶,服枸杞,枸杞羊肾粥等食疗方,强调了枸杞营养保健、滋补壮阳,延缓衰老,延年益寿的重要性。

《瑞竹堂经验方》,以枸杞子为君药制四神丸,用于肾经虚损,眼目昏花,或云翳遮眼者,有较好疗效。方中枸杞子与辛温通之品拌炒后,则具有补而不滞,滋而不腻的特点(张建华,2002)。

《药性赋》收载了枸杞根味甘、淡;性寒。归肺、肾经。有凉血退热除蒸功效……为退虚热,盗汗骨蒸之佳品。

5. 明清时期 《银海精微》记载用枸杞子配伍创制的治疗眼科疾患的有十几种方剂,如驻景丸,治心肾俱虚,血气十足,下元衰惫。苍术散,治小儿痘疮入眼,生翳膜,羞明怕日。密蒙花散,治眼羞明怕日,肝胆虚损,瞳仁不清。补肝明目丸,治肝血虚,视物不明,诸眼服凉药,表里愈后少神光。明目固本丸,治心热,肾水不足用,少晴光,久服生精清心。补肾明目丸,治诸内障,欲变五风,变化视物不明。驻景补肾明目丸,治肝肾俱虚,瞳仁内有淡白色,昏暗,渐成内障,服能安魂定魄,补血气虚。开明丸,治远年近日翳障昏暗,寂无所见,一切目疾。八子丸,治风毒气眼,翳膜睛不开,久新及内外障疾……在药性论章节记载"枸杞子味甘,入肾经。补肾明目,去目中赤膜遮睛,酒洗用。"

《本草纲目》记载枸杞:"主五内邪气,热中消渴,周痹风湿。久服,坚筋骨,轻身不老,耐寒暑……下胸胁气,客热头痛,补内伤大劳嘘吸,强阴,利大小肠……补精气诸不足,易颜色,变白,明目安神,令人长寿……据前数说,则枸杞之滋益不独子,而根亦不止于退热而已。但根、苗、子之气味稍殊,而主治亦未必无别。盖其苗乃天精,苦甘而凉,上焦心肺客热者宜之;根乃地骨,甘淡而寒,下焦肝肾虚热者宜之。此皆三焦气分之药,所谓热淫于内,泻以甘寒也。至于子则甘平而润,性滋而补,不能退热,止能补肾润肺,生精益气。此乃平补之药,所谓精气不足者,补之以味也。分而用之,则各有所主;兼而用之,则一举两

得。世人但知用黄芩、黄连,苦寒以治上焦之火;黄檗、知母,苦寒以治下焦阴火。谓之补阴降火,久服致伤元气。而不知枸杞、地骨甘寒平补,使精气充而邪火自退之妙,惜哉!"《本草纲目》约用5 000字,分七节,叙述了枸杞有异名12个,并分别论证了枸杞叶、枸杞根(地骨皮)、枸杞子的药材性能与服用方法,列出了32个传统医药方剂,李时珍总结了明代以前各朝代枸杞名称、性味、功效及方剂组成。首先,说明了枸杞之名是因形而来,文中枸、杞两种树名,"此物棘如枸之刺,茎如杞之条,故兼名之。"其次,说明了茎、叶、根皮、果实气味稍殊,而主治也不相同。不但阐述了枸杞植物各部分的功用,而且和黄芩、黄连、黄柏、知母的降火之功做了比较,指出这些药因苦寒太过而伤元气,而用枸杞子,枸杞根(地骨皮)之甘寒平补,则热邪自退,又无不良之弊。由此表明,李时珍对枸杞药效的认识与论述十分透彻,枸杞子甘平而润,乃平补之药。

《本草辑要》记载:"枸杞子,甘,平。润肺清肝,滋肾益气,生精助阳,补虚劳,强筋骨,(肝主筋,肾主骨)。去风明目,(目为肝窍,瞳子属肾)。利大小肠。嗌干消渴。甘州所产,红润少核者良。酒浸捣用。得杜仲、萆薢,治肾虚腰痛;得青盐、川椒,治肝虚目暗。叶,名天精草,苦,甘而凉,清上焦心肺客热,代茶止消渴。"

《本草正义》记载:"甘,温,味重,阴中有阳。补精益髓,壮骨强筋,扶虚劳,助熟地。以其性温,亦能助阳。见阴虚脐腹有隐疼者最宜。"

《本草求真》对枸杞的药理作用进行了探讨,认为"枸杞,甘寒性润。据书载祛风明目,强筋健骨,补精壮阳,然究因于肾水亏损,服此甘润,阴从阳涨,水至风息,故能明目强筋,是明指为滋水之味。故书目载能治消渴"。明确指出该药之所以能明目强筋,是因为能滋补肾水的缘故。

晚清时代,医家对枸杞子研究主要体现在治疗虚证,男女肾亏引起的不育,精液亏损等症。证实了"枸杞子补阳补阴,殊不知,又能使气可充,血可补,阳可生,阴可长,火可降,风湿可去,有十全之妙用焉",这就是人们枸杞子重用的原因。

6. 近现代 《医学衷中参西录》记载:"枸杞为滋补肝肾最良之药,故其性善明目,退虚热,壮筋骨,除腰疼,久服有益,此皆滋补肝肾之功也。"

《古今名医药论》记载:"枸杞子,润而滋补,兼能退热,而专于补肾、润肺、生津、益气,为肝肾真阴不足、劳乏内热补益之要药。老人阴虚者十之七八,故服食家为益精明目之上品。昔人多谓其能生精益气,

除阴虚内热明目者,盖热退则阴生,阴生则精血自长,肝开窍于目,黑水神光属肾,脏之阴气增益,则目自明矣。"

《中药学》在枸杞子项下收载为茄科植物宁夏枸杞 Lycium barbarum L. 和枸杞 Lycium chinese 的成熟果实,以产于宁夏、河北、甘肃、青海等地的质量最好。夏至前后果实成熟时采摘,晾晒干燥,生用。养阴补血,益精明目,用于肝肾虚损不足,精血不足之症。

《新编抗衰老中药学》收载枸杞子为补肾之剂,性味平和,补阴养血,益精明目。

综上功效考证,在秦汉《神农本草经》时期没有区分枸杞的药用部位,因此李时珍在《本草纲目》中指出"《本经》所列气味主治,盖通根、苗、花、实而言,初无分别也"。《名医别录》中首次明确了枸杞的药用部位,即"冬采根,春、夏采叶,秋采茎、实",并且区别了根和子的性味,但功效和《本经》记载一致,对根、叶、茎、实等不作区别,这种情况在本草著作中一直延续到了宋代。但在此期间,医家在具体医疗实践中却逐渐对枸杞不同部位的功效进行了区别。唐代孙思邈的《千金要方》中"消渴"用到的只有枸杞枝叶和根,枸杞子主要用于补虚劳等;《千金翼方》更是直接将枸杞根归类到了"消渴"项下。至李时珍的《本草纲目》,首次出现了对枸杞"根、叶、苗、实"性味及功效的区别,更加明确了枸杞子主在滋补,而消渴退热则为枸杞根(地骨皮)的功效。

古本草中关于枸杞子的功效及主治的记载有:"补肾、润肺、补肝、明目、生精益气、补阴养血"等,与《中国药典》"滋补肝肾,益精明目,用于虚劳精亏,腰膝酸痛,眩晕耳鸣,阳痿消渴,血虚萎黄,目昏不明"基本一致。从《神农本草经》枸杞列为上品,主养命以应天,无毒,久服不伤人,轻身益气,到现代人滋补肝肾,明目,延缓衰老,增强人体免疫力等,历代中医都用于平补药物。"返老还童丸""七宝美髯丹""延龄固本丸"都有枸杞入方,从古到今人们普遍认为,常食枸杞可以强身壮阳,延年益寿。适用于肝肾不足,精血亏虚所致的腰膝酸软、眩晕耳鸣、不孕不育、眼目昏花、内热消渴等。因药性平和,滋而不腻,补而不酸,故为平补肝肾之品。

(二)道地沿革与特征

首载枸杞产地为《名医别录》陶弘景首次记载了枸杞产地:枸杞生常山及诸丘板岸上,冬采根、春夏采叶,秋采茎实。常山指今河北、山西交界一带。

陶弘景《本草经集注》记载:"枸杞,今出堂邑,而石头烽火楼下最多。其叶可作羹,味小苦。枸杞根,实为服食家用,其说乃甚美,仙人之杖远自有皆乎也。"记载了堂邑(江苏)主产枸杞。

唐孙思邈在《千金翼方》中记载:"甘州者为真,叶厚大者是。大体出河西诸郡(唐时期多指甘肃、青海两地黄河以西地带),其次江池间坪埂上者。"证实了枸杞产于甘肃、青海始于唐代本草。

《本草纲目》简述了枸杞子道地品质:"甘州者为绝品,河西及甘州者,其子圆如樱桃,曝干紧小少核,干亦红润甘美,味如葡萄。"

《本草述枸元》记载:"河西及甘州者少核多润甘美。以河西者为上。"

《药品化义》记载:"体润圆小,核少色紫。味甘者佳。"

以上是对古代河西及甘州(今甘肃、青海、宁夏)湟水流域一带枸杞道地产地的论述,古时期枸杞子道地特征为樱桃圆小、体润、核少、色红、味甘。

《中药材手册》(1959版)记载:枸杞子为干燥的果实,原植物系茄科落叶灌木,野生与栽培均有,喜生于排水良好的砂质土壤中。习惯认为宁夏回族自治区、甘肃及青海柴地栽培者品质最佳,河北及天津地区产品次之,河南野生之山枸杞质量最次。

《中药志》记载,枸杞为常用中药,其根、茎、叶及果实均入药,现今主要供药用的为果实及根皮,原植物有宁夏枸杞(西枸杞)及枸杞(津枸杞)两种。原植物项下记载,宁夏枸杞 Lycium barbarum L.,野生和栽培均有,在宁夏之中宁县有大面积种植,分布于甘肃、宁夏、新疆、内蒙古、青海等地,首次确立枸杞子基原为单一种宁夏枸杞。

《中药学》在枸杞子项下记载"为茄科落叶灌木植物宁夏枸杞 Lycium barbarum L. 和枸杞 Lycium chinese"的成熟果实,以产于宁夏、河北、甘肃、青海等地的质量最好。夏至前后果实成熟时采摘。晾晒干燥,生用。

纵观古今本草记载,枸杞的生态经历了常山(河北)丘陵、山坡、石崖等野生环境,发展至陕西、甘肃、宁夏、青海、新疆、内蒙古的山坡、河岸、盐碱草原、沙地、高海拔盆地、荒漠地带的演变历程,明清以来西北地区宁夏枸杞应用广泛,此种主要分布于西北,经过栽培管理,植株高大且果实红润甘美,成为枸杞子的主流品种,早期枸杞子(土枸杞)多论其补虚劳,宁夏枸杞由于补益作用明显而得到中医推崇,是新兴品种优选的结果,是由临床应用决定的。宁夏枸杞的兴起是该药材多来源品种中选拔出来的一种优质品种(钱丹,2016)。由于种植业的发展,枸杞子道地产区一路向西北发生了变迁,由秦汉常山、堂邑(河北、山西、江苏)、唐甘州、河西(甘肃、青海黄河流域)、宋明时代陕西极边、张掖、茂州(宁夏、河西走廊、四川)、清代宁安(宁夏中宁)、现代西枸杞(宁夏、青海)、津枸杞(河北巨鹿)发展历程,甘肃、陕西及其他产地枸杞子逐渐淡出行业视线,枸杞子商品来源聚焦在宁夏、青海两省,成为全国道地产区,该地区所产枸杞道地特征为以粒大、肉厚、籽小、色红、质柔、味甜者为佳。

青海开发历史

(一) 地方志

《青海通史》记载:"吐谷浑国所属乙弗部,驻牧于屈海(青海湖)周围,风俗与吐谷浑同,然不识五谷,唯食鱼与苏子,苏子状若枸杞,或赤或黑。"在一千多年前,青海柴达木古人就有应用枸杞的习惯。宋代至明清后期,中原与青海文化交流较少,对青海枸杞的应用记载少见,现代医药著作和青海地方植物志对柴达木枸杞都有详细记载。

《青海省志·特产志》记载:"青海枸杞产于海西蒙古族藏族自治州,德令哈有'枸杞林',多为野生。20世纪60年代以来对野生枸杞进行人工栽培,植移成为家植,除海西州外,各州县都相继引种,产量和质量提高很快。海西的枸杞粒大、籽少、肉厚、色丽、味甜,与闻名国内外的宁夏枸杞相媲美。据科研单位检验分析,含糖量高于宁夏枸杞。青海海西枸杞已销售全国各地,并有部分出口。"

《都兰县志》载:"枸杞产于境内海拔3000~3500 m的山坡河谷草地上,茄科灌木植物枝干丛生有刺,夏季开粉红色花,果实为红色浆果,卵形,成熟果实入药,有清肝明目、补气养血功能。资源量2万公斤。"

《贵德县志稿》载:"枸杞一名长寿果,补精益髓。"

记载枸杞药材在青海分布与生产的还有《乌兰县志》《同仁县志》《名和县志》《平安县志》《路都县志》《共和县志》《化隆县志》等。

(二) 青海植物志和药学著作

《青海植物志》记载:"宁夏枸杞儿 *Lycium barbarum*,产玉树、尖扎、兴海、共和、贵德、西宁、循化、民和,生于山坡、河谷、水边、田边,海拔1900~3450 m。"

《青海经济植物志》记载:"宁夏枸杞 *Lycium barbaru*。我省都兰、乌兰、兴海、贵南、西宁、民和、循化、尖扎、同仁等市县有野生,近几年,海西、西宁等地栽培较多,生于海拔1890~3200 m的河岸、灌丛、山坡、荒地等处。具有滋肝补肾,益精明目的作用。果柄及叶还是猪羊的良好食料。"

《青海高原草本概要》记载:"宁夏枸杞主产于柴达木盆地又称'柴杞',东部农业区,海南、黄南、海北州及西宁市有栽培。干燥成熟果实、干燥成熟根皮入药。甘平,滋阴补肾,益精明目。治头痛、健忘、消渴、遗精、失眠和妇科病。"

《青海药材》记载:"枸杞子,产于我省,海西、湟中、湟源和乐都等地。身干、个大、色红、子少者佳;地骨皮;身乾、肉厚、无骨、不碎者佳。地骨皮:苦(寒)。枸杞子为滋养强壮,治糖尿病、肺结核、虚弱消瘦等有效;地骨皮为解热、止咳药,对于结核性之潮热,有解热之效。"

《青海地道地产药材》记载:"青海产枸杞的商品主流与药典收载品种一致,为茄科植物宁夏枸杞的干燥成熟果实,多为栽培引种品,分布于柴达木的都兰县、格尔木、乌兰、兴海、贵南等县,生长于海拔1890~3000 m的河岸、灌丛、山坡荒地。以柴达木地区产量最高,质最优,俗称'柴枸杞'为青海大宗药材之一。性平,味甘。有滋补肝肾,益精明目之功。用于虚劳精亏,腰膝酸痛,眩晕耳鸣,内热消渴,血虚萎黄,目昏不明等。"

(三) 生产历史

20世纪50年代后期至60年代,在柴达木盆地开始驯化野生枸杞,70年代后期种植驯化成功上千亩宁夏枸杞。1955~1985年,青海道地药材平均收购392万千克,其中枸杞年收购量(野生+种植)1.9万千克,90%以上供应国内国际市场。21世纪初引种优良品种,开始大面积种植。在青藏高原特有的光热自然条件下,种植培育的枸杞植株体矮,叶面厚,结果产量大,具有优质的品种遗传特性,不仅引种的宁杞1号、宁杞5号、宁杞7号生长旺盛,丰产性高,而且本省研发的青杞1号、柴杞1、2、3号结果密度均匀、果实大,商品性能好,具有自主知识产权,到2019年青海柴达木盆地、共和盆地种植面积达到70万亩,其中有机枸杞种植面积10多万亩,综合产值85亿元,成为全国枸杞大产区,全国有机枸杞种植的最大省区。

2011年,被青海省政府授予"柴达木"著名商标,被上海大世界吉尼斯评为"海拔最高的连片种植基地",柴杞也因此而得名。2013年获国家农产品地理标志产品,2015年,诺木洪枸杞产区被中国经济林协会授予"中国枸杞之乡"称号。同年,青海康普基地被国家中药协会认定为"优质道地药材(枸杞)业示范基地"。2018年,枸杞入选为中欧地理产品,品牌享誉国内国际(图16-1和图16-2)。

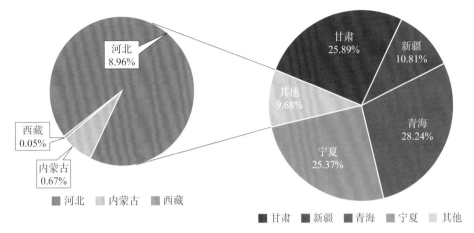

图16-1 全国枸杞子种植面积统计(黄璐琦,2021)

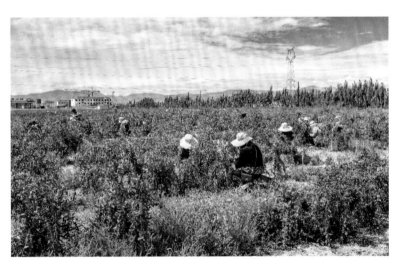

图16-2 昆仑山下枸杞林

青海省政府立足于青海高原特色优势,制定了以生态高安全、生产高效率、链条高增值、市场高优势、驱动高科技和文化高赋能为核心的《"十四五"青海枸杞产业高质量发展规划》,围绕天然有机和种植百万亩产值百亿元"双百"目标,做大做强枸杞产业,成为全国龙头,目前青海有机枸杞商品畅销国内外,枸杞子成为青海产量产值最大种植类型的道地药材,被全国十几家药材专业市场认可,以"柴杞"青海货供应全国中医药、保健食品市场,枸杞产业成为地方扶贫致富与生态保护优势产业。

2022年调研青海省企业使用枸杞子情况,有青海省格拉丹东药业有限公司、金诃藏药股份有限公司、青海晶珠藏药高新技术产业股份有限公司、青海久美藏药药业有限公司、青海九康中药饮片有限公司、青海瑞成药业有限公司、三普药业有限公司、青海央宗药业有限公司13家。使用的药材基原为宁夏枸杞 *Lycium barbarum* L. 的干燥成熟果实,13家企业共计使用量为26 291.27 kg/年。使用产品为杞鹿温肾胶囊(国药准字 Z20026337)、参茸珍宝片(国药准字 Z63020235)、复方手参益智胶囊(国药准字 Z20026454)、甘露消渴胶囊(国药准字 Z63020187)、调经祛斑胶囊(国药准字 Z20026002)、枸杞消渴胶囊(国药准字 Z20025981)、补肾丸(国药准字 Z20063003)、参鹿扶正胶囊(国药准字 Z20025119)、舒心安神口服液(国药准字 Z20025295)、景天祛斑胶囊(国药准字 Z20025516)、六味壮骨颗粒(国药准字 Z20025232)、二十五味鬼臼丸(国药准字 Z63020258)、强身丸(青药制字 Z20211024000)、中药饮片、三清胶囊(国药准字 Z20026893)、白柏胶囊(国药准字 Z20025640)、心脑欣胶囊(国药准字 Z20025866)、鹿精培元胶囊(国药准字 Z20026818)、鹿精培元酒(国药准字 B20130002)、补肾丸(国药准字 Z63020164)等 20 多个品种。枸杞子在青海省的年使用总量约为 28 000 kg,近 5 年价格区间为 15～85 元/kg,年采购/销售总价为 34 万元。其中使用量最大的为青海鲁抗大地药业有限公司,使用品种来源为宁夏产区,其次为青海晶珠藏药高新技术产业股份有限公司和青海九康中药饮片有限公司,三家使用量占总使用量的 80%,三家中青海九康中药饮片有限公司使用的为青海产。

来　源

本品为茄科枸杞属植物宁夏枸杞 *Lycium bararum* L. 干燥成熟果实。该种宁杞 1 号、宁杞 7 号、宁杞 5 号是青海主流种植品种。

1. 宁夏枸杞　落叶灌木,或因种植整枝成大灌木,高 0.5～2 m。茎直立,灰白色,种植茎粗至 12～20 cm,具棱;分细密,多开展而略斜升或弓曲,灰白色或灰黄色,无毛而微有光泽,有不生叶的短棘刺和生叶、花的长棘刺。叶互生或簇生,披针形或长椭圆状披针形,先端渐尖或急尖,全缘,基部楔形,长 2～3 cm,宽 0.4～0.6 cm,叶长 12 cm,宽 1.5～2 cm,略肉质状。花 1～2 朵簇生于叶腋;在短枝上 2～6 朵簇生。花梗细,常下垂;花萼钟状,长 4～5 mm,常 2 中裂,裂片有小尖头或先端有 2～3 齿裂;花冠漏斗状,粉红色或淡紫色,筒部长 8～10 mm,明显长于檐部裂片,裂片长 5～6 mm,卵形,顶端钝圆,基部有耳,边缘无缘毛,花开放时平展;雄蕊 5,着生花冠筒中部。花丝基部稍上处及花冠筒内壁生一圈密绒毛;花柱与雄蕊均稍伸出花冠。浆果红色或橙色,果皮肉质,多汁液,卵圆形或椭圆形或短圆状,顶端有短尖头或平截,有时稍凹陷,长 8～15 mm,直径 5～10 mm。种子常 20 余粒,略成扁肾形,棕黄色。花果期 6～10 月(中国科学院西北高原生物研究所,1987)(见图 16 - 3)。

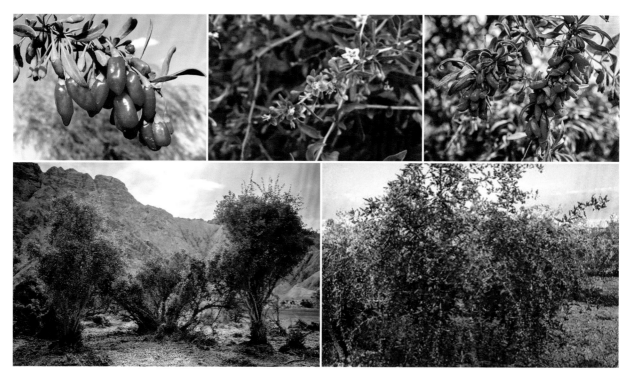

图 16 - 3　宁夏枸杞植物

该种仅在青海有大面积野生分布,该种野生驯化与杂交的种植品种已被新品种代替而很少种植,仅有少量种质留存于资源种质圃中。

2. 宁夏枸杞栽培品种

(1) 宁杞 1 号:该品种由宁夏大麻叶枸杞种优选而来,在青海种植占到其他品种 80% 以上,宁杞 1 号花冠绽开直径 1.5 cm,花丝基部有一圈稀疏绒毛;果实圆柱形,较母本大麻叶枸杞产量高 35%,鲜果千粒重高 21%,具有生长快,发枝多,枝条节间长,叶片宽大肥厚的特点,耐寒、耐旱、抗虫、抗病力较强,是青海广种最宜品种,亩产 300～500 kg(见图 16 - 4)。

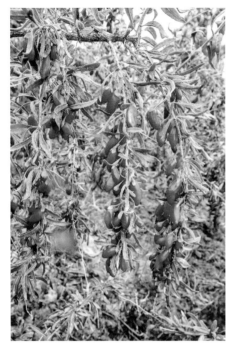

图 16-4 宁杞 1 号（德令哈）

（2）宁杞 5 号：该品种以枸杞雄性不育系为母本，宁杞 1 号为父本杂交而来。树势强健，树体较大，枝条柔顺。生长快，成枝力强，结果枝条细软、下垂，在柴达木盆地栽培 5 年时期进入稳产期，株高 1.6 cm，冠幅 1.7 m×1.4 m。在生产中表现丰产、稳产、颗粒大等优点，但该品种需配授粉树，需要传粉者，在青海种植面积较小（见图 16-5）。

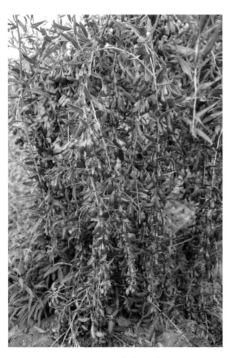

图 16-5 宁杞 5 号

（3）宁杞 7 号：该品种以宁杞 1 号为母树扦插繁殖建立无性系后培育而来。树势健壮，树姿半开张，树冠呈半圆自然形，抽枝整齐。种植当年挂果，第 4 年达到盛果期，抗逆性和适应性强，耐寒耐旱，不耐阴湿，抗黑果病能力强，丰产稳产，在青海有 1 万亩种植面积（见图 16-6）。

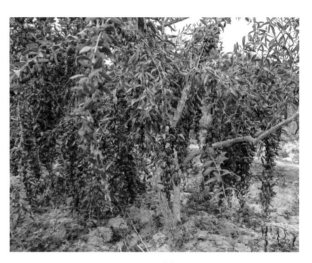

图 16-6 宁杞 7 号

除以上主要栽培品种外，青海有关科研单位研发出了青杞 1 号、柴杞 1 号、2 号、3 号等适合本地的新品种，这些品种具有自主知识产权和较好开发潜力。

生态分布

宁夏枸杞喜光照与辐射，耐寒耐旱、耐盐碱与荒漠。青海枸杞道地产区柴达木盆地是最适生态分布区，介于 90°16′～99°16′E，35°00′～39°20′N，海拔 2700～3100 m 之间，光照强，温差大，野生枸杞多分布于诺木洪和格尔木地区，在都兰、诺木洪、格尔木、德令哈、乌兰、共和均有枸杞种植生产，其中诺木洪至格尔木沿线是道地分布中心。在玉树、尖扎、同仁、兴海、共和、贵南、西宁、循化、乐都、民和等海拔 1890～3450 m 的河岸、灌丛、山坡、荒地也有野生宁夏枸杞分布（见图 16-7）。

除青海外，宁夏枸杞分布于河北、内蒙古、山西、陕西、甘肃、宁夏、新疆等省（区）（见图 16-8）。宁夏枸杞具有喜温和气候、喜阳、喜肥、耐寒、耐旱、耐盐碱的特性。对气温的适应性广，花能经受微霜，而不致受害，植株生长和分枝孕蕾期需较高的气温；忌荫蔽，在全光照下生长迅速，发育健壮，在荫蔽下生长不良；喜湿润，怕涝；对土壤的要求不严，许多类型的土壤中

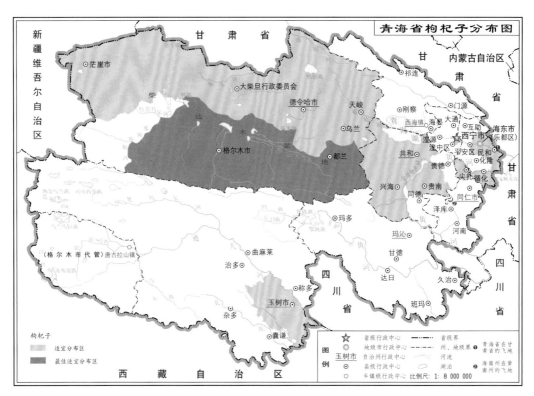

图 16-7　青海省枸杞子分布

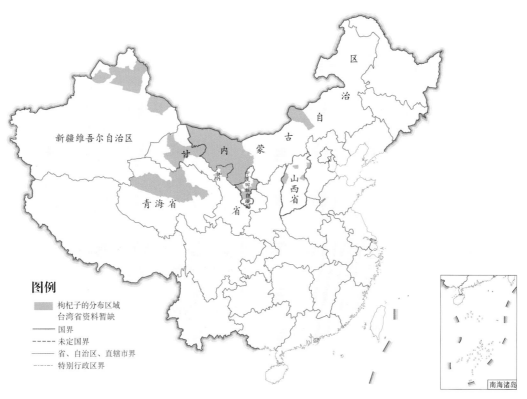

图 16-8　全国枸杞子分布

都能生长，甚至干旱荒漠地仍能生长，以肥沃、排水良好的沙质土壤为佳。中性或微碱性轻壤土最为适宜，沙壤和中壤次之，在含盐量 0.15% 以下土壤中生长良好。适宜于干旱而有灌溉条件的地区栽培。

种植技术

（一）丰产技术

1. 良种选择　在枸杞生产中，枸杞种苗应采用无性繁殖的 1～2 年生苗木，确保苗木品种的纯正。柴达木地区适栽优良品种宁杞 1 号、宁杞 5 号和宁杞 7 号等。宁杞 1 号、柴杞 1 号 2012 年已通过青海省林木品种审定委员会的良种审（认）定，并发布公告，在枸杞产业发展中可作为林木良种使用，并在规定的适宜种植范围内推广。

2. 整地与施肥　在枸杞定植前一年秋季实行全面整地，依地块平整土地，深耕并耙耱。结合整地施足基肥。基肥以有机肥为主。施基肥依栽植方式和密度可采用按穴施、带施，也可全面施肥。低密度栽植基地采用大穴培肥，株施腐熟的有机肥 3～5 kg，施肥时将肥料与表土混匀回填；高密度栽植基地要全面施肥，施肥量为施腐熟有机肥 133～200 kg/亩，将肥料全园均施后深翻；宽带栽植，采用带状施肥，施腐熟有机肥 200～267 kg/亩。依灌水方式把地块分为 0.5～1.0 亩的小区，做好隔水埂，灌足冬水。

3. 定植　枸杞于土壤解冻至萌芽前，即 4 月中下旬开始栽植，最迟不得延至苗木发芽。

枸杞种植密度决定着枸杞林未来产量的高低，尤其对前期产量影响更大，合理的栽植密度尤为重要。如地块较小，且主要以人工方式作业，一般采用 1.5 m×2.0 m 或 1.0 m×2.5 m、1.0 m×2.0 m 的栽植株行距，栽植密度为 222～333 株/亩；地块较大，采用机械化或半机械化耕作，适宜采用带状栽植，株行距 1.0 m×3.0 m，栽植密度为 222 株/亩。

栽植方法采用穴植法。春季土壤解冻后，按规定的株行距，挖长、宽、深各 50 cm 的栽植穴。将苗木放入穴中央，扶正苗木，填湿表土，提苗、踏实，再填土至苗木根径处，踏实覆土，栽植完毕及时灌水。苗木定植后立即定干，定干高度 50～60 cm。

4. 松土除草　枸杞园结合除草每年翻耕 2～3 次。春季土壤解冻后，浅翻土壤 10～15 cm，不仅可以充分曝晒土壤，消灭杂草，而且能起到保墒和提高土温的作用。每年 5～8 月中耕除草 2～3 次，深度 5.0～10.0 cm。第 1 次在 5 月下旬，第 2 次在 6 月下旬，第 3 次在 7 月份完成。为了增加和补充土壤肥力，在枸杞栽植行间可种植箭舌豌豆等绿肥，秋季栽植带内深翻 30～40 cm，将箭舌豌豆翻压土壤内。根盘范围内，适当浅翻，减少对根系的损伤。通过翻耕疏松土壤，增加活土层，消灭杂草。

5. 后期施肥　施肥以有机肥为主，辅以无机肥。

枸杞栽植后每年 9 月下旬至 10 月中旬灌冬水前，或在 5 月初春梢萌发前施基肥。基肥施肥量根据树冠大小、长势强弱，土壤肥力状况等来定，一般株施腐熟的有机肥 3～5 kg，但要根据实际情况调整，大树比小树多施，弱树比旺树多施，贫瘠地比肥沃地多施。在枸杞生长和结果期间需增施速效无机肥，一般株施二铵 0.45 kg，尿素 0.09 kg，以弥补秋施有机肥的不足，可采用土壤追施和叶面追施两种方法。

土壤追施：4 月下旬至 5 月初，春梢萌发，追施磷酸二铵复合肥 20～30 kg/亩；7～8 月份 2 次追施尿素 20～30 kg/亩。追肥时在树冠外缘开沟 20～30 cm 深、宽 30 cm 的环形沟，或在树冠外缘开深 20～30 cm 的对称沟。将定量的肥料施入沟内，与土拌匀后封沟灌水。

叶面追施：从 5 月下旬至 9 月中旬，根据枸杞各生长发育期对养分的需求，适时进行叶面喷施。叶面肥可采用 0.5% 尿素和 0.5% 磷酸二氢钾混合肥液。

6. 灌溉　枸杞栽培区干旱少雨，枸杞生长需水必须靠适时灌溉解决。枸杞对水要求较高，水分管理要视树龄、栽植密度、土壤类型、地下水位的高低及各发育期的生长状况确定灌溉次数和灌溉量。枸杞林灌溉要做到浅灌、勤灌、适时灌，全年灌溉 5～7 次。水源充足的地方可全面灌溉，在缺水地区可进行沟灌、滴灌、喷灌。

1～3 年生幼林：土壤解冻后灌第 1 次春水，生长期每 20 日灌溉一次，11 月初灌冬水。

3 年以上成年树林：土壤解冻后灌第 1 次春水；发芽生长至初果采果前每 15～20 日灌水 1 次；每次采果后灌 1 次，采果期气温高，灌水宜在早晚进行；11 月初灌冬水。灌水量春水、冬水用量较大，其他各次灌溉以浅灌为宜，不能大水漫灌，否则会提高地下水位或长期积水，影响枸杞生长。

7. 整形修剪　枸杞整形修剪是提高枸杞经济林经营效益的重要技术措施，以实现早产、丰产、稳产为修剪目标。枸杞树势旺盛，枝条生长快，整形修剪一般不过分强求形状，应因树修剪，随枝造形。枸杞修剪有多种适用树形，但整形修剪原则基本相同，只是各树形的主枝量和层次不同。生产中多选用半圆形，密植园也可选用长圆锥形、疏散分层形，稀植林则宜选用半圆形。

8. 病虫害防治　枸杞的害虫主要有枸杞蚜虫、瘿螨、负泥虫、木虱、锈螨等。害虫危害较为严重，特别是枸杞瘿螨和蚜虫危害严重。在枸杞生长季节有三个明显的关键时期。

第一,害虫始发期虫源的控制。4月下旬,花叶开始萌发,枸杞瘿螨、锈螨、枸杞木虱开始活动,枸杞蚜虫卵也开始孵化,该期是消灭土壤越冬虫源的关键时期。

第二,5月下旬至6月初害虫盛发期的防治。5月下旬后绝大部分枸杞害虫进入繁殖盛期,即出现第一个危害高峰期。整个生长季节枸杞害虫能否得到有效控制,关键在于该期防治工作成效。这一时期防治重点是枸杞蚜虫,枸杞瘿螨和锈螨。

第三,秋果期病虫害的防治。8月上、中旬枸杞害虫又进入繁殖盛期,出现第2个危害高峰期,此期防治的重点是枸杞蚜虫和锈螨。

农耕及营林措施:早春土壤浅耕,秋季深翻,结合灌溉杀死土壤层越冬虫体,可有效降低虫口密度。合理施肥不仅可以改善枸杞的营养条件,加速伤部位愈合,提高枸杞的抗虫能力。减少枸杞氮肥的施用量,能恶化刺吸性害虫的营养,抑制瘿螨、蚜虫等害虫的发生和繁殖速度。施用有机肥一定要充分腐熟,减少由于施肥而带入虫卵和病菌。及时清理树上的病果,修剪下来的残、枯、病虫枝及园地周围的枯草落叶集中烧毁,消灭病虫源。

物理防治:充分利用害虫的群居性、假死性、趋光性等特点,用人工扑杀法、阻隔法、诱杀法等方法防治虫害。

天敌保护:营造有利于天敌生存的环境条件,选择对天敌杀伤力弱的农药,减少对天敌的伤害。利用寄生性、捕食性天敌昆虫及病原微生物,调节害虫种群密度,将其种群数量控制在危害水平以下。

化学防治:充分利用植物源类、微生物类、矿物类农药进行防治。在病虫害暴发期选用低毒、低残留的化学药剂进行应急控制。

在长期生产实践中,枸杞生产者和科研人员总结出了以上青海产区主要病虫害种类及其控制技术,为枸杞生产提供了一套科学性强,符合青海柴达木实际的病虫害防控技术体系。

9. **枸杞林鸟、畜危害及预防** 鸟对枸杞的危害主要是啄食成熟的果实,降低枸杞的产量和品质。其中以麻雀的危害最严重,成群的麻雀大量啄食枸杞果实可造成减产,而且被啄食的浆果基本不能采收,即使采收回来,晾干后也不成形,颜色发黑,成为等外品。防治鸟害主要采取惊吓,拉网、驱赶的方法,同时要加强管理,以减少危害。牲畜危害主要是践踏园

地,啃食嫩枝,折损老枝,特别是枸杞树枝节多,针刺多,若羊群进入枸杞园,树枝常常勾挂羊毛,对枸杞生长不利。防治方法主要是加强管理,严禁畜群进入枸杞园。

在长期生产实践中,枸杞生产者和科研人员总结出了以上青海产区主要病虫害种类及其控制技术,为枸杞生产提供了一套科学性强,符合青海柴达木实际的病虫害防控技术体系(海平等,2019)。

(二)篱架栽培技术

枸杞繁育以有性育苗和无性生产育苗为主,种植方法多以育苗移栽为主。柴达木枸杞栽培技术要点包括良种选育、整地施肥、种植、除草、水肥灌溉施用、整形修剪、病虫害防治、枸杞林鸟、畜危害及预防。栽培管理上除有上述丰产栽培技术外,还有篱架栽培技术规范、有机枸杞栽培技术规范、病虫害综合防治和整形修剪规程、柴达木枸杞生态经济林建设技术规程、枸杞扦插育苗技术规程等。

篱架枸杞栽培技术,是根据柴达木地区多风少雨、气候干燥等特征发明的专利,以栽植行为基准线,篱架立柱、固定钢丝,结果实主枝骨架培养,分层结果枝培养,后期管理等,获得了较好的经济效益。篱架枸杞栽培专利技术提升了柴达木枸杞植株抗风沙能力,提高结果枝梢离地高度,防止了因风吹引起倒伏和果实腐烂的问题,同时提高了透光与通风性能,减少了病虫害发生。果实均匀度高,商品率好(见图16-9)。

(三)病虫害统防技术

青海天然野生枸杞林和栽培枸杞林有虫害34种,病害7种,天敌昆虫32种。34种病虫害隶属于节肢动物2纲7目18科,栽培枸杞林主要害虫有棉蚜、白枸杞瘤螨、枸杞木虱、枸杞绢蛾;天然枸杞林主要害虫有枸杞绢蛾、白枸杞瘤螨和枸杞白粉爽。对栽培枸杞影响较大的病害有枸杞白粉病、根腐病、枸杞黑果病、流胶病、叶斑病、干热风害和霜冻害。青海枸杞害虫的天敌昆虫种类32种,优势天敌是多异、瓢虫、丽草蛉、枸杞瘿螨、姬小峰、莱氏蚁等。

不同枸杞病虫害种类不同,青海林草部门对其防治有各种病虫害预防与合理选用农药的抵制办法,同时根据季节、气候、物候期不同的特点,病虫害测报技术情况,建立了统一药剂、统一浓度、统一器械、统一人员、统一喷防的预防统治办法,达到了无公害优质枸杞生产的目的。

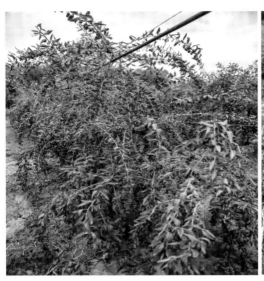
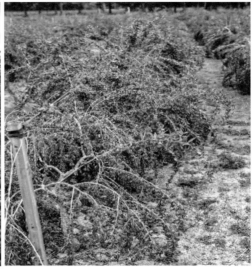

图 16 - 9　枸杞篱架栽培

采收加工

1. 采摘　7 月下旬至 10 月中旬果实呈红色,表皮光亮,手感较滑。果体完全膨大时采摘。做到"三轻、两净、三不采"。

(1)"三轻"

轻采:手指摘取果柄用力适度,轻轻采下果实无捏伤痕迹。

轻拿:采摘中手内不要捏果太多,防止挤压破皮。

轻放:采取果实轻放入筐,约装有 10 kg 左右鲜果为宜,以防筐底部果实压烂。

(2)"两净"

树净:成熟果实一次在树上采摘干净,防止脱落变成油果。

地净:采摘中掉在地上的果实捡拾干净,做到颗粒归仓。

(3)"三不采"

果实未完全成熟者不采;下雨或有露水时不采;喷过农药和叶面未过残留期不采。

2. 加工

(1)自然晒干:鲜果枸杞经脱蜡后,晾晒于平坦、卫生的晒场地、布单或果栈上自然干燥成干果(见图 16 - 10 和图 16 - 11)。

(2)热风烘干:用煤炉、电热、太阳能烘干设备使枸杞鲜果脱水成干果(见图 16 - 12)。

(3)冷冻干燥:枸杞鲜果用碱水浸泡除蜡质,放进冷冻干燥机的真空室进行冻干成干果(见图 16 - 13)。

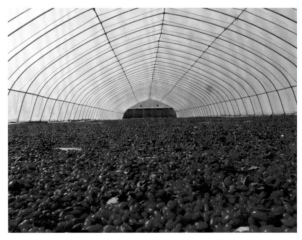

图 16 - 10　烘干房晾晒

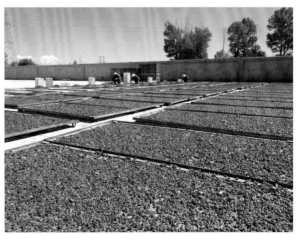

图 16 - 11　自然晾晒

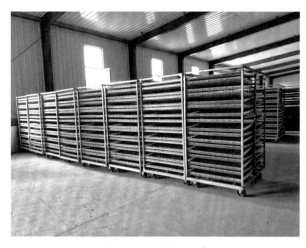

图 16-12　热风烘干架

商品规格

（一）国家规格

按中药材商品规格等级枸杞子团体标准,拟 50 g 粒分四个等级（见图 16-14）。

一等:280 粒/50 g 以内且破碎、未成熟及油果粒数不大于 1.0%。

二等:370 粒/50 g 以内且破碎、未成熟及油果粒数不大于 1.5%。

三等:580 粒/50 g 以内且破碎、未成熟及油果粒数不大于 3.0%。

四等:900 粒/50 g 以内且破碎、未成熟及油果粒数不大于 3.0%。

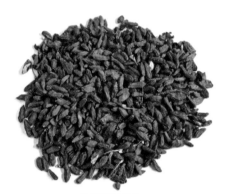

自然晾晒干燥

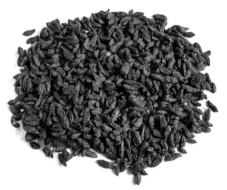

烘干房干燥

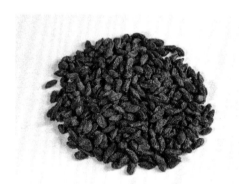

一等枸杞

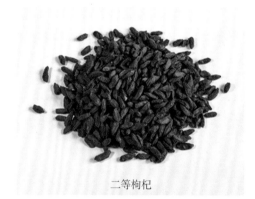

二等枸杞

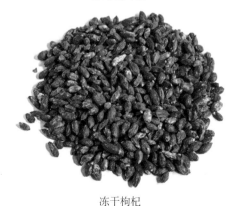

冻干枸杞

图 16-13　不同干燥方法下的枸杞干果

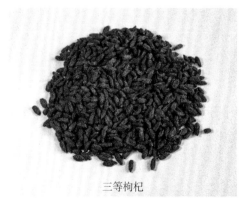

三等枸杞

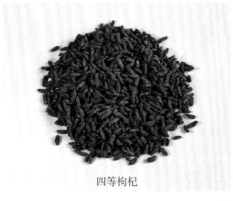

四等枸杞

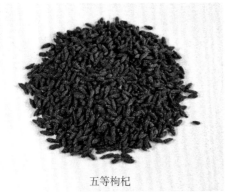

五等枸杞

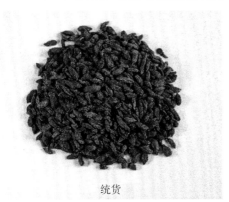

统货

图 16-14　不同等级枸杞干果（国家规格）

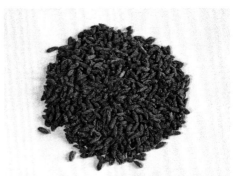

枸杞商品电子交易规格　500粒/50 g

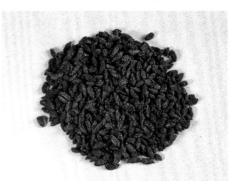

枸杞商品电子交易规格　280粒/50 g

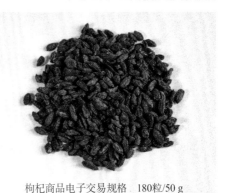

枸杞商品电子交易规格　180粒/50 g

图 16-15　市场流通枸杞干果

（二）青海规格

柴杞电子交易等级规格

一等：柴杞 180，大个枸杞，190 粒/50 g 以内且油果占比不超过 2%。

二等：柴杞 220，较大个枸杞，230 粒/50 g 以内且油果占比不超过 2%。

三等：柴杞 280，中个枸杞，290 粒/50 g 以内且油果占比不超过 2%。

四等：柴杞 380，中小个枸杞，390 粒/50 g 以内且油果占比不超过 2%。

在市场流通中常有 180 粒、280 粒、500 粒规格三个等级（见图 16-15）。

药材鉴别

（一）性状鉴别

本品呈长卵形或纺锤形，略扁，长 6～18 mm，直径 3～8 mm，中部略膨大。表面鲜红色或暗红色（陈久则变深），具有不规则皱纹，略带光泽。果实顶端有小突起状花柱痕，基部有稍小凹的白色果柄痕。横切面类圆形，可见果皮柔韧，果肉柔软滋润、中间由横隔分成 2 室，中轴胎座，着生扁肾形种子 20～50 粒。种子长 1.2～2 mm，宽 0.4～0.7 mm，黄色，有细微凹点，凹陷有明显的种脐，气无，味甜微酸。以粒大、色红、肉质、质柔润、籽少、味甜者为佳（见图 16-16）。

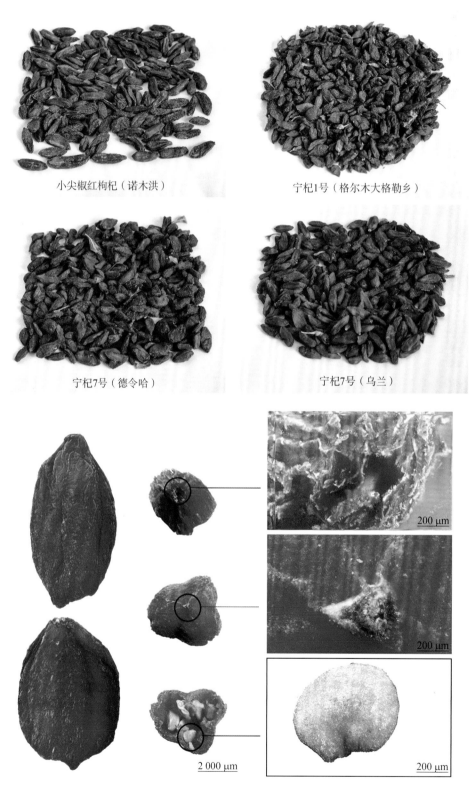

小尖椒红枸杞（诺木洪）　　　　宁杞1号（格尔木大格勒乡）

宁杞7号（德令哈）　　　　　　宁杞7号（乌兰）

图 16-16　青海不同产地枸杞药材

（二）显微鉴别

1. 横切面显微

（1）果实横切面：外果皮为 1 列扁平细胞，壁较厚，外被角质层，外缘做细齿状突起。中果皮为 10 余列薄壁细胞，外侧 1～2 列细胞较小，中部细胞形状较大，有的细胞中含草酸钙砂晶，维管束双韧性，多数，散列。内果皮细胞 1 列，椭圆形，切向延长，排列成微波状（见图 16-17）。

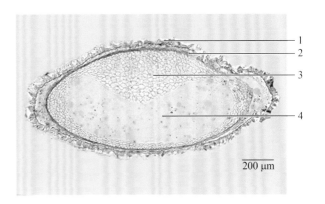

图 16-18 枸杞种子横切面显微

1.种皮表皮（石细胞）；2.薄壁细胞；3.胚乳细胞；4.子叶细胞

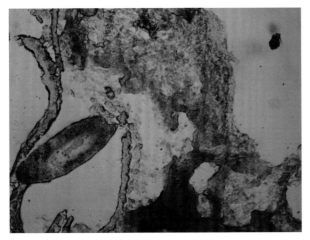

图 16-17 枸杞子横切面显微

（2）种子横切面：种皮表皮为 1 列石细胞，类长方形，侧壁及内壁呈 U 字形增厚。其下为 3～4 列被挤压的薄壁细胞，最内 1 层为扁长方形薄壁细胞，微木化。胚乳细胞多角形，内含脂肪油及颗粒状物质。胚根由多数多角细胞组成，细胞中充满内含物。子叶 2 片，半圆形对合，由多数薄壁细胞组成，其表皮细胞、栅栏组织及海绵组织均隐约可见（见图 16-18）。

2. 粉末显微　黄橙色或红棕色。种皮表皮石细胞成片，淡黄色。断面观呈类方形或扁方形，径向 $34\sim102\ \mu m$，切向 $42\sim94\ \mu m$，外壁薄，模糊不清，侧壁及内壁增厚，内壁稍弯曲，作瘤状突入胞腔；表面观呈不规则多角形或长多角形，直径 $37\sim117\ \mu m$，长至 $196\ \mu m$，垂周壁深波状或微波状弯曲；底面观呈类多角形，壁较平直，厚 $(5\sim)9\sim27\ \mu m$，层纹较清晰，孔沟不明显。果皮表皮细胞断面观呈类方形；表面观呈类多角形或长多角形，垂周壁稍增厚，平直或细波状弯曲，外平周壁表面有较细密平行的微波状角质条纹。果皮表皮细胞常与中果皮薄壁细胞相连结。中果皮薄壁细胞呈类多角形，壁薄，界限不甚分明，胞腔内含橙红色或棕色球形色素粒，并含砂晶。草酸钙砂晶充塞于中果皮薄壁细胞中。另有少数结晶呈棒状或方形，直径约 $1\ \mu m$。内胚乳细胞多角形，含橙黄色脂肪油滴及糊粉粒（海平，2020）（见图 16-19）。

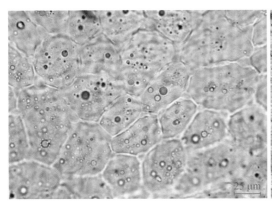

枸杞子：外果皮表皮细胞（40×）

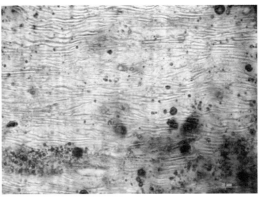

枸杞子：外果皮外平周壁（40×）

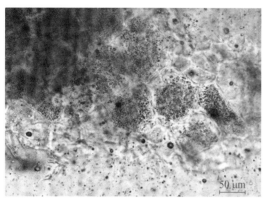

枸杞子:中果皮薄壁细胞(20×)

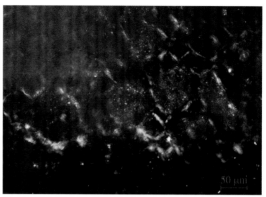

枸杞子:中果皮薄壁细胞(20×)(偏光镜)

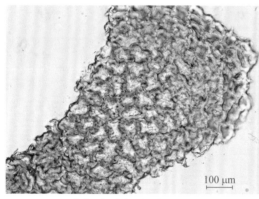

枸杞子:种皮石细胞(10×)

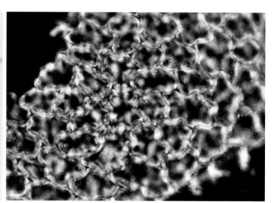

枸杞子:种皮石细胞(10×)(偏光镜)

图 16 - 19　枸杞粉末显微

理化指标

《中国药典》(2020 年版)规定:水分不得超过13.0%,总灰分不得超过 5.0%,重金属及有害元素铅不得超过 5 mg/kg,镉不得超过 0.3 mg/kg,砷不得超过 2.0 mg/kg,汞不得超过 0.2 mg/kg,铜不得超过20 mg/kg。浸出物不得少于 55.0%,枸杞多糖以葡萄糖($C_6H_{12}O_6$)计含量不得少于 1.8%,甜菜碱($C_5H_{11}NO_2$)含量不得少于0.30%。

品质评价

(一)性状品质

青海产枸杞色红,个大,味较甜,籽少,肉质厚,具有较好的商品品质。

(二)生态品质

特殊的光热资源和气候决定枸杞品质。海拔越高、平均温度越低,果实指数越大,加之降水少,温度低,枸杞果期长,果实大,而且病虫害少,坏果率较少。由于柴达木辐射强、温差大,枸杞果实长得大且甜,是由于这种环境更利于能量物质积累,总糖含量高,受强辐射作用,枸杞类胡萝卜素的合成(以八氢番茄红素为主)直接提高。而木质素的合成受到影响,对与木质素合成竞争的合成途径提供了有利条件,间接促进黄酮合成。果实形成相对湿度是影响枸杞灰分含量的最主要因子,湿度大则灰分呈指数型增加,柴达木枸杞果实形成期相对湿度较低,灰分含量均小于《中国药典》的规定,枸杞具有较好的药用品质。生态因子决定药性,宁夏枸杞"柴杞"规格是青海主流道地药材(海平等,2020)。

(三)遗传品质

利用 ISSR 标记方法对青海 7 种枸杞品(种)系进行鉴别分析,结果 7 份青海柴达木枸杞种源按遗传相似性所划分的群组与原来一致,在阈值为 0.69 处,柴杞 1 号与宁杞 1 号序为同源,柴杞 2 号、3 号与青海产野生宁夏枸杞序为同源。这印证了柴杞系列品种从宁夏枸杞种中选育而来的事实,皆与宁夏枸杞同源,ISSR 反应体系为枸杞品种鉴定创建了思路(赵孟良,

2018)。利用 SSR 和 SNP 标记对青海种质资源进行遗传评价结果发现青海栽培的宁杞 1 号、2 号、3 号、4 号、5 号、7 号、青杞 1 号品种与宁夏枸杞在进化树同一分枝上，在遗传上是同源，宁夏枸杞占据了青海栽培品种绝大部分优势(王占林，2018)。

(四)化学品质

采用傅里叶变换红外光谱，测定产于青海与宁夏中宁 45 批次枸杞子，结果青海格尔木大格勒乡、诺木洪枸杞和中宁枸杞子质量优良，列为一类产地，青海德令哈、都兰、乌兰等地枸杞子质量较好，列为第 2 类(李仲，2016)。这与(刘明地，2015)利用 FTIR 测定结论一致。利用高效液相色谱法建立 8 个不同产地枸杞黄酮指纹图谱，结果表明中宁、青海诺木洪、新疆 3 个产地指纹图谱相似度极高，分别为 1、0.963、0.956，HPLC 指纹图谱结合聚类分析法能够很好识别产地及质量评价(李小亭，2012)。利用高效液相色谱法测定 8 个不同产地枸杞类胡萝卜素含量，结果表明含量由高到低依次为青海＞中宁＞固原＞内蒙古＞南果＞新疆＞甘肃＞惠农。青海枸杞含量最高，为 18.61 μg/g，青海、中宁、固原产枸杞聚为一类。以上实验证明宁夏中宁枸杞和青海柴达木枸杞质量相似，是《中国药典》枸杞子的重要来源。柴达木盆地南侧大格勒诺木洪等地与北侧德令哈、乌兰等地因降雨量，日照时间、土壤营养等因素存在差异，所以枸杞子品质稍有区别，诺木洪和大格勒乡产区为柴达木枸杞道地中心分布区。

化学成分

枸杞主要含多糖、生物碱类、类胡萝卜素、黄酮类等化学成分。

1. 糖类　枸杞中含有丰富的糖类物质，主要包括单糖(葡萄糖和果糖)、寡糖(麦芽糖、蔗糖和低聚四糖)、多糖。枸杞总糖主要由葡萄糖、果糖、蔗糖和低聚四糖等组成。枸杞多糖属于蛋白多糖，存在有官能团如—OH、C—O—C、C＝O、—NH$_2$ 等，其糖苷键存在 β-型糖苷键和 α-型的吡喃糖和呋喃糖。多糖为杂多糖，至少含 8 种单糖。

枸杞多糖是枸杞的活性成分之一，也是评价枸杞质量优劣的重要指标，通过对青海柴达木栽培和野生枸杞子中水溶性糖含量的比较，发现栽培枸杞子中果糖和葡萄糖含量整齐度远优于野生枸杞子；而不同地区、不同品种野生枸杞子中果糖和葡萄糖含量差异很大。采用中华人民共和国国家标准 GB/T 186722-

002 中附录 B 测定方法，测定我国 5 个地区产枸杞多糖含量，结果青海和宁夏地区种植的枸杞多糖含量最高(张磊等，2012)。青海省药品检验检测院测得柴达木枸杞多糖含量最高为 16.55%，30 批柴达木枸杞多糖测定结果平均值为 8.71%。

2. 生物碱类　枸杞子中富含生物碱，在枸杞子果实、叶、根中均有分布。甜菜碱被《中国药典》载入作为枸杞子质量评价标准，经测定青海、宁夏、内蒙古、甘肃、河北和新疆 6 个产地枸杞甜菜碱含量，结果青海和河北地区种植的枸杞甜菜碱含量最高(张磊等，2012)。青海省药品检验检测院测得柴达木枸杞甜菜碱含量最高为 0.699%，30 批柴达木枸杞甜菜碱测定结果平均值为 0.496%。

3. 类胡萝卜素　枸杞果实的橙红色由类胡萝卜素呈色，含量仅占干果的 0.03%～0.5%。经皂化和未皂化的枸杞提取物中共含有 11 种游离类胡萝卜素和 7 种类胡萝卜素酯。游离类胡萝卜素包括 β-胡萝卜素、β-隐黄质和玉米黄质。类胡萝卜素脂肪酸酯主要是玉米黄质双棕榈酸酯、玉米黄质单棕榈酸酯和 β-隐黄质棕榈酸酯。其中主要的类胡萝卜素是以酯化形式存在的玉米黄质，占总类胡萝卜素的 1/3～1/2。类胡萝卜素按分子组成可分为含氧类胡萝卜素和非含氧类胡萝卜素。

青海各产区枸杞的类胡萝卜素含量达 91.13～176.10 mg/100 g(王占林，2018)。这与测得 9 批青海柴达木枸杞 β-胡萝卜素含量范围为 101.40～176.79 μg/g 较为一致(曹静亚等，2013)。青海省 12 个不同产区枸杞的类胡萝卜素含量测定结果范围为 66.54～176.10 mg/100 g(杨仁明等，2012)。青海省药品检验检测院检测结果为柴达木枸杞的 β-胡萝卜素含量最高为 556.4 mg/g，30 批柴达木枸杞黄酮测定结果平均值为 236.5 mg/g。

4. 黄酮类　枸杞黄酮类成分主要为芦丁、木犀草素、芹菜素、杨梅素、飞燕草素、牵牛花素、锦葵花素、异鼠李素糖苷和山奈酚芸香糖苷等。研究表明黄酮是枸杞的活性成分之一，也是评价枸杞质量优劣的重要指标，青海产枸杞黄酮含量最高为 1.34%，最低为 0.96%。结合文献我们可以得到结论，青海各地区所产枸杞优于宁夏枸杞(王占林，2018)。不同产地枸杞子中黄酮含量的趋势为：宁夏平多头闸＜河北＜新疆精河＜宁夏惠农＜宁夏固原原洲高羊村，宁夏贺兰山东麓，宁夏中宁＜青海，宁夏银川枸杞研究所＜宁夏同心。青海产枸杞黄酮含量相对居高(李红英等，2007)。柴达木枸杞总黄酮含量平均值为 1.05%。结果显示柴达木枸杞中总黄酮含量较高，说明柴达木枸杞具有很高的药用价值（李国梁等，2009）。12 个不同产区柴达木枸杞总黄酮含量范围为 0.83%～1.11%，存在一定差异，大部分含量大于或接近于 1%（杨仁明等，2012）。青海省药品检验检测院测得柴达木枸杞黄酮含量最高为 1.95%，30 批柴达木枸杞黄酮测定结果平均值为 1.34%。

5. 微量元素　枸杞中报道含有约 10 种以上微量元素，19 种矿质元素，而且锌、铁、铜、锰等有益元素含量较高于其他药材。检出矿质元素有 K、Na、S、P、Mg、Ca、Si、Al、Fe、Zn、B、Cu、Mn、Se、Ph、Sr、Ti、Ba、Cr。其中人体常量元素有 K、Na、S、P、Mg、Ca 等；人体微量元素有 Fe、Zn、B、Cu、Mn、Se、Sr、Cr 等。青海不同产区的枸杞中测得的必需微量元素中以 Fe、Zn、Cu 和 Mn 含量较高。同时，从重金属含量来看，Pb、As、Hg、Cd 和 Cr 这五种元素低于枸杞子的国家药典标准，质量较好（王占林，2018）。

6. 其他　枸杞子中尚含有氨基酸、脂肪酸、挥发油等化学成分。

药理作用

1. 养肝、护肝作用　枸杞多糖（LBP）可通过调节肝组织细胞内线粒体的形态、延缓炎症坏死程度和肝细胞的脂肪变性发挥对酒精性肝损伤的治疗作用（古赛，2007）。LBP 还可明显改善和预防乙醇所致大鼠肝脏脂肪病变（古赛等，2007）。LBP 对四氯化碳引起的肝损伤也有一定的预防保护作用（邢雁霞等，2011）。此外，枸杞中的甜菜提取物可纠正甲硫氨酸循环异常和转硫基作用异常，对大鼠酒精性肝病模型有较好的保护性作用（田旭东，2015）。枸杞中的类胡萝卜素，在游离状态下易于被人体吸收，进而调节肝内脂质代谢及脂质合成，改善肝脏代谢功能（Chan H C 等，2007）。

2. 明目作用　枸杞多糖（LBP）可以减缓视网膜神经节细胞轴索脱髓鞘，促进视网膜神经节细胞轴索的修复，保护视网膜神经节细胞，对视神经损伤有修复作用（胡瑾等，2017）。LBP 也能够抑制高糖所致视网膜神经节细胞中钾离子的外流，从而延缓 2 型糖尿病引起的视网膜病变（马小飞，2017）。LBP 还可改善 DM 大鼠血-视网膜屏障的渗漏，对视网膜屏障起到有效的保护作用（王继红，2010）。

3. 抗缺氧作用　枸杞子水提液可以显著增强小白鼠的耐缺氧能力（李晓莉等，1999）。枸杞叶提取物可显著降低机体中脂质过氧化程度，从而有效减缓组织缺氧时的损伤（黄欣等，2007）。盐酸甜菜碱能降低小鼠心脏和脑组织的耗氧量，增强心肌和脑的耐缺氧能力，对心肌耗氧量增加、急性脑缺血和失血性休克小鼠的心脑功能具有保护作用（高允生等，2005）。

4. 抗疲劳作用　枸杞多糖能显著地增加小鼠肌糖原、肝糖原储备量，提高运动前后血液乳酸脱氢酶总活力；降低小鼠剧烈运动后血尿素氮增加量，加快运动后血尿素氮的清除速率，提示枸杞多糖对提高负荷运动的适应能力，抗疲劳和加速消除疲劳具有十分明显的作用（罗琼等，2000）。

5. 其他作用　枸杞中的多糖类成分对机体的免疫机能有显著增强作用（许士凯等，2004）。还能很好地提高精子质量和数量（张俊慧等，2008），从而发挥补肾、保肝及促进生殖系统的功能。诺木洪枸杞汁能显著提高成年男性血清睾酮浓度和睾酮/皮质醇比值，对男性性功能有一定促进作用，提高男性性欲及勃起与性功能满意度（徐国琴，2016）。钱春伟等（2017）采取了前瞻性随机单盲的方法，通过观察可知，柴达木枸杞鲜药汁可以改善高脂血症肾阳虚主要症状和重要的兼症；柴达木枸杞鲜药汁可改善高脂血症肾阳虚患者的生活质量。枸杞总黄酮和枸杞多糖均具有一定的抗氧化活性（王伟等，2015；汪琢等，2015）。枸杞芽茶中含有的茶多酚可与肠道内胆固醇形成不溶复合物，减少膳食中胆固醇的吸收，增加排泄（邱红等，2015）。

资源综合利用

枸杞资源应用已有 2000 多年历史，梁代有"冬采根，春夏采叶，秋采茎实，阴干"的记载，枸杞子属食药两用物质，开发前景广阔。

（一）开展枸杞子潜在新药开发

现代研究表明枸杞多糖通过激活磷酸酯酶与张力蛋白同系物/蛋白激酶 B/雷帕霉素哺乳动物靶标通路（PTEN/AKT/M-TOR）有效抑制黑纹系统中突触素的异常聚集，缓解 MPTP 引起的黑纹系统衰退。因此，枸杞多糖可能是治疗帕金森病的候选药物。枸杞子胡萝卜素类提取物及其纳米乳液均可有效抑制 HT-29 结肠癌细胞增殖，为枸杞子用于干预或抑制肿瘤提供了启示。此外，枸杞子中的玉米黄素和玉米黄素双棕榈酸酯通过抑制肝星状细胞（Ito cell）增殖、胶原合成和抑制库普弗细胞（Kupffer cell）某些生化功能发挥保肝活性，可作为肝脏保护剂开发或肝纤维化逆转修复的候选药物。有研究者从枸杞中分离出 15 个二咖啡亚精胺类成分，且枸杞子中含有的二咖啡亚精胺衍生物均可不同程度地改善果蝇短时学习记忆能力,提示该类资源性物质在延缓衰老、保护神经、抗阿尔兹海默症和抗氧化等方面具有潜在的资源产业化价值(卢有媛,2019)。

充分利用国外研究成果,进行新药开发研究。如意大利学者 Ceccarini M R 等(2016)对枸杞子的特性及对人肝癌细胞的影响进行了研究,发现枸杞提取物能够调节与氧化应激、增殖、凋亡和癌症有关的基因表达,可对肝细胞癌起保护作用。哥伦比亚学者 Peraza-Labrador A 等(2022)的研究首次表明枸杞子提取物可抑制人乳头瘤病毒细胞系,枸杞子乙醇提取物中的酚类物质对癌细胞系具有抗增殖和促凋亡作用。墨西哥学者 Ruíz-Salinas A K 等(2020)评估了枸杞子提取物对记忆识别的影响,枸杞子提取物通过影响树突形态和前额叶皮层和海马神经元的功能,从而延缓了大脑的衰老。美国学者 Li X 等(2021)的研究表明在健康的中年人群中定期摄入枸杞子可增加黄斑色素光密度,从而有助于预防或延缓年龄相关性的黄斑变性。新加坡学者 Toh D W K 等(2021)研究表明中老年人在饮食中加入枸杞子可进一步改善血脂-脂蛋白,可降低患心血管疾病的风险。这些新成果提示今后开发枸杞子抗癌与治疗心血管疾病新药。

(二) 枸杞子食用开发

枸杞子功能性食品和新型营养食品开发仍有较大市场空间,以枸杞鲜果为原料开发枸杞饮料、枸杞汁、枸杞酒、枸杞粉等产品。以枸杞干果为原料生产枸杞籽油,枸杞多种相关食品,满足更多消费者的需求。另外,青海枸杞年出口达 1 000 吨,创汇达 1 500 万美元,青海产有机枸杞深受欧盟、美国、日本、韩国、中国香港等 20 多个国家和地区喜爱,具有开发康养产品的广阔前景。

(三) 枸杞叶开发

枸杞叶富含黄酮、生物碱、营养物质丰富,可开发枸杞叶饮料、枸杞叶菜、枸杞叶护肤品和护牙产品等。

(四) 枸杞根开发潜力

枸杞根做地骨皮应用历史悠久,现代研究表明枸杞根皮中分离的糖苷类及木质素酰胺类,能降低人体总胆固醇含量,发挥调节高血脂作用,具有开发心脑血管疾病的新药潜力。

炮　制

1. 枸杞子　果实成熟后晒干或热风烘干,去果梗。

2. 炒枸杞子　用菟丝子拌炒至鼓起,筛去菟丝子即可。

3. 盐枸杞子　取盐置热锅中翻动,炒至滑动,投入枸杞子,炒至表面鼓起,取出,筛去盐,摊凉。

性味与归经

甘,平。归肝、肾经。

功能与主治

滋补肝肾,益精明目。用于虚劳精亏,腰膝酸痛,眩晕耳鸣,阳痿遗精,内热消渴,血虚萎黄,目昏不明等症。

临床与民间应用

(一) 国家药品标准中应用

《中国药典》2020 年版收载了含枸杞子的成方制剂 54 种 71 个规格,含枸杞的成方制剂多有补肾益气、壮阳、填精、养肝明目的效用。在成方制剂中,枸杞在五子衍宗片、杞菊地黄丸等少数处方中为君药,其成方制剂均有滋肾养肝、补肾益精的功效,与枸杞子功能与主治相一致,多数枸杞为臣药和佐药,具养阴、明目、滋阴补肾等协同作用。

《中药成方制剂》中,枸杞在≥100 频次的 87 种药物中排名 32 位,含枸杞方剂 247 个,枸杞在涉及排名 28 种主要疾病中,与心悸、胸痹、眩晕、腰痛、遗精、阳痿、虚劳等 13 种治疗用药相关联。含枸杞方剂的 247 个成方制剂中,其主治疾病主要涉及肾系、脑系、妇科及诸虚损类病,恰与《药性论》记载补益、明目等功效相吻合。247 个成方中,枸杞多以熟地黄、茯苓、菟丝子、山药等组成药对,以性温,味甘,归肾经药物为主,这些药以补肾壮阳为主。

该品种在《中国药典》《国家中成药标准汇编》《卫生部药品标准》、新药转正标准、注册标准中共计查询到 495 个组方品种,搭配组方的药材数量为 691 种。组方品种功能主治主要体现在消化道及代谢(187 种)、泌尿生殖系统和性激素(75 种)以及骨骼-肌肉系统(257 种)三方面;配方多搭配黄芪、当归、熟地、菟丝子和茯苓等药味(见图 16-20)。

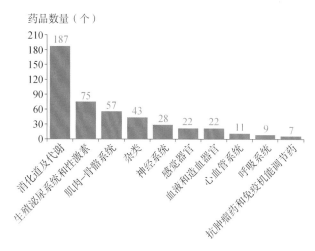
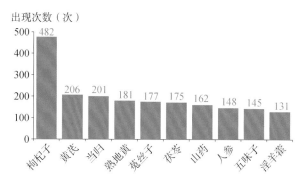

图 16-20　枸杞子相关药品品种分布及组方前十的药味统计

(二)临床配伍应用

1.补肾益精

枸杞子配熟地黄、山茱萸:滋补肝肾,填精益髓。用于肝肾阴不足,腰膝酸软,形容憔悴,阳痿遗精等,如左归丸(《景岳全书》)。

枸杞子配菟丝子、鹿角胶:填精益髓,补肾固精。用于肾虚精少,阳痿早泄,遗精精冷,久不生育等,如右归丸(《景岳全书》)。

向杞子配附子、肉桂:补肾填精,温肾壮阳。用于肾阳不足,命门火衰,腰膝酸痛,神疲乏力,畏寒肢冷等,如右归饮(《景岳全书》)。

枸杞子配牛膝:滋补肝肾,强筋壮骨。用于肾虚骨痿,腰膝酸痛,足不任地等,如七宝美髯丹(《本草纲目》)。

枸杞子配当归:益阴养血。用于肝肾阴血亏虚,胁痛吞酸,咽干口燥等,如一贯煎(《续名医类案》)。

枸杞子配阿胶:补血滋阴。用于阴虚痨嗽,干咳少痰等。

2.益肝明目

枸杞子配菊花:益肝明目。用于内外障眼,青盲症,视物不明,如杞菊散(《仙拈集》)、杞菊丸(《御药院方》)(祁公任 2018)。

(三)传统经典方

1.五子衍宗丸《摄生众妙方》

处方:枸杞子、菟丝子各 240 g,北五味子 120 g,覆盆子 120 g,车前子 60 g。

方解:方中枸杞子、菟丝子、覆盆子补肾填精;五味子性涩收敛,专以涩精为用;车前子利水滋阴,其性润通,制其他滋补药之黏腻,使之补而不滞。综观全方,既可涩精液之外泄,又能补肾精之不足,补涩同用,标本兼顾,共奏固肾涩精之功。

功能:填精补髓,疏利肾气。

主治:肾虚精少,阳痿早泄,遗精,精冷,余沥不清,久不生育。

现代研究:五子衍宗丸是古代补肾名方,具有补精填髓、种嗣衍宗之效,主治肾气不足、阳痿早衰、遗精、小溲余沥等症。现代中医古方今用,也有治疗慢性肾炎、慢性前列腺炎、腰痛、滑胎、更年期综合征的作用。近年来对于五子衍宗丸的药理研究日渐深入且如火如荼,为其已有功效提供了有力佐证。现代研究证明该古方有抗疲劳作用,有提高男性精子数量与活力作用、提高雄性性功能作用,促进女性排卵作用、调节神经内分泌作用,调节泌尿系统功能和增强机体免疫力(张昱,2015)。

2.杞菊地黄丸《麻疹全书》

处方:枸杞子、菊花各 9 g,熟地黄 24 g,山萸肉、山药各 12 g,泽泻、丹皮、茯苓各 9 g。

方解:中医学认为:肝开窍于目,肝血上注于目则能视,即眼睛的功能与肝密切相关;在五行理论中,肝属木、肾属水、水能生木、肾与肝是一对母子关系,即肝为肾之子、肾为肝之母、母脏病变会影响到子脏;又肝主藏血、肾主藏精,精、血互生,肝与肾密切相关;因此,治疗眼部疾病,往往从肝肾入手。杞菊地黄丸由六味地黄丸加枸杞子、菊花而成。枸杞子甘平质润,入肺、肝、肾经,补肾益精,养肝明目;菊花辛、苦、甘、微寒,善清利头目,宣散肝经之热,平肝明目。方中熟地黄为滋阴补肾,填精益髓,为君药。山萸肉补养肝肾,并能涩精,取"肝肾同源"之意;山药补益脾阴,亦能固肾,共为臣药。三药配合,肾肝脾三阴并补,是为"三补",但熟地黄用量是山茱萸肉与山药之和,故仍以补肾为主。泽泻利湿而泄肾浊,并能减熟地黄之滋腻;茯苓淡渗脾湿,并助山药之健运,与泽泻共泄肾浊,助真阴得复其位;丹皮清泄虚热,并制山萸肉之温涩。三药称为"三泄"药,均为佐药。六味合用,三补三泻,其中补药用量重于"泄药",是以补为主;肝、脾、肾三阴并补,以补肾阴为主。八种药物配伍组合共同发挥滋阴、养肝、明目的作用,对肝肾阴虚同时伴有明显的头晕视物昏花等头、眼部疾患尤为有效。

现代研究:现代中医临床研究认为,杞菊地黄丸对老年性白内障的发展有一定的抑制作用。杞菊地黄丸与利他林治疗(ADHD)注意缺陷多动障碍近期疗效相当,远期疗效优于利他林且不良反应少。杞菊地黄丸有较好的改善阴虚阳亢型原发性高血压病患者免疫功能失衡状态及临床症状的作用。对原发性高血压合并糖尿病患者胰岛素抵抗有较好的疗效,中医症候改善明显,尤其对于阴虚型的患者。现代中医用于治疗中心性视网膜炎、青光眼、老年性白内障、神经性乳头炎、脑震荡后遗症、高血压、慢性肝炎属肝肾阴虚者。近年来对杞菊地黄丸药学研究证实有抗动脉粥样硬化作用、保护肝脏作用、保护肾脏作用和保护视网膜作用。

(四)青海中医单验方

(1)组方:枸杞子、黄芩各50g。

用法:置带盖瓷缸内,以沸水冲浸,待温时频频饮服,喝完后可再用沸水冲,以愈为度。

主治:妊娠呕吐。

(2)组方:枸杞子30g,兔肉250g。

用法:加水适量,文火炖熟后加盐调味,取汤饮用。

主治:糖尿病。

(3)组方:枸杞子30g。

用法:每日1剂,当茶冲浸,频服,或早晚各1次。

主治:肥胖症。

(4)组方:宁夏枸杞子。

用法:洗净,烘干打碎分装。每日20g,分2次于空腹时嚼服,2个月为1个疗程。

主治:慢性萎缩性胃炎。

(5)组方:枸杞子。

用法:每晚15g,嚼碎咽下,连服1个月为1个疗程。一般服至精液常规转正常后再服1个疗程。

(6)组方:枸杞子。

用法:每晚睡前取枸杞子30g,用开水洗净后徐徐嚼服。服用10日后可见效。

主治:老年人夜间口干。

(7)组方:枸杞子50g,烘脆研末,麻油200g熬沸,待冷倒入枸杞子粉,加冰片0.5g搅匀。

用法:外敷疮面,每日1次。

主治:褥疮。

(8)抗老益肾煎(《青海中医单验方选》)。

组方:枸杞子21g,丹参21g,淫羊藿15g,何首乌15g。水煎,分两次,午、晚饭后1h温服。补益肝肾,延缓衰老,充髓健脑。老年脑动脉硬化症,老年短暂性脑缺血,老年性痴呆,脑血管意外致语言障碍。

方解:衰老与肾气衰有密切关系,本方是根据中医理论"肾主骨生通于脑""脑为元神之府""脑为髓海",经多年临床观察,药物筛选而设计的方剂。其中枸杞子补益肾气为主药,本草纲目谓久服可以坚筋骨,轻身不老,明目安神,令人长寿,可谓一传统延缓药物。研究证明枸杞子抗高山缺氧,以及增强生物对低氧环境的适应都有很好疗效。淫羊藿为传统补肾壮阳药,能益气力、强志,补腰膝、强心力,治老年昏意,中年健忘。两药相须为用,相得益彰。丹参又名奔马草,有较强的活血化瘀作用,多年临床及实验研究证实可以扩张冠脉,软化血管,改善血液黏稠度,降低血脂。何首乌苦温无毒,补肝肾、和气血、养血祛风、乌发悦颜,久服可以延年不老。本方补阴不滞不凝,补阳不燥不热,能益肝肾,延缓衰老,故名"抗老益肾煎"。

加减应用:气虚者加党参12g,生黄芪15g,血虚者加当归12g,熟地15g。失眠少寐者加炒枣仁15g,远志9.0g。心烦急躁者加焦山栀12g,九菖蒲12g。脑栓塞患者加桃仁12g,红花12g。

第十七章 甘 松

Gan song

NARDOSTACHYOS RADIX ET RHZOMA

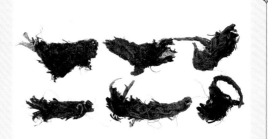

别 名

甘松香、香松、芽甘松。

道地沿革

(一) 基原考证

藏医典籍《妙音本草》记载:"甘松叶片似绿松石般的翅膀,花朵红色似红缨,根子香气很浓烈。"《度母本草》记载:"甘松气味很芳香,生在阴山草山坡,叶片形状似绿松石盆,茎秆紫长花红色,满沟弥散芳香气。"《晶珠本草》记载:"本品之名有:榜贝、札札莫赛、札斗拉玛斯、巴卡纳达、智慧青陀玛尔等。《图鉴》中说:甘松芳香,生长在阴山草坡。叶状如绿松石盆,茎紫色,花红色,香气满沟……甘松之叶状如窄叶鲜卑花,生态环境与西藏点地梅相似。"综上考证,藏医典籍中的邦贝(ཤ蒙ཤ)甘松叶片形似绿松石盆,生于阴山草坡。

《本草拾遗》记载甘松"丛生,叶细"。之后的历代中医本草都有对甘松植物形态的描述。《本草求真》描述其原植物"叶如茅,根紧密者佳",《图经本草》及《本草原始》称其"丛生山野,叶细如茅草,根极繁密"。《本草纲目》中描述其"叶细,引蔓丛生"。《海药本草》中"谨按《广志》云:生源州。苗细,引蔓而生。"《本草备要》中描述"叶如茅,根极繁密"。这些描述与败酱科甘松属植物甘松 Nardostachys jatamansi DC. 的植物特征基本相符。

综上,古代本草学中"甘松气香满沟,叶状如玉盘""叶细、丛生""叶细,引蔓丛生"都是败酱科甘松植物特征,无法分种。

1957 年《甘松香的生药学研究》认为甘松的原植物只有甘松 N. chinensis Batal. 一种。1963 年版《中国药典》也只收载甘松 N. chinensis Batal. 一种。《中国藏药》根据(榜贝)"叶状如玉盆,茎紫色,花红色,香气满山沟"特征,收载原植物为甘松 N. chinensis。《藏药志》根据《晶珠本草》记载"帮贝茎紫红色,叶状如松耳石小槽,花红色,香气满沟"的特征,考证为甘松 Nardostachys jatamansi (D. Don) DC.。《中华本草·藏药卷》收载甘松(帮贝)基原为败酱科植物甘松的带根全草。《新编中国药材学》(黄璐琦,2020)收载甘松为败酱科植物甘松的干燥根及根茎。《中药材手册》收载甘松为败酱科植物野生甘松根茎。

目前,除甘松外,同属的匙叶甘松 N. jatamansi DC. 也做药材甘松药用。匙叶甘松做药材甘松入药始见于《全国中草药汇编》(全国中草药汇编编写组,1975),《藏药部颁标准》(1995 版)、《国家药品标准》(2011 版)均收载了甘松和匙叶甘松,在以上许多药学著作里匙叶甘松、甘松植物拉丁名与汉文名均有不一致之处。1977 年版直到 2005 年版《中国药典》,皆收载甘松和匙叶甘松两种。但 2010 年版至 2020 年版《中国药典》甘松的原植物仅见"甘松 Nardostachys jatamansi DC."一种,笔者认为其中植物的汉文名称"甘松"有误,应为"匙叶甘松"。

《藏药晶镜本草》记载:"甘松原植物为败酱科匙叶甘松 Nardostachys jatamansi (D. Don) DC.,为多年生草本……其根部只有手指般粗细,带有须根,根的上部被褐色毛絮状外皮包裹着,且带有熏香的香气"。《中国医学百科全书》（藏医卷）收载甘松（榜贝），为败酱科植物甘松 Nardostachys chinensis Batal. 或匙叶甘松 Nardostachys jatamansi DC. 的干燥根及根茎。《晶珠本草正本诠释》收载（榜贝）甘松，青海和甘肃藏医用本品为败酱科植物甘松 Nardostachys chinensis Batalin 和宽叶甘松 Nardostachys chinensis Batalin 的全草入药。《中国藏药植物资源考证》收载甘松和匙叶甘松。《中华本草》收载甘松为败酱科植物甘松和宽叶甘松 N. jataniansi（D. Don）DC.。《中药大辞典》收载甘松为败酱科甘松属甘松和宽叶甘松的根和根茎。《新编中药志》收载甘松为败酱科植物甘松和匙叶甘松的干燥根及根茎。

关于大花甘松 Nardostachys grandiflora DC.，1993 年出版的《云南中药资源名录》认为大花甘松和甘松及匙叶甘松功效一致，也可以入药，尚待研究。《中华藏本草》收载甘松（榜贝）来源为甘松和宽叶甘松 Nardostachys jatamansi DC.，在〔附注〕条记载在川西和滇西北，大花甘松 Nardostachys grandifolra DC. 亦用作本品入药。《中药材品种论述》（谢宗万，1990）收载甘松香与云甘松，甘松香收载甘松 Nardostachys chinensis Batal. 和匙叶甘松 Nardostachys jatamansi DC.。云甘松收载大花甘松 Nardostachys grandiflora DC.。由于甘松香基原和缬草 Valeriana officinalis L. 形态相近，常有入药混淆现象。

1985 年出版的《云南植物志·第四卷》根据 F. Weberling 1978 年甘松属（Nardostachys DC.）相关专著，将大花甘松 N. grandiflora DC.、甘松 N. chinensis Batal. 和纤细甘松 N. gracilis Kitamura 均列为匙叶甘松 N. jalamansi（D. Don）DC. 的异名。但从植物形态看，甘松和匙叶甘松有明显差异，又根据已经收集到的 30 余篇甘松属植物化学成分资料表明，例如在同一化学成分分析条件下甘松含有甘松新酮（nardosinone）而叶匙甘松不含，此外，在已列出的甘松 30 个化学成分和叶匙甘松 31 个化学成分中，他们只有 4 个化学成分是相同的，这也说明甘松和匙叶甘松为两种不同的植物。

对于甘松、匙叶甘松、大花甘松之间的对应关系，李莹等（2017）做了详尽考证，1980 年《云南植物研究》杂志上的一篇文章从活性成分的角度分析，认为大花甘松 Nardostachys grandiflora DC. 为三者中最原始的代表，其进化关系可看作是向北延伸演化为中华甘松 Nardostachys chinensis Batal.，向西南方向的喜马拉雅地区延伸演化为匙叶甘松。

1986 年出版的《中国植物志·第 73 卷》第 1 册

中甘松属植物有两个种，即：匙叶甘松（甘松香）Nardostachys jatamansi（D. Don）DC. 与甘松 Nardostachys chinensis Batal.。但 2004 年出版的《中国植物志·第 1 卷》总论部分载：败酱族的甘松属 Nardostachys，分 3 种，实为 1 个多变种，即甘松 Nardostachys jatamansi（Nardostachys chinensis）。2000 年出版的《云南植物志》中也写明甘松属"单种多型"，为"甘松香 Nardostachys jatamansi（D. Don）DC."，"过去以果实光秃、无纤硬毛分出甘松 Nardostachys chinensis Batal.，实为本种多型变化种，应归并"。故 2010、2015 年版《中国药典》中所载药材甘松的来源为"甘松 Nardostachys jatamansi DC."。2013 年出版的《香港中药材标准》（第六册）的甘松来源为甘松 Nardostachys jutumansi DC. 的干燥根及根茎，均正确。李莹（2017）认为甘松、叶匙甘松、大花甘松实为一个种，即甘松 Nardostachys jatamansi（D. Don）DC. 一个种及其变型光果甘松 N. jatamansi（D. Don）DC. f. plena Batal.。

中药基原是其质量与疗效的关键，基原植物拉丁名应与《中国植物志》、Flora of China 中拉丁名保持一致。现代植物分类学家已将甘松和匙叶甘松 2 种植物合并为一，即 Nardostachys jatamansi DC.，为甘松基原科学化、合理化，该药材基原应确定为甘松 Nardostachys jatamansi（D. Don）DC.。

通过以上中藏医药古代文献和现代文献考证，笔者总结以下几类。

（1）甘松属植物形态存在较大差异，并有很多过渡类型，因此种间区分十分困难，一般来说共包括三种植物：甘松 Nardostachys chinensts Bat.、匙叶甘松 Nardostachys jatamansi（D. Don）DC. 和大花甘松 Nardostachys grandifora DC.，其中甘松 N. jatamansi 为《中国药典》（2020 版）规定为正品应用。

（2）藏医用榜贝或帮贝，古今文献有甘松 N. chinesis 和匙叶甘松 N. jatamansi，小缬草 Valeriana tangutica、缬草 Valeriana officinalis 几种，现藏医均以匙叶甘松（现行药典命名甘松）为正品，小缬草为青海、甘肃藏医习用品，缬草为西藏习用品。

（3）中医本草记载基原多为甘松和匙叶甘松，况且主产区主流商品也是以甘松为主并有匙叶甘松的资源状况。所以甘松和匙叶甘松为正品。对于混淆品缬草 V. officinalis，因功效相差甚远已得到纠正。

（二）药效考证

1. 唐代 《四部医典》中共有 25 处记载了甘松，

功效清陈热和毒热。

《妙音本草》记载："治疗喉蛾和疔疮，并且治疗诸虫病，内服外敷皆痊愈。治疗虫病似甘露，烧烟熏疗也有益。治疗瘟病亦吉祥。"

《度母本草》记载："自身功效治热疫，喉蛾疔疮和虫病，并且治疗血脉病。无论身患何种病，熏鼻内服和外敷，这些疾病可痊愈。甘松配伍黑冰片、檀香三果獐牙菜、四味消化停食药，煎汤内服治热疫，穿暖衣服发出汗，任何疾病皆排出。配伍麝香麻花艽、喜马拉雅紫茉莉、红舌千里光草乌、前五味药等份配，细叶草乌小豆大，配制成散童便服，外面涂敷忌邪魔，治疗喉蛾和疔疮，禁忌进食三白食。甘松阿魏天仙子、穆库尔没药紫钟、莨菪鹿血配成方，内服能够治虫病。"

甘松中医应用始载于《本草拾遗》，记载"主黑皮、黑干黑曾、风疳齿，痔野鸡。"

《海药本草》记载："主黑皮，风疳，齿，野鸡痔。"

2. 宋代 《宇妥本草》记载："味苦功效清宿热。"

《证类本草》记载："味甘、温、无毒。主恶气，卒心腹痛满。作汤浴令人体香。"

《汤液本草》记载："气平，味甘温，无毒。主恶气，卒心腹痛满，治黑皮，风疳齿。"

3. 元代 《药名之海》记载："甘松治疗肌肉肿。"

4. 明代 《本草品汇精要》记载："主恶气卒心腹痛满，治腹胀下气，去黑皮，黯风疳齿，野鸡痔。"

《本草纲目》记载："甘温，无毒，平。恶气，猝心腹痛满，下气。黑皮，风疳齿，野鸡痔。理元气，去气郁。脚气膝浮，煎汤淋洗。"

《本草易读》记载："甘温，无毒，性芳香。开脾气之郁结，洗脚气之浮肿。止心腹卒中之痛病，除皮肤黑黯之，最治风疳，兼疗齿。"

《本草汇言》记载："味甘，性温，无毒。足太阴、阳明经。醒脾畅胃之药也。主心腹卒痛，散满下气，皆取温香行散之意。其气芳香。人脾胃药中，大有扶脾顺气，开胃消食之功。入八珍散、三合粉中，治老人脾虚不食，久泻虚脱，温而不热，香而不燥，甘而不滞，至和至美。"

5. 清代 《蓝琉璃》中甘松主要在热症、扩散热症、赤巴病症、瘟疫时疫、肝、肺、痛风等疾病的治疗方剂中有记载，对于其功效没有具体描述。

《晶珠本草》记载："甘松治宿热毒热，并且能够消肿胀。《宝堆》中说：甘松性凉、轻。让穹多吉说：甘松消肌肿……味辛，治疗疫热病，喉蛾疔疮和虫病。"

《本草备要》记载："甘温芳香。理诸气、开脾郁。治腹卒然满痛，风疳齿，脚气膝浮。煎汤淋洗。"

《本经逢原》记载："甘温、无毒。芳香升窜，能开脾郁，少加脾胃药中甚醒脾气。主恶气卒心腹痛满，风疳齿。"

《本草从新》记载："辛甘温。开脾郁。治风疳齿，脚气膝浮，卒然心腹痛满。"

《本草述钩元》记载："主治恶气，卒心腹痛满。下气，理元气，去气郁，芳香能开脾郁，少入脾胃药中，甚醒脾气，肾虚齿痛。"

《本草撮要》记载："味甘温芳香，足太阴经。功专理气开郁。治腹卒满痛，风疳齿。膝脚气浮，煎洗良。肾虚齿痛。"

《得配本草》记载："甘温。芳香能开脾郁，少加入脾胃药中，甚醒脾气。煎汤淋洗脚气膝浮。君玄参为末，焚熏劳瘵。"

《本草分经》记载："甘温芳香，足太阴脾经。理诸气开脾郁，而善醒脾治恶气。"

《药性切用》记载："辛温芳香，稍带甘味。功专调气解郁，开胃醒脾。"

《本草正义》记载："芳香温升。治黑皮黯。能助阳和之气，通血脉而润泽颜色，犹白芷、藁本之长肌肤、悦颜色，可作面脂之意，此是外治之药。又谓治风疳齿蚀。则辛香醒胃，入阳明而行滞气。善通经络，专治转筋，为霍乱转筋必需之药。"

综上考证，甘松药用功效在漫长的应用历史中不断被完善，9世纪唐代时起，主要用于清热，随后应用范围扩大，用于治疗喉蛾、疔疮、瘟病、虫病等急性感染性疾病。14世纪初增加了治疗肌肉肿功效。18～19世纪甘松广泛用于治疗热性病的药方中，成为清陈热、毒热及消肿方面的良药。明代前味甘性温为主，清代增加了辛味。明代以甘温无毒为主，清代以甘温芳香为主。关于归经，明清时期才有入足太阴经、阳明经、足太阴脾经。这一时期对甘松功效主治及临床应用的论述也以此时期为最。甘松广泛用于治疗热性病的药方中，成为清陈热、毒热、消肿方面的良药。

6. 近现代 《藏药志》根据《晶珠本草》记载："苦、寒；清热解毒，祛寒消肿，接骨，排脓；治流感，久治不愈的热病及骨折；外用擦治皮疹、突然红肿，也可熏治昏厥。"

《中国藏药》收载其味苦，性凉。清旧热，解毒，消肿。治白脉病、陈热病、中毒热病。

《中国医学百科全书·藏医卷》收载甘松（榜贝），功能清热解毒，消肿。主要用于陈旧热、毒热病，脾病，虫病，外症肿疡。本品与金腰草、唐古特乌头、岩精膏等配伍，制成中毒总平丸，主治中毒症。

《晶珠本草正本诠释》收载（榜贝）甘松,具有清热、解毒、消肿、排脓、接骨功效。用于治流感、高烧、关节积黄水、食物中毒和狼毒中毒、陈旧热病、骨折;外用研细调水涂抹患处,治皮肤生疹、无名红肿;亦可熏治昏厥。

《中国藏药植物资源考证》收载甘松和匙叶甘松,微苦、凉、芳香、效轻;清热、解毒、理气止痛、消肿胀,治久热不退、头痛牙痛、浮肿、食物中毒。

《中华本草·藏药卷》收载甘松（帮贝）,功能主治为清热解毒,祛寒消肿。主治瘟疫症,久热症。

《藏药晶镜本草》记载:"性味功效为,味苦,消化后性凉,治疗毒热、陈旧热病,去除炎症引起的肿块,还治疗喉蛾疔疮、虫病等。"

《中药材手册》收载甘松效用为理气醒脾,辟恶,散风止痛。治诸气脾郁,腹满痛,风疳痔漏。

《新编中药志》收载甘松味甘,性温。有理气止痛,开郁醒脾的功能。用于脘腹胀痛、呕吐、食欲不振;外治牙痛、脚肿。用量 3～6 g;外用适量,泡汤漱口或末敷患处或煎汤洗脚。

《中华本草》收载甘松,功能主治为理气止痛,醒脾健胃。主治脘腹胀痛,不思饮食,牙痛,脚气。

《中药大辞典》收载甘松的功能主治与《中华本草》相同。

《新编中国药材学》（黄璐琦,2020）收载甘松,功能主治为理气止痛,开郁醒脾;外用祛湿消肿。用于脘腹胀满,食欲不振,呕吐;外用治牙痛,脚气肿毒。

《中国药典》（1963 版）收载甘松,甘温。理气止痛,开郁醒脾。用于脘腹胀痛,呕吐,食欲不振;外用治牙痛,脚肿。《中国药典》（2005 版）收载甘松,辛、甘、温。归脾、胃经。功效同 1977 版药典记载一致。《中国药典》（2020 版）收载甘松,辛、甘、温。归脾、胃经。理气止痛,开郁醒脾;外用祛湿消肿。用于脘腹胀满,食欲不振,呕吐;外用治牙痛,脚气肿毒。

总体而言,甘松具有理气止痛、开郁醒脾、祛湿消肿的功效。临床应用中,甘松气味芳香,易于走窜而善开窍,可行肝脾之经,解久病之瘀滞,能醒脾而治恶气（鲁玉梅,2020）。这与现行《中国药典》记载功效是基本一致的。

通过上述功效考证:

(1) 甘松疗效确切。甘松（帮贝）治宿毒热、消肿胀,和现代藏医药著作的清热、解毒、消肿、排脓、接骨,治疗流感、高烧、关节积黄水、食物中毒、陈旧热一致。甘松为中藏交叉使用品种,古代本草甘松功效多记载为理气止痛、开郁醒脾、祛湿消肿,与现代本草及《中国药典》功效较为一致,古今文献均认为甘松性辛甘温,芳香无毒,入足太阴脾经、足阳明胃经,具有温中散寒、温通经脉、芳香醒脾、行气活血的作用,主治恶气、心腹痛满、黑皮、风疳、齿痛、野鸡痔、转筋脚气浮肿等。从药理学角度分析,具有镇静、抗抑郁抗心律失常、平滑肌解痉孪、消炎、降血糖血压等作用,中医、藏医临床广泛应用,是青海传统的道地药材之一,近几年又用于开发治疗心血管方面的新药。

(2) 入药部位有新的开发。《中国药典》对甘松入药部位是根及根茎,但产区收购绝大多数是全草商品,其他提取精油、制香料大多数也用全草。实验研究证明,甘松地上与地下部分含有较为一致的化学成分,以全草入药从化学物质基础上成为可能,为今后新的药用部位指出了方向（耿晓萍,2011）。

(三) 道地沿革与特征

《嘉祐本草辑复本》引《广志》云"甘松香出姑（贵州）威（西藏）"。

《本草备要》言其"出凉州（甘肃）及黔蜀"。李时珍在《本草纲目》中称甘松"产于川西松州"。

《本草原始》称"今黔、蜀州郡及辽州亦有之……始产于川西松州（今四川松潘县）"。

《图经本草》称"甘松香,出姑臧。今黔、蜀州郡及辽州亦有之"。

《本草求真》称甘松"出凉州"。

《得配本草》称甘松"产于川西松州,其味甘者佳"。

《本草从新》称甘松"出凉州及黔、蜀"。

上述文献中的凉州,据《青海通史》记载,"西平、张掖、河湟十一郡为凉州",即凉州包括今青海祁连及海东河湟地区。《久治县志》《班玛县志》等古文献中潘松地方包括了今青海久治、班玛一带。所以甘松在古医药文献产地有甘肃、四川、西藏、青海地域,与今甘松产地较为一致。

《藏药志》根据《晶珠本草》记载:"产于西藏、青海、四川、云南、甘肃;生于湿润山坡,河滩。"

《中国藏药》收载甘松（榜贝）,生于海拔 3 500～4 500 m 的高山草原河边。分布于青海、甘肃及四川阿坝等地。

《中华藏本草》收载甘松（榜贝）,生于海拔 3 800 m 以下的湿润草滩,阴坡灌丛林缘,产于青海、甘肃、四川西部。

《晶珠本草正本诠释》收载甘松（榜贝）,甘松生长在草地或山坡草地,与《晶珠本草》相符。青海和甘肃藏医用本品为败酱科植物甘松和宽叶甘松的全草入药。甘松生长于海拔 3 800 m 以下的湿润草滩、阴坡灌丛林缘。产于青海、甘肃、四川西部。宽叶甘松生境分布与甘松相同。

《中国藏药植物资源考证》收载甘松和匙叶甘松。甘松分布于青藏高原川西、川西北、青海南部特产,生于海拔 3 200～4 500 m 的沼泽草甸、河漫、灌丛草坡。匙叶甘松分布藏、滇西北、川西。海拔 2 100～5 000 m 高山灌丛、草地。

《中华本草》藏药卷收载甘松,生于阴山草坡。分布于西藏、青海、四川、云南、甘肃等地。

《藏药晶镜本草》记载:"生长于海拔 2 600～5 000 m 的草滩和灌丛中,为多年生草本,尤其在甘南州一带生长较多。"

《中药材手册》收载甘松主产四川阿坝、松潘、南坪、诺尔盖、绵阳,此外青海甘肃亦产。以身干、主根肥壮、气芳香、味浓、条长,无磷末及泥沙者为佳。

《新编中药志》收载:现今商品甘松大都产于四川省阿坝州松潘、理县一带以及云南、青海省玉树州。

《中华本草》收载甘松为败酱科植物甘松和宽叶甘松,生长于海拔 3 500～4 500 m 的高山草原地带。分布于青海、甘肃、四川、云南西北部。宽叶甘松生于 3 000 m 以上高山草原地带,分布于四川、云南、西藏等地。药材甘松主产四川阿坝。此外,青海、西藏、甘肃亦产,销全国并出口。

《中药大辞典》收载甘松,生境、功能、主治与《中华本草》相同。

《新编中国药材学》(黄璐琦,2020)收载甘松,分布于甘肃、青海及四川等地,生于海拔 3 500～4 500 m 的高山、草原、河边。主产四川、青海、甘肃,西藏亦产。药材以条长、根粗,香气浓者为佳。

通过以上中藏医药古代文献和现代文献考证,笔者总结如下。

(1)古代甘松产甘肃凉州、青海东南部、四川、山西,一千多年向西南转移,现在甘松药材主产地在四川、青海、甘肃、西藏、云南,而且较为固定。道地特征以身干、主根肥壮、气芳香浓烈、条长、无杂质者为佳。

(2)甘松分布于我国四川阿坝州、甘孜州、松潘、理县、南坪及绵阳专区一带,甘肃甘南、陇南地区以及青海玉树、果洛等地。匙叶甘松及大花甘松分布于尼泊尔、不丹及印度北部,在我国四川、青海、云南、西藏也有匙叶甘松分布。大花甘松分布于云南,虽三种甘松均药用,但药草来源多集中于四川、青海、甘肃地区,该地区以甘松 *N. jatamansi* 为主产。

青海开发历史

(一)地方志

《久治县志》记载:"甘松别名邦贝。为败酱科植物甘松的全草,多年生草本。始载于《开宝本草》。为中、藏医交叉药。其药味苦性寒,主要有祛寒解毒,接骨排脓之功效。藏医用其治疗流感、高烧、关节积黄水、食物中毒、久治不愈的热病及骨折,外用治皮肤生疹、突然红肿,熏治昏厥。除药用外,民间常作香料,用于贮藏物品驱臭散湿。县境内主要分布在海拔 3 500～5 000 m 的灌丛、山坡、高山草甸潮湿处,野生资源丰富。"《班玛县志》《湟中县志》有甘松药材分布记载。

(二)青海植物志与药学著作

《青海植物志》收载甘松 *N. chinesis*,产青海班玛、玛沁、久治、泽库、河南、同仁。生于灌丛下草甸、河漫滩、山坡、河谷、沼泽地等。海拔 3 200～4 200 m。

《青海经济植物志》收载甘松,产青海泽库、河南、久治、玛沁等地,生于海拔 3 000 m 以上的草甸和灌丛等潮湿处。根和根茎药用,有祛寒、解毒、接骨、排脓作用;藏医用以治流感、高烧、关节积黄水、食物中毒和狼毒中毒,久治不愈的热病及骨折;外用擦治皮肤生疹、突然红肿,亦可熏治昏厥。根可提制芳香油,可作调香原料。

《青海常用中草药手册》记载:"甘松产泽库县、河南县等地灌丛下,山坡及草地上,秋收采挖,用根。甘温芳香。理气止痛,醒脾开郁。"

《青海中草药名录》收载甘松 *Nardostachys chinensis* Batal.,入药部位根,功效为接骨排脓、镇痉、镇静、芳香开窍。匙叶甘松 *N. jatamansi* DC.,入药部位根、慢性胃炎,消化不良,牙痛,脚痒疼肿。镇痉、镇静、芳香开窍。

《藏医药选编》收载甘松功效清热毒,消肿疡。主治陈旧热病,毒热证,外症肿疡。

《青海高原药物图鉴》收载帮贝,为败酱科甘松 *N. chinensis* Batal.,生于 3 000 m 以上草甸和灌丛等潮湿处。产青海黄南、果洛等州。9～10 月挖根和根茎,就近以流水洗去泥污,除去叶及根之枯皮等,以纸遮蔽,晒干备用。性味功用为苦寒。清热,祛寒,解毒,接骨,排脓;治流感、高烧、关节积黄水、食物中毒和狼毒中毒、久治不愈的热病及骨折,外用擦治皮肤生疹、突然红肿,亦可熏治昏厥。

《青海高原本草概要》收载匙叶甘松,藏名译音为邦贝,分布于玉树、果洛、黄南州。干燥根及根茎(甘松)入药。含挥发油,其主要成分为甘松酮、缬草酮。辛、甘温。理气止痛,开郁醒脾。治胸腹胀满、胃病、呕吐、肝胃不和、消化不良。外治牙痛、脚肿。

《青海地道地产药材》收载匙叶甘松 *N. jatamans*,根及根茎入药。甘松始载于《开宝本草》,历代本草大部分均有记载。因其味甘,产于四川松潘县,故而得名。青海产甘松为败酱科植物匙叶甘松的干燥根及根茎,系药典收载品种之一。又名甘松香、香松;藏医称"榜贝"。分布于河南、泽库、久治、班玛、达日、甘德、玛沁和共和等县;生长于海拔 3 200～5 000 m 之间的灌丛、山坡、高山草甸等潮湿处。全省野生资源量约 4400 吨,以河南县、果洛州的野生蕴藏量最大,分别占总量的 53% 和 45.24%,是青海省的地道药材之一。甘松为中、藏交叉药。民间常作香料,用于贮藏物品中以驱臭。在青海分布面广,野生资源量丰富,且产地较为集中,便于开发,应加强科研,拓宽应用,使资源优势转化为经济效益。甘松也是青海、甘肃藏医常用药,用于流感,久治不愈的热病及骨折;外用擦治皮疹、突然红肿,也可熏治昏厥。

《青海黄南药用植物》收载甘松,产同仁市、泽库县、河南县,生于海拔 3000～4400 m 的灌丛、草甸、河漫滩、山坡、河谷、沼泽地。根及根茎入药。

(三) 生产历史

青海是全国甘松主产区之一,青海果洛、河南县与四川紧邻,古时为松潘地域,是传统的道地产区。青海甘松药材来源有甘松和匙叶甘松,质量好,贮量大,与川、甘产的甘松同为道地药材(魏全嘉,1997)。青海从 20 世纪 60 年代开始收购并生产甘松药材,当时甘松收购量年际不稳定,1978 年收购量 12 吨,是历年收购量最高年份。1985 年仅收购 56 kg,一般年份收购量在 2～3 吨之间,甘松收购不平衡的主要原因是收购价格不稳定或未组织正常收购,挫伤了群众采集的积极性。从青海省甘松资源现状分析,收购量的高低尚不能代表资源量的消长。根据本次普查掌握的全省甘松野生资源贮藏量,建议年均收购 10 吨左右较为适宜。

2000 年以后,甘松和匙叶甘松在青海许多地方开始种植,由于野生资源破坏严重,甘松药材由收购根及根茎,一度时季开始收购全草入药。2010 年后,青海制药企业开发了系列产品。涉及青海省使用企业 3 家,分别为金诃藏药股份有限公司、青海久美藏药药业有限公司、青海九康中药饮片有限公司,使用的药材基原为败酱科植物甘松的干燥根及根茎。

2022 年调研青海使用甘松生产企业有 3 家,金诃藏药股份有限公司、青海久美藏药药业有限公司、青海九康中药饮片有限公司,使用的药材基原为败酱科甘松的干燥根及根茎。3 家企业的年总计使用量为 1 631.4 kg。使用产品为风湿塞隆胶囊(国药准字 Z20026097)、解毒胶囊(国药准字 Z20026250)、二十五味冰片丸(青药制字 Z20211091000)、中药饮片。甘松在青海省的年使用总量约为 1 700 kg,近五年价格区间为 35～180 元/kg,年采购/销售总价为 18.6 万元。使用量最大的为青海九康中药饮片有限公司,占到总体使用量的 60%,其次为青海久美藏药药业有限公司和金诃藏药股份有限公司,使用品种绝大多数来源青海玉树州,少量来自四川和安徽市场。

来 源

本品为败酱科植物甘松 *Nardostachys jatamansi* DC. 的干燥根及根茎。

多年生草本,高 5～45 cm。根状茎密被片状枯存老叶鞘,斜生。基生叶丛生,线形或狭披针形,长 3～14 cm,主脉平行 3～5 出,先端钝圆,基部渐狭为叶柄,全缘,具缘毛;茎生叶 1～2 对,对生,长卵圆形,长 1～5 cm,无柄,先端渐尖或钝。聚伞花序头状,顶生,果期主轴及侧轴明显伸长;总苞片披针形,长 0.5～1.8 cm;小苞片卵状披针形或阔卵形,具缘毛;花萼小,5 裂,裂片半圆形,较厚,全缘;花冠紫红色,钟状,筒外被毛,基部偏突,裂片 5,阔卵圆形,长约 3.3 mm,先端钝圆,冠筒喉部具长髯毛;雄蕊 4,花丝被柔毛;花柱与雄蕊近等长,柱头头状。瘦果倒卵形,长约 3 mm,光滑无毛;宿萼不等 5 裂,半圆形,光滑无毛。花果期 7～8 月(见图 17-1)。

生态分布

甘松分布于青海玉树、杂多、称多、久治、玛多、玛沁、达日、甘德、班玛、泽库、河南、同德、兴海、乌兰、天骏等地,大通有少量种植。甘松资源系我国喜马拉雅山植物区系成分,在我国四川西北阿坝、甘孜;甘肃南部临夏、甘南;西藏、云南有分布,以青海久治县白玉乡、四川若尔盖县、甘肃玛曲县分布较为集中(见图 17-2)。

甘松对生态环境要求较为苛刻,野生甘松密度不均,久治县白玉乡甘松花期较晚,生长在阴山山坡、草原、小灌木丛等地;在河南县草原上甘松分布较多。

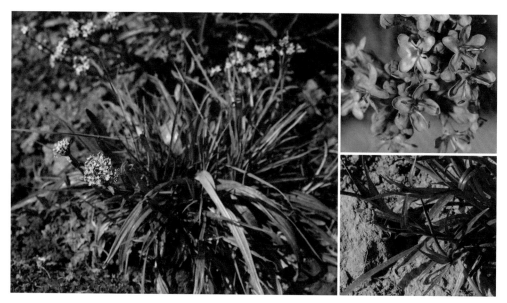

图 17-1　甘松植物

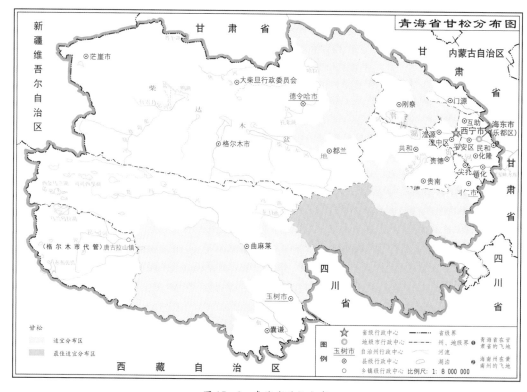

图 17-2　青海省甘松分布

甘松生在海拔 2 828～4 800 m 的范围内,其中 3 400～3 800 m 分布较多,并且长势好(金乾,2019)。匙叶甘松生于 3 000 m 以上的高山草原地带或疏林中,现野生资源采挖过度,分布海拔上升,在 4 100 m 处可见野生叶匙甘松分布。由于海拔悬殊,这些区域主要有大陆性高原寒温带(湿润、半湿润)季风气候和高原温带半干旱季风气候,不同区域的流域不同季节也呈明显变化,大部地区寒冷,四季常年无夏,或无四季之分,或冬长无夏只有冷、暖两季者,也有春秋短促,高寒阴湿者或干旱少雨者,小气候多样,且灾害性(旱灾、霜灾、雹灾、虫灾、洪涝灾等,也有地震,泥石流等)天气活动频繁。基本特征有气温低、温差大,日照多、辐射强,风力大,无绝对无霜期,雨水集中,干湿明显,水热同期、蒸发量大等特点。

除青海外,甘松分布于我国四川阿坝州、甘孜州、松潘、理县、南坪及绵阳一带,甘肃甘南、陇南地区及云南、西藏也有分布(见图17-3)。国外分布于尼泊尔、不丹及印度北部。

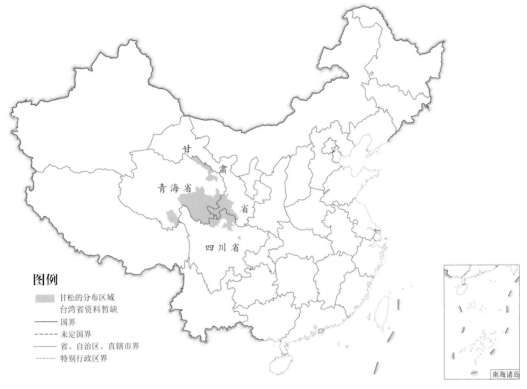

图17-3　全国甘松分布

种植技术

中科院西北高原生物研究所马世震研究团队制定了甘松种植规程。

(一) 自然环境条件要求

1. 气候条件　甘松适宜产区为寒冷湿润气候,海拔在2 800～3 800 m之间。年平均气温4 ℃左右,日照充足,年平均降水量440～750 mm。

甘松属高寒植物,生长环境特殊,年生长期短,生长缓慢,生长周期长,一般3年生才能基本达到药用标准。

2. 土壤条件　甘松适宜生长土壤为以亚高山草甸土、山地森林土为主。土壤层厚度大于60 cm,土壤表层10～15 cm,有机质含量1%～15%,pH值7.2～8.4之间。

3. 环境质量要求　环境空气质量应达到GB 3095二级标准要求。

土壤环境质量应达到GB 15618二级标准要求。

水环境质量应达到GB 5084、GB 3838 Ⅲ类水质标准和GB/T 14848 Ⅲ类水质标准要求。

(二) 甘松药材种(子)源繁育技术规范

甘松种子基地生产采用种子为繁殖材料,进行有性繁殖。

1. 选种与采集　在原种生产基地中选择健壮无病害良种。种子采集时间为每年8～10月。当总状花絮变褐色,种子呈浅黄褐色时,分期、分批采收,将总状花序放置在通风处阴干后进行脱粒,除去杂物,装入布袋或纸箱中,在干燥低温(0 ℃以下)条件下贮藏。

2. 育苗

选地、整地:育苗田应选择土层深厚、疏松、排水良好的沙壤土土地。对选好的育苗地进行秋季深翻,使土壤充分熟化,接纳雨水,增加土壤含水量。第2年土壤解冻后再深翻1次,并耙糖整平。

播种:甘松种子播种以春播为主。播期在4月。播前先将地整成1 m宽、长度依地形和需要而定的畦,然后将种子拌细沙,均匀撒入3 cm深的播种沟。

行距 15~20 cm,播量为 9.0 kg/公顷,播种后覆土并镇压并在床面上均匀覆一层麦草,创造荫蔽、湿润的环境。在苗顶出地面后,去掉覆盖物。

播后需及时灌溉,灌水量以不积水为宜,苗出全后适时灌溉(保持土壤含水量达到 15% 以上)。

拔草、追肥:苗期应随时拔除杂草,在幼苗有 1~2 片叶子时,进行中耕、锄草、间苗和定苗,定苗株距为 6 cm 左右。根据幼苗生长情况及时灌水。

施肥:施肥采取早施、深施、秋施、集中条施的方法。有机肥施肥量 15 000 kg/公顷。

除草与松土:甘松幼苗期要做到地里无杂草,锄草、松土要同时进行。5~8 月底结合灌水连续松土 2~4 次(见图 17-4)。

病虫害防治:地下害虫防治在定植前用白僵菌或绿僵菌进行土壤处理;

蚜虫防治:用 80% 吡虫啉 1 000 倍溶液喷雾防治。

根腐病及褐斑病防治:用多菌灵 1 200~1 510倍,每日喷施 1 次,连续 3~5 次。

3. 种子采收和储藏 甘松种子在 7 月上旬~9

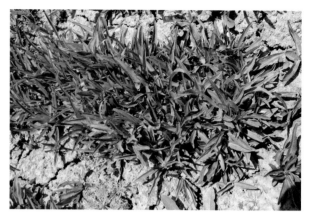

图 17-4 甘松育苗

月中下旬采收。采收时用剪刀将成熟的花序剪下,统一运送到晾晒场晾晒,风干后脱粒,再利用风力筛选杂质、不成熟与虫害种子,然后按照 GB/T 3543(所有部分)标准检验种子质量。检验合格后,按照 GB/T 7414 和 GB/T 7415 标准要求进行包装和储藏。

4. 甘松药材种(子)质量检验要求

(1) 种子质量要求:甘松种子质量应符合表 17-1 的要求。

表 17-1　甘松种子质量

作物种类	种子类别	品种纯度不低于(%)	净度(净种子)不低于(%)	发芽率不低于(%)	水分不高于(%)
甘松	原种	99.0	98.0	90	12
	大田用种	98.0	98.0	90	12

注:原种,用育种家种子繁殖的第一代至第三代,经确认达到规定质量要求的种子;大田用种,用原种繁殖的第一代至第三代或杂交种,经确认达到规定质量要求的种子。

(2) 检验方法:净度分析、发芽试验、真实性和品种纯度、水分测定以及其他检验项目分别执行 GB/T 3543.3、GB/T 3543.4、GB/T 3543.5、GB/T 3543.6 和 GB/T 3543.7 的规定。

(3) 检验规则:扦样方法和种子批的确定执行 GB/T 3543.2 的规定。

(4) 质量判定规则:按 GB 20464 的规定执行。

(5) 包装、贮藏:按 GB/T 7414 和 GB/T 7415 执行。

(三) 甘松药材生产技术规范

甘松药材生产基地采用人工繁育的种苗进行移栽。

1. 定植与田间管理

定植:甘松定植在 4 月进行。用犁或锹开沟,按照株行距 10 cm×20 cm,开深沟栽植种苗。将种苗顺沟斜摆在沟壁上,然后覆土。栽植苗量:中等幼苗

750~950 kg/公顷。

施肥:施肥采取早施、深施、秋施、集中条施的方法,底肥施有机肥 15 000 kg/公顷。

灌溉:春季种苗萌发期,耕作层土壤含水量低于 15% 时,则应灌溉。其余时段耕作层土壤含水量低于 10% 时,则应灌溉。

2. 防治病虫害 防治方法和技术规范同种子(源)繁育技术规程。

3. 疫情和病虫害检测 甘松病虫害检测应当采用定期和不定期检测方法。定期检测周期按照甘松发育时期的不同,采用不同的检测频率,实生苗期每 3 日检测一次,两年生及以上每 2 日检测一次;不定期检测,每月不得低于 5 次。

病虫害预警预报标准为病虫害发生率达到 1% 时,为预警预报限制标准,当病虫害发生率达到 1% 以上即达到全面防治标准。

防治效果标准:病虫害防治效果达到60%以上为防治初步效果,防治效果达到98%以上则为达到全面控制防治效果(见图17-5)。

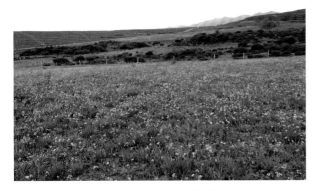

图17-5 大通甘松种植基地

采收加工

1. 采收 甘松药材在第4年霜降后采收。采收前应清除杂草,然后按照播行开沟,仔细挑拣,以免漏拣,造成减产。拣收时尽量现场分级,若现场不便分级,则应当在采收后立即清洁泥土并分级。

2. 加工 甘松药材产品的干燥主要采用自然干燥法。

将收获的根系清除泥土,按照根头直径2.0 cm以上;1.5～2.0 cm;1.0～1.5 cm;1.0 cm以下4个等级分级。按照不同等级平铺在晾晒场。晾晒期间每隔24 h翻动一次。晾晒10～15日,经过水分检测合格后,收集到编织袋或纸箱内,放置在通风、干燥、避光的库房内待加工包装。

3. 产品包装 包装车间消毒和灭菌。

包装车间应进行封闭和灭菌消毒,实行人流、物流分开,包装操作工人应经过更衣、灭菌等工序后进入包装车间。

4. 标签与说明 产品标签应当符合GB 7718要求。甘松作为药材产品要严格按照国家《中药材生产质量管理规范》《药用植物及制剂进出口绿色行业标准》等要求,编制产品产地、引种来源、种植基地、种植人员、管理技术方案、药材活性成分、重金属和农药残留测试结果以及药材保质期等说明内容。

5. 产品的储运

储藏:产品应储藏在清洁、干燥、阴凉、通风、无污染的专用仓库中。

运输:运输工具应清洁、干燥、无异味、无污染,运输中应防雨、防潮、防暴晒、防污染,严禁与可能污染其品质的货物混装运。

商品规格

根据市场流通情况,按照是否进行规格划分将甘松药材商品分成“选货”和“统货”;在“选货”项下根据甘松根直径大小与条长分为“一等”和“二等”。

(一)国家规格

1. 选货

一等:略呈圆锥形,多弯曲,根茎上端有茎、叶残基,呈狭长的膜质片状或纤维状。外层黑棕色,内层棕色或黄色。根单一或数条交结、分枝或并列。表面棕褐色,皱缩,有细根和须根。质松脆,易折断,断面粗糙,皮部深棕色,常呈裂片状,木部黄白色。味苦而辛,有清凉感。主根肥壮,直径≥0.7 cm,条长≥9.5 cm。特异气味浓郁。

二等:详见一等。与一等不一样的是:主根瘦弱,直径0.3～0.7 cm,条长5～9.5 cm。气特异。

2. 统货 详见选货一等。与选货一等不一样的是:主根直径0.3～1.0 cm,条长5～18 cm。气特异。

(二)青海规格

(1) 本品分四等。采收时按根头直径大小净制、分等、晒干。直径2.0 cm以上为一等,直径1.5～2.0 cm为二等,直径1.0～1.5 cm为三等,直径1.0 cm以下为四等。按照不同等级平铺在晾晒场。晾晒期间每隔24 h翻动一次。晾晒10～15日,经过水分检测合格后,收集到编织袋或纸箱内,放置在通风、干燥、避光的库房内待加工包装贮藏。

(2) 统货。现在市场多以全草带根销售。

药材鉴别

(一)性状鉴别

略呈圆锥形,多弯曲,长5～8 cm。上粗下细。根茎上附有地下茎残基及多层的基生枯叶残基,长1～2 cm;外层棕黑色,内层棕色至黄色;呈狭长膜质片状或纤维状。地上茎残基中空,显棕色,主根条柱形,单一,有的数股交结,并列或分枝,长5～13 cm,少数达20 cm,直径0.3～1 cm;表面皱缩,呈棕褐色,常裂成片状;中心木质部灰棕色,老根下部为单一中柱,而上部有 2~4 个分体中柱,幼根和须根弯曲,表面皱缩,浅棕黄色。气芳香,味苦而辛,有清凉感。以条长、根粗、香气浓者为佳。饮片本品呈不规则的长段。根呈圆柱形,表面棕褐色,质松脆。切面皮部深棕色,常成裂片状,木部黄白色,气特异,味苦而辛(见图 17-6)。

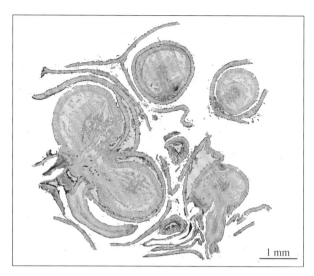

图 17-7 甘松根横切面(正常光)(50×)

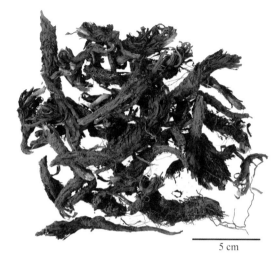

图 17-6 甘松药材性状

(二) 显微鉴别

1. 横切面显微

根横切面:外周有数个同心的木栓组织形成环围绕,其内为韧皮部,中央为木质部。常有木栓环把它们分割成 2~5 束,每束由数个同心性的木栓环包围一部分韧皮部与木质部所成。在根的较老部分,这些束往往由于束间组织死亡裂开而互相脱离,成为单独的束,使根形成数个分支(见图 17-7 至图 17-9)。

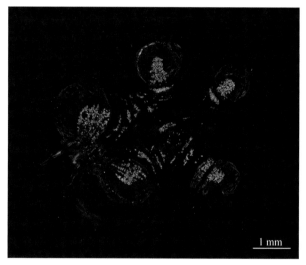

图 17-8 甘松根横切面(偏振光)(50×)

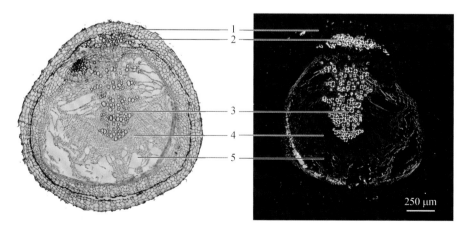

图 17-9 甘松根单束横切面局部正常光(左)与偏振光(右)对比(50×)

1. 木栓层;2、3. 木质部;4. 韧皮部;5. 裂隙

2. 粉末显微　粉末暗棕色。石细胞类圆形或不规则多角形,偶见长条形,单个或成群,直径 33～64 μm,长可至 200 μm 或更长,壁甚厚,无色,胞腔狭小。梯纹导管或网纹导管,直径 7～40 μm,小型梯纹导管成束,其旁有时可见细长的木纤维。木栓细胞多为不规则多角形,壁暗棕色,较薄,内含黄色至棕黄色挥发油。基生叶残基碎片较多,细胞呈长方形或长多角形,淡黄色至棕色,直径 20～31 μm,长 50～90 μm,壁呈念珠状增厚。另一种碎片细胞呈长条形,长可达200 μm,壁有时呈念珠状增厚(见图 17－10)。

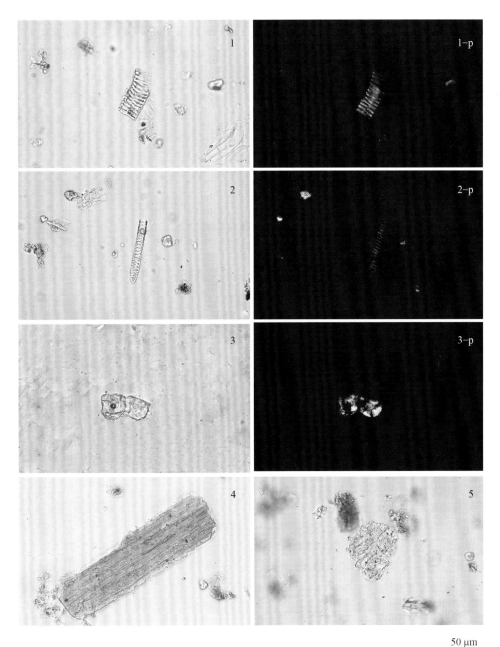

50 μm

图 17－10　甘松粉末显微特征(X－p 代表偏振光)(400×)

1. 网纹导管;2. 梯纹导管;3. 石细胞;4. 基生叶残基碎片;5. 木栓细胞

理化指标

按照《中国药典》(2020 年版)规定:本品水分不得超过 12.0%。本品挥发油不得少于 2.0%(mL/g)。按干燥品计算含甘松新酮($C_{15}H_{22}O_3$)不得少于0.10%。本品饮片水分不得超过 10.0%,挥发油不得少于 1.8%(mL/g),其余同药材。

品质评价

（一）生态品质

高效液相色谱法的测定结果表明，两种甘松中甘松新酮的含量差别较大，甘松中甘松新酮的平均质量分数为 0.900％，其中甘肃产的甘松新酮含量均相对较高，最高可达 1.844％；而匙叶甘松主要分布在四川，甘松新酮质量分数为 0.114％～0.356％，平均质量分数为 0.219％。由此可以看出，甘松中甘松新酮的含量总体比匙叶甘松中的甘松新酮含量高。2009年对甘松资源进行调查，研究发现，甘松和匙叶甘松的生长环境不同，甘松生长环境的经纬度相对较高，海拔在 3 400～3 800 m，黑土壤，较松软。而匙叶甘松所处的经纬度相对较低，基本在海拔 4 000 m 以上，为沙质土壤，多坚硬。结合本实验的含量比较发现，匙叶甘松虽生长在海拔较高的环境中，但主要活性成分的含量并不高，说明甘松新酮的含量可能与海拔高度、土壤、品种有关。2010 年版《中国药典》规定甘松和匙叶甘松均作为甘松药材的来源，但由于药农的不合理采挖，肆意破坏甘松资源，又因甘松的生长环境所限、人工栽培难度较大，导致甘松现有资源日益贫乏。今后甘松栽培时可以选择甘松新酮含量较高的甘松 N. chinensis 和适当的海拔，这有利于甘松的资源开发与保护。

耿晓萍（2010）对甘松药材综述了近年甘松的鉴别手段、化学与药理以及临床应用情况，对青海、甘肃、四川甘松资源进行了实地调查，结果显示调查地区多数有甘松分布，匙叶甘松资源分布较少。甘松主要分布在甘肃省南部地区的临夏回族自治州和甘南藏族自治州，青海省东南地区的果洛藏族自治州，四川省西北部的阿坝藏族羌族自治州和甘孜藏族自治州。匙叶甘松主要分布在青海省西南部玉树藏族自治州的称多县，在四川省甘孜、石渠、理塘也有分布。在调查产区，甘松叶子细长，根茎叶鞘鳞片状，花后主轴侧轴多明显伸长。匙叶甘松叶子宽，根化学研究方面，甘松叶辅纤维状，花后主轴多不明显伸长。甘松资源分布的以下特点：①甘松 N. chinensis Bat. 多分布在海拔 3 500 m 以上的草原、山坡、小灌木丛，匙叶甘松 N. jatamansi（D. Don）DC. 分布海拔 4 100 m 以上的草原、高山草甸。②甘松 N. chinensis Bat. 生长环境的土壤多为黑色、较为黏结，匙叶甘松 N. jatamansi（D. Don）DC. 生长的土壤为黄色、较松散的沙土。

《中华药海》记载甘松野生在海拔 3 500 m 高山草原地区，主产四川、甘肃、青海、西藏等地。因为甘松药材来源仍然完全依靠野生资源，导致野生资源逐年减少出现濒危状态，目前市场上以"甘松全草"替代"甘松根及根茎"现状。野生甘松主要分布在我国西部的青藏高原藏族聚居区。生于山原、丘状高原、平坦高原区的高山草地、草灌丛，海拔 2 600～5 000 m 之间（金乾，2019）。群落盖度多在 60％～70％，草本类常成为甘松的主要建群种，小灌木类物种中也多有分布。甘松在群落中处于伴生种地位，其生长发育与周围的植被群落相互制约与影响。甘松主要分布于青藏高原，青藏高原独特的自然地域格局和丰富多样的生态系统对我国生态安全具有重要的屏障作用。

（二）化学品质

甘松中含有多种有效活性成分，包括挥发油、环烯醚萜类、单萜、倍半萜、二萜、三萜、黄酮类、香豆素类、木质素类及 β-谷甾醇、丹参酮ⅡA、隐丹参酮、袖皮素-4,7-二甲醚、（＋）-1-羟基松脂素等（耿晓萍，2010；刘国林，2015）。甘松、匙叶甘松、大花甘松均含有含量较高的挥发性成分，国内外学者对其挥发进行研究，结果表明挥发性成分中包括萜类及其含氧衍生物和高级脂肪酸醋等化合物，共有成分为水菖蒲烯、马兜铃烯、马里烯、α-蒎烯等（孙汉董，1980；徐岩，1957；邱琴，1999；邓维先，2007；储鸿，2008）。在甘松中分离到甘花环烯，匙叶甘松中提取到缬草三酯、异缬草三酯、乙酰缬草三酯、异戊酰氧基、羟基二氢缬草三酯。甘松中分离的单萜类 6-hydroxy-7-（hydroxymethyl）-4-Methylenehexahy-drocyclo-penta〔c〕pyran-1（3H）-one（Zhang Y 等，2005）；倍半萜有去氧甘松醇、甘松新酮、土青木香酮；三萜类成分齐墩果酸、熊果酸。在匙叶甘松中得到的黄酮类有木犀草素、香叶木素、刺槐素香豆素类甘松素、山芹醇、当归素（耿晓萍，2010）。化学研究方面，甘松共分离得到 7 个化合物，采用现代波谱和光谱技术对其中 4 个进行了鉴定，分别为蔗糖、甘松新酮、齐墩果酸、β-谷甾醇。甘松地上部分挥发油中鉴定出 40 个化合物，占总挥发油的 77.32％；地下部位挥发油鉴定出 36 个，占总挥发油的 88.02％；匙叶甘松挥发油中鉴定出 22 个化合物，占总挥发油的 79.79％；共有主要成分为水菖蒲烯、β-马里烯、α-古芸烯、马兜铃烯。地上部分和地下部位的主要成分基本相同，种类和含量上略有差异。

化学成分

目前已从甘松中分离出多种化合物,按化学结构可分为萜类、黄酮类、香豆素和木脂素类、挥发油,此外还有糖类、无机元素及其他类化学成分。萜类化合物是甘松的主要活性成分且含量较高,已从甘松中分离得到的萜类化合物有倍半萜类、环烯醚萜类、单萜类、二萜类、三萜类,其中以倍半萜类化合物为主(南笑珂等,2018)。

1. 倍半萜类 目前总结发现甘松倍半萜类化合物主要类型有三种,分别是马兜铃烷型(aristolane-type)、愈创木烷型(guaiane-type)、纳多西烷型(nardosinane-type)倍半萜,结构母核见图17-11(南笑珂等,2018)。

马兜铃烷型倍半萜母核　　愈创木烷型倍半萜母核

纳多西烷型倍半萜母核

图17-11 倍半萜类化合物主要类型

从甘松中分离得到的马兜铃烷型倍半萜类化合物共29个:(1)马兜铃烯(aristolen)(耿晓萍等,2011)、(2)白菖烯醇(calarenol)(耿晓萍等,2011)、(3)广藿香醇(patchouli alcohol)(韩泳平,2000)、(4)白菖烯(calamene)(吴杨等,2015)、(5)1(10)-马

兜铃烯-9β-醇[1(10)-aristolen-9β-ol](吴杨等,2015)、(6)甘松香酮C(kanshone C)(Chen Y P,2017)、(7)甘松香酮H(kanshone H)(Chen Y P,2017)、(8)(-)-马兜铃烯[(-)-aristolen)](Chen Y P,2017)、(9)(-)-(14β,15β)-马兜铃烯[(-)-(14β,15β)-aristolene](Chen Y P,2017)、(10)甘松香酮F(kanshone F)(Chen Y P,2017)、(11)甘松香酮G(kanshone G)(Chen Y P,2017)、(12)青木香酮(debilon)(Chen Y P,2017)、(13)甘松酮(nardostachone)(Chen Y P,2017)、(14)1(10)-马兜铃烯-2-酮[1(10)-aristolen-2-one](Chen Y P,2017)、(15)nardoaristol(Chen Y P,2017)、(16)3-羟基甘松香酮H(3-hydroxylkanshone H)(Chen Y P,2017)、(17)3-氧代甘松香酮H(3-oxokanshone H)(Chen Y P,2017)、(18)1-羟基马兜铃烯(1-hydroxylaristolene)(Chen Y P,2017)、(19)9β-青木香酮(9β-debilon)(Chen Y P,2017)、(20)氢化马兜铃烯(aristolenhydride)(Chen Y P,2017)、(21)丁烷酮A(dinardo-kanshone A)(Wu H H,2015)、(22)丁烷酮B(dinardokanshone B)(Wu H H,2015)、(23)萘酮A(nardonaphthalenone A)(Deng X,2017)、(24)1,2,9,10-四氢马兜铃烯-2-酮(1,2,9,10-tetradehydroaristolan-2-one)(李艳忙,2015)、(25)Δ(1,10)-四氢马兜铃烯[Δ(1,10)-tetradehydroaristolan](李艳忙,2015)、(26)1,2,9,10-四氢马兜铃烯(1,2,9,10-tetrade-hydroaristolan)(李艳忙,2015)、(27)甘松呋喃(nardofuran)(李艳忙,2015)、(28)甘松根酮(gansongone)(李艳忙,2014)、(29)nardoar-istolones B(Zhang Y,2005);母核结构见图17-11,化合物结构式见图17-12。

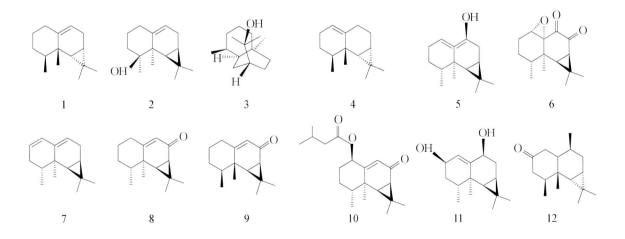

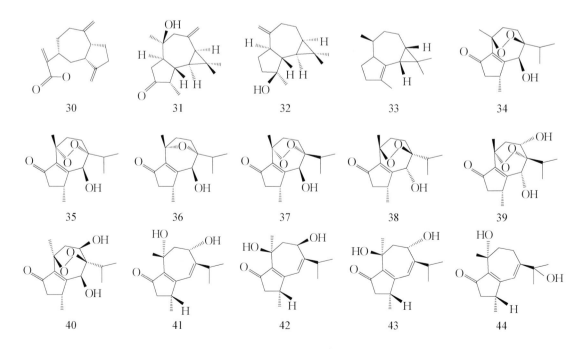

图 17-12　马兜铃烷型倍半萜类化合物

愈创木烷型倍半萜类化合物共有 20 个：(30)去氢木香内酯（dehydrocostus lactone）（李丽，2010），(31)表蓝桉醇（epiglobulol）（Wang F J，2015），(32)(-)-桉油烯醇［(-)-spathu-lenol］（Wang F J，2015），(33)α-古芸烯（α-gurjunene）（耿晓萍，2011），(34)异甘松过氧化物（isonardoperoxide）（Chen Y P，2017），(35)甘松过氧化物（nardoperoxide）（Takaya Y，1998），(36)甘松氧化物（nardox-ide）（Takaya Y，1998），(37)甘松愈创木酮（nardoguaianone）A、(38)B、(39)C、(40)D、(41)E、(42)F、(43)G、(44)H、(45)I、(46)J、(47)K，(48)甘松醇（nardol），(49)甘松酸（jatamansic acid）（李艳忙，2015）；母核结构见图 17-11，化合物结构式见图 17-13。

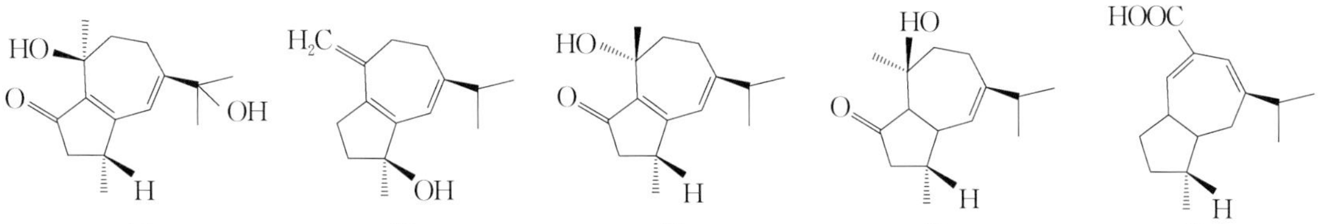

45 46 47 48 49

图 17-13 愈创木烷型倍半萜类化合物

纳多西烷型倍半萜类化合物共有 28 个：(50)甘松新酮(nardosinone)(张毅，2006)，(51)三羟基甘松新酮(nardosi-nonetriol)(Chen Y P, 2017)，(52)7-氧基甘松新酮(7-oxonardosi-none)(Chen Y P, 2017)，(53)环氧甘松新酮(epoxynardosinone)(Chen Y P, 2017)，(54)环氧甘松新酮 H(epoxynardosinanone H)(Chen Y P, 2017)，(55)甘松香酮(kanshone) A(Chen Y P, 2017)、(56)B(李艳忙，2014)、(57)D(李艳忙，2014)、(58)E(李艳忙，2014)，(59)甘松新烷酮(nardosinanone) B(Chen Y P, 2017)、(60)F(张毅，2006)、(61)G(Zhang J B, 2015)、(62)H(张毅，2006)、(63)I(张毅，2006)、(64)J(Chen Y P, 2017)、(65)K(Chen Y P, 2017)、(66)L(Chen Y P, 2017)、(67)M(Chen Y P, 2017)、(68)N(Chen Y P, 2017)，(69)甘松新酮二醇(nardosinonediol)(Chen Y P, 2017)，(70)脱氧甘松醇 A(desoxo-nachinol A)(Chen Y P, 2017)，(71)甘松醇(narchinol) A(Chen Y P, 2017)、(72)B(Chen Y P, 2017)，(73)异甘松新酮(isonardosinone)(Chen Y P, 2017)，(74)(4S,4αR,5R)-4α,5-二甲基-4-(1-聚对苯甲酰胺)-4α,5,6,7-四氢化萘-1(4H)-酮[(4S,4αR,5R)-4α,5-dimethyl-4-(1-methylethenyl)-4α,5,6,7-tetrahydronaphthalen-1(4 H)-one](Chen Y P, 2017)，(75)甘松环氧化物(nardonoxide)(Chen Y P, 2017)，(76)7-氧基甘松过氧化酮(7-oxonardosinoperox-ide)(Chen Y P, 2017)，(77)2-氧基甘松香酮 A(2-oxokanshone A)(Chen Y P, 2017)；母核结构见图 17-11，化合物结构式见图 17-14。

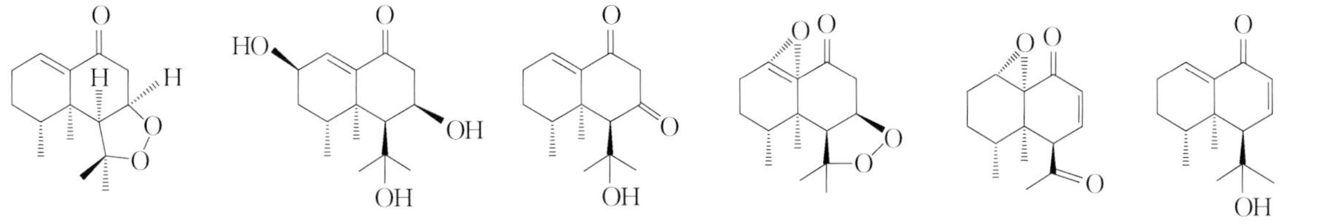

50 51 52 53 54 55

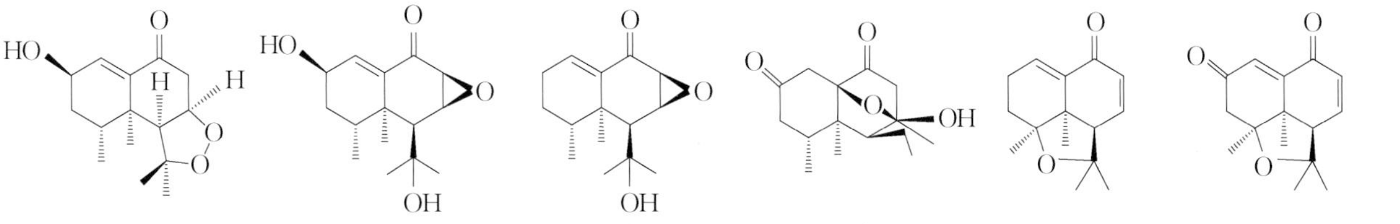

56 57 58 59 60 61

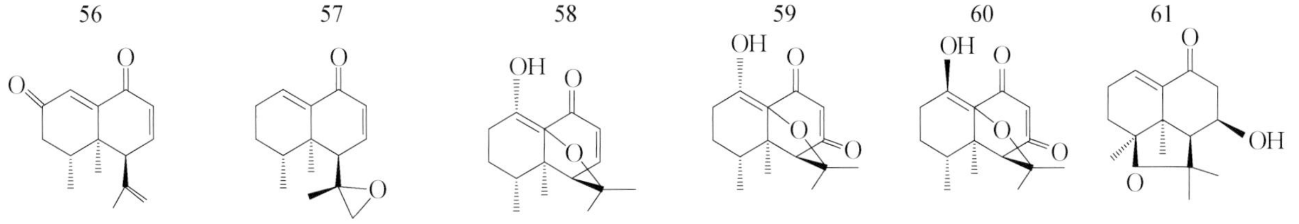

62 63 64 65 66 67

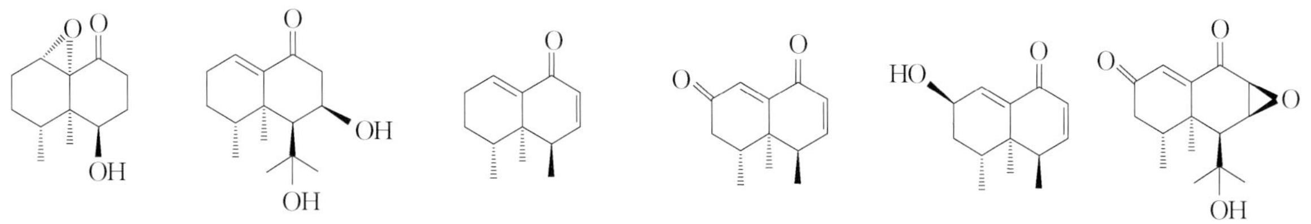

68 69 70 71 72 73

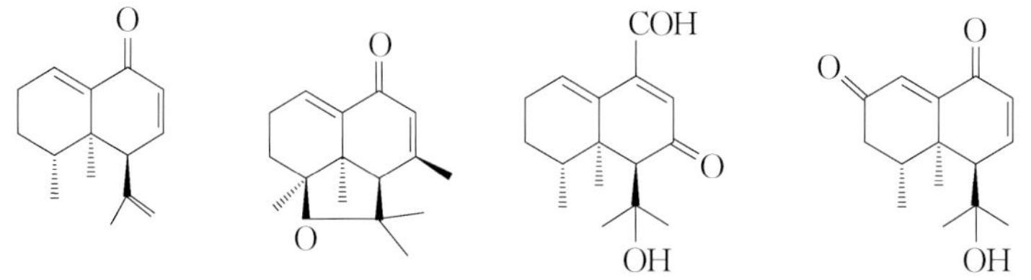

图 17-14　纳多西烷型倍半萜类化合物

2. 其他萜类化合物　其他萜类成分有环烯醚萜类、单萜类、二萜类、三萜类成分。目前从甘松中分离出的环烯醚萜类成分有甘松二酯(李艳忙,2014),单萜类成分有 6-hydroxy-7-(hydroxymethyl)-4-methylenehexa-hyddrocyclopenta［c］pyran-1（3H）-one(李艳忙,2014),二萜类成分有 10-isoprosyl-2,2,6-trimethy-2,3,4,5-tetrahydronaphtha［1,8-bc］oxocine-5,11-diol(Zhang Y,2005)。张旭(2007)采用柱色谱法首次分离出三萜类成分熊果酸,徐丽珍(2006)采用乙醇冷浸法对中药甘松提取,用柱色谱等分离方法分离出三萜类成分齐墩果酸。水蒸气蒸馏法提取甘松挥发油,分离出 β-紫罗兰酮、异戊酸(吴杨,2015)。

3. 黄酮类、香豆素类、酚类　张毅(2006)采用乙醇冷浸法对中药甘松提取,用柱色谱等分离方法得到黄酮类成分柚皮素(naringenin)和刺槐素(hedgehog);张旭(2007)采用柱色谱法分离得到蒙花苷。香豆素类化合物有甘松素、山芹醇、当归素(万新,2007)。王忠平(2014)采用柱色谱和高效液相制备色谱等分离方法从甘松中首次分离出非黄酮类多酚化合物白藜芦醇低聚体。刘春力(2011)采用大孔树脂、反相 ODS 等柱色谱法从甘松根茎中首次分离出 8-羟基松脂醇-4-O-(β-D-吡喃葡萄糖基)-4′-O-β-D-吡喃葡萄糖苷、8-羟基松脂醇-4-O-β-D-吡喃葡萄糖苷、8-羟基松脂醇-4′-O-β-D-吡喃葡萄糖苷、环橄榄脂素-6-O-β-D-吡喃葡萄糖苷、阿魏酸、绿原酸甲酯。陈应鹏(2016)从甘松中分离出一个新的咖啡酸酯类化合物为(E)-咖啡酸-赤式-紫丁香基甘油醇酯分离出(+)- licarin A、柚皮素-4′,7-二甲醚、(+)-松脂素-4-O-β-D-吡喃葡萄糖苷、caraphenol A、Z-miy-abenol C、原儿茶酸、咖啡酸、没食子酸、香草酸。

4. 其他　甘松中含有丹参酮ⅡA、β-谷甾醇(李丽,2010)、二十八烷醇(Zhang Y,2005)。蒋开年(2011)首次从甘松中分离出杂多糖,该杂多糖是由阿拉伯糖、果糖、木糖、葡萄糖组成。张宇霞(2015)采用原子吸收分光光度法、原子荧光光谱法、电感耦合等离子体原子发射光谱法测定甘松中主要无机元素有 K、Ca、Na、Mg、S。

药理作用

1. 抗癫痫、抗惊厥、抗焦虑作用　Vidya S R (2005)以最大电休克诱发大鼠癫痫作为实验模型研究甘松乙醇提取物的抗惊厥活性及神经毒性,大鼠伸屈比降低表明癫痫发作阈值增加;同时发现甘松乙醇提取物与二苯乙内酰脲合用可使其抗惊厥作用明显增强。此外甘松对中枢神经系统有舒缓、镇静作用,Sanjay B K 等(2014)研究发现给大鼠静脉注射甘松提取物后,大鼠焦虑症减轻。

2. 抗抑郁、抗氧化作用　武娇娇等(2012)初步筛选了不同剂量甘松 95% 乙醇提取物及不同极性部位抗实验性抑郁的作用,结果发现甘松 95% 乙醇提取物给药剂量为 29.3 mg/kg、48.8 mg/kg 抗抑郁作用最好,乙酸乙酯部位和正丁醇部位抗抑郁作用明显,由此可根据不同极性部位作用强弱,推测出抗抑郁的活性物质为倍半萜类化合物。Lyle(2009)研究甘松抗氧化作用能缓解慢性疲劳综合征,结果发现口服甘松提取物后明显改善焦虑症,可显著恢复脂质过氧化、超氧化物歧化酶及过氧化氢酶至正常水平,说明甘松提取物的抗氧化作用可缓解慢性疲劳综合征,为临床应用提供参考依据。

3. 抗疟、抑菌、抗炎作用　甘松中分离得到的甘松过氧物和异甘松过氧物有抗疟活性,甘松挥发油中还含有多种抑菌物质,甘松挥发油对白念珠菌、金黄色葡萄球菌生长有抑制作用,稳定性良好(南笑钶,2018)。甘松甲醇提取物能够抑制脂多糖诱导的巨噬细胞凋亡,抑制炎性细胞因子,从而发挥抗炎作用(Li C,2014)。Shin J Y 等(2015)测定甘松中分离得到的去氧甘松醇 A 对脂多糖诱导小鼠内毒素休克和体外腹腔巨噬细胞炎症反应的保护作用,结果表明去氧甘松醇 A 有抗炎作用,其机制是抑制 MAPKs 的活性,减少炎症细胞因子的产生;抑制 IRF-1 和 IRF-7 的产生,减少 IFN-α/β,从而发挥抗炎作用。

4. 其他作用　简鹏(2015)发现甘松新酮可影响 cAMP - PKA 传导通路,明显抑制大鼠心肌细胞的搏动紊乱,对抗心律失常。汪燕燕等(2017)观察甘松降糖颗粒对糖调节受损患者的治疗作用,比较患者治疗前后空腹血糖、糖化血红蛋白、空腹血浆胰岛素等血糖代谢相关指标的变化,结果发现治疗后患者血糖代谢相关指标有明显的下降且对胰岛 β 细胞功能有明显改善作用,因此甘松降糖颗粒对血糖代谢有一定的临床疗效。Chaudhary S 等(2015)通过研究发现,甘松甲醇提取部位通过抑制细胞 G_2/M 期,抑制癌细胞增殖;同时有促雌激素受体阴性乳腺癌细胞凋亡作用,因此对甘松抗癌成分的深入研究将有助于研发新的抗癌药物。

资源综合利用

(一) 医药保健品

(1) 传统藏医与中医临床实践证明,甘松功效有理气止痛,开郁醒脾。用于脘腹胀满、食欲不振、呕吐;外用治疗牙痛、脚肿(《中国药典》)。目前应用干燥茎及根茎较多,应充分应用全草开发饮片、医院制剂,开发新药品,充分利用甘松资源。

(2) 现代药理与化学研究表明,甘松具有预防及治疗急性肠胃炎及胰腺炎、镇静止痛、抗癫痫、抗惊厥、抗抑郁、抗心律失常、抗心脏损伤、抗氧化、抗内毒素休克及治疗肝损伤等作用。何悦等(2011)探讨了甘松不同提取成分对大鼠急性胃炎的预防作用,实验结果表明甘松不同提取成分组合给药对预防急性胃炎及抑制胃溃疡有明显的作用。国外学者 Tae (2012)考察了甘松水提物对无胆盐乙硫氨酸饮食引起的严重急性胰腺炎的作用,通过测定胰腺中血清细胞因子和髓过氧化物酶等指标,显示活性降低,促分裂素原活化蛋白激酶的活性也受到抑制,这些都表明甘松对急性胰腺炎有一定治疗作用。

(二) 农业杀菌产品

陈仕江等(2005)采用生长速率法测定了甘松乙醇提取物对小麦纹病菌、棉花枯萎病菌、玉米小斑病菌和柑橘绿霉病菌的生物活性,结果显示,甘松对小麦纹枯病菌抑制效果大于 60%,对棉花枯萎病菌有明显的抑制效果。

(三) 品牌与资源保护

我国产甘松 *N. jatamansi* 分布于四川、青海、西藏、云南、甘肃海拔 2 300～5 000 m 区域,主要生境为沼泽草甸、高山草甸、灌丛草甸。《濒危野生动植物物种国际贸易公约》(2019 年版)附录 Ⅱ 收录了败酱科植物甘松 *N. grandiflora*,除种子和花粉及包装好备零售的制成品外,其所有部分和衍生物,也被列入《世界自然保护联盟濒危物种红色名录》(*IUCN Red List of Threatened Species*)CR(极危)级,野生种群面临即将绝灭的概率非常高(于素玲,2021)。随着人类活动和长期的采挖利用,甘松野生资源可能将面临锐减甚至衰竭的潜在风险,因此建议在充分调查、监测我国甘松野生资源的实际状况基础上,一方面加快制定甘松科学的保护对策和行动计划,因地制宜地建立甘松繁育和保护区,以推进甘松野生资源可持续利用和科学管理;另一方面加大对甘松人工培育技术的研究,推进甘松生态种植、仿野生栽培或规范化生产,以减少野生种群的压力。在天然药物成为新药开发来源的国际新趋势背景下,加强保护甘松野生资源和推进人工驯化栽培的同时,传承创新,深入开展甘松药材质量控制、物质基础和作用机制、医药健康产品深度开发等方面的研究,促进甘松综合利用开发具有重要意义。

(四) 借鉴国外研究研制抗癌药

印度学者 Gowda D K M 等(2013)、Chaudhary S 等(2015)和 Suryavanshi S 等(2017)评估了甘松提取物的活性,Gowda D K M 等发现甘松提取物对辐射引起的血液病有保护作用,Chaudhary S 等发现甘松提取物具有显著的抗氧化活性与抗乳腺癌细胞增殖的潜力,Suryavanshi S 等研究发现甘松的乙醇提取物降低了人类神经母细胞瘤细胞系的活力但不影响非癌性 HEK - 293 细胞的活力,甘松的乙醇提取物在治疗神经母细胞瘤方面具有一定的潜力。

炮　　制

除去杂质和泥沙,洗净,切长段,干燥。

性味与归经

辛、甘,温。归脾、胃经。

功能与主治

理气止痛,开郁醒脾;外用祛湿消肿。用于脘腹胀满、食欲不振、呕吐;外用治牙痛,脚气肿毒。

临床与民间应用

（一）国家标准成方制剂应用

国家标准及《中医方剂大辞典》含甘松的中医药处方约 372 首,涉及《中国药典》收载药物 374 种,与甘松组合用药频次最高的前 10 味药为白芷、香附、甘草、木香、川芎、细辛、山柰、丁香、当归和砂仁,功效分类以解表药为主,主治疾病以脾系病类最多,核心药物组合为木香顺气丸加减方。含甘松的中药组合物专利最终纳入 1 533 项、涉及《中国药典》收载药物 565 种,与甘松组合用药频次最高的前 10 味药为甘草、白芷、丁香、当归、茯苓、川芎、木香、肉桂、黄芪和陈皮,功效分类以补益药为主,主治疾病以脾系病类为首,比传统中医药处方发展了更多的药物组合。含甘松的中医药处方治疗脾系病类的药物组合有甘松-香附(58.12%)和甘松-香附-木香(38.46%),治疗躯体痹、痿、瘤等病类的有甘松-白芷(77.22%)和甘松-川芎-白芷(55.70%),治疗皮肤病类的有甘松-白芷(69.74%)和甘松-细辛-白芷(34.21%),治疗心系病类的有甘松-甘草(51.28%)和甘松-川芎-甘草

(28.21%)以及治疗脑系病类的有甘松-白芷(56.76%)和甘松-川芎-白芷(40.54%);而含甘松的中药组合物专利治疗脾系病类的药物组合有甘松-甘草(35.25%)和甘松-砂仁-甘草(16.67%)。治疗躯体痹、痿、瘤等病类的有甘松-乳香(37.86%)和甘松-没药-乳香(30.10%),治疗皮肤病类的有甘松-白芷(53.74%)和甘松-白及-白芷(29.07%),治疗心系病类的有甘松-丹参(36.54%)和甘松-川芎-丹参(17.31%)以及治疗脑系病类的有甘松-石菖蒲(22.22%)和甘松-白芷-丁香(12.35%)。含甘松的中医药处方与中药组合物专利中药物组成均以解表药、补益药、理气药、活血药、温里药和清热药为主;甘松多与辛苦、甘味,性温、寒、平,归脾、肝、胃、肺、心、肾经的药物配伍,常用于治疗脾系病类,皮肤病类,躯体痹、痿、瘤等病类,及脑系病类和心系病类,与甘松国内外现代药理研究结果基本一致(饶瑶,2021)。

甘松在《中国药典》《国家中成药标准汇编》《卫生部药品标准》、新药转正标准、注册标准中共计查询到 70 个组方品种,搭配组方的药材数量为 411 种。组方品种功能主治主要体现在肌肉-骨骼系统(23 种)、消化道及代谢(12 种)、呼吸系统(7 种)三方面;配方多搭配木香、丁香、白芷、甘草、冰片等药味。详见图 17-15。

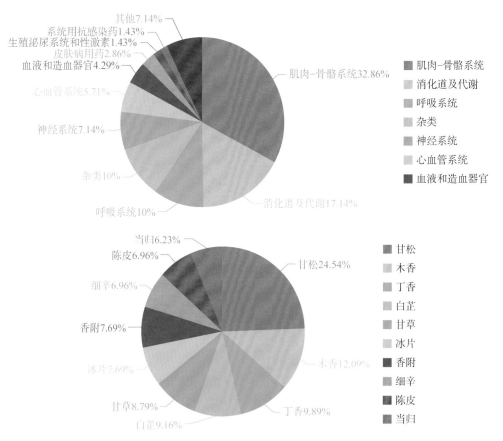

图 17-15 甘松成方制剂品种分布及组方前十的药味统计(来源:药智数据库)

（二）临床配伍应用

（1）甘松配五倍子：用于阴囊湿疹。

（2）甘松配香附、沉香：用于神经性胃疼。

（3）甘松配陈皮：理气止痛，健脾和胃。用于脾胃气滞之胃脘胀闷、疼痛、嗳气频作者。

（4）甘松配附子：理气止痛，温中散寒。用于脾胃寒凝气滞之胃脘疼痛、泄泻。

（5）甘松配藁本：收湿拔毒。用于治疗脚气足膝水肿，如甘松汤（《普济方》）。

（三）经典处方与研究

1. 稳心颗粒

处方：党参、黄精、三七、琥珀、甘松。

方解：方中党参补中益气，生津养血，定惊悸为君药；黄精补脾益气，滋心阴，辅助党参益气生血，为臣药；琥珀活血散瘀，定惊安神；三七化瘀止血，活血定痛，共为佐药；甘松行气开郁醒脾，使君臣药补而不滞，为使药。诸药合用，可使心气充盈，心阴得补，能舒经活络，气血畅通，定心安神。

功能：益气养阴，定悸复脉，活血化瘀。

主治：治疗气阴两虚兼心脉瘀阻所致的心悸不宁、气短乏力、头晕、心烦、胸闷、胸痛。适用于各种原因引起的早搏、房颤、窦性心动过速等心律失常。

现代研究：①探索稳心颗粒对心肌缺血再灌注所致大鼠心律失常模型的作用。方法：结扎大鼠冠状动脉前降支得到心肌缺血再灌注心律失常模型，记录各组大鼠Ⅱ导联心电图，并测定心肌组织中 $Na^+ 2K^+ 2AT2$、Pase、$Ca^{2+} 2Mg^{2+} 2ATPase$ 的活性。结果：稳心颗粒对 QRS 时限、PR 间期有稳定的作用，对抬高的 ST 段有降低的作用；能显著提高线粒体膜 $Na^+ 2K^+ 2ATPase$、$Ca^{2+} 2Mg^{2+} 2ATPase$ 活性。结论：稳心颗粒可能是通过保持缺血再灌注心肌细胞膜稳定性、改善缺血心肌能量代谢障碍以发挥其抗心律失常作用。②观察稳心颗粒对室性心律失常及其 OTC 离散度的影响。方法：采用随机、单盲的方法，随机分为 3 组。稳心颗粒组 41 例，胺碘酮组 39 例，普罗帕酮组 45 例。比较 3 种药物对室性心律失常的疗效，并观察用药前及用药 2 周后的 QTcd 结果。总有效率比较：稳心颗粒组、胺碘酮组、普罗帕酮组的总有效率分别为 80.49%、87.18% 和 82.22%，步长稳心颗粒组与胺碘酮组比较，差异有统计学意义（$p < 0.05$）停药后 1 个月内室性心律失常的复发率稳心颗粒组、胺碘酮组、普罗帕酮组分别为 27.27%、23.53% 和 45.95%；稳心颗粒组与胺碘酮组比较，差异有统计学意义（$p < 0.05$）；稳心颗粒组和普罗帕酮组用药前后 QTcd 比较，差异均无统计学意义（$p > 0.05$）；胺碘酮组用药前后、OTe、OTcd 比较，差异有显著性或非常显著性统计学意义（$p < 0.05$，$p < 0.01$）普罗帕酮组复发者较未复发者的 OTcd 明显延长，两者比较，差异有统计学意义（$p < 0.01$），而稳心颗粒组复发者较未复发者的 OTed 无明显延长。两者比较，差异无统计学意义（$p > 0.05$）结论：稳心颗粒可作为安全有效的抗室性心律失常药物，尤其适用于伴有心率过缓的室性心律失常患者。③稳心颗粒对电生理方面的影响：稳心颗粒的科研进入国际合作阶段，与美国费城 MainLine Health 心脏中心开展离子流机制实验研究。在电生理方面相关研究有：①甘松提取物对家兔心室肌细胞 Na、Ca 通道的影响。②甘松患者心房肌细胞 K、Ca 通道的改变及稳心颗粒对其能响。③血管紧张素Ⅱ对人正常和房额心房肌细胞内游离钙浓度的影响及稳心颗粒的作用。④稳心颗粒对家兔左心室内、外膜电生理特性的影响。⑤稳心颗粒对急性心肌缺血的左心室电生理特性的影响。⑥稳心颗粒对家兔 3 层心室肌细胞瞬时外向 K 电流的影响。⑦稳心颗粒对大鼠心肌缺血再灌注心律失常和 Ca 调控蛋白的影响（唐卡毅，2009）。

2. 参松养心胶囊

处方：人参、麦冬、五味子、山茱萸、酸枣仁、桑寄生、丹参、赤芍、土鳖虫、甘松、黄连、龙骨等。

功能：益气养血，活血通络，清心安神。

主治：用于冠心病室性早搏，属于气阴两虚，瘀血阻络，对慢性或快速性心律失常均有效。

现代研究：临床研究表明，参松养心胶囊可明显降低冠脉阻力，降低心肌耗氧量，明显减少心律失常的发生频率，改善心悸、气短、胸闷、乏力等症状，对器质性心脏病合并室性早搏和自主神经功能失调引起的室性早搏均具有显著疗效。参松养心胶囊干粉提取液对大鼠单个心室肌细胞内向整流钾电流（I_{k1}）、瞬时外向钾电流（I_{to}）以及豚鼠心肌细胞延迟整流钾电流（I_k）均具有不同程度的阻滞作用。这种多离子通道阻滞作用不仅使参松养心胶囊具有广谱的抗心律失常疗效，减少致心律失常的不良作用，对 I_{to} 的阻滞效应还将显示其独特的抑制 2 相折返的作用。该药可能通过延长动作电位时程（APD），降低异位心肌的兴奋性，抑制触发机制而发挥抗心律失常作用（冯品业，2010）。参松养心胶囊及稳心颗粒具有改善心肌重构的作用，能延缓心肌纤维化发展，降低致命性心律失常的发生率；其机制可能与增加 C_x43 及 MMP-2 的表达有关（吴艳婷，2017）。

（四）青海民间单验方

芳香避瘟口服液

组方：甘松、八角茴香、佩兰、黄芩、黄柏、黄连、茵陈、人参、灵芝等十几味中药。

功能：补真元、抗毒消炎、退烧驱寒、燥湿温中、益肺宁心。

主治：预防和治疗新冠病毒感染。

来源：《回回药方》。

第十八章 麝香

She xiang

MOSCHUS

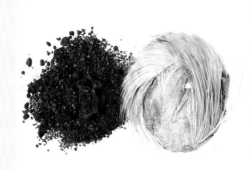

道地沿革

(一) 药效考证

汉代《神农本草经》记载:"麝香,味辛,温。主辟恶气,杀鬼精物、温疟、蛊毒、痫痉;去三虫。久服除邪,不梦寤魇寐。生中台川谷。"东汉应用麝香主要能芟除不正之气,治温证发热发冷,抽风,祛虫等作用。

南北朝《本草经集注》记载:"辛,温,无毒。主辟恶气,杀鬼精物,温疟,蛊毒,痫痉,去三虫。治诸凶邪鬼气,中恶,心腹痛胀急,痞满、风毒,妇人难产,堕胎,去面目中肤翳。久服除邪,不梦寤魇寐,通神仙。"该著延续《神农本草经》疗效记载,又增加了"心腹暴痛胀急""妇人难产"等心血管、妇科病功效,记载了孕妇禁忌麝香的经验。

唐代《新修本草》对麝香功效收载与《本草经集注》相同,对品质与产地有不同的记载。

《食疗本草》中增加了"辟诸毒热,煞蛇毒,除惊怪恍惚""除百病,治一切恶气疰病"等功效主治,这也为麝香成为"开窍醒神第一要药"奠定了基础。

五代《日华子本草》记载:"麝香,辟邪气,杀鬼毒蛊气,疟疾,催生,堕胎,杀脏腑虫,制蛇蚕咬、沙虱溪瘴毒,吐风痰,内子宫,暖水脏,止冷带疾。"增补治疗妇科疾病的功效。

北宋《证类本草》补充了麝香治疗"疟疾""杀脏腑虫""蚕咬""沙虱""溪瘴毒""吐风痰"以及妇科方面的功效。引《药性论》云:"麝香,臣。禁食大蒜,味苦辛。除白邪魅鬼,疰心痛,小儿惊痫客忤,镇心安神,以当门子一粒,丹砂相以,细研,熟水灌下。止小便利,能蚀一切痈疮脓。入十香丸,令人百毛九窍皆香,疗鬼疰腹痛。"

元代《汤液本草》记载:"麝香气温,辛、无毒。"著中摘录的本草功效类似。

明代《医学入门》补充了麝香在治疗小儿惊风方面的功效,"小儿客忤,惊痫",并对其窜走之性加以概述,"其通关透窍,上达肌肤,内入骨髓,与龙脑相同,而香窜又过之",同时对其药性加以完善,"伤寒阴毒,内伤积聚,及妇人子宫冷、带疾,亦用以为使,俾关节通而冷气散,阳气自回也"。

《本草蒙筌》记载:"麝香味辛,气温,无毒。辟蛇虺,诛蛔虫,蛊疰痫痉总却。杀鬼精,驱疫瘴,胀急痞满咸消。催生堕胎,通关利窍。除恍惚惊怖,镇心安神。疗痫疮疖,蚀脓逐血。吐风痰不梦寤魇寐,点目疾去翳膜泪眵。肉似獐肉微腥,食之不畏蛇毒。"增补了杀虫、通关节,去目翳等功效。

清代《本草易读》记载:"麝香微细用,不必甚细。当门子良。今人多杂荔枝之核伪之,不可不知。辛,苦,温,香,无毒。通窍走络,透骨辟邪,催生堕胎,除瘕破癥。解恶气而杀鬼精,止惊痫而解魇寐,治疟疾而吐风痰,退目翳而疗耳聋。治一切中风中恶,蚀诸般痈疮肿毒膨水。息心腹之暴痛,开痰气之厥逆,疗鼻寒之失味,平毒物之咬伤。杀虫最能,除毒亦效。"描述了麝香窜走之性,疗毒之效。

《本草备要》记载:"麝香辛温香窜。开经络,通诸窍,透肌骨,暖水脏。治猝中诸风诸气,诸血诸痛,痰厥惊痫。《广利方》:中恶客忤,垂死,麝香一钱,醋和灌之。癥瘕瘴疟,鼻室耳聋,目翳阴冷。辟邪解毒,杀虫堕胎,坏果败酒,治果积、酒积。研用,凡使麝香,用当门子尤妙,忌蒜,不可近鼻,防虫入脑。"论述了麝香开窍醒神,治疗中风之功效。

《本经逢原》记载:"麝脐辛温,无毒。不可犯火。妊妇禁用,力能堕胎。今人以荔枝核烧灰入烧酒拌和充混,不可不察。《本经》辟恶气,杀鬼精物,去三虫、蛊毒,温疟,惊痫。发明:麝香辛温芳烈,为通关利窍之专药。凡邪气着人淹伏不起,则关窍闭塞,辛香走窜自内达外,则毫毛骨节俱开,从此而出。《济生方》治食瓜果成积作胀,及饮酒成消渴者皆之。盖果得麝则坏,酒得麝则败,此得用麝之理也。"该著称麝香为麝脐并收载獐肉功效。

《得配本草》记载:"麝香忌大蒜。苦、辛、温。入足太阴经。利骨髓之伏痰,搜至阴之积热。通关窍,开经络,透肌骨,安心神,辟恶气尸疰,除惊痫客忤,杀虫解毒,祛风止痛,消食积,解酒渴。疗一切癥瘕疮痛。当门子尤妙,微研用。孕妇禁佩。风在肌肉者,用之反引邪入骨。阴盛阳虚,有升无降者,禁用。麝香不可近鼻,有白虫入脑,患癫。久带其香透关,令人成异疾。怪症:口内吐出肉球,有根如线长五六寸,不能食物,捻之痛彻于心。用麝香末一钱,水调下,三日自消。"该著充其"消食积,解酒渴"之功能,疗"怪症"之疗效。

现代中药学相关的典籍、工具书对历代本草中麝香的功效主治做了详细的概括总结,《中药大辞典》将麝香的功效概括为"开窍,辟秽,通络,散瘀。治中风,痰厥,惊痫,中恶烦闷,心腹暴痛,癥瘕癖积,跌打损伤,痈疽肿毒"。《中华本草》则增加"口疮;牙疳;脓耳"功效。《中国药典》(2020年版)记载:"麝香,辛温。归心、脾经。开窍醒神,活血通经,消肿止痛。用于热病神昏,中风痰厥,气郁暴厥,中恶昏迷,经闭癥瘕,难产死胎,胸痹心痛,心腹暴痛,跌扑伤痛,痹痛麻木,痈肿瘰疬,咽喉疼痛。"

麝香之功效从汉代至宋代后期,基本延续魏晋南北朝医药著作论述,清代对其功能主治论述最广,挖掘药性,临床创新应用在清代最为深入,为后世应用奠定了基础。现代功用记述以《中国药典》较为全面。麝香药效特点是走窜飞扬,内透骨窍脏腑,外彻皮肉及筋。其性能射,故善穿透开散,正如《本草纲目》论述其"能通诸窍之不利,开经络之壅遏",有较好的活血通经,消癥,止痛,疗伤之效。广泛用于胸痹心痛,心腹暴痛,跌扑伤痛,痹痛麻木等血滞诸证。麝香古方较多,《小儿卫生总微论》白金撒、《太平惠民和剂局方》苏合香丸中行"开窍醒神"之功,治疗神昏窍闭;在《医林改错》通窍活血汤、《古今医统》穿山甲散、《温病条辨》化癥回生丹中可"活血散结",治疗痈肿;在《圣济总录》麝香汤、《太平圣惠方》麝香丸、《良方集腋》七厘散、《医钞类编》吹药方中可"止痛消肿",治疗疮疡肿痛;《古今医鉴》中所载香桂散,借麝香活血动胎之性,进行催生。这些药方足以说明麝香治疗范围的广泛及其悠久的用药历史(王丹,2022)。现代研究表明,麝香具有抗炎、神经保护、心血管保护、促进子宫收缩等作用,可用于治疗缺血性脑卒中、乳腺癌、淋巴结核、皮下结节、小肠脓肿、胎死不下等疾病,这与麝香上述功能主治相对应。

(二)道地沿革与特征

战国《山海经》在西山一经中记载:"又西二百里,曰翠山,其上多棕楠,其下多竹箭。其阳多黄金、玉,其阴多旄(牦)牛、羚(麢 líng)、麝。又西二百五十里,曰騩山,是錞于西海,无草木,多玉。"文中旄牛、麢、麝,按郭璞《山海经图赞》即为"牦牛"。麢"以羊而大,角有圆绕路文,夜则悬角木卜以防患",指羚羊。"麝以獐而小有香"。文中"西海"解释为"青海湖"。《山海经》中的翠山及邻近有麝生长,有牦牛,又提到青海湖,所以,《山海经》应指青海地界或四川西部有麝动物分布。

汉末《名医别录》记载:"生中台,及益州,雍州山中,春分取之,生者益良。"益川指四川,雍州指西关中、甘肃、青海东北地区。麝香在春天活麝取香较好。

南北朝《本草经集注》中摘录了前者记载,还增补了"今出随郡、义阳、晋熙诸蛮中者亚之""益州香形扁,仍以皮膜裹之""若于诸羌夷中得者,多真好,烧当门沸起良久亦好"。该著比较了各地麝香的质量,提出"益州""羌地"质量好,诸羌地指青海地域,南北朝对青海麝香就认可其质量"多真好"。

南北朝《雷公炮炙论》记载:"凡使麝香,用当门子尤妙。"

唐代《蜀本草》记载产地与《名医别录》相同,增加了麝香主治呕作用,对麝香产地和品质作了评论:"麝形似獐,恒食柏叶,又啖蛇,五月得香往往有蛇皮骨,故麝香疗蛇毒。今以蛇蜕皮裹麝香弥香,则是相使也。其香正在麝阴茎前皮内,别有膜裹之。今出随郡义阳晋熙诸蛮中者亚之。今出其形貌直如粟。陕人又云是卵,不然也。香多被破杂蛮,犹差于益州。益州香形扁,仍以皮膜裹之。一子真者,分糅作三四子,刮取其血膜,亦杂以余物。大都亦有精粗,破看一片,有毛在裹中者为胜,彼人以为志。若于诸羌夷中得者,多真好。烧当门沸起良久亦好。今惟得活者,自看取之,必当全真耳。生香,人云是其精溺凝作之,殊不尔。麝夏月食蛇虫多,至寒香满,入春患急痛,自以脚剔出,著屎溺中覆之,皆有常处。人有遇得,乃至一斗五升也。用此香乃胜杀取者。带麝非但香,亦辟恶。以真者一子,置头间枕之,辟噩梦及尸痊鬼气。"论述了益州、雍州、羌夷(今青海、四川北部及新疆南部)麝香较佳,随郡义阳晋熙(今湖北安徽)麝香质量次之。《新修本草》亦收载了麝香"生中台,及益州,雍州山中",内容与《本草经集注》《蜀本草》相同。

唐代时,各州郡土贡麝香基本成为定制。《通典·食货六》所载各州郡土贡之物须"皆尽当土所出"。由此可推知,唐朝凡有麝香上贡的州郡,必然出产麝香。《唐六典》概述唐朝关内道鄜丹、延庆等州,河东道岚、虢、忻等州,河北道妫、营、归顺等州,山南道襄、均、房、商等州,陇右道宕州,甘、沙、渭、河、兰、叠等州,剑南道姚、茂、扶、静、文、悉、松、维、当、柘、翼等州均有以麝脐或麝香土贡方物的记录。《元和郡县志》则分开元贡和元和贡归纳了唐朝土贡麝香的州郡有二十七个,而《新唐书·地理志》所记唐朝土贡麝香的州郡中达四十六个,将《新唐书·地理志》所记进贡麝香的州郡主要分布在燕山、太行山、秦岭大巴山、巫山、乌蒙山及横断山脉东断,祁连山东段与贺兰山亦有分布(张莲卓,2020)。这与何业恒(1990)所言麝在"东北的大小兴安岭、长白山,华北的燕山、太行山,西北的祁连山、秦岭、四川西部山地和横断山脉的南段"均有分布的论断基本吻合。陇右道宕州包括了青海民和,循化一带。在唐朝各州土贡麝香数量统计表中有"廓州宁塞郡"(张莲卓,2020),廓州即指今青海尖扎、贵德、化隆一带。

宋代《本草图经》记载:"麝香,出中台山谷及益州、雍州山中,今陕西、益、利、河东诸路山中皆有之,而秦州(今天水)、文州(今广西域内)诸蛮中尤多。形似獐而小,其香正在阴前皮内,别有膜裹之,春分取之,生者益良。此物极难得真,蛮人采得,以一子香刮取皮膜,杂内余物,裹以四足膝皮,共作五子。而土人买得,又复分糅一为二三,其伪可知。惟生得之,乃当全真耳。"这一时期麝香质量出现了伪品,唯有从活体中取麝香才"全真耳"。

明代《本草纲目》在[集解]条记载:"麝生中台山谷及益州、雍州山中……今陕西、益州、河东诸路山中皆有。商汝山中多麝,遗粪常在一处不移,人以是获之……今出羌夷者多真好,出随郡、义阳、晋溪诸蛮中者亚之。"李时珍对麝香产地与质量评价同前人基本类同,亦有麝产四川、青海、甘南一带的记述。

《本草汇言》记载:"麝脐香味辛,气温性散,无毒。气味俱厚,可升可降。入足太阴、手少阴经。苏氏曰:麝多生陕西、河东、益州、秦州、文州等处,诸蛮夷中尤多。蕲州、光州或时亦有。《酉阳杂俎》云:唐天宝初,虞人献活麝,养于囿中,以针刺其脐取香,捻以雄黄末,则脐复合。其香倍于肉麝。又有灵猫,似麝,生南海山谷。如猫身,亦曰铃狸。其脐香亦可充麝,其毛可以为笔,写书不钝。修治:向日开之,配他药微研用。"

唐朝时,陇右道(今甘肃、青海一带)、剑南道(今四川)为土贡麝香的主要来源,其中很大一部分位于青藏高原东缘,麝香成为古代丝绸之路极受喜爱的商品,宋代至明清,禹贡常有"松洲、河州卫、西宁府"的记载,这一区域麝香仍然为贡品,清代以来,茶马贸易逐渐废弛,藏族聚居区的土产与内地茶叶、绸缎交易明显增加,其中麝香在青藏高原东缘土产输出占有重要地位,麝香在青藏高原资源最为富集,品质最好。

近代康区(西川西北部、云南迪庆、西藏、青海玉树和果洛部分地区)麝香主要散集地在打箭炉,集散量占全国8%,出口量占全世界1/3。1909～1912年打箭炉输出康区麝香2000两左右,占打箭炉全部商品总值23.4%。抗战爆发前,川西北麝香年产量约250 kg以上,1937～1949年间,年产量最多不过50余千克。灌县(今都江堰市)是川西北边地乃至川甘青毗邻地区山货土产的主要集散地。松潘、理番、汶川、懋功、靖化之山货药材,如麝香、鹿茸、虫草、贝母、大黄、羌活、甘松、羊毛、羊皮等,"大半运至灌城集中,成庄销售",然后转运成都、重庆、汉口、上海等地(王海兵,2022)。

《中药材手册》收载:"麝香我国大部地区均有生产。川麝香主产于阿坝一带,康藏(含青海玉树)高原大多数麝香集散于打箭炉,亦藏香,产量极大。西麝香指陕西、甘肃、青海所产,青海湟水流域所产,多大通、西宁、湟源集散。青海产麝香多为麝香仁,灰黑色油性小,味薄,略有青草气。麝香因生长气候环境不同,其品质有优劣。生于高山岩石间俗称岩獐子,多食松柏叶与山果,含当门子多,品质最好。生于山地林木地区叫林獐子,当门子少,品质较差。生于大草原称草獐子,多无当门子,品质最差。"我国麝香来源可分为四路。西路:昌都地区、川西、西藏,其麝香产量为全国之冠,并远销国外。北路:东北、山西、内蒙古。南路:云南,品质较佳,但产量不多。中路:陕西、甘肃、宁夏、青海、新疆。青海产麝香,玉树、果洛一带属西路麝香,质量好。湟河流域属中路麝香,质量居中。

《中华本草》记载:"麝香,古代所指佳品麝香,主要产于西北部,即今之青海、甘肃、山西、新疆、陕西等地。结合其形态描述及现今数种麝的分布,可知古代麝香之原动物为林麝和马麝,而不包括分布于东北的原麝。"该著收林麝,分布于新疆、西藏、青海、甘肃、宁夏、陕西、山西、湖北、四川、贵州等地。马麝分布于青藏高原、甘肃、云南、四川等地。

《中药大辞典》收载林麝主要分布于山西、湖北、四川、贵州、青海、陕西、西藏、宁夏、新疆等地。马麝分布于青藏高原、四川、云南、甘肃等地。

《500 味常用中药材的经验鉴别》(卢赣鹏,1999)记载:"麝香商品主要来源于野生资源,有极少量活体取香商品。我国林麝主要分布于四川、西藏、云南、陕西、湖北、山西、甘肃、宁夏、青海、新疆、广东、广西有少量分布;原麝主要分布于黑龙江、吉林及辽宁,河北、山西、内蒙古、云南及安徽有少量分布;马麝主要分布于青海、西藏、四川、甘肃、宁夏、云南、贵州等地区。麝香商品主产于四川德格、白玉、新龙、丹巴、雅江、巴塘、康定、色达、理塘、道孚、甘孜、炉霍、小金、马尔康、泸定、南坪、红原等;西藏芒康、边坝、索县、比如、巴青、昌都、丁青、左贡、洛隆、江达、类乌齐;陕西镇安、旬阳、岚皋、宁陕;青海玉树、门源、囊谦、曲麻莱;湖北郧阳、神农架地区;云南中旬;甘肃甘南地区。"

综上考证,麝香产地主要在四川、青海、西藏、云南、甘肃一带。青海主要分布马麝和林麝,是道地产区之一。麝香品质优劣以身干、黄香黑子(指散香呈棕黄色或紫红色,当门子是紫红色或乌黑色)、质柔软、有油性、子多、香气浓烈持久者为佳。

青海开发历史

(一) 地方志

《中国土特产大全》记载:"青海出产麝香,历来有名。马可·波罗在他的游记中说,青海'出产最优良和价值高昂的麝香,这样美好的麝香,散发出来的香气最为浓郁喜人,肉也相当可口。'自元朝至今,青海一直是我国出产麝香的主要地区之一。但是,由于我们生产麝香的方式极为落后,主要靠猎杀麝来取香。而猎人们或者没有经验,或者不遵守有关政策,不分雌雄,见麝即枪杀,使得麝的数量急剧减少。"

清代《丹噶尔厅志》记载:"麝香自蒙、番猎取来售,经商人贩至各省售。近来此物渐少,故价亦极昂,鲜二百余元,净仁每两售银至二十两,共约银二千两,盖此物极渺小,携带最便,虽多出数百元,亦非稽访所能周也,故实数不能确知。"

《青海省志·特产志》记载:"麝香是麝科动物的

雄兽脐下香囊中的分泌物,又称寸香、元寸,是名贵的中药材,也是制造高级香料的主要原料。青海是出产麝香的重要产地,主要分布在祁连山区,东部黄河和湟水流域以及东南部长江和澜沧江流域的玉树、囊谦、扎多、门源等县。历史最高年收购量曾达 150 公斤,青海麝香在国内外市场享有盛名,是我省外销名贵中药材之一。"

《海南藏族自治州概况》记载:"海南州高山藿丛是鹿种动物活动的场所,有珍贵的白唇鹿、马鹿和麝。藏族群众有'鹿是游动的客人,麝是坐家的婆婆'谚语。"

《贵德县志》记载:"麝香出于番地,不易多得。"说明麝香多来自青海、西藏等地。

《都兰县志》记载:"麝也叫'獐子'。分布在哇洪山、黑山、布青山、布尔汗布达山等地的草场或灌木丛中。80 年代后,由于乱捕滥猎,数量不多,属国家二类保护动物。麝香系雄性麝香囊分泌物,其药用价值极高。"

《班玛县志》记载:"林麝,体小,呈赭色。耳长,眼大,雌雄都无角。栖息于多岩石的针叶林和针、阔混交林中、常独居,多于晨昏活动,白天多在隐蔽、干燥和较暖和的地方卧息。食各种杂草、嫩枝条。12 月份交配,次年 6 月份生产,每胎 1～2 只。雄麝有长而稍向前弯曲的獠牙。脐上生长着两只小泌孔,从前一泌孔中分泌出麝香。雌性无獠牙,亦无香腺。属国家一级保护动物。"

《久治县志》记载:"麝主要分布于年宝叶什则山岩中。"

青海地方志收载麝的分布和麝香药材珍贵的还有《海北藏族自治州概况》《果洛藏族自治州概况》《玉树藏族自治州概况》《互助县志》《大通县志》《碾伯所志》《西宁府新志》《冯沁县志》《泽库县志》《祁连县志》《化隆县志》《乐都县志》《平安县志》《贵德县志》《民和县志》《甘德县志》《同仁县志》《循化县志》《湟中县志》《湟源县志》《同德县志》《河南县志》《共和县志》等等,青海境内有丰富的麝香资源,分布物种主要有马麝和林麝,青南地区麝香多在四川都江堰市和打箭炉集散,为川麝。湟水流域麝香为中路麝香,在青海地方志中几乎都记载了麝(獐)的分布。

(二) 青海动物志与药学著作

《青海经济动物志》记载:"马麝,别名獐子、香獐、香子,在囊谦县一带柏树丛中多见,通常处在陡峭的石崖下……或位于幽深僻静的灌丛深处。广泛分布于青海省海西、海南、果洛、玉树、海北、黄南各州和海东各县。林麝,别名香獐、獐子,林麝的活动上限一般往往是马麝分布的下限,主要栖息于 2000 m 海拔的针阔混交林或阔叶林带。主要分布于本省班玛林区。青海麝香是驰名中外的动物性贵重药材，也是制造高级香料的定香精之一。"

《青海地道地产药材》记载："青海是全国麝香重点产区之一，其品种与药典收载一致，为鹿科动物林麝和马麝成熟雄体香囊中的干燥分泌物。此外，青海尚有喜马拉雅麝，多栖息于海拔 2 300～3 500 m 岩石和面积较大的针叶林和针阔混交林，灌丛林带中。主要分布于玉树、果洛、海北、海南、海西等地，以及祁连林区、大通河林区、黄河上段林区、隆务河林区、马柯河林区、江西林区最为集中，全省资源量约 100 kg，其中玉树州的蕴藏量占全省 75%，麝香系青海省地道名贵药材之一。"

《青藏高原药物图鉴》记载："麝 *Moschus sifanicus*，分布于青藏高原的大部分地区及华北、华东、云贵等地。"该书中依青海省海西州标本描述了麝体性状特征，栖息于山坡灌丛、针叶林、针阔混交林中，没有固定的栖居地。

(三) 生产历史

据调研，19 世纪麝香为国家统管商品，由青海省药材公司和各县医药公司统购。1957～1986 年的 30 年中，省药材公司收购麝香 1 567.79 kg，年均 52 kg。省内年均销售量 5～8 kg。青海省是全国麝香重点分布区之一。但后来一些集体单位和个人多头经营麝香，出现了竞相抬价抢购的现象。不法分子大肆捕猎，致使麝香资源遭到毁灭性的破坏。据省药材公司 1985、1986 年收购麝香数量推算，两年共捕杀雄麝 6.6 万只(含外省流入)，加上误杀的母麝和幼麝，数量更为惊人。以海北州为例，60 年代平均生产和收购达 8 kg 左右，1972～1979 年间收购量 0.7～21 kg，1972 年达最高 21 kg，1980 年以后年销售量仅 1 008 g 左右(张万明，2012)。湟源县 60 年代有麝 1 000 多只，目前统计不足 100 只，资源濒危(邢海，2010)，给麝香生产经营带来严重危机，这种状况引起麝资源进一步衰竭。青海宝鉴堂药业以麝香为主原料开发了地方中药产品青海麝香膏，后因野生麝香国家控制应用，后更名为山莨菪麝香膏，是治疗关节炎、类风湿关节炎、跌打损伤的良药。该厂 20 世纪 80 年代以麝香为原料投产安宫牛黄丸急救药物生产，销售一直较好，成为地名质优产品畅销国内外。近十年来青海各藏医院、各藏药厂多用人工麝香入药，生产的五味麝香丸、十八味诃子丸、二十八味槟榔丸，十味豆蔻丸、秘诀清凉散等临床应用受到患者赞誉。

青海祁连县阿柔乡青阳沟森宝麝业养殖专业合作社，2016 年成立以来，投资 1 000 余万元构建了 85 余亩养殖场，积极从事林麝繁育及麝香产品研发，按圈舍标准化、品种优良化、饲养科学化、环境无毒化生产理念进行管理，养麝存栏 273 只，驯养 85 只，每年繁育幼崽林麝 12 余只，年产麝香 4 kg 多，年收入 300 余元，成为青海林业产业化重点龙头企业。其他养麝场分布于全省门源、尖扎、玉树、湟源、循化、民和等地区，麝香野生与人工养殖资源逐步发展，成为老百姓创收的经济手段之一。

2022 年调研青海省企业使用麝香情况，有青海金诃制药公司、青海省格拉丹东药业有限公司、青海宝鉴堂国药有限公司、东格尔药业有限公司药业、青海晶珠藏药高新技术产业股份有限公司、青海久美藏药药业有限公司、青海绿色药业有限公司 7 家。使用的药材基原为人工麝香，7 家企业的年使用总量为 50.68 kg。使用产品为二十五味驴血丸(国药准字 Z63020186)、脑康泰胶囊(国药准字 Z20025675)、流感丸(国药准字 Z63020262)、抗栓胶囊(国药准字 Z63020181)、大活络丸(国药准字 Z63020200)、山莨菪麝香膏(国药准字 Z63020056)、安宫牛黄丸(国药准字 Z63020130)、二十八味槟榔丸(国药准字 Z63020219)、二十五味绿绒蒿胶囊(国药准字 Z20025681)、三十一味松石丸(国药准字 Z20025710)、芎香通脉滴丸(国药准字 Z20025234)、流感丸(国药准字 Z63020259)、七十味松石丸(国药准字 Z20026822)等十多个制剂产品。麝香在青海省的年使用总量约为 51 kg，绝大部分为人工麝香，野生麝香仅用于具有采集证的单位。近 5 年价格区间为 55 000～67 000 元/kg，年采购/销售总价约为 280 万元。使用量最大的为青海宝鉴堂国药有限公司，年使用量为 25 kg，均为人工麝香，占到总体使用量的约 50%，其次为青海省格拉丹东药业有限公司和青海久美藏药药业有限公司。

来　源

本品为鹿科动物林麝 *Moschus berezovskii* Flerov 和马麝 *Moschus sifanicus* Przewalski 成熟雄体香囊中的干燥分泌物。

1. 马麝　是麝中最大的一种，母麝体重可达 15 kg 上下，但雄麝的体重稍比母麝小些。站立时的姿势臀高大于肩高。雌雄均无角。头形狭长，吻尖。无眶下腺、跗腺。耳狭长。雄体的上犬齿特别发达，呈獠牙状向下伸出唇外且略向后弯。尾短而粗，大部裸露，其上满布油脂腺体，仅尾尖有一丛稀疏毛存在，体腹后部有香腺。雌体的上犬齿极细小不呈獠牙状，尾较纤细，其上披毛密而均匀，无香腺。乳头1对。

体背呈棕褐色或淡黄褐灰色，毛基乳灰色。鼻周、脸面灰褐棕色，眼周棕黄色。前额、头顶暗褐微沾灰色。上、下嘴唇乳白色。耳尖、耳缘及耳背多棕黄色。颈背中央有一条暗褐色斑纹，中间散布有数个不规则的淡棕色斑。颈下纹黄白色或污白色。胸部色调与体背的相同。腹部、鼠蹊棕黄色。四肢色调与体色相类似，后腿后面具一块浓褐色大斑，四肢呈淡的污黄灰色，尾下浓棕色。

头骨显著狭长，吻长大于颅全长之半，颅全长的二等分线的位置落在眼眶前缘。鼻骨狭长，平均大于60 mm，其最宽位置在后面。眶上突稍凸于额骨的水平面上。泪骨长大于其宽，泪骨面平坦，前端与上颌骨相接，额骨与上额骨相距较远，鼻骨不与泪骨相接，故在它们之间形成一个较大的长方形空位。

无上门齿。雄体的上犬齿发达呈獠牙状；雌性的上犬齿细小，呈柱状。上颌前臼齿3枚，第1枚最小而侧扁，第2、3枚的内外缘各有1个新月形齿突。上臼齿3枚，其形状及大小均相类似，每枚各有2对新月形齿突，排成两列。下臼齿3枚，形状与上颌臼齿相似，且第三臼齿后端有一个马蹄形的小叶(见图18-1)。齿式为 $\frac{0 \cdot 1 \cdot 3 \cdot 3}{3 \cdot 1 \cdot 3 \cdot 3}=34$。

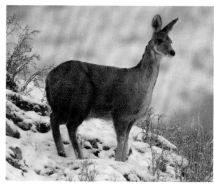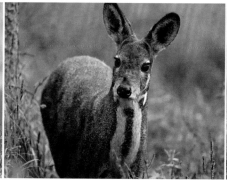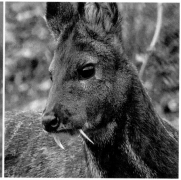

图18-1　马麝动物

2. 林麝　与上种相比，除个体明显小于马麝外，其余外形及被毛特征均与马麝相似，但四肢下部的被毛比马麝的短，并紧贴皮肤。雄体腹后部具磨香腺，雌体缺如。

上体暗棕褐色或苍灰棕褐色，以体背后部及臀部毛色最深，背部毛基灰褐，脸面苍灰褐色，鼻、额、头顶及耳背稍深暗。耳内乳白色，耳尖褐色无棕或黄色色调。上、下嘴唇，下颌污白色。有明显的颈下纹，呈白色、污白色或浅黄白色，并一直延伸至前胸。腹部腋下，鼠蹊呈黄白或棕黄色。前肢毛色为均匀的乳灰褐色，后肢前面灰白褐色，后面暗褐色。

吻长小于颅全长之半。颅全长之二等分线的位置处在眼眶内缘。泪骨长大于泪骨宽。眶上突较平而不上翘。鼻骨后面无凹陷，其上最宽处在鼻骨的后面。上颌骨不与额骨相接，但两者相距甚近。泪骨不与鼻骨相连，彼此间有一个不大的空位。

无上门齿，第1上前臼齿小而侧扁，第2、3枚上前臼齿几乎等大，其内缘各具一新月形齿突；上臼齿具有两对新月形齿突，排成两列；下门齿、下犬齿的横切面几呈椭圆形，齿冠扁薄；下臼齿列的齿突与上臼齿相类同，唯最后白齿的后部有一个马蹄形小叶(见图18-2)。

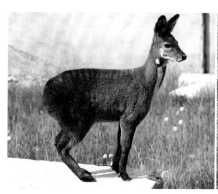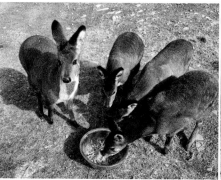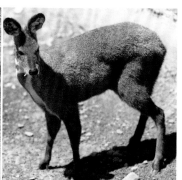

图18-2　林麝动物

3. 麝的分泌香与麝香形成 麝的泌香期是每年的5~7月份,整个过程持续4个星期。泌香活动启动的时期,根据不同地方的研究来看,不同地理种群存在差异。陕西秦岭地区的林麝泌香启动时间是5月初;四川马尔康地区的林麝泌香启动时间是5月底。青海麝泌香启动时间也在5月底。这种启动时间的差异,可能是受光照和温度差异影响,也有可能是在长期的适应过程中产生了遗传上的差异。麝的泌香期可以分为泌香初期、泌香盛期和泌香末期三个阶段,每个阶段都有着显著的特征。泌香初期:雄麝睾丸的生理性膨大,整个阴囊肿大下垂,这是季节性繁殖动物常见的生理变化,这个过程约12日。泌香盛期:雄麝的采食行为出现反常现象,雄麝采食量急剧减少,产生"绝食"的现象,同时饮水量和活动量也大幅度减少,多安静站立或者静卧。睾丸和阴囊依旧处于明显的肿大状态,香囊体积膨大,香囊内壁充血增厚。养殖人员可以闻到圈舍内的香味,个别泌香旺盛的个体,香囊中会有香液渗出,此现象会持续四日至一周时间。泌香末期:雄麝停止"绝食",第一天采食量恢复缓慢,在开始进食后的第2日采食量恢复正常。阴囊和睾丸的开始回缩,经过一周至两周时间,

阴囊、睾丸和阴囊的大小和形状恢复到泌香前水平。此时香囊内开始积攒香液,并随着水分的逐渐挥发,形成较为干燥的固体麝香(张天祥,2021)。

麝分种检索表

1. 个体大,成体平均体长800 mm以上,耳尖恒有棕黄色;颈背常有纵行淡色斑。颅全长平均160 mm;吻长大于颅全长之半⋯⋯⋯⋯马麝 M. sifanicus

1. 个体小,成体平均体长约760 mm,耳尖无棕黄色;颈背无色斑。颅全长平均小于150 mm;吻长小于颅全长之半⋯⋯⋯⋯⋯⋯⋯⋯⋯⋯⋯⋯⋯⋯⋯⋯⋯⋯林麝 M. berezovskii

生态分布

青海分布马麝和林麝。马麝分布于玉树州、果洛州、海南州、黄南州、海北州、海西州都兰县、海东各县、大通、湟源。林麝分布于青海东南端班玛林场,在湟中、湟源、大通、门源、祁连、尖扎、民和、循化、乐都等地有人工饲养(见图18-3)。

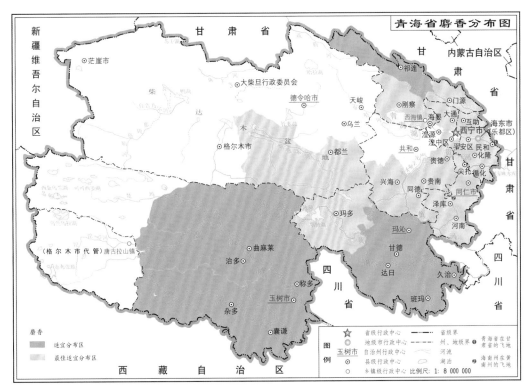

图18-3 青海省麝香原动物分布

1. 马麝 分布高度一般在海拔3000~4500 m之间,经多年的观察,发现马麝多数喜欢在林缘附近的

各种灌丛中栖居,在某些地区如囊谦县一带的柏树(Sabina spp.)丛中也较多见。本种麝性孤独,除在

配种季节,单独活动于僻静的环境中,休息时更是隐蔽。夏季多在灌丛、大树下休息或伏卧于山岩间。秋、冬和早春季节,则又寻找向阳避风雪的地方休息,这时在开旷地很难见到它们。其窝分为两种:主窝,通常处在陡峻的石崖下,或位于幽深僻静的灌丛深处,紧靠大树干基部,窝内干燥,窝底较深而呈凹陷状,内有各种枝叶干草和自身脱落的麝毛,窝边堆有厚厚的大量粪便;临时窝,形式简单,窝浅,四周粪便亦少,位置也多变。每一环境中的窝数及其之间的距离均与麝的密度有关。清晨和傍晚为取食、活动时间,此时往往出现于山崎、山坳、沟谷溪边或林间空地。活动规律性强,雨、雪天气并不影响马麝的活动,但遇大风,常提早结束或延缓其活动时间。在麝产区的群众都知道麝有"舍命不舍山"的习性。一年繁殖一次,每胎产仔1~2只,幼体背部有明显呈纵行排列的淡黄色斑。秋末时节马麝就进入了配偶期,前后历时约1个月左右。在此期间,雄体之间有激烈的争雌现象。食物既吃树叶嫩枝,也吃各种草类和苔藓,偶尔也食一些菌类。在自然界里,狼、豺、猞猁和雪豹等均是马麝的主要敌害。

2. 林麝 分布海拔比马麝低,主要栖息于海拔2 000多米的针阔混交林或阔叶林带,在青海海拔3 200 m左右处采到标本。据观察,林麝的活动上限一般往往是马麝的分布下限。其生活规律、活动特点等多与马麝相仿。每年繁殖一次,秋后交配,翌年夏季产仔。每胎常为2仔。幼体体背有排列成纵行的白色斑点。以各种禾本科植物作为主要食物,也取食一些灌木和小树的嫩枝嫩叶。

在我国分布很广,东北地区的大、小兴安岭及长白山、三江平原等地,华北地区,西北的祁连山区,青藏高原,云贵高原,东北、内蒙古、四川、新疆等地均有(见图18-4)。

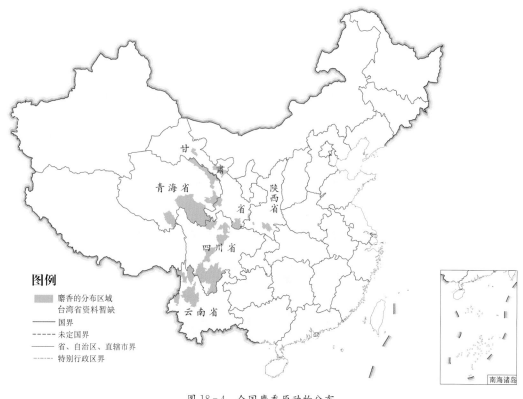

图18-4 全国麝香原动物分布

养殖技术

以青海惠通香宝养麝场调研为据,有日常管理、分群饲养、疾病防控(见图18-5和图18-6)。

(一)日常管理

场地周围应尽可能地控制噪声和突发性的强烈声响;场地谢绝参观,工作人员穿统一工作服,禁穿红色、白色刺激性强的衣物;尽量减少不必要的乳时应立即避开,以防空怀、难产、拒哺乳或弃仔等现象发

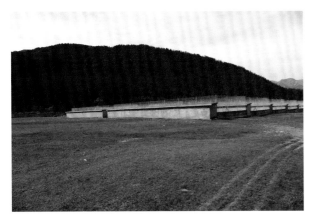

图 18-5 养殖场周边环境

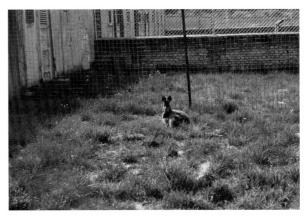

图 18-7 分群饲养

仔麝断乳时喂给精饲料 50 g,青绿多汁料 200 g,新鲜树叶 150～300 g,干叶适量,然后根据生长情况逐渐增加。到第 2 年 6 月时增加配合饲料 1 250 g,青绿多汁料 500 g,新鲜树叶 300～500 g,干树叶 150 g。

2. 配种期 配种期为每年 10 月到次年 2 月。根据配种计划,将待配母麝逐个放入配种圈,让母麝间相互熟悉,若有打架现象应将被打母麝关入单圈 3 天后重放或调整到其他圈,不出现打架现象后,将种公麝放入配种圈合群配种。合群后 10～15 日有追逐配种行为,配种行为一般在 18:00～24:00,5:00～7:00,白天也有配种行为。

3. 怀孕期 麝的怀孕期为 180 日左右。怀孕初期(2～4 月)应将母麝留在大圈饲养,增加其活动量。4 月底将怀孕后期的母麝关入单圈饲养,应尽量避免抓捕、治疗等行为,精饲料可增加到 125～150 g,应多喂新鲜树叶。

产仔多从 5 月开始,7 月份结束,集中在 5～6 月,一般在晨昏、夜间产仔。产仔期应保持安静,避免惊扰,工作中遇产仔时避开,让仔麝吃上初乳,产后 2 h 靠墙,斜置仔麝用于避光躲藏的场所,让其有安全感,便于休息,当天可不打扫卫生,只给饲料。在高寒、多雨地区,在产仔前应放入经严格消毒的产仔箱(见图 18-8)。

每日上午、下午做清洁和喂料时,打开产仔板观察仔麝的精神和鼻汗情况,发现患病应及时治疗;个别母麝产仔后,人进圈时有攻击人或护仔的现象,此时,人应退让,扔给其饲料,让其逐步适应人的活动。

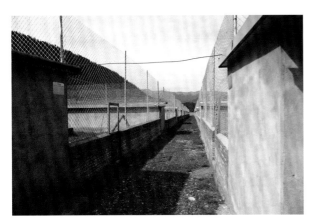

图 18-6 养殖圈舍

生。定期修剪蹄趾,特别是副蹄的修剪,平时出现蹄趾过长时也应及时修,以防止蹄叉变形和扭伤。配种前公麝应剪短过长、太尖的上犬齿,防止伤害母麝。干粗饲料和新鲜树叶类饲料的饲喂及圈舍清扫宜在上午进行,精饲料和蔬菜、瓜果类的拌合料宜在下午进行;保证清洁干净的饮水。投食、清扫、治疗应尽可能地安排在早晨或黄昏进行,粪便的清扫应间隔 1～2 日进行一次,未吃完的青绿饲料和混合饲料必须在早晨彻底清除,饲料盆(槽)、水盆(槽)应经常保持清洁。

(二)分群饲养

根据麝的年龄、性别、生长生理时期进行分群饲养(见图 18-7)。

1. 育成期 断乳仔麝需继续关在单圈饲养便于观察和护理,到第 2 年 4 月左右打上耳号后放入大圈。断乳后仔麝独立生活,在初期可能有恋母行为,出现拒食现象,应给予其喜食饲料进行诱食,若连续 3 日还不采食,应将母麝重新关入单圈,母仔起生活一周后再进行断乳。

(三)疾病防控技术

麝属神经质类型动物,胆怯、敏感、易惊恐,外界不良刺激常会引起其强烈的应激反应,从而导致其免

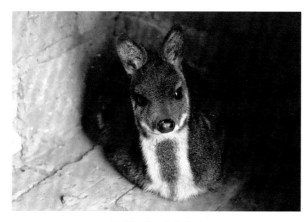

图 18-8 林麝幼仔

疫力的降低。因此,麝疾病的防控应遵循"预防为主,防重于治,减少应激"的基本原则,做到"勤观察、早发现、早治疗、常防疫、少应激",不断提高对麝的科学饲养及管理水平,使麝群保持良好的健康状态。建立规范的兽医卫生防疫制度,严防疫病的传入和向外扩散。严格遵守国家有关动物疫病防控的法律规定。

1. 隔离　严格执行生产区和生活区的隔离。饲养人员和技术人员进出麝圈要更换专用衣服、鞋和帽,饲养用具固定使用,各舍之间不能串换使用。严格控制外来人员进入生产区,如需进入必须进行消毒和更换专用衣服、鞋和帽。

经济实力强、规模较大的企业,在生产区应建设隔离、隔音的参观通道或参观平台。

2. 环境卫生　每日打扫圈舍卫生一次,清除粪、尿和残存的饲料;每日清洗饲料盆(槽)和饮水器(水盆、水槽),每10日左右用高锰酸钾等对饲料及饮水用具进行消毒一次;每3日对排粪、排尿地点进行一次冲洗。

固体废物倒入专用粪物处理区,污水进入污水处理池。对使用过的医疗器械进行消毒处理,防止污染。对医疗垃圾按相关的卫生要求进行分类消毒和无害化处理。

3. 饲料与饮用水卫生　禁止从疫区采购饲料。饲料在采集、运输、保管和加工过程中要防止其受污染。饲料库房要防潮、防火、防虫、防鼠。定期监测饲料质量,禁用腐败变质饲料。青绿多汁饲料饲喂前应用清水浸泡30 min后冲洗、漂洗、沥干(见图18-9)。

定期监测饮用水的卫生与质量,达到国家生活饮用水标准。

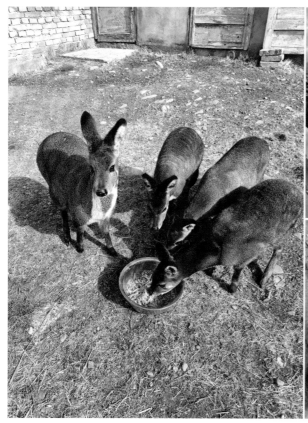

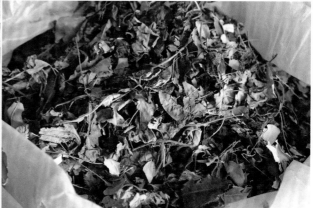

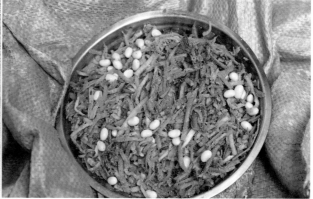

图 18-9　林麝饲养

4. 工作人员卫生　工作人员每年体检一次,患有规定疾病(如结核、布病等)的人员不得从事麝的养殖与管理工作。

5. 病麝隔离检查与治疗　对发病的麝或可疑病麝及时运送到隔离区进行隔离检查和治疗,专人进行饲养管理。兽医卫生工作人员对隔离麝及时进行观察和治疗,并做好相应病历档案的建立。病历档案包括兽医师对疾病的症状描述及治疗方案,根据治疗情况进行预后判断,病历档案应进行登记管理。

采收加工

传统猎取麝香多以枪击之后,当即将其脐部割下,质量最好,叫响山货,也有用绳套捕,由于不能及时获得,日久脐部略有变质,质较次,如果及时发现获取者,与响山货相同。凡鲜麝香,必须捡尽银皮,在麻纸上吸收水分,阴干后装入瓶中。传统取麝已被国家法律禁止,现多活体取麝。

人工活体取香技术分四个步骤:

(1)取香前的准备:包括取香时刻表的拟定和取香用具的准备。拟定取香时刻表,要安排和记录好取香的日期、采香的雄麝数量和耳号。并且应提前把待取香雄麝关到独立的圈舍,以便短时间高效率完成取香工作。取香工具包括取香用的挖勺、盛放麝香的盘子等容器和用以消毒的药品。取香前上午须停喂一次饲料,使待取香雄麝空腹,防止抓捕和取香时伤及内脏(图18-10)。

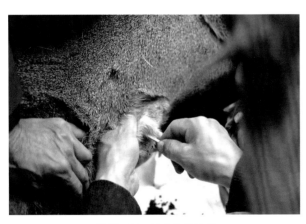

图18-10　活体取香过程

(2)麝的抓取和绑定:在实施人工取香时,值得注意的是将麝绑定,减少取香过程中麝因乱动而造成的伤害。在将待采香的雄麝关到独立圈舍之后,有经验的饲养员需要迅速抓住麝的一条后肢,顺势向上提起,一只手抓住两条前肢,另一只手抓住两条后肢。

抓牢后,抓麝者来到圈舍中的活动场等开阔地,选一阴凉处坐下,将麝背里腹外地侧放在两腿上。抓麝者用腹、臂将麝体固定,即完成了麝的绑定工作。

(3)在绑定工作完成后,就可以进行取香工作,这个过程一般由经过培训的兽医来完成。取香者的惯用手之外的手前两根手指按住麝香囊的底部,大拇指轻轻抵住香囊口,后两根手指稳稳扶住香囊。惯用手手持挖匙,用挖匙的前端背面轻轻拨开囊口,挖匙匀速探入香囊内部,随后缓缓转动挖匙,并均匀地向外挪动,将麝香取出。落入提前准备好的盛香盘中。

(4)取香结束后,需要在香囊口处涂上消炎药膏,然后负责绑定的饲养员抱起麝先松开前肢,再松开后肢或者借势向前送,同时松开四肢。此时不能离地面太高,以免工作人员和麝受伤。在取香结束后,要为空腹的雄麝补充饲草和水。

实践证明,标准的人工活体取香对雄麝的健康、繁殖和泌香没有不良影响,取香后,每年都能再产香。刚取出的麝香里,还混有香囊内的纤毛、脱落的银皮和体表的毛发等杂质。对于这部分杂质,也需要有人进行挑拣,才能将新鲜麝香放到干净无菌的容器中加以保存。

商品规格

(一)毛壳规格标准

统货(干货)　呈球形或扁圆形,囊壳完整,剪净革质盖皮周围的边皮,面皮,灰褐色,囊口周围有灰白色及棕褐色的短毛。内囊皮膜质,无毛、棕褐色。内有饱满柔软的香仁和粉末。质油润。囊内间有少许细柔毛及彩色膜皮、香气特异、浓厚、味微苦辛。无杂质、霉变。

(二)麝香仁规格标准

统货(干货)　为去净外壳的净麝香。有颗粒状香仁和粉末。香仁表面光滑,油润。黑褐色。断面黑红色。粉末呈棕黄色、紫红或棕褐色,间有薄皮称银皮。香气浓厚,味微苦辛。无杂质、霉变。

药材鉴别

(一)性状鉴别

1. 毛壳麝香　为扁圆形或类圆形的囊状体,直径3～7 cm,厚2～4 cm开口面的革质皮棕褐色,略平,密生灰白色或灰棕色短毛,从两侧围绕中心排列,中央有 1 小囊孔。另一面为棕褐色略带紫色的皮膜,微皱缩,偶显肌肉纤维,略有弹性;剥开后,可见中层皮膜呈棕褐色或灰褐色,半透明状;内层皮膜呈棕色,内含颗粒状及粉末状的麝香仁和少量细毛及脱落的内层皮膜(习称"银皮")。有特异香气。以饱满、皮薄、仁多、捏之有弹性、香气浓烈者为佳(见图 18-11)。

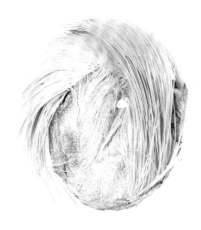

图 18-11 毛壳麝香

2. 麝香仁 麝香仁野生品质柔,油润,疏松;其中呈不规则圆球形或颗粒状者习称"当门子"。表面多呈紫黑色,微有麻纹,油润光亮,断面黄棕色或深棕色;粉末状者多呈棕褐色或黄棕色,并有少量脱落的内层皮膜和细毛。饲养品呈颗粒状、短条形或不规则团块,紫黑色或深棕色,表面不平,显油性,微有光泽,并有少量脱落的内层皮膜和毛。气香浓烈而特异,味微辣、微苦带咸。以当门子多,颗粒色紫黑,粉末色棕褐,质柔润,香气浓烈者为佳(见图 18-12)。

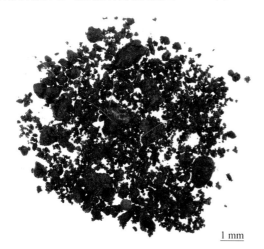

1 mm

图 18-12 麝香仁

(二)传统鉴别术语

"毛壳麝香":指带麝香毛的完整麝香。囊状,多呈类球形,直径 3~7 cm,麝香口(囊口)端部分附着围绕中心的一圈麝毛,呈内放射状。类球部为棕褐色略带紫色的皮膜,微皱缩,手握之有弹性。

"冒槽":指检查麝香时用槽针专用工具从囊孔插入,向不同部位转动,抽出,立即视看,可见麝香仁膨胀活动的现象,即槽针上麝香仁出现先平槽后高出槽面,且渐渐高耸的现象。

"黄香":指麝香中颗粒较小、色黄的麝香仁。多草原货。

"推灰":指检验真伪麝香的一种方法。检验时在杯子的水面上加入适量草木灰(灰白色的或极轻浮的陈灰),再在其上加入少许麝香,可见草木灰不分散,如草木灰向四周移动则掺有假。当然不推灰也不一定是纯品,需做进一步检验。

"银皮":又称云皮或黑衣子。指毛壳麝香的棕色内层皮膜,附于革质膜内侧,内包含颗粒状及粉末状的麝香仁。剥取麝香仁后,其一般仍附带在麝香皮上。散仁中少量细毛及脱落的皮膜组织,为剥取时不可避免地落入现象。

"顶指":指麝香仁用手捏或携之有硬物触指感。此类往往不纯。同时,染手、沾手、结块皆属不正常现象。另外,对一般药材的干度或纯度用手试感觉,也用顶指的术语,干度好常顶指等。

"当门子":也称黑子。指较大的麝香仁呈不规则圆形或颗粒状者,因多位于囊口,故曰。外表多呈紫黑色,微有麻(点)纹,油润光亮,断面棕黄色。习惯认为,以当门子为佳。

"子眼清楚":指麝香的香仁油润,碎小的虽似碎粉,但皆成颗粒,颗粒自然而疏,放大后粒粒清晰。

(三)显微鉴别

粉末显微 麝香仁粉末棕褐色或黄棕色。为无数无定形颗粒状物集成的半透明或透明团块,淡黄色或淡棕色;团块中包埋或散有方形、柱状、八面体或不规则形的晶体;并可见圆形油滴,偶见毛和内皮层膜组织(见图 18-13)。

理化指标

《中国药典》(2020 年版)规定:本品干燥失重不得过 35.0%,总灰分不得超过 6.5%。按干燥品计算含麝香酮($C_{16}H_{30}O$)不得少于 2.0%。

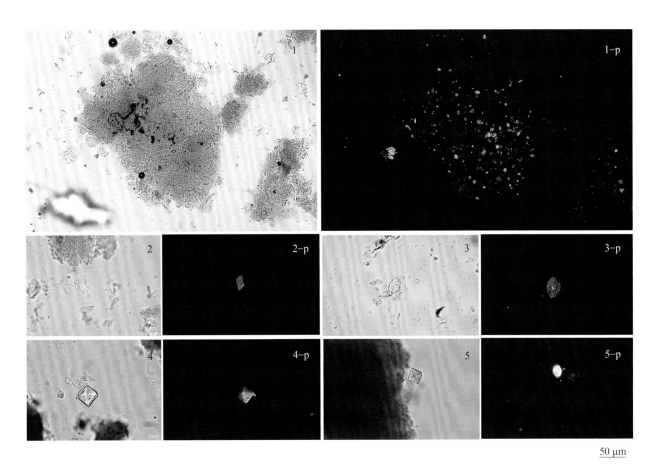

图 18-13 麝香粉末显微特征(X-p 代表偏振光)(400×)

1. 团块;2~5. 晶体

品质评价

(一)传统优质性状品质

商品麝香按质量优劣,可以分为以下几类。

生麝香:亦称遗香,为麝在春季时因腺袋内的香泌过重,而感疼痛,自以爪剔出,着尿溺中覆之,常在一处固定不移。其质最好,价同明珠,然极为难得。

蛇头香:系年久凝结成块,形如蛇头,为麝香中的最上等,但不易见到。

当门子香:为上等货,系颗粒结晶,大如花生米,小如绿豆,其形不一,以扁形如羊粪者为优。

粉香:品质较当门子香稍次,为一般品质,系粉状,颗粒新鲜时,稠厚如油膏。

油香:为油质,一般以有油气为次货。

银皮香:为包住香囊的一层极薄的酱棕色膜,分泌物由此产生,又称蛋皮香、养皮香,其功效与粉香相同。

心结香:系在死久的麝或麝见大兽捕逐,惊畏失心,狂走坠死,及病死的麝身上割下,形如血块、品质最劣,不堪入药。

水麝香:系香囊中皆为水汁之麝香。若以针刺袋,取汁滴于水中,用以洗衣,香久不散,然极少见。

(二)化学品质

梁颖等(2005)采用 GC-MS 对天然麝香与人工麝香多个特征性成分进行定性鉴别,结果麝香吡啶和 3-甲基环十三酮为鉴别天然麝香和人工麝香的专属成分。杨弘等(2013)采用 GC-MS 对野生国产麝香、进口麝香和家养国产麝香中 13 个组分定性分析,结果麝香醇溶性成分主要是大环化合物及脂肪酸类、雄甾酮和胆固醇类化合物,野生国产麝香的色谱峰数量及种类和对照药材相同,进口麝香色谱峰数量、种类和对照药材有区别,家养国产麝香色谱峰数量、种类和对照药材基本相同,响应值略低,为麝香质量判断提供了可靠的依据。张皓冰等(2005)采用 GC - MS 测定不同种类麝香中的甾体成分,结果表明甾体激素的种类及含量对麝香种类和真伪优劣的判断尤其重要。汪雨等(2011)采用 GC - MS 对麝香乙醇提取物定性分析,结果天然麝香含有麝香酮及多种甾体类化合物,而部分市售麝香仅含麝香酮,几乎不含甾体类化合物。

何泽超等(1996)采用分光光度法测得诱导麝香中游离胆固醇和酯态胆固醇含量平均值分别为 1.09% 和 1.35%,天然麝香中分别为 1.01% 和 1.29%,表明诱导麝香与自然麝香中胆固醇的存在状态和含量基本一致。严修琼等(1981)测得我国 7 个产区麝香的醚溶性部位胆固醇含量为 0.78%~1.19%,胆固醇酯含量为 0.35%~2.42%,且胆固醇酯含量与麝香酮含量似有一定相关性。

在圈养林麝种群中,存在小概率麝香样品异常状况,有出现白色麝香和泥状麝香,张天祥(2021)研究了正常麝香和异常麝香成分,结果白色麝香的挥发性成分中脂肪酸含量较高,且种类丰富,可能是造成白色麝香气味较重的原因;但白色麝香中麝香酮含量几乎为 0,这是与正常麝香和泥状麝香对比中最突出的特征;对三种麝香的成分进行 NMDS 分析,可以发现正常麝香和白色麝香差异显著,泥状麝香类似于两者的中间态;本研究首次对异常麝香中氨基酸含量进行了分析,其水解氨基酸含量显著低于正常麝香。麝香作为林麝的分泌物,其中的类固醇激素水平可以反映一段时间以来,林麝的应激水平。正常麝香中皮质醇、雌二醇和睾酮含量均高于异常麝香,这与前人提出的林麝慢性应激现象相符。结合调研中记录的产香林麝的健康状况,白色麝香个体处于慢性应激状态的可能性较高。这为生产实践提供了依据,当出现分泌白色麝香个体时,要注意该个体的健康状态,及时进行管理和救助。

严修琼等(1981)采用 GC 测定不同产地麝香中麝香酮和雄性激素的含量,结果我国 7 个地区麝香中麝香酮和总雄性激素的平均含量分别为 351% 和 0.51%,质量较好。李硕等(2011)采用 GC - MS 探索麝年龄对麝香中麝香酮含量的影响,发现 3 年生麝所产麝香中麝香酮含量最高,7 年生麝所产麝香中麝香酮含量最低,表明随着年龄增长,麝所产麝香中麝香酮的含量呈下降趋势,1~3 年生麝所产麝香质量最好。刘薇等(2014)采用电感耦合等离子体质谱法测定人工麝香中 5 种有害重金属 Pb、Cd、As、Hg、Cu 含量,结果表明,人工麝香中 5 种重金属含量较低,符合药品质量安全的要求。

(三) 分子品质

中国中医科学院中药研究所赵玉洋 2019 年申报科研成果,课题开展了动物类中药麝香药材及其伪品的 DNA 条形码进行研究,共收集麝香正品来源的毛发、组织及香仁等样品 34 份,获得 COI 序列:林麝 10 条、马麝 10 条、原麝 3 条,序列长度 658 bp。基于 3 种麝及其伪品麝鼠的 30 个 COI 序列。通过邻接法(NJ)构建了系统聚类树图,同属序列明显聚在一起,正品麝香来源的林麝、原麝、马麝与伪品来源的麝鼠能够很好地区分开,且正品的三个来源又形成相对独立的枝。基于 COI 序列的 DNA 条形码技术只能对香的原动物的组织或毛发进行鉴别,无法从麝香(即麝的分泌物)中获 DNA 片段或对其进行 PCR 扩增,因此建立了一种针对麝香仁的 DNA 提取方法,同时设计了一对引物,可有效地鉴别药材麝香及其混伪品,实现了药材快速、准确的鉴别。

(四) 生态品质

麝多野生于高原山岭地区,因生长气候环境关系,其品质有优劣。生于高山岩石间的(俗称"岩獐子")多食松、柏叶或山果,体健,脐部腺囊分泌浓厚,含颗粒较多,品质最好;生于山地林木较多地区的(俗称"林獐子")腺囊中颗粒不多,品质较差;而生于大草原上的(俗称"草獐子")主食野草,因气候不佳,麝体弱,分泌物稀薄,腺囊中多无颗粒,品质最差。同时,生长前山(阳山)之麝强健;生长后山(阴山)的体质较逊。

化学成分

天然麝香的成分十分复杂,麝香酮的含量一直是衡量其品质优劣的重要指标(赵雪飞,2017)。自从 1906 年 Walbaum 发现天然麝香中所含麝香酮后,至今,国内外学者已从麝香中分离并鉴定出多种有效化学成分,主要包括甾体类、大环酮类和多肽蛋白质类化合物等(刘文华,2020)。

1. 甾体类 甾体类化合物是麝香的主要成分之一,国内外学者采用 GC - MS 等研究方法发现乙醇和水提物中含有较多的甾体类化合物,主要包括胆甾-5-烯-3β-醇(cholest-5-en-3β-ol)(1)、5α-雄甾烷-3,17-二酮(5α-androstane-3,17-di-one)(2)、3α-羟基-5β-雄甾烷-17 酮(3α-hydroxy-5β-androstane-17-one)(3)、5β-雄甾烷-3,17-二酮(5β-androstane-3,

17-di-one)、雄甾- 4 -烯- 3，17 -二酮(androst-4-en-3，17-dione)(4)、4 -胆甾烯 - 3 -酮(4-cholesten-3-one)(5)、5α-雄甾烷- 3β(5α-androstane-3β，17α-diol)(6)，

5β-雄甾烷- 3α(5β-androstane-3α，17β-diol)、胆甾- 3，5 -二烯(cholesta-3，5-diene)等(张普照，2019；蒋且英，2018)，见图 18 - 14。

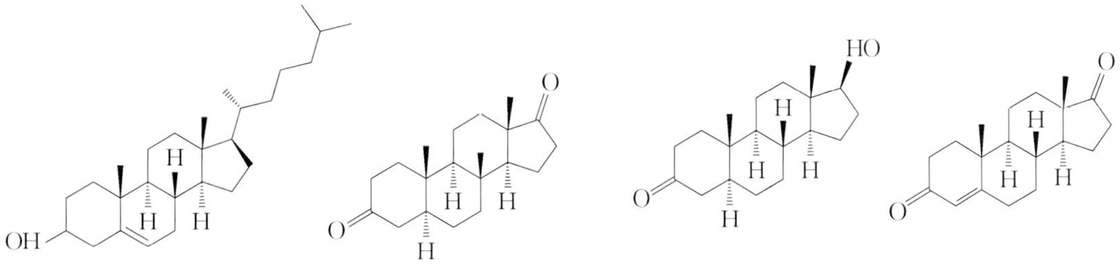

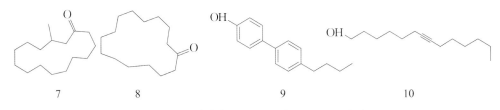

图 18 - 14　麝香中甾体类化合物的分子结构式

2. 大环酮类　大环酮类化合物是最早从麝香中分离出的有效成分，主要包括 3 -甲基环十五酮(3-methyl-cyclopentadecanone)(7)、环 十 五 酮(cyclopentadecanone)(8)、5 -环十六碳烯- 1 -酮(5-cyclohexadecne-1-one)(9)、1 - 环 癸 基 - 乙 酮(ethanone，1-cy-clododecyl)(10)、5 -顺式环十四烯酮、5 -顺式(14 -甲基)环十五烯酮等，其中 3 -甲基环十五酮即麝香酮是天然麝香的主要活性成分(Morin E，2019；敖艳霖，2018；郑程莉，2019)，见图 18 - 15。目前经研究证实的化合物主要有：麝香酮、麝香醇、3 -甲基环十三酮、环十四烷酮、降麝香酮、5 -顺式环十五烯酮、5 -顺式(14 -甲基)环十五烯酮、2,6 -壬撑二氢吡喃、2,6 -己撑二氢吡喃、5 -顺式环十四烯酮、麝香吡喃(董万超，2001)。

图 18 - 15　麝香中大环酮类化合物的分子结构式

3. 蛋白质、肽类和氨基酸类　天然麝香中的蛋白质含量约为 25%，其分子量为 1 000 的多肽具有很强的抗炎作用，另有一种相对分子质量为 5 000～6 000 的多肽抗炎作用较弱。多肽水解后氨基酸中天冬氨酸、丝氨酸、丙氨酸、异亮氨酸、苯丙氨酸、赖氨酸、组氨酸的含量较高，醇溶物中游离的氨基酸包括精氨酸、脯氨酸、甘氨酸和丙氨酸(曹昌霞，2018)。经研究证实麝香的醇溶物含有游离氨基酸：精氨酸、脯氨酸、甘氨酸、丙氨酸。水解氨基酸中天冬氨酸、丝氨酸、丙氨酸、胱氨酸、异亮氨酸、苯丙氨酸、赖氨酸、组氨酸的含量较高(董万超，2001)。

4. 吡啶类　麝香中的吡啶类成分主要有麝香吡啶，羟基麝香吡啶 A 和 B(羟基麝香吡啶 A 与 B 是同分异构体)，2,6 -壬撑吡啶、2,6 -己撑吡啶(董万超，2001)。

5. 脂肪酸和酯类　麝香中脂肪酸含量为 5.15%，支链结构占优势，分子大小为 C14～C40。主要有甘油三软脂酸油酸酯、棕榈三油酸酯、棕榈酸甲酯、油酸甲醌酯醇。形成蜡类物质的几乎是支链结构 C20～C34 的脂肪酸(董万超，2001)。

6. 其他　除上述主要成分外，麝香还含有脂肪酸、酯类、无机物等，其中脂肪酸含量约为 5%，与胆

甾醇结合后形成酯或蜡。麝香中无机元素的含量约为3.62%，包括钾、钠、钙、镁、铁、铅、铝、氯、硫酸盐和磷酸盐等。此外，麝香中含有少量的纤维素、脲素等(纪翠芳,2020)。

药理作用

1. 对中枢神经系统的影响

(1) 透过血脑屏障：麝香中具有芳香开窍作用的麝香酮能快速透过血脑屏障，在脑组织中较稳定、代谢慢，且在脑内蓄积时间较长，能较长时间发挥通关利窍和醒脑通络的功效。还可调节血脑屏障对药物的透过性。在生理状态下，麝香酮对血脑屏障具有一定的开放作用；在病理状态下，如对于局灶性脑缺血模型，麝香酮降低血脑屏障的通透性，对人脑具有保护作用(齐娜等,2020)。

(2) 抗脑缺血、缺氧损伤：大鼠局灶性脑缺血损伤后，给予麝香主要活性物质麝香酮，可降低脑缺血损伤过程中蛋白渗漏，能减轻该大鼠模型局灶性脑缺血、缺氧导致的血脑屏障通透性的改变，缓解脑水肿，延缓局灶性脑缺血病的进程，从而改善对局灶性脑缺血的保护和治疗作用(吕丽莉等,2009)。研究发现麝香酮对连二亚硫酸钠造成PC12细胞(大鼠肾上腺髓质嗜铬细胞瘤克隆的细胞株)缺氧损伤具有保护作用(孙蓉等,2008)。麝香酮还能显著提高大鼠的学习记忆力，其作用机制可能是通过减少MMP-9蛋白表达而发挥神经保护的作用(蒋光元等,2018)。此外，麝香酮还可通过诱导神经干细胞增殖和分化，激活PI3K/Akt信号通路发挥在脑缺血中的保护作用(Zhou Z Y, 2020)。

(3) 镇静催眠及抗惊厥：麝香酮对中枢神经系统的作用为小剂量兴奋，大剂量抑制，表现出一种双向调节作用。此双向调节与中医既用麝香治疗"惊厥"又治"中风不省"相符合(曹琬如等,1980；马丽锋等,2010)。

(4) 抗脑水肿：陈镜合(1996)报道，冰冻损伤引起的实验性脑水肿，在造模前后给予数次麝香，通过超微结构观察及含水量测定均显示麝香能减轻脑组织水肿，对冷冻引起的大鼠实验性脑水肿有保护作用。

2. 对心血管系统的影响

(1) 抗心肌缺血：麝香可通过减少血浆内皮素(ET)的释放，使降钙素基因相关肽(CGRP)的表达增强，提高心肌组织中血管内皮生长因子(VEGF)的含量，从而改善大鼠模型心肌缺血的状况(袁玲等,

2010；朱雪晶等,2009)。麝香酮对缺血心肌具有抗纤维化、抗炎、抗细胞凋亡、预防心肌梗死后心脏重构以及改善心功能等作用。在改善心脏功能方面，麝香还能显著增加心肌细胞的存活率，降低乳酸脱氢酶漏出量和细胞内丙二醛含量及活性氧簇水平，并能抑制过氧化氢对心肌细胞形态的改变(权赫秀等,2018)。

(2) 抑制血小板聚集：麝香活性成分麝香酮具有抑制血小板凝集的作用。家兔的血液经不同剂量的麝香酮处理后，均不同程度地降低家兔血小板的凝集率，具有剂量依赖性(马丽锋等,2010)；家兔腹腔注射麝香酮100 mg/kg，还能降低家兔经二磷酸腺苷(ADP)介导的血小板凝集，抑制血小板收缩蛋白的功能，使血凝块不能正常收缩，达到延长凝血时间的目的。此外，麝香酮对微循环障碍有改善作用(Wu Q B等,2011)。

3. 抗炎作用

麝香最主要的抗炎成分是水溶性多肽蛋白质，能够降低体内和体外抗炎细胞因子水平(马伟,2016)。国外学者将麝香制成膏剂，用于治疗女性阴道疾病，结果证实，麝香的挥发油中含有类似于抗生素和生物碱的活性物质，对阴道中的微生物生长具有抑制作用，尤其对金黄色葡萄球菌和枯草芽孢杆菌最敏感(Aljuriss J等,2020)。朱秀媛等(1996)研究报道，从麝香中分离出的有效成分抗炎1号，对给予巴豆油引起的小鼠耳部炎症有明显的抗炎作用。He等(2019)报道，麝香酮抑制脂多糖(LPS)/三磷酸腺苷(ATP)诱导的J774A.1细胞热休克，降低IL-1β/IL-18的产生，其机制与通过抑制消皮素D(GSDMD)、Caspase-1的激活和Nod样受体家族含pyrin结构域蛋白3(NLRP3)炎症小体的组装有关。Yu等(2020)研究发现，麝香酮通过阻断NOX4/JAK2-STAT3通路和NLRP3炎症小体，抑制小胶质细胞活化，从而减轻炎症性疼痛。此外，麝香具有降低小鼠毛细血管通透性和抑制白细胞游走功能。麝香的有效成分与麝香类似，对炎症早期、中期以及炎症全部过程均都有不同程度的抑制作用(齐娜等,2020)。

4. 抗肿瘤作用

孟照华等(1998)通过将麝香埋藏于裸鼠恶性肿瘤部位，结果显示可显著延长生存期，免疫学检查表明麝香是通过提高机体的非特异性免疫功能，抑制癌细胞的生长增殖，而非特异性地直接损伤癌细胞。马伟(2012)在麝香提取物对肺腺癌GLC-82细胞增殖实验中采用MTT法检测处理后细胞的存活率。结果显示，麝香提取物对GLC-82细胞的增殖产生抑制作用，随着给药时间的延长和给药浓度的增加，肿瘤细胞出现晚期凋亡和坏死现象。

Qi 等(2020)研究报道,麝香酮通过诱导肝癌细胞凋亡和自噬而发挥抗癌作用,其中麝香酮促进肝癌细胞凋亡的增加是通过内质网应激反应发生的,而麝香酮诱导的肝癌细胞自噬与 AMP 激酶/mTOR 复合物 1 信号通路密切相关。因此,麝香酮具有潜在的抗癌作用。

5. 其他作用 麝香对动物子宫有明显的兴奋作用,能增强家兔妊娠后期子宫收缩力,故中医通常把麝香列为孕妇禁用药物(孙蓉等,2011;冯巧巧等,2015)。麝香酮具有抗胃溃疡作用,对溃疡面的愈合有明显促进作用。麝香酮对 Aβ1-42 诱导的阿尔茨海默病体外细胞模型有保护作用,其作用机制与其降低损伤细胞的游离 Ca^{2+} 水平、升高 MMP 和 Beclin-1 蛋白水平有关(王南卜等,2017)。麝香酮还可减少卵巢切除引起的体内骨丢失(Zhai X 等,2020)。

资源综合利用

(一) 精准使用野生天然麝香

据统计《全国中药成药处方集》收载 6 000 余方,其中有 295 种含麝香的处方,21 世纪初,程念(2006)报道我国历代中医典籍方书共有 15 018 中药处方,其中含麝香 884 方,尚不包括使用麝香量较大的藏蒙医药的处方。虽然目前有人工麝香替代使用解决供求短缺,但类似安宫牛黄丸、片仔癀、苏合香丸、云南白药、青海山莨菪膏、六神丸、麝香保心丸等仍需用天然麝香。

应对国内现有所有含麝香产品进行一次全面统计,然后由主管部门或权威专家按急救、治疗、保健和其他合理的标准确定可使用天然麝香的产品。调减麝香入药范围和用量,即在未来一段时间内,因为目前我国现有的麝香资源将不可能全面保障所有利用麝香入药的要求,而只能将有限的麝香资源限定在一些特效药、关键药、重要药上使用。对国内麝香的生产、经营和使用单位进行一次全面清查,在此基础上由有关主管部门按规定条件审核发放特许生产、经营或使用证,并规定其可生产和使用的数量及产品。同时应考虑野生香、家养麝香和人工麝香的资源、生产、使用特点,确定有区别的、合理的经营体系和使用范围。

实行"谁保护谁受益"的原则,鼓励有关企业直接参与资源的保护、恢复和发展对使用天然麝香的企业,鼓励它们以各种形式直接参与特定区域的麝类资源保护、恢复和发展工作。在保证该区域麝类资源正常持续生存的前提下,保证该企业以规定数量专享从此区域出产的麝香,切实实行"谁保护谁受益"原则。

天然麝香在急救中成药、香水制造中有不能代替的特殊性,应挖掘古老处方新用途,利用现代技术手段研发心血管疾病新药和香味持久代表东方香型的高端日化品,使用天然麝香精准高效服务于人类健康与幸福之中。

(二) 创新麝香可利用途径

(1) 进行野麝活捕活体取香:青海野麝资源在 20 世纪 60 至 80 年代捕杀量有 6.6 万多只,目前仅剩 5 000 余只。2000 年 4 月召开的第 11 届 CITES(濒危野生动植物种国际贸易公约)缔约国大会上,通过了《麝的保护及其贸易》的 11.7 决议案。该决议案对缔约国的主要建议包括探索有效的活麝取香技术,以减轻对野生麝种群的压力。该决议案建议的活捕取香技术是另一种既能获取麝香,又能促使群众保护野麝及其栖息地的方式。建议在青海乃至全国的自然保护区内,对野麝进行定量的活捕活体取香,获中药产业生产急救药品和香水产品必需的原料,保护野麝资源,使其迅速恢复种群,从根本上解决保护与利用的矛盾。

(2) 秋季开展人工养殖:人工养殖是解决麝香永续利用的根本之路。人工饲养麝香的质量等同于野生麝香,目前在人工麝香代替天然麝香存在不同疑虑的情况下,发展人工饲养是解决麝香数量与质量的最佳选择。青海省祁连、门源、大通、湟中、湟源、尖扎、民和、循化都有麝的基地,每只雄麝一年可分泌麝香 15~20 g,按 1 000 只计,年产麝香 15~20 kg,创造经济价值 1 500 万元。但是由于生产成本高,养殖户积极性不高,养殖规模较小,地方政府社会应给予政策支持,大力发展人工饲养,尽快培育起麝香产业发展。

(三) 开展并推动人工麝香标准建设

作为名贵中药材,麝香在我国已有 2 000 余年的药用历史,享有"名香之冠"的美誉。因天然麝香多通过杀麝取香的方法获得,近年来,麝科动物数量急剧减少,为保护野生动物资源,国家林业局于 2003 年发布通知将麝科麝属所有种由国家二级保护野生动物调整为国家一级保护野生动物,以加强麝野生动物资源保护,随后,国家食品药品监督管理局于 2005 年发布"关于中成药处方中使用天然麝香、人工麝香有关事宜的通知",通知规定只有安宫牛黄丸(北京同仁堂公司)、六神丸(上海雷允上药业有限公司、苏州雷允上药业有限公司)、八宝丹(厦门中药厂有限公司)、片仔癀(漳州片仔癀药业股份有限公司)等 4 个品种被批准使用天然麝香外,其他中药制剂中的麝香以人工麝香等量投料使用,时至今日,仍只有这 5 家公司的 4 个品种可以依法使用天然麝香,而使用人工麝香的中成药品种已达 400 余种(周琴,2014;叶洵,2022)。经统计,2020 年版《中国药典》(一部)中共收载了 75 个含有麝香的复方制剂,其中以人工麝香入药的复方制剂有 61 个,使用人工麝香或麝香的复方制剂有 6 个,总占比为 89.3%,因此,在野生动物资源急剧锐减、天然麝香药材被限制使用的背景下,人工麝香已广泛用于中药复方制剂的生产和使用。有研究表明人工麝香缺少天然麝香中含有的麝香吡啶、三甲基-环十三酮、1,15-十六碳二烯酸、醋酸去氢表雄酮、(3α,5β)3-羟基-雄甾-17-酮、抗炎蛋白等成分,两者所含甾体类化合物的差异最为明显:人工麝香含有甾体类化合物种类较少、含量较高;天然麝香含有多种雄甾酮类物质,但含量较低(于娟,2019;梁颖,2005)。此外,体内外研究表明,相较于人工麝香,天然麝香可有效改善大鼠睡眠时间、减少大鼠躁动次数,对心肌细胞的保护作用也优于人工麝香(权赫秀,2018;何玲玲,2010)。结合以上研究,人工麝香和天然麝香在化学成分、药理作用等方面仍存在明显差异。但是在 2020 年版《中国药典》中,仅收载了天然香的质量标准,并未收载人工麝香的质量标准,无法体现天然麝香和人工代用品的差异性,也使得含人工麝香中药制剂的质量标准"无法可依"。而药材是中药制剂质量控制的源头,是影响制剂安全、有效和质量可控的关键因素,因此,在人工麝香广泛应用于中药制剂生产使用的大背景下,应加快开展麝香物质基础及药理作用研究,注重天然麝香与人工麝香成分、药效作用对比,依靠现代检测手段与鉴定方法开展并推进人工麝香的质量标准制定,争取人工麝香早日列入《中国药典》,使含人工麝香的中药制剂质量标准的制订有据可依(陈霞,2021),进而推动麝香类产业高质量发展。

(四)开展新药研究

根据韩国学者 Phung H M 等(2020)的研究发现麝香酮通过降低活性氧(ROS)水平和刺激 HO-1 表达来抑制顺铂氧化毒性,麝香酮可能是一种针对顺铂诱导的肾毒性的潜在保护剂。韩国学者 Lee D 等(2019)发现麝香可能通过抑制 COX-2 表达的抗炎特性对短暂性局灶性脑缺血具有神经保护作用,可恢复感觉运动功能障碍。埃及学者 Ayuob N N 等(2016)研究发现麝香通过上调脑源性神经营养因子和糖皮质激素受体基因和蛋白的表达来减少神经和神经胶质细胞凋亡,表明麝香具有类似抗抑郁药的作用。巴基斯坦学者 Shami A Y 等(2018)研究发现麝香通过影响细胞膜对耐药性细菌具有抑菌和杀菌作用。可以利用国外研究成果研制抗抑郁和抑菌杀菌药物新药。

炮 制

取毛壳麝香,除去囊壳,取出麝香仁,除去杂质,用时研碎。

性味与归经

辛,温。归心、脾经。

功能与主治

开窍醒神,活血通经,消肿止痛。用于热病神昏,中风痰厥,气郁暴厥,中恶昏迷,经闭,癥瘕,难产死胎,胸痹心痛,心腹暴痛,跌扑伤痛,痹痛麻木,痈肿瘰疬,咽喉肿痛。

临床与民间应用

(一)国家标准成方制剂应用

国家标准含麝香(多为人工麝香替代)有 200 多个成方制剂,主治疾病 113 种,使用频率较高(频次≥5)的有急惊风、跌打损伤、痹病、胸痹、疮疡、中恶等 31 种,共涉及 559 味中药,使用频率较高(频次≥35)有冰片、朱砂、牛黄、乳香、没药、雄黄、甘草、天麻、当归、大黄等 21 个药物,麝香常和这些开窍、化痰、息风止痉、活血化瘀之品联用。在含麝香的 200 多首成方中,常对应的病症有伤损筋骨证、痰热动风证、风寒湿凝滞筋骨证、热毒炽盛证、风热犯目证等 64 种,麝香主要用于各种污浊之邪蒙蔽关窍类疾病。含麝香方剂的核心药物组合有麝香-冰片、麝香-朱砂、麝香-牛黄,均与重镇安神、化痰开窍之品相须使用,用于化痰开窍、安神醒神(杨洪军,2014)。

彭胡麟玥(2022)探讨《中国药典》含麝香牛黄制剂标准现状,统计《中国药典》收载的含麝香复方制剂有 39 个,39 个中药制剂所用麝香的类型多为人工麝香,共 34 个制剂,占比 87%,2 个使用麝香,占比 5%,3 个使用麝香或人工麝香,占比 8%;就制剂中麝香的制法而言,除麝香祛痛气雾剂、麝香祛痛搽剂、麝香舒活搽剂中的麝香是经乙醇浸渍外,其他制剂中,麝香的入药形式均为原粉入药,其中以研细后入药者居多,共计23个制剂,占比达59%;3个制剂中麝香与其他药物配研后入药,占比8%;6个以细粉形式入药,占比15%;2个制剂为直接加入麝香,占比5%;1个制剂神香苏合丸中麝香以最细粉入药;1个制剂障翳散中麝香以极细粉入药。含麝香的药典方剂有小金丸、小金胶囊、化癥回生片、苏合香丸、梅花点活丸、珍黄胶囊、珠黄散、颈舒颗粒、片仔癀等。

麝香在《中国药典》《国家中成药标准汇编》《卫生部药品标准》、新药转正标准、注册标准及国家药品颁布件中共计查询到455个组方品种,搭配组方的药材数量为937种。组方品种功能主治主要体现在肌肉-骨骼系统(84种)、神经系统(78种)、呼吸系统(46种)三方面;配方多搭配冰片、朱砂、牛黄、乳香、珍珠等药味。详见图18-16。

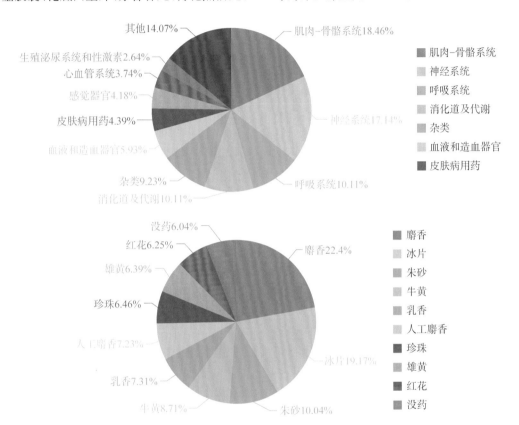

其他14.07%
生殖泌尿系统和性激素2.64%
心血管系统3.74%
感觉器官4.18%
皮肤病用药4.39%
血液和造血器官5.93%
杂类9.23%
消化道及代谢10.11%
呼吸系统10.11%
神经系统17.14%
肌肉-骨骼系统18.46%

- 肌肉-骨骼系统
- 神经系统
- 呼吸系统
- 消化道及代谢
- 杂类
- 血液和造血器官
- 皮肤病用药

没药6.04%
红花6.25%
雄黄6.39%
珍珠6.46%
人工麝香7.23%
乳香7.31%
牛黄8.71%
朱砂10.04%
冰片19.17%
麝香22.4%

- 麝香
- 冰片
- 朱砂
- 牛黄
- 乳香
- 人工麝香
- 珍珠
- 雄黄
- 红花
- 没药

图18-16　麝香成方制剂品种分布及组方前十的药味统计(来源:药智数据库)

(二) 临床配伍应用

1. 用于溃疡　麝香单验方:麝香可直接应用于压疮、溃疡面、带状疱疹等。

2. 用于哮喘　麝香配生姜:敷在天突穴、气海穴,治疗顽固性哮喘。

3. 开窍醒神

麝香配牛黄、冰片:开窍醒神,豁痰息风,清热解毒。用于温热病高热神昏谵语,痰火上蒙之中风神昏痰壅肢厥,或癫狂神志错乱,或咽喉肿痛等,如安宫牛黄丸(《温病条辨》)。

麝香配苏合香、安息香:辛温开窍醒神。用于脑卒中、痰厥、气厥等猝然昏仆,牙关紧闭,不省人事之属于寒闭者,如苏合香丸(《太平惠民和剂局方》)。

4. 活血止痛

麝香配木香、桃仁:行气活血止痛。用于气血瘀滞所致的心腹疼痛,如麝香汤(《圣济总录》)。

麝香配红花、桃仁、川芎:活血散结,化瘀止痛。用于瘀血阻滞、闭经、痛经、癥瘕积聚等,如通窍活血汤(《医林改错》)。

麝香配水蛭、虻虫、三棱:破血消癥。用于癥瘕痞块等血瘀重证,如化癥回生丹(《温病条辨》)。

麝香配血竭、乳香、没药:活血化瘀,消肿止痛。用于跌仆损伤,骨折扭伤,如七厘散(《良方集腋》)。

麝香配雄黄:活血解毒,消肿止痛。用于疮疡肿毒,如醒消丸(《外科全生集》)。

麝香配牛黄、蟾酥、珍珠:清热解毒,活血消肿。用于咽喉肿痛。如六神丸(《喉科心法》)。

5. 催产下胎

麝香配肉桂:活血通经,催生下胎。用于难产,死胎,胞衣不下。如香桂散(《张氏医通》)。

麝香配猪牙皂、天花粉:催产下胎。用于流产引产。如堕胎丸(《河北医药集锦》)。

(三)经典处方与研究

1. 安宫牛黄丸(《温病条辨》)

处方:牛黄 30 g,郁金 30 g,犀角(水牛角代)30 g,黄连 30 g,朱砂 30 g,梅片 7.5 g,麝香 7.5 g,珍珠 15 g,山栀 30 g,雄黄 30 g,黄芩 30 g。

方解:方中牛黄清心解毒,辟秽开窍,犀角清心凉血解毒,麝香芳香开窍醒神,三药相配,是清心开窍、凉血解毒的常用组合,共为君药。臣以大苦大寒之黄连、黄芩山栀清热泻火解毒,合牛黄、犀角则清解心包热毒之力颇强,梅片(冰片)、郁金芳香辟秽,化浊通窍,以增麝香开窍醒神之功。佐以雄黄助牛黄辟秽解毒,朱砂、珍珠镇心安神,以除烦躁不安。用炼蜜为丸,和胃调中为使药。原方以金箔为衣,取其重镇安神之效。本方清热泻火、凉血解毒与芳香开窍并用。

功能:清热解毒,开窍醒神。

主治:邪热内陷心包证。症见高热烦躁,神昏谵语,舌謇肢厥,舌红或绛,脉数有力,亦治中风昏迷,小儿惊厥属邪热内闭者。

现代研究:①醒脑开窍作用:安宫牛黄丸对水合氯醛致意识障碍模型小鼠有促醒作用,并可部分逆转内毒素(LPS)所致皮层单胺类神经递质的改变,显著降低去甲肾上腺素(NE),提高 3,4 二羟基苯乙酸(DOPAC)与肾上腺素(E)含量,明显降低 5-羟吲哚乙酸(5-HIAA)含量。朱砂+雄黄及单独雄黄、朱砂和全方的作用相似,对皮层单胺类神经递质的影响,可能是安宫牛黄丸对内毒素脑损伤促清醒作用机制之一,推测朱砂、雄黄可能是安宫牛黄丸醒脑开窍作用的重要物质基础。②保护脑细胞作用:安宫牛黄丸通过影响兴奋性氨基酸的表达实现对脑组织继发性损害的保护作用,与模型组比较,病理变化程度轻微。脑神经元与胶质细胞核膜完整清晰,无水肿,细胞器结构正常;血管周边轻度水肿。可见部分内皮细胞核增大,未见神经纤维明显损伤。本方具有干预脑出血后脑损害,保护脑组织细胞作用。③保护与活化神经用:安宫牛黄丸通过激活边缘系统,使脑杏仁核、终纹床核等部位大量神经元被活化而发挥作用,广泛的大脑皮层神经元被活化。提示安宫牛黄丸对皮层神经元可能有直接作用。安宫牛黄丸还可显著增加脑外伤大鼠脑组织载脂蛋白 EmRNA 的表达和脑脊液载脂蛋白 E 合成,从而促进受损神经系统的修复。④保护心肌作用:安宫牛黄丸和醒脑静能显著降低心肌缺血—再灌注模型兔肌酸激酶(CK)、瘤坏死因子 α(TNF-α)及纤溶酶原激活物抑制因子 1(PAI-1)血浆水平,显著增加血浆组织型纤溶酶原激活物(t-PA)水平和 D-二聚体含量,具有保护缺血—再灌注损伤心肌作用。⑤抗内毒素作用:安宫牛黄丸显著下调盲肠结扎穿孔术致脓毒症模型大鼠肺组织高迁移率族蛋白 B1(HMGB1)mRNA 表达,降低髓过氧化物酶(MPO)活性,降低脓毒血症大鼠血浆内毒素水平,减轻腹腔感染所致的急性肺损伤。⑥调节血氧饱和度,改善睡眠作用:轻、中度阻塞性睡眠呼吸暂停低通气综合征(OSAHS)患者经安宫牛黄丸治疗 30 日后睡眠呼吸暂停低通气指数(AHI)和觉醒指数明显降低,显著升高血氧饱和度(MSpO)和最低血氧饱和度(LSpO),使夜间低氧得到明显纠正,明显改善睡眠质量(祁友松,2017)。

2. 苏合香丸(《外台秘要》)

处方:白术、麝香当门子、诃子(去皮)、沉香、丁香、安息香、白檀香、荜茇、犀角(水牛角代)各一两(30 g),熏陆香、苏合香、龙脑香各半两(15 g)。

方解:本方所治诸证多由寒邪秽浊或气郁闭阻气机,蒙蔽清窍所致。方中苏合香、麝香、龙脑(冰片)、安息香芳香开窍,启闭醒神,辟秽化浊,共为君药。香附理气解郁;青木香行气止痛;沉香降气温中,温肾纳气;白檀香行气和胃;熏陆香(乳香)调气活血定痛;丁香温中降逆,治心腹冷痛。上述诸药,行气解郁,散寒止痛,理气活血,共为臣药。佐以辛热之荜茇,配合诸香温中散寒止痛;犀角(水牛角代)清心解毒,朱砂镇心安神,两者药性虽寒,但与大队温热之品相伍,则不悖温通开窍之旨;白术补气健脾,燥湿化浊,诃子温涩敛气,二药一补一敛,防辛散走窜太过,耗气伤正,均为佐药。

功能:温通开窍,行气止痛。

主治:寒闭证。症见突然昏倒,牙关紧闭,不省人事,苔白,脉迟。亦治心腹猝痛,甚则昏厥。中风、中气及感受时行瘴疬之气等,证属寒凝气滞之闭证者。

现代研究:用于急性脑血管病、癔症性昏厥、癫痫、有毒气体中毒、阿尔茨海默病、流行性乙型脑炎、肝昏迷、冠心病心绞痛、心肌梗死等,证属寒闭或寒凝气滞者。

3. 麝香保心丸[《中国药典》(2020 年版)]

处方:人工麝香、人参提取物、人工牛黄、肉桂、苏合香、蟾酥、冰片。

方解:源自宋代苏合香丸,在基于现代药理研究,心血管疾病临床研究,对其组成不断改进形成麝香保心丸。方中人工麝香为君药,人参和苏合香共为臣药,牛黄、蟾酥、肉桂共为佐药,冰片为使药。全方温寒并用,以温为主,以补为辅,通补兼施,均作用于心脉,共奏芳香温通、益气强心之功。

功能:芳香温通,益气强心。

主治:用于气滞血瘀所致的胸痹、心前区疼痛,固定不移;心肌缺血所致的心绞痛、心肌梗死等症。

现代研究:麝香保心丸具有多成分、多靶点、协同作用等特点。网络药理学分析显示,麝香保心丸不同的有效成分作用于不同的靶点,几个重要靶点之间还存在相互作用的机制。中国医师协会中西医结合医师分会血管病专业委员会、国家中医心血管病临床医学研究中心(2022)专家共识,麝香保心丸较为明确的作用机制包括扩张冠脉、改善血管内皮功能、抑制血管壁炎症和促进治疗性血管新生四个方面。①扩张冠脉:麝香保心丸对于正常及病变冠脉血管均有扩张作用。网络药理学分析发现,麝香保心丸及其血浆吸收化合物通过上调环氧化酶-2(cyclooxygenase2,COX-2)和下调细胞间黏附因子-1(intercellularadhesion moleeule-1,ICAM-1)起到扩张血管的作用。②改善血管内皮功能:麝香保心丸对损伤的血管内皮细胞具有保护作用。麝香保心丸可以增加高同型半胱氨酸血症(hyperhomocysteinemia,HHcy)、代谢综合征、高尿酸血症模型大鼠的血浆一氧化氮(nitric oxide,NO)含量,上调主动脉组织内皮细胞一氧化氮合成酶(endothelial nitric oxide synthase,eNOS)表达,从而改善大鼠内皮功能。③抑制血管壁炎症:麝香保心丸能够在动脉粥样硬化进程中抑制血管壁炎症,稳定动脉粥样硬化斑块。动物研究显示,麝香保心丸可以抑制冠心病小鼠和冠心病合并代谢综合征(高血脂、高血糖、高尿酸等)小鼠的炎症反应,下调多种炎症因子及炎症性单核细胞亚群水平炎症因子包括:血清单核细胞趋化蛋白-1(monocyte chemoattractant protein-1,MCP-1)、白介素-6(interleukin-6,

IL-6)、C反应蛋白(C-reactive protein,CRP)等;炎症性单核细胞亚群包括:炎性单核细胞、巨噬细胞等,从而起到保护血管,稳定动脉粥样硬化斑块的作用。④促进治疗性血管新生:麝香保心丸具有促进治疗性血管新生的作用。研究表明,麝香保心丸可以促进鸡胚绒毛尿囊膜模型的血管生成,促进离体微血管内皮细胞增殖并形成管腔结构,增加内皮细胞的血管内皮生长因子(vascular endothelial growth factor,VEGF)和碱性成纤维细胞生长因子(basic fibroblast growth factor,bFGF)含量。另有研究表明,麝香保心丸可以调高心肌梗死大鼠血清20-羟化二十碳四烯酸(20-HETE,20-hydroxyeicosatetraenoic acid)水平,缩小心肌梗死面积、促进梗死周围血管新生。其机制可能与增加内皮祖细胞数量和促进VEGF和bFGF的mRNA表达有关。最近研究发现,麝香保心丸可影响内皮细胞信号通路促进治疗性血管新生相关基因的表达,并且推测这种机制可能与其中所含的人参皂苷以及肉桂醛等化合物有关。

(四)青海中医单验方

(1)组方:麝香少许,水菖蒲、天南星适量。

主治:消炎化瘀。

用法:研末后,用纱布包,置舌面。

来源:同仁县中普办。

(2)组方:麝香3~5g。

主治:神经性皮炎。

用法:放入白酒100 mL,浸泡后涂擦患处,每日2~3次。

来源:民和县中普办。

(3)组方:麝香0.5g,苍耳子0.5g,藏红花0.5g,熊胆0.5g,土碱0.5g。

主治:小儿口腔疾病。

用法:研细涂口腔患处。

来源:同仁县中普办。

第十九章 鹿 茸

Lu rong

CERVI CORNU PANTOTRICHUM

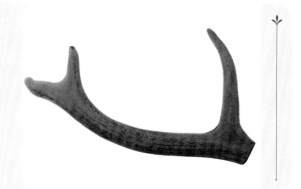

道地沿革

(一) 药效考证

1. 秦汉南北朝 《五十二病方》记载:"以菫一阳筑封之,即燔鹿角以弱饮之。""煮鹿肉若野彘肉,食之,饮汁。"远古时期治弱症用鹿之茸、角、肉等。

《神农本草经》记载:"鹿茸,味甘、温。主漏下恶血,寒热,惊痫,益气强志,生齿,不老。角,主恶疮、痈肿,逐邪恶气,留血在阴中。"鹿茸最早记载了治妇女漏下有瘀血症,时冷时热,有补益人体,延缓衰老作用。

《名医别录》记载:"鹿茸,味酸,微温,无毒。主治虚劳洒洒如疟,羸瘦,四肢酸疼,腰脊痛,小便利。泄精,溺血,破留血在腹,散石淋痈肿,骨中热疽,养骨,安胎下气,杀鬼精物,不可近阴令痿,久服耐老。四月五月解角时取,阴干,使时燥。麻勃为之使。"该著对鹿茸功效做了全面补充,说明古代医家认为鹿为仙兽,茸为纯阳多寿之物。《本草经集注》在鹿茸条下记载与本著相同,又列角及肉的作用。

2. 唐宋元时期 《新修本草》是唐代国家药典,汇总了前人的药性与功效认识,并对鹿的茸、角、肉做了详细描述:"鹿茸味甘、酸,温、微温,无毒。主漏下恶血,寒热,惊痫,益气,强志,生齿,不老,疗虚劳洒洒

如疟,羸瘦,四肢酸疼,腰脊痛,小便利,泄精溺血,破留血在腹,散石淋。痈肿,骨中热疽痒。养骨,安胎下气,杀鬼精物,不可近阴,令痿,久服耐老。四月、五月解角时取,阴干,使时燥。麻勃为之使。〔谨案〕:鹿茸,夏收阴干,百不收一,纵得一干,臭不任用。破之火干,大好。角,味咸,无毒。主恶疮,痈肿,逐邪恶气,留血在阴中。除少腹血急痛,腰脊痛,折伤恶血,益气。七月取。杜仲为之使。髓,味甘,温。主丈夫女子伤中脉绝,筋急痛,咳逆。以酒和服之,良。肾,平,主补肾气。肉,温,补中,强五脏,益气力,生者疗口僻,割薄之。野肉之中,唯獐鹿可食,生则不膻腥,又非辰属,八卦无主而兼能温补于人,即生死无尤,故道家许听为脯过。"

《药性论》最早明确指出鹿茸具有补肾壮阳的功效:"主补男子腰肾虚冷,脚膝无力,梦交,精溢自出,女人崩中漏血,炙末空心温酒服方寸匕。"鹿茸的补肾壮阳作用在宋元时期的临床上得到了更广泛的应用,出自《太平惠民和剂局方》的鹿茸四斤丸,用炙鹿茸等治疗肾虚阳损、四肢萎弱等;出自《济生方》的十补丸,则是以鹿茸等治疗肾脏虚冷、足冷足肿、小便不利等,并首次提出鹿茸在治疗阳痿中的应用(杨建宇,2020)。

《日华子本草》记载:"鹿茸,补虚羸,壮筋骨,破瘀血,杀鬼精,安胎,下气,酥炙入用。鹿角,疗患疮、痈肿、热毒等,醋磨傅。脱精、尿血、夜梦鬼交,并治之,水磨服。小儿重舌,鹅口疮,炙熨之。鹿肾,补中,安五脏,壮阳气,作酒及煮粥服。鹿髓,治筋骨弱,呕吐,地黄汁煎作膏,填骨髓。蜜煮,壮阳,令有子。鹿肉,无毒,补益气,助五脏;生肉,贴偏风,左患右贴,右患左贴;头肉,治烦满多梦。鹿蹄,治脚酸。又血,治肺

痿吐血,及崩中带下,和酒服之,良。"与前人本草相比,该著更详细描述了鹿茸"补虚赢,壮笛骨,破瘀血,安胎下气,酥炙入用"的功能,详尽了鹿(角、肾、髓、肉、蹄)的功能,在注释中记载:"鹿角功效同鹿茸,但力小,又鹿角经煮汁熬成胶名鹿角胶,剩下的鹿角渣名鹿角霜。鹿角胶功小于鹿茸,强于鹿角,亦能温补肾,益精血,并能止血,治寒性吐衄、崩漏下血,及阴疽内陷等症。入鹿角霜,微有助阳功能,治妇女虚寒白带、带下清稀。"

3. 明代 《本草汇言》记载:"鹿茸,味甘,气温,无毒。气薄味厚,阴中之阳也。入手足少阴、厥阴经。《抱朴子》曰:深山多鹿,每一牡游,牝十数至。春赢瘦,入夏惟食菖蒲即肥。当解角之时,其茸甚痛,猎人得之,以索系住,取落茸,然后毙鹿。血气未散,盖其力尽在血中故也。色如紫茄,其实难得。取时不可太嫩,又不可太老,惟长二三寸,形如马鞍分歧,茸端似玛瑙、红玉色。破之肌如朽木者最善。今杀鹿后取茸,连顶骨者,力稍不及。鹿茸峻补元阳,充实血气,生长精髓……此所以能补骨血、坚阳道、益精髓也。况头为诸阳之会,鹿之精血上钟于茸角,岂可与凡物比哉!故治疗虚损之功,迈于参、耆、附、桂之上,较之鹿之角胶,而茸更十倍之力也。"记载了鹿茸采制过程、鹿茸补虚劳功效胜过人参、黄芪、肉桂和附子、鹿茸功效是鹿角胶10倍等论述。

《本草纲目》记载:"生精补髓,养血益阳,强健筋骨,治一切虚损、耳聋、目暗、眩晕以及虚痢。在【附方】条收载斑龙丸治诸虚。鹿茸酒治阳事虚痿,小便频数,面色无光。普济方治肾虚腰痛不能反侧。本事方治精血耗故面色黧黑,耳聋目昏,口渴腰痛,白浊,上燥下寒,不受峻补者。济生方治腰膝疼痛伤败者。郑氏家传方治虚痢危困,因血气衰弱者等。"

《本草蒙筌》记载:"鹿茸益气滋阴,扶肢体羸瘦立效。强志坚齿,止腰膝酸痛殊功。破留血隐隐作疼,遂虚劳洒洒如疟。治女人崩中漏血,疗小儿寒热惊痫。寒溺血泄精,散石淋痈肿。骨热可退,疮痒能驱。"说明了鹿茸治腰酸膝痛疗效确切,同时该著作记述了鹿(角、肾、髓、肉、蹄)的功效,并附有鹿茸和梅花鹿图2幅。

4. 清代 《药性切用》记载:"鹿茸甘咸大温,入肾命而助阳暖胃。益髓添精,为虚劳痿痹无失瑞药。去毛酥炙。酒炙,盐水煮任用。"功效重点记载了温胃助阳之功。

《本草切要》关于鹿茸的主治功能描述为:"治小儿痘疮虚白,浆水不充,或大便泄泻,寒战咬牙;治老人脾肾衰寒,命门无火,或饮食减常,大便溏滑诸证。"

《本草易读》记载:"鹿茸酒炙焙用。甘,温,无毒。生精补髓,养血助阳,强筋健骨,益气破瘀。治腰肾虚冷,疗四肢酸痛。崩带遗精之疾,脚膝痿弱之症。鹿角锉,蜜浸火焙用。咸,温,无毒。散热行血,消肿解邪。平痈肿恶疮,除折伤恶血,止脱精尿赤,除腰脊之疼痛,解梦寐之交接。鹿角胶,专于滋补,余治同霜。炒用。遗精盗汗,霜,同龙骨、牡蛎粉酒丸服。验方第一。虚劳尿精,胶,炒末酒服。第二。男子阳虚,霜、茯苓丸服。"该著分述了鹿茸及角产品功效,并介绍了各些加工方法。

《本草纲目拾遗》收载了鹿胎,并引张璐《本经逢原》另列鹿胎之要义,并记述了全鹿丸温补精血的功效,记载:"濒湖《纲目》鹿条、精、髓、筋、胆、胎、粪,俱皆备载。张璐《逢原》另列鹿胎一条,颇详辨可采,录出以补其遗。璐曰:胎中鹿,其嘴尾蹄跻与生鹿无异者为真,其色淡形瘦者为鹿胎,若色深形肥者为麋胎,慎勿误用,能损真阳。又獐胎与鹿胎相类,但色皎白,且其下唇不若鹿之长于上唇也。其他杂兽之胎,与鹿胎总不相似也。入药取真者,酥炙黄用。气味甘温无毒。鹿性补阳益精,男子真元不足者宜之,不特茸角茎胎入药,而全鹿丸合大剂参、芪、桂、附,大壮元阳,其胎纯阳未散,宜为补养真元滋益少火之良剂,然须参、芪、河车辈佐之,尤为得力。如平素虚寒,下元不足者,入六味丸中,为温补精血之要药,而无桂、附辛热伤阴之患。但慎勿用麋胎,反伤天元阳气也。"论述了全鹿丸组方与功效。

5. 近现代 近现代鹿茸与鹿角、鹿角霜单列药名分开记述。《增订伪药条辨》记载:"鹿茸气味甘温无毒,主治漏下恶血,寒热惊痫,益气强志,生齿不老,为补骨血、益精髓之要药。"该著批判了市售假鹿茸的情况,辨别了东北鹿茸与西北鹿茸关系,并介绍了采制鹿茸之方法。

《中国药典》(1963版)记载:"鹿茸甘、咸、温。生精补髓,益血助阳,强筋健骨,主治一切虚,眩晕、耳聋、目暗、阳痿、滑精,腰膝阵痛,妇女虚寒崩漏带下。"

《中国药典》(1977版)记载:"鹿茸甘、咸、温。温肾壮阳,生精益血,补髓健骨。用于阳痿滑精,畏寒无力,血虚眩晕,腰膝酸软,虚寒血崩。"《中华本草》《中药学》都有类似记述,较为全面的功效论述是《中国药典》(2020年版)记载:"鹿茸,甘、咸、温。归肾、肝经。主治壮肾阳,益精血,强筋骨,调冲任,托疮毒。用于肾阳不足,精血亏虚,阳痿滑精,宫冷不孕,羸瘦,神疲,畏寒,眩晕,耳鸣,耳聋,腰脊冷痛,筋骨痿软,崩漏带下,阴疽不敛。"

周祯祥(2018)总结鹿茸药证概述:本品入肝肾

经,既能补肝肾,益精血,强筋健骨。适用肝肾亏虚,精血不足,筋骨痿软,或小儿发育不良,囟门过期不合,齿迟,行迟等。又能补肝肾,调冲任,固崩止带,用于肝肾亏虚,冲任不固,带脉失约,漏不止,白带过多。本品温补内托,托毒外出。适用于气血亏虚,托毒无力之疮疡久溃不敛脓出清稀,阴疽疮肿内陷不起,肤色暗淡及溃疡长期不愈合。本品之鹿角、鹿角胶与鹿角霜四者同出一物,均能补肾阳,益精血,用于肾阳虚衰,精血不足之畏寒肢冷、阳痿早泄、宫冷不孕、小便频数等。鹿茸为雄鹿头上尚未骨化而带茸毛的幼角,峻补阴阳,还能强筋骨,用于精血不足,筋骨无力或小儿发育不良,骨软行迟,囟门不合等;调冲任用于妇女冲任虚寒,崩漏带下;托疮毒,用于疮疡久溃不敛,阴疽疮肿内陷不起。鹿角为雄鹿已骨化的老角,可作鹿茸之代用品,惟效力较弱;兼活血散瘀消肿,可用治疮疡肿毒,瘀血疼痛及腰脊筋骨疼痛等。鹿角胶为鹿角煎熬浓缩而成的胶状物,功效不如鹿茸之峻猛,但比鹿角为佳;并有良好的止血作用,可用于多种虚寒性出血。鹿角霜为鹿角熬膏所存残渣,补力最弱,兼能收敛,可用于崩漏、带下外伤出血、疮疡久不愈合。综上鹿茸功效特征:甘温能补,味咸入肾。大补肾脏精血,助元阳,通督脉,"为峻补命门真元之专药"。

(二)道地沿革与特征

唐代以前,本草对鹿茸记载只言山林中有,没有具体产地,只描述四月、五月能长角,《证类本草》记载:"四月角欲生时取其茸,七月采角。"唐代以前,对鹿茸品质评价有"其角要黄色,紧重,尖好者""形如小紫茄子者为上"。

宋代《图经本草》记载:"鹿茸并角,《本经》不载所出州土,今有山林处皆有之。四月角欲生时取其茸,阴干。以其形如小紫茄子者为上。或云茄子茸太嫩,血气犹未具,不若分歧如马鞍形者有力。茸不可嗅,其气能伤人鼻。七月采角。鹿年岁久者其角坚好,煮以为胶,入药弥佳。今医家多贵麋茸、麋角,力紧于鹿。《本经》自有麋脂角条,在下品。鹿髓可作酒,唐方多有其法。近世有服鹿血酒,云得于射生者,因采捕入山,失道数日,饥渴将委顿,惟获一生鹿,刺血数升,饮之饥渴顿除,及归,遂觉血气充盛异常。人有效其服饵,刺鹿头角间血,酒和饮之更佳。其肉自九月以后、正月以前宜食之。它月不可食,其脑入面膏。"该著并附梅花鹿茸图和麋鹿,并对鹿的种源和产地质量有了详细记述。

《宝庆本草折衷》记载:"鹿茸生郓州(今武汉武昌)山中,今山林有之,角即革老坚者为角,七月采。"

"或以血涂外横而中则粗错枯燥,俗谓之柴茸,此不足取也。"可见柴茸内部粗燥品质不佳,柴茸有可能是品质差的统称。《尔雅翼》记载:"益州,四川人取鹿杀而埋地中。"四川地区分布有梅花鹿四川亚种 *Ceruus nippon sichuanicus*。辽史记载的射鹿地点多分布在内蒙古河北一带,如《三朝北盟会编》记载:"辽主岁人秋山(今河北灵寿),女真尝从,呼鹿射虎搏熊。"《雷公炮制药性解》载:"长城鹿角,主逐鬼邪,益神气。"长城应为今东三省、河北、北京一带,此处鹿应为梅花鹿东北亚种 *Cervus nippon dybowskii*。

明代《本草纲目》收载鹿茸,其基原为:"马身羊尾,头侧而长,高脚而行速。牡者有角,夏至则解,大如小马,黄质白斑,俗称马鹿。"李时珍把"黄质白斑"的动物称为马鹿,但实际上是梅花鹿,且梅花鹿无论雌雄都是有斑点的。

《本草乘雅半偈》记载:"毛杂黄牝小于牡,毛杂黄白;牡大于牝,毛间黄白。故云牡质斑斑,斑斑点点如星星也。"中国现生鹿科动物中部分动物在幼年时呈现白斑,成年鹿科动物中具有斑点的鹿种有梅花鹿、豚鹿 *Axis porcinus*、坡鹿 *Cervus eldii*、斑鹿 *Cervus axis*。该著论述可能为梅花鹿和豚鹿。

马鹿最早见于《淮南子·说山训》:"马似鹿者千金。"《宝庆本草折衷》和《梦溪笔谈》都记载了麋鹿。麋是何种鹿?从音韵学看,"噩"与"京"古音相同,鹰音京。《释诂》曰:京,大也。如"鲸"大鱼;"景",大也;都作"大"之意,因此麋音"京"为大鹿之意。而郭璞在注解《山海经》"尸其兽多麋"时,郭璞注曰"麋似鹿而小,黑色",郭璞补充了麋的颜色与体型,但麋更偏向于"大鹿"。《尔雅翼》在麋条下云"麋又有一种类麋而更大,名麖",麋有黑色和赤色,而马鹿冬季为黑褐色、夏季红棕色。推测服为黑色的大鹿,黑色的大鹿除了马鹿还有水鹿,但沈括已表明是北方戎狄,水鹿是无法适应北方的环境(刘立伟,2022)。因此宋代的"麋"为马鹿东北亚种 *Cervus elaphus xanthopygus*。《中华本草》在解释《梦溪笔谈》记载的可做茸角的动物时,将其解释为马鹿,是有悖于沈括的本意。马鹿角青灰色挺直的特点不符合沈括记载的"角大而有纹,莹莹如玉"的特点,沈括的本意应是驼鹿角亦可作为鹿角使用。

古人将马鹿以形状命名,《尔雅翼》指出"今荆楚之地,其鹿绝似马,当解角时,望之无辨,土人谓之马鹿",元代《饮膳正要》所附鹿图为马脸而有角的形象,有明显的"马头"且周身无斑点,体型与马十分相似,因此马鹿作为鹿角基原应在宋元时期(刘立伟,2022)。《本草品汇精要》所附鹿图明显不同于明以前的鹿图,鹿图属于梅花鹿鹿身与马鹿鹿角的杂糅。《本草品汇精要》鹿图与麋鹿图也均为梅花鹿身马鹿角。从侧面反映了马鹿角在明代已经作为鹿角被广泛使用,麋鹿数量的严重不足。从"黄质白斑""毛杂黄白色"的特点及附图也可确定鹿角药物基原为梅花鹿。

《本草蒙筌》记载:"小者名鹿,大者名麋,必得如琥珀红润者佳。"

《本草求真》记载:"大抵其质粗壮,脑骨坚浓。毛色苍黎而杂白毛者则为麋茸。形质差瘦,脑骨差薄,毛色黄泽而兼白毛者则为鹿茸。"

《增订伪药条辨》卷四记载:"炳章按:茸者,如草芽初生之状。麋鹿,雌者无角,雄者之角,年解年生。乘其初生含血未成骨时,取以为补精血药。因其状命名也。再论采取之法,《羌海杂志》云:茸鹿一种,天下盛称关东,其实制法,以西产为良,品质亦不及西产之厚也。然西产制法,亦未尝不佳。最上老亦曰旋茸。其法得一生鹿,闭于栅,聚围之而呼噪,鹿性躁惊,距奋掷足无停蹄,其体纯阳,两角更甚,约数小时,其热度达于极点,有力者猝入,以利刃断其首,长杆丈余上穿铁环缀八尺之铁链,而以鹿角系其端,极力摇而旋转之。甲疲乙易,乙疲丙易,不知其数千万转,其精血灵活和匀、无孔不入,无窍不通。稍停,则精血凝聚之处,易生微虫;精血不到之处,元气不足,非全材矣,此青海采制鹿茸之法也……复有蜡片、血片、风片、骨片之分。如茸之顶尖,最首层之白如蜡,油润如脂,名之曰蜡片;次层白中兼黄,纯系血液贯注其中,故名曰血片;最次层片有蜂巢,色紫黑透孔,名曰风片,俗云木通片,如木通之空通也;最次则与骨毗连,同角相仿,名曰骨片,效力更薄矣。凡辨原架鹿茸之法,须颜色紫红明润有神,顶圆如馒头式者佳,如色带黄黑顶上凹陷者次。东三省产及青海、新疆均佳。浙江衢州金华出亦佳。"该著论述了伪品鹿茸、麋鹿,介绍了青海鹿茸制法,东三省及青海、新疆鹿茸的品质评价。

以上唐代以前鹿茸来源为梅花鹿,且以黄色的鹿茸为上,北宋沈括首先记载了驼鹿茸可被药用,南宋典籍中首次提到马鹿,明清两代由于麋鹿灭绝,有些医家以获小者为鹿,大者为麋,误把马鹿认作麋鹿,使马鹿茸得以普及使用。

四川和青海地方标准,将马鹿亚种白唇鹿 *Cervus albirostris* Przewalski 也作为鹿茸来源之一。《中药材手册》在鹿茸条下收载了白唇鹿和黑鹿。2019 版《青海省藏药材标准》记载:"白唇鹿味甘、咸,性温,有壮肾阳、益精血,强筋骨,调冲任,托疮毒。"与1992 版《青海省地方药材标准》较一致,其主治病症

也与鹿茸正品一致。

《中国药用动物志》(1979)收载了马鹿、梅花鹿、驼鹿、驯鹿、白唇鹿 *Cervus albirostris*。

《中华本草》将马鹿、梅花鹿作为鹿角药物的正品基原,同时收载了狍、水鹿、白唇鹿、坡鹿、白臀鹿、麋鹿。收载梅花鹿茸主产吉林、辽宁、河北等地,现江苏、四川等亦产。马鹿茸主产黑龙江、吉林、内蒙古等地又称东马鹿茸。四川、云南、青海、新疆等产地者又称西马鹿茸。

《现代中药材商品通鉴》提出马鹿茸,东北产者习称"东马鹿茸",质优;西北产者习称"西马鹿茸",为当地道地药材。

综上所述,形小、红润的梅花鹿茸是古代医家首选的鹿茸,直到宋代才出现马鹿的记载,最迟于清代马鹿茸也作为鹿茸的来源之一被医家使用。近代青海、西藏、四川、甘肃、云南也使用白唇鹿茸、鹿角入药。在古代梅花鹿茸被广泛使用,医家对花鹿茸的认可度高于马鹿茸。1963 年版《中国药典》中鹿茸、鹿角的基原为梅花鹿 *Cervus nippon* Temminck,后来历代《中国药典》收载鹿茸、鹿角基原均为上述梅花鹿和马鹿。梅花鹿道地产区在东北黑龙江一带,马鹿道地产区在青海甘肃四川一带。此外,白唇鹿主产区在青海、四川、甘肃等地区。

对其品质评价,其茸多以粗大、挺圆、顶端丰满、稚嫩、毛细、皮红棕色、油润光亮者为佳;茸细瘦、皮毛灰黄而粗、下部起筋有骨者质次。马茸以茸体饱满、体坚、下部不起筋、断面蜂窝致密、无骨质者为佳。前者较后者佳。花鹿角以质坚、全体有骨钉、有光泽者佳。马鹿角以粗壮坚实、表面无枯朽裂隙者为佳。

青海开发历史

(一) 地方志

《中国土特产大全》记载:"青海有白唇鹿、梅花鹿、马鹿等多种。青海的鹿多,鹿茸也多。青海省从1958 年开始人工饲养,1965 年已停止生产收购野生鹿茸。目前,青海省饲养的梅花鹿、马鹿和白唇鹿已有近 9 000 头。其中,国家保护的一类珍贵动物白唇鹿,青海已人工饲养繁殖了近 3 000 头。青海鹿茸除国内销售外,还是对外贸易的传统商品。白唇鹿是青藏高原上特有的一种珍贵动物,是列为我国一类保护的动物。白唇鹿的得名,就是因为它的吻端两侧和下唇,是纯白色的。鹿的全身呈黄褐色,体侧有斑纹。白唇鹿分布在青海、西藏、四川等地。青海省人工饲

养白唇鹿卓有成效,在玉树藏族自治州的治多县等养鹿场,已饲养繁殖白唇鹿数千只。白唇鹿是珍贵的药用动物,鹿茸、鹿胎、鹿鞭、鹿血等都可入药。鹿肉是滋补食品,鹿皮可制革。青海省外贸部门自1972年开始收购鹿茸出口。白唇鹿茸具有茸皮薄、茸毛密而丰满等优点,在国内外市场受到欢迎。"

《青海省志·高原生物志》记载:"青海山高林深,野鹿资源十分丰富,野生鹿茸是珍贵的药材,是青海著名的特产和出口商品。过去依靠捕杀野鹿砍茸,20世纪60年代以后,变野生为家驯饲养,采取活鹿锯茸的生产方式。现已兴办养鹿场40多处,养鹿总数8000头以上。养鹿业已成青海省野生药材资源开发很有前途和经济效益较高的药材生产事业。"《青海省志·特产志》记载:"马鹿鹿茸中药称'青马茸',功效与梅花鹿茸相仿,质量虽稍次,但马鹿茸大,故每副茸角的价值超过梅花鹿茸。鹿全身是宝,是名贵的滋补品。鹿茸、鹿尾、鹿心、鹿筋、鹿血等都是有效的中药材。""白唇鹿既是青藏高原的特产,亦是我国的特有鹿种。全身之物均可利用,经济意义非常突出。未骨化密生茸毛的幼角,中药称鹿茸,藏语称'夏日啊',是祖国传统名贵药材。为国家一级保护动物,非经有关部门批准,任何单位或个人不得任意捕杀。因白唇鹿在青海各地区广泛分布,故青海又有'白唇鹿故乡'之称。"

《都兰县志》记载:"白唇鹿两腮和嘴边为白色,脊背上的毛倒生。鹿茸系鹿的新犄角内的分泌物,属上等药材。其资源量稀少,分布于夏日哈山、热水黑山、沟里草原及其西南部山区。"

《西宁府新志》在物产条记载:"药之类,鹿茸多。"

《丹噶尔厅志》记载:"询诸老于商者,咸谓昔年蒙古、西番、藏番、玉树各商之货,皆聚于丹邑,毫无他泄。即一鹿茸一物而论,昔年至千七百余架之多,今则三四百架而已,说明在西宁湟源历史上有过年产1700架鹿茸,产量低的明清年代,年产地也有300~400架之多,自古以来,青海盛产鹿茸。"

《碾伯所志》记载:"土宜,鹿茸,麋鹿,马勃,芍药,川芎等25种。"

《大通县志》物产志下记载:"鹿见(药类麋),麋性淫迷,则麋之名,义取乎。"说明古代大通有麋鹿。

《平安县志》《玛沁县志》《乐都县志》中都记载了麋鹿的分布。

《青海风俗简志》记载:"青海自古以来是丝绸之路的分支——青海路的要冲,这里辐射出'河湟古道''羌胡古道''河南道''羌中道''唐著古道',沟通内地与西域商品补充,称之为莱马市。"在商品交换中,本地下货有"各种药材,大黄,黄芪,枸杞,羌活,独活,鹿茸,麝香,发菜,香菇",换取内地上货"茶叶,布匹,土布,绸缎,铁锅,瓷器,大米,纸张,西药等百货"。鹿茸自古是茶马互市主要商品之一。

《玉树藏族自治州概况》记载:"玉树分布白唇鹿、马鹿、水鹿等二十四种药用动物。白唇鹿是世界上珍奇动物之一,是鹿类中较为极为罕见的一种,被列为国家一级保护动物。白唇鹿被人们鉴定记载,也只不过是有百年历史。白唇鹿非常适应青藏高原的天然气候和自然地理环境,特别喜欢在四五千公尺的高山灌木丛林或山地草场上。在玉树通天河畔和沧澜沧江上游地区资源丰富。白唇鹿全身是宝,牡鹿的鹿茸,牝鹿的鹿胎均为贵重药材,至于鹿肾、鹿鞭、鹿血、鹿泪均可入药,亦名贵,鹿筋和鹿尾为高级佳肴,干鹿角熬成鹿角胶成为人类的高级滋补品。"

同样记载白唇鹿的地方志还有《海南藏族自治州概况》《共和县志》《河南县志》《班玛县志》《互助县志》《乐都县志》《玛沁县志》。在地方县志中同时记载有白唇鹿、马鹿分布的有《平安县志》《祁连县志》《湟中县志》《门源县志》《同德县志》《都兰县志》。在地方县志中记载鹿的分布有《同仁县志》,记载马鹿的分布有《民和县志》《甘德县志》《乌兰县志》《久治县志》。

(二)青海动物志与药学著作

《青海经济动物志》记载:"青海省白唇鹿的主要产区,在海北、海西、海南、玉树及果洛州等地均有分布,水鹿本省极为稀少,仅在果洛州林区发现,马鹿在青海分布较为普遍,几乎有森林的地区均有它们的足迹。"

《青海中药资源及开发利用研究》记载:"鹿茸来源为马鹿,梅花鹿和白唇鹿。马鹿鹿茸称'马鹿茸',梅花鹿鹿茸称'花鹿茸',白唇鹿鹿茸称'西茸',鹿茸是青海省一种名贵地产动物药材。鹿角、鹿角胶、鹿角霜、鹿筋、鹿尾、鹿血及全鹿均可入药。白唇鹿是青藏高原特产,青海是我国分布最多的省份之一,其数量居西北各省区之冠,故有'白唇鹿故乡'之称。马鹿野生资源量约18万头,广布全省。梅花鹿多养殖,约1200头。"

《青海地道地产药材》记载:"青海产鹿茸为鹿科动物白唇鹿、马鹿和梅花鹿。白唇鹿茸习称'岩茸';马茸习称'青马茸';梅花茸和马鹿茸系《中国药典》收载品种,白唇鹿茸收载于1992版《青海省药品标准》。白唇鹿、马鹿、梅花鹿有野生和家养兼有,分布于全省。鹿茸是青海省主要药材,是青海省的道地药材之一,品质优良,质量上乘,深受国内外欢迎。除本品外,尚有鹿角、鹿筋、鹿尾、鹿血、鹿胎等入药,均系珍贵药材。"

(三) 生产历史

20世纪50～70年代青海省养鹿业主要分布于祁连、果洛和玉树地区,1958年在祁连冰沟首创养鹿业,建起第1个国营养鹿场。又先后于1959年和1965年分别在祁连托勒和野牛沟建起托勒牧场和祁连县鹿场。从此奠定了青海省养鹿业的基础。从1965年到1983年,该鹿场的存栏量从21只发展到733只;产量由4.95 kg提高到3 387 kg;繁活率从25%增至76.92%,死亡率则从19.4%下降到6.4%。1982年出口茸250 kg,占年产茸量的82%。这足以说明该场的饲养管理和鹿茸加工都达到了较高水平。另外,该场还开展鹿的副产品综合利用,经济效益十分可观。如1979年上交利润68 448元。总之,祁连县鹿场10年间积累了丰富的养鹿经验,并为野鹿家养提供了科学依据,成为青海省鹿茸生产的主要产地。1977年被评为全国养鹿技术第1名荣誉(见图19-1)。

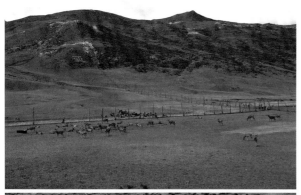

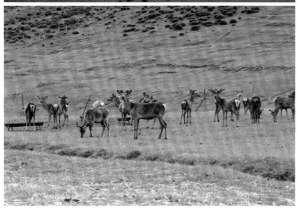

图19-1　雪山脚下的祁连鹿场

玉树和果洛地区的鹿场分别建于1959年和1966年,是由社队投资,发动群众捕捉仔鹿办起来

的。进入70年代后,全省各州县纷纷兴办社队鹿场。尤其在1977年全省财政投资40万元,引进东北梅花鹿,支援海东地区建立社队鹿场。据1983年统计,全省共有鹿场60余处,养鹿7 000多头,年产鹿茸量由1960年的856 kg增至1 800多千克,但从1982年以来却出现了社队鹿场放鹿归山,国营鹿场连年亏损的局面。到1987年底全省尚存鹿场20余处,养鹿4 000头左右,产茸约1 300 kg(陈民琦,1989)。

1987年以后,由于缺少人才和技术管理,加之偷猎盗捕,白唇鹿资源大量下降,加之无统一管理部门,缺少政策支持,养殖鹿产业逐年减弱。1958～1986年,青海省药材公司收购鹿茸1.7×10⁴ kg,鹿角9.1×10⁴ kg。1986～1987年,祁连鹿场、托勒牧场两家企业生产茸1 000 kg以上,全部由外贸统购,省内年内销量470 kg。鹿茸产业衰弱的原因:一是价格不稳定;二是加工技术较落后,加工等级上不去,卖不上价格,养鹿企业利润下降。对野生白唇鹿马鹿保护不力,整体资源量持续下降。

2007年,李一清(2010)在青海省祁连县养鹿场和祁连县央隆鹿场进行驯养白唇鹿的放牧地区徒步行走,配合使用望远镜观察。时值季,山上食物匮乏,鹿场的白鹿多数在山脚下的牧场及养殖场内部分在半山坡休息或采食。在祁连县鹿场共计观察到白唇鹿238(雄鹿153头,母鹿85头),其成年鹿196头、仔鹿42头,央隆鹿场观察到白唇鹿224雄鹿137头、母鹿87头。这2个白唇鹿驯养场都是田山放饲养,冬季和春季食物匮乏的时节进行补饲。据这2个鹿场的生产记录显示,白唇鹿初角茸平均鲜重0.47 kg,1～10锯鲜茸平均单产3.6 kg,此处白唇鹿产茸的最高产量大在7～8锯,约为5.4 kg。

祁连县鹿场和央隆鹿场在白唇鹿保护方面发挥了积极作用,但是驯养白唇鹿数量总体呈下降趋势。分析其原因:①恶劣的自然环境条件,如严寒、雪灾等造成植被的减少及白唇鹿个体的死亡;②白唇鹿繁殖存活率低,母鹿2岁左右开始繁殖,每年9～11月情交,娠期220日左右,受精65%,仔鹿成活率仅为45%左右,100头年均产仔136头。公鹿3岁左右现出性行为,5岁或更大才可参与交配。③饲养管理不善。

进入新世纪,青海养鹿业迎来发展机遇,全省各地有10余家养鹿场建立,如青海祁连白杨沟口绿野鹿产品开发公司,创立于2001年,专门驯养马鹿、梅花鹿,精深加工,实行牧工贸一体化,产供销一条龙经营化模式,公司生产鹿茸、虫草鹿鞭酒、雪莲鹿茸酒及鹿一系列产品共50多个品种,畅销国内外。开发的精装鹿茸片、鹿茸段、鹿茸血酒、鹿鞭胶囊、鹿胎膏等保健品获得了显著的经济、社会、生态效益(见图 19-2)。

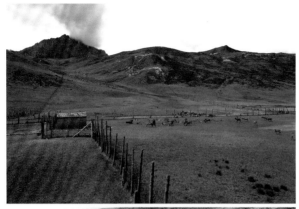

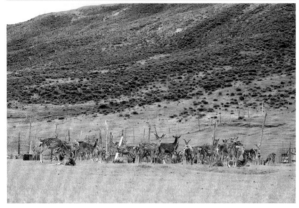

图 19-2 祁连鹿场生态环境

祁连门源位于青藏高原北部边缘祁连山中,植被垂直分布明显,天然草场面积 99.36 万公顷,灌丛类草场,森林类草场和疏林类草场等各类型草场十分丰富,营养成分较好,分布着约 450 多种植物,对鹿来说茎叶柔软,适口性好,并且林区面积大,有 199 824 公顷,是天然的养鹿养麝场,所产鹿茸是全国公认的道地药材。

2022 年调研青海省使用鹿茸情况,有青海省格拉丹东药业有限公司、青海晶珠藏药高新技术产业股份有限公司、青海绿色药业有限公司、青海九康中药饮片有限公司、三普药业有限公司、青海央宗药业有限公司 6 家。使用的药材基原为马鹿茸。6 家企业的共计使用量为 450 kg/年。使用品种为参茸珍宝片(国药准字 Z63020235)、鹿茸口服液(国药准字 Z20053899)、虫草参芪膏(国药准字 B20020874)、鹿精培元胶囊(国药准字 Z20026818)鹿精培元酒(国药准字 B20130002)及中药饮片。鹿茸在青海省的年使用总量约为 500 kg,近 5 年价格区间为 360~1 800 元/kg,年采购/销售总价为 10.5 万元。使用量最大的为青海晶珠藏药高新技术产业股份有限公司,占总

体使用量的 50% 以上,其次为三普药业有限公司和青海九康中药饮片有限公司。

来 源

本品为鹿科动物马鹿 *Cervus elaphus* Linnaeus、梅花鹿 *Cervus nippon* Temminck 雄性未骨化密生茸毛的幼角。

1. 马鹿 一种大型鹿类。体重 75~240 kg,身长 1.7~2.7 m。体背平直,鼻端裸露,具眶下腺。耳长而尖,耳缘微曲。雄鹿具角,雌鹿缺之。角分叉,成体角尖可达 5 尖以上。眉叉紧靠角基分出,倾向前方,与主干几呈直角。第 2 叉与眉叉相距甚近,第 3 叉与第 2 叉相距较远,其余各叉随主干的不断生长而相继分出。

前额、头顶深褐色,略沾焦黄色。耳内污白色,耳背污白沾褐色,耳缘深褐色。颈部、上体褐灰色或暗褐色。自后头中央沿颈背有一条较宽而不太显著的褐色纹,达至肩后,由此开始沿脊背至臀部显得更微弱似乎不易分辨。臀部褐色,臀斑洁白色或棕黄色,其边缘纯黑色或褐色。尾背褐色,尾腹裸露。四肢褐色,膝、肘部焦黄色或浅灰色。腹部褐灰色。会阴部焦黑色,鼠蹊一带纯白色。夏毛通体呈赤褐色。

头骨比白唇鹿的头骨更显狭长,鼻骨较长而内侧隆起,额骨宽大。泪骨呈三角形,且与额骨、鼻骨和上颌骨之间有一个三角形空位。上颌无门齿。上犬齿不发达,整个齿列比白唇鹿的大而长。夏毛短,没有绒毛,通体呈赤褐色;背面较深,腹面较浅,故有"赤鹿"之称;冬毛厚密,有绒毛,毛色灰棕。臀斑较大,呈褐色、黄色或白色(见图 19-3)。

2. 梅花鹿 体型略小而优美的鹿。长 105~170 cm,肩高 64~110 cm,尾长 8~18 cm,体重 40~150 kg。头部略圆,颜面部较长,鼻端裸露,眼大而圆,眶下腺呈裂缝状,泪窝明显,耳长且直立。颈部长。四肢细长,主蹄狭而尖,侧蹄小。尾较短。皮毛呈红色,沿脊背在体侧有数行不规整的白色斑点,状似梅花,故而得名。下颌白色,尾侧和尾下均为白色。有 1 条深褐色线从背部到尾的上面变宽形成深色斑块,尾中央为红褐色。冬毛更厚,更显核桃褐色,白斑不太明显。雌鹿无角,雄鹿头上具有 1 对雄伟的实角,通常只分 3~4 叉;眉叉和主干成 1 个钝角,在近基部向前伸出,次叉和眉叉距离较大,位置较高,常被误以为没有次叉,主干在其末端再次分成 2 个小支。主干一般向两侧弯曲,略呈半弧形,眉叉向前上方横抱,角尖稍向内弯曲,非常锐利(见图 19-4)。

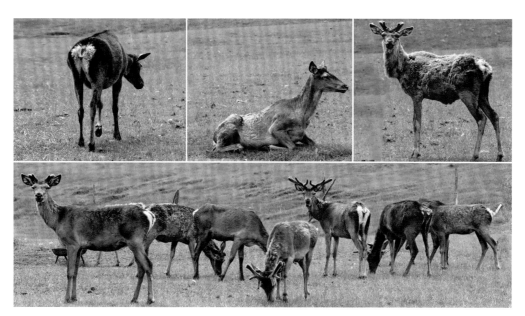

图 19-3 马鹿

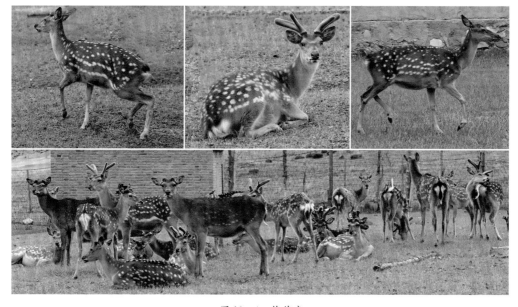

图 19-4 梅花鹿

鹿近缘种检索表

1. 沿脊背在体侧有数行不规整白色梅花斑点，角 3~4 叉，眉叉和主干成 1 个钝角⋯⋯⋯⋯梅花鹿 C. nippon

1. 沿颈部背中线直达尾部为深棕色纵纹，眉叉上或平伸，每主干之间呈锐角或直角⋯⋯⋯2

2. 角的眉叉明显斜向上方，每主干之间呈一锐角。角形简单成 3 尖。尾长在 220 mm 以上近尾端一段被有蓬松长毛⋯⋯⋯⋯⋯⋯

⋯⋯⋯⋯水鹿 C. unicolor

2. 角的眉叉几乎平向伸出，与主干之间呈一直角，角形复杂成 4 尖以上。尾长在 135 mm 以下，尾上无长毛⋯⋯⋯⋯⋯⋯⋯⋯⋯⋯⋯⋯⋯⋯⋯⋯3

3. 角的第二叉离眉叉甚近。嘴唇、下颌灰棕色。臀斑纯白色，有黑边⋯⋯⋯⋯马鹿 C. elaphus

3. 角的第二叉离眉叉甚远。嘴唇、下颌纯白色。臀斑非白色，无黑边⋯⋯⋯白唇鹿 C. albirostris

生态分布

鹿茸药材动物分布于西宁郊区彭家寨,大通宝库、桦林,湟源群加、上五庄,湟源日月乡,海东互助林场,平安,乐都,循化,化隆,海南州,海北州的门源、祁连、海晏三县,海西州格尔木,黄南州尖扎县河南县宁木特,玉村州,果洛州。祁连、互助为最佳分布区(见图19-5)。

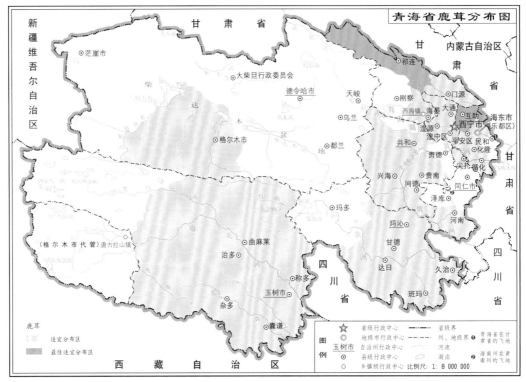

图 19-5 青海省鹿茸分布

马鹿主要栖息于海拔较高的森林或灌丛草原带。分布高度比白唇鹿低,往往马鹿的分布的上限为白唇鹿的活动下限,为此两者在分布高度上有交错地带。马鹿食物种类广,草类、灌丛及树木的幼嫩枝叶均可为食。冬季马鹿除以各种枯草为食外,往往还啃食大量的苗木。特别在大雪封山以后,这种现象更为明显。马鹿性机警,善于奔跑,听觉和嗅觉特别灵敏,稍遇异常情况,立即逃离而去,一般以小群活动。秋天进入交配期,此时公鹿之间争雄现象激烈。日夜嘶鸣,几乎不食,直至配种季节结束。母鹿于次年的初夏开始产仔,每胎为1羔,偶尔有产2仔的。初生鹿羔活动懦弱,所以有经验的群众往往掌握产羔时间,预先观察好雄鹿的动向,待幼仔产下,就随之上前捕捉,驯养。白唇鹿是一种典型的高寒地区的山地动物,分布海拔在3 500 m以上,活动上限为5 100 m。喜群居,除交配季节外,雌、雄成体均分群活动,终年漫游于一定范围的山麓平原,开阔的沟谷和山岭间。

活动主要在晨、昏、白天大部时间均卧伏于僻静的地方休息。在气温高的月份。生活于海拔较高地区,9月以后随气温的下降,又慢慢迁往低处生活。

梅花鹿生态同马鹿,和养殖白唇鹿同在一起养殖,在青海无野生分布区。马鹿在全国分布较广,除青海外,在黑龙江、宁夏、内蒙古、辽宁、甘肃均有分布。国外分布于欧洲南部、北美洲、非洲和亚洲朝鲜、韩国、俄罗斯远东地区、蒙古等。白唇鹿为青藏高原稀有种,除青海外,甘肃、四川西部、西藏东部均有分布。梅花鹿为亚洲东部特产种类,除青海引进养殖外,国内主要分布于东北、华北、华东、华南,几乎全为养殖,野生少见(见图19-6)。国外分布于日本、朝鲜、韩国、俄罗斯等国。以上鹿群多栖息于大面积针阔叶混交林、林间草地、高山森林草原,或生于森林边缘和山地草原地区。白唇鹿生活于高寒地区的森林灌丛、灌丛草甸及高山草甸草原地带,尤以林线一带为最佳适生区。

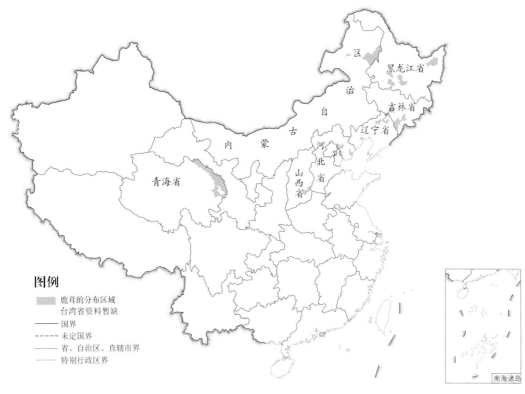

图 19-6 全国鹿茸原动物分布

养殖技术

青海高寒地区适宜马鹿,白唇鹿驯养,多数养鹿场也同时从东北引进梅花鹿养殖技术。祁连县和共和县都选择原始森林及次森林保护基地,封栏驯养,建立现代化的养鹿基地。一方面保护野生鹿群,另一方面选择田山起伏相间,中间有垄状缓坡,植被较好地域人工饲养,保护资源与生态。在青海人工驯养马鹿市场优势较大,人工驯养的马鹿产茸量高,通称为四岔茸,锯茸重量 1~2 kg。此外,马鹿的肉可食,毛皮可制革;鹿胎、鹿尾、鹿筋、鹿鞭、鹿血、鹿肉等均可入药。由于马鹿的经济价值大,有很多地区开展了人工养殖。饲养马鹿的回报率高,年回报率 30%~40%,是饲养猪牛羊的 2~3 倍,据调查,每年养 500 只马鹿,每只收入可达到 200 元,一个鹿场可收入 10 万余元。

(一) 幼鹿饲养

断奶后的幼鹿要逐渐增加精饲料的喂养量,不宜过量。幼鹿口粮由易消化又含有生长发育需要的各种营养物质的饲料组成。

(二) 育成鹿饲养

仔鹿转入第 2 年为育成鹿。此时的幼鹿已经完全具备独立采食和适应各种环境的能力,育成鹿的饲养虽然较仔鹿粗放,但营养水平仍不能降低,因为这个时期育成鹿正处于生长发育阶段,是从幼鹿转向成年鹿的一个关键阶段。育成期饲养的好坏,决定着以后生产性能的高低。根据幼鹿可塑性大、生长速度快的特点,可进行有计划的定向培育,争取培育出体质健壮、生产性能高、耐粗饲料的理想型茸鹿。

(三) 雄鹿饲养

饲养雄鹿的主要目的是增强其体质,提高其配种能力,最终获得较高的产茸量。在 5~8 月的长茸期,要供应营养丰富的饲料来满足鹿体自身的生理需要。同时饲喂方法可分为 2 种,一种是精饲料饲喂方法,饲料中的蛋白质含量在 35% 以上,矿物质含量在 30% 以上。另一种是粗饲料饲喂方法,依据上顿鹿采食粗料情况,来确定下顿的饲喂量,目的是让雄鹿一直保持良好的食欲。在 9~11 月的发情配种期,白唇鹿在青海四川一带因海拔不同发情时间与持续时间有所不同,在 8 月 20 日至 2 月 7 日之间。雄鹿因性欲旺盛,彼此之间常追逐角斗,此时食欲下降较明显,而且参加配种的雄鹿能量消耗更大,因此饲料供应要尽量多样化,保证营养充足。

(四) 雌鹿饲养

饲养雌鹿的基本任务是提高其配种能力,增加产仔次数,巩固有益的遗传性状。淘汰先天性器官发育不全、半雌雄个体和超过繁殖年龄或进入衰老期的雌鹿。在9~11月的配种期,要保证母鹿摄取充足的营养,饲料中蛋白质是必需的,再配以足量的维生素和微量元素,同时适当增加维生素 E 可提高母鹿的受胎率。在妊娠期,精料的饲喂次数可提高为 2 次,每日定时驱赶母鹿,保证运动时长为 60 min 左右,因过肥过瘦均会影响繁殖力。对于哺乳期的母鹿,为提高其泌乳量,每日的精料饲喂次数可提高至 3 次,饲喂顺序为先粗后精,这样可保证充足的反刍时间。

(五) 疾病防治

鹿常见疾病急症有乙型脑炎。鹿流行性乙型脑炎又称日本脑炎,是由乙型脑炎病毒引起的一种急性传染病,以脑炎病状和后躯麻痹为主要特征。另外,鹿狂犬病、鹿恶性卡他热、鹿结核病、鹿大肠杆菌等疾病都是马鹿生存的严重威胁。在防疫措施方面,要求参与饲养管理人员必须采取综合性防治措施;加强检疫、防止疾病传入;捕杀病鹿、净化污染群;接种疫苗、培育健康鹿群;加强饲养管理、定期消毒。同时要经常保持圈舍及周围环境清洁、干燥,防止饲养管理用具的污染,做到无病早防,有病早治。每日要打扫鹿舍、清除粪便,刷洗用具,不喂变质饲料,要经常细心观察鹿的动态,对发病的鹿,要立即进行隔离治疗。选择地势平坦,光照充足,雨热同季,既有气候凉爽、水草丰美的夏秋草场,又有温暖的冬春牧场,为马鹿的驯养提供得天独厚的自然条件。

采收加工

1. 鹿茸　鹿茸为鹿未骨化的角。应适时采收:小公鹿头年取茸约在 6 月中旬;2 年以上的鹿需待茸长成二杠、顶端呈凹形而第 3 个分叉还未长出时割取,此时的鹿茸质量好,价值高。一般在 6 月下旬取头茸,8 月下旬取二茸。取茸前应在其臀部注射麻醉药,鹿注射了麻醉药倒地后,即用碘酒在其茸根部四周消毒,割茸后再用碘酒把茸茬消毒,并用止血药或捣烂的刺筋草(一种止血草)和陈石灰及适量龙骨粉混匀,涂于茸茬处进行止血(见图 19 - 7)。

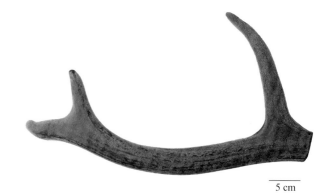

5 cm

图 19 - 7　鹿茸药材

鹿茸加工方法:①排血。把注射针头插进茸端,用打气筒针头注入空气,使茸内血顺着血管从茸口处全部流出。也可用排血机进行。②消毒。将鹿茸放在高锰酸钾溶液和碱水中消毒,洗夫茸上的灰尘和杂质,然后在鹿茸茬口处用粗花线将外皮叉缝数针,以防外皮滑离而影响质量。③蘸煮。目的是使茸中残留的淤血流出来,所以要注意不能让开水浸入茬口,以防血凝而影响鹿茸质量。④烘烤。将晾好的鹿茸挂在烘房内。第 1 日烘烤温度为 35~40 ℃,第 2 日为 40~45 ℃,第 3 日为 45~55 ℃,最高不过 60 ℃,直到烘干为止。最后洗净消毒(不洗茬口处),晾干后即可出售。

2. 鹿角　为马鹿已骨化的角。春季拾取脱落的角或锯茸后的鹿角托(花盘),温水浸泡、洗净捞出,锯成小段,劈碎,晾干(见图 19 - 8)。

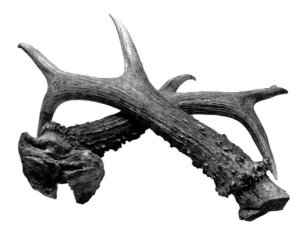

图 19 - 8　鹿角药材

3. 鹿角胶　为马鹿角加水熬出的胶质液体,经浓缩并冷却凝固后切块干燥而成。将鹿角锯段,漂泡洗净,分次水煎,滤过,合并滤液(或加入白矾细粉少量),静置,滤取胶液,浓缩(可加适量黄酒、冰糖和豆油)至稠膏状,冷凝、切块,晾干,即得(见图 19 - 9)。

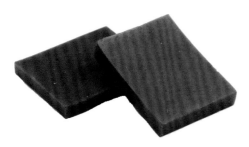

图 19-9 鹿角胶药材

4. 鹿角霜 为马鹿角去胶质的角块。春秋季生产,将骨化角熬去胶质,取出角块,干燥即得(见图19-10)。

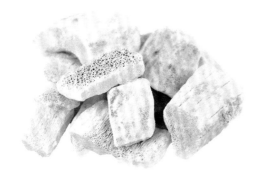

图 19-10 鹿角霜药材

5. 鹿鞭 即雄鹿的阴茎与睾丸。阴茎与睾丸用水洗净,将包皮卷至龟头 2/3 处,将龟头钉在木板的一端,将阴茎适当地拉长,连同睾丸固定在木板的另一端,自然风干即可(见图 19-11)。

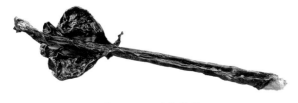

图 19-11 鹿鞭药材

商品规格

根据市场流通情况,鹿茸分为鹿茸个和鹿茸片两类商品。其中马鹿茸项下分"一等""二等""三等"三个等级。鹿茸片分蜡片、粉片、砂片和骨片。

1. 马鹿茸个

一等:体呈支岔,类圆柱形。皮毛灰黑色或灰黄色。气微腥,味微咸。枝干粗壮,嘴头饱满。质嫩的三岔、莲花、人字茸等,无骨豆,不拧嘴,不偏头,不破皮。

二等:体呈支岔,类圆柱形。皮毛灰黑色或灰黄色气微腥,味微咸。质嫩的四岔茸,有骨豆、破皮、拧嘴、偏头等现象的三岔茸、人字茸等(图 19-12)。

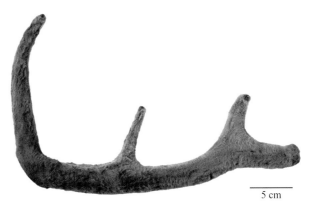

5 cm

图 19-12 马鹿茸(二等品)

三等:体呈支岔圆柱形或畸形,皮毛灰黑色或灰黄色,老五岔、老毛杠和嫩再生茸。有破皮、窜尖等现象。气微腥,味微咸,不符合一、二等者,均属此等。

2. 马鹿茸片 根据不同部位切出的茸片分为蜡片、粉片、砂片、骨片等级,其中蜡片根据蜡质比例细分全蜡片和半蜡片级别。粉片根据颜色细分为白粉片、黄粉片、红粉片级别。砂片根据颜色细分为白砂片和红砂片级别。骨片则为统货。不同等级的鹿茸片性状特点:

(1) 蜡片

全蜡片:蜡片是选择鹿茸的顶尖部位(尖端是全蜡片,其下是半蜡片)切片而成。为圆形薄片、切面平滑,全部或部分胶质状,表面黄棕色或浅黄色。半透明,显蜡样光泽,外皮无骨质,多可见茸毛,边缘暗棕色,近边缘处有一较深色环。气微腥,味微咸(见图19-13)。

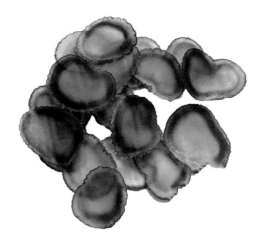

图 19-13 全蜡片

半蜡片:形状特点同全蜡片(见图 19-14)。

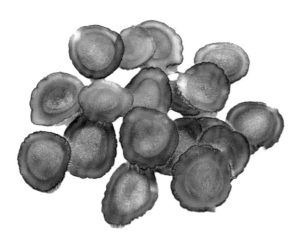

图 19-14 半蜡片

(2)粉片

白粉片:粉片是选择鹿茸的中上段(从上至下依次为白粉片、黄粉片、红粉片)切片而成。为横切圆形或类圆形薄片,切面白色,黄色渐变至淡棕色。中间密布均匀的海绵样空隙,周围无骨质,边缘具黄褐色环,半透明,角质,可见有残留的毛茸。质坚脆。气微腥,味微咸。断面颜色较白、海绵状孔隙蜡圈比较宽(见图 19-15)。

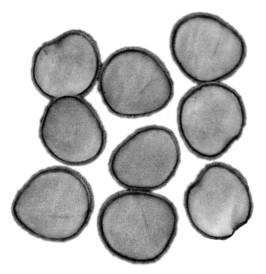

图 19-15 白粉片

黄粉片:同白粉片。与白粉片区别是:断面颜色微黄,海绵状孔隙。

红粉片:同白粉片。与白粉片区别是:里面有鹿茸血的鹿茸片,外皮平滑,呈红棕色或棕色,横切面淡棕色,有海绵状孔隙,气微腥,味微咸(见图 19-16)。

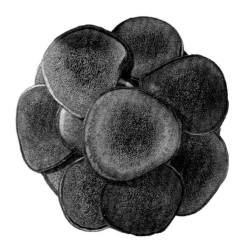

图 19-16 红粉片

(3)砂片

白砂片:砂片是选择鹿茸的中下段切片而成。片面回直整齐,气微腥,味微咸。白砂片色浅灰黄白、孔眼较粗。外侧质地致密,中心稀或部分脱落。

红砂片:同白砂片。与白砂片区别是:红砂片色较深,手触摸有砂质感,质硬,周围已显骨化(见图 19-17)。

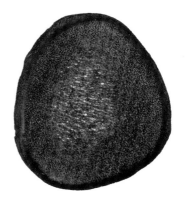

图 19-17 鹿茸红砂片

骨片:骨片是用最近骨端的鹿茸段切成。为圆形或类圆形厚片。片面粗糙,大部分骨化气微腥,味微咸(见图 19-18)。

药材鉴别

(一)性状鉴别

1. 马鹿茸(西马鹿茸) 呈圆柱状分枝,较花鹿茸粗大,分枝较多,一般 2～4 个或更多,侧枝一个者习称"单门",两个者习称"莲花",三个者习称"三岔",四个者习称"四岔",或更多。大挺顶端圆扁不一,长

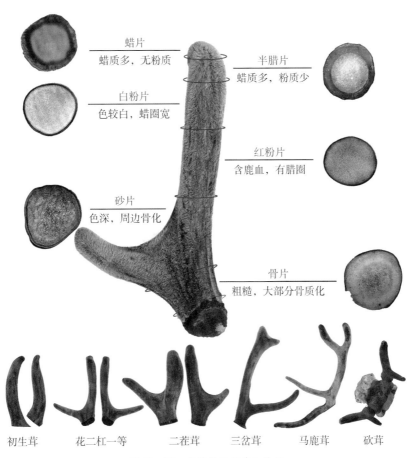

蜡片
蜡质多，无粉质

半腊片
蜡质多，粉质少

白粉片
色较白，蜡圈宽

红粉片
含鹿血，有腊圈

砂片
色深，周边骨化

骨片
粗糙，大部分骨质化

初生茸　　花二杠一等　　二茬茸　　三岔茸　　马鹿茸　　砍茸

图 19 - 18　鹿茸片及鹿茸个特征

30～100 cm，直径 3～6 cm。单门外皮灰黑色，表面密生灰色或黑灰色茸毛，茸毛粗长，锯口面外表较厚，灰黑色，中央米黄色，密布蜂窝状小孔，质嫩；"莲花"下部微有棱筋，质嫩；"三岔"皮色深，质较老；"四岔"茸毛粗而稀，气腥臭，味咸（见图 19 - 19）。

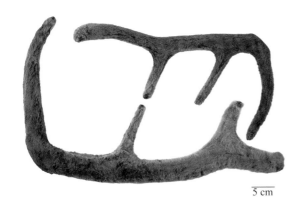

图 19 - 19　马鹿茸药材性状

2. 梅花鹿茸　呈圆柱状分枝，具 1 个分支者习称"二杠"，主支习称"大挺"，长 17～20 cm，锯口直径 4～5 cm，离锯口约 1 cm 处分出侧支，习称"门庄"，长 9～15 cm，直径较大挺略细。外皮红棕色或棕色，多

光润，表面密生红黄色或棕黄色细茸毛，上端较密，下端较疏；分岔间具 1 条灰黑色筋脉，皮茸紧贴。锯口黄白色，外围无骨质，中部密布细孔。具 2 个分支者，习称"三岔"。大挺长 23～33 cm，直径较二杠细，略呈弓形，微扁，支端略尖，下部多有纵棱筋及突起疙瘩；皮红黄色，茸毛较稀而粗。体轻。气微腥、味微咸。二茬茸与头茬茸相似，但挺长而不圆或下粗上细，下部有纵棱筋。皮灰黄色，茸毛较粗糙，锯口外围多已骨化。体较重。无腥气。茸体以饱满、体轻、下部不起筋、断面蜂窝致密无骨质者为佳（见图 19 - 20）。

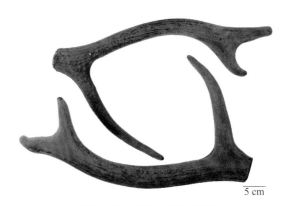

图 19 - 20　梅花鹿茸药材性状

3. 鹿茸片　血片蜡片为圆形薄片,表面灰黑色,中央米黄色,半透明,微显光泽,外皮较厚无骨质,周边灰黑色,质坚韧,气微腥,味微咸。粉片、老角片为圆形或类圆形厚片,表面灰黑色,中央米黄色,有细蜂窝状小孔,外皮较厚,无骨质或略具骨质。周边灰黑色,质坚脆。气微腥,味微咸。

4. 鹿茸粉　为灰白色或米黄色粉末。气微腥,味微咸。

(二) 传统鉴别术语

"初生茸":雄鹿首次锯下的圆柱形鹿茸。

"带血茸":使鹿血保留在茸体内,进行干燥后的鹿茸。

"锯茸":锯断方式采收的鹿茸,采下鹿茸后,用沸水烫炸,使茸内血液排出,烘干或阴干而成。

"砍":将鹿头砍下,再将鹿茸连脑盖骨锯下,修整,刮净残肉膜,将脑皮绷紧,干燥而成。

"虎":砍的脑骨后端有1对弧形骨分列两旁,习称"虎牙"。

"正三指":用3个指甲平放于砍茸枝间的脑骨上,正好适合3～4指的距离。

"头茬茸":二杠茸每年可采收2次,首次在清明节后45～60日采收。

"二茬茸":采收头茬茸后再次生长的鹿茸,又名"再生茸"(在立秋前后采收)。

"单门":马鹿茸中具1个侧枝者。

"二杠":梅花鹿茸具有1个侧枝者。

"莲花":马鹿茸中具2个侧枝者。

"三岔":具有2个侧枝的梅花鹿茸或具有3个侧枝的马鹿茸。

"四岔":具有3个侧枝的梅花鹿或马鹿茸中具4个侧枝者。

"西马茸":产于西北地区的马鹿茸。

"血片":鹿茸角尖部的切片,2～3片,品质最嫩。

"蜡片":鹿茸角尖部切下"血片"后的切片,茸皮较厚,具蜡样光泽,半透明状。

"粉片":鹿茸中上部的切片,在"蜡片"之后切制的,呈粉白色或黄白色,具粉性,质嫩。

"沙片":在"粉片"之后切制的鹿茸切片。

"独挺":未分岔的独角鹿茸,多为二年幼鹿的"初生茸",又名"一棵葱"或"打鼓锤"。

(三) 显微鉴别

粉末显微　本品粉末淡黄棕色或黄棕色。表皮角质层细胞淡黄色至黄棕色,表面颗粒状,凹凸不平。毛茸多碎断,表面由薄而透明的扁平细胞(鳞片)作覆瓦状排列的毛小皮所包围,呈短刺状突起,隐约可见细纵直纹;皮质有棕色或灰棕色色素;毛根常与毛囊相连,基部膨大作撕裂状。骨碎片呈不规则形,淡黄色或淡灰色,表面有细密的纵向纹理及点状孔隙;骨陷窝较多,类圆形或类梭形,边缘凹凸不平。未骨化骨组织近无色,边缘不整齐,具多数不规则的块状突起物,其间隐约可见条纹(见图 19 - 21)。

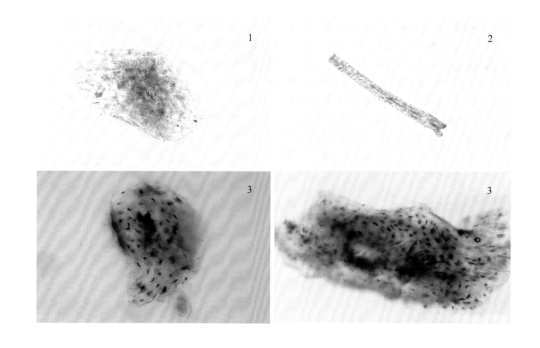

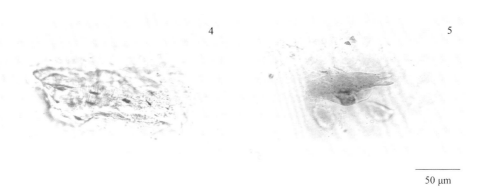

4　　　　　　　　　　　　　　　5

50 μm

图 19-21　鹿茸粉末显微特征(400×)

1. 表皮角质层;2. 毛茸;3. 骨陷窝;4. 骨碎片;5. 未骨化骨组织

品质评价

(一) 传统性状品质

以形如小紫茄子者为上。或云茄子茸太嫩,血气犹未具。不若分歧,如马鞍形者有力。茸不可嗅,其气能伤人鼻,七月采角。鹿年岁久者,其角坚好,老以为胶,入药弥佳。今医家多贵麋茸、米角,力紧于鹿(《本草图经》)。小若紫茄,名茄茸。恐血气嫩未全俱:坚如朽木,是气血反老衰残。两者俱不足为美药也,必得如琥珀红润者为佳,仍择似马鞍岐(枝)矮者益善(《本草蒙筌》)。花鹿茸均以茸粗壮、主枝圆、顶端丰满、质嫩、毛细、皮色红棕、有油润光泽者为佳。马鹿以饱满、体轻、毛色灰褐,下部无棒筋者为佳。(《金世元中药材传统鉴别经验》)。

综合以上古文献及现代文献考证发现,鹿茸以茸形粗壮、饱满、皮毛完整、质嫩、油润、茸毛细、无骨棱、无骨钉者为佳,市场的调查发现梅花鹿茸优于马鹿茸,二杠茸优于三岔茸,头茬茸优于再生茸,分岔越多质量越次。"肥、大、胖、墩、轻"是评价鹿茸的重要标准。同一档次梅花鹿茸商品中,以粗壮、主枝圆、顶端丰满、"回头"明显、质嫩、毛细、皮色红棕、较少骨钉或棱线,有油润光泽者为佳。此外,梅花鹿和马鹿均以断面周边无骨化圈、中央蜂窝眼细密、皮毛完整者为优。两者中有破皮、撮皮、抽沟,存在折、拧等现象的均应酌情降等(黄璐琦,2017)。

(二) 遗传品质

熊建杰(2010)运用微卫星 DNA 标记技术,对西北地区 4 个中国特有鹿种联体,即甘肃马鹿、青海马鹿、阿拉善马鹿和白唇鹿,以及对照组中梅花鹿的遗传多样性进行研究分析,得到结论:

(1) 利用 14 个微卫星位点对 5 个鹿群体共 152 份样品进行等位基因频率、哈-温平衡和中性检验分析,本试要共检测到 111 个等位基因,平均每个位点平均 7.93 个,在分析过程中还检测到了 27 个特有等位基因。在哈-温平衡检验中,甘肃马鹿、阿拉善马鹿、青海马鹿、白唇鹿群体中分别有 2 个、5 个、1 个、2 个位点是符合哈-温平衡的,而梅花鹿所有位点均不符合哈-温平衡,说明这 5 个鹿群体可能都属于非随机交配群体。在对 14 个基因位点的中性检验分析中,有 9 个基因位点的 F 观测值位于 95% 置信区内,它们都属于中性位点,不受选择因素的影响。

(2) 甘肃马鹿、阿拉善马鹿、青海马鹿、白唇鹿和梅花鹿群体的多态信息含量(PIC)分别为 0.523、0.365、0.554、0.320、0.390;期望杂合度分别(He)为 0.580、0.446、0.614、0.397、0.501;Shannon 信息指数分别为 1.109、0.819、1.176、0.694、0.966;有效等位基因数(Ne)分别为 2.884、2.251、3.066、1.967、2.523。这些遗传参数表明 5 个鹿群体中,甘肃马鹿和青海马鹿属于高度多态性,而且青海马鹿的遗传多样性最为丰富。遗传潜力最大,应予以关注和保护,其他 3 个群体都属于中度多态性,其中白唇鹿的多态性最为贫乏。

(3) 3 个马鹿群体的 Gst 值为 0.163,说明 3 个马鹿群体中,83.7% 的遗传变异是由群体内遗传多态现象引起,16.3% 来自群体间的差异;其群体配对固定指数(Fst)分析结果是其均处于中度分化状态,其中甘肃马鹿与青海马鹿的分化程度最低,亲缘关系最近。5 个鹿群体之间的固定指数分析发现,Fis、Fit 均为正值,说明 5 个鹿群体都存在不同程度的近交或杂交。

(4) 3 个马鹿群体的基因流(Nm)均大于 1,甘肃马鹿和青海马鹿的基因流最大,为 2.301,说明甘肃马鹿和青海马鹿的基因交流最为频繁,其分化程度最低。5 个鹿群体的基因流总体比较，3 个马鹿群体与白唇鹿、梅花鹿的基因流均小于 1，说明其基因交流比较贫乏，分化程度比较高。

（5）在 3 个马鹿群体的 Da 遗传距离比较分析中，甘肃马鹿与青海马鹿的遗传距离最小，青海马鹿与阿拉善马鹿的遗传距离最大；5 个鹿群体的 Da 遗传距离则表现为，马鹿与白唇鹿的遗传距离最小，与梅花鹿的遗传距离最大。甘肃马鹿与青海马鹿首先聚为一类，再与阿拉善马鹿聚合成为第一集团，马鹿群体与白唇鹿聚合后，再与梅花鹿聚合。

（三）化学品质

孟照刚等（2008）选取甘肃天祝华藏养鹿场饲养的发育正常、健康无病、年龄在 3～5 岁的天山一元、二元和三元杂交（一元为天山、青海马鹿原种，二元为天青杂交马鹿，三元为天青塔杂交马鹿）雄性马鹿各 6 头，试验材料为马鹿的初角。现场进行产量的测定，结果 3 种杂交马鹿茸嫩度高，蛋白质、矿物质含量丰富，特别是二元杂交品种杂交优势更加明显，产茸量显著地优于一元和三元杂交。二元杂交马鹿作为茸用性优良的马鹿品种，在将来的发展中应加强进一步的开发利用和合理的保护。研究对甘肃天祝引种的天山、青海原种及其二元、三元杂交马鹿茸的营养成分进行了全面分析，为以后马鹿的育种和保护性开发，以及品质优良的马鹿茸选择及深加工提供了可靠的依据。

化学成分

近年来，学者们不断深入地研究鹿茸化学成分，发现鹿茸中化学成分较多，且随生长周期的变化而呈较为规律的变化，其中氨基酸、多肽及甾体化合物等是鹿茸的主要活性物质。

1. **氨基酸类** 氨基酸是鹿茸有机成分中含量最高的营养物质，其种类与含量决定着蛋白质品质的高低。鹿茸中所含氨基酸包括甘氨酸、色氨酸、赖氨酸、组氨酸、精氨酸、天冬氨酸、苏氨酸、丝氨酸等 20 种以上，总氨基酸含量约占 50% 以上，其中甘氨酸含量最高，谷氨酸、脯氨酸含量也较高（Jeon B J，2009；2010）；其中包括人体不能合成的 8 种必需氨基酸，以赖氨酸含量较高，为人体第一限制性氨基酸（张嵩，2013）。研究表明，由于鹿茸种类、生长环境、采收季节等情况的不同，氨基酸的种类虽无明显差异，但其含量差异却较为显著。如有研究报道，鹿茸蜡片、粉片、血片和骨片的氨基酸含量依次降低，即从鹿茸顶端到基部氨基酸含量逐渐减少（王艳梅，2003；Sunwoo H H，1995），另有研究报道，三岔鹿茸中的氨基酸含量高于二杠鹿茸中氨基酸含量，推测可能与其采收期相关，二杠鹿茸在 40 日时采收，很有可能因生长时间较短，营养富集不充分导致（李泽鸿，2007）。李和平（2003）测得在各个品系鹿茸中氨基酸含量以甘氨酸含量最高，在 6.36%～7.16% 之间，甲硫氨酸含量最低，在 0.42%～1.32% 之间。

2. **多肽类** 鹿茸多肽（velvet antler polypeptide，VAP）是鹿茸主要的生物活性物质，药理作用广泛。每年鹿茸都要经过脱盘、生茸、骨化、脱落、再生茸的循环过程，具有极强的再生能力，这与鹿茸是一个富含高浓度多种类细胞生长因子库密切相关，人们习惯上称为多肽生长因子（Diaz M N，2011）。研究报道鹿茸中的多肽生长因子主要包括表皮生长因子（EGF）（Barling P M，2005）、神经生长因子（NGF）（Garcia R L，1997；Huo Y，1997）、胰岛素样生长因子（IGF）（Tseng S H，2014）和转化生长因子（TGF）（Suttie J M，1985；Gu L J，2008），在鹿茸生长过程中，多种生长因子的自分泌、旁分泌刺激作用，对鹿茸的生长极其重要。

另有研究报道，利用凝胶过滤、离子交换色谱及 C18 反相柱色谱等方法从不同的鹿茸中分离纯化得到一系列的单体多肽，单体多肽均富含甘氨酸、丙氨酸、谷氨酸、脯氨酸等（Weng L，2001；王丰，2003）。如翁梁等（2001）从东北马鹿茸多肽组分中分离得到 1 个由 32 个氨基酸残基组成（32 肽）的精确分子量为 3 216 的单体多肽化合物，但在梅花鹿茸多肽组分中检测不到该 32 肽，说明该 32 肽有可能是马鹿茸特有的活性物质；张郑瑶等（2012）从梅花鹿茸中分离得到 1 个新多肽，经 MALDI - TOF MS 给出该多肽的精确分子量为 3 263.4，氨基酸序列为 VLSATDKTNVLAAWGKVGGNAPAFGAEALERM，此梅花鹿茸多肽与上述马鹿茸多肽在结构上均为 32 个氨基酸残基组成的直链多肽，但第 5、8、11 和 30 位氨基酸残基不同。2 个多肽结构上的变化并未影响其促细胞增殖生物活性。严铭铭等（2007）从梅花鹿鹿茸中得到 1 个相对分子质量为 1 479.902 8 的单体多肽 CNT14，用电喷雾串联质谱法测序结果为 EPTVLDEVCLAHGP。该多肽对 HT22 细胞株具有明显的增殖作用，预示着此多肽在治疗阿尔茨海默病方面具有一定前景。

3. **蛋白质类** 鹿茸中蛋白质包括胶原蛋白、角蛋白等（潘思羽，2010）。研究报道胶原蛋白是鹿茸中含量最高的蛋白质（Price J S，1996），其含量在鹿茸顶部最低,从顶端到基部逐渐增加(Sunwoo H H,1995)。胶原蛋白肽链很长的区段序列是由 Gly-X-Y 氨基酸序列重复而成的,甘氨酸的含量高低反映了胶原蛋白丰富程度(赵磊,2010)。范玉琳等(1998)对鹿茸蛋白的提取分离的研究结果表明梅花鹿茸中蛋白含量高达 49.54%~54.68%。

4. 甾体类　鹿茸含有性激素和激素样物质等甾体类化合物,与其生长及其壮肾阳等药理作用密切相关。目前,已检测出鹿茸中含有 18 种性激素,包括雌二醇、雌三醇、雌酮、雄酮、苯甲酸雌二醇、炔雌醇、孕酮、睾酮、丙酸睾丸素、醋酸甲地孕酮、醋酸甲羟孕酮、肾上腺酮等(李春燕,2016;Lu C M,2013)。鹿茸的性激素成分中,雌激素和孕激素含量较高,如雌二醇、孕酮(Li C W,2001)、雌酮;雄激素含量较低,如睾酮、睾丸素等。有研究表明,雌二醇和睾丸酮这 2 种性激素与鹿茸的生长关系尤为密切(李长生,2001;Bartos L,2009)。

5. 无机元素　鹿茸中的无机元素,从鹿茸顶部到基部含量逐渐增加(Jeon B J,2009),目前在鹿茸中已发现 26 种矿物质元素,一些是酶、辅酶、激素和维生素的必需组成部分(齐艳萍,2010)。据报道,鹿茸所含矿物质元素中,常量元素包括 Ca、P、Mg、Na;微量元素包括 Fe、Cu、Mn、Al、Ba、Co、Sr、Cr、Zn、Ni 等(董万超,2004),其中 Fe、Cu、Co、Zn、Cr 为必需微量元素。研究报道不同品种鹿茸中 Ca、P、Na 可作为鹿茸的特征无机元素,Fe、Ba、Sr 可作为鹿茸的特征微量元素(赵磊,2010),其中 Ca 和 P 的含量差异最大,钙磷比一度成为衡量鹿茸骨化程度的重要指标(杨丽娟,2010)。鹿茸含有 16 种宏量和微量元素,其中 Mg、Ca、Na、Fe、Sr、Ba、P、K 等含量较高(张经华,2000)。

6. 糖类　鹿茸多糖(PAPS)具有调节淋巴细胞系统、增加免疫能力等多种药用功能(都宏霞,2006;徐桂英,2007)。蛋白聚糖(proteoglycan)是一类由一个核心蛋白与一条或多条糖胺聚糖链共价结合构成的非常复杂的高分子化合物,其分子中前者占 6%~20%,后者占 80%~90%(熊和丽,2007)。鹿茸软骨和骨质组织中存在一定含量的糖胺聚糖。鹿茸中的多糖成分主要为糖胺聚糖。糖胺聚糖(glycosaminoglycan,GAG)是一种蛋白多糖,又名黏多糖,是己糖醛酸、己糖胺及它们的硫酸化和乙酰化衍生物构成的不分支的长链大分子,带负电荷,多具有重复的二糖结构单元(郑磊,2010)。根据 GAG 糖链的组成不同以及硫酸化和乙酰化的部位差异,可以将 GAG 分为硫酸软骨素(CS)、硫酸角质素(KS)、透明质酸(HA)、

硫酸皮肤素(DS)、肝素(HP)等(赵玉红,2010)。

7. 其他　除了含有蛋白质、多肽、氨基酸、甾体、糖类、无机元素外,鹿茸还含有单胺(董万超,1998)、多胺(Wang B X,1990)、脂肪酸(Ivanlina N F,1993;Lee S R,2007)、磷脂(Zhou R,2009;Zhou R,2009)、生物碱类(周冉,2009;宗颖,2014)、胆固醇及其脂类(Tseng S H,2014;杨秀伟,1994)等,其在鹿茸的生长发育过程中也具有广泛的药理作用。鹿茸中分离出的脂类包括 10 种磷脂组分和 9 种脂肪酸组分,其中生物活性最强的油酸、亚油酸、亚麻酸含量较高(董万超,1998)。

药理作用

1. 保护骨骼作用　鹿茸通过增强重组人骨形态发生蛋白-2 的表达、成骨活性和骨基质基因的表达,可促进人骨肉瘤细胞增殖、分化和矿化,进而促进生长期大鼠的纵向骨生长(Kim H K,2016)。研究发现,一定浓度的鹿茸多肽(李文超,2019)通过抑制软骨终板细胞的凋亡,促进其增殖,调控其相关基质蛋白及基质降解酶、凋亡因子的表达,改善基质的代谢,对退变的椎间盘终板软骨细胞可起保护作用;鹿茸不同组分鹿茸多糖、鹿茸多肽两者合用或分用都可以提高去卵巢大鼠的骨密度,对去卵巢所致的大鼠骨质疏松症具有拮抗作用(龚伟,2019)。鹿茸血清与激素共同作用也可以有效增强激素作用下骨髓间充质干细胞的增殖活性(孟晨阳,2020)。

2. 对生殖系统的影响　鹿茸提取液使大鼠的睾丸、前列腺、贮精囊重量增加,睾丸精原细胞数目、生精细胞层数增多进而使体内睾酮含量增多。给大鼠灌胃梅花鹿茸和鹿尾粉,10 日后可使雄性大鼠睾丸、前列腺-贮精囊、提肛肌-海绵球肌等性腺增重,雌性大鼠子宫和卵巢的重量增加。马鹿茸粉可使雄性大鼠、小鼠前列腺和精囊腺重量增加,雌性小鼠阴道涂片角化细胞和上皮细胞显著增多,对雌家兔有妊娠效应,具有雄雌激素样作用(胡太超,2015)。鹿茸多肽可使血清睾酮水平和睾丸内睾酮浓度升高,可明显增强睾丸间质细胞类固醇合成急性调节蛋白、细胞色素 P450 胆固醇侧链裂解酶和 3-羟基类固醇脱氢酶的表达,从而显著改善衰老雄性小鼠的性功能(Zang Z J,2016)。

3. 增强免疫作用　鹿茸可显著提高碳粒清除率,抗红细胞凝集反应,增强环磷酰胺所致的免疫功能缺陷的小鼠的巨噬细胞的吞噬作用,增加红细胞和白细胞数目(陈书名,2000;Shin,1999)。鹿茸多肽

能显著刺激脾细胞的增殖,增强淋巴细胞杀伤活性和 CD_4^+/CD_8^+ 细胞亚群,上调和下调辅助性 T 细胞 1 (Th1)和辅助性 T 细胞 2(Th2)相关细胞因子表达,可显著提高小鼠单核巨噬细胞的吞噬能力,促进小鼠 T、B 淋巴细胞增殖,增强小鼠免疫功能。鹿茸多肽还可增加脾脏和胸腺的脏器指数,可促进体外培养的小鼠脾淋巴细胞的增殖,并可协同 ConA、LPS 促进 T、B 淋巴细胞增殖,提高免疫机能(胡艳红,2021)。

4. 抗氧化、抗疲劳作用　鹿茸提取物可增加小鼠体内 SOD 活性及降低脂质过氧化产物 MDA 的含量,清除体内过多的氧自由基,提高机体的抗氧化作用(陈书明,2000)。鹿茸总脂和鹿茸水提物可抑制单胺氧化酶 B(MAOB),增加脑 5 - HT、DA 含量,可显著降低老化小鼠 MDA 含量并增强 SOD 活性(陈晓光,1990;陈晓光,1992),逆转与衰老有关的生理反应。鹿茸多肽具有抗氧化、促进小鼠胚胎细胞(NIH/3T3)增殖、迁移及胶原蛋白分泌的能力(王琦,2019)。鹿茸口服液可使老年小鼠 SOD、CAT、GSH - Px 的活性明显增强,加速体内自由基的清除,抑制脂质过氧化产物 MDA 的生成,起到抗氧化作用(王立军,2004)。抗疲劳方面,鹿茸多肽通过增加骨骼肌肌钙蛋白 mRNA 的表达,上调肌肉收缩相关基因来增加肌肉力量,改善血糖、血尿和乳酸等多项疲劳指标的含量,可表现出抗疲劳作用(Chen J D, 2014)。爬杆、负重游泳、常压耐缺氧、断头缺氧等实验证实鹿茸多肽具有良好的耐缺氧和抗疲劳作用,其耐缺氧能力与鹿茸多肽的剂量呈正相关。

5. 其他作用　鹿茸可增加心肌梗死后大鼠血管内皮细胞生长因子含量,促进血管生成,修复血管内皮细胞损伤。其作用可能与激活 Notch 信号通路有关。鹿茸多肽作为诱导剂通过抑制 TGF - β/Smads/ERK 信号通路,调控 Bile secretion、Purinemetabolism、cAMP signaling pathway 等多条能量代谢途径,升高蛋白激酶 C 蛋白表达,改善阿霉素诱导的心肌损伤病理状态,保护心肌细胞损伤,调节心肌细胞周期改变;鹿茸多肽还可通过调控转化生长因子 - β1 (transforming growthfactor-β1, TGF - β1)、SMAD7、PKC 蛋白表达量,保护阿霉素诱导的 H9c2 细胞损伤(胡艳红,2021)。鹿茸提取物能明显改善传统双血管阻塞(2VO)法复制的血管性痴呆大鼠的学习与记忆能力,提高海马区脑源性神经营养因子的表达,对血管性痴呆有明显的改善作用(刘晓霞,2017)。鹿茸神经节苷酯能促进小鼠的 3 个不同记忆阶段,促进受损神经功能的恢复,改善记忆障碍,加速中枢神经系统恢复和外周神经的再生(胡太超,2015)。鹿茸多肽能

够显著降低由高脂饮食引起的小鼠体质量、血清葡萄糖和甘油三酯的升高,同时还能够减少肝脏脂滴的积聚程度及脂肪细胞的大小,对链脲佐菌素诱导的糖尿病小鼠也可以降低血糖血脂,并有效改善糖尿病小鼠的脂质代谢(Ding Y L, 2017)。鹿茸多肽还能够抑制前列腺癌肿瘤细胞增殖并诱导其凋亡(Yang H H, 2017),有效抑制肿瘤细胞生长。

资源综合利用

(一)开展放牧补饲,改变传统养鹿方式

青海养鹿方式多为圈养,耗费饲料多,人工劳动强度大,成本高,生产的茸数量又少,青海以马鹿和白唇鹿为主,较适宜青海的生态条件,故提高马鹿茸质量是今后鹿业发展一个方向,应开展放牧补饲的方式,大量繁殖马鹿,既节约养殖成本,又利用了马鹿质量和数量的提升,保持生态。开展科学饲养白唇鹿,白唇鹿 20 世纪 50 年代同梅花鹿、马鹿,同为鹿茸药材的动物资源。虽不是《中国药典》品种,但在青海、新疆、四川、甘肃都同鹿茸一起应用,且有百余年历史,四川、青海地方药材标准中,故应积极开展梅花鹿、白唇鹿,马鹿的生物、化学、药理、临床疗效深入研究,开展疗效一致性评价,为今后白唇鹿列入《中国药典》提供依据做基础性科研工作。积极参考新西兰、俄罗斯、澳大利亚、加拿大等国家养鹿的先进经验,扩大半牧半饲,以放牧为主的方式,引进良种,养殖茸肉兼用型鹿种,培育短、粗、胖鹿茸,改变瘦、长、骨化的鹿茸形态。借鉴新西兰鹿茸加工方式,引进冷冻技术,按冷冻→解冻→烘干→恒温抽湿→真空干燥的流程加工,并结合我国传统加工技术,加工高质量品质,商品性好的鹿茸原料,加工补肾壮阳,强筋健体珍品,做大做强青海鹿业品牌,提升青海马鹿茸、白唇鹿在国内国际的市场竞争力。

(二)以茸为中心,多层次开发全系列鹿产品

青海目前多产鹿茸、鹿角,另有一些与有关的酒剂等食品,尚缺少拳头产品。鹿系列产品有鹿茸、鹿鞭、鹿筋、鹿角、鹿尾、鹿心、鹿花盘、鹿肾等,鹿油、鹿骨、鹿肉和鹿皮都有开发前景。鹿油有催乳作用,鹿骨酒对风湿性关节炎疗效较好,还有壮骨作用,鹿肉脂肪含量低,蛋白质含量高,肉质鲜嫩可口,鹿皮是高级皮草原料,对鹿产品多层次深度开发渠道,提高产品附加值是今后养鹿业的新发展之道。

（三）继续挖掘药品功能，加大促进食品开发力度

鹿产品为原料研发的药品功能主治以温补肾阳、调经散寒及活血化瘀为主。鹿茸、鹿角有悠久的药用历史，药用范围广，在鹿产品的药品研发中可借鉴古代经典名方、史籍，深入挖掘药品的其他功能主治，与其他药物配伍，扩大鹿产品的治疗范围。

（1）对传统的茸和角的加工方式进行研究，改造工艺，引进先进科学技术，加工疗效确切的茸和角等系列鹿产品。

（2）对茸和角的活性成分进行研究、提取、萃取、分离精制开发高级产品，以满足当代人群医疗保健应用。

（3）从鹿茸、鹿鞭、鹿肾等提取各种酶及其他生物制剂，开发我国生物制药相关产品和保健品等。目前国家注册20余种鹿产品的保健食品中，保健功能多以缓解体力疲劳和增强免疫力为主。鹿产品主要有鹿茸、鹿胎和鹿骨等，对于鹿的其他副产品，如鹿肝、鹿筋和鹿鞭等应用较少，其主要原因是缺少相关的理论和实验数据支撑。在未来的保健食品研发中应把活性成分与药理作用相结合，针对特有人群开发出相应产品，服务于人民健康。

（4）借鉴国外研究开发抗癌药，西班牙学者Chonco L等（2021）首次报道了鹿茸提取物在胶质母细胞瘤中具有抗肿瘤作用，而在非癌细胞系中无毒，鹿茸提取物的抗癌活性可能为胶质母细胞瘤的治疗提供新的治疗策略。韩国学者 Lee J 等（2019）研究了鹿茸提取物的毒性，发现鹿茸提取物对发育和生殖功能无毒理作用。

（四）拓宽利用渠道，尝试开发鹿茸、鹿胎相关化妆品

现代研究表明，鹿茸能够通过提高 SOD 和 GSH-Px 的活性以及抑制酪氨酸的活性而起到延缓衰老、美白的作用。刘春红等（2021）通过对秀丽线虫的抗疲劳作用研究，表明鹿茸乙醇提取物为 2.5 mg/mL 时具有较好的延缓衰老和抗氧化作用。高畅等（2014）研究了鹿茸对酪氨酸的抑制作用，结果表明鹿茸水提物能抑制酪氨酸的活性，IC_{50} 为 31.932 mg/mL，表明鹿茸具有美白作用。至目前国家药品监督管理局注册的含有鹿茸的国产化妆品 12 个，分为精华、霜、保湿水、洁面乳和乳液 5 种剂型。有研究表明鹿胎水提取物在 5 mg/mL 时 DPPH 清除率达到 95.48%，显著高于其他鹿产品的清除率，具有较好的抗氧化和延缓衰老的功效。与鹿茸醇提物一样，鹿胎醇提物对酪氨酸酶有抑制作用，具有美白效果（高畅，2014）。目前国家药品监督管理局数据库中含有鹿胎的化妆品仅有 4 种，分别为霜、胶剂、精华和乳液，以美白、保湿及延缓衰老为主。保湿及延缓衰老为主。鹿茸系列产品中都含量类同成分和白美作用，鹿茸鹿角的药理研究中都只有抗氧化、延缓衰老等作用，利用鹿系列产品开发美容化妆品，从而满足消费者更高需求。

炮　制

1. 鹿茸片　取鹿茸，燎去茸毛，刮净，以布带缠绕茸体，自锯口面小孔灌入热白酒，并不断添酒，至润透或灌酒稍蒸，横切薄片，压平，干燥。

2. 鹿茸粉　取鹿茸，燎去茸毛，刮净，劈成碎块，研细粉。

3. 乳制鹿茸　取净鹿茸，置蒸笼内蒸透切片，再用钳子夹着茸片蘸乳汁，在无烟炉火上烤炙至汁尽呈黄色，晒干。每鹿茸片 1 kg，用牛乳 0.5 kg。

4. 酒鹿茸　取鹿茸片置文火上烘热，投入白酒中淬，淬后再烘，如此反复 3～4 次，至白酒被吸尽显灰黄色，周边起小泡并有酥香味，酥脆，研细。每鹿茸片 1 kg，用白酒 1 kg。

性味与归经

甘、咸，温。归肝、肾经。

功效与主治

壮肾阳，益精血，强筋骨，调冲任，托疮毒。用于肾阳不足，精血亏虚，阳痿早泄，宫冷不孕；肾虚骨弱，腰膝无力，小儿发育不良，骨软行迟，囟门过期不合；妇女冲任虚寒，崩漏带下；疮疡久溃不敛，阴疽疮肿内陷不起等。现亦用于血小板和白细胞减少症、慢性再生障碍性贫血，可刺激造血功能。

临床与民间应用

（一）国家标准中含鹿茸（角）成方制剂应用分析

薄盼盼（2021）研究 2020 年版《中国药典》中收录的含有鹿茸的中成药有 22 种，有安坤赞育丸，定坤丹，龟龄集，生血丸，参茸固本片，参茸白凤丸，补肾益

脑丸,调经促孕丸,三宝胶囊等。这些中成药主要为补益药,常用于治疗肾阳不足和肾阴不足,具有补肾填精、温补肾阳和益气养血的功效。以龟龄集为例,龟龄集是国家一级保密处方,以治疗肾阳虚为主,此外还用于治疗轻中度的认知障碍。在国家药品监督管理局注册含有鹿茸的中成药有 48 种,以丸剂、胶囊剂和液体药剂为主。液体药剂中的代表药品为鹿茸口服液,应用范围广泛,具有延缓衰老、降低肝脏脂肪、抗炎镇痛和增强免疫力的作用。以参桂鹿茸丸为代表的丸剂中,具有补气益肾、养血调经之功效,用来治疗肝肾虚亏所致的月经不调、腰膝酸软和自汗盗汗等症。在国家药品监督管理局注册的含有鹿胎的中成药有鹿胎膏、参茸鹿胎膏、参鹿补虚胶囊、女宝胶囊、八珍鹿胎颗粒等 9 个剂型多以胶囊剂和煎膏剂为主,煎膏剂药物浓度高,易保存,是治疗慢性疾病的药方首选剂型。以鹿胎膏为例,中医认为鹿胎膏具有调经散寒、补气和养血的功效。现代研究表明,鹿胎膏对于治疗妇女绝经期失眠和子宫内膜偏薄型不孕疗效较好。

薄盼盼(2021)报道 2020 版《中国药典》收录的含有鹿角的中成药有 7 个品种,如乳癖消片、十一味参花片、龟鹿二仙膏等大都是围绕参芪十一味和乳癖消所开发的剂型。参芪十一味由人参(去芦)、黄芪、当归、天麻、熟地黄、泽泻、决明子、鹿角、菟丝子、细辛和枸杞子组成,具有补气养血、健脾益肾的作用。此外,参芪十一味还可用来提高结直肠癌晚期的临床疗效,

降低由化疗引起的不良反应。乳癖消片作为治疗乳腺增生的代表药,治疗机制可能与调节内分泌紊乱、抑制炎症反应有关。含有鹿角霜的中成药有 6 种,有乌鸡白凤丸、女金丸、锁阳固精丸等。目前市场上含有鹿角霜的中成药以乌鸡白凤丸和女金丸为主。乌鸡白凤丸由《寿世保元》中的乌鸡丸演变而来,由乌鸡、熟地、鹿角胶、鹿角霜、当归和白芍等 20 多味中药组成,益气补血,调经止带,现代临床上用来治疗月经不调、崩漏带下等症。方中鹿角胶、鹿角霜联用,在方中为臣药,与桑螵蛸一起补肝肾,益精血,温补肾阳。女金丸是在《景岳全书》中女金丹的基础上加减所得,为妇科常用药,被国家基本用药目录收载。鹿角霜与肉桂一起,补火助阳,具有调经养血、活血止痛的功效。含有鹿角胶的中成药,有鹿角胶、右归丸、龟鹿补肾丸、添精补肾膏、丹鹿通督片。右归丸是经金匮肾气丸减去茯苓、丹皮和泽泻,增加了鹿角胶、菟丝子、杜仲和枸杞,增加了补肾阴阳的作用,药方"由泻转补"。研究表明,右归丸对于慢性阻塞性肺疾病肾阳虚大鼠有一定的治疗效果,也为肺病从肾论治提供了依据。

鹿茸在《中国药典》《国家中成药标准汇编》《卫生部药品标准》、新药转正标准、注册标准中共计查询到 221 个组方品种,搭配组方的药材数量为 519 种。组方品种功能主治主要体现在消化道及代谢(74 种)、泌尿生殖系统和性激素(50 种)、神经系统(25 种)三方面;配方多搭配当归、人参、枸杞子、熟地黄、黄芪等药味。详见图 19 - 22。

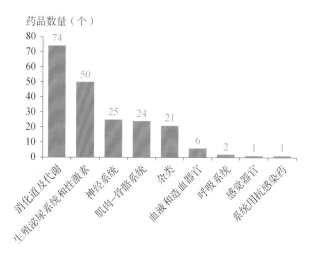

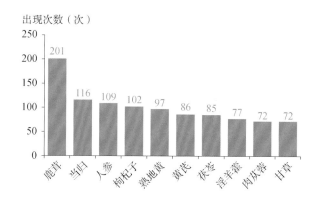

图 19 - 22　鹿茸相关药品品种分布及组方前十的药味统计

(二)临床配伍应用

1. 鹿茸单用

(1)阳痿:将鹿茸研细粉,装入胶囊,每粒重

0.4 g,每次服 2 粒,每日 3 次。10 日为一个疗程。

(2)宫颈糜烂:用棉球擦拭宫颈口及阴道分泌物后,将鹿茸粉均匀外涂于宫颈表面,超出糜烂边缘。治疗时间为 4 周。

2. 配伍应用

（1）壮肾阳，补精血

鹿茸配人参：补肾壮阳，益气固本。用于诸虚百损，五劳七伤，元气不足，畏寒肢冷，阳痿早泄，宫冷不孕，小便频数等，如参茸固本丸（《中国医学大辞典》）。

鹿茸配肉苁蓉：补肾阳益精血。既适用于肾阳不足，阳痿早泄，腰膝冷痛等，又可用于肝肾不足，精血亏虚，筋骨痿软等，如鹿茸丸（《史载之方》）。

鹿茸配熟地黄、山茱萸：补肾阳，益精血。用于肾虚阳痿、遗精、腰痛、眩晕、耳聋、妇女阴寒带下、胞冷不孕者，如加味地黄丸（《医宗金鉴》）。

鹿茸配山药：补肾健脾，阴阳并调。用于脾肾两虚所致眩晕耳鸣、疲乏无力、腰膝酸软、阳痿遗精、白带过多等，如鹿茸酒（《普济方》）。

（2）补肝肾，调冲任

鹿茸配阿胶、当归：补肝肾，调冲任，固崩止带。用于肝肾不足，气血虚弱，冲任不固之月经过多、崩漏带下等，如鹿茸散（《圣济总录》）。

鹿茸配桑螵蛸、龙骨：补肾固摄。用于肾气虚寒，小便频数，或夜间多尿遗尿。

鹿茸配杜仲、补骨脂：补肝肾，强腰脊。用于肾虚腰脊痛，不能转侧。

鹿茸配骨碎补、续断、牛膝：补肝肾，续筋骨。用于骨折后期愈合不良。

（3）托毒排脓

鹿茸配黄芪、当归：补益气血，托毒排脓。用于疮疡脓成不溃，久溃不敛或阴疽内陷。

（三）经典处方与研究

1. 茸坤丸

处方：鹿茸 56 g，白术（土炒）100 g，香附（制）100 g，党参 80 g，琥珀 50 g，沉香 10 g，紫苏 50 g，当归（制）100 g，白芍（酒炒）100 g，黄芩（酒制）50 g，地黄 100 g，化橘红 100 g，茯苓 100 g，川牛膝 40 g，乌药（制）100 g，砂仁 50 g，木香 50 g，熟地黄 100 g，阿胶（炒 50 g），川芎（制）100 g，益母草（酒制）600 g，甘草（蜜炙）30 g。

功能：调经养血，理气止带。

主治：月经不调，月经过多，赤白带下，产后腹。

用法用量：口服。一次 1～2 丸，一日 2 次。

2. 三鞭参茸固本丸

处方：鹿鞭（烫）8 g，鹿茸 50 g，枸杞子 50 g，人参 100 g，山茱萸 28 g，驴鞭（烫）24 g，淫羊藿 28 g，菟丝子 50 g，狗鞭（烫）24 g，杜仲 50 g，女贞子 50 g，制何首乌 50 g，茯苓 100 g。

功能：补气养血，助阳添精，强筋壮骨。

主治：身体虚弱，气血双亏，腰膝酸软，阳痿，遗精早泄。

用法用量：口服。一次 1～2 丸，一日 2 次。

3. 参茸白凤丸

处方：人参 8.2 g，鹿茸（酒制）9.4 g，党参（炙）40 g，酒当归 39 g，熟地黄 77.5 g，黄芪（酒制）39 g，酒白芍 39 g，川芎（酒制）30 g，延胡索（制）23 g，胡芦巴（盐炙）30 g，酒续断 30 g，白术（制）30 g，香附（制）31 g，砂仁 23 g，益母草（酒制）39 g，酒黄芩 30 g，桑寄生（蒸）21 g，炙甘草 30 g。

功能：益气补血，调经安胎。

主治：气血不足，月经不调，经期腹痛，经漏早产。

用法用量：口服。水蜜丸一次 6 g，大蜜丸一次 1 丸，一日 1 次。

（四）青海民间单验方

温养固冲汤

组方：炙黄芪 30 g，党参 30 g，焦白术 15 g，川续断 15 g，补骨脂 12 g，焦艾叶 12 g，鹿角胶（烊化）12 g，炒蒲黄 12 g，炒五灵脂 9 g，炮姜 9 g，菟丝子 15 g，阿胶（烊化）12 g。

功能：温补冲任，散寒除湿，固涩止血，化瘀止痛。

主治：冲任虚寒所致月经过多，经期延长及带环出血。

用法用量：煎服。一日 1 剂，连服 3 日。

附　注

附一　白唇鹿

1. 来源　为鹿科动物白唇鹿 *Cervus albirostris* Przewalski 雄性未骨化密生绒毛的嫩角。本品 1959 年收载于《中药材手册》，是鹿茸基原之一。现代收载于《青海省药品标准》（1992 版）、《青海省藏药材标准》（2019 版）、《四川省中药材标准》（1987 版）、《甘肃省中药材标准》（2009 版）。该品在西北西南地区应用，国家一级保护动物。

白唇鹿为大型鹿类，个体大小与水鹿、马鹿相似。唇的周围和下颌为白色，故名"白唇鹿"，为我国特产动物。头体长 1.55～2.1 m，肩高 1.2～1.45 m，体重 180～230 kg。站立时，其肩部略高于臀部。耳长而尖。雄鹿具茸角，一般有 5 叉，个别老年雄体可达 6 叉，眉支与次支相距远，次支长，主支略侧扁。因其角叉的分叉处特别宽扁，故也称作扁角鹿。雌鹿无角，鼻端裸露,上下嘴唇,鼻端四周及下颌终年纯白色。臀部具淡黄色块斑。毛被及色调在冬夏有差别。冬季毛被厚,毛略粗而稍有弹性,毛形直,毛尖处稍弯曲,通体呈现一致的枯黄褐色,胸腹及四肢内侧乳白或棕白色,四肢下端棕黄浅褐色,臀斑黄白色;夏季毛被薄而致密,通体色调多变异,有褐棕色、灰褐色或灰棕色等,臀斑棕色或黄棕色。出生鹿羔毛被柔软,在浅棕色的体背分布有不规则的斑点(见图19-23)。

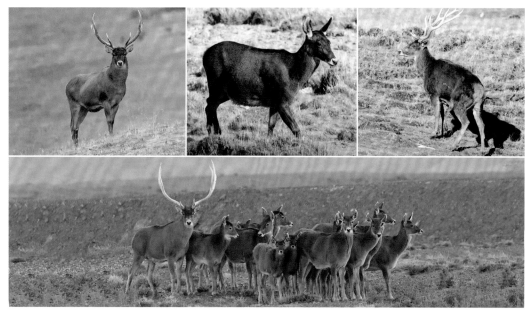

图19-23 白唇鹿

2. **白唇鹿茸** 呈扁圆柱状分枝,主枝长30~100 cm,下筒为圆柱形,愈近上端愈扁阔;单附角平伸,顶端微弯,大挺粗壮,体轻,嘴头饱满,茸内充分含血,分布均匀,包括门桩在内,多为单门或三岔。密生灰色、灰黄色茸毛,较马鹿茸长。气腥臭,味微咸(见图19-24)。

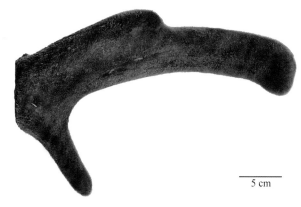

5 cm

图19-24 白唇鹿茸药材性状

附二 鹿系列药材

1. **鹿血** 马鹿 *C. elaphus*、梅花鹿 *C. nippon* 的干燥血。

性状:呈紫棕色片状,以色紫棕、无异味为佳。

功效:补血和血。用于虚损腰疼、心悸、失眠、肺痨吐血、崩中、带下。

2. **鹿筋** 马鹿 *C. elaphus* 的四肢肌腱。

性状:呈细长条状,长35~65 cm,粗1.4~3 cm。表面红棕色或棕黄色,有光泽,不透明或半透明。悬蹄较大,甲黑色,呈半圆锥状,顶部钝圆,蹄垫灰黑色。蹄毛棕黄色或棕色。籽骨4块,其中2、3籽骨似舌状,长1.6~1.8 cm,宽0.8~1.1 cm,1、4籽骨关节面均有1条棱脊,一侧斜面呈长条形,一侧斜面呈长半圆形,长1.3~1.5 cm,宽0.7~0.9 cm,质坚韧。气微腥,味淡。

功效:补肝肾,强筋骨。用于手足无力,劳损绝伤,转筋。

3. **鹿尾** 马鹿 *C. elaphus* 的干燥尾巴。

性状:粗短,略呈圆柱形。先端钝圆,基部稍宽,割断面不规则。带毛者长约15 cm,外有棕黄色毛,并带有一部分白毛;不带毛者较短,外面紫红色至紫黑色,平滑有光泽,常带有少数皱沟。质坚硬,气微腥。以粗壮、黑亮、不带毛、完整者为佳。

功效:暖腰膝,益肾精。用于腰膝疼痛不能屈伸、肾虚遗精、头昏耳鸣。

4. **鹿胎** 马鹿 *C. elaphus* 的母鹿妊娠时剖腹取

出的胎体干燥品。

性状:大小不一,全体弯曲,头大,嘴尖,下唇较长,四肢细长,有2蹄,尾短,脊背皮毛有小的白色花点,鲜时色淡,干燥后呈棕红色。质坚硬,不易折断。气微腥。以幼小、无毛、胎胞完整、无臭味者为佳。

功效:益肾壮阳,补虚生精。用于虚损劳瘵、精血不足、妇女虚寒、崩漏带下。

5. 鹿鞭　马鹿 C. elaphus 的干燥带睾丸的阴茎。

性状:呈长条状,马鹿阴茎长45~60 cm,直径4~5 cm;梅花鹿阴茎长约35 cm,直径3~4 cm。表面黄色或棕黄色,半透明,有纵向皱沟,顶端有一簇棕色的毛(以便鉴别真伪)。中部有睾丸2枚,椭圆形,略扁。质坚韧。气微腥。以粗壮、条长、无残肉及油脂者为佳。

功效:补肾,壮阳,益精。用于劳损、腰膝酸痛、肾虚耳聋、耳鸣、阳痿、宫冷不孕。

6. 鹿角　马鹿 C. elaphus 的骨化角或锯茸后翌年后脱落的角基。

性状:马鹿角呈分枝状通常分成4~6枝,全长50~120 cm。主枝弯曲,直径3~6 cm,基部具盘状突起,习称"珍珠盘",周边常有稀疏细小的孔洞,侧枝多向一面伸展,第1枝与珍珠盘相距较近,第2枝靠近第1枝着生。表面灰褐或灰黄色,有光泽,角尖平滑,中、下部常具疣状突起,习称"骨钉",并具有纵棱。质坚硬,断面外圈骨质,灰白色或微带淡褐色,中部多呈灰褐色,具蜂窝状孔。无臭,味微咸。

功效:温肾阳,强筋骨,行血消肿。用于肾阳不足,阳痿遗精,腰脊冷痛,阴疽疮疡,乳痈初起,瘀血肿痛。

7. 鹿角胶　马鹿 C. elaphus 的角水煎熬浓缩制成的固体胶。

性状:扁方块,长3~4 cm,厚约0.6 cm,黄棕色或红棕色,半透明,有的上部有黄白色泡沫层,系冷却时浮面的泡沫干燥而成。质脆,易碎,断面光亮气微,味微甜。

功效:温补肝肾,益精养血。用于肝肾不足所致的腰膝酸冷,阳痿遗精,虚劳羸瘦,崩漏下血,便血尿血,阴疽肿痛。

8. 鹿角霜　马鹿 C. elaphus 的角制成胶后剩余的骨渣。

性状:长圆柱形或不规则的块状,大小不一。表面灰白色,显粉性,常具纵棱,偶见灰白色或灰棕色斑点。体轻,质酥。断面外层较致密白色或灰白色,内层有蜂窝状小孔,灰褐色或灰黄色,有吸湿性。气微,味淡,嚼之有粘舌感。

功效:温肾助阳,收敛止血。用于脾肾阳虚,白带过多,遗尿尿频,崩漏下血,疮疡不敛。

鹿茸、鹿角、鹿角胶、鹿角霜:鹿茸为雄鹿头上尚未骨化而带茸毛的幼角;鹿角为已骨化的老角;鹿角胶为鹿角加水反复熬炼出的胶质液体,经蒸发浓缩待冷却凝固而成;鹿角霜为熬炼鹿角胶剩余的骨渣,加工方法见本节【采收加工】。四者均味咸性温,均能补肝肾、壮元阳、益精血、强筋骨。鹿茸,温补力最强,多用于肝肾不足、阳痿早泄、宫冷不孕及筋骨软弱重证;又能固冲任带脉、温补托疮,可治冲任虚寒、崩漏带下及阴疽久溃不敛、脓出清稀。鹿角胶,味甘黏腻,温补力次之,长于止血。药力较鹿茸缓和,可治虚劳羸瘦阴疽内陷及吐衄崩漏尿血而偏于虚寒者。煎服,5~15 g。或用开水服。

青海的马鹿和白唇鹿全身是宝,具有很高的药用价值和经济价值。除以上外尚有:

鹿皮(《本草纲目》):补心、涩精、敛疮,用于带下血崩,肾虚滑精、漏疮。

鹿心(《中药材手册》):养心安神,用于心悸不安。

鹿肉(《名医别录》):益气助阳,养血祛瘀,用于虚劳崩瘦,腰脊酸痛、中风口僻。

鹿齿(《新修本草》):用于疮毒和心腹痛。

鹿脂(《本草药性大全》):祛风、解毒,消肿。用于头风风痹,皮肤痒痛、痈肿疮毒。

鹿骨(《名医别录》):主虚羸、强筋骨、生肌敛疮。用于虚劳骨弱、风湿痹痛、瘰疬疮毒。

鹿靥(《本草纲目》):用于瘿气。

鹿髓(《名医别录》):补阳益阴,生精润燥。用于虚劳羸弱,筋骨急痛,阳痿不育、肺痿咳嗽。

鹿蹄肉(《千金翼方》):祛风除湿、补虚。用于风寒湿痹,腰脚酸痛。

第二十章　手　参

Shou shen

GYMNADENIAE RHIZOMA

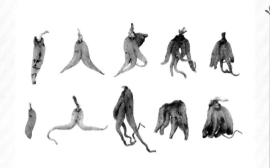

别　名

手参、佛手参、手儿参、太平参、藏参、藏三七、兰参、掌参、阴阳参。

道地沿革

（一）基原考证

《藏药词义五部释本》记载："手参生于湿地，叶似蒜叶，花红而亮，多处生长，根似小孩手，株高为一虎口，形如巴扎。"

《度母本草》记载："佛手参生于湿地，叶片状似一支剑，显现油润之光泽。旱生花朵蓝黄红，茎长柔韧而粗壮，湿生花朵为红色。根茎状如人手掌，五指称为人手参，六指为金刚手参，四指为老妇手参，三指两指功效差。"

《宇妥本草》中记载："佛手参生水草地，叶片铺地润而滑，花红如同绵羊角，茎杆圆形果簇生，长短四指或五指，根子如同小儿手。"

《妙音本草》记载："佛手参生在沼泽泉水边，旱地生者花黄色，肉根如同人手掌。"

《晶珠本草》引用的《概略本草》中说"手参阴阳干湿之地皆生，根如野人手，叶如宝剑轮，茎如神树，花如银穿枝莲，干旱地生长的花为白色，潮湿地生长的花为红色；根如人手，新旧根合掌而生。"

《后续部注释词义极明》记载："手参为七指、五指称帝释手，一指、二指称鬼手为下品。"

《藏药性能明释》记载："手参正品生于旱地，花

蓝、黄，生于湿地的花红；次品为旺柳，生于溪水旁，叶较细长。正品根有七指、六指、五指、四指等。"

《药物图鉴银镜》记载："手参之特点，生于草甸溪水旁，叶子似多罗树叶，花似飘带而卷起，穗似荞麦之穗子，根似人之手，具有强身和散毒聚合之功效。"

《藏药诠释无垢明鉴》记载手参："一指为独脚鬼手，二指为寻香手，七指为众中主手。"

《本草如意宝葫》记载手参："生于山坡为上品，其中，六指以上为众中主，五指为优等手参，四指为夜叉，三、二指为寻香，一指为独脚鬼，品质依次为差。平原和小溪边生长的手参为下品，其中，四指以上为优，三或以下为次品。"

《蓝琉璃》记载："生于草坡和泉水边，叶状如多罗树的叶，花状如盘绕的飘带，穗状如荞麦穗，根状如人手。上品生于旱地，叶绿色，似多罗树的叶，花状如蓝色或黄色，穗似佛塔；根状如人掌，手指越少质越低；生于湿地者其叶柄与上述相同，花为黄色，手指多于四指。"

综合清以前本草文献，手参五指以上为优等品，三指以下者质次。植物形态与兰科相符。

《本草药品实地之观察》记载佛手参"似一种兰科植物 *Coeloglossum bracteatum* Schltr. 之地下茎，形如白及，分裂而成掌状，全长 2～3 cm，顶端戴干茎之断疤或其残基，长 2～5 mm，茎 3～4 mm，全体呈扁平形，俨然分掌部与指部，掌部长 0.5～1 cm，幅 1.5～2.5 cm，指部分歧而为 5～10 枝，长 0.5～1.5 cm，径 2～3 mm，外面淡褐色，极似白及，掌部有光洁者（幼根），亦有粗糙而带断续之横皱者（老根）。质极坚硬，呈角质状，半透明；含有黏液质。盖人参三七代用品之一也"。

《常用藏药志》收载手参,藏名"旺拉",为兰科植物 *Gymnadenia conopsea*(L.) R. Br. 。《中华本草》收载手参,记述藏蒙本草中记载的手参并非1种,但均以手参属植物的块茎为主。《中国药用植物志》收载手参属植物手参、西南手参、短距手参、峨眉手参,均入药,有滋养、生津、止血等功效。《中国藏药材大全》收载佛手参,入药植物有手参 *Gymnadenia conopsea*(L.) R. Br. 、凹舌兰 *Coeloglossum viride*(L.) Hartm. 、宽叶红门兰 *Orchis latifolia* L. 、绶草 *Spiranthes sinensis*(Pers.) Ames、玉凤花 *Habenaria szechuanica* Schultz. 。《中药大辞典》收载手参,入药植物为手参 *Gymnadenia conopsea*(L.) R. Br. 、粗脉手参 *Gymnodenia crassiervis* Finet 和凹舌兰 *Coeloglossum viride*(L.)Hartm. 。

《中国藏药》收载手参,入药植物有手参、二叶鹭兰(二叶玉凤花)*Habenaria diphylla* Dalz. 。

《晶珠本草正本诠释》收载本品,分为两大类:昂保拉巴为手参,西介拉巴为盘龙参,全部系兰科植物手参、凹舌兰、玉凤花等多种植物,但根据《晶珠本草》"阴阳干湿之地皆生,根如野人手,叶如宝剑轮,茎如神树,花如银穿枝莲,干旱地生的花白色,潮湿地生长的花红色;根如人手,新旧根合掌而生"所述,本品应为以块茎呈4~5或更多掌指分枝的兰科植物手参为主。

《中华本草藏药卷》引用《神奇金穗》云:"旱地或高地生长者为上品,其中根具有四、三、二、一手指者品质依次下降;湿地生者为下品,其中根具四指以上者佳,三指以下者次";引用的《鲜明注释》云:"因采地或数目不同而分为多种,但总的可分为上、下两品。旱地生者花为蓝或黄色,湿地生者花为红色。"

《甘露本草明镜》云:"本品为多年生草本。根肉质,肉色,状如小孩手,新旧根合掌而生,掌状分裂,须根少数。茎单十,蓝绿色,长约一肘,短约一卡,直立,分枝。叶黄绿色,润而光滑,舌状,边缘平行,背面微灰色,披针形,基部下延成鞘包茎;花淡红色或黄色,状如马先蒿,穗状花序顶生,花多而密。蒴果,棕黄色,微小"。并指出"藏医用多种兰科植物入药,如手参、凹舌兰、红门兰、绶草、角盘兰、玉凤花和头蕊兰等属植物。其中与第一类药与块茎状如手掌相符。手参叶狭长圆形,状如宝剑,花红色,如银色云纹指唇瓣大于其他裂片,先端三裂,中裂大,似云纹,与上述描述最为符合,应为正品,其他四种为代用品。"

薛楠等(2011)等依据古籍记载,佛手参入药植物为多种兰科植物,其中有手掌者为上品,其他为下品或代用品。佛手参旱生为上品,湿生为下品。吴桂珍等(2012)认为,手参入药植物手参 *G. conopsea* R. Br. 、西南手参 *G. crassinervis* Finert. 、角距手参 *G. bicornis* Tanget K. Y. Lang、短距手参 *G. crassiervis* Finet. 、凹舌兰 *C. viride*(L.) Hartm. 、蒙古红门兰 *O. salina* Turcz. 、宽叶红门兰 *O. latifolia* L. 、草甸红门兰 *O. latifolia* L. var. *angustata* Maxim. 、红门兰 *O. incarnala* L. 、授草 *Spiranthes lincea*(Thunb.) Backer、二叶玉凤花 *Habenaria diphylla* Dalz. 、粉叶玉凤花 *H. glaucifolia* Bur. et Franch. 、丝叶玉凤花 *H. sagittifera* Reheib. 、西藏玉凤花 *H. tibetica* Schitr. 、二叶露兰 *H. setschuensis* Schitr. 、四川玉凤花 *H. szechuanica* Schultz. 、裂瓣角盘兰 *Herminium alaschanicum* Maxim. 、矮角盘兰 *H. chloranthum* Tang et Wang、角盘兰 *H. monorchis*(L.) R. Br. 、头蕊兰 *Cephalanthera longifolia*(L.) Fritsch. 照日格图等(2005)认为,正品旺拉嘎地下根茎均呈手掌状,符合该条件者有手参、西南手参、角距手参、短距手参、凹舌兰、红门兰、草甸红门兰的块茎;次品旺拉嘎为授草、裂瓣角盘兰等的块茎。青海省将西南手参列入《青海省藏药标准·第一卷》。《四川中药材标准》(1987、2010年版)将西南手参收载于"手参"的基原植物之一,药用其干燥块茎。

综上,手参正品入药植物为手参属(*Gymnadenia* R. Br.)植物手参 *G. conopsea*(L.) R. Br. 、角距手参 *G. bicornis* Tanget K. Y. Lang、西南手参 *G. orchidis* Lindl. 、短距手参 *G. crassiervis* Finet、峨眉手参 *G. emeiensis* K. Y. Lang,掌裂兰属植物凹舌兰 *Dactylorhiza viride*(L.) Hartm. 、掌裂兰 *D. hatagirea*(D. Don) Soó、阴生掌裂兰 *D. umbrosa*(Karelin & Kirilov) Nevski。上述植物应为手参正品入药植物。其余品种如绶草 *Spiranthes sinensis*(Pers.) Ames、角盘兰 *Herminium monorchis*(L.) R. Br. 、广布红门兰 *Orchis chusua* D. Don、西藏玉凤花 *Habenaria tibetica* Schltr. ex Limpricht 等与手参功效相似。藏药名称为"西介拉巴"一类药材。

现代本草考证结论:①手参是一类滋补壮阳、增生体力的藏药材总称。广义手参隶属兰科手参属、掌裂兰属、红门兰属等。②从本草记载与实际应用调查分析,手参主流是手参属、掌裂兰属植物,手参、西南手参、掌裂兰等为代表性植物。适宜分布于青海东部及东南部、西藏东部及东南部、四川西北部、甘南及云南西北部的地域。适应高原气候和土壤条件,青海、西藏东南部都是手参的较佳适生区。多在海拔2 800~4 100 m的山坡草地、灌丛、河滩草地、高山草甸中生长。③手参品种虽多,但均具有味甘性平、具有安神增智、补血益气、补肾壮阳、理气止痛相同或相似功效。

（二）功效考证

1. 唐宋时期　该药始见于现存最早的藏医著名经典《月王药诊》，与荜茇、喜马拉雅紫茉莉、木棉等配伍用于治疗腹泻。《医学四续》中记载："佛手参功效强身体，补精液。"《藏药词义五部释本》载："手参味苦、甘。"《度母本草》记载："佛手参味甘甜而油腻，延年长寿滋补药，称为长生之甘露。"《宇妥本草》记载："佛手参功效祛寒干黄水，抗老增力又生精。"《妙音本草》记载：味甘性腻，根与牛奶配伍食，可疗一切腰肾病，神志清爽阳力强，细粉贴眼疗雪盲。《十万卷和秘诀黑卷》记载：促进伤口愈合。方药为甘草、檀香、紫檀香，拟石黄衣，姜黄、萝蒂、手参、碱花等。

2. 辽元时期　《札记如意宝与精粹金刚石》记载：手参用于治疗结石。《药名之海》记载："佛手参增生精华。"

3. 明清朝时期　《晶珠本草》记载手参："生精壮阳，增生体力。"《药用植物宝库》记载："手参同名：帝释手，养月，滋阳。"《药物图鉴银镜》收载手参具有强身和散毒聚合之功效。《藏药诠释无垢明鉴》收载手参主治肾脏遗精。《藏药味性诠释明鉴》收载手参为甘味，性温，具有强身滋阳之功效。《蓝琉璃》记载手参："有生津壮阳，祛毒等功效。"

综合清以前本草文献，手参主要功效为滋补壮阳、增生体力、祛毒。

4. 近现代　《晶镜本草》记载："手参为滋补强身药物。"

《中国药用植物志》记载："手参属4种植物手参、西南手参、短距手参、峨眉手参均入药。具有止咳平喘，益肾健脾，理气和血，滋养、生津，祛瘀，止痛、止血等功效，用于久病体虚，肺虚咳嗽，虚劳消瘦，神经衰弱，肾虚腰腿酸软，失血，久泄，带下，乳少，跌打损伤，阳痿，滑精。解肉食毒。"

《藏药方剂宝库》中记载："佛手参具有滋补壮阳、延年益寿等功效，用于治疗肾病、痛风、痹症、隆病、眼病、虫病。"

《中国藏药材大全》收载手参味甘、微苦，增力生津，温肾暖肾，大补元气，安神增智。治阳痿不举、肾寒。

《全国中草药汇编》记载："手参味甘、微苦，补肾益精，理气止痛。"

《中华本草·藏药卷》记载："藏医用手参、凹舌兰、红门兰、绶草、角盘兰、玉凤花和头蕊兰等多种兰科植物入药，具有补肾益虚、补肺理气生精润肺。主治久病体虚，肺病，中毒等。"

《青藏高原甘南藏药植物志》记载："手参味甘、微苦性凉。无毒。补肾益气，理气止痛。主治病后体虚、神经衰弱、咳嗽、阳痿、久泄、白带、跌打损伤、淤血肿痛。"

《藏药志》记载："正品手参有手参、短距手参、西南手参、凹舌兰、红门兰，代用品有绶草、角盘兰、玉凤花、头蕊兰等。味甘、微苦、温，增力生津，大补元气，安神增智；治阳痿不举。"

《中国藏药·第一卷》记载："手参甘、涩、温、重。补肾益气，生精，润肺。主治肺病、肺虚咳嗽、肉食中毒，遗精阳痿。"

《中国中药资源志要》对凹舌兰、手参等属植物均有记载："凹舌兰甘、苦、平。补血益气，生津止渴。用于肺虚咳嗽，虚劳消瘦，肾虚、带下病，小儿遗尿，久泄，失血，乳汁稀少。手参甘、平。滋养，生津，止血。用于久病体虚，肺虚咳嗽，失血，久泄，阳痿。短距手参甘、平。补益气血，生津止渴。用于肺虚咳嗽，虚劳消瘦，肾虚久泄，失血，带下病，乳少，慢性肝炎。峨眉手参补养气血，生津止渴。西南手参功效主治与手参一致。西藏玉凤花补肾壮阳，调和气血。用于阳痿、遗精。角盘兰甘、凉，滋阴补肾，健脾胃，调经。广布红门兰清热解毒，补肾益气，安神。草甸红门兰微甘、温。补脑壮阳，滋养生津，止血。"

《中华本草》记载："为兰科植物手参或粗脉手参。味甘，性平，止咳平喘，益肾健脾，理气和血，止痛。主治肺虚咳嗽，虚劳消瘦，神经衰弱，肾虚腰腿酸软，阳痿，滑精，尿频，慢性肝炎，久泄，失血，带下，乳少，跌打损伤。"

《西藏经济植物》记载："手参产察隅，块茎药用，有补肾益气、补益气血、生津止渴、理气止痛之效。治肺虚咳喘、虚劳消瘦、神经衰弱、久泻、失血、带下、乳少、慢性肝炎。短距手参功效同手参。西南手参有滋养、生津、止血之效。用于治疗肺病、肉类中毒、阳痿等。"

总观古今手参功效，概括有二：①手参具有补益气血作用。手参块茎具有益气活血、生津止咳的功效，治肺虚咳喘、虚劳消瘦、神经衰弱、久泻、失血、带下、乳少、慢性肝炎。可用于治疗久病体虚、肺虚咳嗽、虚劳消瘦、神经衰弱等疾病。②具有补肾益精作用。可用于治疗肾虚腰腿酸软、阳痿遗精等症。

（三）道地沿革与特征

手参(佛手参)因其形似手掌而得名。藏族人称之为"旺拉"或"旺拉嘎",正品来源为兰科手参属、掌裂兰属植物,是青海、四川、西藏、云南等地常用藏药,具有滋补壮阳、治疗肾病等方面的作用。手参本草上有较多的品种,藏族聚居区各地也有较多的习用品和代用品,其原因是这一类药材属青藏高原的特有种,适宜分布区。同科同属植物品种较多,代替应用也有它一定的科学性,这是手参地道性形成的生地性基础,虽有较多的品种记载,但在药材市场和实际生产、医疗应用历史实践中,疗效稳定、营销量较大的有手参、西南手参、短距手参、掌裂兰、凹舌掌裂兰等5种。

青海开发历史

(一) 地方志

《青海省志·高原生物志》记载了手参和凹舌兰,产于门源、玉树和囊谦等县。生于海拔3 000～4 000 m的林下或林缘草地。块根入药,补肾益精,理气止痛;治病后体弱,神经衰弱,咳嗽,阳痿,久泻,白带,跌打损伤,淤血肿痛。

《乐都县志》记载:"手参,又名手参,分布脑山、林间、灌丛中。"《久治县志》记载:"佛手参,又名手参。为兰科植物佛手参的干燥块茎,根如手掌,5条支根呈指状分裂,宛如手指,表皮黄白色。多年生草本,生长在海拔3 700～4 000 m的灌丛、山坡上。全县均有分布,其性甘、平,有生津止咳,补益气血,壮阳,收敛止血等功效。用于身体虚弱、神经衰弱、久泻、阳痿、乳少、筋骨腰疼、慢性肝炎、带下等症。佛手参是一种名贵中药材。春秋采挖,根入药。"在《班玛县志》《河南县志》有手参分布记载。在《湟中县志》有手参品种盘龙参(绶草)和角盘兰记载。

(二) 青海植物志与药学著作

《青海常用中草药手册》记载:"兰,多种兰科植物块根,原植物为凹舌兰 *Coeloglossum viride* (L.) Hartm. var *bracteatum* (Willd.) Bicht.、草甸红门兰 *Orchis latifolia* L. var. *angustata* Maxim. 和唐古特角盘兰 *Herminium tanguticum* Rolfe。"

《青海地道地产药材》记载手参藏药名"旺拉",具有强体益精作用。

《青海省藏药材标准·第一册》收载西南手参,为常用藏药材,藏文名"旺拉",为兰科手参属植物西南手参的干燥块茎,多年生草本植物,功效同手参,藏医常用于久病体虚,肺虚咳嗽,失血久泻,阳痿等症。

《青海黄南药用植物》记载:西南手参 G.

orchidis Lindl.,滋养、生津、止血。用于久病体虚,肺虚咳嗽,失血,久泻,阳痿。

《青海玛可河种子植物》《青海三江源国家级自然保护区玛可河保护分区种子植物调查报告》记载:凹舌兰 *Dactylorhiza viridis* (Linn.) Hartm. 主要分布于班玛、囊谦、称多、玉树、玛沁、同仁、兴海、共和、大通、湟中、循化、乐都、民和、互助、祁连、门源。生于山坡林下、灌丛、林缘或草地上,海拔2 300～4 500 m。西南手参 G. *orchidis* Lindl. 在青海分布区为班玛、久治、囊谦、玉树、玛沁、同仁。生于海拔3 200～4 300 m的山坡林下、灌丛或草地。宽叶红门兰 *Orchis latifolia* Linn. 分布于班玛、玉树、玛沁、同仁、泽库、河南、乌兰、天峻、共和、民和、海晏、祁连、门源。生于山坡灌丛或河滩草地,海拔2 950～3 700 m。

《青海野生药用植物》记载了掌裂兰、凹舌兰2种手参入药植物,规范了掌裂兰、凹舌兰的植物名。掌裂兰 D. *hatagirea* (D. Don) Soó,别名:宽叶红门兰,异名:O. *latifolia* Linn.,药材名:手参、手参;商品名:手参、手参;功效:补肾养阴,健脾益胃。主治:阴虚痨热、烦躁口渴、不思饮食、月经不调、虚劳贫血、头晕、眼花。凹舌兰 *Dactylorhiza viridis* (Linn.). R. M. Bateman,Pridgeon M. W. Chase,别名:凹舌掌裂兰、绿花凹舌兰、台湾裂唇兰、旺拉(藏语音译),异名:*Coeloglossum viride* (L.) Hartm.;药材名:手参;商品名:手参;功效:止咳平喘,益肾健脾,理气和血,止痛。主治:肺虚咳喘、虚劳消瘦、神经衰弱、久泻、失血、带下、乳少、慢性肝炎。

《青海澜沧江源种子植物》记载了西南手参的分布情况:西南手参在青海分布于班玛、久治、囊谦、玉树、玛沁、同仁。生于山坡林下、灌丛或草地,海拔3 200～4 300 m。国内分布于西藏、云南、四川、甘肃、陕西、湖北;国外分布于不丹至克什米尔地区、尼泊尔东部、印度。

综上,手参在青海的品种分布以掌裂兰属植物为主,西南手参,手参分布较少。

(三) 生产历史

手参是藏医临床常用的补益类药材。

青海省使用手参的企业有青海省格拉丹东药业有限公司、青海久美藏药药业有限公司和青海信成医药集团有限公司青海金诃藏药集团公司。使用的药材基原为:手参、西南手参和掌裂兰,产品为"复方手参益智胶囊"(国药准字 Z20026454)、"调经祛斑胶囊"(国药准字 Z20026002)、手参肾宝胶囊(国药准字 Z20025759)"强身丸"(青药制字 Z20211024000)、"藏汗宝-补肾丸"(国药准字 Z20063003)。

手参在青海省的年使用总量约为 850 kg,近 5 年价格区间为 430～1400 元/kg。其中青海省格拉丹东药业有限公司使用量约为总体使用量的 53%、青海久美藏药药业有限公司使用量约为总体使用量的 23%,青海信成医药集团有限公司使用量约为总体使用量的 24%,使用品种主要为青海产掌裂兰手参和西南手参。

来　源

本品为兰科植物西南手参 *Gymnadenia orchidis* Lindl.、掌裂兰 *Dactylorhiza hatagirea* (D. Don) Soó、凹舌兰 *Dactylorhiza viridis* (Linn.). R. M. Bateman, Pridgeon & M. W. Chase 和手参 *G. conopsea* (L.) & R. Br. 的干燥块茎。

1. 西南手参　地生兰,植株高 17～35 cm。块茎卵状椭圆形,长 1～3 cm,肉质,下部掌状分裂,裂片细长。茎直立,较粗壮,圆柱形,基部具 2～3 枚筒状鞘,其上具 3～5 枚叶,上部具 1 至数枚苞片状小叶。叶片椭圆形或椭圆状长圆形,长 4～16 cm,宽 3～4.5 cm,先端钝或急尖,基部收狭成抱茎的鞘。总状花序具多数密生的花,长 4～14 cm;花苞片披针形,直立伸展,先端渐尖;子房纺锤形,顶部稍弧曲,连花梗长 7～8 mm;花紫红色或粉红色;中尊片直立,卵形,长 3～5 mm,宽 2～3.5 mm;侧萼片反折,斜卵形,较中尊片稍长和宽;花瓣直立,斜宽卵状三角形,与片等长且较宽,较侧尊片稍狭,边缘具波状齿,先端钝,具 3 脉;唇瓣向前伸展,宽倒卵形,长 3～5 mm,前部 3 裂,中裂片较侧裂片稍大或等大,三角形,先端钝或稍尖;距细而长,狭圆筒形,下垂,长 7～10 mm,稍向前弯,向末端略增粗或稍渐狭;花粉团卵球形,具细长的柄和黏盘,黏盘波针形。花期 7～9 月。在青海省主要分布于同仁市、河南县。生于海拔 3 200～4 300 m 山坡林下、沟谷灌丛、高山草甸半阴坡、河岸草甸(见图 20 - 1)。

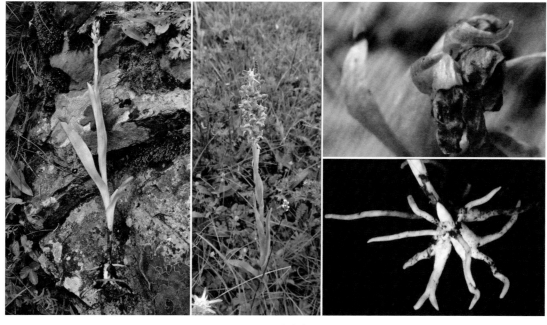

图 20 - 1　西南手参植物

2. 掌裂兰　地生兰,高 10～33 cm。块茎前部掌状裂,裂片细长。叶 3～6 枚,长圆形、披针形至线状披针形,长 7～15 cm,宽 1～3.5 cm,端渐尖或急尖,基部收狭成鞘、抱茎,疏生或集生。花葶直立,粗壮,总状花序具几朵至 20 余朵花,长 4.5～9 cm,通常密集;花苞片披针形,端长渐尖,最下部的长于花,有时带紫色;花紫红色或粉红色;萼片端钝稍内弯,中尊片直立,长圆形,长约 9 mm,宽约 3.5 mm;侧尊片为斜的卵状长圆形,长约 10 mm,宽约 4.5 mm;花瓣直立,为斜的狭卵形,较中尊片稍短,近等宽,端钝内弯,与中尊片靠合成兜状;唇瓣前伸,卵圆形,长约 9 mm,宽约 10 mm,前部不裂或了浅裂,中裂片近卵形,较侧裂片长但小的多,侧裂片端钝,边缘具波状齿;距圆锥状筒形,较子房稍短或稍长;蕊柱短,长约 4 mm;花药顶尖;子房圆柱状,长 12～14 mm,扭转。花期 7～8 月(见图 20 - 2)。

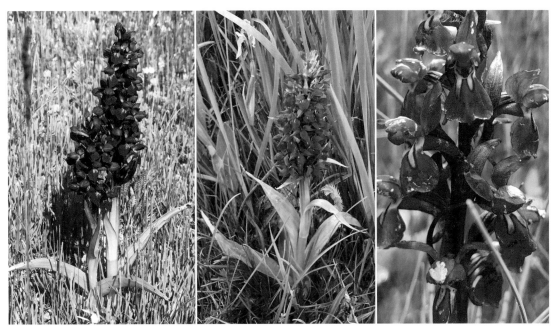

图 20-2　掌裂兰植物

3. 凹舌兰　地生兰,高 10～40 cm。块茎从基部 2 裂,而每裂部分的下部又 2～3 裂,裂片细长。茎直立,中部至上部具 3～4 叶。叶椭圆形或椭圆状披针形,长 3～11 cm,宽 1.5～4 cm,端急尖或稍钝,基部收狭成鞘,抱茎。总状花序长 4～12 cm,具少数或多数花;花苞片线形或线状披针形,明显比花长;花绿色或黄绿色;萼片卵状椭圆形,端钝,基部常合生,长 5～6 mm,中萼片宽 2.5～3 mm,侧萼片斜歪,长 4.5 mm, 较中萼片稍宽;花瓣线状披针形,长 4～4.5 mm,宽不及 1 mm;唇瓣肉质,紫褐色,倒披针形,长 5～6 mm,前部宽约 2.5 mm,基部具囊状距,近基部中央有 1 条短褶片,顶部 3 浅裂,裂片三角形,侧裂片比中裂片大而长;距卵形,长 2～2.5 mm;子房纺锤形,长 7～9 mm,扭转,无毛。花期 6～7 月,果期 8～9 月(见图 20-3)。

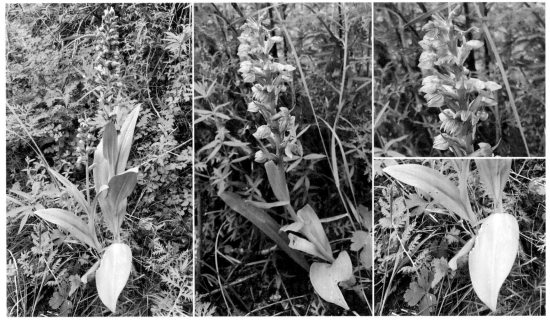

图 20-3　凹舌兰植物

4. 手参 植株高 20～60 cm。块茎圆形,肉质,长 1～3.5 cm,下部掌状分裂,裂片细长。茎直立,下部 4 5 状小叶。片线状针长圆或带形,长 5.5～10 cm,宽 1～2(～2.5)cm。总状花序具多数密生的花,长 5.5—15 cm;花苞片披针形,先端长渐尖成尾状;花粉红色,罕为粉白色;中萼片宽椭圆形,长 3.5～5 mm,宽 3～4 mm;侧萼片斜卵形,反折,较中萼片稍长;花瓣斜卵状三角形,与中萼片等长,与侧萼片近等宽,与中萼片相靠;唇瓣向前伸展,宽倒卵形,长 4～5 mm,前部 3 裂,中裂片较侧裂片大,三角形;距细而长,狭圆筒形,下垂,长约 1 cm,稍向前弯,长于子房。花期 6～8 月(见图 20 - 4)。

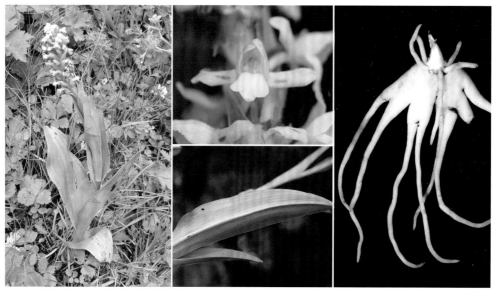

图 20 - 4 手参植物

分种检索表

1. 花淡黄绿色;唇瓣基部距的末端中部凹陷呈 2 个角状小突起……………………………………………………………角距手参 G. biconis T. Tanget K. Y. Lang

1. 花紫红色、粉红色或白色;唇瓣基部距的末端渐狭、钝,不具 2 个角状小突起。

2. 唇瓣基部距长于或等长于子房;花瓣与侧萼片等宽或较狭。

3. 叶片狭长,线状披针形、狭长圆形或带形,宽 1～2(～2.5)cm;中萼片宽椭圆形或宽椭圆状卵形;花苞片先端长渐尖成尾状………………手参 G. conopsea (L.) R. Br.

3. 叶片宽短,椭圆形或椭圆状长圆形,宽 (2.5～)3～4.5 cm;中萼片卵形;花苞片先端渐尖,不成尾状………………西南手参 G. orchidis Lindl.

2. 唇瓣基部距短于子房,长仅为子房长的 1/2;花瓣较侧萼片宽。

4. 唇瓣宽倒卵形,前部明显 3 裂;花粉红色,罕带白色;中萼片卵状披针形;花瓣宽卵形……………………短距手参 G. crassinervis Finet

4. 唇瓣菱状卵形,几乎不裂;花白色;中萼片卵形;化瓣宽菱状卵形……………………峨眉手参 G. emeiensis K. Y. Lang

上述植物中,产于青海省的主要有手参、西南手参、凹舌兰、掌裂兰、阴生掌裂兰

生态分布

西南手参在青海省主要分布于黄南州同仁市、河南县,果洛州班玛、久治、玛沁县,玉树州囊谦、玉树市。生于海拔 3200～4300 m 山坡林下、沟谷灌丛、高山草甸半阴坡、河岸草甸。掌裂兰在青海分布于玉树、班玛、玛沁、同仁、泽库、河南、乌兰、天峻、共和、民和、海晏、祁连、门源。凹舌兰在青海分布于囊谦、称多、玉树、班玛、玛沁、同仁、兴海、共和、大通、湟中、循化、乐都、民和、互助、祁连、门源。生于山坡林下、灌丛、林缘或草地上,海拔 2300～4500 m。手参分布于果洛马可河林场、黄南麦秀林场,兴海县也有分布,海拔 3147～4700 m(见图 20 - 5)。

在全国范围内,西南手参分布于西藏、云南、四川、甘肃、陕西等地(见图 20 - 6)。

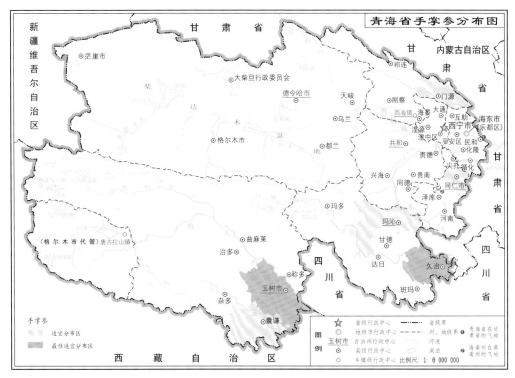

图 20-5　青海省手参分布

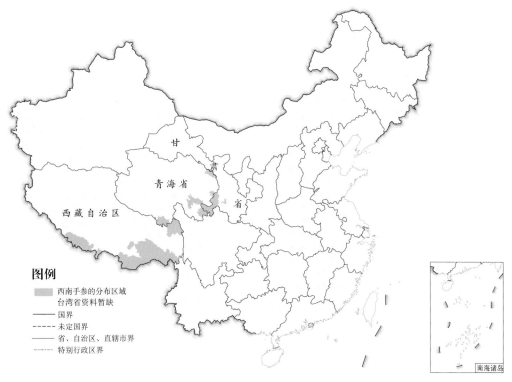

图 20-6　全国西南手参分布

种植技术

目前,手参各入药品种的规模化人工栽培技术均

未成功。关于手参人工栽培的研究主要集中在种子
无菌萌发、种子与内生菌共生萌发和愈伤组织诱导等
方面。

青海民族大学林鹏程课题组研究发现,西南手参

种子极小,千粒重仅 1.9~2.1 mg。种子在自然状况
下萌发率极低。课题组对种子进行了不同浓度赤霉
素处理、与湿沙混合后春化处理,均未观察到萌发现
象。无菌萌发实验发现,萌发率仅 0.3% 左右(见图
20-7)。从西南手参中分离鉴定了 20 株内生真菌,
分别属于青霉菌属(*Penicillium*)、镰刀菌属
(*Fusarium*)、红菇属(*Russulaceae*)、土赤壳属
(*Ilyonectria*)、胶膜属(*Tulasnella*)、曲霉属
(*Aspergillus*)、壳隔孢属(*Camarosporium*)、柔膜菌
属(*Hyalodendriella*)、丝膜菌属(*Cortinarius*)、栓菌
属(*Trametes*)和油瓶霉属(*Lecythophora*)等 11 个属。

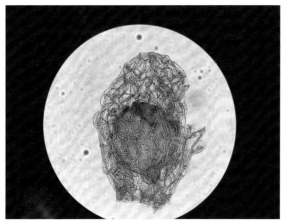

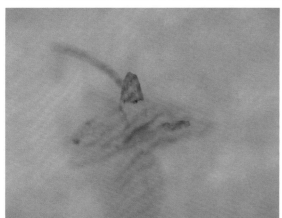

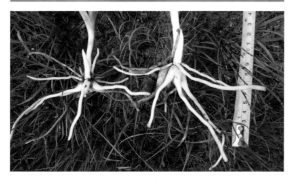

图 20-7 西南手参种子无菌萌发

采收加工

1. 采收时间 每年 9 月下旬或 10 月初,地上部
分枯萎后既可采挖,洗净泥土,晒干。

2. 采收标准 五年生以上,不定根大于 4 个。

3. 采收方法 宜晴天采挖。宜轻挖、轻放,避免
挤压、损伤。装盛工具应通风透气。采摘后应及时加
工干燥。采挖后的西南手参按大小分等。将参根洗
净,剪去顶芽,放入蒸锅内蒸 30~40 min,取出后可在
60 ℃ 的烘房内烘干。

商品规格

统货。

药材鉴别

(一) 性状鉴别

本品呈手掌状,长 1~4.5 cm,直径 1~3 cm,表面
浅黄色至褐色,有细皱纹,顶端有茎的残基痕,周围有
点状痕。下部有 2~6 指状分枝,分枝长 0.3~
2.5 cm,直径 2~8 mm。质坚硬,不易折断,断面黄白
色,角质样。气微,味淡,嚼之发黏(见图 20-8)。

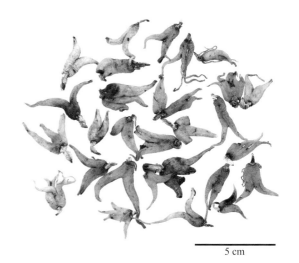

5 cm

图 20-8 手参药材性状

(二) 显微鉴别

1. 横切面显微

根横切面:表皮细胞黄棕色,椭圆形,呈切向延
长,常皱缩破碎。皮层细胞长椭圆形,比表皮细胞稍

大。基本组织中薄壁细胞大小显著,大型黏液细胞中常含有草酸钙针晶束。维管束散生。内皮层细胞凯氏点明显(见图 20-9 至图 20-12)。

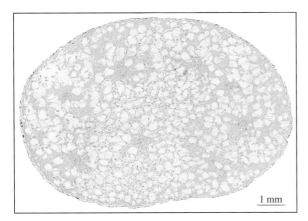

图 20-9 手参根横切面(正常光)(50×)

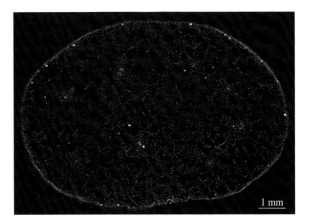

图 20-10 手参根横切面(偏振光)(50×)

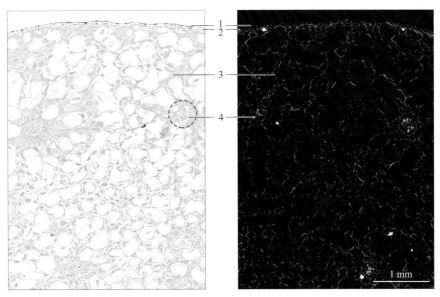

图 20-11 手参根横切面正常光(左)与偏振光(右)对比(50×)

1. 表皮;2. 皮层;3. 基本组织;4. 维管束

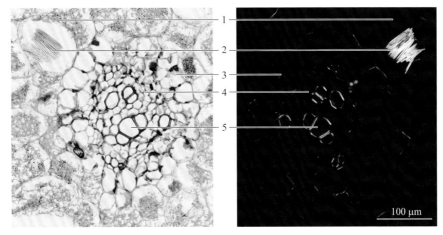

图 20-12 手参根横切面维管束正常光(左)与偏振光(右)对比(200×)

1. 大型黏液细胞;2. 草酸钙针晶;3. 内皮层;4. 韧皮部;5. 木质部

2. 粉末显微　不规则黏液质团块众多。草酸钙针晶易见,在薄壁细胞中成束存在,长 6～65 μm。导管可见梯纹、网纹和螺纹,直径 13～55 μm。薄壁细胞多,有的甚大。(见图 20-13)。

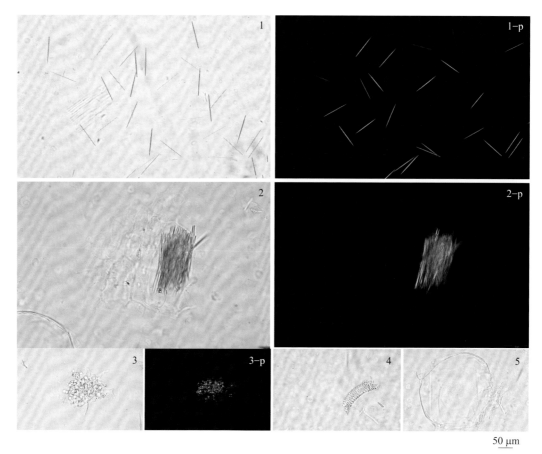

50 μm

图 20-13　手参粉末显微特征(X-p 代表偏振光)(400×)

1.草酸钙针晶;2.草酸钙针晶束;3.淀粉粒;4.网纹导管;5.薄壁细胞

理化指标

按《青海省藏药材标准》(2019 版)规定,水分不得超过 13.0%,总灰分不得超过 5.0%,浸出物不得少于 20.0%。

品质评价

(一) 化学品质

郑振兴等(2020)建立了测定西南手参中有效成分天麻素和对羟基苯甲醇含量的 HPLC 分析方法,并测定了不同形态西南手参中天麻素和对羟基苯甲醇的含量,测得三批西南手参中天麻素和对羟基苯甲醇的总含量为 0.470 3～0.550 0 mg/g,和手参中天麻素和对羟基苯甲醇的总含量相当。同时发现西南手参中天麻素和对羟基苯甲醇的含量与其形态和生长年限之间具有相关性,三年以上的西南手参中两种成分的总含量较高。

杨蓓蓓等(2009)测定了西藏、青海、内蒙古、黑龙江、四川、吉林等 24 个不同批次手参中 4 种促智类有效成分 dactylorhin B、loroglossin、dactylorhin A 和 militarine 的含量,发现 dactylorhin B 和 dactylorhin A 含量相对较大,最高分别可达可达 1. 614 mg/g、2. 193 mg/g;loroglossin 和 militarine 的含量相对较小,最高分别为 1. 148 mg/g 和 0. 521 mg/g。该方法可为判断旺拉药材的优劣提供科学的依据。

薛楠等(2011)测定了 12 个不同地区手参中天麻素的含量,发现不同地区手参中天麻素含量有显著差异,其中青海海南同德县的含量最高,可达 9. 113 mg/g,互助北山林场的手参(凹舌兰)含量最低,仅为 2. 268 mg/g。姚晶等(2014)建立了不同品种手参中 3 种主要活性成分天麻素、dactylorhin A 和

militarine 含量的测定方法。课题组利用建立的方法测定了不同品种手参中天麻素、dactylorhin A 和 militarine 的含量,发现产于互助的凹舌掌裂兰中天麻素、dactylorhin A 和 militarine 总含量最高,可达

20.62 mg/g,手参、西南手参、掌裂兰中 3 种有效成分的总含量接近,但手参替代品角盘兰中 3 种有效成分总含量明显偏低,初步揭示了手参正品与替代品之间有差异的原因(见表 20 - 1)。

表 20 - 1　不同品种手参中天麻素、dactylorhin A 和 militarine 的含量对比

产地与品种	天麻素	dactylorhin A	militarine	总量
	mg/g	mg/g	mg/g	mg/g
甘肃甘南光盖山,手参	2.186	2.634	1.108	5.928
西藏类乌齐,手参	2.086	2.587	2.205	6.878
青海果洛军工山,西南手参	2.510	2.787	0.9711	6.268
西藏米林 1,掌裂兰	0.7917	4.147	0.6849	5.624
青海久治,手参	1.552	3.645	1.588	6.785
青海互助,西南手参	3.262	1.091	1.883	6.236
西藏米林 2,手参	0.8454	4.618	0.8377	6.301
西藏鲁朗,手参	0.9611	7.055	0.9259	8.942
西藏米林 1,手参	7.025	0.7811	0.9605	8.767
青海互助,掌裂兰	2.641	1.300	1.301	5.242
青海囊谦,掌裂兰	1.470	6.104	2.679	10.25
青海互助,凹舌兰	2.718	1.718	1.646	6.082
青海互助,凹舌掌裂兰	4.924	8.227	7.464	20.62
青海玉树,角盘兰	2.907	0.0763	0.7262	3.710
青海玉树,手参	2.206	3.359	1.497	7.062

(二) 生物品质

薛楠(2013)建立了手参药材的色谱指纹图谱,发现青藏高原 12 个不同地区的手参正品入药植物(手参、西南手参和掌裂兰)其指纹图谱平均相似度高达 0.957;聚类分析发现,不同品种之间有一定差异。

化学成分

从手参中共分离鉴定化合物 186 个,这些化合物均是从手参的块茎中分离得到。主要结构类型包括有机苄酯苷类、二苯乙烯(芪)类、菲类等成分。另外,还有酚类、生物碱、多糖、木脂素、黄酮、萜类、甾体等。

1. 有机苄酯苷类　从手参中分离鉴定了 54 个有机苄酯苷类化合物,该类化合物的基本母核位具有 2 - 异丁基酒石酸或 2 - 异丁基苹果酸与 4 - 羟甲基苄醇形成的单酯或双酯类衍生物,结构中含有 1 个或多个葡萄糖苷醇。李敏等(2007)从手参块茎乙醇提取物的正丁醇萃取部位分离得到 4 个有机苄酯苷类化合物:Dactylorhin B(**1**)、loroglossin(**2**)、dactylorhin A

(**3**)和 militarine(**4**)。Morikawa(2006,2006)从手参块茎的甲醇提取物的抗氧化活性,发现提取物具有 DPPH 自由基清除活性和朝阳阴离子自由基($\cdot O_2^-$)清除活性。从提取物中分离得到 10 个有机苄酯苷类化合物:gymnoside Ⅰ - Ⅶ(**5～11**)、gymnoside Ⅷ(**12**)、Ⅸ(**13**)和 Ⅹ(**14**),抗氧化活性显示,上述化合物均没有抗氧化活性。訾佳辰(2008)和岳正刚(2010)从手参块茎的乙醇提取物中分离得到 19 个有机苄酯苷类化合物:(－)-4-[β-D-glucopyranosyl-(1→4)-β-D-glucopyranosyloxy]benzyl alcohol(**15**)、(＋)-4-[α-D-glucopyranosyl-(1→4)-β-D-glucopyranosyloxy]benzyl alcohol(**16**)、(－)-4-[β-D-glucopyranosyl-(1→3)-β-D-glucopyranosyloxy]benzyl alcohol(**17**)、(－)-4-[β-D-glucopyranosyl-(1→3)-β-D-glucopyranosyloxy]benzyl ethyl ether(**18**)、(－)-(2R,3S)-1-(4-β-D-glucopyranosyloxybenzyl)-2-O-β-D-glucopyranosyl-4-{4-[α-D-glucopyranosyl-(1→4)-β-D-glucopyranosyloxy]benzyl}-2-isobutyltartrate(**19**)、(－)-(2R,3S)-1-(4-β-D-glucopyranosyloxybenzyl)-2-O-β-D-glucopyranosyl-4-{4-[β-D-glucopyranosyl-(1→3)-β-D-glucopyranosyloxy〕benzyl}-2-isobutyltartrate（**20**）、（－）-(2R,3S)-1-{4-[β-D-Glucopyranosyl-(1→3)-β-D-glucopyranosyloxy〕benzyl}-2-O-β-D-glucopyranosyl-4-（4-β-D-glucopyranosyloxybenzyl）-2-isobutyltartrate（**21**）、（－）-(2R,3S)-1-(4-β-D-Glucopyranosyloxybenzyl)-4-{4-[β-D-glucopyranosyl-(1→6)-β-D-glucopyranosyloxy]benzyl}-2-isobutyltartrate（**22**）、（－）-（2R，3S)-1-（4-β-D-Glucopyranosyloxybenzyl）-4-methyl-2-isobutyltartrate（**23**）、（－）-(2R)-2-O-β-D-Glucopyranosyl-4-（4-β-D-glucopyranosyloxybenzyl）-2-isobutylmalate（**24**）、coelovirin A（**25**）、coelovirin B（**26**）、coelovirin E（**27**）、coelovirin D（**28**）、dactylorhin B（**1**）、loroglossin（**2**）、dactylorhin A（**3**）、dactylorhin E（**29**）和 militarine（**4**）。李敏等（2008）从手参的乙醇提取物中分离得到 5 个有机苄酯苷类化合物：coelovirin B（**26**）、gymnoside I（**5**）、dactylorhin E（**29**）、coelovirin F（**30**）和 coelovirin G（**31**）。Wang（2020）利用 UPLC-Orbitrap-MS/MS 从手参块茎中发现 2 个有机苄酯苷类化合物：dactylorhin C（**32**）和 grammatophylloside C（**33**）。林鹏程等（2020）从手参块根的乙醇提取物中分离得到一个 PD－1/PD－L1 活性部位，利用 UPLC-Orbitrap-MS/MS 从中分离得到 20 个有机苄酯苷类化合物：（－）-(2R)-2-O-glucopyranosyl-(1→6)-glucopyranosyloxy-2-isobutylmalate（**34**）、（－）-(2R,3S)-1-{[4-glucopyranosyl-(1→6)-glucopyranosyloxy]benzyl}-2-O-glucopyranosyl-2-isobutyltartrate（**35**）、(2R)-2-hydroxy-2-(2-methylpropyl) butanedioic acid（**36**）、marylaurencinoside E（**37**）、（－）-（2R)-1-（4-glucopyranosyloxybenzyl）-2-O-glucopyranosyl-4-{[4-glucopyranosyl-(1→6)-glucopyranosyloxy]benzyl}-2-isobutylmalate（**38**）、（－）-(2R,3S)-1-benzyloxyl-2-O-glucopyranosyloxyl-2-isobutyltartra（**39**）、（－）-(2R,3S)-1-(4-(6-hydroxymethyl)-glucopyranosyloxybenzyl）-4-methyl-2-isobutyltartrate（**40**）、（－）-(2R,3S)-1-{[4-glucopyranosyl-6-benzyl]benzyl}-2-O-glucopyranosyl-4-（4-glucopyranosyloxybenzyl)-2-isobutyltartrate（**41**）、（－）-(2R)-1-(4-glu-

copyranosyloxybenzyl) 4-(p-hydroxy) benzyl-2-isobutyltartrate（**42**）、（－）-(2R,3S)-1-(4-glucopyranosyloxybenzyl)-2-O-glucopyranosyl-4-benzyl-2-isobutyltartrate（**43**）、（－）-(2R,3S)-1-(4-glucopyranosyloxybenzyl)-2-O-glucopyranosyl-4-{[4-glucopyranosyl-6-benzyl]benzyl}-2-isobutyltartrate（**44**）、（－）-(2R)-1-benzyl-2-O-glucopyranosyl-2-isobutylmalate（**45**）、（－）-（2R，3S)-1-{[4-glucopyranosyl-6-benzyl]benzyl}-2-O-glucopyranosyl-4-（4-glucopyranosyloxybenzyl）-2-isobutyltartrate（**46**）、（－）-(2R)-1-(4-hydroxy) benzyl-4-(4-glucopyranosyloxybenzyl)-2-isobutyltartrate（**47**）、（－）-(2R)-1-{[4-glucopyranosyl-6-benzyl]benzyl}-2-O-glucopyranosyl-4-(4-glucopyranosyloxybenzyl)-2-isobutylmalate（**48**）、（－）-(2R)-1-(4-glucopyranosyl-6-benzyl)-2-O-glucopyranosyl-4-benzyl-2-isobutylmalate（**49**）、（－）-(2R)-1-(4-Glucopyranosylbenzyl)-2-O-glucopyranosyl-4-{[4-glucopyranosyl-6-benzyl]benzyl}-2-isobutylmalate（**50**）、（－）-(2R)-1-(4-hydroxy) benzyl-4-(4-glucopyranosyloxybenzyl)-2-isobutylmalate（**51**）、（－）-(2R)-1-(4-glucopyranosyloxybenzyl)-4-(4-hydroxy) benzyl-2-isobutylmalate（**52**）、（－）-(2R,3S)-1-(4-glucopyranosyloxybenzyl)-4-{[4-glucopyranosyl-6-benzyl]benzyl}-2-isobutyltartrate（**53**）和（－）-(2R,3S)-1-{[4-glucopyranosyl-6-benzyl]benzyl}-4-（4-glucopyranosyloxy-benzyl）-2-isobutyltartrate（**54**）（见图 20－14）。

Kizu H 等（1999）等从掌裂兰块茎的甲醇提取物中分离得到 10 个有机苄酯苷类化合物：dactylorhins A-E（**3**，**1**，**32**，**55**，**29**）、4-(β-D-glucopyranosyloxy) benzyl alcohol（**56**）、militarine（**4**）、loroglossin（**2**）、(2R)-2-hydroxy-2-(2-methylpropyl) butanedioic acid（**36**）、2-C-(4-hydroxybenzyl)-α-L-xylo-3-ketohexulofuranosono-1,4-lactone（**57**）。

黄胜阳（2004；2002）从凹舌兰块茎的乙醇提取物中分离得到 7 个有机苄酯苷类化合物：coelovirins A-B，D-G（**25~28**，**30**，**31**）、loroglossin（**2**）、militarine（**4**）、dactylorhin A（**3**）、dactylorhin B（**1**）。

27 R₁=OH R₂=β-D-glc
34 R₁=H R₂=β-D-glc(4→1)β-D-glc
36 R₁=OH R₂=H

15 R₁=β-D-glc(4→1)β-D-glc R₂=H
16 R₁=β-D-glc(4→1)α-D-glc R₂=H
17 R₁=β-D-glc(3→1)β-D-glc R₂=H
18 R₁=β-D-glc(3→1)β-D-glc R₂=CH₂CH₃
56 R₁=β-D-glc R₂=H

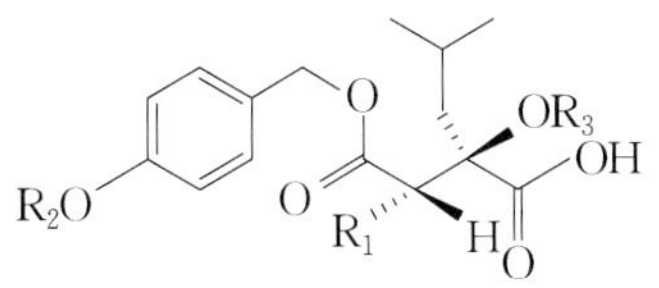

6 R_1=H R_2=β-D-glc R_3=H
24 R_1=H R_2=β-D-glc R_3=β-D-glc
26 R_1=OH R_2=β-D-glc R_3=H
28 R_1=OH R_2=β-D-glc R_3=β-D-glc
35 R_1=OH R_2=β-D-glc(6→1)β-D-glc R_3=β-D-glc
45 R_1=H R_2=H R_3=β-D-glc

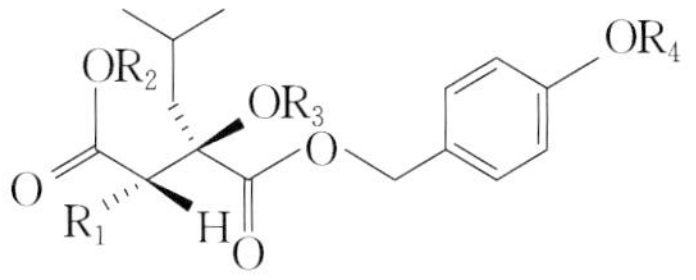

5 R_1=H R_2=H R_3=H R_4=β-D-glc
23 R_1=OH R_2=CH_3 R_3=H R_4=β-D-glc
25 R_1=OH R_2=H R_3=H R_4=β-D-glc
29 R_1=H R_2=H R_3=β-D-glc R_4=β-D-glc
39 R_1=OH R_2=H R_3=β-D-glc R_4=H
55 R_1=OH R_2=H R_3=β-D-glc R_4=β-D-glc

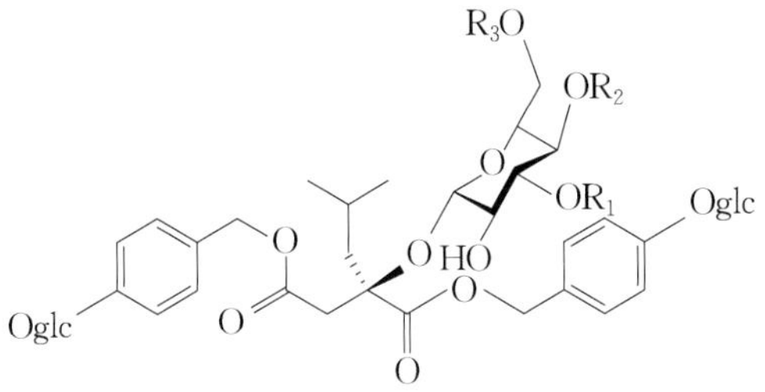

7 R_1=H R_2=H R_3=Ac
8 R_1=Cin R_2=H R_3=H
9 R_1= H R_2=Cin R_3=H
10 R_1=H R_2=H R_3=Cin
11 R_1=Cin R_2=H R_3=Ac
12 R_1=Ac R_2=H R_3=Ac
13 R_1=Ac R_2=Cin R_3=H
14 R_1=Ac R_2=*cis*-Cin R_3=H

Cin= 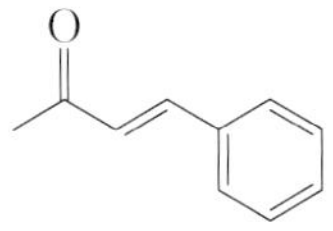

cis-Cin= 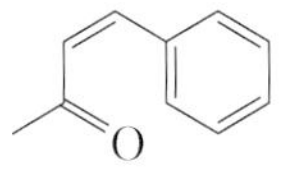

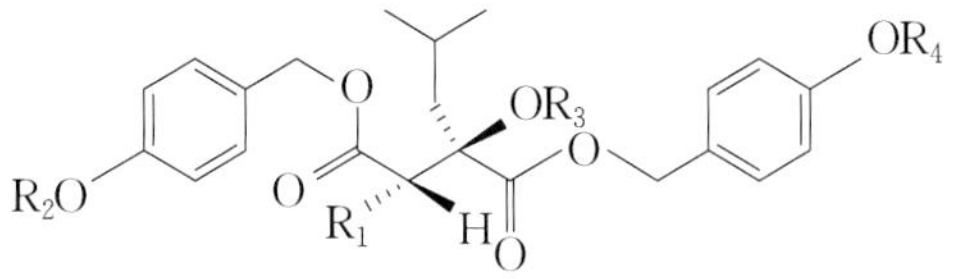

1 R_1=OH R_2=β-D-glc R_3=β-D-glc R_4=β-D-glc
2 R_1=OH R_2=β-D-glc R_3=H R_4=β-D-glc
3 R_1=H R_2=β-D-glc R_3=β-D-glc R_4=β-D-glc
4 R_1=H R_2=β-D-glc R_3=H R_4=β-D-glc
19 R_1=OH R_2=β-D-glc(4→1)α-D-glc R_3=β-D-glc R_4=β-D-glc
20 R_1=OH R_2=β-D-glc(3→1)β-D-glc R_3=β-D-glc R_4=β-D-glc
21 R_1=OH R_2=β-D-glc R_3=glc R_4=β-D-glc(3→1)β-D-glc
22 R_1=OH R_2=β-D-glc(6→1)β-D-glc R_3=H R_4=β-D-glc
30 R_1=OH R_2=β-D-glc R_3=β-D-glc(4→1)β-D-glc R_4=β-D-glc
31 R_1=H R_2=β-D-glc R_3=β-D-glc(4→1)β-D-glc R_4=β-D-glc
38 R_1=H R_2=β-D-glc R_3=β-D-glc R_4=β-D-glc(3→1)β-D-glc
42 R_1=OH R_2=β-D-glc R_3=H R_4=H
43 R_1=OH R_2=β-D-glc R_3=β-D-glc R_4=H
47 R_1=OH R_2=H R_3=H R_4=β-D-glc
49 R_1=OH R_2=β-D-glc R_3=β-D-glc R_4=H
51 R_1=H R_2=β-D-glc R_3=H R_4=H
52 R_1=H R_2=H R_3=H R_4=β-D-glc

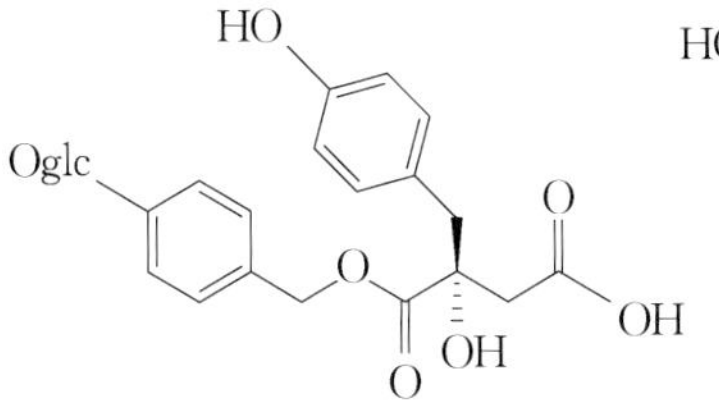

37

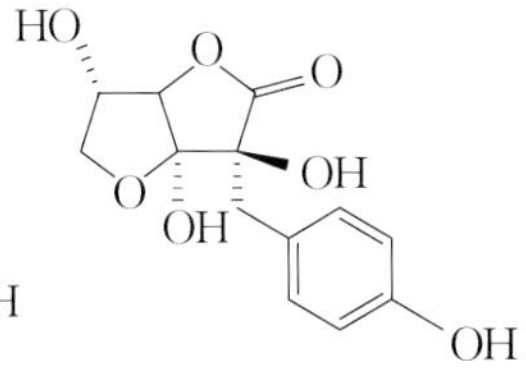

57

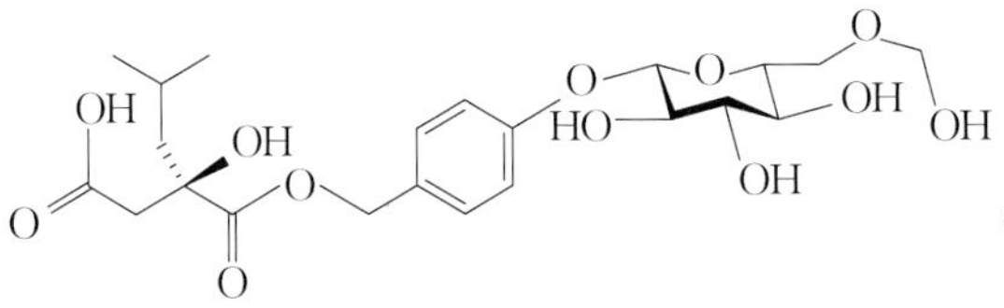

40

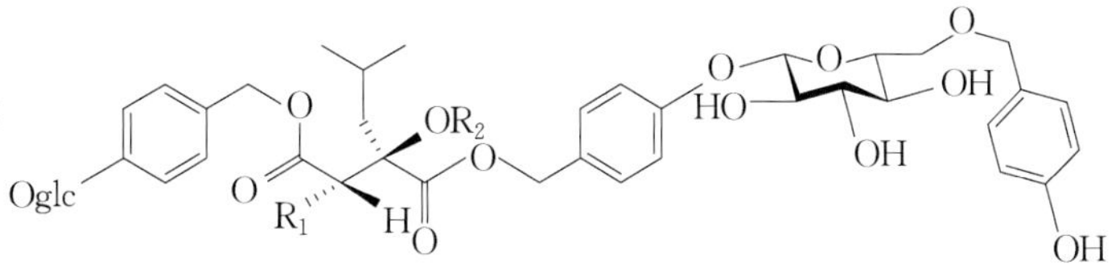

41 R_1=OH R_2=β-D-glc
48 R_1=H R_2=β-D-glc
53 R_1=OH R_2=H

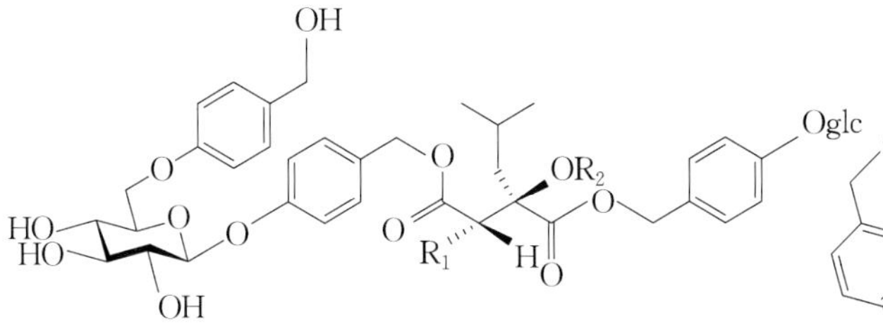

44 R_1=OH R_2=β-D-glc
50 R_1=H R_2=β-D-glc
54 R_1=OH R_2=H

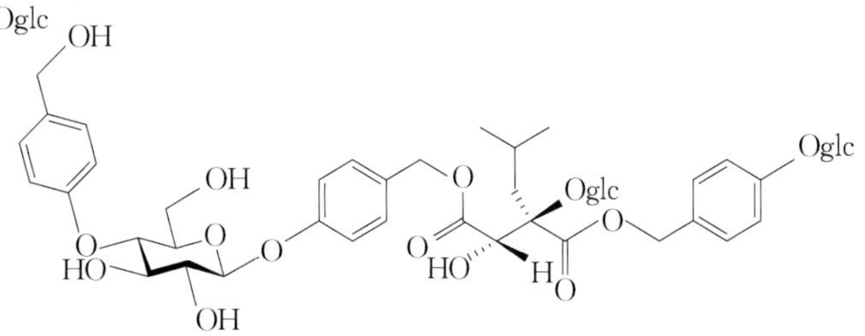

46

图 20-14 有机苄酯苷类化合物的结构

2. 二苯乙烯(芪)类 从手参中分离鉴定 16 个二苯乙烯(芪)类化合物,该类化合物的基本母核位二氢芪,在基本母核的 2 -、3 -、4 -、5 -、6 -、3′-和 4′-位有取代基取代,取代基主要有 OH、OCH₃、O-葡萄糖基(Oglc)和 4-羟基苄基(p-hydroxybenzyl)。Matsuda(2004)和李敏(2006)等从手参块茎的甲醇提取物中分离得到 12 个二苯乙烯(芪)类化合物:Batatacin Ⅲ(58)、3′-O-methylbatatacin Ⅲ(59)、3′,5-dihydroxy-2-(4-hydroxybenzyl)-3-methoxybibenzyl(60)、3,3′-dihydroxy-2-(4-hydroxybenzyl)-5-methoxybibenzyl(61)、gymeonopin D(62)、3,3′-dihydroxy-2,6-bis(4-

hydroxybenzyl)-5-methoxybibenzyl(63)、5-O-methyl-batatacin Ⅲ(64)、2-(4-hydroxybenzyl)-3′-O-methyl-batataein Ⅲ(65)、arundinin(66)、arundin(67)、bulboeodin C(68)和 bulboeodin D(69),其中,6 个化合物(58〜63)对 RBL - 2H3 细胞具有抗过敏活性,在 100 μM 浓度时抑制率为 65.5%〜99.4%。Wang 等利用 UPLC-Orbitrap-MS/MS 从手参块茎中发现 4 个二苯乙烯(芪)类化合物:Isorhapontigenin(70)、rhaponticin(71)、piceatannol(72)和 dihydroresveratrol(73)(见图 20 - 15)。

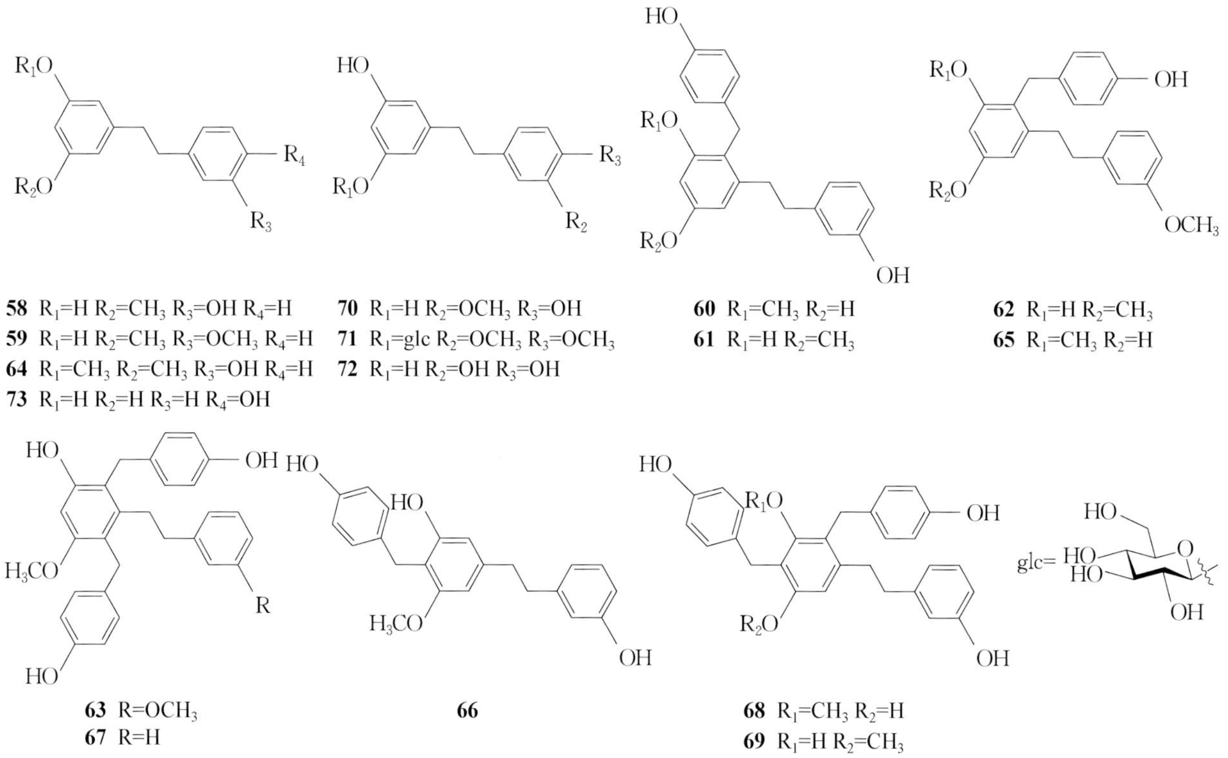

58 R₁=H R₂=CH₃ R₃=OH R₄=H
59 R₁=H R₂=CH₃ R₃=OCH₃ R₄=H
64 R₁=CH₃ R₂=CH₃ R₃=OH R₄=H
73 R₁=H R₂=H R₃=H R₄=OH

70 R₁=H R₂=OCH₃ R₃=OH
71 R₁=glc R₂=OCH₃ R₃=OCH₃
72 R₁=H R₂=OH R₃=OH

60 R₁=CH₃ R₂=H
61 R₁=H R₂=CH₃

62 R₁=H R₂=CH₃
65 R₁=CH₃ R₂=H

63 R=OCH₃
67 R=H

66

68 R₁=CH₃ R₂=H
69 R₁=H R₂=CH₃

glc=

图 20 - 15 二苯乙烯(芪)类化合物的结构

3. 菲类 从手参中分离鉴定了 9 个菲类化合物,在基本母核的 1 -、2 -、3 -、4 -、5 -和 7 -位有取代基取代,取代基主要有 OH,OCH₃ 和 4 -羟基苄基。Matsuda(2004)从手参块茎的甲醇提取物中分离得到 8 个菲类化合物:gymconopins A〜C(74、75 和 76)、1-(4-hydrobenzyl)-4-methoxy-9,10-dihydrophenanthrene-2,7-diol（77）、1-(4-hydroxybenzyl)-4-methoxyphenanthrene-2,7-diol(78)、2-methoxy-9,10-dihydrophenanthrene-4,5-diol(79)、4-methoxy-9,10-dihydrophenanthrene-2,7-diol(80) 和 blestriarene A(81),其中,化合物 76 和 81 是菲类化合物的二聚体,5 个化合物(75、77、78、80 和 81)对 RBL - 2H3 细胞

具有抗过敏活性,在 100 μmol/L 浓度时抑制率为 80.4%〜97.5%。Wang 等(2020)利用 UPLC-Orbitrap-MS/MS 从手参块茎中发现 1 个菲类化合物的二聚体:blestriarene B(82)(见图 20 - 16)。

4. 酚类 从手参中分离得到 40 个酚类化合物。李帅(2001)等从手参乙醇提取物的乙醚萃取部位分离鉴定了丁香酚(83)。杨帆等(2009)从手参 60% 的乙醇提取物的正丁醇萃取部位分离得到 6 个酚类化合物:对甲基苯基 β - D -吡喃葡萄糖苷(84)、香草酸(85)、对羟基苯甲醛(86)、对羟基苯甲醇(87)、对甲基苯基 β - D -吡喃葡萄糖苷(89)和对羟基苯基 β - D -吡喃葡萄糖苷(90)。岳正刚等(2010)从手参块茎的

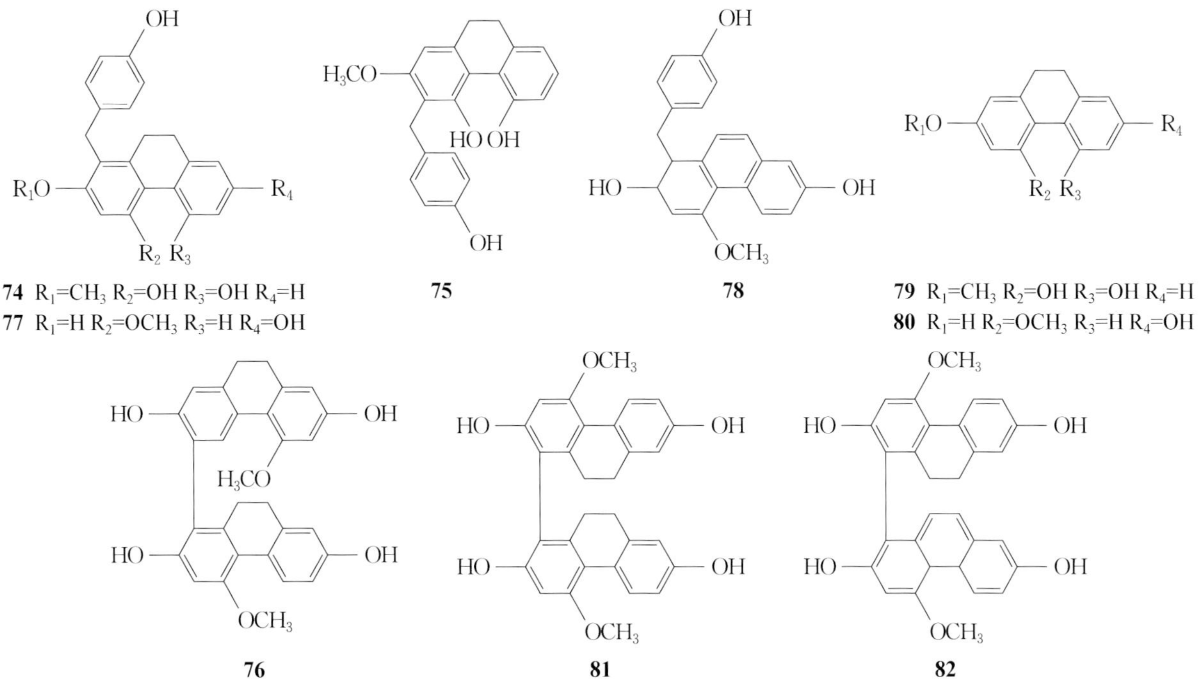

图 20-16 菲类化合物的结构

74 R₁=CH₃ R₂=OH R₃=OH R₄=H
77 R₁=H R₂=OCH₃ R₃=H R₄=OH

79 R₁=CH₃ R₂=OH R₃=OH R₄=H
80 R₁=H R₂=OCH₃ R₃=H R₄=OH

75 78 76 81 82

乙醇提取物中分离得到 16 个酚类化合物：天麻素（88）、4-（β-D-glucopyranosyloxyl）benzoic aldehyde（91）、4-methoxybenzyl β-D-glucoside（92）、4-（β-D-吡喃葡萄糖）苄乙醚（93）、bis（4-hydroxybenayl）-ether mono-β-D-glucoside（94）、trans-阿魏酸β-D-吡喃葡萄糖苷（95）、cis-阿魏酸β-D-吡喃葡萄糖苷（96）、3-羟基苄甲酸（97）、4-羟基异肽酸（98）、4-羟基苯甲醇（87）、4-羟基苄甲醚（99）、4-羟基苄甲醛（86）、4-羟基苄甲酸（100）、3-甲氧基-4-羟基苯甲酸（85）、trans-对羟基苯丙烯酸（101）和 cis-对羟基苯丙烯酸（102）。Wang 等（2020）利用 UPLC-Orbitrap-MS/MS 从手参块茎中发现 7 个酚类化合物：阿魏酸（103）、异阿魏酸（104）、dactylose B（105）、4-甲氧基苯基 β-D-葡萄糖苷（106）、(E)-4-甲氧基肉桂酸（107）、tremuloidin（108）和绿原酸（109）。林鹏程等（2020）从手参块根的乙醇提取物中分离得到 3 个酚类化合物：phenyl-3-deoxyheopyranoside（110）、新绿原酸（111）和 phenyl-O-glucopyranoside（112）（见图 20-17）。

Kizu H（1999）从掌裂兰块茎的甲醇提取物中分离得 5 个酚类化合物：4-羟基苯甲醛（86）、4-羟基苯甲醇（87）、4-羟基苄甲醚（99）、dactyloses A（113）和 B（114）、邻苯二酚（pyrocatechol）（115）、对苯二酚（116）。

黄胜阳（2004；2002）等从凹舌兰块茎的乙醇提取物中分离得 4-羟基苯甲醛（86）、到 4-羟基苯甲醇（87）、天麻素（88）、4,4'-二羟基二苯醚（117）、4,4'-二羟基二苯醚（118）、4,4'-二羟基二苯基甲烷（119）、4-（4-羟基苄氧基）苄醇（120）、天麻苷（121）。

5. 生物碱类 从手参中分离鉴定了 28 个生物碱类成分。訾佳辰等（2010）从手参块茎的乙醇提取物中分离得到 2 个环二肽型生物碱：cyclo[glycine-L-S-(400-hydroxybenzyl)cysteine]（122）和 cyclo（L-Val-D-Tyr）（123）。訾佳辰等（2008）报道了从手参中分离鉴定了 2 个生物碱：腺苷（124）和 thymidine（125）。岳正刚（2010）等从手参块茎的乙醇提取物中分离得到 5 个环二肽型生物碱：cyclo（L-Leu-L-Tyr）（126）、cyclo（L-Leu-L-Pro）（127）、cyclo（L-Val-L-Tyr）（128）、cyclo（L-Ala-D-Phe）（129）和 N-trans-feruloyltyramine（130）。Wang 等（2020）利用 UPLC-Orbitrap-MS/MS 从手参块茎中发现 18 个生物碱：DL-精氨酸（131）、6-quinolinecarboxylic acid（132）、L-苯丙氨酸（133）、[3,4-d]pyrimidin（134）、trans-indole-3-acrylic acid（135）、鸟嘌呤（136）、5'-S-methyl-5'-thioadenosine（137）、befunolol（138）、cyclo（tyrosy-tyrosyl）（139）、cyclo（leucylprolyl）（140）、N-（4-hydroxybenzy）adenine riboside（141）、二苄胺（142）、(+)-白屈菜碱（143）、(2E)-3-(4-hydroxy-phenyl)-N-[2-(4-hydroxy-phenyl)-ethyl]-acrylamide（144）、2,3,4,9-tetrahydro-1H-β-carboline-3-carboxylic acid（145）、DL-色氨酸（146）、N-苯基-2-萘胺（147）和

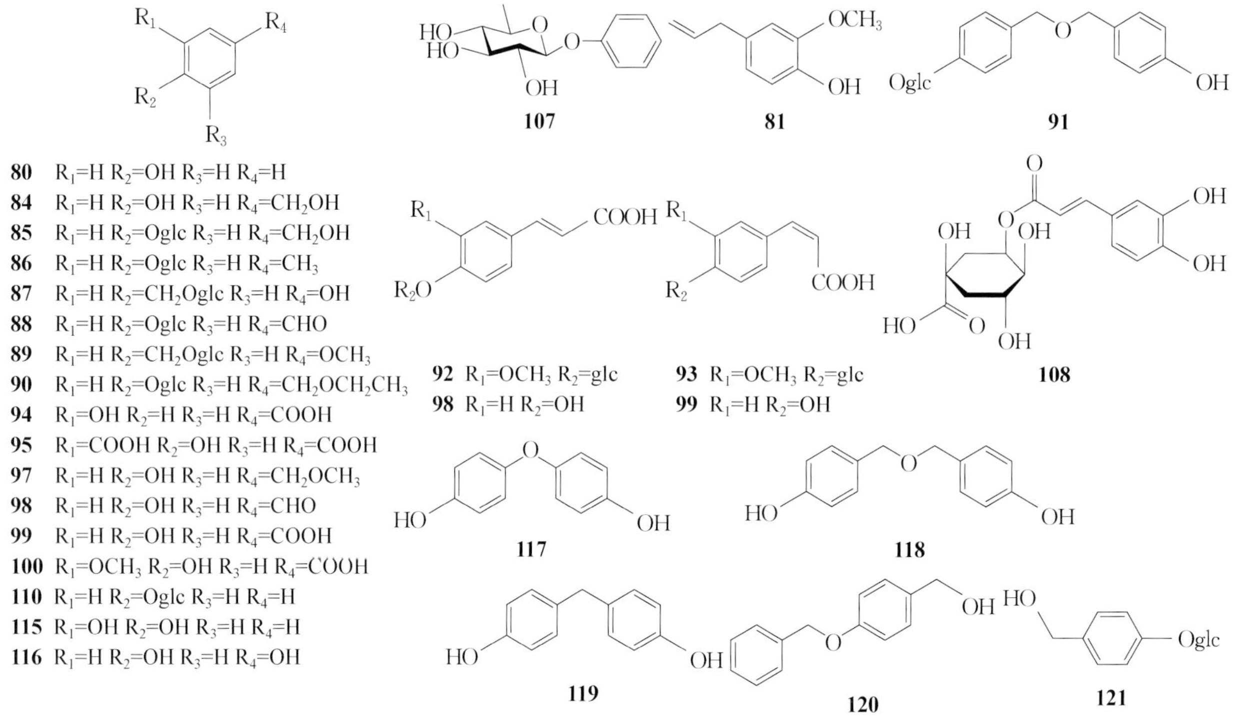

图 20-17 酚类化合物的结构

N-(4-methyoxyphenyl)-1*H*-pyrazolo（**148**）。林鹏程等（2017）从手参块茎乙醇提取物中分离得到生物碱 conopsamide A（**149**），该化合物具有 HDAC1 抑制活性。

Kizu H（1999）从掌裂兰块茎的甲醇提取物中分离得到 1 个酰胺类生物碱：1-O-β-D-glucopyranosyl-（2S，3R，4E，8Z）-2-[（2R）-2-hydroxyhexadecanoyl-amino]-4,8-octadecadiene-1,3-diol（**150**）。

黄胜阳等（2001）应用氨基酸自动分析仪对凹舌兰中游离氨基酸的组成及含量进行了分析。研究发现，凹舌兰所含游离氨基酸的总量为 558.44 mg/100 g，氨基酸的组分为 16 种：包括天门冬氨酸（**151**）、苏氨酸（**152**）、谷氨酸（**153**）、甘氨酸（**154**）、丙氨酸（**155**）、胱氨酸（**156**）、缬氨酸（**157**）、甲硫氨酸（**158**）、异亮氨酸（**159**）、亮氨酸（**160**）、苯丙氨酸（**121**）、γ-氨基丁酸（**161**）、色氨酸（**162**）、精氨酸（**119**）、酪氨酸（**163**）和脯氨酸（**164**），其中包括人体必需氨基酸 7 种和人体半必需氨基酸 3 种（见图 20-18）。

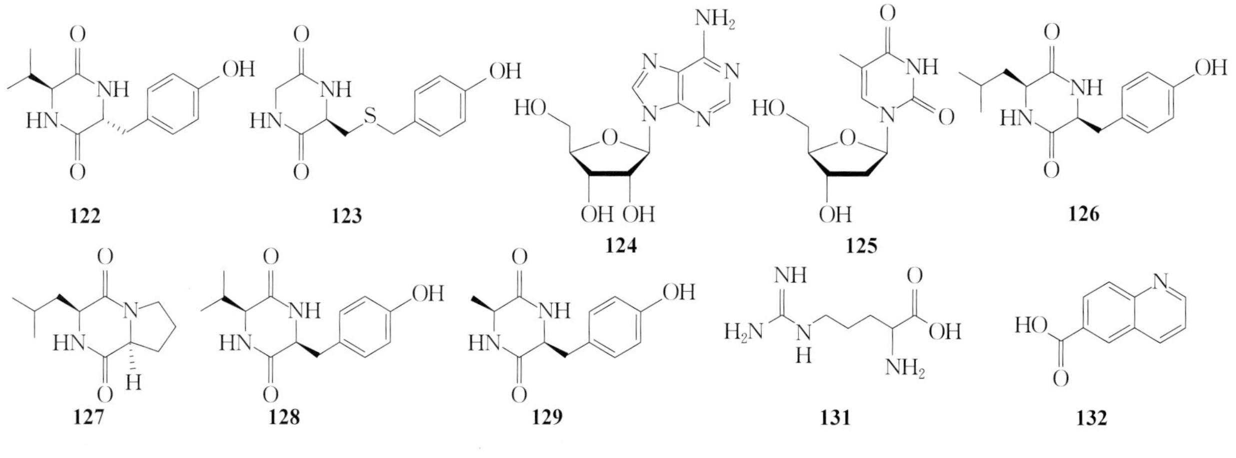

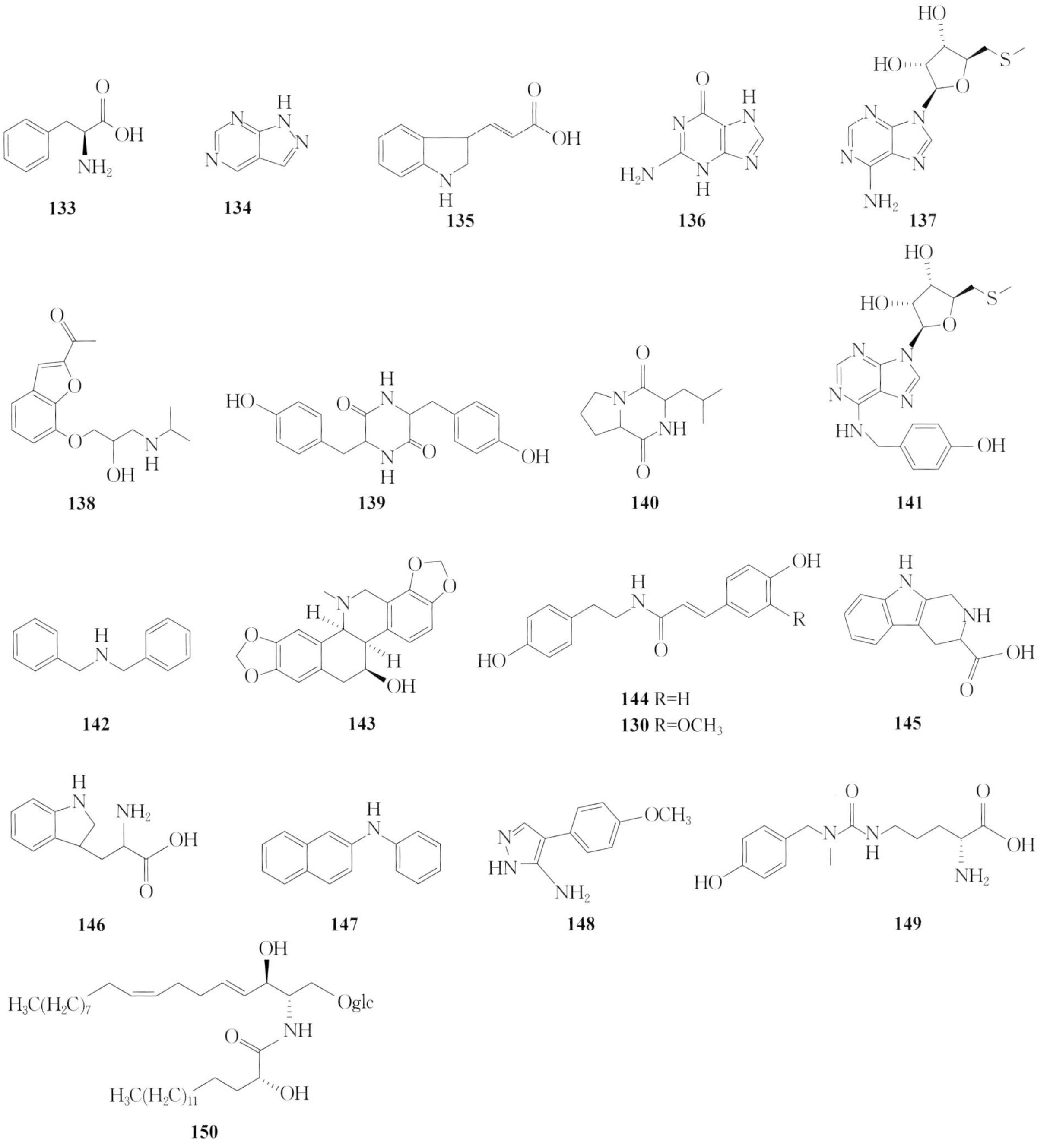

图 20-18 生物碱类化合物的结构

6. 多糖类 张晓红（2005）等采用热水提取、醇沉法从手参块茎中分离纯化手参多糖（GCP），用 HPLC 法研究了 GCP 的纯度、分子量和组成。GCP 的数均分子量 Mn＝3.21×104，Mw＝8.03×104，分散系数为 2.5021。GCP 的糖组分分析表明，GCP 由葡萄糖和甘露糖组成，两者的摩尔组成比为 1∶1.5。采用 Smith 降解法、高效液相色谱法分析 GCP 的糖苷键连接方式，采用^{13}C NMR、红外光谱分析法对其

结构进行分析，发现 GCP 主要是以 1→3 位和部分 1→4 位键合的糖苷键，红外光谱分析和^{1}H NMR 测定表明 GCP 糖苷键为 β-吡喃型糖。

7. 木脂素类 从手参中分离鉴定了 5 个木脂素类化合物。岳正刚等（2010）从手参块茎的乙醇提取物中分离得到 4 个木脂素：牛蒡酚（165）、lappaol A（166）、lappaol F（167）和 erythro-Buddlenol E（168），其中 3 个化合物（165～167）对 Fe^{2+}-Cys 诱导大鼠肝

微粒体丙二醛的生成有抑制作用，抑制率分别为53%、59%和52%。Wang等（2020）利用UPLC-Orbitrap-MS/MS从手参块茎中发现木脂素Pinoresinol（**169**）（见图20-19）。

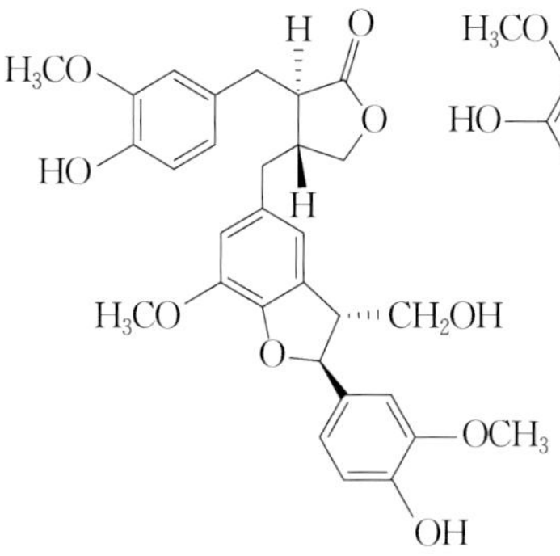

166

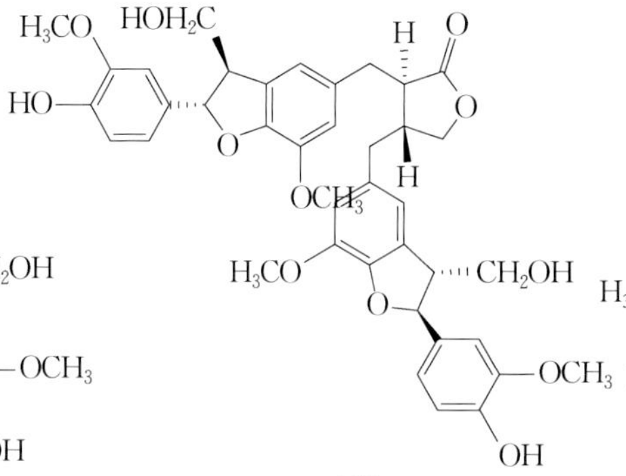

167

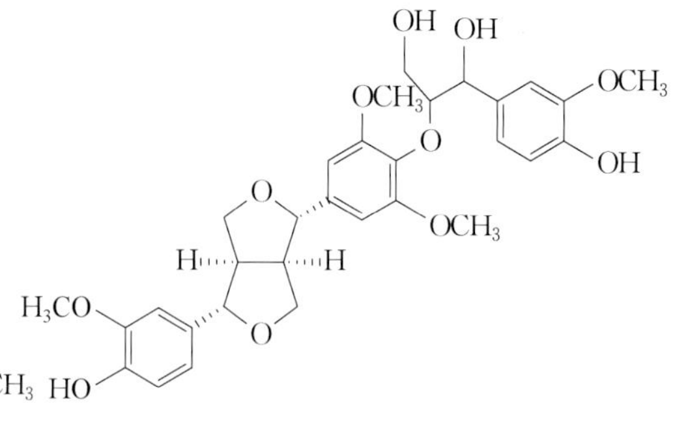

168

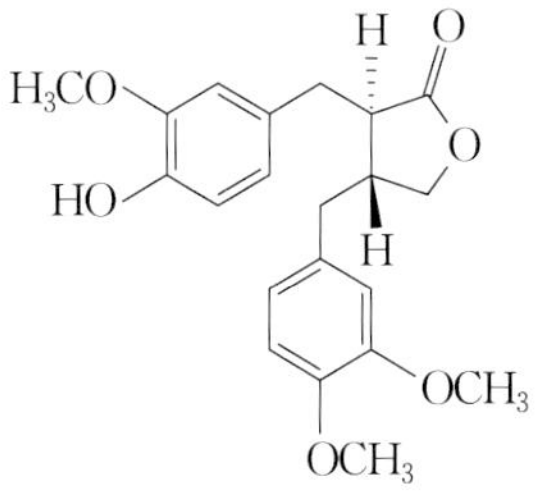

165

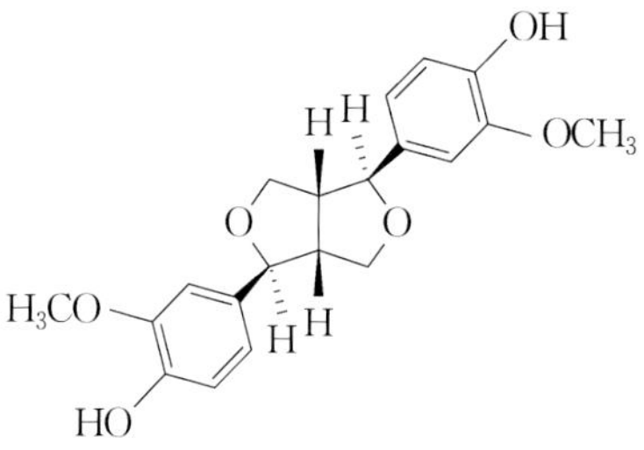

169

图20-19　木脂素类化合物的结构

8. 黄酮类　从手参中分离鉴定了11个黄酮类化合物。訾佳辰等（2008）报道了从手参中分离鉴定了槲皮素-3,7-二-O-β-D-葡萄糖苷（**170**）。Wang等（2020）利用UPLC-Orbitrap-MS/MS从手参块茎中发现9个黄酮：槲皮素3′-β-O-葡萄糖苷（**171**）、滨蓟黄苷（**172**）、紫云英苷（**173**）、山柰酚-7-O-葡萄糖苷（**174**）、去甲黄腐醇（**175**）、异鼠李素（**176**）、柚皮苷查尔酮（**177**）、雌马酚（**178**）和高良姜素（**179**）。林鹏程等（2020）从手参块根的乙醇提取物中分离得到芹菜素-7-O-葡萄糖苷（**180**）（见图20-20）。

黄胜阳（2004;2002）等从凹舌兰块茎的乙醇提取物中分离得到：槲皮素-3,7-二葡糖苷（**170**）。

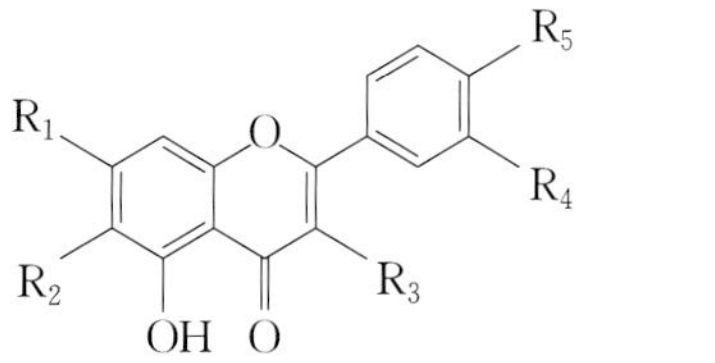

170 R_1=Oglc R_2=H R_3=Oglc R_4=OH R_5=OH
171 R_1=OH R_2=H R_3=OH R_4=Oglc R_5=OH
172 R_1=OCH_3 R_2=OCH_3 R_3=H R_4=H R_5=Oglc
173 R_1=OH R_2=H R_3=Oglc R_4=H R_5=OH
174 R_1=Oglc R_2=H R_3=OH R_4=H R_5=OH
176 R_1=OH R_2=H R_3=OH R_4=OCH_3 R_5=OH
179 R_1=OH R_2=H R_3=OH R_4=H R_5=H
180 R_1=Oglc R_2=H R_3=H R_4=H R_5=OH

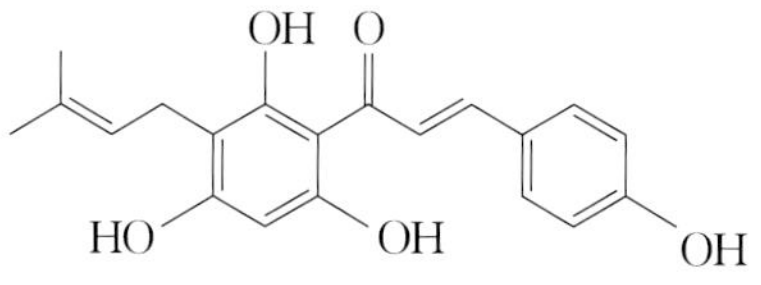

175

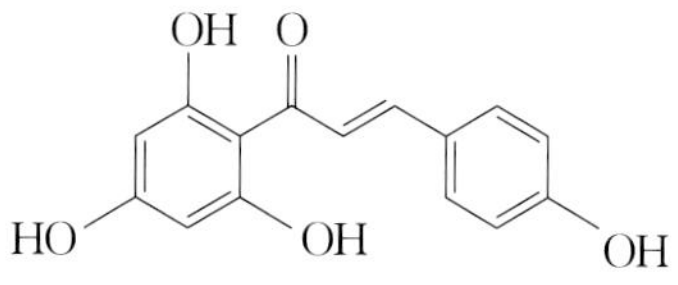

177

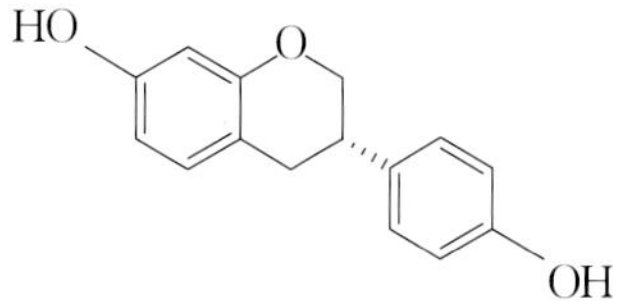

178

图20-20　黄酮类化合物的结构

9. 萜类和甾体类　从手参中分离鉴定了14个萜类和甾体类化合物。李帅等（2001）从手参乙醇提取物的乙醚萃取部位分离鉴定了2个甾体：β-谷甾醇（**181**）和薯蓣皂苷（**182**）。李敏等（2008）从手参的乙醇提取物中分离得到甾体β-胡萝卜苷(**183**)。Wang 等利用 UPLC-Orbitrap-MS/MS 从手参块茎中发现 11 个萜类和甾体：mascaroside(**184**)、(±)-脱落酸(**185**)、3β,6β,19α-trihydroxy-urs-12-en-28-oic acid(**186**)、5(10)-estrene-3β,17β-diol(**187**)、7α-methyl-5α-androstane-3β,11β,17β-triol(**188**)、lup-20(29)-en-28-al(**189**)、羽扇豆烯酮(**190**)、多孔甾醇(**191**)、4,4-

dimethyl-5α-cholesta-8,14,24-trien-3β-ol(**192**)、羽扇豆醇(**193**)和(22E)-stigmasta-3,5,22-triene(**194**)。

Kizu H 等(1999)从掌裂兰块茎的甲醇提取物中分离得到 2 个甾体：β-谷甾醇(**181**)、β-胡萝卜苷(**183**)。黄胜阳等(2004;2002)从凹舌兰块茎的乙醇提取物中分离得到：β-谷甾醇(**181**)和β-胡萝卜苷(**183**)(见图 20-21)。

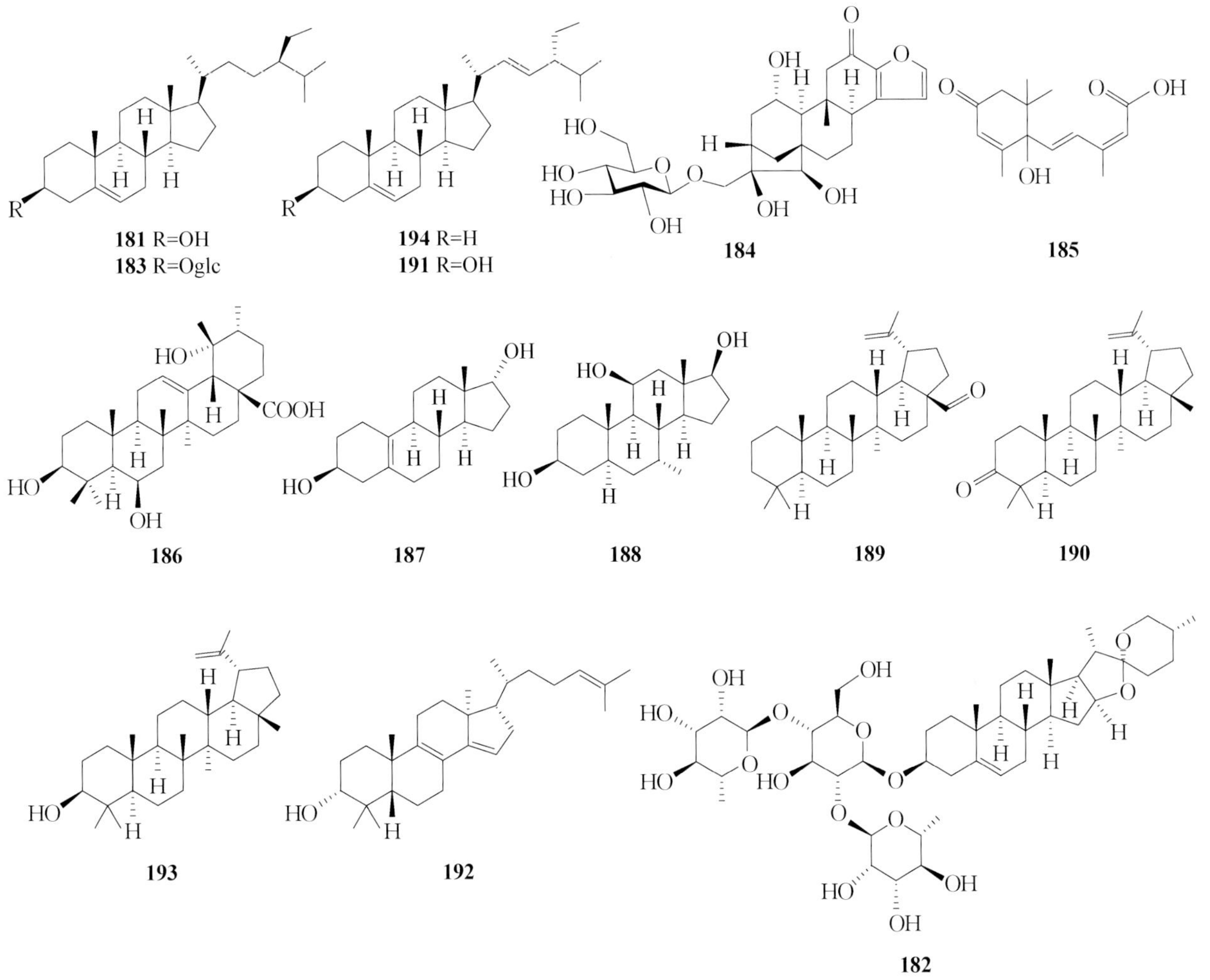

图 20-21　萜类和甾体类化合物的结构

10.其他化合物　訾佳辰等(2008)报道了从手参中分离鉴定了正丁基-β-D-吡喃果苷(**195**)、果糖(**196**)和硬脂酸(**197**)。李敏等(2008)从手参的乙醇提取物中分离得到三棕榈酸甘油酯(**198**)和丁二酸(**199**)。訾佳辰等(2010)从手参块茎的乙醇提取物中分离得到 2 个环戊烯壬酸衍生物：2-hydroxy-2-(4′-hydroxybenzyl)-4-methylcyclopent-4-ene-1,3-dione(**200**)和 2-hydroxy-4-hydroxymethyl-3-(4′-hydroxy-phenyl)cyclopent-2-enone(**201**)。杨帆等(2009)从 60%的乙醇提取物的正丁醇萃取部位分离得到蔗糖

(**202**)。岳正刚等(2010)从手参块茎的乙醇提取物中分离得到 N⁶-(4-羟基苄基)腺苷(**203**)。Wang 等(2020)利用 UPLC-Orbitrap-MS/MS 从手参块茎中发现 8 个化合物：柠檬酸(**204**)、butanedioic acid(**199**)、benzyl-[(6-oxo-7,8,9,10-tetrahydro-6H-benzo[c]chromen-3yl)oxy]-acetate(**205**)、芦荟树脂 A(**206**)、泻鼠李皮苷 B(**207**)、黄花菜木脂素 A(**208**)、bis-(methylbenzylidene)-sorbitol(**209**)和 7-羟基香豆素(**210**)。林鹏程等(2020)从手参块根的乙醇提取物中分离得到 3 个化合物：α,α-海藻糖(**211**)、辛二酸

(**212**)和 4-hydroxyphenyl-4-O-glucopyranosyl-glucopyranoside(**213**)(见图 20 - 22)。

掌裂兰中还含有黄酮类、糖类、葡萄糖苷、淀粉、黏液、氨基酸、蛋白、微量挥发油、核苷、皂苷、有机酸和脂肪酸、常量和微量元素等(Vishwarma S, 2021; Alsawalha M, 2019)。

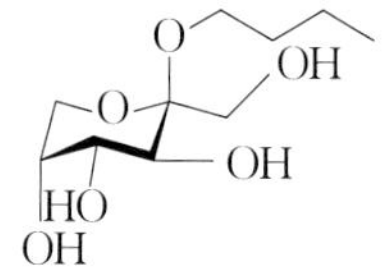
195

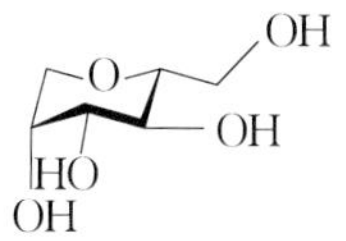
196

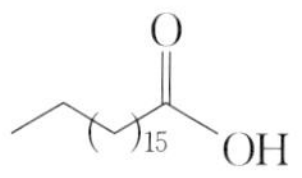
197

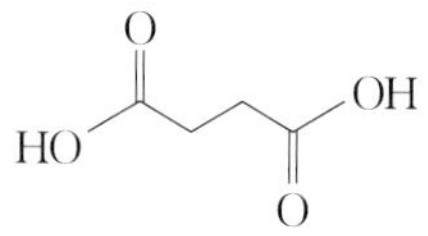
199

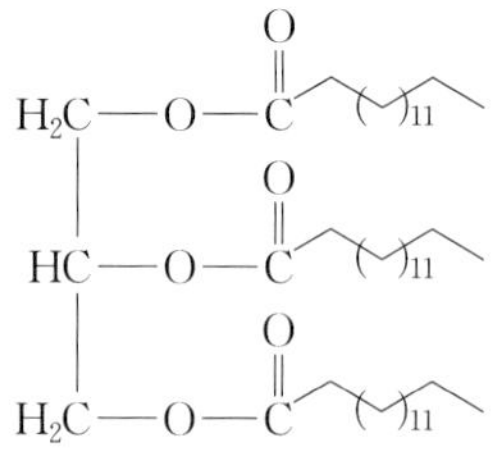
198

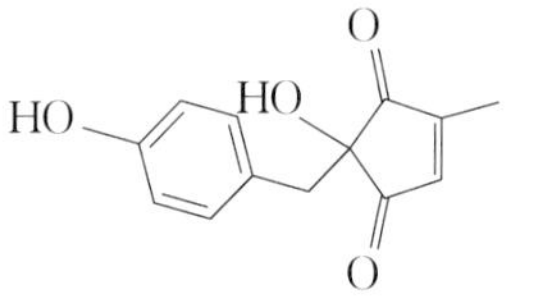
200

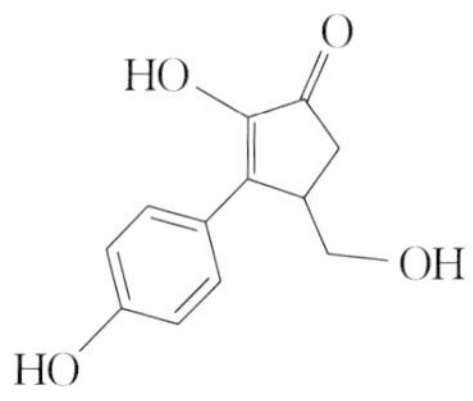
201

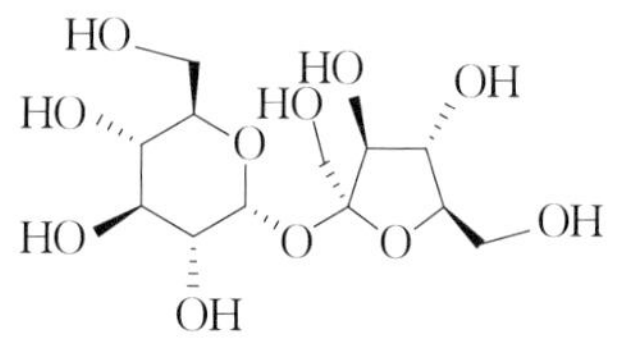
202

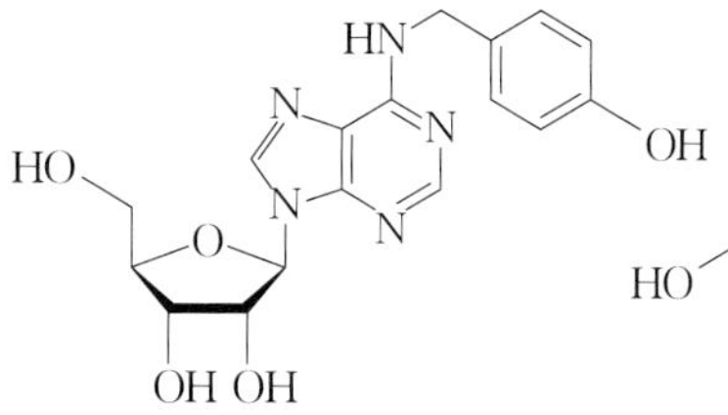
203

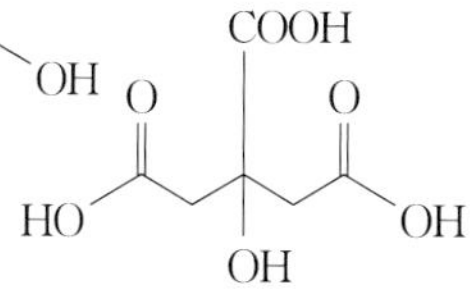
204

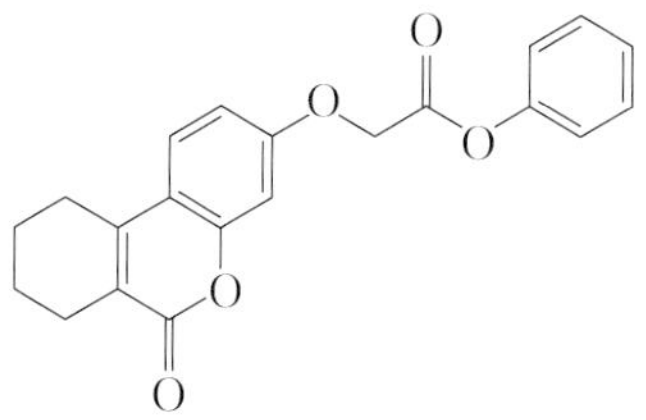
205

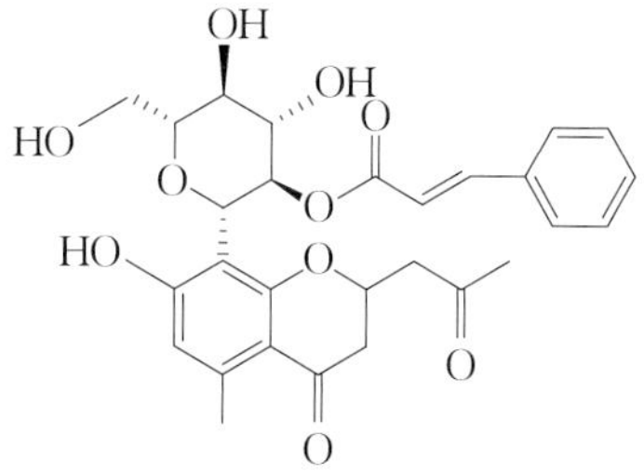
206

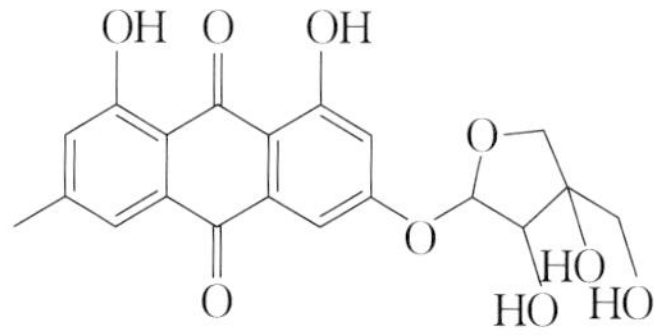
207

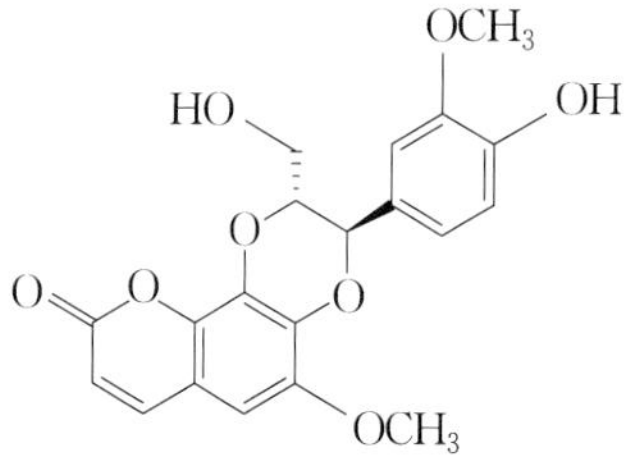
208

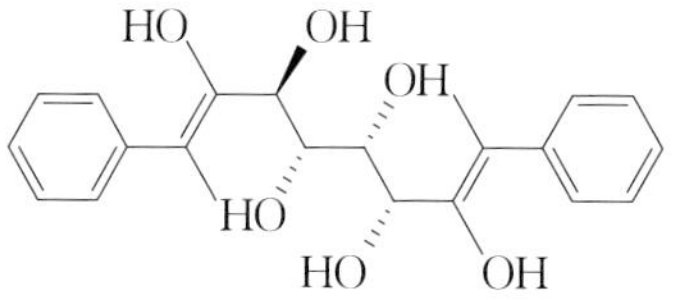
209

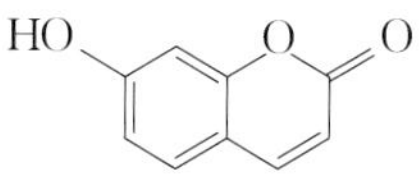
210

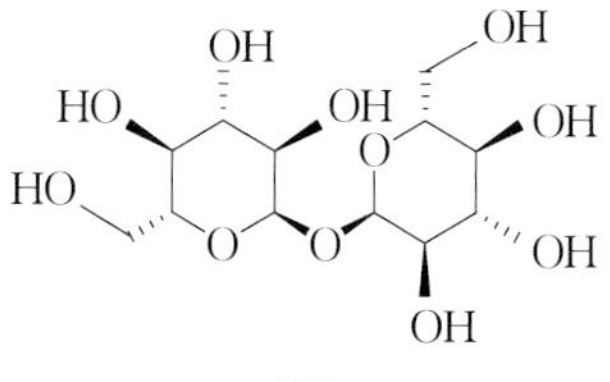
211

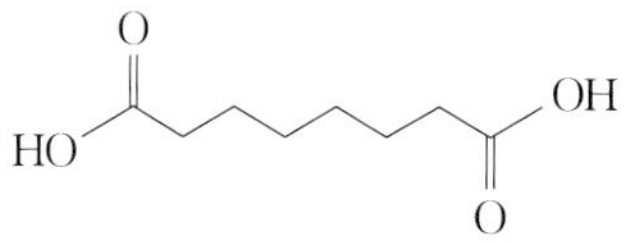
212

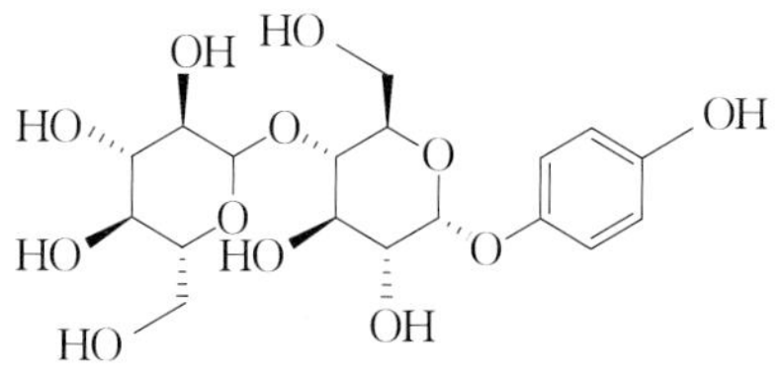
213

图 20 - 22　其他类化合物的结构

药理作用

手参是我国传统藏、蒙药，具有补肾益精、理气止痛的功效。现代药理学研究表明，手参提取物和部分化合物具有补益、抗疲劳、抗氧化、抗病毒、镇静催眠等活性，这些生物活性与功能主治一致，药理活性研究结果提示手参的传统功效和现代药理作用之间存在一定的关系。此外，还报道了多种新的药理活性，如预防和治疗胃溃疡、免疫调节、抗高脂血症、抗过敏、抗矽肺、抗癌和神经保护活性等。

1. 补益作用　手参块茎具有益气活血、生津止咳的功效，治肺虚咳喘、虚劳消瘦、神经衰弱、久泻、失血、带下、乳少、慢性肝炎。由于肾虚与体质虚弱有关,因此传统成方制剂中常使用手参治疗肾虚、肺虚、神经衰弱、阳痿等疾病。Lin(2017)研究了手参对氢化可的松致肾阳虚模型小鼠的补益作用。手参提取物分别以 2.0 g/kg 和 1.0 g/kg,分成两个药物组口服给药 10 日后,发现药物增强了模型小鼠的肾功能,增加了模型小鼠体重(分别为 7.82 g 和 5.56 g),并增加了模型鼠的肾脏指数。结果表明,手参增强了肾虚小鼠的肾功能,这与手参补益肾精的传统功能主治是一致的。该药理作用解释了手参在传统方剂中广泛应用的原因。然而,补益作用的作用机制尚不清楚,发挥药效作用的活性化合物尚未报道。因此,为了更好地解释手参的传统应用,有必要从分子水平解释补益作用,探讨补益作用的作用机制。

Thakur 等(2007)研究了掌裂兰的块茎冷冻水提取物对雄性体重为 220～225 g 的 Wistar 系白化大鼠性行为和精子发生的影响。药物组每日口服 200 mg/kg 的提取物,治疗后 28 日,记录大鼠体重,处死动物后,取出睾丸、前列腺和精囊并称重。切下大鼠的睾丸薄片,用 Bouins 固定液固定,在显微镜下研究切片的组织结构或形态学变化。研究发现掌裂兰具有改善和预防性器官功能的作用,证实这些植物具有壮阳活性,可能有助于改善性行为和性行为的宣传。

2. 抗疲劳作用 《晶珠本草》记载"手参生精壮阳,增生体力"。手参合剂是从手参经水提取制得的单方制剂,具有清毒热、壮阳生津、滋补养身的功效。赵亮等(2011)研究了手参合剂对小鼠负荷游泳时间的抗疲劳作用,实验表明,与对照组相比,三个剂量组(40 g/kg、20 g/kg、10 g/kg)的手参合剂均能以剂量依赖的方式明显延长小鼠负荷游泳的时间(1 441.6 s、1 357.0 s 和 1 249.9 s)。

手参炮制品也具有抗疲劳活性。金亮等(2009)通过小鼠游泳实验研究了手参羊奶炮制品和牛奶炮制品的抗疲劳作用。实验表明,空白对照组小鼠游泳时间为 6.38±4.22 min,羊奶炮制品 2 g/kg 可显著延长小鼠游泳时间,为 19.44±12.6 min,而牛奶炮制品 2 g/kg 小鼠游泳时间为 6.43±7.21 min,无显著差异。因此,羊奶炮制品具有显著的抗疲劳作用。何侃亮(2016)分别利用羊奶炮制法、冷浸炮制法和蜜制炮制法来制备手参炮制品,然后通过小鼠的游泳实验和吊网实验检测上述三种炮制品的抗疲劳效果。小鼠服用不同剂量(4 g/kg、2 g/kg、1 g/kg)的三种炮制品后,游泳时间和悬网时间均呈剂量依赖性延长,延长的顺序为羊奶炮制品大于蜜制炮制品大于冷浸炮制品。其中羊奶炮制品和蜜制炮制品的作用效果与空

白对照组比均具有显著性差异。

总之,手参和其炮制品均具有抗疲劳活性。这种活性对人体健康非常重要,尤其是在缺氧环境中,因此,手参广泛应用于抗疲劳新药、保健食品和食品领域。但是,抗疲劳活性的作用机制以及活性化合物的评价仍需进一步研究。

3. 抗氧化作用 Morikawa 等(2006)从手参的 MeOH 提取物中分离鉴定了 61 个化合物,评价了化合物的 DPPH 和 $\cdot O^{2-}$ 自由基的清除活性。结果表明,菲类化合物 24～29、31 和二苯乙烯(芪)类化合物 12、14、15、17 具有 DPPH 自由基清除活性和 $\cdot O^{2-}$ 自由基清除活性。

訾佳辰(2008)研究了分离鉴定的单体化合物对 Fe^{2+} - Cys 诱导大鼠肝微粒体丙二醛生成的影响。结果显示,在浓度为 10～6 mol/L 时,阳性对照药维生素 C 的抑制率为 35%,化合物 138～140 的抑制率分别为 53%、59% 和 52%,均优于阳性对照。

李红兵等(2010)分别利用恒温振荡器,用 6 种不同溶剂提取手参,得到 6 种手参提取物:水提取物、酸性水提取物、60% 乙醇提取物、95% 乙醇提取物、正丁醇提取物、水饱和的正丁醇提取物和乙酸乙酯提取物,然后筛选其 DPPH 自由基清除活性。结果表明,上述 6 种手参提取物均具有 DPPH 自由基清除活性,其中,95% 乙醇提取物活性最强,IC_{50} 为 0.126 6 mg/mL。

何侃亮(2016)采用 DPPH 自由基和 $ABTS^+$ 自由基清除活性来评价手参羊奶炮制品、冷浸泡制品和蜂蜜炮制品的体外抗缺氧活性。分别服用不同浓度的三种炮制品每种炮制品分别设高、中、低剂量组(4 g/kg、2 g/kg、1 g/kg),口服灌胃给药,结果显示,上述药物对 DPPH 和 $ABTS^+$ 自由基具有浓度依赖性的自由基清除活性,其中,羊奶炮制品的清除效果最好。

萨茹丽等(2020)通过用手参多糖提取物喂养 6 月龄体重为 35.0±4.0 kg 的健康雄性小尾寒羊,通过测定小尾寒羊血液的血清中 MDA 含量,测定手参多糖的抗氧化作用。结果显示,小尾寒羊体内 MDA 含量均呈显著上升趋势,且均有一段维持时间,表明手参多糖一定程度上具有缓解了小尾寒羊氧化应激的作用,因此,手参多糖提取物能缓解氧化应激造成的抗氧化性能下降的问题,具有一定的抗氧化应激作用。

Sirohi 等(2019)通过 DPPH、过氧化氢(H_2O_2)和一氧化氮(NO)自由基清除活性测定方法,研究了从印度中央邦博帕尔地区采集的掌裂兰块茎的 80% 乙

醇提取物的体外抗氧化活性。研究发现,提取物对DPPH、H_2O_2 和 NO 均具有自由基清除活性,IC_{50} 分别为 65.31 $\mu g/mL$、53.01 $\mu g/mL$ 和 62.50 $\mu g/mL$,且呈浓度依赖性。因此掌裂兰具有抗氧化活性。

Kumari 等(2022)通过 DPPH 和 $ABTS^+$ 自由基清除活性测定方法,研究了掌裂兰块茎的甲醇提取物的体外抗氧化活性。研究发现,提取物在两种方法上均显示出抗氧化潜力,IC_{50} 分别为 1.58～4.41 mg/mL 和 0.19～0.48 mg/mL。

4. 抗病毒作用　卢卫红等(2002)研究了手参的抗 HBV 活性。结果表明,不同剂量(0.5 mg/50 μL、1.5 mg/50 μL、3.0 mg/50 μL 和 6.0 mg/50 μL)的药物治疗含乙型肝炎患者血清 4 h 后,0.5 mg/50 μL 未出现抑制,1.5 mg/50 μL 出现 2 倍抑制,3 mg/50 μL、6 mg/50 μL 出现 4 倍抑制。研究结果表明,手参有中度的抗 HBV 作用,起效时间较快,作用时间长且稳定。然而,在已发表的文章中,仅报道了提取物的抗HBV 活性,还未见单体化合物的抗病毒活性筛选。Meng 等(2020)报道了二苯乙烯(芪)类化合物具有抗病毒活性。该类化合物是手参的主要活性化合物之一,因此应评估二苯乙烯(芪)类化合物的抗 HBV和其他病毒活性。

5. 镇静催眠作用　在藏药和蒙药的药典中,有记载称手参具有镇静神经的作用。在临床上,单药或复方药物,如复方手参益智胶囊,对神经衰弱、慢性失眠等疾病有很好的疗效。周欣欣等(2009)通过两种剂量(10 g/kg 和 20 g/kg)手参提取液灌胃给药后,计算给药小鼠自发活动抑制率,利用协同戊巴比妥钠睡眠时间实验法和阈下剂量戊巴比妥钠诱导小鼠睡眠实验,研究手参对小鼠镇静和催眠作用。实验表明,手参可以抑制小鼠的自发活动,减少双前肢抬起的次数,可以显著延长戊巴比妥钠诱导睡眠的阈值剂量以上的时间。这项研究表明,手参具有镇静安神作用。

何侃亮等(2017)通过小鼠镇静试验考察了手参乙醇提取物的镇静活性。结果表明,醇提取物的三个不同剂量(1 g/kg、2 g/kg 和 4 g/kg)对小鼠自发活动的抑制率分别为 51.2%、44.9% 和 22.5%,这表明手参具有良好的镇静作用。

Shang X(2017)报道了手参的镇静和催眠作用。镇静试验表明,在手参两种不同剂量(2 g/kg 和 1 g/kg)下,该药物在 5 min 内降低了小鼠的自发活动,抑制率分别为 37.44% 和 45.60%。它还降低了 5 min 内小鼠前肢向上抬起运动的频率,其中高剂量组为 15.42 倍。催眠试验表明,在两种不同剂量(2 g/kg 和 1 g/kg)下,分别延长睡眠时间 32.94 min 和 28.85 min,

并分别缩短潜伏期 3.00 min 和 3.34 min。因此,手参具有显著的镇静和催眠作用,且呈现剂量依赖性。

Sirohi 等(2019)通过硫喷妥钠在 100 mg/kg、200 mg/kg 和 300 mg/kg 体重的剂量下诱导小鼠睡眠时间来测定掌裂兰 80% 乙醇提取物的镇静催眠活性。在硫喷妥钠诱导的睡眠时间试验中,服用三种剂量的提取物的小鼠睡眠时间分别为 35.30 min、49.37 min 和 57.00 min,均比空白对照的小鼠睡眠时间延长(20.51 min)。结果表明,掌裂兰具有显著镇静催眠作用,且呈现剂量依赖性。

上述研究结果表明,手参具有良好的镇静和催眠作用,这与手参传统功能主治一致。到目前为止,文献只报道了提取物的活性,活性成分的研究未见报道。Tang 等(2022)研究发现,腺苷具有促进睡眠的作用。Guo 等(2015)研究发现,从天麻中分离的 N6-(4-hydroxybenzyl)-adenosine 是关键的镇静和催眠化合物。化合物 176 具有与 N6-(4-hydroxybenzyl)-adenosine 相同的结构类型,而且已经证实通过激活腺苷 A1 和 A2a 受体(A1R 和 A2aR)发挥镇静和催眠作用(2012)。在手参的下一步的研究中,应该通过现代分离方法,如 HPLC、LC - MS、HSCCC 等,分离鉴定更多具有类似结构的化合物,然后评估其镇静和安神作用。

6. 预防和治疗胃溃疡作用　蒋灵芝等(2009)通过灌胃盐酸-乙醇混合液建立了 SD 大鼠胃溃疡模型,研究单味药手参散剂对胃溃疡的治疗作用。散剂的两种剂量(2 g/kg 和 1 g/kg)分别按 10 mL/kg 灌胃给药,每日 1 次,肉眼观察胃溃疡大小变化并测定溃疡指数,用光镜和透射电镜观察胃黏膜的细胞和亚细胞结构。研究发现,给药组溃疡区域的炎症减轻,抑制率分别为 88.86% 和 48.88%。表明手参对急性胃溃疡有显著疗效,高剂量的疗效优于低剂量。本研究扩大了手参的应用范围,为研发手参新功能产品提供了指导。

7. 免疫调节作用　尚军等(2014)通过对血清溶菌酶含量、胸腺指数与脾指数、腹腔巨噬细胞吞噬功能的测定以及迟发型超敏反应,研究了手参多糖的免疫调节活性。结果表明,手参多糖能够显著提高小鼠巨噬细胞吞噬功能和血清溶菌酶含量,同时能够在一定程度上促进迟发型超敏反应的发生,并增加胸腺指数和脾脏指数。研究表明,手参多糖具有明显的免疫调节功能。

尚林等(2015)采用地塞米松建立免疫抑制小鼠动物模型,研究手参多糖对免疫功能低下小鼠的免疫调节作用。多糖提取物的三个不同剂量(200 mg/kg、

100 mg/kg 和 50 mg/kg)分别给药 7 日后,手参多糖可显著增加中、高剂量小鼠的胸腺指数和脾脏指数,以及腹腔巨噬细胞吞噬指数和吞噬率。结果表明,手参多糖可以增强地塞米松免疫抑制小鼠的免疫功能。

覃筱燕等(2007)等研究了三种剂量的手参水煎剂(2 g/kg、10 g/kg、20 g/kg,每日 1 次,连续 15 日)对正常小鼠细胞免疫功能调节作用。结果发现,水煎剂能增加吞噬细胞的吞噬功能,具有对抗环磷酰胺所致白细胞数量减少作用,能增强小鼠的迟发型变态反应,并能促进 T 淋巴细胞转化和溶血素的生成。因此,手参水煎剂能明显增强正常小鼠的非特异性和特异性免疫功能。

免疫活性研究是植物多糖药理研究的热点。植物多糖可以提高人体免疫力,可以作为天然药物广泛使用(2021)。上述研究表明,手参多糖和手参水煎剂具有明显的免疫调节功能。在今后研究中,应该对手参多糖和水溶性成分进行提取、分离纯化、结构分析和生理功能机制进行深入研究,深化对多糖免疫活性机制的理论探索,为其在保健食品和临床上的广泛应用提供参考。

8. 抗高脂血症作用 张天娥等(2013)采用高脂饲料建立大鼠高脂血症模型,观察手参醇提取物对模型大鼠血脂和肝功能的影响。结果显示,分别用不同剂量 5 g/kg、2.5 g/kg 和 1.25 g/kg 的乙醇提取物处理后,血清胆固醇和低密度脂蛋白没有改善,甘油三酯、高密度脂蛋白、丙氨酸转氨酶和天冬氨酸转氨酶降低。因此,手参具有一定的降脂作用,并能保护脂质代谢紊乱引起的肝损伤。

9. 抗过敏作用 Matsuda 等(2004)发现手参的甲醇提取物具有抗过敏作用,从提取物中分离鉴定了 14 个化合物,并评估了这些化合物对 RBL-2H3 细胞中 β-己糖胺酶的释放的抑制作用。研究发现,5 个菲类化合物(72、74、75、77 和 78)和 6 个二苯乙烯(芪)类化合物(55~60)抑制 RBL-2H3 细胞中抗原诱导的脱颗粒,在 100 μmol/L 时抑制率为 65.5%~99.4%。

10. 抗矽肺作用 矽肺是一种全身性疾病,主要由长期吸入含游离二氧化硅的粉尘引起的肺间质纤维化引起,其中 I 型和 III 型胶原增生并积聚。干扰其代谢的药物可能对预防和治疗矽肺纤维化有效。汪骏等(2007;2008)通过气管暴露法建立了矽肺大鼠动物模型,探讨手参 60% 乙醇提取物的抗矽肺活性。在口服灌胃给药(生药每日 8 g/kg)后的第 7、14、21、28 和 60 日,随机选择并杀死 8 只大鼠,采集肺组织和血浆样本。样品测试发现,该药物降低了肺和体重比、丙二醛含量和脂质过氧化水平,并增加了超氧化物歧化酶和谷胱甘肽过氧化物酶的活性。因此,该药物明显抑制了 SiO_2 引起的大鼠肺纤维化,其机制是通过提高机体抗氧化酶活性来减少肺组织的脂质过氧化损伤。

曾锦波等(2007)采用气管暴露法建立了矽肺大鼠动物模型,研究手参乙醇提取物对染矽尘大鼠肺纤维化及组织肿瘤坏死因子-α(TNF-α)表达的影响。实验表明,该药物降低了大鼠肺组织的 TNF-α 积分光密度,因此手参提取物可抑制矽尘诱导的大鼠肺纤维化和大鼠肺组织 TNF-α 蛋白的表达。陈蕾(2008)和陈娟娟等(2009)采用气管暴露法建立了矽肺大鼠动物模型,研究手参乙醇提取物对染矽尘大鼠早期肺组织的抗矽肺活性。研究表明,手参在早期抑制了矽肺的进展,并减轻了肺的气潴留和纤维化。

上述研究结果表明,手参具有抗矽肺活性,因为手参增强了机体的抗氧化能力,减少了氧化损伤,从而对抗脂质过氧化引起的肺损伤和炎症,因此手参有望研发成为一种有效的抗矽肺药物。

11. 延缓衰老作用 Zhang 等(2006)研究了凹舌兰块茎的乙醇提取物对 D-半乳糖和 $NaNO_2$ 的联合注射诱导的衰老小鼠的延缓衰老作用。实验通过降压试验来评估小鼠的学习和记忆能力,通过测定超氧化物歧化酶、腺苷三磷酸酶、单胺氧化酶活性和丙二醛含量以确定脑损伤。采用免疫组化方法研究了小鼠海马中 Bcl-2、Bax 和 caspase-3 蛋白的表达。数据表明,D-半乳糖和 $NaNO_2$ 处理的小鼠在学习和记忆功能方面存在显著缺陷。超氧化物歧化酶、三磷酸腺苷酶活性降低,单胺氧化酶活性升高,丙二醛水平升高。Bax 和 caspase-3 阳性细胞增多,Bcl-2 阳性细胞明显减少。不同剂量的提取物(2.5 mg/kg、5 mg/kg)均可改善记忆障碍,纠正模型小鼠的生物化学和神经系统变化。

12. 抗血管性痴呆作用 Ma 等(2008)研究了凹舌兰块茎的乙醇提取物对两种不同类型的脑损伤的影响:局灶性脑缺血的短暂大脑中动脉闭塞模型和短暂性全前脑缺血的四血管闭塞模型。研究发现,口服 5 mg/kg 剂量的提取物显著减少了短暂性大脑中动脉闭塞大鼠的损伤体积,并改善了被动回避和旋转杆运动任务的表现。在四血管闭塞模型中,给予 CE 的大鼠海马 CA1 的神经元细胞损失显著减少,莫里斯水迷宫的表现显著改善。因此,凹舌兰具有减轻由全脑或局灶性脑缺血引起的学习和记忆缺陷、运动功能残疾和神经元细胞丢失。

13. 治疗帕金森病作用　Lang 等(2022)研究了凹舌兰块茎的70%乙醇提取物在 MPTP 诱导的急性小鼠模型中的抗帕金森病作用及其潜在机制,重点关注 BDNF、FGF2 及其介导的信号通路和 RIP1 驱动的炎症信号轴。研究发现提取物改善了 MPTP 中毒小鼠的运动障碍,氧化应激、星形胶质细胞活化和炎症也得到缓解。MPTP 中毒破坏了 BDNF、FGF2 及其介导的信号通路水平,引发促炎因子如 TNF - α、IL - 1β 和 IL - 6 的升高,并激活了 RIP1 驱动的炎症轴。然而,提取物恢复了 BDNF、FGF2 和 TrkB/Akt 信号通路的水平,同时抑制 RIP1 驱动的炎症信号轴,从而抑制细胞凋亡,防止黑质纹状体神经元的丢失,并维持细胞内稳态。因此,凹舌兰具有治疗帕金森病的作用。

14. 神经保护作用　Cai 等(2021)建立了星孢菌素(STS)诱导的毒性模型,以研究了凹舌兰块茎的70%乙醇提取物的神经保护作用。研究发现,提取物通过恢复 FGF2 及其相关 PI3K/Akt 信号轴的水平,在 STS 诱导的毒性中保护细胞活力和轴突完整性,因此,凹舌兰具有神经保护作用。

Guo 等(2013)研究了凹舌兰块茎的70%乙醇提取物对大鼠皮层神经元氧化应激的神经保护作用。结果表明,提取物可以抑制了过氧化氢诱导的神经毒性,进一步发现提取物抑制过氧化氢诱导的 caspase - 3(Csp3)的激活,逆转过氧化氢诱导的活性 AKT 和 Bcl - 2 的下调。因此,提取物对氧化应激诱导的神经毒性具有神经保护作用。

Zhang 等(2006)建立连续注射 D - 半乳糖和 NaNO$_2$ 60 天诱导的衰老小鼠模型,研究了凹舌兰块茎乙醇提取物的神经保护作用。利用水迷宫实验评估小鼠的学习和记忆功能。采用不同生化方法测定脑组织中丙二醛、谷胱甘肽含量及超氧化物歧化酶、GSH - px 活性。评估海马形态学的变化。结果表明,D - 半乳糖和 NaNO$_2$ 的联合注射会导致小鼠的记忆损伤。此外,小鼠脑内超氧化物歧化酶、谷胱甘肽过氧化物酶活性和谷胱甘肽水平降低,丙二醛水平升高。海马区 Tau - 2 阳性神经元增加,NT - 3 阳性神经元显著减少。结果表明,提取物具有神经保护作用。

Li 等(2022)和 Zhong 等(2019)研究了凹舌兰块茎的70%乙醇提取物的神经调节作用。结果显示,提取物主要通过调节 BDNF、FGF2 和 TrkB/Akt 信号通路以及 RIP1 驱动的炎症和坏死来消除 Aβ 毒性并抑制培养神经元的凋亡提取物治疗的小鼠显示出认知能力的恢复,并抑制了氧化应激和炎症因子的水平。

15. 抗阿尔茨海默病作用　Qin 等(2010)研究了凹舌兰块茎的70%乙醇提取物对细胞培养中淀粉样蛋白毒性的影响。结果表明,提取物可以保护大鼠初级前额叶皮层神经元免受淀粉样 β(Aβ)25—35 诱导的细胞毒性因此,凹舌兰具有抗阿尔茨海默病的作用。

16. 增强学习记忆能力作用　于彩媛等(2009)采用鹅膏蕈氨酸基底前脑注射法建立拟痴呆大鼠模型,研究了两种剂量(1.25 mg/kg 和 5.0 mg/kg)的凹舌兰提取物对胆碱能损伤大鼠学习记忆能力的改善,及对胆碱乙酰化酶(ChAT)活性和表达的影响。结果显示,饲喂 5.0 mg/kg 的提取物的大鼠在避暗实验中的潜伏期延长,大脑皮层的 ChAT 活性显著升高,额叶皮层和基底前脑 ChAT 表达水平升高,因此,凹舌兰可改善胆碱能损伤大鼠的学习记忆能力,其机制可能与提高 ChAT 活性和表达水平有关。

张丹等(2005)利用 D - 半乳糖和亚硝酸钠建立衰老小鼠模型,研究了不同剂量(每日 2.5 mg/kg、5.0 mg/kg 和 10.0 mg/kg)凹舌兰提取物改善衰老小鼠学习记忆的能力。结果显示,提取物能明显改善衰老小鼠的学习记忆能力,跳台实验的潜伏期明显延长,错误次数显著减少。因此,凹舌兰可增强衰老小鼠的学习记忆能力。

17. 抗糖尿病作用　Choukarya 等(2019)研究了掌裂兰块茎70%甲醇提取物对一水合四氧嘧啶诱导的糖尿病大鼠模型的抗糖尿病作用。以阿卡波糖作为阳性对照,阿卡波糖和提取物的 IC_{50} 分别为 35.33 μg/mL 和 224.45 μg/mL。将剂量为 100 mg/kg 和 200 mg/kg 体重的提取物以每日一次的剂量给予糖尿病诱导的大鼠,持续 15 日。测定提取物对血糖、总胆固醇(TR)、甘油三酯(TG)、总蛋白和体重的影响。研究发现,提取物的作用显著降低了血糖、脂质参数(TC、TG、总蛋白),并显著增加了体重。因此掌裂兰具有治疗糖尿病活性。

Arzoo(2018;2022)和 Parvin(2018)开展了西南手参根茎粉治疗 2 型糖尿病的研究。西南手参的根磨碎后,与水混合后形成了一层厚厚的"根茎粉",Bhootia 地区的人们一直用来缓解糖尿病。即使在较高剂量下使用根茎粉无毒性。

Parvin 等(2017)研究了西南手参的根茎粉对 2 型糖尿病的治疗作用。以每日 200 mg/g 的剂量口服给链脲佐菌素诱导的糖尿病大鼠模型补充根茎粉。在 32 日内定期测量体重和空腹血糖水平。之后处死动物,测定糖化血红蛋白、脂质谱、抗氧化酶水平、肝功能酶等。补充根茎粉的糖尿病大鼠的空腹血糖水平正常化,糖化血红蛋白百分比、肝酶活性显著降低,体重和抗氧化剂水平增加。因此西南手参的根茎粉可作为长期有效治疗 2 型糖尿病的潜在药物。

Arzoo 等(2018)研究了西南手参的根茎粉和南瓜籽对链脲佐菌素诱导的糖尿病小鼠的协同作用。实验动物补充根茎粉或南瓜籽(200 mg/kg 体重)或两者的组合,饲喂 21 日后,观察到各种生化参数、DNA 损伤以及肝脏和肾脏结构的变化。结果显示,补充根茎粉和南瓜籽食物可以显著的使糖尿病小鼠不同生化参数的变化正常化,说明根茎粉和南瓜籽可以协同预防糖尿病并发症,具有治疗 2 型糖尿病的作用。

Arzoo 等(2022)研究了西南手参的根茎粉和南瓜籽对链脲佐菌素和高脂饮食一起诱导的糖尿病小鼠及其并发症的协同作用。实验动物补充低血糖食物或根茎粉(200 mg/kg 体重)或两者的组合,持续 21 日,之后进行各种生化测试。结果发现,饲喂药物后,根茎粉和南瓜籽使糖尿病小鼠的各项生化参数标准化,表明糖尿病小鼠的免疫力显著提高,并改善了相关并发症。因此,西南手参的根茎粉和南瓜籽在糖尿病小鼠治疗中表现出协同作用,可用于 2 型糖尿病的治疗。

18. 抗生育作用　掌裂兰是一种植物性的恢复剂,可以恢复感官功能。Raju 等(2021)研究了掌裂兰块茎的乙醇提取物对环磷酰胺诱导的成年 Wistar 雄性大鼠睾丸的组织学改变。实验结束时,处死大鼠,分离睾丸并染色进行组织学检查。结果显示,大量分散的曲细精管变性,基底膜不均匀,组织病理学改变显著。因此,环磷酰胺会导致大鼠肾小管退化,使生育能力丧失。用乙醇提取物处理环磷酰胺诱导的大鼠,提高了精液的有效量。因此,掌裂兰可以保护环磷酰胺诱导的大鼠,从而降低生殖危害。

19. 保肝作用　Sanodiya 等(2022)研究了从印度博帕尔地区采集的掌裂兰块茎的水醇提取物的保肝作用,实验中使用对乙酰氨基酚诱导的肝毒性评估提取物的肝保护活性。结果显示,暴露于对乙酰氨基酚后,标记酶如 AST、ALT、ALP 和血清胆红素水平显著升高,表明肝细胞受到严重损伤。加入提取物后,会减弱对乙酰氨基酚产生的标记酶水平的增加,并导致随后恢复正常,几乎与标准水飞蓟素治疗相似。因此掌裂兰块茎具有保肝作用。

20. 抗炎作用　Aryan 等(2019)研究掌裂兰块茎的醇-水提取物在弗氏完全佐剂(FCA)诱导的大鼠关节炎中的抗关节炎活性。将 0.1 mL 完全弗氏佐剂

注射到左后爪,400 mg/kg 和 800 mg/kg 剂量的提取物对爪体积增加的保护作用分别为 47.53% 和 69.64%,且呈现剂量依赖性,研究表明,掌裂兰块茎具有显著的抗关节炎活性。

Sharma 等(2020)通过角叉菜胶诱导的大鼠爪水肿法研究了掌裂兰块茎的 80% 的乙醇提取物的抗炎活性,不同剂量的提取物(100 mg/kg 和 200 mg/kg)以剂量依赖的方式抑制角叉菜胶引起的炎症。

21. 其他作用　化合物 15 对 Bel7402 细胞具有抗癌活性,浓度为 $10 \sim 6$ mol/L。化合物 85 对血清剥夺诱导的 SH-SY5Y 细胞凋亡具有神经保护作用。

资源综合利用

(一) 加大医药保健品开发力度

传统藏医与中医临床实践证明,手参有"补益气血、生津止渴、生精壮阳、增生体力"的功效,主治"肺虚咳喘、虚痨消瘦、神经衰弱久泻、失血、带下、乳少、慢性肝炎"等症(《晶珠本草》《本草图鉴》《蓝琉璃》)。目前应用块茎较多,应加大地上部分和全草的基础研究,充分论证其功效,提升地上部分和全草利用率,应充分应用全草开发饮片、医院制剂,开发新药品,充分利用手参药用植物资源。

另外现代药理与化学研究表明,西南手参有抗氧化、抗过敏、调节免疫功能、抑制乙型肝炎病毒表面抗原、降脂、延缓衰老及防治阿尔茨海默病等作用。提示手参在开发心血管、消化道、抗乙肝病毒、治疗阿尔兹海默症的新药方面和增强免疫力、延缓衰老的保健品方面空间较大,具有较好的开发价值和潜力。

(二) 充分发挥食药两用的功效药

研究证实西南手参富含天麻素、多糖等营养成分,可进行烹调煲汤、煲汤、泡牛奶都可以促进睡眠,如手参乌鸡汤等,也可泡酒入药用作补气益肾、填精安神、增智益智。

(三) 极力推动资源保护

手参野生资源生长区具有高原季风气候的特点,海拔分布范围 2 800~4 600 m。手参通常生长在具有一定坡度的林窗、林缘、林间草地、高山草甸生境中,生境土壤呈酸性至中性,有机质含量丰富,土壤类型以棕壤和高山草甸土为主。作为药食同源植物,在医药领域应用广泛,在民间常用作滋补品。但随着经济的快速发展,对其需求也不断增加,在原生地,由于利

益使然,在原生地大多采用灭绝式的采挖,基本见不到成片的植株,手参的药用部位是块茎,因此采集方式近乎为致死性的,会导致一个种群全部毁灭,极大影响了种质资源的交流,同时人为活动如森林砍伐等的干扰也是导致手参资源急剧减少的原因。如果不进行干预,手参在某些地区可能走向濒危或灭绝。导致手参濒危最主要因素是其繁殖能力和繁殖效率低、市场需求的掠夺性、采集方式的致死性、采集时间过早、人为滥采滥挖等干扰因素和生境的破碎化是主要的外部致危因素。为保障手参资源的可持续利用,当前最为迫切的是一方面政府需加强对手参合理、限量采挖管理,另一方面,应加强对手参的保护生物学研究,比如在手参的适生环境中积极开展野生抚育和人工栽培研究,以减少市场对手参野生资源的消耗压力。同时,除了依照传统对手参块茎进行充分利用外,还可以考虑对其茎、叶、果等其他部位进行综合开发利用,以提高对野生资源的利用程度。

炮　制

(1)除去须根,洗净,晒干。

(2)取手参 500 g,除净杂质,与牛奶或山羊奶 1 000 mL 共煮,待牛奶蒸发或渗尽后取出,晒干即得。

性　味

藏医:甘,温,润。中医:甘,温。

功能与主治

补肾益气,生精润肺。用于肺病、肺虚咳喘、肉食中毒、遗精阳痿。

临床与民间应用

(一)国家药品标准中应用

现有以手参为原料的方剂被收入《中华人民共和国药品标准(藏药)》(1995 年)的有:"十味手参丸""十八味党参丸""七味兔耳草散""补肾五味甘露滋补丸""补肾丸""滋补酥油丸"。

手参在《中国药典》《国家中成药标准汇编》《卫生部药品标准》、新药转正标准、注册标准中共计查询到 18 个组方品种,搭配组方的药材数量为 83 种。组方品种功能主治主要体现在消化道及代谢(9 种)、泌尿生殖系统和性激素(3 种)、感觉器官(1 种)三方面;配方多搭配黄精、天冬、诃子、冬虫夏草、枸杞子等药味。详见图 20 - 23。

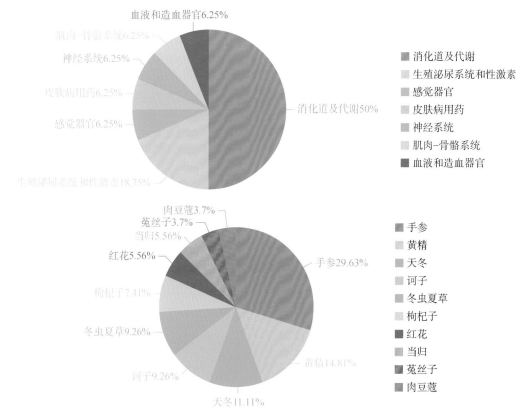

图 20 - 23　手参成方制剂品种分布及组方前十的药味统计(来源:药智数据库)

（二）临床配伍应用

1. 五味甘露滋补丸

组方：茅膏菜 150 g，手参 100 g，诃子 100 g，寒水石（制）100 g，红糖 100 g。

功能：明目、养容、强壮身体。

主治：用于气血亏虚、眼睛昏花、滋补。

用法用量：口服。一次 1 丸，一日 1 次。

2. 七味兔耳草散

组方：诃子 100 g，短穗兔耳草 100 g，手参 50 g，熊胆 30 g，朱砂 50 g，姜黄 50 g，红花 50 g。

功能：补肾，涩精。

主治：用于遗精，遗尿。

用法用量：口服。一次 0.9～1.5 g，一日 3 次。

3. 十味手参丸

组方：手参 100 g，石榴 50 g，白豆蔻 100 g，肉桂 10 g，红花 50 g，刀豆 50 g，熊胆 5 g，荜茇 50 g，天冬 50 g，麝香 5 g。

功能：滋补壮阳，和血。

主治：用于气血亏损，肾虚，遗精，阳痿，妇女经血不止等。

用法用量：口服。一次 1～1.2 g，一日 3～4 次。

4. 处方一

组方：手参、寒水石、诃子、葡萄干、石榴各 30 g，黑冰片、渣训膏、槟榔、白豆蔻各 15 g，玉竹 13 g，荜茇、黄精、天门冬各 12 g，肉桂、干姜、天花粉、蒺藜、肉豆蔻、沉香、烈香杜鹃叶、白胡椒、冬葵果各 9 g，草果、广枣、紫硇砂、辣椒各 6 g，丁香、阿魏、蛤蚧各 3 g，共为细粉，再加冰糖、黑芝麻各 60 g，白糖 150 g，赤糖 30 g，蜂蜜 60 g，奶、酒各 60 mL，研匀制成 3 g 重的丸。

功能：祛肾寒，补肾，温胃，助消化。

主治：用于肾虚引起的耳聋、遗尿、浮肿、尿闭、胃虚、寒性疮症。

用法用量：一次 3 g，一日 1～2 次，用羊肉汤送服。

5. 处方二

组方：手参 120 g，冰糖 240 g。

功能：补肾。

主治：用于遗精、失精、阳痿。

用法用量：一次 15 g，一日 1～2 次，温牛奶送服，连服 24 日。

6. 处方三

组方：手参 15 g，研成粗粉，白酒 500 mL，浸泡 7 日。

功能：补益气血。

主治：用于神经衰弱。

用法用量：一次 10 mL，一日 3 次。

第二十一章　蕨　麻

Jue ma

POTENTILL RADIX

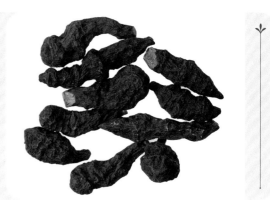

别　名

委陵菜、人参果、延寿果、仙人果,卓玛、卓老洒曾(藏名)。

道地沿革

(一) 基原考证

蕨麻名称来自于藏语གྲོ་མ(卓玛、绰麻、戳玛)的音译,或གྲོ་ལོ་འཛིན(卓老洒曾)的音译,仅为青海、西藏地区藏族人食用和入药,我国很多地区人们都不曾听说过蕨麻,正如《新华本草纲要》注条记载:只在青藏高原本种始有块根发育(吴征镒,1990)。

唐代《妙音本草》记载:"所说蕨麻叶灰白,花朵颜色为黄色。"

《度母本草》记载:"所说蕨麻生山沟,叶片红青灰白色,茎蔓铺在地面生,花朵黄色有光泽。"

南宋《宇妥本草》记载:"地埂草滩生蕨麻,叶片柔软铺地面,长短四指或五指,根茎团块花黄色。"

清代《蓝琉璃》记载:"《图鉴》中记载:蕨麻叶灰花黄色,地下块茎人皆识……色红黄。"

《晶珠本草》记载:"《图鉴》中说:蕨麻生长在山沟。叶表面淡蓝色,背面白色,茎匍匐地面,茎蔓红色网状伸展,花黄色有光泽,根部状如羊粪。"

综上考证,蕨麻在古代藏医典籍中形态特征为叶灰白、花朵黄色、茎蔓铺地、根为块根、似羊粪蛋。

近现代《中国植物志》记载蕨麻 *Potentilla anserina* L.,有 3 个变种。①蕨麻(原变种)*P. anserina* var. *anserina* L.,根部膨大,市称"蕨麻"或"人参果"。②灰叶蕨麻(变种)*P. anserina* var. *sericea* Hayne,本变种植株呈灰白色,叶柄、花茎被平展白色绢状柔毛,小叶两面密被紧贴灰白色绢状柔毛,或上面比下面毛较疏呈灰绿色。③无毛蕨麻(变种)*P. anserina* var. *nuda* Gaud.,小叶两面均绿色,下面仅被稀疏平铺柔毛,或脱落几无毛。

《藏药志》记载:གྲོ་ལོ་འཛིན(卓老洒曾)蕨麻,*Potentilla anserina* L.,干燥全草入药。《晶珠本草正本诠释》记载:本品为蔷薇科植物蕨麻 *Potentilla anserina* L. 的块根。在【正本诠释】条记载:今用本品与《晶珠本草》记载相符。委陵菜属有许多种都具有蔓生的匍匐茎,但只有蕨麻才具有如羊粪状的块根。《中国藏药资源特色物种图鉴》收载为蕨麻 *Potentilla anserina* L.。《藏药晶镜本草》记载:蕨麻(延寿果)*Potentilla anserina* L.,蔷薇科植物。据李军乔(2020)报道,将该种原植物称为蕨麻 *Potentilla anserina* L. 的还有 *Flora of China*、《中国高等植物》《中国植物志》《青海植物志》《云南植物志》、中国植物物种信息系统、中国植物图像库、中国高等植物信息系统及中国自然标本馆物种信息卡等。

《中国藏药》收载其为蕨麻委陵菜,为蔷薇科植物鹅绒委陵菜(蕨麻委陵菜)*Potentilla anserina* L. 的全草。在《西藏植物志》《中华本草·藏药卷》《横断山区维管植物》《秦岭植物志》中也称之为"蕨麻委陵菜"。

《中国高等植物图鉴》收载其为鹅绒委陵菜 *Potentilla anserina* L.。《中国经济植物志》中亦称之为"鹅绒委陵菜"。

综上所述,蕨麻在现代本草中虽有 3 种原植物称谓,但都是 Potentilla anserina L. 的全草或块根。该物种又名人参果、延寿草、延寿果、莲菜花、仙人果等,藏语称"戳玛""卓老洒曾"等。该种在高海拔地区根中下部形成块根而在温暖低平原地区不形成膨大的块根(李军乔,2004;拉本,2013)。

李军乔(2020)研究认为 Potentilla anserina L. 为多年生草本,是一种典型的葡萄茎克隆植物。由于其叶片、葡萄茎等器官密被长绒毛,又称鹅绒委陵菜;具单生小花,鲜黄色;葡萄茎紫红色至绿色;果实为瘦果,卵圆形,黑褐色;种子萌发能力极低或不具萌发能力;花果期 5~9 月。该种长块根和不长块根的不同生长环境下植株形态和根系形态具有较大差异。可分为蔷薇科委陵菜属的蕨麻 Potentilla anserina var. anserina L.,以及无毛蕨麻 Potentilla anserina var. nuda Gaud. 和灰叶蕨麻 Potentilla anserina var. serina Hayne,以蕨麻(原变种)为主要基原,它们是不同种或者具有亚种和变种的进化关系。

通过古今本草考证,蕨麻的品种有蕨麻、无毛蕨麻和灰叶蕨麻。以蕨麻占绝大优势,占比 85% 以上。

(二) 功效考证

1. 唐代 《四部医典》中记载蕨麻(召玛ཤ་རྒྱལ)其主要用于治疗隆病。

《妙音本草》记载:"根为块根众皆食,自身性效皆为凉。秋采蕨麻品质好,配伍红糖和荞麦,混研做成热面团,进食能够止热泻。配伍小果白刺果,小杯薄酒送服后,能够解除口干渴。此方醇酒开水服,新稞荞麦面团噜,能够治疗热腹泻。或者选用干蕨麻,配伍头花蓼研粉,制成热面团进食,功效能够止腹泻。配伍大蒜用奶煮,口渴之时适当服,治疗热症灰黄泻,是为热泻之良药。"

《度母本草》记载:"其味甘而其性凉,秋季之时性变温,秋季蕨麻质最好。配伍荞麦和红糖,混合研粉做面团,进食能够止热泻。口渴配伍小檗果,研粉调入薄酒服。配伍黑腺悬钩根,研成细粉开水服,痛处荞麦面团噜,能够治疗热泄症。或者蕨麻磨成粉,做成面团进食后,功效也能止热泻。配伍大蒜牛奶煮,口渴之时口中服,热泻蕨麻能止住。此药配方并不多。"

2. 宋代 《宇妥本草》记载:"止泻又治隆赤病。"

3. 元代 《药名之海》记载:"蕨麻驱寒增木布。"

4. 清代 《蓝琉璃》记载:"自身功效为性凉……性温,功效祛大肠隆病。"

《晶珠本草》记载:"蕨麻性凉其味甘,功效治疗热腹泻……秋天性变温,故秋蕨麻质佳,春蕨麻性凉。功效止泻。"

清朝时期蕨麻药材传入中原地区,被中医药收入并应用,《本草纲目拾遗》称蕨麻"延寿果,味甘似山药"。《本草逢原》也有记载:"味微涩而甘,不特有益老人,婴儿先天不足者,尤为上药。"中医药用作补益类。

综上考证,蕨麻从唐代到清代,蕨麻的功效变化不大,8~9 世纪,功效治隆病,可用于止泻。12 世纪到 13 世纪,增加了治疗赤巴病的功效,到了清代又增加了治疗肠道疾病的功效,总之止热泄和治隆性疾病为其主要疗效,以止热泄应用较多。

5. 近现代 《中国植物志》记载:治贫血和营养不良等。

《藏药晶镜本草》记载:"根入药,味甘,性凉……功效止热泄。"

《中国蕨麻》记载:"蕨麻的全草及块根均可入药。其全草入药有收敛止血,补血益气,生津利痰的功效。榨取植物汁液内服,可排泌尿系统的尿石,还可治疗妇科病;鲜品捣烂外敷,可治疗疮疖;须根的煎剂可止泻、止血,能治疗肿瘤、坏血病和疝痛;块根性甘温,大量食用不上火,具有生津止渴、健脾益胃、收敛止血、止咳、利痰、益气补血的特点,主治吐血、下血、疟疾。痛疮、脾虚腹泻、下痢等症。"

《藏药志》记载:蕨麻(卓老洒曾),Potentilla anserina L. 干燥全草入药。甘,凉;收敛止血,止咳利痰,滋补;治诸血症及下痢。

《中华本草·藏药卷》记载:"药性味甘,消化后味甘,性凉。功能补气血,健脾胃,生津止渴,利湿。主治病后贫血,营养不良,脾虚腹泻,风湿痹痛。"

《晶珠本草正本诠释》记载:味甘,性温(秋天采)、凉(春天采)。滋补,生津止渴,止血,止泻。治体虚、老年人体虚气弱、热性痢疾、各种出血、小儿疳积、营养不良。

《中国藏药资源特色物种图鉴》记载:"全草(卓老洒曾):收敛止血,祛痰;用于泻痢,咳嗽痰多,各种出血。块根(卓玛):补气血,健脾胃,生津止渴,利湿;用于病后贫血,营养不良,脾虚腹泻,风湿麻痹。"

综上考证,蕨麻治疗赤巴病、隆病、治热泄。现代本草认为蕨麻的全草收敛止血,补血益气,生津利痰。蕨麻的块根生津利痰,健脾益胃,收敛止血。

(三) 道地产区及特征

1. 产地考证 《中国植物志》记载蕨麻有 3 个变种。①蕨麻(原变种)产黑龙江、吉林、辽宁、内蒙古、河北、山西、陕西、甘肃、宁夏、青海、新疆、四川、云南、西藏。生河岸、路边、山坡草地及草甸,海拔 500~4 100 m。本种分布较广,横跨欧亚美三洲北半球温带,以及南美智利、大洋洲新西兰及塔斯马尼亚岛等地。②灰叶蕨麻(变种)产黑龙江、内蒙古、甘肃、新疆、云南、西藏。生山坡草地、草甸、阴湿处,海拔500~3 700 m。③无毛蕨麻(变种)产新疆、西藏。生渠畔,海拔800~900 m。

《藏药志》记载: སྲོལ་གོ་འཛིངས(卓老洒曾)蕨麻,产于西藏、青海、四川、云南、甘肃、宁夏、陕西等地;生于海拔500至4 100 m的河岸、路边、山坡草地及草甸。

《中国藏药》记载:生于海拔2 600~4 750 m的沟谷、草甸、草地、河滩,产于青海、西藏、四川、云南、甘肃等。

《中华本草·藏药卷》记载:"生于海拔2 600~4 750 m的湖边沟谷草甸、山坡湿润草地河滩草地以及水渠旁,产于西藏各地、青海及陕西、甘肃等地。"

《晶珠本草正本诠释》记载:生于海拔2 600~4 750 m的沟谷草甸、山坡湿润草坡、河滩草地、农田附近、路旁。产于青藏高原;我国北方诸省、区均有分布。

《中国藏药资源特色物种图鉴》记载:"分布于我国西藏、四川、青海、甘肃、云南、宁夏、新疆、陕西、山西、河北、内蒙古、辽宁、吉林、黑龙江。生长于海拔500~4 100 m的河岸路边、山坡草地、草甸、田边。"

《藏药晶镜本草》记载:"生于海拔1 600~4 850 m的牧民搬家后的牧场和农区稻田、有黑土等的地方。"

蕨麻在现代本草中,在我国分布黑龙江、吉林、内蒙古、河北、陕西、甘肃、青海、西藏、新疆、四川、云南。在青藏高原等高寒地区(青海、西藏的大部分地区、四川阿坝和甘孜地区,以及甘肃的甘南地区),仅秋冬季节蕨麻根系末端或中部膨大,藏族称之为"蕨麻"。通常以青海玉树、果洛产区质量为上乘。

2. 道地特征　本品以体圆肉肥、饱满、球状或棒状占比较高,肉质白嫩、质粉性、略糯、味甜者为佳。

青海开发历史

(一) 地方志

蕨麻是青海等高寒地区一种特有的野生资源植物,是藏族群众用来治疗出血、腹泻、下痢的药材,在青海食药两用约有1 200年历史,藏族群众过去有把它作为贡品"进贡皇上和寺庙中喇嘛"的传说与记载,现在它是馈赠贵宾的吉祥物品,主要用于保健强身。

《中国土特产大全》记载:"蕨麻,是西北高寒草原上的特产,主产青海。"

清代乾隆年间修撰的《西宁府新志》载:"'蕨麻产

于野,状如麻根而色紫,食之益人,又谓之延寿果'……蕨麻既能食用,又可入药,素有'人参果'之美称。味甜,可做八宝饭、煮粥和蒸糕点的配料。"蕨麻遍布青海省海拔3 000多米的草原上,块根肥厚,呈纺锤形,肉质……国内销往京、沪、苏、浙、粤、鲁等省市。

《贵德县志》记载:"蕨麻产于荒野,状似麻根,如贯珠而色紫,食之益人,又名延寿果,荒年可以代谷。"

《大通县志》记载:"蕨麻,土名,茎红叶绿,茎叶平塌,根赤色,味甜,通邑皆产,亦大利源也。"

《丹噶尔厅志》记载:"玉树番货,每年自玉树土司地方驼(驮)运牛皮、羔皮、蕨麻、茜草等类,至丹消[销售]。"

《久治县志》记载:"蕨麻又名人参果,为蔷薇科植物蕨麻的根茎。多年生草本植物,全县均有分布。其味甘、性寒,有健胃补脾,生津止渴,益气补血等功效。主治病后贫血,营养不良,脾虚腹泻等症。蕨麻又是食物之珍品,用其制作点心、月饼馅,甘甜可口。春秋季采挖。"

《玉树藏族自治州概况》记载:"玉树可食的野生植物,首推蕨麻,小块茎呈纺锤形、圆球形、蚕形。解放后(1949年)最高产量达四百四十余万斤。"

《果洛藏族自治州概况》记载:"果洛州土特产颇为丰富,被人们誉为'人参果'的蕨麻,许多地方都出产,每年春秋两季均可采挖,藏族群众煮熟加糖,加上酥油汁,拌适量炒面、曲拉等招待贵客或馈赠朋友的藏点。"

以上是明清时期至20世纪蕨麻在青海生长、生产、经营的概况。

(二) 青海植物志与药学著作

《青海高原本草概要》记载:鹅绒委陵菜,别名蕨麻、人参果、藏名译音卓老沙曾。蕨麻 Potentilla anserina L. 主产于果洛、玉树州。块根(蕨麻)入药。甘,平。养胃健脾,利尿,益气补血。治出血和下痢。

《藏医药选编》记载:"味甘性凉,清热止泻。主治健脾胃,止热泻。"

《青海经济植物志》记载:鹅绒委陵菜 Potentilla anserina L.,产青海各州县,生于海拔1 700~4 300 m的草甸、河漫滩、水沟边、路边和畜圈附近。块根特别肥厚,含淀粉丰富,味香甜,有滋补作用,可供食用或酿酒。全草入药。

《青藏高原药物图鉴》记载:蕨麻 Potentilla anserina L. 生于海拔1 600~4 200 m草甸、河漫滩、路边及水沟等处,产于青海各地。并分布于西北、东北、西南各省区。甘,温。药用功效为收敛止血,止咳利痰,治诸血及下痢,亦有滋补之效。

《青海地道地产药材》记载:本品始载于《西藏常用中药材》。又名人参果,藏医称"卓老洒曽"。为蔷薇科植物鹅绒萎陵菜 *Potentilla anserina* L. 的干燥块根。分布于果洛、玉树州及海东地区,生长于海拔 1 700～4 500 m 的草甸、河滩、水沟边附近,为青海省著名的土特产之一,久负盛名。也是老年补益药膳之品,药食同用。野生资源量大,分布面广,民间食用很普遍。性凉、味甘。有健脾益胃,生津止渴,益气补血之功。用于各种出血及下痢,脾胃虚弱等症。

(三) 生产历史

蕨麻主要分布于青海的玉树、果洛、祁连地区,该物种唯在这典型的青藏高原气候区、寒冷区、高海拔、土层薄环境下根部膨大,表现出抗旱、耐寒冷、抗盐碱、耐瘠薄的抗逆生物性,是上苍赐予青海藏族群众的"仙果"。

蕨麻集散地主要在西宁、湟源、门源、玉树结古镇,清代时期就有从玉树驮运至四川松潘、运至西宁消往内地的史料记载(《丹噶尔厅志》《西宁府新志》),20 世纪 50～70 年代作为一种食物在主要产区各州县大量采挖,进入 80 年代,由于受地理位置影响,销售渠道紧窄限制了效益扩大,进入 2000 年以来,青海社会经济飞速发展,旅游业兴起,蕨麻土特产知名度飞速增长,从 90 年代几角一斤的价格增长到现在的几百倍,打破了原来自产自销状态,成为地方农牧民致富的主要产业。

沈宁东、李军乔(2008)根据青海各产区蕨麻的覆盖度和植被图、林相图、草场调查等计算出蕨麻群落的占有面积,青海蕨麻分布总面积达 58.73 万公顷,其中玉树、果洛分布面积较大,分别是 28 万公顷和 11.82 万公顷,黄南地区 3.37 万公顷,海东、海南、海北地区分别有 6.12 万公顷,6.60 万公顷和 2.82 万公顷,海西州乌兰、都兰等县有零星分布(见图 21-1)。

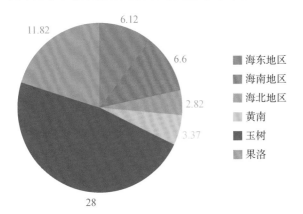

图 21-1 青海蕨麻群落的占有面积

李军乔(2020)报道青海省蕨麻总蕴藏量有 7.5×10^8 kg,最高年收购量为 2×10^6 kg。经济储量 5.26×10^8 kg,优质蕨麻占 30%,即约 1.97×10^8 kg。黄中红(2011)报道仅青海省野生资源年储藏量超 1 500 t,资源十分丰富。特别是青海省门源县形成主要的野生商品化生产及集散地,已成为当地群众致富的又一途径。据报道,2005 年青海省门源县群众采挖蕨麻的收入为 300 万元左右,而 2008 年青海省门源县群众采挖蕨麻的收入高达 1 500 万元左右。受青海高海拔、冷凉气候影响,青海道地蕨麻体圆肉肥,颗粒饱满,色泽红亮,干物质含量高,品质好。青海玉树蕨麻 2016 年 3 月获得国家农业部"玉树蕨麻"农产品地理标志登记保护。

为缓解人们一味对野生蕨麻采挖造成的三江源等地区生态环境破坏影响,同时解决青海交塞地区种植业结构,精准扶贫,增加农牧民收入,青海民族大学李军乔(2020)利用 20 余年致力于蕨麻资源学、生物学、生态学研究,2009 年至 2016 年研究并审定了蕨麻的人工栽培品种'青海蕨麻 1 号''青海蕨麻 2 号'及'青海蕨麻 3 号',制定了栽培技术规范,成功在青海湟源、黄南、玉树、大通等地种植蕨麻(见图 21-2)。并延伸了甘肃、四川、西藏。2014～2020 年累计种植面积达 1 万公顷,每公顷产量 4 500 kg,亩产人工栽培总产量达 8×10^6 kg,经济收入 6 亿多元。制定了蕨麻国家标准及青海食品安全地方标准。致力于有效成分研究,从青海蕨麻中分离出蕨麻皂苷单体,鉴定为新化合物,以此研发出'普莱特康胶囊'抗缺氧保健品,获得 1 件国际发明专利,2 件国家发明专利。

2022 年青海民族大学李军乔研发团队在盐碱地的试种蕨麻成功,试种的 8 份蕨麻种质资源均耐高盐碱,平均成活率达 85%以上,土壤覆盖度第一年可达 60%,第二年可增加到 90%,为盐碱地生态修复奠定了物质基础,为青海省盐碱地改良和综合利用提供了技术支撑和理论依据。这对落实党的二十大报告提出的"要全方位夯实粮食安全根基,牢牢守住 18 亿亩耕地红线,确保中国人的饭碗牢牢端在自己手中,努力在盐碱地上打造后备新粮仓"和习近平总书记强调指出的"18 亿亩耕地红线要守住,5 亿亩盐碱地也要充分开发利用"意义重大。如果耐盐碱作物发展起来,对保障中国粮仓、中国饭碗将起到重要作用(见图 21-3)。

蕨麻的经济开发也带来了生态效益,蕨麻是多年生具有匍匐茎的草本植物,表型可塑性强,具有抗旱、抗盐碱能力,由于根系发达,蓄水保墒固沙能力较强,

品种合格证

青种合字第____号 青审蕨麻 2009001

蕨麻 青海蕨麻 1 号 品种，经审定合格，可在我省 中、高位山旱地及青南，环湖农业区 地区推广种植。特向品种育成（引进）单位 青海民族大学生物与生物工程系 青海大学农牧学院 及主要育（引）种人 李军乔 韦梅琴 包锦渊 李 宁 沈宁东 颁发《品种合格证书》。

青海省农作物品种审定委员会

二〇〇九年十二月十日

品种合格证

审定编号：青审蕨麻 2015001

蕨麻青海蕨麻 2 号品种，经审定合格，可在青海省东部农业区中、高位山旱地和环湖农业区推广种植。特向品种育成单位青海民族大学及主要育种人颁发《品种合格证书》。

主要选育人：李军乔、韦梅琴、包锦渊、白世俊、富 贵、刘贺贺、姚振林、蒋红霞、汪境成、张 锦、刘 欣、黄 鸳

青海省农作物品种审定委员会

二〇一五年十二月二十八日

品种合格证

审定编号：青审蕨麻 2015002

蕨麻青海蕨麻 3 号品种，经审定合格，可在青海省东部农业区低、中、高位山旱地推广种植。特向品种育成单位青海民族大学及主要育种人颁发《品种合格证书》。

主要选育人：李军乔、韦梅琴、包锦渊、白世俊、富 贵、刘贺贺、姚振林、蒋红霞、汪境成、张 锦、刘 欣、马玉芳

青海省农作物品种审定委员会

二〇一五年十二月二十八日

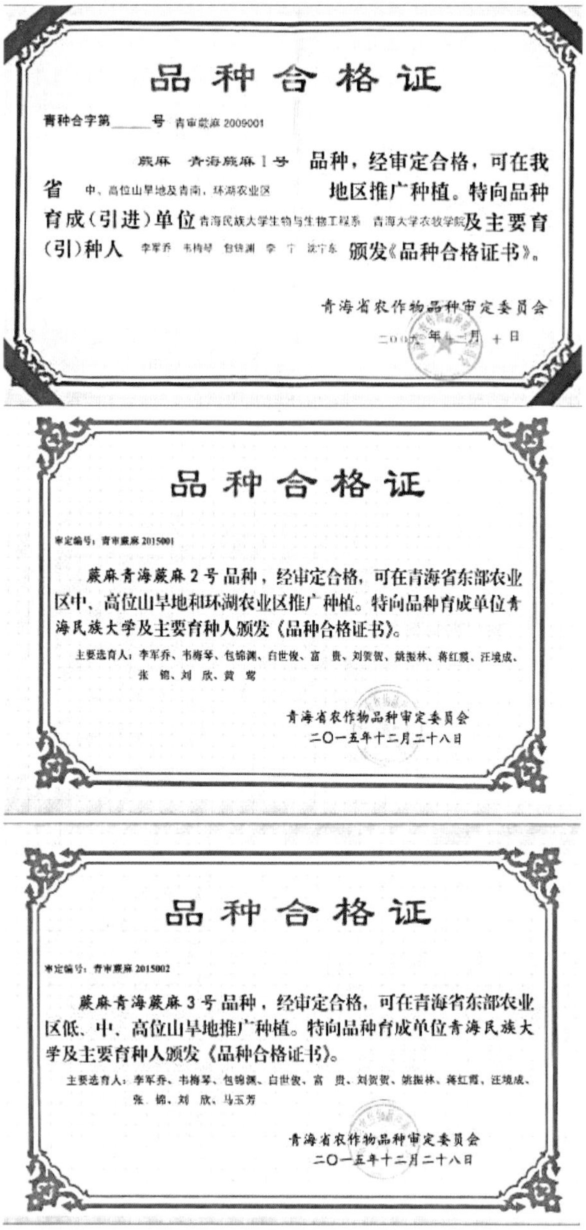

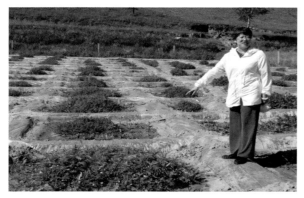

图 21－2 蕨麻栽培品种合格证

图 21－3 李军乔团队蕨麻种质资源圃

是生态恢复过程中一个先锋植物，可作为青海高海拔地区植被恢复首选植物。所以对青海蕨麻野生资源保护开发、良种选育与大面积种植，将资源优势转变为经济与生态效益意义深远重大。

2022 年调研蕨麻在青海制药企业使用情况，使用量较大的 3 家企业有青海格萨尔王药业有限公司、青海晶珠藏药高新技术产业股份有限公司、青海绿色药业有限公司。使用的药材基原为蔷薇科植物鹅绒委陵菜（蕨麻）的干燥块根。年使用总量为 2 400 kg。使用产品为四味雪莲花颗粒（国药准字 Z20026253）、六味壮骨颗粒（国药准字 Z20025232）。蕨麻青海的年使用总量约为 2 500 kg。价格为 150 元/kg，年采购/销售总价为 36 万元。

来 源

本品为蔷薇科植物蕨麻 *Potentilla anserine* L.、无毛蕨麻 *Potentilla anserina* var. *nuda*. Gaud. 或灰叶蕨麻 *Potentilla anserina* var. *serina* Hayne 的膨大根。

青海分布数量蕨麻为 80%～85%，灰叶蕨麻为 10%～15%，无毛蕨麻仅有 5%。人工种植品种有青海蕨麻 1 号、青海蕨麻 2 号及青海蕨麻 3 号。多以块根入药，民间亦有全草入药。

1. *蕨麻* 蕨麻是一种典型的匍匐茎型植物。根纤细，秋冬季节中部或末端膨大形成圆球形、纺锤形或线结状块根，根皮棕褐色或红褐色，肉质白色。匍匐茎纤细，紫红色，长达 1 m，甚至更长；其节间长 5～10 cm，节上生根形成新株。叶基生，不整齐羽状复叶，有小叶 13～19，连叶柄长 5～30 cm，叶柄被白色柔毛。小叶无柄，长圆形或长圆倒卵形，长 1～3 cm，对间杂生分裂或不分裂的小羽片，边缘具缺刻状锐锯齿，上面无毛或被稀疏柔毛，深绿色，下面被绢毛状白色绒毛；托叶膜质，褐色，卵形或披针形，长 2～5 cm，被柔毛。副萼片 5 个，与萼片等长或稍短，先端具 3 齿或全缘外面被有绢毛状柔毛。花瓣 5 片，黄色，倒卵形或近圆形，全缘，长为萼片的 2 倍；雄蕊 20，花药黄色；花柱侧生，花托凸起，密被长柔毛，故称鹅绒委陵菜。果实为瘦果，卵圆形，褐色，不具萌发能力。花果期 5～10 月（见图 21－4）。

2. *灰叶蕨麻* 灰叶蕨麻与蕨麻区别是：小叶呈灰白色，两面密被紧贴灰白色绢状绒毛（见图 21－5）。

3. *无毛蕨麻* 无毛蕨麻与蕨麻区别是：小叶两面无毛，下面仅被稀疏平铺绒毛，或脱落几乎无毛。

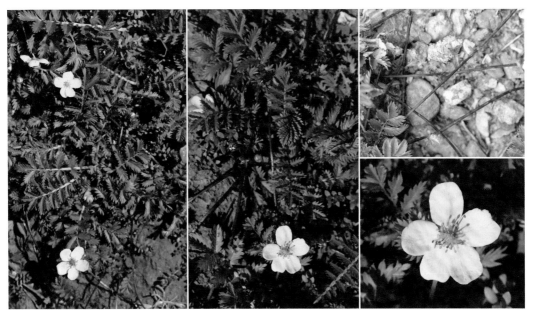

图 21-4　蕨麻植物

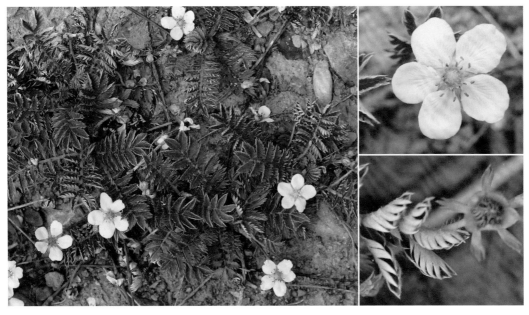

图 21-5　灰叶蕨麻植物

4．栽培种　栽培种在植物学形态上比野生种高大、粗壮。块根数目及大小均较野生种增加，匍匐茎较野生种粗，茎紫红色深。茎铺地面向上伸展较高（见图 21-6）。

蕨麻近缘植物检索表

1．根膨大为肉质块根；叶为奇数羽状复叶，小叶上面绿色，被疏绒毛或脱落几乎无毛，下面密被银白色绒毛，小叶叶缘深裂呈锯齿状……蕨麻（原变种）*Potentilla anserina* var. *anserina* L.

2．小叶两面无毛，下面仅被稀疏平铺绒毛，或脱落几乎无毛………………无毛蕨麻（变种）*Potentilla anserina* var. *nuda* Gaud.

2．小叶呈灰白色，两面密被紧贴灰白色绢状绒毛……………灰叶蕨麻（变种）*Potentilla anserina* var. *serina* Hayne

1．根不膨大，呈纤维状；叶为奇数羽状复叶，小叶上面绿色，被疏绒毛或脱落几乎无毛，下面密被紧贴银白色绒毛，小叶叶缘浅裂…………鹅绒委陵菜 *Potentilla anserina* L.

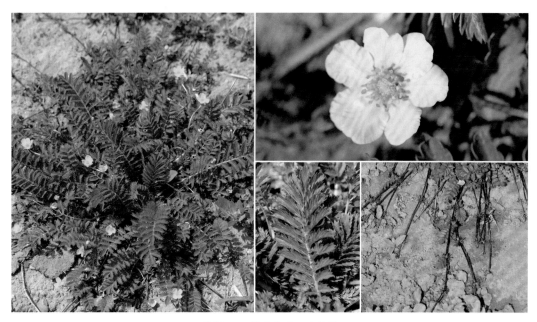

图 21-6　蕨麻栽培品系植物

生态分布

据第四次全国中药资源普查与专题调查，蕨麻少量分布于西宁城北区、城东区、大通、循化、化隆、乌兰、都兰、天峻、大柴旦、海晏、刚察等地区；主要分布于玉树州的杂多、称多、治多、囊谦、曲麻莱等地和果洛州的玛沁、班玛、久治、玛多、达日等三江源腹地；祁连、门源、贵德、同德、兴海、贵南为其重要分布地区（见图 21-7）。蕨麻生长环境多样，常常生长于高寒草甸、高寒草原、河漫滩、湿润草地，以及农田边、水沟边、畜圈旁和山坡等环境中。对土壤的适应性广泛，

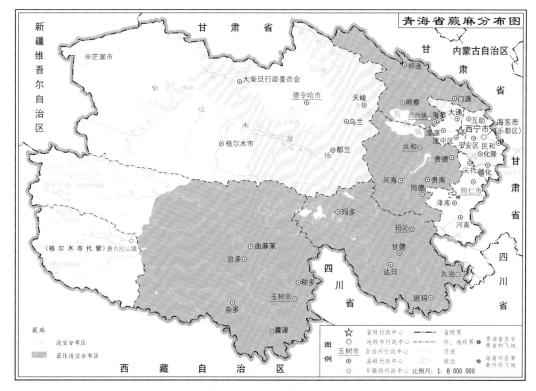

图 21-7　青海省蕨麻分布

在 pH 为 6～8 的环境中亦可正常生长,土壤类型主要有黑钙土、栗钙土、灰钙土、高山草甸土、高山草原土等。土壤的有机质含量、速效氮、磷、钾的含量差别较大。同时蕨麻对气候条件也适应广泛。各分布地区植被类型、伴生植物种类有一定差异。在海东地区,常常生长于田边、地头、农舍旁、公路旁,常见的伴生植物有甘肃马先蒿、冰草、棘豆、页蒿、苦马豆等 19 种;在海北和海南州多生长于高寒草原上,伴生植物主要有蒲公英、多茎委陵菜、车前、青海固沙草、羊茅、青藏苔草、白花刺参等;在黄南、玉树、果洛主要生长于由蕨麻为建群种的高寒草甸上。在以高山嵩草、矮嵩草、羊茅等为建群种、优势种或亚优势种的群落中

也有分布(沈永东,2008)。

蕨麻在青海分布的地理范围在 N32°45′～39°20′,E89°37′～102°04′范围内。

垂直分布规律是生长于海拔 1 700～4 400 m 的草甸、河漫滩附近。在海拔 2 200～3 500 m,分布普遍,海拔 3 000 m 上下分布最丰富,且集中成片,形成群落,为蕨麻集中产区。海拔 3 500 m 以上地区,虽有蕨麻分布,但已呈零星分布状态,至 4 500 m 地区,几乎无蕨麻分布。在 2 400 m 以下地区,虽有蕨麻分布,但地下根并不形成肉质膨大,若能形成,质量也欠佳(熊亚,2004)青海玉树、果洛、海南、海北为最佳适生分布区。蕨麻在西藏、四川亦是分布区之一(见图 21-8)。

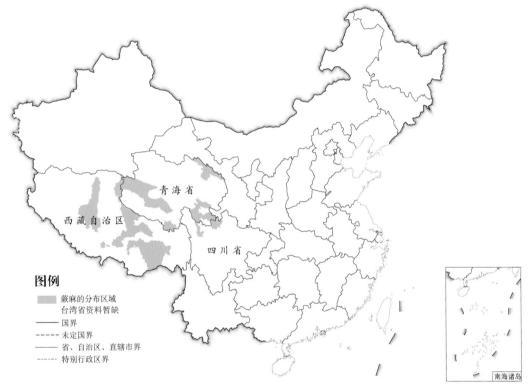

图 21-8　全国蕨麻分布

种植技术

李军乔(2020)研究团队通过设置不同肥料种类及水平、密度、水分、源流库、收获(收获期和收获方式)、不同生态地区的适应性栽培等试验,初步提出了蕨麻的栽培技术规范(见图 21-9)。

(一)播前准备

1. 选地　蕨麻有极强的适应性,在沙壤土、壤土、黏壤土上均可栽培生长,但在沙壤土中生长的蕨

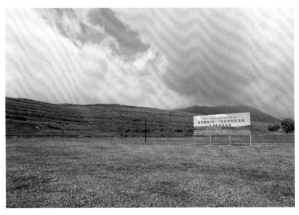

图 21-9　青海蕨麻 2 号、3 号种植基地

麻块根膨大率、块根大小及产量较后两者高,而且容易采收,不易折断,从而说明蕨麻最适宜的栽培种植土壤为沙壤土。结合降水量等气候条件,蕨麻最适宜种植于浅山、脑山地区,若选择在川水地区种植,应选择地下水位较低的土壤种植。

2. 播前准备　3月上中旬,在适宜的墒情条件下,以过磷酸钙30 kg/亩、腐熟农家肥3 000 kg/亩为底肥,翻耕整地。准备播种。

(二) 选种

可选择整齐一致、个体较大、无霉变、无病虫害的优良品系蕨麻块根作为种植材料;也可选择健壮的刚萌发的蕨麻幼苗作为种植材料。

(三) 播种

将选择的蕨麻块根按种植密度20 cm×20 cm至50 cm×50 cm播种,播种方式可采用条播、点播或撒播,播种量为1.0～3.0 kg/亩,也可以采用切割后的蕨麻块根播种,播种量可以减少30%。

块根播种深度为5～10 cm,经过45～60日可萌发出苗,通常出苗率为98%～100%。萌发期要及时浇水,以保证蕨麻块根的萌发及成活率。

蕨麻块根具有很强的耐旱能力,当春季连续干旱少雨时,块根进入休眠状态,水分充足时,块根会在很短的时间内萌发出芽,匍匐茎能够利用克隆生长特性迅速占据裸露的地面空间,能够保证产量。该生长特点在以往试验过程中已经得到充分证实,鉴于此生长习性,蕨麻更适宜种植于浅山地区。

蕨麻幼苗采用穴栽,栽培密度为50 cm×50 cm,及时浇足水,经过10～15日缓苗,通常成活率可达98%～100%。利用幼苗移栽,更适宜在无霜期短、有灌溉条件的地区。

(四) 田间管理

蕨麻基本属于半野生化栽培方式,田间管理较为粗放。蕨麻的生长发育期正好与青海省的降水量丰期一致,因此天然降水即可完全满足蕨麻的水分需求,无须进行人工灌水,如遇异常干旱、高温等气候,则需人工适时灌水。但不同生长期管理要点有所不同。

1. 萌发期　4月下旬至5月上旬,蕨麻块根迅速萌发,其间需保证墒情,及时补足水分,以保证蕨麻块根的萌发及成活率,使成活率达90%～100%,此后浇水量可适当减少。

2. 基株生长期　5月上旬至下旬,蕨麻的基株快速生长,由于萌发期水分充足,故无特殊的管理要求,以防除田间杂草为重点。

3. 匍匐期　6月上旬至7月中旬,匍匐茎生长迅速,每天可达3～5 cm,是蕨麻产量形成的关键时期,匍匐茎的数量及长度不宜太多、太长,此期应及时打茎和除草,以保证蕨麻的产量。

4. 花果期　7月下旬至9月中旬,匍匐茎继续生长,相互缠绕,为盛花期,不可再除草,以防破坏匍匐茎分株的扎根,无须特殊管理。

5. 膨大期　9月下旬至10月下旬,块根膨大迅速,水分需求较高,但此期降水量较大,能够满足块根的膨大,故也无须过多的管理措施。当蕨麻块根开始膨大时,尤其是进入快速膨大期,必须中耕除草一次,并施以少量钾肥,可促使蕨麻块根高产,球状块根数目增加。

(五) 鼠虫害防治

1. 高原鼢鼠的防除　高原鼢鼠嗜食蕨麻块根,它们在蕨麻膨大期啃食蕨麻块根,常常将蕨麻根系整个咬断,同时将块根作为越冬食物储藏。在此期间,要及时消灭田间鼢鼠,否则将会对蕨麻产量有较大的影响。消灭高原鼢鼠常用的方法主要有弓箭法、弓形夹法等。

2. 害虫的防治　危害蕨麻的主要害虫有地下害虫(小云斑金龟甲幼虫、细胸金针虫和沟金针虫等)和地上害虫(蓝跳甲和四纹肖叶甲等),可采用物理诱杀、药剂防治及综合防治进行防除。

(1) 灯光诱杀和人工捕杀:根据金龟甲的趋光性和假死性,利用黑光灯诱杀和人工捕杀。

(2) 块根处理:用50%辛硫磷0.5 kg加水30～50 kg,处理块根500 kg;40%甲基异柳磷0.5 kg加水2.5 kg,处理块根500 kg;40%乐果EC 0.4 kg加水2～3 kg,处理块根50～60 kg。

(3) 土壤处理:每公顷用75～150 kg绿僵菌撒于土壤中,然后浅耕。

(4) 药液灌根:对出苗或定苗后幼虫发生量大的地块,可采用药液灌根的方法防治幼虫。常用的药剂有50%辛硫磷EC、40%甲基异柳磷EC、40%乐果EC、50%敌敌畏EC、40.7%乐斯本EC、25%增效硫磷EC、90%晶体敌百虫等,用水稀释1000倍液灌根。每株灌药液250 ml左右。

(5) 叶面喷雾:叶甲类成虫危害蕨麻叶片,防治应大面积同时进行,先由田地四周喷起,以免成虫逃到邻田。防治适期为蕨麻的匍匐中期,采用20%氰戊菊酯EC 3 000液。

采收加工

(一) 采收

1. 采收期的确定　蕨麻可在当年秋季(土壤上冻之前)或来年春季(土壤消融之后)采挖,采收时应根据不同的需要收获蕨麻。10 月下旬或 11 月上旬,蕨麻地上部分叶片发黄枯死时即可采挖。川水、浅山地区比脑山地区晚 10 日左右,一般川水、浅山为 11 月中下旬,脑山为 10 月下旬及 11 月上旬,即 5 cm 地温≥0℃。秋季采挖的蕨麻主要是作为药用型使用,此时鞣质、总黄酮等成分含量较高。春季采收期川水、浅山地区比脑山地区早 10 日左右,一般川水、浅山为 3 月下旬及 4 月上旬,脑山为 4 月中下旬,即 5 cm 地温≥0℃。蕨麻块根的耐寒性极强,能在零下几十摄氏度的土壤中安全越冬。由于蕨麻在土层冻结之前需要进行一系列化学物质的变化,以抵抗零下几十摄氏度的低温,故秋蕨麻和春蕨麻的化学成分有较大的差异。春季收获通常作为食用原料使用,其可溶性糖、水分等含量高,鞣质含量低,口感好(见图 21 - 10)。

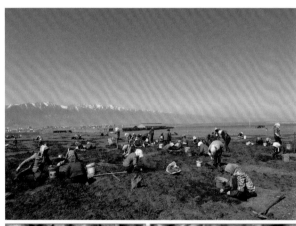

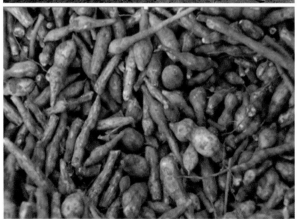

图 21 - 10　蕨麻采收

2. 采收方式　采收方法以普挖为主,这样能够调节蕨麻次年的生长密度,有利于蕨麻块根的膨大。

3. 翌年种植　蕨麻一次种植多年收获。采挖时挑选符合商品标准的蕨麻,其余的则留在土壤中,平整土地,覆盖遗留的蕨麻块根即可,未采的块根,在第 2 年春季温度回升时自然萌发,产量及品质不会受到较大影响。通常连续种植 4～5 年后进行倒茬,既可防止病虫害的发生,又可避免蕨麻种质退化。

(二) 加工贮藏

1. 鲜品贮藏　蕨麻鲜品保存的目的是防止霉变、水分散失及营养成分损失。在低温(4℃)条件下保存能够做到以上三点。但是在保存前,必须拣去已经发生病变的蕨麻块根,防止霉菌传播。另外,需定期(每隔 10～15 日)检查有无霉变发生并及时清除。在低温下,水分及营养成分损失不大,只适用于小批量蕨麻鲜品的保存,且需要适当的冷冻设备。保存期为 3～6 个月。

冷冻蕨麻可以保存较长时间,但需要一定的冷冻设备,不适用于大量蕨麻鲜品的保存。对于喜食蕨麻鲜品的可以采用此方法保存。冷冻蕨麻鲜品能够保存水分,不易散失,但容易造成霉变,不宜长期大量保存蕨麻块根。

2. 干品贮藏　常用的方法是将采收的蕨麻鲜品经晾晒,水分含量降到 10%～15% 后通风保存,保存期通常可以达 2～3 年。虽然可以使蕨麻水活性更低,但是口感较差。

商品规格

根据 GB/T 28667 - 2012、DBS/0001 - 2021 规定及《中国蕨麻》中食品保健型蕨麻品质标准结论,蕨麻商品分级 4 等(见图 21 - 11)。

1. 特级蕨麻　球状块根 100%,直径为 1.0～2.0 cm,呈浅褐色,外观完整,无光泽,断面呈乳白色。百粒重≥40 g,水量≤10%,淀粉含量≥20%,总糖≥25%,粗蛋白质≥10%,粗纤维＜1.865%,氨基酸总量≥10%,多糖≥10%,鞣质≤2.50%,锗≥24.0 g/kg,硒≥40.0 g/kg。无杂质与不完善粒。

2. 一级蕨麻　圆球状、近球状或线结状块根 100%,直径为 1.0～2.0 cm,呈浅褐色,外观完整,无光泽,断面乳白色。百粒重≥40 g,含水量≤10%,淀粉含量≥20%,总糖≥25%,粗蛋白质≥10%,粗纤维≤1.865%,氨基酸总量≥10%,多糖≥10%,鞣质≤2.50%,锗≥24.0 g/kg,硒≥40.0 g/kg。无杂质,无

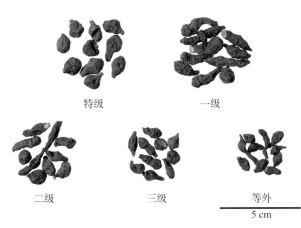

特级   一级

二级   三级   等外

5 cm

图 21-11　蕨麻药材规格

病虫,无斑点,无机械损伤,无空心,无异味,无浸水,
无腐烂变质,块根破裂不超过 5%。

3. 二级蕨麻　圆球状、近球状或线结状块根
70%,棒状块根 30%,直径为 0.5～1.0 cm,呈褐色,
外观完整,断面乳白色至淡黄色。百粒重 30～40 g,
含水量≤10%,淀粉含量≥20%,总糖≥25%,粗蛋白
质≥10%,粗纤维≤1.865%,氨基酸总量≥10%,多
糖≥10%,鞣质≤2.50%,锗≥24.0 g/kg,硒≥
40.0 g/kg。无杂质,无病虫,无斑点,无机械损伤,无
空心,无异味,无浸水,无腐烂变质,块根破裂不超
过 10%。

4. 三级蕨麻　圆球状、近球状或线结状块根
50%,棒状块根 50%,直径为 0.5～1.0 cm,呈褐色或
棕褐色,外观完整,断面淡黄色。百粒重≥20 g,含水
量≤10%,淀粉含量≥20%,总糖≥25%,粗蛋白质≥
10%,粗纤维≤1.865%,氨基酸总量≥10%,多糖≥
10%,鞣质≤2.50%,锗≥24.0 g/kg,硒≥40.0 g/kg。
无杂质,无病虫,无斑点,无机械损伤,无空心,无异

味,无浸水,无腐烂变质,块根破裂不超过 15%。

百粒重≤20 g 的为等外品,可作其他用途。

药材鉴别

(一) 性状鉴别

根:根纺锤形、圆球形、圆柱形或不规则形,微弯
曲,长 0.5～3.5 cm,直径 2～7 mm;表面棕褐色,有纵
皱纹。质坚硬而脆,断面平坦,类白色,有黄白相间的
同心环纹,髓部淡黄色。气微清香,味微甜,嚼之有粘
牙感(见图 21-12 和图 21-13)。

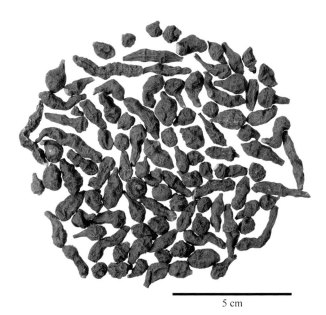

5 cm

图 21-12　蕨麻药材性状

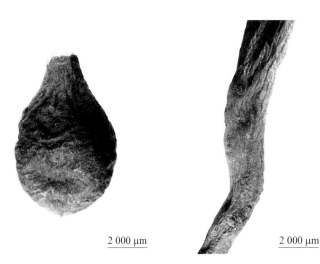

2 000 μm   2 000 μm

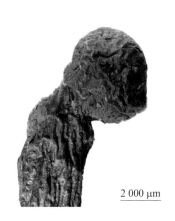

2 000 μm

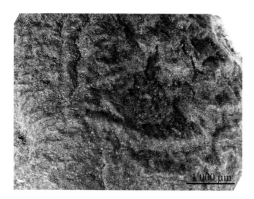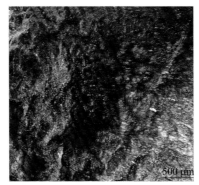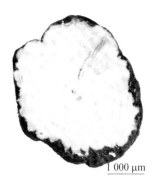

图 21 - 13　蕨麻药材特征

全草:茎黑褐色,具棱,细长,节间长短不一,节上
生根并复生柔毛,质脆易折,断面平整,浅灰绿色,散
布许多圆孔。叶卷缩或多破碎,完整叶片为参差的羽
状复叶,叶片多数,二型,多数为椭圆形或倒卵形,较
大,上面疏被毛,下面密被白色绢毛,少数为披针形,
叶较小。托叶膜质,褐色。花浅黄色,花梗被毛较长,
萼片 5,三角卵形,副萼常 2～3 裂,略与萼片等长。
气微弱,味甘(见图 21 - 14)。

(二)显微鉴别

1. 横切面显微　木栓层细胞为类长方形,棕黄
色,栓内层明显。皮层宽广有环状裂隙,为薄壁细胞
内含淀粉粒。韧皮部细胞窄小,排列紧密,韧皮射线
明显。木质部由星状排列的导管群压缩在形成层内。
髓小,髓细胞为多角形,内含淀粉粒(见图 21 - 15 至
图 21 - 17)。

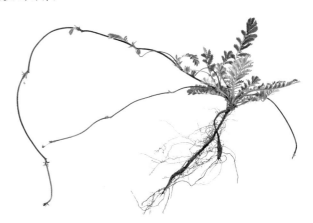

图 21 - 14　蕨麻全草(鲜)性状

2. 粉末显微　淀粉粒众多,多为单粒,呈卵圆形
或圆球形,脐点为裂隙状,点状或叉状,直径 10～
25 μm,复粒少。导管多为网纹少有环纹和螺纹,直径
20～40 μm。木栓细胞黄棕色,成长方形,长 50～80 μm,

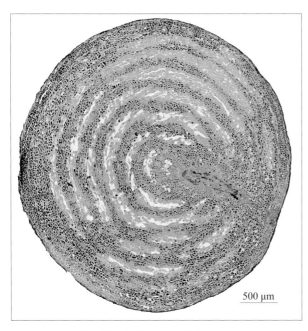

图 21 - 15　蕨麻横切面(正常光)(4×)

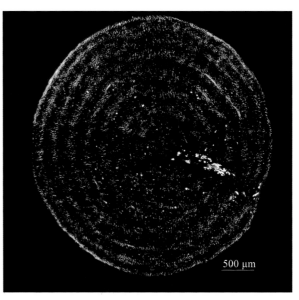

图 21 - 16　蕨麻横切面(偏振光)(4×)

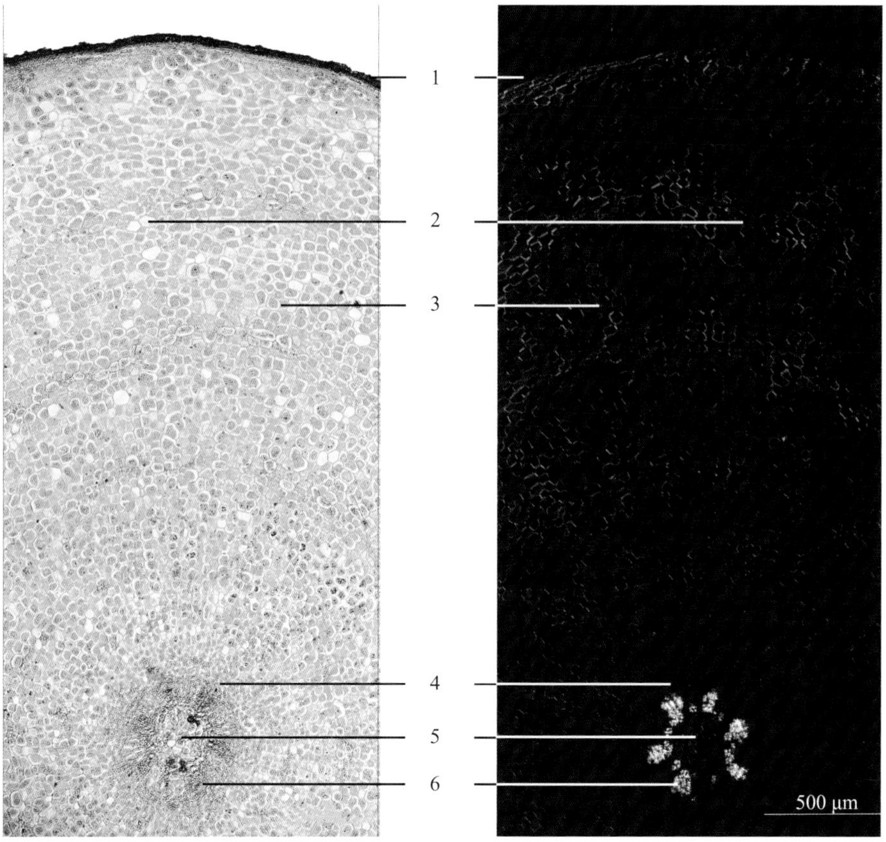

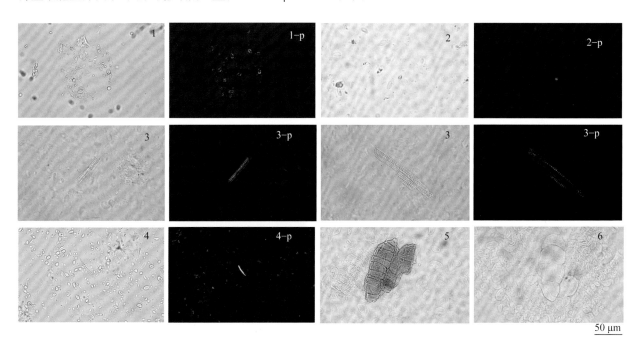

图 21-17 蕨麻根横切面正常光(左)与偏振光(右)对比(4×)

1. 木栓层；2.裂隙；3.皮层；4.韧皮部；5.髓；6.木质部

排列整齐。草酸钙簇晶小且稀少,直径 10～30 μm,薄壁细胞呈卵圆形、圆形或多角形,直径 50～90 μm,内含淀粉粒。韧型纤维稀少,单个散在,长 150～500 μm (见图 21-18)。

图 21-18 蕨麻粉末显微特征(X-p 代表偏振光)(40×)

1. 淀粉粒；2.草酸钙簇晶；3.导管；4.纤维；5.木栓细胞；6.薄壁细胞

理化指标

《青海省藏药材标准》规定:本品水分不得超过12.0%。总灰分不得超过5.0%。酸不溶性灰分不得超过1.0%。浸出物不得少于30.0%。本品按干燥品计算,含刺梨苷($C_{36}H_{58}O_{10}$)不得少于0.030%,含野蔷薇苷($C_{36}H_{58}O_{10}$)不得少于0.070%。多糖不得少于8.0%。

《青海省食品安全标准蕨麻(干制品)　DBS/0001-2021》规定:本品水分不得超过12.5%、灰分不得超过5.0%、蛋白质/(g/100 g)不少于8.0、淀粉/(g/100 g)不少于40.0。污染物指标总砷(以As计)/(mg/kg)不得超过0.30、铅(以Pb计)/(mg/kg)不得超过0.50、镉(以Cd计)/(mg/kg)不得超过0.10、汞(以Hg计)/(mg/kg)不得超过0.01、铬(以Cr计)/(mg/kg)不得超过1.00,霉菌数量/(CFU/g)不得超过10.0。真菌毒素应符合GB 2761规定,农药残留应符合GB 2763规定。

品质评价

(一) 生态品质

青海蕨麻个体大、形态圆、品质好,源于三江源腹地的气候条件和蕨麻的生理特性。青海蕨麻在海拔1 700～4 300 m孕育而成,低于1 700 m时块根不膨大,高于4 300 m时蕨麻不生长,或少量生长,极少膨大。蕨麻抗盐碱、抗旱、耐瘠薄、耐寒冷,喜光耐阴,喜水(田间最大持水量64%时出现拐点),钾肥适宜可使块根膨大,氮肥施用可使地上部分长势良好。蕨麻属低温耐寒型植物,在-30℃时块根生长状况良好,植株生长最适宜温度为20～30℃。蕨麻的这些生物生理特性,使其正适合在青海高原生长。青海省土壤钾含量丰富,被称为"富钾土壤",在不施用钾肥条件下,蕨麻的块根产量、根率膨大率、球状块根直径,以及球状比率较其他省区均高,这是道地原因之一。青海蕨麻原变种生长区域相对较为广泛,常常生长于草甸、山坡、湿润草地、河漫滩、水沟边、畜圈旁;无毛蕨麻变种生长于河漫滩;灰叶蕨麻则生长在小山坳中。土壤类型主要有黑土、栗钙土、高山草甸土、亚高山草甸土、草甸土等。蕨麻生长的气候条件总体上是气温低、寒冷、日温差大、辐射强,降水虽不太丰富但较为集中,主要集中于暖季的5～9月,占全年降水量的79%,正好能够满足蕨麻生育期的水分需要。

这是青海道地蕨麻个体大、均匀、商品率高的主要原因。

(二) 化学品质

蕨麻中营养成分包括粗脂肪、粗蛋白和粗纤维、总糖和淀粉。蕨麻块根作为地下储藏器官,各种营养成分含量较高,其中粗蛋白含量9.5%～15.9%,与一些根茎类甘薯(1.4%)、马铃薯(2.0%)及山药(1.9%)相比高出5～8.4倍。

蕨麻中碳水化合物如总糖、淀粉和膳食纤维的含量也高。淀粉的含量为17.94%～27.71%,比马铃薯的含量(17.2%)略高。除HHN-1-7外,其余蕨麻的粗纤维含量都较一些根茎类植物如甘薯(1.0%)、马铃薯(0.7%)及山药(0.8%)高1～3倍。粗纤维是食品中非淀粉类多糖与木质素的总称,主要是纤维素、半纤维素和果胶,是膳食中的重要成分,通过其物理性状影响胃肠道功能及影响营养素的吸收速率和吸收部位,达到降低血浆胆固醇水平、改善大肠功能、改善血糖生成反应等作用(沈永东,2008)。

青海蕨麻成分特点为"春食秋药",春蕨麻中可溶性糖、还原性糖、水分含量高,粗纤维及活性成分含量较秋蕨麻低,口感更甜和细腻,适食用。秋蕨麻中淀粉、总黄酮、鞣质、粗纤维含量高,微涩,药用价值优于春蕨麻。蕨麻中直链淀粉占淀粉含量的42.06%。淀粉、蛋白质、钾、铁、钙、硒、精氨酸、赖氨酸、B族维生素、维生素E、维生素K的含量较高。

皂苷只有地下块根才含有,地上部分没有;生物碱只有地上部分含有,地下部分块根没有,因此地下块根更适合食用;总黄酮、鞣质在地上部分含量是地下部分的2倍以上;多糖地下部分含量是地上部分的6倍。地上部分可深度利用(李军乔,2020)。

青海蕨麻成分含量高于其他产区见图21-19和图21-20。

(三) 优良种质品质

青海蕨麻品质好,其原因是由基因决定。李军乔(2004)研究果洛、玉树、黄南、海北门源等地蕨麻引种实验中,变化较大的灰叶蕨麻,绒毛密度变稀,小叶锯齿数减少,但与蕨麻原变种相比,块根都膨大,但比率变化不大。实验说明不同区域块根膨大的蕨麻在同一块试验地中块根同样膨大,这充分说明蕨麻块根膨大的主要因素是由其基因控制,而并非是较大温差刺激结果,青海蕨麻品质首先是受基因型决定,其次受到气候、土壤条件影响。青海拥有玉树、果洛等道地蕨麻野生品种资源。近十年来也研究出世界上独一

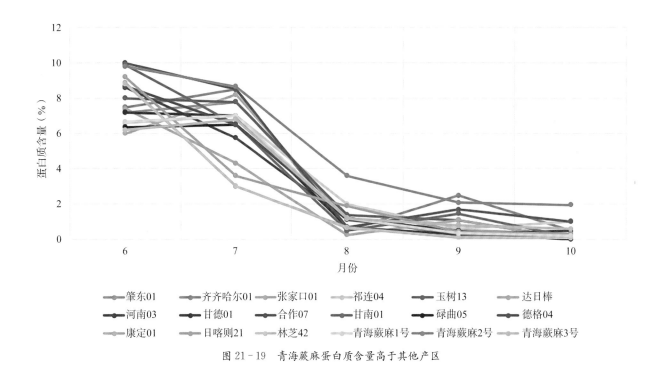

图 21-19 青海蕨麻蛋白质含量高于其他产区

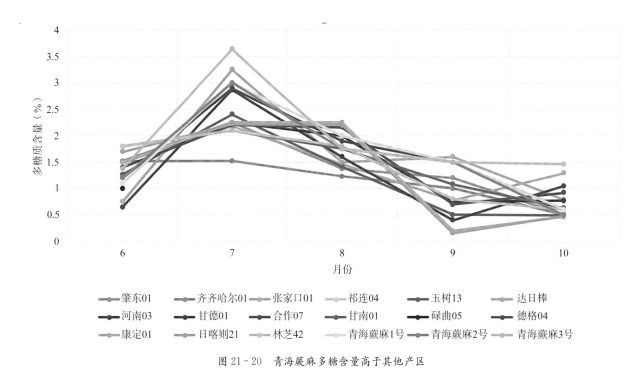

图 21-20 青海蕨麻多糖含量高于其他产区

无二的种植类蕨麻品种。'青海蕨麻1号',亩产 300～500 kg,淀粉含量 34%～46%,球状块根 50%～ 60%,可溶性糖含量 14%～30%,蛋白质含量 9%～ 13%,鞣质含量 1.0%～1.2%,属食用佳品。'青海 蕨麻2号',亩产 400～500 kg,球状块根 85%～95%, 淀粉含量 29%～38%,可溶性糖含量 28%～33%,蛋 白质含量 8%～10%,鞣质含量 1.0%～1.20%,属食 用佳品。'青海蕨麻3号',一般水肥亩产 300～ 400 kg,高水肥亩产 450～500 kg,可溶性糖含量 27.46%,淀粉含量 33.0%,蛋白质含量 9.15%,多糖 含量 1.52%,鞣质 1.11%,粗纤维含量 2.5%,皂苷含 量 3.32%。青海产野生蕨麻和种植蕨麻在全国市场深受消费者喜爱。

（四）遗传多样性 POD 同工酶分析

李军乔（2020）使用生化标记的方法揭示蕨麻 14 条 POD 同工酶酶带全部为多态性酶带，酶带的多态性位点百分率达到 100％，显示蕨麻种质遗传多样性丰富，与形态学标记研究、细胞学研究和分子标记研究的结果一致。研究显示 75 份蕨麻材料的 14 条 POD 同工酶酶带中无共有酶带，未检测到同工酶酶带及活性完全一致的材料。仅有部分材料，如 1 号（林芝-41）与 32 号（大武-03）等 17 组材料的相似系数为 1.000，仅具有相同的酶带及酶带的条数，酶带活性并不一致，可见蕨麻种质资源的丰富性，不同地区间的蕨麻材料存在一定差异，这与蕨麻广阔的生态适应性相一致。因此蕨麻在食用、药用及生态应用上的开发前景巨大，在研究、利用和保护野生蕨麻种质资源时，应注意不同地区和居群的代表性。

化学成分

蕨麻富含淀粉、蛋白质、膳食纤维、氨基酸、维生素、矿物质、皂苷、多糖等多种营养和活性成分。

1. 蛋白质和氨基酸类 经测定，蕨麻中粗蛋白质含量较高，为 10.37％～13.80％，与一些根茎类植物如甘薯、马铃薯及山药等相比，分别高出 6.4～8.9 倍、4.2～5.9 倍和 4.5～6.3 倍。蕨麻中含有多种氨基酸，氨基酸总量明显高于常见的根茎类植物，如甘薯、马铃薯及山药（李军乔等，2020）。青海不同产地蕨麻中氨基酸种类丰富，均检测出了 17 种氨基酸，包括 7 种必需氨基酸，2 种半必需氨基酸，8 种非必需氨基酸。各产地总氨基酸质量分数为 6.685～10.666 g/100 g。Arg 质量分数最高为 0.995～2.871 g/100 g；其次是 Asp，其质量分数为 0.818～1.691 g/100 g；Gly、Lys、Ile 质量分数也较高，分别为 0.590～0.890 g/100 g、0.505～0.735 g/100 g、0.530～0.730 g/100 g；而 Cys 和 Met 质量分数最低，分别为 0.017～0.029 g/100 g、0.010～0.068 g/100 g。支链氨基酸（Leu、Ile、Val）质量占总氨基酸质量的 16.5％；脂肪族氨基酸（Gly、Ala、Val、Leu、Ile、Met、Cys、Arg、Lys、Asp、Glu、Ser、Thr）质量占总氨基酸质量的 87.0％；芳香族氨基酸（Phe、Tyr）质量占总氨基酸质量的 4.3％；吲哚族氨基酸（His）质量占总氨基酸质量的 3.3％；药用氨基酸（Glu、Asp、Arg、Gly、Phe、Tyr、Met、Leu、Lys）质量分数最高，其质量占总氨基酸质量的 66.4％；鲜味氨基酸（Glu、Asp）质量占总氨基酸质量的 19.1％；

EAA/TAA（必需氨基酸与总氨基酸质量分数比值）为 31.2％，EAA/NEAA（必需氨基酸与非必需氨基酸质量分数比值）为 72.0％；Thr（0.370 g/100 g）接近 FAO/WHO 氨基酸标准模式谱（4.0 mg/g）。通过单因素方差分析对青海不同产地蕨麻之间脂肪酸组成的质量分数差异进行多重比较，结果表明：黄南州泽库县的蕨麻中癸酸、油酸、十九烯酸质量分数最高，果洛州达日县的蕨麻中棕榈酸、硬脂酸、亚油酸、十七烷酸质量分数最高，玉树州囊谦县的蕨麻中亚麻酸、二十二碳烯酸质量分数最高，海南州贵南县的蕨麻中十八碳烯酸质量分数也最高，西宁市湟源县的蕨麻中十一烷酸质量分数最高；各产地之间上述 11 种脂肪酸质量分数差异显著（$p < 0.05$）（谭亮等，2022）。

2. 脂肪酸类 青海不同产地蕨麻中脂肪酸种类丰富，含有棕榈酸、油酸、亚麻酸和亚油酸等 11 种脂肪酸，包括 5 种饱和脂肪酸、6 种不饱和脂肪酸（其中又含有 4 种单不饱和脂肪酸和 2 种多不饱和脂肪酸），总脂肪酸质量分数为 11.264～16.132 mg/g。亚油酸质量分数最高（3.07～5.38 mg/g），其次是十一烷酸（1.82～4.39 mg/g）、油酸（2.24～3.45 mg/g）和棕榈酸（1.13～2.13 mg/g），而亚麻酸（0.169～0.621 mg/g）、十七烷酸（0.033 8～0.073 2 mg/g）和癸酸（0.024 9～0.041 4 mg/g）质量分数最低；蕨麻中饱和脂肪酸平均质量分数为 5.26 mg/g（占总脂肪酸质量的 40.4％），不饱和脂肪酸平均质量分数为 7.77 mg/g（占总脂肪酸质量的 59.6％）。根据 WHO/FAO 总脂肪和脂肪酸膳食推荐摄入量，蕨麻中总饱和脂肪酸能量占总能量的 1.43％，蕨麻中 n-6 系列多不饱和脂肪酸能量占总能量中 1.08％（刘兰，2010）。通过单因素方差分析对青海不同产地蕨麻之间脂肪酸组成的质量分数差异进行多重比较，结果表明：黄南州泽库县的蕨麻中癸酸、油酸、十九烯酸质量分数最高，果洛州达日县的蕨麻中棕榈酸、硬脂酸、亚油酸、十七烷酸质量分数最高，玉树州囊谦县的蕨麻中亚麻酸、二十二碳烯酸质量分数最高，海南州贵南县的蕨麻中十八碳烯酸质量分数也最高，西宁市湟源县的蕨麻中十一烷酸质量分数最高；各产地之间上述 11 种脂肪酸质量分数差异显著（$p < 0.05$）（谭亮等，2022）。

3. 矿物质元素类 青海不同产地蕨麻中主要含有 9 种矿物质元素，包括 4 种常量元素 K、Na、Mg、Ca，5 种必需微量元素 Ge、Fe、Se、Zn、Cu。矿物质元素的差异比较结果显示：青海蕨麻中 Ca 质量分数（128 mg/hg）高于 8 种谷类作物食品（除燕麦 186 mg/hg 以外）、3 种食用豆类作物食品（除大豆 191 mg/hg 以外）、2 种薯类作物食品和 1 种藜科藜属干果类食品；

青海蕨麻中 Fe 质量分数(6.1 mg/hg)高于 4 种谷类作物食品(除青稞 40.7 mg/hg、大麦 6.4 mg/hg、燕麦 7.0 mg/hg、高粱米 6.3 mg/hg、荞麦 6.2 mg/hg 以外)、1 种薯类作物食品(除甘薯 130.0 mg/hg 以外)和 1 种藜科藜属干果类食品;青海蕨麻中 K 质量分数(837 mg/hg)高于 9 种谷类作物食品、1 种食用豆类作物食品(除大豆 1503 mg/hg、蚕豆 1117 mg/hg、赤小豆 860 mg/hg 以外)、2 种薯类作物食品和 1 种藜科藜属干果类食品;青海蕨麻中 Na 质量分数(8.7 mg/hg)高于 7 种谷类作物食品(除大米 21.5 mg/hg、青稞 77.0 mg/hg 以外)、3 种食用豆类作物食品(除蚕豆 86.0 mg/hg 以外)。通过单因素方差分析对青海不同产地蕨麻之间矿物质元素的质量分数差异进行多重比较,结果表明:黄南州泽库县的蕨麻中 K、Ca 质量分数最高,果洛州达日县的蕨麻中 Ge、Fe、Cu 质量分数最高,玉树州囊谦县的蕨麻中 Mg、Zn 质量分数最高,海西州都兰县的蕨麻中 Na、Se 质量分数最高;各产地之间除了 K、Ca、Zn 质量分数差异不显著($p>0.05$)以外,其余 6 种矿物质元素质量分数差异均显著($p<0.05$)(谭亮等,2022)。

4. 黄酮类 该植物所含的黄酮类成分约 20 个,可分为黄酮类、黄酮醇类、黄烷 - 3 -醇类和花青素类。其苷元主要为槲皮素(quercetin)、山奈酚(kaempferol),少数为木犀草素(luteolin)、杨梅黄酮(myricetin)和异鼠李素(isorhamnetin)。黄酮苷中有单糖和双糖,常见的单糖为葡萄糖、鼠李糖、木糖和半乳糖,双糖为芸香糖(rutinose)和山布双糖(sambubiose),成苷位置在"3 -"位(Kombal R,1995)。经试验测定,蕨麻中总黄酮的含量较高,并且随着时间的延长,蕨麻块根中总黄酮的含量有递减的趋势(李军乔等,2020)。

5. 常规营养成分 青海不同产地蕨麻中水分质量分数为 6.86~7.56 g/100 g,灰分质量分数为 2.88~3.25 g/hg,脂肪质量分数为 1.16~1.66 g/100 g[<3.00 g/100 g(以样品质量计),属于低脂肪食品],粗纤维质量分数为 1.85~2.36 g/100 g,膳食纤维质量分数为 10.5~16.2 g/100 g[>6.00 g/100 g(以样品质量计),属于高膳食纤维食品],碳水化合物质量分数为 62.8~68.2 g/100 g。通过单因素方差分析对青海不同产地蕨麻之间常规营养成分的质量分数差异进行多重比较,结果表明:果洛州达日县的蕨麻中脂肪、粗纤维和碳水化合物质量分数最高,玉树州囊谦县的蕨麻中水分、灰分和膳食纤维质量分数最高;各产地之间水分、脂肪、碳水化合物和膳食纤维质量分数差异不显著($p>0.05$),而灰分和粗纤维质量分

数差异显著($p<0.05$)(谭亮等,2022)。

药理作用

1. 耐缺氧作用 蕨麻具有抗缺氧能力,一定程度上增强了机体对缺氧的耐受。唐琼琳等(2012)模拟高原缺氧条件,观察了大鼠脑皮质内细胞因子变化。结果提示蕨麻能在高原缺氧脑损伤炎症反应中降低促炎症细胞因子的水平,同时能够升高抗炎症细胞因子含量,从而减轻缺氧引起的炎症反应,对缺氧组织起到一定的保护作用(杨硕,2015)。蕨麻正丁醇部位可通过 HIF - 1α 途径调节靶基因的表达,从而在缺氧时对内皮细胞发挥保护作用。蕨麻中含有丰富的糖类、蛋白质、脂肪、维生素、委陵菜苷、琥珀酸、黄酮类化合物等。在研究对小鼠抗应激能力的影响时发现蕨麻能提高小鼠的抗疲劳能力和抗寒冷能力。机体抵御寒冷的主要方式是靠增加基础代谢等生理调节能力来实现对寒冷的适应。蕨麻的抗寒作用可能与其含有较多糖类有关。蕨麻能增强小鼠的运动能力,提高其抗疲劳的作用(黄亚红,2014)。

2. 抗氧化、延缓衰老作用 机体缺氧时,体内自由基含量增加,而蕨麻醇提物可以对抗自由基的作用,减少自由基对机体的损伤,所以蕨麻能增强机体的抗氧化活性(Li L Z,2012)。化学模拟体外试验发现羟自由基、超氧阴离子及体外培养的淋巴细胞所产生的过氧化氢都能被蕨麻多糖(PAP)有效清除(陈昊然,2004)。韦薇等(2010)对蕨麻多糖的总抗氧化能力、清除 DPPH、—OH、O_2^- 自由基的能力进行测定,表明蕨麻多糖具有一定的抗氧化能力。张永慧等(2014)通过研究表明,蕨麻多糖能使缺血再灌注损伤大鼠脑组织的 SOD 活性、GSH - Px 含量上升,使脂质过氧化产物 MDA 含量下降,证实蕨麻多糖对脑缺血再灌注损伤具有一定的防护作用。蕨麻提取液能改善衰老小鼠的学习记忆能力,提高脑、肝组织的 SOD 和肝、全血中 GSH - Px 的活力,提高脑中 Na$^+$ - K$^+$ - ATP 酶水平,有效延缓模型衰老小鼠衰老体征的出现,具有明显的延缓衰老作用(谢学渊,2007)。

3. 保护肝脏作用 蕨麻素可降低损伤组血清丙氨酸转氨酶(ALT)和谷草转氨酶(AST)的升高;促进损伤组血清蛋白含量和肝糖原合成的增加,具有增强肝细胞抗损伤能力的作用;蕨麻素可使 APP 诱导的肝损伤小鼠血清中碱性磷酸酶(ALP)活性显著下降,且大剂量组明显降低血液中甘油三酯(TG)含量,提示蕨麻素具有一定的肝脏解毒作用。体外实验中,蕨麻素对乙肝表面抗原(HBsAg)和乙型肝炎 E 抗原

(HBeAg)均有抑制作用,并呈现一定的剂量依赖性和时间依赖性;体内实验中,中剂量和小剂量蕨麻素对 DHBV - DNA 均有明显抑制作用。提示蕨麻素对乙肝病毒具有明显抑制作用(黄亚红,2014)。

4. 对免疫功能的调节作用　蕨麻多糖能拮抗环磷酰胺引起的免疫抑制,并可升高小鼠血清中 IL - 6、IFN - γ 和 TNF - α 水平,通过调节机体内自由基水平及氧化还原信号的传递而影响机体免疫系统的功能,提高机体的免疫功能(Chen JR, 2010)。蕨麻提取液对免疫功能低下小鼠网状内皮系统的吞噬功能具有明显的激活作用,能拮抗环磷酰胺所致的免疫抑制,表明蕨麻对机体的非特异性免疫和细胞免疫功能具有增强作用(林娜,1999)。

5. 保护心肌细胞作用　蕨麻乙醇提取物能使缺血再灌注导致的心肌损伤面积缩小,对心肌缺血再灌注损伤具有保护作用(李建宇,2007)。李正超等(2015)发现蕨麻正丁醇部位可能是通过降低缺氧早期细胞内钙离子浓度,抑制钙依赖的中性蛋白酶 μ - calpain 的激活,进而减弱 caspase 级联反应,阻断心肌细胞凋亡的发生,保护心肌细胞。

6. 其他作用　蕨麻可以提高小鼠血液中的红细胞数量,血红蛋白含量,具有一定的补血作用(回晶,2003)。蕨麻还能够加速脂肪的水解,起到降血脂、减肥的作用(张勇,2005)。蕨麻中的提取物具有 α - 葡萄糖苷酶抑制剂样作用,可能具有延缓单糖吸收、降低餐后高血糖的作用。蕨麻乙醇提取物有明显的癌细胞体外增殖抑制活性。蕨麻多糖还具有止咳祛痰作用,可降低化学刺激引起的小鼠气道痉挛,降低咳嗽频率。因此,蕨麻作为一种药食两用植物,有较高的营养价值和医疗、保健功能,资源丰富,开发利用潜力巨大(冯丽娟,2019)。

资源综合利用

(一) 医药保健品

(1) 传统藏医与中医临床实践证明,蕨麻功效有补有止,根补气健脾,生津止渴。主治病后血虚,营养不良,脾虚泄泻。蕨麻草凉血止血,解毒利湿,治疗各种出血症,疮疡疖肿(《中药大辞典》)。目前应用块根较多,应充分应用全草开发饮片、医院制剂,开发新药品,充分利用蕨麻资源。

(2) 现代药理与化学研究表明,蕨麻增强人体免疫力、抗缺氧、抗病毒,保肝护肝作用较好。目前已成功从蕨麻中提取出蕨麻总皂苷等 6 类新化合物,以此

研发的蕨麻总皂苷片,治疗乙肝效果显著,已进入国家二期临床。在国际上,已有德国等国家生产出了含蕨麻的 7 种新药上市,用于顺势疗法,主治消化道系统和妇女月经痉挛等疾病。提示蕨麻在开发心血管、消化道、抗乙肝病毒、抗癌的新药和增强免疫力、延缓衰老的保健品方面空间较大。

(二) 绿色食品

研究证实蕨麻富含淀粉、粗蛋白、多糖等营养成分优于甘薯、马铃薯、山药等,是西北高原一大特产,可做八宝饭、煮粥、甜点、饼干、果糕等被誉为“人参果”。目前多以原块根商品销售占到 95%,产业未形成链条,附加值较低,今后应深加开发蕨麻甜酒、红酒、提高免疫力和抗缺氧饮品、补益与美容类口服液等绿色食品,打造蕨麻野果、种植、加工、销售整个产品链。

(三) 品牌与资源保护

截至 2022 年 6 月,蕨麻尽管已有《蕨麻(干制品)》青海省地方食品安全质量标准,但未进入国家食品与食药两用品种目录,给扩大应用造成瓶颈。针对野生蕨麻乱采乱挖影响生态环境的现状,青海省政府已有禁止乱挖的规定,所以,今后蕨麻资源要合理开发利用,一方面政府科研与管理部门协调解决青海蕨麻的合法身份问题,打造‘青海蕨麻’品牌,申请地理产品保护与知识产权保护。另一方面积极扶持种植和良种培育,扩大种植面积,开展养猪养蜂副产业,为农牧民增加收入,发展地方经济,改善地方瘠薄、盐碱土壤与生态地植被。

炮　　制

取原药材,除去杂质,筛去灰屑。

性味与归经

蕨麻根:甘,平。入肝、脾经。
蕨麻草:甘,苦,凉。

功能与主治

蕨麻块根:补气血,健脾胃,生津止渴,利湿。主治病后贫血,营养不良,脾虚腹泻,风湿痹痛(《中华本草·藏药卷》)。

蕨麻草:凉血止血,解毒利湿。主治各种出血,痢

疾,泄泻,疮疡疖肿(《中药大辞典》)。

临床与民间应用

(一)国家药品标准中应用

蕨麻在《中国药典》《国家中成药标准汇编》《卫生部药品标准》、新药转正标准、注册标准中共计查询到2个组方品种,搭配组方的药材数量为18种。组方品种功能主治主要体现在心血管系统(1种)及肌肉-骨骼系统(1种)两方面;配方多搭配冬虫夏草、雪莲花、手参、沙棘、大黄等药味。详见图21-21。

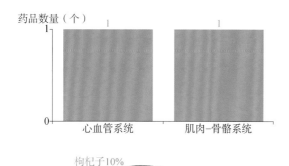

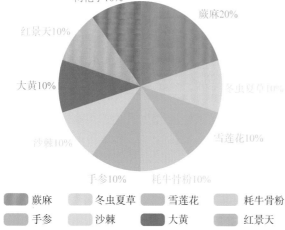

图21-21 蕨麻成方制剂品种分布及组方前十的
药味统计(来源:药智数据库)

(二)经典处方与研究

1. 四味雪莲花颗粒

处方:红景天200g,蕨麻100g,雪莲花50g,大黄50g。

功能主治:藏医用于三大因素平衡紊乱,隆,培根功能失调,气血上升,血瘀痰阻所致的高血压。中医功能活血温经,化浊除脂。用于浊瘀阻所致高脂血症,并有改善因缺氧出现的胸闷气短,疲乏无力。还可用于习惯性便秘。

用法用量:用开水冲服。一次10g,一日2次。

2. 六味壮骨颗粒

处方:牦牛骨粉100g,冬虫夏草0.285g,蕨麻114g,手参14.25g,枸杞子42.75g,沙棘28.5g。

功能:养肝补肾,强筋壮骨。

主治:用于骨质疏松症属肝肾不足者。

用法用量:口服20g,一日3次。

现代研究:六味壮骨颗粒中牦牛骨粉富含钙、磷和有机骨胶类成分,作为钙、磷补充品,可达补充钙质的效果。本品中其余五味药材冬虫夏草、蕨麻(人参果)、手参、枸杞、沙棘具滋补肝肾功效,可消除肝肾不足、腰脊疼痛、酸软乏力,不能持重,目眩等症状。配方药效学试验证实在用药三个月,可抑制骨质的钙丢失,减少尿钙与羟脯氨酸排泄,降低碱性磷酸酶活力,提示减少骨吸收。用药六个月,使血清雌二醇与降钙素水平增高,提示造骨功能增强,促进钙质贮存在骨中,从而发挥"强筋健骨"的功效,有效地防治骨质疏松症。

3. 清爽胶囊(国食健字G20050439)

处方:芦荟、金银花、蕨麻、西洋参、代代花、红花。

功效:通便。

4. 美朵胶囊(国食健字G20050306)

处方:蕨麻、枸杞子、沙棘、玫瑰花、覆盆子、葛根、酸枣仁、大豆提取物、当归、白芍、黄精、桑葚、大枣、栀子。

功效:抗氧化,改善睡眠。

第二十二章 红景天

Hong jing tian

RHODLOLAE CRENULATAE RADIX
ET RHIZOMA

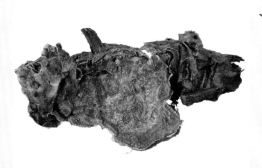

别 名

圆景天、仙赐草,索罗马布(藏名)。

道地沿革

(一)基原考证

《晶珠本草》记载:"《味气铁鬘》中说:红景天总称为'灿',特别是红色红景天称为灿玛尔。分为神灿、鬼灿、雌灿、雄灿、中灿等5种,5种又分别可分为雪山红景天、石山红景天、草坡红景天、水生红景天等。《现观》中说:红色红景天生长在高山、石山、草坡水边等地。无论生于何处,尽管变态很多,茎皆为红色、较硬、数多,叶厚、簇生、有银色露珠,全茎被叶,秋天变成红色,如僧衣,花、果荚、种子皆红色,粗糙,尖端截状;根如人肺,皮厚且为黑色,气味大。"

《蓝琉璃》中记载:"《图鉴》说:寒热性平红景天,叶片状如稻秧苗,根如干蒡子草根……如同上述,茎大,叶厚,花状如鸟喙,茎根内部淡红色、外形像乌鸦爪、虚松,以根粗细分为雌雄两种。下品,藏地也生长,叶状如甘青乌头,垄淡红色,花乳白色。"

《雪域铁围山医学利众院本草药鉴汇集》中记载:"'灿玛'秋天变红色,如僧衣者为大花红景天(སྲོལ་ལོ་དམར་པོ)。"

综上考证,元代以前红景天为哪一种不太清楚。到清代红景天有了详细的记载和分类,红景天总称为"灿玛",大花红景天为其正品,其余的狭叶红景天、长鞭红景天、四数红景天等为其分类。因岩白菜和大花

红景天功效上较为相近,临床上多用岩白菜替用大花红景天,以上文献在翻译过程中有将ག་ཏུར译为大株红景天、狭叶红景天,现译为岩白菜,狭叶红景天为ཤང་ཚེར་གྱི青海地区常用,文献中多处所载红景天སྲོལ་ལོ,具体指哪一种还有待考证。

《藏药志》记载སྲོལ་ལོ་དམར་པོ(索罗玛保),根据根如人肺色、皮厚、气味大,红色、较硬、秋天变红的特征确定基原为唐古特红景天 Rhodiola algida (Ledeb.) Fisch. et Mey. var. tangutica (Maxim.) S. H. Fu(以下拉丁名相同者省略;唐古特红景天在《中国植物志》已更名为唐古红景天),以及大花红景天 Rhodiola crenulata (Hook. f. et Thoms.) H. Ohba。该著同时收载了景天科狭叶红景天 Rhdiola kirilowii (Regel) Maxim.,但根据叶如稻叶、根外黑里红、气味很香等特征确定藏药材名称为ག་ཏུར(嘎都尔),为另一藏药。

关于ག་ཏུར(嘎都尔),经笔者多次访问青海省几家藏医院和藏医药专家,目前ག་ཏུར(嘎都尔)多为虎耳草科岩白菜 Bergeria purpurascens 的干燥根,历史上曾以狭叶红景天为名作过替代品,今已纠正不再使用。在《青海省藏药材标准》中狭叶红景天藏文名不是ག་ཏུར(嘎都尔),而是叫ཤང་ཚེར་གྱི(榜参巴),属《晶珠本草》中红景天(索罗玛保)中的一类。在《藏药志》中同时收载了སྲོལ་སྒྲུག་པོ(索罗木保),基原为十字花科宽果丛菔的干燥根。

《中国藏药》在སྲོལ་ལོ་དམར་པོ(索洛玛保)条下收载基原为红景天科植物大花红景天。

《中国藏药》(2016版)在སྲོལ་ལོ་དམར་པོ(苏罗玛保)基原条收载本品为景天科红景天属植物唐古特红景天、

喜冷红景天 Rhodiola algida（Ledeb.）Fisch. et C. A. Mey. var. jeniseense Maxim.、大花红景天、宽果红景天 Rhodiola euryphylla（Frod.）S. H. Fu、圆丛红景天 Rhodiola juparensis（Frod.）S. H. Fu、西藏红景天 Rhodiola tibetica（Hook. f. et Thoms.）S. H. Fu、喜马红景天 Rhodiola himalensis（D. Don）S. H. Fu、长鞭红景天 Rhodiola fastigiata（Hook. f. et Thoms.）S. H. Fu.、大果红景天 Rhodiola macrocarpa（Praeg.）S. H. Fu、云南红景天 Rhodiola yunnanensis（Franch.）S. H. Fu、德钦红景天 Rhodiola atuntsuensis（Praeg.）S. H. Hu、柴胡红景天 Rhodiola bupleuroides（Wall. ex Hook. f. et. Thoms.）S. H. Fu的根及根茎。

《中国医学百科全书》收载大花红景天（索洛玛布）为景天科植物大花红景天的干燥根及根茎。狭叶红景天（嘎都）为景天科植物狭叶红景天或同属数种植物的干燥根及根茎。

《中华本草·藏药卷》的红景天（索罗玛布）（ སྲོལ་དམར་པོ ）考证条下记载，各地藏医用药的索罗玛布均为景天科植物，共计3属10种。其中红景天属有大花红景天、唐古特红景天、喜马红景天、四裂红景天 Rhodiola quadrifida（Pall.）Fisch. et Mey. 等7种。这7种红景天的形态与上述记载相近，尤其是前3种，秋天叶、花、种子皆红色，根色如人肺，更为符合上述记载，使用广泛。西藏各地藏医院以大花红景天为常用药材。因此可确定红景天来源为景天科植物大花红景天、唐古特红景天的根及根茎。

《中国藏药植物资源考订》收载 སྲོལ་དམར་པོ （索罗玛保），其基原有唐古特红景天、小丛红景天 R. dumulosa（Franch.）S. H. Fu［Sedum wulingense（Nak.）Kitag.］、宽果红景天、四裂红景天、圣地红景天 Rhodiola sacra（Prain ex Hamet）S. H. Fu、云南红景天、圆丛红景天、长鞭红景天、喜马红景天、大花红景天、柴胡红景天、德钦红景天共11种。收载 ཚན་དམར （灿玛尔），其基原为狭叶红景天。收载 ཚན་དཀར （灿嘎），其基原为红景天 R. rosea L.、长毛圣地红景天 R. sacra（Prain ex Hamet）S. H. Fu. var. tsuiana（S. H. Fu）S. H. Fu、齿叶红景天 R. serrata H. Ohba、粗茎红景天 R. wallichiana（Hook.）S. H. Fu、大株粗茎红景天 R. wallichiana var. cholaensis（Praeg）S. H. Fu。收载 ཚན་སྔོན （灿阿梧孜），其基原为多茎景天 Sedum multicanule、阔叶景天 S. roborowskii Maxim.、费菜 Sedum aizoon L. 共10种。

《藏药晶镜本草》中所载红景天均为景天科植物，

大花红景天（宽瓣红景天）（ སྲོལ་དམར་པོ ） Rhodiola crenulata（H. f. et Thoms.）H. Ohba 为正品，记载："大花红景天（宽瓣红景天）为景天科，其有很多种属和分类，大花红景天（宽瓣红景天）'灿玛尔'为正品，生长于各地海拔3 800～5 600 m处的石崖、林间等地……主要分类'灿玛'为单根多茎丛生，叶片形状不规则，无被毛，绿叶厚而光滑，能挤出水样物质，秋天变成红色，花朵形态颜色丰富，多数细而呈淡黄色、淡红色、白色，枯萎后蒴果色红而粗糙，与正品相似。可分为长鞭红景天（ ལྗུ་ཚན་དམར་པོ ） Rhodiola fastigiata（Hook. f. et. Thoms.）S. H. Fu、菊叶红景天（ འབྲི་ཚན་ཀྱུ་ཏིག ） Rhodiola chrysanthemifolia（Levl.）S. H. Fu、齿叶红景天（ ཚན་དམར་པོ་ཕྱུག ） Rhodiola serrata H. Ohba、藏布红景天（ ཚན་དམར་པོ་གྲུབ ） Rhodiola sangpo-tibetana（Frod.）S. H. Fu、喜马红景天（ མ་ཉིད་ཚན་དམར ） Rhodiola himalensis（D. Don）S. H. Fu、四轮红景天（ ཐུག་ཚན་པ ） Rhodiola prainii（Hamet）H. Ohba、小丛红景天（凤尾七）（ གངས་ཚན་པ ） Rhodiola dumulosa（Franch.）S. H. Fu、圣地红景天（ གཡའན་ཚན་པ ） Rhodiola sacra（Prain ex Hamet）S. H. Fu、狭叶红景天（ སྲུང་ཚན་པ ） Rhodiola kirilowii（Regel）Maxim.、四裂红景天（ ཅུ་ཚན་པ ） Rhodiola quadrifida（Pall.）Fisch. et Mey.。"

《中国藏药资源特色物种图鉴》收载小丛红景天为索罗玛保基原之一，为甘肃甘南藏药"灿琼哇"。收载四裂红景天、圆丛红景天、西藏红景天、喜马红景天、大花红景天、柴胡红景天、云南红景天为索罗玛保基原。收载长毛圣地红景天、圣地红景天、粗茎红景天为灿玛尔基原，和索罗玛保为一类药材。收载狭叶红景天为灿玛尔基原，又有力嘎都称谓。收载唐古特红景天是"索罗嘎保"基原之一，又是"嘎都尔"基原之一。

通过以上古今文献研究得出结论：

（1）"སྲོལ"（索罗）为一类药材的总称。《晶珠本草》记载其按花色分为白、紫、红三种，分别为索罗嘎保、索罗木保、索罗玛保。其中"索罗玛保"又分为多种，总称为"ཚན"（灿）。《蓝琉璃》始载"灿"，将其分为白（灿嘎尔）、红（灿玛尔）、黄（灿塞尔）3类。现代文献记载的"索罗玛保"和"灿"的基原均为景天科植物，以红景天属（Rhodiola）植物为主，约有20种。其中有大花红景天、狭叶红景天、唐古特红景天、小丛红景天、西藏红景天、云南红景天等。青海主产的大花红景天藏药名为"索罗玛保"，同名有8～10种。

（2）关于"嘎都尔"与狭叶红景天。《晶珠本草》

记载嘎都尔分为上、下 2 品。现代文献记载的嘎都尔的基原较为复杂,涉及景天科红景天属(*Rhodiola*)、虎耳草科岩白菜属(*Bergenia*)、牻牛儿苗科老鹳草属(*Geranium*)、蓼科蓼属(*Polygonum*)等的多种植物,各地藏医习用的种类不同。青海藏医习用狭叶红景天 R. *kirilowii* (Regel) Maxim. 及同属多种植物,西藏藏医习用岩白菜 B. *purpurascens* (Hook. f. et Thoms.) Engl.。《卫生部药品标准·藏药分册》以"力嘎都"之名收载了狭叶红景天 R. *kirilowii* (Regel) Maxim. 及同属数种植物,但《青海省中藏药标准》(2019 年版)则收载狭叶红景天 R. *kirilowii* (Regel) Maxim. 为"榜参巴";唐古特红景天也是这类情况。唐古特红景天藏药名叫"索罗玛保",另一名叫"嘎都尔"。狭叶红景天藏药名叫"灿玛尔",另一名称"力嘎都尔",有同物异名现象。

(3)"索罗玛保"或"灿"类药材与"嘎都尔"药材基原交叉混用问题。按杨竞生《中国藏药植物资源考订》记载,在狭叶红景天"考订"条,引《认药》据花与根色则分红、黑、白三类。生石山裂缝或草地,根红、茎红、硬而多,叶亦多,绿色,秋天叶红如喇嘛衣服,肥厚,肉质,花小而多,根似人肺,外皮黑、较厚,有点香气。并引《蓝琉璃》说"这类药治各种热病,开白花的对热性心脏病效果尤佳"。今按"ཚན"类藏药的植物各部肥厚肉质,常用的绝大多数为景天科红景天属、景天属、瓦松属等。白的一类今多用红景天属中根颈短缩贴地面的种类,除狭叶红景天外,青海、西藏有用圣地红景天,杨竞生考证狭叶红景天为ཚན(灿)类药材。

(4)按《藏药志》(杨永昌,1991)记载,嘎都尔上品产西藏各地,根粗硬如圆穗蓼干燥根,粗硬者为雄,细软者为雌,根外表黑色、有皱纹、里面红色、质软、气味很香,叶如稻叶的特征与狭叶红景天、唐古特红景天根和原植物特征有不一致的描述。综上,狭叶红景天、大株红景天、唐古特红景天应为"索罗玛保"或"灿"类药材。在《卫生部药品标准·藏药分册》《青海省药材质量标准》(2021 版)、《青海省中藏药材标准》(2019 版)中大花红景天、唐古特红景天、狭叶红景天均为སྭ་ལོ་དམར་པོ(索罗玛保)、བུང་ཚན(榜参巴),即索罗和灿类药材主流基原。

(5)"索罗玛布""灿""榜参巴"类红景天药材植物基原,以大花红景天、唐古特红景天及狭叶红景天为主。

(二)功效考证

1. 唐代　《医学四续》(又名《四部医典》)中载有"索罗(སྭ་ལོ)"44 处,其中"索罗嘎布(སྭ་ལོ་དཀར་པོ)"4 处,"索罗索扎(སྭ་ལོ་སྒ་འདྲ)"2 处,并分别有"岩白菜(ག་དུར)",功能是医治瘟病、肺热、脉热。(ག་དུར་ནས་ནད་རྒྱུ་ཚད་ཆོང་སེལ)""无茎芥和丛菔(སྭ་ལོག་འདྲ)",功效清肺热(སྭ་ལོག་འདྲས་གློ་ཚད་སེལ);医治肺病的药物:高山辣根菜(སྭ་ལོ་དཀར་པོ)、宽果丛菔等(སྭ་ལོ་དཀར་པོ);高山辣根菜(སྭ་ལོ་དཀར་པོ)等独味汤皆能清肺热"等的记载。

《度母本草》中只载有高山辣根菜(སྭ་ལོ་དཀར་པོ)、白花小丛景天(ཚོན་དཀར་པོ)。

2. 元代　《药名之海》记载:"红景天(སྭ་ལོ་དམར་པོ)治诸热症,并且能够清口臭。"

3. 清代　《晶珠本草》中对红景天有较为详细的记载:"红景天养肺清热。《味气铁鬘》中说:'红景天སྭ་ལོ་དམར་པོ性凉、缓'。红景天总称为'灿',特别是红色红景天称为灿玛尔。分为神灿、鬼灿、雌灿、雄灿、中灿等 5 种,5 种又分别可分为雪山红景天、石山红景天、草坡红景天、水生红景天等,但除了产地、植株大小粗细外并无区别。《现观》中说:'红色红景天生长在高山、石山、草坡水边等地。无论生于何处,尽管变态很多,茎皆为红色、较硬、数多,叶厚、簇生、有银色露珠,全茎被叶,秋天变成红色,如僧衣,花、果荚、种子皆红色,粗糙,尖端截状;根如人肺,皮厚且为黑色,气味大。味甘、苦、涩,性凉,功效养肺,清热,滋补元气,含在嘴里去口臭。供神神欢喜,浸水沐洗能除诸灾。"

《蓝琉璃》中对于"白索罗"有高山辣根菜(སྭ་ལོ་དཀར་པོ)、宽果丛菔等(སྭ་ལོག་འདྲ)、岩白菜(ག་དུར)、小丛红景天等 26 处记载,其中岩白菜有 15 处记载。为:"岩白菜本类药物雄类有七个名字,雌类有六个名字,这里用岩白菜。《图鉴》中记载:'寒热性平红景天,叶片状如稻秧苗,根如干蓼子草根,其味辛而略微甘,功效治疗热疫疠,并治肺病肿胀。'如同上述,茎大,叶厚,花状如鸟喙,茎根内部淡红色,外形像乌鸦爪、虚松,以根粗细分为雌雄两种。下品,藏地也生长,叶状如甘青乌头,垄淡红色,花乳白色。上下二品,均治疫疠、清肺热、清脉络热邪。""头花蓼或岩白菜两种独味汤内服,治疗疫疠成分大的肺热症。"

《雪域铁围山医学利众院本草药鉴汇集》中记载:"'灿玛'秋天变红色,如僧衣者为大花红景天(སྭ་ལོ་དམར་པོ)。"

综上考证,元代以前红景天在藏本草中多出现于藏医组方中,元朝时代有记载大花红景天治疗诸热证、清除口臭功能,到清代红景天有了详细的记载和分类,大花红景天味甘苦、涩、性凉,具有养肺清热、滋补元气和除口臭的功效。红景天总称为"灿玛",大花红景天为其正品,其余的狭叶红景天、长鞭红景天、四裂红景天等为其分类。红景天均具有养肺、清肺热,治疗哮喘、口病及除口臭和滋补强身的功效。因岩白菜和大花红景天功效上较为相近,临床上多用岩白菜替用大花红景天,以上文献在翻译过程中有将གཡུ་智译为大株红景天,狭叶红景天,现译为岩白菜,狭叶红景天为སྲོ་ལོ་ནག་པོ,青海地区常用,文献中多处所载红景天སྲོ་ལོ,具体指哪一种还有待考证。

4. 近现代 《藏药志》收载སྲོ་ལོ་དམར་པོ(索罗玛保),性味功用为涩、寒;退烧、利肺;治肺炎、神经麻痹症、气管炎。ག་དུར(嘎都尔),性味辛、涩、寒;清热退烧,解毒,防瘟;治肺炎、发烧、腹泻、四肢肿胀等。

《中国藏药》收载སྲོ་ལོ་དམར་པོ索洛玛保,性味甘、苦、涩,性凉。养肺,清热,滋补元气,治肺病。

《中国藏药》(2016 版)收载སྲོ་ལོ་དམར་པོ(苏罗玛保),味甘、苦、涩,性微寒。补气消肺、益智养心、收涩止血,散瘀消肿。用于水土不服所致恶心、呕吐,嘴唇和手心等发紫,全身无力,胸闷难于透气,体虚无力,失眠多梦。还用于肺热、肺痨等症。

《中国医学百科全书》收载大花红景天(索洛玛布),味甘、苦、涩,性凉。养肺,止血,去口臭。主要用于肺热、高山反应、体倦无力、流行性感冒、口臭、狐臭。本品与沙棘果膏、鸡蛋参、烈香杜鹃等配伍,制成五味红景天丸,主治高山反应、流行性感冒、头痛、呼吸急促等症。狭叶红景天(嘎都)味辛、甘,性凉。功能退热、消肿、止咳。

《中华本草·藏药卷》收载:活血消肿,清肺止咳,解热止痛,益气安神。主治水土不服所致恶心、呕吐,嘴唇和手心等发紫,全身无力,胸闷难于透气,体虚无力,失眠多梦。还用于肺热,肺痨等症。

《中国藏药植物资源考订》收载སྲོ་ལོ་དམར་པོ(索罗玛保)、ཚན་དམར(灿玛尔)、ཚན་དཀར(灿嘎)、ཚན་སྔོན(灿阿梧孜),属于治疗肺炎、肺结核、支气管炎的清热解毒类药。

《藏药晶镜本草》记载:"具有味涩且微甘,化味性凉,具有养肺、清肺热,哮喘,口病及除口臭,感冒落于肺,尤其具滋补强身之相似功效。"

通过以上古今文献研究得出结论:

(1)"索罗玛布""灿""榜参巴"类红景天药材植物基原,以大花红景天、唐古特红景天及狭叶红景天为主,均具有味涩且微甘,化味性凉的特点,治疗诸热证、哮喘、口病、口臭、感冒落于肺,具有养肺清肺、滋补元气之相似功效。兼能调整因龙、培根、赤巴之间

的平衡失调所致的"腊度证"(即高原适应不全症),治疗瘟病时疫。

(2)现代研究认为红景天属多种植物在苏联民间被用作强壮剂,用于老年性心衰、疲惫、阳痿、糖尿病、肝脏疾病等。苏联保健部审定其为人参型兴奋剂及"适应原"高原反应样药物,用于抗疲劳,提高工作效率等,并推荐应用于航天医学和运动医学。在国内红景天临床用于冠心病、支气管扩张咯血、慢性胃炎、慢性疲劳综合征、各种肿瘤与糖尿病等。藏药红景天多用于肺病、炎症、滋补元气等。中药红景天有改善睡眠、生血活血、抗脑缺氧、抗疲劳、活血止血、清肺止咳、化淤消肿、解热退烧、滋补元气、扶正固本、抗氧化、延缓衰老、抗糖尿病,以及抗肺炎、哮喘、癌症、心血管病、高血压、抑郁、失眠、神经退化及类风湿性关节炎等功效,外用于治疗跌打损伤和烧烫伤。红景天的应用历史悠久,适应于老年患者、长期失眠患者及长期面对电脑工作的人群等,疗效确切,且红景天的不良反应暂时没有发现(韩建,2002)。

(三) 道地沿革及特征

《藏药志》收载སྲོ་ལོ་དམར་པོ(索罗玛保),确定基原为唐古特红景天 Rhodiola algida (Ledeb.) Fisch. et Mey. var. tamgutica (Maxim.) S. H. Fu;产于青海、四川、甘肃、宁夏;生于海拔 2000~4700 m 的高山石缝中或近水处。以及大花红景天 Rhodiola crenulata (Hook. f. et Thoms.) H. Ohba,产于西藏东部、青海东南部、四川西部、云南西北部;生于海拔 2800~5600 m 的山坡草地、灌丛、石缝中。该著同时确定ག་དུར(嘎都尔)基原为狭叶红景天 Rhdiola kirilowii (Regel) Maxim.,产于西藏、青海、四川、云南、甘肃、陕西、新疆、山西、河北;生于海拔 2000~5600 m 的山地多石草地上、林缘、灌丛或山坡上。

《中国藏药植物资源考订》收载 20 种红景天,绝大部分产区在青藏高原各地,生于海拔 2800~5600 m 的山坡林下、草坡、灌丛、石缝、流石滩。

《藏药晶镜本草》记载:"生长于各地海拔 3800~5600 m 处的石崖、林间等地。"

通过以上古今文献研究得出结论:

(1)青海主产的大花红景天藏药名为"索罗玛保",同名有 8~10 种。

(2)除狭叶红景天外,青海、西藏有用圣地红景天。

(3)《藏药志》(杨永昌,1991)记载嘎都尔,上品产西藏各地。

青海开发历史

（一）地方志

《青海省志·特产志》记载:"红景天为景天科植物,多年生草本。有狭叶红景天、唐古特红景天、大花红景天等多种。藏语称嘎都尔或索洛玛保。红景天根及根茎具有利肺止血、滋补元气的作用。治肺病、发热、神经麻痹、水肿等症。现代药理提示红景天有抗疲劳、抗缺氧的作用。目前已用于运动医疗保健。同时将其作为高山不适应剂及强壮剂等,可提高体力和脑力劳动效率。"

《玛沁县志》载:"红景天、杜鹃等分布广、产量高,有较高的开发价值。"

《湟源县志》载:"红景天,长于高山碎石阴坡岩缝中。"

《门源县志》记载有大株红景天分布。

在《平安县志》《乌兰县志》《甘德县志》《同德县志》均记载有唐古特红景天分布,均药用,有采收经营历史。

（二）青海植物志与药学著作

《青海植物志》收载红景天属植物唐古特红景天、小丛红景天、狭叶红景天等 12 种。常见药用的唐古特红景天产于青海曲麻莱、杂多、玉树、称多、玛多、班玛、久治、泽库、河南、德令哈、乌兰、天峻、海东各县。生于高山流石坡、高山草甸、高山灌丛,海拔 3 090～4 850 m。宽瓣红景天产于青海囊谦、玉树、久治。生于高山流石坡,海拔 4 400～5 400 m。狭叶红景天产于青海玉树、果洛、黄南、海北各州及海东各县,生于高山岩隙、高山草甸、灌丛下、林下,海拔 2 300～4 500 m。

《青海经济植物志》收载唐古特红景天(苏罗玛保),产青海黄南、海南、海北、玉树、果洛各州及海东的脑山地区,生于海拔 3 200～4 700 m 的阴坡岩石缝隙和高山砾石带。藏医用花和根,治肺病、神经麻痹症及发烧。大花红景天(苏罗玛保)产于青海囊谦、玉树。生于海拔 5 000～5 400 m 的倒石堆和岩石缝中。藏医用根入药,治肺结核、肺炎、气管炎。狭叶红景天(尕都尔)产于青海省海北、黄南、海东、果洛、玉树等地。生于海拔 2 500～3 500 m 的林缘和灌丛中。藏族聚居区以根入药,治肺炎、发烧、腹泻等症。小丛红景天功效同唐古特红景天。

《青藏高原药物图鉴》收载大株红景天(尕都尔),生于海拔 2 500～3 200 m 的林缘和灌丛中。产于青海黄南州和海北州。藏医用根茎,涩、寒。清热退烧、治肺炎发烧及腹泻。

《青海高原本草概要》收载唐古特红景天(苏罗玛保),分布于青海达日、大通、湟源、都兰、同仁、班玛、玉树、久治、共和、玛多各县及海北州。以根、花入药。涩、寒。清热、利肺、活血、止血。藏医用于治肺炎、神经麻痹、风湿、跌打损伤。大花红景天别名大叶红景天,藏名译音苏罗玛保,分布于青海达日、同仁、玉树、囊谦各县。以根入药。涩,寒。清热退烧,利肺。藏医用于治肺炎、肺结核、气管炎。狭叶红景天藏名译音尕都尔,分布于循化、平安各县及玉树、海北、黄南、果洛各州。以根入药。酸、涩、平。活血、止血、化淤、消肿。藏医用于治肺炎、发烧、腹泻等症。还收载了喜冷红景天、小丛红景天、宽瓣红景天、圆丛红景天、四裂红景天、对叶红景天、大株红景天产地与功效。

《藏医药选编》记载大株红景天能除瘟热、清肺热、利水消肿,主治瘟热病、肺热病、脉病、水肿。

《青海地道地产药材》收载有狭叶红景天、唐古特红景天、大花红景天和圆丛红景天。藏药名叫"尕都尔",藏医又称"索洛玛保"。其记载:"红景天属植物在青海省分布种多,且面积广,野生蕴藏量可观,是很有前途开发利用的大宗药材。性味功效为性寒,味甘、涩。有清热、利肺、止血之功。用于肺病、发热、神经麻痹、水肿;'索洛玛保'有滋补元气之功。现代药理提示本品有抗疲劳、抗缺氧的作用,用于运动保健医疗。"

《青海主要药用野生植物资源分布规律及保护利用对策》记载:"狭叶红景天以干燥根及根茎入药,属于使用范围广泛且常用的传统药材资源种类之一,民间称为'长生不老草''九死还阳草',被当代医学界誉为'黄金植物''东方神草'。红景天属的多种植物被作为药材'红景天'使用,研究证实,在红景天植物资源中,含有香豆素类、黄酮类、苷类、生物碱类、挥发油类、蒽醌类、蛋白质、多糖、鞣质等众多的活性成分和营养成分,具有抗缺氧、抗疲劳、抗衰老、活血化瘀、抗病毒、抗肿瘤、降血糖、降血脂、增强免疫、降低辐射损伤等方面的作用。"

总之,青海红景天药用植物约有 11 种,由于红景天与人参、刺五加具有相同的"适应高原"作用,青海省内外科研工作者对青海红景天属植物研究较多,中国红景天约占世界红景天种类资源的 80%,青海是我国红景天的主要分布中心之一,青海储量较大且开发较为成熟的狭叶红景天、大花红景天、唐古特红景天是主产青海的道地药材。

（三）生产历史

20 世纪 80 年代,青海省科研部门研发了"天力饮料"，以红景天为主要原料，辅以沙棘果、枸杞子、山楂等配制而成。其抗缺氧、抗疲劳效果显著，国内外生产销售较好。90年代后期，青海省生产红景天制剂的单位有十余家，主要使用狭叶红景天和唐古特红景天，也用大花红景天，年需求量150吨，主要品种心脑欣胶囊、红景天胶囊年销售额分别为3630万元和500万元。2010年以来，红景天药品制剂与保健品饮料等越来越多。

2022年调研青海省企业使用红景天情况，分别有青海未来格萨尔王药业有限公司、青海晶珠藏药高新技术产业股份有限公司、青海久美藏药药业有限公司、青海绿色药业有限公司、青海九康中药饮片有限公司、三普药业有限公司、青海益欣药业有限责任公司等7家。使用的药材来源为景天科植物大花红景天、狭叶红景天和唐古特红景天的干燥根及根茎。7家企业共计使用量为39650 kg/年。使用产品为景天清肺胶囊（国药准字 Z20026252）、景天虫草含片（国药准字 Z20027081）、景天祛斑胶囊（国药准字 Z20025516）、十三味石灰华丸（青药制字 Z20190127000）、中药饮片、利舒康胶囊（国药准字 Z20025932）。红景天在青海省的年使用总量约为40000 kg，近5年价格区间为30～150元/kg，年采购/销售总价为45.6万元。其中使用量最大的为青海益欣药业有限责任公司，占总体使用量的70%，其次为青海晶珠藏药高新技术产业股份有限公司和青海未来格萨尔王药业有限公司，使用药材均为青海和西藏产。

来　源

本品为景天科植物大花红景天 Rhodiola crenulata (Hook. f. et Thoms.) H. Ohba、狭叶红景天 Rhodiola kirilowii (Regel) Maxim. 及唐古红景天 Rhodiola algida (Ledeb.) Fisch. et Mey. var. tangutica Maxim. 的干燥根和根茎，在青海地方作红景天入药。

1. 大花红景天　多年生肉质草本。地上的根茎短，不分枝，残存花枝茎少数，黑色，高5～20 cm。不育枝直立，高5～17 cm，先端密着叶，叶宽倒卵形或宽椭圆形，长1～3 cm，宽1.5～2 cm，先端钝圆形。花茎多，直立或扇状排列，高5～20 cm，稻秆色至红色。叶有假的短柄，椭圆状长圆形至几为圆形，长1.2～3 cm，宽1～2.2 cm，先端钝或有短尖，全缘或波状或有圆齿。花序伞房状，有多花，长2 cm，宽2～3 cm，有苞片；花大型，有长梗，雌雄异株；雄花萼片5，狭三角形至披针形，长2～2.5 mm，钝；花瓣5，红色，倒披针形，长6～7.5 mm，宽1～1.5 mm，有长爪，先端钝；雄蕊10，与花瓣同长；鳞片5，近正方形至长方形，长1～1.2 mm，宽0.5～0.8 mm，先端有微缺；心皮5，披针形，长3～3.5 mm，不育；雌花蓇葖5，直立，长8～10 mm，花枝短，干后红色。种子倒卵形，长1.5～2 mm，两端有翅。花期6～7月，果期7～8月（见图22-1）。

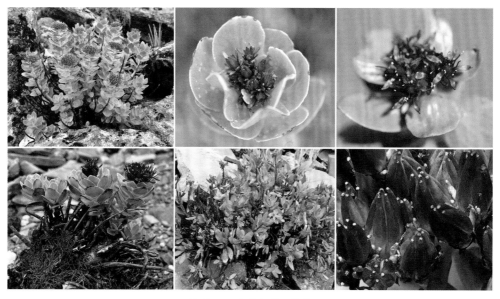

图 22-1　大花红景天植物

2. 狭叶红景天　多年生草本。根粗，直立。根颈直径1.5 cm，先端被三角形鳞片。花茎少数，高15～60 cm，少数可达90 cm，直径4～6 mm，叶密生。叶互生，线形至线状披针形，长4～6 cm，宽2～5 mm，先端急尖，边缘有疏锯齿，或有时全缘，无柄。花序伞房状，有多花，宽7～10 cm；雌雄异株；萼片5或4，三角形，长2～

2.5 mm,先端急尖;花瓣5或4,绿黄色,倒披针形,长3～4 mm,宽0.8 mm;雄花中雄蕊10或8,与花瓣同长或稍超出,花丝、花药黄色;鳞片5或4,近正方形或长方形,

长0.8 mm,先端钝或有微联;心皮5或4,直立。蓇葖披针形,长7～8 mm,有短而外弯的喙。种子长圆状披针形,长1.5 mm。花期6～7月,果期7～8月(见图22-2)。

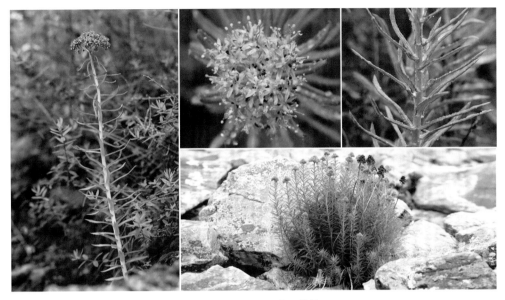

图22-2　狭叶红景天植物

3. 唐古红景天　多年生草本。主根粗长,分枝;根茎没有残留老枝茎,或有少数残留,先端被三角形鳞片。雌雄异株。雄株花茎干后稻秆色或老后棕褐色,高10～17 cm,直径1.5～2.5 mm。叶线形。长1～1.5 cm,宽不及1 mm,先端钝渐尖,无柄。花序紧密,伞房状,花序下有苞叶;萼片5,线状长圆形,长2～3 mm,宽0.5～0.6 mm,先端钝;花瓣5,干后似为粉红色,长圆状披针形,长4 mm,宽0.8 mm,先端钝渐尖;雄蕊10,对瓣的长2.5 mm,在基部上1.5 mm着生,对萼的长45 mm,鳞片5,四方形,长0.4 mm,宽

0.5 mm,先端有微缺;心皮5,狭披针形,长约7 mm,不育。雌株花器果时高15～30 cm,直径3 mm,棕褐色。叶线形,长8～13 mm,宽1 mm,先端钝渐尖。花序伞房状,果时倒三角形,长宽各5 cm;萼片5,线状长圆形,长3～3.5 mm,宽0.5～0.7 mm,钝;花瓣5,长圆状披针形,长5 mm,宽1～1.2 mm,先端钝渐尖;鳞片5,横长方形,长0.5 mm,宽0.7 mm,先端有微缺;蓇葖5,直立,狭披针形,长达1 cm,喙短,长1 mm,直立或稍外弯。花期5～8月,果期8月(见图22-3和图22-4)。

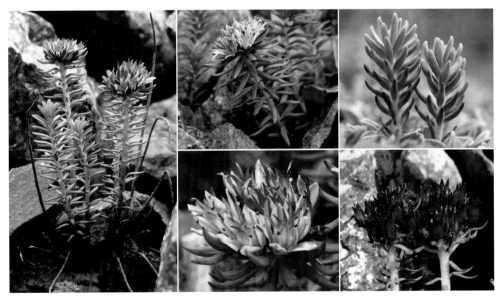

图22-3　唐古红景天植物

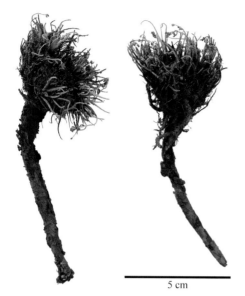

图 22 - 4　唐古红景天全株性状

近缘植物检索表

1. 根茎在地面多少伸长,有或多或少的残留老的枝萼片5,花瓣5,雄蕊10。

2. 叶细线形,宽不超过1mm;花红色或白色。雄蕊比花瓣稍长或等长;生于海拔3200~4700m的阴坡岩石缝隙和高山砾石中···············唐古红景天 R. *algida*(Ledeb.)Fisch. et Mey. var. *tangutica*(Maxim.)S. H. Fu

2. 叶宽1mm以上,叶基不扩展成耳形,主轴粗而短。花茎在主轴上有1~2个,花黄绿色·············
···········狭叶红景天 R. *kirilowii*(Regel)Maxim.

3. 雄蕊比花瓣略长或相等··············
唐古红景天(同上)

3. 雄蕊比花瓣短,植株光滑;叶全缘或边缘波状、齿裂;茎干后为黑色;花柱直立··········大花红景天 R. *crenulata*(Hook. f. et Thoms.)H. Ohba.

生态分布

红景天(狭叶红景天、唐古红景天、大花红景天)分布于青海囊谦、玉树、玛多、班玛、久治、达日、玛沁、同仁、泽库、河南、西宁、大通、循化、乐都、互助、祁连、门源、共和、贵南、天峻、都兰等县(见图22-5)。最佳适生区在北纬31°39′~38°29′、东经95°25′~103°04′的门源、祁连、贵南、河南县、果洛玛沁、玛多地区,以祁连山地区、拉脊山地区、西倾山地区、阿尼玛卿山地区以及巴颜喀拉山地区(即青海东部至东南部与甘肃、四川、西藏交界处)分布较为集中。生境为高山岩隙、高山草甸、灌丛下、林下等。狭叶红景天分布于海拔2300~4500m地区;唐古红景天分布于海拔3090~4850m地区;大花红景天生于海拔4400~5400m地区,其分布地域性较强,能在缺氧、低温干

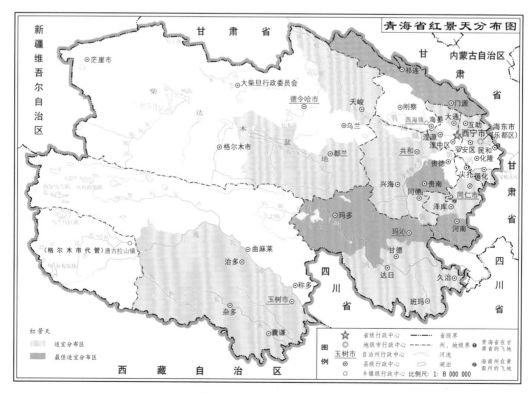

图 22 - 5　青海省红景天分布

燥、强紫外线照射的恶劣多变自然条件下生长,从遗传上适应了高寒多变的逆境,在青海多生长于暗针叶林、灌丛区和草甸及退化草甸区,伴生植物有小檗、金露梅、锦鸡儿、沙棘、梅花草等近30种。

红景天喜光耐寒,在我国西藏、云南、四川、新疆、甘肃、陕西、河北、山西亦有分布(见图22-6)。

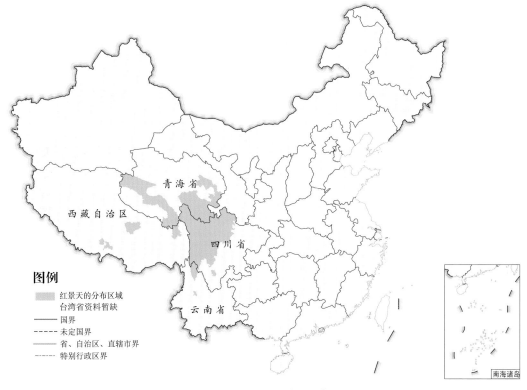

图22-6　全国红景天分布

种植技术

(一)选地与整地

红景天喜稍冷凉而湿润,耐寒耐旱,适应性强。红景天种植应选择海拔较高、气候较凉、无霜期较短、夏季昼夜温差较大的山区。具体栽培地应选择含腐殖质多、土层深厚、阳光充足、排水良好的壤土或砂壤土,可以利用山区的森林采伐地或生荒地栽培,育苗地最好选土质肥沃疏松、离水源较近的地块,移栽地尽量选择排水良好、土壤含沙略多的山坡地。选地后深翻30~40 cm,清除田间杂物,打碎土块,顺坡向作畦,畦宽1~1.2 m,高20~25 cm,作业道宽50~70 cm,一般不施肥料,若土壤过于贫瘠,可以适量施用腐熟的农家肥,不施用化肥。

(二)繁殖方式

1. 种子繁殖　在种植生产中主要采用种子繁殖。选新鲜成熟的种子于春季或秋季播种,春播时间为3月下旬至4月上旬,秋播在10月中旬至结冻之前,秋季播种出苗早、苗全,种子不需要处理。春季播种时种子要进行水浸处理,具体方法是将种子集中放入干净的布袋内,将布袋放入常温水中浸泡40~50 h,每日换水2~4次,浸完的种子在阴凉通风处晾去表面水分,待种子能自然散开时立即播种。播种时先用木板将育苗床表面土刮平,按行距8~10 cm横畦开沟,沟深3~5 mm,将种子均匀撒在沟内,每平方米播种量1.5~2.0 g,盖筛过的细土2~3 mm,用手或木板将土压实,然后在床面上盖一层稻草或松树枝保湿(马雄,2009)。

2. 根茎繁殖　繁殖材料可以采集野生红景天根茎,也可以用人工栽培的红景天在采收时剪下的根茎,移栽时间:春季4月上旬至5月初,秋季9~10月。将选择好的根茎剪成3~4 cm长的段作种栽,剪好后在阴凉通风处晾5~10 h,促进伤口表面愈合。为防止病害发生,移栽前可以用50%多菌灵500倍稀释液浸泡种栽茎段20 min。先在畦面上横畦开沟,沟深8~10 cm,行距20~25 cm,株距10~12 cm,把种栽茎段顶芽朝上稍倾斜放在沟底,覆土6~10 cm,

原则是盖过顶芽3~4 cm，栽后稍加按压，根茎繁殖的红景天生长较快，出土40~50日后，单个种栽茎段就能长出10~20条5~10 cm长的新根，长出5~8个长短不等的新根茎。田间管理时同样应注意夏季高温多雨季病害的发生，根茎繁殖生长2年以后可以采收。

3. 扦插繁殖方法

茎插：整理好苗床（可用蛭石粉），将红景天带芽茎用快刀割成5~8 cm的茎段，插入苗床，注意扦插不要太深，以能站立为好，因为扦插太深易烂，大约6日即可生根。

叶插：将叶片从茎上剥下来，插入苗床，也是以能站立为好，大约8日即可生根，要长成一株苗大约需用半个月。较茎插苗稍弱一些，春、夏、秋三季均可进行扦插，夏天温度高，根部易腐烂，可用杀菌药防腐。

（三）田间管理

1. 育苗地　幼苗出土初期生长缓慢，出土20日的幼苗仍只是2片子叶，植株很小，而此时杂草生长较快，应及时除去田间杂草，苗期要经常保持土壤湿润，干旱时要随时浇水。开始出苗时，在早晨或傍晚逐次将杂草除去，使幼苗适当接受光照。长出地上茎之后，根据出苗情况，间出过密的幼苗，或补栽于别处。

2. 移栽地　全部生长期内要经常松土除草，保证田间无杂草，移栽后的第2年应根据生长情况适当追施农家肥，尤其在开花期前后适量追施草木灰或磷肥，以促进地下部分生长。高温多雨季节一定要注意田间排水，有条件时可搭棚遮阴防雨，或在植株行间盖枯枝落叶防雨、降温，入冬之前，覆盖2~3 cm的防寒土以利越冬。

注意事项：根茎繁殖的红景天比较好管理，为了促进生长，提高药材产量，移栽之后还应精心管理，在选择繁殖材料时要选择生长年限较久的母株，最好结合药材采收，在生长健壮的无病害植株上剪取根茎种栽。

（四）病虫害防治

红景天在适宜的环境下栽培，生长期间病虫害较少，气候干旱季节偶有少量蚜虫为害幼嫩茎叶，可以释放天敌或使用阿维菌素进行防治。

其次是有时少量蛴螬、蝼蛄危害地下部分，可以人工捕杀或用毒饵诱杀。3~4年生的苗在高温多湿季节多有根腐病发生，有时严重影响植株生长及药用部分的产量，发病初期，叶片首先变黄，慢慢全株枯黄，地下部分的根和根茎先出现褐色病斑，后期全部腐烂变成褐色或黑色，最后全株死亡。防治方法主要是按要求进行选地，移栽前最好将土壤作消毒处理，若在田间发现病株应及时拔出烧毁，病穴用石灰消毒，发病初期可用1 000倍代森锰锌或多菌灵药液浇灌根部或喷撒，每10日一次，共喷3~4次（见图22-7）。

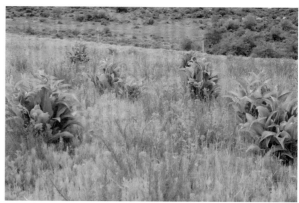
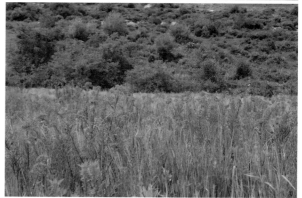

图22-7　大通狭叶红景天生态种植基地

采收加工

红景天在种子繁殖生长4~5年后采收，根茎繁殖生长2~3年后采收。在秋季地上部分枯萎后，除去地上部分的枯萎茎叶，将地下部分挖出，去掉泥土，用水冲洗干净，在60~70 ℃条件下烘干。或者将洗干净的药材上锅蒸7~10 min之后，在阳光下晒干或在干燥室内烘干，待药材达到七八成干时，将根和根茎整顺取直，顶部对齐，数个根茎捆成小把，再烘至全干。

商品规格

根据市场流通情况，将红景天药材分为"选货"和"统货"两个等级。

1. 选货　根茎呈圆柱形，粗短，略弯曲，少数有分枝,长5~20 cm,直径≥3.5 cm。表面棕色或褐色,粗糙有褶皱,剥开外表皮有一层黄色膜质表皮且具粉红色花纹。主根呈圆柱形,粗短,断面橙红色或紫红色,有时具裂隙。气芳香,味微苦涩、后甜。

2. 统货　根茎呈圆柱形,粗短,略弯曲,少数有分枝,长5~20 cm,直径2.9~4.5 cm。表面棕色或褐色,粗糙有褶皱,剥开外表皮有一层黄色膜质表皮且具粉红色花纹。主根呈圆柱形,粗短,断面橙红色或紫红色,有时具裂隙。气芳香,味微苦涩、后甜。

药材鉴别

(一) 性状鉴别

1. 大花红景天　本品根茎呈圆柱形,粗短,略弯曲,少数有分枝,长5~20 cm,直径2.9~4.5 cm。表面棕色或褐色,粗糙有褶皱,剥开外表皮有一层膜质黄色表皮且具粉红色花纹;宿存部分老花茎,花茎基部被三角形或卵形质鳞片;节间不规则,断面粉红色至紫红色,有一环纹,质轻,疏松。主根呈圆柱形,粗短,长约20 cm,上部直径约1.5 cm,侧根长10~30 cm;断面橙红色或紫红色,有时具裂隙。气芳香,味微苦涩,后甜(见图22-8)。

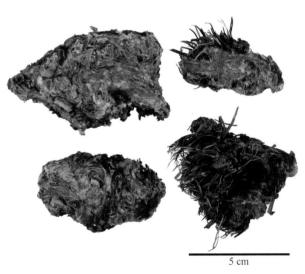

图22-8　红景天药材(大花红景天)

2. 狭叶红景天　根茎粗壮,呈不规则的圆块状或圆柱形。表面黑褐色,凹凸不平,具残留茎基痕和棕红色膜质鳞叶,木栓层易剥落。质硬,不易折断,断面棕红色。根细长,长10~30 cm,直径0.3~1.0 cm,表面黑褐色。质脆,易折断,断面棕红色,根皮易鳞片状脱落。气微,味苦、涩(见图22-9)。

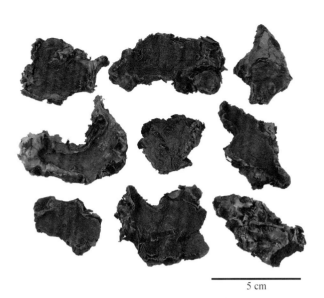

图22-9　红景天药材(狭叶红景天)

3. 唐古红景天　呈圆锥形,多有分枝;长3~12 cm,表面红棕色或棕色,具不规则的纵沟纹。根茎膨大,具残留茎基,表面凹凸不平;质硬,断面可见筋脉纹。根表面较光滑,具须根痕;质脆,易折断,断面不整齐,淡红色,粉性。气微,味苦、涩(见图22-10)。

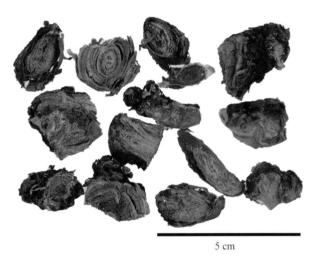

图22-10　红景天药材(唐古红景天)

4. 饮片　呈圆形、类圆形或不规则的片状。外表皮棕色、红棕色或褐色,有的剥开外表皮有一层膜质黄色表皮,具粉红色花纹。切面粉红色至紫红色,有时具裂隙。质轻,疏松。气芳香,味微苦涩、后甜。

(二) 显微鉴别

1. 横切面显微(狭叶红景天)

根横切面:木栓层5~8列细胞,皮层狭窄。韧皮部较窄,形成层明显,木质部导管较多,呈放射状排列。横切面中间有多个裂隙(见图 22 - 11 至图 22 - 13)。

根茎横切面:木栓层 5～8 列细胞,皮层狭窄。外

轮维管束排列成环(外韧型)。髓部宽广,散生 2～4 轮周韧型的髓部维管束,且排列不规则(见图 22 - 14 至图 22 - 17)。

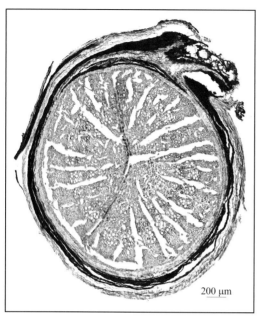

图 22 - 11　狭叶红景天根横切面(正常光)(40×)

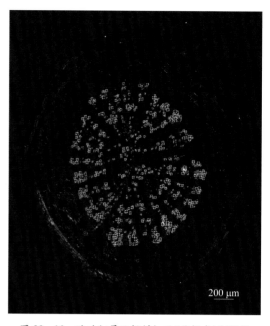

图 22 - 12　狭叶红景天根横切面(偏振光)(40×)

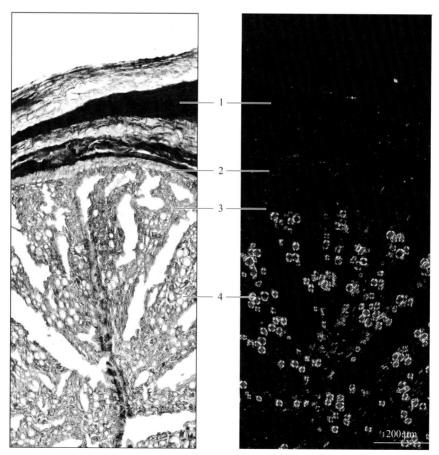

图 22 - 13　狭叶红景天根横切面正常光(左)与偏振光(右)对比(40×)

1. 木栓层;2. 皮层;3. 韧皮部;4. 木质部

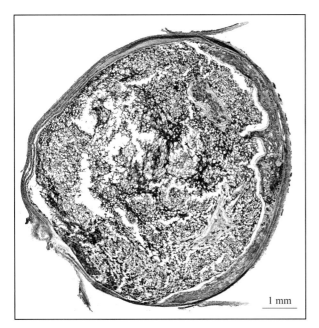

图 22-14　狭叶红景天根茎横切面(正常光)(40×)

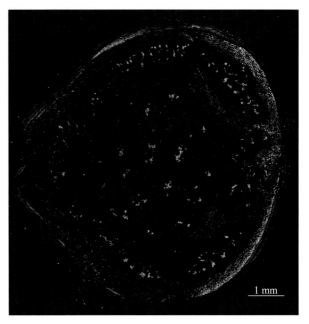

图 22-15　狭叶红景天根茎横切面(偏振光)(40×)

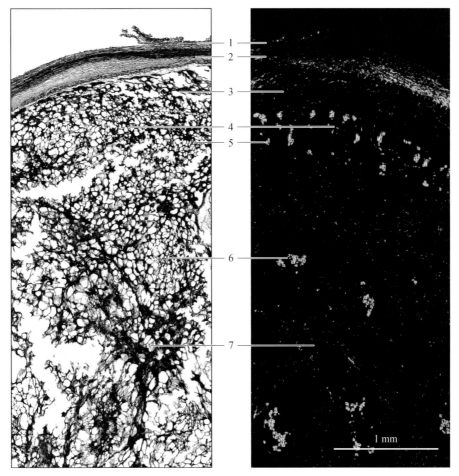

图 22-16　狭叶红景天根茎横切面正常光(左)与偏振光(右)对比(40×)

1. 木栓层;2. 皮层;3. 韧皮部;4. 木质部;5. 木质部导管;6. 髓维管束;7. 髓部

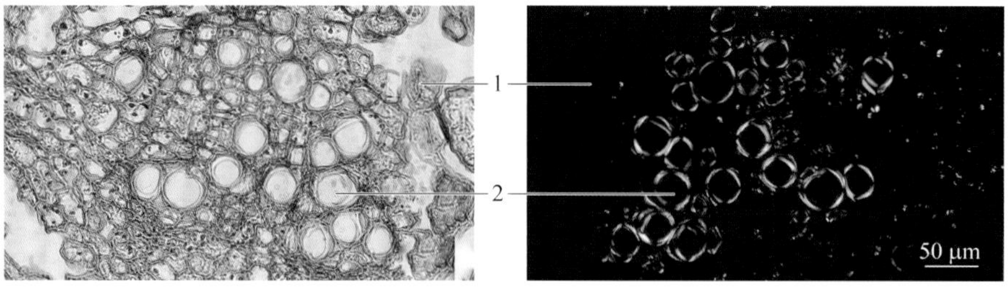

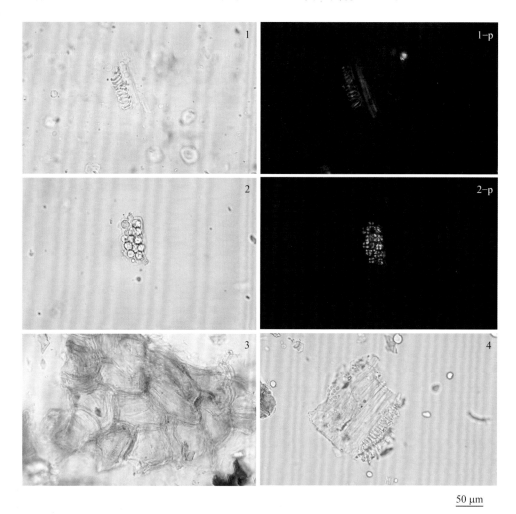

图 22-17　狭叶红景天根茎的髓部维管束正常光（左）与偏振光（右）对比（200×）

1. 韧皮部；2. 木质部

2. 粉末显微（狭叶红景天）　粉末红棕色至棕褐色。木栓细胞棕褐色，表面观多角形或长方形。淀粉粒众多，显微镜视野下随处可见淀粉粒，大多聚集成团。螺纹导管多见（见图 22-18）。

50 μm

图 22-18　狭叶红景天粉末显微特征（X-p 代表偏振光）（400×）

1. 螺纹导管；2. 淀粉粒；3. 木栓细胞；4. 薄壁细胞中含淀粉粒

理化指标

《中国药典》（2020 年版）规定：大花红景天水分不得超过 12.0%，总灰分不得超过 8.0%，酸不溶灰分不得超过 2.0%，浸出物不得少于 22.0%。本品按干燥品计算，含红景天苷（$C_{14}H_{20}O_7$）不得少于 0.50%。饮片浸出物不得少于 25.0%，其余项同药材。

《青海省藏药材标准》(2022年版)规定:唐古特红景天水分不得超过9.0%,总灰分不得超过14.0%,浸出物中醇溶性浸出物不得少于11.0%,按干燥品计算含红景天苷($C_{14}H_{20}O_7$)不得少于2.2%。

《青海省藏药材标准》(2019年版)规定:狭叶红景天水分不得过12.0%,按干燥品计算含红景天苷($C_{14}H_{20}O_7$)不得少于0.25%。

品质评价

(一) 种质品质

大花红景天生于海拔2 800～5 600 m的山坡草地、灌丛中、石缝中,分布于四川、青海、云南、西藏等地,为2020年版《中国药典》收载品种。大花红景天主含红景天苷、酪醇、焦硫酸、没食子酸、β-谷甾醇、大花红天素等成分。其中,红景天苷的含量约为0.76%。大花红景天的醇提取物能提高大鼠的红细胞、肝脏SOD的活性,降低血浆、心肌、脑组织内LPO的含量。采用光度法和ESR对红景天提取物的抗氧化性能进行研究,结果表明:红景天具有很好的抗氧化作用。红景天属样品的ITS序列与长丝景天有显著差别;红景天属内各种序列的差异虽小,却有显著而稳定的差别,能准确鉴定出各种药用红景天植物。通过rRNA ITS区碱基序列差异,可准确鉴别大花红景天及其近源植物及药材。利用大花红景天开发的产品主要为胶囊、口服液等。主要功效表现为抗缺氧、抗疲劳、抗寒冷、增强免疫、抗微波辐射,能全面调理人体机能(陈孝雨,2010)。

狭叶红景天又名大株红景天、狮子七、长茎红景天、狮子草、九头狮子七。生于海拔2 000～5 600 m的高山灌丛、多石草地或石坡上,分布于河北、陕西、山西、甘肃、青海、新疆、四川、云南、西藏等省区。狭叶红景天为1977年版《中国药典》收载品种。狭叶红景天主含红景天苷、酪醇、β-谷甾醇等成分,红景天苷含量约为0.58%,该含量在红景天商品药材中位列第三。狭叶红景天干膏能有效抑制进入高原后的大鼠心、肺组织中心钠素含量的降低;该干膏经证实还能活血化瘀,改善缺氧动物的有氧代谢。狭叶红景天能预防高原低氧环境对心脏功能的影响,增强缺氧耐力;属低毒级,无明显的蓄积作用。实验研究认为:狭叶红景天是一种具有潜在应用价值的防辐射植物。狭叶红景天制品在调节免疫方面优于人参、刺五加。以单味狭叶红景天为原料的红景天胶囊,可活血祛瘀、通脉止痛,主治胸痹,既能降低氧耗速度又能增加

供氧;还可用于治疗冠心病心绞痛。大株红景天胶囊治疗慢性脑供血不足的疗效明显,且安全性好(陈孝雨,2010)。

(二) 生态品质

不同产地狭叶红景天的总黄酮和多糖含量差异显著,其中四川省小金县的狭叶红景天总黄酮含量最高,四川省甘孜州九龙县的狭叶红景天多糖含量最高;四川省甘孜州九龙县的狭叶红景天总黄酮含量最低,云南省香格里拉市的狭叶红景天多糖含量最低。所测得13批样品的4种成分含量均有一定差别,四川省甘孜州九龙县所产狭叶红景天中没食子酸含量最高,青海省玉树州玉树市所产狭叶红景天中百脉根苷含量最高,四川省甘孜州白玉县所产狭叶红景天中红景天苷和酪醇含量最高。产地不同,狭叶红景天中化学成分含量不同,对应的药效也有强弱。

狭叶红景天中海拔与红景天苷含量的正回归系数绝对值最大,其次是年最高温,相关度的排序为:海拔>年最高温度>日照时数>年最低温>年均温度,相对湿度与红景天苷的负回归系数绝对值最大,其次是风速,相关度的排序为:相对湿度>风速>气压>年降水量。通过VIP直方图分析,海拔的权重系数与其他变量相比最大,排序为:海拔>相对湿度>风速>年最高温>气压>日照时数>年最低温>年降水量>年均温。综上可知,海拔和年最高温是影响狭叶红景天中红景天苷含量高低的最主要因素,且为正相关;日照时数也与红景天苷呈正相关(洪道鑫,2018)。

化学成分

国内外学者先后从各种红景天中分离得到40多种化学成分,其中酪醇及其苷类、黄酮及其苷类、萜及其苷类化合物是该属植物的主要成分。此外,红景天中还存在一些具有抗组胺活性的氰苷类化合物等。

1. **苷类**　主要为苯烷基苷类,包括苯乙基苷类(酪醇、红景天苷)、苯丙素苷类(络塞维)和酚苷(山柰酚7-O-α-L-鼠李糖苷),其中,红景天苷为红景天属植物共有的主要有效成分之一,是红景天化学成分研究文献集中报道的化合物。红景天苷的化学名为对羟基苯乙醇吡喃葡萄糖苷,异名有毛柳苷、柳得洛苷,分子式$C_{14}H_{20}O_7$;酪醇(Tyrosol)是红景天苷的苷元,化学名为对羟基苯乙醇,分子式$C_8H_{10}O_2$,Tyrosol可用于心血管药物美多心安、倍它素洛尔等

的中间体,适用于胆囊炎与急慢性黄疸型肝炎,也用于有机合成和香料合成中间体;络塞维(Rosavin)即肉桂醇苷,化学名为 β-(E)-肉桂醇基-O-(6'-O-α-L-吡喃阿拉伯糖基)-D-吡喃葡萄糖苷,分子式 $C_{20}H_{28}O_{10}$(周凡等,2013)。

酪醇和红景天苷作为药材红景天的代表性成分和药效成分,其含量的高低是评价该属植物药材质量的重要指标之一。从大花红景天和唐古红景天中分离到的酪醇及其苷类化合物见图 22-19 和表 22-1(王爱玲等,2014)。

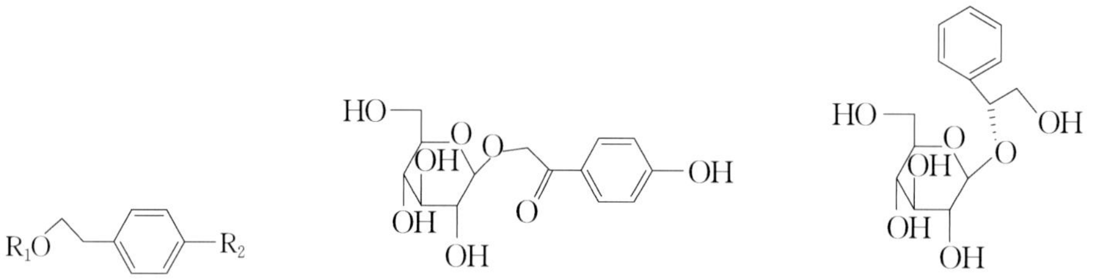

化合物 1~4　　　　化合物 5　　　　化合物 6

图 22-19　红景天中分离得到的酪醇及其苷类化合物

表 22-1　红景天中分离得到的酪醇及其苷类化合物

序号	化合物	取代基	药材	参考文献
1	红景天苷	R_1=Glc,R_2=OH	大花红景天、唐古红景天	王曙,1992
2	酪醇	R_1=H,R_2=OH	大花红景天、唐古红景天	王曙,1992
3	2-phenylethyl-β-D-glucopyranoside	R_1=Glc,R_2=H	大花红景天	Tolonen A.,2003
4	2-(4-hydroxyphenyl)-ethyl-O-β-D-glucopyranosyl-6-O-β-D-glucopyranoside	R_1=Glc-Glc,R_2=OH	大花红景天	Danjun Chen,2012
5	p-hydroxyphenacyl-β-D-glucopyranoside	/	大花红景天	Danjun Chen,2012
6	crenulatanoside C	/	大花红景天	Ya-Nan Yang,2012

2. 黄酮类　主要为黄酮醇及其苷类化合物,包括山奈酚、槲皮素、芦丁、葫芦素 b、β-谷甾醇-β-O-β-D-葡萄糖苷、大黄酚-8-O-β-D-葡萄糖苷、山奈酚-7-O-α-L-鼠李糖苷、胡萝卜苷、草质素-8-甲醚、草质素-7-O-α-L-鼠李糖苷、草质素-3-O-β-D-葡萄糖-7-O-α-L-鼠李糖苷、(+)-异落叶松树脂醇 3α-O-β-D-葡萄糖苷、(-)-异落叶松树脂醇 3α-O-β-D-葡萄糖苷、草质素-7-O-(3'-O-β-D-葡萄糖基)-α-L-鼠李糖苷(周凡等,2013)。

张崇禧等(2010)发现,不同产地红景天总黄酮含量差异较大,其中四川产大花红景天总黄酮含量最高,红景天的最佳采收期在 8~9 月。杨智海等(2011)测定了小丛红景天药材中 3 批总黄酮含量,分别为 1.30%、1.28%、1.94%,山奈酚的含量分别为 0.024%、0.022%、0.032%,山奈酚-7-O-α-L 鼠李糖苷的含量分别为 0.059%、0.055%、0.078%,草质素-8-甲醚的含量分别为 0.057%、0.054%、0.074%,草质素-7-O-α-L 鼠李糖苷的含量分别为 0.52%、0.50%、0.66%。

江道鑫等(2019)利用紫外分光光度法对狭叶红景天中总黄酮进行分析,不同产地狭叶红景天总黄酮含量差异显著,青海产狭叶红景天总黄酮含量在 1.4563%,为狭叶红景天药材质量控制提供科学依据。

3. 有机酸类　红景天属多种植物均含有有机酸。从大花红景天和唐古红景天中分离得到的有机酸类化合物见表 22-2。

表22‑2 红景天中分离得到的有机酸类化合物

序号	化合物	药材	参考文献
1	焦棓酸	大花红景天	王曙,1992
2	没食子酸	大花红景天、唐古红景天	王曙,1992
3	反式咖啡酸	大花红景天	S. Nakamura, 2007
4	6-O-galloyl-salidroside	大花红景天	W. Fan, 2001
5	1,2,3,4,6-5-O-galloyl-β-D-glucose(EGGG)	大花红景天	W. Fan, 2001
6	鞣花酸	大花红景天	杜玫,1994
7	没食子酸乙酯	大花红景天、唐古红景天	杜玫,1994
8	3-OMe-没食子酸	大花红景天	Y. N. Yang, 2012
9	3-甲氧基原儿茶酸-4-β-D-葡萄糖苷	大花红景天	Y. N. Yang, 2012
10	对羟基苯甲酸	大花红景天	Y. N. Yang, 2012
11	3,5-二甲氧基没食子酸-4-O-β-D-葡萄糖苷	大花红景天	Y. N. Yang, 2012

4. 多糖类 高阳等(2009)对狭叶红景天中的成分进行了分离,通过色谱法测定其中性糖含量为76.35%,且几乎不含酸性糖。方勇(2011)采用硫酸蒽酮法考察了不同产地红景天药材的多糖成分含量,从高到低依次为高山红景天(4.87%)、圣地红景天(3.50%)、狭叶红景天(2.98%)、玫瑰红景天(2.81%)、西藏大花红景天(1.98%)、四川大花红景天(1.06%)。洪道鑫(2019)利用紫外分光光度法对狭叶红景天中多糖进行分析,不同产地狭叶红景天多糖含量差异显著,青海产狭叶红景天多糖含量在0.3631%,可为狭叶红景天药材质量控制提供科学依据。

5. 氨基酸类 刘宁宁等(2010)测定了高山红景天不同部位的氨基酸含量,结果表明高山红景天地上部分的氨基酸含量高于地下部分,人体必需氨基酸的含量以叶片中最多,为55.75~87.21 mg/g,半必需氨基酸以根部最多。植物器官的氨基酸含量因发育进程而变化,茎、叶中的氨基酸含量从营养生长期到果熟期呈由高变低的趋势,根中的氨基酸含量变化不大。鲁京兰等(2011)以长白山野生高山红景天为试材,比较分析了必需氨基酸在高山红景天不同性别、不同器官之间的分布差异。结果表明,高山红景天中测出的7种人体必需氨基酸中亮氨酸含量最高(25%),其他6种必需氨基酸分别占2.44%~17.39%;亮氨酸和苯丙氨酸在叶片中分布多,赖氨酸和苏氨酸在根中分布多,缬氨酸、异亮氨酸和甲硫氨酸的分布因性别而异;从不同性别来看,有亮氨酸和苏氨酸在雌株中,赖氨酸和甲硫氨酸在同株中,缬氨

酸、异亮氨酸和苯丙氨酸在雄株中分布较多的趋势;高山红景天中测出的2种人体半必需氨基酸中精氨酸的含量远比组氨酸高。

6. 挥发油类 主要含萜类、醇类、脂肪酸类及少量的烷烃、醛、酮、酚、酯类等成分。经测定,挥发油的主要成分为棕榈酸、亚油酸、肉豆蔻酸、正辛醇、牻牛儿醇、香叶醇、桃金娘烯醇、2-甲基-3-丁烯-2-醇、3-甲基-2-丁烯醇、十六酸、环癸烷、二十五烷、6-甲基-5-庚烯-2-醇及月桂醇等,含量为1%~3%的有二十一烷、二十三烷、二十四烷、二十七烷、辛酸、α-松油醇、紫苏醇、9,12,15-十八碳三烯酸甲酯、6,10,14-三甲基十五烷酮、3,7-二甲基癸烷、十八醇、十五烷酸、十七烷酸、S-(2-氨基乙基)酯-硫代硫酸、β-二氢紫罗兰醇、橙花醇乙酸酯、苯乙醇、正癸醇、正己醇、芳樟醇和芳樟醇氧化物等(王云美等,2009;付文艳等,2012;李涛等,2008;魏永生等,2011)。

7. 矿物质元素类 魏永生等(2011)经湿法微波消解制样,利用全谱直读电感耦合等离子发射光谱法(ICP-OES)对狭叶红景天中的矿物质元素进行了全面详细的分析测定。结果表明,狭叶红景天中含有钙、钾、磷、镁、铝、硫、铁、钠、锶、钡、硼、锰、锌、钛、铬、铜共16种矿质元素,常量矿物质元素中钙的含量最高,微量元素中铝、锶、钡、硼的含量丰富。

8. 其他 还有学者从狭叶红景天乙醇提取物中分离并鉴定出4-羟基-苯乙基-(4′-甲氧基-苯乙基)醚、β-D-葡萄糖苷-2-羟基-2-甲基-丁酸酯、对乙氧基苯乙醇乙酯、对羟基苯甲酸乙酯、对羟基苯甲醛、R(-)-mellein、对甲氧基苯乙醇、对羟基苯乙酮、对羟

基苯甲酸、豆甾醇、3,4,5-三羟基苯甲酸和3,4,5-三羟基苯甲酸甲酯(杨连梅等,2011;聂远洋等,2011)。

药理作用

1. 抗炎、抗氧化作用 红景天苷能够抑制 LPS 诱导的 BV2 小胶质细胞炎症反应,主要是通过激活 PI3K/Akt 信号通路,促进 Akt 的磷酸化,抑制 NF-κBp50 核转录,进而抑制细胞因子,达到一定抗炎效果(杨泽霖,2019)。大株红景天能够有效抑制肺组织炎细胞浸润,减小肺组织损伤,有效降低核结合因子-$\kappa\beta$ 的表达。红景天苷注射液能够有效地减轻百草枯急性肺损伤大鼠的组织水肿、炎细胞浸润、肺泡及支气管炎细胞渗出,降低肿瘤坏死因子、白介素-6 等炎性细胞因子的表达。红景天苷能够通过抑制核因子-$\kappa\beta$ 和转化生长因子-$\beta1$ 从而发挥有效的抑制支气管哮喘小鼠气道重塑,减轻炎细胞浸润的作用(孙许涛,2017)。抗氧化方面,体外研究表明,小丛红景天总黄酮清除 DPPH 自由基和 O_2^- 自由基的活性均为小丛红景天浸膏的 4 倍左右,且其清除羟自由基和抑制脂质过氧化的活性均强于抗坏血酸,分别约为抗坏血酸的 2.7 倍和 2 倍(郭增军,2011)。红景天苷可降低 6-羟基多巴胺引起的多巴胺能神经元细胞系 SN4741 和皮层神经元的细胞毒性,减轻细胞内的氧化应激反应,抑制细胞凋亡及减少内质网应激反应,从而保护神经元细胞,还可刺激大鼠间充质干细胞分化多巴胺能神经元。动物实验发现,对 Wistar 大鼠灌胃红景天提取物后可预防 1-甲基-4-苯基-1,2,3,6-四氢吡啶(MPTP)引起的神经元毒性,减轻大鼠氧化应激反应。另外,红景天苷可调控 ROS/一氧化氮(NO)相关的线粒体信号通路,通过抑制细胞凋亡、减轻氧化应激反应、保护线粒体等对 MPTP 诱发的 C57BL/6 小鼠帕金森模型具有改善作用,可作为一种良好的神经保护剂(王小博,2019)。红景天多糖具有较好的抗氧化作用,0.1 mg/mL 时红景天粗多糖的自由基清除率达到 97.31%,脱蛋白多糖的自由基清除率稍低,达到 65.58%;它还可以清除超氧阴离子,红景天粗多糖达到 0.12 mg/mL 时,超氧阴离子清除率达到 96.17%,脱蛋白多糖达到 0.12 mg/mL 时,超氧阴离子清除率达到 67.83%(李晶,2020)。

2. 抗缺氧、抗疲劳作用 藏医临床实践证实,以红景天为君药的复方缺氧康和多血康均有活血、清肺、益气、安神的功效。藏医大师措如·才郎在临床上采用多血康治疗 HAPC,疗效确切(伍文彬,2009)。王小博(2019)也通过建立大鼠 HAPC 模型,证实了灌胃给予多血康可降低大鼠血清红细胞数、血红蛋白浓度和红细胞压积,其作用机制可能与下调促红细胞生成素(EPO)、缺氧诱导因子 1α(HIF-1α)的表达有关。这些都表明了红景天及其复方制剂对高原缺氧性疾病有确切的疗效。动物研究也显示,红景天苷可保护大鼠心脏功能,对抗急性力竭性损伤;其机制为通过抗氧化应激和调控丝裂原活化蛋白激酶(MAPKs)信号通路,降低心肌细胞中丙二醛(MDA)的含量和下调磷酸化 p38 MAPK(p-p38 MAPK)的表达,增加超氧化物歧化酶(SOD)的含量和上调磷酸化细胞外调节蛋白激酶(p-ERK)蛋白的表达。腹腔注射红景天苷可保护心肌缺血再灌注损伤模型大鼠,改善其急性心肌梗死后的心室重构,抑制心肌细胞纤维化,其机制分别与激活磷脂酰肌醇 3 激酶(PI3K)/蛋白激酶 B(Akt)/糖原合成酶激酶 3β(GSK-3β)信号通路和调控 Wnt/β-catenin 信号通路有关。通过体外模拟人心肌细胞缺氧损伤模型的研究发现,红景天苷可提高心肌细胞的活性,减少其凋亡;其机制与诱导 HIF-1α 的表达,降低乳酸脱氢酶(LDH)、肌酸激酶(CK)和天冬氨酸转氨酶(AST)的释放,增加 SOD 的含量有关。红景天所含的 5 种单体成分,即红景天苷、酪醇、没食子酸、德钦红景天苷、草质素-7-O-($3'$-β-D-葡萄糖)-α-L-鼠李糖苷,对缺氧缺糖引起的心肌细胞损伤具有保护作用,其机制可能为上调 HIF-1α 的 mRNA 表达。此外,红景天苷通过下调肌钙蛋白 T 和抑制心肌细胞凋亡等作用发挥对实验性大鼠心肌缺血损伤的保护作用(王小博,2019)。谢磊等(2016)通过计算机模拟建立了小鼠游泳耐力实验系统,发现红景天组较对照组的游泳时间均有显著提升。李晶等(2020)通过研究发现红参-红景天混提液能显著提升小鼠游泳时间且使血清尿素氮水平均明显降低,肝糖原水平均明显升高,表明其具有较为显著的抗疲劳效果。

3. 调节血脂血糖、防止心脑血管疾病作用 红景天含有的草质素苷和红景天素在体外可抑制脂肪酶活性,能明显抑制餐后血液中甘油三酯含量的上升,可用来治疗高血脂和外源性肥胖(Kobayashi K,2008)。临床实验表明红景天能够增加心肌收缩力,增加心肌细胞活力,对心脏具有明显保护作用。孙许涛(2017)通过对大脑及血管的研究,发现红景天能够有效抑制脑细胞的凋亡,减少缺血再灌注损伤,并通过调节细胞因子的表达达到调节血管舒缩功能的作用。

4. 其他作用 藏医认为,肺属"培根"之境,肺病在夏季较安,入冬则病情加剧;在白昼较轻,入夜则病势加重。其原因是"培根"属寒水,喜温恶寒。而红景天善润肺,能活血止血、清肺止咳,具有防止咳血、咯血、肺炎咳嗽等作用,继而改善"培根"功能,故能治疗多种肺部疾病(王小博,2019)。红景天总黄酮可通过增强机体抗自由基的能力对四氯化碳诱导的小鼠急性肝损伤发挥保护作用(王刚,2016)。红景天总黄酮对大肠埃希菌、金黄色葡萄球菌、枯草芽孢杆菌、变形杆菌等4种菌种有抑菌作用。山柰酚、草质素、草质素苷、红景天素等可抵抗感冒病毒活性(Jeong H J,2009)。同时,红景天还可以通过抗氧化、减轻钙超载、抗炎、减轻能量代谢障碍、抑制心肌细胞凋亡等发挥心肌缺血再灌注损伤保护作用(占海思,2016)。

资源综合利用

(一)借鉴国外研究成果研发新药

国外学者 Gerbarg P L(2016)、Li Y(2017)、Arabit J G J(2018)、Amsterdam J D(2016)、Concerto C(2018)与 Labachyan K E(2018)对红景天提取物的药理活性进行了研究,其中 Gerbarg P L 的试验证明红景天是一种潜在的选择性雌激素受体调节剂,可以预防或减轻更年期相关的认知、心理、心血管疾病和骨质疏松症,红景天提取物具有延缓衰老、抗炎、调节免疫和抗癌作用。Li Y 研究了红景天提取物和红景天苷影响癌症和正常细胞生理功能的分子机制,结果表明,红景天提取物和红景天苷可以带来全身益处,在治疗人类膀胱癌方面值得进一步研究。Arabit J G J 研究表明红景天提取物可能作为亨廷顿氏舞蹈病的一种潜在治疗方法。Amsterdam J D 发现红景天提取物调节细胞的应激反应具有多靶点作用,影响神经内分泌、神经递质受体和分子网络的各个组成部分,并可能对情绪产生有益影响,具有抗抑郁作用,且具有良好的耐受性和安全性。Concerto C 发现口服红景天提取物可调节人的皮质可塑性,从而防止神经元突触的活性依赖性降低,通过调节大脑的可塑性发挥抗抑郁作用。Labachyan K E 发现红景天提取物影响肠道微生物群落可能是其延缓衰老的作用机制。保加利亚学者 Marchev A S(2017)发现红景天提取物可能对调节激酶信号有独特作用,通过调节相关凋亡诱导配体来治疗自身免疫性疾病和癌症。Vasileva L V(2016)发现红景天提取物对大鼠的学习和记忆具有积极作用,其应激保护作用可以改善认知功能。韩国学者 Kang D Y(2018)研究了红景天苷影响乳腺癌的一些主要因素,并分析了红景天苷抑制血管生成和侵袭的原因。意大利学者 Palmeri A(2016)研究发现红景天苷在动物模型上具有抗焦虑和抗抑郁的药理活性,证明红景天苷可能具有改善认知和抵抗情绪障碍的功能。法国学者 Bangratz M(2018)研究表明红景天和藏红花联合用药可用于治疗轻度和中度抑郁症并改善抑郁和焦虑症状。澳大利亚学者 Langeder J(2021)在细胞病变效应抑制试验中发现红景天提取物具有独特的抗甲型流感病毒活性。综合这些成果,可以研制红景天抗癌、抗抑郁及治疗心血管疾病等新药。

(二)加大绿色食品开发力度

红景天是继人参、刺五加之后又被发现的极有前途的新型环境适应药物和保健食品资源,且效果明显优于人参和刺五加,我国卫生部1991年已批准红景天为保健品和药品新资源。近年来我们利用现代生物技术,致力于红景天有效成分的分离、鉴定及其系列保健食(药)品的研发和技术攻关,取得了阶段性成果,已有系列多项成熟的产品,可供开发商实行梯度开发生产或任选其一:①红景天药品(保健药)系列。红景天针剂、红景天多糖片、口含片、微胶囊、速溶冲剂、红景天"双清片"(清除体内自由基、净化血液)等。②红景天保健饮品系列。复合纸质包装、易拉罐、玻璃瓶装和袋泡茶,可按特殊营养食品或保健食品生产。今后应加深开发红景天口含片、提高免疫力和抗缺氧饮品、抗炎与抗氧化类口含片等绿色食品,打造红景天 GAP 种植、加工、销售完整产品链。

炮　　制

除去须根、杂质,切片,干燥。

性味与归经

甘、苦,平。归肺、心经。

功能与主治

益气活血,通脉平喘。用于气虚血瘀,胸痹心痛,中风偏瘫,倦怠气喘。

临床与民间应用

(一)国家药品标准中应用

红景天在《中国药典》《国家中成药标准汇编》《卫

生部药品标准》新药转正标准、注册标准中共计查询到 24 个组方品种,搭配组方的药材数量为 64 种。组方品种功能主治主要体现在呼吸系统(8 种)、血液及造血器官(6 种)、消化道及代谢系统(4 种)三方面;配方多搭配甘草、枸杞子、沙棘鲜浆、大黄、鱼腥草等药味。详见图 22 - 20。

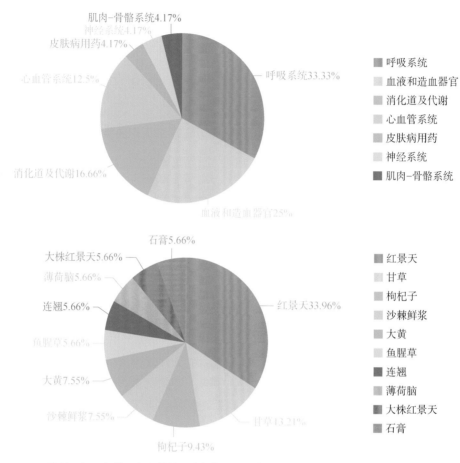

图 22 - 20　红景天成方制剂品种分布及组方前十的药味统计(来源:药智数据库)

(二) 临床配伍应用

(1)红景天胶囊:治疗低氧血症。每次 2 粒(每粒 0.35 g),每日 2 次,20 天为一个疗程。

(2)红景天糖浆:治疗高原红细胞增多症,一次 15～20 ml,口服,每日 3 次,4 周为一个疗程。

(3)红景天配伍山药、白术:益气健脾。用于脾虚倦怠乏力。

(4)红景天配伍南沙参、百合:清肺润肺止咳。用于肺阴虚咳嗽痰黏。

(三) 经典处方与研究

1. 心脑欣丸

处方:红景天 2 000 g,枸杞子 1 000 g,沙棘鲜浆 286 g。

以上三味,回流提取,加辅料淀粉,制粒干燥成丸。

功能:益气活血。

主治:用于气虚血瘀所致的头晕、头痛、心悸、气喘乏力,缺氧引起红细胞增多症见上述症候者。

用法用量:口服。一次 9 g,一日 2 次,饭后服用。

现代研究:心脑欣丸的主要成分为红景天、枸杞子及沙棘鲜浆,有益气养阴、活血化瘀的功效,对因缺氧导致的红细胞增多症有较为显著的效果。可以有效改善肺心病患者的心悸、气喘、乏力等症状。苟连平(2016)研究表明心脑欣丸能够有效提升肺心病合并冠心病患者的 CAT 评分和心肺功能,改善其血液流变学,临床疗效较好,但其临床用药安全性值得关注。

2. 景天祛斑胶囊

处方:当归 200 g,红景天 200 g,枸杞子 300 g,制何首乌 300 g,红花 80 g,黄芪 300 g,珍珠 100 g,杜鹃花 200 g。

功能:活血行气,祛斑消痤。

主治:用于气滞血瘀所致的黄褐斑、痤疮。

用法用量:口服,一次 3～4 粒,一日 2 次。

现代研究:景天祛斑胶囊有净血功效,能显著提高血中超氧化物歧化酶(SOD)的抗氧化活性,增加血氧生成量,净化血液质,使血液质的流动性增强,通过调节人体气质和体液,改善微循环及性激素失调所致的皮肤炎症,从而使皮肤微循环血液充沛、弹性增加,恢复肌肤细胞活力。方中红景天(索洛玛保):活血止血、滋补元气、干黄水,成熟异常黏液质。珍珠(墨斗):清热解毒,治黄水与热毒混杂之症,开通受阻的异常胆液质及血液质。红花(苦空):清肝热、敛血、补血,调节异常黏液质。杜鹃花(达玛):和血、调经、祛风湿,清除黏稠液体。枸杞子:滋肾、润肺、补肝明目,成熟异常黑胆质。制何首乌:补肾健脑,排除皮下毒素。黄芪:益卫固表、利水消肿,成熟异常黏液质。当归:养血补血,调节人体气质和体液。全方具有补血正精、干黄水、润肤色,调节异常的血液质、黏液质、胆液质、黑胆质功能。整个组方对调整女性气滞血瘀、内分泌失调等引起的面部色斑疗效显著。

3. 九味石灰华散

本品为藏族验方。

处方:石灰华 100 g,红花 80 g,牛黄 4 g,红景天 80 g,榜嘎 100 g,甘草(去皮)80 g,高山辣根菜 80 g,檀香 100 g,洪连 100 g。

功能:清热,解毒,止咳,安神。

主治:用于小儿肺炎、高热烦躁、咳嗽。

用法用量:口服,一次 0.6～0.9 g,一日 2 次;三岁以下小儿酌减。

(四) 青海中医单验方

(1) 组方:红景天 250 g,独活根 175 g,黄刺皮 175 g,黑粉菌 150 g,纤毛婆婆纳 150 g,美丽风毛菊 250 g。

主治:各种口腔疾病。

用法:共为细末,冲洗口腔(每次 100 ml 水煎待凉)。

来源:玛沁县区划办(藏医方)。

(2) 组方:红景天、桔梗、甘草、枇杷叶等量。

主治:咳喘、肺炎。

用法:混合磨成细粉,每次 1～2 g 煎服。

来源:都兰县中普办。

第二十三章　雪莲花

Xue lian hua

HERBA SAUSSUREAE MEDUSAE

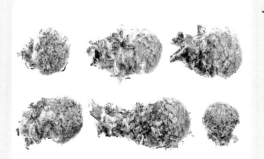

道地沿革

(一)基原考证

1. 唐代　《度母本草》记载:"所说水母雪莲花,生在雪山高石山,拉托嘎波是其名,也称恰果苏巴(ཧྱད་སུག་པ།)药,根子叶茎皆较大,植株外表被绒毛,状似秃鹫落草滩。"

2. 宋代　南宋《宇妥本草》记载:"水母雪莲生石山,叶片较厚气味浓,内外如同盖蚕丝,长短四指或五指,根子状如红柳根。"

3. 清代　《晶珠本草》记载:本品之名有加保拉桃坚、玄果捏巴、江亚合得金、达西嘎尔保等。《图鉴》中说:"茎中空,被绵状绒毛,形态状如绢毛菊,茎顶开花;花微紫红,状如秃鹰蹲在石岩上。"

清末《雪域铁围山医学利众院本草药鉴汇集》将雪莲花分为努色(ཧྱད་སོ།)上等品、努色(ཧྱད་སོ།)下等品、勒色(རི་སོ།)、雪莲花(ཧྱད་སྡུ།)、热色(རི་སོ།)5种,茎秆和叶子较细者为热色,茎秆和叶子较粗的为勒色,其他品种从味觉中知晓。

4. 近现代　《中国藏药》(1996 版)记载恰果苏巴(ཧྱད་སུག་པ།)为雪莲花,根据"茎中空,被绵状绒毛,生态状如绢毛菊,顶端花,花微紫红,状如秃鹰蹲在石岩上"的特征,确定其基原为菊科风毛菊属植物水母雪莲花(水母雪兔子)Saussurea medusa Maxim.(以下拉丁文相同者省略)及本属绵毛组多种植物。

《中国藏药》(2016 版)记载恰果苏巴(ཧྱད་སུག་པ།)为水母雪兔子为菊科植物水母雪兔子、三指雪兔子Saussurea tridaetyla Sch.-Bip. ex Hook. f.、绵头雪莲花 S. laniceps Hand.-Mazz. 的全草。

《藏药志》记载恰羔素巴(ཧྱད་སུག་པ།),根据"全体被绵毛,形似绢毛菊,其状如秃鹫落于岩石上、茎中空,花淡紫色"特征,基原确定为水母雪兔子。各地藏医也以黑毛雪兔子 S. hypsipeta 入药。

《中国医学百科全书·藏医卷》收载雪莲花(恰果苏巴)为水母雪莲花。

《中华本草·藏药卷》收载水母雪莲花为菊科植物水母雪莲花的全草入药。

《中华藏本草》收载水母雪兔子(恰果苏巴)为菊科植物水母雪兔子和三指雪兔子。本品入药种类较多,除以上两种外,尚有菊科植物绵毛雪兔子Saussurea gossypiphora D. Don 和绵头雪兔子Saussurea laniceps Hand.-Mazz. 。

《常用藏药志》收载雪莲花(恰果苏巴)为菊科植物水母雪莲花或绵头雪莲花(绵头雪兔子)干燥全草。

《晶珠本草正本诠释》记载:"雪莲花包括风毛菊属雪兔子亚属的多种植物,它的特点是头状花序密集茎顶端或生于莲座状叶丛中被绵毛的苞叶所包被或半包被。"菊科植物水母雪兔子、三指雪兔子等的全草入药。

《藏药晶镜本草》中将水母雪莲称之水母雪兔子Saussurea medusa Maxim.,菊科多年生草本,根子长而细,状如鼠尾,茎高 0.1~0.2 m,茎中空而粗,向上生长。叶子表面如同盖有丝绵般被灰白色毛绒包裹。每年7～8月份茎顶开花；花微紫红，花束状如氆氇刷子。《图鉴》中说：达西嘎布（ད་ཤེད་དཀར་པོ་）亦称恰高苏合巴（བྱ་རྩོད་སུག་པ་）。茎中空，如披着棉布，形态状如绢毛菊，茎顶开花；花微紫红，状如秃鹰蹲石岩。本品之名有杰布拉妥尖（རྒྱལ་པོ་ལྕོང་ཙན་）、拉妥嘎布（ལ་ཙོང་དཀར་པོ་）、达亚干（ད་ར་ཡ་ཀན་）、香瑶尔尔第董（བྱང་གསལ་འབྲེའུ་འབྲིང་）、达西嘎布（ད་ཤེད་དཀར་པོ་）、梅朵岗拉（མེ་ཏོག་གངས་ལ་）。《藏药晶镜本草》所引的《图鉴》中达亚干（ད་ར་ཡ་ཀན་），亦称恰高苏合巴（བྱ་རྩོད་སུག་པ་）。

《中国藏药植物资源考订》收载（བྱ་རྩོད་སུག་པ་）（恰果苏巴）基原有水母雪兔子、羽裂雪兔子 Saussurea leucoma Diels 及绵头雪兔子。

《中国藏药资源特色物种图鉴》收载（བྱ་རྩོད་སུག་པ་）（恰果苏巴）类药有水母雪兔子、绵头雪兔子、鼠曲雪兔子 S. gnaphalodes（Royle）Sch. -Bip.、黑毛雪兔子。

总上考证，《度母本草》《宇妥本草》《晶珠本草》等中均记载有"（བྱ་རྩོད་སུག་པ་）"（恰果苏巴），藏文名称古今较为统一，汉译名有恰果苏巴、恰羔素巴、夏果苏巴、玄果搜花等不同译名，与各地发音不同有关。据现代文献记载和实地调查显示，现藏医所用"恰果苏巴"的基原均为菊科风毛菊属（Saussurea）雪兔子亚属（Subgen. Eriocoryne）植物，但各地藏医所用种类有差异，主要使用的为水母雪莲花 Saussurea medusa Maxim.（水母雪兔子）、绵头雪莲花 Saussurea laniceps Hand. -Mazz.（绵头雪兔子），此外，文献记载的"恰果苏巴"的基原尚有红雪兔 Saussurea leucoma Diels（羽裂雪兔子）、白雪兔 S. eriocephala Franch.（棉头风毛菊）、小红兔 S. tridactyla Schultz. -Bip.（三指雪兔子，S. tridactyla Sch. -Bip. ex Hook. f.)、黑毛雪兔子 S. hypsipeta Diels、雪兔子 S. gossypiphora D. Don、鼠曲雪莲花 S. gnaphalodes（Royle）Sch. -Bip.（鼠麴雪兔子）、绵毛雪莲花 S. lanuginose Vant.（大坪风毛菊 S. chetchozensis Franch.）、槲叶雪莲花 S. quercifolia W. W. Smith（槲叶雪兔子）等。《藏药标准》（1979 版）（云南、青海、四川、西藏等六省区）收载雪莲花为水母雪莲花。《卫生部药品标准》藏药分册 1995 版收载雪莲花药材基原为水母雪莲花和绵头雪莲花。据市场雪莲商品调研，藏药雪莲花（恰果苏巴）应用品种相对稳定，虽各地有习用品种，但主流品种应为水母雪莲花或绵头雪莲花。

（二）药效考证

1. 唐代　《妙音本草》记载："红雪莲花治疗疮，内服疮药两皆可，按诀服用解诸毒，其他功效特殊胜。"

《度母本草》记载："其味苦而其性凉；治疗疔疮似甘露，任何疔疮均能治。单味煎汤口中服，罨浴肿胀转平安。水母雪莲配棘豆、大黄根和角茴香、蕨叶藁本、鞑新菊、安息香等组成方，凉水为引腹中服；并用瑞香狼毒草、大狼毒和鞑新菊、大黄、狗粪捣成糊，涂敷肿处即转安。水母雪莲三甘露、秦皮木贼平车前、乌奴龙胆和棘豆、杜鹃花和蔷薇果、肉果草和佛手参，等份研末水送服，罨浴治疗严重疮，这些药物配齐时，头和四肢体腔疮，疾病严重亦治愈，如是称为大甘露。水母雪莲配硫黄、朱砂银灰三热药、各种灰药和棘豆，配伍研粉凉水引，去除疮疤和恶疣。其他功效更奇妙。"

2. 宋代　南宋《宇妥本草》记载："治疗头部伤和疮，消散肿块治疗疮。"

3. 清代　《晶珠本草》记载："水母雪莲花的功效，治头疮恶疔疮。《如意宝树》中说，'水母雪莲花治头疮，止热性疼痛。'让穹夏说：'水母雪莲花治癫痫。'《图鉴》中说：'水母雪莲花生长在雪山雪线附近的碎石地带，是治疗皮肤炭疽的最有疗效的药物'……味苦，性凉，功效治炭疽病，独味汤消肿，外敷肿胀速消。"

综上所述，就其功效而言，公元 8 世纪中叶红雪莲花用于治疗疔疮，内服外用两皆可。水母雪莲花与大黄、安息香、瑞香狼毒等藏药材配伍具有消肿和治疮疤、恶疣的多种组方。12～18 世纪水母雪莲花的功效为治疗头疮和恶疔疮，增加了治疗皮肤炭疽的疗效。

4. 近现代　《中国藏药》(1996 版)记载恰果苏巴（བྱ་རྩོད་སུག་པ་）为雪莲花，性味功效为甘、微苦，温。解毒，除湿。内服治炭疽、风湿痹症，痛经，癫痫。外敷消肿。

《中国藏药》(2016 版)记载恰果苏巴（བྱ་རྩོད་སུག་པ་），功效与主治为味苦，性凉。祛风除湿，舒经活络，引产，补血，解毒。风湿痛、类风湿关节炎、炭疽病、癫痫、头疮、皮肤病、月经不调、痛经、胎衣不下、肾虚腰痛、遗精、阳痿、血热引起的头痛。

《藏药志》记载恰羔素巴（བྱ་རྩོད་སུག་པ་），苦、凉；清热解毒，祛风湿，通经络；主治炭疽病、中风、风湿关节炎、胞衣不下、高山反应等。

《中国医学百科全书·藏医卷》收载雪莲花（恰果

苏巴)为水母雪莲花。味苦,性凉。功能清热解毒,消肿止痛。主要用于头部创伤,炭疽,热证刺痛,黄水病。本品与硫黄、银朱、银灰等配伍,制成八味雪莲花丸,主治瘰疬及肉核破溃。

《中华本草·藏药卷》收载水母雪莲花为菊科植物水母雪莲花的全草入药,味苦,消化后味苦,性凉。清热解毒,消肿止痛。主治头部创伤,炭疽,热病痛症,风湿病,黄水病,中风。

《中华藏本草》收载水母雪兔子(恰果苏巴),祛风除湿、舒经活络、引产、补血、解毒。治风湿痛、类风湿关节炎、炭疽病、癫痫、头疮、皮肤病、月经不调、痛经、胎衣不下、肾虚腰痛、遗精、阳痿、血热引起的头痛。

《常用藏药志》收载雪莲花(恰果苏巴),苦,寒。清热解毒、消肿止痛。用于头部创伤、炭疽病、热性刺痛、妇科病、类风湿性关节炎、中风。外敷消肿。

《晶珠本草正本诠释》记载:"祛风除湿,舒经活络,引产,补血,解毒。治风湿痛、类风湿关节炎、炭疽病、癫痫、头疮、皮肤病、月经不调、痛经、胎衣不下、肾虚腰痛、遗精、阳痿、血热引起的头痛。"

《藏药晶镜本草》较全面地总结了水母雪莲花的功效,具有消肿,滋补,镇痛和调经的作用,用于治疗头部疮伤,炭疽,皮肤病和星曜病。

《中国藏药植物资源考订》收载(ཀརྞ་སུ་པ་)(恰果苏巴),苦,凉;消肿、愈疮止痛;治炭疽头疮、外伤出血、肉食中毒,藏族民间又用于风湿、热性疼痛、癫痫等"煞毒"病、死胎引产、抗早孕、高原反应。

《中国藏药资源特色物种图鉴》收载(ཀརྞ་སུ་པ་)(恰果苏巴),清热解毒,消肿止痛,用于头创伤、炭疽、热性刺痛、妇科病、类风湿关节炎、中风。

综上考证,《度母本草》《宇妥本草》《晶珠本草》等中均记载有"ཀརྞ་སུ་པ་"(恰果苏巴),言其为治头疮与恶疗疮、止热性疼痛之药物。

据市场雪莲商品调研,藏药雪莲花(恰果苏巴)应用品种相对稳定,虽各地有习用品种,但主流品种应为水母雪莲花或绵头雪莲花。古今疗效也较为一致,清热解毒、除风湿、通经络,用于炭疽病、中风、风湿性关节炎、胎衣不下、引产等症。

(三)道地沿革及特征

唐代《度母本草》记载:"所说水母雪莲花,生在雪山高石山。"

南宋《宇妥本草》记载:"水母雪莲生石山。"

清代《晶珠本草》引《图鉴》云:"水母雪莲花生长在雪山雪线附近的碎石地带。"

近现代《中国藏药》(1996版)记载恰果苏巴(ཀརྞ་སུ་པ་)为雪莲花,水母雪莲花生于海拔3 800~4 800 m的高山积雪碎石带。产于西藏、青海、甘肃南部、四川西部及云南西北部。绵头雪莲花生于海拔4 500 m的高山岩上风化的流沙处或岩石缝中。产于西藏、四川、云南。

《藏药志》记载恰羔素巴(ཀརྞ་སུ་པ་),产于西藏、青海、四川、云南、甘肃;生于海拔3 900~5 600 m的高山流石滩;分布于克什米尔地区。

《中华藏本草》收载水母雪兔子生长在海拔4 150~5 600 m的流石滩、积雪碎石带,产于青藏高原。三指雪兔子生长在海拔4 300~5 200的流石滩。产于西藏、云南。绵毛雪兔子 Saussurea gossypiphora D、Don 和绵头雪兔子 Saussurea laniceps Hand.-Mazz,生长于海拔4 200~5 280 m流石滩,产于西藏,四川、云南。

《常用藏药志》收载水母雪莲花分布于青海、甘肃、四川、云南、西藏。生于高山多砾石山坡和流石滩。绵头雪莲花分布四川西南部、云南西北部及西藏东部。生于流石滩或石隙中。

《晶珠本草正本诠释》记载水母雪兔子生于海拔4 150~5 600 m的流石滩、积雪碎石带。产于青藏高原。三指雪兔子生于海拔4 300~5 200 m的流石滩。产于西藏、云南德钦。绵头兔子花生于海拔4 200~5 280 m的高山流石滩。产于云南的迪庆、大理、丽江,西藏南部,四川西南部。

《藏药晶镜本草》记载水母雪兔子生长于青藏高原海拔4 700~5 500 m的雪山高石山。

据市场雪莲商品调研,藏药雪莲花(恰果苏巴)应用品种相对稳定,虽各地有习用品种,但主流品种应为水母雪莲花或绵头雪莲花。产于青海、四川、西藏、甘肃、云南各省,主要分布在4 000~5 750 m的高海拔地区,气候多变,冷热无常,在雪线上下的石缝、流石滩、高山多砾石山坡生长。

青海开发历史

(一)地方志

《青海省志·特产志》记载:"雪莲一般分布在雪线附近,生长在祁连山、西倾山、昆仑山、巴颜喀拉山、积石山、唐古拉山等各大山脉的顶部流砂或砾石带中,平均海拔在3 800~5 000 m之间。全省资源蕴藏量较丰富。全草入药,具有祛风湿强筋骨的作用。对风湿性关节炎,引产和抗早孕有良好的作用。"《青海省志·高原生物志》记载:"水母雪莲,藏名叫恰羔素巴。与同属植物的主要区别是全株密被白色绵毛;叶椭圆形或扇形,边缘具条裂齿。青海省高山顶部倒石堆和流石坡地带均产,海拔3 800～4 900 m。地上部分入药,治炭疽、风湿性关节炎、高山反应症,并可下死胎。"

《久治县志》载:"雪莲为菊科植物水母雪莲的全草,多年生草本植物,海拔4 000 m的雪线附近都有生长,藏医称为夏羔素巴,是高原特有名贵药材。其味甘、微苦、性温。有补肾壮阳、通络活血等功效。是妇科良药。"

《化隆县志》载:"水母雪莲:生于高山裸岩区多石砾山坡和流石滩,马阴山一带有分布。"

《都兰县志》载:"雪莲产于海拔4 000～4 500 m山区的石崖或碎石地带,开白色花,入药可治疗风湿性关节疼痛等症,资源量1.5万公斤。由于数量不多,且生长处多悬崖峭壁,采集量极少。"

在《门源县志》《湟中县志》《河南县志》《乌兰县志》《湟源县志》《泽库县志》《祁连县志》《班玛县志》《甘德县志》《同德县志》《共和县志》都有雪莲分布与采收记载。另外在《黄南藏族自治州概况》《玉树藏族自治州概况》《海南藏族自治州概况》《青海风俗简志》《海西蒙古族藏族自治州概况》中也有雪莲花药材分布记载。

(二)青海植物志与药学著作

《青海植物志》收载水母雪兔子,产于玉树、囊谦、称多、杂多、治多、曲麻莱、玛多、玛沁、同仁、泽库、河南、格尔木、可可西里、大柴旦、都兰、天峻、兴海、大通、湟源、湟中、互助、祁连、门源。生于高山流石滩,海拔3 700～5 200 m。

《青海经济植物志》收载水母雪兔子,别名水母雪莲花(恰羔素巴),产青海高山地区。生于海拔3 900～5 000 m的高山流石滩,地上部分入药,治炭疽、风湿性关节炎、下死胎、高山反应等症。

《青藏高原药物图鉴》收载雪莲花药材(恰羔素巴)基原为水母雪莲花,性味功用为淡,平,治炭疽。

《青海高原本草概要》收载水母雪莲花,藏文名称(恰羔素巴)分布全省海拔4 000 m以上的高山地带。带根全草入药,甘、微苦、温。补肾壮阳、调经止血,祛风湿。治风湿性关节炎、阳痿、麻疹不透、胎衣不下、中风、月经不调、肺寒咳嗽、肾虚腰痛等症。该著还收载了黑毛雪莲、红毛雪兔子等同类药材。

《青海地道地产药材》收载雪莲花(夏羔素巴),基原为水母雪兔子(水母雪莲花),全草入药。性味功效

为性温,味甘、微苦。有祛风湿、强筋骨、通经活络、促进子宫收缩之功效。用于风湿性关节炎、闭经、阳痿、咳嗽等症。

《青海濒危中藏药材资源可持续利用研究》记载:"水母雪莲属于菊科风毛菊属植物,全草入药。藏医称'夏羔素巴',是青海省道地特产资源,生长在青海境内高山雪线附近,祁连山向南,依次经西倾山、昆仑山、巴颜喀拉山、积石山到唐古拉山各大山脉顶部的流沙或砾石带,平均海拔在3 800～5 000 m之间均有分布。水母雪莲是中、藏医使用的重要药材,是高原特有种。水母雪莲自然生态分布区域狭窄,生长于特殊的恶劣生境,一般分布在海拔3 800 m以上的高山流石滩地带,资源繁育速度缓慢。目前,受到过度采挖影响,资源急剧减少,交通条件相对方便地区几乎被采集殆尽。由于水母雪莲再生能力极差,极难栽培,市场上的原料药材均为野生资源,市场供应紧缺。同时受到全球气候暖干化发展的影响,冰川退缩、水母雪莲的分布范围发生了变迁。为了解决水母雪莲资源的人工增殖利用问题,由中国科学院西北高原生物研究所承担开展水母雪莲细胞培养技术研究工作,随后又得到国家科技部'863'计划项目的滚动支持,利用生物发酵工程技术对水母雪莲的细胞进行增殖培养,培养出的水母雪莲细胞液中活性成分和含量与野生水母雪莲相近。该技术通过生物发酵工程逐步实现快速得到水母雪莲的主要活性成分,高效利用水母雪莲的有效成分,开发生物高新技术产品,减少对野生药材资源的采挖,从而保护野生资源和生态环境。"

李君山等(1998)研究青海风毛菊药用植物资源,总结了青海省风毛菊属有63种及1变种,分布全省各地,其中雪兔子类集中于雪兔子亚属。其形态易于区别于"雪莲类"。表现在:头状花序下无膜质苞叶,头状花序密集成球形或半球形。就是清代帝玛尔·丹增彭措在《晶珠本草》中所描述的"状如秃鹰蹲在石岩上"的一类。在青海省内各地分布,有8种,即:云状雪兔子 S. aster Hemsl.,鼠曲雪兔子 S. gnaphaloides (Royle.) Sch.-Bip.,黑毛雪兔子,水母雪兔子,槲叶雪莲 S. quercifolia W. W. Smith.,星状雪兔子 S. stella Maxim.,肉叶雪兔子 S. thomsonil C. B. Clarke.,草甸雪兔子 S. thoroldii Hemsl.。在雪兔子类药材中,水母雪兔子和槲叶雪莲花是常用藏药。习惯上用开花期的带根全草,采集时,连根拔出,放在干草上晒干,用纸包住,贮放。使用时,遵医嘱加工调配。水母雪兔子质量好,槲叶雪莲和鼠曲雪兔子其次,其他的则为水母雪兔子的代用品。

(三) 生产历史

雪莲花是藏医常用药材。20 世纪 70 年代在青海省开发,制成了"雪莲注射液"用于风湿性关节炎治疗。青海各地使用品种不同,有水母雪莲等 8 个品种,都是自采自收,供临床制剂应用。20 世纪 80 年代,西宁地区有土产专卖店大量收购销售,人们普遍认为雪莲花壮阳、治风湿性关节炎,成为青海土特产之一。藏医院多用水母雪莲和槲叶雪莲,市场上商品多为水母雪莲。收入国家药品标准后,雪莲大量使用于制药企业。

青海省使用雪莲企业 3 家,分别为青海未来格萨尔王药业有限公司、青海晶珠藏药高新技术产业股份有限公司、青海绿色药业有限公司。使用的药材基原为菊科植物水母雪莲花或绵头雪莲花的干燥全草。共计使用量为 2 200 kg/年。使用产品为四味雪莲花颗粒(国药准字 Z20026253)、塞雪风湿胶囊(国药准字 Z20025145)。雪莲在青海省的年使用总量约为 2 200 kg,近 5 年价格区间为 50~82 元/kg,年采购/销售总价为 9.8 万元。三家企业使用雪莲商品均为青海和西藏产,其中青海未来格萨尔王药业有限公司和青海晶珠藏药高新技术产业股份有限公司使用量较大。

来　源

本品为菊科植物水母雪莲 *Saussurea medusa* Maxim. 的干燥全草。

多年生草本,高 15~25 cm,全株密被白色或灰白色长绵毛,外形似绵球状。根细长,圆锥状,长 10~15 cm,表皮黄褐色至黑褐色。茎直立,粗壮,不分枝,基部有残存的叶柄,褐色或黑褐色。叶螺旋状着生,叶片润椭圆形,长 3~5 cm,先端渐尖或条状披针形,基部渐狭延长成鞘状叶柄,边缘条裂或细齿状,两面均密被白色长绵毛,叶脉掌状,背面突起;茎上部叶片菱形或披针形,羽状浅裂,裂片线形;顶端叶片线形。头状花序集生于茎顶,多数,密集呈球状;总苞筒状,径约 5 mm,总苞片多列,膜质线状长圆形,顶端渐尖呈尾状,近等长,内列长 10~17 mm,先端急尖,黑紫色;花管状,蓝紫色,长 10~12 mm,管部比檐部略长,檐部 5 裂;冠毛 2 列,外列粗毛状,长约 3 mm,内列羽毛状,灰白色,长 10~15 mm,长于花。瘦果线状披针形,长约 9 mm,光滑;冠毛白色,内层羽毛状。花期 7~8 月,果期 8~9 月(见图 23 - 1 和图 23 - 2)。

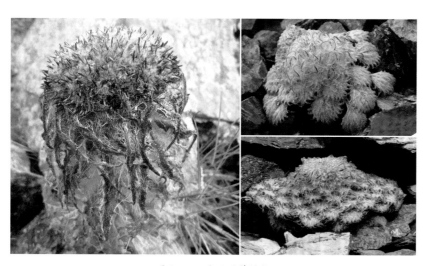

图 23 - 1　水母雪莲植物

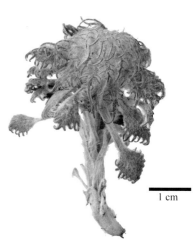

1 cm

图 23 - 2　水母雪莲全株性状

生态分布

雪莲花药材原植物分布于玉树、囊谦、称多、杂多、治多、曲麻莱、玛沁、班玛、玛多、久治、甘德、达日、同仁、泽库、河南、海晏、门源、天峻、格尔木、都兰、大柴旦、可可西里、同德、兴海、共和、化隆、循化、互助、大通、湟中、湟源等县(见图 23 - 3)。生于青海海拔 3 700~5 200 m 的高山流石滩、悬崖峭壁以及雪线附近的碎石间,青海玉树州为最佳适生区。目前已有种子繁育和组织培养育苗,进行人工栽培,拯救这一危生植物。

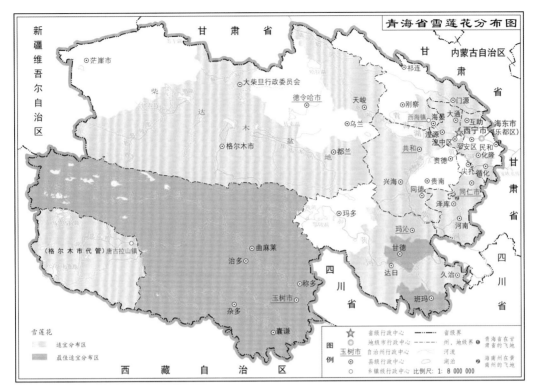

图 23-3 青海省雪莲花分布

除青海外，全国主要分布于甘肃(天水)、四川(乡城、汶川、甘孜、松潘、德格)、云南(丽江、贡山、德钦、香格里拉、维西)、西藏(察隅、墨脱、波密、林芝、错那、隆子、拉萨、亚东)、新疆。生于高山草地、山坡多石处、溪边石隙处、流石滩，海拔 3 200~4 900 m。克什米尔地区、尼泊尔及印度西北部地区也有分布(见图 23-4)。

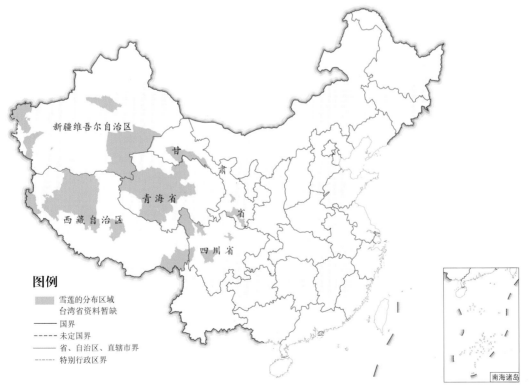

图 23-4 全国雪莲花分布

种植技术

(一) 选地

选择 3 500 m 以上海拔、沙质湿地,潮湿凉爽,光照充足的环境地带,水源与通风良好地带。

(二) 播种繁育

要选籽粒饱满,棕黑色个大而有光泽的籽粒做种子,有利发芽破土出苗。去掉干瘪无光,个小黄白色籽粒,以免影响种子发芽率。对休眠期雪莲花种,用 30 ℃温水加植物生根剂比例为 800∶1 溶液,浸泡种子 8 h 捞出,即可播种。目的是给种子杀菌,并促进种子迅速发芽生根,也可以直接播种。营养土的配制与土地选择,用花盆或纸筒育苗的营养土中有机肥、细煤灰和腐殖质土壤按 2∶2∶6 进行配种,用筛子去掉土中杂质和硬块。土地要选择潮湿、温暖,阳光充足,通风良好,排水方便,含腐殖质丰富的沙质土地为好。平整土地前要施足底肥,以腐熟圈肥,每亩 1 200 kg,翻入土内。做成宽 1.2 m 左右的苗床,长度随意平整后,待播。

(三) 组织培养法

水母雪莲(*Saussurea medusa* Maxim.)茎和叶片的切段接种于 MS+2 mg/L NAA+0.5 mg/L 6 - BA 的培养基上,20 日后产生黄褐色的愈伤组织。经过几个月的继代培养,愈伤组织仍保持旺盛的增殖能力,但部分由黄褐色逐渐变为红色。将红色愈伤组织转到 MS+0.1 mg/L NAA+0.2 mg/L 6 - BA+5 mg/L GA$_3$ 的培养基上,30 日后可分化出大量的体细胞胚。体细胞胚成熟后转到 1/2MS+0.2 mg/L IAA+0.5%活性炭的培养基上,30 日后可长出 2~4 cm 的根。带根的小苗经锻炼后移栽到土壤中(杨金玲,2001)。

(四) 播种与移栽

将营养土浇水混合,使之达到手捏成团,松手即散,装入纸筒敦实,播种时种子一定要平放穴中,再培上相当于种子长度厚度的营养土,轻轻压实,上面铺放一层薄草,水往草上浇,保持土壤湿润,地温 10~18 ℃10 日左右出苗,小苗出土后及时去掉薄草,使小苗得到光照。待幼苗长到 5~6 cm 高时,便可移栽到田间,按行株距 15 cm×20 cm 进行定植,最好选择在阴天或雨后进行,这样成活率高。

(五) 田间与肥水管理

雪莲花生长期间,须除草松土,土壤干旱要及时浇水,一次性浇透,但不能浇涝。夏天以清早或傍晚浇水为好。温室培育雪莲花,最好用软水、雪水及冰水浇花,更有利其苗壮成长。对生长衰弱短小的雪莲花,可结合浇水,按浓度 1∶600 加生长素,进行根外追肥。开花前追一次过磷酸钙,每亩 20 kg,花期每隔 8 日喷施 0.2%磷酸二氢钾溶液一次,可提高花朵质量。

(六) 病害防治

雪莲花幼苗常见病综合防治如下。

1. 立枯病　立枯病易发生在幼苗的中、后期。病菌多从幼苗的茎基部侵入。幼苗出土后的茎没有木质化之前,病部初为水渍状,继而呈暗绿色或出现黄褐色,凹陷变细、变黑枯死,呈立枯状,不倒伏。该病为真菌侵害所致。

防治方法:①苗床要施用充分腐熟肥料,底水要足,避免幼苗刚出土就浇水。平时要控制浇水,不能使土壤过湿。②种植密度要合理,保持光照、通风良好。③立枯病应以防为主。在播种前,用 1∶1 500 倍移栽灵药液均匀喷洒在苗床上,然后播种覆土。幼苗发病及时用 70%甲基托布津高效杀菌剂,比例为 1∶800 溶液对植株喷雾,7~10 日喷药 1 次,连喷 6~8 次,可避免细菌性病害发生。

2. 猝倒病　雪莲花猝倒病在幼苗 2~3 叶期最易发病。症状表现为植株基部近土面呈水渍状,以后逐步发黄,病部收缩如线状而折倒。

防治方法:苗床合理定植和及时除草,控制浇水,保持土壤湿润。若床土过湿板结,须疏松床土,降低苗床湿度。一旦苗床出现病株应立即清除并烧毁,然后施药消毒。方法是取适量 50%多菌灵或 65%代森锌,叶面植株喷雾,7~10 日喷药 1 次,连喷 6~8 次,可有效控制病害。

3. 褐斑病　雪莲花幼苗褐斑病症状是被害叶片上出现褐色或黑褐色圆形不规则形病斑,严重时叶片逐渐变黑枯死,有一定的传染性。

防治方法:病害多发生在高温多湿、通风光照不良,植株生长衰弱时。注意通风遮光,合理浇水,防止土壤过湿。苗床出现病株,及时摘除病叶并烧毁。然后用 70%甲基托布津高效杀菌剂,比例为 1∶800 溶液或用硫酸链霉素可溶性粉剂,按说明对水叶面喷施,7~10 日喷施 1 次,连喷 2~3 次,可控制病情(司马宪光,2001)。

采收加工

每年6～8月雪莲花含苞待放时，采收地上部分全草，置阴凉通风处晾干备用。

商品规格

统货。以花序完整，个大，花梗短者为佳。

药材鉴别

（一）性状鉴别

1. 药材　本品外形似绵球状、圆柱状或圆锥形，表面灰白色、灰褐色或深灰色。茎长7～25 cm，基部有残存的黑色叶基，呈覆瓦状密集排列，膜质；茎中部至顶端的叶片密集，皱缩卷曲，密被白色或褐色绒毛。完整叶片卵圆形、匙形、倒披针形或狭倒卵形，边缘近全缘或齿状。头状花序集生茎顶，呈半圆球形；花冠紫色、白色或红紫色。稀见瘦果，具白色或黑褐色长冠毛，密集成毡状，形似灰白色绒球，直径4～8 mm；可见紫红色或紫黑色的花柱和柱头露于冠毛外，组成紫灰相间的斑点。气淡，味微苦、涩（见图23-5）。

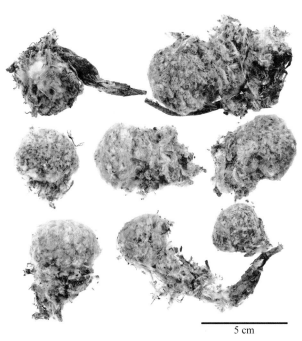

5 cm

图23-5　雪莲花药材性状

2. 饮片　段长10 mm，有叶和花混杂，表面黑褐色，被白色长绵毛。气微，味微苦涩。

（二）显微鉴别

粉末灰褐色。单细胞非腺毛随处散在，多已碎断，直径14～23 μm，基部壁增厚；多细胞非腺毛少见，多已碎断，由2～20个以上的细胞组成，下部数个细胞短粗，类长方形，大小不等，有的缢缩，直径23～54 μm，壁薄弯曲。冠毛马尾状，长1 cm左右，由多细胞组成，单细胞分枝众多。花粉粒多见，球形，直径40～54 μm，表面多疣状突起，具3槽及3萌发孔。纤维成束，直径约15 μm，壁较厚；导管少见，梯纹导管、具缘纹孔导管可见，直径9～27 μm（见图23-6）。

品质评价

（一）生态品质

雪莲花 *Saussurea involucrata*（Kar. et Kit.）Sch. -Bip.，又名雪莲，藏名"恰羔素巴"，属菊科（Conrpositae）风毛菊属（*Saussurea* DC.），为青藏高原特有的多年生草本植物，是一种具有重要药用价值的名贵藏药材，具有开发和利用价值。我国雪莲属植物超过40种，而且有3个变种，常被用作药材的雪莲植物有12个种和1个变种。其中星状雪兔子 *Saussurea stella* Maxim.、苞叶雪莲 *Saussurea obvallata*（DC.）Edgew. 和水母雪兔子（水母雪莲）*Saussurea medusa* Maxim. 3种藏药雪莲在治疗疾病中经常使用。

水母雪莲因其耐低温、抗风寒，花像莲蓬座子，顶似莲花得名。雪莲适应较为恶劣的气候环境，因其独特的形态结构有关：一是其地下根粗壮坚韧，能穿插于石块间隙或乱石堆中；二是其植株不高，能拔地而起，出土即生叶，有利于抵抗狂风袭击；三是其具有大而密集的绿叶，层层裹于茎端，得以充分吸收阳光，制造营养，以满足迅速生长之需；四是其具有紫红色头状花序，被乳白色大苞叶包裹，能防止高山强烈的紫外线辐射，以保护繁殖器官免受伤害，使种子迅速成熟；五是植株外有白色绒毛可以防寒保温。雪莲花是唯一能在雪线上生长的多年生一次性开花结果的大型草本植物，从种子萌发到开花一般需要6～8年时间，生长环境极为严酷，特殊的生长环境使其天然稀有，自然繁殖率极低、生长缓慢且人工栽培困难（兰伟，2022），目前已有种子繁育和组织培养育苗，可进行人工栽培，从而拯救这一濒危植物。

（二）化学品质

雪莲中含有多种有效化学成分，包括黄酮类、苯

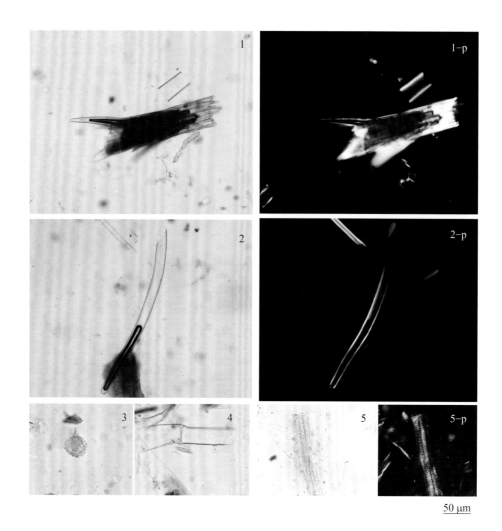

图 23-6 水母雪莲花显微特征(p代表偏振光)
1. 冠毛；2.单细胞非腺毛；3.纤维束；4.花粉粒；5.导管

50 μm

丙素类、生物碱、内酯、甾醇、多糖及挥发油等多种成分。张艳等(2021)通过对国内外风毛菊属植物的黄酮类化学成分进行综述分析，从苞叶雪莲、天山雪莲、绵头雪兔子、水母雪兔子等雪莲品种中分离出了26种黄酮类化合物，主要包括芦丁、异槲皮素、芹菜素-7-O-β-D-葡萄糖苷、高车前素、木犀草素、芹菜素、粗毛豚草素、金合欢素、kaempferol、tilianin、槲皮苷、棕矢车菊素等。雪莲中含有很多苯丙素类化合物，主要包括有苯丙素类绿原酸、紫丁香苷、1,5-二咖啡酰奎宁酸、3,5-二咖啡酰奎宁酸、4,5-二咖啡酰奎宁酸、1,3-二咖啡酰奎宁酸和3,4-二咖啡酰奎宁酸等。王红兵(2010)等研究，雪莲萜类多为倍半萜类，主要为愈创木型，并且多以内酯形式存在，另一部分以苷的形式存在。达娃卓玛等(2015)主要从西藏产雪莲中分离出的生物碱，成分包括秋水仙碱、大苞

雪莲碱 13-脯氨酸取代的二氢去氢广木香内酯、neoechinulin A 共3种，具有较高化学品质。

（三）优良种质品质

青海产雪莲品质好，其原因是由独特的地理位置决定。水母雪兔子生于海拔3900～5000m的高山流石滩(冰雪碎石带)，产于我国青藏高原及其毗邻地区。其适应高山环境的特性是其长期在高山寒冷和干旱的条件下形成的。由于雪莲细胞内积累了大量的可溶性糖、蛋白质和脂类等物质，能使细胞原生质液的结冰点降低，当温度下降到原生质液冰点以下时，原生质内的水分就渗透到细胞间隙和质壁分离的空间内结冰。而原生质体逐渐缩小，不会受到损害。当天气转暖时，冰块融化，水分再被原生质体吸收，细胞又恢复到常态。雪莲就是靠这种抗寒特性，生存于

高寒山中。藏雪莲花不易采摘，数量非常有限。早在清代《本草纲目拾遗》中已有对雪莲的记载，称雪莲"性大热，能补精益阳"。

化学成分

雪莲药材中主要含有黄酮类和木脂素类的化合物，除此之外还含有香豆素类、倍半萜类、酚醛类、苯丙醇类、甾醇类、多糖类化合物和神经酰胺等具有生物活性的化合物（杨璐铭，2020）。

1. 黄酮类 研究人员已经对很多种类的雪莲品种黄酮类成分进行了分析，从苞叶雪莲、天山雪莲、绵头雪兔子、水母雪兔子等六种雪莲品种中分离出了26种黄酮类化合物，主要包括芦丁、异槲皮素、芹菜素-7-O-β-D-葡萄糖苷、高车前素、木犀草素、芹菜素、粗毛豚草素、金合欢素、kaempferol、tilianin、槲皮苷、棕矢车菊素等（杨璐铭，2020）。芦丁广泛存在于不同雪莲品种中，且含量较高。

2. 木脂素类 木脂素是雪莲中第二主要的化合物，Takasaki M 等（2000）发现水母雪兔子中的牛蒡子苷元（arctiin）和牛蒡子素（arctigenin）均具有抗肿瘤的活性。研究表明，牛蒡子苷和牛蒡子素对 7,12-dimeth-ylbenz［α］anthracene（DMBA）和 12-O-tetradecanoyl-13-acetate（TPA）诱导的皮肤乳头状癌变有抑制作用。此外，Cho M K 等（2004）发现牛蒡子素能抑制肿瘤坏死因子 α（tumor necrosis factor，TNF-α）的表达来发挥其抗炎的药理作用。迄今为止，人们已经在水母雪兔子和星状雪兔子中分离出了18种木脂素类化合物。

3. 酚醛类 沈进等（Chen Q L, 2017; Fan C Q, 2003; Shen J, 2004; Wang T M, 2013）从绵头雪兔子和星状雪兔子等中分离出了 11 种酚醛类化合物，分别是 4-羟基-苯乙酮、云杉素、2-甲氧基-4-羟基苯甲醛、3-（3-甲氧基苯基）-丙烯醛、2-（4-羟基-3-甲氧基苯基）丙烷-1,3-二醇、（2S）-3-（4-羟基-3-甲氧基苯基）丙烷-1,2-二醇、香草酸、4-（羟基甲基）-2,6-二甲氧基苯基-β-D-吡喃葡萄糖苷、原儿茶酸、4-（2-羟乙基）-2-甲氧基苯基-β-D-吡喃葡萄糖苷和 2-（4-羟基-3-甲氧基苯基）乙基-β-D-吡喃葡萄糖苷。

4. 苯丙素类 雪莲中也含有多种苯丙素类化合物，其中有 8 种为香豆素类化合物，分别是茵芋苷、异东莨菪醇、伞形酮、东莨菪内酯、伞形酮-7-O-D-葡萄糖苷、欧前胡素、东莨菪内酯-7-O-β-D-葡萄糖苷和黑麦草内酯（Chen Q L, 2017; Dawa Z M, 2009; Zhang X H, 2003; Duan H Q, 2002; Yi T, 2012）。它们分布在天山雪莲、绵头雪兔子、水母雪兔子和三指雪兔子中。有研究表明，香豆素类化合物可能和抗炎作用有关（Kim J S, 2006）。除此之外，陈绮蕾等（2017）在绵头雪兔子、水母雪兔子和天山雪莲中还分离出了另外 7 种苯丙素类化合物，分别为绿原酸、紫丁香苷、1,5-二咖啡酰奎宁酸、3,5-二咖啡酰奎宁酸、4,5-二咖啡酰奎宁酸、1,3-二咖啡酰奎宁酸和 3,4-二咖啡酰奎宁酸（Chang LY, 2019）。

5. 倍半萜类 倍半萜也是雪莲中一种具有很高生物活性成分，在雪莲中分离出了 7 种倍半萜（Chen Q L, 2017; Wu W, 2009; Li Y, 1985; Wang H B, 2010; Li Y, 2007），分别是 3α-羟基-11βH-11,13-去氢木香内酯-8-O-β-D-葡萄糖苷、3α,8α-二羟基,11βH-11,13-去氢木香内酯、葡聚糖内酯-β-D-葡萄糖苷、11β,13-去氢木香内酯-8-O-β-D-葡萄糖苷、11β,13-去氢木香内酯-8-O-[6-O-乙酰基-β-D-葡萄糖苷]、Lanicepomine A 和 6α-羟基己酸-6-β-D-吡喃葡萄糖苷。有研究表明，Lanicepomine A 能显著抑制小鼠 T 细胞的体外增殖，由此推断该倍半萜类化合物可能具有治疗风湿性关节炎的作用（Wang H B, 2010）。

6. 其他 除了以上总结的化学成分外，雪莲中还含有其他种类化合物，如各种甾醇（Chang L Y, 2019; Jia Z J, 1989）、3β-hydroxy-5α, 6α-epoxy-7-megastigmen-9-one（Duan H Q, 2002）、saussurostelloside A（Wang T M, 2013）、saussur-ostelloside B1（Wang T M, 2013）、saussurostelloside B2（Wang T M, 2013）、rel-(3R,4S,5S)-3-[(2R)-2-羟基壬二酰基-戊糖氨基]-4-羟基-5-[(4E)-庚烷-4-烯]-2,3,4,5-四氢呋喃（Wu W, 2009）、香草酸（Fan C Q, 2003）、葡萄糖香草醇（Fan C Q, 2003）和二十四烷酸（Chang LY, 2019）。其中神经酰胺 rel-(3R,4S,5S)-3-[(2R)-2-羟基壬二酰基-戊糖氨基]-4-羟基-5-[(4E)-庚烷-4-烯]-2,3,4,5-四氢呋喃具有抗肿瘤的作用（Wu W, 2009）。张敏等（2002）分别对苞叶雪莲和新疆雪莲的花、花瓣、叶、茎、根、根须氨基酸进行了考察。结果显示，雪莲各部位均含有 18 种氨基酸，必需氨基酸与非必需氨基酸的比值分别是 0.49、0.48、0.60、0.45、0.65、0.63。雪莲各部位必需氨基酸平均值最高的是亮氨酸，其次是缬氨酸和赖氨酸，分别占总氨基酸的 6.45%、5.76%、5.62%；非必需氨基酸平均值最高的是谷氨酸、天门冬氨酸和脯氨酸，分别占总氨基酸的 18.11%、12.21%、8.23%。

药理作用

1. 抗肿瘤作用　雪莲含有木脂素、神经酰胺、黄酮、萜类等活性化合物,这些化合物具有显著的抗癌活性,雪莲中黄酮的抗肿瘤机制如下:(1)抑制细胞因子信号转导抑制因子 3 从而激活酪氨酸激酶/信号传导及转录激活蛋白信号通路,促进干扰素的分泌,进而抑制肿瘤生长;(2)通过细胞外信号调节激酶 1/2 信号通路激活非甾体类抗炎药激活基因 - 1,从而诱导肿瘤细胞凋亡;(3)通过抑制癌细胞的 DNA 合成和阻滞细胞周期,使细胞停滞在细胞分裂的 G_1 期和 G_2 期,从而抑制肿瘤生长(杨璐铭,2020)。另有研究表明,雪莲果粉中含有的低聚果糖可促进结肠癌动物的肠道健康,减弱由大肠癌所引起的肠道变化(GRANCIERI M, 2017)。雪莲果叶中 6 个倍半萜内酯对 HeLa、人早幼粒急性白血病细胞和小鼠黑色素瘤细胞 3 种细胞系均有不同程度的细胞毒性(Kitai Y, 2015)。雪莲果乙醇提取物可使 C6 胶质细胞瘤的增殖减少 40.7% 左右,其作用机制可能为下调细胞外信号调节激酶 1/2 和基质金属蛋白酶 - 9 及上调基质金属蛋白酶抑制剂 - 1 的表达水平,从而起到抗肿瘤作用(Lee K P, 2015)。

2. 抗炎作用　雪莲的抗炎作用可能与该植物中的木脂素、黄酮等活性成分有关,其抗炎机制只要有以下两个方面:(1)通过有效地抑制 MKK 和 MAPK,抑制 AP - 1 活化以及 TNF - α 的转录,丝裂原激活蛋白(mitogen activated protein, MAP)能将细胞外的信息传递到细胞内,丝裂原激活蛋白激酶(mitogen activated protein kinase, MAPK)包括 ERK1/2 和 p38 激酶和 JNK,能对生长信号或环境压力的改变作出反应,从而介导转录因子的磷酸化和基因表达的变化。MAPK 与 MAP 激酶(MAP kinase kinase, MKK)都能活化激活蛋白 - 1(AP - 1)的表达。AP - 1 是二聚体转录因子,能被病原体的脂多糖(LPS)激活。而病毒和细菌的炎症反应会激活核因子 κB(nuclear factor kappa B, NF - κB),该因子参与合成一氧化氮合酶(iNOS)和 TNF - α。TNF - α 是一种由巨噬细胞分泌的毒性细胞因子,它能诱导多种炎症疾病。雪莲中活性成分能抑制 NF - κB 和 AP - 1 的活性,抑制 TNF - α 的转录,从而起到抗炎作用(Shaulian E, 2001; Grilli M, 1999; Cho MK, 2002; Chen J Y, 2002)。(2)通过抑制 NF - κB,减少炎症因子的转录。雪莲中含有一种黄酮类化合物-芦丁,其代谢产物 3,4 -二羟基甲苯能够减少细胞核内 NF - κB 的含量,而使其滞留在细胞质中,从而减少炎症因子的产生,具有很强的抗炎作用(Su KY, 2014)。

3. 抗氧化、延缓衰老作用　雪莲中的多糖和黄酮可以降低人角质形成细胞丙二醛含量,提高过氧化氢酶、超氧化物歧化酶和谷胱甘肽的含量,从而缓解氧化应激反应。它们还能降低细胞内钙离子浓度,提高线粒体的膜电位,降低细胞通过线粒体途径凋亡的概率。此外,还能有效地清除超氧自由基、DDPH 自由基和羟自由基。因此多糖和黄酮类化合物都具有抗氧化的活性。体内的氧化应激反应也会一定程度上引起疲劳与衰老。雪莲也具有一定的抗疲劳和延缓衰老的作用。有研究发现肌肉运动会产生自由基,而自由基会氧化多种蛋白质从而引起疲劳。研究表明天山雪莲中的芦丁可以降低实验小鼠细胞中丙二醛以及提高超氧化物歧化酶和谷胱甘肽过氧化物酶的含量,具有延缓衰老作用。芦丁还能够提高小鼠的运动耐力,从侧面验证了该化合物的抗疲劳作用(杨璐铭,2020)。

4. 抗缺氧、抗肥胖作用　雪莲醇提物具有明显的抗缺氧作用,其机制可能与降低血乳酸水平、促进细胞无氧酵解和改善体内氧自由基代谢的作用有关(杨燕,2011)。周湘洁等(2015)在模拟海拔 8 000 m 急性低压缺氧环境下,雪莲培养细胞提取物能有效地清除或抑制氧自由基的生成,通过保护细胞膜上 Na^+ - K^+ - ATP 酶和 Ca^{2+} - Mg^{2+} - ATP 酶的功能,预防能量代谢障碍所引起的继发毒性反应,减轻细胞水肿,保护脑组织和细胞的完整性及其功能,有效地阻止急性低压缺氧的损伤。王鹏(2019)以雪莲培养物中提取、纯化的咖啡酰奎尼酸类物质为对象,对咖啡酰奎尼酸类物质的抗肥胖作用机制进行初步探究。研究发现,雪莲培养物中咖啡酰奎尼酸类物质可以有效降低高脂饲养大鼠的体质量、Lee's 指数、肝重、附睾脂肪系数,降低其血清和肝匀浆中的总胆固醇、甘油三酯、低密度脂蛋白胆固醇、丙二醛、脂肪酶水平,提高高密度脂蛋白胆固醇、超氧化物歧化酶、谷胱甘肽过氧化物酶水平,从而起到调节脂肪代谢紊乱,减低脂质过氧化物生成,提高抗过氧化物生成,减少高脂喂养大鼠脂肪吸收,堆积作用;雪莲培养物中咖啡酰奎尼酸类物质能够降低高脂喂养大鼠脂肪代谢关键酶脂肪酸合成酶、羟甲基戊二酰辅酶 A 还原酶的表达水平,提高过氧化物增值激活物受体- α 水平、激活胆固醇 7α-羟化酶的表达,从而起到抗肥胖的作用。

5. 防止骨质疏松、降血脂作用　天山雪莲具有

"补肾活血、强筋骨"的作用。雪莲愈伤组织提取物能够促进成骨细胞增殖、分化和矿化,其机制可能与调节骨保护素和核因子-κB活化因子受体配体基因表达有关,并且可能通过p38丝裂原活化蛋白激酶通路进行信号转导。雪莲培养物对破骨细胞形成有抑制作用,并能破坏已形成的破骨细胞、降低骨吸收活性。雪莲培养物还具有明显的降血脂作用,能明显降低高血脂模型大鼠血清中总胆固醇、甘油三酯及低密度脂蛋白胆固醇的含量,升高高密度脂蛋白胆固醇的含量(王南,2015;王南,2016;张会会,2013)。从而达到降血脂的功效。

6. 其他作用　雪莲细胞多糖对辐射免疫介导的再生障碍性贫血小鼠模型的治疗活性,对治疗再生障碍性贫血有一定的疗效。雪莲的乙醚提取物、乙酸乙酯提取物和乙醇提取物均具有神经保护的作用,能够逆转缺氧状态下脑细胞的损伤(陈丁滕,2022)。雪莲果提取物可改善大鼠胃肠功能紊乱和便秘(李姿瑶,2022)。此外,雪莲还有抗菌、解痉、细胞毒活性、活血化瘀、抗辐射、抗紫外线、免疫调节等作用。

资源综合利用

(一) 医药保健品

现代药理与化学研究表明,雪莲抗肿瘤、抗菌、抗炎、抗氧化、延缓衰老、抗疲劳、抗缺氧、抗癌、神经保护、免疫调节、镇痛解痉、降血脂及强心等作用较好。雪莲中含有黄酮、神经酰胺、木脂素等具有抗癌活性的化学成分,因此具有明显的抗肿瘤活性,对具有抗癌活性的化学成分研究较多的主要是其中的黄酮类成分。藏雪莲花中所含的秋水仙碱,是细胞有丝分裂的一个典型代表,能抑制癌细胞的增长,临床用以治疗癌症,特别对乳腺癌有一定疗效,对皮肤癌、白血病和何金氏病等亦有一定作用。韩国学者Byambaragchaa M等(2013)研究了雪莲乙醇提取物对肝癌的体外抗转移潜力,雪莲乙醇提取物对人肝癌细胞具有潜在的细胞毒性和凋亡作用,雪莲可以抑制癌细胞的侵袭和运动,雪莲可以用作潜在的抗肿瘤剂。这些国内外研究成果提示雪莲在开发抗肿瘤、心血管、抗氧化、抗癌的新药方面和增强免疫力、延缓衰老的保健品方面空间较大。

(二) 天然抗氧化剂

研究证实雪莲的乙醇粗提物中均含有黄酮类、木脂素、酸类和萜类化合物,这些化合物能在油脂氧化的不同阶段终止油脂氧化过程中链锁反应的某个环节、降低链锁反应的速度或是俘获链锁反应的自由基来干扰链锁增殖,起到还原剂、阻滞剂、协同剂、螯合剂的作用。卢永昌(2013)等通过对比研究星状雪兔子、苞叶雪莲和水母雪兔子的乙醇粗提物对青藏高原居民常用的5种食用油脂均有一定的抗氧化作用,但其抗氧化作用不同,这是由于3种藏药雪莲的化学活性成分种类及含量不同所引起的,对大豆油、羊油的抗氧化效果最佳。

(三) 资源保护

由于雪莲花生长环境比较特异,仅生长于海拔3 500 m以上的高山流石滩上,天然生长缓慢,人工栽培困难,加之长期的掠夺性采挖,使雪莲花资源日益匮乏,其物种濒临灭绝。为合理开发利用雪莲植物资源,保护生态环境不受到破坏,必须开展保护与开发雪莲植物资源的研究。为此,应用细胞培养生产某些重要次生产物的研究正受到越来越多的科学家的重视。目前中科院植物研究所对雪莲细胞培养作了大量的研究(赵德修,1998;李茂寅,2000;邢建民,1998)。他们用雪莲的茎与叶片作外植体,在培养基(MS)添加不同浓度的激素,蔗糖3%,琼脂0.6%,在pH为5.8的培养基上进行愈伤组织诱导,并研究了不同培养基、植物激素、培养温度以及苯丙氨酸对培养细胞生长和黄酮形成的影响。将雪莲种子消毒后接种于MS无激素培养基上,用萌发出的无菌幼苗的根作外植体,接至添加有肌醇200 mg/L,蔗糖3%,琼脂0.5%,在pH为5.8的MS、C17、W14三种培养基上进行诱导,诱导率为100%(李毅,2001)。

炮　　制

取原药材,去净泥沙,切段或研细粉即可。

性　　味

藏医:苦,寒。中医:苦,温。

功能与主治

藏医:清热解毒,消肿止痛。用于头部创伤、炭疽、热性刺痛、妇科病、类风湿性关节炎、中风。外敷消肿。中医:清热解毒,祛风除湿,通经活络,壮阳,补血,强筋骨。用于风湿性关节炎、经闭、阳痿、血热病引起的头痛。

临床与民间应用

(一)国家药品标准中应用

在《国家中成药标准汇编》《卫生部药品标准成方

制剂》等标准中,含有雪莲处方 11 个,约有 30 味中藏药材配伍应用(见表 23-1)。处方中含中医、藏医、蒙医、苗医应用,主要功效为消肿止痛,治疗风湿性关节炎、高脂血症等。

表 23-1 含有雪莲处方

药品名称	处方来源	处方
四味雪莲花颗粒	国家中成药标准汇编内科心系分册	红景天 200 g,雪莲花 50 g,大黄 50 g,蓖麻 100 g,蔗糖 2 400 g
欣力康颗粒	国家中成药标准汇编口腔肿瘤儿科分册	半枝莲 208 g,龙葵 167 g,蛇莓 96 g,轮环藤根 83 g,黄芪 208 g,红参 75 g,雪藻花 208 g,当归 67 g,郁金 75 g,丹参 71 g,蔗糖 614 g 或糊精 153 g,甜菊素 3 g 或糊精 264 g
复方塞隆胶囊	国家中成药标准汇编脑系经络肢体分册	塞隆骨 500 g,雪莲花 400 g,红花 100 g,淀粉 139 g
塞雪风湿胶囊	国家中成药标准汇编脑系经络肢体分册	塞隆骨 333 g,雪莲花 100 g,秦艽 160 g,桂枝 160 g,独活 200 g,川芎 200 g,蒺藜 200 g,防风 160 g,淀粉 135 g
雪莲药酒	卫生部药品标准·中药成方制剂 第八册	雪莲花 50 g,红花 30 g,秦元 10 g,羌活 10 g,独活 10 g,制川乌 5 g,新疆藁本 10 g.枸杞子 25 g,肉苁蓉 10 g,当归 10 g,熟地黄 10 g
鹿骨雪莲酒	卫生部药品标准·中药成方制剂 第十四册	鹿骨(醋炙)100 g,雪莲 50 g,菠菜 450 g,五加皮 200 g,当归 60 g,川牛膝 60 g,锁阳 60 g,菟丝子(炒)100 g,白芍 50 g,甘草 30 g
复方雪莲胶囊	卫生部药品标准·中药成方制剂 第十九册	雪莲 720 g,延胡索(醋制)180 g,羌活 180 g,川乌(制)60 g,独活 180 g,草乌(制)60 g,木瓜 180 g,香加皮 240 g
珊瑚七十味丸	卫生部药品标准·蒙药分册	珊瑚、珍珠、玛瑙、牛黄、藏红花、雪莲花、琥珀、熊胆、麝香等七十味药味
雪山金罗汉止痛涂膜剂	新药转正标准 52	铁棒锤,延胡素,五灵脂,雪莲花,川芎,红景天,秦艽,桃仁,西红花,冰片,麝香

该品种在《中国药典》《国家中成药标准汇编》《卫生部药品标准》、新药转正标准、注册标准中共计查询到 11 个组方品种,搭配组方的药材数量为 57 种。组方品种功能主治主要体现在肌肉-骨骼系统(4 种)、血液和造血器官(3 种)、泌尿生殖系统和性激素(2 种)三方面;配方多搭配当归、秦艽、独活、红景天、羌活等药味。详见图 23-7。

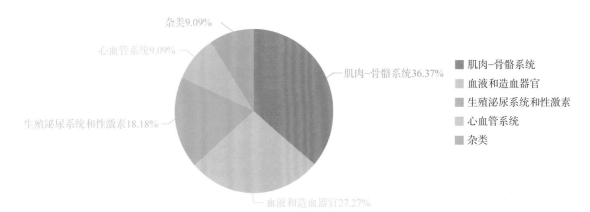

肌肉-骨骼系统36.37%
血液和造血器官27.27%
生殖泌尿系统和性激素18.18%
心血管系统9.09%
杂类9.09%

■ 肌肉-骨骼系统
□ 血液和造血器官
■ 生殖泌尿系统和性激素
□ 心血管系统
■ 杂类

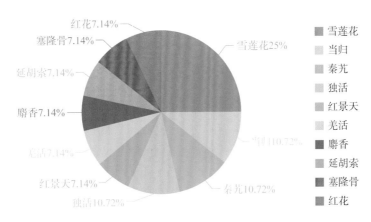

图 23-7　雪莲成方制剂品种分布及组方前十的药味统计(来源:药智数据库)

(二) 临床配伍应用

1. 祛风湿、强筋骨　雪莲花配桑寄生、五加皮、狗脊:祛风湿、补肝肾、强筋骨。用于痹证日久、肝肾两亏、腰膝酸软、筋骨无力者。

2. 补肾阳　雪莲花配冬虫夏草:温肾壮阳。用于肾阳不足、精血亏虚所致的阳痿遗精、腰膝酸痛等。(《高原中草药治疗手册》)

(三) 经典处方与研究

1. 复方塞隆胶囊

处方:塞隆骨 500 g,雪莲花 400 g,红花 100 g。

功能:风除湿散寒,通络止痛。

主治:用于风湿痹症、腰腿疼痛等。

用法用量:口服,一次 2 粒,一日 3 次,温水或温酒送服;重症加倍。

2. 复方雪莲胶囊

处方:雪莲 720 g,延胡索(醋制)180 g,羌活 180 g,川乌(制)60 g,独活 180 g,草乌(制)60 g,木瓜 180 g,香加皮 240 g。

功能:温经散寒,祛风逐湿,化瘀消肿,舒筋活络。

主治:用于风寒湿邪痹阻经络所致类风湿性关节炎,强直性脊柱炎和各类退行性骨关节病。

用法用量:口服,一次 2 粒,一日 2 次。

现代研究:复方雪莲胶囊联合玻璃酸钠治疗膝骨关节炎的临床研究。李卫国(2021)探讨复方雪莲胶囊联合玻璃酸钠治疗膝骨关节炎的临床疗效。方法选取 81 例膝骨关节炎患者,随机分成对照组(40 例)和治疗组(41 例)。对照组患者膝关节腔内注射玻璃酸钠注射液,20 mg/次,1 次/周。治疗组患者在对照组的基础上口服复方雪莲胶囊,3 粒/次,3 次/日。两

组连续治疗 15 周。观察两组患者临床疗效,比较治疗前后两组患者膝骨关节炎指数评分(WOMAC)、膝关节炎严重度指数评分(Lequesne)及血清炎性因子白细胞介素-6(IL-6)、白细胞介素-1(IL-1β)、肿瘤坏死因子(TNF-α)、软骨寡聚基质蛋白(CeMP)和基质金属蛋白酶 13(MMP-13)水平及不良反应情况。结果治疗后,治疗组临床有效率为 95.12% 显著高于对照组患者的 75.00%($p<0.05$)。治疗后,两组患者膝部疼痛、关节僵硬、日常活动、腰膝酸软评分均显著降低($p<0.05$);治疗后,治疗组 WOMAC 评分低于对照组($p<0.05$)。治疗后,两组患者 Lequesne 指数均低于治疗前($p<0.05$)。且治疗组患者膝关节 Lequesne 指数均低于对照组患者($p<0.05$)。治疗后,两组患者血清 IL-6、IL-1β、TNF-α、COMP、MMP-13 水平均显著降低($p<0.05$);治疗后,治疗组血清炎性因子水平低于对照组($p<0.05$)、治疗组药物不良反应总发生率 9.76%,低于对照组的 20.00%($p<0.05$)。结论复方雪莲联合玻璃酸钠治疗膝骨关节炎疗效显著,能有效改善临床膝骨关节疼痛、僵硬等症状,明显改善膝关节活动功能,极大地提高了患者的生活质量。

3. 雪莲虫草合剂

处方:雪莲花 300 g,发酵虫草菌粉 100 g,党参 100 g。

功能:补肾助阳,扶正固本。

主治:适用于肾阳不足所致的神疲乏力、腰膝酸软、肢冷畏寒,小便频数、清长等症。

用法用量:口服。一次 15 ml,一日 2 次。阳气亢盛及阴虚火旺者忌用。

(四) 青海民间单验方

(1) 处方:雪莲花。

主治:便秘。

用法:烧成灰内服。

来源:河南县中普办。

(2) 处方:雪莲花 30 g,冬虫夏草 30 g。

主治:阳痿。

用法:泡酒饮。

来源:循化县中普办。

第二十四章　独一味

Du yi wei

LAMIOPHLOMIS HERBA

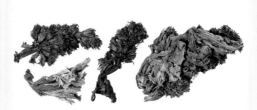

道地沿革

（一）基原考证

唐代《度母本草》记载："叶片方形比较厚，叶片面上有疹泡，茎秆方形似戒尺，花朵颜色青红白，被刺状如狗尾巴。"

南宋《宇妥本草》记为"叶如老人胸部皮，茎秆四方花紫色，长短一卡或一肘"。

清代《蓝琉璃》记载：共有六个名称，这里并用"胡邦瓦"一名，共两个名称。《图鉴》记载："独一味有两种药，生在山坡和河川，叶圆而厚有疹粒，茎方形状如戒尺，花色紫黄也有白。"如上所述，以种类或生地特点分为两种，生山坡和河川的叶厚有疹粒，茎方形状如戒尺，花青红色有白色光泽、被刺。

《晶珠本草》记载：本品之名有巴拉努努、吉布孜、麦朵昌巴、哈努巴拉、札江温保、哈吾巴拉、达干木、达折合巴等。高昌语中称哈吾巴若贡。《图鉴》中说："独一味分两种，一为山生，一为川生。二者形态一致。叶圆形，厚而有疣状腺点，铺贴地面舒展而生，茎方形，状如节戟，花分紫、黄、白三种，被刺，状如狗尾。"

清末《雪域铁围山医学利众院本草药鉴汇集》记载：山生白独一味（ཏ་ཞལ་གསེར་དཀར་），川生黑独一味（ཏ་ཞལ་），花色为紫黄白，也有青紫色。

近现代《藏药志》记载：在【ཏ་ཞལ་གསེར་པ】（达巴巴）列三种植物，独一味、美花筋骨草、藏玄参。其记载："独一味 Lamiophlomis rotata (Benth.) Kudô 干燥全草。"

《中国藏药》（1996 版）记载："【ཏ་ཞལ་གསེར་པ】（达拔巴），独一味叶圆而厚，粗糙，有疣状腺点，铺贴地面。茎方形、状如标杆。花有紫、黄、白三色，有刺，状如狗尾。"

《中国藏药》（2016 版）记载："【ཏ་ཞལ་གསེར་པ】（打布巴）独一味。"

《中华本草·藏药卷》记载："独一味，【ཏ་ཞལ་】（达巴），其形态特征与《甘露本草明镜》等书中叙述相符，应视为正品，为唇形科植物。"

《中国医学百科全书·藏医卷》记载："独一味，译音：达巴合。为唇形植物独一味的干燥全草。"

《晶珠本草正本诠释》记载："【ཏ་ཞལ་】（打巴）独一味为唇形科植物独一味 Lamiophlomis rotata (Benth.) Kudô (Phlomis rotata Benth.) 的全草入药。"

《中国藏药植物资源考订》记载：独一味 L. rotata，带根全草入药。杨竟生考订认为本品为山生色白者，是正品，而美花简骨草 Ajuga ovalifolia Bur. et Franch. var. calantha (Diels) C. Y. Wu et G. Chen、藏玄参 Oreosolen wattii Hook. f. 亦入药。是西藏昌都、四川甘孜地区代用品。

《中国藏药资源特色物种图鉴》在〔附注〕条收载：现代文献均以独一味 L. rotata (Benth.) Kudô 为"达巴"的正品，《晶珠本草》（汉译重译本）认为该种系"山生"者），该种的花为紫色，应为"紫色达巴"，系各地藏医最常用的种类，《部标藏药》等标准以"独一味/达巴"之名也收载了该种。据文献记载，四川甘孜、西藏昌都（卡若区）等部分藏医还使用唇形科植物美花筋

骨草 *Ajuga ovalifolia* Bur. et Franch. var. *calantha* (Diels) C. Y. Wu et C. Chen(美花圆叶筋骨草,花红紫色至蓝色),西藏卫藏地区、青海南部地区藏医也使用玄参科植物藏玄参 *Oreosolen wattii* Hook. f. (花黄色),作为代用品,后种可能系《晶珠本草》等记载的"黄色达巴"。《晶珠本草》汉译重译本认为"川生"者即美花筋骨草 *A. ovalifolia* Bur. et Franch. var. *calantha* (Diels) C. Y. Wu et C. Chen(美花圆叶筋骨草),《四川藏标》以"美花筋骨草/龙杰达巴巴"之名收载了该种,其功效与独一味不尽相同。

《藏药晶镜本草》记载:独一味分为白黑两种,山生黑色独一味(ཏུ་ལ་གནམ་ནག་པོ་ཉེར་པ།) *Lamiophlomis rotata* (Benth.) Kudô,唇形科;川生美花筋骨草(ཏུ་ལ་གནམ་པོ་གཡུང་ས།) *Ajuga ovalifolia* Bur. er Franch. var. *calantha* (Diels ex Limpricht) C. Y. Wu et C. Chen,唇形科;藏玄参(ཏུ་ལ་གནམ་དཀར་པོ།) *Oreosolen wattii* Hook. f.,玄参科。其中,独一味(ཏུ་ལ་གནམ་ནག་པོ་ཉེར་པ།) *Lamiophlomis rotata* (Benth.) Kudô 为道地药材。

通过古代本草与现代本草考证,独一味 *Lamiophlomis ratata* 为藏族习用药材,至于古本草记载的白独一味、黑独一味应为一物,是山地、川地土质造成根部栓皮颜色变化所致。美花筋骨草和藏玄参为地方代用品。《中华本草》载独一味"为唇形科独一味的根及根茎或全草"。2005 年版《中国药典》载独一味为唇形科植物独一味 *Lamiophlomis rotata* (Benth.) Kudô 的干燥全草,由于采挖地下部分破坏草地,近年来禁止采挖全草,因此 2010 年版至 2020 版《中国药典》(一部),独一味药用部位修订为植株的干燥地上部分,以保护高寒草地的生态环境(孙辉,2012)。

(二) 药效考证

1. 唐代 《医学四续》(又名《四部医典》)中共有 10 处记载独一味,功效是保护骨髓,医治黄水病。

《度母本草》记载:"独一味分为两种,生在山坡和河川……山坡生者治虫病,其味稍许甘而苦,配沙生槐籽甘松、结血蒿叶组成方,一切虫病皆可治。河川林间生长者,其性温较平和,配盐麸果止腹泻。叶片捣泥敷伤疮,伤口湿润易愈合。月经滴滴能止住,小便闭结能开通,可止遗精之良药,滋补身体之佳品,干涸水臌之妙药。配伍他方治百病。"

2. 南宋 《宇妥本草》记为"美花筋骨草",可以内服亦可外敷,消散肿胀干黄水,并可治疗疔毒疮。

3. 清代 《蓝琉璃》记载:《图鉴》中记载:"独一味有两种药,生在山坡和河川……山生甘苦治虫病,

川生滩生性温燥。"功效固软骨骨脂、托引黄水。

《晶珠本草》记载:"独一味固持软骨,并且引出黄水病……《图鉴》中说:山生独一味味甘、苦,治风病;川生和沼泽生独一味,性温、燥。"

综上文献总结,公元 8 世纪独一味功效是保护骨髓,医治黄水病。公元 9 世纪问世的《度母本草》中记载了独一味与其他药物配伍医治虫病、腹泻、愈合伤疮、干涸水臌、止遗精和开通小便闭结、滋补身体以及能止月经淋漓的组方。南宋时期独一味功效为消散肿胀干黄水,增加了治疗疔毒疮功效。清代延续记载的独一味的功效基本一致,为固软骨骨脂和托引黄水。该著记载的独一味(ཏུ་ལ་གནམ་ནག་པོ་ཉེར་པ།)的功效比起前者明显增多,具有祛虫、引黄水的作用,用于骨松质、接骨,治疗隆病和肉食中毒需要用藏玄参(ཏུ་ལ་གནམ་དཀར་པོ།)。

4. 近现代 《藏药志》记载:"苦、涩、甘、温;补髓,接骨,燥黄水;治浮肿后流黄水、关节积黄水、骨松质发炎、跌打损伤、骨折挫伤、筋骨疼痛和风湿关节痛。"

《中国藏药》(1996 版)记载:"固精髓、引流黄水。""独一味,甘、涩、温、燥。接骨,干黄水。〔主治〕条:用于骨髓炎、关节黄水病、骨折、跌伤、枪伤。一般内服多配方,外用鲜品、干品均可,捣烂或研细,调醋敷患处,治创伤、跌伤,可拔出肌肉浅层的铁屑。"

《中国藏药》(2016 版)记载:"味苦,性微寒。活血祛瘀,消肿止痛。用于跌打损伤,骨折,腰部扭伤。"

《中华本草·藏药卷》记载:"味微甘而苦,消化后味苦,性凉、效轻、糙。具有清热解毒,消炎止痛,补髓接骨。主治各种原因引起的炎症,骨关节疼痛、跌打损伤引起的创伤及骨折、急腹症、瘟疫。"

《中国医学百科全书·藏医卷》记载:"味甘、涩,性平。功能强筋骨,敛黄水。主要用于骨折挫伤,筋骨疼痛,黄水病,虫病。本品与骨碎补、双花千里光、镰形棘豆等配伍,制成疗疮软膏,主治创伤,骨折,头骨破裂。本品与单叶绿绒蒿、双花千里光、瓦韦等配伍,制成七味单叶绿绒蒿汤散,主治骨折挫伤,筋骨无力。"

《晶珠本草正本诠释》记载:"养骨,补髓,止血,接骨,止痛,引流黄水。治骨折、头伤、扭伤、骨松质发炎(骨髓炎)、关节积黄水、筋骨疼痛、跌打瘀痛。"

《中国藏药植物资源考订》记载:"甘、苦;温、效燥。敛黄水、接骨、散风、止血、止痛;治黄水病、外伤、骨折、筋骨疼痛、风湿、跌打损伤、扭伤。"

《中国藏药资源特色物种图鉴》记载:具有清热解

毒,消炎止痛,补髓接骨功效,用于各种原因引起的炎症,骨关节疼痛、跌打损伤,急腹症,瘟疫。

《藏药晶镜本草》记载的独一味(ང་ལག་ངག་པོ་ནོ་)的功效比起前者明显增多,具有祛虫、引黄水的作用,用于骨质疏松、骨折,治疗隆病和肉食中毒需要用藏玄参(དུག་སློང་དཀར་པོ)。

(三)道地沿革及特征

《藏药志》记载:"产于西藏、青海、四川、云南北部、甘肃;生于海拔 2700~4500 m 的高山草甸、河滩草甸。"

《中华本草·藏药卷》记载:"生于海拔 2700~4500 m 高山草地。分布于西藏大部分地区及青海、甘肃、四川、云南西北部等地。"

《晶珠本草正本诠释》记载:"产于青藏高原。"

《中国藏药植物资源考订》记载:分布青藏高原各地。

《中国藏药资源特色物种图鉴》记载:"独一味分布于我国西藏、青海、甘肃、四川西部、云南西北部。生于海拔 2700~4500 m 的高山草甸、河滩地。"

《藏药晶镜本草》记载:独一味(ང་ལག་ངག་པོ་ནོ་) *Lamiophlomis rotata*(Benth.)Kudo 生于青藏高原海拔 3200~5100 m 的草地和土质松软各处。

调查考证独一味主产于青海、甘肃、四川西部及西北部、西藏、云南、陕西等地。

青海开发历史

(一)青海地方植物志及药学著作

《青海植物志》收载独一味 *Lamiophlomis rotata*(Benth.)Kudô 产青海杂多、玉树、囊谦、称多、达日、玛沁、久治、河南、民和。生于高山草甸、灌丛下、河滩,海拔 3430~4300 m,分布于西藏、云南、四川、甘肃。

《青海经济植物志》收载独一味,产黄南、果洛、玉树等州。生于海拔 2700~4500 m 的高山草甸、河滩。分布于甘肃、四川、云南等省。全草入药,治跌打损伤、筋骨疼痛、气滞闪腰、浮肿后流黄水、关节积黄水、骨松质发炎,并经大白鼠切割动脉血管试验,有较好的止血作用。

《青藏高原药物图鉴》收载独一味:苦,温。补髓;治浮肿后流黄水,关节积黄水,骨松质发炎。

《青海高原本草概要》收载独一味,分布于青海全省大部分地区。全草入药,苦,温。消肿止痛,补益骨髓,治浮肿,关节积水、关节炎等。

《青海地道地产药材》记载:达布巴(独一味),《图鉴》记载:达布巴分两种,一为山生,一种川生,其形态一致。叶圆形,厚而有疣状腺点,铺地舒展而生,茎方形,状如节载,花分紫、黄、白三种,被刺,状如狗尾。山生者味甘、苦,治风病;川生和沼泽生者性温、燥。各地藏医药用不太一致,有的用唇形科植物独一味和美花筋骨草的全草;有的用玄参科的藏玄参的全草。青海藏医人多用前一种。与原记载相对照,该三种植物均与上述描述相符,但据用药习惯,唇形科的独一味视作正品,其余为代用品。独一味,藏医又称大巴。分布于全省大部分地区,产于黄南、果洛、玉树等州,生长于海拔 3000~4500 m 的高山草甸、河滩、山坡草地。全省野生资源蕴藏量大、资源丰富。性平、味甘、苦、涩。有强筋愈伤、干黄水之功。用于创伤、骨折挫伤,筋骨疼痛、风湿关节痛及黄水病等。

《青海黄南药用植物》记载:独一味,药用全草,活血止血,祛风止痛。用于跌打损伤、外伤出血、风湿痹痛、黄水病。分布于河南县,生于海拔 3430~4300 m 高山草甸、灌丛下、河滩。

以上本草记载可以总结独一味主产于玉树、果洛、黄南。海东及大通有种植,最佳分布区在青藏高原东南部,青海系独一味道地产区之一。近年来有玉树独一味野生地移栽到海拔约 3100 m 的西宁大通牛场和 2366 m 的西宁多巴进行栽培的情况。

(二)生产历史

2022 年调研青海省独一味使用企业情况,有青海九康中药饮片有限公司、青海普兰特药业有限公司两家。使用的药材基原为唇形科植物独一味 *Lamiophlomis rotata*(Benth.)Kudô。共计使用量为 2000 kg/年。使用产品为中药饮片、独一味颗粒(国药准字 Z20080339)。其中青海普兰特药业有限公司使用量占总体使用量 75%,使用品种均为青海产。近五年价格区间为 16~30 元/kg,年采购/销售总价为 4.0 万元。

来 源

本品为唇形科植物独一味 *Lamiophlomis rotata*(Benth. ex Hook. f.)Kudô 的干燥地上部分全草入药。

独一味是多年生的草本植物,具有典型的高山植物形态,没有茎,叶呈莲座状,贴生于地面,高 2.5~10 cm。根粗厚,径达 1 cm。叶一般有 4 枚,辐状两两相对,呈菱形、扇形、横肾形或三角形,长 6~13 cm,宽

7～12 cm,先端钝、圆形或急尖,基部浅心形或宽楔形,下延至叶柄,边缘具圆齿,上面绿色,密被白色疏柔毛,具皱,下面较淡,仅沿脉上疏被短柔毛,侧脉3～5对,在叶片中部以下生出,其上再一侧分枝,因而呈扇形,几至无柄,密被短柔毛。轮伞花序密集排列成有短葶的头状或短穗状花序,花萼管状,长约10 mm,宽约2.5 mm,干时带紫褐色,外面沿脉上被疏柔毛,萼齿5,短三角形,先端具长约2 mm的刺尖,

自内面被丛毛。花冠长约1.2 cm,外被微柔毛,内面在冠筒中部密被微柔毛,冠筒管状,基部宽约125 mm,向上近等宽,至喉部略增大。雄蕊4,前对稍长,稍露出花冠喉部,花丝扁平,中部以上被微柔毛,基部均无附属器,花药两室,室汇合,极叉开。花柱纤细,先端相等2浅裂。花盘浅杯状,具圆齿。子房无毛。小坚果倒卵状三棱形,浅棕色,无毛,花期为每年的6～7月,果期8～9月(见图24-1)。

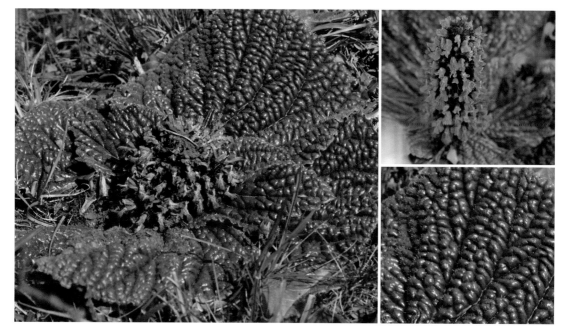

图 24-1　独一味植物

生态分布

独一味分布于青海玉树州、果洛州及黄南州地区,包括了囊谦、玉树、玛多、杂多、称多、达日、班玛、久治、玛沁、甘德、河南等地区(见图24-2)。独一味的生长环境属于典型大陆性季风高原气候高原地区,高寒缺氧、干旱、多风、强辐射、昼夜温差大、多暴风雪、干湿季分明、土质差。独一味分布的独特环境使独一味具有典型高山植物特征,植株矮小呈莲座状,茎强烈缩短,根粗壮发达(主根长可达40 cm以上),叶片多皱缩。分布高度为3 450～4 800 m,集中分布在3 500～4 300 m海拔。独一味分布的土壤主要有5类高海拔土壤。其一是高山草甸土,海拔4 000 m以上,最高分布到4 800 m,群落类型为以莎草、苔草以及中生性禾草组成的连片的高山草甸群落;二是亚高山草甸土,海拔3 500 m以上,上可达4 200 m,群落以亚高山草甸和亚高山灌丛草甸为主;三是高山寒漠

土,海拔4 500 m以上,最高分布到5 000 m,群落类型为以嵩草、蚤缀、紫堇等寒生旱生为主的高寒荒漠植物群落;四是草甸土,海拔3 500 m以上,上可达4 500 m,群落以发草、披碱草、珠牙蓼、马先蒿等中生或湿生植物为主的高寒草甸;五是沼泽土,为非地带性分布的土壤,海拔可上至4 500 m,以嵩草、苔草等湿生和中生性为主的冷湿性沼泽草甸植物群落,或退化沼泽草甸植物群落。独一味分布的生境是高海拔地带的干旱化、杂草化、裸地化生境,土壤草黏层退化或消失。对于灌丛草地,灌丛高度多不超过50 cm,灌丛矮小稀疏;对于湿地群落,湿地干旱化和植被退化趋势明显;对于草甸草原,杂草入侵(囊吾、蓟、狼毒等有毒有害植物扩散),禾本科与莎草科牧草种类严重退化。独一味在这些生境中长势良好,分布密度大且集中连片,往往形成单优群落。因此,独一味适应了高海拔地带退化旱生生境,是高寒草地退化的一种指示植物,对干旱和强光照有极强的适应性(孙辉等,2012)。在青海独一味最佳适生区在玛沁、玉树、治多地区。

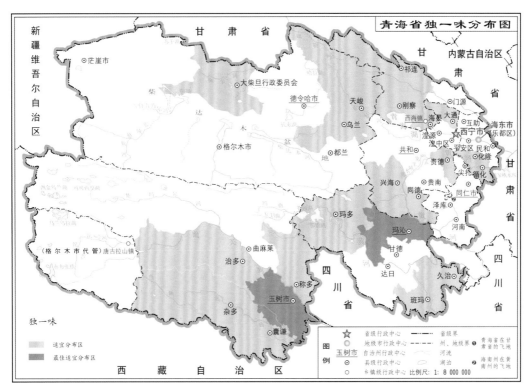

图 24-2 青海省独一味分布

全国范围内独一味最佳适生分布区在青藏高原东南部,在甘肃、四川、西藏、云南、甘肃等地区有分布(见图 24-3)。

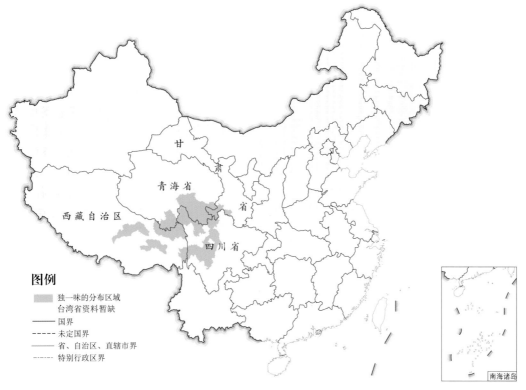

图 24-3 全国独一味分布

种植技术

(一) 采种

(1) 选择生长健壮,叶片粗大者、无病虫害者进行采种。

(2) 选择株以 3~4 年生为宜。

(3) 独一味种子呈倒卵状三棱形,待种子颜色成为灰褐色的棕褐色,种皮坚硬致密成熟时采种。一般 7~9 月采种。

(4) 采用剪枝割下果穗,晾晒、阴干,用木棒敲打,筛选出种子,除去干瘪种子,干燥至含水量小于 12%,晒干备用。

(二) 育苗

1. 田间育苗 整地及基质配制、选择土质疏松肥沃、管理便捷的地块做苗床。育苗前 20 日将表层土壤翻起,清除杂草等杂质后每亩施入腐熟的农家肥 3 000 kg。如果土壤墒情比较干燥,在施入基肥后应灌水保墒。做畦,规格为:高 20 cm,宽 50 cm。也可在温室中做同样的畦进行育苗。

2. 种子处理

(1) 激素处理:50 mg/L 浓度浸泡处理 24 h,用清水反复淘洗 10 次,沥干水分。

(2) 拌种:播种时,将激素处理过的种子拌少量的草木灰或沙壤土,便于均匀撒播。拌灰(沙土)量以种子不粘为宜。

3. 播期 田间育苗应视地区不同而有所差异,一般在土壤解冻后即可播种。若当地昼夜温差大,不利于育苗时可考虑在苗床播种后进行覆膜处理。幼苗苗龄控制在 85~95 日。在温室内育苗可根据温室内温度可控条件及生产需求随时进行育苗。

4. 营养钵育苗 在温室中进行营养钵育苗,可不受季节限制,根据生产规模情况,每年可分 2~3 次进行,同时也有利于降低霜冻等自然灾害的影响,也可提高田间的成活率。在生产中以营养钵育苗为最佳生产方式。将前述准备好的土壤装入营养钵中,放入种子 3 粒,覆土厚度 0.3 cm,摆放在做好的阳畦内(在大田育苗时,则在阳畦上覆盖薄膜保温)或苗床上,每隔 3 日在傍晚时间喷水保湿,使营养钵内土壤保持湿润。

表 24-1 独一味组织培养育苗快繁技术

外植体	基本培养基	培养基类型及附加激素	特点	技术参数来源
野生独一味叶片	MS 培养基	增值培养基:0.2~3 mg/L BA + 1 mg/L NAA+0.1~1 mg/L IBA+0.1~4 mg/L ZT	冷灌装方式减少培养基营养损失,繁殖率高达 90%,植株变异率低、健壮度好	CN105875405A[P]. 2016-08-24
无菌苗幼根	MS 培养基	愈伤组织诱导培养基:0.5~1 mg/L NAA+0.5~2 mg/L BA+0~1 mg/L 2,4-D;愈伤组织增殖培养基:0.2 mg/L NAA+0.5 mg/L 6-BA+0.5 mg/L 2,4-D;诱芽培养基:0~1 mg/L NAA+1~3 mg/L 6-BA+2;芽增殖培基:0.5 mg/L NAA+2 mg/L 6-BA+mg/L 2,4-D0.2;生根培养基:0~2 mg/L NAA	繁殖速度快,生物学特性优良,出苗齐	CN102657086A[P]. 2012-09-12
试管苗叶片	MS 培养基	一步成苗培养基:2 mg/L 6-BA+1 mg/L NAA	愈伤组织诱导率 92.7%,不定芽分化率 68.7%,成苗率 74%;一步成苗,步骤简单,培养周期短	CN103461138A[P]. 2013-12-15
实生苗或试管苗叶片	MS 培养基	丛生芽诱导培养基:500 mg/L CH500+1 mg/L KT+0.1 mg/L IBA;继代增殖培养基:500 mg/L CH+0.2 mg/L KT+0.05 mg/L IBA,继代 2 次后激素减半;生根培养基:1/2MSB+0.05~0.2 mg/L NAA+0.5~1 mg/L IBA	20 日成功诱导丛生芽,诱导率 85%;增殖培养 35 日可增殖 25 倍,增值率高,培养时间短	CN110432150A[P]. 2019-11-12

注:BA 为苄氨基嘌呤;NAA 为萘乙酸;IBA 为吲哚丁酸;ZT 为玉米素;2,4-D 为 2,4-二氯苯氧乙酸;CH 为水解酪蛋白;KT 为异戊烯腺嘌呤。

5. 组培育苗　在人工仿野生栽培不成熟的条件下,组织培养育苗具有高萌发率、抗病性强、低成本、工业化繁殖特点(见表24-1)。适宜推广应用。

6. 苗床管理　在田间育苗,营养钵育苗中要加强苗床管理。

温湿度控制:播后苗床土壤保持湿润,经过处理的种子13~23日出苗。出苗后继续保持湿润。当气温稳定通过10℃后,在傍晚可去掉覆盖材料,时间选择傍晚为宜。

除草:在苗出齐后视杂草生长情况人工除草1~2次。

病虫害防治:在幼苗期,要及时防止蜗牛等其他昆虫对子叶的损伤,采取人工捕捉、降低温度、通风等措施进行防治。在温室内育苗要严格控制温湿度,温湿度过高时要及时进行通风排湿等工作,以免发生病害。

越冬管理:8月底9月,日平均气温低于12℃后,大田苗床需加盖地膜保温,每隔3日喷水保湿。11月上旬逐渐揭膜通风抗寒锻炼5~7日,畦面覆盖半干细土1cm,然后完全揭膜过冬。温室内可让其自然过冬,只需保持土壤适宜湿度即可。

(三) 移栽

1. 人工栽培田地选择　高海拔,温差大,年均温度在1.93℃的气温较低区域。

2. 整地施肥　幼苗移栽前1个月,应提前选择肥沃疏松、排水良好的土壤,轮作周期2年以上,以禾谷类、豆类、薯类为前茬作物。前作收获后施入腐熟优质农家肥4 000 kg/亩、氮肥30 kg/亩、磷肥30 kg/亩。然后深翻30~40 cm并耙平整细。有机肥料(包括人、畜粪尿、秸秆、杂草)必须采用高温堆肥,经过50℃以上20~30日发酵,以杀灭各种寄生虫卵和病原菌、杂草种子,达到无害化。

3. 炼苗　幼苗移栽前应揭去棚膜或地膜进行自然生长,进行移栽前的炼苗工作,以提高移苗后的成活率,炼苗时间8~10日。

4. 移栽时间　根据当地气温条件,最好在幼苗新根萌发之前,土壤解冻后尽早移栽。移栽时土壤湿润为好,早期移栽根系较短,缓苗快,成活率高。一般选择6~8月进行,移栽过程避免强光对叶片的影响,选择阴天移栽。挑选健壮、颜色常绿且发亮、无病虫害、无机械损伤的苗移栽。

5. 栽植方法　移栽前应根据移栽地的土壤墒情和天气情况浇一次透水。挖穴深15 cm,直径10 cm,刚好能够放下营养钵为好,每穴栽入一个营养钵,幼苗1~3株(间苗时拔掉较弱小的1苗,或不间苗也可),然后填土压实,营养钵顶部覆土1 cm。移栽后立即浇定根水。

栽植密度为行距30 cm,株距30 cm,平栽,每穴栽两苗,保苗密度为8 000~10 000穴/亩。

(四) 田间管理

1. 补苗、间苗　在移栽20日后,田间稠密间苗,缺处补苗。

2. 除苗　苗封垄前,多除杂苗。

3. 灌溉防涝　独一味既要注意排水防涝,又要注意灌溉防旱,当土壤含水量低于120 g/kg时需要灌水。夏秋雨季,降水较多,会造成地面大量积水,要及时排水,否则会出现病害。入冬前如果土壤较为干旱,可进行冬灌,浇透即可。

4. 追肥　野生独一味生长地的土壤肥力并不高,因此一般情况下在移栽前施入适量的肥料即可,不再追肥。如果出现缺肥情况,可施入腐熟的农家肥。在行间开5 cm深的沟槽将肥料施入,后覆土即可。

5. 越冬管理　第1年独一味越冬能力很差,越冬成活率低,入冬后田间覆盖半干的细土0.5~10 cm,或覆盖麦秸3 cm厚。

(五) 病虫害防治

1. 农业防治　独一味禁止连作,轮作周期至少4年。合理的作物轮作,可以有效利用土壤养分和水分,避免养分偏耗,减轻病虫危害。

2. 物理防治　独一味虫害主要是金针虫、地老虎和蛴螬,利用其趋光性,在田间适宜的地方设置紫光灯进行诱杀,效果良好。7~8月份是金针虫和蛴螬为害盛期,利用金针虫和蛴螬趋好青草下潜伏的习性。将青草在田间堆成宽40 cm,厚10~15 cm的小堆,每日早晨捕捉一次,5日后另换青草(任嘉,2015)。

采收加工

传统用药以根茎及全草入药,采挖时连根采收全草,从《中国药典》(2010年版)规定独一味药用部位为干燥地上部分以来,保护了独一味面临濒危的情况,对种源更新与资源保护起到积极作用。

现代采收方法,一种选择8月中旬至9月下旬,用铲子、剪刀将独一味地上部分齐地面铲下,保护好根系。地上部分挑选晾晒,抖尽土壤,挑除病株,摊放在干燥通风透光且干燥平坦的地面、石板、水泥地上晾晒数日,摊放厚度不超过15 cm。晾晒期间,每日要翻动 3～6 次,及时拣出霉烂株。夜间要覆盖保温材料防冻害并防止雨雪。如遇到阴雨天停止采收,并将已经采收尚未干燥的独一味摊晾在通风的室内或荫棚内,防止发霉变质。反复晾晒直至干透,独一味干燥到含水量 12%,即可进行打捆或用布质材料袋装。

带果穗的茎叶在晾晒和堆放过程中,果穗逐渐变干,在较好晴朗的天气条件下 3～5 日种子即失水变硬,种壳因干缩程度不同而开裂,种子很容易抖出,这时将独一味堆放在帆布或无纺布上,用木棍等将果穗轻轻敲击,使种子脱离果穗。采收种子以备来年栽培应用。

商品规格

统货。

药材鉴别

(一) 性状鉴别

本品叶莲座状交互对生,卷缩,展平后呈扇形或三角状卵形,长 4～12 cm,宽 5～15 cm;先端钝或圆形,基部浅心形或下延成宽楔形,边缘具圆齿;上表面绿褐色,下表面灰绿色;脉扇形,小脉网状,突起;叶柄扁平而宽。果序略呈塔形或短圆锥状,长 3～6 cm;宿萼棕色,管状钟形,具 5 棱线,萼齿 5,先端具长刺尖。小坚果倒卵状三棱形。气微,味微涩、苦(见图 24 - 4 和图 24 - 5)。

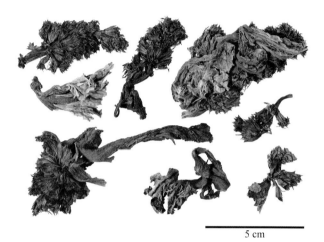

5 cm

图 24 - 4　独一味药材性状

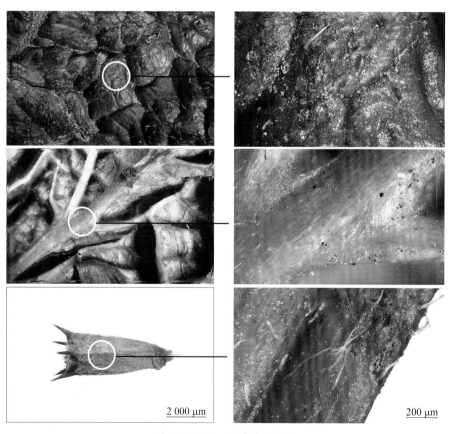

2 000 μm

200 μm

图 24 - 5　独一味药材微性状

（二）显微鉴别

1. 横切面显微

叶横切面：叶上、下表皮细胞各 1 列，外被角质层，有非腺毛，偶见腺鳞。栅栏组织数列细胞，不过中脉。中脉上下略呈平坦状，其上、下表皮内侧均为数列厚角细胞，中脉维管束外韧型，"U"形排列（见图 24－6 至图 24－8）。

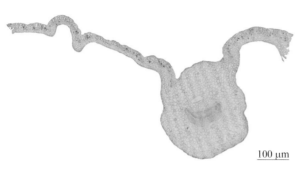

图 24－6　独一味叶横切面（正常光）（50×）

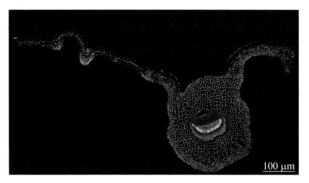

图 24－7　独一味叶横切面（偏振光）（50×）

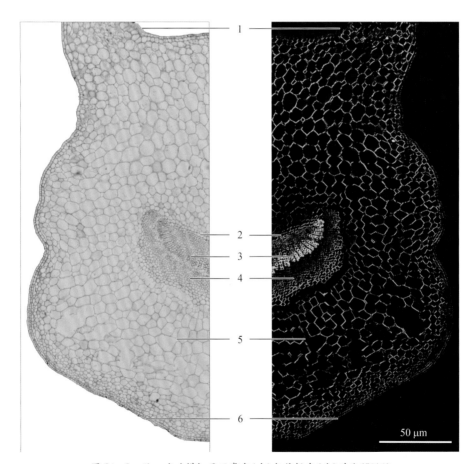

图 24－8　独一味叶横切面正常光（左）与偏振光（右）对比（50×）

1. 上表皮；2. 维管束鞘；3. 木质部；4. 韧皮部；5. 基本组织；6. 下表皮

茎横切面：呈四棱形，对称向内凹陷，表皮细胞 1 列，细胞类圆形，排列整齐，表皮上可见腺毛组织。皮层较宽，有 5～8 列类圆形或不规则形薄壁细胞，排列疏松，含草酸钙晶体。维管束 4 大束，呈半弧形；导管径向排列，中央髓部较大，细胞类圆形（见图 24－9 至图 24－12）。

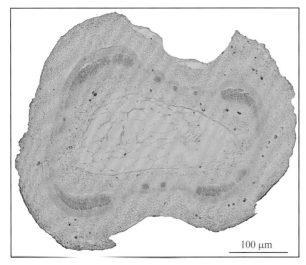

图 24-9　独一味茎横切面(正常光)(50×)

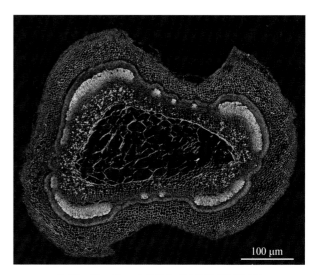

图 24-10　独一味茎横切面(偏振光)(50×)

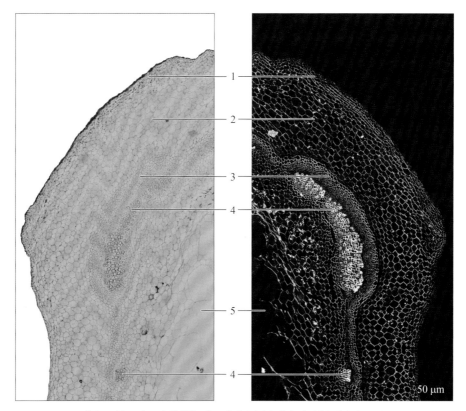

图 24-11　独一味茎横切面正常光(左)与偏振光(右)对比(50×)

1. 表皮;2. 皮层;3. 韧皮部;4. 木质部;5. 髓

2. 粉末显微　非腺毛众多,2~3 细胞组成,直径 10~15 μm,壁较厚,有疣状突起。叶肉细胞呈不规则形,内含众多草酸钙晶体,长 7~10 μm。气孔直轴式或不等式。纤维长梭形,壁孔横裂(见图 24-13)。

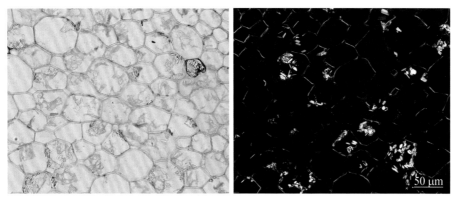

图 24-12 独一味茎横切面草酸钙结晶正常光(左)与偏振光(右)对比(400×)

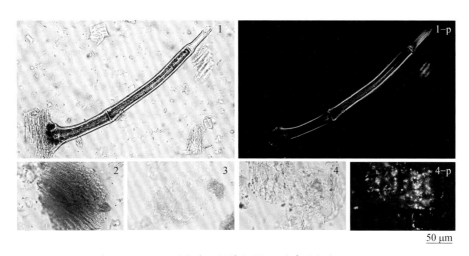

图 24-13 独一味粉末显微特征(X-p代表偏振光)(400×)

1.非腺毛;2.叶肉细胞;3.气孔;4.草酸钙晶体

理化指标

《中国药典》(2020 年版)规定:本品水分不得超过 13.0%,总灰分不得超过 13.0%,酸不溶性灰分不得超过 4.0%,浸出物不得少于 20.0%。本品按干燥品计算,含山栀苷甲酯($C_{17}H_{26}O_{11}$)和 8-O-乙酰山栀苷甲酯($C_{19}H_{28}O_{12}$)的总量不得少于 0.50%,饮片各项同药材。

品质评价

(一) 种质品质

独一味生态适宜性生长区主要集中在青藏高原及其边缘等高原气候区,这些地区具有高寒、干旱、日照时数长、昼夜温差极大等特点。其中,最佳相似区域包括西藏山南、昌都、那曲,青海玉树、果洛及海北的祁连等地区,甘肃南部的甘南,四川甘孜州、阿坝州等地区,云南西北部的迪庆、香格里拉等地区。研究团队对分布于青海玉树国营牧场的独一味自然居群为研究对象,对独一味繁育系统,特别是开花特性与传粉方式对传粉效率的影响,异型花柱对结实率的影响,花序大小对结实率和结实效率的影响进行了系统研究,发现独一味同时存在有性繁殖和无性繁殖。独一味开花物候期为 5 月至 7 月,花粉数量与胚珠比为 4,杂交指数为 1645,雌雄异熟,有性繁育系统初步确定为部分自交亲和,异交需传粉,单花数量过多或过少均影响结实率。罗桂花等于 2009 年 8 月底采集玉树县的野生独一味药材和大通县人工栽培 3 年的独一味药材,测定其中野生品种木犀草素含量的平均值为 10.08 μg/g,栽培品种平均值为 30.8 μg/g。可见,栽培独一味中木犀草素含量已超过野生品种(李茂星,2022)。

(二)遗传品质

关于独一味的遗传多样性已有报道,如刘继梅(2006)基于 trnL-F 和 5S-NTS 基因片段对分布于青海、西藏、云南 8 个居群、188 个体进行了遗传多样性分析,结果表明独一味居群的总遗传多样性相对较高;36.46%的遗传变异存在于居群间,63.58%的遗传变异存在于居群内,遗传变异与地理距离呈正相关;同时,聚类分析表明 8 个野生居群聚为青海、西藏、云南 3 个簇,其中分布于西藏 4 个居群的遗传多样性高于云南和青海,认为西藏地区可能是独一味的遗传多样性中心。王京(2014)应用 ISSR 分子标记对分布于青海玉树 10 个居群 300 个野生独一味个体进行了遗传多样性分析,发现独一味居群的遗传多样性相对较低;24.93%的遗传变异存在于居群间,75.07%的遗传变异存在于居群内,居群间基因流 Nm 为 1.505 5,认为玉树地区独一味的遗传多样性呈现降低趋势。因此对独一味进行掠夺式采挖和过度放牧将会导致独一味野生资源面临威胁(郑长远,2021)。

化学成分

独一味主要含有黄酮类、环烯醚萜类、苯乙醇苷类、挥发油类及其他成分(张娟红,2015;张凤,2008)。

1. 黄酮类 独一味的地上部分化学成分主要含黄酮类化合物,母核类型分别为木犀草素、芹菜素和槲皮素(易进海,1992)。20 世纪 80 年代,梁重栋(1987)和张兆琳等(1989)首先对独一味进行了化学成分分离及临床应用研究,采用聚酰胺柱层析结合硅胶柱层析从独一味全草,主要是地上部分,分离得到 5 个黄酮类化合物,分别为:木犀草素、木犀草素-7-O-葡萄糖苷、槲皮素、槲皮素-3-O-阿拉伯糖苷和芹菜素-7-O-新陈皮糖苷。易进海等(1990)从独一味根乙醇提取物的石油醚部分分离获得 1-羟基-2,3,5-三甲氧基吨酮(见图 24-14)。王瑞冬等(2005)从独一味正丁醇部位分离得到 3 个黄酮类化合物,经鉴定分别为木犀草素-7-O-β-D-吡喃葡萄糖苷、芹菜素-7-O-β-D-吡喃葡萄糖苷和木犀草素-7-O-[β-D-呋喃芹菜糖(1→6)]-β-D-吡喃葡萄糖苷,其中木犀草素-7-O-[β-D-呋喃芹菜糖(1→6)]-β-D-吡喃葡萄糖苷报道为首次从独一味中获得(见图 24-15)。张爱军等(2011)对乙酸乙酯部位进行了化学成分研究,共分离纯化 9 个化合物,包括黄酮类的芹菜素-7-O-β-D-(6″-p-香豆酰基)-

葡萄糖苷、木犀草素和连翘酯苷 B。桑育黎等(2008)从独一味乙醇渗漉提取物中分离得到 10 个化合物,其中醇洗脱部位分离得到 6 个黄酮类化合物,分别为木犀草素、槲皮素、异鼠李素、芹菜素-7-O-葡萄糖苷、木犀草素-7-O-葡萄糖苷和淫羊藿苷。张凤(2011)从唇形科独一味属植物独一味中分离获得 59 个化合物,包括黄酮类 10 个,分别被确定为:芹菜素、芹菜素-7-O-β-D-吡喃葡萄糖苷、芹菜素-7-O-(6″-O-β-D-呋喃芹菜糖)-β-D-吡喃葡萄糖苷、木犀草素、4′-(p-carbonylphenyl)-luteolin、木犀草素-7-O-D-吡喃葡萄糖苷、木犀草素-7-O-β-D-(6″-O-乙酰基)-吡喃葡萄糖苷、木犀草素-7-O-(6″-O-β-D-呋喃芹菜糖)-β-D-吡喃葡萄糖苷、芹菜素-7-O-β-D-(6″-O-反式-对-香豆酰基)-吡喃葡萄糖苷和 apigenin-7-O-β-D-(4″6″-di-O-p-E-coumaroyl)-glucopyranoside(anisofolin C)。

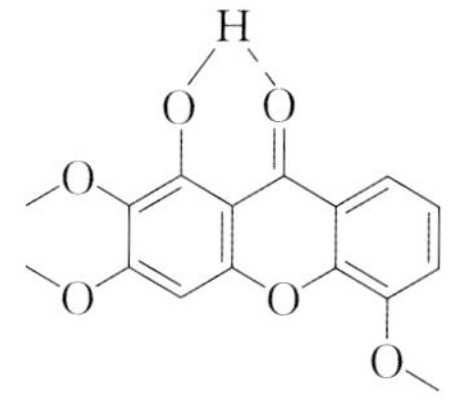

图 24-14 1-羟基-2,3,5-三甲氧基吨酮的结构式

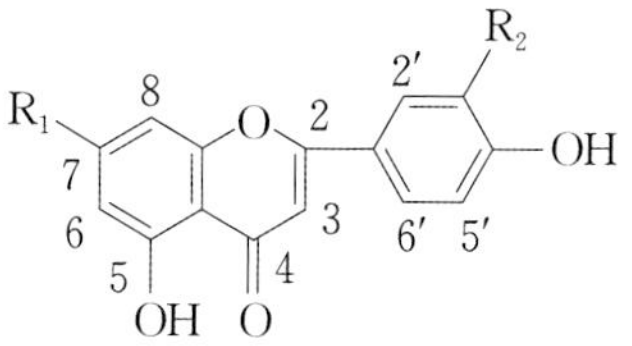

图 24-15 黄酮类化合物的结构式

木犀草素-7-O-β-D-吡喃葡萄糖苷:R_1=O-Glu,R_2=OH;

芹菜素-7-O-β-D-吡喃葡萄糖苷:R_1=O-Glu,R_2=H;

木犀草素-7-O-[β-D-呋喃芹菜糖(1→6)]-β-D-吡喃葡萄糖苷:R_1=O-Glu-Api,R_2=OH

2. 环烯醚萜类 张承忠等(1991;1992)从独一味中分离出 4 个环烯醚萜苷类化合物,分别为 7-epiphlomiol(又称为 phloyoside I,中文名螃蟹甲苷)、8-O-乙酰山栀苷甲酯、山栀苷甲酯和胡麻属苷,均报道为首次从该属植物中分离得到。易进海等(1990)报道从独一味根的乙醇部位中分离得到 2 个新环烯醚萜成分,根据光谱分析和化学方法确定了化学结构,命名为独一味素 A、独一味素 B。1992 年易进海等(1992)又报道获得新环烯醚萜成分,命名为独

一味素 C。独一味素 A、B、C 的结构式见图 24-16。1997 年易进海等(1997)从独一味根中的正丁醇提取物中首次分得 4 个环烯醚萜苷,根据光谱分析和化学方法鉴定为 8-O-乙酰山栀苷甲酯、6-O-乙酰山栀苷甲酯、penstemoside 和 7,8-dehydropenstemoside,前三者结构式见图 24-17,后者结构式见图 24-18。Tan 等(2007)从独一味根的乙醇提取物中分离得到 7 个新的环烯醚萜二糖苷,分别为:6′-O-β-D-glucopyranosyl-phlorigidoside C、6′-O-α-D-galactopyranosylphlorigidoside C、6′-O-β-D-glucopyranosylsesamoside、6′-O-α-D-galactopyranosylsesamoside、6′-O-β-D-glucopyranosylbarlerin(L18)、6′-O-α-D-galactopyranosylbarlerin 和 6′-O-α-D-galactopyranosyls-hanzhisidemethyl ester,以及 11 个已知环烯醚萜类化合物,包括 phlorigidoside C、shanzhisin methyl ester gentiobiosid 和 phloyoside Ⅱ 等。Zhang 等(2009)对独一味全草的乙醇提取物进行系统化学分离时,获得一个新环烯醚萜二糖苷 6α-dihydrocornic methyl ester-6′-O-β-Dglucopyranoside,张凤(2011)从唇形科独一味属植物独一味中分离获得 9 个已知的环烯醚萜类化合物,分别为 phlomiol、螃蟹甲苷、7-epi-phlomiol、lamalbid、schismoside、番木鳖苷、7-epi-loganin、8-epi-7-deoxyloganin、5-羟基番木鳖苷。Zhang 等(2012)分离获得 4 个新的环烯醚萜类:6′-O-syringyl-deoxysesamoside、7-dehydroxyzaluzioside、barlerin-6″-hydroxy-2″,6″-dimethylocta-2″,7″-dienate ester 和 6β-n-butoxy-7,8-dehydropenstemonoside。Li 等(2008)利用硅胶柱层析技术从独一味分离并鉴定了 5 个化合物,分别为 8-O-乙酰氧基山栀子苷甲酯、番木鳖苷、山栀子苷甲酯、phloyoside Ⅱ 和新化合物 8-deoxyshanzhiside。Li 等(2008;2009;2010)对上述环烯醚萜成分在止血及镇痛抗炎等方面药理活性的机制进行了探讨研究。Yue 等(2013)采用 HSCCC 分离方法分离得到 4 个环烯醚萜苷类化合物分别为 shanzhiside methyl ester,phloyoside Ⅱ,chlorotuberside 和 penstemonoside。

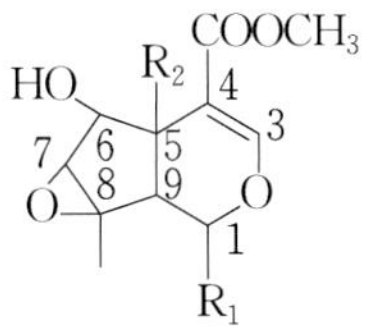

图 24-16 独一味素 A、B、C 的结构式

独一味素 A、独一味素 B:R₁=OH,R₂=H;
独一味素 C:R₁=OH,R₂=OH

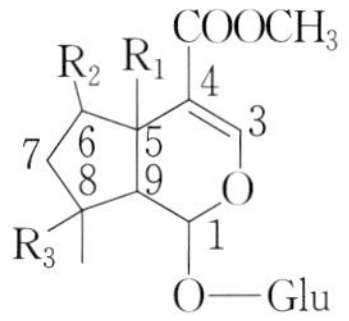

图 24-17 环烯醚萜苷类化合物的结构式

8-O-乙酰山栀苷甲酯:R₁=H,R₂=OH,R₃=OCOCH₃;
6-O-乙酰山栀苷甲酯:R₁=H,R₂=OCOCH₃,R₃=OH;
penstemoside:R₁=OH,R₂=OH,R₃=H

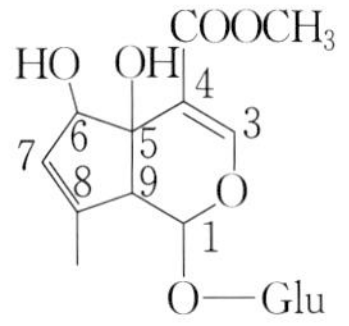

图 24-18 7,8-dehydropenstemoside 的结构式

3. 苯乙醇苷类 易进海等(1995)首先从独一味根的正丁醇提取物中分离得到 2 个苷类化合物,经化学方法和光谱分析,确定结构分别为 3-羟基-4-甲氧基苯乙基-O-[α-L-吡喃鼠李糖(13)]-O-[β-D-呋喃芹菜糖(1→3)]-4-O-阿魏酰基-β-D-吡喃葡萄糖苷和 3-甲氧基-4-羟基苯乙基-O-[α-L-吡喃鼠李糖(1→3)]-O-[β-D-呋喃芹菜糖(1→6)]-4-O-阿魏酰基-β-D-吡喃葡萄糖苷,后者为一新化合物,即独一味苷 A。Yi 等(1999)从独一味根的正丁醇提取物中分离得到 cistanoside C、6′-β-D-apiofuranosyl Ⅰ cistanoside C 和 cislamiophlomiside A。王瑞冬等(2005)和 Tan 等(2007)均从正丁醇部位分离得到连翘酯苷、betonyoside A 和毛蕊花糖苷。张爱军等(2011)对乙酸乙酯部位进行了化学成分研究,共分离纯化 9 个化合物,包括苯乙醇苷类的连翘酯苷 B 和花蕊酯苷。张凤(2011)从唇形科独一味属植物独一味中分离获得 8 个苯乙醇苷类化合物,分别为 campneoside Ⅱ、betonyoside A、毛蕊花糖苷、连翘酯苷、去咖啡酰基类叶升麻苷、肉苁蓉苷 E、betonyoside B/C 和肉苁蓉苷 F。孙俊(2011)从独一味的正丁醇部位分离得到 3 个苯乙醇苷类化合物,分别为 betonyosides A、forsythoside B 和 verbascoside,均为首次从独一味中分离得到。

4. 挥发油类 Liu 等(2006)采用气相色谱-质谱分析手段,鉴定出独一味花、叶和根的脂溶性提取物中含有的各类挥发油成分 67 个,其中的亚麻酸、9,12-十八碳二烯酸、棕榈酸、β-谷甾醇、硬脂酸、n-十六烷、n-三十一烷、肉豆蔻酸、环己烯甘氨酸、n-二十九烷、6,10,14-三甲基-十五烷-2-醇、n-三十三烷、油菜甾醇、n-十七烷、n-十五烷、n-十八烷等 16 个化合物是挥发油的主要成分。刘海峰等(2006)首次对独一味地上和地下部分挥发油的化学成分进行分析,共鉴定出 17 种化合物。其中,独一味的地上部分挥发油中分离鉴定了 16 个成分,占总峰面积含量的 92.9%;地下部分挥发油中分离鉴定了 13 个成分,占总峰面积含量的 95.47%。地上部分和地下部分的挥发油成分基本相同,主要为含长链脂肪酸及其衍生物。其中棕榈酸含量最高,地上和地下部分分别含 50.09% 和 34.51%;其次为亚油酸及亚油酸乙酯,分别含 13.44% 和 11.05%;另有月桂酸、肉豆蔻酸、十五烷酸、14-十五碳烯酸、9-十六碳烯酸等长链脂肪酸成分及少量其他成分。地上与地下部分棕榈酸(地上 50.09%,地下 34.51%)、亚油酸(地上 7.56%,地下 23.92%)、亚油酸乙酯(地上 1.70%,地下 14.36%)的含量上有较大区别。

5. 其他 张承忠等(1992)和易进海等(1997)从独一味中分离得到偏诺皂苷元糖苷、$β$-谷甾醇、软脂酸、混合饱和脂肪酸及 2 个糖苷类化合物。张凤(2011)从独一味中分离获得其他类化合物包括 salviifoside A、vanillyl-O-β-D-glucopyranside、淫羊藿次苷 H1、eugenyl-O-β-D-glucopyranoside、n-butyl-β-D-fructofuranoside、n-butyl-β-D-fructopyranoside、(+/−)-$α$-terpineol-8-O-β-D-glucopyranoside(2Z)-2,6-dimethyl-6-hydroxyocta-2,7-dienylO-β-D-glucopyranoside、β-D-glucopyranoside-(2→1)-β-D-glucopyranoside、(Z)-3-hexenyl glucopyranoside、notohamosin B、$β$-谷甾醇、胡萝卜苷、齐墩果酸、对羟基苯甲酸、咖啡酸、3,4-二羟基苯甲醛、(7E,10E,13E)-十六-7,10,13-三烯酸和丙三醇。郝延军等(2011)从独一味乙醇渗漉提取物中分离得到 8-epideoxyloganic acid,该化合物是从该属植物中首次分得,与中成药独一味片组比较,8-epideoxyloganic acid 的低、高剂量组均有明显的镇痛、止血作用,高剂量组有明显的抗炎作用。

药理作用

1. 止血、镇痛作用 独一味具有良好的止血效果。独一味浸膏对马利兰诱导衰竭小鼠骨髓巨核系祖细胞、外周血小板有促进增殖作用(郑长远,2021)。独一味总环烯醚萜苷具有很强的吸水性,可促进血液凝固,且吸水后呈糊状,能较好地黏附于伤口。此外,独一味总环烯醚萜苷还能通过抑制纤溶激活物阻止血凝块溶解,从而达到止血的目的(张泉龙,2011)。何希瑞等(2011)认为独一味止血机制是环烯醚萜类

化合物改变纤维蛋白原为纤维蛋白的过程实现,与氨苯甲酸等抗纤溶药物止血作用机制类似,且 8-O-乙酰山栀子苷甲酯为独一味环烯醚萜类化合物发挥止血作用的主要有效成分。独一味巴布膏能抑制小鼠腹腔注射醋酸所引起的扭体反应次数,显示出明显的镇痛作用,独一味水提和醇提取物均具有明显的镇痛抗炎作用,其镇痛作用可能是抑制末梢神经对疼痛刺激的敏感性,并通过其抗炎作用,使局部水肿减轻,炎症消退,减轻对神经的压迫(杨漾,2011;王丽娟,2011)。朱斌(2013)进一步证明了独一味水提物是通过激动脊髓 GLP-1 受体产生镇痛作用,证明其镇痛作用部位在脊髓,同时指出独一味能有效抑制慢性疼痛。仇子钰等(2017)证实独一味单体 8-O-乙酰山栀子苷甲酯可抑制脊髓背角内蛋白激酶 B-雷帕霉素靶蛋白信号通路从而缓解大鼠神经病理性痛。因此,山栀子苷甲酯和 8-O-乙酰山栀子苷甲酯为代表化合物的环烯醚萜苷是独一味镇痛的有效物质(易雪霏,2015)。

2. 抗炎、抑菌作用 有研究(郑亚南,2015;汪茜,2010)采用二甲苯致小鼠耳廓肿胀法、角叉菜胶致大鼠足跖肿胀法、醋酸致小鼠腹腔毛细血管通透性法等实验模型,观察独一味不同有效部位即环烯醚萜类、黄酮类、苯乙醇苷类和独一味新型制剂巴布膏等的抗炎活性,结果表明,环烯醚萜苷组能明显抑制二甲苯引起的耳廓肿胀和角叉菜胶致炎后的肿胀,而苯乙醇苷类和黄酮类的作用不明显,巴布膏效果显著。此外,独一味注射液具有明显的抗炎作用,其作用机制可能与增强巨噬细胞的吞噬功能和抑制 IL-1 的分泌有关(Pei Z,2009)。独一味抑菌作用的研究方面,梁重栋等(1987)应用滤纸片法,研究发现独一味浸膏和叶皂苷对痢疾杆菌、铜绿假单胞杆菌、产气杆菌、枯草杆菌和乙型溶血性链球菌均有显著抑制作用;张乾(2014)发现独一味水提物与醇提物在一定浓度范围内对乳酸杆菌和变形链球菌均有抑制作用。

3. 增强免疫、抗肿瘤作用 独一味可显著降低迟发型超敏反应引起的小鼠炎症反应,提高小鼠巨噬细胞吞噬指数,具有免疫增强作用(白蓉,2015)。独一味总苷能显著提高巨噬细胞吞噬率、巨噬细胞吞噬指数、E 花环形成率及酸性 $α$-萘酚醋酸酯酶染色阳性率,表明独一味有显著提高非特异性免疫和特异性免疫的作用(康丽,2015)。独一味挥发油类对体外培养的人胃癌细胞、人肝癌细胞和人白血病细胞的增殖表现出较强的抑制作用,初步证明含量相对较低的挥发油类是独一味的抗肿瘤活性成分(马文玉,2020)。

4. 其他作用 藏医药巨著《晶珠本草》《四部医

典《月王药诊》等都对独一味的功能主治做了相关介绍。《晶珠本草》记载"独一味，固精髓，引流黄水"。《四部医典》载："独一味功效是保护骨髓，医治黄水症。"《月王药诊》谓："独一味，补髓，治浮肿后流黄水。"现代药理及临床试验研究证实独一味有显著的治疗类风湿关节炎作用(叶飞，2007;王钢，2001;王丽娟，2013)。独一味多糖有较强的羟基及氧负离子的清除能力，具有抗氧化活性。独一味水提物具有一定的保肝护肝作用。此外，独一味浸膏还有造血补髓、抗胃溃疡、改善记忆作用(马文玉，2020)。

资源综合利用

独一味是藏医常用活血止血、祛风止痛的药材，开发的独一味片剂、胶囊剂近十几个内服制剂深受赞誉，临床上用于急性软组织损伤关节炎、腰椎间盘突出的外用消痛贴膏疗效非常好。独一味因其良好的生物活性，确切的疗效而被临床广泛应用，具有十分可观的经济效益，今后的开发中应向以下方向努力。

(一)实行对资源的保护

独一味主要生长在退化的和正在已退化的高海拔草地、湿地等环境中，是一级藏药濒危保护品种，而药用独一味大部分依赖野生资源，药材的可持续性严重受阻。为了避免资源的枯竭，应加强引种栽培技术，建立 GAP 基地与种植资源圃，同时加强资源保护的立法和宣传，从源头解决药材可持续发展问题。

(二)开展药效物质基础与作用机制的研究

当前独一味的活性研究大部分局限于提取物，作用机制尚不明确，如黄酮类化合物对由 ADP、胶原或凝血酶引起的血小板聚集及血栓形成有抑制作用，独一味制剂中富含总黄酮类成分，但对其单独抗凝血作用未见研究。应在开展其有效成分研究的同时，综合运用现代药理学技术方法阐释独一味疗效机制，明确药效物质基础，才有利于独一味药材的现代化发展。

(三)加大新的制剂的研发

独一味制剂以口服固体制剂为主，主要用于治疗筋骨扭伤、风湿痹痛、外伤出血。给药途径相对单一，为提升独一味的临床适用性，建议研发适用于不宜口服给药患者使用的贴膏剂、凝胶剂以及急症使用的注射剂等(袁涛，2014)。

(四)加强质量标准的建立与控制

独一味有效成分含量受环境、采收、加工、制剂、贮藏等多种因素影响，依照现行标准应制定出药材、饮片、中药提取物以及中成药合理可控的质量标准，只有在药材生产全过程中开展质量监控和溯源，才能使独一味得到科学合理的利用。

炮　制

1. 独一味　除去杂质，切碎。
2. 酒炙独一味　取相当于药材质量 10%的高粱酒(60%)，用水稀释 20 倍，浸入药材，拌匀加盖，闷润 2 h，加热，锅底温度控制在 100 ℃，炒干后取出，放冷，即得。

性味与归经

甘、苦，平。归肝经。

功能与主治

活血止血，祛风止痛。用于跌打损伤，外伤出血，风湿痹痛，黄水病。

临床与民间应用

(一)国家药品标准成方中应用

1978 年独一味列入《藏药标准》(六省区)，1995 年列入《中华人民共和国卫生部药品标准》藏药(第一册)，由于该药材疗效显著，在《中国药典》2000、2005、2010、2020 版均有收载，同时收载了独一味成方制剂，有颗粒剂、胶囊、软胶囊剂，片、分散片、泡腾片、咀嚼片、滴丸等多种剂型上市，由于过度采用，独一味列入二级濒危保护植物名单。

《中国药典》收载了含独一味成方制剂消痛贴膏，独一味片、独一味胶囊，其功能主治活血化瘀，消肿止痛，用于跌打损伤，风湿疼痛。《国家中成药标准汇编》收载了含独一味成方香冰祛痛气雾剂，组成有独一味、铁棒锤、洋金花、天南星(制)、姜黄、土木香、冰片等，功效活血散瘀，治疗跌打损伤，软组织损伤。国家注册标准收载独一味片剂、泡腾片、滴丸、咀嚼片、颗粒剂、丸剂等，国家药品标准收载含独一味成方均为骨伤新药物。

该品种在《中国药典》《国家中成药标准汇编》《卫生部药品标准》、新药转正标准、注册标准中共计查询到 12 个组方品种,搭配组方的药材数量为 11 种。组方品种功能主治主要体现在血液和造血器官(9 种)、肌肉-骨骼系统(2 种)、神经系统(1 种)三方面;配方多搭配姜黄、冰片、水柏枝、天南星、铁棒锤等药味。详见图 24-19。

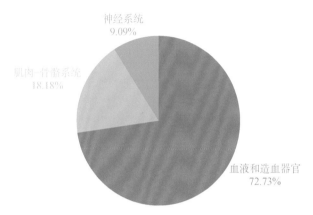

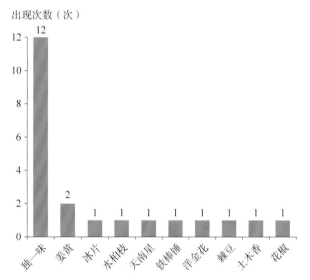

图 24-19　独一味成方制剂品种分布及组方前十的
药味统计(来源:药智数据库)

(二) 经典处方与研究

1. 独一味胶囊

处方:独一味 1 000 g,水煎,滤过,加辅料,制成 1 000 粒。

功能:活血止痛,化瘀止血。

主治:多种外科手术后刀口疼痛,出血,外伤骨折,筋骨扭伤,风湿痹痛,崩漏,痛经,牙龈肿痛。

用法用量:一次 3 粒,一日 3 次。

现代研究:王兰等(2011)观察藏药独一味胶囊对经皮冠状动脉成形术(percutaneous transluminal coronary angioplasty. PTCA)大鼠动脉管壁增殖细胞核抗原(proliferating cell nuclear antigen, PCNA)表达的影响。将 Wistar 大鼠 40 只随机分为 PTCA 模型组(同时设右侧相同部位的颈总动脉为正常对照)、独一味胶囊 0.50 g/kg、1.25 g/kg、2.50 g/kg 组、阳性对照组(丹参片 1.0 g/kg)共 5 组、每组 8 只,各组动物灌胃给予相应药物,第 5 日后行 PTCA 术,建立颈动脉球囊损伤模型;PTCA 术后继续给予相应药物,28 日后取损伤节段颈总动脉,常规病理切片后行免疫组织化学检测,测定 PCNA 的表达。结果发现正常对照管壁 PCNA 表达极少或无表达。模型组动脉内膜 PCNA 表达的阳性率为 33.71%;独一味胶囊 0.50 g/kg、1.25 g/kg、2.50 g/kg 组动脉内膜 PCNA 阳性率依次为 28.00%、27.83%、27.33%、与模型组比较均显著降低($p < 0.05$ 或 $p < 0.01$)。结论证明独一味胶囊可显著抑制 PCNA 的表达,可能是预防大鼠颈动脉损伤后再狭窄的机制之一。

2. 四味外伤散

处方:独一味 150 g,小檗皮 150 g,蒲公英 150 g,镰形棘豆 50 g。

功能:消炎,止血,生肌。

主治:外伤感染,流血,伤口不愈。

用法用量:外用。一次 1~2 g,一日 1 次,敷患处。

现代研究:四味外伤散用独一味、镰形棘豆引流黄水,杀虫消炎,接骨愈疮,止痛止血;对外伤感染、皮青肉肿、瘀滞疼痛、伤口流血具有较好疗效;再配以小檗皮、蒲公英,以加强消炎及清热解毒之功效,并可止血生肌。诸药配伍,既可消炎止痛,又可止血消肿,适用于各种外伤的治疗。

3. 四味独一味软膏

处方:独一味膏 20 g,苍山黄堇膏 20 g,吉巴东达膏 20 g,轮叶棘豆膏 20 g,麝香 15 g。

功能:消炎止痛消肿。

主治:用于疔疮,各种伤口烧痛、肿胀、发紫等症。

用法用量:涂于患处,每日涂 2~3 次。

(三) 青海中医单验方

达桑苟汤散

组方:秦皮 250 g,多刺绿绒蒿 200 g,空桶参 175 g,川西合耳菊 150 g,独一味 150 g,瓦韦 150 g,迭列黄堇 150 g,熊胆粉 25 g,红景天 150 g。

功能主治:续筋接骨。用于头颅创伤、骨折。

来源:青海省藏医院。

第二十五章　桃儿七

Tao er qi

SINOPDOPHYLLI RADIX ET RHIZOMA

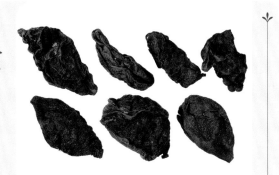

别　名

小叶莲、桃耳七、鸡素苔、鬼臼，奥毛塞（藏名）。

道地沿革

（一）基原考证

清代《蓝琉璃》记载："鬼臼（桃儿七）只有一个名字，这里亦用其名。本品真确图鉴和实物不相符合，茎大，叶绿色，状如亚大黄、有叶脉，果实成熟后呈红色"。

《晶珠本草》记载："本品之名有：奥毛赛、昂如都毛、巴玛鲁鲁、奥玛斯斯、达据巴等。"根坚硬、有百条之多；叶状如独活叶，叶片大，柄长；花小，红色，美丽；果实状如牛睾丸，成熟后状如血囊；种子红紫色，状如马蔺子。

近现代《藏药志》记载："【 འོལ་མོ་སེ།】（译音：奥毛塞）……根有坚硬的结节，节上生有许多细根，叶似独活叶，大而柄长，花小，红色而美丽，果实如牛睾丸，成熟后如充血皮袋，籽红紫色，形似马葡籽。各地藏医所用的奥毛塞为小檗科植物桃儿七 *Sinopodophyllum herandrum*（Royle）Ying，其植物形态与上述记载相符，应为正品。西藏地区有的藏医用小檗科西藏八角莲入药，因形状与文献记载不同，应为代用品。"

《中华本草·藏药卷》记载："桃儿七【 འོལ་མོ་སེ།】奥毛塞为小檗科植物桃儿七 *Sinopodophyllum hexandrum*（Royle）Ying 的果实、根和根茎。"《中华本草》记载："桃儿七为小檗科植物桃儿七 *Sinopodophyllum herandrum*（Royle）Ying［*S. emodii*

（Wall.）Ying、*Podophyllum emodii* Wall.、*P. emodii* Wall. var. *chinese* Spargue］的根及根茎。"

《中国藏药植物资源考订》（杨竞生，2017）记载："【 འོལ་མོ་སེ།】，汉名作小叶莲，来源为桃儿七 *Sinopodophyllum hexandrum*（Royle）Ying［*Podophyllum emodi* Wall, *P. emodi* Wall. var. *chinensis* Sprague］的果、根及根茎。"〔考订〕条《四挂》：叶 3 浅裂，共 5 叶，近对生，花腋生，不似本种或西藏八角莲，种类未详。"

《藏药晶镜本草》记载："奥毛塞 འོལ་མོ་སེ། 为小檗科桃儿七 *Sinopodophyllum hexandrum*（Royle）Ying。""有些将'鬼臼'翻译成'西藏八角莲 *Dysosma versipellis*（Hance）M. Cheng ex Ying'，它们是同科属不同类的植物，西藏八角莲叶为圆形的七角叶片，有毒，不是我们用于配方的"奥毛塞（桃儿七）。"

《晶珠本草·正本注释》记载："【 འོལ་མོ་སེ།】（奥莫色）桃儿七今用本品与《晶珠本草》记载相符，文中对桃儿七的生境、形态特征描述都很真实，对其功效亦沿用至今。为小檗科植物桃儿七 *Sinopodophyllam hexandrum*（Royle）Ying 的果实，根及根茎入药。"

《中国医学百科全书·藏医学》记载："桃儿七译音：奥木赛。为小檗科植物桃儿七 *Sinopodophyllum hexandrum*（Royle）Ying 的干燥成熟果实。"

《中国藏药》记载："【 འོལ་མོ་སེ།】噢莫色，鬼臼，为小檗科植物西藏鬼臼 *Sinopodophyllum haxandrum*（Royle）Ying 和鬼臼 *S. haxandrum*（Rotle）Ying var. *chinensis* Sprag. ，以果实和根入药。"

《中国药典》（1977 年版）收载小叶莲系藏族习用药材，藏文名为【 འོལ་མོ་སེ།】（奥勒·莫色）：为小檗科植

物鬼臼 *Podo-phyllum emodi* Wall. var. *chinese* Sprague 或藏鬼臼 *Podophyllum emodi* Wall. 的干燥成熟果实。

《中国药典》(1990 年版)收载小叶莲为小檗科植物鬼臼 *Podophyllum emodi* Wall. 的干燥果实。

《卫生部药品标准·藏药分册》收载鬼臼(【ཡོལ་མོ་སེ།】奥毛赛)为小檗科植物桃儿七 *Sinopodophyllum emodii*(Wall. ex Royle)Ying 的干燥成熟果实。

《中药大辞典》记载基原为小檗科桃儿七属植物桃儿七 *Sinopodophyllum hexandrum*(Royle)Ying〔*S. emodii*（Wall.）Ying；*Podophyllum emodii* Wall.〕的根及根茎。

《中药志》记载：桃儿七 *Podophyllum emodi* Wall.（*P. emodi* Wall. var. *chinensis* Sprague）为西北地区常用草药。商品为小檗科植物桃儿七的根和根茎。桃儿七在我国古本草中未见记载。近代文献中常将本品误作鬼臼。在我国西北地区称"桃儿七"或"桃耳七"，在陕西、甘肃一带称"鸡素苔"，均已有较长的民间使用历史。

《中国药典》(2020 年版)收载：小叶莲，系藏族习用药材，为小檗科植物桃儿七 *Sinopodophyllum hexandrum*(Royle)Ying 的干燥成熟果实。

《中国藏药资源特色物种图鉴》记载：桃儿七 *sinopodophyllum hexamdrum*(Royle)Ying 根及根茎与果实入药。

现代文献记载藏医所用"奥毛塞"均以桃儿七 *S. hexandrum*(Royle)Ying 为正品，其根部、叶、果实（种子）等均作药用，主要使用果实，通常称其果实为"小叶莲"，称其地下部分为"桃儿七"或"鬼臼"。西藏藏医也将西藏八角莲 *Dysosma tsayuensis* Ying 作为"奥毛塞"的代用品，称"【ཡོལ་མོ་སེ་དམན་པ།】"(奥毛塞曼巴)。《中国药典》《卫生部药品标准藏药分册》(附录)、《六省区藏药标准》分别以小叶莲之名收载了桃儿七 *S. hexandrum*(Royle)Ying 的"成熟果实为入药部位"。该种的根及根茎因含鬼臼毒素 podophyllotoxin 等木脂素类成分多，毒性较大，一般仅外用，而果实毒性低，可内服。经调查，现市场上流通的"桃儿七"(根及根茎)主要作为提取鬼臼毒素的原料药材。西藏八角莲 *D. tsayuensis* Ying 中也含有鬼臼毒素，但鬼臼毒素的含量远低于桃儿七。

综观以上基原与道地产区考证，可以得出以下结论。

(1) 鬼臼类中药因含鬼臼毒素等芳基四氢萘类酯类木质素，具有显著抗肿瘤活性。但鬼臼的别名颇多，历代本草记载多有混淆之处。经本草考证认为本草所载鬼臼为小檗科八角莲 *Dysusma versipells* 或六角莲 *D. pleumtha*，而非桃儿七；小叶莲为小檗科桃儿七 *Sinopodophyllum emodi*。所以，《中国药典》(1990 年版)收载的小叶莲及其他有关书中将鬼臼之名用于桃儿七 *Podophyllum emodi* 是缺乏本草依据的(尚明英，1994)。鬼臼是历史较早的中医用药名称，应与桃儿七区别应用，小叶莲为桃儿七的果实，桃儿七根及根茎叫桃儿七，应统一名称，防止混乱。

(2) 关于基原应以《中国药典》(2020 年版)规定 *S. hexandrum*(Royle)Ying 为准，《部标藏药》记载为桃儿七 *Sinopodophyllum emodi*(Wall. ex Royle)Ying，《藏药标准》记载为鬼臼 *Podophyllum emodi* Wall. var. *chinensis* Sprag. 或西藏鬼臼 *Podophyllum emodi* Wall.。据《中国植物志》记载，我国桃儿七属(*Sinopodophyllum*)植物仅有 1 种，即桃儿七 *S. hexandrum*(Royle)Ying(钟国跃，2021)，认为应将 *Podophyllum hexandrum* Royle、*Podophyllum emodi* Wall.、*Podophyllum emodi* Wall. var. *chinensis* Sprague、*S. emodi*(Wall.)Ying 等均作为异名处理。

(二) 药效考证

1. 唐代 《四部医典》共有 6 处记载桃儿七(奥毛塞ཡོལ་མོ་སེ།)，在临床主要应用在妇科疾病、肾病、痔疮、天花的方剂中。

2. 元代 《药名之海》记载："鬼臼治疗肾脏病。"

3. 清代 《蓝琉璃》记载："功效治皮肤病，成熟脓肿，治脾脏劳伤，痔疮，恶血症，清泻脉病。"

《晶珠本草》记载："桃儿七治疗脉病，并且治疗子宫病。《如意宝树》中说：桃儿七治血分病，治妇科病有特效。让穹多吉说：桃儿七治肾脏病。"《现观》中说：根味苦、辛，叶味苦、涩，种子味甘。功效泻血病、子宫病、下死胎、胎衣、开血闭；外敷治癣、皮肤病；细粉治黄水疮。《图谱》中说：桃儿七果实如血囊。

综上考证，14 世纪前的古籍中均未发现桃儿七单独功效的记载，仅有一些含桃儿七的成方。14 世纪后有记载桃儿七治疗肾病的功效。到 17 世纪桃儿七的功效用途就变得较为广泛，用于治疗皮肤病、脉病、脓疮、脾脏劳伤、痔疮、恶血症等多种疾病。在这之后桃儿七又被广泛地用于治疗子宫疾病，《晶珠本草》中就记载有桃儿七治疗下死胎、胎衣、开闭血等子宫疾病、血病和皮肤病，与前者不同的是新增了治疗子宫疾病。可见桃儿七治疗子宫疾病的疗效尚佳。总之从古籍中记载最初的治肾病到以子宫类疾病为主的诸多功效，桃儿七的功效在漫长的历史进程中发生了一定的演变。

4. 近现代 《藏药志》记载:"性平,调经,和血,解毒,消肿。以干燥的根茎、根和果实为药材。功能主治为果甘、平,无毒;调经和血,下死胎,治妇女血瘀症、胎盘不下、经闭、腰痛,并能安胎。根与根茎苦、微辛、温、有小毒;和血、止血、解毒、消肿;治腰腿疼痛、咳喘、心胃痛、跌打损伤。"

《中华本草·藏药卷》记载:"功能与主治为调经活血,保胎,消肿,止痛。主治子宫病,月经不调,闭经,胎盘滞留,子宫内膜炎,腰痛,癣,黄水疮,脾肿,痔疮等症"。在《中华本草》第三卷记载:"功能与主治为祛风除湿,活血止痛,祛痰止咳。主治风湿痹痛、跌打损伤,月经不调,痛经,脘腹疼痛,咳嗽。"

《中国藏药植物资源考订》记载:"果,7~9月采。苦、涩、温、无毒;活血化瘀、调经止痛;治妇科病(腹痛、胎产病、月经不调、崩漏、胎盘滞留)、血分病、喉炎、炭疽病,果2~3个解乌头中毒。根茎及根,9~10月采挖。苦、凉、有毒;清热解毒、外伤跌打损伤、皮肤病、黄水疮、配煤油治体癣。[考订]条《蓝琉璃》:始载用果实治妇科病的藏药。"

《藏药晶镜本草》记载:"功效为:根味苦、辛;叶味苦、涩;果实味甘;消化后性平。功效治疗脉病,月经不调、下死胎、胎盘、恶血郁结等子宫疾病,肾病,脉疮、黄水等。"

《晶珠本草·正本注释》记载:"根:有毒。清热解毒,活血散瘀。外用治皮肤病,跌打损伤、黄水疮;熬膏外用治宫颈糜烂、宫颈癌。果实:调经、活血、止痛、利产。治血分病、妇科病、脉病、死胎不下、胎衣不下、肾脏病。"

《中国医学百科全书·藏医学》记载:"味甘、涩,性平。功能调经活血。主要用于妇科血瘀症,闭经,死胎,胎衣不下。本品与羚牛角、硇砂、假楼斗菜等配伍,制成五味桃儿七丸,主治月经不调,经色异常,妇科血瘀症。本品与藏茜草、石榴子、藏紫草等配伍,制成二十五味桃儿七丸,主治妇科血瘀症,月经不调,头晕目眩,腰背下腹疼痛。"

《中国藏药》记载:"果实甘、平。调经活血,催生,下死胎。根苦、辣、温,有小毒。祛湿解毒。外用治宫颈癌、皮肤病。用于血病、血瘀经闭、难产、胎衣不下、子宫病、肾病。根叶熬膏,治皮肤病。根叶熬膏外用。"

《中国药典》(1977年版)收载小叶莲,系藏族习用药材,甘、平;有小毒。调经活血。用于血瘀经闭,死胎,胎盘不下。

《中药大辞典》记载:桃儿七,功用主治祛风除湿,活血止痛,祛痰止咳。主治风湿痹痛,跌打损伤,月经不调,痛经,脘腹疼痛,咳嗽。

《中国药典》(2020年版)收载小叶莲,系藏族习用药材,甘、平;有小毒。调经活血。用于血瘀经闭、难产、死胎、胎盘不下。

《中国藏药资源特色物种图鉴》记载:"根及根茎:祛风湿,利气活血,止痛,止咳;用于风湿痹痛,麻木,跌仆损伤,风寒咳嗽,月经不调,解铁棒锤中毒。果实:调经活血,保胎,消肿,止痛;用于血瘀经闭,难产,死胎,胎盘不下,子宫内膜炎,腰痛,脾肿,痔疮,黄水疮,癣。"

综观以上基原与道地产区考证,可以得出以下结论:桃儿七是中藏交叉使用品种,藏医临床应用果实,称之小叶莲,用于调经活血,治疗妇科病。据调研藏医界许多专家提出应该用全草或单独用根,认为根效果较好。中医民间多用根茎及根,称桃儿七或鬼臼,具有悠久的应用历史,多用于祛风湿,活血,止痛等,因根及根茎含毒量大,一般外用,或提取鬼臼毒素原料使用。

(三)道地沿革及特征

《藏药志》记载:"产于西藏、青海、四川西部、云南西北部、甘肃、陕西;生于2 700~4 300 m的林下或灌丛中。"

《中华本草》记载:"生于海拔2 000~3 400 m的山坡林下阴湿的地方。分布于西藏、青海、甘肃、四川云南、陕西等地。"

《中国藏药植物资源考订》记载:"青藏高原各地均分布,生于海拔2 700~4 300 m的林下或灌丛下草坡。"

《藏药晶镜本草》记载:"生长于海拔2 700~4 300 m的山谷及森林等的阴凉面。"

《晶珠本草·正本注释》记载:"生于海拔2 700~4 300 m的林下、灌丛林地。产于青藏高原。"

《中国藏药》记载:"生于2 500~3 400 m的山坡林下阴湿的地方,产于青海、西藏、甘肃四川西部及云南、陕西有分布。"

《中药大辞典》记载:基原为小檗科桃儿七属植物桃儿七分布于青海、甘肃、四川、云南、西藏、陕西等地。

《中药志》记载:"在我国西北地区称'桃儿七'或'桃耳七',在陕西、甘肃一带称'鸡素苔',均已有较长的民间使用历史。"

《中国藏药资源特色物种图鉴》记载:"分布于四川、青海、甘肃、西藏东南部、云南西部、陕西秦岭一带等。"

综观以上基原与道地产区考证,可以得出以下结论。

（1）小叶莲为小檗科桃儿七 Sinopodophyllum emodi，分布于太白山、二郎山一线以西的甘肃、青海、四川西部和西藏等地。

（2）桃儿七产地记载较为一致，道地产区在青海、甘肃、四川西部、云南、西藏东北部、陕西分布，生长于海拔 2 200～4 300 m 的林下、林缘湿地、高山灌丛、草丛中。

青海开发历史

（一）地方志

在《班玛县志》《平安县志》中有鬼臼（桃儿七）记载。

（二）青海植物志与药学著作

《青海植物志》（刘尚武，1997）收载桃儿七 Sinopodphyllum hexaudrum（Poyle）Yng，产玉树、囊谦、班玛、同仁、贵德、大通、循化、民和、乐都、互助。生于山谷、阴坡林下、灌丛中、河滩林缘湿地，海拔 2 300～3 800 m。

《青海经济植物志》收载桃儿七 S. hexandrm（Royle）Ying，产民和、黄南、果洛、玉树等地，生于海拔 2 800～3 500 m 的林下或林缘。根入药，清热燥湿，主治月经不调，子宫癌，跌打损伤，胃痛，风寒咳嗽，还有解铁棒锤中毒的作用。

《青藏高原首物图鉴》记载："【ཨོག་མོ་སེ།】（译音：奥毛赛）基原植物为西藏鬼臼和鬼臼，实为桃儿七 Podophyllum emodi Wall. 果实入药，甘，涩，温，无毒。治月经不调、子宫癌、下死胎。产于青海、甘肃、四川，生于海拔 2 500～3 400 m 的灌丛。"

《青海高原本草概要》记载："桃儿七别名：小叶莲 Sinopodophyllum hexandrum（Royle）Ying 分布于民和、互助、湟中县、玉树、果洛、黄南州及西宁市。以干燥成熟果实（小叶莲）、根、根茎入药。小叶莲系藏族习用药材。甘、平，有小毒。调经活血。治血瘀经闭、难产、死胎、胎盘不下。根、根茎：苦、温，有小毒。祛风除湿，止血止痛，活血解毒。治月经不调、跌打损伤、胃痛、风寒咳嗽、麻木、风湿疼痛。"

《青海地道地产药材》记载："鬼臼为小檗科植物鬼臼的根及根茎，其果实称'小叶莲'也同等入药。生长于海拔 2 500 m 的灌木丛，阴坡潮湿地。分布于民和、互助、湟中等县。鬼臼性温、味苦，有小毒。有祛湿止痛、活血化瘀之功。用于风湿疼痛、咳喘、胃痛、跌打损伤等症。现代研究证明本品有效成分对恶性肿瘤有抑制作用，尤对乳腺癌、膀胱癌及皮肤癌有一定的疗效。"

在青海省桃儿七药用记载有果实、有根及根茎。药名有称鬼臼、小叶莲、桃儿七等。主产于海东、玉树、果洛、黄南地区，是青海道地药材之一。果实以粒完整、色紫红、无杂质者为佳。根以肥壮、色深、断面色的者为佳。

（三）生产历史

桃儿七为多年生草本，野生资源分布量稀少，是《濒危动植物种国际贸易公约》Ⅱ级保护植物、我国进出口监管的部分药用濒危野生动植物的物种之一，也是《中国珍稀濒危保护植物名录》中的三级保护植物（稀有种）。由于藏医习用桃儿七果实入药，中医以根及根茎入药。桃儿七药材自然生态分布区域狭窄，生长缓慢，生长条件比较苛刻，加之人为乱采乱挖，大大降低了自然资源繁衍生息的能力，野生资源根本无法满足市场的需求。根据彭敏等（2004）调查结果，目前青海省年均使用量为 2 118 kg（果实，藏药制药企业），另外药材市场也有桃儿七根部药材（中药或生物制药企业需求）销售，但是来源混乱，绝大多数来源于甘肃、西藏，青海省地产仅占约 30% 的比例。目前野生资源的需求量较大，市场供应紧俏。青海、西藏以及甘肃先后有科研单位在做人工栽培实验，引种驯化工作已取得成功。据不完全统计，青海目前人工栽培面积有近 300 亩，主要分布在果洛玛柯河林区和青海大通宝库地区，人工栽培与野生资源其活性成分相同（邢晓方，2019）。青海久美藏药药业有限公司企业使用桃儿七，年使用量为 200 kg，使用产品为二十六味通经胶囊（国药准字 Z20026511）。近 5 年价格约为 180 元/kg，年采购/销售总价为 3.6 万元。

来　源

本品为小檗科桃儿七属植物桃儿七 Sinopodophyllum hexandrum（Royle）Ying 的根、根茎及干燥成熟果实。根及根茎入药为桃儿七，干燥成熟果实入药为小叶莲。

多年生草本，高 40～70 cm。根茎粗壮，侧根多数，长 15 cm，直径 2～3 mm，外表浅褐色或棕褐色。茎单一，基部有 2 个膜质鞘。叶 2～3，生于茎顶，具长叶柄；叶盾状着生，直径约 25 cm，掌状 3—5 深裂至中下部或几达基部，小裂片先端渐尖，上面绿色无毛、下面淡绿色，有白色长柔毛。花单生叶腋，先叶开放，粉红色，萼片早落；花瓣 6，排成 2 轮，外轮较内轮为长;雄蕊6,花丝向内弯,基部变宽,花药狭长圆形;子房近圆形,胚珠多数,花柱短,柱头多裂。浆果卵圆形,长3～6 cm,被灰粉,熟时红色。种子多数,暗紫色。花期4～6月,果期6～8月(见图25-1)。

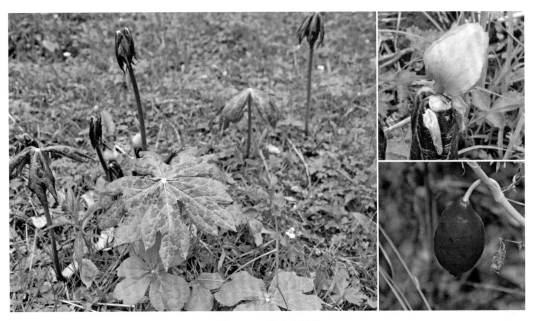

图25-1　桃儿七植物

生态分布

桃儿七分布于青海大通、湟中、湟源、互助、乐都、民和、化隆、循化、贵德、同德、兴海、贵南、泽库、玛沁、班玛、达日、甘德、囊谦、玉树、曲麻莱、门源、刚察、海晏、祁连等地区(见图25-2)。桃儿七分布于海拔2 700～4 500 m的高山上。多生长在山脊两侧较平坦

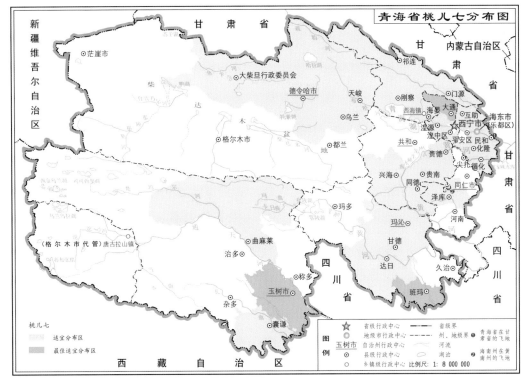

图25-2　青海省桃儿七分布

的小沟中、松、杉、桦等稀疏林下及林缘杂草中、乱石夹杂的腐殖质丰富的土壤中。一般要求气温凉爽、湿润肥沃的土壤和阳光能透进的林下。桃儿七的生长对生态环境要求较为严格,低温、多雨,冬春干冷。土壤为山地,棕壤、灰褐土、暗灰钙土及山地灰化土,这类型土壤多分布于高山草地乱石缝隙,且腐殖质丰富;一般生长于宽阔谷地及具有次生植被且透光度较好的沟谷林下、河边的湿地灌木丛中、林缘以及岩石缝隙中,少数桃儿七种群分布于高山草甸或空旷的草地,其土壤肥沃,多为黑腐殖土,也有黄色沙质土及黏质土等。从理论上讲,桃儿七可以生长在其分布区范围内所有次生环境中,但由于放牧的影响,很少有桃儿七在开阔的草地上分布,只有在多石、多刺或多灌丛的山地,以及许多牲畜不能到达的地方,桃儿七才能良好地生长。桃儿七自身的扩散能力也是影响其分布的内在因素之一,由于桃儿七生长区域狭窄,对环境要求苛刻,一般分布在次生植被丰富、地形复杂的高海拔地区,加之生长周期较长(自然条件下需5~7年的生长期),生境破碎化现象明显,这都使桃儿七自身的扩散能力受到了限制。在青海最佳分布区有大通、班玛、玉树江西林场和果洛玛可河林场。

除青海外,桃儿七在我国主要分布于陕西的太白山区,甘肃天祝、和政、卓尼、文县,四川西部,云南德钦、香格里拉,西藏昌都、林芝等地,国外主要分布于尼泊尔、不丹、印度北部、巴基斯坦、阿富汗东部和克什米尔地区(赵纪峰,2011;应俊生,2001)(见图25-3)。

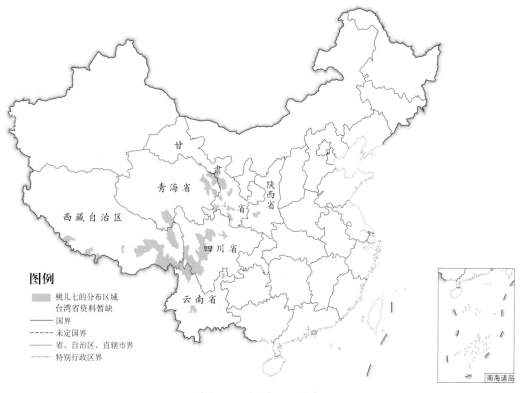

图 25-3 全国桃儿七分布

桃儿七是一种喜阴植物,通常生长于高海拔的宽阔谷地及具有次生植被且透光度较好的沟谷林下、林缘湿地、灌丛中或草丛中,怕强光,性喜湿润,喜肥喜水,最适于夏季低温多雨,冬春干冷的冷凉而湿润的气候条件,最低气温在-10℃,年降水量40~900 mm(降雨多集中在6~9月);土壤为高山草地乱石缝隙腐殖质丰富的山地灰化土、暗灰褐土、灰褐土及山地棕壤(虞泓,1999;鲍隆友,2004;马绍宾,1997;赵纪峰,2011)(见图25-4)。

种植技术

(一)自然条件选择

桃儿七药材的适宜产区主要为青海省及相邻西藏、甘肃、四川等地。桃儿七主要生长在喜马拉雅山及附近,海拔多在2700~4500 m的高原地区,通常生于海拔较高的平坦山谷及透光度较好的林下、林缘或

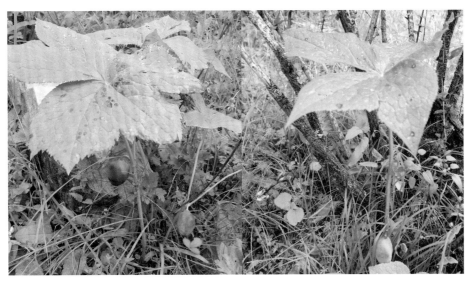

图 25-4　野生桃儿七

草灌丛中。适于寒冷而湿润，夏季低温多雨，冬春干冷，最低气温在 −10℃以下，年降水量 400～900 mm 的气候，高山草地乱石缝隙腐殖质丰富的山地灰化土、暗灰钙土、灰褐土及山地棕壤。通常 5 月上中旬出苗，5 月下旬至 6 月上旬开花，8～9 月果实成熟。

1. 气候条件　桃儿七生长适宜区为中纬度内陆青藏高原寒温带地区，气候为温带大陆性季风气候，四季不分明，仅有冷暖两季之分，年平均日照时数 2 554～3 000 h 之间，日照充足，年平均降水量 500～650 mm。年平均气温 4℃，年平均无霜期 110 日。地貌以山地地貌类型为主。

2. 土壤条件　桃儿七适生地主要在高寒草甸和高寒灌地区。由于气候寒冷，土壤微生物活动较弱，土壤腐殖质分解缓慢，往往土壤表层 10～15 cm 有机质丰富，含量一般为 12%～25%。土壤以沙壤质的高寒草甸土、亚高山草甸土为主。土壤通透性良好（见图 25-5 和图 25-6）。

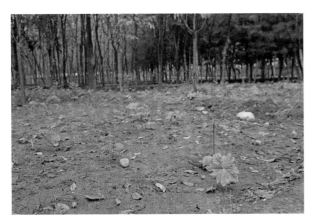

图 25-5　林下种植

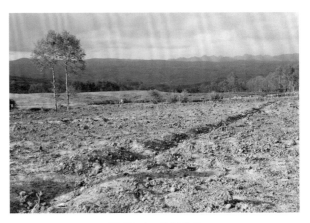

图 25-6　林缘种植

3. 桃儿七生长发育特征　适应分布区内生长季节短暂的环境条件，花各部分的形态在开花前一年就已开始分化，并形成一休眠芽，但大小孢子尚未进行减数分裂。到了第 2 年春天气温回升之后，大小孢子方才进行减数分裂，并在减数分裂之后，植株通过茎基部的居间生长将花及叶带出地面。先花后叶，花在露出土面的第 2、3 日随即开放。既适应于虫媒传粉，也适应于自花授粉。在开花习性及花部形态上常表现出多态。在自然状况下，以自花授粉为主，偶尔也进行异花授粉，具有一种适应于自花授粉的传粉机制，即花尚未开放或刚开放时，雌蕊呈直立状，而一旦花完全开放时，子房柄会发生弯曲，以至整个雌蕊靠向某一花药，从而使柱头和花药黏合实现传粉，当传完粉之后，雌蕊又重新直立，此时受精作用也随之完成,整个传粉受精的过程只需 4～6 h。在一般条件下,由种子萌发的桃儿七植株需要 5～6 年的时间方可性成熟,进行有性生殖,每株平均产 60 粒种子,多者可达 180 粒。在一般条件下,行有性生殖,每株性成熟植株平均可产生 60 粒左右的种子,多者可达 180 粒。但在环境营养条件良好时,桃儿七也可以通过根茎进行营养繁殖。为二倍体,12 条染色体组成 6 个联锁群,在减数分裂时,交叉发生较少。具有较大当前适合度,亦具有一定的进化灵活度。

4. 物种或品种类型 药材种子的品种为小檗科桃儿七属(*Podophyllum*)桃儿七[*Sinopodophyllum hexandrum*(Royle)Ying]的野生种子。

(二) 桃儿七种质规定及种子采集操作规程

1. 繁殖方法 桃儿七药材生产基地生产采用种子为繁殖材料进行繁殖和生产。

2. 选种与采集

选种:野生种子的采集主要选择健康无病害植株,选择蒴果颜色呈红色时为采种对象。采种顺序应当按照海拔由低向高逐步采种,即山地中下部逐步向山地中上部逐步采集。采种密度应当控制在 50% 以内,以保障野生资源的可持续利用。

人工繁育的种子应该在人工种植生长 4 年以上的桃儿七药材基地进行,选择植株健壮、无病虫害侵染植株留种,必要时进行单株选择。

采集:每年 8 月初至 9 月中下旬进行采集。桃儿七药材种子的采收具有非常明显的季节性。随着海拔的不同,桃儿七药材种子的成熟期不一致,海拔相对较低的地区种子成熟较早,一般在 8 月初开始成熟,随着海拔的升高,种子成熟期相对推后。因此,种子的采集应当按照海拔的不同,分时间段采集。种子的成熟与否,以硕果的色泽和种子的色泽为判别标志,当硕果完全变红时种子变成红褐色时即可采收,否则种子不成熟,有胚率低、萌发率低。分期分批人工进行采收后,将蒴果放置在通风处,阴干后进行脱粒,除去杂物,装入布袋或纸箱中,在干燥通风处贮藏。

选种标准:选择的种子应籽粒饱满、无褐变、无虫蛀,千粒重在 2.555±0.103 g 之间。采收种子的桃儿七基地每亩保苗率不得高于 20 万株,种苗间距不应当低于 20 cm,种子成熟程度应当基本一致。若种子成熟不整齐,可根据情况分期分批采种,或者留一定面积的种苗,待翌年采收种子后采集药材(见图 25-7 和图 25-8)。

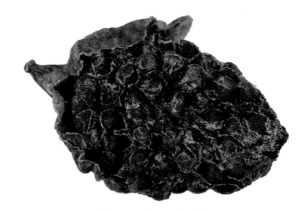

图 25-7 桃儿七成熟蒴果

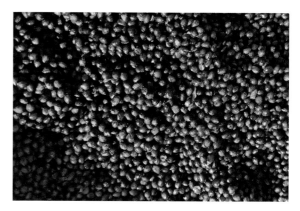

图 25-8 桃儿七种子

(三) 育苗

见图 25-9。

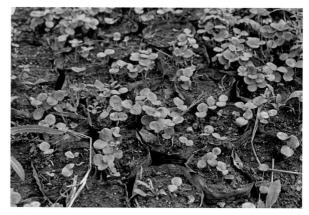

图 25-9 桃儿七育苗

1. 选地、整地 平地栽培应选择地势高、排水良好、疏松而肥沃的砂壤土;山区应选择土层深厚、排水好、背风的山坡或荒地种植。

桃儿七种植基地宜选择土层深厚、疏松、排水良好的沙壤质土地建设,不宜在黏质土壤或沙质土壤土地,最好有水源保证。整地前应当施用有机肥(主要施用羊粪、马粪和牛粪),有机肥必须经过腐熟,每亩施肥量可以根据土壤有机质含量进行增减,土壤有机质含量应当达到20%以上。选好地后进行整地,以秋季翻地为好。一般耕深30~45 cm,结合翻地施基肥,每亩施农家肥1500~3000 kg;春季翻地要注意土壤保墒,然后耙细整平,作畦宽1.2~3 m,长度视地形而定。然后在畦或厢面上间距20 cm×20 cm开穴,开穴深度8~10 cm,将种子播入穴内。播种后将地抹平然后适当镇压(种子覆土深度一定达到3 cm以上)。春播田在耕翻后适当抹平,使土壤和有机肥充分熟化,接纳雨水,增加土壤含水量;第2年土壤解冻后耙耱整平,按照上述整地方法整地,做好播种前的准备。

将开垦的土地经过犁翻耕两次以上(深20~25 cm),耙去草根、树根草皮,平整后播种。

2. 播种、施肥　桃儿七播种在秋季和春季均可,春季播种以4月中旬冻土开化以后即可播种,秋季播种宜在冻土前进行播种。建议以春季为主。播种方法:穴播育种。一般播种量为500~800 g/亩,从经济收益角度来讲,建议采用500 g/亩。

施肥:桃儿七药材喜肥,因此在播种前应当施用一定量的底肥,底肥种类主要包括:农家肥和油渣等。农家肥一定要腐熟后施用,建议采用酵素有机肥,有机质含量≥30%,速效氮、磷、钾含量分别大于28%、27%和18%。施肥水平应根据土壤肥力等各方面因素,灵活掌握施底肥量,一般施肥量在3 000 kg/亩。施肥后最好进行浅层耕翻(20~30 cm),将底肥压入土壤,也可以借助作畦过程中覆土20~30 cm,适当镇压,然后按照10 cm行距开沟将种子均匀播入沟内,再将沟磨平。秋播盖土厚度必须达到5 cm左右,秋播后及时覆盖保温、保湿材料。春播深度不得小于5 cm,播种后适当镇压防止春季风力侵蚀地面土壤。

3. 拔草、追肥　施肥对桃儿七药材具有明显的增产和保苗作用,杂草滋生必然与药材竞争养分,降低土壤肥力条件,因此,桃儿七药材人工栽培中的除草管理十分关键。桃儿七生长发育期一般需要进行7~10次除草,15~20日除草一次,特别是苗期除草更为重要,一般间隔7日左右除草一次。苗期除草应当特别注意对幼苗的保护。将地面杂草全部清除干净后结合施肥。有灌溉条件地区,应当根据幼苗生长情况及时灌水(见图25-10)。

4. 害虫防治

(1)病害:桃儿七主要病害是褐斑病和根腐病,

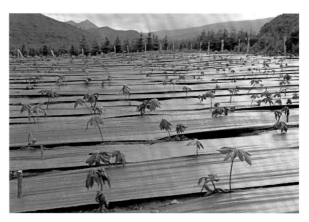

图25-10　大通桃儿七种植基地

应以农业综合防治为主,发病初期及时防治。

褐斑病:发病初期,用多菌灵1 200~1 500倍稀释液,每日喷施1次,连续3~5次,或用25%粉锈灵可湿性粉剂稀释500倍液每10日喷施1次,连续3次。

根腐病:发病初期,可用50%多菌灵500倍液或生石灰水灌根。每日灌根1次,连续3次。

(2)虫害:桃儿七适生区一般气候凉爽,虫害发生情况较少。

(四)田间管理

1. 定植　桃儿七定植宜在秋季9月下旬(白露前后)进行,主要是针对高密度苗床进行定植。

2. 合理密植　桃儿七生长期较短,定植到当年休眠历时120日左右。不同生长阶段的特点不同,前期地上部生长快,中后期以生殖发育为主,合理密植对产量和质量至关重要。一般将地平整为宽1.2~3 m,长度视地形而定的小畦。然后在畦或厢面上间距20 cm×20 cm开穴,开穴深度8~10 cm,将种子播入穴内。

3. 科学施肥　施肥是桃儿七高产优质栽培的关键措施。施肥要采取早施、深施、秋施、集中条施的方法,施足底肥,巧施追肥。一般施优质酵素有机肥6.0万~7.5万千克/公顷。

4. 加强田间管理　桃儿七实生苗期要做到地里无双子叶杂草,锄草、松土要同时进行,以利于地下部分生长,桃儿七生长发育期一般需要进行7~10次除草,15~20日除草一次,特别是苗期除草更为重要,一般间隔7日左右除草一次。苗期除草应当特别注意对幼苗的保护。

5. 防治病虫害

褐斑病:发病初期,用多菌灵1 200~1 500倍稀释液,每日喷施 1 次,连续 3～5 次,或用 25％粉锈灵可湿性粉剂稀释 500 倍液每 10 日喷施 1 次,连续 3 次。

根腐病:发病初期,可用 50％多菌灵 500 倍液灌根。每日灌根 1 次,连续 3 次。

6. 疫情和病虫害检测 桃儿七药材病虫害检测应当采用定期和不定期实时检测方法,定期检测周期按照桃儿七的不同发育时期,采用不同的检测频率,实生苗期每 3 日检测一次,三年生及以上每 2 日检测一次,不定期检测,每月不得低于 5 次。

病虫害预警预报标准为病虫害发生率达到 1％时,为预警预报限制标准,当病虫害发生率达到 1％以上即达到全面防治标准。

防治效果标准:病虫害防治效果达到 98％以上为防治初步效果,防治效果达到 99％以上则为达到全面控制防治效果,达到 100％即为达到全面防治效果。

(五) 病虫害防治及农药使用准则

桃儿七主要病害是褐斑病和根腐病,应以农业综合防治为主,发病初期及时防治。

褐斑病:发病初期,用多菌灵 1 200～1 500 倍稀释液,每日喷施 1 次,连续 3～5 次,或用 25％粉锈灵可湿性粉剂稀释 500 倍液每 10 日喷施 1 次,连续 3 次。

根腐病:发病初期,可用 50％多菌灵 500 倍液灌根。每天灌根 1 次,连续 3 次。

采收加工

桃儿七药材主要以 3 年生或 3～5 年生药材根部为主,秋春二季采收。利用铁锹或方形小铲按照行距开沟,仔细挑拣,减少遗漏而保障产量与质量。采收后须根清洗干净,后在阴干床上阴干。注意通风遮阳,每隔 24 h 翻动一次,阴干后收集在纸箱内,放在通风干燥避光的库房贮藏(见图 25 - 11)。

商品规格

统货。

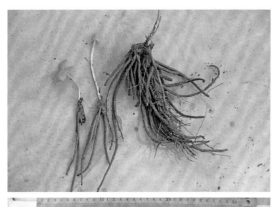
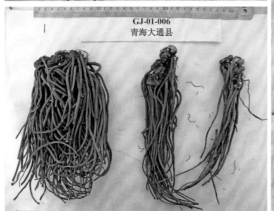
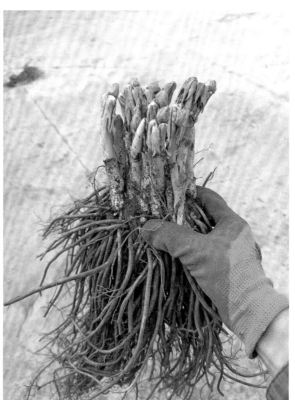

图 25 - 11 桃儿七新鲜植株采收

药材鉴别

(一) 性状鉴别

1. 桃儿七　根茎呈横走结节状,长0.5～3 cm,直径0.5～1 cm;表面红褐色或灰棕色,上端具茎痕或残留茎基;质硬。根丛生,细而长,呈圆柱形,长10～25 cm,直径2～4 mm,表面棕黄色至棕褐色,具纵皱纹及须根痕;质脆,易折断,断面平坦,类白色或黄白色,粉性,木部淡黄色或黄色。气微,味苦、微辛(见图25-12)。

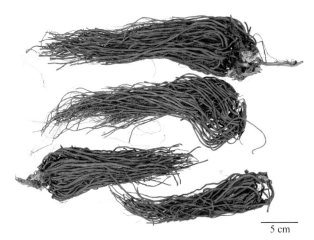

图25-12　桃儿七药材性状

2. 小叶莲　呈椭圆形或近球形,多压扁,长3～5.5 cm,直径2～4 cm。表面紫红色或紫褐色,皱缩,有的可见露出的种子。顶端稍尖,果梗黄棕色,多脱落。果皮与果肉黏连成薄片,易碎,内具多数种子。种子近卵形,长约4 mm;表面红紫色,具细皱纹,一端有小突起;质硬;种仁白色,有油性。气微,味酸甜、涩;种子味苦(见图25-13)。

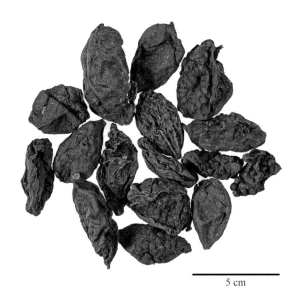

图25-13　小叶莲(果实)药材性状

(二) 显微鉴别

1. 横切面显微特征

(1) 根横切面:表皮细胞为一列,外壁增厚栓化。下皮细胞1列,细胞径向排列。皮层宽广,均为薄壁细胞,细胞含淀粉粒。内皮层一列,明显。韧皮部中柱小。韧皮部束与初生木质部相间排列。初生木质部四原型、五原型,导管大,多边形(见图25-14至图25-17)。

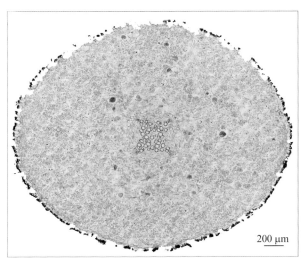

图25-14　桃儿七根横切面(正常光)(40×)

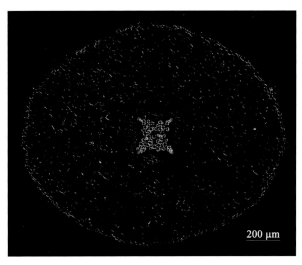

图25-15　桃儿七根横切面(偏振光)(40×)

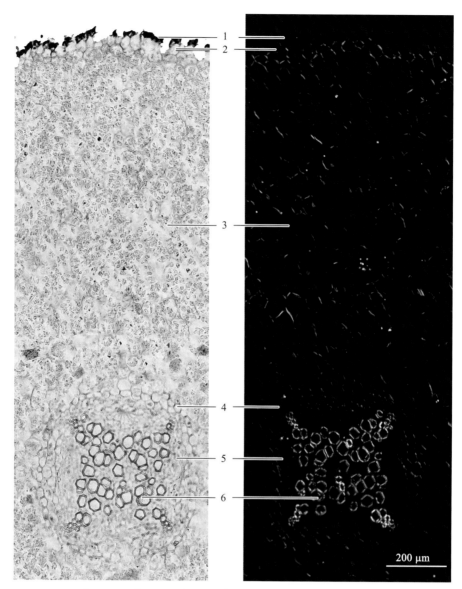

图 25-16 桃儿七根横切面正常光(左)与偏振光(右)对比(40×)

1. 表皮;2. 下皮层;3. 皮层;4. 内皮层;5. 韧皮部;6. 初生木质部

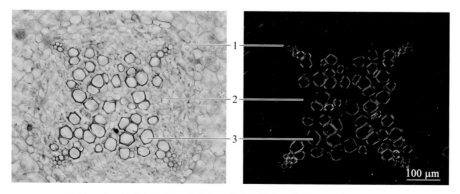

图 25-17 桃儿七根横切面中柱正常光(左)与偏振光(右)对比(200×)

1. 内皮层;2. 韧皮部;3. 初生木质部

（2）根茎横切面：木栓层细胞长方形或类方形，壁略厚，明显木质化。皮层宽广，薄壁细胞体积较大，含淀粉粒。韧皮部为外韧型，细胞多皱缩，与木质部约等长。形成层明显。木质部由导管与薄壁细胞组成，导管数个相聚或单个散生，呈径向排列。髓较大，薄壁细胞类圆形（见图25-18至图25-21）。

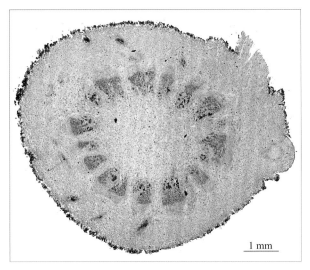

图25-18　桃儿七根茎横切面（正常光）（40×）

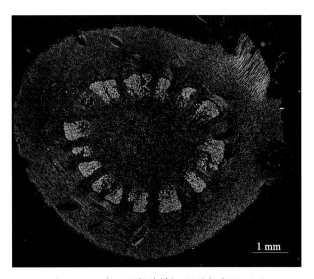

图25-19　桃儿七根茎横切面（偏振光）（40×）

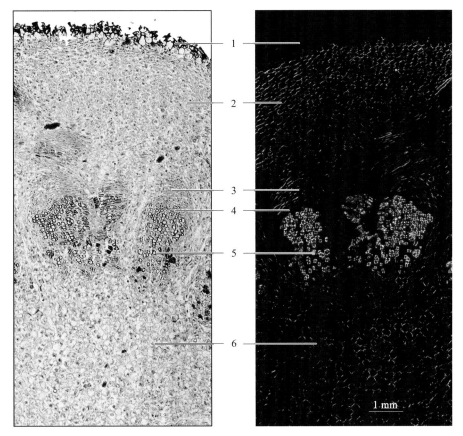

图25-20　桃儿七根茎横切面正常光（左）与偏振光（右）对比（40×）

1.木栓层；2.皮层；3.韧皮部；4.形成层；5.木质部；6.髓

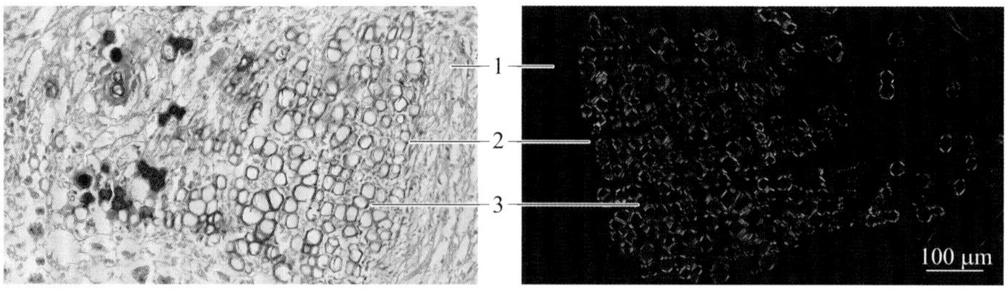

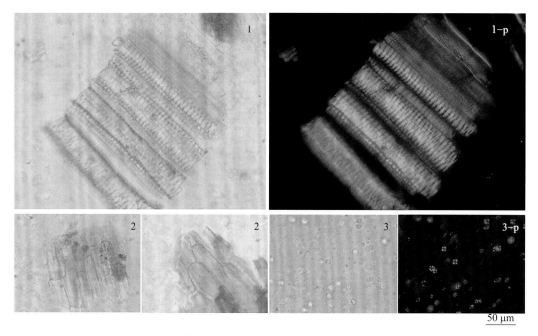

图 25-21 桃儿七根茎横切面中柱正常光(左)与偏振光(右)对比(200×)

1.韧皮部;2.形成层;3.木质部

2. 粉末显微 淀粉粒多数,单粒类球形或半圆形,直径 7~12 μm,脐点点状或不明显;复粒多 2~4 分粒组成。表皮细胞棕黄色,表面观呈长方形,细胞壁可见波状弯曲。导管多为网纹导管,梯纹,环纹,直径 15~35 μm,排列整齐(见图 25-22)。

图 25-22 桃儿七粉末显微特征(X-p 代表偏振光)(400×)

1.网纹导管;2.根表皮细胞;3.淀粉粒

理化指标

1. 果实 《中国药典》规定:本品水分不得超过 11.0%,总灰分不得超过 6.0%。

2. 根及根茎 刘盈盈(2021)研究了桃儿七质量标准,其杂质不得超过 4.00%,水分不得超过 9.00%,总灰分含量不得超过 4.00%,酸不溶性灰分含量不得超过 1.00%,铅含量不得超过 5 mg/kg,镉含量不得超过 1 mg/kg,砷含量不得超过 2 mg/kg,汞含量不得超过 0.2 mg/kg,铜含量不得超过 20 mg/kg,马拉硫磷、杀螟硫磷、抗蚜威、溴氰菊酯、甲氰菊酯含量均不得超过 0.01 mg/kg,醇溶性浸出物含量不得少于 5.00%,含量测定鬼臼毒素不得少于 2.80 mg/g。

品质评价

近年来由于其含鬼臼毒素等活性成分的药材药用价值的研究开发较热,市场需求量急剧增加,加之桃儿七生长周期长、繁殖率低等生物特性造成自然界桃儿七种群数量急剧减少,已面临濒危。引种栽培是缓解桃儿七濒危现状的关键方法之一。李艳玲等(2015)采用超声法和 HPLC 法提取和测定青海栽培桃儿七植株中不同部位鬼臼毒素和 4'-去甲基鬼臼毒素的含量,并与野生桃儿七药材进行比较。结果表明青海栽培桃儿七与野生桃儿七植株鬼臼毒素在其不同部位的含量分布均表现为:根>叶柄>叶>果实,除了根的含量无法具体比较外,栽培植株叶柄和叶中鬼臼毒素的含量均大于野生植株。4′-去甲基鬼臼毒素在这2种类型植株各部位的分布则有所不同,栽培植株叶柄中4′-去甲基鬼臼毒素的含量高于野生植株,是野生植株含量的3倍,野生植株叶中虽检测到4′-去甲基鬼臼毒素,但其含量甚微,所以综合考虑鬼臼毒素和4′-去甲基鬼臼毒素,在这两种木脂素类成分的提取和药品加工上,栽培植株在一定程度上可以替代野生植株,从而缓解野生植株的濒危现状。

化学成分

桃儿七中含有大量木脂素类、黄酮类等化合物及甾醇类化合物。目前已从桃儿七中分离得到约78个化合物,其中木脂素及黄酮类是其代表成分,也是近年来的研究热点。

1. 木脂素类 鬼臼毒素类木脂素是桃儿七中的主要抗癌活性成分,已报道的成分主要有鬼臼毒素(podophyllotoxin,1)、表鬼臼毒素(epipodophyllotox-in,2)、苦鬼臼毒素(picrop-odophyllotoxin,3)、去甲基表鬼臼毒素(demethylepipodophyllotoxin,4)、去氧鬼臼毒素(deoxypodophyllotoxin,5)、去氢鬼臼毒素(dehy-dropodophyllotoxin,6)、4′-去甲基鬼臼毒素(4′-demethylpodophyllotoxin,7)、鬼臼毒酮(Podophyllo-toxone,8)、4′-去甲基去氧鬼臼毒素(4′-demethy-deoxypodophyllotoxin,9)、4′-去甲基鬼臼毒酮(4′-demothylpdophyllotoxone,10)、α-盾叶鬼臼素(α-peltatin,11)、β-盾叶鬼臼素(β-peltatin,12)、异鬼臼苦酮(isopicropodophyllone,13)、鬼臼内酯(podorhizol-1-O-β-D-glucopyranoside,14)等及其苷类成分L-鬼臼毒素-4-O-β-D-葡萄糖苷(L-podophyllo-toxin-4-O-β-D-glucoside,15)、4′-去甲基表鬼臼毒素-4-O-β-D-吡喃葡萄糖苷(4′-demethyl-epipodophyl-lotoxin-4-O-β-D-glucopyranoside,16)、methyl epipodophyllate-4-O-β-D-glucopyranosyl-(1-6)-β-D-glucopyr-anoside(17)、异鬼臼毒素-4-O-β-D-吡喃葡萄糖基-(1-6)-β-D-吡喃葡萄糖苷(isopodophyllotoxin-4-O-β-D-glucopyranosyl-(1-6)-β-D-glucopyranoside,18)、4′-去甲基鬼臼苦素-4-O-β-D-吡喃葡萄糖苷(4′-demethyl picropodophyllo-toxin-4-O-β-D-gluco-pyranoside,19)、L-鬼臼苦素-4-O-β-D-吡喃葡萄糖基-(1-6)-β-D-吡喃葡萄糖苷[L-picropodo-phyllotoxin-4-O-β-D-glucopyranosyl-(1-6)-β-D-gluco-pyr anoside,20]、L-鬼臼苦素-4-O-β-D-吡喃葡萄糖苷(L-picropodophyllotoxin-4-O-β-Dglucopyrano-side,21)、山荷叶素(diphyllin,22)等(廖矛川等,1995;秦杨等,2009;Zhao C,2001;黄坤等,2012)。其中鬼臼毒素含量最高,可达1.01%~8.007%(秦杨等,2009;张丽芳,2009)。各成分的结构式见图25-23。

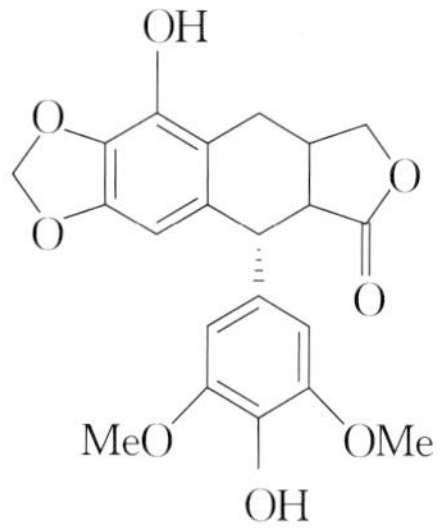
11

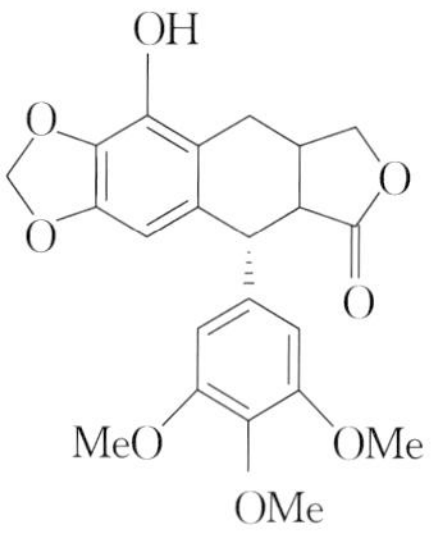
12

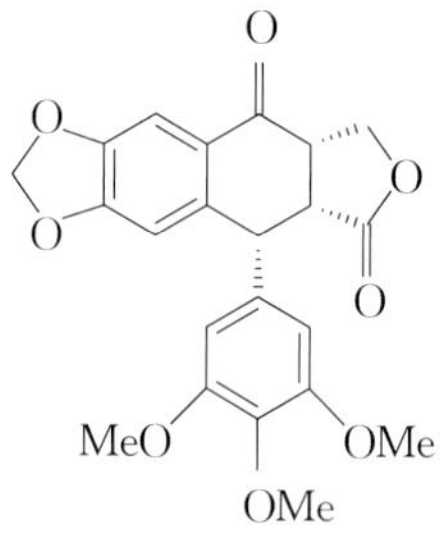
13

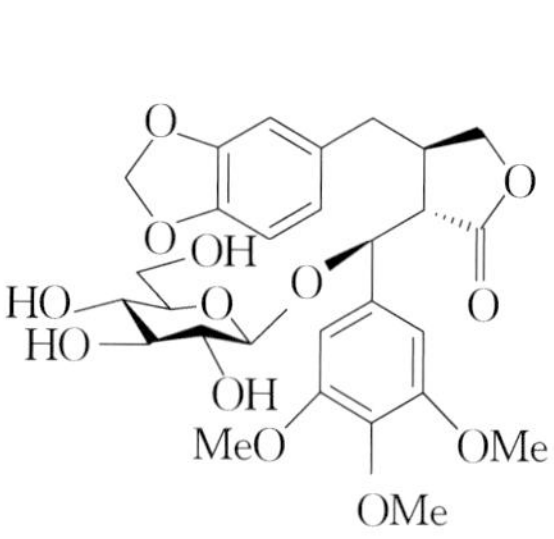
14

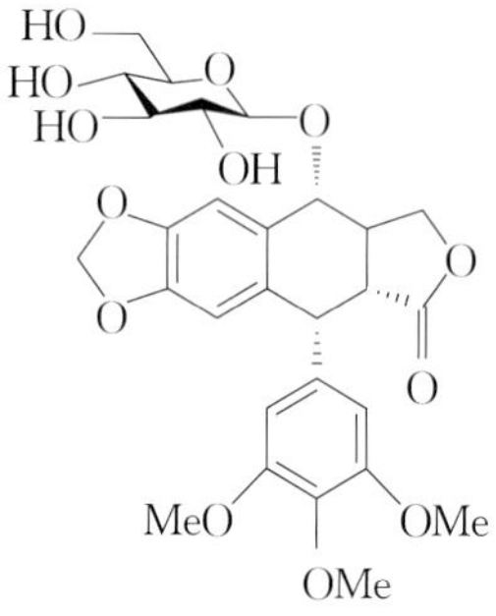
15

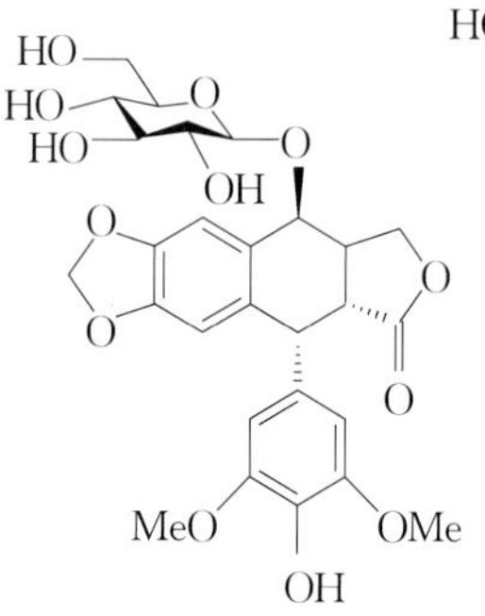
16

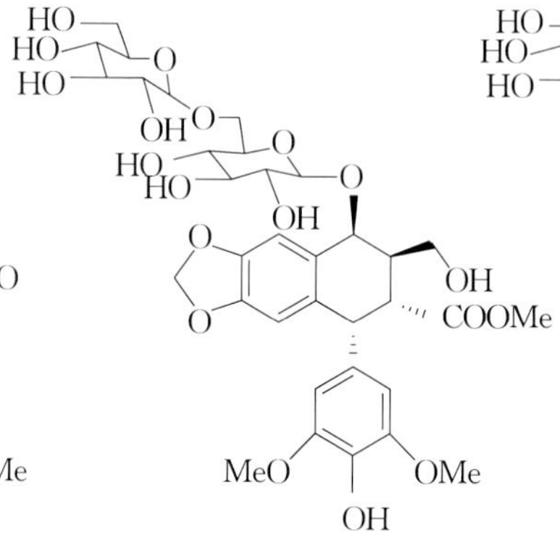
17

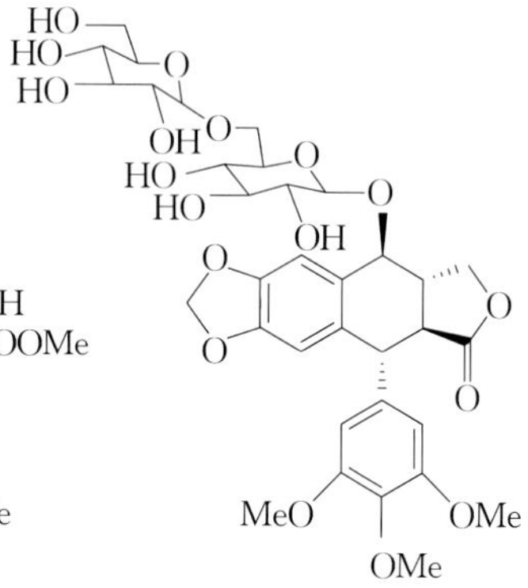
18

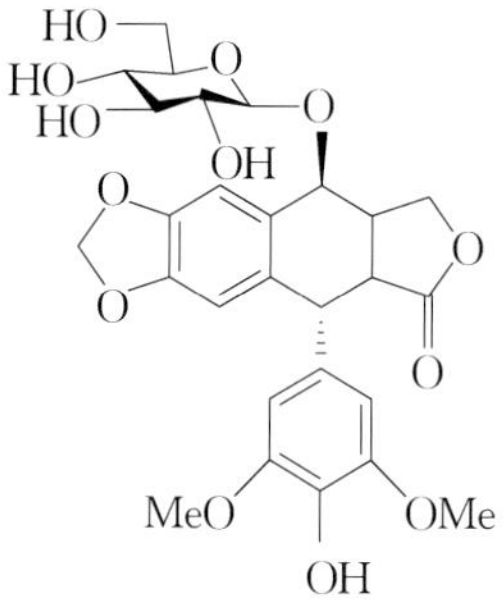
19

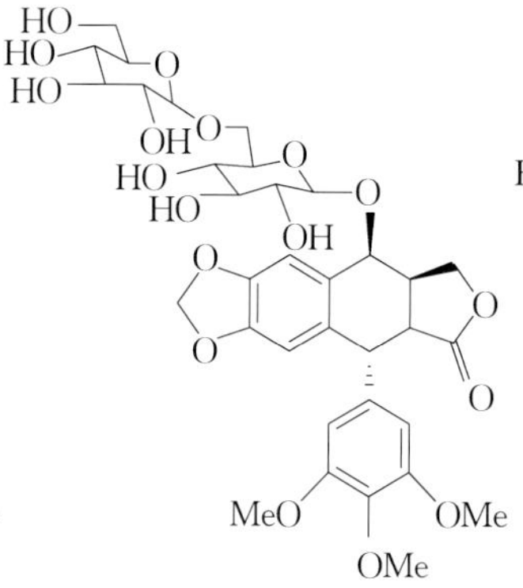
20

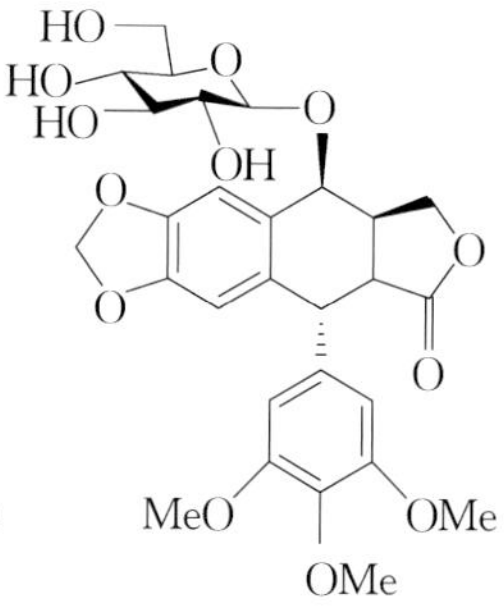
21

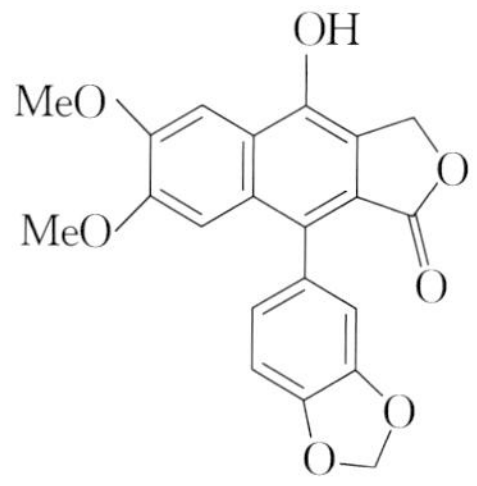
22

图 25-23　木脂素类及其相关物质化学结构

张丽等(2017)建立了 HPLC-PDA 梯度洗脱同时测定桃儿七药材中 5 个主要木脂素类成分(苦鬼臼毒素葡萄糖二苷、4′-去甲鬼臼毒素、鬼臼毒素葡萄糖苷、鬼臼毒素、鬼臼毒酮)及 3 个主要黄酮类成分(山柰酚葡萄糖苷、槲皮素、山柰酚)的含量测定方法,为完善桃儿七药材的质量评价方法提供依据。桃儿七中 8 个成分含量最高的是鬼臼毒素,其他依次是苦鬼臼毒素葡萄糖苷、槲皮素、4′-去甲鬼臼毒素、山柰酚、鬼臼毒酮、鬼臼毒素葡萄糖二苷、山柰酚葡萄糖苷,其中槲皮素、4′-去甲鬼臼毒素、山柰酚的含量相近,鬼臼毒酮、鬼臼毒素葡萄糖二苷、山柰酚葡萄糖苷的含量也相差不大,22 批桃儿七中 8 个成分的含量整体上符合上述规律,但不少样品中个别成分(指含量相近的成分)的含量并不完全遵循上述规律。从单个化学成分来看,22 批样品中的 8 个成分含量的最大值是最小值的 4～9 倍;从整体上看,22 批样品中的 8 个成分总含量的最大值是最小值的 4 倍,这可能是由于不同产地的土壤、降水、气候等因素的影响,使药材中的化学成分的含量发生了变化。因此,选择合适的产地尤为重要,也为临床用药提供了科学依据。

2. 黄酮类　孙彦君等(2012)对桃儿七的化学成分进行了研究,继前期分离鉴定一系列木脂素类化合物后,又从其体积分数为 95%的乙醇提取物中分离并鉴定了 8 个黄酮类化合物,根据理化性质及波谱分析技术对其结构进行了鉴定,分别为山柰酚(kaempferol, 1)、槲皮素(quer-cetin, 2)、杨梅素-3′,4′-二甲醚(myricetin-3′,4′-dimethyl ether, 3)、3-O-甲基-槲皮素(3-O-methyl-quercetin, 4)、山柰酚-3-

O-β-D-葡萄糖苷(kaempferol-3-O-β-D-glucopyranoside, 5)、槲皮素-3-O-β-D-葡萄糖苷(quercetin-3-O-β-D-gluco-pyranoside, 6)、芦丁(rutin, 7)以及山奈酚-3-O-芸香糖苷(kaempferol-3-O-rutinoside, 8)。

3. 其他　近年来有学者从桃儿七中还分离到甾醇类化合物如3β-羟基-7α-甲氧基-24β-乙基-胆甾-5-烯、5α,8α-epidioxy-(22E,24R)-erg-osta-6、22-dien-3β-ol、7β-羟基-谷甾醇等。此外,桃儿七中尚含有香豆素、内酯、多糖、鞣质、酸性树脂、挥发油、有机酸、氨基酸等其他多种成分(刘世巍,2012;李志孝等,1996;李小娟,2018)。

桃儿七药材中除了含有上述成分外还有一些微量元素,铁、铜、锌、锰、银、硒、碘、铝、钴、镍、钾、镁、锶、铬、磷、钙、铅、砷、铬、汞、铝等(熊文勇,2010;尚明英等,2002)。由此可见,桃儿七中所含的某些重金属也可能是造成其毒性的原因之一。因此,在临床使用中要严格控制剂量,避免发生不良反应。

药理作用

1. 抗肿瘤作用　桃儿七中的鬼臼毒素类木脂素具有很好的抗癌活性,Chattopadhyay等(2004)研究了鬼臼毒素在体外对人乳腺癌细胞株(MCF-7)的影响,研究发现在鬼臼毒素的作用下,MCF-7细胞的平均生长速率明显降低,证明鬼臼毒素对MCF-7细胞的增殖具有明显的抑制作用。叶耀辉等(2013)应用4T1小鼠乳腺癌细胞接种BALB/c小鼠复制乳腺癌肿瘤模型,发现桃儿七可以明显减小肿瘤质量。Kaplan研究表明鬼臼树脂对肿瘤细胞的生长具有抑制作用(尚红,2015)。鬼臼类木脂素及它们的苷类抑制癌细胞的增殖作用机制可能是:①能有效地与细胞微管结合,进而阻止微管与染色体的结合,从而达到阻止细胞分裂的目的;②抑制细胞对核苷的摄取,从而抑制细胞DNA、RNA及蛋白质的合成;③作用于拓扑异构酶,形成稳定化合物,造成DNA链断裂,导致DNA异常重组(熊文勇,2010)。

2. 抗病毒作用　张敏(1995)等通过临床观察表明,鬼臼毒素可抑制人乳头瘤病毒(HPV)的分裂增生,使之坏死脱落,从而起到治疗尖锐湿疣的作用。研究发现,桃儿七中的鬼臼毒素、去氧鬼臼毒素、4'-去甲基鬼臼毒素、鬼臼苦素及根茎甲醇提取物对羊膜细胞培养的疱疹病毒有良好的抑制作用。

3. 抗炎作用　云南药物所研究(1997)发现从鬼臼类植物中分离得到的黄酮类成分可用于治疗气管炎。对乙型肝炎的治愈率达到95.3%,与广谱抗病毒药相比,能明显缩短病毒性脑炎退热时间,且没有明显副作用。这可能是由于该类植物中含有20种常见氨基酸和α-氨基丁酸,不少成分可分解肝脏毒或充当伪神经递质(天冬氨酸、谷氨酸)。

4. 其他作用　鬼臼类植物中含有的槲皮素和山奈酚等黄酮类成分有一定的镇咳祛痰效果(杨璐璐,2000)。在临床上可用于治疗慢性支气管炎。研究发现(邹妍琳,2017),桃儿七在治疗牛皮癣、疟疾、类风湿关节炎、系统性红斑狼疮簇状秃头症、重症肌无力、精神分裂症、缓解女性生殖器疼痛等方面也有明显作用。

资源综合利用

(一) 药品开发方面

(1) 传统藏医与中医临床实践证明,以"鬼臼"之名记载,桃儿七功效有用于风湿关节疼痛、跌打损伤、心痛、风寒咳嗽、月经不调、活血止痛、解毒等症(《神农本草经》)。以"小叶莲"之名收载,桃儿七果实具有调经活血的功效,多用于血瘀经闭,难产,死胎,胎盘不下症(《中国药典》)。目前果实应用较多,应开展基础研究充分应用全草开发饮片、医院制剂及新药品,充分利用桃儿七资源。

(2) 现代药理与化学研究表明,桃儿七具有增强免疫、抗肿瘤、抗病毒、抗炎、止咳祛痰等作用(黄坤,2012)。桃儿七木脂素类化合物普遍具有抗肿瘤生物活性,其中代表性的成分为鬼臼毒素,一直引起国内外药学界的普遍关注。鬼臼毒素作为一种天然的木脂素类次生代谢物质,具有与秋水仙素类似的功能,对于抑制细胞的生长具有很好的功效(黄坤,2012)。鬼臼毒素在抑制细胞生长方面的主要作用机制是:在细胞有丝分裂形成纺锤体时,鬼臼毒素能够有效与微管结合进而阻止微管与染色体的结合,使得细胞在分裂中期不能进行正常的分裂,从而达到阻止细胞分裂的目的(黄坤,2012)。鬼臼类木脂素还能抑制细胞对胸腺嘧啶、尿嘧啶、腺嘌呤、鸟嘌呤等各类对核苷的摄取,从而抑制细胞以及蛋白质的合成。韩国学者Yoon G(2019)与Kwak A W(2020)研究了鬼臼毒素对食管鳞状细胞癌的作用,鬼臼毒素通过调节活性氧介导的线粒体和内质网的应激机制,从而导致癌细胞凋亡,鬼臼毒素作为抗癌药物可供临床使用。美国学者Leung B等(2022)研究了鬼臼毒素对尖锐湿疣表皮的细胞学影响,结果表明鬼臼毒素治疗尖锐湿疣的作用机制是破坏上皮细胞内的微管,导致中期有丝分裂停滞。以上研究提示桃儿七在开发抗癌的新药方面和增强免疫力、延缓衰老的药品方面空间较大。

(二) 抑菌杀虫方面

研究证实桃儿七的黄酮类成分对流感杆菌及卡他球菌有一定的抑制作用,而鬼臼毒素具杀虫活性,对杀灭多种昆虫有效。鬼臼毒素类化合物的杀虫活性国内外均有报道,国外报道了其对德国小蠊成虫、淡色库蚊成虫、菜蛾、酸浆瓢虫等多种害虫均有抑制作用,国内报道了其对菜青虫、小菜蛾和黏虫幼虫等的毒杀活性,高蓉(2004)和陈宇等(2005)报道了其对分月扇舟蛾及甜菜夜蛾的毒杀活性。日本学者Yoshihiko(1986)采用点滴法研究了鬼毒素对淡色库蚊成虫的毒杀作用,发现脱氧鬼臼毒素和β-阿朴苦鬼臼对龄初淡色库蚊有较强的毒杀作用,虽不如传统农药作用强,但由于其来源于植物,不污染环境,符合病虫害综合防治的要求。刘艳青等(2006)采用生物测试法和小叶碟添加法分别测定脱氧鬼臼毒素、β-阿朴苦鬼臼、鬼臼毒素和4'-去甲鬼臼毒素四种类似物对淡色库蚊和菜青虫的毒杀和拒食活性。结果表明脱氧鬼臼毒素和β-阿朴苦鬼臼对淡色库蚊的毒杀作用较明显。脱氧鬼臼毒素、阿朴苦鬼臼和鬼臼毒素对菜青虫有毒杀作用。4'-去甲鬼臼毒素对菜青虫的毒杀活性很弱。综上,桃儿七在灭菌和杀虫方面均有潜在开发价值,应加大其抑菌杀虫产品的开发。

(三) 资源保护方面

近年来,由于产地大量采挖其地下部分提取鬼臼毒素,导致野生资源量锐减和适生生态环境破坏,另外藏医药用其果实,也直接影响其资源的自然更新,加之目前尚无大规模的栽培生产,桃儿七种群数量正急剧减少,无性和有性繁殖能力大大减弱,资源面临濒危的境地,已被列入《中国珍稀濒危植物名录》,并被《中国植物红皮书》收录,为三级保护植物(赵纪峰,2011)。

为保障桃儿七资源的可持续利用,迫在眉睫的是一方面政府需加强对桃儿七地下部分合理、限量的采挖管理,同时结合森林抚育、草场管理等工作采取围栏、控制草场载畜量等措施保护和恢复桃儿七的适生生态环境;为满足医药产业对"鬼臼"的原料需求,应开展不同分布地区桃儿七资源利用价值的评价,如鬼臼毒素含量及其木质素类成分组成状况等的研究,最大程度利用桃儿七的资源,以保护桃儿七资源并指导加快发展桃儿七的人工栽培生产。

炮　　制

取原药材,除去杂质,晾干即可。

性　　味

甘,平,有小毒。

功能与主治

果实:调经活血。用于血瘀经闭,难产,死胎、胎盘不下。

根及根茎:祛风除湿,活血止痛,祛痰止咳。用于风湿痹痛,跌打损伤,月经不调,痛经,脘腹疼痛,咳嗽(《中药大辞典》)。

临床与民间应用

(一) 国家药品标准中桃儿七应用

桃儿七在国家药品标准中有红花如意丸、平喘抗炎胶囊、二十五味鬼臼丸、二十七味小叶莲丸、鬼臼毒素酊、鬼臼毒素胶囊等制剂。成方制剂多用于妇女月经不调,经闭,头晕目眩,腰背下腹疼痛等症。鬼臼毒素提取物制剂用于感染乳头瘤病毒而导致的症状增生,宫颈瘤等症。目前还有注射用去氧鬼臼毒素,用于治疗晚期实体瘤抗癌药正在临床试验阶段。

桃儿七含有大量活性的鬼臼毒素等芳基四氢萘类木脂素类物质,其中鬼臼毒素(podc phyllo toxin)抗癌活性最高,是合成GP7、V P216(etopo side)和V M226(teniposide)等抗癌药物的起始物质,对皮肤癌、宫颈癌等有一定的治愈功效,还具有除风湿、理气活血、止痛、镇咳平喘功效。

桃儿七在《中国药典》《国家中成药标准汇编》《卫生部药品标准》、新药转正标准、注册标准中共计查询到2个组方品种,搭配组方的药材数量为32种。组方品种功能主治主要体现在呼吸系统(1种)、泌尿生殖系统和性激素(1种)两方面;配方多搭配余甘子、诃子、藏紫草、花蛇肉、肉桂等药味。详见图25-24。

(二) 临床配伍应用

(1)桃儿七根配伍大羌活、太白贝母、沙参各6g。水煎服,治疗劳伤咳嗽,风寒咳嗽。

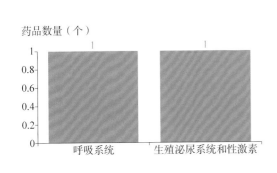
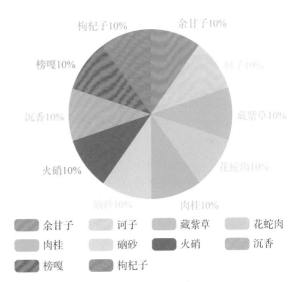

图 25-24 桃儿七成方制剂品种分布及组方前十的药味统计(来源:药智数据库)

（2）桃儿七配伍鸡素苔、独活、苍术各 9 g，细辛 6 g，伸筋草、木通各 3 g。水煎服。治疗风湿腰疼痛，筋骨痛。

（3）桃儿七配伍长春七、太白米、石耳子、枇杷、朱砂七、香樟木、木香。治疗各种心胃痛。

（三）经典处方与研究

1. 二十七味小叶莲丸

处方:小叶莲 100 g，巴朱 80 g，余甘子 80 g，茜草 50 g，花蛇肉 40 g，石榴 70 g，紫草 80 g，孓架 50 g，桂皮 40 g，矮紫蓝 60 g，大硝 35 g，降香 75 g，巴夏嘎 70 g，沙棘膏 100 g，硇砂 20 g，光明盐 20 g，沉香 50 g，朱砂 20 g，榜嘎 50 g，肉豆蔻 20 g，藏木香 100 g，旁麦摘蕾 50 g，阿子 100 g，紫草茸 50 g，熊胆 2 g，芫荽 50 g，胡椒 30 g。

功能:调理气血，化瘀血。

主治:用于月经不调，月经过多或经闭，经色异，头晕目眩，腰背下腹疼痛。

用法用量:一次 4～5 丸，一日 3 次。

2. 二十五味鬼臼丸

处方:鬼臼(桃儿七果实)100 g，茜草 50 g，石榴 70 g，藏紫草 80 g，肉桂 40 g，羽叶点地梅 60 g，塞北紫堇 70 g，光明盐 20 g，硇砂 20 g，唐古特乌头 50 g，藏木香 100 g，诃子 100 g，熊胆 2 g，胡椒 30 g，喜马拉雅紫茉莉 80 g，余甘子 80 g，花蛇肉(去毒)40 g，山奈 50 g，火硝 35 g 紫檀香 75 g，沙棘果膏 100 g，沉香 50 g，朱砂 20 g，肉豆蔻 20 g，枸杞 50 g，紫草茸 50 g，芫荽 50 g。

功能:祛风镇痛，调经血。

主治:用于妇女血症、风症、子宫虫病、下肢关节及小腹、肝、胆、上肢疼痛、心烦血虚、月经不调。

用法用量:一次 1～2 丸，一日 2 次。

现代研究:二十五味鬼臼丸，其组方是以活血化瘀、调经养血的鬼臼为方中之君药；辅以藏紫草、花蛇肉、枸杞、山奈、以助君药活血化瘀之效，并有补血之功；紫草茸、塞北紫堇、羽叶点地梅、紫檀香清热、敛坏血；光明盐、藏木香、余甘子、胡椒、喜马拉雅紫茉莉、芫荽、唐古特乌头为温中和胃、消炎利胆、调理气血、强身壮体之药，可健运脾胃，活血行气，肉豆蔻、沉香养心祛风，解热止痛；火硝、朱砂散结化瘀，活血通经，杀虫愈疮，熊胆排脓生肌，凉血止血。诸药组方。共奏祛风镇痛，调经活血之效，可用于少腹灼痛、子宫流血、血凝瘀结或形成疮疡，以及心烦血虚、月经不调的妇血症。①二十五味鬼臼丸能显著降低大鼠体内血清 LH、FSH、GnRH 水平($p < 0.05$、0.01)，并在 HPOA 轴中显著性上调下丘脑及垂体 ERamRNA 及蛋白表达($p < 0.01$)，同时显著性上调股骨 ERBmRNA 及蛋白表达($p < 0.01$)，并能显著回调大鼠股骨密度及骨微结构参数($p < 0.01$)。说明藏药二十五味鬼臼丸可有效防治绝经骨质疏松(PMOP)，其机制可能与药物直接作用骨组织雌激素受体或作用 HPOA 轴靶器官相关雌激素受体后，通过改变体内性激素的水平间接调控骨代谢有关(李桢桢，2021)。②二十五味鬼臼丸对 MPS 大鼠模型子宫指数与组织形态无显著性影响，说明二十五味鬼臼丸未引起子宫组织水肿、增生等改变，因此可避免雌激素替代疗法所引起的危险因素。二五味鬼臼丸能够改善 MPS 大鼠模型血脂水平与血清抗氧化能力，提高血清 E2 水平，上调 $ER\beta$ 基因与蛋白的表达，表明其

具有选择性雌激素受体调节剂作用,因此推测其选择性雌激素受体调节剂作用可能是二十五味鬼臼丸有效改善围绝经期综合征分子机制之一(王琦,2018)。

3. 五味臭毛塞丸

处方:桃儿七膏 20 g,鼷羚角(煅烧)20 g,硇砂10 g,花椒 20 g,假楼斗菜 20 g。

功能:调经活血。

主治:肾、腰、肠的疼痛,月经不调,子宫内膜炎,胎病及体虚等症。

用法用量:内服,每日 2 次,每次 15 g。

(四) 青海中医单验方

敖色舟巴散

组方:小叶莲 200 g,忍冬果 150 g,沙棘膏 75 g,虎耳草 100 g,竹茹 100 g,鹿茸 30 g。

功能主治:活血化瘀,用于各种炎症引起的妇科疾病。

用法用量:口服,一次 1 袋,1 袋 38 g,一日 2～3 次。

来源:青海省藏医院。

第二十六章　铁棒锤

Tie bang chui

RADIX ACONITI

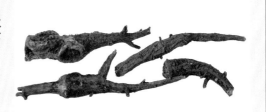

别名

小草乌、雪上一支蒿、铁牛七、乌药、断肠草、铁棒槌,榜阿那保(藏名)。

道地沿革

(一)基原考证

唐代《医学四续》中"赞都(ཙན་དུག)"的记载有27处,"曼欠(སྨན་ཆེན)"的记载4处。

《度母本草》记载:"所说草药铁棒锤(བོང་དཀར་),叶片状似筋骨草,种子状如藏茴香。"

南宋时期《宇妥本草》记载:"阴坡下部铁棒锤(བོང་དཀར་),叶片细长茎黑色,花朵蓝色似乌头,根茎块状其味苦。"

清代《本草纲目拾遗》记载:"绍郡府佐李秉文,久客西陲,言巴里坤出一种药物,名为一支蒿。生长在深山中,没有枝叶,一支苗土,气味像蒿。"

《晶珠本草》中记载:"其名称有:贝卡、赞毒、曼庆、拉毒合、梢西、哈拉哈拉、榜阿那保、洛毒那保、增巴、那保司健、巴保卡拉麦切尔。花称为毒布卡巴。""本品以毒来分。根有五毒,枝叶五毒;以颜色来分,虽有白、黄、红、蓝、黑诸种,但以根的颜色概括为白[毛萼花乌头, ཙན་དུག Aconitum polyanthum(F. et G.) H.-M. var. puborulum W. T. Wang;露蕊乌头 འབྲས་བུ་ཟླུམ་པོ Aconitum gymnandrum Maxim.]、黄(雪山一支蒿, བོང་དཀར་སེར་པོ་ Aconitum kongboense Lanener)、黑(细叶草乌, བོང་ང་ནག་པོ Aconitum richardsonianum Lauener var. crispulum W. T. Wang)3种。每种又分为外层、内层、中层三层。白色的称为拉毒巴、增巴、都孜洛玛。黄色的称为赞毒、巴青、知次玛。黑色的称为榜那合、哈拉、贝卡那保。从部位分,叶、花、茎所含毒为外毒,根部所含毒为内毒,种子和芽所含毒为隐毒,毒性依次后者比前者大……以颜色来分,花淡蓝或蓝色者,称为拉毒合、增巴达札;花红黑色者,称为江斗合;花黑色者,称为门庆。生长在高地畜棚旁、石山坡地的,叶根细,叶上有瑶珠状微粒,称为毒孜洛玛,花甚白,块根白色,称为门庆那保,或毒孜洛玛。"

《蓝琉璃》中记载:"黑乌头毒原分流动毒和不动毒等,秘诀续《中毒症疗法》一章中有详细论述,这里只说瘟疫对治药黑乌头一类。通常共有三十一个名字,这里以种类等区分,露蕊乌头、毛萼多花乌头、雪山一支蒿、铁棒锤、细叶草乌等七种,其根有五毒,其枝有五毒等。以色分白、黄、红、青、黑等,归并为白、黄、黑三种。《图鉴》中记载:'所说草药黑乌头,生在阴山的林间,种类一般分四种,总之叶片如青蒿,花朵各有各的色,茎柄长而有弹性,白黑红黄分四种,白红黄三种为药,黑乌是药也是毒。'如上所述,乌头总类中的黑乌头,详细分为,白者为毛萼多花乌头或露蕊乌头,黄者为雪山一支蒿或铁棒锤,黑者为细叶草乌。三种的性效有凉、热二性,各自的功效依次是,无病壮年男子服用青稞大小的一粒时药毒发作者为上品,服用一粒半时药毒发作者为中品,服用两粒时发作者为下品。由此可知配方的用量。以花的颜色来分:淡青色和蓝色者为毛萼多花乌头;红黑色者一些人认为是翠雀花;青黑色和青黄色者为黑乌头。三种花中花淡青色和蓝色者称为露蕊乌头。"

清末《雪域铁围山医学利众院本草药鉴汇集》中记载:"'榜那那布'根茎之毒等,颜色分为白、黄、红、蓝、黑。根断面白色,花淡蓝色为'拉斗或曾巴';甘露叶,根断面黄色,花暗红色者为'赞斗、华欠或智次玛';根断面黑色,花深蓝色或蓝黄色者为'榜那'又称'哈拉布卡那布'。"

综上古藏医文献记载,《医学四续》所载赞都(བཙན་དུག)、曼欠(སྨན་ཆེན)为黑乌头;《药名之海》对白红黄三种乌头进行了记载,未见黑乌头的记载;《晶珠本草》中记载黑乌头(བོང་ང་ནག་པོ)为毒,其毒性大,却能止剧毒,其黄色译为雪山一支蒿(བོང་ང་ནག་པོ་སེར་པོ),黑色译为细叶草乌(བོང་ང་ནག་པོ);《蓝琉璃》所载乌头中的黑乌头色黄者为雪山一支蒿或铁棒锤,黑者为细叶草乌;《雪域铁围山医学利众院本草药鉴汇集》中对其毒性、分类和鉴别法进行了说明。赞毒、曼庆、榜阿那保均为黑乌头"榜那"的别名,黑乌头中的黄色乌头"赞都赛保(བཙན་དུག་སེར་པོ)",现译为铁棒锤,文献中也有将黄色乌头译为雪山一支蒿,而雪山一枝蒿现指"拉都嘎布(ར་དུག་དཀར་པོ)",均为黑乌头的不同分类。

近现代《藏药志》收载庞阿那保(藏语音译名)。认为目前藏医治病开药过程中所用的庞阿那保的基原植物有铁棒锤(Aconitum pendulum Busch)、伏毛铁棒锤(A. richardsonianum Hand.-Mazz)、伏毛直序乌头(A. richardsonianum Lauener var. pseudosessiliflorum)、工布乌头(A. kongboense Lauener)4种植物的干燥根。铁棒锤的花朵,有蓝色,像拉斗或者是曾巴达哲;伏毛铁棒锤花的颜色为黄色并且带点绿色,或者是紫色偏暗,像庞阿那保;伏毛直序乌头,花为蓝紫色,像江斗;工布乌头,花朵为白色并紫色,或者是淡紫色,像曾嘎尔。

《常用藏药志》收载药材铁棒锤,榜那(བོང་ནག),其基原为毛茛科植物伏毛铁棒锤(A richardsonianum Hand.-Mazz.)和铁棒锤(Aconitum pendulum Busch)的干燥块根。在四川、青海和宁夏多地也称作雪上一支蒿。

《中国藏药》收载铁棒锤(藏名:榜阿那保)。据《晶珠本草》记载,根有五毒,枝叶也有五毒,故将乌头分为白、黄、红、蓝、黑五类。但根据根和花的颜色,又可概括为白、黄、黑三类。并指出花淡蓝或蓝色者,称为拉毒合、增巴达扎;花红黑色者,称为江斗合;花黑色者,称为曼庆。据查证,青海藏医使用白色类以船形乌头、唐古特乌头等入药,黑色类即为本品。黄色类不详,待考。本品为毛茛科植物伏毛铁棒锤 *Aconitum flavum* Hand.-Mazz. 和铁棒锤 *A. pendulum*

Busch,以根入药。

《中华本草·藏药卷》收载铁棒锤-榜阿那保,它的基原植物是毛茛科乌头属铁棒锤 *A. pendulum* 伏毛铁郴锤 *A. flavum* 的块根。

《中华藏本草》收载药材铁棒锤(曼钦,藏语音译名),来源为毛茛科植物铁棒锤 *A. conituom pendulum* Busch、伏毛铁棒锤 *A. richardsonianum* Hand.-Mazz.、短柄乌头 *A. brachypodum* Diels 的根和幼苗,并认为尚有曲毛短柄乌头 *A. brachypodium* var. *crispulum* W. T. Wang、展毛短柄乌头 *A. brachypodioum* var. *laxiflorum* Flet. et Lauener、多裂乌头 *A. polychistum* Hand.-Mazz. 做铁棒锤曼钦药用。同时,《中华藏本草》收载药材黑乌头榜那(藏语音译名),其来源为展毛尖萼乌头 *A. acutiusculum* Fletcher et Lauener var. *aureopilosum* W. T. Wang、奔子栏乌头 *A. benzilanense* T. L. Ming、显苞乌头 *A. bracteolosum* W. T. Wang、长柱乌头 *A. dolichorhynchum* W. T. Wang、丽江乌头 *A. forrestii* Stapf、格咱乌头 *A. gezaense* W. T. Wang et L. Q. Li、工布乌头 *A. kongboense* Lauener 的块根。其中前面三种乌头的花朵为紫色或者蓝色,而后面三种乌头的花朵则呈现蓝色、淡紫色。

《中国藏药植物资源考订》收载伏毛铁棒锤和铁棒锤,藏文名称【འབྲི་ན།】。本种的变种:阴山乌头 *Aconitum flavum* Hand.-Mazz. var. *galeatum* W. T. Wang 的根、叶、花、芽在内蒙古均入药。

《藏药晶镜本草》中所载乌头主要有六种,均为毛茛科植物,分别为江孜乌头(བོང་ང་ནག་པོ) *Aconitum ludlowii* Exell、类乌齐乌头(རི་བོ་ཆེའི་བོང་ནག) *Aconitum leiwuqiense* W. T. Wang、毛萼多花乌头(ར་དུག་པ) *Aconitum polyanthum* (Finet et Gagnep.) Hand.-Mazz. var. *puberulum* W. T. Wang、工布乌头(雪山一支蒿)(ར་དུག་དཀར་པོ) *Aconitum kongboense* Lauener、铁棒锤(བཙན་དུག་སེར་པོ) *Aconitum pendulum* Busch、露蕊乌头(འཛིན་ན་རྩ་བྲག) *Aconitum gymnandrum* Maxim.。

铁棒锤(བཙན་དུག་སེར་པོ) *Aconitum pendulum* Busch 记载为:"其叶茎等与江孜乌头相似,花色黄而鲜艳,生长于玉树曲麻莱等藏族聚居区。现多将其根称为'曼钦',叶多称为'曾巴'(འཛིན་པ)或甘露叶(བདུད་རྩི་ལོ)。"记载了乌头的不同分类。

《中国藏药资源特色物种图鉴》收载伏毛铁棒锤和铁棒锤,在〔附注〕条记载:"《晶珠本草》将'榜阿'分为白(榜阿嘎保)、红(榜玛)、黄(榜色)、黑(榜阿那保)4类。"现代文献记载的【བོང་ནག】"榜阿"类的基原以乌头属植物为主,故又习称"乌头类",其中白、黑两类的基原均为乌头属植物,使用较多,红(榜玛)、黄(榜色)两类的基原也包括毛茛科金莲花属(*Trollius*)和玄参科马先蒿属的部分种类,使用较少。黑者(榜那)的基原有 10 余种,各地习用的种类有较大差异,与各地分布的资源种类有关,各地习用的名称也较多。《卫生部药品标准(藏药)》《西藏藏药标准》等作收载了伏毛铁棒锤 A. *flavum* Hand.-Mazz.、铁棒锤 A. *pendulum* Busch、工布乌头 A. *kongboense* Lauener 为"榜那"(黑乌头)的基原;《卫生部标准(藏药)》和《青海藏标》还以"铁棒锤幼苗"之名,收载了伏毛铁棒锤 A. *flavum* Hand.-Mazz.、铁棒锤 A. *pendulum* Busch 的幼苗,其功能、主治与块根不同。青藏高原地区分布的乌头属植物种类极为丰富,文献记载的各地所用的"榜那"的种类还有展毛工布乌头 A. *kongboense* Lauener var. *villosum* W. T. Wang、伏毛直序乌头 A. *richardsonianum* Lauener var. *pseudo-sessiliflorum* (Lauener) W. T. Wang、德钦乌头 A. *ouvrardianum* Hand.-Mazz.、草黄乌头 A. *straminiflorum* Chang ex W. T. Wang、短柄乌头 A. *brachypodum* Diels、长梗乌头 A. *longipedicellatum* Lauener、狭裂乌头 A. *refractum* (Finet et Gagnep.) Hand.-Mazz.(西藏昌都、类乌齐藏医习用)、聂拉木乌头 A. *nielamuense* W. T. Wang 等。

《卫生部药品标准(藏药)》收载铁棒锤榜那(藏语音译名),规定其基原为毛茛科植物铁棒锤 A. *pendulum*、伏毛铁棒锤 A. *flavum* 的干燥根。

《中华本草》收载雪上一枝蒿:毛茛科乌头属植物短柄乌头和展毛短柄乌头(或疏花短柄乌头)、曲毛短柄乌头、小白撑 *Aconitum nagarum* Stapf var. *heterotrichum* Fletcher et Lauener、宣威乌头、铁棒锤 A. *pendulum*、伏毛铁棒锤 A. *flavum* 等多种乌头属植物的块根。

《全国中草药汇编》(1975 版)收载雪上一枝蒿:毛茛科乌头属的植物短柄乌头 A. *brachypodum* 的干燥块根。在附注项下列疏花短柄乌头(展毛短柄乌头)、伏(曲)毛短柄乌头、宣威乌头 A. *nagarum* var. *lasiandrum*、工布乌头、铁棒锤、宣威 A. *subrosullatum* 6 种植物的块根可作雪上枝蒿药用。另有缩梗乌头 A. *sessiliflorum* 等 4 种的块根也称雪上一枝蒿。

《全国中草药汇编》(2014 版)收载铁棒锤:基原被确定为毛茛科乌头属植物铁棒锤 A. *pendulum*、伏毛铁棒锤 A. *flavum* 的块根。

一支蒿药名最早见于清代,产西南边陲,赵学敏

认为与川乌、草乌有区别。到了 1970 年,《云南中草药选》收载雪上一支蒿,为毛茛科植物短柄乌头 A. *brachypodum*,具大毒,与川乌、草乌功效类似,但来源不同。1975 版《全国中草药汇编》收载雪上一枝蒿,将短柄乌头及其变种、宣威乌头均列为其基原。《中华本草》收载雪上一枝蒿:基原包括短柄乌头及其变种、铁棒锤、伏毛铁棒锤等;在《中华本草·藏药卷》中藏药铁棒锤-榜阿那保,基原为铁棒锤、伏毛铁棒锤,与常用藏药志观点一致,但藏药名未采用榜那。2014 版《全国中草药汇编》将雪上一枝蒿与铁棒锤分别收载。

综上古代与现代本草考证得出以下结论。

(1)铁棒锤和伏毛铁棒锤是藏药【 བོང་དཀ 】(榜阿)中一种,即榜阿白、黑、红、黄中的黑色种,称【 བོང་དཀ 】(榜阿那保)或【 བོང་ནག 】(榜那),其块根和幼苗收入《卫生部药品标准》藏药分册中,为正品。

(2)在藏医药著作中榜阿那保除收载铁棒锤和伏毛铁棒锤外,还收载了工布乌头、伏毛直序乌头、短柄乌头等品种应视为西藏习用品。

(3)铁棒锤和伏毛铁棒锤也是中药雪上一枝蒿的基原之一,现已在《中华本草》《中药志》中以铁棒锤药名单列出来,不再成为雪上一枝蒿基原。

(二)药效考证

唐代《医学四续》中在组方中出现,对其功效等未见单独记载。

《度母本草》记载:"此药配伍荜茇茇籽、花椒花和蓝色韭、棘豆蒿根铁线莲、楼斗菜等组成方,研成细粉配童便,治疗瘟毒疔疮病。罨浴缚浴等疗法,可依其他医疗书。该药配方实在多。"

南宋《宇妥本草》记载:"治疗一切瘟疫病。"

元代《药名之海》记载:"白乌头(བོང་ང་དཀར་པོ)治疫疠症。治疗毒热红乌头(བོང་ང་དམར་པོ)。黄乌(བོང་ང་སེར་པོ)效同红白乌。"

清代《本草纲目拾遗》记载:"此药有活血、解毒、和去除积滞,沉痼阴寒等疾病,以及驱风理气作用。"

《晶珠本草》中记载:"黑乌头(བོང་ང་ནག་པོ)毒性大,但是能够止剧毒。""黑乌头为不流动毒之首。"

《蓝琉璃》中记载:"其功效是治喉症、疔毒等一切疫病的对治良药,并能驱邪、治心隆症、黄水病。这些药物由于生地的区别,略有不同。仅为清热,摘采阴面生长的露蕊乌头尖和萌芽期的芽;为了息隆祛寒,宜在秋季采挖生长在阳山的铁棒锤和细叶草乌根。同意此说。除上述之说外,铁棒锤还能干腹水。"

赞毒、曼庆、榜阿那保均为黑乌头"榜那"的别名,

黑乌头中的黄色乌头"赞都赛保(བཙན་དུག་སེར་པོ)",现译为铁棒锤,文献中也有将黄色乌头译为雪山一支蒿,而雪山一枝蒿现指"拉都嘎布(ར་དུག་དཀར་པོ)",均为黑乌头的不同分类,虽产地等不同,但都有治疗瘟毒疔疮、疫疠症和热毒的相似功效。

近现代《藏药志》收载庞阿那保(藏语音译名)。认为庞阿那保可治疗感冒(流行性)及多种传染病导致的发热、风湿疼痛、各种跌打疼痛、瘀伤和疮痈肿毒。

《中国藏药》收载铁棒锤(藏名:榜阿那保),味苦、辛,有毒。用以治疗疫疠、虫病、黄水、麻风、癫狂等症。

《中华藏本草》收载药材黑乌头榜那(藏语音译名),主治流行性感冒感、炭疽疾病、风湿导致的疼痛和食物引起的中毒。

《中国藏药植物资源考订》收载伏毛铁棒锤和铁棒锤,苦、辛;凉、大毒;清热、止痛、缓下;治流感、炭疽病、风湿病。幼苗:苦、凉;有毒;清热退烧、止痛;治流感、疫伤、风湿、热毒、疮疖。叶:苦、涩;微凉、有小毒;消炎、止痛;治炎症、疼痛、头痛、牙痛。

《藏药晶镜本草》记载了乌头的不同分类,均味甘、化味性凉,在植物毒中毒性较大,具有四肢、肌肉、关节疼痛等的止痛功效,尤其对湿痹、疠病、白喉、炭疽等有效。

《中国藏药资源特色物种图鉴》收载伏毛铁棒锤和铁棒锤,块根祛寒止痛,祛风定惊。用于"隆"病、寒证、黄水病、麻风、癫狂等。幼苗清热,止痛,用于流行性感冒、疫伤、风湿、疮疖,有毒。叶和花消炎止痛,用于炎症,疼痛(头痛,牙痛等)有小毒。在〔附注〕条记载:"《晶珠本草》将'榜阿'分为白(榜阿嘎保)、红(榜玛)、黄(榜色)、黑(榜阿那保)4类,言前3类为解毒、消炎之药物,而黑者(榜阿那保)有大毒,为镇痛之药物。"

综上古代与现代本草考证得出以下结论。

(1)铁棒锤和伏毛铁棒锤具有祛风、镇痛功能。用于风湿疼痛,跌打损伤。

(2)藏医用于祛寒止痛,祛风定惊,治疗龙病、寒病、黄水病、麻风、癫狂等症。中医用于祛风止痛,散瘀止血,消肿拔毒。用于风湿性关节炎,跌打损伤等。

(三)道地沿革及特征

《晶珠本草》记载:"本品生长在阳光照不到的阴坡,或生长在阳坡而离水远的地方的。"当保仁保切说:"草乌生长在门隅川地,若不摸药性,一剂不慎就会丧命。"

《本草纲目拾遗》记载:"绍郡府佐李秉文,久客西陲,言巴里坤出一种药物,名为一支蒿。"

《蓝琉璃》中记载:"《图鉴》中记载:所说草药黑乌头,生在阴山的林间。"

《藏药志》收载庞阿那保(藏语音译名),分布在云贵川高原和西藏等海拔3000 m以上的树林、灌木丛或者高山草原里面。

《常用藏药志》收载药材铁棒锤,在四川、青海和宁夏多地有分布。

《中国藏药植物资源考订》收载伏毛铁棒锤和铁棒锤,分布于青藏高原各省区,生于海拔2000~4700 m的草坡、灌丛、疏林下。

《藏药晶镜本草》记载为:"生长于玉树曲麻莱等藏区。"

《中国藏药资源特色物种图鉴》收载伏毛铁棒锤和铁棒锤,分布于四川西北部、西藏北部、青海、甘肃、宁夏南部、内蒙古、陕西南部。

综上古代与现代本草考证得出:一支蒿药名最早见于清代,产西南边陲。

青海开发历史

(一)地方志

《同德县志》载:"野生植物青草有伏毛铁棒锤。"
《乐都县志》载:"铁棒锤生于田野,外科药。"
在《湟中县志》《门源县志》有铁棒锤分布记载。

(二)青海植物志与药学著作

《青海植物志》(刘尚武,1997)收载伏毛铁棒锤 *A. flavum* Hand.-Mazz.,产青海治多、玛多、久治、泽库、大通、湟中、乐都、民和、互助、祁连、门源,生于山坡、草地、林缘、灌丛和河滩。铁棒锤 *A. pendulum* Busch 产青海杂多、曲麻莱、玉树、玛多、玛沁、泽库、兴海、贵南、互助、祁连、门源,生于山坡、河滩,水边砂砾地,以上均生于海拔2600~4700 m处。

《青海经济植物志》收载伏毛铁棒锤,产青海海北、贵南、果洛等州及东部农业区,块根入药,有大毒;主治跌打损伤,风湿关节痛等症,藏医用于流行性感冒、疮疖等。铁棒锤产海南、黄南、玉树等州及东部农业区。块根入药,有大毒。治风湿性关节炎,跌打损伤,痈疮肿毒。

《青海黄南药用植物》收载铁棒锤 *A. pendulum*,产同仁市、泽库县。生于海拔2600~4700 m山坡、河滩、水边砂砾地。

《青藏高原药物图鉴》收载"门青",基原为铁棒锤和伏毛铁棒锤,生于青海4000~6000 m海拔的灌丛、草地。春季采幼苗,秋季挖块根。苦,寒,有大毒。清热、退烧、止痛、治流行性感冒、疮疖痈疽等。

《青海中草药名录》收载了伏毛铁棒锤,其根治风湿关节炎痛,疝气,胃腹寒痛。铁棒锤根治感冒、发烧、疥癣、头痛、腹疼、皮肤病。

《青海高原本草概要》收载:伏毛铁棒锤 *Aconitum flavum* Hand.-Mazz. 分布于海东地区及黄南、海南、玉树、海北、果洛州。块根入药。苦、辛、温,有大毒。温中祛寒,除湿止痛。治风湿性关节炎、跌打损伤等症。藏医用于治疗流行性感冒、疮疖。铁棒锤 *Aconitum pendulum* Busch 分布于全省大部分地区。块根入药。苦、辛,温,有剧毒。温中祛寒,除湿止痛,散瘀止血,消肿拔毒。治流行性感冒、风湿性关节痛、腰腿痛、痛经、跌打损伤、牙痛。外用治疮疖痈疽。

《青海地道地产药材》收载铁棒锤和伏毛铁棒锤;在青海称庞阿那保。是治疗一切毒病、热病之药,为凉药之王。在陕西称小草乌、断肠草。为毛茛科植物伏毛铁棒锤的干燥根。藏医用根及幼苗。分布于海北、黄南、果洛州及东部农业区各县,生长于海拔2 600~4 000 m的林缘、灌丛、山坡及草甸中。全省野生资源量约900吨,已收载于1992年版《青海省药品标准》,现已收入《卫生部药品标准·藏药分册》。性热,味苦、辛。有大毒。有活血祛瘀、祛风除湿、消肿止痛之功。用于跌打损伤、风湿性关节炎、关节疼痛、牙痛、食积腹痛、妇女痛经、痈肿、冻疮、无名肿毒、毒蛇咬伤等症。另铁棒锤有驱寒祛风止痛功能,用于龙病、寒病、黄水病、麻风等症。

(三) 生产历史

2022年调研青海省使用铁棒锤使用情况,青海省格拉丹东药业有限公司、东格尔药业有限公司使用该药材,基原为铁棒锤炮制品,共计使用量为133.42 kg。使用产品为安神丸(国药准字 Z63020153)、二十五味阿魏胶囊(国药准字 Z20025614)。铁棒锤在青海省的年使用总量约为150 kg,近5年价格区间为33~78元/kg,年采购/销售总价为0.6万元。其中青海省格拉丹东药业有限公司使用量占总体使用量的70%,使用货源为青海产。

来　源

本品为毛茛科植物伏毛铁棒锤 *Aconitum flavum* Hand.-Mazz. 和铁棒锤 *Aconitum pendulum* Busch. 的干燥块根。

1. **伏毛铁棒锤**　多年生草本,块根胡萝卜形,长约4.5 cm,粗约8 mm,茎高30~60 cm。茎直立,仅上部密被短柔毛。叶互生,茎下部叶果期枯落。茎生叶密集于中部以上,有短柄或近无柄,茎下部叶有稍长柄;叶片肾状五角形,3深裂,裂片再2~3回羽状深裂,小裂片线形至披针状线形,边缘有短柔毛,两面近无毛。总状花序顶生,小花密集;花序轴和花梗密生反曲短柔毛,花梗长1~5 mm,顶部有2线形小苞片;萼片暗紫蓝色,外面密被短柔毛;上萼片船形,自基部至喙长1~1.5 cm,侧萼片斜宽倒卵形,下萼片狭椭圆形;花瓣无毛,距短,向后弯曲;花丝下部被疏柔毛;花药蓝黑色;心皮5,密被开展的长柔毛。蓇葖果长圆形,长约1.5 cm,无毛。种子倒卵状三棱形,长约2.5 mm,光滑(见图26-1)。

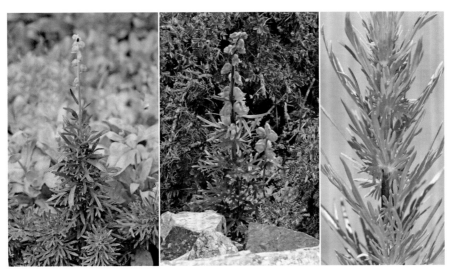

图26-1　伏毛铁棒锤植物

2. 铁棒锤 似上种。根块例圆锥形,茎较伏毛铁棒锤高20～30 cm。较上种花序狭长,轴和花梗密生伸展的黄色短柔毛;萼片紫色,带黄褐色或绿色,外被短柔毛或无,上萼片船状镰形(见图26-2和图26-3)。

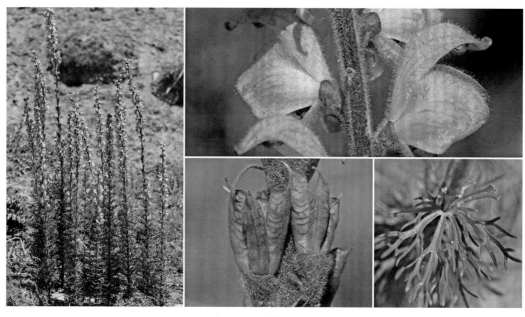

图26-2 铁棒锤植物

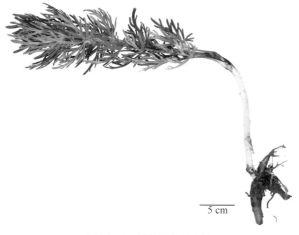

5 cm

图26-3 铁棒锤新鲜全株

铁棒锤近缘植物检索表

1. 一年生草本:根圆锥形······
··············露蕊乌头 A. *gymnandrum*

1. 多年生草本;根圆锥形或为二至数个簇生的块根。根圆锥形。根为二至数个簇生的块根。叶掌状全裂。花序和萼片外面被毛。

2. 花序被开展的毛······
··············铁棒锤 A. *pendulum*

2. 花序被伏贴的毛······
··············伏毛铁棒锤 A. *flavum*

生态分布

铁棒锤药材来源植物生长于治多、玛多、杂多、曲麻莱、玉树、玛沁、久治、泽库、大通、湟中、乐都、民和、互助、祁连、门源、兴海、贵南等地(见图26-4)。分布于海拔2600～4000 m山坡草地、林缘、灌丛和河滩,水边砂砾地。伴生植物有多刺绿绒蒿、垫状柳、甘青乌头、龙胆、风毛菊、黄花棘亚、蒲公英、重齿风毛菊、蒿草、金露梅、银露梅、高山毛茛等。久治、泽库、门源、互助、大通为适生集中分布区。

全国在西藏北部、四川西部、甘肃、宁夏、陕西南部、河南西部亦有分布。

种植技术

(一) 选地整地

选择灌排水良好、结构疏松、腐殖质含量丰富的沙质壤土或壤土地。新荒地、幼林间空地亦可种植,土质以黑壤土为好,而不宜在干旱地、重黏土及瘠薄土地栽培。伏毛铁棒锤虽为浅根性植物,但栽植后要经过4～5年才能收获,故栽植前的整地非常重要,尤其对耕层要精细耕翻1～2次,结合耕翻,每亩施腐熟农家肥4000～5000 kg作基肥,将肥捣细撒匀深翻入

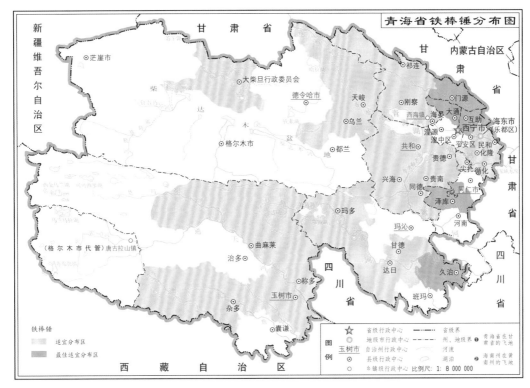

图 26-4　青海省铁棒锤分布

土,然后耙细整平田面(见图 26-5)。

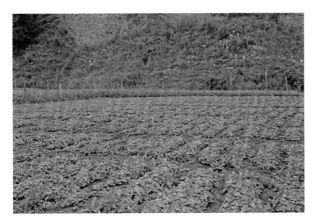

图 26-5　互助铁棒锤种植基地

(二) 种子育苗

1. **种子处理**　选择当年新采收的种子,播前用砂纸轻轻打磨种皮,使外种皮脱落,内种皮表面失去光泽,然后用浓度为 100 mg/kg 的赤霉素(GA₃)浸种24 h 后播种。

2. **大田直播**　种子的发芽适温在 15 ℃左右,根据生产实际可选择春播或秋播。春播于 3 月中、下旬土壤解冻后进行,秋播于土壤封冻前进行。一般春播常因干旱等原因而出苗不齐,秋播出苗较整齐,幼苗生长健壮。

直播分条播与撒播:①条播:种植面积相对小可条播,按行距 20 cm 开沟,沟深 2～3 cm,将种子均匀撒入沟内,覆土 1～2 cm。每亩播种量为 1.5～2 kg。条播便于松土除草。②撒播:大面积种植采用撒播。选择无风晴天,将整平的田面用耙齿拉沟,然后将种子均匀撒播在田面。为使种子撒播均匀,可将种子与细土按 1:5 混合后撒播。播种后用糖搂平田面,以盖住种子为度,随后稍镇压,使土壤与种子紧密接触,以利出苗。撒播要比条播用种量大些,播后用草覆盖田面遮阳保墒。直播田选择根系小、易腐烂的直根系豆科作物豌豆、小扁豆、葫芦巴等高秆植物混作可收到良好的效果。

3. **育苗移栽**　选避风、灌排方便、土层深厚的田块,施足基肥,耕耙整平后做畦,畦宽 1.5～2 m、长10 m 或视地形而定,畦土要松软细碎。春季育苗在 3月中旬至 4 月上旬播种,秋季育苗在 10 月中旬至土壤封冻之前播种。播种前如果床土干燥、墒情较差则要先向床面灌水,待水渗下后再行播种。种子均匀撒播后覆土(覆盖土以锯末:砂子:腐熟有机肥按 1:1:5 配制)2 cm,洒水保持畦面土壤湿润,然后盖 1～1.5 cm 厚的稻草或架设遮阳网,在控制畦面温度不超过15℃的同时,保持土壤湿度。后期防止幼苗遭受阳光直晒。亩播种量4kg(见图26-6)。

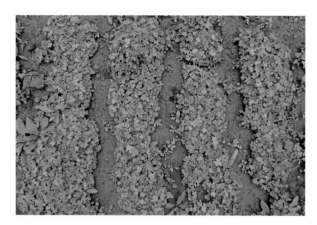

图26-6 铁棒锤大田育苗

(三)组织培养育苗

以铁棒锤越冬芽为外植体,在添加抗褐化剂聚乙烯吡咯烷酮(PVP)和活性炭(AC)的MS培养上,附加不同浓度组合的NAA和6-BA。进行了芽增殖和试管苗生根培养,在MS培养基上添加1.5g/L AC+1.0g/L PVP可抑制培养物褐化;在MS培养基上添加2.5mg/L 6-BA+0.1mg/L NAA有利于芽的诱导增殖;在1/2 MS基本培养中添加0.2mg/L NAA有利于试管苗生根,此方法可建立快速高效繁殖体系,为大田工厂化生产提供技术支持,目前待在探索阶段(杜弢,2011)。

(四)移栽定植

育苗生长1年后即可移栽,春栽或秋栽均可。春季移栽宜早不宜迟,要在土壤解冻以后、顶芽萌发之前进行;秋季移植不宜过晚,要在地上植株枯萎后至结冻前进行,否则地温太低,当年不能长出足够数量的须根,不利于翌年生长。在整好的田面上,按行距20cm开15cm左右深的沟,将种苗按株距5cm直立放入沟内,盖土2~3cm压紧,或采用锹刃长20cm、宽20cm的板锹,插入土中开植苗缝,在植苗缝中栽入3株,逐株逐行踩实。栽植深度以不露出或稍超过苗根原入土部分为宜,覆土要细,适当压实,浇透定根水。组织培养苗按相关要求进行移栽完植(见图26-7)。

(五)田间管理

1. 间苗与补苗 出苗后,在苗高2~3cm时间苗,除去过密、瘦弱的幼苗。间苗宜早不宜迟,结合间

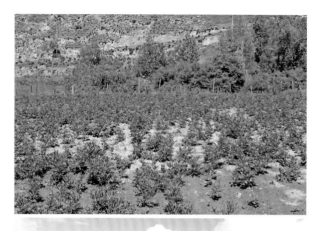

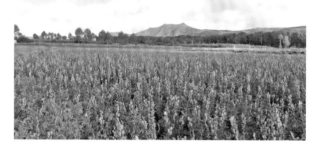

图26-7 铁棒锤大田

苗还要及时补苗,把缺苗、死苗或过稀的地方补栽齐全。一般育苗地亩保苗35万~40万株,大田亩保苗8万~10万株。

2. 中耕除草 选晴天或阴天、土壤湿度不大时进行。苗期植株幼小,杂草容易滋生,土壤也易板结,中耕除草宜勤。成株期,茎叶生长茂盛,中耕除草次数宜少。以免损伤植株。天气干旱、土壤黏重应多中耕,雨后或灌水后要及时中耕,避免土壤板结。全年进行4~5次。育苗地因无一定的株、行距,除草较难,可待小苗长出后,见草即拔除。

3. 施肥 每年追肥2~3次。直播田第2年或移栽定植当年结合中耕除草,每亩追施硫酸铵或尿素等速效性肥料10~20kg;以后每年早春返青后结合灌溉每亩追施1次尿素10kg;6月中、下旬雨季来临前,每亩可再追施过磷酸钙或磷酸二氢钾10~15kg。

4. 灌排 伏毛铁棒锤的块根分布在土壤表层,没有侧根或侧根很少,抗旱能力很弱,在整个生长期必须保持土壤湿润。若土壤干燥,其块根干了以后再行浇水容易烂根。所以,生育期内如果土壤干旱,必须进行灌溉。伏毛铁棒锤又怕积水,积水易引发根腐病而死亡,所以,灌溉要掌握少量多次的原则,一般以喷灌不产生地表径流为宜,地面畦以不积明水为宜,喷灌比地面灌效果好。

（六）病虫害及其防治

1. 根腐病　高温多雨季节易发生根腐病，积水田块发病严重。发病症状：根部母块根与子块根均发黑腐烂，地下茎表皮撕裂腐烂，茎秆呈丝状腐朽，植株地上部也逐渐萎蔫枯死。防治方法：①经常松土，增加土壤透气性；②雨季注意排水；③忌连作；④发病期用50%多菌灵1000倍液浇灌病区。

2. 蚜虫　每年6～9月份发生，尤以干旱少雨时为多，以若虫、成虫吸食茎叶汁液，严重者造成茎叶发黄。防治方法：①冬季清田，将枯枝和落叶深埋或烧毁；②发病期喷施菊酯类或阿维菌药。

采收加工

一般人工栽培4～5年可进行收获，每年进入10月下旬至11月上旬，子根转为棕褐色或黑褐色时为采挖栽植的关键时期。采挖时，用铁锨挖出根部，用手将子根与母根分离，然后分级，将中部直径在0.5 cm以上的子根抖净泥土，除去须根，及时晾晒。作商品药材用；中部直径在0.5 cm以下的小子根做种苗。采挖后将母块根和子块根分开，按大小分等，晒干，不能淋雨，遇雨天热炕烤干，置通风处。晾开降温即可。

药材鉴别

（一）性状鉴别

1. 伏毛铁棒锤　块根成对，呈短圆柱形或圆锥形，长2.5～7.5 cm，直径0.5～1.5 cm；子根表面灰棕色，光滑或有浅纵皱纹及侧根痕。质脆，易折断，断面白色，粉性，有黑棕色环；母根表面棕色，有纵皱纹及侧根残基，折断面不平坦，中央有较多的裂隙。气微，味苦、麻（见图26-8）。

2. 铁棒锤　子根表面暗棕色或黑棕色，质硬，少数为角质样黄色；母根略长、长5～10 cm，直径0.5 cm，且顶端留有茎的残基及子根痕。气微，味麻。

3. 铁棒锤幼苗　常卷缩成团，绿色。茎单一，中空，被紧贴白色柔毛。叶多破碎，完整者展开宽卵形，具短柄，三全裂，全裂片再2～3回细裂，裂片线形，边缘反卷，无毛。气微，味苦（见图26-9）。

4. 人工种植铁棒锤　呈长圆锥形，长4～12 cm，直径1～2.5 cm。表面具明显的纵沟纹理，侧根痕明显。

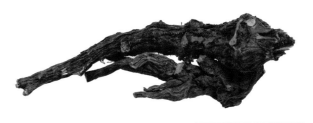
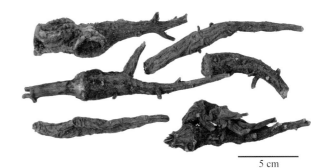

图26-8　铁棒锤药材性状

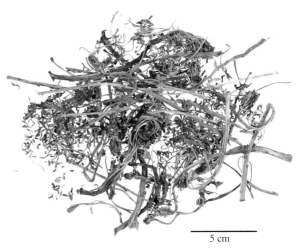

图26-9　铁棒锤幼苗

（二）显微鉴别

1. 横切面显微

根横切面：后生皮层为棕色木栓化细胞，形状不规则。皮层狭窄，由5～9列切向延长的薄壁细胞组成。韧皮部宽广，约占横切面直径的2/3，由薄壁细胞及筛管群组成，筛管群散在，直径30～60 μm，由10～20余个筛管及伴胞组成，近形成层处分布较密，向外渐稀。形成层环多角形，由2～3列长方形细胞组成。木质部导管束位于形成层角隅处及环的周边，角隅处导管排列略呈"U"字形，周边的导管则多呈单列。髓部薄壁细胞近角隅导管群处呈放射状排列。韧皮部及髓部薄壁细胞充满大量淀粉粒（见图26-10至图26-14）。

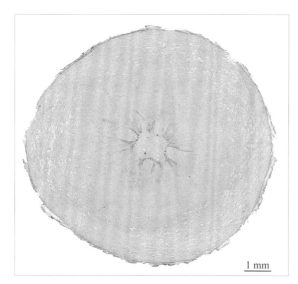

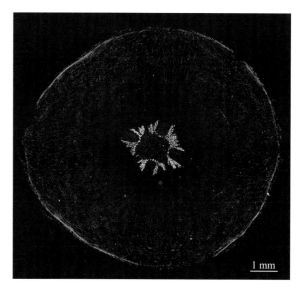

图 26-10　铁棒锤根横切面(正常光)(50×)　　　　图 26-11　铁棒锤根横切面(偏振光)(50×)

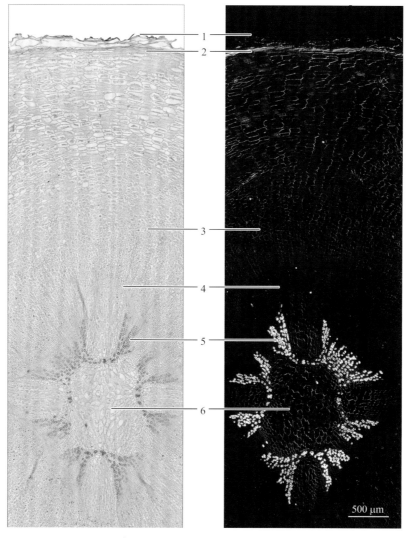

图 26-12　铁棒锤根横切面正常光(左)与偏振光(右)对比(50×)

1. 后生皮层;2. 皮层;3. 韧皮部;4. 形成层;5. 木质部;6. 髓部

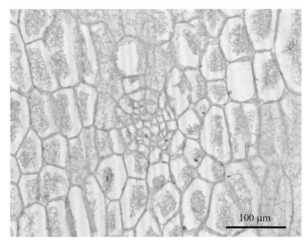

图 26-13　铁棒锤根横切面筛管群局部放大(200×)

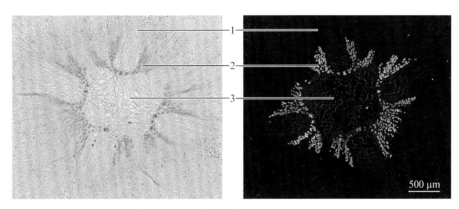

图 26-14　铁棒锤根横切面中心正常光(左)与偏振光(右)对比(40×)

1. 形成层;2. 木质部;3. 髓部

2. 粉末显微　粉末灰白色。淀粉粒众多,单粒呈类球形、多角形或盔帽形,直径 4~11 μm,脐点明显,呈点状、星状或裂隙状,复粒由 2~5 粒组成。导管主为网纹,稀梯纹。后生皮层细胞黄棕色,呈长方形、类圆形、不甚规则。皮层细胞扁平,无色或淡棕黄色。石细胞极少见,呈长方形,腔大,壁孔明显,密集(见图 26-15)。

品质评价

铁棒锤属于寒旱草甸地区分布的野生药材物种,其生境条件相对严酷,野生资源分布区也常常是退化草地区域,鼠害及水土流失严重,加上野生资源种子萌发率较低,资源繁育增殖速度缓慢,远远不能满足市场对资源的需求。同时铁棒锤野生资源分布区草地生态环境退化,植被覆盖度较低,人为采挖后将进一步加剧区域风蚀及水土流失等生态环境问题的发生,严重破坏了生态环境。

陈红刚等(2013)通过对铁棒锤种子过筛分类后测定各类别的净度、水分、大小、千粒重、电导率、生活力、发芽率等基本品质,初步对铁棒锤种子进行了分级,即 A 类种子品质最优为一级,B 类次之为二级,C 类最差为三级。建立优质种质资源基地是保存和保护优质种质资源的有效途径之一。通过对不同区域野生资源的调查与品质评价,遴选优质种质资源分布区建设优质种质资源基地,在保护种质资源及其遗传基因的同时为良种繁育与良种选育提供材料。长期以来伏毛铁棒锤的药用部位主要是块根,但《中华本草》记载:铁棒锤茎叶有解毒、消肿止痛的作用,有实验研究也表明伏毛铁棒锤地上部分含有与块根相同的活性成分。因此加大对伏毛铁棒锤药用部位及药用成分的深入研究。既可以充分利用资源,又可以提高经济效益,同时也达到了保护和合理利用伏毛铁棒锤植物资源的目的。

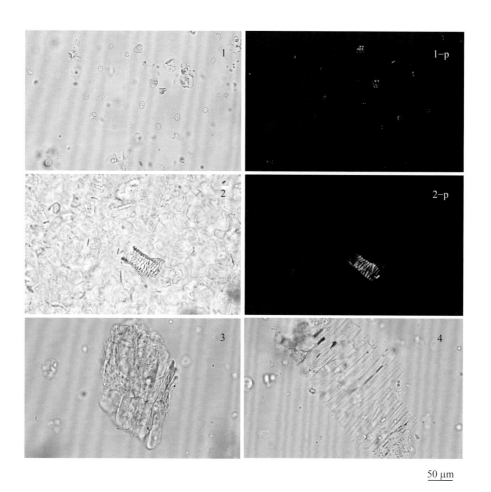

图 26 - 15 铁棒锤粉末显微特征(X - p 代表偏振光)(400×)

1. 淀粉粒;2. 网纹导管;3. 后生皮层细胞;4. 皮层细胞

化学成分

　　从伏毛铁棒锤中分离并检测出生物碱类、糖类、黄酮类、甾体类等单体化合物,但主要成分是二萜生物碱,既是活性成分,也是毒性成分(多杰措,2022)。

　　1. 生物碱类　目前对铁棒锤的研究多集中于生物碱类成分,二萜生物碱被普遍认为是铁棒锤药材的主要化学成分(Kotakes,1999;陈永平,2011;丁怡,2011;Fanet-Goguet M,2004),包括乌头碱(aconitine)、去氧乌头碱(deoxyaconitine)、3-乙酰乌头碱(3-acetylaconitine)、纳派林碱(napelline)、伏乌碱(flavaconition)(杨喜梅,2011;Furst D E,2004;Shankar S,2004)等共计17种生物碱类成分。铁棒锤主物质主要毒性成分为二萜生物碱,根据基本骨架所含的碳原子数不同,可分为C19-二萜生物碱、C20-二萜生物碱,前者是目前发现的最具毒性的植物成分之一,又称乌头碱型生物碱,其结构和活性密

切相关,取代基种类、数目、位置的差异等均可导致药理作用、毒性方面的差异。其中乌头碱型双酯碱>牛扁碱型酯碱>乌头碱型单酯碱>C19及C20醇胺型碱>内酯型碱;双酯型>单酯型>醇胺型(高黎明,1999)。双酯型乌头碱C8位上的乙酰基水解,得到苯甲酰单酯型生物碱,其毒性为双酯型乌头碱的1/500～1/50(胡君茹,2006)。邵成雷(2019)采用高分辨液相色谱质谱联用仪对铁棒锤中生物碱成分进行检测,确定18个酯型生物碱:去甲基尼奥灵、螺翠宁、heterophyllidine、尼奥灵、daphnezomine S、echivulgarine、欧乌头碱、yuzurine、苯甲酰去氧乌头碱、16-epi-pyroaconitine、去乙酰乌头碱、阿替辛、philogaline、乌头碱、daechuine-S3、14-O-veratroylneoline、多裂乌头碱D、苯甲酰乌头原碱。

　　研究认为,伏毛铁棒锤药材中二萜生物碱是根部主要化学成分(刘力敏,1983)。采用正、反相硅胶柱色谱分离纯化,根据理化性质和波谱数据鉴定结构,从伏毛铁棒锤根部的乙醇提取物中分离鉴定出11个

二萜生物碱,分别为 3－脱氧乌头碱(Ⅰ)、3－脱氧乌头原碱－8－亚油酸酯(Ⅱ)、3－乙酰乌头碱(Ⅲ)、16,17－二氢－12β,16β－环氧欧乌头碱(Ⅳ)、尼奥灵(Ⅴ)、宋果灵(Ⅵ)、乌头原碱－8－亚油酸醋(Ⅶ)、乌头碱(Ⅷ)、12－表－欧乌头碱(Ⅸ)、欧乌头碱(Ⅹ)和 6－O－去甲基尼奥灵(Ⅺ)(张帆,2006;王勇,2003)。阎文玖等(1983)用甲醇浸提伏毛铁棒锤的块根,除得到脱氧乌头碱、3－乙酰乌头碱、乌头碱外,还得到了钠派林碱(Ⅴ)。孙文基等(1989)从铁棒锤中分离鉴定出 β－谷醇(β-sitosterol)、华北乌头碱(songorine)和一种新的乌头碱,并命名为 8－去乙酰氧基－8－乙氧基－3－乙酰乌头碱。李洪刚等(1997)首次对伏毛铁棒锤的地上部分的化学成分进行了研究,表明地上部分生物碱与块根基本一致,但总碱量和乌头碱收率比块根略低。

2. 非生物碱类 于良(2015)课题组前期实验表明铁棒锤非生物碱部位的药理活性也很强,对炎症痛症、类风湿关节炎都有很好的疗效。因此,本实验对铁棒锤非生物碱活性部位化学成分进行系统分离研究,这对全面阐述其物质基础及作用机制具有深远的意义,利用大孔吸附树脂、阳离子交换树脂技术富集得到铁棒锤非生物碱活性部位 46.7 g,从铁棒锤非生物碱活性部位分离得到 6 个单体化合物:一个酯类化合物(Compound Ⅰ);两个酸类化合物(Compound Ⅱ、Compound Ⅲ);一个黄酮类化合物(Compound Ⅳ);一个甾体类化合物(Compound Ⅴ);一个醛类化合物(Compound Ⅵ),其中化合物Ⅰ、化合物Ⅱ、化合物Ⅲ、化合物Ⅵ为首次从该植物中分离得到的单体化合物,铁棒锤非生物碱活性部位、化合物Ⅰ、化合物Ⅱ、化合物Ⅲ、化合物Ⅳ、化合物Ⅵ均可抑制 Jurkat 细胞增殖反应。

药理作用

1. 镇痛作用 铁棒锤具有显著的镇痛作用,乌头碱,中乌头碱、3－乙酰乌头碱、刺乌头碱等乌头类生物碱是其镇痛活性的主要成分。从伏毛铁棒锤中提取的总生物碱其镇痛作用是吗啡的 43.17 倍,但毒性亦大 300 倍(杨世英,2014)。乌头碱的镇痛作用机制可能为抑制神经干中神经冲动的传导或使神经干完全丧失兴奋和传导的能力,中乌头碱及小乌头碱也具有显著的镇痛作用,其中中乌头碱的镇痛作用比乌头碱强 2 倍,而小乌头碱的镇痛作用较乌头碱弱,中乌头碱主要通过抑制多巴胺神经元而起镇痛作用(Hikino,1981)。付雪艳等(2013)通过二甲苯致小

鼠耳廓肿胀法、鸡蛋清致小鼠足肿胀法、小鼠醋酸扭体法和小鼠热板法,研究了伏毛铁棒锤大孔树脂法富集的 30％乙醇部位的抗炎镇痛作用。结果表明伏毛铁棒锤 30％乙醇部位具有一定的中枢镇痛和外周镇痛作用。其镇痛机制可能和中枢神经系统细胞膜上的 Na^+ 通道有关,伏毛铁棒锤 30％乙醇部位对中枢性疼痛有镇痛作用,但是对外周性疼痛有镇痛作用的有效成分还有待研究。

2. 抗炎作用 任炜等(2012)利用铁棒锤醇提物研究其对脂多糖(LPS)诱导的小鼠腹腔巨噬细胞活性和细胞凋亡,分泌的一氧化氮(NO)和活性氧(ROS)的影响,实验结果表明,铁棒锤醇提物可显著抑制脂多糖造成的小鼠巨噬细胞损伤和细胞凋亡,通过抗氧化途径发挥体外抗炎作用。3－乙酰乌头碱(AAC)对炎症早期的毛细血管渗透性增高,炎性肿胀、渗出、白细胞增多以及炎症增殖期的肉芽组织增生均有明显抑制作用,并对正常动物体温和发热模型有解热降温作用(唐希灿,1981)。AAC 除有抗炎、解热作用外,还有很强的镇痛作用。还有部分研究(陆满文,1984;高田洋,1981)显示铁棒锤所含乌头碱具有显著的抗炎活性。灌服乌头碱可显著抑制组胺和醋酸引起的大鼠及小鼠毛细血管通透性增强,抑制角叉菜胶所致小鼠足跖肿胀,抑制鸡胚肉芽组织增生。其抗炎作用与中枢及炎症灶内前列腺素含量相关。

3. 抗肿瘤作用 乌头碱有抑制肿瘤生成和自发转移的作用,动物实验结果表明,腹腔注射乌头碱可抑制小鼠前胃癌 F1 和肉瘤 S180 的生长,并可抑制 Lews 肺癌的自发转移(梅全喜,1998;韩东铁,2007)。铁棒锤对肝细胞瘤和未分化肉瘤移植瘤的生长有明显抑制作用(王亭,2008)。体外抑瘤实验发现,高浓度的铁棒锤药液对人体食管癌、肝癌及胃癌有显著杀伤作用。孙建瑞等(2018)从多方面对铁棒锤总生物碱中分离得到的 3－乙酰乌头碱和宋果灵抑制人肝癌 HepG2 的生理活性进行研究,结果表明,3－乙酰乌头碱和宋果灵作用于人肝癌细胞后,使细胞出现聚集、脱壁,进而死亡,细胞增殖能力减低,发生早期凋亡和晚期凋亡的比率增大。可见 3－乙酰乌头碱以某种机制抑制了细胞的增殖活动。因此,3－乙酰乌头碱和宋果灵是对抗肝癌的一个很好的候选治疗剂。

4. 其他作用 铁棒锤所含准噶尔乌头碱和欧乌头碱具有抗生育作用,前者的抗着床率为 100％,后者为 70％左右(杨世英,2014)。对心血管系统的作用方面,铁棒锤所含的乌头碱可以使离体、在体蛙心脏起短暂的强心作用,随即转为抑制作用,出现心脏收缩力减弱、心律紊乱、心跳停止等现象,该现象类似

于洋地黄样作用(杜贵有,2003)。此外,铁棒锤也能影响呼吸系统,给予麻醉状态猫静脉滴注铁棒锤浸液25 mg/kg,可引起呼吸抑制现象,给个别动物注射后亦可出现一过性呼吸兴奋现象,给予维生素C可缓解呼吸困难症状(苗明三,1998)。但由于其毒性较大,其治疗量与中毒剂量比较接近,中毒后可引起中枢神经系统及周围神经先兴奋而后麻痹,亦可发生休克及心源性脑缺血综合征,因此,应合理使用。在应用研究方面期待新的突破。

资源综合利用

(一)加大新药研发力度

(1)传统藏医与中医临床实践证明,铁棒锤功效有活血祛瘀,祛风湿,止痛,消肿败毒,去腐生肌,止血,治疗跌打损伤,风湿性关节炎,腰腿痛,劳伤,恶疮,痈肿,无名肿毒,冻疮,毒蛇咬伤等作用(《陕西中草药》)。目前应用块根较多,应充分应用全草开发饮片、医院制剂,开发新药品,提升铁棒锤资源利用率。

(2)现代药理与化学研究表明,铁棒锤具有镇痛、抗炎、抗肿瘤、抗心律失常、局麻、解热等多种药理作用。提示铁棒锤在开发麻醉药、镇痛解毒、抗癌的新药和增强免疫力、延缓衰老的保健品方面空间较大。

(二)开发天然杀虫剂

近年来利用伏毛铁棒锤中杀虫活性成分,研发新型高效植物源杀虫剂的研究较多。郭生虎等(2013)的研究结果表明伏毛铁棒锤总碱对粘虫具有较好的拒食和胃毒作用,对枸杞蚜虫具有较强的触杀活性。但关于伏毛铁棒锤根的杀虫作用方式及机制的研究较浅。张玉粉等(2013)研究了杀虫方式及机制,接触药剂后,虫体剧烈摆动、蜷缩、瘫痪不能恢复,表明提取物中含有某些能干扰试虫神经系统的成分,使虫体神经生理活动紊乱。伏毛铁棒锤提取物对小菜蛾有较好的拒食活性,引起试虫体内代谢失调,使其生长发育受阻。

为了达到更好的防治效果,伏毛铁棒锤杀虫活性方面的研究在粗提物单剂的基础上,研究人员对其进行复配。尤江等(2014)将伏毛铁棒锤生物碱与几种植物生物碱进行复配,张玉粉等(2013)将其与化学农药复配后联合毒力作用进行研究,结果表明复配后药剂毒力增强,筛选出伏毛铁棒锤生物碱与牛心朴子生物碱质量配比为3∶1时,增效最强;与高效氯氟氰菊酯以4∶1混配组合时共毒系数最大达到173.28,表现出较好的增效作用。

(三)充分开发地上部分

中科院西北高原生物研究所李玉林研发团队采用大孔树脂富集和HSCCC分离制备结合半制备色谱(semi-prep-HPLC)分离制备从铁棒锤地上部分粗提物大孔树脂预处理30%乙醇洗脱部分中分离纯化了8种单体化合物,经^{1}H-NMR和^{13}C-NMR等波谱学数据分析鉴定为:木兰花碱(1)、槲皮素-7-O-α-L-鼠李糖基-3-O-β-D-葡萄糖基-(1→2)-β-D-葡萄糖苷(2)、槲皮素-7-O-α-L-鼠李糖基-3-O-(6‴′-反式咖啡酰基)-β-D-葡萄糖基-(1→2)-β-D-葡萄糖苷(4)、山奈酚-7-O-α-L-鼠李糖基-3-O-(6‴′-反式咖啡酰基)-β-D-葡萄糖基-(1→2)-β-D-葡萄糖苷(5)、槲皮素-7-O-α-L-鼠李糖基-3-O-(6‴′-反式对香豆酰基)-β-D-葡萄糖基-(1→2)-β-D-葡萄糖苷(6)、山奈酚-7-O-α-L-鼠李糖基-3-O-(6‴′-反式对香豆酰基)-β-D-葡萄糖基-(1→2)-β-D-葡萄糖苷(7)、山奈酚-7-O-α-L-鼠李糖基-3-O-β-D-葡萄糖基-(1→2)-β-D-葡萄糖苷(8)、羟基酪醇-1-O-(6′-反式阿魏酰基)-(4″→1‴)-β-D-葡萄糖基)-β-D-葡萄糖苷(9)。经HPLC检测纯度分别为97.2%(1)、95.7%(2)、96.4%(4)、97.2%(5)、98.6%(6)、96.8%(7)、98.8%(8)和93.9%(9)。所得产物纯度高,适合于铁棒锤地上部分化学成分的制备分离。该研究通过测定在DPPH溶液中加入抗坏血酸、BHT以及六种黄酮苷后的吸光度变化特性的IC_{50},考察了它们的清除DPPH自由基能力。结果表明抗坏血酸、BHT的IC_{50}分别为15.15 ug/mL、25.75 μg/mL,黄酮苷类化合物2、4、5、6、7和8的IC_{50}分别为32.39 μg/mL、16.92 μg/mL、27.23 μg/mL、32.46 μg/mL、38.62 μg/mL和39.84 μg/mL。单位质量清除DPPH自由基能力的大小顺序为抗坏血酸>4号>BHT>5号>2号>6号>7号>8号,化合物2、4、5、6、7和8均具有一定的清除DPPH自由基能力,其中化合物4、5抗氧化能力较强。藏医长期以来使用铁棒锤根茎及幼苗,地上部分作为废弃物,该研究证实地上部分活性成分丰富,抗氧化作用强,开发前景广阔。

(四)实施资源保护策略

民族医药典籍均记载铁棒锤的根可用于风湿性关节炎、关节痛、跌打损伤的治疗,民间习用野生草药外敷治疗腰腿痛、关节痛、头痛和牙痛,进而延伸出市售的藏药铁棒锤止疼膏。由于铁棒锤被列为国家管控药材和国家对中藏药材资源的保护促使其价格逐年走高,导致野生铁棒锤资源枯竭。加之乌头属植物形态变异极为复杂是分类较为困难的植物类群,目前铁棒锤的基原植物已多达 11 种,市场存在同名异物、同物异名和混伪品充斥的现象,对铁棒锤的用药安全性和有效性均产生极大隐患。

然而,作为藏医、蒙医、回医和羌医等少数民族地区就地取材、自采自用的有毒药材,铁棒锤作为回、藏、蒙医的习用药材,其野生资源价格和市场前景较好。由于缺乏铁棒锤资源储量的调查,加之药用部位、有效成分研究不深入,难以对该植物的年采收量做出合理限制,造成过量采收。因此,加强对铁棒锤资源的合理利用和资源保护,具有促进经济效益和生态效益同步发展的重要意义。

炮　制

1. 铁棒锤根　取原药材,挑出杂质,置铁锅中用糌粑拌炒,至糌粑颜色发黄后,除去糌粑,取出晾干即得。

2. 铁棒锤幼苗　取原药材,除去杂质。

3. 清水制法　铁棒锤根经清水湿润 30 min,于 $1.5\,kg/cm^2$ 压力下炮制,150 min,取出,趁热切厚片 2～4 mm,50 ℃烘干。

性　味

铁棒锤根:苦、辛,热;有大毒。
铁棒锤幼苗:苦,凉;有毒。

功能与主治

铁棒锤根:祛寒止痛,祛风定惊。用于龙病、寒病、黄水病、麻风、癫狂等症。

铁棒锤幼苗:清热退烧,止痛。用于流感、瘟疫、热毒、疮疔。

临床与民间应用

(一)国家药品标准中应用

《卫生部药品标准·藏药分册》收载:铁棒锤(榜那)为毛茛科植物伏毛铁棒锤 Aconitum flavum Hand.-Mazz. 和铁棒锤 A. pendulum Busch 的干燥块根和干燥幼苗。经统计,部颁标准中铁棒锤(叶)、铁棒锤(根)、铁棒锤(幼苗)、铁棒锤(嫩枝)等不同药用部位均有应用,处方中以铁棒锤为药材名的藏族验方有 24 个、以铁棒锤幼苗为药材名的藏族验方有 6 个(含铁棒锤的 2 个)、以铁棒锤(嫩枝)为药材名的藏族验方 1 个、以铁棒锤(叶)为药材名的藏族验方 3 个。如二十九味羌活散中铁棒锤(叶)、铁棒锤(根)、铁棒锤(幼苗)三个药用部位同时使用,黄药解毒散中铁棒锤(幼苗)、铁棒锤两个药用部位都有应用,十五味止泻木散中用铁棒锤(嫩枝)。铁棒锤(叶)收录在《中国药典》附录通则中,为黑草乌叶的基原。铁棒锤(嫩枝)没有相关的标准。

《中国药典》(1985～2010 年版)一部附录中记载:"黑草乌为毛茛科植物藏草乌 Aconitum balfourii Stapf 或铁棒锤 A. szechenyianum Gay. 的干燥根。黑草乌叶为毛茛科植物铁棒锤 A. szechenyianum Gay. 的干燥叶。"只记载了其基原,无相关鉴别项。其中铁棒锤的拉丁名现已修订为 A. pendulum Busch,而 Aconitum balfourii Stapf 只在《西藏常用中草药》中草乌药材的基原植物附图中出现过,在《中国植物志》及各地方植物志中均没有收录。

《中国药典》(1985～2010 年版)中收载含藏药榜那的藏族验方有 3 个,即十二味翼首散、五味麝香丸、二十五味珊瑚丸(刘治民,2013)。

铁棒锤在《中国药典》《国家中成药标准汇编》《卫生部药品标准》、新药转正标准、注册标准中共计查询到 34 个组方品种,搭配组方的药材数量为 182 种。组方品种功能主治主要体现在肌肉-骨骼系统(10 种)、神经系统(5 种)、呼吸系统(3 种)三方面;配方多搭配诃子、麝香、安息香、木香及红花等药味。详见图 26-16。

(二)经典处方研究

1. 十八味党参丸

处方:党参 150 g,铁棒锤 300 g,决明子 80 g,高山紫堇 10 g,渣驯膏 10 g,藏菖蒲 40 g,宽筋藤 70 g,诃子 50 g,手掌参 7.5 g,毛河子 8.5 g,麝香 5 g,乳香 70 g,黄葵子 70 g,安息香 50 g,儿茶 70 g,巴夏嘎 70 g,余甘子 70 g,木香 75 g。

功能:消炎止痛,愈疮疡,除黄水。

主治:用于痹病、冈巴病、四肢关节红肿疼痛、伸屈不利、湿疹、牛皮癣、陷蚀癣、疬痈、亚玛虫病及麻风病。

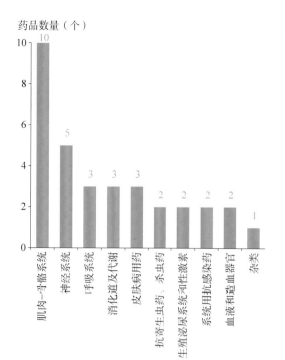

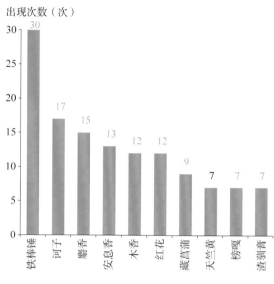

图 26-16 铁棒锤成方制剂品种分布及组方前十的药味统计

用法用量:口服。一次 3 丸,一日 3 次。

方解:方中党参、铁棒锤、决明子、高山紫堇、乳香、黄葵子祛风除湿,散风止痛,除黄水,共为主药;辅以渣驯膏、藏菖蒲、宽筋藤、安息香、麝香,使其功效增强,兼顾清热消肿,愈疮疡;佐以"三果"药、手掌参、儿茶、巴夏嘎、木香,则能起到健脾温胃、燥湿和调节"三因"的作用。诸药相加,疗效显著,是藏医治疗痹病、痛风、麻风等疾病的常用方剂之一。

2. 十味猛鹏散

处方:诃子 400 g,铁棒锤 400 g,儿茶 100 g,麝香 50 g,安息香 100 g,藏菖蒲 200 g,乳香 100 g,木香 100 g,决明子 100 g,黄葵子 100 g。

功能:祛风湿,抑菌。

主治:用于关节肿痛、白喉、炭疽和麻风。

用法用量:口服。一次 1~1.2 g,一日 3 次。

方解:方中儿茶、乳香、安息香、决明子、黄葵子均可除湿止痛,活血散肿,干黄水;配以能治诸病的众药之王诃子;健胃温中的藏菖蒲、木香;清热解毒的铁棒锤、麝香。此方配伍十分得当,具有一定的祛风湿、干黄水和消肿的作用,是治疗关节肿痛等黄水病的良方。

3. 二十五味阿魏散

处方:阿魏 45 g,木香 15 g,诃子(去核)15 g,安息香 15 g,丁香 15 g,紫草茸 15 g,沉香 15 g,大蒜(炭)

15 g,荜茇 15 g,野牛心 15 g,藏木香 15 g,铁棒锤 15 g,乳香 15 g,肉桂 15 g,黑冰片(炭)15 g,喉油 15 g,豆蔻 15 g,胡椒 15 g,肉豆蔻 15 g,宽筋藤 15 g,藏茴香 15 g,石榴子 15 g,山柰 15 g,脏菖蒲 15 g,光明盐 15 g。

功能:祛风镇静。

主治:用于五脏六腑的隆病,肌肤、筋腱、骨头的隆病,维命隆等内外一切隆病。

用法用量:口服。一次 1.2 g,一日 2 次。"四引"(白引、酸引、红引、蒜引)为引,清晨和傍晚服用。

4. 二十九味羌活散

处方:羌活 10 g,牛心血 25 g,少花延胡索 25 g,结血蒿膏 25 g,铁棒锤(叶)5 g,多刺绿绒 25 g,榜嘎 25 g,降香 25 g,北豆根 25 g,波棱瓜子 25 g,镰形棘豆 25 g,红花 25 g,牛黄 10 g,铁棒锤(根)15 g,藏菖蒲 10 g,渣驯膏 25 g,里嘎都 25 g,胡椒黑冰片 5 g,熏倒牛 25 g,麝香 5 g,角茴香 25 g,小伞虎耳 25 g,打箭菊 25 g,沉香 25 g,安息香 25 g,天竺黄 25 g,铁棒锤(幼苗)5 g,硫黄 10 g,丁香 25 g。

功能:清热消炎,镇痛杀疠。

主治:用于瘟疠疾病、痢疾、白喉、疫黄、痘疹、炭疽等。

用法用量:内服。一次 1.6 g,一日 2 次。用宽筋藤汤或热开水送服。

（三）青海民间单验方

华吾居久散

组方:铁棒锤(制)20 g,诃子(去核)30 g,棘豆30 g,臭蚤草 50 g,大黄 40 g,天南星根 40 g,藏菖蒲40 g,狼毒(制)40 g,穆库尔没药 30 g,人工麝香 0.4 g,羌活 50 g。

功能:清热,止痛。

主治:用于流感引起的各种疼痛。

用法用量:口服。一次 1 袋,一日 2～3 次或遵医嘱。

注意事项:小儿、孕妇及体衰者慎用或遵医嘱。部分患者若出现心悸、胸闷、四肢麻木、口唇发麻,恶心等症状者应减量或停用。

来源:青海省藏医院。

第二十七章 黑果枸杞

Hei guo gou qi

LYCH RUTHENICI FRUCTUS

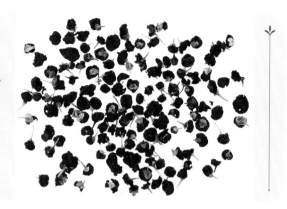

道地沿革

（一）基原考证

《晶珠本草》（1986 版）译"旁玛摘吾"为枸杞子。《图鉴》中说："枸杞子叶细，灌木，果实紫红色。"如上所述，枸杞子叶细，树皮灰色，丛生，灌木，枝很多，果实紫红色，大小如豆粒。本品分黑白两种，俗称黑果枸杞和灰枸杞。将此认作是察尔奈卜（张枝枸子）和且相巴（西藏忍冬）是错误的。从译著分析"旁玛摘吾"是枸杞子，其黑色种为黑果枸杞。

《中国藏药》（三卷）记载黑果枸杞"旁那摘吾"为茄科植物黑果枸杞 Lycium ruthenicum Murr. 的干燥成熟果实。在［历史］条记载："旁玛叶细，丛生灌木，分枝多，树皮灰色，果实紫红色，大小如豆粒。至于黑白二种的区分，有二种倾向，其一，本书第一卷借鉴上述文献，将中宁枸杞按旁玛的白色种收入；旁玛的黑色种不详。其二，经我们反复查证，上述白色种值得商榷，首先其浆果橘红色，矩圆形或卵状矩圆形，与典著记载的果实紫红色，大小如豆粒等显然不同；其次，据访问：①旁那的正品是分布在柴达木的一种白刺，②果实黑紫色圆形，种子一粒表面具凹陷。柴达木分布的白刺主要是唐古特白刺 Nitraria tangutorum Bobr.，果实紫红色，卵形，种子一粒，表面近光滑等特征虽与典著描述近似，但种子表面无凹陷等与访问不

符。又进一步查证，发现生长在干旱、盐碱荒地上的黑果枸杞 Lycium ruthenicum Murr. 其枝条坚硬，灰白色，顶端成刺状；叶条形簇生于短枝上，花浅紫色；果实紫黑色，球形，种子一粒，表面具六条纵向凹沟延伸至中部，基部具十数个圆形陷窝等特征与典著描述和访问相符。因而，白色种可能是唐古特白刺，但形态与典著描述还有些差异，有进一步查证的必要；其黑色种为黑果枸杞，根据是充足的，并取得了验证"。论证了黑果枸杞为旁玛黑色种，藏药译名称旁那摘吾。

《中国藏药材大全》记载黑果枸杞藏译名"旁玛"，来源为茄科植物黑果枸杞 Lycium ruthenicum Murr. 干燥成熟果实。同时记载在高海拔地区，黑果枸杞在藏医中的使用情况，这充分印证了藏医采集药材的基原与当地分布药用植物的物种状况紧密相关，也反映了藏医用药的"地域性"差异，黑果枸杞生长范围在西部地区范围广泛，但藏医只是就地取材，采集自用。

《中国藏药植物资源考订》收载了黑果枸杞，在云南迪庆一带藏语中称黑果枸杞为"折才那吾"，"药用"项注："见宁夏枸杞。"另外，著者杨竞生考证并收载了"折才玛"基原为枸杞属宁夏枸杞、枸杞、北方枸杞。在四川阿坝、德格藏医院有实物标本，且把黑果枸杞称之为枸杞子黑色种（折才那布）。说明枸杞子和黑果枸杞在藏医中都有应用，且名称有区别，但功效一致。

《甘肃中藏药材质量标准》规定黑果枸杞为茄科植物黑果枸杞 Lycium ruthenicum Murr. 干燥成熟果实。

《维吾尔药志》枸杞子"附注"项记载："黑果枸杞 Lycium ruthenicum Murr. …… 旱生灌木，高 30 ～

80 cm,全株呈灰白色。茎多分枝,枝条多刺。叶线型或披针形,簇生于刺的基部,花数朵簇生于叶腋,花淡紫红色。浆果小球形,直径 5～7 mm,果实含有有机酸、维生素和糖类"。在《中华本草·维吾尔药卷》的【枸杞子(阿勒卡特)】项下有类似内容记载。据笔者新疆实地调研,维吾尔医药中枸杞属多种植物果实,包括黑果枸杞,都可作"阿勒卡特"入药,《维吾尔药志》处方中枸杞子也可用黑果枸杞替代,但现多以红果枸杞入药。

综上古今本草考证并结合编者多年的调查,黑枸杞是一味传统的少数民族民间习用药材,其基原为黑果枸杞 Lycium ruthenicum Murr.,青海培育有青黑杞 1 号种植品种。

(二) 药效考证

黑果枸杞始载于《四部医典》,味甘、性平,清心热,治疗心脏病、心热病,月经不调、停经药效显著(张弓,2019;甘青梅,2001)。

《晶珠本草》(1986 版)记载枸杞子清心热,治妇科病。让钧多吉说:"枸杞子治心脏病。"《图鉴》中说:"功效清旧热。"

《中国藏药》(三卷)记载:"旁玛摘吾清心热,治妇科病。"

《中国藏药材大全》记载黑果枸杞味甘性平,清心热、宿热,治心脏病和妇科病。

《中国藏药植物资源考订》收载了黑果枸杞,"药用"项注:"见宁夏枸杞。"黑果枸杞藏医用功效与同属宁夏枸杞、枸杞、北方枸杞相同,即"甘,温,治贫血、咳嗽、头疼、失眠的作用"。说明枸杞子和黑果枸杞在藏医中都有应用,且名称有区别,但功效一致。

《甘肃中藏药材质量标准》规定黑果枸杞性味归经为甘平,归肝肾经。功能主治为清心热,强肾,润肝明目,健胃补脑,延缓衰老及通经。用于心热病,月经不调,以及虚劳精亏,腰膝酸痛,眩晕耳鸣,阳痿遗精,内热消渴,血虚萎黄,目昏不明。

《湖北省中药标准》在功能与主治项记载"滋补肝肾,益精明目。用于虚劳精亏,腰膝酸痛,眩晕耳鸣,阳痿遗精,消渴,血虚萎黄,目暗不明。"

《维吾尔药志》枸杞子项记载:"健胃、滋补和通经。在民间用作滋补强壮以及降压药。"在《中华本草·维吾尔药卷》的枸杞子项下有类似内容记载。

《黑果枸杞》记载:功效清心热,旧热,治心热病、妇科病。

综上所述,黑果枸杞味甘、性平。清心热、宿热。治疗心热病,妇科病。现代中医用黑果枸杞功效类同于枸杞子。黑果枸杞具有较高的药食两用价值和生态价值,虽在民族医学临床上应用很少,但近年来对其化学药理研究的成果,引起了国内外学者和民众高度重视并大量应用。黑果枸杞富含花青素、多酚、黄铜、多糖等活性成分,并含有大量的氨基酸、微量有益元素。现广泛应用于康养保健当中,具有抗氧化、延缓衰老及治疗心脏病、妇病病、抗疲劳,降血糖,预防动脉粥样硬化和高脂血症等效果,是西部地区应用广泛的食药品种,是青海新兴起的道地药材,被人们称之为"软黄金"。

(三) 道地沿革及特征

《中国藏药材大全》记载黑果枸杞生于海拔 2 000～3 000 m 的盐碱荒地、沙地或路旁,分布于青海、西藏、甘肃等地。

《中国藏药植物资源考订》收载了黑果枸杞,在云南迪庆一带藏语中称黑果枸杞为(折才那吾),在四川阿坝、德格藏医院有实物标本。

《甘肃中藏药材质量标准》收载有黑果枸杞。

据笔者新疆实地调研,维吾尔医药中枸杞属多种植物果实,包括黑果枸杞,都可作"阿勒卡特"入药,《维吾尔药志》处方中枸杞子也可用黑果枸杞替代,但现多以红果枸杞入药。

《黑果枸杞》记载:主要分布在我国西北干旱地区,在青海、新疆、西藏、甘肃、宁夏、陕西、内蒙古地区均有分布,尤其以柴达木盆地和塔里木盆地分布最广、资源量大,多有集中分布、开发利用条件好。

综上古今本草考证并结合编者多年的调查,黑枸杞分布于我国西部及西北部。

青海开发历史

(一) 地方志

《青海通史》记载:"北魏和平元年(460 年)六月,魏遣征西将军阳平王新成等击吐谷浑拾寅,一次即获杂畜三十余万。吐谷浑国所属的乙弗部(又称乙弗勿敌国)驻牧于青海湖周围,众有万落,风俗与吐谷浑同。然不识五谷,唯食鱼及苏子。苏子状若枸杞子,或赤或黑。乙弗部以渔猎和戈壁草原植物果实采集所获作为重要生活来源。苏子,指黑枸杞、红枸杞、白刺一类浆果。引证在一千多年以前青海省柴达木先民就有食用黑枸杞等浆果习惯,且延续至今。"《柴达木开发研究》也有相同记载,柴达木的蒙古族和藏族同胞祖祖辈辈都有将黑果枸杞、红枸杞、沙棘晒干打粉,煮茶泡水,掺入糌粑食用的习惯。

(二)青海植物志与药学著作

《青海植物志》记载:黑果枸杞 *Lycium ruthenicum* Murr.,产于格尔木、德令哈、乌兰、都兰。生于沙地、河滩、田边,海拔 2 780～2 960 m。

《青海高原本草概要》记载:黑果枸杞 *Lycium ruthenicum* Murr. 产于海南州及格尔木市。干燥成熟果实(枸杞子)入药。性味、功用、主治同宁夏枸杞。

《青海经济植物志》收载了黑果枸杞 *Lycium ruthenicum* Murr.,产于青海格尔木、德令哈、乌兰、诺木洪、马海农场,生于海拔 2 900～3 500 m 的荒地、沙地、草滩、盐碱土地等,本种耐干旱,可作为水土保持植物。

《青海省藏药材标准》2019 版收载黑果枸杞"旁那摘吾",为茄科植物黑果枸杞 *Lycium ruthenicum* 干燥成熟果实,甘平,清心热、旧热,治心脏病与妇科病。

(三)生产历史

2006～2008 年,黑果枸杞是青海有效的防沙治沙先锋植物。勤劳智慧的农牧民,当成"三刺"食用,长期泡茶喝,还当成墨水代替写字应用。

2010 年以后,青海地方政府采取各种措施,鼓励在沙漠、戈壁开展黑果枸杞野生驯化种植工作。青海省野生黑果枸杞多分布于以格尔木为中心的半径 200 km 的区域内,野生黑果枸杞林约 40 万亩,种植约 10 万亩。政府部门发布了柴达木地区黑果枸杞播种育苗技术规范和柴达木地区黑果枸杞嫩枝插扦育苗技术规范。

2015～2020 年,掀起了黑果枸杞的研究热,从黑枸杞野生驯化、资源调研、种植、化学成分与药理研究、产品开发综合进行研究。这时期发表论文 1 200 多篇,占到了全部的 90%,在"十二五"和"十三五"期间,青海黑枸杞科技研发项目较为集中,企业科技部门和科研院校合作完成了近 50 项科研课题,并取得了国内外领先成果,在资源开发与保护、育苗育种、花青素、黄酮、色素新科技提取与加工使用等方面取得了较大成绩。

2017 年由青海省卫健委向国家卫健委申报通过,进入全国食字号领域,成为国内外消费者青睐的高端食品,以黑果枸杞为原料生产的饮料、酵素、酒剂、冲剂、片剂各种食品保健品上百种。2016～2021年以来青海黑果枸杞名牌产品和龙头企业应运而生,"高原红""大漠红""诺蓝杞""愿臻"等满足了消费者

保护视力,改善睡眠,提升免疫,延缓衰老,美容护肤,饮品食用,保护心脑血管、预防癌症等生理需求。黑果枸杞含有的花青素含量是葡萄的 10 倍,清除人体自由基能力是维生素 E 的 50 倍,维生素 C 的 30 倍,现成为国内国际的主要经济植物和西部沙漠治理的生态优质树种,被人们称之为"软黄金",成为青海中藏医药领域中的道地药材,青海黑果枸杞以色黑发亮、大小均匀、质地柔软、果皮较厚、口感微甜的道地特征被行业人士赞誉,是药材市场中的质量上乘品种之一(见图 27-1)。

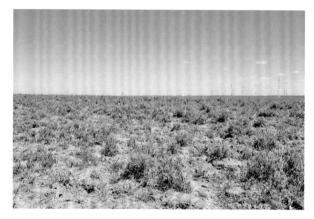

图 27-1 格尔木黑果枸杞林

来 源

本品为茄科枸杞属植物黑果枸杞 *Lycium ruthenicum* Murr. 干燥成熟果实。该种在青海有"诺黑"种源和"青黑杞 1 号"新品种。

1. 黑果枸杞(野生种) 多棘刺灌木,高 20～50(～150)cm,多分枝;分枝斜生或横卧于地面,白色或灰白色,坚硬,常成之字形曲折,有不规则的纵条纹,小枝顶端渐尖成棘刺状,节间短缩,每节有长 0.3～1.5 cm 的短棘刺;短枝位于棘刺两侧,在幼枝上不明显,在老枝上则成瘤状,生有簇生叶或花、叶同时簇生,更老的枝则成不生叶的瘤状凸起。叶 2～6 枚簇生于短枝上,在幼枝上则单叶互生,肥厚肉质,近无柄,条形、条状披针形或条状倒披针形,有时成狭披针形,顶端钝圆,基部渐狭,两侧有时稍向下卷,中脉不明显,长 0.5～3.0 cm,宽 2～7 mm。花 1～2 朵生于短枝上;花梗细瘦,长 0.5～1.0 cm。花萼狭钟状,长 4～5 mm,果时稍膨大成半球状,包围于果实中下部,不规则 2～4 浅裂,裂片膜质,边缘有稀疏缘毛;花冠漏斗状,浅紫色,长约 1.2 cm,筒部向檐部稍扩大,5 浅裂,裂片矩圆状卵形,长为筒部的 1/3～1/2,无缘

毛,耳片不明显;雄蕊稍伸出花冠,着生于花冠筒中部,花丝离基部稍上处有疏绒毛,同样在花冠内壁等高处亦有稀疏绒毛;花柱与雄蕊近等长。浆果紫黑色,球状,有时顶端稍凹陷,直径4～9 mm。种子肾形,褐色,长1.5 mm,宽2 mm。花果期5～10月(见图27-2)。

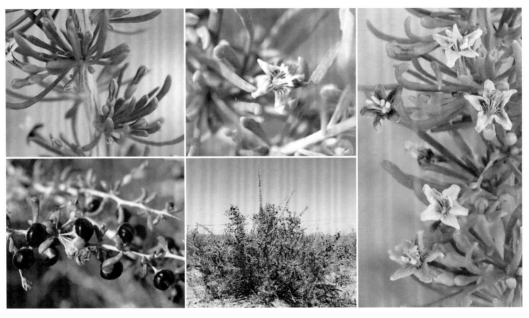

图27-2 黑果枸杞植物

2. 黑果枸杞栽培品种 黑果枸杞栽培品与野生品相比,其叶长、叶宽、叶面积明显增大,果实纵径、横径、单果质量均有增长,与野生状态下果实增长1.86倍。植株棘刺明显减少。浆果完全成熟后紫黑色,球形,有时顶端稍凹陷,呈蟠桃形。直径9.0 mm;种子肾形,褐色。花果期6～10月(见图27-3)。

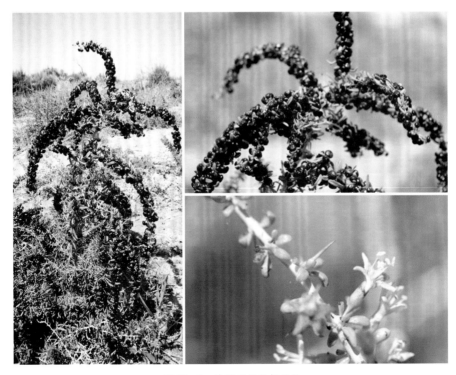

图27-3 栽培黑果枸杞植物

3. **诺黑种源** 该品种由青海省农林科学院选育,2014 年 12 月经青海省林木品种委员会审定通过,其优势特征有:①诺木洪种源,浆果蟠桃型,果粒较大,横径/纵径为 1∶0.6～0.8;②果梗长度适中,易采摘;③结果枝长,可达 30 cm 以上,结果早,丰产性好,坐果率高;④干果光泽度高,品相好;⑤鲜果、干果花青素含量都相对较高,营养价值更高;生长势相对较强。

4. **青黑杞 1 号** 该品种由青海省农林科学院通过单株选优培育而来的我国首个人工黑果枸杞树木品种,2017 年由青海省林业厅林木品种委员会审定通过。青黑杞 1 号优良无性系自交亲和率为 84.3%,可单一品种建园。单株鲜果产量 998.00 g,干果产量 120.87 g(含水率 13%),鲜干比 8.26∶1,4 年后进入盛果期,亩产可达 150 kg 以上。

生态分布

黑果枸杞自然分布在柴达木盆地腹地、基本以格

尔木市为中心,半径 200 km 的区域内。东起德令哈怀头他拉(E96°51′20.65″)西至格尔木乌图美仁(E93°07′48.57″),北到大柴旦马海村(N38°24′57.15″)。黑果枸杞在柴达木盆地腹部偏东南部的乌兰柯柯镇、希里沟镇、都兰香日德镇、天峻县江河镇、龙门乡亦有分布。种植集中于格尔木、诺木洪、大柴旦、德令哈地区。黑果枸杞生态环境主要为干旱盐碱化沙地、荒地、戈壁、草原、渠水河床沿岸,属于荒漠生态系统。黑果枸杞属于混生群落,常见伴生植物有芦苇 *Phragmites australis*、盐爪爪 *Kalidium foliatum*、柽柳 *Tamarix chinensis*、新疆枸杞 *Lycium dasystemum*、白刺 *Nitraria tangutorum* 等。混生群落中,黑果枸杞的生命周期长,土壤熟化程度高,风害程度低,生态条件相对优越,所以,黑果枸杞生长旺盛,果实性状也较好。诺木洪和格尔木是黑果枸杞最佳适宜分布区(见图 27-4)。

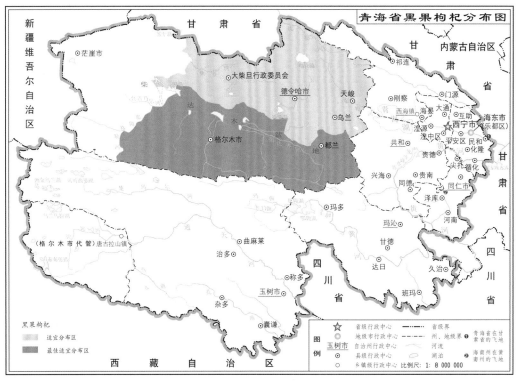

图 27-4 青海省黑果枸杞分布

除青海外,全国野生黑果枸杞分布范围西起新疆北部、南部,再经柴达木盆地、河西走廊、敦煌、酒泉、张掖、民勤到内蒙古、宁夏、陕西北部、西藏等地,海拔 670～3 500 m,其生物性表现出较大的差异(见图 27-5)。

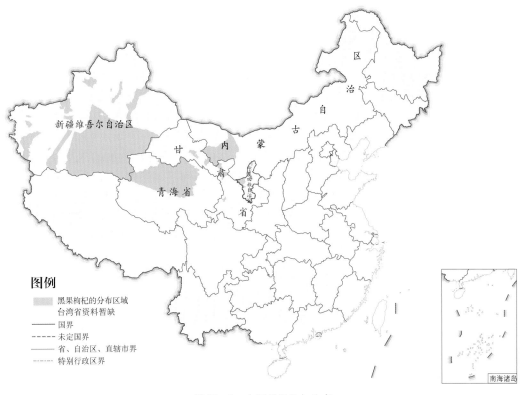

图 27-5　全国黑果枸杞分布

种植技术

按《青海省黑果枸杞经济林栽培技术规程》(DB63/T 1701-2018)对黑果枸杞种苗、整地、施肥、栽植、修剪进行管理。

（一）气候与土壤

适合在高海拔、气候干旱、年降雨量 50 mm 左右、年均气温 4.6~4.8 ℃、昼夜温差大、生态环境洁净、无污染的柴达木盆地种植。这种自然环境栽培的品质较高，也可以在海东农业区进行大棚人工种植。黑果枸杞对土壤要求不高，耐盐碱，人工栽植以肥沃、地势较高、排水畅通的弱碱性沙壤土为佳。

（二）育苗

青海地区选取每年 8~9 月黑果枸杞成熟的深紫色、颗粒饱满的果实进行种子播种。青海地区扦插也可在春季发芽前和秋季进行。选取优良单株上一年生枝条，以长枝或粗枝、芽子饱满的枝条为宜，剪成长 20 cm 的插条，然后把插条置于清水或一定浓度的 ABT 生根粉或萘乙酸液中浸泡 2~3 日。扦插前将插条斜插入整好的畦子中压紧、踩实即可，注意定期浇水，保持土壤湿润，一般成活率在 85% 左右。

（三）栽植密度

根据以往经验，推荐黑果枸杞的合理栽植密度为 6 600 株/公顷。可按行距 1.5 m、株距 1 m 合理栽植，这样既不影响黑果枸杞的生长和果实采摘，又不浪费土地资源。

（四）田间管理

在黑果枸杞苗生长期间，要及时锄草、松土，根据土地墒情适度浇水，每年 3 月施足底肥，6 月和 8 月适时进行追肥。早期以氮肥为主，后期多施磷肥和钾肥。黑果枸杞苗定植后应立即灌水，根据土壤墒情，1~7 日内再灌水 1 次。待完全成活后灌第 3 次水，结合第 3 次灌水进行第 1 次追肥。全年灌水次数以 6~8 次为宜。

（五）土壤管理

枸杞园土壤管理须做到改善通气条件与除草相结合、疏松土壤与保墒增温相结合、深翻与改善土壤结构相结合。一是为提高土温，疏松土壤，保墒减少水分蒸发，除掉杂草，早春 3 月下旬浅翻，翻晒深度约 10 cm，其中树盘下 8~10 cm，行间 10~15 cm；二是 6

月上旬以除草为主要目的进行一次中翻,以利于改善土壤通气条件,促进养分吸收,达到春枝生长强壮、老枝开花多、不落花的目的;三是每次浇水后2~3日进行行间松土除草1次;四是8月下旬进行深翻,深度20 cm左右,树冠下注意避免伤害根系。此次深翻是因经过采果过程的踩踏,土壤僵硬,根系生长受到严重制约,通气条件受到影响,深翻可以疏松土壤,改善土壤物理结构,增强土壤通气性,促进根系再生,为树冠输送更多的营养物质。

(六)枝条的整形修剪

黑果枸杞一般3年挂果,5年进入盛果期。修剪整形必须在定植前3年完成。定植当年在高度30~40 cm时剪截多余枝条,留4~5个发育良好的主枝、以此为基础枝条,然后每生长30~40 cm留1层,每层留3~5个主枝,最终将整个树形修剪成一个3~4层的伞状形态,每株黑果枸杞可有几十个结果的主干枝条,以便保持一定的结果产量。修枝对提高产量、培养大果球枸杞有重要作用。

(七)病虫害防治

黑果枸杞原产于自然条件严酷的青海柴达木盆地戈壁盐碱地带,抗病虫害能力很强,主要病虫害有蚜虫、瘿螨、锈螨、白粉病、黑霉病、根腐病等。防治优先采取农业防治、物理防治、生物防治。

农业防治:①加强中耕除草,深翻晒土,及时清理,将枯枝烂叶、病虫枝、杂草集中烧毁。②及时排灌,防止积水。③合理施肥、修剪,促进植株健康生长。

物理防治:采用物理植保技术,灯光、色彩诱杀害虫,如用黑光灯、银灰膜等。

生物防治:保护天敌,创造有利于害虫天敌繁衍生长的环境条件。

采收加工

1. 采收时间 一般选择芒种和秋分之间,果实紫黑色发亮,顶端稍向下凹陷,手捏感觉变软时采。青海在9月下旬至10月初果实进入成熟期,此时果色紫黑,果肉轻,果蒂松。果实中花青素含量最高,一般分两期采摘完成。

2. 采收方法 多数地区采用剪果枝的办法采收,以不影响来年产量为目的,更不能破坏果树修剪形态,确保后续产量进行剪果枝。在各地也有摘果办法,采收方法中:注意要带果柄采摘。采收必须坚持"三轻、两净、三不采"的原则:轻采、轻拿、轻放,防止鲜果被挤压破损;树上采净,树下掉落的捡净;早晨有露水不采,喷农药间隔期间不到(间隔5~7日)不采,阴天或刚下过雨不采。

3. 初晒果枝 将剪果枝放在果栈上,果栈单个或多个重叠存放在地头或村道旁,置通风处,不宜暴晒。约七成或五成干时,摇动果枝,筛去果枝和叶子,取出果实待加工制干处理。

4. 干燥方法

(1)自然干燥:将初晒果枝筛去枝叶,将果实摊在果栈上,厚度不超过3 cm,一般以1.5 cm为宜,放在阴凉处晾至皱皮,然后晒至果皮起硬,果肉柔软时去果柄,再晾晒干,不宜暴晒,不宜翻动太频繁,以免影响质量。该方法易受污染,干燥时间长,但较为经济。

(2)热风干燥:使用热风干燥机械设备进行的干燥方法。热风烘干设备一般由鼓风炉、鼓风机。热风输送管道和烘干隧道组成。由于黑果枸杞产量小,一般都是使用较小设备。

方法:用0.5% NaOH水溶液冲洗黑果枸杞鲜果,以提高干燥速率。干燥初始温度,先用45 ℃,风速0.35 m/s热风干燥6 h。正常干燥,用60 ℃,风速0.35 m/s热风干燥6 h。最后干燥,最后用温度60 ℃,风速0.15~0.25 m/s热风干燥20 h。

该方法成本低,电消耗小,处理加工量大,易于操作,风速快,可实现自动化生产,但有效成分损失较大,品质较差。

商品规格

按《青海省藏药材标准》(2019版)、《青海省食品安全地方标准》(DBS 63/0010-2021)将黑果枸杞商品规格分为特优级、优级及合格品三个规格(见表27-1和表27-2)。

表27-1 感官要求

项目	等级及要求		
	特优级	优级	合格品
形状	球形、类球形或卵圆形,皱缩		
杂质(%)	≤0.30	≤0.55	≤1.00
色泽	表面呈紫黑色,具蜡质光泽		
滋味、气味	气微,味甘		
不完善粒质量分数(%)	≤1.5	≤1.5	≤3.0

表 27-2　理化指标

项目	等级及指标		
	特优级	优级	合格品
百粒重(%)	≥8.0	≥6.0	≥4.0
粒度(%)	留存在7 mm的筛上残留物≥80.0	留存在6 mm的筛上残留物≥80.0	留存在5 mm的筛上残留物≥80.0
水分(%)	≤13.0		
总灰分(%)	≤10.0		
酸不溶性灰分(%)	≤2.5		
水溶性浸出物(%)	≥50.0		
重金属(mg/kg)	铅≤5;铬≤0.3;砷≤2;汞≤0.2;铜≤20		
甜菜碱含量(%)	≥0.08		
黑果枸杞多糖含量(%)	≥2.38		

药材鉴别

(一) 性状鉴别

黑果枸杞呈类圆球形或不规则扁球形,直径5~15 mm,高2~10 mm。外果皮表面紫黑色、皱缩、微具光泽,中果皮柔软,干后脆、易碎。果实基部多带有宿存的花萼及果柄,部分脱落处可见圆形果柄痕,果实顶部可见细小的点状类白色花柱痕。宿存的花萼膜质,黄绿色或淡黄白色,可见蓝紫色斑块,直径4~

7 mm,呈不规则2~4浅裂,常破碎;5倍体视镜下,内外表面均可见清晰的网状脉,花萼及果柄表面可见蓝紫色的斑点或斑块,近基部斑点(块)较密集;宿存花萼剥落后内附有一圈类白色至淡黄色连续或断裂的“小裙边”状花冠残基附着在果实基部,宽0.2~1.0 mm。果柄细长,向下渐细,有明显的纵沟,黄白色或黄绿色,有时可见蓝紫色斑块;5倍体视镜下,可见细密的纵皱纹。果实内含种子数十粒,种子细小,多为扁肾形、偶见卵圆形或不规则三角形,一端翘起,长0.7~1.5 mm,宽0.6~0.8 mm,黄褐色至淡黄色,部分呈黑色;5倍体视镜下,种子表面有微波状弯曲的凹凸不平的纹理(图27-6至图27-9)。

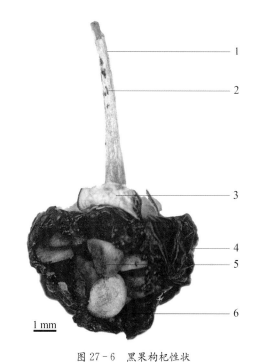

图 27-6　黑果枸杞性状

1.果柄;2.紫色斑块;3.花萼;4.外果皮;5.种子;6.中果皮

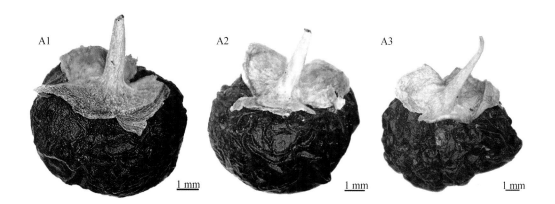

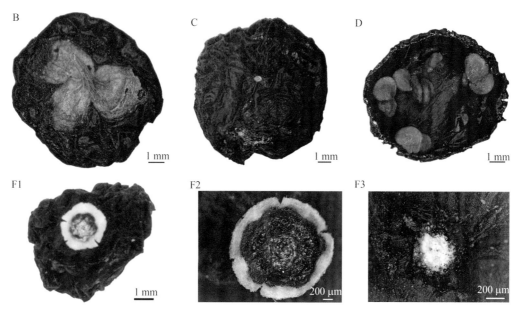

图 27 - 7　黑果枸杞果实性状及局部微性状

A. 果实(示宿存花萼);B. 果实底面观;C. 果实顶面观;D. 果实横切面观;F1、F2. 带花冠残基;F3. 花冠残基脱落痕

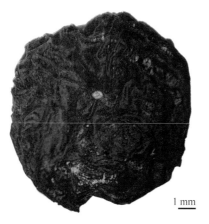

图 27 - 8　黑果枸杞果实顶部(示花柱痕)

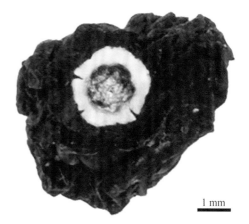

图 27 - 9　黑果枸杞果实基部(示附花冠残基)

(二) 微性状鉴别

5 倍镜下,花萼表面有清晰的网状脉络及蓝紫色的斑点(见图 27 - 10 - A3);花蒂残基有时可见密集交织的白色绒毛(见图 27 - 10 - B);果柄亦有明显的蓝紫色斑点,近基部的斑点较密集,可见细密的纵皱纹(见图 27 - 10 - C1);其他微性状详见图 27 - 11 至图 27 - 21。

(三) 显微鉴别

1. 横切面显微

种子横切面:取一粒种子于桌面上,用透明胶带固定好,接着用刀片切薄片,后续操作同上。外种皮石细胞一列,呈乳突状,外壁呈锐刺状,壁厚,胞腔狭小,部分呈线形,在偏光下具有强烈的彩色光泽(见图 27 - 22)。向内为一层棕褐色的色素层。内种皮细胞数列,类多角形,直径 $30\sim50~\mu m$,细胞腔内含有硅质块,外侧内种皮细胞含有黄褐色物质,并且细胞壁较厚,有微弱的偏光现象(见图 27 - 23);内侧细胞白色,细胞壁较薄。胚乳细胞数层,类长方形,长 $20\sim30~\mu m$,宽 $8\sim15~\mu m$,紧密排列,细胞内富含油滴(见图 27 - 24)。

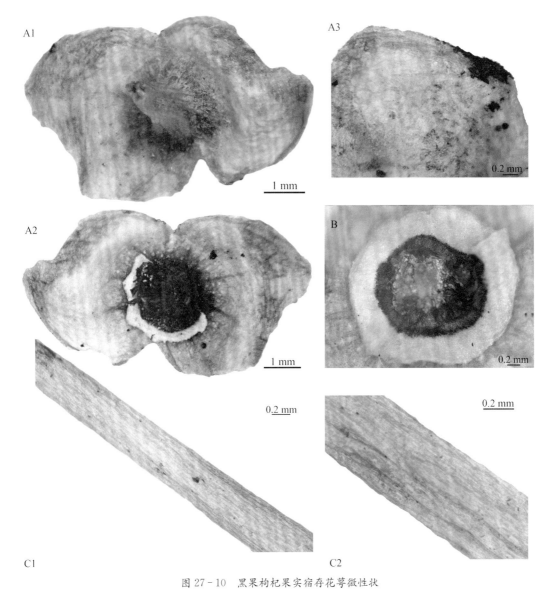

图 27 - 10　黑果枸杞果实宿存花萼微性状

A. 花萼[A1. 外表面；A2. 内表面；A3. 紫色斑点(块)]；B. 花冠残基；C. 果柄[C1. 示紫色斑点(块)；C2. 示纵皱纹]

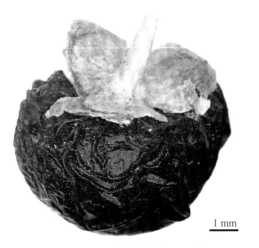

图 27 - 11　黑果枸杞果实表面微性状

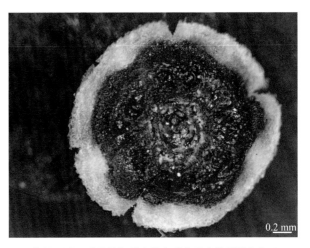

图 27 - 12　黑果枸杞果实基部附花冠残基微性状(一)

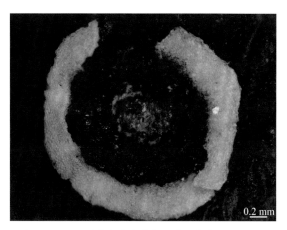

图 27-13　黑果枸杞果实基部附花冠残基微性状（二）

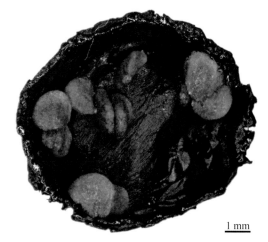

图 27-14　黑果枸杞果实横切面微性状

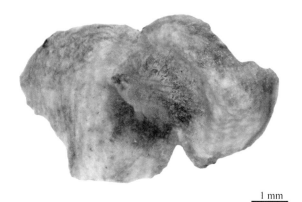

图 27-15　黑果枸杞宿存花萼上表面微性状

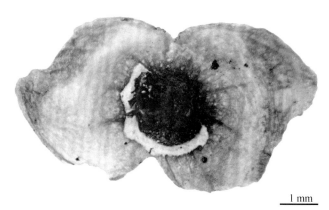

图 27-16　黑果枸杞宿存花萼下表面微性状

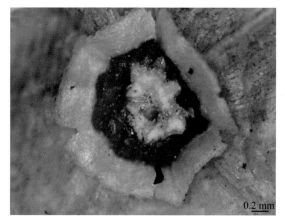

图 27-17　黑果枸杞宿存花萼带花冠残基微性状（一）

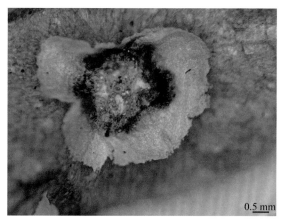

图 27-18　黑果枸杞宿存花萼带花冠残基微性状（二）

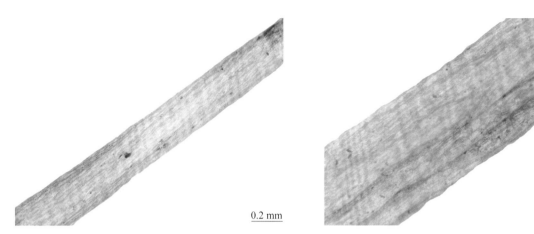

<table>
<tr><td>0.2 mm</td><td>0.2 mm</td></tr>
</table>

图 27-19　黑果枸杞果柄微性状(一)(示紫色斑点及斑块)　　图 27-20　黑果枸杞果柄微性状(二)(示纵皱纹)

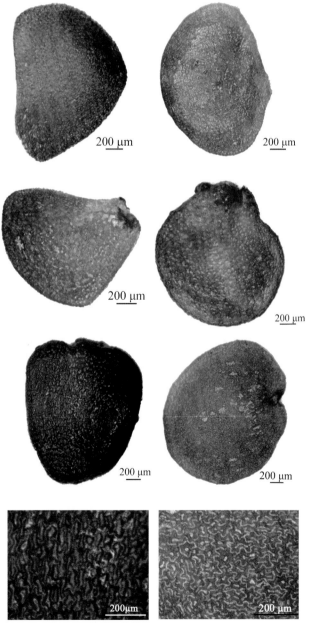

图 27-21　黑果枸杞种子微性状

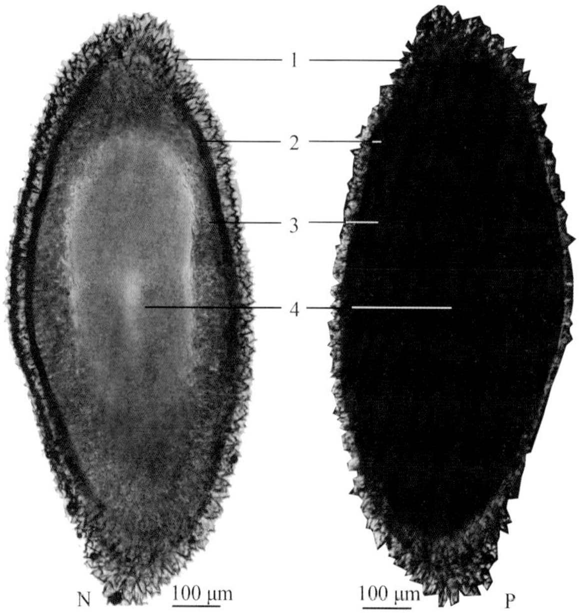

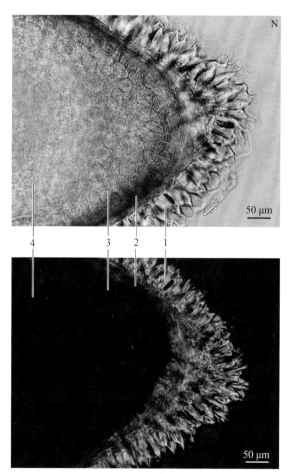

图 27-22 黑果枸杞种子横切面显微鉴别(N.正常光；P.偏振光)

1.外种皮石细胞；2.色素层；3.内种皮细胞(内含硅质块)；4.胚乳细胞

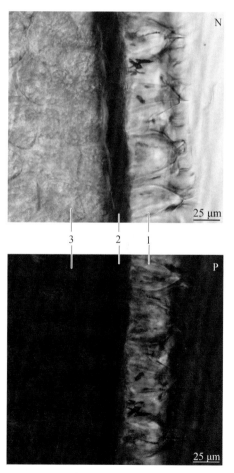

图 27-23 黑果枸杞种子横切面局部显微特征(放大)

(N.正常光；P.偏振光)

1.外种皮石细胞；2.色素层；3.内种皮细胞(内含硅质块)；4.胚乳细胞

图 27-24 黑果枸杞种子横切面种皮部位显微特征

(N.正常光；P.偏振光)

1.外种皮石细胞；2.色素层；3.内种皮细胞(内含硅质块)

2. 粉末显微　粉末紫红色。外果皮细胞碎片多见,表面观具平行的角质层纹理(图 27 - 25 - F),侧面观呈微波状。中果皮细胞类圆形或类长方形,直径 30～45 μm,壁较薄,内含黄色球形颗粒状物及细小的草酸钙砂晶,草酸钙砂晶在偏振光下有较弱的彩色光泽(图 27 - 25 - E)。外种皮石细胞碎片众多,且数个相连成片,黄色,有时细胞腔紫红色,不规则多角形,长 88～200 μm,宽 35～70 μm,细胞壁严重增厚,14～30 μm,孔沟细长呈线状,垂周壁呈深波状或微波状弯曲,偏振光现象明显,有强烈的彩色光泽(图 27 -

25A)。内种皮碎片细胞类多角形,直径 30～50 μm,内含有硅质块。棕黄色色素层条带常与内种皮碎片相连。胚乳细胞类长方形,细胞腔内及碎片周围富含圆球状的透明油滴。花萼下表皮内侧石细胞长梭形、类圆形、类方形、类三角形及不规则形等,长 70～230 μm,壁厚 5～15 μm,层纹细密,壁孔、孔沟明显,偏振光显微镜下偏振光现象明显,具有强烈彩色光泽。花萼碎片下表皮细胞表面观具有平行纹理角质层纹理,气孔不定式。纤维、细小的螺纹导管可见,偏振光显微镜下偏振光现象明显,具有强烈彩色光泽(图 27 - 25)。

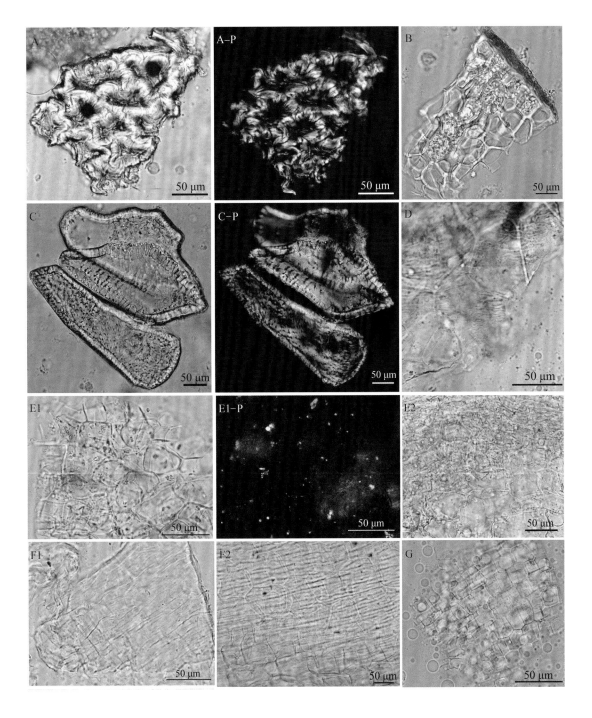

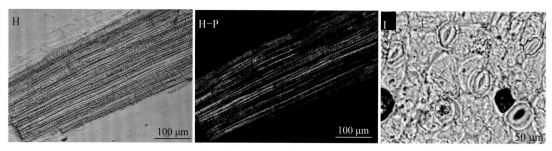

图 27-25 黑果枸杞粉末显微特征

(P. 偏振光)

A. 外种皮石细胞；B. 内种皮细胞（含硅质块）及色素层；C. 花萼下表皮内侧石细胞；D. 花萼下表皮细胞（带平行纹理）；E. 中果皮细胞（E1. 含草酸钙砂晶；E2. 含黄色球形颗粒）；F. 外果皮细胞（示平行纹理）；H. 导管；I. 花萼下表皮细胞（示气孔）

黑果枸杞粉末显微鉴别专属性显微鉴别特征为：①种皮石细胞。②花萼下表皮内侧石细胞。③种皮色素层。④草酸钙砂晶。⑤花萼表皮细胞及气孔。专属性粉末显微鉴别特征放大图（见图 27-26 至图 27-34）。

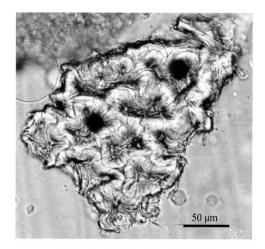

图 27-26 外种皮石细胞显微特征

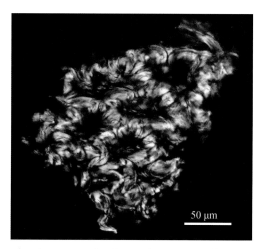

图 27-27 外种皮石细胞偏振光显微特征

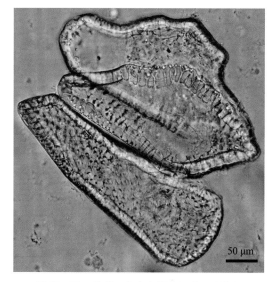

图 27-28 花萼下表皮内侧石细胞显微特征

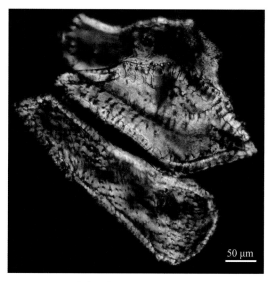

图 27-29 花萼下表皮内侧石细胞偏振光显微特征

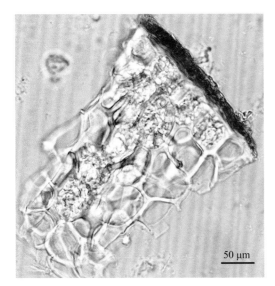

图 27-30 内种皮细胞(含硅质块)及色素层显微特征

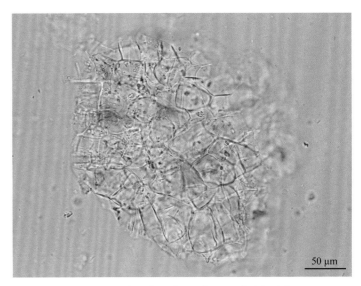

图 27-31 中果皮细胞显微特征(示草酸钙砂晶)

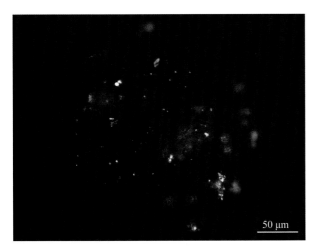

图 27-32 中果皮细胞偏振光显微特征(示草酸钙砂晶)

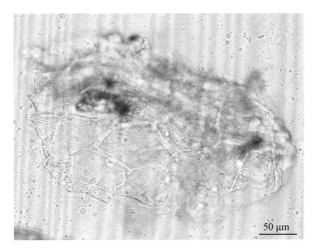

图 27-33 花萼下表皮细胞显微特征(示角质层纹理)

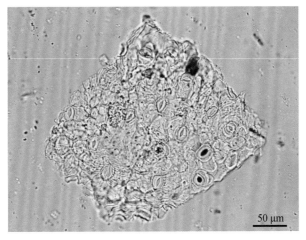

图 27-34 花萼下表皮细胞显微特征(示气孔)

理化指标

《青海省藏药材标准》(一册)规定:水分不得超过13.0%,总灰分不得超过10.0%,酸不溶灰分不得超过2.5%,浸出物不得少于50.0%。

品质评价

(一) 性状评价

以果实色泽黑色发亮、质地柔软、果皮均匀厚实、口感微甜为佳。

(二) 化学评价

青海省药品检验检测院2017～2019年对青海、甘肃、宁夏、新疆、内蒙古等产区47批次黑果枸杞进行成分检测,对有效性指标分析得出五大产区中,青海产区黑果枸杞的多糖、总多酚、原花青素、鞣质、甜菜碱5种组分平均含量都最高,分别为6.16 g/100 g、3.23 g/100 g、3.68 g/100 g、0.11 g/100 g、0.73 g/100 g;内蒙古产区黑果枸杞的花青素、总多酚含量最高,分别为3.36 g/100 g、1.82 g/100 g;甘肃产区黑果枸杞的蛋白质含量最高,为11.00 g/100 g。在47批次黑果枸杞测定的8种组分中,多糖、花青素、总多酚、原花青素、鞣质、甜菜碱6种组分含量最高的样品采集地都来自青海产区,分别为9.25 g/100 g、3.37 g/100 g、4.73 g/100 g、5.81 g/100 g、0.57 g/100 g、1.31 g/100 g。综上所述,从有效组分含量来说,青海产区黑果枸杞质量较优,内蒙古、甘肃产区黑果枸杞质量较为中等,其他次之。

在置信度为90%时,20批次青海省产区与27批次其他产区黑果枸杞的多糖、脂肪、原花青素、鞣质和甜菜碱5种有效组分以及硒、铅、镉、铜4种元素含量均值有显著性差异,其中多糖、脂肪、原花青素以及硒、铅、镉、铜元素含量甚至在95%的置信水平上也有显著性差异;并且在描述性统计中,青海省的多糖、总多酚、原花青素、鞣质和甜菜碱相比其他产区都高,蛋白质、花青素含量相比其他产区较为中等,铜元素相比其他产区含量最低。说明青海产区黑果枸杞与其余几个产区相比,功效性组分的测定结果中等偏高,元素类污染残留指标中等偏低,此部分测定指标一定程度上能反映黑果枸杞的营养价值和功效,说明青海产黑果枸杞相对质量上乘、安全性较高,是全国黑果枸杞产区中道地优质商品。

(三) 分子多样性

柴达木盆地黑果枸杞种群间总的遗传多样性($h_T = 0.916$)显著高于种群内遗传多样性($h_S = 0.512$)。相关学者基于核DNA标记对西北部分黑果枸杞种群及对柴达木盆地黑果枸杞种群的遗传多样性研究,也表明该植物种群具有较高的遗传多样性水平(CZLA, et al, 2012;王锦楠等,2015)。另外,对柴达木盆地黑果枸杞种群开展的表型性状变异研究,也表明该植物存在丰富的形态变异(刘桂英等,2016)。一方面,黑果枸杞是丝绸之路盐碱地、荒漠地最具有开发价值的特色资源物种,也是枸杞原生态区遗传多样性相对丰富的原始物种(郝媛媛等,2016),另一方面,采样区黑果枸杞的生境多样性较高,包括湖泊盆地、冲积扇、河流沿岸、风积沙丘边缘和山间盐土平原,环境的异质性利于遗传突变的产生和遗传变异的累积。而且,基于叶绿体序列变异还揭示出诺木洪组的两个种群表现出了相对较高的遗传多样性水平,这可能是由于诺木洪农场和林业站黑果枸杞种群的个体数相对较多,受干扰较小,利于遗传变异的产生与积累。诺木洪也被推测为柴达木地区野生黑果枸杞种质资源的中心分布区(王锦楠等,2015;刘桂英等,2016)。

(四) 生态品质

在青藏高原逆境胁迫的条件下,植物生长下降,次生代谢产物数量增加,而在良好环境条件下,植物生长较快,次生代谢产物数量少,但当环境严重胁迫时,植物生长和次生代谢均受到抑制。黑果枸杞在干旱、盐渍、冷冻、风沙情况下更有利于合成和积累许多活性成分与营养成分,成为地方道地药材和优质食材原料。王春雨(2017)研究证明柴达木盆地位于高海拔地区,高海拔带来的冷凉环境有利于多酚类物质的合成与积累。多酚能在一定程度上帮助植物抵抗低温胁迫,冷凉环境激发了抗性基因的表达,提高了黑果枸杞体内多酚含量。柴达木盆地黑果枸杞主要产地土壤中CO_3^{2-}含量很少,远低于Cl^-、SO_4^{2-}在土壤中的含量,但微量的CO_3^{2-}却能对植物体内黄酮类物质的合成起到显著促进作用。推测原因可能是与黄酮类物质合成有关的酶对环境中CO_3^{2-}的比较敏感,即使较低浓度也能显著提高酶活性,从而促进黄酮类物质的合成与积累。同时土壤中K^+的含量也与总黄酮含量呈显著正相关关系。钾元素是植物叶绿素不可少的构成元素之一,土壤中存在较多可吸收利用的K^+有利于植物叶绿素的形成,提高植物光合速率,由此引起还原性糖含量增加,黄酮合成的前体物质增加,直接有利于次生代谢中黄酮的合成。李捷(2019)研究表明,总酚和总黄酮是枸杞属植物中重要代谢产物,当受到干旱胁迫时,黑果枸杞和宁夏红枸杞其总酚和黄酮均呈上升趋势,说明干旱胁迫有利于总酚和总黄酮合成与积累,植物在很多(干旱、低温、高盐、过碱、高强光)逆境下长期生态适应中,体内会积累黄酮类化合物。枸杞属植物在盐胁迫下,其果实糖代谢及相关酶活性变化随不同浓度盐变化规律比较复杂,杨涓(2004)研究表明,随着 NaCl 浓度的增加,枸杞多糖含量呈上升趋势。0.3%、0.6%的 NaCl 处理可以促进蔗糖合成,可溶性糖和还原糖随着 NaCl 浓度变化,均呈下降趋势,两种糖下降可能是分解消耗,促进了多糖合成的原因。张桐欣(2018)研究认为,随着干旱胁迫程度的增加,黑果枸杞可溶性糖含量显著上升,这同李新虎(2007)提出的随着盐度增加,枸杞叶片中可溶性糖含量有一定增加结论一致。同齐延巧(2016)研究中随寒性温度降低,可溶性糖含量缓慢呈上升趋势的结论一致。冯雷(2020)研究发现黑果枸杞果实还原糖与转化糖含量均在中度盐渍化土壤中最高,且随着盐渍化梯度增加果实转化糖、还原糖含量明显减少,表明适度的盐胁迫可提高果实转化糖、还原糖含量,且可能与微量元素存在协同作用。

总之,多种逆境下造成了黑果枸杞根系发达,根深 1.5 m,对干旱、盐渍具有极强适应性,不仅具有生态价值,各种逆境下的黑果枸杞也积累合成了较大药效作用的活性物质,如黑果枸杞花青素的含量是天然蓝莓 18 倍,被国际友人誉为"第七大营养素",同时还富含黄酮、生物碱、类胡萝卜素、蛋白质、氨基酸,被广泛用于医疗保健与营养产品中,集药食、生态、经济于一体的道地药材。

化学成分

黑果枸杞中富含多酚类化合物、花色苷、多糖、黄酮类化合物、微量元素等天然成分,因其低毒、天然可食色素、显著的生理活性、资源可再生等优点逐步应用于药品、食品及化妆品行业,并引起了国内外专家的广泛关注(张弓,2019)。

1. 原花青素　黑果枸杞的成熟浆果中富含紫红色素,属于珍稀的天然花色苷类色素资源,具有清除自由基、抗氧化的功能。原花青素是广泛存在于植物中的一类天然多酚类化合物,具有水溶、无毒、无过敏、安全性好等特性。

原花青素是黑果枸杞中一类多酚类化合物,由原花青素 B1、原花青素 B2、儿茶素、表儿茶素聚合而成(Ricardo da Silva J M 等,1991),具有极强的抗氧化活性,是普通维生素 E 的 50 倍。陈晨等运用紫外-分光光度法测得黑果枸杞色素中原花青素的质量分数为 16 mg/g(陈晨等,2011),说明黑果枸杞中原花青素的含量较高,值得对其进行深入研究。

原花青素(proanthocyanidins, PA)又名缩合单宁,是植物中重要的多酚类化合物(Jun J H, 2018)。PA 在含有三价铁盐的酸性丁醇溶液中加热时,黄烷键会裂解生成花青素,故得名原花青素(Lai H, 2017)。PA 是植物应对生物和非生物胁迫(微生物病原体、昆虫和紫外线等)的一种防御手段;也是植物色素成分,能使拟南芥、小麦和油菜等植物的种皮以及棕色棉纤维呈现棕色。牧草中适量的 PA 有助于防止反刍动物的消化紊乱,降低瘤胃发泡引起的腹胀风险,提高动物对牧草蛋白质的利用效率;PA 能够让水果、葡萄酒和饮料等产生涩味,影响其口感(Gonzalo-Diago A, 2013)。这些积极又重要的作用使 PA 成为类黄酮代谢途径研究的一个热点。

2. 总多酚类　多酚类物质(polyphenols),包括花青素(anthocyanidin)、类黄酮物质(flavonoids)等一类广泛存在于植物的皮、根、叶、果中的多元酚化合物,在维管植物中的含量仅次于纤维素、半纤维素和木质素,含量可达 20%,是植物的次生代谢产物之一。因许多植物多酚具有抗氧化应激损伤作用,从而可预防和治疗因此而引起的衰老、癌症及心脑血管疾病,成为天然产物研究的热点和焦点之一。花青素属于类黄酮物质,具有 2-苯基苯并吡喃阳离子的典型结构(图 27-35),是植物的主要水溶性色素之一。目前已知有 20 多种花青素,而植物中的花青素主要有 6 种,分别为天竺葵色素、矢车菊色素、飞燕草色素、芍药色素、牵牛花色素和锦葵色素(Castaneda-Ovando A, 2009)。花青素在植物中通常不稳定,不会以游离态形式存在,而是与糖类物质结合形成糖苷,称为花色苷。糖环上剩余的羟基又会与酸发生酰基化反应,这大大增加了花色苷类物质的稳定性

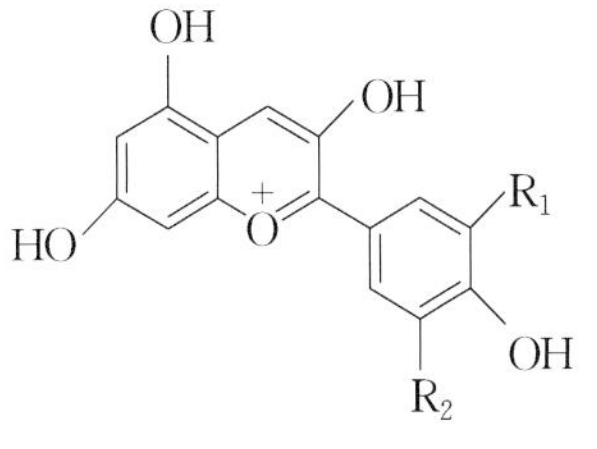

图 27-35　花青素的化学结构

（Zheng J，2011）。通过提取植物中花青素苷并对其进行分析，可以间接地了解植物中花青素的情况。

采用 HPLC‑MS 方法分析鉴定黑果枸杞酚类物质组成及结构（闫亚美等，2014），通过 HPLC‑MS 分析鉴定，19 个多酚类化合物被鉴定出。其中 7 个为酰化类花色苷，主要花色苷为矮牵牛素‑3‑O‑芸香糖‑（咖啡酸）‑5‑O‑葡萄糖苷［Petunidin-3-O-rutinoside (cis-p-coumaroyl)-5-O-glucoside]。黑果枸杞其他多酚类物质（非花色苷）有 6 个：柚皮素（naringenin）、柚皮素‑O‑芸香糖‑7‑O‑己糖苷（naringenin-O-rutinose-7-O-hexoside）、柚皮素‑O‑芸香糖苷（naringenin-O-rutinoside）、柚皮素‑O‑己糖苷（naringenin-O-hexoside）、5,7‑二羟基黄酮‑p‑阿魏酸‑己糖苷（chrysin-p-ferulic acid-hexoside）、5,7‑二羟基黄酮‑p‑阿魏酸（chrysin-p-ferulic acid）。其余 6 个多酚化合物未确定名称。根据不同的功效成分参数进行聚类分析，将这 26 份黑果枸杞资源大体分为 7 类，聚类参数不同，聚类结果略有差异，这些差异性表明，黑果枸杞多酚从单体组成及含量上看，不同产地差异较大。但总体而言，青海格尔木乌图美仁、新疆甘河子、宁夏贺兰等黑果枸杞的总酚、总黄酮及总花色苷很高；花色苷总量及单体含量均很高的材料有新疆巴仑台镇、青海格尔木乌图美仁、新疆甘河子、宁夏贺兰等地。在所有供试不同产地黑果枸杞的材料中共检测到 12 种共有酚类化合物，其中酰化矮牵牛素花色苷在所有供试黑果枸杞材料中的含量均最高，是黑果枸杞多酚及花色苷的主要成分。

黑果枸杞因含有丰富的花色苷类成分，民间称之为"花色苷之王"。甘小娜等（2021）鉴定了不同省份的 23 份黑果枸杞干果，从黑果枸杞中共鉴定出化合物 30 个，其中包括生物碱类化合物 13 个、花色苷类化合物 13 个，且总花色苷的含量均高于 2.5 mg/100 mg（DW）。

Zhang G（2018）利用 UPLC-Q-orbitrap MS 技术对黑果枸杞中的多酚及花青素成分同步进行了定性与定量分析。在黑果枸杞中定性定量出 18 种酚酸类化合物，其中儿茶素（catechin）、柚皮素（naringenin）、没食子酸（gallic acid）、香草酸（vanillic acid）、2,4‑二羟基苯甲酸（2,4-dihydrocybenzoic acid）、藜芦酸（veratronic acid）、苯甲酸（benzoic acid）、鞣花酸（ellagic acid）、水杨酸（salicylic）、二氢查尔酮类的根皮酚（phloretin）和原儿茶酸类的原儿茶酸（protocatechuate）11 种酚酸类化合物首次在黑果枸杞中报道。同时在黑果枸杞中定性定量出 10 种花青

素类化合物，其中 5 种为花色苷类化合物：飞燕草素‑3‑glu（delphinidin-3-glu）、矢车菊素‑3-glu（cyanidin-3-glu）、矮牵牛素‑3‑glu（petunidin-3-glu）、芍药花青素‑3‑glu（peonidin-3-glu）及锦葵花青素‑3‑glu（malvidin-3-glu）。其中 5 种为花青素类化合物：飞燕草素（delphinidin）、矢车菊素（cyanidin）、矮牵牛素（petunidin）、天竺葵素（pelargonidin）及锦葵色素（malvidin）。这 10 种花青素类化合物定量分析在黑果枸杞属于首次报道。在 18 种酚酸类化合物当中绿原酸含量居高，为 1 094.85±21.54 μg/g；在 10 种花青素类化合物中矮牵牛素‑3‑glu 含量居高，为 1 263.23±15.97 μg/g。

3. 多糖类　多糖是黑果枸杞果实中研究最多的活性成分，研究主要集中在提取方法、结构解析和生物活性方面。采用苯酚‑硫酸法对黑果枸杞果实多糖含量进行测定分析，其结果表明多糖为浅棕色粉末状，多糖含量为 16.74%（李艳等，2001）。另有研究通过比较各种提取方法（水提、超声、微波、超声‑微波协同）对多糖得率的影响，结果表明超声‑微波协同方法得率最高，超声提取法最低（白红进等，2007）。彭强等（2012）以黑果枸杞果实为材料，采用水提醇沉法分离纯化得到五个多糖组分，对其理化性质、结构和活性作了研究；结果表明黑果枸杞多糖有中性和酸性两种类型，中性多糖是具有多分支结构的阿拉伯半乳聚糖，酸性多糖为鼠李半乳糖醛酸类型。

4. 挥发性成分　实验共鉴定出黑果枸杞中 50 种挥发性物质，主要包括酯类、酮类、醛类、烯类和芳烃类等，主要是戊基环己烷、十六酸碳烯酸乙酯、十四酸乙酯、香叶基丙酮、丁基环己烷、十六酸乙酯和右旋柠檬烯等。

5. 生物碱类　黑果枸杞中的生物碱类成分主要包括胆碱、甜菜碱、酰胺类生物碱等（见表 27‑3）。其中，黑果枸杞中酰胺类生物碱主要以精胺、亚精胺、腐胺与苯丙素类衍生物酰合的方式存在（陈新晶，2018）。甜菜碱是黑果枸杞中含量最高的一类生物碱，具有显著的保护肝脏的功效，质量分数为 616.8～1 185.3 μg/g 干果（艾则孜江·艾尔肯，2014），并且不同产地黑果枸杞中甜菜碱的含量具有显著地域差异。刘增根等对青海省柴达木盆地不同地点 6 批次黑果枸杞进行甜菜碱含量测定，测得其质量分数为 0.84%～1.64%（刘增根等，2012）。由于甜菜碱在体内能大部分被代谢，对人和动物无害，且分解时产生的氮对环境负荷也极其微小，因此，近年来甜菜碱被广泛用于化妆品添加剂和饲料添加剂。

表 27-3 黑果枸杞中生物碱类成分

编号	化合物	相对分子质量
18	胆碱	104.17
19	甜菜碱	117.15
20	N-*trans*-coumaroytyramine	283.32
21	N-*trans*-feruloyltyramine	313.35
22	N-*trans*-feruloyloctopamine	329.35
23	N-*trans*-feruloy3'-O-mlethydopamine	343.37
24	N-*cis*-coumaroyltyramine	283.32
25	N-*cis*-ferulroyltyramine	313.35
26	N-*cis*-ferulroyloctopamine	329.35
27	N-caffeoylspermidine	307.39
28	N^1, N^{10}-*bis*（dihydrocaffeoyl）spermidine	473.56
29	N^1, N^{14}-*bis*（dihydrocaffeoyl）spermidine	530.67
30	N^1-caffeoy, N^{10}-dihydrocaffeoyl spermidine dihexose	633.30
31	N^1, N^{10}-*bis*（dihydrocaffeoyl）spermidine hexose	635.36
32	N^1-dihydrocaffeoy, N^{10}-caffeoyl spermidine hexose	633.70
33	N^1, N^{10}-*bis*（caffeoyl）spermidine dihexose	793.82
34	N^1, N^{10}-*bis*（caffeoyl）spermidine hexose	631.68
35	N^1-caffeoyl, N^{10}-dihydrocaffeoyl spermidine hexose	633.70
36	N^1-dihydrocaffeoyl, N^{10}-caffeoyl spermidine	455.56
37	N^1-caffeoyl, N^{10}-dihydrocaffeoyl permidine	455.56
38	N^1, N^{10}-dicaffeoyl spermidine	469.54
39	N^1-dihydrocaffeoyl, N^{10}-coumaroyl spermidine	437.54
40	N-mono-cinnamoyl-putrescinef	202.30

6. 蛋白质类 李钦俊等（2019）检测分析了采自青海柴达木六个地区的 21 批次野生黑果枸杞中,蛋白质平均含量为 8.07 g/100 g（换算为 13.45% NRV）小于 20% NRV,为中等蛋白食品。

7. 氨基酸类 矫晓丽等利用可见分光光度计和高效液相色谱仪,检测分析了柴达木野生黑果枸杞果实中的氨基酸成分,结果表明,黑果枸杞中含有 17 种氨基酸,亮氨酸、异亮氨酸和苯丙氨酸的含量相对较高。此外,黑果枸杞中必需氨基酸/总氨基酸（EAA/TAA）的质量分数为 55.14%,必需氨基酸/非必需氨基酸（EAA/NEAA）的质量分数为 122.93%,均高于国际卫生组织（WHO）/联合国粮食和农业组织（FAO）40% 和 60% 的推荐值（2011）。

8. 脂肪酸类 经检测分析采自青海柴达木六个地区的 21 批次野生黑果枸杞籽中脂肪酸种类丰富,均检出 16 种脂肪酸,包括 9 种饱和脂肪酸,3 种单不饱和脂肪酸,4 种多不饱和脂肪酸,其平均含量依次为 6.95 mg/g、13.31 mg/g、28.46 mg/g,分别占总脂肪酸含量的 14.26%、27.30%、58.38%。其中,亚油酸平均含量最高为 26.5 mg/g;油酸平均含量次之为 12.9 mg/g;再次为棕榈酸、硬脂酸、γ-亚麻酸,平均含量依次为 3.57 mg/g、1.35 mg/g、1.21 mg/g;其余脂肪酸平均含量在 0.098～0.733 mg/g 之间。脂肪酸类成分中亚油酸、硬脂酸和 γ-亚麻酸对野生黑果枸杞的品质分析贡献大。测定结果为:都兰县、德令哈市分别与格尔木市样品之间平均硬脂酸含量差异显著（$p<0.05$）;除了都兰县与德令哈市样品之间平均亚油酸含量无显著性差异（$p>0.05$）外,两者均分别与其他各地区样品之间差异显著（$p<0.05$）;除了天峻县、格尔木市、德令哈市分别与乌兰县样品之间平均 γ-亚麻酸含量差异显著（$p<0.05$）外,其余各地区之间无显著性差异（$p>0.05$）;只有天峻县、乌兰县、大柴旦分别与都兰县、格尔木市、德令哈市样品之间平均总脂肪酸含量差异显著（$p<0.05$）外,其余各地区之间无显著性差异（$p>0.05$）（李钦俊等,2019）。

与内蒙古及蒙古国野生黑果枸杞中脂肪酸进行比较（双全等,2017）,各地区样品均含有多种脂肪酸,其中排名前三位的脂肪酸分别为亚油酸、油酸和棕榈酸。脂肪酸性质比较:柴达木地区样品中多不饱和脂肪酸含量（58.38%）介于内蒙古和蒙古国样品之间（含量分别为 44.86%、65.36%）;柴达木地区样品中单不饱和脂肪酸含量（27.30%）高于内蒙古和蒙古国样品（含量分别为 17.03%、17.59%）;柴达木地区样品中饱和脂肪酸含量（14.26%）高于内蒙古和蒙古国样品（含量分别为 12.94%、13.89%）。

闫亚美（2014）测得黑果枸杞中还含有多种不饱和脂肪酸,包括亚油酸（占总脂肪酸的 61.49%）、油酸（占总脂肪酸的 16.69%）、棕榈酸（占总脂肪酸的 12.5%）等。

9. 微量元素类 林丽等对甘肃、青海和内蒙古 3

个产地黑果枸杞所含 23 种微量元素进行含量测定分析研究,结果 3 个产地所产黑果枸杞中,均含有丰富的对人体有益的微量元素,所含重金属均未超标,均在安全值范围内,相比较而言,青海格尔木市河西农场 3 连所产的黑果枸杞中,所含人体必需微量元素含量最高,质量最好。结论:3 个产地的黑果枸杞均含丰富的对人体有益的微量元素,且重金属元素均在安全范围,可安全食用,有较大的开发利用潜力。测得黑果枸杞中富含钾、钠、钙、镁等常量元素,及锌、铁、铜、锰、钴、铬、硒、钒、铯、镍、铅、砷、汞、镉等人体所必需元素,并测算出人每日服用黑果枸杞 30 g 以内时,汞、铅、镉、砷 4 种重金属元素均未超出国家标准日摄入量最高值,食用安全(2017)。

药理作用

1. 黑果枸杞花青素药理作用

(1) 预防、治疗动脉粥样硬化:原花青素具有抗心肌缺血再灌注损伤、抗动脉粥样硬化、降低血压、调节血脂等功能(由倍安,2003)。

(2) 抗癌:原花青素有抗肿瘤作用,对子宫颈癌、前列腺癌、结肠癌、皮肤癌、口腔癌、肝癌等许多癌症都有预防及治疗的作用(Miura T, 2008; Gali H U, 1994; Li K, 2007;吴自勤,2007; Gosse F, 2005;杜晓芬,2005; Chen G, 1995; Manashi Bagchi, 1999; Shantaraam S, 2000)。

(3) 降血糖:原花青素不仅能够抑制人体内糖基化晚期终产物的形成(Gonalez-Abuin, 2015),还能有效抑制碳水化合物消化过程中起关键作用的水解酶的活性,如 α-淀粉酶、α-葡萄糖苷酶,能够减缓食物的水解进程,避免餐后体内血糖急剧升高,从而实现糖尿病预防和辅助治疗的作用。

(4) 保护肝脏:研究表明,黑果枸杞中所含甜菜碱在人体内具有甲基供体的作用,可改善肝脏内脂质和氧自由基的含量,对治疗和预防脂肪肝、高血压、肿瘤等疾病有着一定的作用(Xu Z G, 2006; Zhang Y J, 2006)。

(5) 抗氧化、延缓衰老:黑果枸杞不仅含有多糖,其含有独特的原花青素、花色苷、总多酚等营养成分,抗氧化作用强(陈晨,2011)。研究结果表明(Chen S S, 2022)摄入黑果枸杞花青素(LRA)8 周可改善衰老大鼠的运动机能,降低血清中衰老相关的标志物,提升内源性抗氧化体系,并减少血清中炎症细胞因子。此外,LRA 摄入可通过缓解炎症和抑制 Fas/fasL 介导的细胞死亡来缓解 D-半乳糖诱导的肝损伤。更重要的是,LRA 通过调节 L-苏氨酸、L-天冬氨酸、甘氨酸、L-组氨酸、D-同型半胱氨酸、L-同型瓜氨酸、L-高丝氨酸、胍乙酸和犬尿酸的水平从而影响氨基酸和蛋白质相关的代谢途径,改善衰老大鼠血清代谢组谱异常。除此之外,黑果枸杞中的类胡萝卜素、核黄素、抗坏血酸、硫胺素和烟酸这些物质可能也参与了抗氧化反应(Luo Q, 2004)。研究表明,每克黑果枸杞中总抗氧化性的维生素 C 当量为 109.73 mg(崔逸,2017)。维生素 C 作为抗氧化剂,可修复皮肤皱纹,改善皮肤粗糙等(Baumann L, 2014)。

(6) 保护视觉:黑果枸杞含有的花青素在眼科领域也多有应用,特别是用于白内障、葡萄膜炎、角膜病和视网膜病等疾病的治疗(宴兴云,2007)。随着对花青素研究的不断深入,其对近视的控制作用也多有报道:长期服用花青素制剂对高度近视幼儿可明显抑制眼轴增长以及近视的进展,并有效矫正高度近视弱视,提高该类弱视的治疗效果(邓宏伟,2013)。

(7) 提高记忆力:黑果枸杞花青素能在一定程度上改善 AD 模型大鼠的记忆损伤,并能提高 AD 大鼠血清和脑组织中抗氧化酶(T-SOD, CAT)的活力和 GSH 含量,同时降低 MDA 和蛋白质羰基含量水平,具有良好的抗氧化及预防 AD 的潜在功效(武雪玲,2017)。陈莎莎等(2019)在 D-gal 诱导的 AD 大鼠模型上研究了黑果枸杞花青素的神经保护作用,发现花青素能够减轻 AD 大鼠的记忆损伤,提升认知能力,减少 Aβ 在海马体中的积累,并抑制胶质细胞增生。通过进一步探究发现,花青素可能通过抑制氧化应激和神经炎症,减少神经元凋亡,从而减轻 D-半乳糖诱导引起的大鼠记忆损伤。因此,黑果枸杞花青素具有一定的神经保护作用。花青素发挥神经保护作用可能是通过减少 ROS 产生和抑制 RAGE/NF-κB/JNK 信号通路介导的神经炎症和神经退行性病变来实现的。

(8) 抗焦虑:马晓杰等(2018)探索了黑果枸杞对焦虑的作用,结果表明黑果枸杞提取物在大鼠 OFT 和 EPM 实验中具有明确的抗焦虑作用,可能与调节 5-HT 能系统有关。

2. 黑果枸杞多糖药理作用

(1) 降血糖:实验表明(汪建辉,2012)黑果枸杞多糖可增加肝糖原的合成,能减少糖尿病小鼠食量和饮水量、增加糖尿病小鼠的体重,这一作用对于缓解糖尿病患者的症状可能是有益的。

(2) 抗疲劳:黑果枸杞果实多糖对维持肝糖原、肌糖原含量的高水平有积极作用,从而延缓疲劳的出现(汪建红,2009)。

3. 黑果枸杞其他药理作用

（1）抑菌：关于黑枸杞提取液的抗菌机制，相关资料研究表明具有两种可能性，其一为枸杞提取液中枸杞多糖含量丰富，这些多糖结合在菌体表面后，一方面快速地打破细菌屏障结构，如最外层的细胞壁以及柔韧的细胞膜，进而使细菌内物质外流而死亡，另一方面阻挡营养物、相关代谢产物正常进入菌体内，使细菌因不能吸收营养物质而"渴死"或进入休眠状态，最终达到抑菌的目的（王倩宁，2018）；其二是枸杞提取液中的生理活性物质如甜菜碱以及单宁类、酚酸类、黄酮类物质具有使细菌细胞膜蛋白失活的作用，之后其他物质可以结合细菌的 DNA，在遗传水平上改变细菌的生理性状，抑制细菌生长（梁文红，2004）。

（2）抗辐射：杨亚等（2018）研究了青海柴达木黑果枸杞水提物对中波紫外线（UVB）诱导永生化角质形成细胞（HaCaT）炎症因子分泌的影响，结果表明黑果枸杞水提物可能通过抑制甚至消除炎症因子 TNF - α 和 IL - α 的合成与分泌来发挥对光损伤 HaCaT 细胞的保护和修复作用。

（3）抗急性痛风、降尿酸：张弓（2019）等评估了黑果枸杞超微粉、黑果枸杞粗多糖、黑果枸杞花青素富集物及矮牵牛素 - 3 - Glu 对急性痛风和高尿酸血症的疗效及有效剂量的安全性评价，由结果可知：黑果枸杞超微粉在给药量 1 g/kg 以上、黑果枸杞粗多糖、黑果枸杞花青素富集物在 200 mg/kg 给药量以上及矮牵牛素 - 3 - Glu 在 40 mg/kg 给药量以上具有抗急性痛风足肿胀炎症作用；黑果枸杞超微粉在给药量 1 g/kg 以上，黑果枸杞粗多糖、黑果枸杞花青素富集物在给药量 200 mg/kg 以上具有降尿酸作用；矮牵牛素 - 3 - Glu 在 80 mg/kg 剂量以下没有降尿酸作用；黑果枸杞超微粉及粗多糖提取物组降尿酸作用呈剂量相关性。黑果枸杞花青素富集物降尿酸作用不呈剂量相关性。

资源综合利用

（一）开发新药与保健品领域宽广

青海黑果枸杞由于受高原特殊气候影响，特别是太阳辐射强烈，其光合作用有效积累高，花青素苷、黄酮、多糖成分含量高，这些有效成分是开发新药与保健品的物质基础。花色素苷具有抗氧化、清除自由基的能力较强，能防治许多疾病，被誉为继水、蛋白质、脂肪、碳水化合物、维生素、矿物质之后的第七大必需营养物质。美国人人均的摄入量为 180～215 mg/天，比其他黄酮类化合物（23 mg/日）高出许多。花色苷在许多国家已作为一种处方使用，所以黑果枸杞主成分具有延缓衰老，预防心血管疾病，神经性疾病及癌症作用，还可以用于治疗糖尿病性视网膜病，以黑果枸杞为原料开发新药与保健品前景广阔。

（二）扩大生态功能与效益

黑果枸杞生理抗性较为突出，由于其根系发达，生命力强，具有抗盐碱、抗沙漠、耐寒耐旱的抗性生理，生长环境较为贫瘠荒凉，其涵养水源、防风固沙、保持水土、调节气候、保护生物多样性、固碳放氧的功能，使它成为青海治理荒漠先锋树种，生态恢复最佳植被。扩大种植面积，保护野生资源，既能保护生态又能富民，其经济效益与社会效益兼顾发展，产业意义重大。

炮　　制

将晒干的黑果枸杞筛选，挑出小枝小刺、石子等杂质即可。

性味与归经

甘，平。归肝、肾经。

功能与主治

藏医：清心热、旧热。用于心热病，妇科病。中医：清心热，强肾，润肝明目，健胃补脑，延衰通经。用于心热病，月经不调，虚劳精亏，眩晕耳鸣，阳痿遗精，内热消渴，血虚萎黄，目昏不明。

临床与民间应用

张弓（2019）报道：《藏药方剂宝库》中有 4 500 余个古今方剂，1 200 余种藏药入方，其中，黑果枸杞入方 21 次，入方率为 0.47%。用于治疗心脏病入方 9 次，占黑果枸杞在藏药中总入方的 42.9%；用于治疗妇科病入方 12 次，占黑果枸杞在藏药中总入方的 57.1%。临床应用以治疗心脏病与妇科病为主。

七味大黄散

组方：大黄 15 g，黑果枸杞 10 g，沙棘 10 g，广木香 7.5 g，火硝 5 g，干姜 2.5 g，碱花 2.5 g。

主治：妇科恶血症。

用法用量：口服，每次 3 g，一日 2～3 次。

来源：《中国藏药》。

第二十八章　山莨菪

Shan lang dang

ANISODI TANGUTICI RADIX

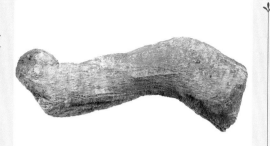

道地沿革

(一)基原考证

唐代《妙音本草》记载:"所说草药达度然(དུག་དར།),其名也叫唐超木(ཐང་ཕྲོམ།)。"

《度母本草》记载:"梵语所说达度拉(དུག་དར།),藏语称为唐超木(ཐང་ཕྲོམ།),皆生旧圈粪堆旁,根茎粗壮叶片大,花朵白黑花瓣厚,种子状似曼陀罗。"

清代《晶珠本草》记载为"唐冲囊布(ཐང་ཕྲོམ་ནག་པོ།)",曰:"根部粗大,每一叶柄分九支,叶色较深如鹞翅,花色暗紫味难闻,果壳坚硬,黑色种子如肾状。黑莨菪(山莨菪)称为毒唐冲木、唐冲那保、都高落、肖赤、唐早合巴,扎杰东荀等,也称又肖巴。《图鉴》中说:黑莨菪根很大;茎分九枝,叶黑厚,状如鹞翅;花紫黑色,有毒气味,叶花在地下芽中就生成,因而称为'唐早合'果实荚厚,硬,袋状;种子扁小,肾状,黑色……本品又称为玛尔保。""花莨菪(天仙子)又称唐超木、唐冲莨菪泽、莨菪子。""天仙子为园生;茎细长;果实圆形,状如铸粒,八脉纹如头相交,种子细小状如芝麻锉末。种子能种出幼株,根为宿根。本品又称为赛尔保。"

《雪域铁围山医学利众院本草药鉴汇集》中记载:"达都拉(དུག་དར།)"即"唐冲木(ཐང་ཕྲོམ།)",分类有:白色"唐冲木"、黑色"唐冲木"、上品"唐冲木朗唐孜"、下品"唐冲木朗唐孜"。

综上藏医药经典记载,植物形态特征"叶色如鹞翅,花色暗紫味难闻,壳硬,黑色种子如肾状",符合莨菪属特点。

近现代《中国藏药》在莨菪(唐冲那保)项下收载了来源为茄科植物山莨菪 *Anisodus tanguticus* (Maxim.) Pascher、铃铛子(东莨菪)*A. luridus* Link et Otto、三分三 *A. acutangulus* C. Y. Wu et C. Chen、赛莨菪 *Scopolia carniolicoides* C. Y. Wu et C. Chen,以根和种子入药。

《藏药志》收载藏医所用唐冲那保为茄科山莨菪。具有粗壮,肥厚的根,茎多分枝,叶长圆形或狭矩圆状卵形,似鹰翅状,花为紫红色或紫色,花萼在果期增大,似口袋状,种子多数,圆形,略扁平,黑褐色,似肾形特点,基原为其原植物山莨菪 *Anisodus tanguticus* (Maxim.) Pascher。

《中国医学百科全书》(藏医卷)收载山莨菪(唐冲那布)为茄科植物山莨菪 *Anisodus tanguticus* (Maxim.) Pascher 的干燥根及种子。

《中华藏本草》收载山莨菪(唐冲那布)为茄科植物山莨菪及同属植物铃铛子、三分三的根、根茎和种子。《晶珠本草正本诠释》收载山莨菪(唐冲那博)内容与《中华藏本草》一致。

《中国藏药植物资源考订》收载山莨菪,又名唐古特莨菪(唐冲那布)。

《藏药晶镜本草》记载:"山莨菪 *Anisodus tanguticus* (Maxim.) Pascher 为茄科,在海拔 2 700～4 700 m 处均可种植,为多年生草本。"

《中国藏药资源特色物种图鉴》收载山莨菪(唐冲那保),现代文献记载的"唐冲"类的基原均为茄科植物,有 3 种。但不同文献对 3 种"唐冲"的基原有不同记载，通常认为白者（唐冲嘎保）为马尿泡 *Przewalskia tangutica* Maxim.，以根入药。黄者（莨菪泽）为天仙子 *Hyoscyamus niger* L.，以种子入药。黑者（唐冲那保）为山莨菪 *Anisodus tanguticus*（Maxim.）Pascher、铃铛子 *A. luridus* Link et Otto、三分三 *A. acutangulus* C. Y. Wu et C. Chen，以根入药。

《四川藏标》以"山莨菪/唐冲纳波"之名收载了山莨菪 *A. tanguticus*（Maxim.）Pascher 和铃铛子 *A. luridus* Link et Otto，规定其以根入药。

《卫生部药品标准·藏药》等以"马尿泡/唐冲嘎保（唐春嘎保）"之名收载了马尿泡 *P. tangutica* Maxim。

通过以上古籍文献与现代文献考证，得出以下结论。

（1）山莨菪属"唐冲"类药材之一。唐冲类药材包括了三大类，唐冲嘎保为马尿泡、唐冲莨菪泽为天仙子、唐冲那布为山莨菪。据仁真旺甲等（2021）考证，唐冲一类药材为茄科植物 6 个属共计 9 个植物来源。

（2）山莨菪为"唐冲那布"主流品种，除此还有铃铛子、三分三、赛莨菪同为唐冲那布基原，但权威性著作和《青海省藏药材标准》（2019）都仅收载山莨菪一个品种，所以山莨菪为主流正品。

（二）药效考证

1. 唐代 《医学四续》中共有 16 处记载，载有"莨菪子及天仙子，功效医治虫病""绞痛用莨菪"。

《妙音本草》记载："山莨菪叶（ཐང་ཕྲོམ་ལོ་མ）敷创口，大小创口不肿胀；莨菪种子火烧时，驱'敦'邪病全逃光。""配伍麝香和硫黄，以及雄黄藏菖蒲、穆库尔没药阿魏，若有再加肉果草，配制成散凉水服，并用童便三甘药配伍调泥外涂敷，外加多花乌头草，诛灭疔疮（སྐྲན）此为妙。"

《度母本草》记载："其味辛辣，具有消除炭疽、'哲'病等肿胀的功效。莨菪配伍藏菖蒲，穆库尔没药麝香，硫黄雄黄和阿魏，七药配伍组成方，渡鸦秃鹫和狼肉，若能得到配成方，研成细粉凉水服。八岁童便和三甘，调成药糊体外敷，治疗疔疮加草乌，哪怕就是其他疮，此方亦能治痊愈。莨菪火烧熏烟时，邪魔逃也会无影。叶片捣泥敷伤口，任何创伤能痊愈，人和牲畜皆可用。胎儿胎衣不下时，水煎成汤腹中服，胎儿胎衣皆产出。配伍冬葵白豆蔻，可解疮伤之烦渴，一切虫病皆能疗。此药功效堪称奇。"

2. 清代 《晶珠本草》记载：治疗瘟疫和'森'病。

《图鉴》中说："功效杀虫，治疗疮，皮肤炭疽。"

《蓝琉璃》中载有"山莨菪为治疗虫病的药类""绞痛用莨菪最好"的记载。

综上藏医药经典记载，在唐代时期莨菪子用于医治虫病、莨菪用于绞痛症；山莨菪叶用于创口消肿，莨菪子治'敦'病，其配方药具治疗炭疽的功效，莨菪火烧熏烟时，有驱散"敦"邪之效，叶片敷伤口具有愈创的功效，胎儿胎衣不下时，莨菪煎汤服用，可使胎衣产出；清朝时期具有治疗虫病和绞痛的功效；从历代文献对其功效的记载可以总结为山莨菪具有消肿、愈创、止痛、除疠、治疗白喉、炭疽、黄水病的功效，尤其对黑白"亚玛森"虫病，肠胃"森"病等有效，同时还有引胎衣，驱"敦"邪的功效。

3. 近现代 《中国藏药》在记载：甘、辛，温。杀虫，镇惊，解毒。用于虫病、疔疮、皮肤炭疽病、癫狂等症。山莨菪种子研细用，有治风火牙痛、虫牙痛。

《藏药志》记载：根及种子入药，甘、辛、温，有毒；有麻醉镇痛作用。治病毒恶疮。种子细末治牙痛。内服宜慎。

《中国医学百科全书》（藏医卷）收载山莨菪（唐冲那布），味苦、性凉。有毒。功能杀虫，镇静。主要用于虫病，胃刺痛，牙痛，疠病。本品与马尿泡、天仙子、麝香等配伍，制成六味救死散，主治虫病。

《中华藏本草》收载山莨菪（唐冲那布），根及根茎：镇静镇惊、止痛解痉、止咳平喘。治热性传染病、白喉、痉挛性腹痛、胃腹疼痛、炭疽病、狂躁病。外用治皮肤病。痈疖肿痛。种子治牙痛。《晶珠本草正本诠释》收载山莨菪（唐冲那博）内容与《中华藏本草》一致。

《中国藏药植物资源考订》收载山莨菪，药用根秋挖或用水煎膏。辛、温；效锐；有毒。镇痉、镇痛。种子细末塞牙治牙痛。

《藏药晶镜本草》记载："根及蒴果入药，根 10～11 月份采挖后洗净切段后贮藏。蒴果 9～10 月份采摘后干燥贮藏。味苦、甘、性凉，具有除疠、白喉、炭疽、黄水的功效，尤其对黑白'亚玛森'虫病，肠胃虫病等有效。"

《中国藏药资源特色物种图鉴》收载：根及根茎：杀虫，镇静，解毒；用于虫病、疔疮，皮肤炭疽，癫狂等症。种子：用于牙痛。

通过以上古籍文献与现代文献考证，得出以下结论。

（1）山莨菪属"唐冲"类药材之一。据仁真旺甲等（2021）考证，唐冲一类药材为茄科植物 6 个属共计 9 个植物来源。据现代研究证实，这些植物含相同的生物碱,如山莨菪碱、东莨菪碱、樟柳碱、托品碱等,体现了具有相同的活性成分,其药性和功效相似。

(2)古今本草都记载了山莨菪镇痛解痉,有麻醉作用,用于溃疡恶疮,炭疽病,风湿痛,胃肠炎,急性腹痛,胆道蛔虫,胆石症等。古代与现代文献对其基原与产地、功效记载一致,为青海道地药材之一。

(三)道地沿革及特征

《中国藏药》收载:山莨菪生于海拔3 000~5 000 m的山坡谷地,肥沃草滩,灌丛林缘,宅旁,农田附近。产青海、西藏东部、甘肃南部、四川西部、云南西北部。

《藏药志》记载:生于西藏东部、青海、四川、云南西北部、甘肃。生于海拔2 200~4 200 m的山坡、村庄附近、路旁、河滩、沟旁及避风向阳的山谷。

《中华藏本草》收载山莨菪:生长在海拔3 200~5 600 m村庄附近,阴湿灌丛林地,肥沃草滩,河谷阶地,产于青藏高原。《晶珠本草正本诠释》收载山莨菪(唐冲那博)内容与《中华藏本草》一致。

《中国藏药植物资源考订》收载山莨菪分布于青藏高原各省区海拔2 200~4 600 m的山坡、河谷、河滩。

《藏药晶镜本草》记载:"在海拔2 700~4 700 m处均可种植。"

《中国藏药资源特色物种图鉴》收载山莨菪分布于青海(玉树)、甘肃、四川、西藏东部、云南西北部。

通过以上古籍文献与现代文献考证,得出以下结论。

(1)山莨菪多生长于高海拔寒冷地带,为典型的青藏高原特有植物。

(2)古代本草与现代文献对其基原与产地、功效记载一致,为青海道地药材之一。

青海开发历史

(一)地方志

《青海省志·特产志》记载:"唐古特莨菪,藏语称唐川那保。系茄科植物山莨菪,分布在全省各地,生长在海拔2 200~4 200 m的山坡、路边、田埂、畜圈等处。全省资源丰富,果洛藏族自治州的资源量占全省的80%以上。藏医用唐古特莨菪及种子入药,具有麻醉镇痛的作用。治病毒性恶疮。种子研末塞牙中治牙痛,内服宜慎。药理研究表明,唐古特莨菪有明显的解痉镇静作用,所含的唐古特莨菪碱和樟柳碱在

医药上用途很广,开发利用前景广阔。"

(二)青海植物志与药学著作

《青海植物志》收载了山莨菪 *Anisodus tanguticus* Maxim.,产青海玉树、囊谦、称多、杂多、曲麻莱、玛沁、班玛、同仁、泽库、河南、兴海、贵南、共和、祁连、刚察、门源、海晏、湟源、互助、湟中。生于田边、山谷、山坡、村庄,海拔2 300~4 150 m。作为重要的药用植物,在西宁、门源等大量栽培。

《青海经济植物志》收载山莨菪产青海全省各地,生于海拔2 200~4 200 m山坡、沟边、路旁、田埂等处。提供药用,有麻醉镇痛作用。外用治溃疡恶疮及红肿疗毒;种子研细,取少许塞牙缝间止牙痛。本种亦是提取山莨菪烷类生物碱的重要资源植物,茎叶掺入牛饲料中有催膘作用。

《藏医药选编》收载山莨菪清热解毒,治疠除瘟,杀虫。用于虫病、炭疽等疾病。

《青海高原药物图鉴》收载唐古特莨菪 *Anisodus tanguticus* (Maxim.) Pascher,生于海拔1 700~4 300 m农业区的路旁、沟边、田埂、畜圈处,分布青海各地,9~10月挖根,洗净,加水熬煎成膏备用。甘辛,温,有毒。有麻醉镇痛作用,治病毒恶疮。种子细末塞牙中止痛。

《青海高原本草概要》收载山莨菪,别名樟柳怪(唐川那保),分布于青海全省各地。根入药。含莨菪碱、东莨菪碱、红古豆碱、山莨菪碱、樟柳碱等多种托品类生物碱。苦、辛、温,有大毒。镇痛解痉,活血祛瘀,止血生肌。治胃肠炎、冷痛、胆结石、跌打损伤、骨折、外伤出血。

《青海地道地产药材》收载山莨菪,藏药名唐冲那保,青海各地藏医所用的唐冲那保较为一致。为茄科植物山莨菪(唐古特莨菪)和铃铛子两种的根及种子。分布于青海省各地。比较集中地能形成以唐古特莨菪为建群的天然群落。野生资源丰富,仅果洛州的资源要占总蕴藏量的80%,生长于海拔2 200~4 200 m的土坡、沟边、路旁、田埂及畜圈处。全省野生资源蕴藏量约在85万千克。山莨菪在青海省成片生长,全省资源量大,分布面广。功效为性温,味辛、甘、有毒。有活血祛瘀、镇痛解痉、止血生肌之功。用于急性肠炎、溃疡病、胆道蛔虫病、胆石症;外伤出血,跌打损伤、红肿疗毒、恶疮肿痛;种子研末塞牙治牙痛。内服宜慎。

《青海黄南药用植物》收载唐古特山莨菪,产于青海同仁、泽库、河南,生于海拔2 300~4 150 m田边、山谷、山坡、村庄。根入药,镇痛解痉、活血祛瘀、止血生

肌。用于溃疡病、急慢性胃肠炎、胃肠神经功能症、胆结石、跌打损伤、骨折、外伤出血。

(三) 生产历史

山莨菪在青海应用历史悠久,全省主产区在果洛州班玛地区及海东地区,在西宁二十里铺及湟中县有大面积种植,约有3000亩。在各地藏医中,药用症范围较宽,疗效确切。20世纪60年起,研究者就对青海莨菪类植物资源进行调研,山莨菪在青海分布很广,蕴藏量较大,所含莨菪类生物碱种类较多,含量也高,提取物原料供医院自制山莨菪(654)和樟柳碱(703)制剂。山莨菪对抗胆碱药,在微循环方面作用引起国内重视。在青海山莨菪比较集中地形成了建群天然群落,有明显解痉、镇痛、催眠作用,20世纪80年代被当地企业以此为原料生产出了"山莨菪麝香膏"成为治疗风湿痹病、关节炎、类风湿关节炎、跌打损伤的良药。

山莨菪在青海省青海宝鉴堂国药有限公司企业使用。使用的药材基原为唐古特莨菪,共计使用量为100 kg/年。使用产品为山莨菪麝香膏(国药准字Z63020056)。

来　源

本品为茄科植物山莨菪 Anisodus tanguticus (Maxim.) Pascher 的干燥根。

多年生宿根草本,高0.5～1.2 m。根粗壮,呈圆柱状,近肉质,长0.3～1 m,直径8～15(～22)cm,表皮淡黄色至黄褐色。茎常3～5条,丛生,直立或斜展,无毛或被微柔毛。叶片矩圆形至狭矩圆状卵形,长8～15(～20)cm,顶端急尖或渐尖,基部楔形或下延,全缘或具1～3对粗齿,具啮蚀状细齿,两面无毛;叶柄长1～4 cm,两侧略扁压。花俯垂或斜展或直立,花梗长2～4(～8)cm,茎下部着生者长,逐渐向上而短,常被微柔毛或无毛;花萼钟状或漏斗状钟形,长2.5～4 cm,外面被微柔毛或近无毛,脉劲直,裂片宽三角形,顶端急尖或钝,其中1～2枚较大且略长;花冠钟状或漏斗状钟形,紫色或暗紫色,长2.5～3.5 cm,内藏或仅檐部露出萼外,花冠筒里面被柔毛,裂片半圆形;雄蕊长为花冠长的1/2左右;雌蕊比雄蕊略长,花盘淡黄色,蒴果球状或卵圆状,直径约2 cm,果期萼增大呈囊状,长约6 cm,包被果实;果梗增长6～8 cm。花期6～7月,果期7～9月(见图28-1和图28-2)。

山莨菪近缘植物检索表

1. 植株不被毛;花萼无毛或稀被微毛,脉劲直;叶边缘具啮蚀状细齿或波状 ………………山莨菪 A. nisodus

2. 植株被绒毛和星状毛;花萼密被柔毛,脉弯曲;叶边缘全缘或波状…………铃铛子 A. luridus

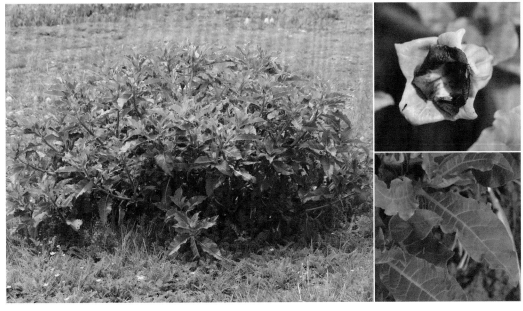

图 28-1　山莨菪植物

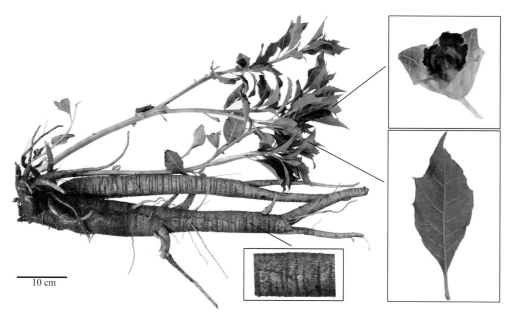

图 28-2 山莨菪植物全株性状

生态分布

山莨菪生长于玉树、杂多、称多、囊谦、曲麻莱、玛沁、班玛、玛多、甘德、尖扎、同仁、泽库、河南、祁连、刚察、海晏、天峻、贵德、同德、兴海、贵南、共和、大通、湟中、湟源、互助、化隆、循化等县域。分布于海拔 2 300~4 150 m 的田边、山谷、山坡、村庄。在湟中、互助、门源等县有栽培历史。玉树地区、共和、贵德、门源、互助是最佳适生分布区(见图 28-3)。

本种广泛分布于西藏、甘肃、四川及云南等地村庄、路旁、河滩、沟旁及避风向阴山谷(见图 28-4)。

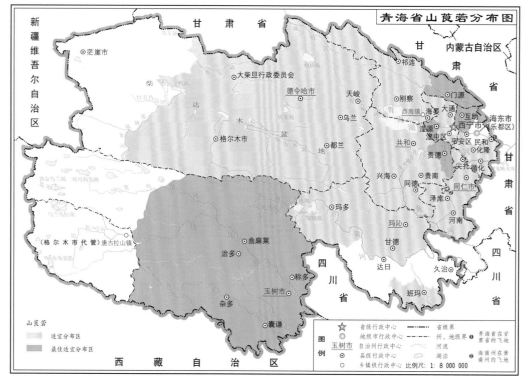

图 28-3 青海省山莨菪分布

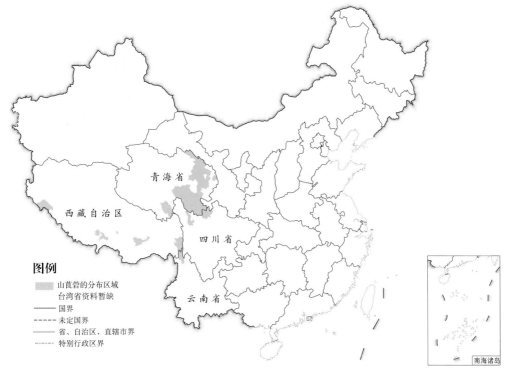

图 28-4　全国山莨菪分布

种植技术

(一) 生态环境

山莨菪产于青海、甘肃、四川(西北部)、西藏(东部)、云南(西北部);生于海拔 2 800～4 200 m 的山坡、草坡阳处。喜冷凉气候、耐寒、忌高温的生态习性。栽培多在海拔 1 500～3 000 m 左右的地区。气候条件,冬季最低气温要在－10 ℃以下,夏季气温不超过 30 ℃,无霜期 150～180 日,年降水量为 500～1 000 mm。忌连作、低畦地、重黏土、酸性土。地道性显著,分布范围较窄,生产基地选择范围也较窄。在我国青海、西藏、甘肃南部、四川西北等地可种植(见图 28-5)。

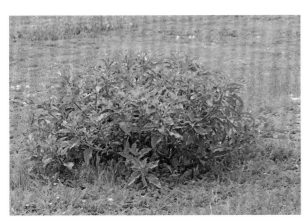

图 28-5　草原上的野生山莨菪

生产基地应选择大气、水质、土壤无污染的地区。周围不得有污染源,环境生态质量:空气环境应符合"大气环境"质量标准的二级标准;灌溉水质应符合"农田灌溉水"质量标准;土壤环境质量应符合国家相关标准二级标准。

(二) 物种或品种类型

依据《青海省藏药标准》(1992 年版和 2019 年版)收载,山莨菪为茄科山莨菪属植物山莨菪(唐古特莨菪)*Anisodus tanguticus* (Maxim.)的干燥根。物种以标准收载的茄科山莨菪属植物山莨菪作为山莨菪正品的物种来源。

(三) 选地

山莨菪为深根性多年生高大草本植物,对土壤环境要求较严,一般以土层深厚 1 m 以上、富含腐殖质、排水良好、pH 值为 6.5～7.5 的壤土或沙质壤土最好。在质地黏重、偏酸的土壤栽种,药用部分根茎生长不良,影响产量和品质;山莨菪在疏松肥沃、排水良好的砂质壤土中生长,根部顺直,光滑,分叉少,产品质量好。排水不良,地下水位过高的地块,不宜种植。

(四) 整地

整地前要施足基肥,基肥以磷酸二铵＋有机肥,磷酸二铵 50 kg/亩、农家肥 3 000～4 000 kg/亩(或生物有机肥 150 kg/亩）。施肥后及时翻耕、碎土,使腐熟农家肥结合耕翻与土壤混合。深翻≥30 ccm,及时碎土,清除多年生杂草根茎、宿根和石块,整细耱平。深翻可消灭越冬虫卵、病菌。此外,山莨菪属深根性植物,其主根能伸入土中 1 m 左右,深耕细耙可以改善土壤理化性状促使主根生长顺直,光滑,不分杈。

(五)栽培

1. 种子选择　山莨菪用种子繁殖。选择籽粒饱满发芽率为 80% 以上的优良山莨菪种子播种。

2. 浸种催芽　播种前用 600 ppm 赤霉素溶液浸种 36 h,然后捞出沥干水分,用湿麻袋覆盖,进行播种(按播种计划浸种催芽,严禁一次催芽过多)。

3. 播种时间　生产上可春播或秋播,春播在 4 月至 5 月之间进行,秋播在 9 月下旬到 10 月上旬之间进行。春播商品质量较优。

4. 种子直播栽培

膜上点播:选用宽 40 cm 黑膜,起高 5 cm,宽 30 cm 的垅,覆膜,两边压土 5 cm,每隔 4～6 m 压土带,以防风揭膜按垅间距 20 cm 继续起垅覆膜。膜铺好后按株距 25 cm,在膜上开孔播种,每穴播种 3 粒,播深 2 cm,用细土将膜孔盖住。

膜间条播:选用宽 40 cm 黑膜,起高 5 cm,宽 30 cm 的垅,覆膜,两边压土 5 cm,每隔 4～6 m 压土带,以防风揭膜按垅间距 20 cm 继续起垅覆膜。膜铺好后,于膜间开沟,播种,保持株距 15 cm,播深 2 cm,播后及时覆盖细土。

5. 育苗移栽

露地定植:按行距 50 cm 开沟,沟深 30～35 cm,将种苗按株距 30 cm 摆放在沟壁上,用后排的开沟土覆盖前排种苗,苗头覆土 3～4 cm。

膜上定植:选用宽 40 cm 黑膜,起高 10 cm,宽 30 cm 的垅,覆膜,两边压土 5 cm,每隔 4～6 m 压土带,以防风揭膜按垅间距 20 cm 继续起垅覆膜。膜铺好后按株距 30 cm 在膜上开孔定植,每垅 1 行,每穴栽苗 1 株(弱苗 2 株),苗头与垅面平齐,用细土将膜孔盖住。

(六)田间管理

1. 间苗、定苗　在山莨菪幼苗长到 2～3 片真叶时进行。穴播者每穴保留 1～2 株健壮苗;条播者株距 25～30 cm。春播苗,当年秋季 9～10 月或次年 3～4 月初定植。秋播苗,次年 9 月定苗。

间苗:种子直播种植的山莨菪,为了防止缺苗,播种量一般较大。为避免幼苗拥挤、争夺养分,需拔除一部分幼苗,选留壮苗。应适时早间苗,以避免幼苗过密,生长纤弱,发生倒伏和死亡。结合中耕除草,多次间苗。

定苗:为防止缺苗,间苗两三次后再定苗。一般可在当年的 8 月中旬结合中耕除草完成。每穴先留 2～3 株幼苗,待苗稍大后再间苗、定苗,每穴留苗 1 或 2 株。

补苗:直播或育苗移栽都可造成缺苗断垄,为保全苗,可在阴雨天挖苗移栽或带土移栽,并进行补苗。补苗应用同龄幼苗或植株大小一致的苗。

2. 中耕除草　播种后,杂草与山莨菪苗同时生长,应抓紧时机,有草就除,一般结合间苗、定苗,及时进行中耕除草、松土。第 2 至 3 年,在 5 月上旬、7 月中旬除草松土(见图 28-6)。

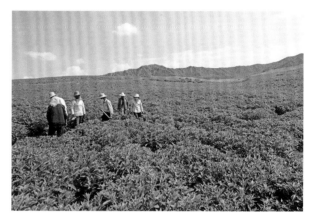

图 28-6　山莨菪种植基地中耕

3. 施肥　山莨菪为深根性喜肥植物,除施足底肥外,应适当追肥,施肥是增产的重要措施之一。种植后每年应追肥 2～3 次,第 1 年的 8 月,每亩可施尿素 10 kg;第 2 年 2～3 次追肥,每亩可施过磷酸钙 3.5 kg,硫酸铵 9 kg。施肥时间尽量选择在雨天来临之前,施后覆土,以利提高肥效。

(七)病虫鼠害及其防治

1. 病害及其防治　农药使用应符合 GB/T 8321 规定。

根腐病:70% 甲基托布津可湿性粉剂 800～1000 倍液灌根,根系土壤湿润为即可。

2. 虫害及其防治

蛴螬:每亩用 5～10 kg 绿僵菌进行土壤处理,撒施地面,然后旋耕。

菜蚜:可在春季及时铲除田边杂草,减少菜蚜数量;及时喷药:可采用菊酯类或阿维菌素进行喷雾。每 4～6 日喷药 1 次,连续喷 2～3 次,晴天防治效果较佳。

3. 鼠害及其防治　危害的害鼠主要为高原鼢鼠

(*Myospalax baileyi* Thomas)，属青藏高原特有种，仅分布于高原地区，自祁连山地到甘南、青海以及四川西北部均有分布。防治方法：可在春季利用饥饿期采用毒饵诱杀，或针对高原鼢鼠堵洞习性，在有害鼠活动的地带，挖开鼠洞，待鼢鼠前来堵洞时通过弓箭等各种途径进行捕杀，可收到一定的效果。杂草群落是鼢鼠栖息的良好条件，及时清除各类杂草后，因食物资源的缺乏和栖息条件的变化，可导致鼢鼠的迁移，间接起到防治作用。

采收加工

山莨菪叶茎含有较高的托品类生物碱，采收地上部分应选择6～7月，以盛叶盛花期最好。用根时在秋冬季节采集，洗净去外皮，切片晒干备用。

药材鉴别

(一) 性状鉴别

1. 药材　本品根呈圆柱状、圆锥状，长25～65 cm，粗径5～15 cm；或块片状、圆片状，表皮黄褐色或棕黄色，皮孔明显，质韧，坚实，不易折断，断面类白色或淡黄色，可见散在的纵向裂隙；块片呈长短圆形或类圆形，长10～25 cm，径6～18 cm，厚1 cm左右，皱缩不平。味苦、涩。种子圆形或肾圆形，略扁平，棕褐色，长3～4 mm，气微，味苦。

2. 饮片　本品多横切成马蹄状片，直径约至8 cm，有的纵切成不等长的块片。较细的根横切成圆柱状块。表面棕色、暗棕色或灰棕色，粗糙，多不规则皱纹，并可见浅色横长凸起的皮孔，皮部剥落处露出黄白色或棕黄色的木部。横切面可见5～10条或更多的同心环纹及放射状裂隙。质较硬而疏松，折断时有粉尘，折断面黄白色，不平坦，皮部薄，木部占极大部分。气微，味苦（见图28-7）。

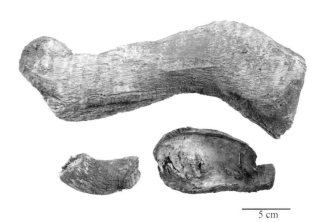

图28-7　山莨菪原药材

(二) 显微鉴别

粉末浅黄色。淀粉粒众多，单粒，圆形、椭圆形或盔帽形，直径5～16 μm，层纹不明显，脐点多星状、裂缝状、人字状；复粒多2～3粒集成，偶有4粒。草酸钙砂晶众多，三角形或棱形等，长2～7 μm。导管主要为螺纹导管、网纹导管、具缘纹孔导管，直径20～150 μm。薄壁细胞内含淀粉粒（见图28-8）。

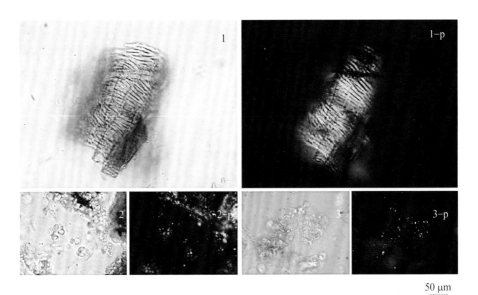

图28-8　山莨菪粉末显微特征（X-p代表偏振光）（20×）

1. 导管；2. 淀粉粒；3. 砂晶

理化指标

《青海省藏药材标准》(2019 版)规定:本品水分不得超过 15.0%,总灰分不得超过 9.0%,浸出物不得少于 15.0%。按干燥品计算含氢溴酸樟柳碱($C_{17}H_{21}NO_5 \cdot HBr$)不得少于 0.040%。饮片同药材。

品质评价

(一)生态品质

山莨菪为茄科山莨菪属多年生宿根草本。山莨菪又名樟柳、唐古特莨菪、黄花山莨菪(张晓峰,2002)。为我国青藏高原的典型高山植物,生长在海拔 1 700～4 700 m 的山坡、山地林缘、河滩、草地、灌丛及避风向阳的山谷,比较集中地形成以唐古特莨菪为建群的天然群落。它的垂直分布在 2 000～3 000 m,有时在 4 000 m 的地方也能遇到。它的越冬芽深埋在地下 10～20 cm 处,在漫长的冬季,地下芽逐渐发育并形成花蕾,到翌年天暖,土层解冻,粗壮的地下芽破土而出,部分植株含苞欲放的花蕾几天即可开放,这种特性对青藏高原寒冷的气候有较强的适应性。经人工栽培,将野生变家种,获得成功(王志彬,1975)。

(二)优良种质品质

青海山莨菪品质好,究其原因是由独特的地理位置决定。李以康等(2007)研究了唐古特山莨菪抗氧化系统成分对环境变化的响应,结果表明抗氧化物质和抗氧化酶在不同的生长季节具有协同性和互补性,山莨菪在不同的生长期可能存在不同的抗氧化机制。张波等(2008)研究了生长于青藏高原不同海拔的唐古特山莨菪叶片中光合色素的含量和抗氧化酶活性的变化。结果表明,海拔不同,唐古特山莨菪叶片的生理特性也不同,而且同一海拔不同叶层叶片之间也存在较为明显的差异,生长于高海拔地区的唐古特山莨菪比生长于低海拔地区的山莨菪表现出更多的生理适应特征,但海拔越高,山莨菪膜系统的受损程度就越大。

化学成分

唐古特莨菪 *Anisodus tanguticus*(Maxim.)Pascher 是我国特有的一种茄科(Solanaceae)山莨菪

属(*Anisodus*)多年生草本高山植物,主要分布于青海、西藏,以及四川和甘肃的部分地区,在藏药和中草药领域研究应用较广(中国科学院《中国植物志》编辑委员会,1978;李积顺,2006;王质彬,1975;叶培磷,1996)。近年来,随着对唐古特莨菪有效成分研究的不断深入,认识到莨菪烷类生物碱化合物是唐古特莨菪中主要的生物活性成分。莨菪烷类生物碱被发现在临床上具有抗胆碱、麻醉、活血化瘀等多种功效(Chen Yong, 2007; Chen Huaixia, 2005; Lan Xiaozhong, 2018)。

山莨菪属植物化学成分研究主要集中于藏药山莨菪(藏译名唐冲那保),分离鉴定的化学成分主要为生物碱类化合物。主要有:山莨菪碱,东莨菪碱,樟柳碱,阿托品及吡咯烷类生物碱-红古豆碱,见图 28 - 9(薛鹏辉,2013)。

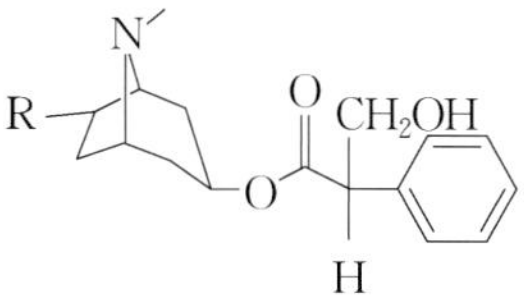

阿托品:R=H
山莨菪碱:R=OH

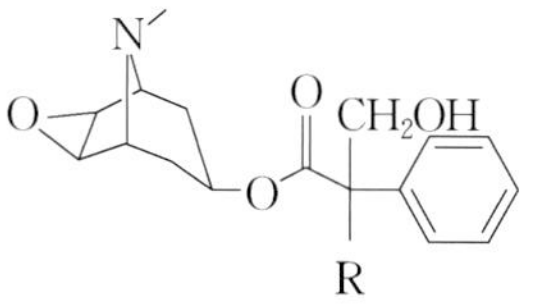

东莨菪碱:R=H
樟柳碱:R=OH

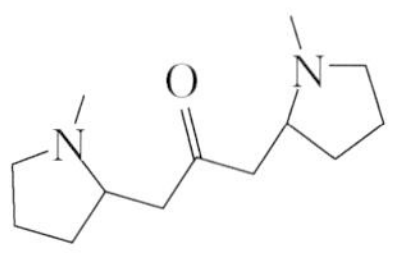

红古豆碱

图 28 - 9 山莨菪化学成分

王玉灵等(2019)借鉴项目组前期从唐古特莨菪中分离获得 2 种生物碱化合物(莨菪碱和东莨菪碱)并发现其具较强杀蚜杀螨活性的思路及方法,继续分离并表征了 2 种生物碱结构,分别为樟柳碱和山莨菪碱,见图 28 - 10。邹娜等(2022)从山莨菪中分离得到一系列新颖骨架倍半萜化合物 anisotanols A～D,命名为 anisotane 型倍半萜,其中 anisotanol C 表现出明显的抗血管生成活性。

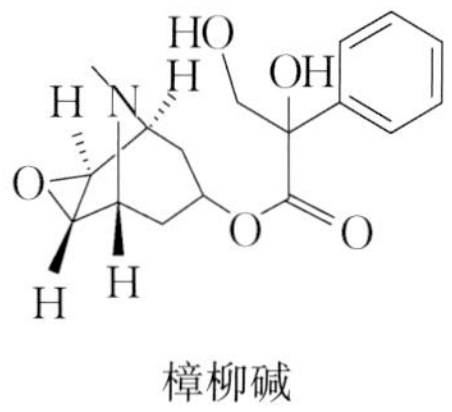

樟柳碱

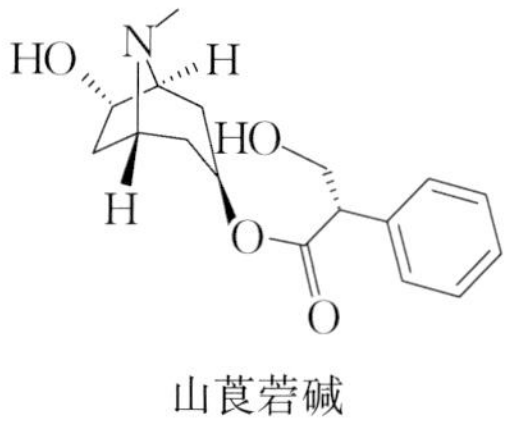

山莨菪碱

图 28 - 10 樟柳碱和山莨菪碱

药理作用

山莨菪药用部位为根茎,其根茎主要含山莨菪碱,主要药理作用如下。

1. 阻断乙酰胆碱受体（Ach）作用　山莨菪碱不仅是一种抗 M - Ach 受体药物,也是一种抗 N - Ach 受体拮抗剂（苑华,2004）。赵春林等（1993）研究了山莨菪碱对乙酰胆碱受体阻断作用,发现山莨菪碱有较强的抗 N - Ach 作用,且强于阿托品和东莨菪碱。梅仁彪等（1996）研究了山莨菪碱对胆碱能突触传递的影响,发现高浓度山莨菪碱对交感神经节细胞的 N - Ach 受体有一定的阻断作用。

2. 调节微循环作用

（1）抗氧化作用和膜稳定作用:山莨菪碱可明显降低膜脂质过氧化物的量,增加红细胞膜的流动性,使红细胞的变形能力增强从而改善血流变学的特性。

（2）扩张血管作用:山莨菪碱可通过神经调节阻断 M 受体对抗儿茶酚胺引起的血管痉挛,还可通过促进一氧化氮合酶活性,催化 L 精氨酸转变为一氧化氮,后者弥散或载体转运至血管平滑肌,激活胞酶使内鸟苷酸环化 cGMP 升高而扩张血管（陆云云,2004）。

（3）对血液流变性的影响:山莨菪碱对静注大肠杆菌内毒素引起内毒素休克时山羊的血液流变性影响的实验表明,应用山莨菪碱可明显改变血液状态,如降低红细胞聚集指数、血浆比黏度等,从而缓解微循环障碍的发生（唐兆新,1999）。谢建军等（1997）通过实验表明烧伤早期应用山莨菪碱能明显降低血液黏度,增加红细胞变形能力,降低聚集性,从而改善微循环障碍。

3. 细胞保护作用

（1）钙拮抗作用:山莨菪碱具有明显的钙拮抗作用,大剂量的山莨菪碱可保护损伤的心肌细胞,防止损伤的心肌组织钙聚集和降低细胞浆游离钙离子浓度（唐朝枢,1989）。山莨菪碱治疗兔缺血性急性肾功能衰竭的研究显示,山莨菪碱能改善缺血性急性肾衰时肾小管损伤,减轻组织细胞内的钙超负荷（刘晓城,1999）。此外,山莨菪碱不仅能抑制 $L - Ca^{2+}$ 通道开放,而且还可通过激活质膜上 Ca^{2+} 泵（$Ca^{2+} - ATP$ 酶）,促进 Ca^{2+} 外流而减轻这种异常的$[Ca^{2+}]i$ 超载,起到保护细胞的作用（Pang Y H,2004）。

（2）抗氧化作用:脂质过氧化物损伤在内毒素休克发生发展中起一定作用,应用山莨菪碱可降低脂质过氧化物作用而有效地保护细胞功能和结构正常（苑华,2004）。

4. 其他作用　革兰阴性菌的脂多糖（LPS）和血管的内皮细胞相结合产生大量的一氧化氮,导致血管的平滑肌通道扩张,平滑肌的舒张使得患者血压降低,这样就很可能造成患者的中毒性休克并且血压会持续降低。山莨菪碱能阻碍 LPS 和血管内皮细胞的结合,起到抑制一氧化碳释放的作用（金宏,2012）。山莨菪碱还可使体外循环心脏手术后患者的白细胞变形能力恢复至术前水平（王奇,1998）。山莨菪碱还能提高大鼠内毒素性急性肺损伤过程中多形核白细胞的变形能力（徐兴祥,1998）。

资源综合利用

（一）开发新的药品

（1）传统藏医与中医临床实践证明,山莨菪功效有镇痛止痉和麻醉作用。适用于溃疡病,急、慢性胃肠炎,胃肠官能症,胆道蛔虫病,胆石症等引起的疼痛,止血生肌,活血祛瘀,止痛。主治跌打损伤,外伤出血,骨折（《陕甘宁青中草药选》《云南中草药》）。目前应用块根较多,应充分应用全草开发饮片、医院制剂,开发新药品,充分利用山莨菪资源。

（2）现代药理与化学研究表明,山莨菪性温,味辛、甘,有毒,有麻醉、活血祛瘀、镇痉解痛、止血生肌之功效,常用于急性肠炎、溃疡病、肠道蛔虫症、胆石症以及外伤出血、跌打损伤、红肿疔毒、恶疮肿痛。此外其种子研末塞牙可治牙痛,为我国藏医和中医的常用药材。此外来源于唐古特山莨菪的超氧化物歧化酶（SOD）等抗氧化酶及其他小分子抗氧化物质在医药等领域的应用也越来越广泛。

（二）开发杀虫产品

在唐古特莨菪对农业害虫的生物活性研究方面,张兴等（1999）报道甘青山莨菪丙酮粗提物对赤拟谷盗有抑制种群形成作用。张国洲等（2000）报道唐古特莨菪甲醇提取物对菜粉蝶 5 龄幼虫具有一定的拒食作用,拒食率分别为 20.9%（24 h）和 23.4%（48 h）。胡冠芳等（2013）测试了甘青赛莨菪叶、茎、根皮的甲醇粗提物对 4 龄菜粉蝶、粘虫 5 龄幼虫、麦长管蚜等蚜虫的生物作用。结果发现,甘青山莨菪不同部位甲醇提取物对粘虫、菜粉蝶、麦长管蚜具有一定的触杀作用,但对桃蚜和棉蚜无作用。王玉灵等（2015）从唐古特莨菪地上部分甲醇粗提物中分离获得了 2 个莨菪烷类生物碱化合物单体,分别为莨菪碱和东莨菪碱,并测定了其杀蚜、杀螨活性,结果显示,莨菪碱对豆蚜、禾谷缢管蚜、桃蚜和棉蚜具有较强的触杀活性,东莨菪碱对豆蚜和禾谷缢管蚜具有较强的触杀作用;莨菪碱和东莨菪碱对截形叶螨、山楂叶螨、二斑叶螨和朱砂叶螨具有较强的触杀作用,2种生物碱对4种叶螨的毒力相当,均表现出对二斑叶螨和朱砂叶螨的毒力高于截形叶螨和山楂叶螨。根据以上研究可开发山莨菪杀虫产品。

(三)加大资源保护

山莨菪为青藏高原特有植物,在藏药上常以种子及根入药,性温,味辛、甘,有毒,常用于急性肠炎、溃疡病、跌打损伤、红肿疔毒、恶疮肿痛等,具有止痛解痉、镇静镇惊、止咳平喘等功效。全植物含有多种生物碱,主要供制药厂作为制药原料(蒋运斌,2015)。近年来随着世界对藏药的认可,藏药生产的工业化进程加快,使藏药材的需求量日益增加从而过量开采,加上人为活动的干扰,造成了中药资源生态环境的破坏。从中国已签署的《生物多样性公约遗传资源获取与惠益分享的名古屋议定书》来看,进一步加强遗传资源动态调查和监测,掌握遗传资源,特别是野生药用植物资源显得十分重要(徐靖,2012)。目前有关于山莨菪的研究主要集中于化学成分、人工栽培相关研究等方面(段元文,2007;许璟瑛,2010),运用生理生化研究与分子生物学技术相结合来研究山莨菪等野生药用植物资源,掌握濒危植物野生资源动态,进行遗传分析及鉴定,从种群基因层面制定出野生植物资源的保护性利用措施有相当重要的意义。

炮 制

1. 山莨菪片 取原药材,除去杂质,润透,切成厚片,晾干。

2. 山莨菪膏 取原药材,加水煎熬后,滤出药汁,药渣加水再煎,反复2次,滤过,去渣,合煎药汁,置文火或蒸汽反应锅中浓缩收膏,或干燥即得。

性 味

甘、辛,温;有毒。

功能与主治

镇痛,镇惊,解痉,杀虫,止痒。用于胃痛,急性腹痛,炭疽病,胆道蛔虫,结石,痈疖疔毒,癫狂等症。

临床与民间应用

(一)国家药品标准中应用

山莨菪在《中国药典》《国家中成药标准汇编》《卫生部药品标准》、新药转正标准、注册标准中共计查询到2个组方品种,搭配组方的药材数量为13种。组方品种功能主治主要体现在肌肉-骨骼系统(1种)、神经系统(1种)两方面;配方多搭配樟脑、冰片、唐古特瑞香、当归、没药等药味。详见图28-11。

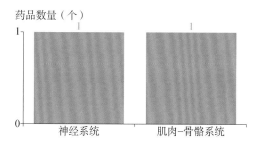

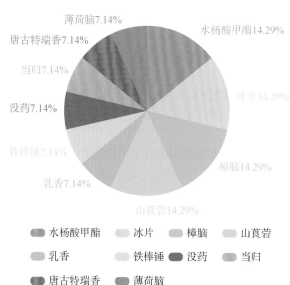

图28-11 山莨菪成方制剂品种分布及组方前十的药味统计(来源:药智数据库)

(二)经典处方与研究

1. 山莨菪麝香膏

处方:人工麝香0.25g,唐古特瑞香100g,山莨菪25g,干姜50g,乳香25g,没药25g,冰片20g,樟脑20g,水杨酸甲酯70g。

功能:活血镇痛,祛风除湿。

主治:用于风湿痹痛,关节炎、类风湿关节炎,跌打损伤等症的疼痛。

2. 复方山莨菪碱搽剂

处方:复方山莨菪碱 100 mg,地塞米松 50 mg,辣椒酊 20 ml,樟脑 5 g,甘油 20 ml,75％乙醇加至 100 ml。

主治:治疗 1~2 级冻伤(顾世照,1993)。

3. 六味莨菪散

处方:山莨菪子 100 g,马尿泡子 100 g,天仙子 100 g,独头蒜 100 g,天南星 100 g,麝香 10 g。

主治:急腹症引起的横膈膜下的剧烈疼痛,刺痛,阵发性疼痛及呕吐,四肢僵直或拘挛,全身时冷时热等。

4. 驱寒全绿散

处方:黄精 50 g,荨麻 50 g,加哇 50 g,巴朱 50 g,大蒜 50 g,蒺藜 50 g,葱白 50 g,冬萝卜 50 g,杜鹃叶 50 g,高原毛茛 50 g,虎掌草子 50 g,赤芍花瓣 50 g,藏木通 50 g,冬葵果 50 g 山莨菪果实 50 g,沙棘 50 g,食盐(炒)50 g,寒水石 50 g,鸳粪(煅)50 g,火硝 50 g,碱花 50 g,天门冬 50 g。

功能:暖肾,温胃。

主治:胃、肾虚寒,肾腰疼痛,消化不良,腹胀等症。

用法用量:口服。一次 2 g,一日 2 次。

5. 处方一

处方:山莨菪根浸膏 500 g,麝香 3 g,安息香 9 g,诃子 6 g,齐当嘎 3 g,马蔺子 3 g。

主治:炭疽病、阴疽病、疔疮肿毒、感染性溃疡恶疮、蛔虫病。

用法用量:每晚服用 1 丸,或用温开水化开外敷,孕妇忌服。

6. 处方二

处方:山莨菪根(煅炭)30 g,牛尾蒿 15 g,麝香 1 g。

主治:内脏炭疽病、炭疽败血症、脑膜炎。

用法用量:一次 2~3 g,一日 1 次,冲服。

7. 处方三

处方:山莨菪种子研细备用。

主治:风火牙痛、虫牙痛。

用法用量:每次取少许塞于痛牙牙缝间。

(三)青海中医单验方

(1) 组方:山莨菪根片 500 g,食盐 100 g。

主治:痈疽。

用法:将莨菪切成大片,加入食盐后煮熟,在患部交替热敷。

来源:大通县朔北卫生院。

(2) 处方:莨菪 250 g。

主治:痈疽已溃未溃均可。

用法:水煎汤,熏洗患处。

来源:大通县多林卫生院。

第二十九章　藏茵陈

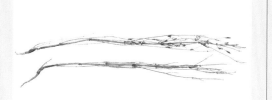

Zang yin chen

HERBA SWERTLAE MUSSOTII

道地沿革

（一）基原考证

獐牙菜始载于印度药材文献，梵文为"斗达"，藏文ཏིག་ཏ音译为"蒂达"，意为苦味。獐牙菜在藏医药中应用广泛，种类也繁多，其区别在"蒂达"前冠以藏文的"金、银、铜、铁"来区分，也有印度蒂达、尼泊尔蒂达、藏蒂达之分。

1. **唐代**　《医学四续》中"蒂达"出现 216 次，其中有：獐牙菜（ཏིག་ཏ）、黑齿虎耳草（སུམ་ཏིག）、川西獐牙菜（རང་ཏིག）和花锚（སུག་ཏིག）。

《度母本草》中记载："獐牙菜（ཏིག་ཏ）分为两种，一种为金獐牙菜（གསེར་ཏིག），一种为银獐牙菜（དངུལ་ཏིག）。银獐牙菜（དངུལ་ཏིག抱茎獐牙菜）花白色，叶片茎秆皆很长，其味苦而其性糙……金獐牙菜似白芥。叶片茎秆花皆黄，其味甚苦苦之最。""所说篦齿虎耳草（སུམ་ཏིག），生在阴面山坡上，叶片状似莲座堆，植株状似珊瑚塔，花朵状似金莲花，如同君王坐垫上。"

《妙音本草》中记载："篦齿虎耳（སུམ་ཏིག）茎秆状似珊瑚树，花似金色氐宿星。"

2. **南宋**　《宇妥本草》记载："长果糖芥（གསེར་ཏིག）生阴坡，叶片绿黄三叉锄，花朵黄色有斑点，茎柄纤细又端直，长短五指或六指""扁蕾（སྔོ་ཏིག་སེར་པོ）生在田地埂，叶片小而花色蓝，茎柄黑色并纤细""川西獐牙（རང་ཏིག）生旱地，叶片略似白芥菜，茎柄红色分枝多，长短五指或六指，花淡红其味苦"。

3. **元代**　《药名之海》中记载有藏獐牙菜（ཏིག）、篦齿虎耳（སུམ་ཏིག）、花锚（སུག་ཏིག）、川西獐牙菜（རང་ཏིག）、抱茎獐牙菜（དངུལ་ཏིག）、番木鳖（རྒྱ་ཏིག）。

4. **清代**　《蓝琉璃》各类獐牙菜（ཏིག་ཏ）的记载有228 处，川西獐牙菜有 2 处（རང་ཏིག）。

《晶珠本草》中记载："《图鉴》中说：獐牙菜有三种：印度獐牙菜（རྒྱ་ཏིག）、尼泊尔獐牙菜（བལ་ཏིག）、藏獐牙菜（བོད་ཏིག）。印度獐牙菜叶厚，黑绿色；尼泊尔獐牙菜叶微黄。如上所述，可知獐牙菜分为三种。印度獐牙菜产自印度，状如灌木，茎中空，壁薄而硬，有光泽，有节，味苦。尼泊尔獐牙菜产自尼泊尔，比印度獐牙菜色淡而软，味等相同。藏獐牙菜为蒂达等，种类很多。"

《雪域铁围山医学利众院本草药鉴汇集》中载有篦齿虎耳草（སུམ་ཏིག）、川西獐牙菜（རང་ཏིག）、白色椭圆叶花锚（སུག་ཏིག་དཀར་པོ）、黑色椭圆叶花锚（སུག་ཏིག་ནག་པོ）、椭圆叶花锚"拉果玛"（སུག་ཏིག་ར་མགོ་མ）、类似于川西獐牙菜（རང་ཏིག）的白色椭圆叶花锚（སུག་ཏིག་དཀར་པོ）、类似于川西獐牙菜（རང་ཏིག）的黑色椭圆叶花锚（སུག་ཏིག་ནག་པོ）、优质长角糖芥（གསེར་ཏིག་མཆོག）、两类红色长角糖芥（གསེར་ཏིག་དམར་པོ），茎弯曲开白花的抱茎獐牙菜（དངུལ་ཏིག）、"朗斗巴"（གླང་ཏིག་པ）、"尼斗巴"（ཉི་ཏིག）、"尼豆巴"（དྲེ་ཏིག་པ）。

综上考证，古代用的藏茵陈ཏིག་ཏ品种有獐牙菜、川西獐牙菜、抱茎獐牙菜、普兰獐牙菜、椭圆叶花锚、扁蕾、黑齿虎耳草、长角糖芥10种。

5. 近现代　《藏药志》考证【ཏིག་ཏ】(滴达)，分为迦滴、哇滴和窝滴三类(注:滴达、蒂达、斗达皆为相同藏药名的汉文译名，下同)，窝滴又包括六种。第一类【རྒྱ་ཏིག】迦滴为印度獐牙菜Swertia chirayita Buch.-Ham. ex Wall.。第二类【བལ་ཏིག】(哇滴)有三种:①普兰獐牙菜，Swertia ciliata (D. Don ex G. Don) B. L. Burtt。②藏獐牙菜，Swertia racemosa (Griseb.) Wall. ex C. B. Clarke。③长梗喉毛花Comastoma pedunculatum (Royle ex D. Don) Holub。第三类【བོད་ཏིག】(窝滴)为六种:松滴、赛尔滴、俄滴、桑迪、机合滴、苟尔滴。①【སུམ་ཏིག】(松滴)据"茎红色，被毛具有黏脂，叶小，基部如鸟喙。密集若莲座，花红黄色"特征，其基原确定为篦齿虎耳草Saxifraga umbellulata Hook.。同属青藏虎耳草S. przewalskii、爪瓣虎耳草S. unguiculate、藏中虎耳草S. signatella同作"窝滴"入药。②【གསེར་ཏིག】(赛尔滴)根据"茎似白芥子，叶和茎向上伸展，花红黄色"特征，其基原确定为苇叶獐牙菜Swertia phragmitiphylla T. V. Ho et S. W. Liu。③【དུང་ཏིག】(俄滴)植株茎、叶颇长，花白色。现西藏藏医所用的俄滴为虎耳草科一种梅花草Parnassia sp.，青海藏医则用石竹科的簇生卷耳Cerastium fontanum Baumg. subsp. trivale (Link) Jalas、田野卷耳C. arvense L.。④【ཟངས་ཏིག】(桑滴)根据"茎丛生、红色、叶无柄、簇生、被毛、花黄色、密集"特征，其基原确定为唐古特虎耳草Saxifraga tangutica Engl. 和川西獐牙菜Swertia mussotii franch.;功放同"滴达"。入药种类还有同属植物紫红獐牙菜S. punicea、抱茎獐牙菜S. franchetiana、四数獐牙菜S. tetraptera、华北獐牙菜S. wolfangiana、二叶獐牙菜S. bifolia等。⑤【སུམ་ཏིག】(机合滴)根据"叶蓝绿色，花淡蓝色，具金刚角"特征，其基原确定为湿生扁蕾Gentianopsis paludosa (Hook. f.) Ma、椭圆叶花锚Halenia elliptical D. Don、少花獐牙菜Swertia younghusbandii Burk.、显脉獐牙菜Swertia nervosa (G. Don) Wall. ex C. B. Clarke。⑥【གུར་ཏིག】(苟尔滴)根据"叶圆而厚，上面具银珠状斑点，花淡黄色，闭合状"特征，其基原用薄荷Mentha haplocalyx Briq. 作代用品。

在《藏药志》中【ཏིག་ཏ】"滴达"类药物共分三大类25种，其中川西獐牙菜与抱茎獐牙菜叫【ཟངས་ཏིག】(桑滴)、椭圆叶花锚叫【སུམ་ཏིག】(机合滴)，是藏茵陈代表基原植物。

《中国藏药》(1996版)收载【ཏིག་ཏ】(蒂达)獐牙菜基原为龙胆科植物川西獐牙菜和当药S. diluta (Turcz.) Benth et Hook. f.)。《中国藏药》(2016版)收载川西獐牙菜(【ཟངས་ཏིག】桑蒂)。

《中华本草·藏药卷》收载川西獐牙菜【ཟངས་ཏིག】(桑蒂)和圆叶花锚【སུམ་ཏིག་དཀར་པོ】(甲地然果)。

《常用藏药志》收载川西獐牙菜(桑蒂)干燥全草入药，收载椭圆叶花锚(甲地然果)的干燥地上部分入药。

《中国医学百科全书》(藏医卷)收载川西獐牙菜(桑蒂)和椭圆叶花锚(吉蒂然果玛)的干燥地上部分入药。

《中华藏本草》收载獐牙菜(【ཏིག་ཏ】蒂达)基原为龙胆科植物川西獐牙菜及同属多种植物的全草，如青叶胆Swertia mileensis、西南獐牙菜Swertia cincta Burk.。

《晶珠本草正本诠释》(罗达尚，2018)收载獐牙菜【ཏིག་ཏ】(蒂达)基原为印度獐牙菜、川西獐牙菜等6种。"正本诠释"条记载:本品包括獐牙菜属多种植物的全草入药。西藏、青海、四川西部过去多用尼泊尔、印度产的獐牙菜，植株高大如灌木状，味极苦，习称印度獐牙菜。近几十年来藏医亦用国产多种獐牙菜，如抱茎獐牙菜、青叶胆、西南獐牙菜，其质量较印度产的獐牙菜稍逊。

《中国藏药植物资源考订》收载獐牙菜属和花锚属植物近30种，与【ཏིག་ཏ】(蒂达)有关的22种，将其分为五大类，【ཏིག་ཏ】(蒂达)2种，青叶胆、云南獐牙菜。有【སུམ་ཏིག】(机合滴)7种，星萼獐牙菜S. cuneata、抱茎獐牙菜、苇叶獐牙菜、少花獐牙菜、椭圆叶花锚等。有【བོད་ཏིག】(窝滴)7种，西南獐牙菜、川西獐牙菜、黄花川西獐牙菜、显脉獐牙菜、四数獐牙菜等。【རྒྱ་ཏིག】印度獐牙菜一种，【བལ་ཏིག】尼泊尔獐牙菜。【ཟངས་ཏིག】(桑达)有叶萼獐牙菜、岐伞獐牙菜、宽丝獐牙菜、红直獐牙菜、紫红獐牙菜。该著分类与《藏药志》类似。

《藏药晶镜本草》中记载【蒂达】主要分为龙胆科、虎耳草科、十字花科3类15种，其中:龙胆科有印度獐牙菜、抱茎獐牙菜、川西獐牙菜、椭圆叶花锚等7种;虎耳草科有山地虎耳草Saxifraga montana H. Smith、小斑虎耳草Saxifraga punctulata Engl.、唐古特虎耳草Saxifraga tangutica Engl. 等6种;十字花科有长角糖芥Erysimun longisiliquum Hook f. et Thoms.、紫花糖芥Erysimum chamaephyton Maxim. 等2种。

《中国藏药资源物种图鉴》收载獐牙菜属和花锚

属 15 种,在川西獐牙菜条记载"【ཏིག་ཏ།】"(蒂达)为一类主要治疗肝胆疾病的藏药的总称,商品药材习称"藏茵陈"。现代文献记载的"蒂达"类基原涉及 70 余种植物,且不同文献记载的"蒂达"类各品种的基原不尽一致,各品种的功能与主治也有所不同。①印度蒂达基原为印度獐牙菜 Swertia chirayita(Roxb.)H. Karsten。②尼迫尔蒂达基原主要为普兰獐牙菜 Swertia purpurascens Wall.。③西藏(或中国其他地方的)蒂达的基原较复杂。现各地藏医使用的"蒂达"类各品种的基原包括龙胆科獐牙菜属(Swertia)、花锚属(Halenia)、扁蕾属(Gentianopsis)、肋柱花属(Lomatogonium)及虎耳草科虎耳草属(Saxifraga)的多种植物,各地所用种类与当地分布的资源种类密切相关。川西獐牙菜 Swertia mussotii Franch. 为"桑蒂"的主要基原之一,《卫生部药品标准(藏药)》《西藏藏药标准》《青海省藏药材标准》等收载的"桑蒂"的基原为川西獐牙菜 Swertia mussotii Franch.、抱茎獐牙菜 Swertia franchetiana H. Smith、普兰獐牙菜 Swertia purpurascens Wall.。此外,据文献记载,作"蒂达"(统称)或"桑蒂"基原的还包括紫红獐牙菜(云南迪庆)、华北獐牙菜、二叶獐牙菜、四数獐牙菜、云南獐牙菜 Swertia yunnanensis Burk.、大籽獐牙菜 Swertia macrosperma(C. B. Clarke)C. B. Clarke(云南习用)等十多种。【ཏིག་ཏ།】(蒂达)为美丽獐牙菜 Swretia angustifolia,【གསེར་ཏིག】(色滴)为苇叶獐牙菜 Swertia phragmitiphylla,【ཤུལ་ཏིག】(机合滴)为椭圆叶花锚 Halenia elliptica 及大花花锚 H. elliptica var. grandiflora。

古锐(2010)考证藏茵陈品种,得出结论近代专著和文献记载的"蒂达"各品种基原极为复杂,归纳共计 62 种 16 变种,即:龙胆科牙菜属 26 种 7 变种,花锚属 2 种 1 变种,扁蕾属 3 种 3 变种,喉毛花属 2 种,肋柱花属 3 种 1 变种,龙胆属 1 种,假龙胆属 1 种,虎耳草科虎耳草属 19 种 3 变种,梅花草属植物 2 种,罂粟科紫堇属植物 1 种,堇菜科紫花地丁属植物 1 种,十字花科糖芥属植物 1 种,唇形科薄荷属植物 1 种。钟国跃(2010)对常用藏药蒂达(藏茵陈)资源进行,调查结果表明:藏、川、青、滇、甘等藏区分布的可能作"蒂达"类使用的资源物种有龙胆科獐牙菜属 14 种 2 变种,花锚属 1 种,扁蕾属 2 种 2 变种,喉毛花属 3 种,肋柱花属 6 种,虎耳草科虎耳草属 11 种 2 变种;各地实际使用的"蒂达"种类极为复杂,目前市场上流通的主流品种有印度獐牙菜 S. chirayita、川西獐牙菜 S. mussotii、椭圆叶花锚 H. elliptica 和篦齿虎耳草 S.

umbellulata var. petinata 等 4 种。

《青海省药品标准》(1986 版)收载了川西獐牙菜 Swertia mussotii 和抱茎獐牙菜 Swertia franchtiana。

《卫生部药品标准》藏药分册收载了川西獐牙菜(桑蒂)和印度獐牙菜(甲蒂)的干燥全草入药。此外,还收载椭圆叶花锚,译名甲地然果(蒂达类药材)。

综上考证得出以下结论。

(1)藏茵陈是一类药材的总称。收载于本草在各地习用、代用的约有 70 余种,有印度藏茵陈、尼迫尔藏茵陈和中国藏茵陈三大类。广义藏茵陈隶属龙胆科、虎儿草科、罂粟科、堇菜科、十字花科、唇形科 6 科 12 属。

(2)从本草记载与实际应用调查分析,藏茵陈主流是龙胆科植物,川西獐牙菜、抱茎獐牙菜、椭圆叶花锚、湿生扁蕾等为代表植物。

(二) 药效考证

1. 唐代 《医学四续》中有:"獐牙菜(ཏིག་ཏ།)属苦味药。""黑齿虎耳草(སུག་ཚ་ཏིག),功效是清肝热、清胆热。川西獐牙菜(ཟངས་ཏིག)和花锚(ཤུལ་ཏིག),功效是医治赤巴热病。""獐牙菜,功效医治赤巴的各种热病。""对赤巴病有怀疑,可由獐牙菜汤试探"等记载。

《度母本草》中记载银獐牙菜(དངུལ་ཏིག 抱茎獐牙菜)"其味苦而其性糙,治疗一切疮和伤"。金獐牙菜"自身功效治培根,单汤即治培根病""獐牙菜岩精红花、牛黄白糖马兜铃,配伍内服清肝热,饮食宜进轻糙食,起居行为宜悠闲,称心如意友相伴,话不多说凉处息,白黄紫黑培根症,全都治疗赛甘露,称都孜阿美达如。此药功效难尽述。"篦齿虎耳草(སུག་ཚ་ཏིག)"自身功效清骨热,治疗热疫似甘露"。

《妙音本草》中记载:"篦齿虎耳(སུག་ཚ་ཏིག)清骨热……可为诸药之佐药。配金露梅花广枣,再加八倍白糖引,陈雪之水送下服,治疗心热和骨热。"

2. 南宋 《宇妥本草》记载长果糖芥(གསེར་ཏིག)"味苦治疗疫疠病"。扁蕾(ཤུལ་ཏིག་པ།)"味苦愈疮治疫胆"。川西獐牙(ཟངས་ཏིག)"治疗疫疠胆热症"。

3. 元代 《药名之海》中记载:"藏獐牙菜(རྒྱ་ཏིག)清诸热。篦齿虎耳(སུག་ཚ་ཏིག)之大者,功效能够干浓水,小者可干肠出血。花锚(ཤུལ་ཏིག)川西獐牙菜(ཟངས་ཏིག)、抱茎獐牙菜(དངུལ་ཏིག)三者,清除骨热疗头痛。清解脉热番木鳖(སྲུ་ཏིག)。"

4. 清代 《蓝琉璃》载有:"獐牙菜属于苦味药物类,是治疗赤巴病的药类……川西獐牙菜的味效与獐牙菜相同,味苦,治疗赤巴病。"

《晶珠本草》中记载:"印度獐牙菜(ཇུ་དྷི)功效治疗一切胆热病。《味气铁鬘》中说:印度獐牙菜凉、糙,治赤巴病。《甘露之滴》中说:印度獐牙菜燥、平,治血病、赤巴病。《如意宝树》中说:印度獐牙菜清热,治热性赤巴病。让穹多吉说:獐牙菜清诸热。"

藏茵陈在唐代有清肝热、清胆热功效,后又增加清除骨热功效,功效治疗赤巴热病和创伤,南宋时期增加了疫疠胆热病。清代又增加清除骨热疗头痛。藏茵陈为清胆热、治疗赤巴热症良药。

5. 近现代 《藏药志》考证【ཏིག་ཏ】(滴达)可清热、治胆病,血病。分为迦滴、哇滴和窝滴三类。迦滴治胃病、肝病、退烧及缓泻,并有滋补作用。哇滴苦、寒,祛湿,治黄疸型肝炎、水肿等。窝滴为六种:松滴、赛尔滴、俄滴、桑迪、机合滴、苟尔滴。松滴治肝炎、胆囊炎、流行性感冒等症。赛尔滴治黄疸型肝炎,各种出血。俄滴治各种药毒病、肺病、退烧、补阳。桑滴功放同"滴达"。机合滴祛痰,利咽喉,除风湿;治喉中痰病、皮肤病。

《中国藏药》(1996版)收载:苦、寒。清热利胆。用于治疗黄疸型肝炎、肝胆疾病。《中国藏药》(2016版)收载:味苦,微甘;消化后味苦,性凉,效柔。有清肝利胆,退滞热的功能。主治疫热症,黄疸型肝炎,血病,头痛,骨热等。

《中华本草·藏药卷》收载川西獐牙菜:清热解毒,清肝利胆。主治疫热症、头痛、骨热、胆热。收载椭圆叶花锚:泻肝胆实火。主治肝热、胆热、时疫感冒、头痛、头晕。

《常用藏药志》收载川西獐牙菜,与功效同《藏药志》。收载椭圆叶花锚(甲地然果),苦寒,有清热利湿,平肝利胆功能,用于急性黄疸型肝炎、胆囊炎、头晕头痛、牙痛。

《中国医学百科全书》藏医卷收载川西獐牙菜(桑蒂)和椭圆叶花锚(吉蒂然果玛):味苦,性凉。功能清热,舒肝,利胆。主要用于热性赤巴病,肝热,胃炎,瘟病。本品与印度獐牙菜、小伞虎耳草、红花等配伍,制成二十五味獐牙菜散,主治各种寒热性赤巴病,胆囊炎。本品与鸭嘴花、假耧斗菜、粗糙黄堇等配伍,制成七味鸭嘴花丸,主治热证。

《中华藏本草》收载獐牙菜:清热利胆。治肝炎、急性黄疸型肝炎、肝胆疾病、"赤巴"病、血病、尿路感染、胃火过盛

《晶珠本草正本诠释》(罗达尚,2018)收载獐牙菜:味苦,性寒。清热利胆,治肝炎、急性黄疸型肝炎、肝胆疾病、赤巴病、血病、尿路感染、胃火过盛。

《中国藏药植物资源考订》收载獐牙菜属和花锚属植物近30种,记载其为治疗黄疸型肝炎良药。

《藏药晶镜本草》中记载抱茎獐牙菜(ཡོངས་འགྲི):味苦,化味性凉,具有清肝、胆热,尤其有除痞瘤止痛的功效。川西獐牙菜(རྒྱང་ཏིག):味苦,化味性凉,具有治疗血赤热性疾病的功效,尤其具清胆热的功效。

《中国藏药资源物种图鉴》收载獐牙菜属和花锚属15种,在川西獐牙菜条记载"【ཏིག་ཏ】"(蒂达)为一类主要治疗肝胆疾病的藏药的总称,商品药材习称"藏茵陈"。

《青海省药品标准》1986版收载了川西獐牙菜 Swertia mussotii 和抱茎獐牙菜 Swertia franchtiana,苦,寒。清热消炎、舒肝利胆,用于急性或慢性肝炎、黄疸型肝炎。

《卫生部药品标准》藏药分册收载了川西獐牙菜和印度獐牙菜的干燥全草,功效均为苦、凉、糙。清肝利胆,退诸热,用于黄疸型肝炎、病毒性肝炎以及血病等症。还收载椭圆叶花锚,苦,寒。清热利湿,平肝利胆。用于急性黄疸型肝炎、胆囊炎、头晕头痛、牙痛。

考证结论:藏茵陈品种虽多,但均具有味苦、性寒,清热利胆,治肝炎、黄疸型肝炎的相同或相似功效。

(三) 道地沿革及特征

1. 产地考证 獐牙菜始载于印度药材,梵文为"斗达"。

清代《晶珠本草》中记载:印度獐牙菜产自印度,尼泊尔獐牙菜产自尼泊尔。

《藏药志》考证【ཏིག་ཏ】(滴达):印度獐牙菜产于印度,多由尼泊尔进西藏再转内地藏医应用。普兰獐牙菜、藏獐牙菜、长梗喉毛花多产于西藏、青海海拔2600~4500 m的山坡、山坡草丛或灌木、河滩、高山草甸等地,分布于印度、尼泊尔、欧洲等地。篦齿虎儿草产西藏东部,生于海拔3000~4100 m的林下、灌丛和岩壁石隙。苇叶獐牙菜生于西藏海拔3800~4800 m的山坡草地、灌丛中、林下及沼泽地。梅花草产西藏,簇生卷耳、田野卷耳产青海。唐古特虎耳草产于西藏、青海、四川西部及北部、甘肃南部,生于海拔2900~5100 m的林下、灌丛、高山草甸和高山碎石隙。川西獐牙菜产于西藏、青海、四川、云南(德钦),生于海拔1900~3800 m的河滩草地、山坡草地、灌丛中、林下及水边。湿生萹蕾、椭圆叶花锚产于西藏、青海、四川、云南、贵州、甘肃、陕西、新疆、内蒙古,生于海拔2600~4600 m的河滩、山坡草地、灌丛中及林缘。少花獐牙菜产西藏东南部及南部,生于海拔

4 300～5 400 m 的高山草甸及灌丛草甸。显脉獐牙菜产于我国西南、西北、华东、东北、华中等区及广东、广西多栽培。

《中国藏药》(1996 版)收载【ཏིག་ཏ།】(蒂达),生于山坡林下潮湿地和沟谷地边。产于青海、甘肃、四川、陕西、山西等有分布。

《中华本草·藏药卷》收载川西獐牙菜【རྒྱ་ཏིག】(桑蒂),生于海拔 1 900～3 800 m 的河滩草地、山坡草地、灌丛中、林下及水边。分布西藏、青海、四川等地。收载椭圆叶花锚【སྐྱུར་ཏིག་ར་མགོ】(甲地然果),生于海拔 2 600～4 600 m 的河滩、山坡草地、灌丛中及林缘。分布于西藏各地,青海、四川、云南、贵州、甘肃、陕西、新疆、内蒙古、山西、辽宁、湖北、湖南也有分布。

《中华藏本草》收载獐牙菜(【ཏིག་ཏ།】蒂达):川西獐牙菜记载生境与《中国藏药》相同。抱茎獐牙菜生长在海拔 2 200～3 800 m 的稀疏林下、林缘、灌丛林地、河滩草丛、河滩灌丛林,产于青海东北至东南部、西藏东部、甘肃南部、四川西部。普兰獐牙菜生境同《藏药志》。青叶胆生长在海拔 1 300～1 700 m 荒坡稀疏小灌木丛或草丛间,产于云南。西南獐牙菜生长在海拔 2 100～3 100 m 的草坡、林缘,产于云南西北部、四川、贵州有分布。

《晶珠本草正本诠释》(罗达尚,2018)收载獐牙菜【ཏིག་ཏ།】(蒂达):抱茎獐牙菜产于青海东北至东南部、西藏东部、甘肃南部、四川西部。青叶胆生于海拔 1 300～1 700 m 的荒坡稀疏小灌木丛或草丛间,产于云南。西南獐牙菜生于海拔 2 100～3 100 m 的草坡、林缘,产于云南西北部、云南东部、中部,四川、贵州有分布。

《中国藏药植物资源考订》收载獐牙菜属和花锚属植物近 30 种,分类与《藏药志》类似,各种功效与生境、植物形态及收载的品种较《藏药志》丰富,部分生境分布于印度、尼泊尔。

《藏药晶镜本草》中记载【蒂达】,其中抱茎獐牙菜(རྡོང་ཙི)生长在海拔 2 800～3 800 m 处的各地,多数生长在硬土、荒地、田埂、河岸、路旁等。川西獐牙菜(རྒྱ་ཏིག)生于海拔 4 000 m 以下各地,多生于河谷、灌丛、荒地等处。

钟国跃(2010)对常用藏药蒂达(藏茵陈)资源进行了调查,结果表明,其主要分布于藏、川、青、滇、甘等地。

考证结论:从本草记载与实际应用调查分析,藏茵陈适宜分布于青海东部及东南部、西藏东部及东南部、四川西北部、甘南及云南西北部的地域。适应高原气候和土壤条件,青海、西藏东部都是藏茵陈的最佳适生区。多在海拔 2 000～4 600 m 处的山坡草地、灌丛中、山沟、河滩草地、高山草甸中生长。

2. 道地特征 藏茵陈是汉族群众对此类药物的赞誉称谓,因其治疗肝胆病和中草药茵陈,功效一样显著,又生长在藏族聚居区,故称为藏茵陈。藏族人称之为"蒂达",来源多为龙胆科獐牙菜属植物,在藏医药历史中是贵重的八珍藏药之一。是青海,四川、西藏,云南等地常用藏药,具有清热解毒、清肝利胆、治疗黄疸肝炎的特效药物。藏茵陈虽说本草上有较多的品种,在藏族聚居区各地也有较多的习用品和代用品,其原因是这一类药材属青藏高原的特有种,适宜分布区。同科同属植物品种较多,代替应用也有它一定的科学性,这是藏茵陈地道性形成的生地性基础,虽有较多的品种记载,但药材市场和实际生产、医疗应用历史实践中,筛选疗效稳定,营销量较大的有印度獐芽菜、抱茎獐牙菜、川西獐牙菜、椭圆叶花猫、虎儿草等 5 种。

古今藏医药本草考证,藏茵陈的道地品种(亦为法定品种)是川西獐牙菜、抱茎獐牙菜和椭圆叶花锚。这些品种主要生长于青海、甘肃南部、四川西部、云南西北部、西藏等。具有治疗赤巴热、清肝利胆、利尿、续筋骨、止血等功效,其临床上广泛用于急性黄疸性肝炎、病毒性肝炎、胆囊炎、赤巴病、尿路感染、血病、跌打损伤、痢疾、水肿、流行性感冒等多种疾病的治疗。其功效涉及了藏医学对疾病认识的"隆病""赤巴病""培根病"三大类型,有近 20% 的经典和现代藏药处方中将"藏茵陈"作主药或配伍使用。可以说,"藏茵陈"是最具藏医药学特色的代表性药材品种之一。

青海开发历史

(一) 地方志

《青海省志·高原生物志》记载:"藏因陈 *Swertia franchetiana* 又叫抱茎獐牙菜,藏名称斗大。属于同一药的原植物尚有川西獐牙菜 *Swertia mussotii* 和四数獐牙菜 *Swertia tetraptera*。经中国科学院西北高原生物研究所、青海省人民医院和青海省药品检验所共同研制成功的藏茵陈片,主要含有芒果甙,有明显的利胆、祛黄和保肝作用。"

《化隆县志》记载:椭叶花锚(藏茵陈)生长于草坡、荒地、灌丛、河滩等处,查甫等地有分布。

《玉树藏族自治州概况》载:"玉树较有名的植物如藏茵陈、党参、车前子、柴胡……"在《门源县志》有椭圆叶花锚记载。在《湟中县志》《贵德县志》有獐牙菜和椭叶花锚记载。在《祁连县志》《湟源县志》有藏茵陈药材分布记载。

（二）青海植物志与药学著作

《青海经济植物志》收载椭叶花锚全草入药，清热利湿，平肝利胆。主治黄疸型肝炎、胃炎、头痛、牙痛等。抱茎獐牙菜全草入药，清肝利胆，健胃；治黄疸型肝炎、病毒性肝炎、胆囊炎、消化不良。川西獐牙菜，全草入药，清肝利胆，治黄疸型肝炎、肝炎、黄疸。本品在青海有针剂，片剂生产历史，临床疗效显著。华北獐牙菜花入药，退烧，利胆，治流行性感冒。

《青藏高原药物图鉴》收载椭叶花锚（机合滴类），全草入药，苦寒无毒。治胆囊炎、肝炎。

《青海高原本草盖药》收载椭叶花锚、二叶獐牙菜、歧伞獐牙菜、北方獐牙菜、红直獐牙菜、抱茎獐牙菜、川西獐牙菜、祁连獐牙菜 S. przewalskki、四数獐牙菜、华北獐牙菜，记载功效均为清热利胆，治疗黄疸型肝炎、胆囊炎方面的药物。

《青海地道地产药材》收载了（蒂达）类药物椭叶花锚，全草入药，性寒，味苦，有清热利湿、平肝利胆之功。用于乙型肝炎、急性黄疸性肝炎、胆囊炎以及头痛头晕，牙齿热痛等；藏医用于外伤感染发烧、外伤出血。收载（蒂达）类药物川西獐牙菜和抱茎樟牙菜，全草入药，性寒，味苦。有清热消炎、疏肝利胆之功。用于急、慢性黄疸性肝炎、病毒性肝炎及血病。藏医用紫红獐牙菜治消化不良、急性骨髓炎、急性菌痢、结膜炎、咽喉类以及烫伤、胆囊炎；用二叶獐牙菜治血虚头晕、高血压、月经不调等症。

《青海省濒危中藏药材资源可持续利用研究》记载川西獐牙菜，别称为藏茵陈，全草入药，是最重要的藏药材资源种类，也是青海省分布的重要资源物种之一。

青海地区作藏茵陈（蒂达）有印度獐牙菜、椭圆叶花锚、川西獐牙菜、抱茎獐牙菜及同属 7～8 个品种，在中藏药制药企业和医院主要应用以上四个品种，各地藏医院也有自采自收其他品种习用的情况。

（三）生产历史

藏茵陈基原川西獐牙菜、抱茎獐牙菜和椭圆叶花锚，20 世纪 80 年代在青海已经研究开发，成功研制了以花锚为主原料的急肝宁片和乙肝宁片，经临床验证，疗效确切，效果好，行销全国各地。以川西獐牙菜和抱茎獐牙菜为主原料研究出藏茵陈针剂、片剂、胶囊剂，成为青海医药企业拳头产品，远销省内外，均载入青海地方药品标准中。以上成为青海省临床应用治疗黄疸性肝炎、胆囊炎、胃炎、外伤感染发热、出血

等症的良药备受青睐，2005 年以来，藏茵陈成为青海各大医院和制药企业的主流药材与商品。2007 年调研青海省藏茵陈收购与应用品种有川西獐牙菜、抱茎獐牙菜、印度獐牙菜、花锚、伞梗虎草等。青海晶珠藏药企业用川西獐牙菜和印度獐牙菜，在玉树州定点收购。青海省藏医院用印度獐牙菜和伞梗虎耳草，也用抱茎獐牙菜，使用川西獐牙菜量较少。据统计西宁市 18 家医院年使用 100 kg～120 kg，西宁 14 家药厂年使用 50 吨藏茵陈。青海金河藏药药业多用印度獐牙菜，少用花锚和虎儿草，几乎不用川西獐牙菜，每年从印度采购 1 吨印度獐牙菜。青海鲁抗大地药业用川西獐牙菜和抱茎獐牙菜，年使用量 20～30 吨，有进口和本省采集收购两种情况。中科院西北高原生物研究所在平安区实验栽培 5 亩川西獐牙菜、抱茎獐牙菜、花锚，年收 100～300 kg/亩，在这一时期川西獐牙菜采控过度，原料紧缺，一些企业生产被迫停产，虽有种植，但规模较小，难以满足市场所需。青海玉树州通天河两岸，以前是川西獐牙菜的传统产地，由于过度的采挖，当地川西獐牙菜资源已经面临严重的匮乏，据当地藏族群众介绍，10 年以前在玉树州通天河两岸随处可见川西獐牙菜，现在由于当地藏医院及制药企业高价大量收购，造成了当地藏族群众对川西獐牙菜毁灭性的采挖，许多川西獐牙菜在没开花期甚至未开花就被采挖，这样造成的结果就是不可再生性的采挖。对当地玉树州藏医院的藏茵陈应用情况进行了调查，发现由于当地对川西獐牙菜资源的过度采挖，因此采收量不足以满足院内制剂所需，现已用从尼泊尔进口的印度獐牙菜代替川西獐牙菜使用，或采集其他种獐牙菜代替。

目前涉及青海省使用藏茵陈原料企业有 5 家，如青海鲁抗大地药业有限公司、青海九康中药饮片有限公司等。使用的药材基原为川西獐牙菜、抱茎獐牙菜，共计使用量为 2 500 kg/年。使用产品为藏茵陈片（国药准字 Z20026730）、藏茵陈胶囊（国药准字 Z20025591）、藏茵陈胶囊（国药准字 Z20025592）、中药饮片。涉及 20 多家单位，用于医院制剂生产。

藏茵陈在青海省的年使用总量约为 2 500 kg，近 5 年价格区间为 35 000～180 000 元/kg，年采购/销售总价为 10 000 万元。其中青海鲁抗大地药业有限公司使用量占到总体使用量的 80%，其次为青海九康中药饮片有限公司，使用货源均为青海产。

来　源

本品为龙胆科植物川西獐牙菜 *Swertia mussotii*

Franch.、抱茎獐牙菜 Swertia franchetiana H. Smith 和椭圆叶花锚 Halenia elliptica D. Don 的全草。

1. 川西獐牙菜　一年生草本,高 15～60 cm。主根黄色。茎直立,四棱形,棱上有窄翅,从基部起分枝,呈塔形或帚状。叶无柄,卵状披针形至狭披针形,长 0.8～3.5 cm,宽 0.3～1 cm,先端钝,全缘,基部略呈心形,半抱茎。圆锥状聚伞花序几乎占据了整植株,多花;花梗细,四棱形;花 4 数,直径 8～13 mm,花萼绿色,深裂至基部,裂片线状披针形或披针形,长 4～7 mm,先端急尖;花冠腊紫红色,深裂近基部,裂片披针形,长 7～9 mm,先端渐尖,具芒尖,基部有两腺窝,腺窝狭长圆形,边缘具柔毛,花丝线形,花药黄色。蒴果长圆状披针形,长 8～14 mm;种子椭圆形,表面具细网纹。花果期 7～9 月(见图 29-1)。

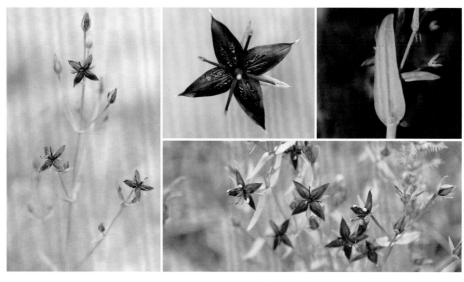

图 29-1　川西獐牙菜植物

2. 抱茎獐牙菜　一年生草本,高 15～40 cm。主根黄色。茎直立,四棱形,从基部起分枝。基生叶在花期枯落,匙形,长 1～1.5 cm,先端钝,基部渐狭;茎生叶无柄、披针形或卵状披针形,长达 3.7 cm,宽 1.5～8 mm,向上部渐小,先端急尖,全缘,基部耳形或近心形,半抱茎,并向茎下延成窄翅。圆锥状聚伞花序几乎占据了整个植株,多花;花梗粗,四棱形;花 5 数,直径 1.5～2.5 cm;花萼深裂,裂片线状披针形,长 7～12 mm,先端尖;花冠灰蓝色,深裂至近基部,裂片披针形或卵状披针形,长 9～15 mm,先端渐尖,具芒尖,基部有两个腺窝,腺窝长圆形,边缘具长柔毛;花丝线形,花药深蓝灰色。蒴果椭圆状披针形,长达 1.6 cm。种子近圆形,表面有细网纹。花果期 8～10 月(见图 29-2)。

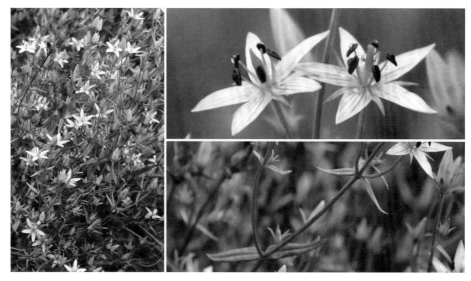

图 29-2　抱茎獐牙菜植物

3. 椭圆叶花锚 一年生草本,高 15～50 cm。茎直立,不分枝或有时少数分枝,四棱形。基生叶早落、叶片椭圆形或匙形,长达 4 cm,宽至 2 cm,先端钝圆,基部楔形;茎生叶大,卵圆形税圆形,长 1.3～9 cm,宽至 4 cm,先端急尖,基部离生,常呈心形或圆形,具明显的 5 脉聚伞花序顶生或腋生;花梗直立,四棱形;花浅蓝色;花萼 4 深裂,裂片卵形,3～6 mm,先端急尖,有小尖头,具 3 脉;花冠钟形,长 6～8 mm,4 深裂,裂片椭圆形,先钝,具尾尖,基部具一平展之距,距线形,较裂片长;雄蕊 4,与花冠裂片互生,着生于花冠筒上,花药黄色;子房卵形,无花柱,柱头二裂。蒴果椭圆形,长 8～10 mm,种子多数。种子褐色,卵圆形,平滑。花果期 7～10 月(见图 29-3)。

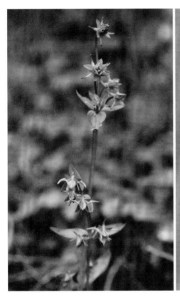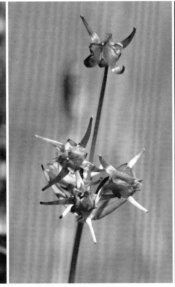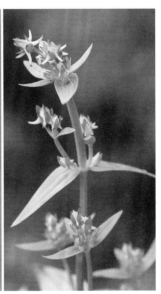

图 29-3 椭圆叶花锚植物

藏茵陈基原近缘种植物检索表

1. 多年生草本。

2. 花蓝色;基生叶常 2 个;茎无叶,仅有苞叶……二叶筛牙菜 S. bifolia

2. 花黄色。

3. 无基生叶;茎生叶多对,花冠具红褐色斑点……红直獐牙菜 S. erythrosticta

3. 基生叶常 2 个;茎无叶,仅有 1 个苞叶……华北獐牙菜 S. wolfangiana

1. 一年生草本。

4. 叶披针形;花紫红色或灰蓝色。

5. 花紫红色,4 数……川西獐牙菜 S. mussoti

5. 花灰蓝色,5 数……抱茎獐牙菜 S. franchetana

4. 叶长圆形,花黄色,4 数……………………四数獐牙菜 S. tetraptcra

生态分布

川西獐牙菜分布于囊谦、玉树、称多、班玛。生于

长江源区和澜沧江源区(扎曲)较低海拔河谷地区,海拔 2100～3500 m(彭敏,2007)。生长环境为河流峡谷的干热阶地山坡,土壤多为砂石地、土层薄,有机质少。野生状况下多为零散分布,或为开阔的山坡平洼地或农田地埂上有小片较密集分布。受特殊气候影响原因有丰年与贫年之分。抱茎獐牙菜分布于玉树、称多、玛沁、泽库、共和、西宁、大通、湟中、化隆、乐都、互助 2300～3800 m 的山坡草地、林缘、河滩。椭圆叶花锚分布于青海除海西州柴达木盆地以外的祁连山脉-湟水各地的农耕区-阿尼玛卿山脉-巴颜喀拉山脉地带的山地、高原草甸、谷地等均有分布(见图 29-4)。

藏茵陈包含多种獐牙菜,适宜产地集中分布于我国西南地区、在西藏东部及东南部、四川西北部、甘肃陇南及甘南、云南西北部均有分布,陕西、山西亦有分布。适宜生长特征高原气候、高原土壤、沿山河带状分布,从东部 3000 m 海拔川西若尔盖往西,经 4000 m 海拔玉树、果洛到海拔 4500～4700 m 西藏那曲,构成较为明显的梯级地势,有多条山脉纵横,藏茵陈就生长于这些大山大河的山坡河谷两旁的草丛、河岸、阶地、河滩、高山草甸、林下及灌丛,与横断山脉及水光源分布一致,主要位于 85°～107°E,27°～35°N 的范

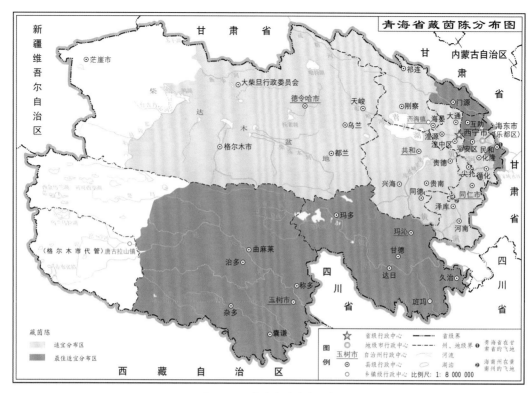

图 29-4　青海省藏茵陈分布

围,在青海分川西高原区,在黄南州、海南州集中分布;藏东高山至三江中段区玉树州、果洛州是另一个主要分布带(黄林芳等,2010)。玉树和果洛地区是青海最佳藏茵陈适生区,也是全国最佳适生较高海拔的区域(见图 29-5)。

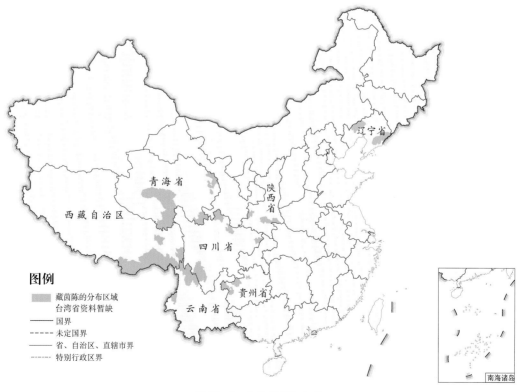

图 29-5　全国藏茵陈分布

种植技术

（一）播前准备

1. 选地　藏茵陈喜温喜阴，耐寒耐肥，对土壤适应性强，选择 3 800 m 左右的山坡草地、林缘、河谷阶地土壤稀松，肥沃，灌溉方便的阳滩地带。

2. 整地　藏茵陈种子小，种前要加强精耕细作，打坷垃要细，同时要保持田间持水量 60% 左右。

3. 施肥　施腐熟家肥 4 000 kg/公顷，磷酸二铵 10～15 kg/公顷，均匀撒于地表，然后结合整地翻入地中。

4. 种子处理　为了提高种子发芽率，消除依附病虫，减少病虫危害，播种前将备好的种子暴晒 2～3 天。同时用多菌灵 1∶1500 倍溶液进行拌种后堆放 20 h，晾干后及时进行播种。还可用温汤浸种的办法，在 40℃水温中浸泡 30 min，水温降至 30℃以下浸泡 24 h，晾干后即可进行播种。用种量 0.5～0.8 kg/亩。

（二）适时播种

藏茵陈适宜播种时间为 4 月底至 5 月初。播种时将处理好的种子与细沙或干细土以 1∶10 的比例拌匀，随后矮身轻播。为了提高播种产量，应采取"少取多遍"的办法，以保证种子播撒均匀。由于藏因陈种子甚小，种皮坚硬，种子吸水萌动慢的特点，播浅而不宜播深，一般深度不宜超过 1 cm，因此，播种后轻耙、浅埋、压实。

（三）田间管理

1. 苗期管理　播种至出苗需 40 日左右，此时要保证田间温、湿度，白天温室要达到 12℃左右，夜晚温度不低于 1℃。湿度一般控制在田间持水量的 60% 左右。为了保持土壤湿度，让种子有足够的水分吸收，有条件的可进行避光遮阴。遮阴能防止土壤水分的蒸发，也能够提高温度，有利于种子吸水膨大、发芽出土，缩短种子萌动时间，从而出苗生长加快，提高发芽成活率。出苗后逐渐揭去遮阴物。

出苗后视土壤墒情灌 1～2 次水，除草。此时，由于藏茵陈小且根还未扎实，除草时杂草不宜连根拔起，而用镰刀慢慢从基部割除。以后视天气情况和草荒危害浇水和除 1～2 次草。

藏茵陈种植的第 1 年，地上部分只长苗不坐茎和分枝、开花、结果。种苗叶片多的生长 6 瓣，叶片十字形上下重叠生长，植根带有根须，扎根深约 3 cm 左右，直径粗约 1 cm，一般无分枝根和侧根。入冬后枯苗越冬。

2. 翌年管理　第 2 年的田间管理：一是返青后视土壤墒情和天气情况至少灌 1～2 次水，苗期结合灌水施磷酸二铵 10 kg/公顷左右。二是苗期视草荒危害情况除 1～2 次草，开花前期拔一次草，开花后不宜入地除草。

（四）病虫害防治

藏茵陈主要是发生根腐病，发病时可用 1500 倍的波尔多液进行喷雾，方法每 5～7 日一次，连续 2～5 次就能有效防治（见图 29-6）。

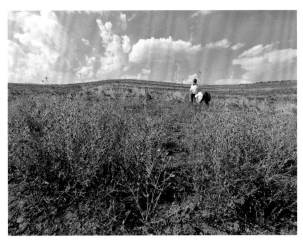

图 29-6　川西獐牙菜大田种植

采收加工

藏茵陈种植的第 2 年扬花期为适采期，玉树州采收时期在 8 月中下旬。采收时将植株连根拔起，整株采收，去杂处理后打小捆阴干储藏。

商品规格

统货。

药材鉴别

（一）性状鉴别

1. 獐牙菜药材　本品根呈圆柱状，表面淡黄色或土黄色，纤维质，易折断，断面不平整，类白色。茎近四棱形，粗细不等，有节，节上有腋生的对生枝，淡绿色至淡黄色。叶片多脱落破碎,完整叶片长1~5 cm,长矩圆形或披针形,先端钝尖,基部渐狭,全缘。花皱缩,花冠4或5深裂,淡黄色至淡蓝色。气清香,味苦(见图29-7至图29-9)。

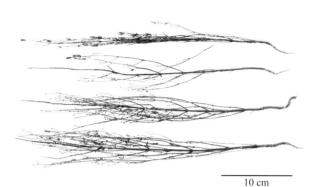

图29-7 抱茎獐牙菜药材性状

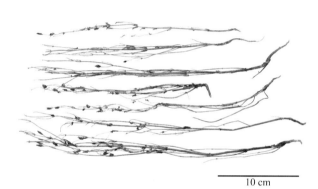

图29-8 川西獐牙菜药材性状

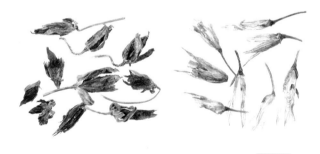

图29-9 川西獐牙菜和抱茎獐牙菜药材花部位对比

左:川西獐牙菜;右:抱茎獐牙菜

2. 花锚药材 呈长短不等的短节。茎长0.4~4.8 cm,直径1~3 mm,中空,表面绿色微具翅,节上有对生残叶柄。叶暗绿色,皱缩易碎,完整的叶为卵形、椭圆形或卵状披针形长2~3.3 cm,宽0.6~1.2 cm无柄,全缘,叶背有3条明显的纵脉。花皱缩,花冠蓝色或浅黄棕色,花梗细长,0.2~2 cm;萼4深裂,绿色,花冠4深裂,基部具4距。体轻,质软。气微,味苦,微涩(见图29-10)。

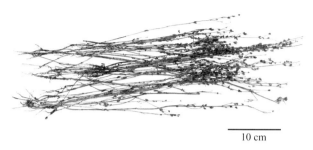

图29-10 花锚药材性状

3. 饮片 为不规则的段,根呈圆锥状,表面淡黄色或土黄色,易折断,断面不平整,类白色。茎近四棱,粗细不等,有节,节上有对生的枝,淡绿色至淡黄色。叶片多脱落破碎,完整叶片长1~5 cm,长矩圆形或披针形,先端钝尖,基部渐狭,全缘、花皱缩,花冠4或5深裂,淡黄色至淡蓝色。气清香,味苦。

(二)显微鉴别

1. 横切面显微

(1)川西獐牙菜

根横切面:木栓层狭窄。皮层薄壁细胞呈切线延长。韧皮部狭窄。形成层不明显。木质部由木纤维和导管组成,木纤维壁厚且木化。导管单个或2~5成群,作径向排列。中央为初生木质部(见图29-11至图29-13)。

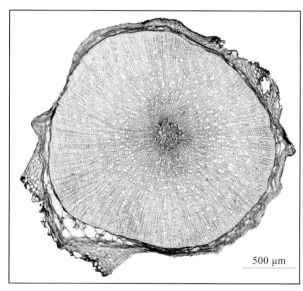

图29-11 川西獐牙菜根横切面(正常光)(100×)

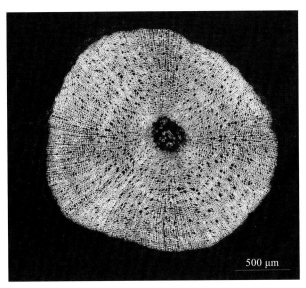

图 29-12 川西獐牙菜根横切面(偏振光)(100×)

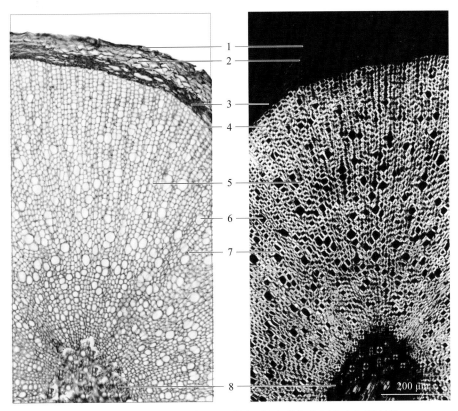

图 29-13 川西獐牙菜根横切面正常光(左)与偏振光(右)对比(100×)

1. 木栓层;2. 皮层;3. 内皮层;4. 韧皮部;5. 木质部;6. 导管;7. 木纤维;8. 初生木质部

茎横切面:周边有四棱。皮层由薄壁细胞组成,微呈切线向排列。维管束双韧形。形成层不明显。木质部宽广。髓细胞类圆形且大,中央部分破裂成腔(见图 29-14 至图 29-16)。

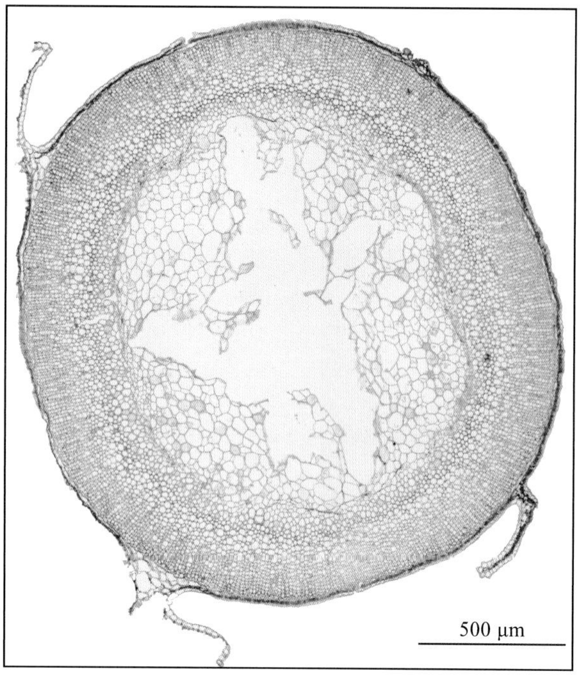

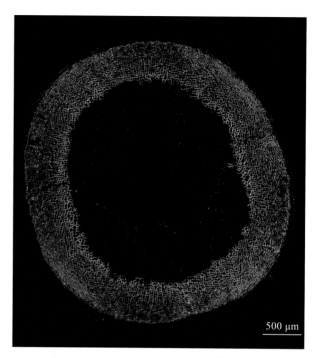

图 29-14　川西獐牙菜茎横切面(正常光)(100×)

图 29-15　川西獐牙菜横切面(偏振光)(100×)

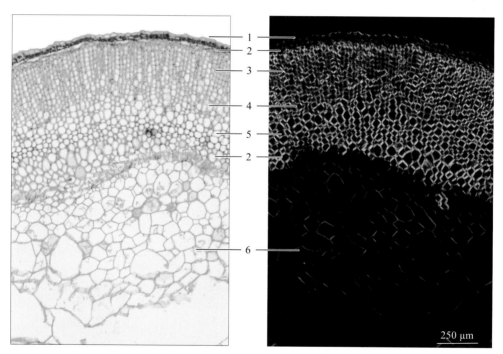

图 29-16　川西獐牙菜茎横切面正常光(左)与偏振光(右)对比(100×)

1. 皮层；2. 韧皮部；3. 木纤维；4. 木质部；5. 导管；6. 髓

(2) 抱茎獐牙菜

茎横切面：表皮细胞 1 列，细胞多呈长方形或椭圆形，大小不等。皮层由 2～4 层薄壁细胞组成，细胞多呈鞋底状，少数被挤压成细长条状。韧皮部狭窄，由 2～3 层细长薄壁细胞组成，形成层不明显。木质部宽广，木质部由纤维和导管组成，纤维众多，排列紧密，多分布在木质部近韧皮部一端 2/3 处，呈三角形至多角形。髓部宽广(见图 29-17 至图 29-19)。

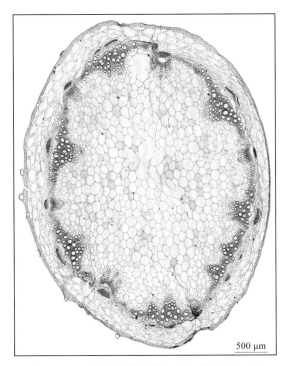

图 29-17　抱茎獐牙菜茎横切面（正常光）（100×）

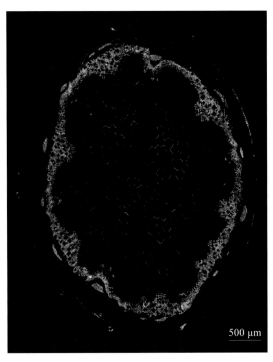

图 29-18　抱茎獐牙菜茎横切面（偏振光）（100×）

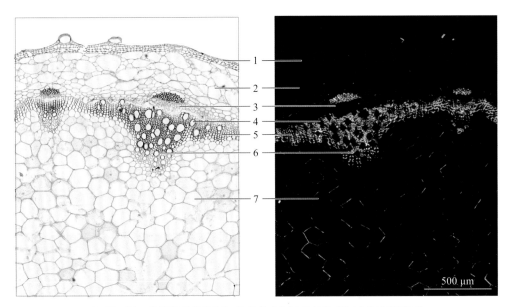

图 29-19　抱茎獐牙菜茎横切面正常光（左）与偏振光（右）对比（100×）

1. 表皮；2. 皮层；3. 韧皮部；4. 导管；5. 木纤维；6. 木质部；7. 髓

（3）花锚

茎横切面：表皮细胞 1 列，方形或扁平长方形，排列整齐，周边有 2 对翅，由表皮延伸而成。皮层细胞类圆形或不规则形，切向延长。内皮层为 1 列较整齐的长方形细胞。维管束双韧形。外侧韧皮部狭窄，木质部宽广，围成完整较厚的环带，木纤维多角形，木化，壁厚，内侧韧皮部明显。髓腔较大（见图 29-20

至图 29-22）。

2. 粉末显微

（1）川西獐牙菜：色素块随处散在，绿色或黄绿色。木纤维甚多，成束散在，多已破碎，末端倾斜，纤维壁具斜纹孔。导管可见螺纹、梯纹和网纹导管。花粉粒黄色，类球形，单个或成群，直径 20～35 μm，可见 3 个萌发孔（见图 29-23）。

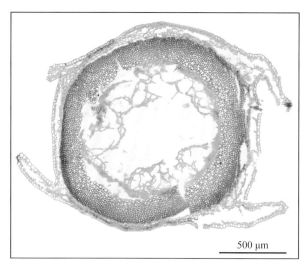

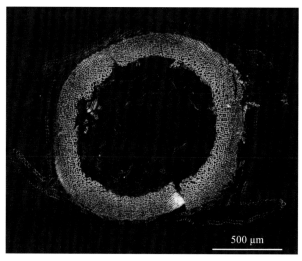

图 29-20　花锚茎横切面(正常光)(100×)　　　　　图 29-21　花锚茎横切面(偏振光)(100×)

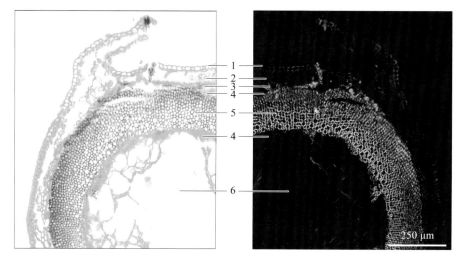

图 29-22　花锚茎横切面正常光(左)与偏振光(右)对比(100×)

1. 表皮;2. 皮层;3. 内皮层;4. 韧皮部;5. 木质部;6. 髓腔

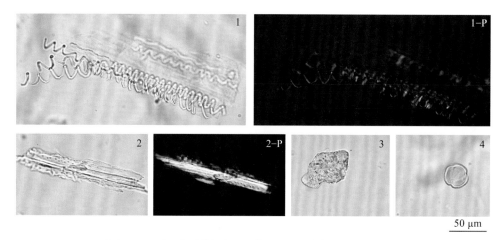

图 29-23　川西獐牙菜粉末显微特征(X-p代表偏振光)(400×)

1. 螺纹导管;2. 木纤维;3. 色素块;4. 花粉粒

（2）抱茎獐牙菜：色素块随处散在，绿色或黄绿色。木纤维甚多，成束散在，多已破碎，末端倾斜，纤维壁具斜纹孔。导管可见螺纹、梯纹和网纹导管。花粉粒黄色，类球形，单个或成群，直径 20～35 μm，可见 3 个萌发孔（见图 29 - 24）。

（3）花锚：纤维多见，有两种，一种壁稍薄者；另一种壁较厚者。导管多为螺纹导管，梯纹少见。薄壁细胞类圆形或长方形。叶下表皮细胞垂周壁弯曲，密布气孔，不等式；叶上表皮细胞垂周壁平直。气孔小，不等式。花粉粒黄色，类球形，单个或成群，直径 20～35 μm，可见 3 个萌发孔（见图 29 - 25）。

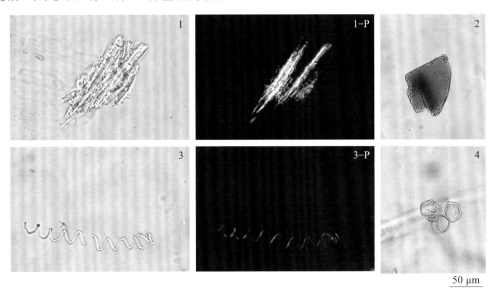

50 μm

图 29 - 24　抱茎獐牙菜粉末显微特征（X - p 代表偏振光）（400×）

1. 木纤维；2. 色素块；3. 螺纹导管；4. 花粉粒

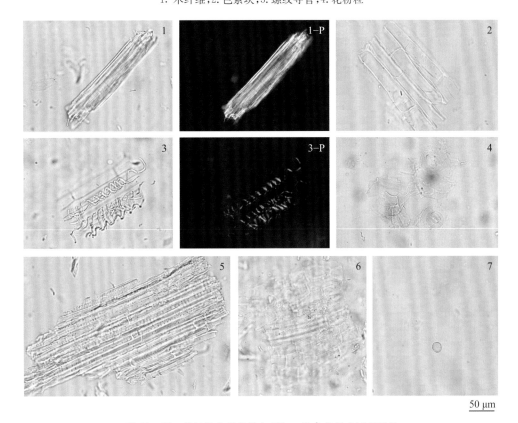

50 μm

图 29 - 25　花锚粉末显微特征（X - p 代表偏振光）（400×）

1. 纤维；2. 薄壁细胞；3. 螺纹导管；4. 叶下表皮细胞；5. 木纤维；6. 叶上表皮细胞；7. 花粉粒

理化指标

《青海省藏药炮制规范》(2010版)规定:川西獐牙菜按干燥品计算,含獐牙菜苦苷($C_{16}H_{22}O_{10}$)、龙胆苦苷($C_{16}H_{20}O$)总计不得少于1.3%。

品质评价

(一)优良种质

青海藏茵陈品质好,其原因是由独特的地理位置决定。藏茵陈主要来源于多种獐牙菜属植物,约有79种,集中分布在我国西南地区至喜马拉雅山地一带(何廷农,1994)。青海省内的獐牙菜属药用植物大约有10种3变种类型,主要为川西獐牙菜、抱茎獐牙菜、祁连獐牙菜等,相对集中分布于省内东北部的海南、黄南、海东、海北等地区(刘海青,1996),韵海霞(2020;2021)等根据查阅标本及文献参考、实地调查,獐牙菜属植物在青海省分布以玉树、果洛、黄南、海南、海北等地为主,药用种类多、资源蕴藏量大,青海东部农业区亦有零星分布(方清茂,1997;唐丽,2007),但种类不多和资源量不大。用作藏茵陈基原植物的川西獐牙菜主要集中在青海省玉树州(沈黎明,2008),多生长于海拔2 000~5 000 m的林下、灌丛、高山草甸及山坡草地。

(二)化学品质

川西獐牙菜性寒、味苦,有保肝退黄的功效,安全无毒,主要化学成分是𠮶酮类、环烯醚萜类(獐牙菜苦苷、龙胆苦苷等)、三萜类(齐墩果酸、乌苏酸等)等化合物,𠮶酮类具有保肝、抗氧化、抗病毒、抗炎性反应、降血糖等活性。獐牙菜苦苷具有抗癌、抗肿瘤、抑制中枢神经系统、改善胃肠道功能等作用。齐墩果酸对神经元损伤有一定的保护作用(马徐,2016)。藏茵陈以长期的民间药用基础和确切的疗效备受人们广泛关注。

(三)生物遗传品质

董志强(2022)报道利用MISA(MicroSAtelite)软件对川西獐牙菜转录组序列68787条跨叠群(contigs)进行简单重复序列(SSR)位点的挖掘,发现5099条序列中含有5610个SSR位点,其中三核苷酸重复基原最高,其次为二核苷酸,SSR主要以5~10次重复为主,长度集中在12~30 bp,结果发现川西獐牙菜转录组SSR的出现频率高,重复类型丰富。表明川西獐芽菜SSR具有较高的可用性。有研究者利用磁珠富集法(FIASCO)开发了12个椭圆叶花锚的多态性微卫星DNA(microsatellite DNA,亦称SSR),这些引物在备检的一个异型花个体上也表现出通用性。Yang等利用NGS Illumina技术得到椭圆叶花锚的转录组,其中32 109个基因成催化功被扫描,形成了简单重复序列(SSRs),并对其进行注释,发现其在细胞成分组成、催化活性因子、结合因子以及细胞代谢过程中表现最为丰富。此外,还通过设计SSR引物进行PCR扩增,鉴定其在8个种群40个个体样本中的多态性差异,发现椭圆叶花锚亲缘关系与地理距离之间存在显著性差异,具有系统的地理结构,还证明了椭圆叶花锚与滇黄芩具有亲缘性关系,存在跨物种转移的能力,为研究椭圆叶花锚与其近缘性物种的遗传多样性和种群历史提供了有价值的资料。

化学成分

藏茵陈的化学成分主要为黄酮、𠮶酮、环烯醚萜及其苷类、三萜和生物碱等。

1. 𠮶酮 为椭圆叶花锚药材及其制剂质量控制的一项主要指标,目前主要采用高效液相色谱(HPLC)法和高效液相色谱-二极管阵列检测器-质谱(HPLC-DAD-MS)法测定其含量。纪兰菊等(2004)以甲醇为溶剂对椭圆叶花锚成分进行加热回流提取,再经C18硅胶小柱做脱脂处理,以VP-ODS C18柱为色谱柱,乙腈-水-0.1%磷酸溶液为流动相进行梯度洗脱,采用HPLC法测定椭圆叶花锚中青兰苷、去甲氧基花锚苷和花锚苷的含量。结果表明,野生花锚药材中去甲氧基花锚苷含量高于花锚苷,栽培花锚中花锚苷和去甲氧基花锚苷含量与野生花锚无明显差异,初步证明栽培植物藏药花锚可代替野生花锚入药。王宏(2004)、王琼(2006)分别以三氯甲烷为溶剂加热回流提取乙肝健片(A)椭圆叶花锚为原料的单方制剂中的2种酮类成分,以C18柱为色谱柱,以乙酸乙酯-甲醇(70∶30,v/v)为流动相,采用HPLC法测定2种酮类成分(1-羟基-2,3,5,7-四甲氧基酮和1羟基-2,3,5-三甲氧基酮)的含量。

多元酚类𠮶酮具有较广泛的生物学和药理学活性,是一类存在于天然产物中的多酚羟基化合物,具有较强的抗氧化活性及保肝降酶作用,通过增加肝糖原与核糖核酸,促进蛋白质合成、肝细胞再生、加速坏死组织修复(覃筱燕等,2008)。王世盛等(2004)对抱茎獐牙菜全草的化学成分研究,从水溶性得到了11个化合物,分别鉴定为1-羟基-2,3,5-二甲氧基叫酮-1-O-[β-D-吡喃木糖(1→6)]-β-D-吡喃葡萄糖、1-羟基-3,7,8-三甲氧基叫酮-1-O-β-D-吡喃葡萄糖、1-羟基-2,3,5-三甲氧基叫酮-1-O-[β-D-吡喃木糖(1→6)]-β-D-吡喃葡萄糖、5-醛基1-异色满酮、獐牙菜苦苷、龙胆苦苷和獐牙菜苷。王世盛等(2003)取抱茎獐牙菜全草经提取、萃取、洗脱,分别得到1,5,8-三羟基2-2甲氧基叫酮、1,7-二羟基-3,8-二甲氧基叫、1-羟基-2,3,5,7-四甲氧基叫酮、1,8-二羟基-3,7-二甲氧基叫酮、1-羟基-3,7,8-三甲氧基叫酮、1-羟基-2,3,4,5-四甲氧基叫酮。尚军等(2008)采用硅胶和聚酰胺柱色谱进行分离纯化,结果从川西獐牙菜的脂溶性部分分离得到1-羟基-3,7,8-三甲氧基叫酮、1-羟基-2,3,4,5-四甲氧基叫酮、1,8-二羟基-3,5-二甲氧基叫酮。曹长年等(2004)对川西獐牙菜提取得到的针状黄色结晶物为1,8二羟基-3,7二甲氧基叫酮。

2. 环烯醚萜类 川西獐牙菜中所含有的环烯醚萜类化合物,包括环烯醚萜和裂环环烯醚萜两类,以裂环环烯醚萜为主(孟宪华等,2012)。从川西獐牙菜中分得的环烯醚萜类有川西獐牙菜内酯I、獐牙菜苦苷、龙胆苦苷、獐牙菜苷(周永福等,2011,杨红霞等,2010)。獐牙菜苦苷和獐牙菜苷是存在于獐牙菜属植物中的主要活性成分。椭圆叶花锚中的环烯醚萜类化合物包括獐牙菜苦苷、獐牙菜苷、龙胆苦苷,均为龙胆科植物的重要活性成分(张慧娟等,2018)。

3. 三萜及其苷类 三萜类成分以齐墩果烷型五环三萜为主,主要有齐墩果酸、熊果酸等(张建胜等,2009)。程会云等(2007)应用HPLC法对抱茎獐牙菜中齐墩果酸含量进行了测定,结果抱茎獐牙菜的齐墩果酸含量随海拔升高而升高,表明藏茵陈含齐墩果酸成分。杨慧玲等(2004)以无水乙醇为溶剂对椭圆叶花锚中的成分进行超声提取,以Phenomenex Kromasic C18柱为色谱柱,以甲醇-水-磷酸(94:4:2,v/v/v)为流动相,采用HPLC法测定栽培条件下不同生长期、野生状态下不同海拔的椭圆叶花锚中齐墩果酸的含量。结果表明,齐墩果酸的含量受物候期和海拔变化的影响,花期阶段熊果酸含量最高;椭圆叶花锚中齐墩果酸的含量随海拔的增加而增加;栽培药材的含量低于野生药材。李志军(2009)、朱鹏程(2008)均以95%乙醇为溶剂对不同产地椭圆叶花锚中的成分进行超声提取,以Thermo C18柱为色谱柱,以甲醇-0.4%磷酸溶液(85:15,v/v)为流动相,

采用HPLC法测定青海省青沙山、大通宝库乡两地野生椭圆叶花锚中2种三萜类成分(熊果酸、齐墩果酸)的含量,结果表明,青沙山产地药材中熊果酸和齐墩果酸的含量较高,2个产地花锚中熊果酸的含量均高于齐墩果酸。

4. 有机酸类 王世盛等(2004)在抱茎獐牙菜全草中提取得到二十四烷酸。张建胜等(2009)在川西獐牙菜干燥全草提取得到乌苏酸(熊果酸)。

5. 多糖类 李磊(2007)所采用的L9(33)正交试验方法,在最佳工艺参数条件下,测得川西獐牙菜中多糖含量为41.60mg/g。

6. 挥发性成分 张应鹏等(2009)从川西獐牙菜提取挥发油,用GC-MS进行成分分析,其主要成分为二十六烷、二十八烷、1-碘-十六烷、11-十烷基-二十一烷、四十四烷、11-十烷基-二十一烷等。

7. 微量元素及矿物元素类 李西辉等(2007)对青海抱茎獐牙菜中微量元素的含量进行定量定性的综合评价,结果Fe、Zn、Mn、Cu含量比较高。巨占云等(2007)采用主成分分析法对青海省不同地区花果期野生椭圆叶花锚药材中微量元素含量进行分析。结果表明,不同地区野生椭圆叶花锚的微量元素含量差异较大,对测定数据进行综合分析,进一步说明了微量元素是决定中药功效的主要因素。牛迎凤等(2009)采用原子吸收光谱法(空气-乙炔火焰)测定了椭圆叶花锚中8种微量元素的含量,并与其他6种藏药材的含量进行了比较。结果表明,椭圆叶花锚中的钙、铜、铁、锰、锌、钾、镁、钠含量分别为0.44g/kg、0.014g/kg、0.16g/kg、4.3g/kg、2.2g/kg、0.014g/kg、1.7g/kg、0.041g/kg,7种藏药材中钾、镁、钠元素的含量普遍较高,椭圆叶花锚中锌元素的含量最高。

8. 其他 王世盛等(2004)在抱茎獐牙菜全草中提取得到β-谷甾醇。张建胜等(2009)在川西獐牙菜全草提取得到β-胡萝卜苷。

药理作用

1. 保肝利胆作用 徐敏等(2008)通过小鼠免疫性肝损伤模型,评价了川西獐牙菜(作为“藏茵陈”入药)的免疫性肝损伤的保护作用。研究发现藏茵陈具有明显的保肝作用;能有效防止免疫性肝损伤。吕坪等(2011)研究了川西獐牙菜醇提水沉部位抗CCl_4诱导大鼠肝损伤性黄疸的保肝作用,结果显示川西獐牙菜醇提水沉部位对CCl_4诱导的肝损伤性黄疸具有显著的降酶、退黄功效。罗桂花等(2008)采用CCl_4小鼠急性肝损伤模型,研究川西獐牙菜提取物对急性肝

损伤的保护作用,结果表明川西獐牙菜醇提取物有显著的抗肝损伤作用。Feng XC 等(2015)研究发现藏茵陈可以升高血清结合的牛磺胆酸、牛磺脱氧胆酸和胆汁酸,降低血清碱性磷酸酶水平,还可以增加疏水性胆汁酸的水溶解度,消除结合性的胆汁酸。Zhang L 等(2015)研究发现藏茵陈可以减轻通过内胆总管结扎造成的大鼠胆汁淤积。Chai J 等(2015)研究发现口服齐墩果酸能减轻大鼠的肝损伤和胆汁淤积。

2. 对胃肠道的影响 吕军等(2005)采用常规小肠平滑肌标本离体灌流的实验方法,观察藏茵陈对家兔小肠平滑肌自发收缩活动的影响及其变化规律,实验结果提示藏茵陈有促进小肠运动的作用。梁钜忠等(1985)研究证明,獐芽菜苦苷对胃肠痉挛疼痛的有效率达 98%,且不良反应小,安全范围大。周源等(2008)研究发现獐芽菜苦苷对乙醇致小鼠胃溃疡具有保护作用,大剂量獐芽菜苦苷与阳性对照药物雷尼替丁对胃黏膜的保护程度相似。

3. 抗癌防癌作用 薛长晖(2010)采用吸光度法研究藏茵陈提取液对 NO_2^- 的清除作用,结果表明,藏茵陈提取液可应用人体内 NO_2^- 的清除。乔伟等(2001)研究发现獐牙菜苦苷对鼠肿瘤细胞株 S180 的蛋白质及 RNA 合成有轻微抑制作用,对肿瘤细胞 RS321 显示出中等强度的抗癌作用。

4. 其他作用 王冲等(2014)对藏茵陈提取物藏茵陈总萜酮在不同给药剂量下的致突变和抗突变作用进行了探讨,结果表明,藏茵陈总萜酮不存在染色体畸变和基因突变作用,并且有显著的抗突变效应。Wang YL 等(2013)在体内和体外研究了藏茵陈乙醇提取物有影响地保护胰岛 β 细胞,刺激胰岛素分泌,并在肝脏中观测到其乙醇提取物可以降低葡萄糖-6-磷酸酶的活性且可以提高葡萄糖激酶的活性,表明藏茵陈乙醇提取物有控制高血糖和糖尿病大鼠高脂血症的良好效果。

资源综合利用

(一)着力于新资源的替代开发

传统藏医与中医临床实践证明,藏茵陈在止血、降脂、清热祛湿、清肝利胆上有显著效果,临床上用于胆囊炎、水肿、急性黄疸型肝炎、痢疾、头昏头痛等多种疾病的治疗(《晶珠本草》《中国植物志》)。目前应用仅限于少数植物的全草或地上部分较多,应充分利用全草开发饮片、医院制剂,开发新药品,应充分

利用藏茵陈近缘种资源,开展替代品研究,扩大用药品种。

(二)大力开发医药保健品

现代研究表明,藏茵陈具有抗氧化、抗病毒、抗菌消炎、抗肿瘤及抗恶性血液疾病,保肝护肝作用较好(王海霞,2017;韵海霞,2020)。藏茵陈主要活性成分獐牙菜苦苷、当药醇苷、雏菊叶龙胆苷、芒果苷、齐墩果酸、熊果酸等,对正常肝细胞损伤有显著的修复作用,因此研究藏茵陈提取物抗肿瘤活性的关注点大多首选在抗肝癌活性上(王海霞,2017)。提示藏茵陈在开发心脑血管疾病、抗乙肝病毒、抗癌的新药方面和增强免疫力、延缓衰老的保健品方面空间较大。

中科院西北高原生物研究所李玉林研发团队近两年从藏茵陈川西獐牙菜中提取了獐牙菜苷、獐牙菜苦苷、龙胆苦苷、芒果苷,优化了制备工艺,研发出藏茵陈总苦苷片新制剂并进行了慢性胆囊炎药效学实验:①藏茵陈总苦苷对家兔细菌性慢性胆囊炎有明显的治疗作用。0.025 g/kg、0.05 g/kg 剂量组治疗效果与藏茵陈胶囊组(相当于人用临床剂量 2 倍量)基本相当,0.1 g/kg 剂量组治疗效果好于藏茵陈胶囊组。②藏茵陈总苦苷有明显的利胆作用,随剂量增加,作用增强。0.05 g/kg 与藏茵陈胶囊 0.434 g 内容物/kg(相当于人用临床剂量 2 倍量)作用效果相当。③藏茵陈总苦苷有明显的抗急性炎症作用,随剂量增加作用增强。0.05 g/kg 与藏茵陈胶囊 0.434 g 内容物/kg(相当于人用临床剂量 2 倍量)作用相当。藏茵陈总苦苷有明显的抗慢性炎症作用。0.1 g/kg 与藏茵陈胶囊 0.434 g 内容物/kg 剂量组作用效果相当。藏茵陈总苦苷的抗炎作用依赖于下丘脑-垂体-肾上腺轴的调节。藏茵陈总苦苷有明显的利胆、抗炎作用,对慢性胆囊炎有明显的治疗作用。该研究成果有待于下一步临床试验后,开发为治疗肝胆疾病新药。同时研究证实藏茵陈有清热解毒、利肝、退黄的神奇功效,对急慢性肝炎、黄疸性肝炎、面部色斑及脱发症等效果尤佳。因此,开发和利用藏茵陈有十分显著的经济效益,市场前景也是十分被看好。另外,藏茵陈中富含维生素 B 和维生素 C,并含有人体所需的氨基酸和多种微量元素,具有效果极佳的保健功能。可以每日取少许藏茵陈和几枚大枣泡茶,经常饮用,可增加人体的免疫力,具有轻身益气,保肝利胆,延衰防癌的功效,同时,藏茵陈中的茵陈酮能起到清热解毒的功效,可使皮肤嫩滑柔亮,消除面部色斑,愈合伤瘢对冻烫伤、擦伤、湿疹、脚癣、毛囊炎、止血效果极佳(谢新

年,2016)。藏茵陈花瓣颜色艳丽,花型典雅,有独特的韵味,它美化环境,沁人心脾,近年来受到关注和欢迎。

(三) 多方举措保护野生资源

韵海霞(2020)等在调查走访四川西北部、青海东南部等地区时发现川西獐牙菜很难采集,据当地居民介绍,前十年遍地是川西獐牙菜,现在由于不合理采挖、气候变化等原因,川西獐牙菜的分布明显减少。由于无节制地采挖使野生的藏茵陈、川西獐牙菜等资源处于枯竭状态。一方面加强野生资源保护,建立藏茵陈种质保护区,恢复种群数量,合理采挖,及时抚育。另一方面种植,引种栽培是解决资源匮乏的重要途径。现在引种栽培大致分为两个方面:①原产地引种栽培,王才桑洁(2007)和李冬鸣(2008)等对野生川西獐牙菜和人工种植品种(玉树)分别进行了检测,结果人工种植植株的獐牙菜苦苷等含量基本上和野生的相等。②异地引种栽培,拉本等(2010)测得川西獐牙菜人工栽培品种(西宁,平均海拔2 000 m,低于玉树)与野生品种(玉树)有效成分含量相当,这些都说明了引种栽培的可行性。因此今后我们可以考虑在适宜的地区,适宜的气候、土壤等条件下人工培育藏茵陈药用资源。

炮　　制

取原药材,除去杂质,切割成段即可。

性　　味

藏医:甘、苦,凉,糙。中医:甘、苦,凉。

功能与主治

清肝利胆,退诸热。用于黄疸型肝炎、病毒性肝炎、血病。

临床与民间应用

(一) 国家标准应用

藏茵陈在《中国药典》《国家中成药标准汇编》《卫生部药品标准》新药转正标准、注册标准中共计查询到5个组方品种,搭配组方的药材数量为11种。组方品种均为消化道及代谢系统方面,配方多搭配唐古特青兰、甘草、大黄、柴胡、红花等药味。详见图29-26。

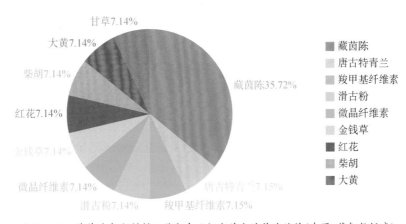

图 29-26　藏茵陈成方制剂品种分布及组方前十的药味统计(来源:药智数据库)

(二) 临床配伍处方应用

1. 八味獐牙菜散

处方:獐牙菜300 g,兔耳草200 g,波棱瓜子80 g,角茴香200 g,榜嘎200 g,小檗皮160 g,岩参240 g,木香200 g。

功能:清热,消炎。

主治:胆囊炎,初期黄疸性肝炎。

用法用量:一次1 g,一日2~3次,或午饭前及半夜各1次。

2. 十三味榜嘎散

处方:秦艽花50 g,榜嘎100 g,獐牙菜50 g,黑冰100 g,角茴香50 g,金腰子50 g,余甘子50 g,诃子50 g,毛诃子50 g,大黄50 g,小檗皮50 g,止泻50 g,白糖50 g。

功能:清热解毒,镇静。

主治:"赤巴"引起的口渴、口苦、发热、失眠,"恰牙"引起的身痒,对热性"赤巴"病有裨益。

用法用量:口服。一次 1～2 g,一日 3 次。

3. 七味獐牙菜

组方:獐牙菜 18 g,红花 27 g,绿绒蒿 24 g,渣训 15 g,藏木香 12 g,哇夏嘎 9 g,波瓜子 6 g,牛黄细粉 3 g。

主治:肝胆病,肝胆引起的发烧、胁肋疼痛。

用法用量:口服。一次 2～3 g,每日 1～2 次。

4. 肝炎方(一)

组方:獐牙菜 15 g,红花 12 g,诃子、绿绒蒿、甘青青丝、嘎的、木香、紫檀香(或降香)各 3 g,红花 11 g,波棱瓜子 1 g,余甘子 5 g,滑石 9 g,戴木香 6 g,牛黄细粉 2 g。

主治:急性肝炎及肝肿大。

用法用量:口服。一次 1～1.5 g,一日 1～2 次。

5. 肝炎方(二)

组方:獐牙菜、榜嘎各 30 g,藏小檗、帕力嘎、岩白菜各 20 g。

主治:黄疸型肝炎,胆囊炎。

用法用量:口服。一次 6～9 g,一日 2 次。

(三)青海民间单验方

(1)组方:獐牙菜 50 g。

主治:头痛、恶心。

用法:水煎服。

来源:河南县中普办。

(2)组方:印度獐牙菜 4 g,獐牙菜 1.5 g,尼泊尔樟牙菜 1.5 g,波棱瓜子 2.5 g,葡萄干 2 g,秦光花 4 g,唐古特乌头 4 g,河子 6.5 g,椿 4 g,五灵脂 2 g,婆婆纳 3 g,石榴籽 3.5 g,红花 4 g,荜茇 1.5 g,丁香 1.5 g,冰糖 1.5 g,石灰花 3 g,豆蔻 1 g,圆柏枝 2 g,熊胆 1 g,蚕缀 3.5 g,玉果 2 g,白蔹 3 g,草果 3 g。

主治:各种肝胆疾病。

用法用量:口服。以上诸药研末,一日 3 次,每次 3 g,温开水服用。

来源:玉树州区划办。

(3)组方:藏茵陈 3 g。

主治:胆囊炎。

用法用量:口服。煎服,凉服一日 3 次。

来源:原玉树州医药公司。

(4)组方:藏茵陈 3 g,秦艽 16.5 g,白乌头 33 g。

主治:胆囊炎、胆管炎、肝炎。

用法用量:口服。研末,每次 2 g,温开水冲服。

来源:同仁县中普办。

附　　注

藏茵陈商品以獐牙菜属植物为主要基原,由于疗效好,临床与生产需求量大,仅靠野生的资源远不能满足市场需求,市场上也出现了较多的同属植物代用情况,藏茵陈除上述基原外,以下也可列为藏茵陈(蒂达)替代品。

1. 当药 Swertia diluta (Turcz.) Benth et Hook. f.　一或二年生草本,高 20～40 cm。根黄色。茎直立,多分枝,近方形,淡黄色,有时带暗紫色。单叶对生,无柄;下部叶片倒披针形,长 2～5 cm,宽 3～10 mm,先端尖,基部狭楔形。花顶生和腋生,集生成伞房花序式的圆锥花序;花梗细弱;花萼 5 深裂,裂片狭披针形,与花冠近等长;花冠白色,有紫色条纹,直径约 1 cm,5 深裂近基部,裂片长圆状披针形,先端短尖,基部有 2 个长圆形腺窝,边缘有流苏状毛,毛表面光滑;雄蕊 5;柱头二瓣裂。蒴果卵圆形,种子近圆形。花期 10～11 月。产门源。生于山坡脚下,海拔约 2 600 m。

2. 四数獐牙菜 Swertia tetraptera Maxim.　一年生草本,高 5～30 cm。茎直立,四棱形,从基部起分枝;茎部分枝多,长短不等,纤细,斜升;中部以上分枝较粗,近等长,直立。基生叶与茎下部叶具柄,柄长 1～5 cm;叶片长圆形或椭圆形,长 9～30 mm,宽 8～18 mm,先端钝,全缘,基部渐狭成柄;中上部叶卵状披针形,较基部者大,无柄。圆锥状聚伞花序或聚伞花序生茎顶,多花,稀单花顶生;花 4 数,大小不等,主茎上部的花比基部分枝上的花大 2～3 倍,大花的花萼深裂近基部,裂片披针形或卵状披针形,先端急尖;花冠黄绿色,有时带紫蓝色,长 9～12 mm,裂片卵形,基部具 2 个长圆形腺窝,腺窝边缘具短流苏;小花的花萼深裂,裂片宽卵形,先端钝;花冠裂片卵形,长 2.5～5 mm,基部腺窝退化。蒴果大小不等;种子多数,表面光滑。花果期 7～9 月。产青海省大部分地区。生于海拔 2000～4200 m 的山坡草丛、灌丛中、河滩(见图 29-27)。

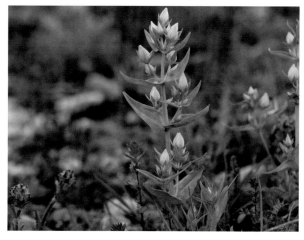

图 29-27　四数獐牙菜植物

3. 华北獐牙菜 Swertia wolfangiana Grüning
多年生草本,高 15～35 cm。须根多数,肉质,黑色。
茎直立,不分枝,无毛。莲座状叶与茎基部叶具柄,柄
扁平,长 1.5～2 cm;叶片卵形或长圆形,长 3～9 cm,
宽 1～1.5(2.2)cm,先端钝或钝圆,全缘,基部渐狭成
柄;茎生叶对生,椭圆形,长 7～10 mm,宽 3～4 mm,
先端尖,基部抱茎。花单生茎端,稀数花在茎端呈聚
伞花序;花萼 5 深裂,裂片卵状长圆形或披针形,长约
1 cm,边缘白色膜质;花冠黄绿色,基部带蓝色,5 深
裂,几达基部,裂片卵形,长达 1.8 cm,先端钝,基部内
面具两个有缘毛的腺窝;雄蕊 5,花丝白色,扁平,花
药蓝色;子房有时深蓝色,花柱短,柱头 2 裂。蒴果长
圆形,长 1～1.2 cm;种子小,棕色,具窄翅。花果期
7～9 月。产海北、海南、黄南、果洛、玉树等州及湟
源、互助等地(见图 29-28)。

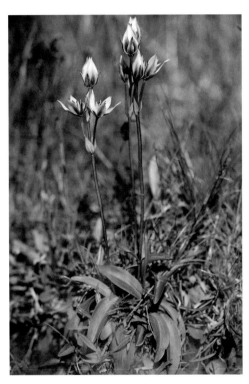

图 29-28　华北獐牙菜植物

4. 普兰獐牙菜 Swertia ciliata (D. Don ex G.
Don)B. L. Burtt　一年生草本,高 30～48 cm。根淡
黄色。茎直立,常带紫色,四棱形,从下部起分枝。单
叶对生,无柄或有短柄,披针形或卵状披针形,长
0.8～4.5 cm,宽 0.3～2 cm,先端急尖,全缘,边缘外
卷。圆锥状聚伞花序开展,多花;花梗细,丝状;花 5
数,乌紫色,直径 1～1.2 cm;花萼绿色,深裂,裂片披
针形,先端渐尖,略短于花瓣;花冠深裂,裂片卵状披
针形长 6～7 mm,先端渐尖,基部具一个腺窝,腺窝半
圆形,裸露,无流苏;雄蕊与花冠近等长,花丝深紫色,
下部极度扩大,联合成短筒包围子房,花药蓝紫色;子
房近无柄,与雄蕊等长,花柱细长,柱头头状。蒴果具
短梗,含多数细小的种子花果期 8～10 月。

5. 唐古特虎耳草 Saxifraga tangutica Engl.
多年生草本,高 3.5～31 cm。茎被褐色卷曲长柔毛。
基生叶具柄,叶片卵形至长圆形。长 0.6～3.3 cm,宽
3～8 mm,仅边缘具褐色长柔毛;茎生叶披针形、长圆
形至线状长圆形长 0.7～1.7 cm,宽 2.2～6.5 mm,边
缘和背面下部具卷曲柔毛。多歧聚伞花序具(2)6～
22 花;萼片起初直立,后变开展至反曲,卵形至椭圆
形,长 2.1～3.2 mm,宽 1～2.2 mm,两面无毛,边缘
具褐色卷曲柔毛,3～5 脉分离;花瓣黄色或内面黄
色,外面橙黄色至紫红色,阔卵形、卵形、椭圆形至披
针形,长 2.5～4.5 mm,宽 1.1～2.5 mm,3～5(7)脉,
具 2 痂体:维蕊长 1～2.2 mm;子房近下位。花果期
7～10 月(见图 29-29)。

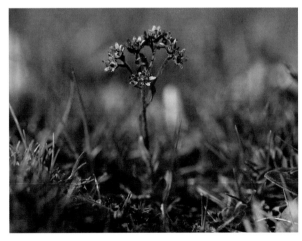

图 29-29　唐古特虎耳草植物

第三十章 沙 棘

Sha ji

HIPPOPHAE TRUCTUS

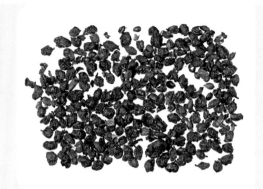

别 名

酸刺果、醋柳果、黑刺、黄酸刺,达布(藏名)。

道地沿革

(一)基原考证

唐代《妙音本草》记载:"圣贤传授之珍宝,沙棘凶残满身刺,果实如同小鸟雏,其味甚酸涩舌头。"

《度母本草》记载:"沙棘凶残长满刺,分为白黑两大种,树干长得高又大,叶片小而灰白色。果实如同金豆子,阴坡山沟林缘生,其味甚酸又涩舌。"

南宋《宇妥本草》记载:"沙棘生在潮湿滩,叶小灰白披锐刺,长短一足或一肘。"

清代《蓝琉璃》记载:"沙棘果,共有十四个名字,这里只用其一。《图鉴》中记载:沙棘树凶残披刺,果实状如小鼠崽,其味很酸而刺舌,自身功效治肺病。虽如上述,但沙棘分黑、白两种。白沙棘果实大小如小豌豆、黄色,味甚酸。"

《晶珠本草》中记载:"本品之名有达尔布,拉巴才尔玛、来才尔、测采尔等。《图鉴》说:沙棘树皮黑,凶残,生刺;果实如刚生下的鼠崽,味酸刺舌……本品分为3种,无论哪一种树皆有刺。大者称为纳达尔,生于河谷川地,聂绒、印度、我国汉地等处均有,约有两层木房高。中者称为巴达尔,生于山沟,树身约有人高。小者称为萨达尔,生于高地的溪水畔、河滩,叶背面白色,状如鞭麻,茎干细小,高约一扎。大小两种的果实皆为黄色,状如黄水泡,刺破有水状汁液。"

综上考证,9世纪沙棘分为大沙棘、小沙棘,清代沙棘分大、中、小三类。

《中国藏药》【ᢖᢖᢖ】(达布)沙棘条,据藏医药古籍"本品三种,树均有刺,大者生河谷川地,中者生山沟,小者生于高地溪畔、河滩,叶背灰白色,状如金露梅,果实均为黄色,状如黄水泡,刺破有水状汁液,微油润"的特征,收载沙棘来源为胡颓子科植物沙棘 *Hippophae rhamnoidse* L. 及同属植物的干燥果实。《中国藏药》(顾健,2016)收载【ᢖᢖᢖ】(达布)沙棘果,为胡颓子科沙棘属植物江孜沙棘 *Hippophae gyantsensis* (Rousi) Y. S. Lian、西藏沙棘 *Hippophae tibetana* Schlechten. 的果实。

《藏药志》在【ᢖᢖᢖ】(达尔布)条根据各地藏药的达尔布为胡颓子科的柳叶沙棘、中国沙棘、江孜沙棘、肋果沙棘及西藏沙棘等。前三种树身高大,果黄色,多汁,与本药大的一类相符,其中中国沙棘、江孜沙棘最为常见;肋果沙棘果小如青稞,肉质,干而硬,无汁液,果色黄绿,与中类相符;西藏沙棘矮小,高约20 cm,果大,黄色,多汁,与小的一类相似。对《品珠本尊》三类沙棘做了对应分类,即:江孜沙棘 *Hippophae rhamnoides* L. subsp. *gyantsensis* Rousi、肋果沙棘 *Hippophae neurocarpa* S. W. Liu et T. N. He、西藏沙棘 *Hippophae thibetana* Schlechtend. 。

《中国医学百科全书》收载沙棘果膏(达布侃扎)为胡颓子科植物沙棘 *Hippophae rhamnoides* L. 成熟果实的水煎膏。

《中华藏本草》收载【沙棘】【ᢖᢖᢖ】(达布)为胡颓子科植物沙棘 *Hippophae rhamnoides* L. 的果实或果实熬膏。除本种外,西藏还用同属植物西藏沙棘 *Hippophae thibetana* Schlecht. 的果实入药。

《中华本草·藏药卷》收载沙棘【སྟར་བུ།】达尔布，来源为胡颓子科植物江孜沙棘 *H. rhamnoides* L. subsp. *grantsensis* Rousi、西藏沙棘 *H. thibetana* Schlecht. 果实。

《藏药晶镜本草》记载："沙棘分为三大类：体型较大的称'南达尔 གནམ་སྟར།（直译：天上的沙棘）'，第 1 种为胡颓子科沙棘（酸棘柳）*Hippophae rhamnoides* L.，第 2 种为南达尔南玖 གནམ་སྟར་ནག་པོ།，即胡颓子科云南沙棘 *Hippophae rhamnoides* L. subsp. *yunnanensis* Rousi。中等大小的沙棘为'阿里达尔吾 མངའ་རིས་སྟར་བུ།'，一为胡颓子科扎达沙棘（中亚沙棘）*Hippophae rhamnoides* L. subsp. *turkestanica* Rousi，二为'拉哇向 བྲག་ཤིང་།'，即胡颓子科江孜沙棘 *Hippophae rhamnoides* L. subsp. *gyantsensis* Rousi，其株高 3～6 m，果实浅黄色，有青稞般大小，干且容易掉落，其汁液较少等上述均归为沙棘的种类。小类沙棘为'萨达尔 ས་སྟར།（直译为地上的沙棘）'为胡颓子科西藏沙棘 *Hippophae thibetana* Schlechtend. 。"

《中国藏药植物资源考订》收载沙棘 *Hippophae rhamnoides* L. 、江孜沙棘 *H. rhamnoides* L. subsp. *gyantsensis* Rousi、中国沙棘 *H. rhamnoides* L. subsp. *sinensis* Rousi、中亚沙棘（扎达沙棘）*H. rhamnoides* L. subsp. *turkestanica* Rousi、云南沙棘 *H. rhamnoides* L. subsp. *yunnanensis* Rousi、柳叶沙棘 *H. salicifolia* D. Don. 、西藏沙棘 *H. tuibetana* schlechend. 。

《中国藏药资源特色物种图鉴》收载【སྟར་བུ།】（达尔布）有 4 种。助果沙棘为古藏药文献中"达尔布"的大者或中者品种基原之一。西藏沙棘为"达尔布"小者基原之一。中国沙棘为"达尔布"大者资源之一。江孜沙棘分为"达尔布"小者基原之一。

《中国药典》（1977 版）收载沙棘为胡颓子植物沙棘 *Hippophae rhamnoides* L. 的干燥成熟果实，与《中国药典》（2005～2020 版）收载品种一致。

综观沙棘本草考证得出以下结论。

（1）古今【སྟར་བུ།】（达布）藏文药名基本一致，藏译汉药名有达布、达尔布、大尔卜、纳木达尔、达布坎扎、达哲等，但以达布、达尔布较多，造成这一原因是各地藏族聚居区发言有差异形成。

（2）古文献考证【སྟར་བུ།】基原为沙棘类植物，分大、中、小三类，包括了中国沙棘、江孜沙棘、云南沙棘、西藏沙棘、肋果沙棘等十余种，按《中国植物志》记载，我国沙棘属包括 4 个种及 5 个亚种，分别为沙棘（*H. rhamnoides* L.），中国沙棘（subsp. *sinensis* Rousi）、中亚沙棘（subsp. *turkestanica* Rousi）、云南沙棘（subsp. *yunnanensis* Rousi）、江孜沙棘（subsp. *gyantsensis* Rousi）、蒙古沙棘（subsp. *mongolica* Rousi）、柳叶沙棘（*H. salicifolia* D. Don）、西藏沙棘（*H. tibetana* Schlechtend. ）、助果沙棘（*H. neurocarpa* S. W. Liu et T. N. He）。各地藏医以上品种都在就地取材，大量使用。

（3）从藏医药临床实践出发，国家标准规定了沙棘 *H. rhamnoides* L. 一个种，但实际调研发现以上沙棘品种分大、中、小类型都在应用。对此，应以地方标准或上升进入药典加以质量控制，以保用药安全有效见表 30‑1。

表 30‑1　现代文献及法定质量标准对沙棘基原的描述

文献或标准	沙棘药材基原	备注
《中国药典》	沙棘来源于胡颓子科植物沙棘 *H. rhamnoides* L. 的干燥成熟果实	
《晶珠本草》	大者称纳木达尔，中者称巴尔达尔，小者称萨达尔。大、小两种果实均为黄色，状如黄水泡，刺破有水状汁液。中沙棘果大如青稞，硬而干，金黄色，微油润	分为大、中、小三种
《藏药志》	柳叶沙棘 *H. salicifolia* D. Don、中国沙棘 *H. rhamnoides* L. subsp. *sinensis* Rousi、江孜沙棘 *H. rhamnoides* L. subsp. *gyantsensis* Rousi、肋果沙棘 *H. neurocarpa* S. W. Liu et T. N. He 及西藏沙棘 *H. thibetana* Schlechtend. 等。前三种树身高大，果黄色，多汁，与大类沙棘的一类相符，其中中国沙棘、江孜沙棘最为常见；肋果沙棘生于高海拔地区的河滩，果小如青稞，肉质，干而硬，无汁液，果色黄绿，与中类沙棘相符；西藏沙棘叶生于高海拔地区的河滩，矮小，高约 20 cm，果大，黄色，多汁，与小的一类沙棘相似	分为大、中、小三种。主要介绍了江孜沙棘、肋果沙棘和西藏沙棘
《卫生部颁药品标准》（1995 年版）	沙棘膏为胡颓子科植物沙棘 *H. rhamnoides* L. 成熟果实的水煎膏	
《中国藏药》	中国沙棘及其同属植物。在附注中列出西藏沙棘和云南沙棘（*H. Rhamnoide* subsp. *yunnanensis* Rousi）果实均以沙棘入药	

(续表)

文献或标准	沙棘药材基原	备注
《中华本草·藏药卷》	江孜沙棘、西藏沙棘等数种同属植物的成熟果实	分为大、中、小三种
《晶珠本草正本诠释》	分为三种，无论哪一种树皆有刺。大者称纳达尔（江孜沙棘 H. rhamnoides L. subsp. gyantsensis Rousi），生于河谷川地，聂绒、印度和汉地等处均有，约有两层房子高。中者称巴达尔（肋果沙棘 H. neurocarpa S. W. Liu et T. N. He.），生于山沟，树身有人高。小者称萨达尔（西藏沙棘 H. thibetana Schlechtend），生于高地的溪水畔、河滩，叶背面白色，状如鞭麻，茎十细小，高约一扎，大、小两种果实均为黄色，状如黄水泡，刺破有水状汁液。中沙棘果大如青稞，硬而干，金黄色，微油润	
《四川省藏药材标准》	新增大沙棘（卧龙沙棘）H. rhamnoides subsp. wolongensis Lian K. Sun et X. L. Chen，D 和江孜沙棘 H. rhamnoides subsp. gyantsensis Rousi 果入药，小沙棘（西藏沙棘）果入药	

来源：仁真旺甲（2016）。

（二）药效考证

1. 唐代 《月王药诊》（马世林、毛继祖译）记载：沙棘果主治培根肺病、心肺病、止泻。

《四部医典》记载沙棘（达尔吾 ）为甘味药，其功效为："主要用于清肺、净血、治疗培根病。"

《妙音本草》记载："自身功效治肺病。配伍蔷薇藏木香、竹黄高山辣根菜，再配石砾唐松草，治疗一切肺痼疾。沙棘果配白糖蜜，肺心疾病皆排出。山羊肉和野驴肉，配伍食用亦吉祥。"

《度母本草》记载："大沙棘果破水银，小沙棘果治肺病。沙棘果和藏木香、蔷薇竹黄无茎芥、麻花艽和翼首草，诸药配伍治肺痼疾。沙棘果葡萄竹黄、石砾唐松草紫草，五药配伍加蜂蜜。功效治疗肺心病，若食野驴马肉吉。其他组方说不尽。"

2. 南宋 《宇妥本草》记载："味酸引脓治培根。"

3. 元代 《药名之海》中记载："沙棘属于凉药类。"

4. 明代 《藏医千万舍利》中记载："以竹黄、藏红花、藏木香、沙棘等药材的配方用来治疗肺痨。"

5. 清代 《蓝琉璃》记载：其味很酸而刺舌，自身功效治肺病。虽如上述，但沙棘分黑、白两种。白沙棘果实大小如小豌豆、黄色，味甚酸。熬膏挖除肺瘤，化血，治培根病。沙棘果核化血、止疼、清热。烧灰止小肠刺痛（肠痧）。

《晶珠本草》中记载："沙棘果挖除肺病，化血并治培根病。《味气铁鬘》中说：沙棘果锐、轻，治疗培根病入肺、喉。《如意宝树》中说：沙棘果治消化不良、肝病。让穹多吉说：沙棘果膏治肺病。"《图鉴》说："功效治肺病"，大小两种"对治肺病、咽喉疾病有益"，中沙棘"益血"。

综上考证，沙棘在 8 世纪功效为清肺、净血、治培根。9 世纪沙棘有了明确的分类，大沙棘破水银，小沙棘治肺病。常用于治疗肺痨和肺心病的处方中。公元 12 世纪到 13 世纪沙棘增加引脓血的功效。17 世纪沙棘的用法范围变广，其通过熬膏、烧灰简单炮制方法，用于治疗肺病和肠道疾病。沙棘熬膏挖除肺瘤，化血，治培根病。沙棘果核化血、止疼、清热。烧灰止小肠刺痛（肠痧）等，其中，治疗肺瘤、止痛、清热、小肠刺痛等的功效为新增功效。清代沙棘分三类，大小两类沙棘益于肺病、喉病，中等沙棘益于血病，治疗培根侵入肺、喉病效果较好且稳定。

6. 近现代 《中国藏药》【 】（达布）沙棘：性味酸，凉、锐、轻。利痰，消食活血。主治肺病、咽喉病、培根病、肺和肠肿瘤、消化不良等。《中国藏药》（顾健，2016）收载【 】（达布）沙棘果：味酸，涩，性温。具有止咳祛痰、消食化滞、活血散瘀功效。咳嗽痰多，饮食不消等症。

《藏药志》在【 】（达尔布）条记载："性味功用为酸、温；补肺，活血；治月经不调、子宫病、胃病、肺结核、胃酸过多。"

《中国医学百科全书》收载沙棘果膏（达布侃扎）：味酸，性平、锐、轻。功能清肺止咳，活血化瘀。主要用于肺病咳嗽痰多，气管炎，培根病，消化不良，胃溃疡及闭经。本品与甘草、葡萄、余甘子等配伍，制成五味沙棘散，主治肺脓血，喘促痰多。本品与木香、干姜、大黄等配伍，制成六味沙棘散，主治妇人血病。本品与余甘子、石榴子、木瓜等配伍，制成十七味沙棘散，主治反胃，胃痛，消化不良。

《中华藏本草》收载【沙棘】【 】（达布）：功能主治为清热止咳、活血化瘀、愈溃疡。治气管炎、消化不良、胃溃疡、闭经。

《中华本草·藏药卷》收载沙棘【 】达尔布：味酸性平。清热止咳，活血散瘀，补肺，主治咳嗽痰多，淤血闭经，肺痨，消化不良，胃溃疡。

《藏药晶镜本草》收载:味酸,消化后性凉,功效为宣肺祛痰。用于咽痛、培根性咽炎、消化不良、肝病、血热病及血液病引起的疼痛等。

《中国藏药植物资源考订》收载:酸、涩、温;效锐、轻;祛痰、止咳、活血化瘀、消食化积;治培根病、咳嗽痰多、喉炎、胸闷不畅、消化不良、胃痛、经闭。果实水煎膏效同。

《中国藏药资源特色物种图鉴》收载:【 སྟར་བུ།】(达尔布),《晶珠本草》对三类沙棘的功能与主治记载各有不同,但现代文献中并未明显区分,具有清热止咳、活血化瘀、愈溃疡。用于气管炎,消化不良,胃溃疡,闭经功效。

《中国药典》(1977 版)收载:酸、涩、温。止咳祛痰,消食化滞,活血散瘀。用于咳嗽痰多,慢性支气管炎,胸满,消化不良,胃痛,跌扑瘀肿,经闭。《中国药典》(2005～2020 版)收载品种一致,性味与归经为酸、涩、温。归脾、胃、肺、心经。功能与主治为健脾消食,止咳祛痰,活血散瘀。用于虚食少,食积腹痛,咳嗽痰多,胸痹心痛,瘀血经闭,跌扑瘀肿。

综观沙棘本草考证得出以下结论。

(1)《晶珠本草》记载大小两种沙棘的果实熬成膏,对肺和咽喉有益,而中型沙棘果则偏于益血,实际调研发现以上沙棘品种分大、中、小类型都在应用。

(2)古文献对【སྟར་བུ།】(达尔布)功效记载为补肺、活血、治咳嗽痰多,瘀血闭经是达布类药物功效,具体的黑、白种或大中小不同种功能主治各有不同,现代文献记载功能主治也有差异,见表 30 - 2。

表 30 - 2　藏药沙棘临床主治功能

沙棘品种	功能与主治
肋果沙棘	果实治咳嗽痰多,胸闷不畅,消化不良,胃痛,经闭"培根"病,肺病,咽喉疾病;果膏治月经不调,子宫病,胃病,肺结核,胃酸过多,胃溃疡,效用同果实
沙棘	果实的水煎膏治胃溃疡,气管炎,闭经,月经不调,子宫病,胃病,肺结核,胃酸过多,消化不良,培根病,咽喉痛,消化不良,肝病,咳嗽痰多,胸满不畅;果实治月经不调,肠炎,肺结核,咳嗽痰多,胸满不畅,消化不良,胃病,闭经,咽喉病,肺和肠肿燕"培根"病,化瘀血,消除肺肿;果或膏治肺病"培根"病,消化不良,肺热咳嗽,肺病,咽喉肿痛,喉咙培根病,对肝病有较好疗效,对血热病和血性疼痛有良好的疗效

(续表)

沙棘品种	功能与主治
中国沙棘	果实治消化不良,咳嗽痰多,胸闷不畅,胃痛,闭经,肺病,咽喉病"培根"病,肺和肠肿瘤,对金属、珍珠类药物具有解毒功效和治肺病
云南沙棘	果实治消化不良,肺病,咽喉病,"培根"病,肺和肠肿瘤,咳嗽痰多,胸满不畅,胃痛,闭经
柳叶沙棘	果实治培根病,肺病,咽喉疾病,咳嗽痰多,胸闷不畅,消化不良,胃痛,经闭;果膏功效与果实相同
西藏沙棘	果实治肺病,咽喉病,"培根"病,肺、肠肿瘤,消化不良,咳嗽痰多,瘀血闭经,肺痨,胃溃疡;地上部分或叶治诸热,胆热,隐热,火烧伤,瘟病,时疫;效用同沙棘 *H. rhamnoides*
江孜沙棘	果实和果膏治月经不调,子宫病,胃病,肺结核,胃酸过多,胃溃疡

来源:仁真旺甲(2016)。

(3)沙棘作为传统藏蒙药材,在民间应用已有 2 000 多年历史,其主治还是"木布病"、消化不良和月经不调三种。近年来,国内外有关沙棘药理学方面的研究主要集中在沙棘对血液系统、心血管系统、消化系统、免疫系统以及呼吸系统疾病的治疗作用,发现沙棘具有抗氧化、抗肿瘤等作用。

(三)道地沿革及特征

1. 唐代　《度母本草》记载:"果实如同金豆子,阴坡山沟林缘生。"

2. 南宋时期　《宇妥本草》记载:"沙棘生在潮湿滩。"

3. 清代　《晶珠本草》中记载:大者称为纳达尔,生于河谷川地,聂绒、印度、我国汉地等处均有……中者称为巴达尔,生于山沟……小者称为萨达尔,生于高地的溪水畔、河滩。

4. 近现代　《中国藏药》【སྟར་བུ།】(达布)沙棘:生于海拔 1 800～4 000 m 的河漫滩,河谷低阶地和山坡。

《藏药志》载【སྟར་བུ།】(达尔布):中国沙棘、江孜沙棘最为常见;江孜沙棘产于西藏,生于海拔 3 500～3 800 m 的河床石砾地或河漫滩,分布于印度。肋果沙棘产于西藏、青海、四川、甘肃,生于海拔 3 400～4 300 m 的河谷滩地、山坡下部。西藏沙棘产于西藏、青海、四川、甘肃,生于海拔 3 300～5 200 m 的高原草地,河漫滩及岸边。

《中华藏本草》收载【沙棘】【སྟར་བུ།】(达布):生长在山坡、沟谷、河岸、河滩、草原及固定沙丘上。主要分布在华北、西北、西南各省区。

《中华本草·藏药卷》收载沙棘【སྟར་བུ】达尔布:分布于西藏、青海、甘肃、四川,生于海拔 3 500～5 200 m 高原草地、河漫滩、干旱河床。

《藏药晶镜本草》记载:沙棘生长于汉地、德格等位于我区东部一带峡谷等海拔在 1500～3700 m 的地区。云南沙棘生长于波密等大峡谷区域。扎达沙棘(中亚沙棘)生长于扎达等我区东部的旱地或沙漠中。西藏沙棘生长于牧区海拔 3800～4200 m 的河滩及溪水旁。

《中国藏药植物资源考订》收载多种沙棘,多生于青藏高原,如四川、青海、甘肃、西藏、云南,海拔 2 800～5 200 m,其中中国沙棘分布广泛,陕西、华北、东北有分布。

《中国藏药资源特色物种图鉴》收载【སྟར་བུ】(达尔布)有 4 种。肋果沙棘分布于西藏、青海、四川、甘肃。西藏沙棘分布甘肃、青海(海晏)、四川、西藏。中国沙棘分布青海、甘肃、四川西部、内蒙古、山西陕西等。江孜沙棘分布西藏拉萨、江孜、亚东一带。除中国沙棘分布广泛外,其余均生于 3 400～4 300 m 河谷、阶地、河漫滩、高原草地等。

综观沙棘本草考证得出结论:中国沙棘分布广,除青藏高原以外、山西、内蒙古、陕西都有分布。其他沙棘种均分布于高海拔的高寒草原牧区,青海、四川、甘肃、云南是沙棘药材的道地适生地。

青海开发历史

(一) 地方志

《青海省志·高原生物志》记载:"沙棘 *Hippophae rhamnoides* subsp. *sinensis* 饮料和'三刺'饮料是由中国科学院西北高原生物研究所研制成的营养性清凉饮料。全省生产比较普遍,凡是有条件的县都有近似的饮料厂,但市场上尚供不应求。这是利用青海植物资源较丰富的沙棘(俗称黑刺)、白刺 *Nitraria tangutorum* 和小檗 *Berberis* spp.(俗称黄刺)的浆果酿造而成的,故称'三刺'饮料。"

《化隆县志》记载:沙棘(黑刺)、刺檗(黄刺)、野枸杞(白刺)统称为"三刺"。"三刺"适应性强,具有较高的经济价值和优异的生态效益,在县内分布广。沙棘长于浅、脑山地区,分布于雄先、查甫、扎巴、黑城、昂思多、沙连堡等地区,计 31 463 亩。刺檗主要分布在浅山的阴坡、半阴坡,浅山地区均有分布。野枸杞生长于田间、坎地,川水、浅山地区均有分布。

《循环县志》记载:"沙棘分布在海拔 2 200～2 400 m 的低丘陵地区的林缘地带,面积 2.39 万亩,年产量达 55 万公斤。"

在《祁连县志》《河南县志》《乌艺县志》《泽库县志》《平安县志》《乐都县志》《民和县志》《都兰县志》《门源县志》都有沙棘分布与药用记载,是青海浆果食药两用物质之一。

(二) 青海植物志与药学著作

《青海植物志》收载肋果沙棘 *H. neurocarpa* S. W. Lin,产青海囊谦、久治、河南、兴海、祁连,生河谷、防地、河漫滩,海拔 2 900～4 000 m。西藏沙棘 *H. tibetana* Schlechtend. 产青海玉树、黄南、海北、海东及大通。分布海拔 2 800～5 200 m 高寒草间、灌丛、河漫滩。中国沙棘 *H. rhamnoides* L. subsp. *sinensis* Rousi 产自青海各州县,生境同上,分布于海拔 1 800～3 800 m 处。

《青海经济植物志》收载沙棘 *H. rhamnoides* L. subsp. *sinensis* Rousi(达日布)产海东、黄南、海北、海西等地,生于海拔 1 800～4 000 m 河谷低阶、河漫滩和山坡。果入药,补肺,活血;治月经不调、肺结核、胃溃疡等症。果味酸甜可食,可制饮料、果酱,也可酿酒。种子可榨油。树皮含鞣质,可提制栲胶。本种根系发达,生长迅速。为防风、固沙及水土保持的良好树种。

《青藏高原药物图鉴》收载【སྟར་བུ】(达日布)原植物为沙棘 *Hippophae rhamnoides* L. 果实。酸、温。补肺,活血,治月经不调、胃病、肺结核等症。

《青海高原本草概要》收载肋果沙棘,分布于达日、湟源、久治、河南、祁连、互助。果实入药,酸、涩、温。活血散瘀,化痰宽胸,健胃消食。治积食不化、跌打损伤、咳嗽多痰、肠炎、痢疾。收载沙棘,分布全省大部分地区,功效同《青藏高原药物图鉴》记载。

《青海地道地产药材》收载【སྟར་བུ】(达日布)沙棘原植物为中国沙棘、肋果沙棘、西藏沙棘。性温味酸涩。有清热止咳,活血化瘀,补脾益胃之功。用于跌打损伤,呼吸困难,咳嗽痰多,消化不良,瘀肿等。藏医多用于子宫病,月经不调,肺结核,胃溃疡及胃酸过多等症。

《青海主要药用野生植物资源分布规律及保护利用对策》收载沙棘 *H. rhamnoides* subsp. *sinensis* 为传统中草药资源之一,也是藏医、蒙医用作治疗肺病、胃病常用药物之一。

《青海黄南药用植物》收载沙棘和西藏沙棘,产同仁、尖扎、泽库、河南。用于止咳祛痰、消食化滞、活血散瘀。对痰多、消化不良、瘀血经闭、跌打瘀痛有较好疗效。

(三) 生产历史

青海产中国沙棘、肋果沙棘和西藏沙棘。从 20世纪 50 年代，沙棘就用于青海省东部地区造林，20世纪 80 年代在湟中县、乐都县建立示范基地，以点带面，使沙棘成为东部农业区水土保持林和薪炭林的最主要的造林树种之一。1989 年调查表明，青海省沙棘多数分布在祁连山东段和东部农业区的祁连、门源、互助、湟中、湟源、民和、乐都、平安、循化、化隆、贵德 12 个县，占全省沙棘总面积的 49.2%。根据标准地调查，3 种沙棘的年结果量为 2 406.31×10⁴ kg，其中中国沙棘占总结果量的 92.6%，肋果沙棘占总结果量的 6.1%，西藏沙棘占总结果量的 1.3%。而祁连山东段和东部农业区的 12 个县 3 种沙棘的年结果量就占全省年结果量的 84.5%。此外，根据抽样调查，互助县中国沙棘每亩年最高结果量为 325.6 kg，西藏沙棘每亩年最高结果量达 216.45 kg；大通县中国沙棘每亩年最高结果 200 kg；门源县中国沙棘每亩年最高结果量为 65 kg。青海省中国沙棘每亩平均结果量为 35.5 kg，西藏沙棘每亩年平均结果量为 29.5 kg。根据 12 个县调查，沙棘面积大而且分布比较集中的是大通县，面积为 12.1 万亩，年结果量为 514×10⁴ kg。20 世纪 90 年代通过退耕还林、"三北"防护林等林业工程的推动，沙棘育苗和造林在青海省进一步扩大，还将沙棘引进到了柴达木的香日德等地，栽植在有灌溉条件的路渠旁。在农田防护林带中配置沙棘，和沙棘进行混交，生长茂盛。在海南等沙区也大量采用沙棘营造的防风固沙林。大通县等地区在退耕还林工程中采用小行距、大株距营造沙棘，窄林带、宽草带种植苜蓿，提高了土地生产力，沙棘人工林得到了较快发展。目前，青海沙棘人工林已达 8.7 万公顷。在加大沙棘人工林建设的同时，青海省高度重视和加强对天然林和已成林沙棘人工林的保护工作。通过实施天然林保护、封山育林、规范沙棘林采果等措施，使青海省 13.4 万公顷天然林和沙棘人工林得到了有效保护 (陈振元, 2009)。

2010 年调查全省以中国沙棘为主的沙棘资源总面积达 26.67 万公顷，主要分布区有东部黄土丘陵沟壑区、青南高寒地区和西部荒漠化地区。有大面积沙棘宜林地没有开发利用 (韩福忠, 2010)。

从 2006~2007 全省扦插繁育中国沙棘雌株苗 300 万株，先后从辽宁省引进俄罗斯沙棘 7 个品种，共计 2 万株，培育出大沙棘，成活率达到 83.6%~

97%，共繁育出大果沙棘 200 万株，造林 2 000 m²。

2016 年后，按照青海省政府"西部枸杞，东部沙棘"的林业政策，沙棘产业快速发展。总面积达到 15.73 万公顷，为全省森林资源面积的 4.0%，其中，天然林 5.27 万公顷，人工林 10.46 万公顷。全省有中国沙棘、肋果沙棘、西藏沙棘和大果沙棘 4 个沙棘品种，前 3 种为天然原始分布种，大果沙棘为近年来的引进种。经过多年资源培育，青海省沙棘资源已由 20 世纪 80 年代初期的近 6 万公顷增加到 15.34 万公顷，占全国总面积（逾 200 公顷）的 7.7% (马俊忠, 2016) (见图 30-1)。

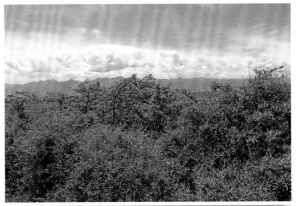

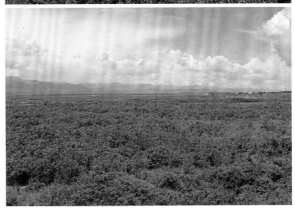

图 30-1 门源沙棘林

2021 年西宁市沙棘资源总面积高达 3 万公顷，约占全省面积的 1/5，在全市分布覆盖广泛，其中大通县资源最为丰富，约 1.3 万公顷、湟中 0.91 万公顷、湟源 0.6 万公顷，其余零星分布于市郊。全西宁沙棘产业实现总产值 5 218 万元 (颜佳薇, 2021)。

随着沙棘种植面积增长，沙棘在人们心中有"维生素宝库"的感知，加之沙棘活性成分丰富，对防治心脑血管疾病，延缓衰老有较好的疗效，沙棘药品、保健品、食品开发有了技术条件和资源基础，青海省有了生产沙棘饮料、药品、果汁和酒，鲜浆口服液等产品，许多如康普生物、伊纳维康、柴达木药业、清华博众等生物有限公司应运而生。

2022 年调研,青海涉及以沙棘原料生产药品的企业 7 家,分别为金诃藏药股份有限公司、青海琦鹰汉藏生物制药股份有限公司、生物制药股份有限公司、青海鲁抗大地药业有限公司、青海晶珠藏药高新技术产业股份有限公司、青海久美藏药药业有限公司、青海绿色药业有限公司、青海普兰特药业有限公司。使用的药材基原为胡颓子科植物沙棘 *Hippophae rhamnoides* L. 成熟果实。共计使用量为 93 801.4 kg/年。使用产品为枸杞消渴胶囊(国药准字 Z20025981)、十七味寒水石丸(国药准字 Z20063127)、参鹿扶正胶囊(国药准字 Z20025119)、六味壮骨颗粒(国药准字 Z20025232)、二十五味降压丸(青药制字 Z20211053000)、虫草清肺胶囊(国药准字 Z20025121)。沙棘在青海省的年使用总量约为 100 000 kg,近五年价格区间为 15~108 元/kg,年采购/销售总价为 308.9 万元。使用量最大的为青海普兰特药业有限公司,占总体使用量的 80%,其次为青海鲁抗大地药业有限公司和青海琦鹰汉藏生物制药股份有限公司,使用品种来源均为青海。

来　源

本品为胡颓子科植物沙棘 *Hippophae rhamnoides* L. 及其同属多种植物的干燥成熟果实。其中沙棘 *Hippophae rhamnoides* L. 为药典品种,肋果沙棘 *H. newocrpa*. S. W. Lin et T. N. 和西藏沙棘 *H. thibetalla* Schlecht. 为青藏地区重要习用品。

1. 沙棘　灌木或小乔木,一般高 1.5~10 m,在 3 200 m 以上的高山上则成矮小灌木,高仅 10 cm 左右。小枝灰色,通常有针刺。叶互生,线形或线状披针形,长 1.5~3 cm,宽 3~4 mm,先端渐尖,全缘,无柄或近于无柄,两面均被银白色鳞片。雌雄异株,花先于叶开放;雄花小,无柄,直径 3~4 mm;花萼具极短的筒及 2 镊合状萼片,膜质,卵圆形,长与宽近相等;雄花 4,花丝短,包于萼片内,花药长卵形,中央有紫色带,两侧黄色;雌花具短柄,黄色,花萼筒短,2 裂,裂片长梢圆形,长约 3 mm,包被子房。核果卵形或卵圆形,直径 6~9 mm,橘黄色,有强烈酸味;种子 1,卵形,有黑褐色光泽(见图 30-2)。

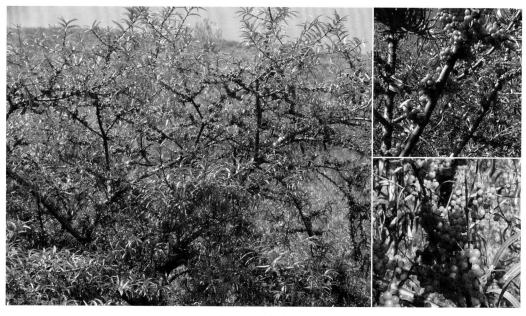

图 30-2　沙棘植物

2. 肋果沙棘　落叶灌木,高 0.5~3 m,树皮黑灰色,小枝黄褐色,密被银白色或黄褐色鳞片和星状毛,老枝光滑,灰棕色,先端刺状,白色,叶互生,线形至线状披针形,长 1.5~6 cm,宽 0.15~0.5 cm,先端尖,基部楔形或圆形,上面幼时密被银白色鳞片和星状毛,后逐渐脱落,下面密被银白色鳞片和星状毛或混生褐色鳞片,呈黄褐色。花序生于幼枝基部,簇生成短总状;雌雄异株;花小,先叶开放;雄花黄绿色;花萼 2 深裂,雄蕊 4;雌花花萼上部 2 浅裂。果实圆柱形,弯曲,具 5~7 纵肋,长 0.5~0.8 cm,直径 0.2~0.3 cm,肉质,密被白色鳞片,成熟时黄绿色或褐黄色。种子圆柱形。花果期 3~9 月(见图 30-3)。

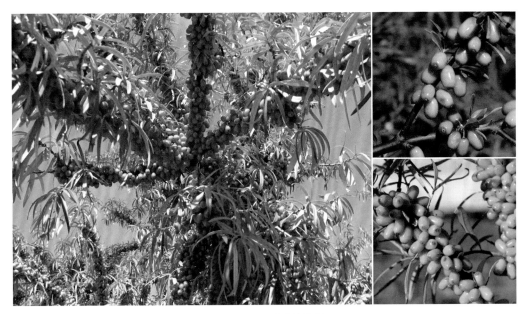

图 30-3　肋果沙棘植物

3. 西藏沙棘　矮小灌木,高 4~60 cm,稀 1 m;通常无棘刺,单叶,3 叶轮生或对生,稀互生,线形或长圆状线形,长 0.10~0.25 cm,宽 0.2~0.35 cm,两端钝,边缘全缘不反卷,上面暗绿色,幼时疏生白色鳞片,成熟后脱落,下面灰白色,密被银白色和散生少数褐色细小鳞片,雌雄异株,雄花先开放,黄绿色,生于早落苞片腋内;花萼 2 裂;雄蕊 4,花丝短,花药矩圆形;雌花淡绿色,单生于叶腋,具短梗;花萼囊状,顶端 2 齿裂;子房上位,花柱短,微伸出花外,急尖。坚果为肉质化萼管包围,核果状,成熟时黄褐色,多汁,阔椭圆形或近圆形,长 8~12 cm,直径 0.06~0.1 cm,果梗纤细,褐色,长 1~2 mm。花期 5~6 月,果期 9 月(见图 30-4)。

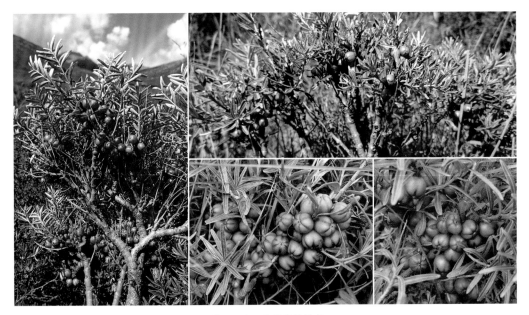

图 30-4　西藏沙棘植物

沙棘近缘植物检索表

1. 果圆柱形,弯曲,肉质,干燥,黄绿色;灌木……………………肋果沙棘 *Hippophae neurocarpa*

1. 果圆球形,浆汁,桔黄色;乔木或灌木。

2. 叶片上面具星状柔毛,下面密被灰绿色毡状短绒毛,无鳞片……………柳叶沙棘 H. *salicifolia*

2. 叶片上面具银白色鳞片或星状毛,下面无毛,密被银白色或淡褐色鳞片。

3. 矮小灌木,高 4~60 cm,稀达 1 m,分枝帚状或少分枝;通常无棘刺;叶对生或三叶轮生;果实阔椭圆形,长 8~12 mm,顶端具 6 条放射状黑色条纹……西藏沙棘 H. *thibetana*

3. 灌木或小乔木,高 1~8 m,有时可达 18 m,具棘刺;叶近对生或互生;果实圆球形或椭圆形,长 5~7 mm,顶端无放射条纹。

4. 叶通常近于对生;果实圆球形,宿存肉质萼片多汁……………中国沙棘 H. *rhamnoides* subsp. *sinensis*

4. 叶互生;果实椭圆形,宿存肉质萼片少汁……………江孜沙棘 H. *rhamnoides* subsp. *gyantsensis*

生态分布

青海沙棘除 4 500 m 以上高山荒漠冰沼区及柴达木盆地西部的干旱荒漠区之外,各地均有分布。经过中药资源普查研究发现,沙棘分布在青海省东部农业区的浅山和脑山、大通河流域、祁连山、拉脊山、西倾山等地区的河流中下部。分布区贯穿青海南北,地理范围大致为 N35°~38°,E95°~103°。青海省共普查到 3 种沙棘:中国沙棘 *Hippophae rhamnoides* L. subsp. Sinensis Rousi、肋果沙棘 H. *neurocarpa* S. W. Liu et T. N. He、西藏沙棘 H. *thibetana* Schlechtend.,均为天然原始分布种。其中中国沙棘是分布最广、面积最大、资源量最大的品种,生于海拔 2 200~3 600 m 的地区,主要分布在西宁周边的海东、海北、海南、黄南、果洛等地,尤以门源、湟源、大通、祁连、泽库等县分布最广。资源量排在第 2 位的是西藏沙棘,其生于海拔 2 800~4 500 m 的地区天然林,调查发现其分布在互助、门源、果洛、玉树等地。资源量最少是肋果沙棘,其生于海拔 3 000~4 000 m 的地区,天然分布主要在祁连、玉树、海西等地(徐智玮,2020)。青海沙棘资源最佳适宜分布在大通河流域、拉脊山区、民和、化隆—循化区、黄南州东北区、河南—同德黄河流域区及玉树—称多通天河流域区。沙棘主要生于高山峡谷的河流两岸、树缘和亚高山草甸。以河谷地带居群数量为多,可形成大面积单一优势群丛,是青藏高原河谷灌丛的主要植被类型(见图 30-5)。

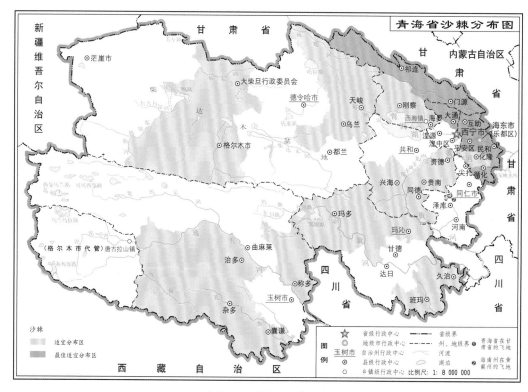

图 30-5　青海省沙棘分布

在全国主要分布于西南的四川、甘南、西藏、云南 等地,华北及河南等地亦有分布(见图30-6)。

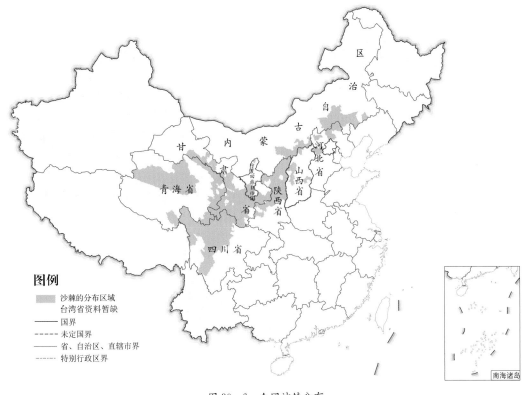

图30-6 全国沙棘分布

种植技术

(一) 品种选择

沙棘品种多,要根据青海地区地域特点先进行品种的试验种植,选择大果沙棘(中国沙棘)的植株作为对象,最终通过种植成果来确定经济性好种植品种。

(二) 育苗

1. 种子育苗 苗圃地要选择土质肥沃、通风排水条件良好的地块。育苗前要对种子进行处理,因为沙棘种子外表有坚硬的蜡质,透气,透水性不佳,萌发难度较大。育苗处理后,沙棘种子发芽速度将会加快,发芽率较高。

碱处理法:在纯碱溶液中放置种子进行适当搓洗,直至种子变色。清洗后,冷水浸泡种子1日,然后放置在5℃左右贮藏10日。

温水处理法:种子放置在80℃左右的温水中,持续搅动。水温降至室温后,放入培养皿催芽,一般10日左右出芽。

2. 扦插育苗 合理选择植株,保证具有较强的长势和抗病性。剪取的枝条一般3年生最佳,枝条粗度控制在4 cm左右,长度在15 cm左右。要求每段枝条至少有1个饱满芽,饱满芽与上切口的距离在2 cm左右,下切口要光滑。不同枝龄插条分别绑扎,插条基部放入水中贮存。为促进生根,可使用ABT生根粉等处理插穗,浓度为100 mg/kg,浸泡7 h左右。

3. 育苗土地整理 对地块进行平整处理,垄长与垄宽分别为10 m和1 m,然后浇灌底水。按照7 cm×7 cm的标准控制扦插株行距,每平方米保持在200株左右即可。大田扦插一般在4月下旬5月初完成;温室扦插通常在秋季开展。扦插后及时浇水、松土、施肥。

(三) 栽培技术

1. 选择地址 大果沙棘是一种灌木,可生长的盐碱土质中,成活率高,种植要求不高,耐寒,抗旱,耐热能力都比较强,因此青海高原地区非常适合种植,早晚凉,日照时间长,气候干旱,一般在2 500 m海拔左右,土质疏松,土壤透气性良好,以风沙土质为佳的地域都适合沙棘的栽培。

2. 种植时间 一般在春秋两季种植都适宜,可以在每年上半年的4~5月和下半年10~11月期间种植。由于后半年种植的沙棘果苗第 2 年春季发芽早,更有抗旱性,所以秋季种植效果优于春季。

3. 种植密度、深度与雌雄搭配　沙棘树是雌雄异株,沙棘的种植密度根据品种的不同而定,每亩适宜种植数量在 200～220 株。树穴一般在 35 cm×35 cm,具体视幼苗大小而定。种植时注意雌雄株的搭配,如果雄株花粉量大则雌株比例可以相对小些,反之比例大些,一般比例以 8∶1 为宜。行距保持在 1.5 m×20 m,以便于热工授粉时机械化的操作。

4. 用苗标准　要依据二级苗出圃标准合理选择沙棘苗木,保证外形健壮,苗高在 30 cm 以上,且枝干木质化水平较高,拥有 3 条以上的主根和发达的侧根,根系长度在 15 cm 以上。苗木要有光滑的表皮,避免有病虫害、机械损伤,以保证移栽的成活率。

5. 肥水管理　沙棘栽植后要及时灌水、施肥,一般按 10 kg/株施肥即可。依据沙棘的生长规律和需求,合理安排浇水计划,每年进行 4 次浇水即可。若条件允许,可构建集雨补灌工程,铺设塑料膜收集保存雨水资源。沙棘幼苗生长期内对氮肥需求量较大,之后则需较多磷钾肥,因此,施肥时要合理控制氮磷钾肥配置比例;也可按照 25 g/穴的标准施洒磷酸二铵等肥料。

6. 土壤管理　松土除草工序一般在 6 月中旬开展,这样可有效满足沙棘的水分、养分需求,同时改善土壤的通透性,显著提升沙棘的营养水平和叶片数量,加快植株生长速度。每年都需要进行中耕,中耕深度在 5 cm 左右,以优化地块土壤条件。

7. 整形修剪　为保持树枝平衡,大果沙棘在生长过程中应做适当的修剪,剪去病枝、死枝,去除病灶,清除较长枝、交叉枝和过密枝。在修剪的伤口处涂抹愈伤防腐膜,加快伤口的愈合,防止果树被病菌感染。在花蕾期、幼果期等喷施果树农药,提高授粉能力和坐果率,加快果子的膨大速度。在大果沙棘树长至 2.5 m 左右时要剪顶,目的是提高沙棘产量和质量。剪枝的要点是:打横、留新繁密处多修剪,空缺处留旺枝。待树龄达 15 年以上生长明显衰退时保留轴生枝,其他枝杈全部剪掉,以促进新枝萌发,恢复长势。

8. 病虫害防治　沙棘最容易发生的一种病症是干枯病。通常沙棘幼苗最初发病的特点便是叶片发黄,随着时间不断的推移,这种病症会延伸到苗茎,最终使整株植物死亡。造成沙棘干枯病发生的主要原因是外界养分、水分、通气条件不够良好,从而造成了生理失调问题。防治干枯病的方法是切实强化抚育管理,增加药剂施放量,从而有效抑制病原菌的活性。

在苗期发生前,可用石硫合剂,在雨季来临之前,每隔 10～15 日喷洒一次,连续 2～4 次;种植栽培沙棘的时候,可以在行间间种禾本科牧草,也能减少干枯病的发生。

大果沙棘的常见的病害也是干缩病,要选择抗病品种,定期松土增强土壤的透气性,提高果树的免疫力。一般在每年 4 月开穴浇灌 40% 的多菌灵胶悬剂 500 倍或甲基托布津 4 800 倍液体,每月 1 次,持续 3～5 次。

常见的害虫有春尺蠖、苹小卷叶蛾、沙棘实蝇、沙棘蚜虫、干害虫柳蝙蛾等,在害虫发生时多喷洒 25% 灭杀毙 2 500 倍液或 20% 速灭杀丁 3 000 倍液,对干蚜虫可喷洒 10% 蚍虫啉 2 500 倍液(陈永强,2020;任玉梅,2019)。

沙棘实蝇会直接对沙棘的果实造成直接的危害,是种植园内部最为危险的害虫,当该虫害大量发生时往往导致沙棘的果实减产 90%,被中国列为检疫害虫。沙棘实蝇一年产一代,越冬的方式是蛹在表上层位置,直到翌年 6～8 月发生羽化。沙棘实蝇的成虫颜色为黑色,体长在 4～5 mm,头部主要为黄色,具有一对透明的腹翅,虫卵稍微发黄。在果皮上产卵,卵期为一周,幼虫孵化之后进入到果实内部,取食果肉。幼虫生长期在 20 日左右,老熟后到土壤表层会被膜作假茧越冬。防治沙棘实蝇可使用 2.8% 的阿维菌素,配制成 1 500 倍液,进行药液喷雾对沙棘实蝇幼虫能够起到极其有效的防治作用(宋晓梅,2020)。

采收加工

根据沙棘果实大小和颜色判断成熟情况,一般着生在两年生枝条上,因为沙棘果枝有刺,大多采用剪小枝法采收果实,这必然会影响到第 2 年的产果量。因此,应采用部分采收法,即当年采一部分果枝,留一部分不采,第 2 年采另一部分果枝,让采过的枝条休养生息,第 3 年结实后再采的轮采制。

沙棘果实具有挂在树上越冬不落的特点。因此,可在秋冬季采收。沙棘果实经霜冻后,味道更芳香,并且耐贮藏。干果采收除去杂质、干燥或蒸后干燥贮藏,贮藏温度保持在 −5℃,湿度控制在 90% 为佳。

商品规格

统货。

药材鉴别

(一) 性状鉴别

本品呈类球形,有时数个粘连;直径 5~8 mm,表面棕红色,皱缩。油润,柔软,多具短小果梗,破开后可见种子一粒,卵形,长约 4 mm,宽约 2 mm,中间有一纵沟;种皮较硬,褐色,有光泽;种仁(胚)乳白色,油质。气微,味酸、涩。以粒大、肉厚、油润者为佳(见图 30-7)。

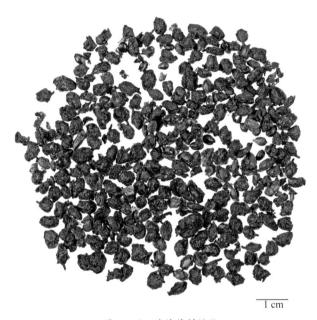

図 30-7　沙棘药材性状

(二) 显微特征

1. 切面显微

果皮:果皮外果皮细胞为 1 列,类方形,壁稍厚,外被较厚的角质层,有时可见有盾状鳞毛着生。中果皮为不规则的薄壁细胞,含有橙红色或橙黄色颗粒状物(见图 30-8 和图 30-9)。

种子:外种皮为 1 列切向延长的扁平细胞,浅黄棕色,外被角质层;向内为壁增厚的紧密排列的栅状细胞,无色或淡黄色;油细胞 1 列,棕褐色,有油室共 1 个,椭圆形。外胚乳细胞为 5~7 列扁平细胞,径向延长。胚乳细胞多角形,内含油滴和糊粉粒。子叶细胞多角形或类圆形,最外一层略径向延长,内含油滴和糊粉粒(见图 30-10 至图 30-12)。

2. 粉末显微

盾状鳞毛较多,多数已破碎成扇形,完整者有大小两种,小者类圆形,由 100 多个单细胞非腺毛放射状排列毗邻而成,直径 200~250 μm,末端分离,大者类圆形,直径 300~400 μm,单个细胞末端尖或稍圆,直径约 5 μm。果肉薄壁细胞含多数橙红色或橙黄色颗粒状物。果皮表皮细胞表面观多角形,垂周壁稍厚。外种皮细胞类长条形,壁较厚,紧密排列呈栅栏状。草酸钙针晶不规则,细小,多存在于果肉薄壁细胞中。导管多为螺纹导管。外胚乳细胞单个散在,圆形,有的内含脂肪油滴。内果皮细胞无色或浅褐色,长椭圆形,略呈镶嵌状排列。纸质膜黄褐色,厚壁细胞垂周壁弯曲,壁呈连珠状增厚。胚乳细胞含细小糊粉粒(见图 30-13)。

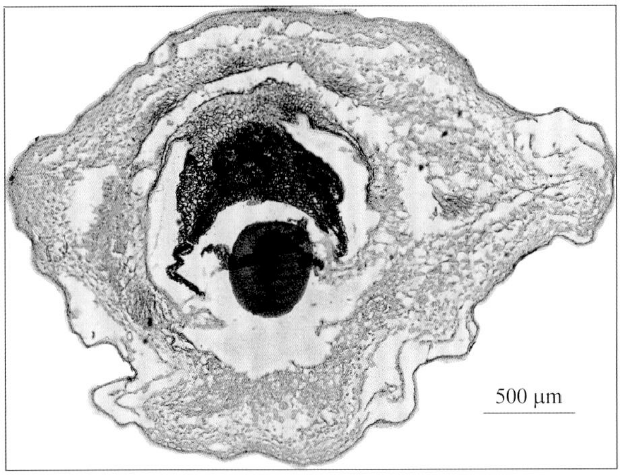

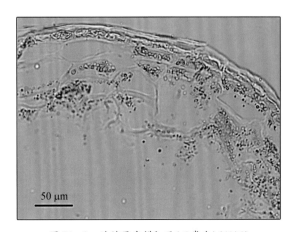

図 30-8　沙棘果实横切面(正常光)(40×)

図 30-9　沙棘果实横切面(正常光)(40×)

1. 外果皮;2. 中果皮薄壁细胞;3. 颗粒状物

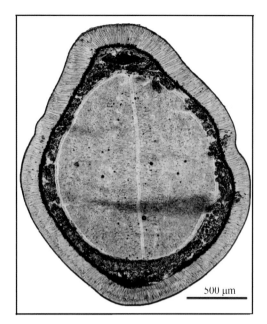

图 30-10　沙棘种子纵切面(正常光)(40×)

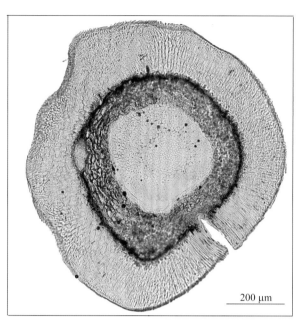

图 30-11　沙棘种子横切面(正常光)(40×)

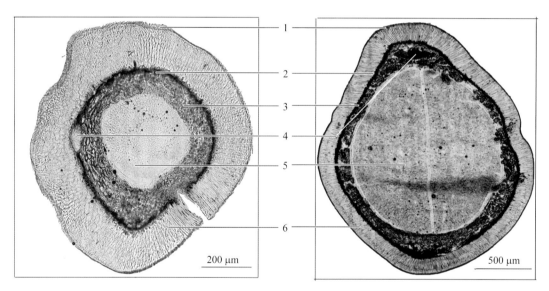

图 30-12　沙棘种子横、纵切面(正常光)(40×)

1. 外种皮细胞;2. 内种皮细胞;3. 外胚乳细胞;4. 油室细胞;5. 子叶细胞;6. 栅状细胞

理化指标

《中国药典》(2020 年版)规定:沙棘杂质不得超过 4.0%,水分不得超过 15.0%,总灰分不得超过 6.0%,浸出物不得少于 25.0%。按干燥品计算含总黄酮以芦丁($C_{27}H_{30}O_{16}$)计不得少于 1.5%;含异鼠李素($C_{16}H_{12}O_7$)不得少于 0.10%。

《青海省藏药材标准》(2019 版)规定:沙棘水分不得超过 9.0%,总灰分不得超过 4.0%,酸不溶灰分不得超过 0.3%,浸出物不得少于 30.0%。

品质评价

(一) 化学品质

不同采收期品质比较:廉永善(2000)等对沙棘不同成熟期的果实维生素 C 含量进行测定,结果表明含量随果实发育成熟而增加,随过熟又减少。沙棘果油的积累随着果实成熟而增加并于 10 月达到最高,因

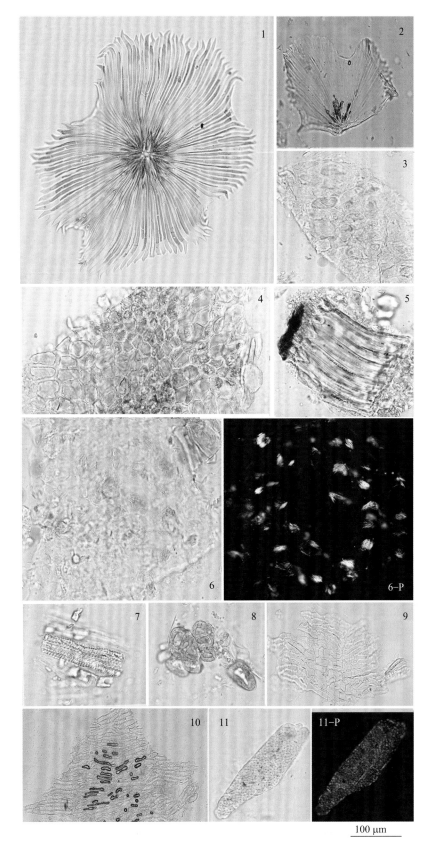

图 30-13 沙棘粉末特征

1. 盾状鳞毛（大鳞毛）；2. 盾状鳞毛（小鳞毛）；3. 果肉薄壁细胞；4. 果皮表皮细胞；5. 栅状细胞；
6. 草酸钙针晶；7. 螺纹导管；8. 外胚乳细胞；9. 内果皮细胞；10. 纸质膜厚壁细胞；11. 胚乳细胞

此用于加工油的果实最好在 9～10 月后进行采集。陈友地(1990)等认为 11～12 月份为我国沙棘产区最佳收果期,此时沙棘果实含油率高,且油中胡萝卜素等活性成分含量也较高。李教社等(2000)的试验表明,不同采收期的中国沙棘叶中总黄酮含量 6～8 月份较高,5月、9月较低,雌性叶总黄酮含量普遍高于雄性叶。

(二)种质品质

不同基原及产区品质比较:冯瑞芝(1993)等测定了中国沙棘、云南沙棘、蒙古沙棘、江孜沙棘、中亚沙棘和肋果沙棘等 3 种 4 亚种的 26 个地区的 31 份果肉和种子油的含油量、维生素 E 和胡萝卜素的含量,结果表明,新疆产的中亚沙棘和蒙古沙棘品质较优,果肉油及胡萝卜素含量尤高。西北和华北产的中国沙棘油及其他成分含量的地区差异不明显。吕荣森(1990)认为中国沙棘、云南沙棘和柳叶沙棘由于果汁丰富,维生素含量高,适于果汁加工;中亚沙棘、蒙古沙棘、西藏沙棘油脂含量高,适于油用或兼用。江孜沙棘和肋果沙棘亦可作为油用。据国外文献报道,野生中国沙棘果汁中维生素 C 含量是欧洲海滨沙棘和俄罗斯蒙古沙棘的 5～10 倍,决定维生素 C 含量的两个重要因素是遗传背景和果实采收期。中国沙棘果肉中生育酚和三烯生育酚含量是海滨沙棘和蒙古沙棘的 2～3 倍,而种子中这两种维生素 E 的含量略低,果肉中维生素 E 总量在 9 月中旬达到最高水平,种子中维生素 E 总量则可持续升高至 11 月底。

(三)生态品质

活性成分时空分布规律:廉永善等(2000)探讨了沙棘属主要生物活性成分在不同类群、不同部位的时空分布规律。结果表明,许多组分的含量,与其类群的进化水平、居群的空间分布或植株的发育相关,存在着明显的规律性:果油和籽油中维生素 E 总含量、果肉中维生素 C 含量、沙棘油中 β-胡萝卜素含量、沙棘油中总甾醇类和主要甾醇类成分含量、果实中总酸和总糖的含量等,均随类群进化水平提高明显减少。果肉中维生素 C 含量、沙棘油中 β-胡萝卜素含量等,随海拔升高明显增加。果肉中维生素 C 含量随纬度升高而减少。付桂香等(1997)也通过试验结果证明,生境海拔高的沙棘叶总黄酮含量高于海拔低的沙棘。国产沙棘类群中果油与籽油的维生素 E 含量、中国沙棘籽油组分中 α-维生素 E 与 β-维生素 E 的含量、分布于海拔 2500～3120 m 的中国沙棘果肉油与种子油的含量均表现出负相关。一些天然产物组分可以

作为某一类群或某个部位的标志性成分。肋果沙棘中人体必需 7 种氨基酸的含量,尤其是亮氨酸的含量远高于其他类群。黄酮类化合物的含量以叶中最为丰富,不同类群间比较时,表现出严酷的生境,尤其是高海拔地区强烈的紫外线能诱导黄酮类化合物的生成和积累。沙棘籽油中维生素 E 的总含量在同一个种中相对比较稳定,而在类群之间随类群进化水平的提高和纬度的北移明显增加。西藏沙棘并不符合这一规律。

化学成分

沙棘含有多种维生素、黄酮类化合物、三萜及甾体类化合物、蛋白质和氨基酸、脂肪酸类、有机酸和糖等多种物质(周浩楠,2020;干宁宁,2021)。

1. 黄酮类 目前已从沙棘属植物中分离出近 50 个黄酮类化合物,主要以槲皮素、山奈酚、异鼠李素、芦丁、儿茶素、芹菜素和杨梅素等为母核,糖原为葡萄糖、鼠李糖、槐糖、芸香糖等(李淑珍,2015;李海丽,2005;刘朵花,1999)。沙棘各部位的黄酮种类、含量因不同产地、不同品种,存在很大的差异。对不同品种沙棘叶中所含总黄酮的含量对比研究,发现雄性沙棘>大果沙棘>中果沙棘>小果沙棘。枝叶混合所含黄酮含量的大小依次为大果沙棘>雄性沙棘>中果沙棘>小果沙棘(秦莉,2013)。对同一品种沙棘不同部位黄酮的含量研究发现:干浆果>叶子>果渣>鲜果汁>鲜浆果(王尚义,2007)。采用了分光光度法测定沙棘不同部位总黄酮的含量,对比发现:叶>果肉>全果渣>果皮>籽(邢金香,2018)。从沙棘各部位中分离并且已被鉴定的黄酮类成分有:异鼠李素、槲皮素、芦丁、异鼠李素-3-O-β-D-(6-O-反式芥子酰基)槐二糖-7-O-α-L-鼠李糖苷、山萘素-3-O-β-D-(6-O-反式芥子酰基)槐二糖-7-O-α-L-鼠李糖苷、槲皮素-3-O-β-D-(6-O-反式芥子酰基)槐二糖-7-O-α-L-鼠李糖苷、山萘酚、山萘酚-3-O-芸香糖苷、表儿茶素、儿茶素、6,9-dihydroxy-4,7-megastigmadien-3-one、表没食子儿茶素、没食子儿茶素、山奈素-3-β-D-(6″-对羟基桂皮酰基)葡萄糖苷、异鼠李素-7-O-鼠李糖-3-O-葡萄糖苷、槲皮素-3-O-β-D-槐二糖-7-O-α-L-鼠李糖苷、山奈素-3-O-β-D-槐二糖-7-O-α-L-鼠李糖苷、异鼠李素-3-O-β-D-槐二糖-7-O-α-L-异鼠李糖苷、槲皮素-3-O-β-D-芸香糖苷、槲皮素-3-O-β-D-葡萄糖苷、异鼠李

素-3-O-β-D-芸香糖苷、丁香亭-3-O-β-D-芸香糖苷、异鼠李素-3-O-β-D-葡萄糖苷、山柰素-7-O-α-L-鼠李糖苷等(杨亮,2004;陈雏,2007;雍正平,2010;刘江,2012)。孙燕等(2019)采用超高效液相色谱-四极杆静电场轨道阱高分辨质谱方法(UPLC-QExactive),探讨沙棘果实、茎、叶差异性功效成分,结果表明沙棘不同部位中黄酮类成分存在差异,果实中主要含有异鼠李素、杨梅素、山柰酚、桑黄素、槲皮素等黄酮醇类化合物,叶中含有儿茶素、表儿茶素、表没食子儿茶素、没食子儿茶素等黄烷醇类成分,而茎中含有松属素、柚皮素、橙皮素、二氢杨梅素、圣草酚、二氢槲皮素等二氢黄酮类,以及原花青素 B₂ 和原花青素 B₁ 等花青素类成分。

2. 萜类和甾体类　沙棘中三萜类化合物 20 多种,主要包括齐墩果酸、熊果酸、科罗索酸等五环三萜,且在叶、茎中三萜总含量要高于果实,而沙棘果实中番茄红素、叶黄素和玉米黄质等成分的含量较高(孙燕,2019;Skalski B,2018)。文献先后测定出沙棘中含有的三萜类化合物主要有:熊果酸、齐墩果酸、科罗索酸、桦木酸、路路通酸、2α-羟基乌苏酸等三萜酸类(滕晓萍,2013;周武,2018)。沙棘不同部位所含三萜类化合物的含量不同,采用 HPLC 测定沙棘不同部位所含三萜类化合物的含量,大小依次为:沙棘叶>沙棘果实>沙棘茎。采用柱前衍生高效液相色谱-荧光检测/质谱联用(HPLC-FLD-APCI/MS)法对青藏高原不同产地沙棘中三萜酸的含量进行分析,不同地方产沙棘三萜酸的含量依次为:湟中>大通>互助>平安(周武,2018)。对青海沙棘总三萜含量与树龄和部位的关系进行研究,结果表明:成年沙棘中总三萜的含量依次为根>茎>叶,而沙棘幼苗中总三萜的含量依次为叶>茎>根(王文娟,2014)。对沙棘种子、鲜果浆和全果浆的总甾醇量进行了分析,其含量大小分别为种子>全果浆>鲜果浆(刘勇,2014)。采用 RP-HPLC 法同时测定沙棘果实中山楂酸、科罗索酸、白桦脂酸、齐墩果酸、熊果酸、obtusol 的含量,通过分析比较,发现不同产地沙棘果的三萜酸含量差别较大,沙棘果实中三萜酸的含量依次为:大通>西宁>互助>湟源>湟中,总三萜酸的含量分别为 0.74 mg/g、0.785 mg/g、0.947 mg/g、0.746 mg/g、0.813 mg/g,这可能与生长地区气候、土壤环境等有一定的关系,此外化合物 obtusol 为首次从沙棘中分离出来的一种三萜酸类化合物,通过试验测定其含量后,能够补充该化合物在沙棘植物中研究的空白,为今后鉴定和大量制备该化合物奠定了一定的基础(周浩楠,2021)。从沙棘中分离鉴定出甾体类化合物,如 β-谷甾醇、β-豆甾醇、不饱和醛类、α-香树精、β-香树精、高二根醇、熊果醇、胆固醇、α-香树脂醇、β-香树脂醇、酰化 β-谷甾醇、环-羊毛甾-二醇、豆甾二烯酮、麦角甾烯醇、β-谷甾醇乙酸酯、△7-豆甾烯醇乙酸酯、△5-麦角甾烯醇乙酸酯等(党权,2008;郭震,2015;阮栋梁,2004)。

3. 有机酸类及酚类　沙棘中含有大量的有机酸,如苹果酸、柠檬酸、琥珀酸、奎尼酸、酒石酸、乳酸、抗坏血酸、丁二酸、草酸、没食子酸、芥子酸、龙胆酸、水杨酸、咖啡酸、肉桂酸等,其中,以奎尼酸和苹果酸为主,有机酸的总量为 3.86%～4.52%(刘勇,2014;徐德平,2010;刘瑞,2009;吴紫洁,2016;陆敏,2012)。沙棘果实中含有苹果酸、柠檬酸、酒石酸、奎宁酸、草酸和琥珀酸,除叶子外,根茎和其他器官内均含有琥珀酸、酸模酸(葛孝炎,1986;王文娟,2014)。沙棘中的多酚类化合物主要存在于沙棘叶、果实、根及种子中(牟丹,2016),其中,主要以没食子酸、儿茶素为母核的多酚类化合物有近 30 多种(李淑珍,2015),主要包括乌索酸、β-香豆素及原儿茶酸、没食子酸、咖啡酸、对香豆酸、阿魏酸、芥子酸、龙胆酸、水杨酸、肉桂酸、绿原酸、香草酸等酚酸(刘勇,2014;苏海兰,2017)。

4. 油和脂肪酸类　沙棘不同部位中均含有丰富的脂肪油、脂肪酸及挥发油类成分,通常沙棘油是指种子油和果肉油,其中,沙棘种子的含油量高达 9%～18%,果实中的含油量为 2%～5%,果肉中的含油量为 3%～9%(陆燕誉,1989),其中,脂肪酸种类主要有月桂酸、肉豆蔻酸、棕榈酸、十六烯酸、硬脂酸等(李淑珍,2015)。此外,沙棘果油和籽油中含有大量的不饱和脂肪酸如油酸、亚油酸、亚麻酸等,总含量高达 66.92%、86.52%,沙棘籽中不饱和脂肪酸高达 80%。其中,单不饱和脂肪酸分别为 53.71%、26.05%,多不饱和脂肪酸分别为 13.21%、60.47%(邢金香,2018;薄海波,2008)。利用 GC-MS 联用技术,从沙棘果实中分离得到 77 种挥发油成分,以分子量较小的烷烃类如壬烷、辛烷等为主要成分,同时,还有 3-甲基-2-丁醇、糠醛及棕榈酸等醇类、醛类、低级脂肪酸类(胡兰,2008;2009)。通过 GC-MS 联用技术,从沙棘果实中分离得到 46 个挥发油成分,其中,包括糠醛、苯甲醛、苯甲酸乙酯、8-十七烷烯、2-十三烷酮、十二碳烯醇、香叶基丙酮、白苏酮、4,5-二甲基壬烷、苯甲酸异戊酯、十八碳醛、法尼基丙酮、十六烷醛、二十二烷、二十五烷、二十八烷、肉豆蔻酸、十五烷酸、棕榈酸、岩芹酸等(卢金清,2011)。

5. 生物碱类　沙棘果实中除了含有大量的黄酮

类化合物等较为特征的化合物之外,还含有一定量的生物碱(徐德平,2010;邵晓曦,2013)。通过生物碱碘-碘化钾试剂显色方法得知沙棘籽粕中含有生物碱成分。使用乙醇对沙棘籽粕进行提取,并使用萃取、柱层析手段从乙醇提取液中分离出总生物碱。通过分离纯化沙棘籽粕生物碱,得到生物碱5,11-二羟色胺、5-羟色胺和shepherdine。从沙棘籽粕中分离出了两种新型有机酰胺生物碱4-[(E)-p-连翘基氨基]-1-丁醇(1)、4-[(Z)-p-香豆酰氨基]-1-丁醇(2)和一种吡啶并吲哚类生物碱(Yang J O,2015)。

6. 多糖类　沙棘中含有大量的多糖类成分,其中,含可溶性糖8%～15%,葡萄糖和果糖占总糖量的80%。其不同部位含有的多糖量不同,顺序依次为:沙棘果＞沙棘果皮＞沙棘叶,沙棘果实中含有的多糖多以阿拉伯糖、木糖、半乳糖、甘露糖、鼠李糖、葡萄糖、果糖等单糖构成(蔡菲,2018;郭海,2009;祝敏,2018;武美馥,2018);沙棘叶中的多糖则以鼠李糖、阿拉伯糖、甘露糖、葡萄糖和半乳糖等5种单糖构成(王昕旭,2018)。

7. 维生素类及微量元素类　沙棘中含有丰富的维生素B、维生素C、维生素E、维生素K等,维生素C在沙棘果实中最高为14.3 mg/g,沙棘叶中为1.59 mg/g(胡高爽,2021)。沙棘成熟鲜果和枝叶中含有多种营养成分,其中,维生素类主要有维生素A、维生素C、维生素E、维生素F、维生素K_1、维生素P、维生素B_1、维生素B_2、维生素B_{12}等(李淑珍;2015;刘安典,2001)。此外,沙棘成熟鲜果中含有糖类、果胶、鞣质、脂肪、总类胡萝卜素、蛋白质、果胶质、水溶性糖类、灰分;沙棘茎叶中含有多种微量元素,特别是一些人体必需的微量元素铁、硒、钾、钠、钙、镁等元素的含量很高(魏增云,2010;吕荣森,2004)。对俄罗斯大果沙棘叶中的营养成分进行分析并发现其中含粗灰分、粗脂肪、粗蛋白、粗纤维、磷、无氮浸出物(祝敏,2018)。杨玲春等(杨玲春,2020)采用电感耦合等离子体质谱(ICP-MS)技术,快速分析测定了沙棘中钠、镁、铝、磷、钾、钙、铬、铁、锰、铜、锌等26种微量无机元素含量。

8. 其他　沙棘果和叶中均含有一定量的蛋白质和种类丰富的氨基酸,如赖氨酸、色氨酸、苯丙氨酸、甲硫氨酸、缬氨酸、亮氨酸、异亮氨酸、苏氨酸等8种必需氨基酸,以及其他一些如天门冬氨酸、脯氨酸、谷氨酸等含量较高的氨基酸,还有其他各种痕量氨基酸(邵晓曦,2013;郭海,2009)。沙棘果实、叶、枝、籽中均含有17种氨基酸,包括7种必需氨基酸、2种半必需氨基酸、8种非必需氨基酸,且沙棘叶氨基酸平均

总量(15.41%)要高于果(6.89%)(谭亮,2018)。此外,沙棘中含有大量的超氧化物歧化酶(SOD)、卵磷脂、脑磷脂等磷脂类化合物(王葳,1990)。

药理作用

1. 抗氧化、延缓衰老作用　沙棘抗氧化能力的强弱顺序为叶＞茎＞果实。沙棘中的黄酮类组分主要发挥抗氧化活性。沙棘总黄酮对ABTS＋清除率、DPPH-的清除率较高;沙棘枝叶总黄酮对亚硝酸盐的抑制和Fe^{3+}的还原较强,而其对超氧阴离子和羟自由基的清除效果差异不显著。沙棘叶总黄酮对DPPH自由基和ABTS自由基有较好的清除效果。研究表明沙棘清除DPPH自由基活性成分主要是芦丁和槲皮素。沙棘叶乙醇提取物对铬诱导的白化病雄性大鼠氧化应激具有保护作用。沙棘果油可通过抑制细胞内超氧化物阴离子水平,对过氧化氢诱导的RAW264.7细胞氧化具有保护作用(王宁宁,2021)。此外,沙棘黄酮可通过清除自由基、抑制细胞凋亡、增强机体免疫力以及减轻机体病症等起到延缓衰老作用(赵二劳,2020)。沙棘多糖通过增加肝、脑组织及血清的SOD、谷胱甘肽过氧化物酶活性及降低MDA含量,对D-半乳糖致亚急性衰老模型小鼠有保护作用(包晓玮,2020)。沙棘叶水溶性粗多糖能有效清除氧自由基,具有显著的体外延缓衰老活性(刘春兰,2006)。沙棘中富含花青素和没食子酸等,这些成分对延缓衰老具有重要作用。

2. 抗炎、增强免疫作用　沙棘中的黄酮类、多糖类、脂肪油等组分对支气管炎、特应性皮炎、结肠炎等具有显著的治疗作用。沙棘总黄酮通过抑制脂多糖(LPS)诱导的支气管上皮细胞(HBE16)中白细胞介素-1β(IL-1β)、白细胞介素-6(IL-6)、CXC趋化因子配体1(CXCL1)和黏蛋白5AC(MUC5AC)的基因和蛋白表达水平,同时抑制环氧化酶2(COX-2)表达,从而抑制前列腺素(PGE2)的生成,发挥抗炎作用(任青措,2019);沙棘槲皮素、异鼠李素和山奈素等成分通过阻断Fc epsilon RI信号通路、丝裂原激活的蛋白激酶信号通路、血管内皮生长因子信号通路,从而发挥治疗慢性支气管炎的作用。沙棘多糖可通过降低LPS诱导的肠上皮细胞内Toll样受体4(TLR4)和髓样分化因子88(MyD88)的水平,并抑制磷酸化的核转录因子-κB(NF-κB)信号通路,对炎症损伤具有保护作用(Zhao L,2020)。沙棘果油可缓解溃疡性结肠炎大鼠临床症状,改善结肠黏膜组织损伤(臧茜茜,2015)。此外,沙棘果油通过阻断NF-κB信号转

导和转录激活因子 1 信号通路激活,抑制干扰素-γ(IFN-γ)和肿瘤坏死因子-α(TNF-α)刺激的 HaCaT 细胞中 Th2 型趋化因子胸腺活化调节趋化因子(TARC)和血浆趋化因子(MDC)的产生,对 2,4-二硝基氯苯诱导特应性皮炎的 BALB/c 小鼠具有治疗作用(Hou D D,2017)。沙棘叶甲醇提取物对 LPS 诱导的巨噬细胞具有抗炎作用,其作用机制是降低一氧化氮合酶(iNOS)和 COX-2 表达,抑制 TNF-α、IL-6 和干扰素-γ(IFN-γ)的分泌(Tanwar H,2018)。调节免疫防方面,沙棘果实和叶片提取物对免疫系统具有不同程度的调节能力。沙棘粉对 X 射线辐射损伤小鼠具有一定的增强免疫及保护作用,特别对于体液免疫有明显的调节作用。沙棘叶和果实的乙醇提取物能够抑制铬诱导的氧化损伤,且具有显著的细胞保护特性。沙棘叶超临界二氧化碳提取物可用于治疗败血症,且对由破伤风和白喉类毒素引起的体液免疫和细胞免疫有增强作用(周浩楠,2020)。

3. 保护心血管系统作用 沙棘总黄酮可通过调节钙离子信号通路、血管内皮生长因子信号通路等信号途径,从而参与调节脂质代谢、炎症反应、血小板聚集等过程,来增强心脏功能和保护血管内皮细胞,最终发挥抗心血管疾病的作用(张祜,2018)。沙棘总黄酮还可通过清除氧自由基、抗脂质过氧化、修复和保护细胞膜的完整性,对过氧化氢诱导的人脐静脉血管内皮细胞损伤具有显著保护作用(刘兵,2017)。沙棘叶中的黄酮类成分还可以预防饮食引起的肥胖及其代谢并发症如血脂异常、炎症、肝脂肪变性、胰岛素抵抗等(Kwon E Y,2017)。沙棘枝叶提取物中的酚类和三萜类成分可延长体外凝血时间,其抗凝血性能可能与调节凝血酶原活性或凝血因子 V、Ⅶ 和 Ⅹ 的生物活性相关(Skalskib,2018)。沙棘叶提取物通过稳定还原型谷胱甘肽和抗氧化酶的水平降低大鼠低氧诱导的氧化应激,舒张肺动脉环血管(Purushothaman,2011),具有用于治疗高原反应相关疾病的潜力。

4. 保护肝脏作用 沙棘可保护氧化胆固醇诱导的肝毒性,可改善体重的下降和肝脏中谷胱甘肽(GSH)等生化指标的水平,增加肝肾重量与体重比,同时,还降低了丙氨酸转氨酶(ALT)、天冬氨酸转氨酶(AST)、碱性磷酸酶(ALP)的在血浆中的含量(周浩楠,2020)。沙棘多糖通过降低扑热息痛诱导的 AST 和 ALT 水平,抑制 TLR4 和 p-JNK 表达,降低 TNF-α 和 IL-6 的水平,对乙酰氨基酚诱导的小鼠急性肝损伤组织发挥保护作用(王昕旭,2018)。沙棘叶总黄酮,可明显降低损伤小鼠血清中碱性磷酸酶(AKP)、谷丙转氨酶(GPT)、谷草转氨酶(GOT)和

MDA 含量,提高肝脏过氧化物酶(POD)、超氧化物歧化酶(SOD)活性(李素珍,2016)。沙棘叶中的多酚类成分对 CCl₄ 诱导的大鼠肝脏损伤也具有保护活性(Maheshwari D T,2011)。还有研究表明沙棘中的熊果酸组分可调控肝细胞凋亡关键蛋白 Bcl-2、Bax、cleaved caspase-3 的表达水平,进而抑制肝细胞的异常凋亡,对乙醇诱导肝损伤有改善作用(李可欣,2019)。沙棘籽油可显著降低 CCl₄ 造模的肝纤维化大鼠血清中的 ALT、AST 水平,还可显著促进肝脏中的甘油三酯和胆固醇向肝外转运,同时,对实验性大鼠肝纤维化肝脏中 TIMP-1 基因的表达有抑制作用(周浩楠,2020)。

5. 抗菌、抗病毒、抗肿瘤作用 沙棘叶提取物不仅对常见的革兰阴性菌和革兰阳性菌有效,与抗真菌药物氟康唑和卡泊芬金联用后,对白念珠菌的抑制具有协同作用。沙棘叶提取物处理 Ⅱ 型登革热病毒感染的巨噬细胞后,可降低 TNF-α 和增加 IFN-γ 含量,具有抗登革热病毒活性。研究发现沙棘叶甲醇和乙酸乙酯提取物对甲型流感病毒和乙型流感病毒有显著抑制活性(王宁宁,2021)。沙棘果实、叶提取物可以抑制 SGC7901 胃癌、L1200 淋巴白血病、HT29 结肠癌、MCF-7 乳腺癌和 HL-60 白血病细胞等细胞的增殖并促进其凋亡(Hibasami H,2005;Yasukawa K,2009;Grey C,2009;Olsson M E,2004;Teng B S,2006)。研究表明,沙棘中的黄酮类化合物是其发挥抗肿瘤作用活性成分,主要通过激活趋化因子信号通路,促进自然杀伤细胞、树突状细胞以及 CD⁸⁺ T 细胞的招募,介导肿瘤微环境的免疫激活,从而发挥抗肿瘤活性(郝圆园,2020)。沙棘中的熊果酸通过提高血中 IL-12 等抗肿瘤活性细胞因子的浓度诱导细胞免疫,提高机体免疫力,抑制肝癌细胞外基质降解以及新生血管形成,对小鼠 H22 移植瘤有显著的抑制作用(张男男,2019)。

6. 其他作用 沙棘多糖成分可通过抑制葡萄糖、超氧化物歧化酶和谷胱甘肽过氧化物酶的减少以及肌酸磷酸激酶、乳酸脱氢酶、TG 和 MDA 的增加,上调小鼠脑神经递质 5-羟色胺及多巴胺的水平,而具有抗抑郁活性;沙棘多糖还可以显著抑制小鼠脑部 MDA 和一氧化氮的增加,同时减少脑中 SOD,过氧化氢酶和谷胱甘肽过氧化物酶水平的降低,有效改善右侧大脑中动脉闭塞小鼠的神经功能障碍,而具有神经保护作用。此外,沙棘果油、沙棘叶提取物可提高羟脯氨酸、氨基己糖水平和上调 Ⅲ 型胶原蛋白和血管内皮生长因子的表达从而促进烧伤大鼠皮肤创面愈合。沙棘甾醇类组分能显著降低大鼠血清中 TNF-

α的含量,提高MTL的含量,对乙醇诱导的胃黏膜损伤具有保护作用。沙棘叶中的多糖类和酚类成分还可以调节肠道益生菌,促进消化。沙棘提取物还能延缓糖尿病大鼠白内障的进展(王宁宁,2021)。

资源综合利用

(一)大力开展医药保健品研发

(1)传统藏医与中医临床实践证明,沙棘功效有健脾养胃、破瘀止血、祛痰、利肺、化湿、滋阴、升阳的功效(《四部医典》);同时具有健胃消食、止咳祛痰、活血散瘀的功效,用于治疗肺虚食少、食积腹痛、咳嗽痰多、胸痹心痛、瘀血经闭、跌扑瘀肿等(《中国药典》)。目前应用果实和叶片部位较多,应充分应用全草、植株开发饮片、医院制剂,开发新药品,充分利用沙棘资源。

(2)现代药理与化学研究表明,沙棘亦能增强人体免疫力、抗氧化、延缓衰老、降血糖,用于治疗心血管疾病及胃肠道疾病,保肝护肝作用也较好(刘勇,2014)。目前已成功从沙棘中提取出的沙棘籽油、三萜酸类化合物等活性化合物可以促进肝脏代谢,降低抗生素和其他药物的肝脏毒性,降低肝硬化患者体内的细胞因子IL-6,肝脏血清白蛋白,及总胆汁酸、ALT、AST、透明质酸等,可明显改善肝纤维化的状况(刘勇,2014;朱燕,2003)。提示沙棘在开发心血管、消化道、抗乙肝病毒、抗癌的新药和增强免疫力、延缓衰老的保健品方面空间较大。

罗马尼亚学者Dienaitè L(2020)研究了沙棘精油的植物化学成分和对人结直肠腺癌细胞的影响,沙棘精油中的活性化合物能够诱导人结直肠腺癌细胞的凋亡,并且沙棘精油中的化合物在血管中表现出很高的生物安全性和耐受性。印度学者Masoodi K Z(2020)研究表明沙棘提取物可在体外有效抑制前列腺癌细胞的增殖和迁移,可为前列腺癌的治疗提供新的方案。葡萄牙研究者Dolghi A(2021)的研究表明沙棘果渣提取物是一种天然抗氧化剂复合物,具有抗增殖特性,可在食品、药品及化妆品中应用。

(二)加强综合开发水平

目前,国内外学者已经从沙棘中分离出190多种化合物,大部分化合物具有重要的药理活性,已开发出沙棘的单方、复方药物制剂、保健品、食品、化妆品等举不胜举,创造了巨大经济效益。如内蒙古宇航人高技术产业有限责任公司实现了以高科技投入为支撑的重要目标(李淑珍,2015;王文庭,2014)。今后应加强沙棘综合开发水平。

(三)推进品牌与资源保护

研究是发展的基础,应该要很好地梳理,找到重点。如:优良品种的选育,野生沙棘果小,刺多,不利采收,因而选育果大,质优的品种,应在已有基础上加速运用;沙棘叶的利用有广阔的前景,特别是病毒感染的防治,其他如沙棘油对溃疡的防治等均值得进一步深入。青海省沙棘加工企业多以沙棘鲜果为原料,产品主要以沙棘饮料、鲜果膏和沙棘鲜浆丸为主,建议深加工产品可以从沙棘油、沙棘果、沙棘叶、沙棘花粉及其他保健食品或茶品的配伍等继续开展深入研究(徐智玮,2020)。在深入研究的基础之上,乘西部地区招商引资的大好时机,将沙棘的农林繁育、工业生产、环境改造等各方面形成一条产业链,政府部门可以从支农、扶贫、生态改造等各种渠道,给予资金和政策上的支持。吸引国内外有实力的企业来推动此项工作。与此同时,也要注重沙棘的生态可持续利用价值,增强沙棘作为生态产品的生产能力,推进荒漠化、石漠化、水土流失综合治理,充分发挥沙棘的生态效益(刘勇,2014)。

炮　　制

1. 沙棘　除去杂质。
2. 沙棘膏　取沙棘除去杂质后,加水煎煮,滤取上层清液,残渣再以少量水煎煮,过滤,合并两次滤液,浓缩至膏状。

沙棘膏呈深棕褐色固体或稠膏状,微具光泽,干燥固体硬而脆,断面不整齐,具有孔隙。用手浸润后以手拭之,可将手染成黄色。气微,味酸。

性味与归经

藏医:沙棘酸、涩,温。沙棘膏酸,平。中医:酸、涩,温。归脾、胃、肺、心经。

功能与主治

藏医:沙棘祛痰止咳,活血散瘀,消食化滞。用于咳嗽痰多,胸满不畅,消化不良,胃痛,闭经。沙棘膏清热止咳,活血化瘀,愈溃疡。用于气管炎,消化不良,胃溃疡及经闭等症。中医:健脾消食,止咳祛痰,活血散瘀。用于脾虚食少,食积腹痛,咳嗽痰多,胸痹心痛,瘀血经闭,跌扑瘀肿。

临床与民间应用

(一)国家标准成方制剂应用

《中国药典》《六省区藏药标准》《藏药与方剂》收载沙棘,沙棘膏的处方有 171 首。含沙棘处方的主要治疗疾病共 237 种,包括有木布病、消化不良、月经不调、肺脓肿、肺热病、肿瘤、肺病等约 20 种。统计得出 171 首处方一共包含 407 味藏药材,列举出配伍沙棘使用靠前的 36 味药材(频率≥13)。沙棘常配伍敛肺涩肠、清热、温中理气、活血类之品,如诃子,石榴、寒水石、余甘子、荜茇、木香、藏木香、红花等。在"沙棘"的 171 首处方中,大部分主治疾病与肺部疾病、血瘀证有所关联,而常与沙棘配伍使用的药物也多具有清热泻火、敛肺涤肠、活血通络、理气和中之功效,其中尤以收涩药,理气药和活血药使用最为频繁,如诃子、荜茇、木香等。常配药对使用沙棘治疗木布病常用药物核心组合为沙棘、寒水石、诃子、藏木香、石榴、荜茇等。沙棘治疗消化不良常用药物核心组合为寒水石、石榴、荜茇等。沙棘治疗月经不调常用药物核心组合为沙棘、藏木香、诃子、光明盐等。

沙棘在《中国药典》《国家中成药标准汇编》《卫生部药品标准》、新药转正标准、注册标准中共计查询到 52 个组方品种,搭配组方的药材数量为 213 种。组方品种功能主治主要体现在消化道及代谢(16 种)、呼吸系统(15 种)、泌尿生殖系统和性激素(6 种)三方面;配方多搭配红花、甘草、诃子、木香、枸杞子等药味。详见图 30 - 14。

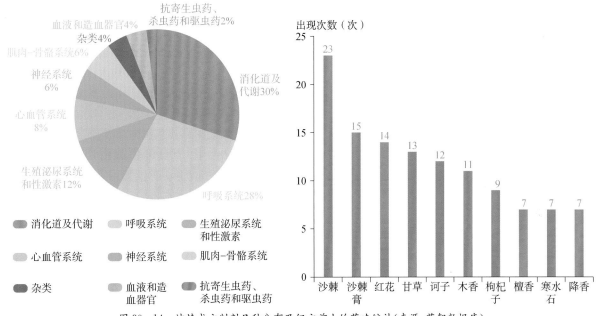

图 30 - 14　沙棘成方制剂品种分布及组方前十的药味统计(来源:药智数据库)

(二)临床配伍应用

1. 用于咳嗽痰多　沙棘、甘草、白葡萄干、栀子、广术香各等分。为末,加冰片少许。每次 1.5~3 g,温开水送服(《内蒙古中草药》)。

2. 用于胃痛,消化不良,胃溃疡,皮下出血,月经不调　沙棘干品 3~9 g,水煎服。或将成熟果实砸烂加水煎煮,药汁溶于水后滤去渣,取滤液浓缩为膏,适量服用。

3. 用于咽疼痛　沙棘鲜果揉烂用纱布包、挤压其汁液。加白糖、温开水冲服。(2,3 方出自《沙漠地区药用植物》)。

4. 用于经闭　天花粉 18 g,芒硝 15 g,沙棘、大黄各 9 g,全蝎 6 g,山柰 1.5 g,碱面 1.5 g。共为细末。每次 1.5~3 g,温开水送下(《内蒙古中草药》)。

(三)经典处方与研究

1. 五味沙棘散

处方:沙棘膏 180 g,木香 150 g,白葡萄干 120 g,甘草 90 g,栀子 60 g。

功能:清热祛痰,止咳定喘。

主治:肺热久嗽,喘促痰多,胸中满闷,胸胁作痛;慢性支气管炎见上述证候者。

用法用量:口服。一次 3 g 一日 1~2 次。

现代研究:本方又名达尔布班扎,出自《医法海鉴》。由沙棘 30 g、木香 25 g、白葡萄干 20 g、甘草 15 g、栀子 10 g 配合组成。共研细末,加白糖 20 g,混匀,制成散剂。主清陈旧性、潜伏性肺热,止咳,祛痰。主治感冒咳嗽,慢性支气管炎,肺脓肿,咯痰不利。本方性平,为清肺祛痰之主方。方中以味酸、性温、锐而有止咳、祛痰、除巴达干功效的沙棘为主;以排脓、祛痰的木香为辅,配以白葡萄干以清肺热、止咳、平喘,甘草以清热、止咳、祛痰,栀子以清血热为之佐使。用于虚寒型慢性支气管炎,则可加适量荜茇。现代研究有止咳、平喘、抗炎作用,五味沙棘散对慢性支气管炎动物模型的作用及急性毒性研究,证实其可明显延长氨水所致小鼠的引咳潜伏期、减少咳嗽次数,对组胺引起的豚鼠离体气管条收缩能较好地抑制,改善慢性支气管炎性病变,且急性毒性实验未观察到明显毒性反应例。研究证实有治疗肺心病作用,苏日克等治疗组总有效率 95%(57/60),明显高于对照组 77.5(31/40),两组疗效相比 $p < 0.01$,有非常显著的差异。说明川芎嗪和沙棘五味散治疗肺心病疗效确切(苏日娜,2012)。

2. 十八味沙棘果膏丸

处方:沙棘果膏 75 g、干姜 50 g、花椒 30 g、碱花 100 g、火硝 25 g、诃子 80 g、葡萄干 20 g、白刺果 40 g、木香 40 g、硼砂 50 g、硇砂 15 g、光明盐 20 g、藏木香 65 g、相思子 75 g、獐子尾骨 20 g、麝香 1 g、大黄 75 g、朱砂 15 g。

功能:活血、化瘀。

主治:妇科病之下腹疼痛、腰髋疼痛、月经不调、血瘀、腹胀、滴虫病。

用法用量:口服。一次 3~4 丸,一日 2~3 次。

现代研究:本方源自《藏医常用验方荟萃》,现代医学证实月经不调、闭经、血瘀、腹胀、腹痛等妇科血症以及阴道感染是妇科常见病。方中以沙棘果膏活血化瘀,行血止痛,为君药;辅以干姜、花椒温胃散寒,开胃消食,活血,杀虫;佐以碱花、火硝、硇砂、相思子、朱砂、硼砂、麝香、獐子尾骨,以增强以上诸药活血化瘀、祛瘀止痛、开窍、杀虫之效;再配用诃子、木香、藏木香、白刺果、大黄行气养胃,破滞除满。诸药合用,可调和气血,破瘀止痛,对妇科常见之诸症均有较好疗效。

3. 十三味石灰华散

处方:石灰华 200 g、沙棘膏 70 g、葡萄 90 g、红花 80 g、香附 60 g、石榴子 50 g、肉桂 30 g、白花龙胆 90 g、蚤缀 50 g、红景天 80 g、洪莲 70 g、朱砂 30 g、甘草 70 g。

功能:止咳,平喘,祛痰。

主治:肺热病、龙引起的咳嗽、痰喘、喉干等症。

用法用量:口服。一次 1~2 g,一日 3 次。

现代研究:隆型干咳,症状是长期咳嗽,痰不易咳出、夜晚与早晨比较严重。方中以清肺热、解热毒、疗疮疡的石灰华为主药,以消除致病之因;辅以清热润肺、止咳化痰、消炎、敛坏血的洪莲、沙棘膏、葡萄、香附、白花龙胆、蚤缀、红景天、朱砂、甘草,以发挥润肺止咳之功;石榴子、肉桂温中和胃,祛风散寒;红花清热养肝、活血止血。诸药组方,既可清肺祛痰,止咳平喘,又能活血养肝,温中和胃,是治疗龙引起的咳嗽、痰喘的常用方法。

(四)青海中医单验方

组方:沙棘果 60 g,糖 60 g。

主治:慢性气管炎。

用法:浸泡成沙棘水,每日服 2 次,每次服 10 mL。

来源:湟源县中普办。

第三十一章　烈香杜鹃

Lie xiang du juan

FOLIUM RHODODENDIU ANTHOPGONOIDI

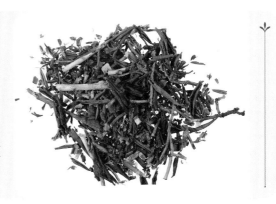

道地沿革

（一）基原考证

1. 唐代　《度母本草》记载："杜鹃花生阴山坡，树干木质很坚硬，叶似水槽生细毛，花朵红紫白而美。"

2. 清代　《蓝琉璃》记载：共有三个名字，其花称为"达里"，共用两个名字。《图鉴》中记载："甘露药物杜鹃花，也称为'达里嘎布'，生在高山阴山坡，茎秆白色叶褐色，花朵白色有果实。"如上所述，叶青色，花有白、黑两种。

《晶珠本草》记载："烈香杜鹃生于高山阴面。树干白色，叶褐色，花白色，果实味甘、苦、涩。"

3. 近现代　《藏药志》在【ད་ལེ་དཀར་པོ】（塔勒嘎保）项下根据茎白色，叶淡黄色、花白色、内结果实特征，调查现藏医所用的（塔勒）均为杜鹃花科的常绿、小叶型具鳞片杜鹃，已知有 17 种以上。其中，枝条白色或灰白色，叶表面淡绿黄色，背面淡黄色或淡褐色，花冠白色、乳白色至淡黄色或带粉红色的种类有 10 种。它们的枝条、叶和花色均较符合《晶珠本草》中塔勒嘎保的记载，应视为原植物。主要品种有：烈香杜鹃（大勒嘎博）Rhododendron anthopogonoides Maxim.、髯毛杜鹃 Rhododendron anthopogon D. Don。

《中国藏药》记载【ད་ལེ】（塔丽）烈香杜鹃基原，根据生于高山阴面，树干白色，叶褐色等特征，确定本品为杜鹃花科植物烈香杜鹃。

《中华本草·藏药卷》记载藏医用的巴鲁为杜鹃花科的常绿、小叶型、具鳞片的杜鹃，已知有烈香杜鹃等 17 种以上。其中，枝条白色或灰白色，叶表面淡绿黄，背面淡黄色或淡褐色，花冠白色、乳白色至淡黄色或带粉红色的种类有 10 种。它们的枝条、叶和花色与《甘露本草明镜》等书中所叙述的生态完全相符，应视为原植物。

《常用藏药志》收载烈香杜鹃【ད་ལེ】（达里），基原为杜鹃科植物烈香杜鹃、毛喉杜鹃 Rhododendron cephalenthum Franch. 的干燥花和叶。

《中国医学百科全书》收载杜鹃花（达里）为杜鹃花科植物烈香杜鹃 Rhododendron anthopogonoides Maxim. 或毛喉杜鹃 Rhododendron cephalanthum Franch. 的干燥花。

《中华藏本草》收载黄花杜鹃（塔丽）为杜鹃花科植物黄花杜鹃 Rhododendro nathopogonoides Maxim. 及同属多种植物的叶、带叶的嫩枝和花、茎枝。除本种外，尚有以下几种亦作本品入药：毛喉杜鹃 Rhododendron caphalanthum Franch.、樱草杜鹃 Rhododondron primulaeflorum Bur. et Franch.、隐蕊杜鹃 Rhododendron intricatum Franch.。

《晶珠本草正本诠释》收载【ད་ལེ་དཀར་པོ】（达里嘎保）白色杜鹃，根据《晶珠本草》将"达里"分为白、黑两类，本条目是白的类型，这一类群叶小，一般叶片长在 3 cm 以内，枝条白色，或灰白色或淡黄（嫩枝）色；叶片表面淡绿色，背面淡黄色或灰褐色；花白色，淡黄色或带粉红色。根据其植物形态特征，确定基原为杜鹃科杜鹃属多种植物的叶、花、枝入药,如烈香杜鹃、滇藏杜鹃 Rhododendron temenium Balf. f. et Forrest 等。另外有髯毛杜鹃、毛花杜鹃、林芝杜鹃 6 种。

《藏药晶镜本草》记载:烈香杜鹃 Rhododendron anthopogonoides Maxim. 杜鹃花科,树高 0.3～1.8 m,树皮灰白色,新生树枝黄褐色,叶子小而厚,叶子前面深绿色,后面深褐色且长有小毛,花为淡黄色。本品之名有达丽(ད་ལིས།)、歪窝(གཝ་ག)、瓦丽(བ་ལི།)、顿赫尔(དུང་ཧེར།)、斯嘎尔(སུར་དཀར།)、甘露达丽(བདུད་རྩིའི་ལི།)。

《中国藏药植物资源考订》收载【ད་ལི།】(达里)又称【ད་ལི་དཀར་པོ།】(达里嘎布),另有一类叫(达里那布)。引《图鉴》说它"生于高山阴面,树干白色,叶褐色。花白色"。丹增补充说:分黑白两类,黑色的"叶黑色,花红"。白种杜鹃按各种小树枝被鳞片而显白色,叶背鳞片常淡棕褐色,故被认为淡黄棕色或褐色,花白至粉红色,常生于高山阴面,确系藏中部至东部,包括川西、川西北、滇西南的主要品种,包括变种微毛樱草杜鹃,但也有用相类似的其他幼枝及叶具鳞片的小叶型杜鹃;青海东部与北部和甘肃藏族聚居区则以烈香杜鹃为主;其他各地有用百里香杜鹃、髯花杜鹃、毛喉杜鹃、淡黄杜鹃、毛花杜鹃、毛冠杜鹃、米林杜鹃、照山白杜鹃、林芝杜鹃、红背杜鹃、毛嘴杜鹃、长管杜鹃和水仙杜鹃等。

《中国藏药资源特色物种图鉴》收载了【ད་ལི་ནག་པོ།】(塔里那保),黑色种有雪层杜鹃 Rhododendron nivale Hook. f.、千里香杜鹃 R. thymifolium Maxim.、头花杜鹃 R. capitatum Maxim.,收载【ད་ལི་དཀར་པོ།】(塔里嘎保)白色种有照山白 R. micranthum Turcz.、烈香杜鹃、微毛杜鹃、樱草杜鹃、毛嘴杜鹃。

总结以上本草考证:

(1) 杜鹃属植物在藏医里有【ད་ལི།】藏药名称较为一致,只是译汉名称混乱,有塔勒、大勒、达里、达丽、塔丽、塔勒那保、达里美都、大勒嘎保等称谓,有用叶、用花、之别,根据花又有黑、白两种之分,这些是小型叶杜鹃的应用名称。关于"大型叶"杜鹃【སྟག་མ།】达玛,因功能主治与达里不同本著不收载,笔者不予论述。

(2) 现代文献记载的藏医药用杜鹃属植物大致分为大叶型"【སྟག་མ།】"(达玛)和小叶型"【ད་ལི།】"(塔勒)2 类;"塔勒"的基原为杜鹃属植物中常绿、小叶型、具鳞片的种类,有近 20 种。其中,白者(塔勒嘎保)的基原为花冠白色、淡黄色等浅色的种类,如烈香杜鹃、千里香杜鹃等归为此类。《中国药典》(1977 年

版)收载烈香杜鹃干燥叶入药,祛痰、止咳、平喘,用于慢性支气管炎。《卫生部药品标准》(藏药分册)以"【ད་ལི།】达里"之名收载烈香杜鹃。《六省区藏药标准》(1979 版)以"【ད་ལི་མེ་ཏོག】达里美都"之名均收载了烈香杜鹃、毛喉杜鹃、报春杜鹃 R. primuliflorum Bur. et Franch.(樱草杜鹃)的干燥花和叶。

(二) 药效考证

1. 唐代 《月王药诊》记载:小叶杜鹃花叶,主治隆赤病,泻培根病。

《医学四续》中记载小叶杜鹃,功效是医治培根病的寒热往来症。

《妙音本草》记载:"烈香杜鹃叶温和,自身功效治音哑。配伍胡椒头花蓼、荜芨生姜藏木香,再配白糖内服后,可医肺病疫疠病、日久感冒和胃病,罨浴诸病有良效。"

《度母本草》记载:"自身功效干脓液。杜鹃花配白石灰、麝香硇砂和硫黄、炮制好后配成方,内服干涸体腔脓。皮粉配伍汗和粉,涂在羊毛盖疮上,干脓愈疮之良药,杜鹃花为干脓药。杜鹃花除去毒舌,配伍大狼毒碱花、姜黄以及天仙子,配伍方法医诀知,治疗肝绞痛蛔虫,这些病症皆能治。"

2. 元代 《药名之海》记载:"杜鹃花树盛七精。"

3. 清代 《蓝琉璃》记载:"其味甘苦并且涩,功效柔和治隆病,并治赤巴培根症,喑哑肺病皆能治。"如上所述,白花杜鹃治浮肿、培根寒热交攻、滋补效果也好。

《晶珠本草》记载:"苦、涩。治隆病、赤巴病、培根病、喑哑病、肺病。"

综上文献总结,烈香杜鹃从古籍到现代文献,其功效记载有所差异。唐时记载小叶杜鹃医治培根病的寒热往来症。烈香杜鹃自身功效为治音哑,配伍其他药物可医治肺病疫疠病、日久感冒、胃病和罨浴对诸病有良效的记载。9 世纪初期记载的杜鹃花自身功效为干脓液,另外,还记载了杜鹃花与其他药物配伍具有干涸体腔脓液、干脓愈疮和治疗肝绞痛蛔虫等功效的组方和配制方法。著于公元 14 世纪(元代)的《药名之海》只记载了杜鹃花树盛七精。清代对烈香杜鹃的记分类、性味和功效有了较详细的记载,杜鹃花藏语称为"达里嘎布",味甘、苦、涩。治隆病、赤巴病、培根病、喑哑病、肺病。从唐代到现今的文献,其记载的主要功效就是味甘,消化后性温、平;功能治疗培根寒性病、无食欲,助火温;延年益寿,滋补强身。也可用于寒性隆病、喑哑、肺病。

4. 近现代　《藏药志》【དལི་དཀར་པོ】(塔勒嘎保)：苦、涩、寒；清热消炎、止咳平喘、健胃、强身、抗老、治龙、赤巴、培根诸病及肺病、喉炎喑哑、水土不服的气喘、气管炎、肺气肿、脾胃虚寒、消化不良、胃下垂、胃扩张、胃癌、肝脾肿大、水肿；外用消炎散肿。照白杜鹃具毒性，应烧焦去毒。

《中国藏药》记载【དལི】(塔丽)：花、叶入药，味甘、涩，性平。清热消炎，补肾，主治喘症、浮肿，身体虚弱及水土不适，消化不良，胃下垂，胃扩张。外用治疮疖。

《常用藏药志》收载烈香杜鹃【དལི】(达里)：性味功效为甘、涩，平。有清热、消肿、补肾之功能。用于气管炎、肺气肿、浮肿、身体虚弱及水土不服、消化不良、胃下垂、胃扩张。外用治疮疖。

《中国医学百科全书》收载杜鹃花(达里)：味甘，温。功能止咳化痰，消肿。主要用于水土不服，浮肿，气管炎，肺气肿，消化不良，虚弱劳损，声音嘶哑。本品与胡椒、肉桂、豆蔻等配伍，制成六味杜鹃花丸，主治腹泻，呕吐，喘气，痔疮，浮肿。本品与三辛药、硇砂、冬葵果等配伍，制成八味杜鹃花散，主治肾病，尿闭。本品与石榴子、荜茇、红花等配伍，制成十六味杜鹃花丸，主治浮肿，消化不良，腹胀疼痛，咳嗽，音哑，头晕及水土不服。

《中华藏本草》收载黄花杜鹃(塔丽)：叶：清热、消炎、止咳平喘。治咽喉疾病、肺部疾病、气管炎、消化道疾病、消化不良、胃下垂、胃扩张、胃癌、肝癌、肝肿大。花：强身抗老、滋补。治体虚气弱、浮肿、水肿、体乏无力、精神倦怠。茎枝治风湿关节疼痛。

《晶珠本草正本诠释》收载【དལི་དཀར་པོ】(达里嘎保)白色杜鹃：功能主治为叶：清热，消炎，止咳平喘；治咽喉疾病、肺部疾病、气管炎、消化道疾病、消化不良、胃下垂、胃扩张、胃癌、肝癌、肝肿大。花：强身抗老，滋补；治体虚气弱、浮肿、水肿、体乏无力、精神倦怠。茎枝治风湿关节疼痛。

《藏药晶镜本草》记载：达丽(花)味甘，消化后性温、平；功能治疗培根寒性病、无食欲，助火温；延年益寿，滋补强身。也可用于寒性隆病、喑哑、肺病。瓦丽(叶子)味甘、消化后性温。热寒性培根病均可治，养胃火助消化，寒热交攻胃病均能治。杜鹃为五味甘露之一，用其药液进行水浴，使皮肤变得润滑有光泽，对四肢筋腱强直效果明显。

《中国藏药资源特色物种图鉴》收载了【དལི་ནག་པོ】(塔里那保)：黑种杜鹃具有清热消肿，补肾。用于气管炎，肺气肿，浮肿，身体虚弱及水土不服，消化不良，胃下垂，胃扩张，外用于疮疖。叶：外敷患部，用于白喉，炭疽。收载【དལི་དཀར་པོ】(塔里嘎保)：白种杜鹃具有与黑色杜鹃较为一致的功效。

总结以上本草考证："达里"始载于8世纪的《月王药诊》，其记载："达里主治隆病、赤巴病、泻培根病。"此三种病为藏医理论中的三大疾病，相当于心、肺、脾、胃、肾、骨、胆、血脉等器官的疾病。达里分黑白两类。达里(白者)主要用于治疗呼吸系统疾病、消化系统疾病和水肿病，并有滋补延年益寿之功。花的功用偏重于呼吸系统疾病及水肿病，并有滋补、益寿之功；叶的功用偏重于脾、胃方面的疾病及皮肤病。而各地藏药在实际临床中的使用也各有不同，西藏、云南的藏医主要用花来配制内服藏成药，叶习惯用于药浴治疗皮肤病；青海和四川甘孜州、阿坝州的藏医则花、叶均可内服使用。

(三) 道地沿革及特征

《蓝琉璃》记载：生在高山阴山坡。

《晶珠本草》记载："烈香杜鹃生于高山阴面。"

《藏药志》在【དལི་དཀར་པོ】(塔勒嘎保)：已知有17种以上，它们都生长在青藏高原的山地阴坡、半阴坡的高山灌丛带。烈香杜鹃(大勒嘎博)产于四川、青海、甘肃，生于海拔3 000～3 500 m的高山灌丛带。髯毛杜鹃产于西藏南部，生于海拔3 000～4 900 m的山坡灌丛中，有时与高山桧柏混生。

《中国藏药》记载【དལི】(塔丽)：生于海拔3 000～4 200 m的阴山灌丛林带。主产于青海、西藏东部及甘肃南部。

《中华本草·藏药卷》记载：已知有烈香杜鹃等17种以上，皆生长在青藏高原的山地阴坡、半阴坡的高山灌丛带。

《常用藏药志》收载烈香杜鹃【དལི】(达里)：烈香杜鹃分布于甘肃、青海、四川北部，生于高山自成灌丛。毛喉杜鹃分布于云南、西藏、四川，生于海拔3 000～3 500 m的石山上。

《中华藏本草》收载黄花杜鹃(塔丽)：生长在海拔3 000～4 200 m的阴坡杜鹃林下。产于青海、西藏东南部、甘肃南部、四川西部。尚有以下几种亦作本品入药：①毛喉杜鹃，生长在海拔3 800～4 400 m的阴坡灌丛林。产于西藏、四川、云南。②樱草杜鹃，生长在海拔3 800～5 100 m的灌丛林地。产于青海、西藏东南部、甘肃南部、四川西部。③隐蕊杜鹃，生长在海拔3 200～4 000 m的阴坡灌丛林、林缘。产于四川西部、云南西北部。

《晶珠本草正本诠释》收载【ད་ལི་དཀར་པོ】(达里嘎保)白色杜鹃:烈香杜鹃生于海拔3000～5000 m的灌丛地,产于青海、甘肃、四川。滇藏杜鹃生于海拔3900～4100 m的灌丛林地。

《藏药晶镜本草》记载:生长于青海、甘南等地。

《中国藏药植物资源考订》收载【ད་ལི】(达里)又称【ད་ལི་དཀར་པོ】(达里嘎布):白种杜鹃常生于高山阴面,确系藏中部至东部,包括川西、川西北、滇西南的主要品种,包括变种微毛樱草杜鹃。青海东部与北部和甘肃藏族聚居区则以烈香杜鹃为主。

青海开发历史

(一) 地方志

《青海省志·特产志》记载:"烈香杜鹃,藏语称'大勒嘎布'。为杜鹃花科植物,常绿灌木,高1～2 m。主要分布在祁连、门源县、海东和黄南、玉树藏族自治州等地区。生长在海拔2900～4700 m的山地阴坡。藏医用烈香杜鹃的花、叶和嫩枝入药。具有清热、止咳平喘、祛痰的作用。内服治慢性气管炎,外用消炎散肿。"在《青海省志·高原生物志》记载了百里香杜鹃、长管杜鹃、头花杜鹃和烈香杜鹃,"杜鹃的枝、叶、花含芳香油,可作高级香料,并可治老年慢性支气管炎。为常用藏药,具有清热解毒,止咳平喘,健胃消肿,强身延老等功能;治肺病、气管炎、喉炎、水土不服所致气喘、尿道炎、消化不良、胃下垂、胃扩张、胃癌、肝癌、肝脾肿大、水肿等"。

《湟源县志》收载:"黄花杜鹃叶可蒸馏杜鹃油,为祛痰、止咳、平喘药。分布于3500～4000 m的高山灌丛中。"

《化隆县志》记载:"有烈香杜鹃(白香紫)和头花杜鹃(黑香紫)两种。生长于山地阴坡、林下,全县脑山地区均有分布。陇蜀杜鹃:生长于高山阴坡,常成林。马阴山一带有分布。"

烈香杜鹃在《玛沁县志》《班玛县志》《同仁县志》《泽库县志》《平安县志》《乐都县志》《民和县志》《门源县志》《贵德县志》《海南藏族自治州概况》均有分布记载,用于止咳平喘。

(二) 青海植物志与药学著作

《青海植物志》收载烈香杜鹃,产青海泽库、河南、贵德、湟中、循化、乐都、民和、互助、门源、海晏等地。生于高山坡,海拔3000～4100 m。该著同时收载了海绵杜鹃、青海杜鹃、樱草杜鹃等12种。

《青海经济植物志》收载烈香杜鹃,藏名大勒。产青海省海东、海北、黄南等地。生于海拔3000～3450 m阴坡灌丛中。枝、叶、花含芳香油,可作高级香料或日用化妆品等;并有清热解毒、止咳平喘、健胃消肿、强身延老等功能,常用于治疗气管炎;藏医广泛用于治疗肺病、喉炎,水土不服所致气喘、尿道炎、消化不良、胃下垂、胃扩张、胃癌、肝癌、肝脾肿大、水肿等。该著还记载了头花杜鹃、黑鳞杜鹃、青海杜鹃、千里香杜鹃、长管杜鹃,这些品种在藏医里不作为"达里"的白色种应用,但却有治疗老年人慢性气管炎作用。《青藏高原药物图鉴》记载黄花杜鹃,也称烈香杜鹃,功效与该著相同。

《青海高原本草概要》收载烈香杜鹃,藏名"大勒"。分布丁全省大部分地区。叶入药。含挥发油,油中有效成分为4-苯基丁酮-2;还含槲皮苷、槲皮素等黄酮类物质。辛、苦,温。祛痰,止咳,平喘。治喉炎、气管炎、尿道炎、消化不良等病。同时收载头花杜鹃、雪层杜鹃、樱草杜鹃、青海杜鹃、千里香杜鹃、长管杜鹃、毛蕊杜鹃。雪层杜鹃、樱草杜鹃及毛蕊杜鹃分布于玉树州,其余品种全省各地均分布。均有祛痰、平喘止咳功效,用于慢性气管炎、哮喘症。

《青海地道地产药材》收载【ད་ལི】大勒基原为杜鹃属多种植物。现各地藏医所用的大勒,均为杜鹃花科植物小叶型具鳞片的杜鹃。目前已知近10余种,其中黑的约有5种,以头花杜鹃为代表,尚有雪层杜鹃、千里香杜鹃、隐蕊杜鹃、散鳞杜鹃等;白的以烈香杜鹃为代表,尚有照山白杜鹃、长管杜鹃、樱草杜鹃、髯毛杜鹃、毛喉杜鹃、毛冠杜鹃等。杜鹃是青海省高山灌丛主要组成灌木之一,野生资源蕴藏量大,且分布面广,是有开发前景的药用资源。烈香杜鹃又名黄花杜鹃、小叶枇杷、白香柴,藏医称大勒嘎保,属于大勒白的一种。分布于祁连山东段的祁连、门源县;海东地区、黄南和玉树等州,生长于海拔2900～4700 m的山地阴坡。头花杜鹃、千里香杜鹃,又称百里香杜鹃,藏医称大勒那保。属于大勒黑的一种,分布于祁连山东段的祁连、门源、互助,西倾山东段的尖扎、同仁、河南等县以及积石山地区的玛沁、久治等县,唐古拉山东段的玉树、囊谦等县,生长于海拔3000～3800 m的山地阴坡和半阳坡。雪层杜鹃、樱草杜鹃、长管杜鹃等分布玉树州,生长于海拔3900～4400 m的山坡阴坡湿润的灌丛中(见图31-1)。药性与功效为:性寒,味苦。有清热、止咳、平喘、祛痰、健脾、消肿之功。用于老年性慢性气管炎,脾胃虚寒,培根寒证,肺病

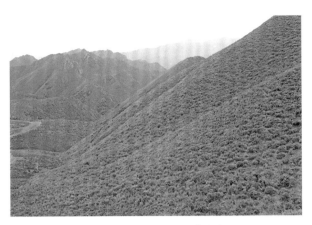

图 31-1 烈香杜鹃分布生态

刺痛,肝脾肿大,水肿等;外用消炎散肿,喉疳音哑。

据调查与第四次全国中药资源普查结果,青海省约有 12 种药用杜鹃花属植物,该属植物为改善生态环境、防止水土流失具有重要作用,更重要的是具有治疗呼吸系统疾病的药用价值,在这些品种中列入国家药品标准并且应用量大的唯有烈香杜鹃。

(三)生产历史

青海杜鹃花还有较高的经济价值和药用价值,如烈香杜鹃枝、叶、花含芳香油,可作高级香料,并有清热解毒、止咳平喘等功效,常用于治疗气管炎;藏族聚居区广泛用于治疗肺病、喉炎、水土不服所致气喘及其他疾病。头花杜鹃、千里香杜鹃、长管杜鹃、毛蕊杜鹃等叶和嫩枝提取的芳香油可治老年性慢性气管炎。青海杜鹃果药用,藏医用清凉镇咳;治梅毒性炎症、肺脓肿等,外用治皮肤发痒。这些资源在青海各大医院、藏医院用于制剂生产与应用中。青海产的烈香杜鹃是止咳祛痰的特效药物。杜鹃素(Ferreroi)、8-去甲杜鹃素及棉子素均有祛痰作用,尤以杜鹃素为明显,并被临床肯定。烈香杜鹃分离所得 4-苯基丁酮-2 有祛痰、消炎、平喘作用,Ⅴ-芐蒂烯有祛痰和镇咳作用。青海省医学院附属医院、中国科学院高原生物研究所生产的烈香杜鹃油用于临床,显效快,常用作止咳祛痰药;在 0.02~0.05 mg/g 的有效剂量范围内,无任何毒性反应。

一般 6~8 月采花、叶及嫩枝,将枝除去粗皮,切为数段,鲜用或阴干,或制取杜鹃油或浸膏。烈香杜鹃集中分布在海北州门源县,祁连县亦有少量分布,面积 18 666 公顷,野生资源总蕴藏量 11 562 吨,以该县东部峡谷地区为烈香杜鹃的生产区。集中分布在峡谷海拔 3000~4000 m 高山的阴坡灌丛中。杜鹃的开发利用始于 20 世纪 70 年代,海北制药厂、青海第

三制药厂、乐都制药厂及甘肃天祝制药厂曾先后在门源县收购杜鹃油、烈香杜鹃,门源县东部群众生产杜鹃油年产量仅 100 kg 左右,按 100 kg 杜鹃叶制取 1 kg 杜鹃油计算,需采收杜鹃叶 10 吨左右,后因各地药厂杜鹃油胶囊停产,门源县提炼杜鹃油也随之告一段落。1986 年海北制药厂开始收购杜鹃叶,生产"抗感冒气雾剂"成药,年收购量 5 吨。青海第三制药厂生产杜鹃油胶丸行销全国,年收购量约 20 吨。青海省杜鹃资源丰富,具有开发利用价值,不仅有药用价值,而且在水土保持、科学研究上也有很高价值。建议要认真规划,分区轮采,以保持资源的永续利用。

来　源

本品为杜鹃花科植物烈香杜鹃 *Rhododendron anthopogonoides* Maxim. 的干燥花和叶。

灌木,高 60~160 cm。小枝淡黄色,密被鳞片和毛。老枝白色、无毛。芽鳞早落。叶卵状椭圆形或宽椭圆形,长 15~42 mm,宽 9~20 mm,先端圆形或钝,边缘略反卷,基部圆形,上面无或有稀疏的鳞片,深绿色,下面黄褐色,密被中心突起、边缘撕裂的圆形鳞片;叶柄短,长约 3 mm,被鳞片。花序头状,多花密集,顶生;花梗短,有鳞片;花萼长 3~4.5 mm,裂片长圆形,背部有或无鳞片,边缘有缘毛;花冠淡黄色或绿白色,狭筒形,长 10~12 mm,裂片小,半圆形,长至 3 mm,冠筒内面喉部有长毛,外面无毛;雄蕊 5;子房有鳞片。蒴果有鳞片。花果期 6~7 月(见图 31-2)。

生态分布

杜鹃花属(*Rhododendron*)植物多分布在青海省东部由祁连山东段、西倾山、阿尼玛卿山东段及唐古拉山东段组成的高山峡谷的山地寒温性针叶林地区和灌丛草甸地区的高山带,地势陡峻,河谷狭窄。河流有大通河、湟水、黄河、通天河等。分布区气候寒冷而湿润或半湿润,年平均温度 -2.0~4.0 ℃,年平均降水量 400~600 mm。降水多集中在 7、8、9 这三个月,冷季风大,积雪时间长。土壤为高山灌丛草甸土,土层较薄,土壤表层未分解或半分解的有机质积累较多,土壤下层,有机质含量较低。土壤呈微酸性反应。杜鹃属的 25 种 4 亚种为建群种构成高寒常绿灌丛。是青海主要的高山灌木林之一。分布范围北起祁连山东段,经黄南、果洛至玉树。多分布在东部高山峡谷湿润的山地寒温性针叶林带以上的阴坡或半阴坡和湿润的灌丛草甸地区的高山带,种类自南向

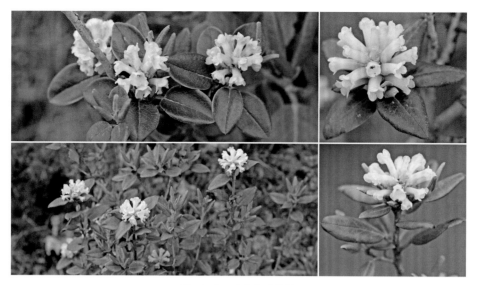

图 31-2　烈香杜鹃植物

北依次减少。分布于祁连、门源、大通、互助、乐都、民和、循化、尖扎、泽库、玛沁、久治、班玛、称多、玉树和囊谦等地。垂直分布因地区不同而有异,在祁连山地分布的海拔为 2 400～3 800 m,西倾山为 3 300～4 000 m,玉树、果洛为 3 500～4 700 m。所分布的杜鹃中,能形成群落,而且分布范围广泛的小叶型杜鹃有百里香杜鹃、烈香杜鹃和头花杜鹃,大叶型的有陇蜀杜鹃和黄毛杜鹃。其中百里香杜鹃和陇蜀杜鹃在青海分布最广。百里香杜鹃分布在海北、海南、海东、黄南、果洛、玉树等地。北部山地,一般在海拔 2 400～3 700 m 之间,而南部山地在海拔 3 700 m 以上。陇蜀杜鹃则分布于海北、海东、黄南、果洛和玉树,海拔为 2 900～4 300 m(孙海群,1998)。青海产烈香杜鹃产于海北州、黄南州、海东各县及大通县、称多县等地。分布海拔 2 900～3 400 m 林下或灌丛中(见图31-3)。

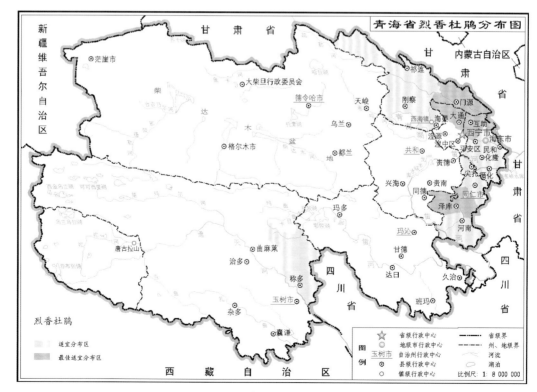

图 31-3　青海省烈香杜鹃分布

除青海外,四川北部甘肃东南部亦有分布。主要分布于甘肃省、四川省的西北部,生长于2 900～3 700 m的高山坡、山地林下或灌丛中(《中国植物志》)。杜鹃灌木林灌木层中有20余种杜鹃,杜鹃灌木林群落结构简单,地上部分分层较明显,上层为灌木层,下层为草本及苔藓层。杜鹃灌木林根据优势种的不同,可分为千里香杜鹃灌木林、头花杜鹃灌木林、陇蜀杜鹃灌木林、长管杜鹃灌木林等灌木林类型,而其他杜鹃多混生(王占林,2014)。

种植技术

目前青海及邻省区甘肃、四川尚无高原小叶杜鹃类植物种植技术,孙海群(1998)和石德军等(1998)对青海几种野生杜鹃进行了引种实验,可借鉴应用,青海省宝鉴堂药业在青海省互助北山的甘肃天祝县有烈香杜鹃种植基地,尚无这方面技术信息报道。

(一)材料与种植方法

选用在青海省分布较广的黄毛杜鹃 Rhododendron rufum、陇蜀杜鹃 R. przewalskii、烈香杜鹃 R. anthopogonoides、头花杜鹃 R. capitatum 分别采用种子繁殖、野生苗移栽的方法。

(二)种子采收与繁育

1. 种子采收　黄毛杜鹃和陇蜀杜鹃的果实成熟后呈黄褐色或绿褐色。蒴果果瓣开裂,细小的种子散落,因此,必须及时采收果实。野外采收的最佳时间为10月上中旬。将采收的果实置于室内阴凉处,待果瓣裂开,用细筛将种子筛出,装入纸袋,贮于阴凉干燥处备用。

2. 育苗土壤的准备　试验用的土壤取自大通宝库的山地灌丛草甸土,将其过筛,高温灭菌备用。

3. 播种方法　3月将种子播于花盆内。播种前用洇水法将盆中土壤浸透,然后将种子均匀撒播在播种土的表面,用塑料薄膜覆盖。在室温10～20 ℃条件下,15日左右种子开始发芽,种子发芽率为19%～56%。从种子发芽到第1片真叶长出需15～25日,从第1片真叶到长出第2片真叶需20日左右。

4. 幼苗期管理　播种后,浇水采用洇水法或喷雾法。用喷雾器喷水时要喷细雾,勿将喷嘴直接对准花盆内的种子,因杜鹃种子极小,又都播在土壤表面,易将种子冲至盆边,造成种子过分密集而影响幼苗生长。种子发芽后,幼苗生长缓慢,长势较弱,抗性较差,应进行遮阴处理,不能使阳光直晒在幼苗上,否则

引起幼苗灼伤而死亡。

(三)野生苗移栽驯化

选择5月、6月、10月从大通牛场、循化孟达和乐都仓家峡采掘黄毛杜鹃、陇蜀杜鹃、烈香杜鹃和头花杜鹃。进行移栽种植。

(四)种植经验

杜鹃属植物种源区海拔通常在3 000 m以上,降水较多,空气和土壤湿度较大;土壤基质偏中性至微酸性,腐殖质含量较高,类型多为灰褐土或褐色针叶林土;另外林区日照时数少,遮阴较强,通常生于林冠下或与其他灌木林混生,这与引种栽培区的生态环境有较大差异。因而,其引种栽培生境要充分接近或模拟野外分布生境。野外采掘杜鹃花苗,除选择适宜的采苗时间外,合理的栽培措施也是十分重要的,因为杜鹃为典型的酸性土壤指示植物,而西宁地区栗钙土偏碱性,土壤pH的高低是引种成功与否的关键,而环境因子中的温度、湿度和光照必须加以考虑。引种大龄苗难以适应栽培地的环境条件,不仅成活率低而且容易破坏杜鹃花资源。野外采条扦插虽对冠形及资源破坏较轻,但技术要求高,扦插成活率低。种子繁殖时要考虑不同条件下种子的萌发效应和苗期管理措施,提高种子的发芽率和幼苗期的成活率。

采收加工

现时多在6～8月,采其花及嫩枝,将枝除去粗皮,切为数段;花、枝用纸遮蔽晒干即成。或晾干。过去在夏秋时节采收花和叶,阴干(嫩枝常带入,由于资源紧缺,时有代替者)。

商品规格

统货。

药材鉴别

(一)性状鉴别

本品由花和叶组成,头状花序顶生,花呈短筒状,长9～13 mm,中部直径1～3 mm,皱缩,黄白色或淡黄红色,花萼5裂,长2～4 mm,黄绿色,花冠狭筒状,上端5浅裂,雄蕊5或10,藏于花冠筒中。叶披针形卷曲,多反卷成筒,革质,完整叶展平后成卵形或宽椭

圆形,长 1～3 cm,宽 0.5～2 cm,先端尖,基部圆形,全缘,上表面暗绿色,无鳞毛,下表面密生棕色鳞毛。叶柄长 3～5 mm,疏被茸毛。气芳香,味辛,微苦(见图31-4)。

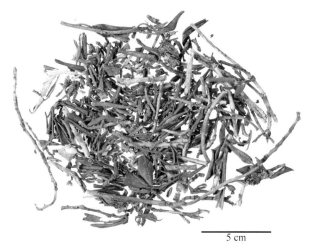

图 31-4 烈香杜鹃药材性状

(二) 显微特征

本品粉末黄褐色。叶上表皮和下表皮细胞各 1 列,类多角形,淡黄色或无色,直径 50～80 μm,表面具弯曲的条状角质纹理。栅栏细胞 2～4 列垂直于表皮细胞排列。腺鳞微黄色,直径 245～250 μm,周边细胞辐射状排列,中央细胞 8～16 个。非腺毛长 200～970 μm,多无色,壁角质化,顶端尖圆。花粉粒为 4 分体或 3 分体,直径 42～114 μm,淡黄色,每一分体具 1 个萌发孔。叶薄壁细胞及海绵组织中含草酸钙簇晶,直径 8～24 μm(见图 31-5)。

理化指标

《卫生部药品标准·藏药分册》规定:本品含挥发油含量不得少于 0.70%(mL/g)。《青海省藏药炮制规范》(2010 版)规定:杂质不得过 2%。按干燥品计算含槲皮素($C_{15}H_{10}O_7$)不得少于 0.035%;含挥发油不得少于 0.70%。

品质评价

青海烈香杜鹃品质好,因生长地势及环境决定。红外光谱可以真实地反映中药最原始的信息的同一中药,因生长环境不同所含化学成分会有所差异,这种差异表现在红外光谱的峰形状、峰数目、峰位置与

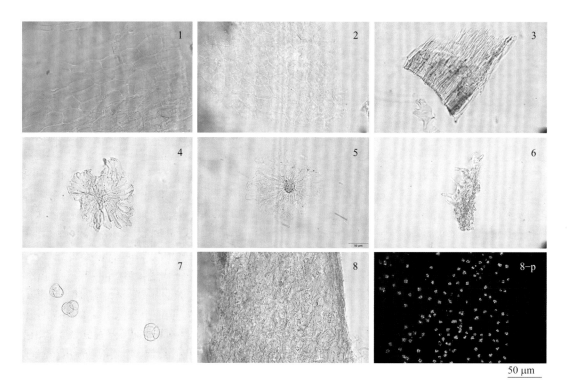

图 31-5 烈香杜鹃粉末显微特征(X-p 代表偏振光)

1、2.表皮细胞;3.栅栏细胞;4、5.腺鳞;6.非腺毛;7.花粉粒;8.草酸钙簇晶

峰强度上,桂兰等(2019)通过研究并采用红外光谱法,结合双指标序列分析法和聚类分析法对13个产地烈香杜鹃进行鉴别,建立烈香杜鹃红外指纹图谱,为鉴别烈香杜鹃的真伪、产地和品质差异提供了快速、有效的新方法。该研究中通过建立青海省内大通县、互助县、门源县、化隆县、湟中县、贵德县及乐都区不同海拔地形及产地的烈香杜鹃样品的红外指纹图谱,运用双指标序列分析法和聚类分析法分析红外指纹图谱,表明不同产地、气候与生长环境相似的烈香杜鹃红外指纹图谱的相似度很高,进一步证明,中药的化学成分及其含量受气候条件与长环境的影响。

曹盼等(2022)通过测定杜鹃金丝桃苷含量并建立HPLC指纹图谱,以期更全面地控制烈香杜鹃药材质量,并结合SPSS聚类分析、主成分分析和灰色关联度分析及选择具有代表性的指标成分评价不同产地烈香杜鹃质量,为控制烈香杜鹃药材质量提供进一步参考。其中所选用的材料分别来自青海、西藏、甘肃三个不同产地及地区,通过HPLC指纹图谱对不同批次样品进行质量分析,发现对照指纹图谱共有峰保留时间与各产地烈香杜鹃样品基本吻合,部分药材可能因为产地不同、生长环境差异及采摘时间存在差异而导致相似度稍低;所选取的共有峰峰面积存在较大差异,说明不同产地烈香杜鹃共有成分虽一致,但含量明显存在差异,这可能与生长环境等气候土壤等因素有关。

化学成分

烈香杜鹃是藏药达里的一种植物来源(李雪峰,2008;侯宽昭,1982),藏语称其为"大勒嘎布",俗称小叶枇杷、白香柴、鬼枇杷、野枇杷(甘肃)、黄花杜鹃、香柴(青海)。主要分布在青海门源、海东、黄南、玉树藏族自治州,以及四川北部、甘肃、陕西、山西、云南等地,资源极其丰富(青海省药品检验所,1996)。藏医以烈香杜鹃的花、叶和嫩枝入药。研究表明,烈香杜鹃根茎部、叶、花都具有一定的药理活性作用,极具潜在的开发价值。目前,烈香杜鹃中已分离鉴定出的化学成分有挥发油类、黄酮类、三萜类、甾体类、香豆素类等(张娟红,2012),且有研究表明烈香杜鹃的活性部位为醋酸乙酯部位(戴胜军,2015)。范民霞等(范民霞,2016)从烈香杜鹃的醋酸乙酯部位中分离出了10个化学成分。

1. 挥发油类 烈香杜鹃具有独特的香味,这与其含有大量的挥发油有关。随着分析技术的不断发展,国内学者对其挥发油成分进行了详细的分析研究。张继等(2003)对甘肃产烈香杜鹃鲜叶和嫩枝进行了研究,采用水蒸气蒸馏法提取,同时以毛细管气相色谱-质谱联用(GC-MS)法分离并鉴定了烈香杜鹃挥发性化学成分,并用气相色谱(GC)面积归一化法测定了各成分的相对百分含量,分离到94个化学成分,化合物类型以烃、酮、醇、芳香和芳香杂环化合物为主,这为进一步研究和开发其挥发油成分奠定了基础。李维卫等(李维卫,2004)采用水蒸气蒸馏法提取烈香杜鹃鲜叶和嫩枝的挥发油,以毛细管GC-MS技术,对青海大通县烈香杜鹃挥发油的化学成分进行了研究,共鉴定出47种化合物,利用面积归一化法测定其相对百分含量,其中有效成分苄基丙酮的含量最高,占挥发油成分总量的52%,该化合物的活性很强。吕义长等(1980)从烈香杜鹃嫩枝和叶提取的挥发油中分离鉴定出10个化合物,以单萜烃、含氧单萜烃、倍半萜、含氧倍半萜为主。董钰明等(2003)采用GC-MS分析了烈香杜鹃叶挥发油的化学成分,从中已分离出300多种化合物并且鉴定了148种化合物,占总油量的50%,主要为苄基丙酮、α-芹子烯、桉脑等,其中以苄基丙酮含量最高,达到11.5%,另有4-苯基-2-羟基-丁烯-3、衣兰烯、古巴烯、β-古芸烯、斯巴醇、α-雪松烯氧化物等成分属首次报道。胡浩斌等(2004)从烈香杜鹃的茎部提取的挥发油中分离鉴定出38个化合物,主要的化学成分是有机酸及其酯、烯烃、萜类化合物、醇及甾族化合物等。上述研究结果表明,烈香杜鹃挥发油的化学成分以苄基丙酮含量最高,这为进一步的相关研究奠定了基础。

2. 黄酮类 黄酮类化合物是烈香杜鹃的另一主要活性成分。兰州医学院学者(1972)对烈香杜鹃水溶性成分进行了相关研究,发现其含有多种黄酮类成分,分别为小叶枇杷素-1(槲皮苷)、小叶枇杷素-2(槲皮素)、小叶枇杷素-3(棉花皮素)、棉花皮素-3-O-β-半乳糖苷、8-甲氧基槲皮素。近年来,戴胜军等(2004;2005)从烈香杜鹃的干燥茎叶乙醇提取的醋酸乙酯萃取部位中分离鉴定出槲皮苷、槲皮素、异鼠李素、金丝桃苷、仙人掌苷、陆地棉苷、山奈素-3-O-β-D-半乳吡喃糖苷、杨梅皮素-3-O-β-D-2-吡喃糖苷、6″-O-(对羟基苯甲酰基)金丝桃苷、花旗松素、广寄生苷、槲皮素-3-O-β-D-吡喃木糖苷、蓼属苷、槲皮素-4′-O-β-D-吡喃半乳糖共14个黄酮类化合物。另外,有学者从烈香杜鹃的乙酸乙酯提取物中分离得到5个化合物,后经波谱分析鉴定其结构分别为:槲皮素、5-羟基-6,7-二甲氧基黄酮、山奈酚-3-O-β-D-葡萄糖苷、烈香杜鹃素Ⅰ、烈香杜鹃素Ⅱ（郑尚珍，2003；Zhao L，2008），其中，烈香杜鹃素Ⅰ和烈香杜鹃素Ⅱ为首次从该属植物中分离得到，结构式见图31-6。

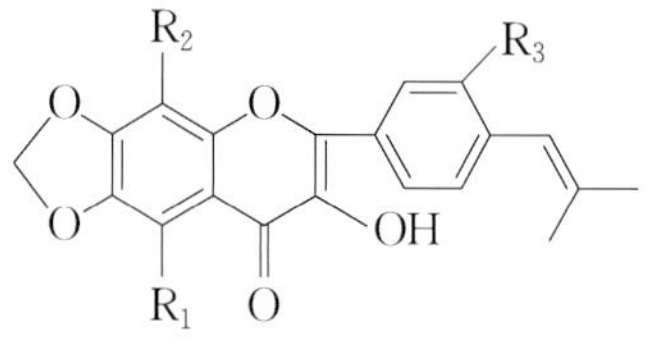

图31-6　烈香杜鹃素Ⅰ和烈香杜鹃素Ⅱ结构式

烈香杜鹃素Ⅰ：$R_1=OH$，$R_2=H$，$R_3=OH$；

烈香杜鹃素Ⅱ：$R_1=OCH_3$，$R_2=CH_3$，$R_3=OCH_3$

3. 三萜类及甾体类　戴胜军等（2005）从烈香杜鹃茎、叶乙醇提取物的氯仿部位分离鉴定出9个三萜类化合物：ursolic acid、2α, 3β, 23-trihydroxy-12-ursen-28-oicacid、2α, 3β-dihydroxy-12-oleanen-28-oicacid、2α, 3β-dihydroxy-12-ursen-28-oic acid、齐墩果酸、木栓酮、白桦酸、dammara-20, 24-dien-3β-ol、dammara-20, 24-dien-3β-oAc。其中，2α, 3β, 23-trihydroxy-12-ursen-28-oicacid、2α, 3β-dihydroxy-12-oleanen-28-oicacid、2α, 3β-dihydroxy-12-ursen-28-oicacid为第一次从杜鹃花科植物中分离得到；齐墩果酸、木栓酮、白桦酸为首次从该植物中分离得到；dammara-20, 24-dien-3β-ol、dammara-20, 24-dien-3β-oAc为首次从杜鹃花属植物中分离得到。马雪梅等（2004）对烈香杜鹃新鲜植物的乙醇提取物的氯仿部位进行了系统研究，分离鉴定出豆甾醇、3-甲氧基-30-乙基-羽扇豆-5-烯、烈香杜鹃素Ⅲ、羽扇豆-20(29)-烯-3β-醇和烈香杜鹃素Ⅵ；另外，还从乙酸乙酯部位分离鉴定出齐墩果酸、β-谷甾醇、3β-甲氧基-5α-麦角甾-7-烯。

4. 香豆素类　烈香杜鹃的新鲜叶、茎提取物中，经分离鉴定出香豆素类化合物，分别为：5-(3″,3″-二甲基烯丙基)-8-甲氧基呋喃香豆素、7-羟基-8-甲氧基香豆素（马雪梅，2004）、白蜡树苷（Dai S J，2005）。

5. 其他　经对烈香杜鹃化学成分深入研究，从中首次分离出，3个自然界未见报道的化合物，分别命名为烈香杜鹃素Ⅳ、烈香杜鹃素Ⅶ（马雪梅，2004）和(2R)-4-phenyl-2-O-[β-D-xylopyranosyl(1→6)-β-D-glucopyranosyl]butane(Dai S J, 2005)。

药理作用

1. 镇咳、平喘、祛痰作用　烈香杜鹃挥发油的主要成分4-苯基-2-丁酮对小鼠氨雾法、电刺激豚鼠气管引咳法、电刺激猫喉上神经引咳法动物模型均有明显的镇咳作用。烈香杜鹃挥发油中的丁香烯具有一定的平喘作用，D-柠檬烯具有显著镇咳、平喘作用。烈香杜鹃中的黄酮类成分小叶枇杷素也具有明显的平喘作用。气管炎模型白鼠，经用小叶枇杷素治疗后，黏膜上皮损伤程度减轻或消失，纤毛脱落也较治疗前有所恢复，气管、支气管各段杯状细胞数均显著下降，黏液腺的增生、肥大得以改善，黏液腺数目、黏液腺面积均下降，有利于黏液腺向浆液腺转化，炎性细胞浸润程度减轻，管腔内容物减少，有利于炎症吸收和上皮功能的恢复。此外，小鼠灌服或腹腔注射小叶枇杷素均有明显祛痰作用，切断迷走神经对祛痰作用无影响；喷雾1%的小叶枇杷素乙醇溶液，或气管滴入小叶枇杷素，均有祛痰作用；其祛痰原理是药物被吸收后直接作用于呼吸道黏膜，降低了黏膜毛细血管渗透性（张娟红，2012）。

2. 抗炎、抑菌、降血压作用　烈香杜鹃乙醇提取物的氯仿和乙酸乙酯部位具有较好的抗炎作用（兰州医学院，1974）。烈香杜鹃挥发油及乙醇提取物对白色葡萄球菌、四联球菌、肺炎球菌、甲型链球菌及干燥球菌等有抑制作用。烈香杜鹃中的棉花皮素和槲皮素-棉花皮素的混合物在试管内对肺炎球菌、甲型链球菌、卡他球菌、金黄色葡萄球菌、白色葡萄球菌均有抑制生长的作用（董钰明，2003）。烈香杜鹃挥发性成分4-苯基-2-丁酮具有良好的降压作用（李淑玉，1980）。烈香杜鹃油还可阻止垂体后叶素引起兔与大鼠ST-T的变化；显著提高大、小鼠急性减压缺氧耐受力；增加狗颈内动脉血流量和降低血管阻力；对麻醉兔有明显的一过性的降压作用（杜急曾，1980）。

3. 对平滑肌的影响　烈香杜鹃中的小叶枇杷素对豚鼠回肠平滑肌有轻度松弛作用，并能够对抗组胺、乙酰胆碱及毒扁豆碱所致回肠平滑肌痉挛；对蟾蜍下肢血管及家兔耳壳血管平滑肌均有收缩作用（张娟红，2012）。

4. 其他作用　烈香杜鹃挥发油中分离出的高级脂肪酸及其衍生物具有润肠、致泻作用（胡浩斌，2004）；烈香杜鹃挥发油中榄香烯对人食道癌等2种腹水型移植性动物肿瘤具有明显的抗肿瘤作用，对S180肿瘤模型亦有抑制作用；甘蒽烯对胃溃疡和十二指肠溃疡有一定的治疗作用；小鼠腹腔注射烈香杜鹃挥发油或灌服均能显著提高急性减压缺氧状况下的平均生存时间，且有显著拮抗肾上腺素和去甲肾上腺素所致降低缺氧耐受力的作用（张娟红，2012）。

资源综合利用

（一）医药保健品开发方面

（1）传统藏医与中医临床实践证明，烈香杜鹃主要用于清热，消炎补肾。主治喘症、浮肿身体虚弱、水土不服、消化不良、胃下垂、胃扩张（戴胜军，2004；戴胜军，2005）。现代医学认为具有祛痰、止咳、抑菌等功效。其化学成分为：叶含酚类物质、有机酸、黄酮、三萜、苷类、鞣质、还原糖和挥发油（张娟红，2012；范民霞，2016）。目前开发应用块根较多，应充分利用全草开发饮片、医院制剂，开发新药品。

（2）现代药理与化学研究表明，烈香杜鹃具有镇咳、平喘、抗炎、祛痰、抑菌等功效。目前已成功从烈香杜鹃中提取出 80 多种芳香类化合物，其中主要成分 4-苯基-2-丁酮给豚鼠以 300 mg/kg 灌服后，具有明显止咳作用，榄香烯对人食道癌等 2 种腹水型移植性动物肿瘤具有明显的抗肿瘤作用，对 S180 肿瘤模型亦有抑制作用（李淑玉，1980）。同时对其提取物不同极性部位进行了筛选，发现氯仿和乙酸乙酯部位具有较好的抗炎作用，提示烈香杜鹃在开发抗炎、抑菌的新药方面和增强免疫力、抗肿瘤的保健品方面价值较大。

（二）观赏价值利用方面

杜鹃枝繁叶茂，绮丽多姿，萌发力强，耐修剪，根桩奇特，是优良的盆景材料，为有价值的观赏植物。园林中最宜在林缘、溪边、池畔及岩石旁成丛成片栽植，也可于疏林下散植，是花篱的良好材料，可经修剪培育成各种形态。在花季中绽放时即使杜鹃总是给人热闹而喧腾的感觉，而不是花季时，深绿色的叶片也很适合栽种在庭院中作为矮墙或屏障（孙海群，1998）。

（三）资源保护方面

杜鹃花作为青海省内具较高园林观赏价值的常绿阔叶树种，杜鹃花的引种对西宁市的绿化具有特殊的意义。同时杜鹃花分布海拔较高，适应低温、阴湿的生境，这为引种栽培带来一定困难。为使引种工作顺利开展，必须充分了解杜鹃花的生态习性，采取相宜的引种措施，同时在利用的基础上保护好这些资源，防止滥掘乱挖，做到有组织、有计划、有步骤地引种。另外，杜鹃花还有较高的经济价值和药用价值，如烈香杜鹃枝、叶、花含芳香油，可作高级香料，并有清热解毒、止咳平喘等功效，常用于治疗气管炎；藏族聚居区广泛用于治疗肺病、喉炎、水土不服所致气喘及其他疾病，这对开发山区资源，振兴山区经济建设具有一定意义（孙海群，1998）。

炮　　制

取原药材，除去杂质。

性　　味

甘、涩，平。

功能与主治

清热消肿，补肾。用于气管炎、肺气肿、浮肿、身体虚弱及水土不适、消化不良、胃下垂、胃扩张。

临床与民间应用

（一）国家标准中烈香杜鹃应用

该品种在中国药典、国家中成药标准汇编、卫生部药品标准、新药转正标准、注册标准中共计查询到 20 个组方品种，搭配组方的药材数量为 107 种。组方品种功能主治主要体现呼吸系统（6 种）、消化道及代谢（4 种）、骨骼-经络肢体（3 种）三方面；配方多搭配荜茇、肉豆蔻、豆蔻、丁香、诃子等药味。详见图 31-7。

（二）经典处方与研究

1. 十六味杜鹃丸

处方：烈香杜鹃 200 g，石榴 50 g，肉桂 25 g，荜茇 15 g，天竺黄 37.5 g，红花 40 g，豆蔻 10 g，丁香 7.5 g，肉豆蔻 7.5 g，沉香 25 g，广枣 20 g，葡萄干 15 g，甘草 25 g，大株红景天 25 g，螃蟹 17.5 g，木香 25 g。

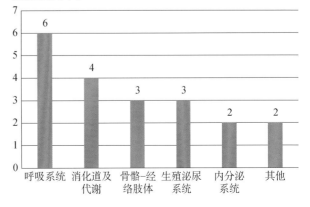

药品数量（个）

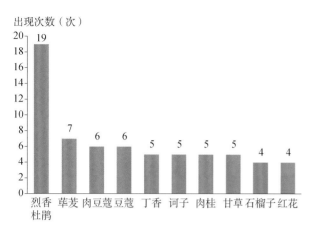

出现次数（次）

图 31-7　烈香杜鹃成方制剂品种分布及组方
前十的药味统计

功能：益气，消食，止咳，利尿。

主治：用于胃脘胀满、腹急痛、消化不良及培龙引起的头昏、咳嗽音哑、浮肿、气血上壅、水土不服等症。

方解：烈香杜鹃性温、平、治培根、肺病，并有滋补、益寿之效，为本方君药；肉豆蔻、沉香、广枣、葡萄干、甘草、天竺黄、大株红景天等可益气降龙，宣肺止咳；为了温中散寒，又配石榴、肉桂、荜茇、豆蔻、丁香等，以起到温胃扶火、健脾消食之功，并可助烈香杜鹃之势；红花则行气止痛，活血化瘀；螃蟹温肾利尿，除湿消肿。诸药组方，共奏益气、消食、止咳、利尿之效。

现代研究：扎西措（2018）用该成药配红景天加红枣泡水口服治疗急性高原病效果好，见效快，值得推广。藏医学认为高原反应主要是三因素隆、赤巴、培根失调而引起的。由于高海拔地区气压下降，氧分压减少引起肺泡氧分压减少，低血氧。氧分压下降引起肺泡气氧分压随之下降，输送到血液中的氧量减少，血液流动率缓慢，血液黏稠度增高也就是说水土不适而立即引起身体几方面的反应。该病是一个急性病，需及时治疗，尤其是用汤剂治疗。扎西措（2018）等研究十六味杜鹃丸用红景天和红枣熬的汤服用，效果特别显著。十六味杜鹃丸配方主要功效是温胃益火，化滞除湿，温通脉道。用于消化不良，食欲不振，寒性腹泻，浮肿，腹胀疼痛，咳嗽音哑，头昏、头晕及水土不服。红景天的主要功效是活血，清肺止咳，解热止痛。用于腊度（高山反应），恶心，呕吐，嘴唇和手心等发紫，全身无力，胸闷，难于透气，身体虚弱等症。红枣维生素含量非常高，有天然维生素的美誉，具有滋阴补阳，补血之功效。总之，能够调节三因素的失调，增加血液中氧分压和血液流动率，调整水土不适的现象。此方法无毒副作用，操作简单，疗效确切，使用方便，价格低廉，深受广大急性高原病患者的青睐。与

当前同类治疗相比，具有创新价值，有很大的使用价值和广阔的市场开发前景。

2. 十五味黑药丸

处方：寒水石（制）75 g，大青盐（制）75 g，烈香杜鹃（煅）75 g，铁线莲（煅）75 g，肉豆蔻 15 g，芜菁 50 g，火硝 20 g，硇砂 20 g，光明盐 20 g，紫硇砂 20 g，唐古特乌头 50 g，藏木香 50 g，荜茇 25 g，黑胡椒 25 g，干姜 40 g。

功能：散寒消食，破瘀消积，愈溃疡。

主治：用于木布病、胃肠痼疾、胃壁结铁垢、胃毒症、胃绞痛、肝肿大、肝渗水、胃肠空鸣、胀满、积食不化、吐血、痢疾、腹中有痞块等症。

方解：十五味黑药丸以清热、健脾、温中和胃、驱风除痰的寒水石、芜菁、黑胡椒、干姜、荜茇为方中主药，可散寒消食，破瘀消积；由于胃肠痼疾往往出现溃疡、胃泛酸等症状，所以方中又用了藏木香、大青盐、光明盐、铁线莲、紫硇砂等助消化、破积聚、通便、温中消食的药物，既能消食，又能通便止痛，可使胃肠空鸣、胀满和疼痛减轻；再用火硝、硇砂、唐古特乌头等药物，以起到化石、软坚破积、杀虫除毒、排脓去腐、消炎利胆之效，既有消除腹中痞块的作用，又对胃肠道感染具有消炎杀菌效果。另外配用肉豆蔻祛风养心，以烈香杜鹃温肺化痰，滋身健体。诸药组方，以达散寒消食、破瘀消积、愈溃疡之效。

现代研究：刘之光等（2007）研究含烈香杜鹃藏成药十五味黑药丸对大鼠应激性胃溃疡的影响，采用方法将 SD 大鼠分为五组，即十五味黑药丸 0.5 g/kg、1.0 g/kg、2.0 g/kg 剂量组，甲氰咪胍阳性对照组（0.1 g/kg），阴性对照组（生理盐水）；各组连续给药 7 日，末次给药后水浴法造成大鼠应激性溃疡，20 h 后放血处死动物；检查胃病变情况，由此观察十五味黑药丸对溃疡的治疗作用，结果十五味黑药丸组大鼠溃疡面积和溃疡指数均明显小于对照组，其中以 2.0 g/kg 组作用最为显著（$p < 0.01$），实验证明了十五味黑药丸对大鼠应激性胃溃疡具有明显的防治作用。

3. 能安均宁散

处方：寒水石（制）200 g，石榴 60 g，天竺黄 18 g，红花 18 g，丁香 18 g，肉豆蔻 12 g，白豆蔻 12 g，草果 12 g，诃子 18 g，肉桂 8 g，烈香杜鹃 60 g，炉甘石 60 g，干姜 6 g，荜茇 6 g，胡椒 6 g，硼砂 10 g，萝卜（炭）10 g，藏木香 10 g。

功能：湿运脾胃，除痰化湿。

主治：用于培根的合并症和混合症、消化不良、胃痛腹胀。

方解：本方重用寒水石以发挥其清热化痰、健脾

止泻之效,为方中君药;辅以石榴、肉桂、干姜、荜茇、胡椒、萝卜等众多的温中和胃、逐寒、祛痰、通大便和温肾暖胃、温脾暖胃的白豆蔻、草果等药物,既能和胃,又能健脾;再用丁香、藏木香温通命脉,调理气血,行气消胀,镇痛,以硼砂活血祛瘀,通便泻下,配伍这几种药物有理气通便之效,可使食积排除,使胀满、疼痛减轻;佐以清肺热、解热毒、疗疮疡、清热养肝的天竺黄、红花、炉甘石和滋身健体的烈香杜鹃,可调节和恢复机体功能。诸药组方,对培根合并症、消化不良、胃痛、腹胀等症均有较好的疗效。

现代研究:近年来,由于藏药能安均宁散在许多患者的治疗当中均起到了明显的疗效使得其已被广泛用于慢性浅表性胃炎的治疗当中。能安均宁散在开胃、清热解毒等方面作用显著,使得其能够有效地促进患者的食欲并缓解由于慢性浅表性胃炎引发的各种不适症状;同时,此药在取材过程中保持了高活性、高含量等优势,加之这种药物是于低温超临界状态下通过纳米超微粉碎技术浓缩各种药物精华而使得药力较为充沛、消炎杀菌效果更强,高活性分子能够通过血液循环作用迅速导致病灶部位,进而杀灭幽门螺杆菌以缓解胃部炎症反应所引起的各种不良症状。夏吾卓玛(2020)分析能安均宁散治浅表性胃炎,疗效回顾分析青海省藏医院 2018 年 2 月～2019 年 2 月收治的 100 例胃炎患者临床资料,随机均分为两组,对照组选用奥美拉唑肠溶片,观察组选用能安均宁散,对比两组患者的疗效与康复时间。结果,观察组治疗总有效率高于对照组,$p<0.05$;观察组康复时间短于对照组,$p<0.05$。分析证明结论选用能安均宁散可以显著地增强疗效并缩短康复时间。说明能安均宁散在治疗慢性浅表性胃炎方面疗效显著;观察组康复时间明显短于对照组,说明能安均宁散能够缩短康复时间。综上所述,为慢性浅表性胃炎患者能安均宁散选用能安均宁散进行治疗可以以高活性的优势针对性地杀灭幽门螺杆菌等致病菌并缩短康复时间,因此有必要将能安均宁散推广应用于慢性浅表性胃炎的治疗当中。

4. 黄花杜鹃油胶丸

处方:黄花杜鹃油 50 g。

功能:藏医:化培根黏液,补肺虚。中医:镇咳祛痰,平喘。

主治:用于慢性气管炎。

用法用量:口服。一次 1～2 粒,一日 3 次,饭后服或遵医嘱。

(三)青海民间单验方

处方:杜鹃花膏 100 g,人工麝香 0.3 g,诃子(去核)50 g,棘豆 50 g,牛尾蒿(制)50 g。

功能:清热解毒。

主治:用于各种毒症。

来源:青海省藏医院。

第三十二章
五脉绿绒蒿

Wu mai lu rong hao

MECONOPSIS HERBA

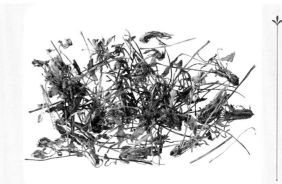

道地沿革

（一）基原考证

1. 唐代　《医学四续》中记为"欧白"，如毛瓣绿绒蒿（ཨུཏྤལ），蓝花绿绒蒿（ཨུཏྤལ་སྔོན་པོ）。

《度母本草》记载："所说毛瓣绿绒蒿，生长石岩之草药，叶如蔷薇而较圆。"

2. 南宋　《宇妥本草》记载："绿绒蒿生阴草坡，恰似瑞香狼毒丛，长短五指效六指，全株多刺花蓝色，果实形似羊睾丸。"

3. 清代　《晶珠本草》中记载："本品分为白、蓝、红、黄4种。蓝花绿绒蒿即五脉绿绒蒿，又名尼拉欧贝拉、欧贝拉温保。《现证》中说：'绿绒蒿生长在凉爽的北向高山，花芳香，根单一，形状如当归根；叶先端圆，淡绿色，花柄上有刺毛；茎、花状如藏金盏，花蕊长；种子小，黑色，多粒。味甘涩，气味芳香……诸种绿绒蒿的叶、茎皆被小毛；白、蓝、红三种，气味芳香；根单一，花多，茎单一，状如藏金盏，没有分枝。'觉保说：'蓝花绿绒蒿茎单一。'本品也称为西吾达尔、格吾达尔。""红花绿绒蒿叶薄，叶片特别长，称为欧贝玛保。黄花绿绒蒿及全缘绿绒蒿基本与上述的一样，但其茎中空，单一，叶柄、花各自分开，比上述的长而粗，气味浓。又称作江肖赛尔保、欧贝赛保、嘎吾江肖、洒都赛尔保。""白花绿绒蒿 Meconopsis argemonantha

Prain 花白色较小，花丝窄线形，茎叶同其他绿绒蒿。"

《雪域铁围山医学利众院本草药鉴汇集》中记载：绿绒蒿根据花色可分为白花绿绒蒿、蓝花绿绒蒿、红花绿绒蒿和黄花绿绒蒿四类。

历代文献中记载的"欧白"被译为绿绒蒿或毛瓣绿绒蒿，"欧白温保"被译为蓝花绿绒蒿或毛瓣绿绒蒿，毛瓣绿绒蒿属蓝花绿绒蒿，五脉绿绒蒿也属蓝花绿绒蒿。

4. 近现代　《中国藏药》收载（ཨུཏྤལ་སྔོན་པོ）欧贝袄保，根据"叶、茎均被小毛，根单一，花淡蓝色或紫色"特征，基原为罂粟科植物五脉绿绒蒿 Meconopsis quintuplinervia Regel。该著同时收载（ཨུཏྤལ་དཀར་པོ）欧贝嘎保，"花白色"为其特征，基原为罂粟科植物高茎绿绒蒿 Meconopsis superba King ex Prain 或白花绿绒蒿 Meconopsis argemonantha Prain。收载（ཨུཏྤལ་དམར་པོ）欧贝玛保，以植株全体被刚毛，根为须根，叶基生，花单一顶生红色下垂为其特征，基原为罂粟科植物红花绿绒蒿 Meconopsis punicea Maxim.，花入药。（ཨུཏྤལ་སེར་པོ）欧贝寒保，以其"茎粗壮，密被黄桑毛，主根粗，花黄色"为特征，基原为罂粟科植物全缘绿绒蒿 Meconopsis integrifolia（Maxim.）Fr.，花入药。

《藏药志》在（ཨུཏྤལ）吾巴拉条，根据生于高山阴坡，根单一，状如加哇（迷果芹），叶先端圆，淡黄色，被毛，花蓝色，芳香，状如加门（山罂粟），雄蕊长，花药肿胀，果实状如半个空心金刚，种子小，黑色，多粒，味甘涩，气味芳香的特征，确定基原为五脉绿绒蒿。又记载了该品的同属植物红花绿绒蒿、全缘叶绿绒蒿等6种。因花颜色不同，分白、红、蓝、黄四种。据调查，各地藏医所用吾巴拉的原植物为罂粟科五脉绿绒蒿、红花绿绒蒿、全缘叶绿绒蒿、圆锥绿绒蒿 *M. paniculata*、尼泊尔绿绒蒿 *M. napaulensis* 和毛瓣绿绒蒿 *M. torquata*，其中五脉绿绒蒿叶先端钝圆，淡绿色，被毛，茎不分枝，花蓝色等与上述符合，应为正品。红花绿绒蒿应属红花的一种，全缘叶绿绒蒿应属黄花的一种，其他则为代用品。

《中华本草·藏药卷》收载毛瓣绿绒蒿，根据其"叶先端钝圆，被毛，茎不分枝，花蓝色"特征，确定为藏药（ཨུ་བལ་ངོན་པོ）吾白恩布为毛瓣绿绒蒿 *Meconopsis torquata* Prain，花入药。

《中国医学百科全书》(藏医学)记载：绿绒蒿译音(吾白恩布)，为罂粟科植物五脉绿绒蒿 *Mesonopsis quintupbinervia* Regel 或 毛瓣绿绒蒿 *Meconopsis torquata* Prain 的干燥全草。

《常用藏药志》在绿线蒿条下藏名ཨུ་བལ་ངོན་པོ(吾白恩布)，为全缘绿绒蒿、五脉绿绒蒿和长叶绿绒蒿 *M. lancifohi* (Franch.) Franch. ex Prain 的干燥全草。

《中华藏本草》收载五脉绿绒蒿(ཨུ་བལ་ངོན་པོ)(欧贝完博)，来源为罂粟科植物五脉叶绿绒蒿、美丽绿绒蒿的花 *M. speciosa* Prain。

《藏药晶镜本草》所记载的绿绒蒿均为罂粟科，分别有毛瓣绿绒蒿(ཨུ་བལ་བདུད་རྩི་ཁྲ)*Meconopsis torquata* Prain、单叶绿绒蒿(ཨུ་བལ་ལུ་རིང)*Meconopsis simplicifolia* (D. Don) Walp.、五脉绿绒蒿(ཨུ་བལ་སྔེ་ཞི)*Meconopsis quintuplinervia* Regel、藿香叶绿绒蒿(ཨུ་བལ་སྲ་ར)*Meconopsis betonicifolia* Franch.、红花绿绒蒿(ཨུ་བལ་དམར་པོ)*Meconpsis punicea* Maxim.、全缘绿绒蒿(ཨུ་བལ་སེར་པོ)*Meconopsisintegrifolia* (Maxim.) French.、锥花绿绒蒿(ཨུ་བལ་དཀར་པོ)*Meconopsis paniculata* (D. Don) Prain、白花绿绒蒿(ཨུ་བལ་དཀར་པོ་རྣམ་གཅིག)*Meconopsis argemonantha* Prain 等 7 种。根细而柔软且无分枝，如香烛样茎多生，其顶端开有四或六瓣花。

《晶珠本草正本诠释》收载(欧贝恩博)蓝花类绒蒿，为花蓝色一类的绿绒蒿的花或全草入药，如蓝花绿绒蒿 *Meconopsis henrici* Bur. et Franch.、美丽绿绒蒿 *Meconopsis speciosa* Prain、五脉绿绒蒿 *Meconopsis quintuplinervia* Regel。

《中国藏药植物资源考订》收载 20 多种藏医用绿绒蒿，在白花绿绒蒿(ཨུ་བལ་དཀར་པོ)(欧贝嘎博)条下记载："绿绒蒿属 *Meconopsis* Vig. 近 40 种，我国 38 种，青藏高原 36 种[另 2 种为滇中北的乌蒙绿绒蒿(*M. wumungass* K. M. Feng)和滇东南的黄花绿绒蒿(*M. georgar* Tayl. Monogr.)]。"本书收载入藏药的

22 种及 1 变种，其藏药名主要有三类：

第一类，སྨུག་ཆུང་ངན་ཡོན(mug-qung-ndaen-yoen-)：花紫色，叶似剑，茎与叶均具硬毛。现用单叶绿绒蒿、园艺绿绒蒿、藏南绿绒蒿、滇西绿绒蒿。

第二类，ཚེར་སྔོན：属开蓝花而具硬刺毛的几种绿绒蒿，如总状绿绒蒿及其变种刺瓣绿绒蒿、多刺绿绒蒿、美丽绿绒蒿、拟多刺绿绒蒿。

第三类，ཨུ་བལ(ue-bar-)：有蓝、黄、红、白 4 类，依花色分：

(1) 蓝的(ཨུ་བལ་སྔོན་པོ)：如五脉绿绒蒿、久治绿绒蒿、藿香叶绿绒蒿、毛盘绿绒蒿、川西绿绒蒿、长叶绿绒蒿、拟秀丽绿绒蒿。

(2) 黄的(ཨུ་བལ་སེར་པོ)：全缘绿绒蒿、锥花绿绒蒿、椭果绿绒蒿。

(3) 红的(ཨུ་བལ་དམར་པོ)：红花绿绒蒿、毛瓣绿绒蒿、尼泊尔绿绒蒿、滇西绿绒蒿。

(4) 白的(ཨུ་བལ་དཀར་པོ)：《中国藏药》记高茎绿绒蒿(藏中南，不丹)；白花绿绒蒿(藏东南 4 100 m)。

《中国藏药资源特色物种图鉴》收载 10 多种绿绒蒿属植物，其中有多刺绿绒蒿、全缘叶绿绒蒿；总状绿绒蒿、吉隆绿绒蒿 *M. pinnatifolia*、红花绿篱篱。以(ཨུ་བལ་སྔོན་པོ)欧贝恩布收载的基原有五脉绿绒蒿、长叶绿绒蒿、川西绿绒蒿、美丽绿绒蒿等。

通过古今本草考证，绿绒蒿属药用植物近 20 种。分为(ཚེར་སྔོན)刺儿恩和(ཨུ་བལ)欧贝两大类。

(1) "刺儿恩"分为 3 种，三者的功效、形状等基本相同。现代文献记载的刺儿恩类的基原有多刺绿绒蒿 *M. horridula* Hook. f. et Thoms.、总状绿绒蒿 *M. racemosa* Maxim. [*M. horridula* Hook. f. et Thoms. var. racemosa (Maxim.) Prain]、拟多刺绿绒蒿 *M. pseudohorridula* C. Y. Wu et H. Chuang，主要使用前 2 种，《卫生部药品标准·藏药分册》等均以多刺绿绒蒿 *M. horridula* Hook. f. et Thoms. 为正品，《青海藏药材标准》在"多刺绿绒蒿(才尔恩)"条下附注说明总状绿绒蒿 *M. racemosa* Maxim. 也作同一药材使用。

(2) "欧贝"分为白、黄、红、蓝 4 种。《晶珠本草》记载"欧贝"分白、蓝、红 3 种，主要以花色划分。现代文献也多沿用以花色区分"欧贝"的品种，但不同文献记载的各品种的基原种类不尽一致，包括全缘叶绿绒蒿 *M. integrifolia* (Maxim.) Franch.(黄欧贝)、五脉绿绒蒿 *M. quintuplinervia* Regel、长叶绿绒蒿 *M. lancifolia* (Franch.) Franch.(蓝欧贝)、红花绿绒蒿 *M. punicea* Maxim.(红欧贝)、毛瓣绿绒蒿 *M.*

torquata Prain、白花绿绒蒿 *M. argemonatha* Prain（白欧贝）等，其中部分种类也被作为"刺儿恩"的基原。《卫生部药品标准·藏药分册》等标准中作为吾白恩布的基原收载了前3种；《四川藏药标准》以欧巴玛尔波之名收载了红花绿绒蒿 *M. punicea* Maxim.；《迪庆藏药》记载西藏也以锥花绿绒蒿 *M. paniculata*（D. Don.）Prain、尼泊尔绿绒蒿 *M. napaulensis* DC. 作（欧贝赛保）使用。蓝欧贝（吾白恩布）的基原包括五脉绿绒蒿 *M. quintuplinervia* Regel、长叶绿绒蒿 *M. lancifolia*（Franch.）Franch. ex Prain、川西绿绒蒿 *M. henrici* Bur. et Franch.、全缘叶绿绒蒿 *M. integrifolia*（Maxim.）Franch.、美丽绿绒蒿 *M. speciosa* Prain（蓝欧贝）、白花绿绒蒿 *M. argemonatha* Prain（白欧贝）等。《卫生部药品标准藏药分册》以"绿绒蒿（吾白恩布）"之名收载了全缘叶绿绒蒿、五脉绿绒蒿、长叶绿绒蒿。

蓝欧贝（吾白恩布）主流基原为五脉绿绒蒿，代用品有红花绿绒蒿、圆锥绿绒蒿、尼泊尔绿绒蒿。本草著作中入药部位有的记载花、有的记载花与全草、有的记载全草，调研各藏族聚居区应用实际，现在五脉绿绒蒿入药部位为全草或花及全草。

（二）药效考证

1. 唐代　《医学四续》："涩味药物类：毛瓣绿绒蒿（ཨུ་བལ།）等""毛瓣绿绒蒿（ཨུ་བལ།），功效是治肺热、清肝火""蓝花绿绒蒿等属清热类药物"。

《度母本草》记载："此药配卷丝苣苔、岩精红花研成粉，调入山羊绵羊肝，内服治疗肝脏病。绿绒蒿的此方剂，治愈肝病如甘露，渴饮岩精红花水，犏牛酪浆也可饮。配入他方治他病。"

2. 南宋　《宇妥本草》记载："治疗头伤止刺痛。"

3. 元代　《药名之海》记载："绿绒蒿治肝热症。"

4. 清代　《晶珠本草》中记载："绿绒蒿清肺肝热。《味气铁鬘》中说：蓝色绿绒蒿（ཨུ་བལ་སྔོན་པོ།）性凉、重。《如意宝树》中说绿绒蒿解一切热病，开喉热闭。让穹多吉说：绿绒蒿清肝热、肺热。《现证》中说：由于花的颜色不同分为四种，白花绿绒蒿治培隆病；蓝花绿绒蒿清热，治赤巴病；红花绿绒蒿治血病；黄花绿绒蒿催吐培根病。"

《蓝琉璃》载有："蓝花绿绒蒿属涩味药物类。""蓝花绿绒蒿是清解热病的药类。"

从功效分析除《宇妥本草》外其他文献所载"欧白""欧白温保"应该是蓝花绿绒蒿，蓝花绿绒蒿味甘涩，化味性凉，具有清肺热、肝热，热性喉阻及诸热的功效。

5. 近现代　《中国藏药》收载（ཨུ་བལ་སྔོན་པོ།）欧贝莪保：甘、涩、性凉。清热。治肝热病，肺热病。

《藏药志》（ཨུ་བལ།）吾巴拉：因花颜色不同，分白、红、蓝、黄四种：白的治培龙病，蓝的治赤巴病，红的能治血分病，黄的治培根病。性味功用为于甘、涩一凉；清热解毒，利尿，消炎，止痛；治肺炎、肝炎、头痛、水肿、皮肤病、肝与肺的热症。花解热效果好，并能治血热和血旺。

《中华本草·藏药卷》收载毛瓣绿绒蒿：味甘，涩，性凉。清热、利尿、消炎，止痛。主治喉炎，肝与肺的热证。该著同时收获了全缘绿绒蒿和红花绿绒蒿，均用于清热、利尿、消炎，治疗肝肺热病的药物。

《中国医学百科全书》（藏医学）记载绿绒蒿（吾白恩布）：味甘、涩，性凉。功能清热，解毒，利尿，止痛。主要用于肺热，肝热疫病，咽喉热闭，热性水肿。本品与天竺黄、丁香、肉桂等配伍，制成二十五味绿绒蒿丸，主治中毒症，木布病，肝热，肝肿大，肝硬化。本品与石灰华、红花、荜茇等配伍，制成八味石灰华丸，主治浮肿，咳嗽，气喘，体倦无力，腿肿胀，尿少，食欲不振，特别是对热性水肿效果甚佳。本品与藏红花、天竺黄、牛黄等配伍，制成八味红花清肝热散，主治各种肝胆疾病。

《常用藏药志》在绿绒蒿条下藏名（ཨུ་བལ་སྔོན་པོ།）吾白恩布：甘，涩凉，有清热、利尿、消炎、止痛功能。用于肺炎、肝炎、肝与肺的热症、水肿。

《中华藏本草》收载五脉绿绒蒿（ཨུ་བལ་སྔོན་པོ།）（欧贝完博）：清热，利尿。治"赤巴"病、肝热、肺热、咽喉灼痛、淋病。该著同时记载了万丽之门欧贝玛博，不同色泽花的绿绒蒿都有清肝、肺之热，治疗"赤巴"病的功效。

《藏药晶镜本草》记载："绿绒蒿味甘涩，消后寒；清肝肺热和食道热。"

《晶珠本草正本诠释》收载（欧贝恩博）蓝花类绿绒蒿：功能主治为清肝热，肺热，利尿；治肝、肺热疾，陈旧热疾，咽喉灼痛，赤巴病，淋病。

《中国藏药植物资源考订》收载20多种藏医用绿绒蒿，又红的主治血分（热）病。白的主治"培根"和"隆"的合病；蓝的主治"赤巴"病、热疫。这是杨竞生考证绿绒蒿属植物在藏医中应用情况的总结。

《中国藏药资源特色物种图鉴》记载"刺儿思"类绿绒蒿具有接骨、清热、止痛、活血化瘀，用于骨伤、背疼，关节热痛功效。"欧贝"类药材多具清热、利尿、消炎、止痛功效。

通过古今本草考证，绿绒蒿属药用植物分为（ཚེར་སྔོན།）刺儿恩和（ཨུ་བལ།）欧贝两大类。蓝欧贝（吾白恩布)主流基原为五脉绿绒蒿,主产青海、西藏、四川、甘肃、陕西等地。古今文献对功效认识较为一致,甘、涩、凉;清热,利尿,消炎,止痛;用于肺炎肝炎,水肿等症,系青藏高原东缘部道地药材之一,也是青海主产的道地药材之一。

(三)道地沿革及特征

1. 唐代 《度母本草》记载:"所说毛瓣绿绒蒿,生长石岩之草药。"

2. 宋代 《宇妥本草》记载:"绿绒蒿生阴草坡。"

3. 清代 《晶珠本草》记载:《现证》中说:绿绒蒿生长在凉爽的北向高山。

4. 近现代 《中国藏药》收载ꍲꍲꍲ(欧贝莪保):生于 2 300～4 600 m 的高山草地或阴坡灌丛中。分布于西藏、青海、甘肃以及湖北、陕西等省区。白花绿绒蒿分布于西藏,红花、蓝紫花绿绒蒿分布于青海、甘肃、云南、四川、西藏。生于高山山坡草地、草甸及灌丛草甸中。

《藏药志》收载ꍲꍲ(吾巴拉):生于海拔 3 200～3 800 m 的高山草甸和阴坡灌丛。

《中华本草·藏药卷》收载毛瓣绿绒蒿:生于海拔 4 500～5 000 m 的阴坡或半阴坡的高山灌丛草甸和高山草甸。分布于西藏大部分地区,青海东南部、四川西部、甘肃南部也有分布。

《常用藏药志》收载ꍲꍲꍲ(吾白恩布):生于山坡草地或多石砾处,分布云南西北部、四川西部、青海、甘肃南部及西藏。

《中华藏本草》收载五脉绿绒蒿(ꍲꍲꍲ)(欧贝完博):生长于西藏和云南。分布在海拔 3 700～4 600 m 岩石坡上。

《藏药晶镜本草》记载:毛瓣绿绒蒿(ꍲꍲꍲꍲ)生长于西藏堆龙德庆等地的海拔 3 900～4 900 m 高山北向阴面草石相间处。五脉绿绒蒿(ꍲꍲꍲꍲ)、蓝色五脉绿绒蒿多生于甘南夏河等地。

《晶珠本草正本诠释》收载(欧贝恩博)蓝花类绿绒蒿:蓝花绿绒蒿生于海拔 3 600～4 000 m 的草坡、灌丛地,产于四川西部。美丽绿绒蒿生于海拔 3 700～4 200 m 的岩石坡地、岩石缝隙处。产于西藏东南部、四川西南部、云南西北部。五脉绿绒蒿生于海拔 3 200～4 600 m 的草甸、灌丛林地。产于青海、西藏东北部、甘肃南部、四川西部。

《中国藏药植物资源考订》收载:绿绒蒿属 *Meconopsis* Vig. 近 40 种,一种产西欧,余见中国喜马拉雅地区。我国 38 种,以青藏高原为中心,东达鄂西,青藏高原 36 种[另 2 种为滇中北的乌蒙绿绒蒿(*M. wumungass* K. M. Feng)和滇东南的黄花绿绒蒿(*M. georgar* Tayl. Monogr.)]。高茎绿绒蒿分布于藏中南,不丹;白花绿绒蒿分布于藏东南海拔 4 100 m 高山草甸。

通过古今本草考证,蓝欧贝(吾白恩布)主流基原为五脉绿绒蒿,系青藏高原东缘部道地药材之一,也是青海主产的道地药材之一。

青海开发历史

(一)地方志

在《班玛县志》《同德县志》《甘德县志》《平安县志》有五脉绿绒蒿、多刺绿绒蒿记载。

(二)青海植物志与药学著作

《青海植物志》收载五脉绿绒蒿,产青海省达日、久治、玛沁、尖扎、同仁、泽库、河南、共和、兴海、同德、贵南、大通、湟中、循化、乐都、民和、互助、祁连、门源。生于高山草甸,灌丛草甸,海拔 2 400～4 000 m。收载久治绿绒蒿 M. barbiseta C. Y. Wu 产久治,生于海拔 4 400 m 湖畔等处。另外,收载了单叶绿绒蒿、红花绿绒蒿、白花绿绒蒿、全缘叶绿绒蒿、多刺绿绒蒿、总状花绿绒蒿、刺瓣绿绒蒿共 6 种 5 变种。

《青海经济植物志》收载欧贝完保类藏药五脉绿绒蒿一种。产青海海北、海南、黄南州和东部农业区的高山地带。生于海拔 3 200～3 800 m 的高山草甸和阴坡灌丛中。花入药,镇痛息风,定喘,清热解毒;治肝炎胆囊炎、肺炎、肺结核、胃溃疡、小儿惊风、咳喘。该著还收载了绿绒蒿属植物如全缘叶绿绒蒿、总状花绿绒蒿、多利绿绒蒿几个品种,均产青海各地,入药以花为主,具有治疗跌打损伤、止骨痛、解毒、退烧方面功效。

《青海高原本草概要》记载了五脉绿绒蒿、多刺绿绒蒿、总状绿绒蒿、全缘叶绿绒蒿、红花绿绒蒿、单叶绿绒蒿 6 种。其分布、入药部位、功效与《青海经济植物志》内容一致。

《青藏高原药物图鉴》收载欧贝完保,基原为五脉绿绒蒿,生于海拔 3 200～3 810 m 的高山草甸或阴坡灌丛中,产青海黄南、海南、海北等州和东部农业区的高山地带。花入药。味甘辛,寒。清热;治肝炎、胆囊炎、肺炎、肺结核、胃溃疡等。

《藏医药选编》收载五脉绿绒蒿清热,解毒。治疗肝肺之热及一切热病,热性喉阻病。

《青海祁连山区种子植物种类分布及常见植物图谱》收载五脉绿绒蒿,分布于民和、互助、乐都、大通、门源、祁连,生于海拔 2 300～4 600 m 阴坡灌丛中较高山草地。该著亦收载了全缘叶绿绒蒿和多刺绿绒蒿。

《青海黄南药用植物》收载了五脉绿绒蒿,以花及全草入药,清热利湿,止渴定喘,止痛。用于湿热黄疸、水肿、肺热咳喘、咽喉热痛、胃痛、小儿惊风。产黄南州各市县。同时收载了全缘叶绿绒蒿、黄花绿绒蒿、多刺绿绒蒿。

《青海主要药用野生植物资源分布规律及保护利用对策》记载:五脉绿绒蒿为使用广泛且地位重要的藏药材,全草或花入药。在传统藏医学里,利用五脉绿绒蒿入药已有悠久的历史,以五脉绿绒蒿为主的藏成药近 30 种。据《晶珠本草》记载,藏药材绿绒蒿清肝肺热,能解一切热病,并能治疗热邪引起的喉阻塞;因花的颜色不同而分为白、红、蓝、黄四种,并分别用于治疗培隆病、血分病、赤巴病和培根病。五脉绿绒蒿则属于其中的蓝花种类。

从以上记载可见,青海药用绿绒蒿属植物有 6 种,五脉绿绒蒿为蓝花的一种,久治绿绒蒿也属这一类。多刺绿绒蒿、单叶绿绒蒿、总状花绿绒蒿作为"刺儿恩"使用,两者功效不同,藏医临床上属两种药材。受自然环境条件的影响,青海省分布有大面积的高寒灌丛和高寒草甸植被类型,构建起五脉绿绒蒿的大面积适生环境,有利于进行资源的大规模繁育,形成较强的资源供给能力。根据五脉绿绒蒿的生物学特性,主要集中分布在海拔相对较高的区域内。青海省作为青藏高原的组成部分,也在一定程度上构成发展五脉绿绒蒿资源的地域优势。从彭敏(2007)对五脉绿绒蒿资源品质的分析结果,五脉绿绒蒿中的生物碱含量(其主要活性成分之一)具有随海拔升高而增加的趋势。根据这一结果,青海省应当属于国内为数不多的可产出高生物碱含量资源的重点产区之一,有可能演变成为特色显著的优势资源。

(三) 生产历史

五脉绿绒蒿在青海使用历史悠久,藏医多自采自用,用于医院制剂生产。2006～2007 年彭敏(2007)对青海五脉绒绿蒿进行分布调研,划分出祁连野牛沟一扎麻什区、祁连托勒山区、同德和玛沁县雪山区等 30 个适宜分布区 19 380 km²,占整个分布区面积 14.75%。资源储量根据 2004 年和 2005 年的样方调查,五脉绿绒蒿的平均单位面积生物量为鲜重 9 989.6 kg/km²,干重 2 464.8 kg/km²,折干率为 0.25。经计算青海省

内五脉绿绒蒿的资源储量为干重 2.05×10⁶ kg 和鲜重 8.33×10⁶ kg。其中,适宜分布区内的资源储量为干重 7.47×10⁵ kg 和鲜重 3.03×10⁶ kg,占总资源储量的 36.37%。依据给定的可利用资源比率系数,估算出青海省内五脉绿绒蒿的可利用资源储量约为干重 1.44×10⁶ kg 和鲜重 5.83×10⁶ kg。

五脉绿城蒿在治疗肝胆疾病方面有显著疗效,几乎在治肝肺方面的处方都多配伍该药材,在青海具有较高的药用价值和经济价值,年需求量不断增长。彭敏(2007)调研 2002～2004 年五脉绿绒蒿收购量与销售量,证明了年平均增长率分别为 19.74%和 27.92%,销售量的增长幅度高于收购量。由表 32－1 可见,药品生产企业属于青海省内利用五脉绿绒蒿资源的主体,2004 年的资源收购量和销售量分别占到当年总量的 49.64%和 53.71%。

表 32－1　五脉绿绒蒿资源的近年购销量(单位:kg)

调查对象	2002 年		2003 年		2004 年	
	收购量	销售量	收购量	销售量	收购量	销售量
药材经营企业	310	310	480	480	400	400
医疗机构	602.4	428	636.4	427.8	728	575.5
药品生产企业	650	650	800	700	1 112	1 132
合计	1 562.4	1 288	1 916.4	1 607.8	2 240	2 107.7

来　源

本品为罂粟科植物五脉绿绒蒿 *Meconopsis quintuplinervia* Regel 的干燥花及全草。

多年生草本,高 20～50 cm。全株被淡黄色或棕褐色毛茸,无明显主根,多须根,纤维状,细长。叶全部基生,基部多盖以宿存的叶基,莲座状,叶片倒卵形至披针形,长 2～9 cm,宽 1～3 cm,先端急尖或钝,基部渐狭并下延入叶柄,边缘全缘,两面密被淡黄色或棕褐色、具多短分枝的毛茸,明显具 3～5 条纵脉,叶柄长 1～6 cm。花葶 1～2 个,具肋,被棕黄色毛茸,上部较稀。花单生于基生花葶上,多下垂状。花冠多 1 轮(采集时发现极少见有 2 轮,应属自然变异),花瓣 4～6 瓣,倒卵形或近圆形,长 3～4 cm,宽 2.5～4 cm,淡蓝紫色,偶有近青白色;花丝丝状,长 1.5～2 cm,与花瓣同色或白色,花药长圆形,长 1～1.5 mm,淡黄色;花柱短,长 1～2 mm,柱头头状,3～6 裂;子房近

球形,长5～8 mm,被棕黄色毛茸。蒴果椭圆形,长1.5～2.5 cm,密被毛茸,3～6瓣自顶端微裂。种子狭卵形,长约3 mm,黑褐色,种皮具网状纹和皱褶。花期为6～8月,果期为9～10月(见图32-1)。

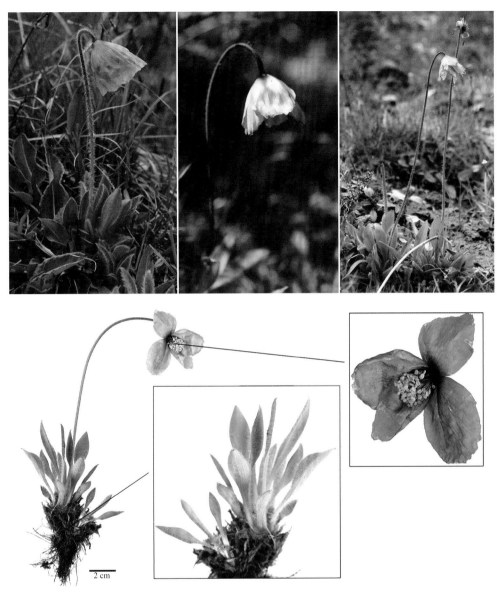

图 32-1　五脉绿绒蒿植物

生态分布

五脉绿绒蒿主要分布于达日、久治、玛沁、称多、尖扎、同仁、泽库、河南、共和、兴海、同德、贵南、大通、湟中、循化、乐都、民和、互助、祁连、门源等地。多生长于祁连山地区、拉脊山地区、大里加山地区、西倾山地区、阿尼玛卿山地区东部以及鄂拉山地区的高寒灌丛地带(见图32-2)。地理分布范围大致为 N32°30′～39°54′,E98°55′～103°04′。五脉绿绒蒿在山地灌丛中也有较强的坡向选择,一般以阴性坡向为主。生于山坡草地、阴坡草地、阴坡高山草甸、灌丛等生境中,分布海拔2400～4000 m。根据野外实地调查,五脉绿绒蒿主要分布在以金露梅 *Potentilla fruticosa*、山生柳 *Salix oritrepha*、高山绣线菊 *Spiraea alpina*、窄叶鲜卑木 *Sibiraea angustata*、鬼箭锦鸡儿 *Caragana jubata*、杜鹃 *Rhodendandron* spp. 等灌木种类为主要优势种的高寒灌丛中,或生于以云杉 *Picea* spp.、祁连圆柏 *Sabina przewalskii* Kom. 等乔木种类为优势种的林地边缘。分布海拔以2500～3800 m为主。

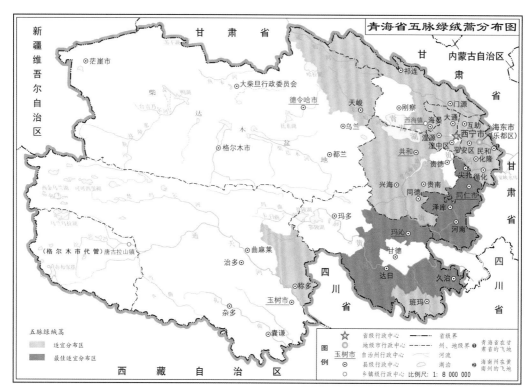

图32-2 青海省五脉绿绒蒿分布

五脉绿绒蒿主要生长于山地灌丛、亚高山针叶林缘及其林缘灌丛等植被景观中,常见植物除绿绒蒿属(*Meconopsis*)植物外,主要有风毛菊属(*Saussurea*)、火绒草属(*Leontopodium*)、紫菀属(*Aster*)、翠雀花属(*Delphilium*)、虎耳草属(*Saxifraga*)、鹅观草属(*Roegneria*)、大黄属(*Rheum*)、龙胆属(*Gentiana*)、马先蒿属(*Pedicularis*)、嵩草属(*Kobresia*)、委陵菜属(*Potentilla*)、紫堇属(*Corydalis*)、蓼属(*Polygonum*)、葶苈属(*Draba*)、冰岛蓼属(*Koenigia*)、金莲花属(*Trollius*)、山俞芥属(*Eutrema*)、唐松草属(*Thalictrum*)、景天属(*Sedum*)、金腰子属(*Chrysosplenium*)、繁缕属(*Stelaria*)、银莲花属(*Anemone*)、毛茛属(*Ranunculus*)、黄芪属(*Astragalus*)、堇菜属(*Viola*)、早熟禾属(*Poa*)、羊茅属、洽草属(*Koeleria*)、苔草属(*Carex*)、灯心草属(*Juncus*)、锦鸡儿属(*Caragana*)、微孔草属(*Microula*)、筋骨草属(*Ajuga*)、青兰属(*Dracocephalum*)、婆婆纳属(*Veronica*)、忍冬属(*Lonicera*)、五福花属(*Adoxa*)、香青属(*Anaphalis*)、蒲公英属(*Taraxacum*)、葱属(*Allium*)、贝母属(*Fritillaria*)、鸢尾属、柳属(*Salix*)、卷耳属(*Cerastium*)、女娄菜属(*Melandrium*)、蝇子草属(*Silene*)、乌头属(*Aconitum*)等属中的植物,也是几乎涉及青海省高等植物属中70%的类群。除青海外在西藏、四川、甘肃南部也有分布,分布生境以高寒灌丛和高寒草甸为主,分布海拔为2400~4000 m(见图32-3)。

种植技术

该技术由青海师范大学陈志教授研究团队承担的绿绒蒿项目研究成果总结而来。

(一) 选地整地

绿绒蒿耐寒,宜冬季干燥、夏季湿润凉爽的气候,喜富含有机质和排水良好的土壤。不耐移植,可于秋季直播繁殖。栽培地宜选通风良好而较为荫蔽处。要防止夏季强光照射。海拔在3200~4200 m,降雨量在500 mm以上。

选地:育苗地应选阴湿肥沃,质地疏松的地块;而移栽地应选阴凉土层深厚,质地疏松肥沃较好的沙质土壤的地块;种植地要选择排水良好的沙质土壤。

整地:选择土壤疏松,含细沙较多的土地作为试验小区,整地作床,一般要求床面平整,土壤疏松细碎,有利于灌水。

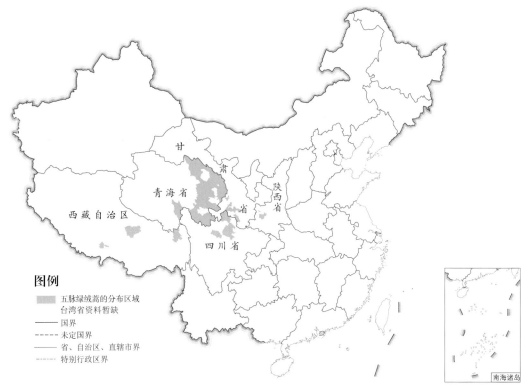

图 32-3　全国五脉绿绒蒿分布

（二）种子处理

播种前种子用 40 ℃ 热水浸泡 12 h，混砂播种。

（三）播种

条播：采用每隔 12～20 cm 开一条宽 2 cm 左右的播种行，行深 1～2 cm，播种行内均匀撒入种子，覆土 0.5～1 cm，用遮阳网遮阴或覆盖 1 cm 厚的草节遮阴。

撒播：采用小区内均匀撒入种子即可，用耙子尖轻耙匀。

（四）田间管理

整地：按常规方法进行，结冻前整地，清除地面杂草，深耕细耙。

播种或根插繁殖：绿绒蒿于 8 月下旬至 9 月都可播种，甚至 10～11 月也可播种，幼苗为直根系，不耐移栽，播种最好用小花盆或营养钵育苗，待长出 3～4 片叶时脱盆下地，也可直接播入地中，2 周出苗，具 3～4 片叶时间苗，株行距 20～30 cm，不再移栽。根插宜于早春萌芽前或秋季进行。若在生长期内移栽，应待植株具 6～7 片叶后于阴天进行。移栽之前一定要透水，挖掘时尽量多带土，少伤根系，以利成活。

施肥：花前施 1～2 次追肥，可使花开艳丽。夏季应创造冷凉的生长环境。花后及时剪除残枝败叶，可使余后的花开得更好，并可延长花期。花谢后，子房迅速长成直径 3～4 cm 的蒴果，月余果熟，内有种子数千粒。耐霜，但严冬叶片逐渐枯萎，来春返青后，隔 2 周追肥 1 次，使植株健壮，花大色艳。本种易得腐烂病，若发现病株应立即销毁，并进行土壤消毒，以防蔓延。

除草：每年在出苗 4 周后进行锄草，促进植物生长，在生长到 8 周后再进行一次锄草。

采收加工

7～8 月采收花及全草，除去杂质，洗净后晾干。

商品规格

统货。

药材鉴别

(一)性状鉴别

本品全草长 20～50 cm,全体疏被毛茸。根茎短缩,着生多数须根及残存叶柄。表面棕褐色,有纵皱纹,断面较平坦,黄棕色。无茎。具花葶 1～4,圆柱形,表面黄绿色,具细纵棱,密被倒生黄绿色毛;断面较平坦,呈不规则类多角形.淡黄绿色,中空。叶基生,有叶基残存;叶片皱缩,完整者展平后呈披针形或倒披针形,全缘叶脉 3～5 条;两面黄绿色至绿褐色,均被黄绿色毛茸。花多脱落,残存者花萼外被黄绿色毛茸,有的脱落;花瓣略呈倒卵形,淡紫色至紫黑色。蒴果长卵球形,长 1～2 cm,宽约 1 cm,密被金黄色毛茸,呈翅状,褐色。种子多数,细小,略呈长肾形,表面棕褐色至黑褐色,放大镜下可见网纹。质轻,气微,味微苦(见图 32-4 和图 32-5)。

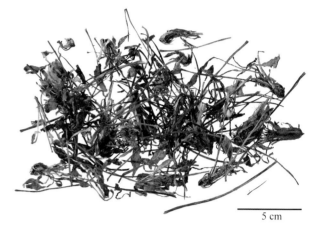

5 cm

图 32-4 五脉绿绒蒿药材性状

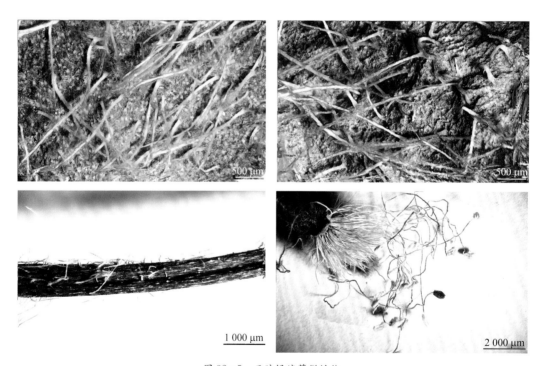

500 μm

500 μm

1 000 μm

2 000 μm

图 32-5 五脉绿绒蒿微性状

(二)显微鉴别

1. 横切面显微

叶横切面:上下表皮均为 1 层扁平、外壁角质增厚的细胞。叶肉为海绵细胞,维管束外韧型,导管周围细胞内有肉眼可见的棕黑色块状内容物。薄壁细胞不整齐,常有裂隙(见图 32-6 至图 32-8)。

茎横切面:表皮细胞 1 层,呈长方形、类圆形、不规则形。皮层由数层薄壁细胞组成,呈类圆形、椭圆形及不规则形。韧皮部狭窄,呈眉月型。木质部导管排列略呈扇形。髓部发达,为薄壁细胞组成,类圆形或多角形,中央破裂呈腔(见图 32-9 至图 32-11)。

2. 粉末显微 粉末灰绿色。可见具刺的多细胞非腺毛,多碎断黄色,边缘具小齿刺状突起。导管多螺纹,亦见网纹及环纹。木薄壁细胞长方形,具壁孔。气孔不定式,副卫细胞 4～5 个(见图 32-12)。

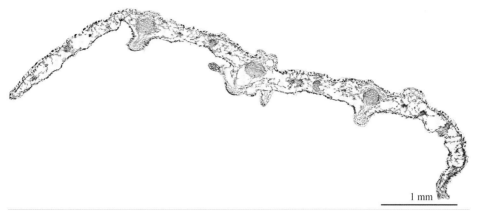

图 32-6　五脉绿绒蒿叶横切面(正常光)(100×)

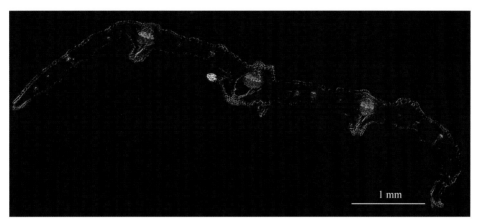

图 32-7　五脉绿绒蒿叶横切面(偏振光)(100×)

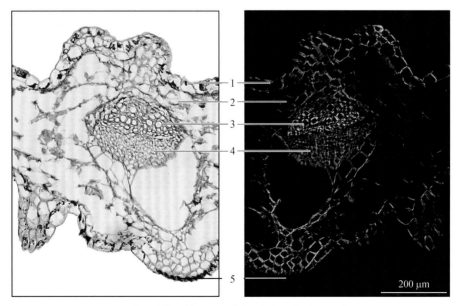

图 32-8　五脉绿绒蒿叶横切面正常光(左)与偏振光(右)对比(100×)

1. 上表皮;2. 海绵组织;3. 木质部;4. 韧皮部;5. 下表皮

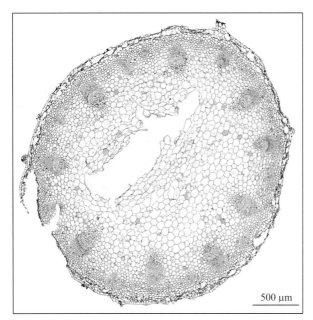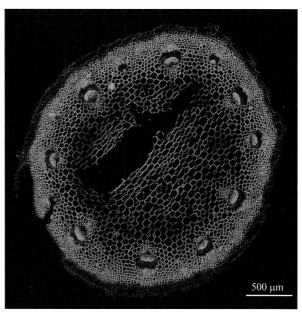

图 32-9　五脉绿绒蒿茎横切面(正常光)(100×)　　　　图 32-10　五脉绿绒蒿茎横切面(偏振光)(100×)

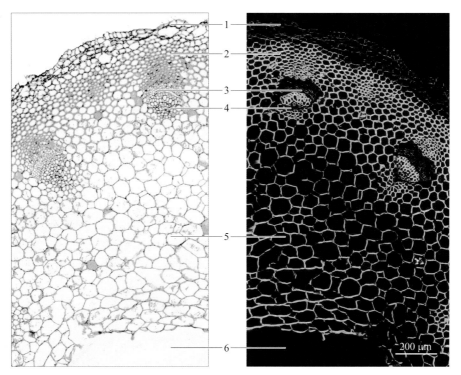

图 32-11　五脉绿绒蒿茎横切面正常光(左)与偏振光(右)对比(100×)

1. 表皮；2. 皮层；3. 韧皮部；4. 木质部；5. 髓；6. 髓腔

品质评价

(一) 生态品质

五脉绿绒蒿药材，又名毛叶兔耳风(《陕西中草药》)、毛果七(《太白本草志》)、野毛金莲(《青海常用中草药手册》)，分布于西藏、陕西、甘肃、青海、四川等地，主要生长于海拔 2 300～4 600 m 的高山草甸和阴坡灌丛中。绿绒蒿属植物(*Meconopsis* Vig.)全世界共有 49 种，1 种产西欧，其余的 48 种均分布于东亚的中国—喜马拉雅地区，主要包括尼泊尔、不丹、巴基

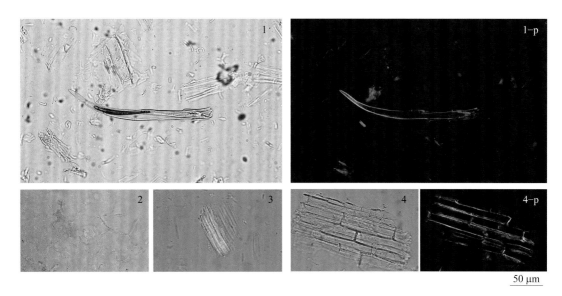

50 μm

图 32-12　五脉绿绒蒿粉末显微特征(X-p 代表偏振光)(400×)

1. 非腺毛；2. 气孔；3. 螺纹导管；4. 木薄壁细胞

斯坦、印度等国。以我国最为丰富，主要分布于西藏、青海、云南和四川等地。《中国植物志·第三十二卷》共记录绿绒属植物38种，分2个亚属、5个组和9个系。1980年，周立华对中科院西北高原生物研究所的绿绒蒿属标本研究分析确定青藏高原绿绒属包括17种、2变种和1变型，其中描述了2个新组、1个新种、1个新变型和3个在青海、西藏首次发现。青海产绿绒蒿6~7种，其中五脉绿绒蒿分布较广，数量较多，应用广泛，生于海拔较高地区，活性成分含量高，药用品质好。

（二）化学品质

青海省为五脉绿绒蒿的主要分布区，分布于祁连、门源、循化、同德、达日等地。五脉绿绒蒿中含有多种活性成分，如生物碱类化合物、挥发油、黄酮类化合物及其他微量元素。王明安等(1991)对采自甘肃夏河县的五脉绿绒蒿全草进行了研究，得到1个生物碱 mecambridine 和2个呋喃衍生物5,5'-双氧甲基呋喃醛，2-羟乙酰基-呋喃。王恒山等(1996)从五脉绿绒蒿中分离出 amurine 和 O-mehtylflavinan-tine 两种生物碱。王明安等(1995)对从五脉绿绒蒿季铵生物碱部分进行研究，纯化得到一微量生物碱，鉴定为1,2,8,10,11-五甲氧基-3-羟基-12羟甲基原小檗碱，是首次分离到的新天然产物，依据五脉绿绒蒿原植物拉丁名将其命名脉奎宁(mequinine)。尚小雅等(2003)对采自青海大坂山的绿绒蒿95%乙醇提取物较低极性部位，用多种色谱技术进行分离纯化，用

IR、MS、ID-和2D-NMR 鉴定化合物结构，共鉴定出3个生物碱：去甲血根碱(norsanguinarine)、O-甲基淡黄巴豆亭碱(O-methylflavinantine)和五脉绿绒蒿碱(meconoquintupline)。易平贵等(2005)对五脉绿绒蒿碱的化学结构和性质的理论进行研究，从分子的结构和组成看，五脉绿绒蒿碱应与吗啡、青腾碱等提自于罂粟科植物的生物碱同属于阿片类镇痛药，也具有与吗啡类药物相似的镇痛药效。吴海峰等(2007)从五脉绿绒蒿全草乙醇提取物中分离得到6个化合物，利用波谱方法鉴定分别为8,9-dihydroxy-1,5,6,10b-tetrahydro-2H-pyrrolo[2,1-a] isoquinolin-3-one、甲氧基淡黄巴豆亭碱(O-methylflavinantine)、黑水罂粟碱(amurine)、tricin、木犀草素(luteolin)以及 β-谷甾醇(β-sitosterol)。

尚小雅等(2003)对采自青海大坂山的五脉绿绒蒿化学成分进行了系统研究，首次从该植物中分离并鉴定了槲皮素(Ⅰ)、双氢槲皮素(Ⅱ)、木犀草素(Ⅲ)、柯伊利素(Ⅳ)、洋芹素(Ⅴ)、华中冬青黄酮(Ⅵ)和 Hydnocarpin(Ⅶ)7种黄酮化合物。尚小雅等(2002)对采自青海大坂山的五脉绿绒蒿乙醇提取物较大极性部位进行了研究，共分离鉴定出12个化合物，其中包括4个黄酮类：槲皮素-3-O-β-D-葡萄糖苷(Ⅰ)，槲皮素-3-O-[β-D-半乳糖(1→6)]-β-D-葡萄糖苷(Ⅱ)，山柰素-3-O-[β-D-葡萄糖(1→2)]-β-D-葡萄糖苷(Ⅲ)，异鼠李黄素-3-O-[β-D-半乳糖苷(1→6)]-β-D-葡萄糖(Ⅳ)；3个芳香酸：咖啡酸(Ⅴ)，原儿茶酸(Ⅵ)，对羟基肉桂酸(Ⅶ)；

3 个芳香酸吡喃葡萄糖苷:2-(3,4-二羟苯基)-乙醇 β-D-吡喃葡萄糖苷(Ⅷ),对羟基苯甲酸 β-D-吡喃葡萄糖酯苷(Ⅸ),肉桂酸 4-O-β-D-吡喃葡萄糖苷(Ⅹ);1 个色原酮:5,7-二羟基色原酮(Ⅺ);以及 1 个最常见的甾体苷类植物代谢产物:胡萝卜苷(Ⅻ)。徐达宇等(2016)分别采用水蒸气蒸馏法、超声提取法和超临界 CO_2 萃取法从五脉绿绒蒿中制备并鉴定出 78 种挥发油类化合物,如丁二酸二乙酯、2-氨基-苯甲酸甲酯、十二酸烷乙酯、芹菜脑、新植二烯等。五脉绿绒蒿有较高的化学品质。

(三) 优良种质品质

绿绒蒿植物按花朵颜色可分为 4 类:黄色花瓣的全缘叶绿绒蒿 *Meconopsis integrifolia* Franch.、锥花绿绒蒿 *Meconopsis paniculata*(D. Don.) Prain、细梗绿绒蒿 *Meconopsis gracilipes* Tayl. Monogr. 等;蓝色花瓣的五脉绿绒蒿 *Meconopsis quintuplinervia* Regel、藿香叶绿绒蒿 *Meconopsis betonicifolia* Franch.、川西绿绒蒿 *Meconopsis henrici* Bur. et Franch.、毛瓣绿绒蒿 *Meconopsis torquata* Prain、总状绿绒蒿 *Meconopsis racemosa* Maxim.、多刺绿绒蒿 *Meconopsis horridula* Hook. f. et Thoms. 等;红色花瓣的红花绿绒蒿 *Meconopsis punicea* Maxim.、滇西绿绒蒿 *Meconopsis impedita* Prain 等;白色花瓣的白花绿绒蒿 *Meconopsis argemonantha* Prain、高茎绿绒蒿 *Meconopsis superba* King ex Prain 等。目前作为藏药使用的绿绒蒿属植物有近 20 种,如多刺绿绒蒿、五脉绿绒蒿、全缘叶绿绒蒿和长叶绿绒蒿 *Meconopsis lancifolia* Franch. 等。青海主要品种五脉绿绒蒿、多刺绿绒蒿被收录于卫生部颁的藏药标准中,有着悠久的药用历史,为藏医临床道地药材。

化学成分

五脉绿绒蒿是藏族药(以下简称藏药)"欧贝"类绿绒蒿中蓝花绿绒蒿的来源之一,花和全草入药,称为"欧贝完保",清肝热、肺热,治赤巴病,具有清热解毒、利尿、消炎和止痛的功效(罗达尚,2004;中国科学院西北高原生物研究所,1991)。初步研究发现黄酮类和多酚类成分为活性提取物的主要成分(王志旺,2013;He J S,2012;徐玉婷,2014)。孔苑琳等(2022)从五脉绿绒蒿中共指认了 106 个化合物,包括黄酮类 66 个,生物碱类 16 个,酚酸类 18 个,花青素类 1 个以及其他类成分 5 个,其中 3 个化合物经 SciFinder 检索推测为可能的新化合物,59 个化合物

为五脉绿绒蒿中首次指认的化合物。

1. 生物碱类 王明安等(1991)对采自甘肃夏河县的五脉绿绒蒿全草进行了研究,得到 1 个生物碱 mecambridine 和 2 个呋喃衍生物 5,5′-双氧甲基呋喃醛、2-羟乙酰基-呋喃。王恒山等(1996)从五脉绿绒蒿中分离出 amurine 和 O-mehtylflavinantine 两种生物碱。王明安等(1995)对从五脉绿绒蒿季铵生物碱部分进行研究,纯化得到微量生物碱,鉴定为 1,2,8,10,11-五甲氧基-3-羟基-12 羟甲基原小檗碱,是首次分离到的新天然产物,依据五脉绿绒蒿原植物拉丁名将其命名脉奎宁(mequinine)。尚小雅等(2003)对采自青海大坂山的绿绒蒿 95% 乙醇提取物较低极性部位,用多种色谱技术进行分离纯化,用 IR、MS、ID-和 2D-NMR 鉴定化合物结构,共鉴定出 3 个生物碱:去甲血根碱(norsanguinarine)、O-甲基淡黄巴豆亭碱(O-methylflavinantine)和五脉绿绒蒿碱(meconoquintupline)。易平贵等(2005)对五脉绿绒蒿碱的化学结构和性质的理论进行研究,从分子的结构和组成看,五脉绿绒蒿碱应与吗啡、青腾碱等提自于罂粟科植物的生物碱同属于阿片类镇痛药,也具有与吗啡类药物相似的镇痛药效。吴海峰等(2007)从五脉绿绒蒿全草乙醇提取物中分离得到 6 个化合物,利用波谱方法鉴定分别为 8,9-dihydroxy-1,5,6,10b-tetrahydro-2H-pyrrolo[2,1-a]isoquinolin-3-one、甲氧基淡黄巴豆亭碱(O-methylflavinantine)、黑水罂粟碱(amurine)、tricin。

2. 黄酮类 尚小雅等(2002)对采自青海大坂山的五脉绿绒蒿化学成分进行了系统研究,应用大孔吸附树脂、凝胶 Sephadex LH-20、硅胶柱层析和高效液相色谱技术,首次从该植物中分离并鉴定了槲皮素(Ⅰ)、双氢槲皮素(Ⅱ)、木犀草素(Ⅲ)、柯伊利素(Ⅳ)、洋芹素(Ⅴ)、华中冬青黄酮(Ⅵ)和 Hydnocarpin(Ⅶ)7 种黄酮化合物。尚小雅等(2006)对采自青海大坂山的五脉绿绒蒿乙醇提取物较大极性部位进行了研究,共分离鉴定出 12 个化合物,其中包括 4 个黄酮类:槲皮素-3-O-β-D-葡萄糖苷(Ⅰ),槲皮素-3-O-[β-D-半乳糖(1→6)]-β-D-葡萄糖苷(Ⅱ),山奈素-3-O-[β-D-葡萄糖(1→2)]-β-D-葡萄糖苷(Ⅲ),异鼠李黄素-3-O-[β-D-半乳糖苷(1→6)]-β-D-葡萄糖(Ⅳ);3 个芳香酸:咖啡酸(Ⅴ),原儿茶酸(Ⅵ),对羟基肉桂酸(Ⅶ);3 个芳香酸吡喃葡萄糖苷:2-(3,4-二羟苯基)-乙醇 β-D-吡喃葡萄糖苷(Ⅷ),对羟基苯甲酸 β-D-吡喃葡萄糖酯苷(Ⅸ),肉桂酸 4-O-β-D-吡喃葡萄糖苷(Ⅹ);1 个色原酮:5,7-二羟基色原酮(Ⅺ)。张长现等(2010)采用

HPLC法测定了青海达里加山和拉脊山地区不同海拔五脉绿绒蒿的槲皮素和木犀草素含量。结果表明五脉绿绒蒿中槲皮素和木犀草素含量在青海达里加山地区呈现出随海拔升高而趋于增高的明显变化趋势,但在拉脊山地区则呈现出先降后升的变化趋势。程芳等(2011)在五脉绿绒蒿全草中分离得到黄酮化合物首蓿素,尚小雅(2002)在五脉绿绒蒿全草中分离得到黄酮醇化合物槲皮素-3-O-β-D-半乳糖苷(7),Shang XY(2006)在五脉绿绒蒿地上部分分离得到黄酮醇化合物槲皮素-3-O-[β-D-吡喃半乳糖(1→6)]吡喃葡萄糖苷(15)(见图32-13)。

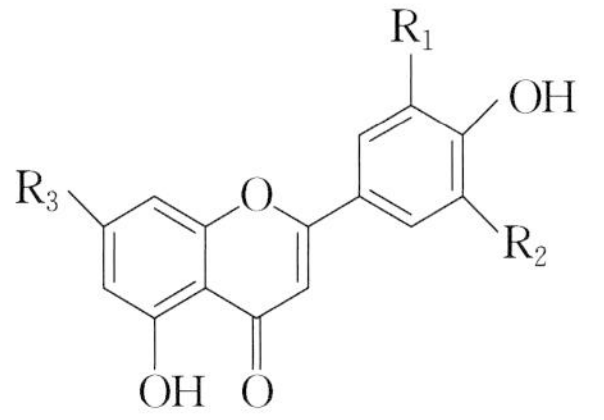

苜蓿素($R_1 = R_2 = OCH_3$, $R_3 = OH$)

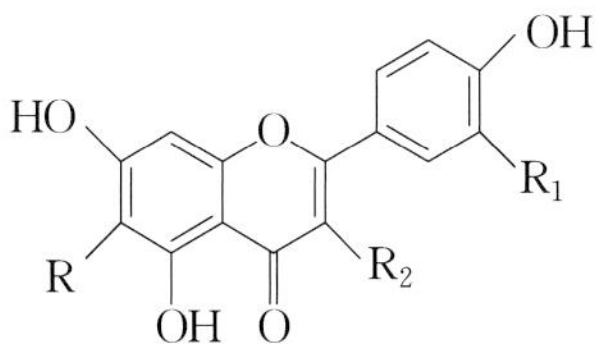

槲皮素-3-O-β-D-半乳糖苷($R_1 = OH, R_2 = OGal, R_3 = H$)

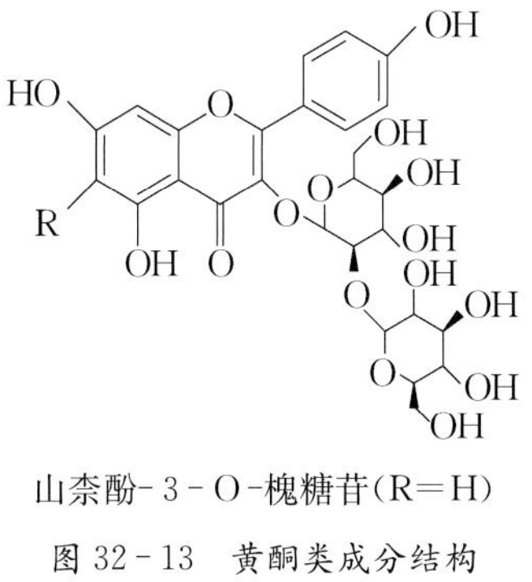

山柰酚-3-O-槐糖苷(R=H)

图32-13　黄酮类成分结构

3. 挥发油类　吴海峰等(2006)采用水蒸气蒸馏法提取3种绿绒蒿挥发油,经GC-MS技术结合计算机检索对其化学成分进行分离和鉴定,用色谱峰面积归一化法计算各组峰的相对含量,五脉绿绒蒿共鉴定出42个化合物,占其总量的73.34%。结果表明挥发油中主要成分为酯类物质:亚油酸甲酯[(9E,12E)-ethyl octadeca-9,12-dienoate](26.61%)、软脂酸甲酯(methyl palmitate)(22.75%),另含有酰胺成分及少量萜类成分。

4. 微量元素类　彭宝珠等(1995)对甘肃绿绒蒿属藏药五脉绿绒蒿、全缘叶绿绒蒿、红花绿绒蒿和多

刺绿绒蒿中8种无机元素含量进行测试,结果表明五脉绿绒蒿中钾、钠、钙、镁、铜、铁、锌和锰的含量分别为4 740.78 ppm,236.08 ppm,192.66 ppm,182.05 ppm,91.91 ppm,808.23 ppm,26.60 ppm,23.62 ppm。

药理作用

1. 镇痛作用　五脉绿绒蒿的有机溶剂提取物均能明显减少醋酸所致的小鼠扭体次数,其乙醇提取物的镇痛作用与氢溴酸高乌甲素镇痛作用相近;镇痛活性物质主要存在于乙醇提取物和石油醚提取物中,氯仿提取物和水提物次之(郭玫,2008)。王志旺等(2010)以醋酸致小鼠扭体实验为镇痛药效学指标,观察灌胃高、中、低剂量的五脉绿绒蒿总生物碱与总黄酮的镇痛作用。实验结果表明相同五脉绿绒蒿原生药中所含的总生物碱与总黄酮有一定的镇痛作用,总生物碱的镇痛作用明显优于总黄酮。易平贵等(2005)认为五脉绿绒蒿碱从分子的结构与组成看,应与吗啡、青藤碱等提自于罂粟科植物的生物碱具有相似的结构,同属于阿片类镇痛药,也具有与吗啡类药物相似的镇痛药效。

2. 保肝作用　五脉绿绒蒿能防止CCl_4引起的小鼠血清ALT和AST的升高;其保护肝损伤的作用可能与五脉绿绒蒿中所含的多糖、黄酮类物质有关(丁莉,2007)。王志旺等(2013)对藏药五脉绿绒蒿各提取部位防治肝纤维化疗效进行评价,结果表明五脉绿绒蒿醇提物及其中的总黄酮具有一定的调节细胞因子网络水平、减轻肝细胞的炎症损伤、防治肝纤维化的作用;通过进一步检测TGF-β1的表达,同时检测血清中AST、ALT和TGF-β1的水平以及肝组织中Hyp的含量发现五脉绿绒蒿醇提物及其中的总黄酮对肝纤维化具有一定的保护作用,而总黄酮是其保肝降酶、抗肝纤维化的主要有效部位,而抑制TGF-β1的表达是其抗肝纤维化的重要机制之一(王志旺,2013)。此外,王志旺等(2013)通过研究发现五脉绿绒蒿总黄酮能明显降低受损肝组织MDA的含量,提高SOD与GSH-Px的活性,具有一定的保肝降酶活性,对小鼠实验性肝损伤具有保护作用。

3. 抗炎、抗氧化作用　研究表明,总生物碱与总黄酮是五脉绿绒蒿抗炎、镇痛作用的共同药效物质基础(王志旺,2010)。于瑞雪等(2021)探讨了五脉绿绒蒿总生物碱的抗炎作用。结果表明,五脉绿绒蒿总生物碱能够抑制脂多糖诱导的炎症模型小鼠血液白细胞增加,减少小鼠肺部组织炎症细胞浸润数量,降低血清促炎因子TNF-α、IL-6的表达水平,抑制小鼠

巨噬细胞的 NO、iNOS 分泌,减轻小鼠肺组织炎性病理改变,有明显的抗炎作用。抗氧化方面,五脉绿绒蒿总黄酮与不同剂量的苜蓿素可清除羟基自由基与超氧阴离子、抑制肝组织 MDA 的生成、抵抗红细胞的氧化溶血,具有清除自由基及抗脂质过氧化作用(王志旺,2011)。

资源综合利用

(一) 医药保健品开发方面

传统藏医与中医临床实践证明,五脉绿绒蒿功效有治疗肝炎、胆囊炎、肺炎、结核、胃溃疡等(《中药大辞典》);有清热解毒、止痛、消炎之功效,主要用于治疗头痛、肝炎、肺炎、水肿等(《藏药志》)。应充分应用该植物在开发饮片、医院制剂、开发新药品,充分利用五脉绿绒蒿资源。现代药理与化学研究表明,五脉绿绒蒿有抑菌、镇痛、抗氧化、抗炎、抗心肌缺血、保肝护肝作用较好。在 2002 年国家药品监督管理局颁布的《国家中成药标准汇编》"内科肝胆分册"中,10 多种疏肝、利胆的中藏药中均含有绿绒蒿。如肝畅胶囊、七十味松石丸、七味红花殊胜散、三十一味松石丸、十四味疏肝胶囊、二十味疏肝胶囊、十三味疏肝胶囊、二十五味绿绒蒿胶囊、八味西红花清肝热胶囊、风湿塞隆胶囊等。提示五脉绿绒蒿在开发抗乙肝病毒的新药方面空间较大。

龙若兰等(2022)采用超声波法对五脉绿绒蒿总黄酮的提取工艺进行了响应面优化,得到了其最佳提取工艺条件,并且有较高的得率 $65.04 \pm 0.31 \, mg/g$,可为五脉绿绒蒿总黄酮的规模化提取制备提供参考。并对提取液的红外光谱进行了差谱分析,可为五脉绿绒蒿醇提液中总黄酮含量的快速测定和检测提供思路。体外抗氧化实验结果表明五脉绿绒蒿总黄酮提取液有良好的抗氧化能力。该研究所建立的提取工艺稳定可靠,具有较高的总黄酮得率和较好的抗氧化活性。鉴于此可提示用于生产抗氧化保健产品,为五脉绿绒蒿资源深度开发利用提供科学依据。

(二) 护肤美容利用方面

陈迪等(2017)从分子水平上研究冰川水和五脉绿绒蒿提取物对人真皮成纤维细胞(HDF-α)的代谢水平、Ⅰ 型胶原蛋白和弹性蛋白的表达以及透明质酸含量等方面的影响,以期为其在化妆品领域的应用提供科学依据,冰川水和五脉绿绒蒿提取物能够在一定程度上加强皮肤代谢、保持皮肤水嫩、增强皮肤弹性,具有一定的延缓衰老和保湿等美容功效,国家药监局 2021 年批准可作为添加剂应用到护肤品中。

(三) 新药用部位替代开发方面

藏医文献记载五脉绿绒蒿以花入药,实际在临床实践中多以全草入药。赵庆帅等(2015)采用傅立叶红外光谱法对五脉绿绒蒿的全草、花梗、叶和花的一维红外光谱和二阶导数谱进行了识别分析。在一维红外光谱 $4\,000 \sim 400 \, cm^{-1}$ 范围内,对主要吸收谱带进行了基团的归属分析,其中 $1162 \, cm^{-1}$、$1106 \, cm^{-1}$、$1058 \, cm^{-1}$ 附近为糖苷类 C—O 键的伸缩振动谱带,花梗的吸收强度明显强于其他部位,推测花梗中所含糖类成分较多,这可能是由于花梗中还有较高的纤维素所致;不同部位间红外光谱图相似性高,同时主要特征谱带的相对强度的比值可以作为五脉绿绒蒿一维红外光谱差异特征。李朵等(2020)对五脉绿绒蒿不同部位的中红外一维平均谱图进行分析,一维平均谱图中,不同部位的红外光谱图大体相似,但在 $2\,852 \, cm^{-1}$ 和 $1385 \, cm^{-1}$ 处存在差异,且在全谱图范围内,全草吸光度普遍高于其他部位,全草中化合物的含量普遍高于其他部位。以上研究表明,五脉绿绒蒿花、叶及全草,可利用特征波段微观鉴别区分,但在宏观上不同部位的红外图谱相似性高,说明所含成分相同,全草成分含量高,验证了藏医以全草代替花入药的科学道理。为充分利用稀缺资源,建议在基础研究条件下,修订药材标准五脉绿绒蒿以全草入药。

(四) 资源保护方面

截至 2022 年 6 月,五脉绿绒蒿尽管有国家与青海省地方的质量标准,但尚未进入国家食品与食药两用品种目录,给扩大应用造成瓶颈。针对野生五脉绿绒蒿乱采乱挖影响生态环境的现状,青海省政府已有禁止乱挖的规定。所以,今后五脉绿绒蒿资源要合理开发利用,一方面政府科研与管理部门协调解决青海五脉绿绒蒿的合法身份问题,申请地理产品保护与知识产权保护。另一方面积极扶持种植和良种培育,扩大种植面积,开展养猪养蜂等副产业,为农牧民增加收入,发展地方经济,改善地方贫瘠、盐碱土壤与生态地植被。

炮　　制

取原药材,除去杂质。

性味与归经

甘、涩、凉。归肝、肺经。

功能与主治

清热,利尿,消炎,止痛。用于肺炎、肝炎、肝与肺的热证、水肿。

临床与民间应用

(一)国家标准中应用

五脉绿绒蒿属于常用藏药资源种类之一,也是藏药中应用广泛的天然药材之一。在《六省区藏药标准》(1976版)、《卫生部药品标准·藏药分册》(1995版)有收载。据统计,《中华人民共和国卫生部药品标准·藏药》收载的200种藏药处方中,以五脉绿绒蒿入药的药方多达28种,占到药方总数的14%。在藏药产品中,五脉绿绒蒿入药率较高的二十五味绿绒蒿丸、二十五味松石丸、七十味松石丸等藏药产品。

(二)经典处方与研究

1. 二十五味绿绒蒿丸

处方:五脉绿绒蒿100 g,天竺黄50 g,丁香30 g,肉桂30 g,木香50 g,藏木香50 g,沉香40 g,葡萄30 g,渣驯膏40 g,朱砂20 g,红花70 g,藏红花10 g,熊胆2 g,麝香0.5 g,小伞虎耳草80 g,木香马兜铃50 g,塞北紫堇70 g,波棱瓜子30 g,荜茇20 g,余甘子100 g,山杂30 g,甘草50 g,寒水石(制)70 g,甘青青兰80 g,牛黄0.8 g,诃子100 g。

功能:解毒,清肝热。

主治:用于中毒及"木布"降于胆腑、肝热、肝肿大、肝硬化、肝胃瘀血疼痛等新旧肝病。

用法用量:内服。一次4~5丸,一日2次。

方解:本方是治疗扩散伤热的常用方。扩散伤热当以解毒、清血热之法治之。方中五脉绿绒蒿、波棱瓜子、渣驯膏、麝香、小伞虎耳草、甘青青兰、牛黄具有清肝胆、扩散伤热之效;天竺黄、朱砂、红花、藏红花、熊胆、木香马兜铃、余甘子、山杂、甘草、葡萄等可活血、凉血、清血热、疗疮疡、敛坏血;肉桂、木香、藏木香、荜茇、寒水石等理气和中,可治培根木布之症;诃子、沉香、丁香行气祛风,协调三因。诸药组方,共奏清热解毒、保肝健胃之效。

现代研究:汪海英等(2009)观察二十五味绿绒蒿丸和护肝片对慢性重型肝炎的治疗作用,结果治疗组中有效率为80.5%,对照组为60%,但临床治愈率两组比较,差异有显著性(p<0.01)。治疗前后两组症状大多数有改善,肝脏回缩,肝区叩痛改善,两组对比差异具有显著性(p<0.05)。治疗组和对照组治疗后TbiL、ALT均显著下降,PTA、ALb明显提高,但治疗组明显优于对照组(p<0.01)。二十五味绿绒蒿丸能显著改善慢性重型肝炎患者的临床症状及肝功能、降低血清TbiL和血清ALb。总有效率为80.5%,未发现毒副作用。

2. 九味牛黄丸

处方:牛黄15 g,红花25 g,五脉绿绒蒿5 g,木香马兜铃25 g,獐牙菜25 g,渣驯膏15 g,木香5 g,婆婆纳5 g,波棱瓜子5 g。

功能:清肝热。

主治:用于外伤引起的肝肿大、肝血增盛、各种肝炎、培根"木布"症。

方解:肝区及左右胁部胀痛,肌肤发黄,上半身刺痛,腰肾部不适,全身沉重是肝热病的主要症状。方中重用牛黄以清腑热,并解毒养肝;红花活血化瘀、疏肝止血,共为方中主药;配以清热止痛、疏肝利胆、敛坏血的五脉绿绒蒿、木香马兜铃、渣驯膏、波棱瓜子、婆婆纳,以起到相辅相成之效;又颇具匠心地佐以清热利胆、祛黄的高原特产藏药獐牙菜和行气消胀、导滞通腑的木香,配伍合理而科学。本方是临床上治疗肝热证、肝血增盛、培根"木布"等症的常用方剂。

现代研究:俄见等(2014)观察九味牛黄丸对乙型病毒性肝炎的疗效,共观察40例,有效34人,无效6人,总有效率85%。该疗法能明显改善患者症状、体征、恢复肝功能,尤其对降低乙型病毒性肝炎指标水平有较好的疗效。半年后随访疗效基本稳定。

乙型病毒性肝炎以其复杂的发病机制和具有的特异性,成为现代医学难以攻克的病例,藏药九味牛黄丸传承清热解毒,活血化瘀,抗病毒的理想治疗原则,依据特殊的药物成分和药理作用,参与机体的免疫功能,对机体进行整体性和综合性的调理,改善机体内环境,控制病毒感染的发生发展的目的,同时修复受损的肝脏,保护其正常的代谢功能,使患者DNA聚合酶活力和HBeAg及HBV-DNA相续转阴,转氨酶趋于正常,肝组织学变化获得改善,最终使HBsAg转阴。藏药九味牛黄丸的配方组成多为草本植物,成本低,操作简便,疗效好。

3. 回生甘露丸

处方:天竺黄57 g,红花50 g,檀香25 g,石榴

50 g,甘草 50 g,葡萄 40 g,卵瓣蚤缀 50 g,大株红景天 50 g,木香 40 g,香旱芹 25 g,肉桂 40 g,沙棘果膏 30 g,肉果草 150 g,五脉绿绒蒿 50 g,短穗兔耳草 75 g,短管兔耳草 50 g,牛黄 1 g。

功能:滋阴养肺,杀菌排脓。

主治:用于肺脓肿、肺结核、体虚气喘、新旧肺病。

方解:藏医很早以前在临床上就采用回生甘露丸治疗肺脓肿和肺结核,并且有较好的疗效。方中天竺黄、檀香、甘草、葡萄、卵瓣蚤缀、沙棘果膏、红花具有清热养肺、止咳化痰、活血止血、解毒愈疮的作用;大株红景天、肉果草、五脉绿绒蒿、短穗兔耳草、短管兔耳草、牛黄能清热消炎、清肺排脓、养肝除瘟。以上两组药均为治疗肺脓肿和肺结核的要药;再配以温中和胃、祛寒化痰的石榴、香旱芹、肉桂以改善机体功能,助主药发挥药效。据临床实践,回生甘露丸一般能使肺脓肿和肺结核引起的咳嗽、低热等症状得到改善,对肺部病灶也有一定的疗效,是治疗肺病的常用方。

现代研究:李云鹏(2018)选择 120 例肺结核继发性纤维化患者,随机分为对照组和观察组,每组各 60 例患者。对照组予以常规治疗,观察组在常规治疗的基础上增加回生甘露丸治疗。结果观察组患者的总有效率及痰菌转阴率均显著高于对照组,差异有统计学意义($p<0.05$);观察组患者血清炎性因子及血清纤维化指标水平均显著低于对照组,差异有统计学意义($p<0.05$)。结果,回生甘露丸可以有效降低肺结核继发性纤维化患者的血清炎性因子及纤维化指标水平。藏医治疗肺结核的首选方法是选用藏药"甘露"二十五味肺病丸,即回生甘露丸。据藏医古典著作《四部医典》记载,回生甘露丸成方于公元 8 世纪,具有滋阴润肺、清肺热、制菌排脓、止咳的功效,适用于肺结核、肺脓肿、慢性肺炎、慢性支气管炎、气喘、新旧肺病的治疗。回生甘露丸为百年老药,是在藏医药理论指导下,精选优质藏药材而制成,可清除肺部代谢物、修复呼吸系统损伤及增强免疫,尤其对"咳、喘、痰、炎"等症状能快速起效。回生甘露丸配方中的肉果草、石灰华、沙棘果膏可以滋阴润肺、清肺虚火,红花可活血排脓,兔耳草、葡萄、牛黄、绿绒蒿等可清热解毒,丁香、檀香可行气止痛,肉桂可通行血脉、除热消肿,甘草、蚤缀、力嘎能化痰止咳,多种药材严格配伍,药力强劲,绿色天然,长期应用基本无不良反应。该研究采用回生甘露丸治疗的观察组,其总有效率为 90%,痰菌转阴率为 68.33%,均显著高于对照组($p<0.05$)。观察组患者各项血清炎性因子及纤维化指标均显著优于对照组($p<0.05$)。由此说明,回生甘露丸治疗肺结核效果显著。综上所述,增加回生

甘露丸治疗可增强临床效果,改善肺结核继发性纤维化患者的血清炎性因子及纤维化指标。

附 注

与五脉绿绒蒿功效相同或相近并收入国家药品标准或青海省药品标准中,且在青海广泛分布,应用量较大的品种还有:

1. 红花绿绒蒿 *Meconopsis punicea* Maxim. 全草入药。藏文名欧贝玛保。味甘、涩,性凉。清热、消炎、降压。主治肝热,肺热,高血压头痛。(《青海省藏药材质量标准》2021 版)

(1)原植物:二年生或多年生草本,高 30～70 cm。根须状。叶基生,莲座状,基部密被枯萎叶柄和老叶,叶片匙形、椭圆形或倒卵形,长 1.5～6 cm,宽 1～2 cm,顶端尖,全缘,基部楔形,具 3～5 脉,两面被淡黄色羽状毛;叶柄长 2～6 cm,密生黄色刺毛。花单一,顶生,下垂;萼片 2,早落;花瓣 4～6,菱形、长圆形或椭圆形,长 8.5～9 cm,宽 4～4.4 cm,朱红色,具光泽;雄蕊多数,花丝扁,倒披针形,长 3～10 mm,红色,花药长椭圆形,淡黄色;子房密生黄色羽状毛,花柱短,长 1～1.5 mm,柱头 4 裂,裂片矩圆形。花期 6～8 月。

产青海玉树、达日、班玛、久治、玛沁、同仁、泽库、河南、循化。生于山坡草地和高山灌丛草甸,海拔 2 300～4 600 m。分布于西藏东北部、四川西北部和甘肃南部(见图 32 - 14)。

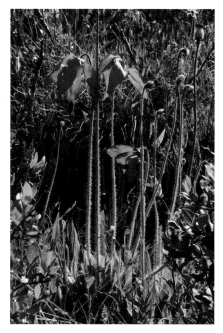

图 32 - 14 红花绿绒蒿植物

（2）药材性状：本品全草皱缩破碎，长 25～70 cm。基部密被枯萎的叶柄，残留叶皱缩，完整叶呈椭圆形或倒卵形，主脉 3～5 条，两面被淡黄色羽状毛。花单一，卷缩成团状或扁球状，常残留有花葶，褐色，上被金黄色软毛；花萼多不存在；花瓣 4 或 6，多破碎，完整者呈菱形、长圆形、淡红色，有光泽，质脆，易碎。气微，味甘、涩。

2. 多刺绿绒蒿 *Meconopsis horridula* et Thoms.

花或全草入药。夏天采集，阴干，藏文名（刺尔恩），苦寒。接骨，清热，止痛。用于骨折，胸背疼痛。(《卫生部药品标准·藏药分册》1995 版)

（1）原植物：多年生草本，高 10～25 cm。根圆锥形，灰白色，肉质，长约 10 cm 以上。基生叶莲座状，具长柄，柄长 3～6 cm；叶片椭圆状披针形或倒披针形，长 2～6 cm，基部楔形，顶端钝，全缘，两面被淡黄色的毛状刺。花葶数个至十余个簇生，均由叶丛中抽出，被淡黄色毛状刺；花单生于花葶顶端，蓝色；萼片 2，被淡黄色毛状刺，早落；花瓣 6～8，倒卵形；雄蕊多数，花丝丝状，花药黄色；子房倒卵形，密被淡黄色硬刺。蒴果椭圆形，绿色或黄色，密被淡黄色硬刺。花果期 7～9 月（见图 32-15）。

产青海杂多、治多、曲麻莱、囊谦、玉树、称多、玛多、达日、共和、兴海、同德、大通、乐都、祁连和门源。生于高山砾石带、高山倒石堆、山坡、河滩，海拔 3 700～

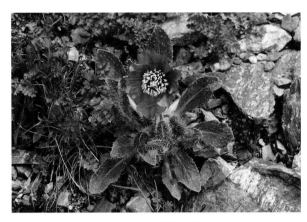

图 32-15　多刺绿绒蒿植物

4 800 m。分布于西藏、云南西北部、四川和青海。

（2）药材性状：本品切成长短不等的短节。根呈细圆柱形，直径 1 cm 左右，表面棕褐色，断面黄白色。茎长 1～3.5 cm，直径 0.3～1 cm，黄绿色至棕褐色，具纵棱，表面密被黄色硬刺毛，中空。叶片皱缩，绿色至绿褐色，两面有黄色硬刺毛，完整叶片呈倒披针形或狭倒卵形，长 7～25 cm，宽 1～4 cm，先端尖，基部渐狭或柄状。花序总状，花瓣紫蓝色，常脱落，子房卵形。密生硬质。蒴果卵形，密生黄色硬刺，花柱宿存。体轻，气微，味淡。

第三十三章 大青盐

Da qing yan

HALITUM

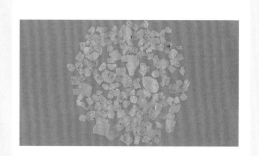

道地沿革

（一）药效考证

1. 先秦时期　大青盐原名戎盐，最早应用见于先秦《五十二病方》，其记载："伤痓，痓者，伤，风入伤，身信（伸）而不能拙（屈）。治之，燃（熬）盐令黄，取一斗，裹以布，卒（淬）醇酒中，人即出，蔽以市，以熨头。热则举，适下。为裹更国，国寒，更燃（熬）盐以熨，熨勿绝。一熨寒汗出，汗出多，能拙（屈）信（伸），止。熨时及已熨四日内，衣，毋见风，过四日自适。熨先食后食。毋禁，毋时。婴儿索痓，索痓者，如产时居湿地久，其臂（写）直而扣，筋挛难以信（伸）。取封殖土治之，二、盐一，合挠而蒸（蒸）以扁（遍）熨直订（宵）挛筋所。道头始，稍手足而已。熨寒复熏（蒸），熨干更为。"

2. 汉代　《神农本草经》记载："戎盐，主明目，目痛；益气，坚肌骨；去毒蛊。"叙述了其治疗眼睛疼痛、使肌肉骨骼坚固、去蛊毒的功效。

3. 南北朝　《名医别录》记载："味寒、咸，无毒。主心腹痛、溺血、吐血、齿舌血出。"增加了治疗腹痛和止血的作用。

4. 五代时期　《日华子本草》记载："助水脏，益精气。除五脏癥结，心腹积聚痛，疮疥癣等。"

5. 宋代　《本草衍义》记载："戎盐成垛，裁之如枕，细白，味甘咸，亦功在却血，入肾，治目中瘀赤涩昏。"

6. 明代　《本草纲目》记载："戎盐，咸、寒，无毒。明目，目痛，益气，坚肌骨，去毒蛊。""光明盐得清明之气，盐之至精者也，故入头风眼目诸药尤良。其他功同戎盐，而力差次之。"李时珍认为戎盐与光明盐功效同。

7. 清代　《本草求真》记载："青盐，入肾兼入心，即名戎盐。禀至阴之气凝结而成，不经煎炼。生于崖涘之阴，味咸气寒无毒，能入少阴肾脏，以治血分实热。故凡病因肾起而小便不通，胃中瘀赤涩昏及吐血溺血，齿舌出血，牙龈热痛，蛊毒邪气固结不解者，宜于此味投治。脾肾补而热除，咸入而坚较。《经》曰：热淫于内，治以咸寒，正此谓耳。"

8. 近现代　《中药材手册》记载："大青盐效用，补肾，泄血热，消积聚，解毒。治脏腑癥结，心腹痛，吐血溺血，目痛，疥癣疮疡。"

《中国药典》（2020 年版）记载："大青盐咸寒，归心肾经，清热，凉血，明目。用于吐血尿血，牙龈肿痛出血，目赤肿痛，风眼烂弦。"

古今本草对大青盐性味归经与主治功效记载是相同的，认为大青盐（戎盐）"色分青赤，禀天一之精，化生地之五行，故主助心神而明目，补肝血而治目痛，资肺金而益气，助脾肾而坚肌骨。五脏三阴之气，交会于坤土，故去蛊毒"（《本草崇原》）。

（二）道地沿革与特征

大青盐一名首见于现代本草《中药志》中，原名戎盐，古代本草对戎盐、食盐、光明盐、大盐有相关产地记载，如《神农本草经》曰："戎盐……生池泽。"

《本草经集注》曰："虏中盐乃有九种：白盐、食盐，常食者；黑盐，治腹胀气满；胡盐，治耳聋目痛；柔盐，治马脊疮；又有亦盐、驳盐、臭盐、马齿盐四种，并不入食。马齿即大盐，黑盐疑是卤咸，柔盐疑是戎盐，而此戎盐又名胡盐，兼治眼痛，二、三相乱。今戎盐掳中甚有，从凉州（今青海一带）来。芮芮河南使及北部胡客从敦煌来亦得之，自是稀少尔。其形作块片，或如鸡鸭卵，或如菱米，色紫白，味不甚咸，口尝气臭正如臘鸡子臭者言真。"

《日华子本草》载："西番所食者故号戎盐、羌盐。"指青海、新疆盐为戎盐。

《名医别录》曰："戎盐，一名胡盐，生胡盐山，及西羌北地（今青海）、酒泉、福禄城东南角、北海青、南海赤。十月采。"

《新修本草》载："戎盐即胡盐，沙洲名为秃登盐，廊州名为阴土盐。生河岸山坂之阴土石间，块大小不常。坚白似石，烧之不鸣尔。光明盐，味咸、甘、平，无毒。主头面诸风，目赤痛……生盐州五原盐池下，凿取之，大者如升，皆正方光彻。一名石盐。"提到了光明盐性状不同于戎盐。

《图经本草》载："医家治眼及补下药多用青盐，疑此即戎盐也。而《本经》云：北海青，南海赤。今青盐从西羌来者，形块方棱，明莹而青黑色，最奇。北胡来者，作大块而不光莹，又多孔窍，若蜂窝状，色亦浅于西盐，彼人谓之盐枕，入药差劣。"

《证类本草》载："戎盐，味咸、寒，无毒。一名胡椒盐，生胡椒山及西羌北地，酒泉福禄城东南角，北海青，南海赤，十月采。"

《本草纲目》载："本草戎盐云，北海青、南海赤，而诸注乃用白盐，似与本文不合。按《凉州异物志》云：姜赖之墟，今称龙城。刚卤千里，蒺藜之形。其下有盐，累棋而生。出于胡国，故名戎盐。赞云：盐山二岳、二色为质。赤者如丹，黑者如漆。小大从意，镂之为物。作兽辟恶、佩之为吉。或称戎盐，可以疗疾。此说与本草本文相合，亦惟赤、黑二色，不言白者。盖白者乃光明盐，而青盐、赤盐则戎盐也。故《西凉记》云：青盐池出盐，正方半寸，其形如石，甚甜美。《真腊记》云：山间有石，味胜于盐，可琢为器。《梁杰公传》言：交河之间，掘碛下数尺，有紫盐，如红如紫，色鲜而甘。其下丈许，有璧珀。《北户录》亦言：张掖池中出桃花盐，色如桃花，随月盈缩。今宁夏近凉州地，盐井所出青盐，四方皎洁如石。山丹卫即张掖地，有池产红盐，红色。此二盐，即戎盐之青、赤二色者。医方但用青盐，而不用红盐，不知二盐皆名戎盐也。所谓南海、北海者，指西海之南北而言，非炎方之南海也。"

《张果玉洞要诀》云：赤戎盐出西戎，禀自然水土之气，结而成质。其地水土之气黄赤，故盐亦随土气而生。味淡于石盐，力能伏阳精。但于火中烧汁红赤，凝定色转益者，即真也。"李时珍叙述戎盐、光明盐、红盐赤盐（指紫硇砂）出自青海和甘肃河西一带，其南海、北海之地皆为西海（今青海湖）南北地域。

《本草品汇精要》载："今青盐从西羌来着，性形块方棱，明莹而青黑色最奇。"

《本草崇原》载："戎盐产自西戎，故名戎盐。生酒泉福禄城东南之海中，相传出于北海者青，出于南海者赤，此由海中潮水溅渍山石，经久则凝结为盐，不假人力而成。所谓南海、北海，乃西海之南北，非南方之海也。青红二种，皆名戎盐。今医方但用青盐，不用红盐。"

清代以前的本草考证，明确了戎盐产于羌地、西域各处，有山产、水产两种，因出于北国，故名戎盐。从列证的文献可以得知，戎盐产地还有光明盐、紫硇砂等多种盐并存，以上古籍文献所记载的各种盐，因其伴生元素不尽相同，所描述的外观性状亦各有不同，青盐色青，光明盐色白纯净，而红盐亦时有提及，古人习惯用青、白色者。古籍中提到的色红、味苦咸的红盐，在现代应用中为紫硇砂。在外观性状中提及青盐、光明盐、红盐等，产出地提及池（湖、海）盐、崖（岩）盐、井盐等。

关于大青盐（戎盐）道地特征，《西凉记》云："青盐池出盐，正方其形如石，甚甜美。"《本草备要》云："出西羌，不假煎煅，方棱明润色青者良。"食盐与大盐有区别，这类盐生河东（山西）、邯郸北（池泽），以河东解州为胜，在古本草中有分类记载。

大青盐现代基原考证结果认为，其80％的来源为盐湖（刘伟新，2011）。多分布于青海柴达木、新疆、内蒙古等地，以青白色至暗青色、半透明、具玻璃样光泽、微咸微苦为道地特征（见表33-1）。

青海开发历史

（一）地方志

大青盐名称始见《中药志》，原名戎盐、青盐、羌盐。"戎"在上古时期指中国西部的少数民族，"羌"在商周时期的甲骨文卜辞中指逐水而居游牧为主的羌人，青海是古羌人活动的主要地区之一（王致中，1992）。

《青海省志·特产志》记载："盐类矿产是青海的优势矿产。青海柴达木素有'盐的世界'之称，石盐是

表 33-1 大青盐来源、性状的定义

文献	来源	性状
2020 年版《中国药典》一部	本品为卤化物类石盐族湖盐结晶体，主要含氯化钠(NaCl)，自盐湖中采挖后，除去泥沙、杂质，干燥	呈疏松或致密的晶状或块状，灰白色，有玻璃光泽，潮解表面呈油脂光泽，具吸湿性，易溶于水，质脆，断口呈贝壳状，气微有咸味
1977 年版《中国药典》一部	本品为立方晶系湖盐结晶，主含氯化钠，采后沥尽母液干燥	为立方体，八面体或棱形的结晶，有的为歪晶，直径 0.5～1.5 cm 白色至灰白色，半透明，具玻璃样光泽。质硬，易砸碎，断面光亮。气微，味咸，微涩苦
《藏药标准》	本品为盐湖中自然结晶性盐，主含氯化钠，全年均可采收，采取后沥尽母液，自然干燥	为立方体、八面体或菱形的轴系结晶，有时呈歪晶，直径 0.5～1.5 cm。青白色至暗青色，半透明，具玻璃样光泽。质硬，易砸碎，断面光亮。气微，味咸，微涩苦
《中国民族药炮制集成》	本品为湖盐结晶，主含氯化钠，采收后沥尽母液，干燥	呈疏松或致密的晶状或块状，灰白色，有玻璃光泽，潮解表面呈油脂光泽，具吸湿性，易溶于水。质脆，断口呈贝壳状，气微有咸味
《中国矿物药》	主要组成矿物石盐，属盐湖中化学沉积；不限于现代盐湖沉积，还包括不同地质时代沉积层中崖(岩)盐，且多为原生盐。自盐湖中取出，晒干	粒度大小不一(最大可达数厘米)，多为长方体，亦有呈立方体者。表面几乎都有漏斗状生长遗迹，大部分被轻微溶蚀(潮解)，棱角变钝，凹窝也有改变。凹窝里附着有泥土及贮运过程污染的灰尘，颗粒中常有黑色包裹物。断面呈白色近透明。性脆，易打碎，断面有阶梯状棱角及裂片的解理和断口。气无，味咸
《中药材手册》	本品为氯化物类矿物石盐，在我国古代或现代炎热干燥地区的盐湖和海滨浅水泄湖中均可自行结晶形成。全年均可采收。收集已结晶成的干燥盐层即可	呈方块形或不规则多棱形，状似冰糖。青白色或暗白色，半透明，表面常有小形孔洞(骸晶结构)。质硬，可砸碎，断面洁净而光亮。气微，味咸。可溶于水
《中药志》	本品为氯化物类石盐族矿物石盐，由内陆湖或内海中的盐水经长期蒸发干涸而成的结晶，常与其他盐矿、砂岩、黏土共生。自盐湖中取出，晒干即得	晶体结构属等轴晶系，晶体通常呈立方体(即光明盐)作为大青盐常用者为方块形或不规则多棱形集合体
《中华本草》	本品为氯化物类石盐族矿物石盐的结晶体，多形成于干涸含盐盆地和现代盐湖中，为盐湖中化学沉积而成，还包括不同地质时代沉积层中的崖(岩)盐，且多为原生盐。全年均可采，一般多在 6～8月进行，自盐湖中取出，晾干	单晶体立方体状，多棱，常连接在一起，呈不规则块状。一般粒径 0.2～2.0 cm。大颗粒者可见漏斗状生长遗迹，呈不规则凹凸形状。青白色或暗白色，半透明，脂肪样光泽，有的可见分布不均匀的蓝色斑点。质硬脆，易砸碎，断面洁净，玻璃样光泽。气微，味咸

柴达木盆地分布最广和资源巨大的一种矿产。主要产地有：茶卡盐池、柯柯盐池、达布逊盐池、赛什克盐池、哈姜盐池等。现有储量较大者 18 处，其中大型矿床 8 处，中型 5 处。探明石盐储量 3262.6 亿吨，占全国总量的 81.08%，名列全国第一位。"

《乌兰县志》记载："池盐矿县境有大、中、小型矿床各 1 处，总储量 14.99 亿吨，其中 A+B+C+D 级共 10.61 亿吨，表外 4.04 亿吨，卤水矿 0.34 亿吨。茶卡盐湖、柯柯盐湖、柴凯盐湖为县主要池盐矿分布区。"

《海西蒙古族藏族自治州概况》记载："海西州氯化钠是开发最早的矿产，俗称青盐，李时珍的《本草纲目》对其药用价值已有记载。现已探明固体矿 23 处

3183 亿吨，液体矿 20 处 94 亿吨，占全国总储量的 80%以上。目前年产青盐 13 万吨。"

大青盐在青海的药用食用应用历史源远流长，茶卡盐湖在先秦时代就被古羌人、河湟羌人各部落主要食用。《汉书·地理志》载："临羌西北至塞外，有西王母石室、仙海、盐池。"这里所说的盐池，即指茶卡。汉代先零羌在汉朝的军事打击下，"乃去湟中，依西海、盐池左右"，后因"渔盐之利"而逐渐强大，成为两汉时期羌人各部的领头羊。西汉武帝时期，青海东部湟水流域纳入了西汉郡县体系中，王莽把持朝政，威逼利诱羌人让出了鲜水海(今青海湖)、允吾(今共和县)、盐池(今茶卡)等地，设西南海郡，对茶卡盐湖利用奠定了基础。汉武帝时期，对食盐进行专卖，在陇西郡

设置盐官,管理盐池,后周制定了极为苛刻的盐禁。《隋书·吐谷浑》载:"西海郡置在古伏俟城,即吐谷浑国都。有西王母石窟、青海、盐池。"这时就有对茶卡食盐利用的记录。

至唐代,青海茶卡盐湖处于古丝绸之路交通要道的主要节点。吐蕃人统治时,对茶卡盐湖专门管制,食盐成为吐蕃人用来与邻近交易的主要商品。唐代后期至明至,茶卡盐成为贡品进献中原官府,明代时就有青盐作为贡品,进贡明政府的记录。蒙古人进入青海后,茶卡盐池所产青盐均属蒙古和硕特西前旗青海王、西后旗柯柯王和北左末旗茶卡王管辖,不经许可,很难自由采盐,若要采盐,必先向诸王领取"票照"才能将盐运销往湟源、西宁、大通等地。

到了清代,中央政府逐渐加强对青海盐务的管理,茶卡盐业的开发逐渐正规。光绪三十四年(1908年),丹噶尔厅盐局成立。《西宁府新志》记载:"盐系天威,取之不尽,蒙古人甲铁勺捞取,贩至市贸易,郡民漱。"正是清代茶卡盐池开采状况。茶卡盐池的发展进入正轨,为今后柴达木盐业的发展奠定了基础。民国时期,代清青盐盐务依循清制,设青海湟源产盐局,在上五庄、大通、鲁沙尔等地设立缉私部门,督查盐的运输、经停等(郭婷,2012)。

(二) 青海药学著作

《青海高原本草概要》记载:"食盐产于柴达木盆地。主要成分为氯化钠,杂有硫酸镁、硫酸钠、氯化镁、硫酸钙等。性味功效性寒,微咸。有泻热、凉血、清火、解毒,明目之功效。治食停上脘、心腹胀痛、胸中痰癖、牙龈出血、牙痛、喉痛。"

《青海地道地产药材》记载:"青海产大青盐为卤化物类矿物石盐的结晶。主要形成于涸盐湖中,出现于沉积岩层中或致密块状的岩盐层和气候干热地区封闭水盆地的盐湖中,主产于柴达木盆地及其他盐湖中。察尔汗和茶卡盐湖蕴藏量最为丰富,为全国产量之冠,质量为全国之首。柴达木盆地所产的大青盐,粒如珠,有'珍珠盐'之美称,是青海省的地道药材之一,常转销于国内外。除药用外,还是重要的食料、防腐剂。性味功效为性寒,味咸。有泻热、凉血、解毒、消炎、滋肾、利尿、止血、润燥之功效。用于目赤肿痛、吐血、衄血、牙龈肿痛、出血等。"

《青海矿物药资源》记载:"食盐产于乌兰、天峻、格尔木、囊谦、杂多、治多、曲麻莱、玛多。功能主治为涌、清火、凉血、解毒、软坚。用于食停上脘、心腹胀痛,胸中痰癖,二便不通,牙龈出血,小便出血,气淋,喉痛、牙痛,目翳、疮疡,毒虫蜇伤。"

(三) 生产历史

从历史记载来看,青海盐从汉代开始就被政府控制使用,唐代成为朝廷贡品,明清属政府专卖。现在也有专门负责盐业的管理部门。进入新的历史时刻,青海省各级政府加快盐业供给侧结构性改革,促进盐业转型升级,采取了一系列措施推动产业快速发展,丰富了产品种类,研发了天然盐系列颗粒盐、精致盐、加碘盐等产品,提高竞争力、附加值和市场占有率;打造自主品牌力度,以青海茶卡大青盐自主品牌开展生态区域开发与销售,利用"互联网+"平台建立诚信体系,全面释放青海盐业企业发展活力;塑造了"青海大青盐"文化,增强了盐业企业核心竞争力源泉,打造茶卡盐湖5A景区,通过旅游业,让世界人了解青海大青盐(王小平,2017)。青海是我国优质盐湖的重要产地,是全国唯一的"大青盐故乡",2009年底获首个国家地理标志保护产品。

关于青海道地大青盐的特征,杨洁(2016)收载了民国时期林鹏侠的调查描述,青海所产食盐大多数为池盐,青海池盐大者如砖,小亦如核桃,洁白如晶,味鲜美,久以闻名全国,用为药品,大部分分布于柴达木地区。

2022年青海省生产企业使用大青盐情况调研表明,金诃藏药股份有限公司、青海久美藏药药业有限公司、三普药业有限公司使用的大青盐药材基原均为卤化物类石盐族湖盐结晶体,使用品种均为青海产,使用量共计为230 kg/年。使用产品为复方藤果痔疮栓(国药准字 Z20027422)、阿魏丸(青药制字 Z20210999000)、全鹿丸(国药准字 Z63020021)。大青盐在青海省的年使用总量约为250 kg,近5年价格区间为5～9元/kg,年采购/销售总价为0.1万元。使用量较大的为青海久美藏药药业有限公司,占总体使用量的65%。

来　源

本品为卤化物类石盐族湖盐结晶体,主含氯化钠(NaCl)。多形成于干涸含盐盆地和现代盐湖中,为盐湖中化学沉积而成,还包括了不同地质时代沿积层的岩(崖)盐。

石盐类矿产成分不干蒸发作用较强的地质体,如干旱条件下形成的内陆盆地盐湖等,是一种典型的蒸发岩。石盐矿物学特征主要表现为主要化学成分为NaCl,Na 为 39.4%,Cl 为 60.6%,常含杂质元素 Br、Rb、Cs、Sr 等,包裹体多为气泡、泥质、卤水、有机质及

Ca、Mg 氯化物的机械混入物。

等轴晶系,晶体结构为 NaCl 型,Cl⁻ 成立方最紧密堆积,Na⁺ 充填于八面体空隙。单晶体形态为立方体,少见八面体或八面体与立方体的聚形,极少见双晶,可见立方体漏斗状骸晶;集合体常呈粒状、致密块状或疏松状、粉末状、土状,少见晶簇、豆状或柱状,晶面因溶解使得棱角变圆,光泽变暗,有油脂特征。作为大青盐入药的石盐晶体内部中心位置或局部常含有黑色包裹体,集中处呈黑灰色晕斑;而作为光明盐入药的石盐晶体相对内部纯净,结晶粒度相对较大,较完整。

石岩矿物颜色为无色或带有各种色调的彩色,具体原因与内含物有关,如含有较多气泡易呈乳白色,含泥质则呈灰色,含铁质带红色调,含有机质带黑色调,钾放射性同位素导致钠离子获得自由电子变为中性原子而呈蓝色。大青盐出现这些各种色调的概率较大,而光明盐相对以无色或白色为主。大青盐为灰白色,而光明盐为无色;大青盐透明度较低,为半透明,光泽较弱,玻璃油脂光泽,而光明盐透明,强玻璃光泽;两者其他物理性质相似,三组{100}方向完全解理,平行电性中和面,硬度 2～2.5,脆性高,且碎后仍为立方体的小块,相对密度 2.1～2.2,易溶于水,有咸味,火烧呈黄色火焰。

石盐矿按其产状,有出现于沉积岩层中呈致密块状的岩盐层,有出现于气候干热地区封闭水盆地的盐湖。沙漠地带盐泽中的石盐则呈粉末状或土状皮壳。青海省柴达木盆地所产的石盐,盐粒如珠,特称“珍珠盐”。集合体常成块状、球状或疏松状盐华。为纯净者透明无色,结构中存在中性钠原子时呈黄色(氢氧化铁)、红色(无水氧化铁)和黑褐色(有机质)。玻璃光泽,风化面现油脂光泽。硬度 2,比重 2.1～2.2,性脆,解理完全,次贝断口状,易溶于水,味咸,焰色浓黄,以无色透明、块大整齐正方解理完全为道地优质(见图 33-1)。

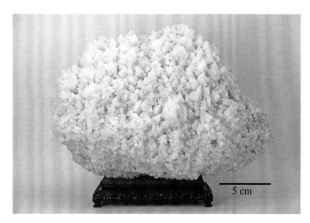

图 33-1　大青盐结晶集合体

生态分布

青海盐资源为主产于柴达木盆地及班多、囊谦。资源分布广、蕴藏量大,居全国之首,主要集中分布于柴达木盆地,共有大小盐湖 70 多个,特大盐湖如茶卡盆地、德令哈盆地、大柴旦、小柴旦、冷湖玛多哈姜地区等,总储量达 1500 亿吨。

1. 茶卡盐湖　位于青海省海西蒙古族藏族自治州乌兰县茶卡镇附近,长 15.8 km,宽 9.2 km,面积 100 多平方千米,湖面海拔 3059 m;盐湖的边缘放射状展布的茶卡河、莫河、小察汗乌苏河等河水直接入湖,并且在湖区东部泉水发育,以地下水的形式补给茶卡盐湖湖盆。综合生产能力约 $1×10^6$ 吨。茶卡盐湖资源是固液相都存在的石盐盐湖矿床,茶卡盐湖盐类沉积矿物由石盐、石膏、芒硝、无水芒硝、泻利盐、白钠镁矾和水石盐等组成,目前在市场广泛流通的大青盐大多为青海茶卡的大青盐,茶卡的大青盐外观性状纯净色青。初步探明的储量达 4.4 亿吨以上。茶卡盐极易开采,只需揭开十几厘米的盐盖。就可以从下面捞取天然的结晶盐。开采过的卤水、几年之后又重新结晶成盐层。茶卡盐场目前采盐为船采、船运、洗涤、加工机械化。茶卡的大青盐外观性状纯净色青、盐味咸、微有甘、涩之感。

2. 柯柯盐湖　位于柴达木盆地东北部、青海省乌兰县境内牦牛山下一小盆地内。属于祁连山前断块东部、为干盐湖、石盐沉积裸露地表、分布面积 95 km²,湖面海拔 3010 m。盐湖湖盆是封闭的内流盆地、但没有常年性河流、依靠大气降水和地下水补给。尤其是在盐湖周边分布有大量泉水,对柯柯盐湖有重要的调节作用,有表面卤水和晶间露水,石盐层中、下部含石膏、芒硝、淤泥等。青海的老蒙医喜欢用此盐做大青盐药用,柯柯盐盐粒较茶卡青盐盐粒小、色青,味亦甘美,尝之味咸,亦有微甘、涩之感。

除以上盐湖产的青盐、白盐外,青海省南部玉树州囊谦县分布有泉盐,由于盐层受地壳活动影响与地下水的溶蚀,卤水涌出地表而形成,现有 29 处,因利用红土筑地晒盐,结晶体中有微量泥质,称为红盐。青海省海西州老芒崖、青海省海北州祁连县分布有岩盐,块大透明,形如山石,称石盐或水晶盐。青海民和、乐都、循化一带分布有土盐,经熬制而成色白的土盐。红盐、岩盐、土盐多食用,不作药用。除青海外,全国盐资源还分布于内蒙古、新疆、西藏、四川等地(见图 33-2 和图 33-3)。

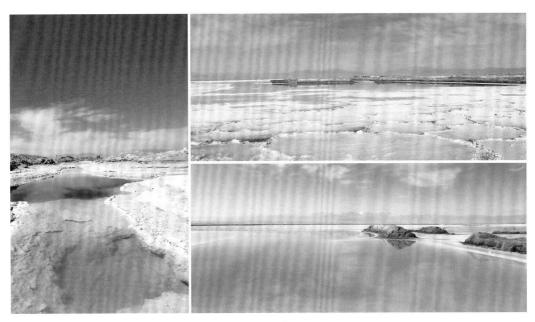

图 33-2　大青盐盐田

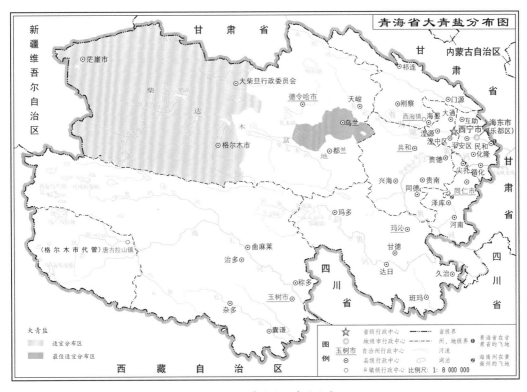

图 33-3　青海省大青盐分布

过滤数次,蒸干得精制品。

采收加工

全年可采集。自盐湖中采得后,除去泥沙、杂质。或从含盐的湖泊经长期蒸发而干涸的湖底部采得后,除去泥沙杂质,干燥即得。亦可原盐溶于水中,反复

商品规格

统货。

药材鉴别

性状鉴别

本品为立方体、八面体或菱形的结晶,有的为歪晶,直径0.5~1.5 cm。白色或灰白色,半透明,具玻璃样光泽。潮解时表面呈油脂光泽,具吸湿性,易溶于水,质硬,易砸碎,断面光亮,断口呈贝壳状。气微,味咸,微涩苦(见图33-4)。

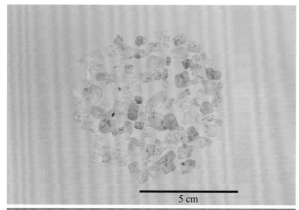

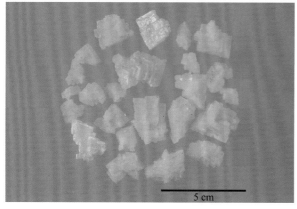

图33-4 大青盐药材

大青盐中块大者称光明盐,晶块呈长方体或立方体状,大小不等,类白色半透明,有时因潮溶蚀呈钝圆状,呈油脂样光泽,或光泽暗淡。质硬,较脆易砸碎,断面整齐,呈玻璃样光泽或带晕彩,立方体解理完全,硬度2~2.5。

理化指标

《中国药典》(2020年版)规定:重金属及有害元素铅不得过5 μg/g;镉不得过0.3 μg/g;砷不得过2 μg/g;汞不得过0.5 μg/g;铜不得过20 μg/g。大青盐含氯化钠(NaCl)不得少于97%。

品质评价

(1)以颗粒大,方形有孔,色暗白,洁净,少杂质者为佳。

(2)大青盐块大、色白者,在民间有称之光明盐,其与大青盐(Hilitium)药材来源基本相同,只是颜色纯白透明、块大,现在藏医蒙医中应用较多,或与色暗白之大青盐混合应用。于新兰(1010)研究表明大青盐与光明盐主含氯化钠,其晶型为离子晶体,粉末X射线分析比较,光明盐的结晶程度要普遍好于大青盐的结晶程度,原生盐、岩盐和矿盐基本处于中等水平。这正说明中医与其他民族医多应用湖(池)盐、大青盐、光明盐,不用岩盐、海盐、矿盐的科学道理。

化学成分

本品为卤化物类石盐族湖盐结晶体,主含氯化钠(NaCl)。

光谱半定量测试发现大青盐中含有的微量元素种类较多,含有量较高(张丽倩等,2019)。杂质微量元素常见钾、钙、镁,重金属及其他有害元素如铅、砷、汞(刘晓芳,2012)。

药理作用

大青盐软坚散结,且味咸,入肾经,将其加热后外敷具有固阳、益气、坚筋骨、祛毒邪、行气活血、祛湿散寒之功效,特别适用于骨关节性疾病的康复治疗(郭建丽,2016;吉霞,2015;徐静,2018)。王敏(2020)观察了大青盐热敷联合推拿治疗肩周炎的临床疗效,研究结果表明推拿治疗联合大青盐热敷治疗后,患者肩关节功能状况的改善及生活能力的提高程度更佳。大青盐加热后外敷更能促进局部血液循环,调畅脏腑气机(陈玉星,2011)。任玲(2020)运用温针灸联合大青盐烫熨治疗脾胃虚弱证慢性浅表性胃炎临床疗效显著,预后效果佳。有研究提出大青盐联合针灸治疗可帮助患者疏通阻塞的血管,恢复血液循环,改善组织代谢,提升疾病治疗效果(吴秀丽,2017)。冯晓琳等(2021)为改善患者腰椎功能,提升治疗总有效率,以腰椎间盘突出患者为研究对象,观察针灸联合大青盐的治疗效果,结果表明,针灸联合青盐热敷时可有效缓解患者肌肉痉挛,改善局部血液循环,消除炎症因子,继而帮助患者消除水肿,改善炎症因子释放(栾宇,2017;林菲菲,2020)同时也和针刺联合治疗时可刺激神经系统释放大量神经递质,调节腰椎微循环,恢复力学平衡有关,因此患者疼痛得到有效控制,对于临床推广使用具有重大意义。

资源综合利用

(一) 绿色食品开发

近 10 年来,青海盐业脱蛹化蝶,在茶卡盐湖建立了全国首批绿色食品食用药用盐生产基地,将原盐加工成"大青盐""天然湖盐""低钠盐""藏青盐""海藻碘盐"等多个品种,研发出颗粒盐、半藻洗涤盐。有资源、有品牌延伸了产业链,提高了盐矿综合利用能力。

(二) 新药开发利用

大青盐与光明盐产状相同源于石盐矿,大青盐的共生矿物主要为石膏、芒硝,光明盐形成环境相对稳定,晶体粒径较大,成分差异在于大青盐中含有水化硫酸钙(石膏)、碳酸钙(方解石)杂质,而光明盐不含杂质,大青盐具有泻热消炎药理功效,光明盐表现为祛风明目、消食化积等药理功效(张丽倩,2019)。现代医学多用光明盐调理脾胃,治疗胃酸缺乏性胃病(刘晓芳,2016)。光明盐在藏医临床用于化积、祛痰风、除寒健胃、治疗消化不良的常用药物(青海省药检所,1996)。综合提示,藏医药应用光明盐治疗胃肠系统疾病的经验,对其药理进行研究,增加疗效范围,开发治疗消化系统的新药十分有前景。

(三) 保健品开发

(1) 青盐热敷袋可用于有效缓解风湿和感冒引起的疼痛,急性胃肠炎,对便秘也有疗效。亦可用于女性慢性盆腔炎、痛经等。

(2) 大青盐加入水中泡脚,可适应于体内湿气较重的人群,从而减轻症状。

(3) 大青盐盐浴,有杀菌消毒作用,可以缓解身体疲劳。加大大青盐在保健品方面的开发利用,是一条提升产品利用渠道的重要途径。

性味与归经

咸,寒。归心、肾、膀胱经。

功能与主治

清热,凉血,明目。用于吐血,尿血,牙龈肿痛出血,目赤肿痛,风眼烂弦。

临床与民间应用

(一) 国家药品标准中应用

大青盐在《中国药典》《国家中成药标准汇编》《卫生部药品标准》、新药转正标准、注册标准中共计查询到 24 个组方品种,搭配组方的药材数量为 241 种。组方品种功能主治主要体现在消化道及代谢(8 种)、肌肉骨骼系统(5 种)、感觉器官(3 种)三方面;配方多搭配甘草、补骨脂、杜仲、当归、锁阳等药味。详见图 33-5。

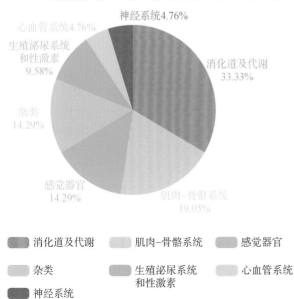

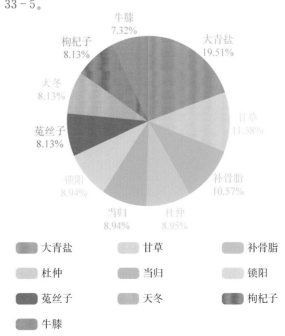

图 33-5 大青盐成方制剂品种分布及组方前十的药味统计(来源:药智数据库)

（二）临床配伍应用

（1）处方：盐 6 g，大黄 12 g，闾茹 3 g。

主治：浸淫疮。

用法：以上三味捣散，用酒和敷疮上，每日 3 次。

（2）处方：戎盐 10 g，甘草 25 g，薄荷 50 g，白矾 9 g，龙骨 50 g，鹿角胶 10 g。

主治：遗尿。

用法：以上药捣细过筛成散，在饭前用煎汤调服，每次 6 g。

（3）处方：青盐、硇砂、石胆各 0.3 g。

主治：远年风赤肿痛。

用法：用醋一小盏，于瓷器中浸，日中曝之，候其药着于瓷器皿畔，干刮取如粟米大，夜卧时着眼两眦，不过四度。

（三）青海民间单验方

1. 治遗精方

组方：炒青盐、五倍子各等分。

主治：遗精。

用法：共研为末，填于脐窝部，外用胶布固定 7 日换药一次。

来源：《青海中医单验方选》。

2. 胃痛散

组方：炒青盐 60 g，酒炙大黄 60 g。

主治：各种胃痛症。

用法：共为细末，每服 9 g，开水冲服。

来源：大通县多林卫生院。

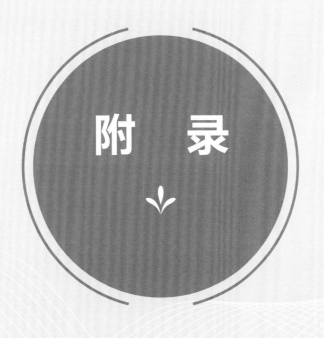

附　录

参 考 文 献

[1] 艾则孜江·艾尔肯.黑果枸杞的真伪鉴别及质量研究[D].北京:北京中医药大学,2014.

[2] 敖艳霖,刘闯,金煜.天然麝香 ATR-FTIR 红外指纹图谱的比较[J].东北林业大学学报,2018,46(2):98-104.

[3] 巴如秀登.十万卷和秘诀黑卷[M].北京:民族出版社,2006.

[4] 白红进,汪河滨,褚志强,等.不同方法提取黑果枸杞多糖的研究[J].食品工业科技,2007,191(3):145-146.

[5] 白蓉,郭延伟.独一味中苯乙醇苷提取物的镇痛抗炎作用及毒性研究[J].华西药学杂志,2015,30(3):384-385.

[6] 白若杂纳.妙音本草[M].毛继祖,等译.西宁:青海人民出版社,2016.

[7] 班玛县地方志编纂委员会.班玛县志[M].西宁:青海人民出版社,2004.

[8] 包晓玮,李建瑛,任薇,等.沙棘多糖对 D 半乳糖致衰老小鼠的抗氧化作用[J].食品工业科技,2020,41(4):293-297,306.

[9] 包伊凡,沈新春,汪芳.咖啡酸及其主要衍生物的研究进展及开发前景[J].天然产物研究与开发,2018,30(10):1825-1833,1733.

[10] 鲍隆友,杨小林,刘玉军.西藏野生桃儿七生物学特性及人工栽培技术研究[J].中国林副特产,2004(4):1-2.

[11] 和尚马哈亚那,毕如札那,译.月王药诊[M].北京:民族出版社,1985.

[12] 毕如札那.藏药词义五部释本[M].北京:民族出版社,2006.

[13] 薄海波,秦榕.沙棘果油与沙棘籽油脂肪酸成分对比研究[J].食品科学,2008,342(5):378-381.

[14] 薄盼盼,陆雨顺,曲迪,等.我国鹿产品开发进展[J].特产研究,2022,44(5):139-147.

[15] 卜璟.赤芍降血糖有效部位化学成分研究[D].北京:中国中医科学院苑西医院,2013.

[16] 蔡菲,安美忱,刘安妮.超声波法优化沙棘果实多糖及结构的初步研究[J].农产品加工,2018,451(5):13-16,20.

[17] 蔡友华,刘学铭.虫草素的研究与开发进展[J].中草药,2007,424(8):1269-1272.

[18] 曹炳章.增订伪药条辨[M].刘德荣,点校.福州:福建科学技术出版社,2004.

[19] 曹昌霞,王宏斌,杨如意,等.麝香对人胃癌细胞株移植瘤HER2,VEGF 和肿瘤标志物的影响[J].河南医学研究,2018,27(23):4225-4228.

[20] 曹长年,米琴,屠兰英,等.川西獐牙菜有效成分的分离及其抑菌活性测定[J].青海大学学报(自然科学版),2004(1):16-18.

[21] 曹静亚,谭亮,迟晓峰,等.枸杞子中 β-胡萝卜素的快速溶剂萃取提取条件优化及 HPLC 测定[J].中药材,2013,36(7):1168-1171.

[22] 曹俊彦,韩瑞兰,郭俊英,等.锁阳乙酸乙酯提取物对 Aβ25-35 诱导损伤 PC12 细胞的影响[J].中药药理与临床,2018,34(4):88-91.

[23] 曹盼,张樱山,魏学明,等.不同产地烈香杜鹃的质量评价[J].中成药,2022,44(1):306-309.

[24] 曹瑞珍,白靓,徐雅楠,等.德都红花 7 味散各味药活性成分及现代药理作用的研究[J].药学研究,2019,38(1):38-41.

[25] 曹琬如,林素青,赵蔚君,等.麝香和麝香酮缩短大鼠戊巴妥钠睡眠时间的探讨[J].中草药,1980,11(7):309-312.

[26] 曹晓燕,武玉翠,王喆之.4 种秦艽药材中宏量和微量元素的比较分析[J].光谱实验室,2009,26(5):1202-1205.

[27] 常明,杨芳灿.嘉庆四川通志[M].成都:巴蜀书社,1984.

[28] 常艳旭,苏格尔,尹诚国,等.锁阳不同生长期鞣质含量的动态研究[J].中药材,2005(8):643-645.

[29] 陈藏器.本草拾遗[M].尚志钧,校.合肥:安徽科学技术出版社,2002.

[30] 陈长勋,刘占文,孙峥嵘,等.龙胆苦苷抗炎药理作用研究[J].中草药,2003(9):49-51.

[31] 陈晨,赵晓辉,文怀秀,等.黑果枸杞的抗氧化成分分析及抗氧化能力测定[J].中国医院药学杂志,2011,31(15):1305-1306.

[32] 陈雏,张浩,顾恒,等.中国沙棘果实中的黄酮苷类成分[J].华西药学杂志,2007,22(4):367-370.

[33] 陈存仁.中国药物标本图影[M].上海:世界书局,1935.

[34] 陈存仁.中国药学大辞典[M].北京:人民卫生出版社.1956.

[35] 陈迪,章漳,蒋耀权,等.冰川水和五脉绿绒蒿提取物的美容功效研究[J].日用化学工业,2017,47(4):207-211.

[36] 陈丁滕,白玛央宗,王鸿伟,等.藏药材雪莲化学成分及药理作用研究进展[J].西藏科技,2022,350(5):11-14,21.

[37] 陈定巧.羌活与宽叶羌活茎叶研究[D].成都:西南民族大学,2019.

[38] 陈昊然,王琴.蕨麻多糖的提取及其清除自由基的作用[J].中国兽医科技,2004(4):59-62.

[39] 陈贵林,波多野力.锁阳多酚类化合物的化学结构研究[C]//中国植物学会药用植物及植物药专业委员会,新疆植物学会.第七届全国药用植物和植物药学术研讨会暨新疆第二届药用植物学国际学术研讨会论文集.乌鲁木齐:新疆大学学报编辑部,2007.

[40] 陈贵林,岳鑫,刘广达.锁阳愈伤组织体系的建立及遗传多样性研究[C]//中国植物学会药用植物及植物药专业委员会,

中国科学院昆明植物研究所.第十届全国药用植物及植物药学术研讨会论文摘要集.[出版者不详],2011.

[41] 陈海娟,柯君,曾阳.青海红景天资源的研究利用现状及问题[J].亚太传统医药,2012,8(7):3-4.

[42] 陈海娟.青海红景天属药用植物资源研究[D].沈阳:沈阳药科大学,2009.

[43] 陈红,刘杭,印晓青,等.甘草酸的化学及生物活性[J].浙江中西医结合杂志,2007(2):130-131.

[44] 陈红刚,杜弢,马小娇,等.铁棒锤种子品质的初步研究[J].作物杂志,2013,152(1):155-156.

[45] 陈红军,马玲,孔星云.黑果枸杞中十三种元素含量的测定[J].中国野生植物资源,2002(4):59-60.

[46] 陈虹宇.羌活质量特征及商品规格等级研究[D].成都:成都中医药大学,2016.

[47] 陈惠清,张瑞贤,黄璐琦,等.藏药蕨麻的文献考察[J].中国中药杂志,2000(5):55-56.

[48] 陈佳,张权,赵莎,等.基于HPLC特征图谱、多成分定量结合化学计量学方法评价不同采收期甘草药材的质量[J].中国药学杂志,2020,55(18):1540-1547.

[49] 陈嘉谟.本草蒙筌[M].北京:中医古籍出版社,2009.

[50] 陈嘉谟.本草蒙筌[M].陆拯,赵法新,校点.北京:中国中医药出版社,2013.

[51] 陈镜合.现代中医急诊内科学[M].广州:广东科技出版社,1996.

[52] 陈娟娟.矽肺发生的蛋白质组学研究及手掌参醇提取物对其表达的影响[D].重庆:重庆医科大学,2009.

[53] 陈俊荣,陈俊红,王国明.大黄抗动脉粥样硬化作用机制研究概况[J].中国药房,2008,216(18):1429-1430.

[54] 陈康,许晓峰,林文津,等.麻黄蜜炙前后挥发性化学成分的气相-质谱联用分析[J].时珍国医国药,2005(6):465-466.

[55] 陈雷,王海波,孙晓丽,等.龙胆苦苷镇痛抗炎药理作用研究[J].天然产物研究与开发,2008(5):903-906.

[56] 陈蕾.染矽尘大鼠早期肺组织差异基因表达谱及手掌参醇提取物对其影响的研究[D].重庆:重庆医科大学,2008.

[57] 陈丽,蔡琪.福橘果皮挥发油化学成分的分析[J].福建中医学院学报,1998(1):30-31.

[58] 陈亮桦.秦艽根部之成分研究[D].台北:台湾成功大学,2003.

[59] 陈民琦,李传芳,郭力华.青海省养鹿业存在的问题及对策[J].青海师范大学学报(自然科学版),1989(1):52-58.

[60] 陈彭月,张国瑗,陈莎,等.经典名方麻黄汤物质基准质量评价方法研究[J].中国中药杂志,2020,45(23):5589-5598.

[61] 陈仁山.药物出产辨[M].广州:广东中医药专门学校,1930.

[62] 陈仁寿."枸杞"考释[J].江苏中医,1993(3):38.

[63] 陈仁寿.浅议《本草汇言》的学术成就与不足[J].南京中医药大学学报(社会科学版),2003(3):169-171.

[64] 陈汝贤,刘叶民,王海燕,等.当归多糖X-C-3-Ⅱ的分离纯化与组成研究[J].中国新药杂志,2001(6):431-432.

[65] 陈生.虫草清肺胶囊与利肺片治疗有害物质吸入性支气管炎的疗效比较研究[J].实用心脑肺血管病杂志,2019,27(S1):225-226.

[66] 陈士铎.本草新编[M].北京:中国医药科技出版社,2011.

[67] 陈士林.中国药材产地生态适宜性区划[M].北京:科学出版社,2011.

[68] 陈仕江,丁伟,杨帮,等.10种中药植物对4种植物病原真菌的生物活性研究[J].西南农业学报,2005(3):311-314.

[69] 陈书明,聂向庭.鹿茸醇提物对用环磷酰胺处理的小白鼠红细胞免疫功能的影响[J].经济动物学报,2000(1):23-25.

[70] 陈书明,聂向庭.鹿茸醇提物抗氧化作用的实验研究[J].实验动物科学与管理,2000(1):24-26.

[71] 陈薇薇.西南地区当归属(Angelica L.)的系统分类研究[D].成都:四川大学,2007.

[72] 陈卫国.青海省中藏药材种植技术手册[M].西宁:青海民族出版社,2016.

[73] 陈伟,马磊,杨立山.甘草次酸对哮喘大鼠气道重塑及肺组织Casepase-3、Bax、Bcl-2表达的影响[J].中药药理与临床,2016,32(4):16-19.

[74] 陈伟,马磊,杨立山.甘草次酸对支气管哮喘大鼠IgE、IL-4及TNF-α的影响[J].中药药理与临床,2015,31(3):52-55.

[75] 陈霞,李计萍.苦杏仁及其制剂的质量控制体系探讨[J].中国实验方剂学杂志,2021,27(19):200-205.

[76] 陈晓光,贾越光,王本祥.鹿茸提取物对老年小鼠单胺氧化酶抑制作用的研究[J].中国中药杂志,1992(2):107-110,128.

[77] 陈晓光,王本祥,吴延东.鹿茸总脂对单胺氧化酶的抑制作用[J].中草药,1990,21(11):21-24,47.

[78] 陈孝雨,蒋桂华,王亚云,等.17种红景天的品质研究与开发现状[J].华西药学杂志,2010,25(2):224-228.

[79] 陈新晶.黑果枸杞的质量标准研究[D].北京:北京中医药大学,2018.

[80] 陈修园.神农本草经读[M].北京:人民卫生出版社,1959.

[81] 陈衍.宝庆本草折衷[M].北京:人民卫生出版社,2007.

[82] 陈阳.川贝母非生物碱类成分的研究[D].成都:四川大学,2004.

[83] 陈应鹏,王忠平,郑红红,等.甘松中一个新的咖啡酸酯类化合物[J].药学学报,2016,51(1):100-104.

[84] 陈铺.樗散轩丛谈[M].同治三年刊本.[出版者不详],1864.

[85] 陈永平,方伟.英夫利西单抗联合甲氨蝶呤治疗早期严重类风湿性关节炎[J].重庆医学,2011,40(11):1093-1094,1097.

[86] 陈永强,李积军.青海互助县沙棘苗木繁育与种植技术[J].农业工程技术,2020,40(26):48-49.

[87] 陈友地,姜紫荣,秦文龙,等.沙棘果及其油脂的化学组成和性质研究[J].林产化学与工业,1990(3):163-175.

[88] 陈宇,狄旭东,高蓉,等.三种鬼臼毒素类似物对甜菜夜蛾生物活性研究[J].江苏农业科学,2005(1):55-57.

[89] 陈玉星.大青盐热敷巧治慢性盆腔炎[J].浙江中医杂志,2011,46(1):11.

[90] 陈垣,邱黛玉,郭凤霞,等.麻花秦艽开发利用探讨[J].中药材,2007,284(10):1214-1216.

[91] 陈振元.对青海省发展沙棘产业的几点思考[J].防护林科技,2009,91(4):82-83.

[92] 陈子萱,刘新星,李忠旺,等.一种独一味无菌苗的获得及快速增殖的方法:CN110432150A[P].2019-11-12.

[93] 陈自明.《妇人良方》校注补遗[M].熊宗立,补遗;薛己,校注;余瀛鳌,等,点校.上海:上海科学技术出版社,1991.

[94] 成都中医学院.中药学[M].上海:上海科学技术出版社,1978.

[95] 程丹,郑俊超,马素亚,等.锁阳化学成分及其药理毒理作用研究进展[J].中医药导报,2018,24(5):108-110,113.

[96] 程会云,冯伟力,孟宪纪,等.不同产地抱茎獐牙菜中齐墩果酸的含量比较[J].中药材,2007,279(5):521-523.

[97] 程念,刘俊昌.国内对麝类资源利用的研究概述[J].北京林业管理干部学院学报,2006(1):52-55.

[98] 程庭峰,王环,周党卫,等.秦艽的遗传多样性研究进展[J].

中草药,2019,50(15):3720-3728.

[99] 储鸿,付立,王利平,等.功能性香料甘松浸膏的提取与成分分析[J].香料香精化妆品,2008,110(5):17-19.

[100] 崔国盈,张革祥,赵桂林,等.乌鲁木齐地区麻黄草资源分布及其利用[J].草食家畜,2000(1):39-41.

[101] 崔秀婷,刘俊,耿雅萍,等.基于 ITS2 和 psbA-trnH 序列的药用甘草分子鉴定[J].山西农业科学,2021,49(2):115-120,203.

[102] 崔逸,蒋彩云,张翔,等.黑枸杞中抗氧化物质的提取及花青素含量分析[J].食品研究与开发,2017,38(16):28-32.

[103] 崔永红.青海通史[M].西宁:青海人民出版社.2017.

[104] 崔治家,马艳珠,张小荣,等.川贝母化学成分和药理作用研究进展及质量标志物的预测分析[J].中草药,2021,52(9):2768-2784.

[105] 达摩曼仁巴洛桑却札.藏药性能明释[M].兰州:甘肃民族出版社,1997.

[106] 达娃卓玛.西藏产雪莲花的化学和药理研究进展[J].中国民族民间医药,2015,24(12):25-31.

[107] 大丹增.中国藏药材大全[M].北京:中国藏学出版社,2016,

[108] 戴伦凯.中国药用植物志:第12卷[M].北京:北京大学医学出版社,2013

[109] 戴胜军,陈若芸,于德泉.烈香杜鹃中的黄酮类成分研究[J].中国中药杂志,2004(1):48-51.

[110] 戴胜军,于德泉.烈香杜鹃中的黄酮类化合物Ⅱ[J].中国中药杂志,2005(23):1830-1833.

[111] 戴胜军,于德泉.烈香杜鹃中的三萜类化合物[J].中国天然药物,2005(6):33-35.

[112] 戴维,陈杰,叶坤浩,等.川西高原唐古特大黄规范化种植技术简介[J].南方农业,2021,15(34):57-60.

[113] 戴兴德,王芳.不同产地当归中氨基酸含量的测定[J].卫生职业教育,2012,30(7):118-119.

[114] 丹增顿珠.藏医常用验方集萃(藏文)[M].成都:四川民族出版社,2007.

[115] 单锋,袁媛,郝近大,等.独活、羌活的本草源流考[J].中国中药杂志,2014,39(17):3399-3403.

[116] 党权.沙棘(Hippophae rhamnoides L.)果实的化学成分研究[D].沈阳:沈阳药科大学,2008.

[117] 邓宏伟,陈青山,刘春民,等.口服递法明片对控制儿童高度近视回顾性研究[J].中国实用眼科杂志,2013,31(8):1006-1008.

[118] 邓家刚,侯小涛.中药非传统药用部位的研究概况[J].广西中医药大学学报,2012,15(3):68-72.

[119] 邓桃妹,彭灿,彭代银,等.甘草化学成分和药理作用研究进展及质量标志物的探讨[J].中国中药杂志,2021,46(11):2660-2676.

[120] 邓维先,杨再波,康文艺.超临界 CO_2 萃取甘松挥发油化学成分的研究[J].河南大学学报(医学版),2007,92(2):27-29.

[121] 帝玛尔·丹增彭措.晶珠本草[M].上海:上海科学技术出版社,2012.

[122] 帝玛尔·丹增彭措.晶珠本草[M].王继祖,罗达尚,王振华,等译.上海:上海科学技术出版社,1986.

[123] 第司·桑杰嘉措.蓝琉璃[M].毛继祖,等译.上海:上海科学技术出版社,2012.

[124] 丁莉,李锦萍.藏药五脉绿绒蒿对小白鼠实验性肝损伤保护作用的研究[J].青海畜牧兽医杂志,2007,190(4):7-8.

[125] 丁丽丽,施松善,崔健,等.麻黄化学成分与药理作用研究进展[J].中国中药杂志,2006(20):1661-1664.

[126] 丁怡.英夫利西治疗类风湿性关节炎的临床应用[J].中外医疗,2011,30(4):18-19.

[127] 丁原全,李瑞海.甘草、生姜和大枣配伍前后18种氨基酸含量变化及其机制初探[J].中国药师,2020,23(2):370-372.

[128] 丁镇.大黄的化学成分及有效成分大黄酸的半合成研究[D].广州:广东药学院,2007.

[129] 董琳,权洪峰,高晓娟,等.回药铁棒锤的研究进展[J].黑龙江医药,2014,27(6):1288-1291.

[130] 董万超,刘春华,赵立波,等.马鹿茸、梅花鹿茸不同部位无机元素含量测定分析[J].特产研究,2004(3):32-36.

[131] 董万超,赵景辉,潘久如,等.梅花鹿七种产物中生物胺的分析测定[J].特产研究,1998(1):22-24,55.

[132] 董万超,赵伟刚,刘春华.麝香研究进展[J].特产研究,2001(2):48-58.

[133] 董钰明,唐兴文,张树江,等.烈香杜鹃叶挥发油化学成分的GC/MS研究[J].兰州医学院学报,2003(3):15-16,32.

[134] 董志强,杜少波,陈晓文,等.典型藏茵陈原植物(川西獐芽菜、椭圆叶花锚、湿生扁蕾)分子水平的研究进展[J].安徽农学通报,2022,28(11):13-15,28.

[135] 都宏霞,邱萍萍,解昱林.鹿茸多糖提取工艺的优化[J].现代食品科技,2006(4):130-132.

[136] 都兰县县志编纂委员会.都兰县志[M].西安:陕西人民出版社,2001.

[137] 杜贵友,方文贤.有毒中药现代研究与合理应用[M].北京:人民卫生出版社,2003.

[138] 杜急曾,李庆芬,刘立庆,等.烈香杜鹃油对心血管系统的药理作用[J].中国药理学报,1980,1(2):105-109.

[139] 杜玫,谢家敏.云南大花红景天化学成分研究[J].化学学报,1994(9):927-931.

[140] 杜品.青藏高原甘南藏药植物志[M].兰州:甘肃科学技术出版社,2006.

[141] 杜澍金,高维娟.黄芪甲苷对急性缺血性脑卒中神经保护作用研究进展[J].中国中医基础医学杂志,2021,27(9):1532-1534.

[142] 杜斅,陈红刚,高素芳,等.铁棒锤组织培养技术研究[J].甘肃农业大学学报,2011,46(2):83-86.

[143] 杜文燮著,药鉴[M].陈仁寿,校注,北京:中国中医药出版社,2016.

[144] 杜晓芬,谢笔钧.原花青素防癌抗癌作用研究进展[J].天然产物研究与开发,2005(6):822-825.

[145] 杜怡雯,冯江毅,胡黎文,等.大黄的药理活性研究与临床应用[J].中医临床研究,2018,10(25):24-27.

[146] 段文娟,姜艳,靳鑫,等.赤芍的化学成分研究[J].中国药物化学杂志,2009,19(1):55-58.

[147] 段晓明.西宁地区野生川赤芍资源调查及人工抚育关键技术研究.青海省.青海景丽园林绿化有限公司,2019-11-28.

[148] 段元文,张挺峰,刘建全.山莨菪(茄科)的传粉生物学[J].生物多样性,2007(6):584-591.

[149] 多杰措,李彩霞,许显莉,等.伏毛铁棒锤资源可持续利用、化学成分及药理作用研究进展与展望[J].中国野生植物资源,2022,41(9):67-74.

[150] 俄见,太巴.藏药九味牛黄丸对乙型病毒性肝炎的临床观察[J].中国民族医药杂志,2014,20(7):46.

[151] 樊冬梅,刘越,唐丽.天然酮类化合物生物活性的研究进展[J].天然产物研究与开发,2017,29(3):503-510.

[152] 樊建,沈莹,邓代千,等.3种基原甘草主要化学成分的差异

及应用探讨[J].中华中医药学刊,2022,40(5):113-118.

[153] 樊菊芬,孙思亭,秦舜华.羌活化学成分的研究(Ⅲ)——糖、氨基酸和有机酸的分析[J].中药通报,1986(9):44-46.

[154] 范民霞,赵建强,苑祥,等.烈香杜鹃化学成分研究[J].中草药,2016,47(21):3769-3772.

[155] 范玉琳,邢增涛,卫功庆,等.鹿茸蛋白的提取分离及其抗肿瘤活性[J].经济动物学报,1998(1):30-34.

[156] 方清茂,李江陵,肖小河.四川省獐牙菜属药用植物资源[J].中国中药杂志,1997(3):7-9.

[157] 方勇.不同产地红景天中红景天多糖含量的测定和对比分析[J].现代中西医结合杂志,2011,20(31):3988-3989.

[158] 冯国宣.抗癌植物资源与天然产物研究[J].湖北民族学院学报(自然科学版),2001(3):26-32.

[159] 冯慧敏,李玥,罗旭东,等.当归化学成分和药理作用研究进展及质量标志物的预测分析[J].中华中医药学刊,2022,40(4):159-166.

[160] 冯雷,李雪,徐万里,等.不同盐渍化土壤栽培的黑果枸杞品质评价[J].中国农业科技导报,2020,22(10):167-174.

[161] 冯品业,黄英华.参松养心胶囊与稳心颗粒治疗室性早搏的长程疗效对比评价[J].疑难病杂志,2010,9(2):112-113.

[162] 冯巧巧,刘军田.麝香酮药理作用研究进展[J].食品与药品,2015,17(3):212-214.

[163] 冯瑞芝,陈碧珠,连文瑛,等.不同种沙棘油的生理活性成分比较[J].沙棘,2008,81(1):11-13.

[164] 冯晓琳,易璐,何江.针灸联合大青盐治疗腰椎间盘突出患者的临床效果[J].中国当代医药,2021,28(16):163-165.

[165] 冯雄,马秀清,杨璐坤,等.非靶标代谢组学揭示了生长在冠下的唐古特大黄植株与开放生长环境下唐古特大黄差异[J].英国医学委员会植物生物学,2021(21):119.

[166] 冯毓秀,林寿全.甘草的本草考证及研究概况[J].时珍国药研究,1993(2):43-46.

[167] 冯媛媛,陈存.红景天酮类化合物及药理活性研究进展[J].中药材,2014,37(4):700-705.

[168] 符波,乔晶,堵年生.中药锁阳的微量元素与氨基酸分析[J].新疆医学院学报,1997(2):60-61.

[169] 符江.药用大黄地上部位化学成分研究[D].南昌:江西中医药大学,2015.

[170] 付桂香,冯瑞芝,肖培根.不同种及不同采收时间沙棘叶中总黄酮的含量测定与比较[J].中国中药杂志,1997(3):19-20.

[171] 付雪艳,康小兰,张百通,等.伏毛铁棒锤活性部位化学成分及抗炎镇痛作用研究[J].中药材,2013,36(5):747-751.

[172] 傅丰永,孙南君.秦艽化学成分的研究[J].药学学报,1958,6(4):198.

[173] 傅仁宇.审视瑶函[M].郭君双,赵艳,整理.北京:人民卫生出版社,2006.

[174] 傅兴圣,陈菲,刘训红,等.大黄化学成分与药理作用研究新进展[J].中国新药杂志,2011,20(16):1534-1538,1568.

[175] 嘎玛群培.甘露本草明镜[M].拉萨:西藏人民出版社.2014.

[176] 嘎务.晶镜本草[M].北京:民族出版社,1995.

[177] 噶玛群培.甘露本草明镜(藏文)[M].拉萨:西藏人民出版社.2012.

[178] 噶玛·让穹多吉.药名之海[M].毛继祖,译.西宁:青海人民出版社,2016.

[179] 甘德县志编著委员会.甘德县志[M].西安:三秦出版社,2003.

[180] 甘青梅.浅谈藏药的研究[J].中草药.2001,32(4):85-87,

[181] 甘肃省兰州市药检所.鸡素苔药化、药理实验研究[J].中草药通讯,1976,34(1):5-9,51.

[182] 甘小娜,王辉俊,李廷钊,等.黑果枸杞化学成分的UPLC-Triple TOF/MS分析及其总花色苷类含量测定[J].食品科学,2021,42(18):185-190.

[183] 刚健,郭鹏举.青海黄芪属药用资源及其商品药材[J].中药材,1993(1):15-19.

[184] 刚健,郭鹏举.青海黄芪属药用资源及其商品药材[J].中药材,1993,16(1):15-19.

[185] 高畅,张传奇,郑毅男,等.鹿产品护肤作用的研究[J].人参研究,2014,26(2):26-30.

[186] 高畅.鹿产品抗肥胖及鹿茸抗糖尿病活性研究[D].吉林:吉林农业大学,2014.

[187] 高成勇.当归规范化种植及主要病虫害防治技术分析[J].花卉,2020,373(10):261-262.

[188] 高黎明,毛学峰,魏小梅,等.二萜类生物碱的药理作用及构效关系研究概况[J].西北师范大学学报(自然科学版),1999(1):102-107.

[189] 高亮亮.唐古特大黄、药用大黄和掌叶大黄的化学成分和生物活性研究[D].北京:北京协和医学院,2012.

[190] 高蓉,狄旭东,杨振德,等.4种鬼臼毒素类似物对分月扇舟蛾的生物活性研究[J].农药,2004(9):424-426.

[191] 高田洋.中乌头碱对角菜胶浮肿抑制作用的机理[J].国外医学:中医中药分册,1981,3(2):50.

[192] 高阳,杨献玲,徐多多,等.大株红景天中多糖成分的研究[J].天然产物研究与开发,2009,21(10):376-378.

[193] 高越,黄正德,刘施,等.含麻黄中成药用药规律分析[J].中国医药导报,2019,16(22):126-130.

[194] 高允生,陈伟,陈美华,等.盐酸甜菜碱对缺氧小鼠的保护作用[J].中国药理学通报,2005(12):1525-1527.

[195] 葛孝炎,史国富,马翠英.沙棘化学成分的研究概况[J].中草药,1986,17(8):42-44.

[196] 耿晓萍,石晋丽,刘勇,等.甘松地上和地下部位挥发油化学成分比较研究[J].北京中医药大学学报,2011,34(1):56-59.

[197] 耿晓萍.甘松化学成分及质量标准研究[D].北京:北京中医药大学,2010.

[198] 公伟,刘丹,岳会敏,等.冬虫夏草菌丝体提取物抑制顺铂诱导的肾小管上皮细胞损伤[J].中国免疫学杂志,2016,32(5):669-672.

[199] 宫文霞,周玉枝,李肖,等.当归抗抑郁化学成分及药理作用研究进展[J].中草药,2016,47(21):3905-3911.

[200] 龚伯奇.青海省四个地区暗紫贝母遗传多样性RAPD分析[D].西宁:青海师范大学,2010.

[201] 龚范,彭源贵.联用色谱用于冬虫夏草的化学成分测定[J].药学学报,1999,34(3):55-58.

[202] 龚廷贤.寿世保元[M].上海:上海科学技术出版社,1959.

[203] 龚伟,郑洪新,李峰,等.鹿茸不同组分对去卵巢骨质疏松症大鼠的影响[J].时珍国医国药,2019,30(8):1819-1821.

[204] 龚信.古今医鉴[M].达美君,等校注.北京:中国中医药出版社,1997.

[205] 巩红冬,李彪.青藏高原东缘唐松草属藏药植物资源的调查研究[J].黑龙江畜牧兽医,2015,489(21):198-199.

[206] 苟连平,刘世平,方志远.心脑欣丸对肺心病合并冠心病患者CAT评分及心肺功能、血液流变学的影响[J].中国药房,2016,27(20):2810-2813.

[207] 苟新京.青海种子植物名录[M].西宁:青海省新闻出版

局,1990.

[208] 古锐.藏药蒂达品种整理和椭圆叶花锚品质研究[D].成都:成都中医药大学,2010.

[209] 古赛,姜蓉.枸杞多糖防治大鼠酒精性脂肪肝的作用及机制研究[J].中国药房,2007,18(21):1606-1610.

[210] 古赛.枸杞多糖防治大鼠酒精性脂肪肝的实验研究[D].重庆:重庆医科大学,2007.

[211] 谷燕莉.红景天的品种整理和质量研究[D].北京:北京中医药大学,2003.

[212] 顾健.中国藏药[M].北京:民族出版社,2016.

[213] 顾静,郭超,车敏,等.黄芪对高血压大鼠血管重构中内质网应激反应的影响[J].中国实验动物学报,2019,27(1):65-71.

[214] 顾刘宝,卞茸文,涂玥,等.虫草素调控 eIF2α/TGF-β/Smad 信号通路改善肾间质纤维化的机制[J].中国中药杂志,2014,39(21):4096-4101.

[215] 顾刘宝,万毅刚,万铭.大黄治疗糖尿病肾病的分子细胞机制研究进展[J].中国中药杂志,2003(8):14-16.

[216] 顾元交.本草汇笺[M].刘更生,郭栋,张蕾,等校注.北京:中国中医药出版社,2015.

[217] 顾志荣,葛斌,许爱霞,等.基于本草考证的黄芪功效主治及用药禁忌挖掘[J].中成药,2018,40(11):2524-2530.

[218] 关晓燕,马世震,邢晓方,等.青海濒危中藏药材资源持续利用研究[J].青海科技,2017,24(1):45-47.

[219] 管彩虹,刘进,楼雅芳.冬虫夏草对 COPD 大鼠肺功能及肺泡灌洗液基质金属蛋白酶-9 的影响[J].现代实用医学,2013,25(7):775-777,842.

[220] 管西芹,毛近隆,闫滨,等.当归不同提取液中阿魏酸、咖啡酸含量及抗氧化作用的比较研究[J].天然产物研究与开发,2018,30(12):2033-2038.

[221] 桂兰,江磊,吴楠,等.不同产地烈香杜鹃的红外指纹图谱比较研究[J].光谱学与光谱分析,2019,39(10):3193-3198.

[222] 郭本兆.青海经济植物志[M].西宁:青海人民出版社,1987.

[223] 郭春燕.几种中药活性成分对 H_2O_2 诱导 SH-SY5Y 细胞氧化损伤的影响及其机制研究[D].石家庄:河北医科大学,2013.

[224] 郭栋,乔明琦.药性赋白话解[M].北京:中国医药科技出版社,2020.

[225] 郭海,赵明,郭敏.三种沙棘浆果成熟过程中的糖、有机酸、黄酮醇和类胡萝卜素组分的变化[J].国际沙棘研究与开发,2009,7(3):36-44,47.

[226] 郭浩杰,杨严格,安乐,等.中药多糖的分子修饰及其药理活性研究进展[J].中草药,2015,46(7):1074-1080.

[227] 郭建丽.针刺盐包热敷法加主动功能锻炼等综合中医方案治疗肩周炎的临床观察[J].四川中医,2016,34(3):168-170.

[228] 郭玫,赵建刚,王志旺,等.藏药五脉绿绒蒿不同溶剂提取物镇痛作用的实验研究[J].甘肃中医学院学报,2008(5):8-10.

[229] 郭培,郎拥军,张国桃.羌活化学成分及药理活性研究进展[J].中成药,2019,41(10):2445-2459.

[230] 郭鹏举.青海地道地产药材[M].西安:陕西科学技术出版社,1996.

[231] 郭璞.尔雅[M].上海:上海古籍出版社,2015.

[232] 郭生虎,王敬东,马洪勤.伏毛铁棒锤生物总碱的杀虫活性研究[J].中国农学通报,2013,29(36):382-385.

[233] 郭婷.近代甘宁青地区盐业研究[D].西宁:青海民族大学,2012.

[234] 郭晏华.中药羌活抗病毒有效部位新药的开发研究[D].沈阳:辽宁中医学院,2002.

[235] 郭怡祯,庞文静,孙素琴,等.黄芪及其提取物的红外光谱鉴别[J].国际中医中药杂志,2015,37(5):431-434.

[236] 郭增军,谭林,徐颖,等.小丛红景天总黄酮抗氧化活性研究[J].中药材,2011,34(1):104-107.

[237] 郭震.沙棘果实化学成分的分离与鉴定[J].转化医学电子杂志,2015,2(4):123-124.

[238] 国家林业和草原局.国家重点保护野生药材物种名录[EB/OL].(2015-09-22)[2020-09-01].http//www.forestry.gov.cn/portal/ynb/s/4769/content-802380.html.

[239] 国家药典委员会.国家药品标准.新药转正标准:第79册[M].北京:中国医药科技出版社,2011.

[240] 国家药典委员会.中华人民共和国药典:一部[M].北京:中国医药科技出版社,2015.

[241] 国家药典委员会.中华人民共和国药典:一部[M].北京:商务印书馆,1953.

[242] 国家药典委员会.中华人民共和国药典:一部[M].北京:人民卫生出版社,1963.

[243] 国家药典委员会.中华人民共和国药典:一部[M].北京:人民卫生出版社,1977.

[244] 国家药典委员会.中华人民共和国药典:一部[M].北京:化学工业出版社,1985.

[245] 国家药典委员会.中华人民共和国药典:一部[M].北京:中国医药科技出版社,2020.

[246] 国家药典委员会.中华人民共和国药典:一部[M].北京:化学工业出版社,2005.

[247] 国家中医药管理局《中华本草》编委会.中华本草:1～28卷[M].上海:上海科学技术出版社1999.

[248] 国家中医药管理局《中华本草》编委会.中华本草:藏药卷[M].上海:上海科学技术出版社,2002.

[249] 果洛藏族自治州概况编写组.果洛藏族自治州概况[M].西宁:青海人民出版社,1985.

[250] 海南藏族自治州概况编著组.海南藏族自治州概况[M].西宁:青海人民出版社,1984.

[251] 海平,王水潮.柴达木枸杞[M].上海:上海科学技术出版社,2020.

[252] 韩保昇.蜀本草(辑复本)[M].尚志钧,校.合肥:安徽科学技术出版社,2004.

[253] 韩东铁.雪上一枝蒿的化学成分与药理作用研究概况[J].延边大学医学学报,2007,114(3):223-224.

[254] 韩福忠.青海省沙棘的开发利用及发展前景[J].现代农业科技,2010,536(18):193-194.

[255] 韩健,杨克艳.中药红景天临床应用研究新进展[J].中国药科大学学报,2002,33(增刊 Suppl):325-327.

[256] 韩四九.中药当归的炮制及应用药理[J].北方药学,2019,16(11):194-195.

[257] 韩维维,方东军,李陆军,等.甘草化学成分及生物活性研究进展[J].化学工程师,2022,36(2):56-58,67.

[258] 韩泳平,肖丹,向永臣,等.甘松挥发油成分分析[J].中药材,2000,23(1):34-35.

[259] 郝延军,李琳,陈沉,等.独一味化学成分及其活性的研究[J].中国中药杂志,2011,36(4):465-467.

[260] 郝圆园.沙棘总黄酮靶向肿瘤微环境的免疫调节机制研究[D].西安:西北大学,2020.

[261] 郝媛媛,颉耀文,张文培,等.荒漠黑果枸杞研究进展[J].草业科学,2016,33(9):1835-1845.

[262] 何春慧.《中国药典》2015 年版一部收载含当归及其炮制品成方制剂的归类分析[J]. 中南药学,2019,17(12):2200 - 2204.

[263] 何侃亮,李博,纪明春. 手掌参醇提物的药效学研究[J]. 陕西中医,2017,38(9):1308 - 1310.

[264] 何侃亮. 不同炮制方法对手掌参抗疲劳和抗氧化活性的影响[J]. 陕西中医,2016,37(6):754 - 755.

[265] 何玲玲. 人工合成与天然麝香对中枢神经的影响研究[J]. 中国医药导报,2010,7(29):22 - 23.

[266] 何廷农,薛春迎,王伟. 獐牙菜属植物的起源、散布和分布区形成[J]. 植物分类学报,1994(6):525 - 537.

[267] 何文佳. 基于分子标记与代谢组学方法对麻黄属(Ephedra)4 种植物的鉴定与药效相关活性评价[D]. 拉萨:西藏大学,2020.

[268] 何希瑞. 独一味环烯醚萜苷单体化合物制备、止血活性筛选及其机制研究[D]. 兰州:兰州大学,2011.

[269] 何业恒. 湖南珍稀动物的历史变迁[M]. 长沙:湖南教育出版社,1990.

[270] 何跃,杨松涛,胡晓梅,等. 甘松不同提取成分组合给药预防大鼠急性胃炎的实验研究[J]. 实用医院临床杂志,2011,8(1):3.

[271] 何泽超,尹淑媛. 诱导麝香中胆固醇的分析研究[J]. 成都科技大学学报,1996(1):82 - 85.

[272] 河南蒙古族自治县方志编著委员会. 河南县志[M]. 兰州:甘肃人民出版社,1996.

[273] 贺玉琢. 市售麻黄各种成分的比较研究:关于麻黄碱类生物碱[J]. 国外医学:中医中药分册,1996(5):56.

[274] 洪道鑫. 藏药狭叶红景天资源及质量分析研究[D]. 成都:成都中医药大学,2018.

[275] 侯洁文,姚烁,黄黎明,等. 秦艽地上部分中龙胆总苷对大鼠胃肠活动的影响[J]. 中药药理与临床,2007,131(5):105 - 107.

[276] 侯宽昭. 中国种子植物科属词典[M]. 北京:科学出版社,1982:415.

[277] 侯茜,雷英,刘丽莎,等. 西部地区濒危药用植物秦艽遗传多样性的 RAPD 分析[J]. 中华中医药杂志,2013,28(1):214 - 216.

[278] 侯学谦,祝婉芳,曲玮,等. 枸杞化学成分及药理活性研究进展[J]. 海峡药学,2016,28(8):1 - 7.

[279] 忽思慧. 饮膳正要[M]. 杭州:浙江人民美术出版社,2015.

[280] 胡高爽,高山,王若桦,等. 沙棘活性物质研究及开发利用现状[J]. 食品研究与开发,2021,42(3):218 - 224.

[281] 胡冠芳,刘敏艳,余海涛,等. 甘青赛莨菪粗提物的杀虫活性研究[J]. 草原与草坪,2013,33(1):11 - 15.

[282] 胡浩斌,郑尚珍,黄彬弟. 烈香杜鹃挥发油的化学成分[J]. 兰州医学院学报,2004,30(3):31 - 33.

[283] 胡瑾,杨静,张开云,等. 枸杞多糖对大鼠视神经损伤的保护作用[J]. 宁夏医科大学学报,2017,39(1):30 - 33,117.

[284] 胡君茹,姜华. 藏药铁棒锤的化学成分及药理作用研究进展[J]. 甘肃中医,2006,19(11):18 - 19.

[285] 胡兰,热娜·卡斯木. 两产地沙棘挥发油中化学成分的比较[J]. 华西药学杂志,2009,24(2):152 - 154.

[286] 胡兰,热娜·卡斯木. 新疆产中国沙棘挥发油成分的 GC - MS 分析[J]. 新疆医科大学学报,2008,150(6):654 - 655.

[287] 胡敏,皮惠敏,郑元梅. 冬虫夏草的化学成分及药理作用[J]. 时珍国医国药,2008,159(11):2804 - 2806.

[288] 胡妮娜,张晓娟. 黄芪的化学成分及药理作用研究进展[J]. 中医药信息,2021,38(1):76 - 82.

[289] 胡世林. 中国道地药材[M]. 哈尔滨:黑龙江科学技术出版社,1989.

[290] 胡世林. 中国道地药材论丛[M]. 北京:中医古籍出版社,1997.

[291] 胡太超,刘玉敏,陶荣珊,等. 鹿茸的化学成分及药理作用研究概述[J]. 经济动物学报,2015,19(3):156 - 162.

[292] 胡艳红,颜鑫,雷燕,等. 鹿茸的化学成分、药理作用与临床应用研究进展[J]. 辽宁中医药大学学报,2021,23(9):47 - 52.

[293] 胡艳丽,王志祥,肖文礼. 锁阳的抗缺氧效应及抗实验性癫痫的研究[J]. 石河子大学学报(自然科学版),2005(3):302 - 303.

[294] 胡樱,甘禹鑫,贾慧萍,等. 北山国家森林公园野生木本植物中药学研究[J]. 中国野生植物资源,2021,40(3):70 - 74.

[295] 化隆回族自治县地方志编著委员会. 化隆县志[M]. 西安:陕西人民出版社,1987.

[296] 黄福忠,黄俊,黄毅,等. 中医方药集[M]. 成都:四川科学技术出版社,2021.

[297] 黄宫绣. 本草求真[M]. 上海:上海科学技术出版社,1959.

[298] 黄红泓,覃日宏,柳贤福. 中药当归的化学成分分析与药理作用探究[J]. 世界最新医学信息文摘,2019,19(58):127,153.

[299] 黄坤,蒋伟,赵纪峰,等. 桃儿七中木脂素类化学成分及其活性研究进展[J]. 中药新药与临床药理,2012,23(2):232 - 238.

[300] 黄坤. 濒危药用植物桃儿七的资源调查和质量评价研究[D]. 北京:北京中医药大学,2012.

[301] 黄兰芳,贺云彪,王玉林,等. GC - MS 分析川赤芍挥发油成分[J]. 光谱实验室,2013,30(6):2912 - 2914.

[302] 黄林芳,段宝忠,丁平等. 藏茵陈生态适宜性分析与区划[J]. 安徽农业科学,2010,38(11):5614 - 5618.

[303] 黄林芳,索风梅,宋经元,等. 中国产西洋参品质变异及生态型划分[J]. 药学学报,2013,48(4):580 - 589.

[304] 黄玲,王艳宁,吴曙粤. 中药麻黄药理作用研究进展[J]. 中外医疗,2018,37(7):195 - 198.

[305] 黄璐琳,杨晓,丰先红,等. 秦艽的研究进展[J]. 中国现代中药,2011,13(5):40 - 43.

[306] 黄璐琦,晋玲. 当归生产加工适宜技术[M]. 北京:中国医药科技出版社,2018.

[307] 黄璐琦,姚霞. 新编中国药材学[M]. 北京:中国医药科技出版社,2020.

[308] 黄璐琦,詹志来,郭兰萍. 中药材商品规格等级标准汇编[M]. 北京:中国中医药出版社,2017.

[309] 黄璐琦,张小波. 全国中药材生产统计报告(2020)[M]. 上海:上海科学技术出版社. 2021.

[310] 黄璐琦. 甘草生产加工适宜技术[M]. 北京:中国医药科技出版社,2017.

[311] 黄南藏族自治州概况编写组. 黄南藏族自治州概况[M]. 西宁:青海人民出版社,1985.

[312] 黄起鹏,李德河,梁吉春,等. 冬虫夏草中弱极性部分的化学成分研究[J]. 中药材,1991(11):33 - 34.

[313] 黄乔书,昌归宝,李雅臣,等. 黄芪多糖的研究[J] 药学学报,1982,17(3):200 - 206.

[314] 黄胜阳,石建功,杨永春,等. 藏药旺拉的氨基酸成分分析[J]. 时珍国医国药,2001(12):1061 - 1062.

[315] 黄胜阳,石建功,杨永春,等. 藏药旺拉化学成分的研究[J]. 中国中药杂志,2002(2):41 - 43.

[316] 黄胜阳,石建功,杨永春,等. 长苞凹舌兰化学成分研究[J].

药学学报,2002(3):199-203.

[317] 黄仕其,张烨烨,李玉泽,等. 铁牛七药材研究进展[J]. 中国野生植物资源,2020,39(9):39-46.

[318] 黄泰康. 常用中药成分与药理手册[M]. 北京:中国医药科技出版社,1994.

[319] 黄霄檬,赵保堂,王俊龙,等. 锁阳脂肪酸组成成分的 GC-MS 分析[J]. 甘肃科技,2009,25(5):38-40.

[320] 黄晓辉. 互助县黄芪优质种苗繁育及栽培技术[J]. 农家参谋,2020,664(16):81.

[321] 黄欣,赵海龙,尹红,等. 青海枸杞叶提取物对小鼠脑缺氧作用的影响[J]. 青海医学院学报,2007,93(4):262-264.

[322] 黄学文. 锁阳中鞣质的初步研究[J]. 内蒙古中医药,1997(S1):119-120.

[323] 黄雪峰,黄宝菊,郑方毅,等. 冬虫夏草成分及其药理作用研究进展[J]. 福建农业科技,2015,300(8):69-73.

[324] 黄雅彬,刘红梅,方成鑫,等. 不同品种川贝母生物碱镇咳、抗炎作用比较[J]. 中药新药与临床药理,2018,29(1):19-22.

[325] 黄亚红,罗慧英. 藏药蕨麻的药理作用研究进展[J]. 甘肃中医学院学报,2014,31(6):80-83.

[326] 黄元御. 长沙药解[M]. 北京:中国医药科技出版社,2017.

[327] 黄元御. 玉楸药解[M]. 北京:中国医药科技出版社,2016.

[328] 黄志勇,刘先义,余金甫,等. 赤芍治疗呼吸窘迫综合征的实验观察[J]. 中华麻醉学杂志,1996,16(6):276-277.

[329] 黄中红. 青海省藏区蕨麻的开发与利用[J]. 北方园艺,2011,249(18):193-195.

[330] 湟源县志编著委员会. 湟源县志[M]. 西安:陕西人民出版社,1993.

[331] 湟中县地方志编纂委员会. 湟中县志[M]. 西宁:青海人民出版社,1990.

[332] 回晶. 西藏蕨麻补血机能及有效成分的研究[D]. 大连:辽宁师范大学,2003.

[333] 姬庆红. 马可·波罗与麝香——兼论马可·波罗来华的真实性[J]. 中国藏学,2020,141(1):60-67.

[334] 吉力,徐植灵,潘炯光,等. 草麻黄中麻黄和木贼麻黄挥发油化学成分的 GC-MS 分析[J]. 中国中药杂志,1997(8):42-45,65.

[335] 吉霞,黄永,韦理萍. 外敷热盐包结合推拿治疗腰椎间盘突出症 45 例临床观察[J]. 中国民族民间医药,2015,24(20):73,75.

[336] 纪翠芳,章明敏. 克癀胶囊改用人工麝香、人工牛黄前后对肝癌细胞的影响[J]. 中国现代药物应用,2020,14(13):249-252.

[337] 纪兰菊,吉文鹤,陈桂琛,等. 藏药椭圆叶花锚中抗肝炎有效成分的含量测定[J]. 武汉植物学研究,2004,22(5):473-476.

[338] 纪莎,易骏. 冬虫夏草化学成分研究概况[J]. 福建中医药大学学报,1999,9(2):46-47.

[339] 贾磊. 大叶秦艽花的化学成分及生物活性研究[D]. 西安:西北大学,2011.

[340] 贾守宁,刘静,陈文娟. 青海省中药材地标品及习用品调查[J]. 中国现代中药,2016,18(6):737-742.

[341] 贾元印,姚乾元,赵渤年. 草麻黄和木贼麻黄中生物碱的比较分析[J]. 齐鲁药事,1992(3):41-43.

[342] 简鹏,李庆海,范立华. 甘松新酮对快速性心律失常大鼠心肌细胞抑制作用的实验研究[J]. 中国临床药理学杂志,2015,31(22):2240-2242.

[343] 江贞仪,李国锋,姜厚理,等. 沙棘种子抗胃溃疡活性成分的

分离与鉴定[J]. 第二军医大学学报,1987(5):336-337,407.

[344] 蒋光元,罗超,彭形,等. 麝香酮对大鼠创伤性脑损伤后早期 MMP9 蛋白表达的影响[J]. 中国中医急症,2018,27(1):90-93.

[345] 蒋开年,韩泳平. 藏药甘松多糖 S 的研究[J]. 中草药,2011,42(11):2248-2250.

[346] 蒋灵芝,熊平,曾文峰. 手参散剂治疗急性胃溃疡的实验研究[J]. 中药材,2009,32(7):1119-1122.

[347] 蒋且英,罗云,谭婷,等. 气质联用和化学计量学比较不同品种和产地麝香挥发性成分组成[J]. 中国实验方剂学杂志,2018,24(3):49-55.

[348] 蒋舜媛,孙辉,周毅,等. 宽叶羌活适生地分析及数值区划研究[J]. 中草药,2009,40(4):638-643.

[349] 蒋舜媛,周燕,孙辉,等. 羌活属植物在不同海拔引种的生态适宜性研究[J]. 中国中药杂志,2017,42(14):2649-2654.

[350] 蒋运斌,苟琰,袁茂华,等. 山莨菪根 HPLC 指纹图谱研究[J]. 中药材,2015,38(5):957-961.

[351] 矫晓丽,迟晓峰,董琦,等. 柴达木野生黑果枸杞营养成分分析[J]. 氨基酸和生物资源,2011,33(3):60-62.

[352] 金宏. 山莨菪碱的药理和临床应用研究进展[J]. 求医问药(下半月),2012,10(6):800-801.

[353] 金丽霞,金丽军,栾仲秋,等. 大黄的化学成分和药理研究进展[J]. 中医药信息,2020,37(1):121-126.

[354] 金亮,王秀兰. 不同炮制方法对手参滋补强壮作用的影响[J]. 中国民族医药杂志,2009,15(1):28-29.

[355] 金志春,张敦兰. 羌活治疗霉菌性阴道炎外阴炎[J]. 中医杂志,1999(10):584.

[356] 金钟范. 膜荚黄芪亲缘关系 RAPD 分析及有效成分的比较研究[D]. 延边:延边大学,2008.

[357] 景慧,李江. 当归早期抽薹原因及预防技术要点[J]. 青海农技推广,2017,86(3):13-14.

[358] 景丽春. 青海高寒地区当归种植增产栽培技术[J]. 南方农业,2016,10(15):47-48.

[359] 久治县地方志编纂委员会. 久治县志[M]. 西安:三秦出版社,2005.

[360] 巨占云,吴启勋. 青海野生椭圆叶花锚微量元素分析[J]. 微量元素与健康研究,2007,100(4):24-25.

[361] 康宏杰,张霞,侯延బ,等. 秦艽对四氯化碳致小鼠急性肝损伤的保护作用[J]. 中药药理与临床,2012,28(6):98-100.

[362] 康丽,杨义成,马孝,等. 独一味分散片联合复方甘草酸苷片治疗单纯型过敏性紫癜临床疗效观察[J]. 皮肤病与性病,2015,37(3):185-186.

[363] 康帅,连超杰,郑玉光,等. 冬虫夏草人工繁育品的性状和显微鉴别研究[J]. 中国药学杂志,2020,55(15):1248-1252.

[364] 康帅,张继,林瑞超. 冬虫夏草的性状和显微鉴定研究[J]. 药学学报,2013,48(3):428-434.

[365] 孔苑琳,张剑光,苏宏娜,等. UPLC-Q-Exactive-MS/MS 结合网络药理学分析五脉绿绒蒿的化学成分及其抗肝纤维化作用机制[J]. 中国中药杂志,2022,47(22):6097-6116.

[366] 口如琴,褚西宁,袁静明. 虫草真菌棒束孢霉的营养成分及其延缓衰老的作用[J]. 营养学报,1995,17(4):415-418.

[367] 寇宗奭. 本草衍义 本草衍句合集[M]. 李殿义,张清怀,高慧,等校注. 太原:山西科学技术出版社,2012:57.

[368] 拉本,陈志,马永贵. 栽培与野生川西獐牙菜有效成分的研究[J]. 青海师范大学学报(自然科学版),2010,26(4):57-60.

[369] 拉本. 藏药蕨麻的民族植物学研究[J]. 中央民族大学学报,

[370] 拉萨市藏医院."赤脚医生"藏药配方新编(藏文)[M].拉萨:西藏人民出版社,1975.

[371] 兰茂.滇南本草[M].于乃义,于兰馥,整理.昆明:云南科技出版社,2004.

[372] 兰伟.雪莲花的生态学特性与繁殖技术[J].阜阳师范学院学报(自然科学版),2002(4):29-31.

[373] 兰州军区后勤部卫生部.陕甘宁青中草药选[M].兰州:兰州军区后勤部卫生部,1971.

[374] 兰州医学院.中西医结合资料汇编[M].兰州:兰州医学院训练部,1972.

[375] 兰州医学院药物学教研组.小叶枇杷素的药理学研究及毒性观察[J].中华医学杂志,1974,54(5):279.

[376] 乐都县志纂委员会.乐都县志[M].西安:陕西人民出版社出版,1992.

[377] 雷玲,闵珺,刘锋,等.黄花对肝纤维化大鼠肝顿伤保护作用及机制研究[J].陕西中医,2020,41(9):1192-1196.

[378] 雷敩.雷公炮炙论[M].施仲安,校.南京:江苏科学技术出版社,1985.

[379] 楞本嘉.藏医千万舍利[M].兰州:甘肃民族出版社,1993.

[380] 李宝麟.甘草附子汤和痛痹方对CIA大鼠抗炎及免疫调节机制的研究[D].天津:天津医科大学,2002.

[381] 李葆林,麻景梅,田宇柔,等.甘草中新发现化学成分和药理作用的研究进展[J].中草药,2021,52(8):2438-2448.

[382] 李长潮,陈焕super,陈锦香,等.金鹿丸药理作用的实验研究[J].中成药.1992,14(3):33-34.

[383] 李长生,王喜萍,马丽娟.梅花鹿鹿茸角生长规律与体内激素关系的研究进展[J].中国草食动物科学,2001,3(6):36-38.

[384] 李春丽,周国英,周玉碧.火焰原子吸收光谱法测定野生羌活和宽叶羌活不同部位中的微量元素[J].药物分析杂志,2011,31(10):1880-1883.

[385] 李春深.千家妙方[M].天津:天津科学技术出版社,2019.

[386] 李春深.验方新编[M].天津:天津科学技术出版社,2019.

[387] 李春燕,芦春梅,齐燕飞,等.鹿茸中18种性激素的提取技术研究[J].分子科学学报,2016,32(2):123-128.

[388] 李次芬,张慧英,殷宗健,等.舒心散治疗冠心病出凝血机制的观察及赤芍对血小板功能影响的研究[J].上海中医药杂志,1986(12):40-42.

[389] 李焘,张志勤,王喆之.中药秦艽资源的开发利用与规范化种植研究[J].陕西农业科学,2006(6):36-38.

[390] 李东恒.珍珠囊补遗药性赋[M].上海:上海科学技术出版社,1958.

[391] 李东垣.中医临床实用经典丛书-内外伤辨惑论(大字版)[M].北京:中国医药科技出版社,2018.

[392] 李冬鸣,曾阳.藏药川西獐牙菜人工栽培与野生品种有效成分比较研究[J].青海科技,2008(1):15-17.

[393] 李朵,李佩佩,栾真杰,等.藏药五脉绿绒蒿不同部位红外光谱判别分析[J].天然产物研究与开发,2020,32(5):805-812.

[394] 李福安,李永平,童丽,等.秦艽抗甲型流感病毒的药效学实验研究[J].世界科学技术——中医药现代化,2007,9(4):41-45.

[395] 李杲.医学发明[M].北京:人民卫生出版社,1959.

[396] 李国辉,兰正刚,李晓如.联用色谱和化学计量学方法分析赤芍挥发性成分[J].中南大学学报(自然科学版),2007,173(1):89-92.

[397] 李国梁,刘永军,史俊友,等.柴达木枸杞几种活性成分分析[J].分析试验室,2009,28(5):286-288.

[398] 李海刚,胡晒平,周意,等.川芎主要药用活性成分药理研究进展[J].中国临床药理学与治疗学,2018,23(11):1302-1308.

[399] 李海丽.沙棘化学成分及药用价值分析[J].甘肃科技纵横,2005,34(1):54-100.

[400] 李海燕,范明辉,时薛丽,等.响应面法优化当归多糖超声提取工艺研究[J].食品研究与开发,2019,40(12):159-163.

[401] 李皓翔,陈铃,李文佳,等.冬虫夏草的本草考证[J].菌物研究,2020,18(2):68-73.

[402] 李和平.中国茸鹿品种(品系)的鹿茸化学成分[J].东北林业大学学报,2003,31(4):26-28.

[403] 李恒阳,丁笑颖,张丹,等.经典名方中麻黄的本草考证[J].中国实验方剂学杂志,2022,28(10):102-110.

[404] 李红兵,刘晔玮,李立,等.手掌参不同溶剂提取物清除自由基活性评价[J].中国卫生检验杂志.2010,20(12):3253-3255.

[405] 李红旗.青海省海南州药用植物资源概况[J].西北药学杂志,2002(1):42-44.

[406] 李鸿昌.对中药羌活化学成分及药物作用的研究[J].当代医药论丛,2019,17(15):195-197.

[407] 李鸿超.中国矿物药[M].北京:北京地质出版社,1988.

[408] 李积顺,吴义祥.草药唐古特莨菪治疗幼犬皮肤病有奇效[J].青海畜牧兽医杂志,2006,36(3):41.

[409] 李建民,李福安,张华,等.秦艽生产操作规程(SOP)(Ⅱ)[J].青海医学院学报,2007,90(1):45-47.

[410] 李建宇,李灵芝,张永亮,等.蕨麻醇提物对心肌细胞缺氧损伤的保护作用[J].中国新药杂志,2007,16(12):944-946.

[411] 李教社,巩宝星.不同时期中国沙棘雌雄株叶中总黄酮含量的测定[J].沙棘,2000,13(1):39-40.

[412] 李捷,崔永涛,柏延文,等.两种枸杞对干旱胁迫的生理响应及抗旱性评价[J].甘肃农业大学学报,2019,54(5):79-87,99.

[413] 李晶,李瑞刚,睢博文,等.红参和红景天配伍前后主要成分及抗疲劳活性的变化[J].中国实验方剂学杂志,2020,26(13):87-96.

[414] 李军乔,蔡光明,李灵芝.中国蕨麻[M].北京:科学出版社,2020.

[415] 李军乔,史俊通,余青兰.蕨麻(Potentilla anserina L.)自然资源状况的初步研究[J].干旱地区农业研究,2004,22(2):181-184.

[416] 李君山,朱兆仪,蔡少青,等.青海凤毛菊属药用植物资源与保护(摘要)[C]//天然药物资源专业委员会.中国自然资源学会全国第三届天然药物资源学术研讨会论文集.南京:《中国野生植物资源》杂志社,1998.

[417] 李俊,胡家才.大黄对尿酸性肾病大鼠肾脏CTGF和HGF的影响[J].中国中西医结合肾病杂志,2010,11(9):761-764,847.

[418] 李可欣,杨冬晗,贾逸林,等.沙棘熊果酸对酒精性肝损伤大鼠的保护作用及对肝细胞凋亡的影响[C]//中国营养学会,亚太临床营养学会,江苏省科学技术协会,等.营养研究与临床实践——第十四届全国营养科学大会暨第十一届亚太临床营养大会、第二届全球华人营养科学家大会论文摘要汇编.[出版者不详],2019.

[419] 李磊.川西獐牙菜多糖的提取及含量测定[J].西南民族大学学报(自然科学版),2007,119(1):52-55.

[420] 李莉. ICP-MS 测定野生黑果枸杞中的 15 种微量元素含量 [J]. 光谱实验室, 2013, 30(5): 2260 - 2263.

[421] 李莉. 不同道地产区大黄资源现状与药材质量特征及其形成机制研究[D]. 长春: 长春中医药大学, 2014.

[422] 李丽, 王英锋. 甘松有效成分的研究[J]. 首都师范大学学报(自然科学版), 2010, 31(6): 31 - 34.

[423] 李良满, 朱悦. 草麻黄补体抑制成分对大鼠脊髓损伤后免疫炎症反应的影响[J]. 中国中西医结合杂志, 2012, 32(10): 1385 - 1389.

[424] 李茂星, 武尉杰. 藏药独一味资源及可持续利用研究进展 [J]. 中国药业, 2022, 31(9): 128 - 131.

[425] 李茂寅, 赵德修, 邢建民, 等. 水母雪莲愈伤组织培养和黄酮类化合物的形成[J]. 云南植物研究, 2000(1): 65 - 70.

[426] 李苗, 曾梦楠, 张贝贝, 等. 麻黄水煎液及拆分组分对肾阳虚水肿大鼠的影响[J]. 中国实验方剂学杂志, 2017, 23(23): 91 - 96.

[427] 李敏, 郭顺星, 王春兰, 等. 手参块茎化学成分研究[J]. 中国药学杂志, 2007, 42(22): 1696 - 1698.

[428] 李敏, 王春兰, 郭顺星, 等. 手参属植物化学成分及药理活性研究进展[J]. 中草药, 2006, 37(8): 1264 - 1268.

[429] 李娜, 余璇, 于巧红, 等. 中药多糖类成分稳定性研究进展 [J]. 中国中药杂志, 2019, 44(22): 4793 - 4799.

[430] 李娜. 扶正活血解毒方药对肿瘤干细胞依赖于 PMNs 促肿瘤转移的作用研究[D]. 北京: 中国中医科学院, 2017.

[431] 李佩佩, 李朵, 栾真杰, 等. 5 种秦艽组植物近红外判断模型的建立[J]. 天然产物研究与开发, 2019, 31: 40 - 46.

[432] 李萍, 季晖, 徐国钧, 等. 贝母类中药的镇咳祛痰作用研究 [J]. 中国药科大学学报, 1993, 24(6): 360 - 362.

[433] 李钦俊, 谭亮, 杲秀珍, 等. 柴达木野生黑果枸杞营养成分分析与比较[J]. 食品工业科技, 2019, 40(18): 273 - 281, 288.

[434] 李荣华, 林友胜, 王航宇, 等. 锁阳对大鼠肝纤维化干预作用的实验研究[J]. 成都医学院学报, 2016, 11(3): 286 - 291.

[435] 李瑞琦, 马玉翠, 吴翠, 等. 川贝母包装与贮藏标准操作规程 [J]. 中南药学, 2019, 17(12): 2145 - 2148.

[436] 李绍平, 李萍, 季晖, 等. 天然与发酵培养冬虫夏草中核苷类成分的含量及其变化[J]. 药学学报, 2001(6): 436 - 439.

[437] 李时珍. 本草纲目[M]. 王育杰, 整理. 北京: 人民卫生出版社, 1999.

[438] 李淑玉, 朱玉真, 党月兰. 4-苯基-2-丁酮的药理研究[J]. 药学通报, 1980, 15(5): 7 - 9.

[439] 李淑珍, 武飞, 陈月林, 等. 沙棘活性成分及功效研究进展 [J]. 中国民族民间医药, 2015, 24(1): 51 - 53.

[440] 李淑珍, 武飞, 杨宁, 等. 沙棘叶黄酮对小鼠急性肝损伤的保护作用[J]. 四川师范大学学报(自然科学版), 2016, 39(5): 765 - 769.

[441] 李淑桢, 王琦, 李沁园, 等. 基于下丘脑-垂体-卵巢轴探讨藏药二十五味鬼臼丸对绝经后骨质疏松症大鼠的干预作用 [J]. 中草药, 2021, 52(20): 6282 - 6290.

[442] 李帅, 王栋, 匡海学, 等. 手掌参的化学成分研究[J]. 中草药. 2001, 32(1): 20, 40.

[443] 李硕, 刘文华, 刘发贵, 等. 不同年限麝香中麝香酮含量 GC-MS 分析[J]. 长春中医药大学学报, 2011, 27(3): 351 - 353.

[444] 李涛, 张浩. GC-MS 分析四川产长鞭红景天挥发油的化学成分[J]. 华西药学杂志, 2008(2): 176 - 177.

[445] 李维卫, 胡凤祖, 师治贤. 藏药材烈香杜鹃挥发油化学成分的研究[J]. 云南大学学报(自然科学版), 2004(S2): 48 - 51.

[446] 李卫国, 魏建新, 李景龙. 复方雪莲胶囊联合玻璃酸钠治疗膝骨关节炎的临床研究[J]. 现代药物与临床, 2021, 36(4): 799 - 803.

[447] 李伟霞, 泥文娟, 王晓艳, 等. 当归化学成分、药理作用及其质量标志物(Q-marker)的预测分析[J]. 中华中医药学刊, 2022, 40(6): 40 - 47, 274.

[448] 李文超, 林一峰, 沈国喜, 等. 鹿茸多肽对 IL-1β 诱导退变的椎间盘终板软骨细胞保护作用[J]. 辽宁中医药大学学报, 2019, 21(9): 47 - 51.

[449] 李西辉, 吴启勋. 主成分分析用于青海抱茎獐牙菜中微量元素含量的研究[J]. 微量元素与健康研究, 2007, 99(3): 20 - 22.

[450] 李希斌, 叶娟, 赵磊, 等. 黄管秦艽中总裂环烯醚萜苷对白细胞介素-1β 诱导下大鼠软骨细胞的影响[J]. 中国药学杂志, 2014, 49(13): 1121 - 1125.

[451] 李曦, 张丽宏, 王晓晓, 等. 当归化学成分及药理作用研究进展[J]. 中药材, 2013, 36(6): 1023 - 1028.

[452] 李向阳, 李福安, 李建民, 等. 青海省野生和栽培秦艽中龙胆苦苷的含量比较[J]. 华西药学杂志, 2005, 20(2): 137 - 138.

[453] 李小娟. 藏药材桃儿七中镁锌铁锰含量分析[J]. 农业与技术, 2018, 38(19): 8 - 10.

[454] 李小娟. 麻花艽和管花秦艽(龙胆科)之间自然杂交的 RAPD 分析[J]. 吉林农业, 2010, 247(9): 53 - 55.

[455] 李晓莉, 王斌, 刘嘉麟, 等. 枸杞多糖对小鼠耐缺氧效应的研究[J]. 华中农业大学学报, 1999(3): 81 - 83.

[456] 李新虎. 土壤地球化学环境对宁夏枸杞品质的制约影响研究[D]. 北京: 中国地质大学, 2007.

[457] 李秀璋, 张宗豪, 刘欣, 等. 青海冬虫夏草蕴藏量研究[J]. 青海畜牧兽医杂志, 2020, 50(5): 32 - 37.

[458] 李雪峰, 金慧子, 陈刚, 等. 藏药达里的化学成分及药理作用研究进展[J]. 天然产物研究与开发, 2008, 20(6): 1125 - 1128.

[459] 李艳, 孙萍, 鲁建疆, 等. 新疆黑枸杞多糖的提取及含量测定 [J]. 数理医药学杂志, 2001, 14(2): 164 - 165.

[460] 李艳玲, 徐文华, 周国英, 等. HPLC 法测定青海栽培与野生桃儿七中 2 种木脂素类的含量[J]. 天然产物研究与开发, 2015, 27(1): 94 - 98.

[461] 李艳忙, 胡峻, 乔晶, 等. 甘松和匙叶甘松的比较研究[J]. 中国现代中药, 2015, 17(6): 540 - 543.

[462] 李艳忙, 乔晶, 赵静, 等. 中药甘松的现代研究进展[C]//中华中医药学会. 中华中医药学会中药化学分会第九届学术年会论文集(第一册). [出版者不详], 2014.

[463] 李艳忙. 甘松的化学成分研究及抗抑郁活性初筛[D]. 北京: 北京中医药大学, 2015.

[464] 李一清, 邢秀梅, 王雷, 等. 青海省祁连县驯养白唇鹿现状调查[J]. 特产研究, 2008, 30(4): 51 - 53.

[465] 李以康, 韩发, 吴兵, 等. 唐古特山莨菪抗氧化系统成分对环境变化的响应[J]. 草地学报, 2007(1): 29 - 34.

[466] 李毅, 王慧春, 张怀刚, 等. 水母雪莲的幼根培养及植株再生 [J]. 植物生理学通讯, 2001(1): 39 - 40.

[467] 李莹, 金乾, 群培, 等. 传统药用植物甘松的植物学名考[J]. 中药材, 2017, 40(6): 1474 - 1477.

[468] 李永平, 王拴旺, 田丰, 等. 青海道地药材羌活栽培技术[J]. 世界科学技术-中医药现代化, 2013, 15(2): 267 - 269.

[469] 李玉玲. 青海省冬虫夏草研究及其资源保护、开发利用[J]. 特产研究, 2007, 117(3): 61 - 64.

[470] 李玉美. 气相色谱-质谱联用法测定川贝母中的挥发性化学成分[J]. 食品研究与开发, 2008, 154(9): 107 - 108.

[471] 李园, 常相伟, 朱邵晴, 等. 黄芪花营养成分分析与资源价值

评价[J].中草药,2018,49(18):4408-4416.

[472] 李云鹏.回生甘露丸对肺结核继发性纤维化患者血清炎性因子及纤维化指标的影响分析[J].西南军医,2018,20(5):555-557.

[473] 李泽鸿,武丽敏,姚玉霞,等.梅花鹿鹿茸不同产品中氨基酸含量的比较[J].氨基酸和生物资源,2007,(3):16-18.

[474] 李正超,王鲁君,张永亮,等.蕨麻正丁醇部位对缺氧心肌细胞 μ-calpain 表达的影响[J].武警后勤学院学报(医学版),2015,24(4):268-272.

[475] 李志军.椭圆叶花锚中熊果酸含量的测定[J].现代农业技术,2009(11):16,20.

[476] 李志孝,刘方明,孟延发,等.鬼臼葡聚糖的化学结构[J].化学学报,1996(10):1037-1040.

[477] 李智勇,张兴水,王军练,等.羌活的研究进展[J].陕西中医学院学报,2003(6):56-59.

[478] 李中立.本草原始[M].张卫,张瑞贤,校注.北京:学苑出版社,2011.

[479] 李中立.本草原始:二卷[M].北京:人民卫生出版社,2007.

[480] 李姿瑶,丁小倩,王艳,等.雪莲果成分及药理活性研究进展[J].中国实验方剂学杂志,2022,28(11):217-226.

[481] 郦皆秀,李进,徐丽珍,等.西藏产冬虫夏草化学成分研究[J].中国药学杂志,2003,38(7):20-22.

[482] 廉永善,陈学林.沙棘属植物天然产物化学组分的时空分布[J].西北师范大学学报:自然科学版,2000(1):113-128.

[483] 梁钜忠,雷伟亚.解痉止痛新药——獐芽菜苦苷[J].新药与临床,1985,4(2):58-59.

[484] 梁茂新,范颖.药性觅踪稽右录[M].北京:人民卫生出版社,2021.

[485] 梁文红.茶多酚抗菌作用的研究概况[J].国外医学:口腔医学分册,2004,31(S1):26-28.

[486] 梁颖,汪小根.GC-MS 法初步分析天然麝香与人工麝香[J].中药新药与临床药理,2005,16(3):204-205.

[487] 梁永欣,卢永昌,潘国庆,等.麻花秦艽多糖含量的分析[J].青海科技,2004,11(3):31-32.

[488] 梁重栋.藏药独一味的基础与临床研究[J].兰州医学院学报,1987(2):47-50.

[489] 廖朝林,王华,廖璐婧,等.分子标记在当归属植物遗传多样性研究中的应用[J].湖北农业科学,2009,48(10):2598-2602.

[490] 廖芳,张丹,兰明辉,等.探析不同炮制方法对麻黄主要功效影响的机理[J].西部中医药,2015,28(8):12-15.

[491] 廖慧君,张叶金,李瑞娜,等.不同产地锁阳质量标准研究[J].按摩与康复医学,2021,12(14):94-97.

[492] 廖矛川.鬼臼类植物化学和资源利用研究[D].北京:中国医学科学院中国协和医科大学,1995.

[493] 林菲菲,叶亚云,王朋.血清疼痛介质及炎症因子在腰椎间盘突出症急性期患者康复治疗前后的变化[J].中国现代医生,2020,58(10):152-155.

[494] 林丽,晋玲,陈红刚,等.甘肃民族药铁棒锤资源调查[J].甘肃中医药大学学报,2019,36(4):33-38.

[495] 林丽,晋玲,王振恒,等.气候变化背景下藏药黑果枸杞的潜在适生区分布预测[J].中国中药杂志,2017,42(14):2659-2669.

[496] 林茂祥,韩如刚,王黎,等.青海省甘德县中藏药资源调查[J].中国中医药信息杂志,2020,27(9):4-13.

[497] 林娜,李建荣,杨滨,等.蕨麻对免疫功能低下小鼠免疫功能的影响[J].中国中医药信息杂志,1999(2):35-36.

[498] 林香花,冯可青,郑素歌.甘草次酸对哮喘大鼠肺泡灌洗液白细胞计数及血清相关炎症因子的影响[J].中国老年学杂志,2016,36(11):2613-2614.

[499] 林彦君,章津铭,瞿燕,等.赤芍总苷对实验性大鼠胃溃疡模型的影响[J].中国实验方剂学杂志,2010,16(6):215-217.

[500] 林燕,刘炳茹,陈建启.栽培锁阳与野生锁阳化学成分比较研究[J].中国民族医药杂志,2000(S1):60-61.

[501] 林忠全.一种诱导独一味增殖培养基及其制备方法:CN105875405A[P].2016-08-24.

[502] 刘安.淮南子[M].哈尔滨:北方文艺出版社,2018.

[503] 刘安典,王俊峰,秦三民,等.陕西沙棘叶片主要微量元素与维生素含量分析[J].沙棘,2001,14(4):17-19.

[504] 刘兵,苑博,宁天一,等.沙棘总黄酮对过氧化氢损伤人血管内皮细胞的保护作用[J].中华中医药学刊,2017,35(8):2158-2160.

[505] 刘博文,戴静,杨杰,等.川贝母药渣综合质量研究[J].成都大学学报,2020,39(3):241-245.

[506] 刘春红,汤燚聪,高瑜培,等.鹿茸乙醇提取物对秀丽隐杆线虫抗衰老的作用[J].食品工业科技,2021,42(7):354-359.

[507] 刘春兰,刘海青,邓义红,等.沙棘叶水溶性多糖的分离纯化及体外清除自由基活性研究[J].中药材,2006,29(2):151-154.

[508] 刘春力,段营辉,戴毅,等.甘松根茎化学成分研究[J].中药材,2011,34(8):1216-1219.

[509] 刘朵花,李建辉,吴伸.沙棘果肉和叶中黄酮类化合物组分的比较研究[J].沙棘,1999,12(3):28-30.

[510] 刘凤波.黄芪药材质量的差异及影响因素研究[D].北京:北京中医药大学,2013.

[511] 刘高强,王晓玲,杨青,等.冬虫夏草化学成分及其药理活性的研究[J].食品科技,2007(1):202-205,209.

[512] 刘桂英,祁银燕,朱春云,等.柴达木盆地野生黑果枸杞的表型多样性[J].经济林研究,2016,34(4):57-62.

[513] 刘国林.甘松药材的质量评价研究[D].北京:北京中医药大学,2015.

[514] 刘海峰,李翔,邓赟,等.藏药独一味地上和地下部分挥发油成分的 GC-MS 分析[J].药物分析杂志,2006,26(12):1794-1796.

[515] 刘海青,刘亚蓉,朱志强.青海獐牙菜属药用植物资源开发与保护[J].中草药,1996(2):112-114.

[516] 刘海青,刘亚蓉,朱志强.青海獐牙菜属药用植物资源开发与保护[J].中草药,1996,27(2):112-114.

[517] 刘红星.青海地道地产药材的现代化研究[M].西安:陕西科学技术出版社,2007.

[518] 刘继梅.青藏高原特有植物独一味的遗传多样性及其脂溶性化学成分分析[D].上海:复旦大学,2006.

[519] 刘建红,李福安,李建华.秦艽水煎液对家兔全脑缺血再灌注损伤模型 HSP70 表达的影响[J].青海医学院学报,2008,94(1):29-32.

[520] 刘江,徐硕,宋秋月,等.沙棘种子化学成分研究[J].亚太传统医药,2012,8(4):26-28.

[521] 刘兰,刘英惠,杨月欣.WHO/FAO 新观点:总脂肪和脂肪酸膳食推荐摄入量[J].中国卫生标准管理,2010,1(3):67-71.

[522] 刘莉莉.互助县不同环境对当归生长及产量品质的影响[D].兰州:甘肃农业大学,2021.

[523] 刘力敏,王洪诚,朱元龙.中国乌头之研究 XIX 四川雪上一枝蒿中生物碱及其结构[J].药学学报,1983(1):39-44.

[524] 刘立伟,崔鑫,李玉,等.鹿角药物基源的本草考证[J].环球中医药,2022,15(8):1363-1368.

[525] 刘丽莎,王岚,孙少伯,等. 小秦艽和秦艽核型的比较研究[J]. 中国药学杂志,2009,44(5):331－333.

[526] 刘露丝,彭成,熊亮. 当归苯酞类化合物的研究进展[J]. 世界科学技术——中医药现代化,2015,17(5):958－962.

[527] 刘宁宁,许明子,张雪莲,等. 高山红景天不同器官氨基酸含量的分析[J]. 安徽农业科学,2010,38(15):7866－7867.

[528] 刘萍. 甘草功效和临床用量的本草考证[J]. 中华中医药杂志,2020,35(1):73－77.

[529] 刘萍. 芍药、白芍、赤芍的历代本草考证浅析[J]. 中华中医药杂志,2018,33(12):5662－5665.

[530] 刘奇志,吴军,朱宁,等. 高血压及冠心病患者血浆脂肪酸组成与含量[J]. 中国组织工程研究,2003,7(15):2158－2159.

[531] 刘瑞,张弘弛. 沙棘化学成分的研究进展[J]. 山西大同大学学报:自然科学版,2009,25(2):43－44,54.

[532] 刘若金. 本草述钩元[M]. 上海:上海科学技术出版社,1959.

[533] 刘若金. 本草述校注[M]. 郑怀林,焦振廉,任娟莉,等校注. 北京:中医古籍出版社,2005.

[534] 刘尚武. 青海植物志[M]. 西宁:青海人民出版社,1999:276.

[535] 刘世巍,黄述州. 桃儿七挥发油成分的GC－MS质谱分析[J]. 安徽农业科学,2012,40(35):17075－17076,17112.

[536] 刘薇,邹秦文,程显隆,等. 人工麝香中五种重金属的含量测定[J]. 中国医学科学院学报,2014,36(6):610－613.

[537] 刘伟新,周刚,李革,等. 矿物药大青盐基原和各民族药用状况的考证与探讨[J]. 中国中药杂志,2011,36(17):2445－2449.

[538] 刘文华,李斐然,王永奇. 天然麝香物理性状与水分、麝香酮含量的初步研究[J]. 经济动物学报,2020,24(3):133－136.

[539] 刘文泰. 本草品汇精要[M]. 北京:中国中医药出版社,2013.

[540] 刘文武,蒋晓文,张帅,等. 羌活中香豆素类化学成分及其抗氧化活性研究[J]. 中草药,2019,50(6):1310－1315.

[541] 刘晓城,唐望先. 山莨菪碱治疗兔缺血性急性肾功能衰竭的实验研究[J]. 中国急救医学,1999,19(5):259－261.

[542] 刘晓芳. 大青盐全元素分析的研究[D]. 乌鲁木齐:新疆医科大学,2012.

[543] 刘晓红,赵雪卿,钱家鸣. 大黄对大鼠急性出血性胰腺炎的影响[J]. 中华消化杂志,2004(1):14－17.

[544] 刘晓龙,刘大培,尚志钧. 白芍、赤芍的本草考证[J]. 中国药学杂志,1993(10):626－628.

[545] 刘晓霞. 益髓法对实验性血管性痴呆大鼠海马区BDNF表达影响的研究[D]. 长春:长春中医药大学,2017.

[546] 刘雪东,李伟东,蔡宝昌. 当归化学成分及对心脑血管系统作用研究进展[J]. 南京中医药大学学报,2010,26(2):155－157.

[547] 刘艳,张国媛,陈莎,等. 经典名方麻黄汤的处方考证及历史沿革分析[J]. 中国实验方剂学杂志,2021,27(1):7－16.

[548] 刘艳青,张守刚,程洁,等. 鬼臼毒素类物质生物活性的研究[J]. 医学研究生学报,2006(3):205－209.

[549] 刘洋. 黑果枸杞叶多糖的分离纯化、分析鉴定及生物活性研究[D]. 西北大学,2016.

[550] 刘盈盈,许显莉,冯海生,等. 桃儿七质量标准的研究[J]. 中成药,2021,43(10):2743－2749.

[551] 刘颖,郑立运,崔立然. 秦艽抗大鼠高尿酸血症作用机制研究[J]. 中国医学创新,2013,10(22):143－144.

[552] 刘勇,廉永善,王颖莉,等. 沙棘的研究开发评述及其重要意义[J]. 中国中药杂志,2014,39(9):1547－1552.

[553] 刘勇民,沙吾提·伊克木. 维吾尔药志[M]. 乌鲁木齐:新疆人民出版社,1985.

[554] 刘玉莹,杨军. 经方中芍药的运用[J]. 中国民族民间医药,2016,25(20):4－5.

[555] 刘运新,陈之凤,廖俣苏,等. 大通县志[M]. 西宁:青海人民出版社,2020.

[556] 刘增根,陶燕铎,邵赟,等. 柴达木枸杞和黑果枸杞中甜菜碱的测定[J]. 光谱实验室,2012,29(2):694－697.

[557] 刘增辉,曹晓虹. 栽培黄芪的研究综述[J]. 甘肃农业科技,2014,462(6):54－56.

[558] 刘之光,范科华,邹毅,等. 十五味黑药丸对大鼠应激性胃溃疡的影响[J]. 四川生理科学杂志,2007,29(1):24－25.

[559] 刘治民. 藏药榜嘎、榜那的资源调查和药用合理性评价[D]. 北京:北京中医药大学,2013.

[560] 龙柏. 脉药联珠药性食物考[M]. 苏颖,校注. 北京:中国中医药出版社,2016.

[561] 龙若兰,李朵,冯丹,等. 五脉绿绒蒿总黄酮提取工艺优化、红外光谱分析及抗氧化活性评价[J]. 天然产物研究与开发,2022,34:1－9.

[562] 楼恺娴,龚自华,袁耀宗,等. 大黄素对急性胰腺炎胰腺组织TGF_{β1}表达的影响[J]. 中国中西医结合杂志,2001(6):433－436.

[563] 楼英. 医学纲目[M]. 北京:中国中医药出版社,1996.

[564] 卢多逊,李昉. 开宝本草[M]. 尚志钧,辑校. 合肥:安徽科学技术出版社. 1998.

[565] 卢飞艳,丁燕子,陈相健,等. 黄芪甲苷促进缺氧损伤后人主动脉内皮细胞管腔新生的研究[J]. 南京医科大学学报(自然科学版)2019,39(8):1124－1129.

[566] 卢赣鹏. 500味常用中药材的经验鉴别[M]. 北京:中国中医药出版社,1999.

[567] 卢金清,唐瑶兴,杨珊,等. 沙棘挥发油化学成分GC－MS分析[J]. 中国现代中药,2011,13(7):35－37.

[568] 卢卫红,张洪娟,王文芝. 手参的药效学研究[J]. 中医药研究,2002,18(2):43－44.

[569] 卢学峰,张胜邦. 青海野生药用植物[M]. 西宁:青海民族出版社,2012.

[570] 卢永昌,李海丽,马金花. 3种藏药雪莲对食用油脂抗氧化性的初步研究[J]. 中国油脂,2013,38(12):14－16.

[571] 卢有媛,郭盛,张芳,等. 枸杞属药用植物资源系统利用与产业化开发[J]. 中国现代中药,2019,21(1):41－48.

[572] 卢有媛,杨燕梅,马晓辉,等. 中药秦艽生态适宜性区划研究[J]. 中国中药杂志,2016,41(17):3176－3180.

[573] 卢有媛,张小波,杨燕梅,等. 秦艽药材的品质区划研究[J]. 中国中药杂志,2016,41(17):3132－3138.

[574] 芦笛. 古代汉藏文献所载冬虫夏草研究[J]. 西部学刊,2014,No.14(2):71－75.

[575] 芦笛. 南图藏《柑园小识》抄本初探[J]. 长江学术,2014,42(2):88－93.

[576] 芦笛.《青藜馀照》、唐方沂和夏草冬虫综考[J]. 上海高校图书情报工作研究,2015,25(1):48－51.

[577] 鲁京兰,许明子,刘宪虎,等. 高山红景天中必需氨基酸的分布特点[J]. 北方园艺,2011,253(22):152－154.

[578] 鲁艺,程发峰,王雪茜,等. 锁阳不同提取物抗氧化活性及对次黄嘌呤/黄嘌呤氧化酶诱导细胞损伤保护作用的比较研究[J]. 安徽中医学院学报,2012,31(4):57－60.

[579] 鲁玉梅,袁玲,张昊东,等. 甘松性味归经与功效文献研究[J]. 山西中医,2020,36(11):54－55.

[580] 陆满文. 乌头碱和3-2乌头碱的抗炎作用[J]. 中药药理通讯,1984,1(3):224.

[581] 陆敏,张绍岩,张文娜,等.高效液相色谱法测定沙棘汁中7种有机酸[J].食品科学,2012,33(14):235-237.

[582] 陆小华,马骁,王建,等.赤芍的化学成分和药理作用研究进展[J].中草药,2015,46(4):595-602.

[583] 陆燕誉.药用沙棘油[J].中国中药杂志,1989,14(1):57-59.

[584] 陆云云,郝彤,李福红,等.山莨菪碱的药理作用和在治疗内耳疾病方面新进展[J].国际耳鼻咽喉头颈外科杂志,2004,28(5):296-298.

[585] 路海东,王惠娟,侯大平.冬虫夏草脂质体口服液抗脂质过氧化作用[J].黑龙江医药科学,2002,25(4):42.

[586] 路静静,曹家庆,李巍,等.甘草废渣中1个新的香豆素类化合物[J].中草药,2015,46(2):174-177.

[587] 路新华,张金娟,梁鸿,等.当归化学成分的研究[J].中国药学(英文版),2004,13(1):1-3.

[588] 吕金顺,王新风,薄莹莹.川赤芍根的挥发性和半挥发性成分及其抗菌活性[J].林业科学,2009,45(1):161-166.

[589] 吕军,陈晓东,王立军,等.藏茵陈对家兔小肠平滑肌活动的影响[J].包头医学院学报,2005,21(2):114-115.

[590] 吕丽莉,张作平,黄伟,等.麝香酮对局灶性脑缺血大鼠模型的保护作用及对BBB转运功能的影响[J].中药药理与临床,2009,25(2):31-35.

[591] 吕坪,杜玉枝,李岑,等.川西獐牙菜醇提水沉部位抗黄疸性肝损伤的活性研究[J].时珍国医国药,2011,22(5):1098-1099.

[592] 吕琴霞.青海毛茛科药用植物资源概括[J].青海医药杂志,1999(6):53-54.

[593] 吕荣森.沙棘属(Hippophae L.)植物的系统化学成分分析初报[J].国际沙棘研究与开发,2004(1):1-3.

[594] 吕荣森.中国沙棘属植物资源研究[J].园艺学报,1990,17(3):177-184.

[595] 吕瑞绵,杨永春,杨云鹏,等.冬虫夏草化学成分的研究[J].中国药学杂志,1981(9):55.

[596] 吕义长,王玉兰,白云芳.黄花杜鹃挥发油化学成分的研究[J].化学学报,1980,38(2):140-148.

[597] 栾宇,王献军.针灸联合超短波治疗腰椎间盘突出症的临床疗效[J].世界中医药,2017,12(10):2443-2446,2449.

[598] 罗达尚,孙安玲,夏光成.青藏高原藏药——绿绒蒿属植物资源初探[J].中草药,1984,15(8):23-24.

[599] 罗达尚,左振常,夏光成,等.青藏高原大黄属植物在藏药中的应用[J].中草药,1985,16(8):31-33.

[600] 罗达尚.藏药学史暨"晶珠本草"概论[J].西藏研究,1984(4):102-106.

[601] 罗达尚.晶珠本草正本诠释[M].成都:四川科学技术出版社,2018.

[602] 罗达尚.新修晶珠本草[M].成都:四川科学技术出版社,2004.

[603] 罗达尚.中华藏本草[M].北京:民族出版社,1997.

[604] 罗桂花,赵建平,陈海娟,等.川西獐牙菜提取物对小鼠CCl₄肝损伤的保护作用[J].四川中医,2008,300(11):29-30.

[605] 罗军德,张汝学,贾正平,等.锁阳抗缺氧活性部位的药理作用及机制研究[J].中药新药与临床药理,2007,85(4):275-279.

[606] 罗沛宜,罗茂,朱烨,等.基于叶绿体trnL-F和rpoC1序列对当归及其混伪品的分子鉴定研究[J].中国药学杂志,2015,50(10):840-845.

[607] 罗琼,阎俊,张声华.枸杞多糖的分离纯化及其抗疲劳作用[J].卫生研究,2000,29(2):115-117.

[608] 罗桑却佩.藏医药选编[M].李多美,译.西宁:青海人民出版社,1982.

[609] 罗天益.卫生宝鉴[M].北京:中国医药科技出版社,2019.

[610] 罗天益.卫生宝鉴[M].史欣德,点评.北京:中国医药科技出版社,2021.

[611] 罗文蓉,杨扶德.藏药蕨麻(卓尔玛)本草考证与商品特征[J].甘肃中医,2007,20(3):15-16.

[612] 罗霄,文永盛.常见中药材及混伪品种整理[M].成都:四川科学出版社,2020.

[613] 罗燕燕,马毅,张勋,等.锁阳的研究进展[J].中医研究,2017,30(5):77-80.

[614] 马超美,贾世山,孙韬,等.锁阳中三萜及甾体成分的研究[J].药学学报,1993(2):152-155.

[615] 马成广.中国土特产大全[M].北京:新华出版社,1986.

[616] 马驰.我国甘草资源退化状况分析和保护恢复对策[D].兰州:兰州大学.2019.

[617] 马哈也那.月王药诊[M].马世林,王振华,毛继祖,译.兰州:甘肃民族出版社,1993.

[618] 马揭.盛绳祖.卫藏图识[M]//张羽新.中国西藏及甘青川滇藏区方志汇编:第1册.北京:学苑出版社,2003.

[619] 马俊忠.青海省沙棘产业发展存在的问题及对策[J].现代农业科技,2016,674(12):313-314.

[620] 马可·波罗.马可·波罗游记[M].上海:上海书店出版社,2001.

[621] 马丽锋,郝六平,李丽娟,等.麝香酮的药理与合成研究进展[J].河北化工,2010,33(2):11-14.

[622] 马丽杰,陈贵林,贾海鹰,等.锁阳多糖抗小鼠衰老作用研究[J].中国医院药学杂志,2009,29(14):1186-1189.

[623] 马丽梅,杨军丽.羌活药材的化学成分和药理活性研究进展[J].中草药,2021,52(19):6111-6120.

[624] 马敏,何旭光,王敏,等.青海省天然草地害草铁棒锤的开发前景[J].中国民族民间医药,2022,31(16):33-40.

[625] 马倩.青海省甘草和麻黄等野生药用植物资源管理现状及对策[J].青海草业,2002(1):31-34.

[626] 马清林,孙敏,吴国泰,等.当归多糖的提取工艺及药理作用研究进展[J].中兽医药杂志,2020,39(1):32-35.

[627] 马仁强,朱邦豪,陈健文,等.赤芍总苷注射液对大鼠局灶性脑缺血的保护作用和脑血流量的影响[J].中成药,2006,28(6):835-838.

[628] 马绍宾,胡志浩,李俊.桃儿七生化生态适应的初步研究[J].生态学杂志,1997,16(3):68-71.

[629] 马世鹏.青海孟达国家级自然保护区野生种子植物区系分析[J].安徽农业科学,2014,42(4):1171-1174.

[630] 马世雯,李彩霞,冯海生.暗紫贝母引种驯化及开发利用技术研究[M].西宁:青海民族出版社,2019.

[631] 马天翔,顾志荣,许爱霞,等.基于OPLS结合熵权TOPSIS法对不同产地锁阳的鉴别与综合质量评价[J].中草药,2020,51(12):3284-3291.

[632] 马王堆汉墓帛书整理小组.五十二病方[M].北京:文物出版社,1979.

[633] 马伟.麝香促进肺腺癌细胞增殖及凋亡效果的体外实验研究[J].四川中医,2016,34(11):48-51.

[634] 马伟.麝香提取物对肺腺癌GLC-82细胞增殖的影响[D].西宁:青海大学,2012.

[635] 马文玉,谢惠春,田370萍,等.独一味药理活性研究进展[J].中医学报,2020,10(10):2133-2137.

[636] 马潇,陈兴国.甘肃产8种秦艽的龙胆苦苷含量比较[J].中药材,2003,26(2):85-86.

[637] 马潇,朱俊儒,何禄仁,等.甘肃产秦艽不同部位中龙胆苦苷的含量测定[J].中国实验方剂学杂志,2009,15(8):10-11.

[638] 马小飞.枸杞多糖对高糖所致视网膜神经节细胞凋亡、基因表达及延迟整流钾电流的影响[J].海南医学院学报,2017,23(5):581-584.

[639] 马晓杰,陈轶,刘洁,等.黑果枸杞对大鼠抗焦虑作用的研究及对海马内单胺类神经递质的影响[J].中医药信息,2018,35(2):1-5.

[640] 马秀凤,马浩如,钱翠萍,等.赤芍治疗肺心病的临床观察和防治肺动脉高压的实验研究[J].中西医结合杂志,1988(11):660-662,645.

[641] 马徐,刘越,冯晓晓,等.藏茵陈川西獐牙菜的生物学研究进展[J].中华中医药杂志,2016,31(3):948-950.

[642] 马学梅,李凌军,谢慧超,等.麻黄细辛附子汤6种活性成分提取动态变化研究[J].山东科学,2018,31(6):11-17.

[643] 马雪梅.烈香杜鹃、双翎草化学成分的研究[D].兰州:西北师范大学,2004.

[644] 马艳春,胡建辉,吴文轩,等.黄芪化学成分及药理作用研究进展[J].中医药学报,2022,50(4):92-95.

[645] 马艳春,吴文轩,胡建辉.当归的化学成分及药理作用研究进展[J].中医药学报,2022,50(1):111-113.

[646] 马艳珠,崔治家,张小荣.中药川贝母资源学与商品鉴别研究进展[J].世界中医药,2022,17(13):1944-1950.

[647] 马玉花,陈桂琛,纪兰菊.不同部位抱茎獐牙菜中当药醇苷的HPLC测定[J].青海科技,2008,15(6):25-27.

[648] 马子密,傅延龄.历代本草药性汇解[M].北京:中国医药科技出版社.2001.

[649] 玛沁县志编纂委员会.玛沁县志[M].西宁:青海人民出版社,2005.

[650] 毛继祖,吉守祥.藏药方剂宝库[M].兰州:甘肃民族出版社,2014.

[651] 毛小文,顾志荣,吕鑫,等.锁阳的资源化学、药理作用及开发利用研究进展[J].中国野生植物资源,2022,41(4):50-54.

[652] 毛宇,徐芳,邹云,等.当归多糖对造血功能的影响及其机制的研究[J].食品研究与开发,2015,36(8):122-126.

[653] 梅全喜.现代中药药理手册[M].北京:中国中医药出版社,1998.

[654] 梅仁彪,王邦安,汪萌芽.山莨菪碱抑制离体交感神经节的胆碱能突触传递[J].中国药理学通报,1996(5):453-455.

[655] 门源回族自治县县志编著委员会.门源县志[M].兰州:甘肃人民出版社,1993.

[656] 孟晨阳,薛飞,贾燕飞,等.鹿茸血清调控miR-141影响地塞米松对骨髓间充质干细胞的促增殖作用[J].中国组织工程研究,2020,24(19):2991-2996.

[657] 孟根达来,Myagmarsuren,Batkhuu,等.麝属动物的分类学研究历史沿革[J].野生动物学报,2018,39(4):966-971.

[658] 孟玲洁,孟玲菊.利肺片镇咳、平喘及祛痰作用的实验研究[J].中国社区医师(医学专业),2013,15(9):6.

[659] 孟诜,张鼎.食疗本草[M].北京:人民卫生出版社,1995.

[660] 孟宪华,陈德道,张樱山,等.川西獐牙菜的化学成分、药理作用和临床应用研究进展[J].现代药物与临床,2012,27(2):176-179.

[661] 孟照刚,张爱萍,曹莹莹,等.天祝马鹿亚种间杂交后代鹿茸营养成分分析[J].山东农业科学,2008,207(8):99-101.

[662] 孟照华,单礼成,曾家修,等.皮下埋藏麝香对BALB/c纯系小鼠恶性肿瘤生长影响的实验研究[J].中国肿瘤临床,1998,25(11):834-836.

[663] 米尼玛同哇顿旦.药用植物宝库[M].北京:民族出版社,2006.

[664] 米彭格勒南杰.藏药味性诠释明鉴[M].北京:民族出版社,2006.

[665] 苗明三.法定中药药理与临床[M].北京:世界图书出版公司,1998.

[666] 民和回族土族自治县志编著委员会.民和县志[M].西安:陕西人民出版社,1993.

[667] 敏德,徐丽萍,张治针,等.天山大黄的化学成分研究(Ⅱ)[J].中国中药杂志,1998(8):38-40,64.

[668] 明莉莎.藏药黄花獐牙菜中总咖酮的精制及抗氧化活性和十味黑冰片丸质量标准研究[D].成都:西南民族大学,2019.

[669] 缪妙,徐继林,严小军,等.甾醇TMS衍生物EI源质谱规律研究[J].分析测试学报,2008(S1):59-62.

[670] 莫恭晓,蔡慧,韦邱梦,等.赤芍总苷对失血性休克大鼠血流动力学影响[J].中国临床药理学杂志,2016,32(23):2156-2160.

[671] 牟丹,唐楠,黄原林,等.沙棘、青海云杉、祁连圆柏总多酚含量的比较研究[J].湖北农业科学,2016,55(11):2879-2881.

[672] 南海江,许旭东,陈士林,等.大黄属植物研究进展[J].天然产物研究与开发,2009,21(4):690-701.

[673] 南京中医药大学.中药大辞典[M].2版.上海:上海科学技术出版社,2006.

[674] 南笑珂,张鲁,罗琳,等.中药甘松化学成分与药理作用的研究进展[J].中国现代中药,2018,20(10):1312-1318.

[675] 内蒙古自治区革命委员会卫生局.内蒙古中草药[M].呼和浩特:内蒙古自治区人民出版社,1972.

[676] 倪慧明,董哲君,陈香美.黄花主要活性成分对糖尿病肾病的疗效机制研究进展[J].解放军医学杂志,2021,46(3):294-299.

[677] 倪受东,严德江,徐先祥.大黄多糖的提取及含量测定[J].中国药业,2007,16(13):10-11.

[678] 倪志诚.西藏经济植物[M].北京:北京科学技术出版社,1990.

[679] 倪朱谟.本草汇言[M].倪朱瑛,等校.北京:中国古籍出版社,2005.

[680] 聂雪凌,唐鸿志,许平.绿原酸的检测及代谢途径研究进展[J].广州化工,2013,41(1):3-6.

[681] 聂燕琼,李海彦,孙娜,等.粗茎秦艽资源研究进展[J].中国现代中药,2012,14(5):37-40.

[682] 聂远洋,曹玫,刘素君,等.红景天提取物的结构鉴定及其生物活性研究[J].时珍国医国药,2011,22(8):1962-1965.

[683] 牛莉,于泓苓.中药当归的化学成分分析与药理作用研究[J].中西医结合心血管病电子杂志,2018,6(21):90,92.

[684] 牛锐,王宏才,王红.略论《四部医典》在藏族药学史上的地位[J].甘肃中医学院学报,1990(2):17,21-22.

[685] 牛迎凤,邵赟,陶燕铎,等.7种藏药材中8种微量元素的测定[J].药物分析杂志,2009,29(6):915-918.

[686] 潘思羽.冻鲜马鹿茸蛋白合成分的分离与活性初探[D].北京:北京中医药大学,2010.

[687] 裴媛,谭初兵,徐为人,等.当归苯酞类和萜类成分作用的虚拟评价[J].中草药,2010,41(6):938-941.

[688] 彭宝珠,马骥.甘肃绿绒蒿属藏药无机元素初步分析[J].中药材,1995,18(6):2.

[689] 彭勃.医学心悟[M].上海:第二军医大学出版社,2005.

[690] 彭成.中华道地药材[M].北京:中国中医药出版社,2011.

[691] 彭成.中药药理学[M].3版.北京:中国医药出版社,2012.

[692] 彭红元,陈伟才,张修月.麝的分类研究概述[J].玉林师范学院学报,2010,31(2):66-72.

[693] 彭华胜,张贺廷,彭代银,等.黄芪道地药材辨状论质观的演变及其特点[J].中国中药杂志,2017,42(9):1646-1651.

[694] 彭静山.药笼小品[M].沈阳:辽宁科学技术出版社,1983.

[695] 彭美晨,艾晓辉.秦艽花化学成分、药理作用及其临床应用的研究进展[J].中南药学,2021,19(6):1243-1249.

[696] 彭敏.青海主要药用野生植物资源分布规律及保护利用对策[M].西宁:青海人民出版社,2007.

[697] 彭强,吕晓鹏,黄琳娟,等.黑果枸杞多糖的纯化工艺研究[J].西北农业学报,2012,21(2):121-126.

[698] 齐娜,段文娟,李雅婧,等.麝香酮药理作用的研究进展[J].世界科学技术-中医药现代化,2020,22(8):3042-3047.

[699] 齐延巧,耿文娟,周伟权,等.两种枸杞的抗寒性研究[J].新疆农业科学,2016,53(12):2203-2209.

[700] 齐艳华,苏格尔.锁阳的研究进展[J].中草药,2000(2):68-70.

[701] 齐艳萍.鹿茸的化学成分及对肝损伤的修复作用[J].西部中医药,2010,23(1):61-63.

[702] 祁公任,陈涛.现代实用临床中药学[M].北京:化学工业出版社,2018.

[703] 祁连县志编纂委员会.祁连县志[M].兰州:甘肃人民出版社,1993.

[704] 祁友松.中医经典方剂药学研究[M].北京:中国中医药出版社,2017.

[705] 前宇妥·云丹衮波.宇妥本草[M].毛继祖,等译.西宁:青海人民出版社,2016.

[706] 钱伯初,许衡钧.浙贝母碱和去氢浙贝母碱的镇咳镇静作用[J].药学学报,1985,20(4):306-308.

[707] 钱春伟.柴达木枸杞鲜榨汁对高脂血症患者肾阳虚证的疗效观察[D].广州:暨南大学,2017.

[708] 钱丹,黄璐琦,邱功,等.枸杞子性味变迁的本草考辨[J].中华中医药杂志,2016,31(5):1539-1542.

[709] 钱乙著.周氏医学丛书 小儿药证直诀[M].北京:中国医药科技出版社,2016.

[710] 钱正明,李文庆,孙敏甜,等.冬虫夏草化学成分分析[J].菌物学报,2016,35(4):476-490.

[711] 钱正明,孙培培,李文庆,等.冬虫夏草高效液相特征图谱分析[J].世界科学技术——中医药现代化,2014,16(2):279-283.

[712] 乔伟,张彦文,吴寿金,等.天然环烯醚萜类化合物的生物活性[J].国外医药植物药分册,2001,16(2):65-67.

[713] 钦热诺布.本草如意宝库[M].北京:民族出版社,2007.

[714] 秦彩玲,焦艳.羌活水溶部分的抗心律失常作用[J].中药通报,1987(12):47-49,62.

[715] 秦彩玲,李文,张小彭,等.中药羌活的药理研究(一)[J].中药通报,1982(1):31-32.

[716] 秦莉,程文杰,王军扬,等.四种沙棘枝叶总黄酮含量的比较研究[J].家畜生态学报,2013,34(2):45-48.

[717] 秦书芝,袁如文,张瑶,等.当归不同部位中阿魏酸含量的测定[J].中医药导报,2014,20(3):74-75.

[718] 秦杨,桂明玉,于力娜,等.RP-HPLC法测定桃儿七木脂素成分的含量[J].药物分析杂志,2009,29(9):1491-1492.

[719] 秦杨.桃儿七化学成分的研究[D].长春:吉林大学,2009.

[720] 青海省藏医药研究院.药物图鉴银镜[M].北京:民族出版社,2019.

[721] 青海省革命委员会科学技术委员会,青海省革命委员会卫生局.青海常用中草药手册:第二册[M].西宁:青海人民出版社,1972:172.

[722] 青海省药材公司.青海药材[M].西宁:青海人民出版社,1958.

[723] 青海省药检所,青海省藏医药研究所.中国藏药[M].上海:上海科学技术出版社,1996.

[724] 青海省药品监督管理局,青海省药品检验检测院.青海省藏药材标准[M].兰州:甘肃民族出版社,2019.

[725] 青海种子植物名录编写组.青海种子植物名录[M].西宁:青海省新闻出版局,1990.

[726] 仇子钰,仇子钰,张凉,等.独一味单体抑制脊髓背角内AKT-mTOR信号通路缓解大鼠神经病理性痛[J].中国药师,2017,20(11):1932-1937.

[727] 邱红,罗惠枫,孙向平,等.宁夏无果枸杞芽茶对高血脂患者血脂水平及抗氧化功能的影响[J].宁夏医科大学学报,2015,37(11):1402-1404.

[728] 曲淑慧,吴红平,胡时先.中药锁阳化学成分初探[J].新疆医学院学报,1991,14(3):207.

[729] 权赫秀,金鹏,李露,等.麝香及其代用品人工麝香对H_2O_2诱导人脐静脉内皮细胞损伤保护作用比较研究[J].中国医院药学杂志,2018,38(17):1783-1787.

[730] 权赫秀,杨小琪,金鹏,等.麝香及其代用品人工麝香对H_2O_2诱导H_9c_2心肌细胞损伤保护作用比较研究[J].中药材,2018,41(4):961-965.

[731] 全国中草药汇编写组.全国中草药汇编[M].北京:人民卫生出版社,1975.

[732] 饶瑶,李冉,王晓雯,等.甘松中医药用药规律的数据挖掘[J].中草药,2021,52(11):3331-3343.

[733] 仁真旺甲,文检,苏永文,等.藏药沙棘的文献考证研究[J].中国民族民间医药,2016,25(6):4-8.

[734] 任二安.中药鉴定学[M].上海:上海科学技术出版社,1986.

[735] 任嘉,陈甜甜,周生军,等.藏药独一味栽培技术研究[J].中国民族民间医药,2015,24(7):7-9.

[736] 任玲.温针灸联合大青盐烫熨治疗脾胃虚弱型慢性浅表性胃炎临床观察[J].光明中医,2020,35(14):2191-2193.

[737] 任梦云,杜乐山,陈彦君,等.锁阳ITS序列遗传多样性分析[J].植物学报,2018,53(3):313-321.

[738] 任乃宏.定位"古昆仑山"[J].群文天地,2012(9):44-51.

[739] 任青措.藏药沙棘总黄酮对"罗乃提波"(慢性支气管炎)气道炎症及黏液分泌的调节机制研究[D].成都:成都中医药大学,2019.

[740] 任炜,潘乐,陈芙蓉,等.雪上一枝蒿醇提物体外抗炎作用的研究[J].中南民族大学学报(自然科学版),2012,31(4):36-39.

[741] 任玉梅.青海地区大果沙棘栽培技术[J].农业工程技术,2019,39(20):79.

[742] 日华子.日华子本草[M].尚志钧,辑释.合肥:安徽科学技术出版社,2004.

[743] 如克亚·加帕尔,孙玉敬.枸杞植物化学成分及其生物活性的研究进展[J].中国食品学报,2013,13(8):161-172.

[744] 阮栋梁,杨晓静,李和.沙棘叶中甾醇的分离与鉴定[J].沙棘,2004,17(2):18-21.

[745] 萨丽丽,杨斌,格根哈斯,等.手掌参多糖提取物对氧化应激饲肉羊生产性能、抗氧化机能及肉品质的影响[J].畜牧兽医学报,2020,51(9):2187-2196.

[746] 塞东.黄芪中的微量元素研究[J].锦州医学院学报,1993(5):12-14.

[747] 桑德达玛贡布.札记如意宝与精粹金刚石[M].北京:民族出版社,2013.

[748] 桑曼冶西藏宝.藏药诠释无垢明鉴[M].北京:民族出版社,2007.

[749] 桑育黎,郝延军,杨松松.独一味的化学成分研究[J].中草药,2008,39(11):1622-1624.

[750] 沙伟,杨晓杰,白春和.大叶龙胆的染色体核型分析[J].齐齐哈尔师范学院学报,1993,13(1):23-25.

[751] 尚红,王毓三,申子瑜.全国临床检验操作规程[M].北京:人民卫生出版社,2015.

[752] 尚军,李建菊,张国燕.藏药旺拉多糖对小鼠免疫功能的影响[J].西南农业学报,2014,27(3):1305-1308.

[753] 尚军,张国燕,杨淳彬,等.川西獐牙菜的化学成分研究[J].青海师范大学学报(自然科学版),2008,95(4):66-67.

[754] 尚林,张国燕,李建菊,等.藏药旺拉多糖对免疫抑制小鼠免疫活性的调节[J].中药与临床,2015,6(3):43-45,49.

[755] 尚明英,李军,徐国钧,等.藏药小叶莲的化学成分研究[J].中草药,2000,31(8):569-571.

[756] 尚明英,徐国钧,徐珞珊,等.鬼臼及小叶莲的本草考证[J].中国中药杂志,1994(8):451-453,510.

[757] 尚明英,徐珞珊,李萍,等.鬼臼类中药及其木脂素类成分的药效学研究[J].中草药,2002(8):52-54.

[758] 尚小雅,李冲,张承忠,等.藏药五脉绿绒蒿中非生物碱成分[J].中国中药杂志,2006,31(6):468-471.

[759] 尚小雅,石建功,杨永春,等.藏药五脉绿绒蒿中的生物碱[J].药学学报,2003,38(4):276-278.

[760] 尚小雅,张承忠,李冲,等.藏药五脉绿绒蒿中黄酮类成分的分离与鉴定[J].中药材,2002,25(4):250-252.

[761] 尚小雅.五脉绿绒蒿化学成分研究[D].兰州:兰州医学院,2002.

[762] 尚志钧,刘晓龙.贝母药用历史及品种考察[J].中华医史杂志,1995(1):38-42.

[763] 邵成雷,孔倩倩.铁棒锤化学成分研究[J].医学食疗与健康,2019(11):63,66.

[764] 佘延娣,周华坤,张中华,等.气候变化背景下羌活在三江源的适宜分布[J].生态环境学报,2021,30(10):2033-2041.

[765] 申丹,唐仕欢,卢朋,等.基于关联规则算法分析《中药成方制剂》中含当归方剂的组方规律[J].中医杂志,2014,55(7):608-611.

[766] 申美伦,梁业飞,刘广欣,等.甘草黄酮提取分离方法的研究进展[J].中成药,2021,43(1):154-159.

[767] 沈括.梦溪笔谈[M].长春:吉林大学出版社,2011.

[768] 沈黎明,崔志刚,何苗,等.藏药"藏茵陈"原植物在云南的地理分布特点[J].大理学院学报,2008,7(6):6-9.

[769] 沈南英,柯传奎.青海冬虫夏草菌粉研究概况[J].浙江药学,1986(3):44-45.

[770] 沈宁东.蕨麻优良种质资源选育及成分分析[D].西宁:青海大学,2008.

[771] 沈善谦.喉科心法[M].北京:中国中医药出版社,2015.

[772] 沈元良.《通俗伤寒论》名方讲用[M].北京:中国中医药出版社,2018.

[773] 盛龙生.代谢组学与中药研究[J].中国天然药物,2008,6(2):98-102.

[774] 石德军,孙海群,杨元武.青海几种野生杜鹃花引种方法初探[J].青海农林科技,1998(3):12-14.

[775] 石张燕,陈千良,赵宇玮.陕西产秦艽质量变异与遗传多样性研究[J].中草药,2010,41(10):1705-1709.

[776] 时逸人.中国药物学[M].上海:上海卫生出版社,1956.

[777] 史堪.史载之方[M].李琤,张致远,原辑;王振国,朱荣宽,郭瑞华,等点校.上海:上海科学技术出版社,2003.

[778] 史磊,郭玉岩,曹思思,等.甘草的本草溯源[J].现代中药研究与实践,2020,34(4):82-86.

[779] 史平,朱薇,李晓鸣.锁阳多糖对去卵巢大鼠骨质疏松的改善作用[J].第三军医大学学报,2015,37(23):2360-2363.

[780] 双全,张海霞,卢宇,等.野生黑果枸杞化学成分及抗氧化活性研究[J].食品工业科技,2017,38(4):94-100.

[781] 司马宪光,司马楠楠.雪莲花人工栽培技术[J].农技服务,2001(6):8-10.

[782] 四川省食品药品监督管理局.四川省中药材标准[M].成都:四川科学技术出版社,2011.

[783] 宋平顺,杨平荣,魏锋.甘肃中药材商品志[M].兰州:兰州大学出版社,2021.

[784] 宋萍,常峰,刁七星辰.青海锦鸡儿属植物资源的调查与研究[J].云南中医学院学报,2008,129(5):42-46.

[785] 宋萍萍,吕晔,徐增莱,等.青海当归根的化学成分研究[J].中药材,2014,37(1):55-57.

[786] 苏海兰,魏娟,毕阳,等.超声波辅助提取中国沙棘浆果多酚的工艺优化及其成分分析[J].食品与发酵科技,2017,53(6):34-41.

[787] 苏敬.新修本草[M].方林,整理.太原:山西科学技术出版社,2013.

[788] 苏日娜.五味沙棘散研究进展[J].北方药学,2012,9(5):24,103.

[789] 苏颂.本草图经[M].尚志钧,辑校.合肥:安徽科学技术出版社,1994.

[790] 苏颂.图经本草[M].王致谱,辑注.福州:福建科学技术出版社,1988.

[791] 苏颖,周选围.改进苯酚-硫酸法快速测定虫草多糖含量[J].食品研究与开发,2008,148(3):118-121.

[792] 孙爱玲,齐卯平,傅晓杰,等.保护环境发展麻黄人工植培[J].内蒙古环境保护,2004(1):41-43.

[793] 孙超,丘雪红,曹莉,等.不同产地冬虫夏草的质量参数测定[J].环境昆虫学报,2015,37(5):1049-1054.

[794] 孙琛.甘草的化学成分研究进展[J].科技资讯,2020,18(2):64-65.

[795] 孙海群,孙康迪,桂喆,等.青海省几种藏药植物资源状况调查与分析[J].北方园艺,2016,367(16):152-156.

[796] 孙海群,杨元武,李长慧,等.青海杜鹃花种质资源及分布[J].青海大学学报,1998,16(4):35-39

[797] 孙海群.三江源国家公园植物多样性及重点保护植物本底调查[D].西宁:青海大学,2020.

[798] 孙汉董,丁靖垲,林中文,等.大花甘松(Nardostachys grandiflora DC.)和中华甘松(N. chinensis Batalin)的精油成分及其在香料上的应用研究[J].植物多样性,1980,2(2):213-223.

[799] 孙红国,张蔓,纪鹏,等.当归多糖的分离、纯化及单糖成分分析[J].天然产物研究与开发,2014,26(4):480-485.

[800] 孙洪兵.羌活品质及区划的定量法研究[D].广州:广东药科大学,2016.

[801] 孙辉,蒋舜媛,冯成强,等.独一味 Lamiophlomis rotata 野生资源现状与存在的问题[J].中国中药杂志,2012,37(22):3500-3505.

[802] 孙建瑞,邱智军,王大红,等.铁棒锤中3-乙酰乌头碱和宋果灵抗肿瘤活性[J].精细化工,2018,35(7):1163-1169.

[803] 孙菁,陈桂琛,徐文华,等.达乌里秦艽化学元素特征及其与

环境关系[J].广东微量元素科学,2009,16(3):55-61.

[804] 孙菁,周国英,韩友吉,等.青藏高原3种秦艽组植物微元素比较分析[J].广东微量元素科学,2007,14(11):45-48.

[805] 孙俊.独一味化学成分的初步研究[J].云南中医中药杂志,2011,32(9):64-65.

[806] 孙荣斌,程宝荣,武露凌.赤芍脂溶性成分GC/MS联用分析[J].长春中医药大学学报,2010,26(2):283-285.

[807] 孙蓉,杨倩,尹建伟,等.麝香及替代品药理作用和含量测定方法研究进展[J].时珍国医国药,2011,22(3):709-711.

[808] 孙蓉,衣银萍,吕丽莉,等.麝香酮对连二亚硫酸钠造成PC12细胞缺氧损伤的保护作用[J].中药药理与临床,2008,24(1):15-17.

[809] 孙思邈.备急千金要方[M].天津:天津古籍出版社,2009.

[810] 孙思邈.千金翼方校释[M].李景荣,校.北京:人民卫生出版社 2014.

[811] 孙文基,沙振方,王艾兴,等.铁棒锤化学成分的研究[J].药学学报,1989,24(1):71-74.

[812] 孙许涛,柳颖,姜德友,等.红景天药理作用研究进展[J].中医药学报,2017,45(6):119-122.

[813] 孙彦君,周巍,陈虹,等.桃儿七中黄酮类成分的分离与鉴定[J].沈阳药科大学学报,2012,29(3):185-189.

[814] 孙燕,冯峰,黄特辉,等.基于UPLC-Q-Exactive技术结合OTCML数据库快速分析沙棘的功效成分[J].天然产物研究与开发,2019,31(7):1192-1202.

[815] 孙玉敏,宋福成,吴晓光.当归补血汤抑制荷瘤小鼠肿瘤生长的作用[J].现代生物医学进展,2006,6(9):31-32,35.

[816] 索南才郎,李全林,陆福根.共和县麻黄资源消长及保护对策[J].青海草业,1998(1):12-15.

[817] 邰晓曦,孙婧,曹露晔.沙棘籽粕中生物碱的提取及抗炎镇痛作用研究[J].时珍国医国药,2013,24(5):1140-1142.

[818] 太平惠民和剂局.太平惠民和剂局方[M].刘景源,点校,北京:人民卫生出版社,1985.

[819] 覃筱燕,黎荣昌,云妙英,等.藏药旺拉水煎剂对小鼠免疫功能的调节作用[J].山东中医杂志,2007,242(12):842-845.

[820] 覃筱燕,严莉,唐丽,等.花锚属植物的化学成分及药理活性的研究进展[J].时珍国医国药,2008,19(1):25-27.

[821] 谭亮,李军乔,李玉林,等.青海不同产地蕨麻营养成分分析及品质评价[J].食品与生物技术学报,2022,41(1):95-111.

[822] 谭其骧.中国历史地图集:第二册 秦,西汉,东汉时期[M].北京:中国地图出版社,1982.

[823] 汤娟,王若光.复方九味羌活汤治疗子宫异常出血30例疗效观察[J].湖南中医杂志,2014,30(7):76-77.

[824] 唐朝枢,苏静怡.山莨菪碱和异搏定对离体大鼠心脏"缺氧—复氧"损伤的防治作用比较[J].中国病理生理杂志,1989,5(5):270-273.

[825] 唐卡毅,唐良富.稳心颗粒的临床应用研究进展[J].重庆医学,2009,38(20):2636-2639.

[826] 唐丽,金振南,门美佳,等.藏药藏茵陈的研究进展及开发利用[J].中央民族大学学报(自然科学版),2007,16(2):176-178.

[827] 唐倩倩,王云飞,聂勇战,等.贝母素乙对5种肿瘤细胞的化疗增敏作用研究[J].中国药房,2017,28(34):4796-4800.

[828] 唐琼琳,高宏生,刘丽华,等.急性高原缺氧大鼠脑皮质相关

细胞因子变化及蕨麻的保护作用[J].中国中西医结合急救杂志,2012,19(3):137-140.

[829] 唐慎微.证类本草[M].郭君双,校注.北京:中国医药科技出版社,2011.

[830] 唐希灿,冯洁.3-乙酰乌头碱氢溴酸盐的镇痛和局部麻醉作用[J].中国药理学报,1981,2(2):82-84.

[831] 唐兆新,王炫英,高洪,等.内毒素休克时山羊血液流变性的变化及山莨菪碱对其影响[J].畜牧兽医学报,1999,30(1):76-81.

[832] 唐政恒,高诗豪,陈图南,等.草麻黄水提物对大鼠蛛网膜下腔出血后继发性脑损伤的影响[J].重庆医学,2015,44(25):3481-3484.

[833] 陶方泽,顾维超.麻黄止痛靶向性浅识[J].中国中医基础医学杂志,2016,22(4):539,569.

[834] 陶方泽,顾维超.痛证用麻黄初探[J].山东中医杂志,2015,34(9):714-716.

[835] 陶弘景.本草经集注[M].尚志钧,校.北京:人民卫生出版社,1994.

[836] 陶弘景.名医别录[M].尚志钧,辑.北京:中国中医药出版社,2013.

[837] 陶华明,王隶书,崔占臣,等.麻黄根的化学成分研究[J].中草药,2010,41(4):533-536.

[838] 陶晶,屠鹏飞,徐文豪,等.锁阳茎的化学成分及其药理活性研究[J].中国中药杂志,1999,24(5):292-294.

[839] 陶宗仪.南村辍耕录[M].北京:中华书局,1959.

[840] 滕晓萍,王宏昊,花圣卓,等.HPLC法测定沙棘叶、果实、枝条中齐墩果酸和熊果酸的含量[J].国际沙棘研究与开发,2013,11(4):1-3,28.

[841] 田华咏.中国民族药炮制集成[M].北京:中医古籍出版社,2000.

[842] 田楠楠,杨茜和,朱雅暄,等.麻黄的化学成分及其药效作用和药代特征[J].中国中药杂志,2022,47(13):16.

[843] 田淑琴.常用藏药志[M].成都:四川科学技术出版社,1997.

[844] 田武生.甘草的化学成分和临床研究概况[J].中医临床研究,2012,4(16):31-32.

[845] 田旭东.甜菜碱对酒精性肝病大鼠的保护性作用及对MCP-1、IL-10表达的影响[D].兰州:甘肃省中医院,2015.

[846] 同仁县志编委会.同仁县志[M].西安:三秦出版社,2001.

[847] 土小宁,白婧,张春,等.三种沙棘(海滨沙棘,中国沙棘,蒙古沙棘)果实的黄酮醇苷成分[J].国际沙棘研究与开发,2006(4):21-24.

[848] 完玛仁青.浅谈青海藏药药用植物资源保护[J].临床医药文献电子杂志,2017,4(A2):20186-20187.

[849] 万新,石晋丽,刘勇,等.甘松属植物化学成分与药理作用[J].现代药物与临床,2007,22(1):1-6.

[850] 汪昂.本草备要[M].谢观,董丰培,评校.重庆:重庆大学出版社,1996.

[851] 汪昂.本草备要[M].郑金生,整理.北京:中国医药科技出版社,2019.

[852] 汪初庵.本草易读[M].北京:人民卫生出版社,1987.

[853] 汪海英,马万援.藏药二十五味绿绒蒿丸治疗慢性重型肝炎56例[J].中国社区医师(医学专业半月刊),2009,11(17):145.

[854] 汪海英,童丽,李福安.秦艽总苷对人肝癌细胞SMMC-7721体外作用的研究[J].时珍国医国药,2010,21(1):53-55.

[855] 汪建红,陈晓琴,张蔚佼.黑果枸杞果实多糖抗疲劳生物功

效及其机制研究[J].食品科技,2009,34(2):203-206.

[856] 汪建辉,欧瑜.葡萄糖激酶与糖尿病[J].药物生物技术, 2012,19(6):552-556.

[857] 汪骏,刘庆,曾锦波,等.手掌参醇提物对染矽尘大鼠肺组织Ⅰ、Ⅲ型胶原合成的影响[J].武警医学,2008,19(1):9-11.

[858] 汪骏,曾锦波,杜海科,等.手掌参醇提取物处理染矽尘大鼠肺纤维化及肿瘤坏死因子-α表达的变化[J].卫生研究,2007,36(6):674-678.

[859] 汪骏,曾锦波,赵学峰,等.手掌参醇提物对染矽尘大鼠肺组织胶原合成的影响及其抗氧化应激机制[J].中西医结合学报,2007,5(1):50-55.

[860] 汪丽燕,韩传环,王萍.皖贝与川贝和浙贝止咳祛痰的药理作用比较[J].安徽医学,1993,14(3):57-58.

[861] 汪茜,孙秋艳,杨婷,等.独一味巴布膏抗炎作用研究[J].中药药理与临床,2010,26(1):49-51.

[862] 汪训庵.本草易读[M].吕广振,陶振岗,王海亭等,校.北京:人民卫生出版社,1989.

[863] 汪燕燕,党毓起,田强,等.甘松降糖颗粒治疗糖调节受损60例临床观察[J].中国民族民间医药,2017,26(16):79-81.

[864] 汪雨,刘聪,陈舜琮,等.气相色谱-质谱法初步鉴定不同品质的麝香[J].岩矿测试,2011,30(1):59-62.

[865] 汪琢,赵佳莹,廖林,等.枸杞多糖提取条件优化及体外抗氧化活性研究[J].湖北农业科学,2015,54(6):1440-1444.

[866] 王爱玲,曲玮,梁敬钰.红景天属植物化学成分及药理作用研究进展[J].海峡药学,2014,26(1):1-8.

[867] 王波,王丽,刘晓峰,等.中药甘草成分和药理作用及其现代临床应用的研究进展[J].中国医药,2022,17(2):316-320.

[868] 王才桑洁.人工种植的藏茵陈药效分析及栽培技术[J].青海农林科技,2007(4):40-41.

[869] 王朝.握灵本草[M].叶新苗,校注.北京:中国中医药出版社,2012.

[870] 王程成.甘草的品质评价及盐胁迫下品质形成机制研究[D].南京:南京中医药大学,2020.

[871] 王冲,侯娟,韩晶,等.藏茵陈总㙏酮致突变性及抗突变性研究[J].天津药学,2014,26(1):17-20.

[872] 王春雨.柴达木野生黑果枸杞多酚类物质对土壤盐分的响应[D].西宁:青海大学,2017.

[873] 王丹,王心雨,卢烽,等.基于本草考证的麝香功能主治及用法用量挖掘[J].中成药,2022,44(4):1239-1243.

[874] 王焘.外台秘要[M].北京:人民卫生出版社,1955.

[875] 王丰,梅子青,周秋丽,等.鹿茸多肽的分离纯化及药理活性[J].吉林大学学报(理学版),2003(1):111-114.

[876] 王凤玲,侯伟.大黄素对急性肝衰竭大鼠肝功能的影响[J].中国现代医生,2011,49(29):4-5.

[877] 王刚.红景天总黄酮对小鼠急性肝损伤保护作用研究[J].实用中医药杂志,2016,32(6):518-519.

[878] 王钢.独一味片治疗风湿性关节炎72例[J].中国中医药信息杂志,2001,8(9):72.

[879] 王海兵,马永吉.清至民国青藏高原东缘虫草的商品化与贸易流通[J].北方民族大学学报,2022,164(2):134-142.

[880] 王海兵.市场、商号与口岸:近代青藏高原东缘麝香的贸易流通[J].思想战线,2022,48(1):42-51.

[881] 王海霞.化学成分及抗肿瘤活性研究[D].西宁:青海大学,2017.

[882] 王含彦,陈瑾歆,胥正敏.药用黄芪的遗传多样性RAPD分

析[J].四川中医,2010,28(6):56-58.

[883] 王涵,董庆海,吴福林,等.ICP-MS同时测定当归中12种人体必需微量元素与5种重金属元素的含量[J].特产研究,2019,41(2):69-73.

[884] 王汉卿,马玲,王庆,等.甘草药材生产区划研究[J].中国中药杂志,2016,41(17):3122-3126.

[885] 王好古.此事难知[M].项平,校注.南京:江苏科学技术出版社,1985.

[886] 王好古.汤液本草[M].张永鹏,校.北京:中国医药科技出版社,2011.

[887] 王昊,杨凤琴,潘梅,等.10种中药对致病性浅部真菌的抑菌实验研究[J].中医杂志,1997,38(7):431-432.

[888] 王恒山,丁经业.绿绒蒿属植物生物碱成分的研究Ⅱ.美丽绿绒蒿生物碱的研究[J].中草药,1996(8):459-460.

[889] 王红旗.山海经鉴赏辞典[M].上海:上海辞书出版社,2012.

[890] 王虹,穆卫东,丁天保,等.不同产地贝母多糖与微量元素对比分析[J].辽宁中医药大学学报,2009,11(3):177-178.

[891] 王华,孙娜.当归的有效化学成分及药理作用研究进展分析[J].山东化工,2017,46(18):59-60.

[892] 王怀隐.太平圣惠方[M].郑州:河南科学技术出版社,2015.

[893] 王惠清.中药材产销[M].成都:四川科学技术出版社,2004.

[894] 王继红,刘学政.枸杞多糖对糖尿病大鼠血-视网膜屏障保护的研究[J].辽宁医学院学报,2010,31(3):193-196.

[895] 王娇,熊瑛,熊彬,等.麻黄水提物雾化吸入对哮喘小鼠气道炎症的影响[J].重庆医学,2013,42(3):304-307.

[896] 王锦楠,陈进福,陈武生,等.柴达木地区野生黑果枸杞种群遗传多样性的AFLP分析[J].植物生态学报,2015,39(10):1003-1011.

[897] 王京.玉树地区独一味遗传多样性简单序列重复区间扩增分析[D].西宁:青海师范大学,2014.

[898] 王凯,岳宣峰,范智超,等.两种不同方法提取铁牛七挥发油的GC-MS分析[J].陕西师范大学学报(自然科学版),2009,37(1):47-51.

[899] 王肯堂.证治准绳精华本[M].余瀛鳌等,编选.北京:科学出版社,1998.

[900] 王兰,张永东,梁涛,等.独一味胶囊对大鼠动脉管壁增殖细胞核抗原表达的影响[J].医药乙生科技,2011,23(4):308-311.

[901] 王岚,刘丽莎,吴迪,等.麻花秦艽染色体的核型分析[J].中药材,201,33(2):171-173.

[902] 王立军,陈晓光,朴宪.鹿茸口服液对抗氧化酶的影响[J].中药药理与临床,2004,20(2):33-34.

[903] 王丽娟,王庆妍,可妍,等.独一味水提取物与醇提取物镇痛抗炎作用的比较研究[J].时珍国医国药,2011,22(8):2037-2038.

[904] 王丽娟,王勇,杨婕,等.独一味对大鼠佐剂性关节炎防治作用的实验研究[J].中国中医基础医学杂志.2013,19(7):763-766.

[905] 王丽瑶.乌拉尔甘草叶乙酸乙酯部位的化学成分研究[D].兰州:兰州大学,2020.

[906] 王林萍,余意,冯成强.冬虫夏草活性成分及药理作用研究进展[J].中国中医药信息杂志,2014,21(7):132-136.

[907] 王敏.大青盐热敷联合推拿治疗肩周炎的临床观察[J].现代实用医学,2020,32(2):169-171.

[908] 王明安,陈绍农,张惠迪,等.藏药五脉绿绒蒿化学成份的研

究Ⅰ[J].兰州大学学报(自然科学版),1991(4):80-82.

[909] 王明安,陈耀祖.五脉绿绒蒿中一个新生物碱的结构[J].天然产物研究与开发,1995,7(1):32-34.

[910] 王南,唐琴,姬芳玲,等.天山雪莲培养物对RANKL诱导破骨细胞的影响[J].中成药,2016,38(1):1-6.

[911] 王南,唐琴,姬芳玲,等.天山雪莲愈伤组织提取物对人成骨肉瘤细胞MG-63增殖及分化的影响[J].中草药,2015,46(19):2900.

[912] 王南卜,张芹欣,宁百乐,等.四种开窍药对Aβ1-42诱导PC12细胞损伤线粒体及Beclin-1的影响[J].时珍国医国药,2017,28(3):591-593.

[913] 王宁宁,郑文惠,张凯雪,等.沙棘的化学成分,药理作用研究进展及其质量标志物的预测分析[J].中国中药杂志,2021,46(21):5522-5532.

[914] 王鹏.雪莲培养物中咖啡酰奎尼酸类物质抗肥胖作用的研究[D].长春:吉林农业大学,2019.

[915] 王平,李春雨,沈晓飞,等.大黄水煎液治疗慢性肾功能衰竭的实验研究[J].中药药理与临床,2010,26(5):91-94.

[916] 王奇,朱朗标,余翼飞,等.山莨菪碱对体外循环心脏手术后白细胞变形力的影响[J].中华胸心血管外科杂志,1998(6):30-31.

[917] 王琦.藏药二十五味鬼臼丸的植物雌激素样作用及其对雌激素受体调控的研究[D].西宁:青海大学,2021.

[918] 王琦.鹿茸多肽提取工艺的优化及抗氧化,促愈合功效的研究[D].长春:吉林农业大学,2019.

[919] 王倩宁.黑果枸杞的研究进展[J].食品界,2018,57(4):69.

[920] 王青虎,王秀兰,奥·乌力吉,等.蒙古黄芪化学成分的研究[J].中国药学杂志,2014,49(5):357-359.

[921] 王清任.医林改错[M].李天德,张学文,整理.北京:人民卫生出版社,2005.

[922] 王秋玲.赤芍与白芍质量差异及其形成机制研究[D].北京:北京中医药大学,2012.

[923] 王璆辑.是斋百一选方[M].上海:上海科学技术出版社,2003.

[924] 王瑞,俞桂新,朱恩圆,等.川赤芍化学成分研究[J].中国天然药物,2007,42(9):661-663.

[925] 王瑞冬,孙连娜,陶朝阳,等.独一味化学成分的研究[J].第二军医大学学报,2005,26(10):1171-1173.

[926] 王瑞明,苏强,李先荣.黄芪地上部分(茎、叶)氨基酸分析[J].中医药研究,1999,16(1):38.

[927] 王瑞琼,吴国泰,任远,等.当归挥发油对兔离体胃肠平滑肌张力的影响[J].甘肃中医学院学报,2010,27(1):12-14.

[928] 王尚义.沙棘果渣提取与精制沙棘黄酮的研究及工业化分析[D].呼和浩特:内蒙古大学,2007.

[929] 王坤.蕨麻药用研究概况[J].西部中医药,2007,20(4):15-17.

[930] 王世盛,徐青,刘秀梅,等.藏药抱茎獐牙菜中的酮类成分研究[J].中草药,2003,34(10):878-888.

[931] 王世盛,徐青,肖红斌,等.抱茎獐牙菜中的苷类成分[J].中草药,2004,35(8):847-848.

[932] 王曙,王冬冬,冯莉,等.川贝母总生物碱及所含化合物的抗癌新用途[P].四川:CN102327571A,2012-01-25.

[933] 王曙,王锋鹏.大花红景天化学成分的研究[J].药学学报,1992(2):117-120.

[934] 王水潮,朱志强.青海省产中药的习用品和混淆品[J].中国中药杂志,1991(12):716-717.

[935] 王亭,徐暾海,徐海燕,等.伏毛铁棒锤的研究进展[J].时珍

[936] 王葳.抗氧化剂植物——沙棘[J].植物杂志,1990(6):10.

[937] 王伟,尚佳,廖国玲.宁夏枸杞总黄酮对高糖诱导损伤人脐静脉内皮细胞抗氧化作用的影响[J].宁夏医科大学学报,2015,37(6):605-607.

[938] 王文娟.青海沙棘总三萜含量与树龄和部位的关系[J].草业科学,2014,31(2):342-345.

[939] 王文庭.宇航人:长邢国良[N].中国贸易报/两会特刊,2014-3-11(13).

[940] 王小博,侯娅,王文祥,等.藏药红景天的药理作用及其机制研究进展[J].中国药房,2019,30(6):851-856.

[941] 王小平,郭营立.新形势下青海省海西州盐业行业转型发展的思考[J].宁夏师范学院学报,2017,38(4):127-129.

[942] 王晓梅,张倩,热娜·卡斯木,等.锁阳全草化学成分的研究[J].中草药,2011,42(3):458-460.

[943] 王昕旭,王雪,张晓慧,等.沙棘多糖对扑热息痛诱导的小鼠肝损伤保护作用的研究[J].中国免疫学杂志,2018,34(7):972-975.

[944] 王鑫,闫占峰,原晶晶,等.基于网络药理学探究麻黄治疗变应性鼻炎的作用机制[J].海南医学院学报,2020,26(19):1485-1491.

[945] 王修银,成文利,邝少松,等.赤芍总苷改善D-半乳糖诱导衰老大鼠学习记忆能力及机制[J].广州医药,2011,42(6):41-45.

[946] 王秀玲.论青海优势中药秦艽[J].中国高原医学与生物学杂志,1998(4):38.

[947] 王雪芙.腰痛宁胶囊的药理作用和质量控制研究进展[J].中草药,2019,50(9):2224-2228.

[948] 王雅琪,杨园珍,伍振峰,等.中药挥发油传统功效与现代研究进展[J].中草药,2018,49(2):455-461.

[949] 王亚苹,张凯月,张辉,等.鹿茸炮制方法、化学成分以及药理作用研究进展[J].吉林中医药,2019,39(4):484-486.

[950] 王妍妍,赵志礼,吴靳荣,等.粗茎秦艽药材HPLC指纹图谱研究[J].中草药,2009,40(1):120-123.

[951] 王岩,宋良科,王小宁,等.大黄种质考证与资源分布[J].中国药房,2013,24(11):1040-1043.

[952] 王彦志,冯卫生,石任兵,等.赤芍中的单萜类成分[J].中国药学杂志,2008,43(9):669-671.

[953] 王彦志,石任兵,刘斌.赤芍化学成分的分离与结构鉴定[J].北京中医药大学学报,2006,29(4):267-269.

[954] 王艳宏,王秋红,夏永刚.麻黄化学拆分组分的性味药理学评价——化学拆分组分的制备及其解热作用的研究[J].中医药信息,2011,28(5):7-10.

[955] 王艳宏,王秋红,夏永刚.麻黄化学拆分组分的性味药理学评价——麻黄化学拆分组分"辛温"发汗,利水作用的实验研究[J].中国中医药科技,2011,18(6):489-491.

[956] 王艳梅,邹兴淮.东北梅花鹿茸不同部位水解氨基酸含量的比较分析[J].经济动物学报,2003(4):18-21.

[957] 王勇,刘淑莹,刘志强,等.雪上一支蒿中乌头碱类生物碱的电喷雾串联质谱分析[J].分析化学,2003(2):139-142.

[958] 王禹萌,邹晓玲,余亦程,等.黄芪甲苷促人内皮祖细胞分泌血管生长因子的实验研究[J].中医学报,2020,35(5):1050-1054.

[959] 王玉,杨雪,夏鹏飞,等.大黄化学成分,药理作用研究进展及质量标志物的预测分析[J].中草药,2019,50(19):4821-4837.

[960] 王玉灵,郭致杰,胡冠芳,等.唐古特莨菪中生物碱的分离鉴定与杀虫活性研究[J].植物保护,2019,45(4):190-194.

［961］王玉灵,胡冠芳,刘敏艳,等.唐古特莨菪中生物碱的分离、鉴定与生物活性研究［J］.草业学报,2015,24(12):188 - 195.

［962］王玉灵.唐古特莨菪提取物与分离所得生物碱的杀虫杀螨活性研究［D］.兰州:甘肃农业大学,2015.

［963］王昱.青海简史［M］.西宁:青海人民出版社,2013.

［964］王圆梦,黄得栋,葛灵辉,等.经典名方中秦艽的本草考证［J］.中国实验方剂学杂志,2021,28(10):140 - 149.

［965］王云美,王元忠,张仲凯,等.大花红景天挥发油化学成分的研究［J］.安徽农业科学,2009,37(12):5494 - 5495.

［966］王云涛,王莉梅,金向群.赤芍的高效液相指纹图谱及液-质联用分析［J］.中成药,2010,32(7):1089 - 1092.

［967］王占林.青海高原高山灌木林植被特点及主要类型［J］.防护林科技,2014(12):34 - 37.

［968］王占林.青海高原种质资源与栽培技术研究［M］.西宁:青海人民出版社,2018.

［969］王志旺,程小丽,郭玫,等.甘肃产藏药五脉绿绒蒿有效部位对肝纤维化疗效和 TGF - β1 表达的影响［J］.中国免疫学杂志,2013,29(2):135 - 139.

［970］王志旺,郭枚,马骏,等.五脉绿绒蒿抗炎镇痛作用有效部位的研究［J］.中国中医药信息杂志,2010,17(1):21 - 22.

［971］王志旺,邵晶,郭玫,等.甘肃产藏药五脉绿绒蒿有效部位对肝纤维化大鼠炎症相关因子的影响［J］.免疫学杂志,2013,29(1):24 - 27.

［972］王志旺,邵晶,郭玫,等.五脉绿绒蒿总黄酮和总生物碱抗大鼠肝纤维化［J］.中成药,2013,35(6):1125 - 1128.

［973］王志旺,孙少伯,程小丽,等.当归挥发油在大鼠支气管哮喘模型中的作用［J］.中国免疫学杂志,2013,29(11):1142 - 1145,1150.

［974］王志旺,王瑞琼,郭玫,等.甘肃产藏药五脉绿绒蒿总黄酮对小鼠实验性肝损伤的保护作用［J］.中国实验方剂学杂志,2013,19(2):206 - 209.

［975］王志旺,张扬,程芳,等.五脉绿绒蒿总黄酮及其中苜蓿素的体外抗氧化活性［J］.中国老年学杂志,2011,31(22):4381 - 4383.

［976］王质彬,林华,吴先琪.青藏高原特有药用植物——唐古特莨菪［J］.植物学杂志,1975(3):29 - 30.

［977］王质彬,吴先琪.山莨菪植物体内 2 种生物碱含量的变化［J］.植物学报,1979,21(1):85 - 87.

［978］王致中,魏丽英.中国西北社会经济史研究:上册［M］.西安:三秦出版社,1992.

［979］王忠平,陈应鹏,梁爽,等.中药甘松中的白藜芦醇低聚体类成分［J］.天然产物研究与开发,2014,26(10):1548 - 1551.

［980］王祖训,李福安.秦艽规范化种植技术［J］.青海农技推广,2006(4):35 - 36.

［981］韦薇,李广策,龚海英,等.蕨麻多糖抗缺氧作用研究［J］.武警医学院学报,2010,19(5):345 - 347,373.

［982］韦欣.粗茎秦艽 Gentiana crassicaulis Duthie ex Bruk. 及其生物碱类成分研究［D］.成都:四川大学,2005.

［983］卫生部.中药学［M］.成都:四川人民出版社,1979.

［984］卫生部药政管理局,中国药品生物制品鉴定所.中药材手册［M］.北京:人民卫生出版社,1959.

［985］卫生部药政管理局.全国中药炮制规范［M］.北京:人民卫生出版社,1998.

［986］魏梦佳,赵佳琛,赵鑫磊,等.经典名方中贝母类药材的本草考证［J］.中国现代中药,2020,22(8):1201 - 1213.

［987］魏明刚,张玲,倪莉,等.当归补血汤对阿霉素肾病大鼠肾脏足细胞保护机制的研究［J］.中国中西医结合杂志,2012,32(8):1077 - 1082.

［988］魏全嘉.青海省道地药材的论定［J］.青海医学院学报,1997(3):194 - 195.

［989］魏永生,宁坚刚,郑敏燕,等.微波消解- ICP - OES法分析测定狭叶红景天中的矿质元素［J］.应用化工,2011,40(4):728 - 731.

［990］魏永生,杨振,郑敏燕,等.固相微萃取-气相色谱/质谱法分析狭叶红景天挥发性成分［J］.广东化工,2011,38(3):120 - 122.

［991］魏增云,陈金娥,张海容.沙棘的活性化学成分与医疗应用［J］.忻州师范学院学报,2010,26(5):46 - 48.

［992］魏之琇.续名医类案［M］.黄汉儒,点校.北京:人民卫生出版社,1997.

［993］文旺,李莉,李德坤,等.基于液质联用技术和植物代谢组学的甘草炮制品化学成分差异性分析［J］.中国实验方剂学杂志,2020,26(17):104 - 110.

［994］文香.青海省野生甘草资源及人工栽培［J］.青海草业,2007,62(2):27 - 29.

［995］翁梁,周秋雨,王丽娟,等.鹿茸多肽促进表皮和成纤维细胞增殖及皮肤创伤愈合［J］.药学学报,2001,36(11):817 - 820.

［996］翁倩倩,张元,赵佳琛,等.经典名方中大黄的本草考证［J］.中国现代中药,2021,23(2):242 - 251.

［997］乌兰斯琴巴特尔布仁,毕力格.藏医临床札记［M］.西宁:青海人民出版社,1976.

［998］吴芳.赤芍总苷/淫羊藿总黄酮对实验性抑郁及脑 5 - HT 和 β-肾上腺素受体的影响［J］.现代预防医学,2005,32(7):744 - 746.

［999］吴桂珍,萨仁格日乐.简述蒙药材手掌参［J］.中国民族民间医药,2012,21(15):7 - 8.

［1000］吴海,易伦朝,高敬铭,等.野生与人工栽培麻黄不同部位成分的比较研究［J］.中草药,2007,425(9):1298 - 1301.

［1001］吴海峰,潘莉,丁立生,等.藏药五脉绿绒蒿的化学成分研究［J］.天然产物研究与开发,2007,19(5):811 - 813.

［1002］吴海峰,潘莉,邹多生,等.3 种绿绒蒿挥发油化学成分的GC - MS 分析［J］.中国药学杂志,2006,41(17):1298 - 1300.

［1003］吴焕才.常用藏成药诠释［M］.西宁:青海人民出版社,2002.

［1004］吴靳荣,吴立宏,赵志礼,等.中药秦艽和习用品中 5 种环烯醚萜类成分的 HPLC 含量测定［J］.中国中药杂志,2014,39(4):715 - 720.

［1005］吴靳荣,赵志礼,王峥涛.粗茎秦艽道地药材及土壤中有机质与无机元素的分析［J］.中国中医药信息杂志,2010,17(9):39 - 40.

［1006］吴立宏,叶燕,李兴尚,等.反相高效液相色谱法测定道地产区秦艽药材中龙胆苦苷的含量［J］.药物分析杂志,2009,29(2):184 - 187.

［1007］吴玲芳,王子墨,赫柯芊,等.赤芍的化学成分和药理作用研究概况［J］.中国实验方剂学杂志,2021,27(18):198 - 203.

［1008］吴普.吴普本草［M］.尚志钧等,辑校.北京:人民出版社 1987.

［1009］吴其濬.植物名实图考［M］.北京:商务印书馆.1957.

［1010］吴谦.医宗金鉴［M］.闫志安,何源,校注.北京:中国中医药出版社,1994.

［1011］吴瑭.温病条辨［M］.宋咏梅,臧守虎,张永臣,点校.北京:

中国中医药出版社,2006.

[1012] 吴兴海,黄馨慧,王喆之.中药秦艽及其可持续利用途径研究[J].世界科学技术:中药现代化,2002,4(6):58 - 61.

[1013] 吴秀丽.中药湿热敷配合离子导入治疗腰椎间盘突出症的疗效及护理经验[J].西部中医药,2017,30(1):124 - 127.

[1014] 吴艳,格日力,魏全嘉,等.青海产不同海拔唐古特大黄的遗传多样性分析[J].中国药学杂志,2008,43(21):1608 - 1611.

[1015] 吴艳婷,陈云,刘海亭,等.参松养心胶囊和稳心颗粒对大鼠心肌纤维化的影响及其抗心律失常的机制研究[J].中西医结合心脑血管病杂志,2017,15(8):924 - 927.

[1016] 吴杨,周坚,闵春艳,等.甘松挥发性成分的气相色谱-质谱分析[J].环球中医药,2015,8(5):550 - 553.

[1017] 吴仪洛.本草从新[M].北京:红旗出版社,1996.

[1018] 吴仪洛.成方切用[M].北京:中国医药科技出版社,2019.

[1019] 吴仪落.本草从新[M].上海:上海卫生出版社,1957.

[1020] 吴玉泓,吴迪,崔治家,等.不同产地秦艽的质量和遗传多样性研究[J].中药材,2011,34(4):517 - 519.

[1021] 吴玉虎.昆仑植物志:二卷[M].重庆:重庆出版社,2015.

[1022] 吴玉虎.青海黄芪属新分类群[J].植物研究,1997,17(1):33 - 38.

[1023] 吴玉虎.青海蕨类植物的种类、分布及其资源开发利用前景[J].青海环境,1997(2):60 - 64.

[1024] 吴泽明,孙晖,吕海涛.代谢物组学研究进展及其在中医药研究中的应用展望[J].世界科学技术——中医药现代化,2007,9(2):99 - 103.

[1025] 吴征镒.新华本草纲要[M].上海:上海科学技术出版社,1990.

[1026] 吴紫洁,阮成江,李贺,等.12 个沙棘品种的果实可溶性糖和有机酸组分研究[J].西北林学院学报,2016,31(4):106 - 112.

[1027] 吴自勃,黄浩,丁雪梅,等.原花青素对前列腺癌 LNCaP 细胞增殖和凋亡的影响[J].南方医科大学学报,2007(4):499 - 500,504.

[1028] 伍文彬,赖先荣,索朗其美,等.多血康对高原红细胞增多症的影响研究[J].中药药理与临床,2009,25(5):93 - 95.

[1029] 武姣姣,石晋丽,唐民科,等.甘松对动物行为绝望模型的影响[J].中国实验方剂学杂志,2012,18(7):205 - 207.

[1030] 武美馥,周鸿立.沙棘多糖的研究进展[J].吉林化工学院学报,2018,35(5):46 - 49.

[1031] 武雪玲,李筱筱,贾世亮.黑果枸杞花青素对 Aβ42 致痴呆模型大鼠记忆力及抗氧化活性研究[J].现代食品科技,2017,33(3):29 - 33.

[1032] 西藏、青海、四川、甘肃、云南、新疆卫生局.藏药标准:一二分册合编本[M].西宁:青海人民出版社,1979.

[1033] 希瓦措.度母本草[M].毛继祖,等译.西宁:青海人民出版社,2016.

[1034] 夏布班禅.后续部注释词义极明[M].北京:民族出版社,2019.

[1035] 夏吾卓玛.藏药能安均宁散治疗慢性浅表性胃炎的临床疗效观察[J].中西医结合心血管病电子杂志,2020,8(2):20 - 21.

[1036] 咸婧,符江,程锦堂,等.药用大黄地上部分化学成分[J].中国实验方剂学杂志,2017,23(14):45 - 51.

[1037] 向兰,刘雪辉,范国强,等.矮大黄的化学成分研究(Ⅱ)[J].中草药,2005,36(9):1306 - 1309.

[1038] 肖培根.新编中药志:第一卷[M].北京:化学工业出版社.

2002.

[1039] 肖启银.大黄种植技术[J].农村百事通,2016,597(1):31 - 32.

[1040] 肖小河,黄璐琦.中药材商品规格标准化研究[M].北京:人民卫生出版社,2016.

[1041] 肖永庆,谷口雅彦,刘晓宏,等.中药羌活中的香豆素[J].药学学报,1995,30(4):274 - 279.

[1042] 肖永庆,刘静明,屠呦呦.冬虫夏草化学成分研究Ⅰ[J].中国中药杂志,1983,8(2):32 - 33.

[1043] 肖远灿,胡凤祖,董琦,等.青海玉树不同产地冬虫夏草中 15 种核苷类成分比较研究[J].中国药学杂志,2014,49(22):1983 - 1988.

[1044] 谢观.中国医学大辞典[M].北京:中国中医药出版社,1994.

[1045] 谢建军,姚秀娟.山莨菪碱对大鼠烧伤后血液流变学的影响[J].医学争鸣,1997,18(1):45 - 47.

[1046] 谢俊杰,谭鹏,郝露,等.基于广义中药学探讨川贝母产业发展现状、策略与方法[J].中草药,2022,53(7):2150 - 2163.

[1047] 谢磊,李由,刘新民,等.小鼠游泳耐力实验系统的建立与红景天抗疲劳作用的验证[J].中国比较医学杂志,2016,26(5):71 - 76.

[1048] 谢热桑沫.青海省藏药产业发展战略研究[D].兰州:西北民族大学.2010.

[1049] 谢石安,李国玉,张珂,等.锁阳化学成分的分离与鉴定[J].沈阳药科大学学报,2012,29(7):525 - 528.

[1050] 谢新年,李珂,梁君.藏茵陈的资源学研究[J].中医药管理杂志,2016,24(10):74 - 75.

[1051] 谢学渊,王强.蕨麻提取物抗衰老作用研究[J].重庆医学,2007,36(8):734 - 736.

[1052] 谢元庆.良方集腋[M].张志华,沈舒文,点校.北京:人民卫生出版社,1990.

[1053] 谢运飞,谭玉柱,赵高琼,等.贝母地上部位的开发利用现状[J].亚太传统医药,2011,7(9):156 - 157.

[1054] 谢宗强.玉树地区掌叶大黄的生态学特性[J].植物分类与资源学报,1999,21(3):323 - 328.

[1055] 谢宗万.中药品种理论与应用[M].北京:人民卫生出版社,2008.

[1056] 邢国秀,李楠,王童,等.甘草中黄酮类化学成分的研究进展[J].中国中药杂志,2003,28(7):593 - 597.

[1057] 邢海,于杰.湟源县麝资源现状及保护初探[J].青海农林科技,2010(1):2.

[1058] 邢建民,赵德修,李茂寅,等.水母雪莲悬浮培养细胞生长和黄酮类活性成分合成[J].植物学报,1998(9):59 - 64.

[1059] 邢金香.沙棘不同部位总黄酮含量的比较研究[J].山西林业科技,2018,47(3):4 - 5.

[1060] 邢利鹏.三种均一分子量当归多糖的制备、结构鉴定及体外抗肿瘤活性研究[D].武汉:华中科技大学,2013.

[1061] 邢素立,王水潮.青海省紫堇属药用植物资源[J].中药材,1999(6):277 - 279.

[1062] 邢晓方,王明礼,马世霞,等.青海省濒危中藏药材资源可持续利用研究[M].西宁:青海民族出版社,2019.

[1063] 邢雁霞,刘宏,刘斌钰,等.枸杞多糖对肝损伤小鼠总胆红素和 NO 影响的实验研究[J].社区医学杂志,2011,9(14):22 - 23.

[1064] 熊和丽,杨鸣琦,杨萍,等.梅花鹿鹿茸蛋白聚糖的提取与分离[J].西北农业学报,2007,16(4):80 - 82.

[1065] 熊建杰.西北地区 4 个中国特有鹿种的微卫星遗传多样性

研究[D].西安:西北农林科技大学,2010.

[1066] 熊平,蒋灵艺,喻秀消.黄芪甲苷保护大鼠肺缺血再灌注肺损伤的形态学研究[J].南方医科大学学报,2010,30(8):1864-1867.

[1067] 熊文勇.濒危植物桃儿七化学成分及其资源研究[D].西安:西北大学,2010.

[1068] 熊亚,刁治民,吴保锋,等.青海草地蕨麻资源及开发应用价值[J].青海草业,2004(4):22-26.

[1069] 熊正英,刘海波,池爱平,等.锁阳多糖对运动训练大鼠血清酶活性与尿蛋白含量的影响[J].陕西师范大学学报(自然科学版),2012,40(1):100-103.

[1070] 胥庆华.中药药对大全[M].北京:中国中医药出版社,1996.

[1071] 徐必达,陈康,林文津,等.麻黄及蜜麻黄超临界萃取物的化学成分比较[J].广州中医药大学学报,2004,21(3):211-212.

[1072] 徐翠姣.大黄在慢性肾功能衰竭早中期的应用体会[J].中医临床研究,2016,8(35):140-141.

[1073] 徐大椿.药性切用[M].北京:中医古籍出版社,2013.

[1074] 徐德平,胡长鹰,梅金龙,等.沙棘籽粕中生物碱及其抗心肌缺血活性[J].天然产物研究与开发,2010,22(6):937-939.

[1075] 徐桂英,徐元礼,刘玉华,等.梅花鹿鹿茸多糖优选提取工艺条件的研究[J].河南畜牧兽医(综合版),2007,182(2):9-10.

[1076] 徐国钧,何宏贤,徐珞珊,等.中国药材学[M].北京:中国医药科技出版社,1996.

[1077] 徐国琴,翁锡全,彭燕群,等.枸杞汁对成年男性血清睾酮及性功能的影响[J].转化医学电子杂志,2016,3(4):66-69.

[1078] 徐红,王峥涛,胡之璧.中药秦艽的DNA指纹图谱鉴别[C]//中国商品学会.第一届全国中药商品学术大会论文集.北京:中国商品学会,2008.

[1079] 徐靖,李俊生,薛达元,等.《遗传资源获取与惠益分享的名古屋议定书》核心内容解读及其生效预测[J].植物遗传资源学报,2012,13(5):6.

[1080] 徐静.自制中药热盐包加针灸治疗肩背肌筋膜炎的临床观察[J].中国卫生标准管理,2018,9(1):102-104.

[1081] 徐灵胎.神农本草经百种录[M].罗琼,校注.北京:中国医药科技出版社,2011.

[1082] 徐敏.藏药川西獐牙菜对小鼠免疫性肝损伤的治疗作用[J].西安交通大学学报(医学版),2008,29(5):583-585.

[1083] 徐文峰,陈刚,李占强,等.掌叶大黄化学成分的分离与鉴定[J].沈阳药科大学学报,2013,30(11):837-839.

[1084] 徐文豪,薛智,马建民.冬虫夏草的水溶性成分——核苷类化合物的研究[J].中药通报,1988(4):34-36,63.

[1085] 徐文华,周国英,孙菁,等.一种独一味组织培养离体快速繁殖方法[P].CN102657086A,2012-09-12.

[1086] 徐文杰,方芳,余林中,等.麻黄桂枝药对解热作用及其机制的实验研究[J].时珍国医国药,2013,24(7):1547-1549.

[1087] 徐兴祥,孙耕耘,钱桂生.急性肺损伤大鼠白细胞变形性变化及山莨菪碱影响[J].中华结核和呼吸杂志,1998,21(10):598-600.

[1088] 徐秀芝,张承忠,李冲.锁阳化学成分的研究[J].中国中药杂志,1996(11):36-37,64.

[1089] 徐雅莉,李毛加,马琦,等.甘草炮制的历史沿革考证[J].中国中药杂志,2020,45(8):1859-1865.

[1090] 徐岩,傅克治.甘松香的生药学研究[J].药学学报,1957(4):269-284.

[1091] 徐彦纯.本草发挥[M].北京:中国中医药出版社,2015.

[1092] 徐玉婷,徐惠芳.五脉绿绒蒿的研究进展[J].西北药学杂志,25(4):451-453.

[1093] 徐智玮,贾守宁,李亚伟,等.红景天属药用植物资源调查及保护利用研究[J].中国现代中药,2019,21(10):1348-1353.

[1094] 许进军,张端莲.当归注射液预处理对大鼠心肌缺血再灌注损伤后p53蛋白表达的影响[J].数理医药学杂志,2007,20(4):465-467.

[1095] 许璟瑛,周国英,陈桂琛.青海栽培山莨菪重金属元素特征[J].湖北农业科学,2010,49(5):1143-1145.

[1096] 许士凯,王晓东.天然药物抗衰老有效成分研究进展[J].临床中西医结合杂志,2004,14(19):2497.

[1097] 许益民,李学农.冬虫夏草及杜仲磷脂成分的研究[J].天然产物研究与开发,1992,4(2):29-33.

[1098] 薛长晖.藏茵陈提取液对NO_2^-的清除作用研究[J].食品工业,2010,31(5):4-5.

[1099] 薛敦渊,陈宁,李兆琳,等.锁阳挥发油化学成分分析[J].兰州大学学报,1987,23(1):148-149.

[1100] 薛国菊,何兰.中药大黄的资源与开发利用研究[J].中国野生植物资源,1995(3):1-5.

[1101] 薛辉,王文全,高增平.赤芍的化学研究进展[C]//中华中医药学会.中华中医药学会中药化学分会2008年度学术研讨会论文集.北京:中华中医药学会,2008.

[1102] 薛楠,林鹏程,薛敬,等.藏药手掌参药材HPLC指纹图谱研究[J].中药材,2013,36(3):377-381.

[1103] 薛楠,薛敬,林鹏程.HPLC测定青藏高原不同地区藏药手掌参中天麻素[J].中成药,2011,33(5):904-906.

[1104] 薛鹏辉.三种药用植物内生真菌及一种藏药次级代谢产物的生物活性研究[D].兰州:兰州理工大学,2013.

[1105] 薛平,黄宗文,郭佳,等.早期应用柴芩承气汤治疗胆源性重症急性胰腺炎的临床研究[J].中西医结合学报,2005,3(4):263-265.

[1106] 薛正芬,张文举,谭守仁,等.甘草茎叶饲料资源的开发利用[J].草食家畜,2004,(2):51-53.

[1107] 循化撒拉族自治县志编著委员会.循化撒拉族自治县志[M].北京:中华书局,2001.

[1108] 闫亚美,戴国礼,冉林武,等.不同产地野生黑果枸杞资源果实多酚组成分析[J].中国农业科学,2014,47(22):4540-4550.

[1109] 严冬,梁举春.冬虫夏草化学成分研究综述[J].科学技术创新,2013(5):96.

[1110] 严洁,施雯,洪炜.得配本草[M].郑金生,整理.北京:人民卫生出版社,2007.

[1111] 严明春,晋玲,朱田田,等.应用ISSR-PCR分析法鉴别当归品种的研究[J].中药材,2014,37(2):236-239.

[1112] 严铭铭,曲晓波,王旭.梅花鹿鹿茸中活性多肽的纯化、测序及功能研究[J].高等学校化学学报,2007,28(10):1893-1896.

[1113] 严修瑧,钱贯华,邵文霞,等.我国不同产地麝香中麝香酮和雄性激素的含量测定[J].中成药研究,1981(1):21-23.

[1114] 严修瑧,邵文霞,钱贯华,等.我国七个产区麝香中胆固醇和胆固醇酯的含量测定[J].中成药研究,1981(9):27-28.

[1115] 阎博华,丰芬,邵明义,等.川贝母基源本草考证[J].中医研究,2010,23(3):69-71.

[1116] 阎博华.不同基源川贝母止咳、化痰功效差异性研究[D].

成都:成都中医药大学,2009.

[1117] 阎文玫,陈德昌,高艳珍,等.伏毛铁棒锤的研究[J].中草药,1983,14(9):32-36.

[1118] 颜佳薇.青海省沙棘产业发展现状[J].农家参谋,2021,698(14):176-177.

[1119] 晏兴云,刘苏.原花青素在眼科的应用研究[J].国际眼科杂志,2007(4):1095-1097.

[1120] 阳勇.常用藏药"蒂达"(藏茵陈)质量标准研究[D].重庆:重庆医科大学,2014.

[1121] 杨蓓蓓,李帅,张瑞萍,等.HPLC测定藏药手掌参旺拉中4种有效成分的含量[J].中国中药杂志,2009,34(14):1819-1822.

[1122] 杨昌林.赤芍商品药材调查及品质评价研究[D].成都:成都中医药大学,2011.

[1123] 杨帆,刘岱琳,邱峰,等.手掌参块茎中水溶性化学成分的研究[J].食品研究与开发.2009,30(7):125-128.

[1124] 杨飞霞,王玉,夏鹏飞,等.秦艽化学成分和药理作用研究进展及质量标志物(Q-marker)的预测分析[J].中草药,2020,51(10):2718-2731.

[1125] 杨弘,吴树华,俞磊明.GC-MS联用对麝香中多组分定性分析的研究[J].中成药,2013,35(9):1966-1968.

[1126] 杨红霞,魏立新,杜玉枝,等.不同海拔川西獐牙菜中药用成分的HPLC分析[J].中药材,2010,33(6):867-869.

[1127] 杨华,黄雪丽,牟兰,等.一种独一味离体培养一步成苗培养基及其方法:CN103461138A[P].2013-12-25.

[1128] 杨华亭.药物图考:卷4-6[M].南京:中央国医馆.1935.

[1129] 杨慧玲,刘建全.不同地区和生长物候期藏药花锚有效成分齐墩果酸的含量变化研究[J].中国药学杂志,2004,39(9):659-660.

[1130] 杨继荣,王艳宏,关枫.麻黄本草考证概览[J].中医药学报,2010,38(2):51-52.

[1131] 杨建宇,刘冠军,刘白云.中华中医药道地药材系列汇讲(15)道地药材鹿茸的研究近况[J].现代医学与健康研究,2020,4(15):117-119.

[1132] 杨洁.民国时期柴达木地区土地开发研究[D].西宁:青海师范大学,2016.

[1133] 杨金玲,赵德修,桂耀林,等.水母雪莲体细胞胚胎发生及其植株再生[J].西北植物学报 2001,21(2):252-256.

[1134] 杨晶,刘涛,颜红,等.基于SFE联用GC-MS技术对当归挥发油主要成分的提取与分析[J].中国医药指南,2014,12(23):2-3.

[1135] 杨竟生.中国藏药植物资源考订[M].昆明:云南科技出版社,2017.

[1136] 杨涓.盐胁迫对黑果枸杞果实糖代谢及相关酶的影响[J].宁夏农学院学报.2004,25(3):28-31.

[1137] 杨丽娟,陈宏伟,张剑云,等.塔里木马鹿茸氨基酸与钙、磷含量的测定[J].江苏农业科学,2010,276(4):319-321.

[1138] 杨连梅,胡荣,齐文等.藏药狭叶红景天化学成分研究(英文)[J]. Journal of Chinese Pharmaceutical Sciences,2011,20(2):154-158.

[1139] 杨亮,叶蓁,李教社,等.中国沙棘叶化学成分的研究(Ⅲ)[J].沙棘,2004,17(4):28-29.

[1140] 杨璐璐,秦兴卫,杨倩.桃耳七的研究现状及开发利用[J].解放军药学学报,2000,16(1):51-52.

[1141] 杨璐铭,陈虎彪,郭乔如,等.雪莲的化学成分及药理作用研究进展[J].药学学报,2020,55(7):1466-1477.

[1142] 杨孟孟,戎林,张行方,等.中国被毛孢的化学成分和生物活性研究进展[J].青海科技,2023(2):63-68.

[1143] 杨旻.龙活种子生物学、离体培养及遗传多样性的初步研究[D].成都:四川农业大学,2013.

[1144] 杨明贵.景天祛斑胶囊治疗女性黄褐斑临床疗效观察[J].长治医学院学报,2011,25(3):223-224.

[1145] 杨仁明,景年华,王洪伦,等.青海不同地区枸杞营养成分与活性成分含量分析[J].食品科学,2012,33(20):265-269.

[1146] 杨时泰.本草述钩元:7卷 山草部[M].上海:上海科学技术出版社,1985.

[1147] 杨世雷,杨扬.大黄的历代功效及临床应用[J].中药与临床,2018,9(1):46-47.

[1148] 杨世英,马伟林,董开忠.藏药铁棒锤的研究进展[J].西北民族大学学报(自然科学版),35(3):46-50.

[1149] 杨仕兵,刘德铭,刘洋,等.青海羌活挥发油化学成分的GC/MS分析[J].云南大学学报(自然科学版),2006(S1):237-240.

[1150] 杨硕,张岭,龚海英,等.蕨麻正丁醇部位下调缺氧内皮细胞HIF-1α及ET-1表达[J].天津中医药,2015,32(3):168-172.

[1151] 杨文莲,吴玉虎.青海高原黄芪资源调查[J].高原医学杂志,1998,8(1):62-66.

[1152] 杨喜梅,窦存存,魏花萍.阿达木单抗治疗对缓解抗风湿性药物无效的类风湿性关节炎的系统评价[J].中国循证医学杂志,2011,11(1):84-90.

[1153] 杨秀伟,白云鹏.马鹿茸化学成分的研究[J].中草药,1994,25(5):229-231.

[1154] 杨秀伟,严仲铠,顾哲明,等.羌活化学成分的研究[J].中草药,1993,24(10):507-511,557.

[1155] 杨亚,张琛,燕华玲,等.青海柴达木黑果枸杞水提物对中波紫外线诱导永生化角质形成细胞炎症因子分泌的影响[J].临床皮肤科杂志,2018,47(4):209-211.

[1156] 杨燕,马慧萍,陈垣,等.大苞雪莲醇提物的抗缺氧作用及其初步机制研究[J].中国实验方剂学杂志,2011,17(11):145-148.

[1157] 杨漾,何梦婕,萧南容,等.独一味巴布膏镇痛、免疫作用的实验研究[J].中药药理与临床,2011,27(4):60-62.

[1158] 杨祎辰,张枭将,王二欢,等.中药赤芍的历史沿革[J].中国现代中药,2019,21(6):832-836.

[1159] 杨永昌.藏族志[M].西宁:青海人民出版社,1991.

[1160] 杨永生,麻春杰,雷丽,等.锁阳多糖对乙酸损伤性胃溃疡模型的影响[J].中华中医药学刊,2012,30(2):385-387.

[1161] 杨媛媛.维吾尔药新疆赤芍的定性分析[J].亚太传统医药,2011,7(9):16-18.

[1162] 杨跃雄,杨大荣,董大志,等.几种虫草成分的比较研究[J].云南中医杂志,1988(1):33-35.

[1163] 杨泽霖,黄鑫,刘俊杰,等.红景天苷调控PI3K/Akt信号通路对LPS诱导的BV2小胶质细胞的抗炎作用[J].中国药理学通报,2019,35(8):1145-1149.

[1164] 杨治平.丹噶尔厅志[M].马忠,校订.西宁:青海人民出版社,2016.

[1165] 杨智海,罗定强,杨瑞瑞,等.小丛红景天中总黄酮及其4种黄酮类成分分析[J].中药材,2011,34(1):4.

[1166] 姚健,牛世全,达文燕,等.锁阳酿酒成分分析[J].西北师范大学学报(自然科学版),2001(2):73-75.

[1167] 姚晶.RP-HPLC法同时测定藏药手掌参中3种抗AD活性成分的含量[J].安徽农业科学,42(13):3865-3867.

[1168] 姚钧.贵德县志稿[M].宋挺生,校注.西宁:青海人民出版社,2020.

[1169] 姚澜.本草分经[M].上海:上海科学技术出版社,1989.

[1170] 姚楠,王志旺,付晓艳,等.当归挥发油及其苯酞类成分对平滑肌作用的研究进展[J].中国现代应用药学,2019,36(21):2738-2742.

[1171] 姚旭东,张桂平,周玉财,等.西宁地区野生川赤芍资源调查[J].青海农林科技,2021,124(4):35-39.

[1172] 姚莹.康輶纪行[M].合肥:黄山书庄,1990.

[1173] 叶端炉,吴敏姿,叶国荣.土当归(杜当归)的本草考证[J].中国药业,2008,221(10):70-71.

[1174] 叶飞,杨洪彬,徐永旭.独一味胶囊治疗类风湿性关节炎69例的临床研究[J].世界中医药,2007,2(6):339-340.

[1175] 叶培磷.唐古特莨菪治疗家畜膈痉挛[J].青海畜牧兽医杂志,1996(3):20.

[1176] 叶洵,吴晓川,何林,等.濒危动物药材替代品的研究进展[J].中国实验方剂学杂志,2022,28(20):226-231.

[1177] 叶耀辉,刘波,马越兴,等.桃儿七对小鼠乳腺癌肿瘤的作用[J].南京中医药大学学报,2013,29(6):561-563.

[1178] 叶依依,刘胜,郭宝凤,等.蛇床子素配伍补骨脂素对人乳腺癌高骨转移细胞增殖及侵袭的影响[J].中华中医药学刊,2013,31(1):36-40.

[1179] 怡悦.羌活中抑制金黄色葡萄球菌的活性成分[J].国外医学:中医中药分册,2002,24(4):249.

[1180] 佚名.本草明览[M].陈仁青,校注.北京:中国中医药出版社,2015.

[1181] 佚名.本草说明[M].郑金生,整理.北京:中国医药科技出版社,2015.

[1182] 佚名.红景天黄金植物保健品[J].技术与市场,2006(1):17-17.

[1183] 佚名.急救仙方[M].上海:上海科学技术出版社,2000.

[1184] 佚名.神农本草经[M].顾观光,辑;杨鹏举,校注.北京:学苑出版社,2007.

[1185] 易进海,黄小平,陈燕.藏药独一味根环烯醚萜甙的研究[J].药学学报,1997,32(5):357-360.

[1186] 易进海,肖倬殷,钟炽昌,等.独一味根化学成分的研究(Ⅲ)[J].中草药,1990,21(12):2-3,5.

[1187] 易进海,颜贤忠,罗泽渊,等.藏药独一味根化学成分的研究[J].药学学报,1995,30(3):206-210.

[1188] 易进海,钟炽昌,罗泽渊,等.藏药独一味根化学成分的研究[J].药学学报,1990,26(1):37-41.

[1189] 易进海,钟炽昌,罗泽渊,等.糙苏属和独一味属植物的化学成分及其分类学的意义[J].中草药,1992,23(7):382-384.

[1190] 易进海,钟炽昌,肖倬殷,等.独一味素C的结构[J].药学学报,1992,27(3):204-206.

[1191] 易平贵,胡瑞定,俞庆森,等.藏药五脉绿绒蒿碱结构和性质的理论研究[J].化学学报,2005,63(1):44-50.

[1192] 尹雪霏.独一味化学成分的研究[D].武汉:中南民族大学,2015.

[1193] 应俊生,陈德昭.中国植物志:29卷[M].科学出版社,2001.

[1194] 雍正平,陈雏,张浩,等.中国沙棘果实的化学成分及其体外抗氧化活性研究[J].华西药学杂志,2010,25(6):633-636.

[1195] 尤江.伏毛铁棒锤生物碱与几种植物生物碱复配对小菜蛾的联合毒力作用研究[D].银川:宁夏大学,2014.

[1196] 由倍安,高海青.葡萄籽原花青素对心血管的保护作用[J].国外医学 心血管疾病分册,2003,30(6):362-363.

[1197] 于彩媛,张建军.长苞凹舌兰提取物对痴呆大鼠学习记忆能力的影响[J].中国新药杂志,2009,18(1):63-66.

[1198] 于海洋,秦忠,李文.金水宝胶囊治疗新型冠状病毒肺炎后遗症的临床应用价值[J].西部中医药,2022,35(4):1-4.

[1199] 于娟.不同麝香的气相色谱指纹图谱[J].中国实验方剂学杂志,2019,25(6):175-182.

[1200] 于良.铁棒锤非生物碱活性部位化学成分研究及其对T细胞抑制作用的初步筛选[D].银川:宁夏医科大学,2014.

[1201] 于瑞雪,张玉佩,吴楠,等.藏药五脉绿绒蒿总生物碱的抗炎作用研究[J].中药新药与临床药理,2021,32(4):461-466.

[1202] 于素玲,叶霄,贾国夫,等.青藏高原药用植物甘松研究进展[J].中国实验方剂学杂志,2021,27(19):243-250.

[1203] 余洪磊,周巧玲,黄仁发,等.冬虫夏草对大鼠肾缺血再灌注模型肾组织HIF-1α及NGAL表达的影响[J].中南大学学报(医学版),2012,37(1):57-66.

[1204] 俞发荣,冯书涛,谢明仁,等.锁阳黄酮对大鼠运动耐力的影响及抗氧化作用[J].现代药物与临床,2009,24(1):52-54.

[1205] 俞发荣,冯书涛,谢明仁,等.锁阳黄酮对老年大鼠的抗疲劳作用[J].中国康复理论与实践,2008,14(12):1141-1142.

[1206] 俞企望,李世宏.升阳益胃汤治疗胃癌术后消化不良39例观察[J].实用中医药杂志,2005,21(7):397.

[1207] 俞宙,何建新.冬虫夏草水提液抗心肌细胞脂质过氧化的影响[J].第一军医大学学报,1988,18(2):110-111.

[1208] 虞泓.珍稀植物桃儿七[J].植物杂志,1999(3):6-7.

[1209] 虞之顾.本草乘雅半偈[M].冷方南,王齐南,校点.北京:人民卫生出版社,1986.

[1210] 宇妥·元丹贡布.四部医典[M].李永年,译.北京:人民卫生出版社,1983.

[1211] 宇妥·元丹贡布.四部医典[M].马世林,罗达尚,毛继祖,译.上海:上海科学技术出版社,1987.

[1212] 宇妥·元丹贡布.四部医典[M].王斌,主编.南京:江苏凤凰科学技术出版社,2016.

[1213] 玉树藏族自治州概况编写组.玉树藏族自治州概况[M].西宁:青海人民出版社,1985.

[1214] 玉树藏族自治州概况编著组.玉树藏族自治州概况[M].西宁:青海人民出版社,1985.

[1215] 袁建国,程显好,侯永勤.冬虫夏草多糖组分研究及药理实验[J].食品与药品,2005,7(1A):45-48.

[1216] 袁玲,南一,吴洋,等.麝鼠香对心肌缺血大鼠ET、CGRP、VEGF的影响[J].宁夏医学杂志,2010,32(2):117-119.

[1217] 袁涛,王森,顿珠,等.藏药独一味的研究进展[J].中成药,2014,36(9):1958-1961.

[1218] 苑华,王焱,刘云.山莨菪碱的药理研究进展[J].现代中西医结合杂志,2004(16):2210-2211.

[1219] 苑可武,白芳,杨波,等.甘草酸的提取和精制法概述[J].中国医药工业杂志,2002(7):52-54.

[1220] 岳正刚,訾佳辰,朱承根,等.手掌参的化学成分[J].中国中药杂志,2010,35(21):2852-2861.

[1221] 云南药物所.红八角莲治疗慢性气管炎有效成分的分离[J].中草药通讯,1977,52(7):8-9.

[1222] 韵海霞,陈志.川西獐牙菜的研究进展[J].华西药学杂志,2020,35(5):567-571.

[1223] 韵海霞.青藏高原典型药用植物区域差异研究及生态适宜性评价[D].西宁:青海师范大学,2021.

[1224] 臧茜茜,邓乾春,丛仁怀,等.沙棘油功效成分及药理功能研究进展[J].中国油脂,2015,40(5):76-81.

[1225] 泽库县志编委会.泽库县志[M].北京:中国县镇年鉴出版社,2005.

[1226] 曾琦斐.青海枸杞子中微量元素含量的测定[J].广东微量元素科学,2011,18(9):59-63.

[1227] 扎西措,桑乾才让.藏药十六味杜鹃丸配方红景天预防急性高原病探讨[J].中国民族医药杂志,2018,24(12):3-4.

[1228] 占海思,潘庠.红景天在心肌缺血再灌注损伤中保护机制的研究进展[J].中国实验方剂学杂志,2016,22(8):231-234.

[1229] 张爱军,任凤霞,赵毅民.藏药独一味化学成分的研究[J].中国药学杂志,2011,46(2):102-104.

[1230] 张百舜,张润珍.锁阳鞣质类型分析及含量测定[J].中药材,1991,14(9):36-38.

[1231] 张保国,刘庆芳.九味羌活汤药效学研究及临床加味运用[J].中成药,2007,29(10):1498-1500.

[1232] 张波,师生波,李和平,等.青藏高原不同海拔地区唐古特山莨菪叶片光合色素含量和抗氧化酶活性的比较研究[J].西北植物学报,2008(9):1778-1786.

[1233] 张伯龙,唐容川.本草问答评注[M].太原:山西科学教育出版社,1991.

[1234] 张长现,叶润蓉,卢学峰,等.不同海拔高度五脉绿绒蒿中槲皮素和木犀草素含量变化[J].天然产物研究与开发,2010,22(4):643-646,691.

[1235] 张晨,李娜,钟赣生,等.十八反中甘草物种的本草考证[J].中草药,2021,52(20):6425-6430.

[1236] 张承忠,李冲,石建功,等.藏药独一味中的环烯醚萜甙[J].中草药,1992,23(10):509,560.

[1237] 张崇禧,张倩,丛登立,等.不同产地与不同生长期红景天中总黄酮的含量分析[J].人参研究,2010,22(2):28-31.

[1238] 张传杰,刘丽娟,张逢华,等.黄芪和秦艽提取物抗甲型流感病毒研究[J].郧阳医学院学报,2010,29(4):138-140.

[1239] 张传领,肖瑞.藏医药古籍《月王药诊》中药用种子植物特征分析[J].亚太传统医药,2017,13(10):11-13.

[1240] 张从正,段玉恩,江厚万.儒门事亲[M].北京:中国医药科学技术出版社,2021.

[1241] 张丹,张建军.长苞凹舌兰提取物对亚急性衰老小鼠学习记忆和凋亡相关蛋白表达的影响[J].中国药理学与毒理学杂志,2005,19(4):259-262.

[1242] 张得钧,高庆波,李福安,等.青海栽培黄管秦艽的叶绿体DNA psbA-trnH核苷酸变异和遗传分析(英文)[J].Agricultural Science & Technology,2011,12(10):1417-1419,1423.

[1243] 张东佳,彭云霞,魏莉霞,等.《中国药典》、古代经典方剂中含羌活制剂分析[J].中成药,2020,42(10):2800-2805.

[1244] 张盾.濒危药用植物桃儿七和山莨菪的遗传多样性分析[D].三亚:海南大学,2018.

[1245] 张帆,彭树林,白冰如,等.伏毛铁棒锤根中总生物碱的串联质谱分析[J].质谱学报,2006,27(2):71-73.

[1246] 张帆,王兴明,彭树林,等.伏毛铁棒锤根部二萜生物碱的研究[J].中国药学杂志,2006,41(24):1851-1853.

[1247] 张凤,孙连娜,陈万生,等.独一味的化学成分及药理作用[J].药学实践杂志,2008,26(3):169-171.

[1248] 张凤.五种药用植物的化学成分研究[D].上海:第二军医大学药学院,2011.

[1249] 张弓,陈莎莎,周武,等.黑果枸杞的功用考证及研究进展[J].华西药学杂志,2019,34(6):638-642.

[1250] 张贵君.常用中药鉴定大全[M].哈尔滨:黑龙江科学技术出版社,1993.

[1251] 张国洲,徐汉虹,赵善欢,等.青藏高原18种植物的杀虫活性筛选[J].青海大学学报(自然科学版),2000(1):3-6.

[1252] 张皓冰,陶奕,洪筱坤,等.气相色谱/质谱(GC/MS)联用测定麝香中甾体成分的研究[J].中成药,2005,27(1):83-87.

[1253] 张宏意,廖文波.当归种质资源遗传多样性的AFLP分析[J].中药材,2014,37(4):572-575.

[1254] 张宏意,罗连,余意,等.不同种质和表型当归与习用品东当归、牡丹叶当归的rDNA ITS序列分析[J].中医药导报,2014,20(4):78-79.

[1255] 张会会,王怡薇,王彦礼,等.雪莲培养物调血脂及抗氧化作用研究[J].中国中医基础医学杂志,2013,19(12):1466.

[1256] 张慧娟,李菊,马晓慧,等.裂环环烯醚萜苷类化合物的药理作用研究进展[J].药学研究,2018,37(11):659-663.

[1257] 张继,马君义,杨永利.烈香杜鹃挥发性成分的分析研究[J].中草药,2003,34(4):304.

[1258] 张建胜,王雪梅,董秀华,等.川西獐牙菜化学成分研究[J].中药材,2009,32(4):511-512.

[1259] 张介宾.景岳全书[M].北京:中国中医药出版社,1994.

[1260] 张经华,杨若明,张林源,等.麋鹿、梅花鹿和马鹿鹿茸中微量元素的分析测定[J].微量元素与健康研究,2000(4):39-40.

[1261] 张晶,胡泽成,陈忠东.大黄素抑制小鼠移植宫颈癌生长及其机制[J].细胞与分子免疫学杂志,2015,31(3):350-354.

[1262] 张娟红,王荣,贾正平,等.藏药烈香杜鹃研究概况[J].中国中医药信息杂志,2012,19(8):104-106.

[1263] 张娟红,徐丽婷,王荣,等.藏药独一味生药学及化学成分研究进展[J].兰州大学学报(医学版),2015,41(5):57-62.

[1264] 张俊慧,王楠,曹爽,等.枸杞子在男性不育症中的应用[J].中华男科学杂志,2008,14(3):279-281.

[1265] 张来宾,吕洁丽,陈红丽,等.当归中苯酞类成分及其药理作用研究进展[J].中国中药杂志,2016,41(2):167-176.

[1266] 张磊,郑国琦,滕迎凤,等.不同产地宁夏枸杞果实品质比较研究[J].西北药学杂志,2012,27(3):195-197.

[1267] 张丽,王薇,李玉泽,等.HPLC法同时测定桃儿七中8个成分的含量[J].药物分析杂志,2017,37(8):1461-1468.

[1268] 张丽芳,陈有根,韩立炜,等.高效液相色谱法测定桃儿七与八角莲中5种木脂素类成分含量[C]//中华中医药学会中药制剂分会.2009全国中药创新与研究论坛学术论文集.[出版者不详],2009.

[1269] 张丽倩,胡海燕,杨蓉,等.石盐类矿物药的矿物学探究[J].中成药,2019,41(12):3063-3066.

[1270] 张莲卓.历史时期麝香的认知发展和产地分布变迁研究[J].贵州文史丛刊,2020,172(1):79-86.

[1271] 张良,李黎,袁瑜,等.中药材贝母中16种微量元素的测定和分析[J].时珍国医国药,2008,19(1):162-164.

[1272] 张璐,向伦理,杨琳垚,等.苗药大黄药的化学成分研究[J].中药材,2019,42(4):785-789.

[1273] 张璐.本经逢原[M].顾漫,校注.北京:中国医药科技出版社,2011.

[1274] 张美,方清茂,周先建.青藏高原粗茎秦艽资源调查[J].资源开发与市场,2014,30(4):448-450.

[1275] 张森.九味羌活汤的临床应用研究[J].世界最新医学信息文摘,2013,13(27):170.

[1276] 张敏,乔坤云,郭辉.新疆雪莲的氨基酸组成[J].特产研

究,2002(3):42-43.

[1277] 张敏,施文大.八角莲类中药抗单纯疱疹病毒作用的初步研究[J].中药材,1995,18(6):306-307.

[1278] 张明辉,潘明明,倪海峰,等.冬虫夏草菌粉对5/6肾大部切除大鼠肾脏氧化应激及线粒体功能的影响[J].中国中西医结合杂志,2015,35(4):443-449.

[1279] 张男男,侯瑞丽,李可欣,等.沙棘熊果酸对 H_{22} 荷瘤小鼠抑瘤活性及其机制的探讨[J].食品研究与开发,2019,40(10):6-12.

[1280] 张鹏,刘瑢,张霞,等.秦艽对小鼠酒精性肝损伤的保护作用[J].中国医院药学杂志,2014,34(21):1822-1825.

[1281] 张普照,黄美华,罗云,等.林麝麝香化学成分研究[J].中药材,2019,36(2):331.

[1282] 张乾.三种藏药提取物对口腔致龋菌作用的初步研究[D].兰州:兰州大学,2014.

[1283] 张倩,热娜卡斯木,王晓梅,等.锁阳花序中黄酮类化学成分的研究[J].新疆医科大学学报,2007,30(5):466-468.

[1284] 张倩.新疆锁阳化学成分的基础研究[D].乌鲁木齐:新疆医科大学,2007.

[1285] 张琼光,龚韦凡,梅枝意,等.黄秦艽的化学成分分析[J].中南民族大学学报(自然科学版),2019,38(2):119-222.

[1286] 张泉龙,邱建国,李茂星,等.独一味环烯醚萜苷外用止血作用研究[J].医药导报,2011,30(7):877-879.

[1287] 张如春.中药黄芪的药理作用及应用效果[J].北方药学,2020,17(8):167-168.

[1288] 张茹.药用黄芪 ISSR 遗传多样性分析[D].太原:山西农业大学,2014.

[1289] 张锐,顾志荣,郭燕,等.锁阳有效成分含量的产地差异及对环境因子的响应规律[J].中国实验方剂学杂志,2022,28(7):142-150.

[1290] 张瑞华,张静文,刘玲,等.黄芪及其有效组分药理作用与临床应用现状[J].陕西中医,2021,42(8):1138-1141.

[1291] 张瑞贤,张卫,刘更生,等.新中国地方中草药文献研究[M].北京:北京科学技术出版社,2020.

[1292] 张善玉,朴惠顺,宋成岩.不同生长年限黄芪中总皂苷、黄芪甲苷总黄酮及多糖含量比较[J].延边大学医学学报,2005,31(2):87-89.

[1293] 张胜邦,卢学峰.青海澜沧江源种子植物[M].西宁:青海民族出版社,2012.

[1294] 张胜邦,卢学峰.青海玛可河种子植物[M].西宁:青海民族出版社,2011.

[1295] 张士善,张丹参,朱桐君,等.冬虫夏草氨基酸成分的药理分析[J].药学学报,1991(5):326-330.

[1296] 张书超,秦晓红,于新.冬虫夏草药理作用的研究进展[J].中国医药导报,2008,102(4):16-17.

[1297] 张淑娟,张育贵,牛江涛,等.黄芪的研究进展及其质量标志物预测分析[J].中华中医药刊,2022,40(2):151-155.

[1298] 张思巨,王怡薇,刘丽,等.锁阳化学成分研究Ⅱ[J].中国药学杂志,2007,42(13):975-977.

[1299] 张思巨,张淑运,扈继萍.锁阳多糖的研究[J].中国中药杂志,2001,26(6):49-51.

[1300] 张思巨,张淑运,王岚,等.大黄多糖的研究[J].中国中药杂志,1993(11):679-681,703.

[1301] 张思巨,张淑运.常用中药锁阳的挥发性成分研究[J].中国中药杂志,1990,15(2):39-41.

[1302] 张嵩,李峰.不同规格鹿茸商品药材中氨基酸含量分析[J].中国中药杂志,2013,38(12):1919-1923.

[1303] 张天娥,陈朝勇,李少华,等.手参对高脂血症大鼠血脂及

肝功能的影响[J].时珍国医国药,2013,24(4):865-867.

[1304] 张天祥.圈养林麝麝香品质评价和影响因素的研究[D].北京:北京林业大学,2021.

[1305] 张桐欣.干旱胁迫对黑果枸杞生长、生理特性及茎刺发育的影响[D].沈阳:沈阳农业大学,2019.

[1306] 张万明.青海省海北州麝香资源及其开发利用和发展前景[J].畜牧与饲料科学,2012,33(10):88-89.

[1307] 张伟刚,郑娜娜,芮洋,等.宁夏野生锁阳的提取工艺及体外抗氧化活性研究[J].食品工业科技,2014,35(24):279-284.

[1308] 张西玲,晋玲,刘丽莎.濒危药用植物秦艽的资源利用与保护[J].中国现代中药,2003,5(9):27-29.

[1309] 张锡纯.医学衷中参西录[M].北京:人民卫生出版社.2007.

[1310] 张锡纯.医学衷中参西录[M].北京:中医古籍出版社,1982.

[1311] 张霞,毛凯,张鹏,等.秦艽抗肝损伤活性部位筛选[J].中华中医药杂志,2014,29(12):3933-3935.

[1312] 张霞,徐力生,许晓雪,等.锁阳80%乙醇提取物对去卵巢大鼠骨质疏松防治作用研究[J].中药药理与临床,2017,33(3):101-104.

[1313] 张霞.黄芪化学成分及药理作用概述[J].实用中医药杂志,2013,029(7):608-609.

[1314] 张晓峰,刘海青,黄立成,等.中国虫草[M].西安:陕西科学技术出版社,2008.

[1315] 张晓峰,王环.山莨菪植物体内4种莨菪烷类生物碱含量的变化[J].西北植物学报,2002(3):630-634.

[1316] 张晓峰.西宁大黄:历史·资源·综合开发利用[M].西安:陕西科学技术出版社,2004.

[1317] 张晓红,博·格日勒图.手掌参多糖的分子量及组成的测定[J].内蒙古大学学报(自然科学版),2005,36(1):43-46.

[1318] 张晓红,博·格日勒图.手掌参多糖的结构分析[J].内蒙古大学学报(自然科学版),2005,36(2):148-151.

[1319] 张新国,王强林,李春雷,等.当归多糖的酶法提取新工艺研究[J].中医药学报,2012,40(3):96-100.

[1320] 张新新,贾娜,孙琛,等.大叶秦艽花与麻花秦艽花抗炎镇痛作用的研究[J].西北药学杂志,2012,27(4):341-343.

[1321] 张兴,杨崇珍,王兴林.西北地区杀虫植物的筛选[J].西北农林科技大学学报(自然科学版),1999,27(2):21-27.

[1322] 张兴旺,于瑞涛,梅丽娟,等.RP-HPLC 法测定秦艽不同器官中獐牙菜苦苷含量的研究[J].安徽农业科学,2009,37(20):9476-9477.

[1323] 张旭,兰洲,董小萍,等.甘松有效成分研究[J].中药材,2007,30(1):38-41.

[1324] 张学儒.大黄药材商品规格评价与合理用药的研究[D].长沙:湖南中医药大学,2010.

[1325] 张雪梅,何兴金.青藏高原特有植物青海当归的谱系地理学初探[J].植物分类与资源学报,2013,35(4):505-512.

[1326] 张亚洲,徐风,梁静,等.蒙古黄芪中异黄酮类化学成分研究[J].中国中药杂志,2012,37(21):3243-3248.

[1327] 张延明.青海的沙棘资源[J].中国水土保持,1989(12):41-42,68.

[1328] 张艳,赵磊.风毛菊属植物黄酮类化学成分的研究进展[J].甘肃中医学院学报,2010,27(1):65-68.

[1329] 张艳,周庆民,徐蕾,等.黄芪茎叶药物成分及营养成分测定[J].中国草食动物科学,2016,36(5):32-35.

[1330] 张艳侠,蒋舜媛,徐凯节,等.宽叶羌活种子的化学成分

[J].中国中药杂志,2012,37(7):941-945.

[1331] 张毅,徐丽珍,杨世林.甘松化学成分的研究[J].中草药,2006(2):181-183.

[1332] 张银娟,唐建宁.伏毛铁棒锤的栽培[J].特种经济动植物,2008,106(4):38-39.

[1333] 张应鹏,杨云裳,刘宇,等.藏药川西獐牙菜挥发性化学成分及抑菌活性研究[J].时珍国医国药,2009,20(3):595-596.

[1334] 张永慧,李月春,王宝军,等.蕨麻多糖对大鼠脑缺血再灌注损伤的保护作用及其机制[J].内蒙古医学杂志,2014,46(4):385-388.

[1335] 张勇.西藏蕨麻降血脂减肥有效部位及减肥机理的初步研究[D].大连:辽宁师范大学,2005.

[1336] 张宇霞,马世震,迟晓峰,等.不同生长期甘松中无机元素含量分析[J].中国实验方剂学杂志,2015,21(6):79-82.

[1337] 张玉粉,郭宏霞,尤江,等.伏毛铁棒锤不同部位提取物对小菜蛾的活性作用方式[J].广东农业科学,2013,40(7):89-91.

[1338] 张昱,曹俊玲.千年奇方五子衍宗丸[M].北京:中医古籍出版社,2015.

[1339] 张元素.医学启源[M].任应秋,校.北京:中国中医药出版社,2006.

[1340] 张元素.珍珠囊·珍珠囊补遗药性赋[M].李东垣,校注.北京:学苑出版社,2011.

[1341] 张兆琳,张承忠,李冲,等.藏药独一味叶中黄酮类化合物的研究[J].兰州医学院学报,1989,15(4):205-208.

[1342] 张喆,何勤思,吴晨雯,等.中药提取物贝母素乙对人结肠癌HCT-116细胞基因表达的影响[J].中医杂志,2016,57(17):1504-1509.

[1343] 张郑瑶,段冷昕,周秋丽,等.梅花鹿茸多肽的化学结构及生物活性[J].高等学校化学学报,2012,33(9):2000-2004.

[1344] 张志聪.本草[M].高世栻,校注.北京:学苑出版社,2011

[1345] 张志聪.本草崇原[M].高世栻,编订;张淼,伍悦,点校.北京:学苑出版社,2011.

[1346] 张仲景.伤寒论[M].熊曼琪,校.北京:人民卫生出版社.2000.

[1347] 张祚,冉丽霞,万方琼,等.沙棘叶总黄酮的提取法与药理作用研究进展[J].中国临床药理学杂志,2018,34(9):1122-1124.

[1348] 章漳,段朝辉,丁侃,等.长梗秦艽酮体外抗肿瘤活性及其作用机制探讨[J].中国药学杂志,2010,45(4):259-263.

[1349] 赵春林,刘传缋.山莨菪碱对乙酰胆碱受体通道的阻断作用[J].中国药理学报,1993,14(2):3.

[1350] 赵德修,乔传令,汪沂.水母雪莲的细胞培养和高产黄酮细胞系的筛选[J].植物学报,1998(6):32-37.

[1351] 赵二劳,展俊岭,范建凤.沙棘黄酮抗衰老作用研究进展[J].基因组学与应用生物学,2020,39(10):4882-4887.

[1352] 赵海宁.大黄多糖的分离纯化及结构研究[D].上海:华东理工大学,2011.

[1353] 赵佶敕.圣济总录[M].王振国,杨金萍,校注.上海:上海科学技术出版社,2016.

[1354] 赵纪峰,刘翔,王昌华,等.珍稀濒危药用植物桃儿七的资源调查[J].中国中药杂志,2011,36(10):1255-1260.

[1355] 赵佳琛,王艺涵,金艳,等.经典名方中黄芪的本草考证[J].中国实验方剂学杂志,2022,28(10):337-346.

[1356] 赵佳琛,王艺涵,翁倩倩,等.经典名方中枳实与枳壳的本草考证[J].中国现代中药,2020,22(8):1175-1184.

[1357] 赵佳琛,翁倩倩,张悦,等.经典名方中芍药类药材的本草考证[J].中国中药杂志,2019,44(24):5496-5502.

[1358] 赵静,夏晓培.当归的化学成分及药理作用研究现状[J].临床合理用药,2020,13(2C):172-174.

[1359] 赵磊,李继海,朱大洲,等.5种鹿茸营养成分的主成分分析[J].光谱学与光谱分析,2010,30(9):2571-2575.

[1360] 赵亮,刘国清.手掌参合剂抗疲劳作用的实验研究[J].中医临床研究,2011,3(22):17.

[1361] 赵梅宇,宋良科,任瑶瑶,等.榜那-铁棒锤药材名称与基源考证[J].中国中医药信息杂志,2018,25(11):6-9.

[1362] 赵鹏,杨明,邓愍民.近5年天然冬虫夏草与发酵虫草菌粉药理研究进展[J].新视野,2020,17(19):5-8.

[1363] 赵启跃,姚遁,郑萍,等.黄芪甲苷对阿尔茨海默症小鼠脑内氧化应激和NADPH氧化酶蛋白表达的影响[J].宁夏医科大学学报,2018,40(11):1241-1244,1249.

[1364] 赵庆帅,周玉碧,孙胜男,等.藏药五脉绿绒蒿不同部位红外光谱的识别[J].天然产物研究与开发,2015,27(6):1052-1055.

[1365] 赵翔凤,相光鑫,王加锋,等.当归功效主治与用药禁忌的本草考证[J].中华中医药杂志,2020,35(5):2479-2482.

[1366] 赵学敏.本草纲目拾遗[M].闫冰,靳丽霞,陈小红,等校注.北京:中国中医药出版社,1998.

[1367] 赵雪飞,张晶钰,金煜.优化高效液相色谱法对天然麝香的鉴别[J].东北林业大学学报,2017,45(6):93-95.

[1368] 赵岩,赵天琦,陆路,等.柱前衍生反相高效液相色谱法测定狭叶红景天中氨基酸含量[J].食品安全质量检测学报,2015,6(6):1993-1998.

[1369] 赵永青,汤晓琴,李广宇,等.锁阳对耐力训练大鼠小脑Purkinje氏细胞线粒体超微结构的影响[J].中国运动医学杂志,2001(4):373-374,391.

[1370] 赵余庆,高越文.冬虫夏草属真菌化学研究概况[J].中草药,1999,30(12):950-953.

[1371] 赵玉红,郑磊,毛凤彪,等.利用Box-Behnken设计优化鹿茸糖胺聚糖的提取工艺[J].东北林业大学学报,2010,38(5):93-96.

[1372] 赵燏黄.本草药品实地之观察[M].福州:福建科学技术出版社,2006.

[1373] 赵振宇,杨泽,周修腾,等.《山海经》中植物分类与分布[J].中国现代中药,2020,22(1):123-127.

[1374] 照日格图,萨仁格日乐.蒙药旺拉嘎的本草考证[J].中药材,2005,28(4):345-346.

[1375] 甄权.药性论·药性趋向分类论[M].尚志钧,辑.合肥:安徽科学技术出版社,2006.

[1376] 郑彩云.黄芪降压作用的实验研究[J].光明中医,2010,25(4):613-615.

[1377] 郑长远,王亚男,张雨,等.青藏高原特有药用植物独一味的研究进展[J].黑龙江农业科学,2021,323(5):115-119.

[1378] 郑程莉,王箭,王建明,等.圈养麝的麝香化学成分与雄激素关系的研究进展[J].四川中医,2019,37(5):220-222.

[1379] 郑丰,田幼.冬虫夏草对肾毒性急性肾功能衰竭的疗效及机制探讨[J].中国中西医结合杂志,1992,12(5):288-291.

[1380] 郑金生.中华大典·医药卫生典:药学分典[M].成都:巴蜀书社,2007.

[1381] 郑静,金国琴,尹芳,等.黄芪甲苷对皮质酮损伤海马神经细胞的保护作用及GCR和SYN1表达的影响[J].中药药理与临床,2016,32(2):83-87.

[1382] 郑俊超,马素亚,于雪,等.锁阳乙酸乙酯提取物的雌激素

样作用研究[J]. 天然产物研究与开发,2016,28(11):1687 - 1690.

[1383] 郑俊华. 大黄的现代研究[M]. 北京:北京大学医学出版社,2007.

[1384] 郑磊,金秀明,赵玉红. 超声波辅助盐法提取鹿茸糖胺聚糖的工艺优化[J]. 食品科学,2010,31(16):61 - 66.

[1385] 郑尚珍,马雪梅,确生,等. 烈香杜鹃化学成分的研究(英文)[J]. 天然产物研究与开发,2003(5):387 - 389.

[1386] 郑亚男,杜文杰,尹雪霏. 独一味不同有效部位抗炎镇痛作用比较[J]. 时珍国医国药,2015,26(2):282 - 284.

[1387] 郑云枫,孙捷,段伟萍,等. 光果甘草三萜皂苷类化学成分研究[J]. 药学学报,2021,56(1):289 - 295.

[1388] 郑振兴,胡瀚文,黄碧君,等. HPLC 测定不同形态西南手参中天麻素和对羟基苯甲醇的含量[J]. 中药与临床,2020,11(1):35 - 38.

[1389] 中国科学院西北高原生物研究所. 藏药志[M]. 西宁:青海人民出版社,1991.

[1390] 中国科学院西北高原生物研究所. 青海经济植物志[M]. 西宁:青海人民出版社,1987.

[1391] 中国药材公司. 中国中药区划[M]. 北京:科学出版社,1995.

[1392] 中国药材公司. 中国中药资源志要[M]. 北京:科学出版社,1994.

[1393] 中国药学会上海分会. 药材资料编[M]. 上海:科技卫生出版社,1959.

[1394] 中国医师协会中西医结合医师分会心血管病专业委员会,国家中医心血管病临床医学研究中心. 麝香保心丸治疗冠心病专家共识[J]. 中国中西医结合杂志,2022,42(7):782 - 790.

[1395] 中国医学科学院药用植物研究所,中国协和医科大学药用植物研究所. 中药志:第 1 - 6 卷[M]. 北京:人民卫生出版社,1979.

[1396] 中国医药学百科全书编辑委员会. 中国医学百科全书 藏医卷[M]. 上海:上海科学技术出版社,1999.

[1397] 中国植物志编委会. 中国植物志[M]. 北京:科学技术出版社,1987.

[1398] 中国中医研究院中药研究所. 全国中药成药处方集[M]. 北京:人民出版社,1962.

[1399] 中华人民共和国卫计委. 食品安全国家标准预包装食品营养标签通则:GB 28050 - 2011 [S]. 北京:中国标准出版社,2011.

[1400] 钟国跃,刘翔. 中国藏药资源特色物种图鉴[M]. 北京:北京科学技术出版社,2021.

[1401] 钟国跃,王昌华,刘翔,等. 常用藏药"蒂达(藏茵陈)"的资源与使用现状调查[J]. 世界科学技术(中医药现代化),2010,12(1):122 - 128.

[1402] 钟国跃,王昌华,周华蓉,等. 藏药材的生药学特点及品种整理研究策略[J]. 世界科学技术-中医药现代化,2008,10(2):28 - 32.

[1403] 仲伟鉴,张小强,浦跃朴,等. 冬虫夏草与人工虫草菌丝体无机元素含量的比较[J]. 环境与职业医学,2004,21(4):330 - 331.

[1404] 周凡,陈雪梅,范文玺,等. 红景天属植物化学成分研究进展[J]. 中国中医药信息杂志,2013,20(7):108 - 110.

[1405] 周浩楠,胡娜,董琦,等. HPLC 同时测定沙棘果实中的 6 种三萜酸[J]. 华西药学杂志,2021,36(3):319 - 322.

[1406] 周浩楠,胡娜,董琦,等. 沙棘化学成分及药理作用的研究进展[J]. 华西药学杂志,2020,35(2):211 - 217.

[1407] 周鸿缘,张贤,王萌,等. 黄花总黄酮体外抗炎作用及对 MAPKS 信号通路的调控[J]. 中国兽医学报,2020,40(12):2392 - 2397.

[1408] 周景春,徐景攀. 泻热凉血大青盐[J]. 首都食品与医药,2016,23(19):63.

[1409] 周倩,王亮,戴衍朋,等. 基于 GC - MS 分析蜜炙对甘草中挥发性成分的影响[J]. 中国实验方剂学杂志,2017,23(17):87 - 90.

[1410] 周琴. 已上市含麝香中成药存在问题的研究[D]. 成都:成都中医药大学,2014.

[1411] 周冉,李淑芬. RP - HPLC 同时快速测定鹿茸中尿嘧啶、次黄嘌呤、尿苷含量[J]. 药物分析杂志,2009,29(4):575 - 578.

[1412] 周文娜. 管花秦艽化学成分及其抗菌抗炎药理活性与机制研究[D]. 北京:中国科学院研究生院,2018.

[1413] 周武,胡娜,王煜伟,等. 柱前衍生高效液相色谱-荧光检测/质谱联用测定青藏高原产沙棘果实中的 5 种三萜酸成分[J]. 华西药学杂志,2018,33(5):535 - 538.

[1414] 周湘洁,邸敏,张丽芬,等. 雪莲培养细胞提取物的抗急性低压缺氧作用机制研究[J]. 中华航空航天医学杂志,2015,26(1):8 - 13.

[1415] 周欣欣,熊平,林志成,等. 手参镇静催眠作用的实验研究[J]. 中国现代中药,2009,11(9):33 - 35.

[1416] 周延清. DNA 分子标记技术在植物研究中的应用[M]. 北京:化学工业出版社,2005.

[1417] 周岩. 本草思辨录[M]. 北京:人民卫生出版社,1982.

[1418] 周业庆. 不同来源黄芪的 AFLP 标记和代谢谱分析[D]. 福州:福建农林大学,2009.

[1419] 周一谋. 阜阳汉简与古药书《万物》[J]. 医古文知识,1990(1):36 - 38.

[1420] 周永福,黄飞燕,文荣荣,等. 川西獐牙菜的化学成分研究(Ⅱ)[J]. 云南民族大学学报:自然科学版,2011,20(1):14 - 16.

[1421] 周玉碧,窦筱艳,巢世军. 青海祁连山区种子植物种类分布及常见植物图谱[M]. 西宁:青海人民出版社,2022.

[1422] 周玉碧,杨仕兵,李文渊. 青海黄南药用植物[M]. 西宁:青海人民出版社,2021.

[1423] 周玉碧,杨仕兵,刘文渊. 青海黄南药用植物[M]. 西宁:青海人民出版社,2021.

[1424] 周源,刘英姿,李锋,等. 獐芽菜苦苷对乙醇致小鼠胃溃疡的保护作用[J]. 中国新药杂志,2008,17(20):1768 - 1771.

[1425] 周远鹏,黄良月,郑幼兰,等. 当归对犬血流动力和心肌氧代谢的影响[J]. 药学学报,1979(3):156 - 160.

[1426] 周祯祥. 中药学[M]. 长沙:湖南科学技术出版社,2012.

[1427] 周祯祥. 本草药征[M]. 北京:人民卫生出版社,2018.

[1428] 周志林. 本草用法研究[M]. 上海:中华书局,1951.

[1429] 周子千. 慎斋遗书[M]. 孟景春,点注. 南京:江苏科学技术出版社,1987.

[1430] 朱斌. 独一味镇痛作用、有效成分及其机制研究[D]. 上海:上海交通大学,2013.

[1431] 朱昌烈,新津胜. 冬虫夏草中多胺类成分的分析[J]. 中草药,1993,24(2):71 - 72,110.

[1432] 朱鹏程,于瑞涛,陶燕铎,等. 藏药花锚中齐墩果酸和熊果酸含量测定[J]. 分析试验室,2008,27(Z1):54 - 55.

[1433] 朱世奎,周生文,李文斌. 青海风俗尚志[M]. 西宁:青海人民出版社,1994.

[1434] 朱橚. 普济方:第 2 册 身形[M]. 北京:人民卫生出版社,1959.

［1435］朱田田,晋玲,张裴斯,等.基于 ISSR 的甘肃不同产区栽培当归遗传多样性研究［J］.中草药,2015,46(23):3549－3557.

［1436］朱文浩,吕雪梅.《伤寒杂病论》之芍药考辨［J］.云南中医学院学报,2005(2):23.

［1437］朱熹.诗经集传［M］.上海:上海古籍出版社,1987.

［1438］朱喜艳,李振华.青海冬虫夏草脂肪酸含量分析［J］.青海畜牧兽医杂志,2006,36(2):21.

［1439］朱秀媛,高益明,李世芬.人工麝香的研制［J］.中成药,1996,18(7):38－39.

［1440］朱雪晶,李海涛,喻斌,等.天然、人工麝香对心血管系统作用研究进展［J］.南京中医药大学学报,2009,25(4):316－317.

［1441］朱燕.沙棘的医疗保健价值［J］.中国航天医药杂志,2003(2):79－80.

［1442］朱有光.中药大黄止血作用的研究进展［J］.临床和实验医学杂志,2008,7(1):138－139.

［1443］朱震亨.丹溪心法［M］.北京:中国书店出版社,1986.

［1444］祝敏,展俊岭,杨洁,等.沙棘叶多糖提取方法及生物活性研究现状［J］.化工时刊,2018,32(12):36－38.

［1445］庄爱爱.麻杏止咳系列制剂质量标准的研究［D］.石家庄:河北科技大学,2018.

［1446］卓小玉,陈晶,田明,等.麻黄的化学成分与药理作用研究进展［J］.中医药信息,2021,38(2):80－83.

［1447］訾佳辰.手参的化学成分研究［D］.北京:中国协和医科大学,2008.

［1448］宗颖,张辉,牛晓晖,等.梅花鹿鹿茸生物碱类成分及其对小鼠脾细胞增殖的影响［J］.中药材,2014,37(5):752－755.

［1449］邹寒雁,高承仁,高连元.青酒高原本草概要［M］.西宁:青海人民出版社,1993.

［1450］邹寒雁,高承仁,周翰信,等.青海省中药资源及开发利用研究［M］.北京:东方出版社,1990.

［1451］邹寒雁.青海中药资源及开发利用研究［M］.上海:东方出版社,1990.

［1452］邹娜,赵浩余,朱欢,等.山莨菪中一个新的 anisotane 型倍半萜［J］.药学学报,2022,57(12):3616－3620.

［1453］邹澍.本经疏证［M］.张金鑫,校.北京:学苑出版社,2009.

［1454］邹妍琳.藏药桃儿七的药理作用研究进展［J］.科学咨询(科技•管理),2017,527(4):57－58.

［1455］邹忠杰,袁经权,龚梦鹃,等.代谢组学技术在中药研究中的应用［J］.广东药学院学报,2009,25(4):424－428.

［1456］邹忠梅,徐丽珍,林佳.382 锁阳的研究进展［J］.国外医学:中医中药分册,2003(6):332－334.

［1457］左雪,洪浩,臧新钰,等.区分 3 种法定基源麻黄的酚类成分 HPLC 特征图谱中指标成分的确定及 4 种成分的含量测定［J］.中国中药杂志,2015,40(24):4873－4883.

［1458］左振常,罗达尚.从我国植物区系看中国藏药的区系组成［J］.西北植物学报,1986(4):268－274.

［1459］Abe I, Seki T, Noguchi H, et al. Galloyl Esters from Rhubarb are Potent Inhibitors of Squalene Epoxidase, a Key Enzyme in Cholesterol Biosynthesis［J］. Planta Med, 2000,66(8):753－756.

［1460］Aburjai T A. Anti-platelet stilbenes from aerial parts of Rheum palaestinum［J］. Phytochemistry, 2000,50(5):407－410.

［1461］Adesso S, Russo R, Quaroni A, et al. Astragalus membranaceus extract attenuates inflammation and oxidative stress in intestinal epithelial cells via NF－κB activation and Nrf2 response［J］. International Journal of Molecular Sciences, 2018,19(3):800.

［1462］Adianti M, Aoki C, Komoto M, et al. Anti-hepatitis C virus compounds obtained from Glycyrrhiza uralensis and other Glycyrrhiza species［J］. Microbiol Immunol, 2014, 58(3):180－187.

［1463］Aljuriss J, Alnajem S, Alghofail F, et al. Anatagonistic effect of musk on organisms different types［J］. Int J Curr Pharm Res, 2020,12(5):90.

［1464］Al-Khalil S, Alkofahi A, El-Eisawi D, et al. Transtorine, a new quinoline alkaloid from Ephedra transitoria［J］. Journal of Natural Products, 1998,61(2):262－263.

［1465］Alsawalha M, Al-Subaei A M, Al-Jindan R Y, et al. Anti-diabetic activities of Dactylorhiza hatagirea leaf extract in 3T3－L1 cell line model［J］. Pharmacognosy Magazine, 2019,15(64):212－217.

［1466］Arabit J, Rami E, Schriner S E, et al. Rhodiola rosea Improves Lifespan, Locomotion, and Neurodegeneration in a Drosophila melanogaster Model of Huntington's Disease［J］. BioMed Research International, 2018(3):1－8.

［1467］Aryan M, Tyagi C K, Sharma H K, et al. Anti-arthritic activity of hydroalcoholic extract of Dactylorhiza hatagirea ［J］. Asian J. Pharmaceut. Edu. Res., 2019,8(3):30－39.

［1468］Arzoo S H, Chattopadhyay K, Banerjee S, et al. Synergistic improved efficacy of Gymnadenia orchidis root Salep and pumpkin seed on induced diabetic complications ［J］. Diabetes Research & Clinical Practice, 2018,146:278－288.

［1469］Arzoo S H, Chattopadhyay K, Parvin T, et al. Amelioration of related complications by the combined usage of Gymnadenia orchidis Lindl. and pumpkin seed in type 2 diabetic mice［J］. J. Complement. Integr. Med., 2022, 19(2):345－352.

［1470］Atanasov A G, Blunder M, Fakhrudin N, et al. Polyacetylenes from Notopterygium incisum-New Selective Partial Agonists of Peroxisome Proliferator-Activated Receptor-Gamma［J］. PLoS ONE, 2013,8(4):e61755.

［1471］Bangratz M, Abdellah S A, Berlin A, et al. A preliminary assessment of a combination of rhodiola and saffron in the management of mild-moderate depression［J］. Neuropsychiatric Disease & Treatment, 2018,14:1821－1829.

［1472］Barling P M, Lai A, Nicholson L. Distribution of EGF and its receptor in growing red deer antler［J］. Cell Biology International, 2013,29(3):229－236.

［1473］Bartos L, Schams D, Bubenik GA. Testosterone, but not IGF－1, LH, prolactin or cortisol, may serve as antler-stimulating hormone in red deer stags (Cervus elaphus)［J］. Bone, 2009,44(4):691－698.

［1474］Baumann L, Duque D K, Schirripa M J. Split-face vitamin C consumer preference study.［J］. Journal of Drugs in Dermatology, 2014,13(10):1208－1213.

［1475］Bokhari A A, Syed V. Inhibition of Transforming Growth Factor-β (TGF－β)Signaling by Scutellaria baicalensis and Fritillaria cirrhosa Extracts in Endometrial Cancer［J］. Journal of Cellular Biochemistry, 2015,116(8):1797－1805.

[1476] Bumrungpert A, Kalpravidh R W, Chuang C C, et al. Xanthones from Mangosteen Inhibit Inflammation in Human Macrophages and in Human Adipocytes Exposed to Macrophage-Conditioned Media [J]. Journal of Nutrition, 2010,140(4):842.

[1477] Byambaragchaa M, Cruz J, Yang S H, et al. Anti-metastatic potential of ethanol extract of Saussurea involucrata against hepatic cancer in vitro. [J]. Asian Pacific Journal of Cancer Prevention Apjcp, 2013,14(9):5397−5402.

[1478] Cai S, Bi Z, Bai Y, et al. Glycyrrhizic acid-induced differentiation repressed stemness in hepatocellular carcinoma by targeting c-Jun N-terminal kinase 1 [J]. Front Oncol, 2019,9:1431.

[1479] Cai Z P, Cao C, Guo Z, et al. Coeloglossum viride var. bracteatum extract attenuates staurosporine induced neurotoxicity by restoring the FGF2−PI3K/Akt signaling axis and Dnmt3 [J]. Heliyon, 2021,7:e07503.

[1480] Castaneda-Ovando A, Pacheco-Hernandez M D, Paez-Her-nandez M E, et al. Chemical studies of anthocyanins: A review [J]. Food Chemistry, 2009,113(4),859−871.

[1481] Ceccarini M R, Vannini S, Cataldi S, et al. In Vitro Protective Effects of Lycium barbarum Berries Cultivated in Umbria (Italy) on Human Hepatocellular Carcinoma Cells [J]. BioMed Research International, 2016 (4):7529521.

[1482] Cgowda D K M, Shetty L, Krishna A P, et al. The efficacy of nardostachys jatamansi against the radiation induced haematological damage in rats [J]. Journal of Clinical and Diagnostic Research:JCDR, 2013,7(6):982.

[1483] Chai J, Du X, Chen S, et al. Oral administration of oleanolic acid, isolated from Swertia mussotii Franch, attenuates liver injury, inflammation, and cholestasis in bile duct-ligated, and cholestasis in bile duct-ligated rats [J]. Int J C lin Exp Med, 2015,8(2):1691−1702.

[1484] Chang L Y, Xia X Q, Xin L, et al. Chemical constituents from Saussurea obvallata [J]. Chin Tradit Pat Med,2019, 41:1065−1069.

[1485] Chan H C, Chang R C, Koon-Ching Ip A, et al. Neuroprotective effects of Lycium barbarum Lynn on protecting retinal ganglion cells in an ocular hypertension model of glaucoma [J]. Experimental Neurology, 2007, 203:269−273.

[1486] Chattopadhyay S, Bisaria V S, Panda A K, et al. Cytotoxicity of in vitro produced podophyllotoxin from Podophyllum hexandrum on human cancer cell line [J]. Nat Prod Res, 2004,18(1):51−57.

[1487] Chaudhary S, Chandrashekar K S, Pai K S, et al. Evaluation of antioxidant and anticancer activity of extract and fractions of Nardostachys jatamansi DC in breast carcinoma [J]. Bmc Complementary & Alternative Medicine, 2015,15(1):50.

[1488] Chen C, Huang S, Chen C L, et al. Isoliquiritigenin inhibits ovarian cancer metastasis by reversing epithelial-tomesenchymal transition [J]. Molecules, 2019, 24 (20):3725.

[1489] Chen Danjun, Fan Junting, Wang Peng, et al. Isolation, identification and antioxidative capacity of water-soluble phenylpropanoid compounds from Rhodiola crenulata [J].

[1490] Chen G, Wei S H, Yu C Y. Secoiridoids from the roots of Gentiana straminea [J]. Biochem System Ecol, 2009, 37 (6):766−771.

[1491] Chen Huaixia, Wang Hong, Chen Yong, et al. Liquid chromatography-tandem mass spectrometry analysis of anisodamine and its phase I and II metabolites in rat urine [J]. Journal of Chromatography B, 2005,824(1/2):21−29.

[1492] Chen J C, Hsiang C Y, Lin Y C, et al. Deer Antler Extract Improves Fatigue Effect through Altering the Expression of Genes Related to Muscle Strength in Skeletal Muscle of Mice [J]. Evidence-Based Complementray and Alternative Medicine, 2014,2014:540580.

[1493] Chen J R, Yang Z Q, Hu T J, et al. Immunomodulatory activity in vitro and in vivo of polysaccharide from Potentilla anserina. [J]. Fitoterapia, 2010,81(8):1117−1124.

[1494] Chenl G, Perchelleti E M, Gaol X M, et al. Ability of m-chloroperoxybenzoic acid to induce the ornithine decarboxylase marker of skin tumor promotion and inhibition of this response by gallotannins, oligomeric proanthocyanidins, and their monomeric units in mouse epidermis in vivo [J]. Anticancer Research, 1995,15(4):1183−1189.

[1495] Chen Q L, Zhu L, Tang Y, et al. Comparative evaluation of chemical profiles of three representative 'snow lotus' herbs by UPLC-DAD-QTOF-MS combined with principal component and hierarchical cluster analyses [J]. Drug Test Anal, 2017,9:1105−1115.

[1496] Chen Shasha, Zhou Haonan, Zhang Gong, et al. Anthocyanins from Lycium ruthenicum Murr. Ameliorated D-Galactose-Induced Memory Impairment, Oxidative Stress, and Neuroinflammation in Adult Rats [J]. Journal of Agricultural and Food Chemistry. 2019(67):3140−3149.

[1497] Chen Y J, Shiao M S, Lee S S, et al. Effect of Cordyceps sinensis on the proliferation and differentiation of human leukemic U937 cells [J]. Life Sci, 1997,60(25);2349−2359.

[1498] Chen Yong, Du Peng, Han Fengmei, et al. Characterization of in vivo and in vitro metabolic pathway of anisodamine by liquid chromatography-tandem mass spectrometry [J]. Journalb of Liquid Chromatography Related Technologies, 2007,30(13):1933−1949.

[1499] Chen Y P, Ying S S, Zheng H H, et al. Novel serotonin transporter regulators: Natural aristolane- and nardosinane-types of sesquiterpenoids from Nardostachys chinensis Batal [J]. Scientific Reports, 2017,7(1):15114.

[1500] Chiou W F, Chang P C, Chou C J, et al. Protein constituent contributes to the hypotensive and vasorelaxant activities of Cordyceps sinensis. [J]. Life Sciences, 2000,66(14):1369−1376.

[1501] Choi E M. Glabridin protects osteoblastic MC3T3−E1 cells against antimycin A induced cytotoxicity [J]. Chem Biol Interact, 2011,193(1):71−78.

[1502] Choi H Y, Choi Y J, Lee J H, et al. Sequencing analysis on the ITS re-gion and AFLP analysis to identify dried medicinal Angelica species [J]. KoreaJ Herbol, 2004, 19 (2):91.

[1489] ... Food Chemistry, 2012,134(4):2126−2133.

［1503］ Choi T J, Song J, Park H J, et al. Anti-Inflammatory Activity of Glabralactone, a Coumarin Compound from Angelica sinensis, via Suppression of TRIF-Dependent IRF – 3 Signaling and NF – κB Pathways ［J］. Mediators of inflammation, 2022,2022:5985255.

［1504］ Choi Y J, Lee J, Ha S H, et al. 6, 8-Diprenylorobol induces apoptosis in human colon cancer cells via activation of intracellular reactive oxygen species and p53 ［J］. Environmental Toxicology, 2021,36(5):914 – 925.

［1505］ Cho J Y, Kim A R, Yoo E S, et al. Immunomodulatory effect of arctigenin, a lignan compound, on tumour necrosis factor-alpha and nitric oxide production, and lymphocyte proliferation ［J］. J Pharm Pharmacol, 1999, 51:1267 – 1273.

［1506］ Cho M K, Jang Y P, Kim Y C, et al. Arctigenin, a phenylpropanoid dibenzylbutyrolactone lignan, inhibits MAP kinases and AP – 1activation via potent MKK inhibition: the role in TNF-alphainhibition ［J］. Int Immunopharmacol, 2004,4:1419 – 1429.

［1507］ Cho M K, Park J W, Jang Y P, et al. Potent inhibition of lipopolysaccharide-inducible nitric oxide synthase expression by dibenzylbutyrolactone lignans through inhibition of I – κBα phosphorylation and of p65 nuclear translocation in macrophages ［J］. Int Immunopharmacol, 2002,2:105 – 116.

［1508］ Chonco L, Landete-Castillejos T, Serrano-Heras G, et al. Anti-tumour activity of deer growing antlers and its potential applications in the treatment of malignant gliomas ［J］. Scientific Reports, 2021,11(1):1 – 12.

［1509］ Choukarya R, Choursia A, Rathi J. In vivo and in vitro antidiabetic activity of hydroalcoholic extract of Dactylorhiza hatagirea roots: an evaluation of possible phytoconstituents. J. Drug Deliv. Therap., 2019,9(6 – s):76 – 81.

［1510］ Chumbalov T K, Chekmeneva L N, Polyakov V V. Phenolic acids of Ephedra equisetina ［J］. Chemistry of Natural Compounds, 1977,13(2):238 – 239.

［1511］ Chung M I, Weng J R, Wang J P, et al. Antiplatelet and Anti-Inflammatory Constituents and New Oxygenated Xanthones from Hypericum geniniflorum ［J］. Planta Medica, 2002,68(1):25 – 29.

［1512］ Concerto C, Infortuna C, Muscatello M R A, et al. Exploring the effect of adaptogenic Rhodiola Rosea extract on neuroplasticity in humans ［J］. Complementary Therapies in Medicine, 2018,41:141 – 146.

［1513］ Cui J, Wen H, Cai Z, et al. New medicinal properties of mangostins: analgesic activity and pharmacological characterization of active ingredients from the fruit hull of Garcinia mangostana L ［J］. Pharmacology Biochemistry & Behavior, 2010,95(2):166 – 172.

［1514］ Dawa Z M, Bai Y, Zhou Y, et al. Chemical constituents of the whole plants of Saussurea medusa ［J］. J Nat Med, 2009,63:327 – 330.

［1515］ Deng X, Wu Y J, Chen Y P, et al. Nardonaphthalenones A and B from the roots and rhizomes of Nardostachys chinensis Batal ［J］. Bioorganic & Medicinal Chemistry Letters, 2017,27(4):875 – 879.

［1516］ Dienaitè L, Pukalskas A, Pukalskienè M, et al. Phyto-chemical composition, antioxidant and antiproliferative activities of defatted sea buckthorn (Hippophaë rhamnoides L.) berry pomace fractions consecutively recovered by pressurized ethanol and water ［J］. Antioxidants, 2020,9 (4):274.

［1517］ Ding C, Tian P X, Xue W, et al. Efficacy of Cordyceps sinensis in long term treatment of renal transplant patients ［J］. Frontiers in Bioscience, 2011,3(1)::301 – 307.

［1518］ Ding Y L, Wang Y M, Jeon B T, et al. Enzymatic hydrolysate from velvet antler suppresses adipogenesis in 3T3 – L1 cells and attenuates obesity in high-fat diet-fed mice ［J］. Excli Journal, 2017,16:328 – 339.

［1519］ Dolghi A, Buzatu R, Dobrescu A, et al. Phytochemical Analysis and In Vitro Cytotoxic Activity against Colorectal Adenocarcinoma Cells of Hippophae rhamnodies L., Cymbopogon citratus (DC) Stapf, and Ocimum basilicum L. Essential Oils ［J］. Plants, 2021,10(12):2752.

［1520］ Dong Q, Yimamu H, Rozi P, et al. Fatty acids from Fritillaria pallidiflora and their biological activity ［J］. Chem Nat Compd, 2018,54(5):959 – 960.

［1521］ Duan H Q, Takaishi Y, Momota H, et al. Immunosuppressive constituents from Saussurea medusa ［J］. Phytochemistry, 2002,59(1):85 – 90.

［1522］ Duan K F, Zang X Y, Shang M Y, et al. Non-ephedrine constituents from the herbaceous stems of Ephedra sinica ［J］. Fitoterapia, 2021,153(17):104998.

［1523］ Fan C Q, Yue J M. Biologically active phenols from Saussurea medusa ［J］. Bioorg Med Chem, 2003,11(5):703 – 708.

［1524］ Fanet-Goguet M, Martin S, FernandezC, et al. Focus on biological agents in rheumatoid arthritis: newer treatments and therapeutic strategies ［J］. Therapie, 2004,59(4):451 – 461.

［1525］ Fan H, Zang Y, Zhang Y, et al. Triterpenoids and iridoid glycosides from Gentiana dahurica ［J］. Helv Chim Acta, 2010,93(12):2439 – 2447.

［1526］ Fan W Z, Tezuka Y, Khin M N, et al. Prolyl Endopeptidase Inhibitors from the Underground Part of Rhodiola sachalinensis［J］. Pharm. Bull, 2001,49:396.

［1527］ Feng X C, Du X, Chen S, et al. Swertianlarin isolated from Swertia mussotii Franch, increases detoxification enzymes and efflux transporters expression in rats ［J］. Int J Clin Exp Pathol, 2015,8(1):184 – 195.

［1528］ Fragner K. Ein neues Alkaloid, das Imperialin ［J］. Zeitschrift Für Anal Chemie, 1889,28(1):708 – 709.

［1529］ Furst D E. Anakinra: review of recombinant human interleukin-I receptor antagonist in the treatment of rheumatoid arthritis ［J］. Clinical Therapeutics, 2004, 26 (l2):1960 – 1975.

［1530］ Gali H U, Perchellet E M, Gao X M, et al. Comparison of the Inhibitory Effects of Monomeric, Dimeric, and Trimeric Procyanidins on the Biochemical Markers of Skin Tumor Promotion in Mouse Epidermis in vivo ［J］. Planta Medica, 1994,60(3):235 – 239.

［1531］ Gallwitz B. Clinical use of DPP – 4 inhibitors ［J］. Front Endocrinol: Lausanne, 2019,10:389.

［1532］ Garcia, R. Expression of neurotrophin-3 in the growing velvet antler of the red deer Cervus elaphus ［J］. Journal of

Molecular Endocrinology, 1997,19(2):173 – 182.

[1533] Gerbarg P L, Brown R P. Pause menopause with Rhodiola rosea, a natural selective estrogen receptor modulator [J]. Phytomedicine: international journal of phytotherapy and phytopharmacology, 2016,23(7):763 – 769.

[1534] Gonalez-Abuin N, Pinent M, Casanova-Marti A, et al. Procyanidins and their healthy protective effects against type 2 diabetes [J]. Current Medicinal Chemistry, 2015, 22(1):39 – 50.

[1535] Gossé F, Guyot S, Roussi S, et al. Chemopreventive properties of apple procyanidins on human colon cancer-derived metastatic SW620 cells and in a ratmodel of colon carcinogenesis [J]. Carcinogenesis, 2005, 26(7): 1291 – 1295.

[1536] Grancieri M, Costa N M B, Vaz Tostes M D G, et al. Yacon flour (Smallanthus sonchifolius) attenuates intestinal morbidity in rats with colon cancer [J]. J Funct Foods, 2017,37:666 – 675.

[1537] Grey C, Widen C, Adlercreutz P, et al. Antiproliferative effects of sea buckthorn (Hippophae rhamnoides L.) extracts on human colon and liver cancer cell lines [J]. Food Chemistry, 2010,120(4):1004 – 1010.

[1538] Grilli M, Memo M. Nuclear factor-kappaB/Rel proteins:a point of convergence of signalling pathways relevant in neuronal function and dysfunction [J]. Biochem Pharmacol, 1999,57:1 – 7.

[1539] Gu L H, Tian T, Xia L, et al. Rapid isolation of a dipeptidyl peptidase IV inhibitor from Fritillaria cirrhosa by thin-layer chromatography-bioautography and mass spectrometry-directed autopurification system [J]. JPC J Planar Chromatogr-Mod TLC, 2019,32(6):447 – 451.

[1540] Gu L J, Mo E K, Yang Z H, et al. Effects of Red Deer Antlers on Cutaneous Wound Healing in Full-thickness Rat Models [J]. Asian Australasian Journal of Animal Sciences, 2008,21(2):277 – 290.

[1541] Guo Q, Wang Y, Lin S, et al. 4-Hydroxybenzyl-substituted amino acid derivatives from Gastrodia elata [J]. Acta Pharm. Sin. B, 2015,5(4):350 – 357.

[1542] Guo Z, Pan R Y, Qin X Y. Potential protection of Coeloglossum viride var. Bracteatum extract against oxidative stress in rat cortical neurons [J]. Journal of Analytical Methods in Chemistry, 2013,2003:326570.

[1543] Hahne J C, Meyer S R, Dietl J, et al. The effect of Cordyceps extract and a mixture of Ganoderma lucidum/ Agaricus Blazi Murill extract on human endometrial cancer cell lines in vitro [J]. International Journal of Oncology, 2014,45(1):373 – 382.

[1544] Hajleh M N A, Khleifat K M, Alqaraleh M, et al. Antioxidant and Antihyperglycemic Effects of Ephedra foeminea Aqueous Extract in Streptozotocin-Induced Diabetic Rats [J]. Nutrients, 2022,14(11):2338.

[1545] Han H Y, Wen P, Liu HW, et al. Coumarins from Campylotropis hir-tella (Franch.) Schindl. And their inhibitory activity on prostate specific antigen secreted from LNCaP cells [J]. Chemical & Pharmaceutical Bulletin, 2008,56(9):1338.

[1546] Han S W, Sun L, He F, et al. Anti-allergic activity of glycyrrhizic acid on IgE-mediated allergic reaction by regulation of allergy-related immune cells [J]. Sci Rep, 2017,7(1):7222.

[1547] He C, Zhao Y, Jiang X, et al. Protective effect of Ketone musk on LPS/ATP-induced pyroptosis in J774A. 1 cells through suppressing NLRP3/GSDMD pathway [J]. International Immunopharmacology, 2019,71:328 – 335.

[1548] He J S, Huang B, Ban X Q, et al. In vitro and in vivo antioxidant activity of the ethanol extract from Meconopsis quintuplinervia [J]. J Ethnopharmacol, 2012,141:104 – 110.

[1549] Heo S K, Yun H J, Noh E K, et al. Emodin and rhein inhibit LIGHTinduced monocytes migration by blocking of ROS production [J]. Vascul Pharmacol, 2010,53(1 – 2): 28 – 37.

[1550] He S H, Liu H G, Zhou Y F, et al. Liquiritin (LT) exhibits suppressive effects against the growth of human cervical cancer cells through activating Caspase-3 in vitro and xenograft mice in vivo [J]. Biomedicine & pharmaco-therapy, 2017,92:215 – 228.

[1551] He Y, Ci X, Xie Y, et al. Potential detoxification effect of active ingredients in liquorice by upregulating efflux transporter [J]. Phytomedicine International Journal of Phytotherapy & Phytopharmacology, 2019,56:175 – 182.

[1552] He Y M, Zhu S, Ge Y W, et al. Secoiridoid glycosides from the root of Gentiana crassicaulis with inhibitory effects against LPS-induced NO and IL – 6 production in RAW264 macrophages [J]. Journal of natural medicines. 2015.69(3):366 – 374.

[1553] Hibasami H, Mitani A, Katsuzaki H, et al. Isolation of five types of flavonol from seabuckthorn (Hippophae rhamnoides) and induction of apoptosis by some of the flavonols in human promyelotic leukemia HL – 60 cells [J]. International Journal of Molecular Medicine, 2005,15 (5):805 – 9.

[1554] Hikino H. 单胺类化合物对中乌头碱镇痛作用的影响[J]. 国外医学—中医中药分册,1981,3(3):56.

[1555] Hino H, Takahashi H, Suzuki Y, et al. Anticonvulsive effect of paeoniflorin on experimental febrile seizures in immature rats: possible application for febrile seizures in children [J]. Plos One, 2012:e42920.

[1556] Holmes C E, Lindon J C, Nicholson J K. NMR-based metabolic profiling and metabonomic approaches to problems in molecular toxicology [J]. Chemical research in toxicology, 2008,21(1):9 – 27.

[1557] Hou C, Li W, Li Z, et al. Synthetic Isoliquiritigenin Inhibits Human Tongue Squamous Carcinoma Cells through Its Antioxidant Mechanism [J]. Oxidative Medicine and Cellular Longevity, 2017,(2017 – 01 – 22), 2017,2017:1379430.

[1558] Hou D D, Di Z H, Qi R Q, et al. Sea buckthorn (Hippophae rhamnoides L.)oil improves atopic dermatitis-like skin lesions via inhibition of NF – κB and STAT1 activation [J]. Skin Pharmacol Physiol, 2017,30(5):268.

[1559] Hou S Y, Zhang B L, Liu X Y, et al. A new natural angelica polysaccharide based colon-specific drug delivery system [J]. Journal of Pharmaceutical Sciences, 2009,98 (12):4756 – 4768.

[1560] Hsu T H, Shiao L H, Hsieh C, et al. A comparison of

the chemical composition and bioactive ingredients of the Chinese medicinal mushroom Dongchongxiacao, its counterfeit and mimic, and fermented mycelium of Cordyceps sinensis [J]. Food Chemistry, 2002,78:463 - 469.

[1561] Huang J, Wong K H, Tay S V, et al. Astratides:Insulin-Modulating, Insecticidal, and Antifungal Cysteine-Rich Peptides from Astragalus membranaceus [J]. Journal of natural products, 2019,82(2):194 - 204.

[1562] Huang S Y, Li G Q, Shi J G, et al. Chemical constituents of the rhizomes of Coeloglossum viride var. Bracteatum [J]. Journal of Asian natural products research, 2011,6(1):49 - 61.

[1563] Huo Y, Schirf V R, Winters W D, et al. The differential expression of NGFS-like substance from fresh pilose anlter of Cervus nippon Temminck [J]. Biomed Sci Instrum, 1997,33:541.

[1564] Hu Y, Wang L, Xie X, et al. Genetic diversity of wild populations of Rheum tanguticum endemic to China as revealed by ISSR analysis [J]. Biochemical Systematics & Ecology, 2010,38(3):264 - 274.

[1565] Hu Y, Xie X, Wang L, et al. Genetic variation in cultivated Rheum tanguticum populations [J]. Genetics & Molecular Biology, 2014,37(3):540 - 548.

[1566] Hwang J, Zhang W, Dhananjay Y, et al. Astragalus membranaceus polysaccharides potentiate the growth-inhibitory activity of immune checkpoint inhibitors against pulmonary metastatic melanoma in mice [J]. International Journal of Biological Macromolecules, 2021, 182: 1292 - 1300.

[1567] Ivankina N F, Isay S V, Busarova N G, et al. Prostaglandin-like activity, fatty acid and phospholipid composition of sika deer (Cervus nippon)antlers at different growth stages [J]. 1993,106(1):159 - 162.

[1568] Jay D Amsterdam, Panossian A G, et al. Rhodiola rosea L. as a putative botanical antidepressant [J]. Phytomedicine, 2016,23(7):770 - 783.

[1569] Jeon B, Kim S, Lee S, et al. Effect of antler growth period on the chemical composition of velvet antler in sika deer (Cervus nippon)[J]. Mammalian Biology-Zeitschrift für S?ugetierkunde, 2009,74(5):374 - 380.

[1570] Jeon Byong Tae, Cheong Sun Hee, Kim Dong Hyun, et al. Effect of antler development stage on the chemical composition of velvet antler in elk (Cervus elaphus canadensis) [J]. Asian-Australasian Journal of Animal Sciences. 2011.24(9):1303 - 1313

[1571] Jeong H J, Ryu Y B, Park S J, et al. Neuraminidase inhibitory activities of flavonols isolated from Rhodiola rosea roots and their in vitro anti-influenza viral activities [J]. Bioorganic & Medicinal Chemistry, 2009,17(19): 6816 - 6823.

[1572] Jiang Z B, Liu H L, Liu X Q, et al. Chemical constituents of Gentiana macrophylla Pall [J]. Nat Prod Res, 2010,24(14):1365 - 1369.

[1573] Jiang Z H, Takashi T. Masafumis, et al. Studies on a medicinal parasitic plant: Lignans from the stems of Cynomorium son-garicum [J]. Chemical & Pharmaceutical Bulletin, 2001,49(8):1036 - 1038.

[1574] Jiang Z H, Tanaka T, Sakamoto M, et al. Studies on a medicinal parasitic plant: lignans from the stems of Cynomorium songaricum [J]. Chem Pharm Bull, 2001,49(8):1036 - 1038.

[1575] Jia Z J, Ju Y, Chu T T. Studies on the chemical constituents of Saussurea stella Maxim (I)[J]. J Lanzhou Univ, 1989,25:64 - 67.

[1576] Ji D B, Ye J, Li C L, et al. Antiaging effect of Cordyceps sinensis extract [J]. Phytother Res, 2009,23(1):116 - 122.

[1577] Jin H, Sakaida I, Tsuchiya M, et al. Herbal medicine Rhei rhizome prevents liver fibrosis in rat liver cirrhosis induced by a choline-deficient L-amino acid-defined diet [J]. Life Sciences, 2005,76(24):2805 - 2816.

[1578] Jun J H, Xiao X, Rao X, et al. Proanthocyanidin subunit composition determined by functionally diverged dioxygenases [J]. Nat Plants, 2018,4(12):1034 - 1043.

[1579] Ju S M, Kim M S, Jo Y S, et al. Licorice and its active compound glycyrrhizic acid ameliorates cisplatin-induced nephrotoxicity through inactivation of p53 by scavenging ROS and overexpression of p21 in human renal proximal tubular epithelial cells [J]. European Review for Medical and Pharmacological Sciences, 2017,21(4):890 - 899.

[1580] Kajiwara K, Arai M, Nogami T, et al. MO342 Administration of astragalus membranaceus prevented cisplatin-induced aki, especially in old mice [J]. Nephrology Dialysis Transplantation, 2021,36(Supplement_1):gfab084.0015.

[1581] Kallio H, Yang B, Peippo P. Effects of different origins and harvesting time on vitamin C, tocopherols, and tocotrienols in sea buckthron berries [J]. Journal of Agricultural and Food Chemistry, 2002,50(21):6136 - 6142.

[1582] Kang D G, Sohn E J, Lee Y M, et al. Effects of Bulbus Fritillaria water extract on blood pressure and renal functions in the L-NAME-induced hypertensive rats [J]. J Ethnopharmacol, 2004,91(1):51 - 56.

[1583] Kang D Y, Sp N, Kim D H, et al. Salidroside inhibits migration, invasion and angiogenesis of MDAMB 231 TNBC cells by regulating EGFR/Jak2/STAT3 signaling via MMP2 [J]. International journal of oncology, 2018,53(2):877 - 885.

[1584] Kashiwada Y, Nonaka G I, Nishioka I. Studies on Rhubarb (Rhei Rhizoma). VI. Isolation and characterization of stilbenes glucosides from Chinese Rhubarb [J]. Chemical & Pharmaceutical Bulletin, 1988, 36(9):1545 - 1549.

[1585] Kashiwada Y, Nonaka G I, Nishioka L. Galloylsucroses from rhubarbs [J]. Phytochemistriy, 1988,27(5):1469 - 1472.

[1586] Kashiwada Y, Nonaka G I, Nishioka L. Studies on Rhubarb (Rhei Rhizoma). VI. Isolation and characterization of chromone and chromanone [J]. Chemical & Pharmaceutical Bulletin, 1984,32(9):3493 - 3500.

[1587] Kashiwada Y, Nonaka G I, Nishioka L. Studies on rhubarb(Rhei Rhizoma). VI isolation and characterization of stilbenes [J]. Chemical & Pharmaceutical Bulletin, 1984,32(9):3501 - 3517.

[1588] Kashiwada Y, Nonaka G I, Nishioka L. Tannins and related compounds. XXIII. Rhubarb (4): Isolation and structures of new classes of gallotannins [J]. Chemical &

Pharmaceutical Bulletin, 1984, 32(9):3461 – 3470.

[1589] Kasture S B, Mane-Deshmukh R V, Arote S R. Non-lineardose effect relationship in anxiolytic and nootropic activity of lithium carbonate and Nardostachys jatamansi in rats [J]. Oriental Pharmacy & Experimental Medicine, 2014, 14(4):357 – 362.

[1590] Kavandi L, Lee L R, Bokhari A A, et al. The Chinese herbs Scutellaria baicalensis and Fritillaria cirrhosa target NF – κB to inhibit proliferation of ovarian and endometrial cancer cells [J]. Molecular carcinogenesis, 2015, 54(5): 368 – 378.

[1591] Kazuki N, Yamaguchi Y, Satomi K, et al. LewisLung caecinoma and B16 melanoma cells in Syngeneic mice Jpn [J]. Pharmacol, 1999(79):335.

[1592] Kiho T, Tabata H, Ukai S. A minor, protein-containing galactom annam from a sodium carbonate extract of Cordyceps sinensis [J]. Carbohydrate Research, 1986, 156:189 – 197.

[1593] Kim D H, Park J E, Chae I G, et al. Isoliquiritigenin inhibits the proliferation of human renal carcinoma Caki cells through the ROS-mediated regulation of the Jak2/ STAT3 pathway [J]. Oncol Rep, 2017, 38(1):575 – 583.

[1594] Kim H K, Kim M G, Leem K H. Comparison of the Effect of Velvet Antler from Different Sections on Longitudinal Bone Growth of Adolescent Rats [J]. Evid Based Complement Alternat Med, 2016, 2016:1927534.

[1595] Kim J, Lee J S, Jung J, et al. Emodin suppresses maintenance of stemness by augmenting proteosomal degradation of epidermal growth factor receptor/epidermal growth factor receptor variant III in glioma stem cells [J]. Stem cells and development, 2015, 24(3):284 – 295.

[1596] Kim J S, Kim J C, Shim S H, et al. Chemical constituents of the root of dystaenia takeshimana and their anti-inflammatory activity [J]. Arch Pharmacal Res, 2006, 29 (8):617 – 623.

[1597] Kim M H, Choi Y Y, Cho I H, et al. Angelica sinensis induces hair regrowth via the inhibition of apoptosis signaling [J]. The American Journal of Chinese Medicine, 2014, 42(4):1021 – 1034.

[1598] Kim M J, Kang H H, Seo Y J, et al. Paeonia lactiflora root extract and its components reduce biomarkers of early atherosclerosis via anti-inflammatory and antioxidant effects in vitro and in vivo [J]. Antioxidants, 2021, 10 (10):1507.

[1599] Kim Y J, Lee J Y, Kim H J, et al. Anti-inflammatory effects of Angelica sinensis (Oliv.) diels water extract on RAW 264. 7 induced with lipopolysaccharide [J]. Nutrients, 2018, 10(5):647.

[1600] Kitai Y, Hayashi K, Otsuka M, et al. New sesquiterpene lactone dimer, uvedafolin, extracted from eight yacon leaf varieties (Smallanthus sonchifolius): Cytotoxicity in HeLa, HL – 60, and murine B16 – F10 melanoma cell lines [J]. Journal of Agricultural & Food Chemistry, 2015, 63 (50): 10856 – 10861.

[1601] Kizu H, Kaneko E, Tomimori T. Studies on Nepalese crude drugs. XXVI. 1) Chemical constituents of Panch Aunle, roots of Dactylorhiza hatagirea D. Don. [J]. Chemical & Pharmaceutical Bulletin, 1999, 47(11):1618 –

1625.

[1602] Kobayashi K, Yamada K, Murata T, et al. Constituents of Rhodiola rosea showing inhibitory effect on lipase activity in mouse plasma and alimentary canal. [J]. Planta Medica, 2008, 74(14):1716 – 1719.

[1603] Kombal R, Glasl H. Flavan-3-ols and Flavonoids from Potentilla anserina [J]. Planta Med, 1995, 61:484 – 485.

[1604] Kondo Y, Yoshida K. Constituents of roots of Gentiana macrophylla [J]. Shoyakugaku Zasshi, 1993, 47(3):342 – 343.

[1605] Kotake S, Udagawan, Takanashi N, et al. IL – 17 in synovial fluids from patients with rheumatoid arthritis if a potent stimulator of osteoclasyogenesis [J]. J Clin Invest, 1999, 103:1345.

[1606] Kuang H X, Xia Y G, Yang B Y, et al. Screening and comparison of the immunosuppressive activities of polysaccharides from the stems of Ephedra sinica Stapf [J]. Carbohydrate Polymers: Scientific and Technological Aspects of Industrially Important Polysaccharides, 2011, 83(2):787 – 795.

[1607] Kuang Y, Li B, Fan J, et al. Antitussive and expectorant activities of licorice and its major compounds [J]. Bioorg Med Chem, 2018, 26(1):278.

[1608] Kumari, V., Joshi, R., Chawla, A., Kumar, D. Metabolome analysis of Dactylorhiza hatagirea (D. Don) Soo reveals a significant antioxidant and nutritional poten-tial of its tubers [J]. South African Journal of Botany, 2022, 150:431 – 442.

[1609] Kwak A W, Cho S S, Yoon G, et al. Licochalcone H synthesized by modifying structure of licochalcone C extracted from Glycyrrhiza inflata induces apoptosis of esophageal squamous cell carcinoma cells [J]. Cell Biochem Biophys, 2020, 78(1):65 – 76.

[1610] Kwak A W, Yoon G, Lee M H, et al. Picropodophyllo-toxin, an epimer of podophyllotoxin, causes apoptosis of human esophageal squamous cell carcinoma cells through ROS-mediated JNK/P38 MAPK pathways [J]. Interna-tional Journal of Molecular Sciences, 2020, 21(13):4640.

[1611] Kwon E Y, Lee J, Choi M S, et al. Seabuckthorn leaves extract and flavonoid glycosides extract from seabuckthorn leaves ameliorates adiposity, hepatic steatosis, insulin resistance, and inflammation in diet-induced obesity [J]. Nutrients, 2017, 9(6):569.

[1612] Labachyan K E, Kiani D, Sevrioukov E A, et al. The impact of Rhodiola rosea on the gut microbial community of Drosophila melanogaster [J]. Gut pathogens, 2018, 10 (1):1 – 10.

[1613] Lai H, Lim Y, Kim K. Isolation and characterisation of a proanthocyanidin with antioxidative, antibacterial and anti-cancer properties from fern Blechnum orientale [J]. Pharmacognosy Mag, 2017, 13(49):31 – 7.

[1614] Langeder J, Grienke U, Döring K, et al. High-performance countercurrent chromatography to access Rhodiola rosea influenza virus inhibiting constituents [J]. Planta Medica, 2021, 87(10/11):818 – 826.

[1615] Lang X Y, Hu Y, Bai J P, et al. Coeloglossum viride Var. Bracteatum extract attenuates MPTP-induced neurotoxicity in vivo by restoring BDNF – TrkB and FGF2

– Akt signaling axis and inhibiting RIP1-driven inflammation [J]. Front. Pharmacol, 2022,13:903235.

[1616] Lan Xiaozhong, Zeng Junlan, Liu Ke, et al. Comparison of two hyoscyamine 6 β-hydroxylases in engineering scopolamine biosynthesis in root cultures of Scopolia lurida [J]. Biochemical and Biophysical Research Communications, 2018,497(1):25 – 31.

[1617] Lee C H, Lee H S. Growth inhibiting activity of quinaldic acid isolated from Ephedra pachyclada against intestinal bacteria [J]. Journal of the Korean Society for Applied Biological Chemistry, 2009,52(4):331 – 335.

[1618] Lee C M, Lee J, Jang S N, et al. 6, 8-Diprenylorobol induces apoptosis in human hepatocellular carcinoma cells via activation of FOXO3 and inhibition of CYP2J2 [J]. Oxidative medicine and cellular longevity, 2020, 2020:8887251.

[1619] Lee J, Jeong J S, Cho K J, et al. Developmental and reproductive toxicity assessment in rats with KGC – HJ3, Korean Red Ginseng with Angelica gigas and Deer antlers [J]. Journal of ginseng research, 2019,43(2):242 – 251.

[1620] Lee K P, Choi N H, Kim J T, et al. The effect of yacon (Samallanthus sonchifolius) ethanol extract on cell proliferation and migration of C6 glioma cells stimulated with fetal bovine serum [J]. Nutr Res Pract, 2015,(93): 256 – 261.

[1621] Lee S E, Lim C, Cho S. Angelica gigas root amelioratesischaemic stroke-induced brain injury in mice by activating the PI3K/AKT/mTOR and MAPK pathways [J]. Pharmaceutical Biology, 2021,59(1):662 – 671.

[1622] Lee S E, Lim C, Lim S, et al. Effect of Ephedrae Herba methanol extract on high-fat diet-induced hyperlipidaemic mice [J]. Pharmaceutical biology, 2019,57(1):676 – 683.

[1623] Lee S R, Jeon B T, Kim S J, et al. Effects of Antler Development Stage on Fatty acid, Vitamin and GAGs Contents of Velvet Antler in Spotted Deer (Cervus nippon) [J]. Asian Australasian Journal of Animal Sciences, 2007,20(10):1546 – 1550.

[1624] Leung B, Enos T, Vandergriff T. Podophyllotoxin Cytological Effects on the Epidermis in Condyloma Acuminatum [J]. The American Journal of Dermatopathology, 2022,44(1): 70 – 72.

[1625] Liang S, Meng X, Wang Z, et al. Polysaccharide from Ephedra sinica Stapf inhibits inflammation expression by regulating Factor-β1/Smad2 signaling [J]. International Journal of Biological Macromolecules, 2017,106:947.

[1626] Liao W C, Lin Y H, Chang T M, et al. Identification of two licorice species, Glycyrrhiza uralensis and Glycyrrhiza glabra, based on separation and identification of their bioactive components [J]. Food Chem, 2012,132(4):2188 – 2193.

[1627] Li C, Wang M H. Nardostachys jatamansi, (D. Don)DC prevents LPS-induced inflammation in RAW 264. 7 macrophages by preventing ROS production and down-regulating inflammatory gene expression [J]. Food Science & Biotechnology, 2014,23(3):903 – 909

[1628] Li C W, Jiang Z G, Jiang G H, et al. Seasonal changes of reproductive behavior and fecal steroid concentrations in Père David's deer [J]. Hormones and Behavior, 2001,40(4): 518 – 525.

[1629] Li K, Li Q, Li J, et al. Antitum or activity of the procyanidins from pinus koraiensis bark on mice bearing U14 cervical cancer [J]. Future Mecidine. 2007, 4 (5): 685 – 690.

[1630] Li L Z, Wang L J, Wang Y, et al. Effect of n-butanol extract from Potentilla anserina on hypoxia-induced calcium overload and SERCA2 expression of rat cardiomyocytes [J]. Chin Herb Med, 2012,4(2):142 – 149.

[1631] Li M, Shang X F, Zhang R X, et al. Antinociceptive and anti-inflammatory activities of iridoid glycosides extract of Lamiophlomis rotata (Benth.) Kudo [J]. Fitoterapia, 2010,81(3):167 – 172.

[1632] Li M X, Jia Z P, Hu Z D, et al. Experimental study on the hemostatic activity of the Tibetan medicinal herb Lamiophlomis rotata [J]. Phytother Res, 2008,22(6): 759 – 765.

[1633] Li M X, Jia Z P, Zhang R X, et al. The structure of an iridoid glycoside, 8-deoxyshanzhiside, from Lamiophlo-misrotata [J]. Carbohydr Res, 2008,343(3):561 – 565.

[1634] Li M X, Zhang R X, Jia Z P, et al. Isolation and identification of hemostatic ingredients from Lamiophlomis rotata(Benth.) Kudo [J]. Phytother Res, 2009,23(6):816 – 822.

[1635] Li N, Zhou T, Wu F, et al. Pharmacokinetic mechanisms underlying the detoxification effect of Glycyrrhizae Radix et Rhizoma (Gancao): Drug metabolizing enzymes, transporters, and beyond [J]. Expert Opin Drug Metab Toxicol, 2019,15(2):167 – 77.

[1636] Lin B Q, Li P B, Wang Y G, et al. The expectorant activity of naringenin [J]. Pulm Pharmacol Ther, 2008, 21 (2):259 – 263.

[1637] Lin C C, Wu C I, Lin T C, et al. Determination of 19 rhubarb constituents by high performance liquid chromatography ultraviolet mass spectrometry [J]. Journal of Separation ence, 2006,29(17):2584 – 2593.

[1638] Ling T, Xie J, Shen Y S, et al. Trichostatin A exerts anti-inflammation functions in LPS-induced acute lung injury model through inhibiting TNF – α and upregulating micorRNA – 146a expression [J]. Eur Rev Med PharmacolSci, 2020,24(7):3935 – 3942.

[1639] Lin P C, Wang X, Zhong X J, et al. Chemical characterization of a PD – 1/PD – L1 inhibitory activity fraction of the ethanol extract from Gymnadenia conopsea [J]. J. Asian Nat. Prod. Res., 2020,23(3):1 – 15.

[1640] Lin P C, Yao J, Wu J, et al. A new ureido-substituted amino acid from the tubers of Gymnadenia conopsea[J]. Chinese Chem. Lett., 2017,28(2):257 – 259.

[1641] Li S L, Song J Z, Franky F K, et al. Chemical profiling of Radix Paeoniae evaluated by ultra-performance liquid chromatography/photo-diode-array/quadrupole time-of-flight mass spectrometry [J]. J Pharm Biomed Anal, 2009,49(2):253 – 266.

[1642] Liu C, Weir D, Busse P, et al. The Flavonoid 7, 4′-Dihydroxyflavone Inhibits MUC5AC Gene Expression, Production, and Secretion via Regulation of NF – κB, STAT6, and HDAC2 [J]. Phytotherapy Research, 2015, 29(6):925 – 932.

[1643] Liu C, Yang N, Chen X, et al. The flavonoid 7, 4′-dihydroxyflavone prevents dexamethasone paradoxical adverse effect on eotaxin production by human fibroblasts [J]. Phytother Res, 2017,31(3):449.

[1644] Liu E H, Qi L W, Li B, et al. High-speed separation and characterization of major constituents in Radix Paeoniae Rubra by fast high-performance liquid chromatography coupled with diode-array detection and time-of-flight mass spectrometry [J]. Rapid Commun Mass Spectr, 2009,23(1):119 − 130.

[1645] Liu J M, Nan P, Wang L, et al. Chemical variation in lipophilic composition of Lamiophlomis rotata from the Qinghai-Tibetan Plateau [J]. Chem Nat Compd, 2006,42(5):525 − 528.

[1646] Liu M L, Duan Y H, Zhang J B, et al. Novel sesquiterpenes from Nardostachys chinensis, Batal [J]. Tetrahedron, 2013,69(32):6574 − 6578.

[1647] Liu W J, Li W Y, Sui Y, et al. Structure characterization and anti-leukemia activity of a novel polysaccharide from angelica sinensis (oliv.) diels [J]. Int J Biol Macromol, 2018,121:161 − 172.

[1648] Liu X, Kunert O, Blunder M, et al. Polyyne hybrid compounds from Notopterygium incisum with peroxisome proliferator-activated receptor gamma agonistic effects [J]. J Nat Prod, 2014,77(11):2513 − 2521.

[1649] Li W Y, Ng Y F, Zhang H, et al. Emodin elicits cytotoxicity in human lung adenocarcinoma A549 cells through inducing apoptosis [J]. Inflammop harmacology, 2014,22(2):127 − 134.

[1650] Li X, Holt R R, Keen C L, et al. Goji berry intake increases macular pigment optical density in healthy adults: A randomized pilot trial [J]. Nutrients, 2021,13(12):4409.

[1651] Li X, Yang H, Liu J. Genetic variation within and between populations of the Qinghai-Tibetan Plateau endemic Gentiana straminea (Gentianaceae) revealed by RAPD markers [J]. Belg J Bot, 2008:141(1):95 − 102.

[1652] Li X X, Lang X Y, Ren T T, et al. Coeloglossum viride var. bracteatum extract attenuates Aβ-induced toxicity by inhibiting RIP1-driven inflammation and necroptosis[J]. J Ethnopharmacol, 2022,282:114606.

[1653] Li Y, Jia Z J, Du M, et al. Study on the constituents of Saussurea involucrata Kar. et Kin. (Ⅱ)[J]. Chem J Chin Univ, 1985,5:417 − 420.

[1654] Li Y, Pham V, Bui M, et al. Rhodiola rosea L.: an herb with anti-stress, anti-aging, and immunostimulating properties for cancer chemoprevention [J]. Current pharmacology reports, 2017,3(6):384 − 395.

[1655] Li Y, Wang C L, Guo S X, et al. Three guaianolides from Saussurea involucrata and their contents determination by HPLC [J]. J Pharm Biomed Anal, 2007,44:288 − 292.

[1656] Li Y H, Luo F, Peng S L, et al. A new dihydroisocoumarin from the rhizomes of Notopterygium forbesii [J]. Nat Prod Res, 2006,20(9):860 − 865.

[1657] Lu C M, Wang M T, Mu J, et al. Simultaneous determination of eighteen steroid hormones in antler velvet by gas chromatographytandem mass spectrometry [J]. Food Chem, 2013,141(3):1796.

[1658] Luo Q, Cai Y, Yan J, et al. Hypoglycemic and hypolipidemic effects and antioxidant activity of fruit extracts from Lycium barbarum [J]. Life Sciences, 2004,76(2):137 − 149.

[1659] Luo Z C, Zheng B B, Jiang B J, et al. Peiminine inhibits the IL − 1β induced inflammatory response in mouse articular chondrocytes and ameliorates murine osteoarthritis [J]. Food Funct, 2019,10(4):2198 − 2208.

[1660] Lu Y Y, Cheng T, Zhu T T, et al. Isolation and characterization of 18polymorphic microsatellite markers for the "Female Ginseng" Angelicasinensis (Apiaceae)and cross-species amplification [J]. BiochemSyst Ecol, 2015, (61):488.

[1661] Lv H, Liu Q, Sun Y, et al. Mesenchymal stromal cells ameliorate acute lung injury induced by LPS mainly through stanniocalcin-2 mediating macrophage polarization [J]. Ann Transl Med, 2020,8(6):334.

[1662] Lv T, Xu M, Wang D, et al. The chemical constituents from the roots of Gentiana crassicaulis and their inhibitory effects on inflammatory mediators NO and TNF − α [J]. Nat Prod Bioprospect, 2012,2(5):217 − 221.

[1663] Lyle N, Gomes A, Sur T, et al. The role of antioxidant properties of Nardostachys jatamansi, in alleviation of the symptoms of the chronic fatigue syndrome [J]. Behavioural Brain Research, 2009,202(2):285 − 290.

[1664] Ma B, Li M, Nong H, et al. Protective effects of extract of Coeloglossum viride var. bracteatum on ischemia-induced neuronal death and cognitive impairment in rats. Behav. Pharmacol., 2008,19(4):325 − 333.

[1665] Ma C, Nakamura N, Miyashiro H, et al. Inhibitory effects of constituents from Cynomorium songaricum and related triterpene derivatives on HIV − 1 protease. [J]. Chemical & Pharmaceutical Bulletin, 1999,47(2):141 − 145.

[1666] Maheshwari D T, Yogendra K M S, Verma S K, et al. Antioxidant and hepatoprotective activities of phenolic rich fraction of seabuckthorn (Hippophae rhamnoides L.) leaves [J]. Food Chem Toxicol, 2011,49(9):2422 − 2428.

[1667] Ma J, Huang J, Hua S, et al. The ethnopharmacology, phytochemistry and pharmacology of Angelica biserrata-A review [J]. Journal of Ethnopharmacology, 2019,231:152 − 169.

[1668] Manashi Bagchi, Jaya Balmoori, Debasis Bagchi, et al. Smokeless tobacco, oxidative stress, apoptosis, and antioxidants in human oral keratinocytes [J]. Free Radical Biology & Medicine, 1999,26(7 − 8):992 − 1000.

[1669] Marchev A S, Dimitrova P, Koycheva I K, et al. Altered expression of TRAIL on mouse T cells via ERK phosphorylation by Rhodiola rosea L. and its marker compounds [J]. Food and Chemical Toxicology, 2017, 108:419 − 428.

[1670] Masoodi K Z, Wani W, Dar Z A, et al. Sea buckthorn (Hippophae rhamnoides L.)inhibits cellular proliferation, wound healing and decreases expression of prostate specific antigen in prostate cancer cells in vitro [J]. Journal of Functional Foods, 2020,73:104102.

[1671] Matsuda H, Kageura T, Morikawa T, et al. Effects of stilbene constituents from rhubarb on nitric oxide production in lipopolysaccharide-activated macrophages [J]. Bioorg Med Chem Lett, 2000,10(4):323 − 327.

［1672］ Matsuda H, Morikawa T, Toguchida I, et al. Antioxidant con-stituents from rhubarb: structural requirements of stilbenes for the ac-tivity and structures of two new anthraquinone glucosides ［J］. BioorgMed Chem, 2001, 9 (1):41－50.

［1673］ Matsuda H, Morikawa T, Xie H, Yoshikawa, M. Antiallergic phenanthrenes and stilbenes from the tubers of Gymnadenia conopsea ［J］. Planta Med., 2004, 70(9):847－855.

［1674］ Meial Z, Zhang C, Khan M A, et al. Efficiency of improved RAPDand ISSR markers in assessing genetic diversity and relationships in An-gelica sinensis (Oliv.) Diels varieties of China ［J］. Electron J Bio-techn, 2015, 18 (2):96.

［1675］ Meng H C, Zhu S, Fan Y H, et al. Discovery of prenylated dihydrostilbenes in Glycyrrhiza uralensis leaves by UHPLC-MS using neutral loss scan ［J］. Ind. Crop. Prod., 2020, 152:112557.

［1676］ Methacanon P, Madla S, Kirtikara K, et al. Struchural elucidation of bioactive fungi-derived polymers ⌊J⌋. Carbohydr Polym, 2005(60):199－203.

［1677］ Miura T, Chiba M, Kasai K, et al. Apple procyanidins induceTumor cell apoptosis through mitochondrial pathway activation of caspase-3 ［J］. Carcinogenesis, 2008, 29 (3):585.

［1678］ Moreira M, Pereira R, Silva M D, et al. Analgesic and anti-inflammatory activities of the 2, 8-dihydroxy-1, 6-dimethoxyxanthone from Haploclathra paniculata (Mart) Benth (Guttiferae)［J］. Journal of Medicinal Food, 2014, 17(6):686－693.

［1679］ Morikawa T, Xie H, Matsuda H, et al. Bioactive constituents from Chinese natural medicines. XVII. 1) constituents with radical scavenging effect and new glucosyloxybenzyl 2-isobutylmalates from Gymnadenia conopsea ［J］. Chemical and Pharmaceutical Bulletin, 2006, 54(4):506－513.

［1680］ Morikawa T, Xie H, Matsuda H, et al. Glucosyloxybenzyl 2-Isobutylmalates from the Tubers of Gymnadenia c onopsea 1 ［J］. Journal of Natural Products, 2006, 69(6):881－886.

［1681］ Morin E, Sosoe J, Raymond M, et al. Synthesis of a Renewable Macrocyclic Musk: Evaluation of Batch, Microwave and Continuous Flow Strategies ［J］. Organ Proc Res Dev, 2019, 23(2):43.

［1682］ Nakamu R A K, Yamaguchi Y, Kagota S, et al. Inhibitory Effect of Cordyceps sinensis on Spontaneous Liver Metastasis of Lewis Lung Carcinoma and B16 Melanoma Cells in Syngeneic Mice-ScienceDirect ［J］. Japanese Journal of Pharmacology, 1999, 79(3):335－341.

［1683］ Nakamura S, Li X, Matsuda H, et al. Bioactive constituents from Chinese natural medicines. XXVI. Chemical structures and hepatoprotective effects of constituents from roots of Rhodiola sachalinensis ［J］. Chemical and Pharmaceutical Bulletin, 2007, 55(10):1505.

［1684］ Nawwar M A M, Barakat H H, Buddrust J, et al. Alkaloidal, lignan and phenolic constituents of Ephedra alata ［J］. Phytochemistry, 1985, 24(4):878－879.

［1685］ Nho K J, Chun J M, Lee A Y, et al. Anti-metastatic effects of Rheum Palmatum L. extract in human MDA－MB－231 breast cancer cells ［J］. Environmental Toxicology and Pharmacology, 2015, 40(1):30－38.

［1686］ Nicholson J K, Connelly J C, Lindon E H. Metabonomics: a platform for studying drug toxicity and gene function ［J］. Nat. Rev. Drug Discov., 2002, 1 (2):153－161.

［1687］ Nicholson J K, Lindon J C. Systems biology: Metabonomics ［J］. Nature, 2008, 455 (7216): 1054－1056.

［1688］ Nieto-Diaz M, Pita-Thomas W, Maza R M, et al. Factors promoting axon growth in the deer antler ［J］. Animal Production Science, 2011, 51(4):267－276.

［1689］ Niwa Y, Matsuura H, Murakami M, et al. Evidence that naturopathic therapy including Cordyceps sinensis prolongs survival of patients with hepatocellular carcinoma ［J］. Integrative Cancer Therapies, 2013, 12(1):50－68.

［1690］ Nogva H, Dromtorp S, Nissen H, et al. Ethidium monoazide for DNA-based differentiation of viable and dead bacteria by 5′-nuclease PCR ［J］. Biotechniques, 2003, 34 (4):804－813.

［1691］ Nonaka G I, Nishioka I, Nagasawa T, et al. Tarmins and related compounds. I. Rhubarb (1) ［J］. Chem Pharm Bull, 1981, 29(10):2862－2870.

［1692］ Olsson M E, Gustavsson K E, Andersson S, et al. Inhibition of cancer cell proliferation in vitro by fruit and berry extracts and correlations with antioxidant levels ［J］. J Agric Food Chem, 2004, 52(24):7264.

［1693］ Palmeri A, Mammana L, Tropea M R, et al. Salidroside, a bioactive compound of rhodiola rosea, ameliorates memory and emotional behavior in adult mice ［J］. Journal of Alzheimer's Disease, 2016, 52(1):65－75.

［1694］ Pang Y H, Chen J W. Anisodamine Causes the Changes of S tructure and Function in the Transmembrane Domain of the Ca^{2+}－ATPase from Sarcoplasmic Reticulum ［J］. Biosci Biotechnol Biochem, 2004, 68:126－131.

［1695］ Pan M M, Zhang M H, Ni H F, et al. Inhibition of TGF－b1/Smad signal pathway is involved in the effect of Cordyceps sinensis against renal fibrosis in 5/6 nephrectomy rats ［J］. Foodand Chemical Toxicology, 2013, 58:487－494.

［1696］ Panthong K, Hutadilok-Towatana N, Panthong A, et al. A new tetraoxygenated xanthone, and other anti-inflammatory and antioxidant compounds from Garcinia cowa ［J］. Canadian Journal of Chemistry, 2009, 87(11): 1636－1640.

［1697］ Pan Y, Zhao Y L, Zhang J, et al. Phytochemistry and pharmacological activities of the genus Gentiana (Gentianaceae)［J］. Chem Biodiv, 2016, 13(2):107－150.

［1698］ Park H R, Choi H J, Kim B S, et al. Paeoniflorin enhances endometrial receptivity through leukemia inhibitory factor ［J］. Biomolecules, 2021, 11(3):439.

［1699］ Park K S, Kim H, Kim H J, et al. Paeoniflorin alleviates skeletal muscle atrophy in ovariectomized mice through the erα/nrf1 mitochondrial biogenesis pathway ［J］. Pharma-ceuticals, 2022, 15(4):390.

［1700］ Park S J, Jang H J, Hwang I H, et al. Cordyceps militaris extract inhibits the NF－κB pathway and induces apoptosis through MKK7 - JNK signaling activation in TK - 10 human renal cell carcinoma [J]. Natural Product Communications, 2018,13(4):1934578X1801300422.

[1701] Parvin T, Chattopadhyay K, Tamang T, et al. Therapeutic implications of Gymnadenia Orchidis Lindl root salep against induced-diabetes [J]. Am. J. PharmTech Res. , 2018,8:2249 - 3387.

[1702] Pei Z, Hui J, Li Y Q, et al. In vitro and in vivo anti-inflammatory activity of Lamiophlomis rotate injection [J]. Chinese Journal of Natural Medicines, 2009,7(1): 60 - 64.

[1703] Peraza-Labrador A, Buitrago D M, Coy-Barrera E, et al. Antiproliferative and Pro-Apoptotic Effects of a Phenolic-Rich Extract from Lycium barbarum Fruits on Human Papillomavirus (HPV)16-Positive Head Cancer Cell Lines [J]. Molecules, 2022,27(11):3568.

[1704] Phacharapiyangkul N, Wu L H, Lee W Y, et al. The extracts of Astragalus membranaceus enhance chemosensitivity and reduce tumor indoleamine 2,3-dioxygenase expression [J]. International Journal of Medical Sciences, 2019, 16 (8):1107 1115.

[1705] Price J S, Oyajobi B O, Nalin A M, et al. Chondrogenesis in the regenerating antler tip in red deer: expression of collagen types I, IIA, IIB, and X demonstrated by in situ nucleic acid hybridization and immunocytochemistry [J]. Dev Dyn, 1996,205(3):332.

[1706] Purushothaman J, Suryakumar G, Shukla D, et al. Modulation of hypoxia-induced pulmonary vascular leakage in rats by seabuckthorn (Hippophae rhamnoides L.) [J]. Evidence-based Complementary and Alternative Medicine, 2009,2011(1741 - 427X):574524.

[1707] Qin X Y, Cui J, Zhang Y. Coeloglossum viride var. bracteatum extract protects against amyloid toxicity in rat prefrontal cortex neurons. [J]. International Journal Of Clinical And Experimental Medicine, 2010,3(1):88 - 94.

[1708] Qi W C, Li Z H, Yang C L, et al. Inhibitory mechanism of muscone in liver cancer involves the induction of apoptosis and autophagy [J]. Oncol Rep, 2020, 43 (3): 839 - 850.

[1709] Qu C, Yan H, Zhu S Q, et al. Comparative analysis of nucleo-sides, nucleobases, and amino acids in different parts of angelicae sinensis radix by ultra high performance liquid chromatography cou-pled to triple quadrupole tandem mass spectrometry [J]. Journal of Separation Science, 2019,42(6):1122 - 1132.

[1710] Raju G, Rajitha V. Antifertility effect of Dactylorhiza hat-agirea (D. Don)Soo. root extract using Cyclophosphamide induced male albino rats. [J]. Nat. Volatiles &. Essent. Oils, 2021,8(5):5246 - 5250.

[1711] Rashedinia M, Saberzadeh J, Khosravi Bakhtiari T, et al. Glycyrrhizic acid ameliorates mitochondrial function and biogenesis against aluminum toxicity in PC12 cells [J]. Neurotox Res, 2019,35(3):584 - 593.

[1712] Ricardo da Silva J M, Rigaud J, Cheynier V, et al. Procyanidin dimers and trimers from grape seeds [J]. Phytochemistry, 1991,30(4):1259 - 1264.

[1713] Ruma I, Putranto E W, Kondo E, et al. Extract of Cordyceps militaris inhibits angiogenesis and suppresses tumor growth of human malignant melanoma cells [J]. International journal of oncology, 2014,45(1):209 - 218.

[1714] Russell R, Pate R Son M. Cordyceps-A traditional Chinese medicine and another fungal therapeutic biofactory [J]. Phytochemistry, 2008,69:1469 - 1495.

[1715] Ruíz-Salinas A K, Vázquez-Roque R A, Diaz A, et al. The treatment of Goji berry (Lycium barbarum)improves the neuroplasticity of the prefrontal cortex and hippocampus in aged rats [J]. The Journal of nutritional biochemistry, 2020,83:108416.

[1716] Sanodiya I, Jain P K, Khan Ri, et al. Extraction, phytochemical screening and hepatoprotective activity of Dactylorhiza hatagirea root extract [J]. World J. Pharm. Res. , 2022,11(11):245 - 259.

[1717] Saravanan S, Islam V H, Babu N P, et al. Swertiamarin attenuates inflammation mediators via modulating NF - κB/I κB and JAK2/STAT3 transcription factors in adjuvant induced arthritis [J]. European journal of pharmaceutical sciences: official journal of the European Federation for Pharmaceutical Sciences, 2014,56:70 - 86.

[1718] Saresh B K, Srinivas P V, Praveen B, et al. Antimicrobial constituents from the rhizomes of Rheum emodi [J]. Phytochemistry, 2003,62(2):203 - 207.

[1719] Sawada K, Yamashita Y, Zhang T S, et al. Glabridin induces glucose uptake via the AMP-activated protein kinase pathway in muscle cells [J]. Mol Cell Endocrinol, 2014,393(1/2):99 - 108.

[1720] Sdiri M, Li X, Du W W, et al. Anticancer activity of Cynomorium coccineum [J]. Cancers, 2018,10(10):354.

[1721] Shang X, Guo X, Liu Y, et al. Gymnadenia conopsea (L.) R. Br. : A systemic review of the ethnobotany, phytochemistry, and pharmacology of an important Asian folk medicine [J]. Front. Pharmacol. , 2017,8:24.

[1722] Shang X Y, Wang Y H, Li C, et al. Acetylated flavonol diglucosides from Meconopsis quintuplinervia [J]. Phytochemistry, 2006,67(5):511 - 515.

[1723] Shankar S. Handa R. Biological agents in rheumatoid arthritis [J]. journal of postgraduate medicine, 2004, 50 (4):293 - 299.

[1724] Shantaram S J, Charles A K, Manashi B, et al. Chemo-preventive effects of grape seed proanthocyanidin extracton Chang liver cells [J]. Toxicology, 2000,155:83 - 90.

[1725] Sharma S, Jain P K, Parkhe G. Extraction, phytochemical screening and anti-inflammatory activity of hydroethanolic extract of roots of Dactylorhiza hatagirea [J]. Journal of Drug Delivery and Therapeutics, 2020,10 (3 - s):86 - 90.

[1726] Shasha Chen, Honglun Wang, Na Hu. Long-Term Dietary Lycium ruthenicum Murr. Anthocyanins Intake Alleviated Oxidative Stress-Mediated Aging-Related Liver Injury and Abnormal Amino Acid Metabolism [J]. Foods, 2022,11:3377.

[1727] Shaulian E, Karin M. AP - 1 in cell proliferation and survival [J]. Oncogene, 2001,20:2390 - 2400.

[1728] Shen J, Liang J, Peng S, et al. Chemical constituents from Saussurea stella [J]. Nat Prod Res Dev, 2004, 5: 391 - 394.

[1729] Shin J Y, Bae G S, Choi S B, et al. Anti-inflammatory effect of desoxo-narchinol-A isolated from Nardostachys jatamansi against lipopolysaccharide [J]. International Immunopharmacology, 2015,29(2):730 - 738

[1730] Shin K H, Yun C, Hye S, et al. Immuno-stimulating, anti-stress and anti-thrombotic effects of unossified velvet antlers [J]. Natural Product Scienences, 1999,5(1):54 - 59.

[1731] Show S, Ghosal C, Chattopadhyay B. Root extracts (Gymnadenia orchidis Lindl) facilitated rapid synthesis of fluorescent silver nanoparticles (Ag - NPs) for various biological applications [J]. J. Biomat. Nanobiotechnol., 2017,8(1):109 - 124.

[1732] Shrimali D, Shanmugam M K, Kumar A P, et al. Targeted abrogation of diverse signal transduction cascades by emodin for the treatment of inflammatory disorders and cancer [J]. Cancer letters, 2013,341(2):139 - 149.

[1733] Sioud F, Ben Toumia I, Lahmer A, et al. Methanolic extract of Ephedra alata ameliorates cisplatin-induced nephrotoxicity and hepatotoxicity through reducing oxidative stress and genotoxicity [J]. Environmental Science and Pollution Research, 2020,27(11):12792 - 12801.

[1734] Sirohi B, Sagar R, Kori M L. Comparative antioxidant activity of hydroalcoholic extract of roots of Dactylorhiza hatagirea and aerial part of Lavandula stoechas [J]. Journal of Advanced Research, 2019,10(4):311 - 316.

[1735] Sirohi B, Sagar R. Effect of hydroalcoholic extract of Dactylorhiza hatagirea Roots & Lavandula stoechas flower on thiopental sodium induced hypnosis in mice [J]. Journal of Drug Delivery, 2019,9(4 - s):414 - 417.

[1736] Skalski B, Kontek B, Olas B, et al. Phenolic fraction and nonpolar fraction from sea buckthorn leaves and twigs: chemical profile and biological activity [J]. Future Med Chem, 2018,10(20):2381.

[1737] Song W, Qiao X, Chen K, et al. Biosynthesis-based quantitative analysis of 151 secondary metabolites of licorice to differentiate medicinal Glycyrrhiza species and their hybrids [J]. Anal Chem, 2017,89(5):3146 - 3153.

[1738] Soufy H, Yassein S, Ahmed A R, et al. Antiviral and immune stimulant activities of glycyrrhizin against duck hepatitis virus [J]. Afr J Tradit Complement Altern Med, 2012,9(3):389 - 395.

[1739] Starratt A N, Caveney S. Quinoline-2-carboxylic acids from Ephedra species [J]. Phytochemistry, 1996,42(5):1477 - 1478.

[1740] Subramaniam A, Shanmugam M K, Ong T H, et al. Emodin inhibits growth and induces apoptosis in an orthotopic hepatocellular carcinoma model by blocking activation of STAT3 [J]. British Journal of Pharmacology, 2013,170(4):807 - 821.

[1741] Su K Y, Yu C Y, Chen Y P, et al. 3,4-Dihydroxytoluene, a metabolite of rutin inhibits inflammatory responses in lipopolysaccharide-activated macrophages by reducing the activation of NF - κB signaling [J]. BMC Complement Altern Med, 2014,14(1):21.

[1742] Sun Li-xia, Ren Jin-rong, Shan Bao-en, et al. Rhubarb Acute Toxicity and Innate Immune Modulation in Mice [J]. Carcinogenesis, Teratogenesis Mutagenesis, 2006,18(1):35 - 37.

[1743] Sunwoo H H, Nakano T, Hudson R J, et al. Chemical composition of antlers from Wapiti (Cervus elaphus) [J]. Journal of Agricultural & Food Chemistry, 1995,43(11):2846 - 2849.

[1744] Su Q, Tao W W, Huang H, et al. Protective effect of liquiritigenin on depressive-like behavior in mice after lipopolysaccharide administration [J]. Psychiatry Res, 2016,240:131 - 136.

[1745] Suryavanshi S, Raina P, Deshpande R, et al. Nardostachys jatamansi root extract modulates the growth of IMR - 32 and SK - N - MC neuroblastoma cell lines through MYCN mediated regulation of MDM2 and p53 [J]. Pharmacognosy Magazine, 2017,13(49):21.

[1746] Suttie J M, Gluckman P D, Butler J H, et al. Insulinlike growth factor-1 (IGF - 1) antler-stimulating hormone [J]. Endocrinology, 1985,6(2):846.

[1747] Tae Hyeo Kim, Young Woo Sohn. The Beneficial Effects of Nardostachys Jatamansi Water Extract on CholineDeficient and Ethionine Supplement Diet-Induced Severe Acute Pancreatitis [J]. Gastrienterology, 2012,142(5):S - 139.

[1748] Takasaki M, Konoshima T, Komatsu K, et al. Anti-tumor-promoting activity of lignans from the aerial part of Saussurea medusa [J]. Cancer Lett, 2000,158:53 - 59.

[1749] Takaya Y, Kurumada K I, Takeuji Y, et al. Novel antimalari-al guaiane-type sesquiterpenoids from Nardostachys chinen-sis Roots [J]. Tetrahedron Lett, 1998,39(11):1361 - 1364.

[1750] Tang B, Yu Y, Yu F, et al. The mechanism study of YZG - 331 on sedative and hypnotic effects [J]. Behav. Brain Res., 2022,428:113885.

[1751] Tang S Y, Cheah I K, Wang H, et al. Notopterygium forbesii Boiss Extract and Its Active Constituent Phenethyl Ferulate Attenuate Pro-Inflammatory Responses to Lipopolysaccharide in RAW 264.7 Macrophages. A "Protective" Role for Oxidative Stress? [J]. Chemical Research in Toxicology, 2009,22(8):1473 - 1482.

[1752] Tan J J, Tan C H, Li M, et al. Iridoid glycosides from Lamiophlomis rotata [J]. Helv Chim Acta, 2007,90(1):143 - 148.

[1753] Tan R X, Wolfender J L, Zhang L X, et al. Acyl secoiridoids and antifungal constituents from Gentiana macrophylla [J]. Phytochemistry, 1996,42(5):1305 - 1313.

[1754] Tanwar H, Shwet A, Singh D, et al. Anti-inflammatory activity of the functional groups present in Hippophae rhamnoides (seabuckthorn) leaf extract [J]. Inflammopharmacology, 2018,26(1):291.

[1755] Tao W W, Dong Y, Su Q, et al. Liquiritigenin reverses depression-like behavior in unpredictable chronic mild stress-induced mice by regulating PI3K/Akt/mTOR mediated BDNF/TrkB pathway [J]. Behav Brain Res, 2016,308:177 - 186.

[1756] Taraskina K V, Chumbalov T K, Ushakova M T, et al. Lwnkoephedine and ephedine from Ephedra equisetina and the study of their pvitamin activity [J]. Med Prom SSSR, 1966,20(4):27.

[1757] Teng B S, Lu Y H, Wang Z T, et al. In vitro anti-tumor activity of isorhamnetin isolated from Hippophae rhamnoides L. against BEL - 7402 cells [J]. Pharmaceutical

Research, 2006, 54:186.

[1758] Teng L S, Meng Q F, Lu J H, et al. Liquiritin modulates ERK- and AKT/GSK-3β-dependent pathways to protect against glutamate-induced cell damage in differentiated PC12 cells [J]. Mol Med Rep, 2014, 10(2):818-824.

[1759] Thakur M, Dixit V K. Aphrodisiac Activity of Dactylorhiza hatagirea (D. Don) Soo in Male Albino Rats [J]. Evidence-based Complementary and Alternative Medicine, 2007, 4(S1):29-31.

[1760] Toh D W K, Xia X, Sutanto C N, et al. Enhancing the cardiovascular protective effects of a healthy dietary pattern with wolfberry (Lycium barbarum): A randomized controlled trial [J]. The American Journal of Clinical Nutrition, 2021, 114(1):80-89.

[1761] Tolonen A, Pakonen M, Hohtola A, et al. Phenylpropanoid glycosides from Rhodiola rosea [J]. Chem Pharm Bull, 2003, 51(4):467-470.

[1762] Trybus W, Krol T, Trybus E, et al. Emodin induces death in human cervical cancer cells through mitotic catastrophe [J]. Anticancer research, 2019, 39(2):679-686.

[1763] Tseng S H, Sung C H, Chen L G, et al. Comparison of chemical compositions and osteoprotective effects of different sections of velvet antler [J]. J Ethnopharmacol, 2014, 151(1):352.

[1764] Uchino K, Okamoto K, Sakai E, et al. Dual effects of liquiritigenin on the proliferation of bone cells: Promotion of osteoblast differentiation and inhibition of osteoclast differentiation [J]. Phytother Res, 2015, 29(11):1714-1721.

[1765] Vasileva L V, Getova D P, Doncheva N D, et al. Beneficial effect of commercial Rhodiola extract in rats with scopolamine-induced memory impairment on active avoidance [J]. Journal of ethnopharmacology, 2016, 193:586-591.

[1766] Vidya S Rao, Anjali Rao, Sudhakar Karanth K. Anticonvulsant and neurotoxicity profile of Nardostachys jatamansi in rats [J]. Journal of Ethnopharmacology, 2005 102(3):351-356.

[1767] Vishwakarma S, Karole S. An overview of phytochemical identification of secondary metabolites of medicinal plant Dactylorhiza Hatagirea [J]. AsianJournal of Pharmaceutical Sciences, 2021, 9(2):65-69.

[1768] Wang B X, Chen X G, Xu H B, et al. Influence of the active compounds isolated from pilose antler on syntheses of protein and RNA in mouse livers [J]. Acta Pharm Sin, 1990, 25(5):321.

[1769] Wang D, Zhu J, Wang S, et al. Antitussive, expectorant and anti-inflammatory alkaloids from Bulbus Fritillariae Cirrhosae [J]. Fitoterapia, 2011, 82(8):1290-1294.

[1770] Wang F J, Liu S, Luo M Y, et al. Analysis of essential oil of Nardostachys chinensis Batal by GC-MS combined with chemometric techniques [J]. Acta Chromatogr, 2015, 27(1):157-175.

[1771] Wang H B, Zuo J P, Qin G W. One new sesquiterpene from Saussurea laniceps [J]. Fitoterapia, 2010, 81:937-939.

[1772] Wang J, Su H Y, Han H P, et al. Transcriptomics reveals host-dependent differences of polysaccharides biosynthesis in Cynomorium songaricum. [J]. Molecules 2021, 27:44.

[1773] Wang J, Su H Y, Wu B, et al. Integrated Metabolites and T ranscriptomics at Different Growth Stages Reveal Polysaccharide and Flavonoid Biosynthesis in Cynomorium songaricum [J]. Molecular sciences, 2022, 23:10675.

[1774] Wang J J, Chen X Q, Wang W, et al. Glycyrrhizic acid as the antiviral component of Glycyrrhiza uralensis Fisch. against coxsackievirus A16 and Enterovirus 71 of hand foot and mouth disease [J]. J Ethnopharmacol, 2013, 147(1):114-121.

[1775] Wang J L, Zhang J, Zhao B T, et al. Structural features and hypoglycaemic effects of Cynomorium songaricum polysaccharides on STZ-induced rats [J]. Food Chem, 2010, 120(2):443-451.

[1776] Wang T M, Wang R F, Chen H B, et al. Alkyl and phenolic glyco-sides from Saussurea stella [J]. Fitoterapia, 2013, 88:38-43.

[1777] Wang W X, Hu X Y, Zhao Z Y, et al. Antidepressant-like effects of liquiritin and isoliquiritin from Glycyrrhiza uralensis in the forced swimming test and tail suspension test in mice [J]. Prog Neuropsychopharmacol Biol Psychiatry, 2008, 32(5):1179-1184.

[1778] Wang X, Zhong X J, Zhou N, et al. Rapid characterizaiton of chemical constituents of the tubers of Gymnadenia conopsea by UPLC-orbitrap-MS/MS analysis [J]. Molecules, 2020, 25(4):898.

[1779] Wang X J, Li Y M. Analysis of volatile oil of Fritillaria cirrhosa D. don by GC-MS [J]. Asian J Chem, 2013, 25(6):3252-3254.

[1780] Wang X M, Yang R, Feng S Fs, et al. Genetic variation in Rheumpalma-tum and Kheum tanguticum (Polygonaceae), two medicinally and en-demie species in China using ISSR markers [J]. Plos One, 2012, 7(12):e51667.

[1781] Wang Y L, Xiao Z, Liu S, et al. Antidiabetic effects of Sweria macrosperma extracts in diabetic rats [J]. J Ethonpharmacol, 2013, 150(2):536-544.

[1782] Wang Y M, Xu M, Wang D, et al. Anti-inflammatory compounds of "Qin-Jiao", the roots of Gentiana dahurica (Gentianaceae)[J]. J Ethnoparmacol, 2013, 147(2):341-348.

[1783] Wei F, Jiang X, Gao H Y, et al. Liquiritin induces apoptosis and autophagy in cisplatin (DDP)-resistant gastric cancer cells in vitro and xenograft nude mice in vivo [J]. Int J Oncol, 2017, 51(5):1383-1394.

[1784] Wei Li, Yoshihisa Asada, Takafumi Yoshikawa. Flavonoid constituents from Glycyrrhiza glabra hairy root cultures [J]. Phytochemistry, 2000, 55(5):447-456.

[1785] Wei S H, Zhang P C, Feng X Z, et al. Qualitative and quantitative determination of ten iridoids and secoiridoids in Gentiana straminea Maxim. by LC-UV-ESI-MS [J]. J Nat Med, 2012, 66(1):102-108.

[1786] Weng L, Zhou Q L, Ikejima T, et al. A novel polypeptide promoting epidermal cells and chontrocytes proliferation from Cervus elaphus Linnaeus [J]. Acta Pharm Sin, 2001, 36(12):913.

[1787] Wolkerstorfer A, Kurz H, Bachhofner N, et al. Glycyrrhizin inhibits influenza Avirus uptake into the cell

［J］. Antiviral Res, 2009,83(2):171 − 178.

[1788] Wu C H, Chen H Y, Wang C W, et al. Isoliquiritigenin induces apoptosis and autophagy and inhibits endometrial cancer growth in mice ［J］. Oncotarget, 2016, 7 (45): 73432 − 73447.

[1789] Wu H H, Chen Y P, Ying S S, et al. Dinardokanshones A and B, two unique sesquiterpene dimers from the roots and rhizomes of Nardostachys chinensis ［J］. Tetrahedron Lett, 2015,56(43):5851 − 5854.

[1790] Wu Q B, Li H T, Wu Y, et al. Protective effects of muscone on ischemia-reperfusion injury in cardiac myocytes ［J］. J Ethnopharmacol, 2011,138(1):34 − 39.

[1791] Wu W, Qu Y, Gao H Y, et al. Novel ceramides from aerial parts of Saussurea involucrata Kar. et Kir ［J］. Arch Pharmacal Res, 2009,32:1221 − 1225.

[1792] Wu X W, Wei W, Yang X W, et al. Anti-inflammatory phenolic acid esters from the roots and rhizomes of Notopterygium incisium and their permeability in the human caco − 2 monolayer cell model ［J］. Molecules, 2017,22(6):E935.

[1793] Xiang S J, Chen H J, Luo X J, et al. Isoliquiritigenin suppresses human melanoma growth by targeting miR − 301b/LRIG1 signaling ［J］. J Exp Clin Cancer Res, 2018, 37(1):184.

[1794] Xiao L, Zhou Y M, Zhang X F, et al. Notopterygium incisum extract and associated secondary metabolites inhibit apple fruit fungal pathogens ［J］. Pestic Biochem Physiol, 2018,150:59 − 65.

[1795] Xia Y G, Liang J, Yang B Y, et al. Identification of two cold water-soluble polysaccharides from the stems of Ephedra sinica Stapf ［J］. Chin Med, 2010,1(3):63.

[1796] Xia Y G, Wang Q H, Liang J, et al. Development and application of a rapid and efficient CZE method coupled with correction factors for determination of monosaccharide composition of acidic hetero-polysaccharides from Ephedra sinica ［J］. Phytochem Anal, 2011,22(2):103.

[1797] Xu C D. Advances of researches on Cordyceps sinensis ［J］. J Fungal Res, 2006(4):60 − 64.

[1798] Xu E Y, Schaefer W H, Xu Q. Metabolomics in pharmaceutical research and development: metabolites, mechanisms and pathways ［J］. Curr. Opin. Drug Discov. Devel., 2009,12(1):40 − 52.

[1799] Xu K, Jiang S, Sun H, et al. New alkaloids from the seeds of Notopterygium incisum ［J］. Nat Prod Res, 2012, 26(20):1898 − 1903.

[1800] Xu M, Zhang M, Zhang Y J, et al. New acylated secoiridoid glucosides from Gentiana straminea (Gentianaceae) ［J］. Helv Chim Acta, 2009,92(2):321 − 327.

[1801] Xu W F, Xu S, Zhang S S, et al. Arsenic bioaccessibility of realgar influenced by the other traditional Chinese medicines in Niuhuang Jiedu Tablet and the roles of gutmicrobiota ［J］. Evid Based Complement Alternat Med, 2019,2019:8496817.

[1802] Xu Y, Ming T W, Gaun T K W, et al. A comparative assessment of acute oral toxicity and traditional pharmacological activities between extracts of Fritillaria Cirrhosae Bulbus and Fritillaria Pallidiflora Bulbus ［J］. J Ethnopharmacol, 2019,238:111853.

[1803] Xu Zhongnan, Xie Meilin, Lu Lungen. Effect of betaine on alcoholic fatty liver in alcohol-fed rat ［J］. Chinese Hepatology, 2006,11(3):163 − 166.

[1804] Yamagishi T, Nishizawa M, Ikura M, et al. New laxative constituents of rhubarb, isolation and characterization of rheinosides A, B, C and D ［J］. Chem Pharm Bull, 1987, 35(8):3132 − 3138.

[1805] Yang H H, Wang L L, Sun H, et al. Anticancer activity in vitro and biological safety evaluation in vivo of Sika deer antler protein ［J］. Journal of Food Biochemistry, 2017, 41 (6):e12421.

[1806] Yang J O, Zhou W N, Wang H L, et al. Three new alkaloids from Hippophae rhamnoides Linn. subsp. sinensis Rousi ［J］. Helvetica Chimica Acta, 2015,98(9):1287 − 1291.

[1807] Yang X H, Zhao M X, Chen H, et al. Advances in research on the mechanism of immunomodulatory effects of plant polysaccharides ［J］. Journal of Food Safety and Food Quality-Archiv fur Lebensmittelhygiene., 2021, 12 (13):5349 − 5355.

[1808] Yang Y N, Liu Z Z, Feng Z M, et al. Lignans from the root of Rhodiola crenulata ［J］. J. Agric Food Chem, 2012,60(4):964 − 972.

[1809] Yang Y N, Zhang F, Feng Z M, et al. Two new compounds from the roots of Rhodiola crenulata ［J］. Journal of Asian Natural Products Research, 2012,14(9): 862 − 866.

[1810] Yaseen H S, Asif M, Saadullah M, et al. Methanolic extract of Ephedra ciliata promotes wound healing and arrests inflammatory cascade in vivo through downregulation of TNF − α ［J］. Inflammopharmacology, 2020,28(6):1691 − 1704.

[1811] Yasukawa K, Kitanaka S, Kawata K, et al. Anti-tumor promoters phenolics and triterpenoid from Hippophae rhamnoides ［J］. Fitoterapia, 2009,80:164.

[1812] Ye M, Han J, Chen H B, et al. Analysis of phenolic compounds in rhubarbs using liquid chromatography coupled with electrospray ionization mass spectrometry ［J］. J Am Soc Mass Spectrom, 2007,18(1):82 − 91.

[1813] Yi J H, Zhang G L, Li B G, et al. Phenylpropanoid glycosides from Lamiophlomis rotata ［J］. Phytochemistry, 1999, 51 (6):825 − 828.

[1814] Yin Z, Zhang J, Guo Q, et al. Pharmacological Effects of Verticine:Current Status ［J］. Evidence-based Complementary and Alternative Medicine, 2019,2019(1):1 − 8.

[1815] Yi T, Lo H W, Zhao Z A, et al. Comparison of the chemical composition and pharmacological effects of the aqueous and ethanolic extracts from a tibetan "snow lotus" (Saussurea laniceps)herb ［J］. Molecules, 2012,17:7183 − 7194.

[1816] Yoo D Y, Choi J H, Kim W, et al. Cynomorium songaricum extract enhances novel object recognition, cell proliferation and neuroblast differentiation in the mice via improving hippocampal environment ［J］. BMC complementary and alternative medicine, 2014,14(1):1 − 8.

[1817] Yoon G, Lee M H, Kwak A W, et al. Podophyllotoxin isolated from Podophyllum peltatum induces G2/M Phase Arrest and mitochondrial-mediated apoptosis in esophageal squamous cell carcinoma cells ［J］. Multidisciplinary

Digital Publishing Institute, 2019,11(1):8.

[1818] Yoshihiko I, Mayuri K, Hiroshi T, et al. Mechanism of insect icidal acti on of deoxypodophyllotox in (anthricin) III. The mode of delayed insect icidal action of deoxypodo-phyllotoxin [J]. Chem Pharm Bull, 1986, 34(5):2247 – 2250.

[1819] Yoshikawa N, Yamada S, Takeuchi C, et al. Cordycepin (3′-deoxyadenosine) inhibits the growth of B16 – BL6 mouse melanoma cells through the stimulation of adensine A3 receptor followed by glycogen synetase kinase-3 β activation and cyclin D1 supression [J]. Nauny-Schmiedeberg's Arch Pharmacol, 2008, 377:591 – 595.

[1820] Younas F, Aslam B, Muhammad F, et al. Haematopoietic effects of Angelica sinensis root cap polysaccharides against lisinopril-induced anaemia in albino rats [J]. Pharmaceuti-cal biology, 2017, 55(1):108 – 113.

[1821] Yuan J P, Wang J H, Liu X, et al. Simultancous determination of free ergosterol and esters in Cordyceps sinensis by HPLC [J]. Food Chem, 2007, 105: 1755 – 1759.

[1822] Yuan Y M. Karyological studies on Gentiana section Cruciata Gaudin (Gentianaceae) from China [J]. Caryologia, 1993, 46(2/3):99 – 114.

[1823] Yu C, Cheng L Q, Zhang Z L, et al. Compounds with antifouling activities from the roots of Notopterygium franchetii [J]. Nat Prod Commun, 2015, 10(12):2119 – 2121.

[1824] Yue H L, Zhao X H, Wang Q L, et al. Separation and purification of water-soluble iridoid glucosides by high speed counter-current chromatography combined with macroporous resin column separation. [J]. Journal of chromatography, B. Analytical technologies in the biomedical and life sciences, 2013, 936:57 – 62.

[1825] Yun Y G, Jeon B H, Lee J H, et al. Verticinone induces cell cycle arrest and apoptosis in immortalized and malignant human oral keratinocytes [J]. Phytotherapy Research: An International Journal Devoted to Pharmacological and Toxicological Evaluation of Natural Product Derivatives, 2008, 22(3):416 – 423.

[1826] Yu S S, Zhao G Q, Han F L, et al. Muscone relieves inflammatory pain by inhibiting microglial activationmediated inflammatory response via abrogation of the NOX4/JAK2 – STAT 3 pathway and NLRP3 inflammasome. [J]. International Immunopharmacology, 2020, 82:106355.

[1827] Zang Z J, Tang H F, Tuo Y, et al. Effects of velvet antler polypeptide on sexual behavior and testosterone synthesis in aging male mice [J]. Asian J Androl, 2016, 18: 613 – 619.

[1828] Zarei O, Yaghoobi M M. Cytotoxic effects of Fritillaria imperialis L. extracts on human liver cancer cells, breast cancer cells and fibroblast-like cells [J]. Biomedicine & Pharmacotherapy, 2017, 94:598 – 604.

[1829] Zeng R, Hu H, Ren G, et al. Chemical profiling assisted quality assessment of Gentianae macrophyllae by high-performance liquid chromatography using a fused-core column [J]. J Chromatogr Sci, 2015, 53(8):1274 – 1279.

[1830] Zhai X, Yan Z J, Zhao J, et al. Muscone ameliorates ovariectomyinduced bone loss and receptor activator of nuclear factor-κb ligandinduced osteoclastogenesis by suppressing TNF receptor-associated factor 6-mediated signaling pathways[J]. Front Pharmacol, 2020, 11:348.

[1831] Zhang C, Mei Z, Cheng J, et al. Development of SCAR Markers Basedon Improved RAPD Amplification Fragments and Molecular Cloning for Authentication of Herbal Medicines Angelica sinensis, Angelica acutilo-ba and Levisticum officinale [J]. Nat Prod Commun, 2015, 10(10):1743.

[1832] Zhang C Z, Li C, Feng S L, et al. Iridoid glucosides from Phlomis rotata [J]. Phytochemistry, 1991, 30(12):4156 – 4158.

[1833] Zhang D, Liu G, Shi J, et al. Effects of Coeloglossum. viride var. Bracteatum extract on memory deficits and pathological changes in senescent mice [J]. Basic Clin. Pharmacol., 2006, 98:55 – 60.

[1834] Zhang Enxiang, Yin Shutao, Zhao Chong, et al. Involvement of activation of PLIN5 – Sirt1 axis in protective effect of glycycoumarin on hepatic lipotoxicity [J]. Biochemical and biophysical research communications, 2020, 528(1): 7 – 13.

[1835] Zhang F, Sun L N, Chen W S. A new iridoid glucosidefrom Lamiophlomis rotata [J]. Chem Nat Compd, 2009, 45 (3):360 – 362.

[1836] Zhang F, Wu Z J, Sun L N, et al. Iridoid glucosides and a C13-Norisoprenoid from Lamiophlomis rotata and their effects on NF-κB activation [J]. Bioorg Med Chem Lett, 2012, 22(13):4447 – 4452.

[1837] Zhang Gong, Chen Shasha, Zhou Wu, et al. Anthocyanin composition of fruit extracts from Lycium ruthenicum and their protective effect for gouty arthritis [J]. Industrial Crops & Products, 2019, 129:414 – 423.

[1838] Zhang Gong, Chen Shasha, Zhou Wu, et al. Rapid qualitative and quantitative analyses of eighteen phenolic compounds from Lycium ruthenicum Murray by UPLC-Q-Orbitrap MS and their antioxidant activity [J]. Food Chemistry, 2018, 269:150 – 156.

[1839] Zhang J B, Liu M L, Li C, et al. Nardosinane-type sesquiter-penoids of Nardostachys chinensis, Batal [J]. Fitoterapia, 2015, 100:195 – 200.

[1840] Zhang L, Cheng Y, Du X, et al. Swertianlarin, an Herbal Agent Derived from Swertia mussotii Franch, At-tenuates Liver Injury, Inflammation, and Cholestasis in Common Bile Duct-Ligated Rats [J]. Evid Based Complement Alternat Med, 2015, 7(27):948 – 950.

[1841] Zhang Q, Chen W, Zhao J, et al. Functional constituents and antioxidant activities of eight Chinese native goji genotypes [J]. Food chemistry, 2016, 200:230 – 236.

[1842] Zhang W Y, Li J, Ming S, et al. Effects of the exopilysaecharide fraction (EPSF) from a cultivated Cordyceps sinensis on immunorytes of H22 tumor bearing mice [J]. Fitotrapia, 2008, 79:168 – 173.

[1843] Zhang X H, Yu M Q, Chen J M. Simultaneous determination of seven compounds in snow lotus herb using high-performance liquid chromatography [J]. J Chromatogr Sci, 2003, 41: 241 – 244.

[1844] Zhang X Y, Zhao S W, Song X B, et al. Inhibition effect of glycyrrhiza polysaccharide (GCP) on tumor growth through regulation of the gut microbiota composition [J].

Journal of Pharmacological Sciences, 2018,137(4):324 – 332.

[1845] Zhang Y, Li M, Kang R X, et al. NHBA isolated from Gastrodia elata exerts sedative and hypnotic effects in sodiumpentobarbital-treated mice [J]. Pharmacol. Biochem. Be., 2012,102:450 – 457.

[1846] Zhang Y, Lu Y, Zhang L, et al. Terpenoids from the Roots and Rhizomes of Nardostachys chinensis [J]. Journal of Natural Products, 2005,68(7):1131 – 1133.

[1847] Zhang Yujin, Gao Shiyong, He Liwei. Study on bio-activities of betaine [J]. Journal of Harbin University of Commerce, 2006,22(1):13 – 16.

[1848] Zhang Z, Wang X, Zhang Y, et al. Effect of Cordyceps sinensis on renal function of patients with chronic allograft nephropathy [J]. Urologia Internationalis, 2011,86(3):298 – 301.

[1849] Zhao C, Cao W, Nagatsu A, et al. Sinopodophyllum emodi (Wall.) Ying [J]. Chem Pharm Bull(Tokyo), 2001,49(11):1474 – 1476.

[1850] Zhao H Q, Wang X, Li H M, et al. Characterization of nucleosides and nucleobases in natural Cordyceps by HILIC-ESI/TOF/MS and HILIC-ESI/MS [J]. Molecules, 2013,18(8):9755 – 9769.

[1851] Zhao J, Xie J, Wang L Y, et al. Advanced development in chemical analysis of Cordyceps [J]. Journal of Pharmaceutical and Biomedical Analysis, 2014,87:271 – 289.

[1852] Zhao K J, Dong T T, Tu P F, et al. Molecular genetics and chemicalassessment of radix Angelica (Danggui) in China [J]. J Agric Food Chem, 2003,51(9):2576.

[1853] Zhao L, Ge J, Qiao C, et al. Separation and quantification of flavonoid compounds in rhododendron anthopogonoides maxim by highperformance liquid chromatography [J]. Acta Chromatographica, 2008,20(1):135 – 146.

[1854] Zhao L, Li M, Sun K, et al. Hippophae rhamnoides polysaccharides protect IPEC – J2 cells from LPS-induced inflammation, apoptosis and barrier dysfunction in vitro via inhibiting TLR4/NF – κB signaling pathway [J]. Int J Biol Macromol, 2020,155:1202.

[1855] Zheng J, Ding C, Wang L, et al. Anthocyanins composition and antioxidant activity of wild Lycium ruthenicum Murr. from Qinghai-Tibet Plateau [J]. 2011, 126(3):859 – 65.

[1856] Zheng X, Chen Y, Ma X, et al. Nitric oxide inhibitory coumarins from the roots and rhizomes of Notopterygium incisum [J]. Fitoterapia, 2018,131:65 – 72.

[1857] Zheng Y Q, Wei W, Zhu L, et al. Effects and mechanisms of paeoniflorin, a bioactive glucoside from paeony root, on adjuvant arthritis in rats [J]. Inflamm Res, 2007,56(5):182 – 188.

[1858] Zhong L Y, Gong Q F, Zhu J, et al. Comparative analysis of essential oil components in Ephedra and its processed products by GC-MS [J]. J Chin Pharmacol Sci, 2010,19(1):67.

[1859] Zhong S J, Wang L, Wu H T, et al. Coeloglossum viride var. bracteatum extract improves learning and memory of chemically-induced aging mice through upregulating neurotrophins BDNF and FGF2 and sequestering neuroinflammation [J]. Journal of Function. Foods, 2019,57:40 – 47.

[1860] Zhou R, Li S F. Supercritical carbon dioxide and co-solvent extractions of estradiol and progesterone from antler velvet [J]. J Food Compost Anal, 2009,22(1):72.

[1861] Zhou R, Wang J, Li S, et al. Supercritical fluid extraction of monoamine oxidase inhibitor from antler velvet [J]. Sep Purif Technol, 2009,65(3):275.

[1862] Zhou W, Chen Y, Zhang X Y. Astragaloside alleviates lipopolysaccharide-induced acute kidney injury through down-regulating cytokines, CC RS and p-ERK, and elevating anti-oxidative ability [J]. Med Sci Monit, 2017, 23: 1413 – 1420.

[1863] Zhou Wenna, Jian Ouyang, Wang HongLun, et al. Antidermatophyte Activity of the Gentiopicroside-Rich n-Butanol Fraction from Gentiana siphonantha Maxim. Root on a Guinea Pig Model of Dermatophytosis [J]. Complementary Medicine Research, 2018,10:1159.

[1864] Zhou X J, Xu H F, Shun Q S. Resource Science of Chinese Medicinal Materials [M]. Shanghai: Shanghai Scientific and Technological Literature Publishing House, 2007.

[1865] Zhou Z Y, Dun L L, Wei B X, et al. Musk ketone induces neural stem cell proliferation and differentiation in cerebral ischemia via activation of the PI3K/Akt signaling pathway [J]. Neuroscience: An International Journal under the Editorial Direction of IBRO, 2020,435:1 – 9.

[1866] Zhu S Q, Guo S, Duan J A, et al. UHPLC-TQ-MS coupled with multivariate statistical analysis to characterize nucleosides, nu-cleobases and amino acids in Angelicae Sinensis Radix obtained by different drying methods [J]. Molecules, 2017,22(6):918.

[1867] Zhu X B, Liu J K, Chen S J, et al. Isoliquiritigenin attenuates lipopolysaccharide-induced cognitive impairment through antioxidant and anti-inflammatory activity [J]. BMC Neuroscience, 2019,20(1):41.

[1868] Zi J, Li S, Liu M, et al. Glycosidic constituents of the tubers of Gymnadenia conopsea [J]. Journal of Natural Products, 2008,71(5):799 – 805.

[1869] Zi J C, Lin S, Zhu C G, et al. Minor constituents from the tubers of Gymnadenia conopsea. [J]. Journal of Asian Natural Products Research, 2010,12(6):477 – 484.

致 谢

《青海道地药材志》在中国民族医药学会图书出版规划项目、青海省重大科技专项和科技计划创新平台建设专项等支持下，终于付梓出版。本书强化了道地药材"青字号"的品牌与品质，有助于推动中国民族药道地药材发展。在此，向为本书编写付出心血与努力的所有人员深表谢意。

本书出版得益于青海省市场监督管理局、青海省药品监督管理局领导的关怀与支持；得益于青海省科学技术厅、青海省林业和草原局、青海省自然资源厅、青海省卫生健康委员会、中国民族医药学会及所属药用资源分会、青海省药学会的支持与帮助；得益于青海省供销合作社联合社及门源、祁连、湟源、湟中、互助、民和县（区）等供销合作社联合社给予种植、养殖调研帮助；在种植、生产、经营、使用等环节调研中，得到了北京同仁堂健康药业（青海）有限公司、青海康宁医药连锁有限公司、青海仁玮医药公司、青海九康中药饮片有限公司、青海雪域中藏药材饮片加工有限责任公司、青海珠峰虫草药业集团有限公司、青海十真药业有限公司、大通县鑫荣家庭农场、大通县青陇中药材种植营销专业合作社、青海省正德农牧开发有限公司等50余家企业通力协作。对以上单位与企业的支持与合作表示衷心感谢。

在本书调研编写过程中，得到青海省市场监督管理局党组成员，青海省药品监督管理局党组书记、局长谢宏敏的高度重视与大力支持，并在道地药材资源保护与开发应用、质量标准体系化建设、青海道地药材品牌建设等方面提出宝贵意见建议；在自然生态与药用植物图片拍摄中得到青海省摄影家协会副主席达洛、樊大新，摄影家李双京、张有才、相金玉、俄才、杨少英、张吉年、张旻、李德兰、陈诺的帮助；在种植与生产加工调研中得到张吉武、张福海、杨朝慧、纪庆慧、韦希斌、吉正德、苏秀英、李清、张发云、王英、杨守林、李成龙、郭全生、景慧、宋小利、李乾阳、刘智令、蔡有柱、赵丽娟、李迎科、徐智玮等同仁鼎力帮助，谨此一并致谢。

特别感谢中国工程院院士吴天一先生为本书作序。

编 者
2023 年 5 月